Enders

**Bewährte Anwendung
der
homöopathischen Arznei**

Meinem Lehrer und Freund
Professor Dr. med.
Mathias Dorcsi
liebevoll zugeeignet

Bewährte Anwendung der homöopathischen Arznei

Teil I: Von Kopf zu Fuß

Teil II: Auslösung, Verfassung, Anlage, Geist und Gemüt

Von Dr. med. Norbert Enders

2., erweiterte Auflage

Karl F. Haug Verlag · Heidelberg

Die Deutsche Bibliothek – CIP-Einheitsaufnahme

Enders, Norbert:
Bewährte Anwendung der homöopathischen Arznei / von Norbert Enders. – 2., erw. Aufl. – Heidelberg : Haug, 1994
  (Homöopathie)
    Enth.: Teil 1. Von Kopf bis Fuss. – Teil 2. Auslösung, Verfassung, Anlage, Geist und Gemüt
    ISBN 3-7760-1476-8

© 1992 Karl F. Haug Verlag GmbH & Co., Heidelberg

Alle Rechte, insbesondere die der Übersetzung in fremde Sprachen, vorbehalten. Kein Teil des Buches darf ohne schriftliche Genehmigung des Verlages in irgendeiner Form – durch Photokopie, Mikrofilm oder irgendein anderes Verfahren – reproduziert oder in eine von Maschinen, insbesondere von Datenverarbeitungsmaschinen, verwendbare Sprache übertragen oder übersetzt werden.
All rights reserved (including those of translation into foreign languages). No part of this book may be reproduced in any form – by photoprint, microfilm, or any other means – nor transmitted or translated into a machine language without written permission from the publishers.

2. Aufl. 1994

Titel-Nr. 2476 · ISBN 3-7760-1476-8

Gesamtherstellung: Pfälzische Verlagsanstalt, 76829 Landau/Pfalz

Inhalt

Vorwort 15
Einführung 17
Gebrauchsanweisung 20

Teil I: Von Kopf zu Fuß

Kopf

Alterswarzen 25	Kissenbohren 29
Durchblutungsstörung 25	Kopfrollen 30
Ekzem 25	Kopfschuppen 30
Embolie 25	Milchschorf 31
Gehirnerschütterung 25	Kopfschmerz, Auslösung 31
Hirnentzündung 25	Kopfschmerz, Empfindung 40
Hirnhautentzündung 26	Kopfschmerz, Modalität 44
Hirnhautreizung 27	Kopfschmerz, Sitz 48
Hirnhauttumor 28	Schwindel, Auslösung 50
Hirnschaden 28	Schwindel, Empfindung 54
Juckreiz 29	Schwindel, Modalität 56
Kiefergelenk-Arthrose 29	Verkalkung 58
Kiefersperre 29	Wasserkopf 58

Augen

Aderhaut-Entzündung 60	Lid-Entzündung 69
Aderinnenhaut-Entzündung 60	Lidkrampf 69
Astigmatismus 60	Lidlähmung 70
Augenflimmern 60	Lidrand-Entzündung 70
Bindehaut-Entzündung 60	Lidschwellung 71
Bindehaut-Rötung 61	Lidzucken 71
Blindheit 63	Linsenschlottern 71
Boxerauge 63	Nervenschmerz 72
Doppeltsehen 63	Netzhaut-Ablösung 72
Ekzem 63	Netzhaut-Blutung 73
Entzündungen 63	Netzhaut-Degeneration 73
Flügelfell 64	Netzhaut-Entartung 74
Gerstenkorn 64	Netzhaut-Entzündung 74
Grauer Star 64	Operation 75
Grüner Star 65	Phlegmone 75
Haarausfall 66	Regenbogenhaut-Entzündung ... 75
Hagelkorn 66	Regenbogenh.-Ziliarkörper-Entzündung 77
Halbsichtigkeit 67	Schielen 77
Hornhaut-Entzündung 67	Schrunden, Einrisse 77
Hornhaut-Geschwüre 67	Sehnerv-Degeneration 78
Hornhaut-Herpes 68	Sehnerv-Entzündung 78
Hornhaut-Krümmung 69	Sehschwäche 78
Hornhaut-Trübung 69	Tränensack-Entzündung 79
Krebsgeschwulst 69	Tränensack-Fistel 79
Lid-Einstülpung 69	Überanstrengung 80

INHALT

Ohr

Außenohr-Entzündung 81	Ohrgeräusche 85
Frostbeulen 81	Ohrschmalz 86
Furunkel 81	Ohrspeicheldrüsen-Entzündung 86
Gehörgangekzem 82	Ohrtrompeten-Katarrh 86
Hörsturz 82	Schrunden, Einrisse 87
Innenohr-Schwindel 82	Schwerhörigkeit 87
Mittelohr-Entzündung 83	Warzenfortsatz-Entzündung 88

Nase

Geruchsverlust 89	Nasenpolypen 97
Haarbalg-Entzündung 89	Nasenschuppen 98
Heuschnupfen 89	Nebenhöhlen-Entzündung 98
Knollennase 94	Sattelnase 99
Nasenbluten 95	Schnupfen 99
Nasenbohren 96	Schrunden, Einrisse 108
Nasengeschwüre 96	

Mund

hoher Gaumenbogen 109	Nervenschmerz 109
Lippenzyanose 109	Pilzbefall 109
Mundfäule 109	Schrunden, Einrisse 110
Mundgeruch 109	

Zähne

Zähneknirschen 111	Zahnschmerzen 112
Zahnfistel 111	Zahnziehen 113
Zahnfleisch-Entzündung 111	Zahntaschenabszeß 114
Zahnfleisch-Schwund 112	Zahnung 114
Zahnkaries 112	Zahnwurzelvereiterung 114

Rachen

Halsschmerzen 116	Mandelentzündung 121
Mandelabszeß 120	Mandelpfröpfe 122

Kehlkopf

Kehlkopfentzündung 123	Krupp-Husten 126
Heiserkeit 124	Pseudokrupp 128
Kehlkopflähmung 126	Stimmbandpapillome 128

Speiseröhre

Sodbrennen 129	Krampfadern 129
Blutung 129	Verengung 130
Krampf 129	

Hals

Basedow 131	Schilddrüsen-Unterfunktion 132
Kropf 131	Schluckbeschwerden 133
Schilddrüsen-Überfunktion 132	Tetanie 133

INHALT

Brustkorb

Lungenschwäche 134	Rippen-Nervenschmerz 134
Rheuma 134	Rippen-Prellung 134

Brustdrüse

Schwund 135	Knoten 135
Entzündung 135	Schmerzen 136
Fistel 135	Verletzung 136
Juckreiz 135	Nervenschmerz 136

Herz

Aortaschwäche 137	Klopfen 144
Beschwerden 137	Muskelschwäche 146
Enge 141	Rasen 146
Entzündung 142	Rhythmusstörungen 147
Infarkt 143	Schwäche 148
Klappenfehler 144	

Lunge

Adams-Stokes-Syndrom 151	Lungenembolie 170
Asthma 151	Lungenemphysem 171
Asthma - Ekzem 156	Lungenentzündung 171
Atemnot 156	Lungenschwäche 176
Bronchitis 157	Mukoviszidose 176
Heuasthma 161	Rippenfell-Entzündung 177
Husten 162	Wassersucht 178
Hyperventilation 170	

Bauch

Blähbauch 179	Operation 180
Nabelkoliken 179	Schluckauf 180
Nervenschmerz 179	Zwerchfellbruch 181
Oberbauchsyndrom 180	

Magen

Bluterbrechen 182	Milchunverträglichkeit 190
Erbrechen 182	Oberbauchsyndrom Roemheld 190
Luftschlucker 185	Operation 190
Magenbeschwerden 185	Pförtnerkrampf 190
Magengeschwür 188	Schleimhautpolypen 191
Magenkolik 188	Sodbrennen 191
Magenschleimhaut-Entzündung 189	Übelkeit 191

Darm

Afterfissur 193	Aftervorfall 194
Afterfistel 193	Arzneimißbrauch 194
Afterekzem 193	Blinddarm 195
Afterjucken 194	Brechdurchfall 196
Afterkrampf 194	Colon irritabile 196

INHALT

Darmentzündung 196	Pilzbefall (Soor) 210
Darmlähmung 198	Schrunden, Einrisse 210
Darmpolypen 198	Sprue 210
Dickdarm-Divertikel 199	Stuhlinkontinenz 210
Dickdarm-Entzündung 199	Verstopfung 211
Dünndarm-Entzündung CROHN 200	Verstopfungsdurchfall 214
Durchfall 200	Würmer 215
Hämorrhoiden 209	Zwölffingerdarm-Geschwür 215

Leber

Aszites 216	Entzündung, chronisch-aggressiv 219
Gelbsucht 216	Schrumpfung 220
Hyperbilirubinämie 218	Schwellung 220
Leberbeschwerden 218	Zirrhose 220
Entzündung, akut 218	

Galle

Kolik 222	Stau 223
Steine 222	

Bauchspeicheldrüse

Diabetes 224	Pankreatitis 226

Milz

Schwellung 228	Versagen 228

Niere

Crush-Niere 229	Nierengrieß 232
Harnleiterkolik 229	Nierenkolik 232
Nierenbecken-Entzündung 229	Schrumpfung 233
Nierenbeckenblasen-Entzündung. . . . 229	Dialyse-Patient 234
Nierenbeschwerden 229	Urämie 234
Nierenbluten 230	Steine 234
Nierenentzündung, akut 230	Verkalkung 235
Nierenentzündung, chronisch 232	Zyste 235

Blase

Blasen-Nierenbecken-Entzündung 236	Harnröhren-Entzündung 238
Blasenentzündung 236	Harnträufeln 239
Blasenlähmung 237	Harnverhaltung, akut 240
Blasenpolypen 237	Katheterismus 240
Blasensteine 237	Reizblase 240
Blutharnen 237	Rheuma 241
Harnentleerungsstörung 238	

Männliches Genitale

Ekzem 243	Hoden-Entzündung 244
Harnröhren-Entzündung 243	Hoden-Hochstand 244
Herpes genitalis 243	Hoden-Unterentwicklung 245

INHALT

Hypogonadismus 245	Prostata-Adenom 246
Hoden-Tumor 245	Prostata-Entzündung 247
Krampfaderbruch 245	Samenstrangneuralgie 248
Wasserbruch 246	Schrunden, Einrisse 248
Nebenhoden-Entzündung 246	Schweiß, übermäßig 248
Penisversteifung 246	Unfruchtbarkeit 249
Penisvorhaut-Verhärtung 246	

Weibliches Genitale

Ausfluß 250	Hypogonadismus 265
Ausschabung 256	Herpes genitalis 265
Bartholinitis 257	Juckreiz 266
Eierstock-Entzündung 257	Pilzbefall 266
Eierstock-Schmerzen 259	Schamlippen-Entzündung.......... 266
Eierstock-Tumor 260	Scheiden-Blutung 266
Eierstock-Zyste 261	Scheiden-Zyste 267
Ekzem 261	Schrunden, Einrisse 267
Endometriose 261	Schweiß, übermäßig 267
Endometritis 261	Unfruchtbarkeit 267
Fisteln 261	Vaginismus 268
Gebärmutter-Blutung 262	Periode, erste Blutung 269
Gebärmutter-Myom 263	Periode, ausbleibend 269
Gebärmutter-Myomblutung........ 263	Periode, Beschwerden 270
Gebärmutter-Senkung 263	Perioden-Zwischenblutung 277
Gebärmutter-Unterentwicklung 264	Wechseljahre 278
Gebärmutter-Verlagerung 264	Wechseljahre, danach 280
Gebärmutterhals-Entzündung 265	

Schwangerschaft

Vorbereitung 282	Mutter nach Geburt 295
Beschwerden 282	Nachwehen 296
Fehlgeburt 290	Stillen 297
Geburt 292	Wochenbett 298
Neugeborenes 294	Wochenfluß 301

Haut

Abszeß 302	Erythrasma 314
Äderchen-Erweiterung 302	Fettgeschwülste 314
Afterjucken 302	Fischschuppenkrankheit 314
Akne 303	Fisteln 315
Allergie 304	Frostbeulen 315
Ausschlag 305	Furunkel 315
Beingeschwür 306	Fußpilz 315
Bindegewebsschwäche 307	Gesichtsrose 315
Bläschenausschlag 307	Granulom, ringförmig 316
Blasensucht 308	Grützbeutel 316
Blutschwamm 308	Gürtelrose 317
Brand 309	Haarbalg-Entzündung 317
Ekzem 309	Hautblutungen 317
Ekzem - Asthma 313	Hautkrebs 318
Elephantiasis 314	Herpes 318

INHALT

Impetigo (Eitergrind)	319	Schrunden, Einrisse	327
Insektenstiche	319	Schuppenflechte	330
Juckreiz	320	Schweiß, übermäßig	332
Karbunkel	321	Sklerodermie	336
Knotenrose	321	Sonnenallergie	336
Kopfjucken	321	Sonnenbrand	336
Kopfschuppen	322	Spritzenabszeß	337
Krätze	322	Tuberkulose der Nase	337
Leberflecke	322	Umlauf	337
Lichtdermatose	323	Verbrennung	337
Milchschorf	323	Verletzung	338
Mißempfindungen	323	Vitiligo	339
Narben	326	Warzen	339
Nasenschuppen	327	Hühneraugen	340
Phlegmone	327	Wunden	340
Recklinghausen	327	Wundliegen	341
Schleimbeutel-Entzündung	327	Wundrose	341

Haare

Behaarung	343	Haarausfall	343

Nägel

Nägelkauen	345	Niednagel	345

Muskeln

Dupuytren	346	Rheuma	348
Ganglion	346	Sehnenriß	349
Krampfneigung	346	Sehnenscheide	349
Lähmung	346	Tetanie	349
Muskelfibrillieren	347	Überanstrengung	349
Muskelschwund	347	Wadenkrämpfe	350

Gelenke

Auskugelung	351	Kreuzarthrose	354
Gelenkentzündung	351	PCP	355
Gelenkknacken	351	Perthes	355
Gicht	351	Reiter	355
Hüftgelenk	353	Rheuma	356
Kiefergelenk-Arthrose	353	Tennisarm	362
Kiefersperre	353	Umknicken	363
Kniegelenk-Arthrose	353	Verletzung	363
Kniegelenk-Entzündung	354	Verstauchung	363

Knochen

Knochenbruch	364	Osteoporose	366
Knocheneiterung	364	Perthes	366
Knochenfisteln	364	Rheuma	367
Knochenhaut	365	Sudeck	367
Knochenkrebs	365	Überbein	367
Knochenwachstum	365		

INHALT

Wirbelsäule

Asthma	369	Querschnittsverletzung	373
Bechterew	369	Rücken	374
Bandscheiben-Teilprolaps	369	Scheuermann	374
Hexenschuß	369	Skoliose	374
Ischias	370	Schultern	375
Kreuz	372	Steißbein	375
Nacken	373	Wurzelneuritis	375

Arme

Durchblutung	376	Phlegmone	377
Gelenkentzündung	376	Rheuma	377
Gichtknoten	376	Schrunden, Einrisse	377
Nervenschmerz	376	Schweiß, übermäßig	377

Beine

Amputationsneuralgie	379	Mißempfindungen	382
Beingeschwür	379	Rheuma	382
Brand	380	Schrunden, Einrisse	383
Durchblutung	380	Schweiß, übermäßig	383
Fersenschmerz	381	Umknicken	383
Frostbeulen	381	Warzen	383
Fußpilz	382	Wassersucht	384
Hinken	382	Zehenkrämpfe	384

Blut

Agranulozytose	385	Perniciosa	387
Blutarmut	385	Polyzythämie	388
Bluter-Krankheit	385	Porphyrie	388
Blutvergiftung	386	Thrombopenie	388
Hautblutungen	386	Werlhof	389
Leukämie	386		

Drüsen

Addison	390	Lymphdrüsen-Entzündung	390
Boeck	390	Lymphdrüsen-Schwellung	391
Hypogonadismus	390	Unfruchtbarkeit	392

Gefäße

Äderchen-Erweiterung	393	Durchblutungsstörung	396
Aneurysma	393	Embolie	397
Arterien-Entzündung	393	Hinken	398
Blutdruck, hoch	393	Krampfadern	398
Blutdruck, niedrig	395	Wassersucht	400

Nerven

Amputationsneuralgie	401	Hirnhaut-Entzündung	403
Epilepsie	401	Hirnhaut-Reizung	404
Fazialislähmung	403	Hirnhaut-Tumor	405
Gangunsicherheit	403	Hirnschaden	405

INHALT

Kissenbohren 406	Neurofibromatose 417
Kopfrollen 406	Parkinson 417
Krampfneigung 407	Rippen-Nervenschmerz 418
Lähmung, krampfartig 407	Säuferdelir 418
Lähmung, unvollständig 408	Schlaganfall 419
Lateralsklerose 409	Syringomyelie 419
Mißempfindungen 409	Tetanie 419
Multiple Sklerose 411	Tick 420
Muskelschwund 412	Trigeminusneuralgie 420
Nervenentzündung 413	Veitstanz 421
Nervenschmerz 414	Wasserkopf 421
Nervenverletzung 417	Zittern 422

Teil II: Auslösung, Verfassung, Anlage, Geist und Gemüt

Auslösung (Ätiologie)

Alkoholmißbrauch 427	Nikotin 509
Angst 431	Ohnmacht 511
Ärger 445	Operation 512
Arzneimißbrauch 447	Reise 517
Blutverlust 450	Röntgen 542
Drogensucht 451	Schlaganfall 543
Entzündungen 453	Schreck 545
Fernsehen, Computer 457	Schule 546
Geburtsschaden 458	Sonne 550
Grippe 459	Überanstrengung 552
Heimweh 465	Unfall 553
Impfschaden 466	Verbrennung 555
Infektionen 469	Vergiftung 556
Insektenstiche 489	Verletzung 560
Kummer 490	Wetter 565
Nahrung 492	Würmer 579
Narkose 508	Zahnen 581

Verfassung (Konstitution)

Aussehen 585	Nervosität 619
Appetit 599	Schlaf 621
Bettnässen 603	Sprache 630
Einkoten 603	Verhalten, allgemein 632
Entwicklung 605	Verhalten des Kindes 663
Essen, Trinken 607	Verhalten in der Jugend 676
Mißempfindungen 614	Verhalten im Alter 682
Nabelkolik 618	Verhalten, sexuell 683

Anlage (Diathese)

Chronische Krankheiten 695	Porphyrie 717
Diathese 698	Schweiß, übermäßig 717
Krebs 707	Zysten 717

INHALT

Geist
Gedächtnis 721
Schule 724

Gemüt
Depression 729
Einbildungen 734
Kummer 743
Psychose 746
Selbstmordneigung 755
Zwangsneurose 757

Listen
Arzneinamen 761
Glossar 764
Diagnose 768
Literatur 777
Sachregister 782

*Die Fähigkeit des Arztes ist es,
das zu Heilende im Menschen zu erkennen
und das Heilende in der Arznei
(nach Hahnemann - Organon §3)*

Vorwort

Viele Jahre habe ich emsig notiert, was mir die Großen unter den Homöopathen vermittelt haben. Jeder hatte ein "Goldkörnchen" darzureichen, eine "heilende Botschaft", ein "Mosaiksteinchen" aus dem Reich der Arzneibilder. Mit Liebe zum Patientenalltag und mit liebevoller Sorgfalt wurden sie für uns gesammelt, geschöpft aus einem reichen Schatz jahrzehntelanger homöopathischer Praxis. Ihnen allen, und jedem Einzelnen unter den Großen bin ich dafür dankbar. Besonders *Dorcsi* und seinen Wiener Schülern.

Nun ist es an der Zeit, die gesichteten Notizen, die Botschaften, die Steinchen als zusammengefügtes Mosaik an Sie weiterzugeben. Denn das Lesen und Erarbeiten von Arzneibildern allein hinterläßt meist einen bitteren Nachgeschmack. Wer, wie ich anfangs, über dem augenscheinlichen morbiden Kränkeln unseres menschlichen Daseins verzweifelte und noch verzweifelt, den wird die *"Bewährte Anwendung der Arznei"* wieder erfrischen. Denn sie ist klar, durch zwei Jahrhunderte hindurch erprobt und zu hohem Prozentsatz erfolgreich.

Für den Allgemeinpraktiker und den homöopathischen Studien-Anfänger ist sie eine willkommene Hilfe. Einerseits als eine Therapiemöglichkeit angesichts des häufigen Therapienotstandes in der täglichen Praxis, andererseits ist sie eine Lernhilfe zum Verstehen der Arznei und zum Verständnis des Menschen in seiner Krankheit.

Auch für uns Fortgeschrittene ist sie unentbehrlich. Einerseits zur Vertiefung unseres bisherigen Verständnisses um die Arznei, andererseits zur Vertiefung unseres Verstehens um die Krankheitsprozesse im Menschen.

Ganz gewiß unentbehrlich ist sie, wenn unser Geist nach langer Tagesarbeit unfähig wird, schöpferisch nachzuvollziehen, was in unserem Gegenüber im Eigentlichen vorgeht. Dann können wir aus der Kiste der Bewährtheit schöpfen, die wir immer neben uns stehen haben, deren Inhalt wir gut erlernen und stets gegenwärtig haben sollten. Zu gegebener, weniger müden Tageszeit finden wir dann die bessere, tiefergreifende Arznei. Wenn wir bedenken, daß es Ärzte gibt, die sich ausschließlich dieser bewährten Arznei bedienen und auch Erfolge verzeichnen, dann sollten wir ihren Alltagswert schätzen lernen. Denn die Frage ist ja nur, wie tief ich mit einer Arznei in den

Heilungsprozeß eingreifen möchte. Eine oberflächliche, körperliche, leibliche oder gar nur funktionelle Schicht des Erkrankten erreicht sie allemal. Und wenn wir gottgeleitet sind, haben wir das Glück, zufällig besser gewählt und geheilt zu haben, als wir es ahnen.

Wenn wir - unverdienterweise - von einem solchen Heilerfolg erfahren, dann müssen wir die Arzneilehren zur Hand nehmen und nicht nur die Prüfsymptome, sondern mehr noch die biochemischen, pharmakologischen und toxikologischen Daten der erfolgreichen Arznei studieren. Nur so haben wir eine Chance, noch erfahrener zu werden.

Nicht zuletzt gehören auch wir Ärzte zu jenen kranken Menschen, von denen ich rede. Zu oft stellen wir uns außerhalb des Bedarfs einer Arznei und werden somit unfähig, sie in uns zu erleben, sie in uns zu verinnerlichen. Wagen wir, unsere Unvollkommenheit einzugestehen und kosten selbst die Heilwirkung der Arznei, dann werden wir zusammen mit unseren Patienten gesünder, verständiger für uns und verständlicher für andere.

Es verbleibt mir, all jenen Menschen zu danken, die mir die Zusammenstellung des Buches ermöglichten: Meiner liebenswerten "Aunty Kaye", *Mrs. K. M. Littlejohn* für die atlantische Sonne, meiner Tochter *Chantal* für ihre sonnige Bedachtsamkeit, meinem Sohn *Jorgie Alfredo*, der das Trübwetter mit sonnigem Herzen vertrieb, *Matthias Kiebel* für seinen unermüdlichen Datenbank-Beistand, *Axel Treiber* - Seele des Haug-Verlags - für seine unerschöpfliche gestalterische Betreuung und meinem Verleger-Freund *Dr. Ewald Fischer*, der ungebrochen dem Ruhestand widersteht.

Paignton in Devon, im Frühjahr 1992   *Norbert Enders*

Einführung

Dieses Nachschlagebuch füllt eine Lücke auf dem ohnedies spärlichen Markt der "Bewährten Anwendungen". Die wenigen zugänglichen Werke nährten meine Anfänger-Verzweiflung dahingehend, daß sie nur Arzneien aufführen und nur gelegentlich eingestreute Hinweise, die sich selten auf die Beschwerden beziehen. Vor die endgültige Verzweiflung setzte ich die Tat und fügte zu jeder Arznei einen möglichst zur Diagnose und zur Beschwerde bezogenen Hinweis. Er soll unsere Arzneiwahl klar umreißen. Das ist neu! So ist dieses Buch entstanden.

Die Handhabung des Buches ist nach klinischen Diagnosen und nach seltenen, auffallenden, aber uns aus dem Umgang mit kranken Menschen geläufigen Beschwerden aufgebaut. Beschwerden, von denen manche behaupten, sie seien nervös, funktionell oder eingebildet, eben nicht nachweisbar. Der homöopathische Beobachter und Behandler hat lernen müssen, derlei Beschwerden ernst zu nehmen und sie einer Arznei zuzuordnen. Und ich behaupte, daß er über deren Wirkung im kranken Menschen nicht unglücklich ist.

Die Zuordnung der Bewährtheit der Arznei zur klinischen Diagnose entspricht jedoch eher unserer kulturellen Gesundheits- oder Krankheitserziehung, und es fällt uns leichter zu lesen, zu lernen und anzuwenden. Die mutige Anwendung wiederum erleichtert dem Anfänger den Zugang zur Homöopathie, untermauert sein Vertrauen in ihre Wirkung und macht uns Fortgeschrittene gelehriger.

Die voraussagbare Sicherheit der praktischen Anwendung einer Arznei, ihre organbezogene und klinische Bewährtheit erlesen wir aus dem Wissen um ihren Angriffspunkt, um ihre Wirkungsrichtung, die wir aus den Daten der Biochemie, der Pathophysiologie, der Pharmakologie und der Toxikologie ableiten - einem höchst wissenschaftlichen Unterfangen also!

Der äußere Aufbau des Buches ist in 2 Teile getrennt. *Teil I* ist - wie im Inhaltsverzeichnis aufgelistet - dem bewährten "Kopf-zu-Fuß-Schema" entlehnt, als höchstem objektivem Ordnungskriterium. *Teil II* wird von einer noch höherwertigen subjektiven Ordnung angeführt, die wir die "subjektiven Daten der Person" nennen. Diese Daten sind nur durch Anschauen und Anhören des kranken Menschen im Gespräch mit uns ermeßbar. Somit vervollständigt *Teil II* als Lernhilfe unser Verständnis für die Arznei und unser Verstehen um den kranken Menschen. Die Daten formen gewissermaßen das

Elixier des Fortgeschrittenen und füllen die Hauptabschnitte: Auslösung, Konstitution, Diathese, Geist und Gemüt.

Auslösung (Ätiologie)

Durch das Anschauen und Anhören eines Menschen erfahren wir das, was er uns verschweigt, aber nicht verbergen kann. Denn seine Wirklichkeit liegt in dem, was er uns nicht mit Worten offenbart. Kummer, Sorge, Ärger, Kränkung, Demütigung, Angst, Heimweh, Nöte und Zwänge stehen häufig am Beginn nicht nur seelisch-geistiger, sondern auch schwerer organischer Erkrankungen wie Herzinsuffizienz, Hochdruck, Diabetes, Rheuma, usw. Es ist uns leicht verständlich, daß sich dieser Beginn eines Krankheitsprozesses in unserer Arzneiwahl hochwertig widerspiegeln muß. Denn die Auslösung ist ja nichts anderes als das äußere Ereignis auf eine innere Vorgegebenheit. Das heißt, ein Mensch, der sich häufig und leicht äußerlich verletzt, ist innerlich häufig und leicht verletzbar.

Verfassung (Konstitution)

Aussehen, Haltung und Verhalten, Ausstrahlung oder Fahlheit, Mimik und Gestik, Sprache und Stimme, Weinen und Lachen sind keine kontrollierbaren Willensäußerungen, sondern spontane Spiegelungen der inneren Verfassung. Sie formen die "Körpersprache" als Instrumentarium der Seele. Sie formen den Habitus, das Temperament und die Diathese als den Ausgangspunkt und die Ursachen für die Krankheitsbereitschaft. Die Voraussage über einen Krankheitsprozeß wird dadurch erst möglich.

Denn jedes Lebewesen ist eine Ganzheit, ein Individuum. Es hat seine ihm eigene Erscheinungsform und Reaktionsart, seine subjektive seelisch-geistige Verfassung, die wir Konstitution nennen. Sie setzt sich aus angeborenen und erworbenen Strukturen zusammen und begegnet uns in der Anpassung des Individuums an seine Umwelt und in seiner Reaktion auf diese Anpassung.

Anlage (Diathese)

Geist und Gemüt sind Teile der Konstitution. Sie sind nur aus Gründen der darstellenden Vermittlungsweise getrennte Hauptabschnitte. Noch tiefere Einsichten gewährt uns die Diathese in das Angeborensein unserer Minderwertigkeit, unserer Unvollkommenheit, unserer Organ- und Systemschwäche. Sie erklärt unsere Bereitschaft zu bestimmten Krankheitsgruppen, die sich je nach erlebter milder oder mächtiger Umweltbedingungen als Krankhaftigkeit

Ausdruck verleihen. Sie bestimmt im Wesentlichen unsere kränkelnde Verfassung, denn sie ist die eigentliche Auslösung unserer Konstitution.

Die toxikologischen und pharmakologischen Daten der Arznei entscheiden den krankmachenden Grad der Diathese. Das heißt, sie bestimmen, inwieweit unsere vorgegebene Krankhaftigkeit, unsere angeborene Minderwertigkeit leiblich als Kranksein offenbar wird. Denn sie verdeutlichen uns den Angriffspunkt der Arzneiwirkung als örtlichen Schmerz und begründen durch ihren Angriff die Entstehung der Schmerzen, der Empfindungen und der Beschwerden.

Die Zuordnung des kranken Menschen zu einer der Diathesen: lymphatisch, lithämisch, destruktiv *(siehe Glossar)* verspricht durch die bessere Arzneiwahl einen besseren Heilerfolg.

Gebrauchsanweisung

Dieses Buch erhebt keinen Anspruch auf Vollständigkeit. Es ist ein Nachschlagebuch für Fortgeschrittene, die sich der Homöopathie verschrieben haben, und für Studierende der Homöopathie, denen hierdurch Mut gemacht werden soll, umgehend ihre Patienten mit homöopathischen Arzneien zu versorgen. Die empfohlenen Anwendungen sind bewährter Natur. Jede offenbare und äußerliche Erscheinung ist jedoch nur eine Spur zur Tiefe der Person. Bei jedem Zweifel in der Entscheidung sollten Sie einen erfahreneren homöopathischen Arzt zu Rate ziehen.

Diagnose

Zur besseren Auffindung sind die Diagnosen alphabetisch geordnet. Sie sind in allgemeinverständlicher deutscher Sprache gehalten, um das übliche Durcheinander von Latein und Deutsch zu vermeiden. Vom Verdeutschen ausgenommen sind solche Diagnosen wie Ekzem, Rheuma, Diabetes, Bronchitis, die inzwischen volkstümlich wurden. In Klammerzusatz finden diejenigen die lateinische Bezeichnung, die sich der deutschen nicht mehr erinnern.

Beschwerde

Diagnose und Beschwerde bilden eine Einheit. Die Auflistung der Beschwerden erfolgt in erster Linie nach sinngemäßem Zusammenhang, dann nach dem Kopf-zu-Fuß-Schema, zuletzt erst alphabetisch und oder nach Begleitbeschwerden. Die praktische Anwendung wird Ihnen den Sinn dieser Ordnung klarmachen.

Hinweistext

Der Hinweis unter der Arznei stellt eine Erweiterung der Beschwerde dar. Er hebt das Charakteristische, das Besondere, das Wesentliche einer Beschwerde (das Wo, Wie, Wann) hervor, die sich vorwiegend auf die Diagnose beziehen. Bei ähnlichen Erscheinungen stützt sich der Hinweis auf personenbezogene Merkmale wie "rot" oder "blaß", auf Aussehen und Verhalten der Person oder auf Begleitbeschwerden und Begleiterscheinungen. Sie sind durch einen Strichpunkt (Semikolon) voneinander getrennt.

Häufig begegnet Ihnen im Text die Folge von "unterdrückter Behandlung". Das ist so zu verstehen, daß die natürlichen Beschwerden und Erscheinungen einer Störung durch eine chemische, chemotherapeutische, antibiotische oder auch pflanzliche Behandlung unterdrückt wurden. Die Unterdrückung erschwert zunächst die homöopathische Behandlung, da sich die Arzneiwahl nur auf die offen hervorgebrachten Erscheinungen stützen kann. Der Beschwerde-Zusatz "kurativ" weist auf ein beliebtes "Kochrezept" hin, mit der eine Behandlung nach bewährter Weise beginnt. Meist ist sie erfolgreich und kann nach Belieben wiederholt werden. Bleibt der Erfolg aus, so bedeutet dies, daß es sich um eine personenbezogene Beschwerde handelt und sie einer personenbezogenen Arznei bedarf.

Arznei

Wenn möglich ist die bewährteste aller Arzneien zu Beginn aufgeführt. Bei ähnlichen Erscheinungen und Eigenarten muß der Hinweistext die Entscheidung fällen. Bei den metallischen Arzneien habe ich den Zusatz "metallicum" fallenlassen. Bei Unklarheiten mit Ihrem Apotheker, der statt dessen gern "aceticum" ausgibt, fügen Sie den Zusatz mündlich bei. Einige Arzneinamen haben sich seit diesem Jahrzehnt "verändert". Angeblich sollen sie jetzt wissenschaftlicher klingen. Obwohl diese Änderung für die Herstellerfirmen bereits Gültigkeit besitzt, habe ich sie vorerst in einer Liste am Ende des Buches aufgeführt. Denn wir können uns nur stufenweise daran gewöhnen, daß unsere bildhafte Vorstellung, die uns mit dem bisherigen Namen verbindet, eine andere Dimension erfahren muß. Der Umgewöhnungsprozeß ist hier so ähnlich wie bei einem Menschen, dessen bei Geburt gegebener Rufname "man" auf Anordnung von "sonstwo" ändert. Jeder Name - gleich wofür, gleich für wen - ist so wichtig wie die Vorstellungen und Empfindungen, die wir mit ihm verknüpfen.

Die Arzneien **Coca** und **Cannabis indica** sind in Deutschland wegen des "Rauschmittelgesetzes" und **Radium bromatum** wegen des "Strahlenschutzgesetzes" verboten. **Opium** ist nur auf "Betäubungsmittelrezept" erhältlich. Welch ein widersprüchlicher Beamtenschwachsinn! Alle 3 Arzneien können jedoch im toleranteren Ausland besorgt werden.

Gabe

Eine Gabe entspricht fünf Tropfen oder fünf Kügelchen oder einer Tablette. Eine Gabe lassen Sie zehn Minuten vor oder nach dem Essen oder Trinken ohne Wasser auf der Zunge zergehen. Die meisten Arzneien werden in allen diesen drei Darreichungen angeboten. Einige Arzneien sind nur flüssig haltbar. Die Arzneien sind nur in der Apotheke erhältlich (apothekenpflichtig).

Sie brauchen jedoch nicht vom Arzt verschrieben zu werden (nicht verschreibungspflichtig), können also ohne Rezept erworben werden.
Bei akuten Störungen können Sie eine Gabe 1stündlich, 2stündlich, usw. oder täglich (D30) wiederholen, wie im Text angegeben. Bei Nachlassen der Beschwerden nehmen Sie die Gabe weniger häufig, d.h. Sie richten sich bei der Gabeneinnahme nach der Intensität der Beschwerde. Nach Besänftigung der akuten Störung werden die verschiedenen Potenzierungen mit folgender Regelmäßigkeit eingenommen:

bis D3 - 3x täglich eine Gabe zu je 15 Kügelchen oder Tropfen
bis D6 - 3x täglich eine Gabe
bis D12 - 2x täglich eine Gabe
D30   - 1x wöchentlich eine Gabe oder nach Bedarf
LM6   - 3x wöchentlich eine Gabe (Fläschchen vorher 10x kräftig schütteln)

Wenn nach einer Arzneigabe eine Besserung der Beschwerden eintritt, so warten Sie mit ihrer Wiederholung bis Sie den Eindruck haben, daß die Wirkung der Arznei nachläßt. Eine Steigerung der Arzneiwirkung durch Erhöhung der Einzelgabe oder durch vermehrte Wiederholung der Gabe ist nicht zu erwarten. Der Arzneireiz benötigt einen gewissen Zeitraum und einen bestimmten Zeitablauf, bis er anspricht. Dieser Arzneireiz wird durch ein Kügelchen oder einen Tropfen genauso erreicht wie durch zwanzig oder hundert. Aus diesem Grunde ist es auch nicht besorgniserregend, wenn Kinder - wie so gerne - ein ganzes Fläschchen mit Kügelchen auf einmal leer essen. Dies entspricht im Grunde einer Gabe.
Bei akuten Störungen setzen Sie die von Ihrem Arzt verschriebene Basisbehandlung vorübergehend ab. Nachdem Sie die akute Störung überstanden haben, nehmen Sie die Basisbehandlung wieder auf.
Im Notfall können Sie jede Arznei in einem Viertel Liter Wasser auflösen ("in Wasser") und davon alle 5 Minuten einen gewöhnlichen Schluck trinken oder mit einem Plastikteelöffel eingeben.
Die homöopathischen Arzneien haben keine Nebenwirkungen. Bei sehr empfindsamen Menschen und bei zu häufiger Wiederholung der Arzneigabe kann es zu überschießenden Reaktionen kommen, die jedoch nicht als schädliche Arzneiwirkung zu betrachten sind, sondern als Zeichen der richtigen Arzneiwahl. Nach Absetzen der Arznei klingt diese sogenannte Erstverschlimmerung schnell wieder ab. Im allgemeinen empfehle ich, Arzneien in D6 bis D12 drei Tage auszusetzen und danach mit weniger häufigen täglichen Gaben fortzufahren.

Teil I
Von Kopf zu Fuß

Kopf

Alterswarzen, hornig, im Gesicht und am Kopf
Beryllium D12 - 2x tägl.
auch knotig entzündetes Kopfhaarekzem

Basilaris-Insuffizienz-Syndrom (Hirndurchblutungsstörung)
Cocculus D3 - 3x tägl.
Leeregefühl, "Brett vor dem Kopf", Schraubstockgefühl, Schwindel

Ekzem im behaarten Kopf
Acidum nitricum D6 - 3x tägl.
nässend, übelriechend; eher an den Haargrenzen
Graphites D12 - 2x tägl.
feucht, borkig; mäßiger Juckreiz
Hepar sulfuris D200 - 1x monatl.
nässend, eitrig, riecht nach altem Käse
Sarsaparilla D6 - 3x tägl.
nässend; heftiger Juckreiz
Staphisagria D12 - 2x tägl.
eher trocken oder übelriechende nässende Krusten
Viola tricolor D4 - 3x tägl.
feucht, borkig; bei Kindern, Einrisse der Ohrläppchen

Embolie des Gehirns
Lachesis D12 - 3stündl.
plötzlicher zerreißender Schmerz; blaß, kaltschweißig, Ohnmacht

Gehirnerschütterung, frisch
Arnica D200 - 2x tägl.
"alles ist zu hart", möchte weich liegen, Erschütterung schmerzt
Opium D200 - 1x tägl.
"alles ist zu weich", will hart liegen, Erschütterung macht schmerzlos

Hirnentzündung (Enzephalitis), akut
Apis D4 - stündl.
rotes Fieber ohne Durst; Stiche, Kopf zurückgezogen, schrille Schreie
Bryonia D4 - stündl.
rotes Fieber viel Durst; Stiche, Schwindel, Erbrechen bei geringster Bewegung
Helleborus D4 - stündl.
blaß; gerunzelte Stirn, Kopfrollen, Kissenbohren, Kauen, Zupfen

KOPF - Hirn

Lachesis D12 - 3stündl.
rotes Fieber, trocken; viel Durst, Frost, Kopf heiß, Körper kalt

Folge von Hirnentzündung, verblödet
Tuberculinum GT D200 - 1x monatl.
schlägt sich mit der Hand an den Kopf, Kopfrollen; zusätzlich:
Helleborus D4 - 3x tägl.
verstört, dümmlich, gedunsen, wortkarg, ablehnend, schläft sitzend ein

Folge von Hirnentzündung, sonstige
Cocculus D4 - 3x tägl.
starkes Linsenschlottern
Gelsemium D4 - 3x tägl.
Augen- und Lidschwäche, Lidlähmung
Argentum nitricum D6 - 3x tägl.
Lahmheit
Lathyrus sativus D6 - 3x tägl.
krampfartige Lähmung
Kreosotum D6 - 3x tägl.
Blase

Hirnhautentzündung (Meningitis), akut
Apis D4 - stündl.
rotes Fieber ohne Durst; Stiche, Kopf zurückgezogen, schrille Schreie
Bryonia D4 - stündl.
rotes Fieber mit viel Durst; Stiche, Schwindel, Erbrechen bei geringster Bewegung
Helleborus D4 - stündl.
blaß, gerunzelte Stirn, Kopfrollen, Kissenbohren, Kauen, Zupfen
Lachesis D12 - 3stündl.
rotes Fieber, trocken, viel Durst, Frost, Kopf heiß, Körper kalt

Folge von Hirnhautentzündung; rot
Tuberculinum GT D200 - einmalig
schlägt sich mit der Hand an den Kopf, Kopfrollen; zusätzlich:
Arnica D12 - 2x tägl.
kräftig; Geburtstrauma?
Phosphorus D12 - 2x tägl.
kraftlos; Hirnstoffwechsel?

Folge von Hirnhautentzündung; blaß
Tuberculinum GT D200 - einmalig
schlägt sich mit der Hand an den Kopf, Kopfrollen; zusätzlich:

Helleborus D4 - 3x tägl.
verstört, dümmlich, gedunsen, wortkarg, ablehnend, schläft sitzend ein
Cuprum D6 - 3x tägl.
blaß-bläulich, krampfig, drückt den Krämpfen mit der Hand entgegen
Plumbum D6 - 3x tägl.
wie bei Cuprum, nur die Muskeln schwinden schon

Folge von Hirnhautentzündung, böse
Hyoscyamus D12 - 2x tägl.
blaß, Tobsucht, grimassenhaft, Veitstanz; bei Glanz, Wasserfließen
Stramonium D12 - 2x tägl.
rot, roter Bruder der blassen Hyoscyamus
Zincum D6 - 3x tägl.
Folgetherapie, wenn sich die Kinder beruhigt haben

Folge von Hirnhautentzündung, Krampfanfälle
Cuprum D200 - 1x monatl.
zusätzlich zur Basisarznei bei Krämpfen überall oder:
Zincum D200 - 1x monatl.
bei Folgen einer unterdrückenden Behandlung

Folge von Hirnhautentzündung, sonstige
Cocculus D4 - 3x tägl.
starkes Linsenschlottern
Gelsemium D4 - 3x tägl.
Augen- und Lidschwäche, Lidlähmung
Argentum nitricum D6 - 3x tägl.
Lahmheit
Lathyrus sativus D6 - 3x tägl.
krampfartige Lähmung
Kreosotum D6 - 3x tägl.
Blase

Folge von Hirnhautentzündung, unbeeinflußbar
Mercurius solubilis D30 - 1x tägl.
zusätzlich:
Luesinum D200 - 1x monatl.
3x insgesamt

Hirnhautreizung (Meningismus), akut
Apis D4 - stündl.
zurückgezogener Kopf, trockenes Fieber, durstlos, benommen, schreit schrill (cri encéphalique), heiß, deckt sich ab

KOPF - Hirnhaut

Folge von Hirnhautreizung
Calcium phosphoricum D4 - 3x tägl.
überaktiv, laut, hampelig
Berberis D3 - 3x tägl.
müde, matt, schläfrig

Hirnhauttumor (Meningeom) mit Hirnschwellung
Helleborus D4 - 3x tägl.
dösig, starr, bewußtlos, gerunzelte Stirn, Kaubewegungen, gieriger Durst
Cantharis D6 - 3x tägl.
Blutandrang, klopfend, reißend; todesängstliche Unruhe; Harnverhaltung, Brennen
Apis D4 - 3x tägl.
Kissenbohren, Kopfrollen, schriller Schrei; eine Hälfte gelähmt, andere verkrampft

Hirnhauttumor mit Lähmungen und Ausfallserscheinungen
Argentum nitricum D4 - 3x tägl.
krampfartig, veitstanzähnliche Bewegungen, steif, stolpert
Causticum D4 - 3x tägl.
allmählich, eine Hälfte krampft, stimmlos, unwillkürlicher Harnverlust
Lathyrus sativus D12 - 2x tägl.
plötzlich, krampfartig, Lähmung aller Glieder, kein Muskelschwund

Hirnhauttumor, sich verhärtend
Acidum hydrofluoricum D12 - 2x tägl.
4 Wochen lang; danach:
Calcium fluoratum D4 - 3x tägl.
4 Wochen lang; danach:
Silicea D4 - 3x tägl.
4 Wochen lang; danach personenbezogen:
Aurum D4 - 3x tägl.
roter, machtstrebender Mensch
Platinum D4 - 3x tägl.
blasser, besitzstrebender Mensch
Natrium muriaticum D12 - 2x tägl.
edler, adliger, kummervoller Mensch

Hirnschaden, entzündlich oder traumatisch, Folge
Helleborus D4 - 3x tägl.
fortlaufend; zusätzlich:
Tuberculinum GT D200 - 1x halbjährl.
danach:

Medorrhinum D200 - 1x halbjährl.
danach:
Luesinum D200 - 1x halbjährl.

Hirnschaden, will aus dem Bett fliehen
Stramonium D30 - 1x bei Bedarf
rot
Hyoscyamus D30 - 1x bei Bedarf
blaß

Juckreiz im behaarten Kopf
Natrium muriaticum D200 - 1x monatl.
mäßig aber anhaltend; ganzer Kopf, viele kleine Schuppen
Berberis D3 - 3x tägl.
zusätzlich bei fressendem Hinterkopf- und Stirnjucken
Alumina D12 - 2x tägl.
in der Bettwärme unerträglich, kleine Schuppen, dünne trockene Haare
Arsenicum album D12 - 2x tägl.
eher in der Kälte, brennt nach Kratzen, Kleieschuppen auf rotem Grund
Calcium carbonicum D12 - 2x tägl.
kratzt sich beim Erwachen; Kleieschuppen auf hellem Grund
Thuja D12 - 2x tägl.
juckt, brennt, Wärme lindert; größere Schuppen, glanzloser Haarausfall

Kiefergelenk-Arthrose, Knarren, Schaben
Petroleum D12 - 2x tägl.
auch Luxation des Kiefergelenkes
Acidum nitricum D6 - 3x tägl.
Gelenkzerfall

Kiefersperre durch Muskelverkrampfung
Magnesium phosphoricum D30 - 1x bei Bedarf
beim Kauen
Zincum D30 - 1x bei Bedarf
beim Gähnen

Kissenbohren, Kind gefährdet!
Tuberculinum GT D200 - einmalig
zweimal jährlich eine Gabe
Apis D4 - 3x tägl.
Hirndruck gesteigert, Wasserkopf, Entzündung; ist schon blaß, durstlos

Belladonna D30 - 1x bei Bedarf
heißer Kopf, kalte Füße, Entzündung, Hirnkrämpfe, Schielen, Starre
Helleborus D4 - 3x tägl.
blaß, dösig; Stirnrunzeln, Kopfrollen, Wasserkopf, Entzündungsfolge
Stramonium D12 - 2x tägl.
rot, heftig, Entzündung, Hirndruck, Delir, Krämpfe, Schwindel
Zincum D6 - 3x tägl.
sehr blaß, Krämpfe, Hirnerweichung, Entzündung, Blutleere

Kopfrollen (Jactatio capitis) durch Hirnreizung
Calcium phosphoricum D12 - 2x tägl.
Suppenkaspar, überbeweglich
Agaricus D4 - 3x tägl.
Hampelmann, überbeweglich
Hyoscyamus D12 - 2x tägl.
Schimpfhahn; Geburtstrauma, nach Hirnhaut- oder Hirnentzündung
Stramonium D12 - 2x tägl.
Draufhauer, Spielverderber; roter Bruder von Hyoscyamus
Zincum D12 - 2x tägl.
Kümmerling; Hirnschaden, Epilepsie, zum Beispiel infolge Impfungen!

Kopfrollen durch Hirndruck
Apis D12 - 2x tägl.
rot, unruhig, erregt; Auslösung beachten: Sonne, Impfung, Infekt, usw.
Helleborus D4 - 3x tägl.
blaß, dösig, stirnrunzelnd; zum Beispiel Geburtsschaden, nach Hirnentzündung

Kopfrollen durch sexuelle Erregung
Tuberculinum bovinum D200 - einmalig
Therapiebeginn zur Terrainsäuberung
Cina D4 - 3x tägl.
bei Wurmkindern
Staphisagria D12 - 2x tägl.
mit geilen Phantasien
Tarantula hispanica D12 - 2x tägl.
onaniert bei rhythmusstarker Musik
Millefolium D12 - 2x tägl.
ganzer Oberkörper beteiligt; Erektion

Schuppen im behaarten Kopf
Natrium muriaticum D200 - 1x monatl.
mäßiges anhaltendes Jucken

Arsenicum album D200 - 1x monatl.
brennendes Jucken, blutendes Kratzen

Lycopodium D200 - 1x monatl.
Leberjucken, blutendes Kratzen

Staphisagria D200 - 1x monatl.
beißendes Fressen am Hinterkopf

Sulfur D200 - 1x monatl.
brennendes Jucken nachts

Thuja D200 - 1x monatl.
brennendes Jucken tagsüber

Milchschorf der Säuglinge

Calcium carbonicum D12 - 2x tägl.
kreideartige oder dick-eitrige Abschilferung; Haarausfall

Vinca minor D6 - 3x tägl.
feucht, übelriechend, heftig juckend; Haar verfilzt wie Weichselzopf

Viola tricolor D4 - 3x tägl.
eitrig, krustig; Haar verfilzt, strähnig; Harn stinkt nach Katzenurin

Milchschorf bei Kleinkindern

Oleander D12 - 2x tägl.
Ausschlag wie Impetigo (Eitergrind); Haargrenzen, hinter den Ohren

Magnesium carbonicum D12 - 2x tägl.
braune große Schuppen, Milchunverträglichkeit

Luesinum D200 - einmalig
dunkelbraune Schuppen, riechen nach Maggiwürze

Kopfschmerz, Auslösung

Augenstörungen

Gelsemium D6 - 3x tägl.
dumpfer empfindlicher Augapfelschmerz, fortschreitende Sehschwäche

Causticum D6 - 3x tägl.
Sehschwäche, Lider und Muskeln wie gelähmt

Sepia D12 - 2x tägl.
Sehschwäche bei Gebärmutterleiden, trockene Augen, morgens und abends

Onosmodium D4 - 3x tägl.
Sehschwäche von überanstrengten Augen; Akkommodation schwach, Spannung

Calcium-Salze D12 - 2x tägl.
zur Behandlung der Person

Kopfschmerz durch Autofahren, Fliegen
Cocculus D12 - 2x tägl.
erbricht im Schwall
Petroleum D12 - 2x tägl.
würgt das Erbrechen hervor
Hyoscyamus D12 - 2x tägl.
ist eher verstimmt dabei

Kopfschmerz durch Blutdruckkrise
Aconitum D30 - stündl.
hochrot; panische Angst, Schädeldecke hebt sich ab; Ärger, Aufregung
Belladonna D30 - 2stündl.
kirschrot, eher rundlich, schwitzt; Schwüle
Glonoinum D30 - 2stündl.
blaurot, verwirrt; Gefäßverkalkung, Schlaganfall

Kopfschmerz durch zu viel Essen
Nux moschata D12 - 2x tägl.
schon nach geringen Mengen; schnell satt, gebläht

Kopfschmerz durch Föhnwetter
Tuberculinum bovinum D200 - 1x monatl.
lymphatische Diathese
Crataegus D2 - 3x tägl.
Stirn, Schwindel, Herzbeklemmung
Gelsemium D30 - 1x bei Bedarf
wie ein Band, Schwindel, müde, matt

Kopfschmerz bei Frauenleiden
Sepia D12 - 2x tägl.
chronischer reichlicher Ausfluß; eher links, nach rückwärts ziehend
Crocus D12 - 2x tägl.
Scheinschwangerschaft; Blutandrang, Hitze, Schweiß, Nasenbluten
Platinum D12 - 2x tägl.
Eierstocktumor, Myom; Taubheit am Kopf, wie in einem Schraubstock
Cimicifuga D12 - 2x tägl.
Unterleibsneuralgien; als sei das Gehirn zu groß, drückt nach außen

Kopfschmerz durch alte Gehirnerschütterung
Arnica D12 - 2x tägl.
Therapiebeginn, auch wenn Ereignis lange zurückliegt; danach:

Natrium carbonicum D12 - 2x tägl.
2 bis 3 Monate lang; bei Nichterfolg mit:
Natrium sulfuricum D12 - 2x tägl.
versuchen; ebenso lange geben

Kopfschmerz durch frische Gehirnerschütterung
Arnica D12 - 2x tägl.
rot
Hyoscyamus D12 - 2x tägl.
blaß

Kopfschmerz in der Genesungszeit
Natrium muriaticum D200 - einmalig
zusätzlich entweder:
China D4 - 3x tägl.
rot; oder:
Abrotanum D4 - 3x tägl.
blaß

Kopfschmerz mit Anfällen von Heißhunger, Essen bessert
Ignatia D12 - 2x tägl.
kummervoll, elegisch, weiß nicht, was sie essen soll
Anacardium D12 - 2x tägl.
bösartig, schlägt zu, spuckt aufs Trottoir, nachts schlimmer
Mandragora D12 - 2x tägl.
stechender Hungerschmerz vom Magen bis zum Schulterblatt, streckt sich
Jodum D12 - 2x tägl.
frißt sich durch den Tag, setzt sich vor den Eisschrank und leert ihn
Hedera D6 - 3x tägl.
ähnlich Jodum, aber weniger dramatisch, weniger hitzig

Kopfschmerz bei Hitze, Sonne, Überwärmung; rot
Aconitum D30 - 2stündl.
hochrot; panische Angst, Schädeldecke hebt sich ab
Belladonna D30 - 2stündl.
kirschrot, eher rundlich; schwitzt, pulsierend
Glonoinum D30 - 2stündl.
blaurot; verwirrt, pochend
Lachesis D30 - 2stündl.
tiefrot; benommen, klopfend

KOPFSCHMERZ - Auslösung

Kopfschmerz bei Hitze, Sonne, Überwärmung; blaß
Apis D30 - 2stündl.
motorische Unruhe

Helleborus D30 - 2stündl.
döst vor sich hin oder läuft unmotiviert auf und ab

Zincum valerianicum D30 - 2stündl.
findet keine Ruhe im Bett, muß Beine bewegen

Kopfschmerz bei Kälte und Erkältlichkeit
Aconitum D30 - 1x bei Bedarf
trockene kalte Winde, Sturm, Zugluft

Belladonna D30 - 1x bei Bedarf
Entblößen des Kopfes, nach Haarwaschen

Hepar sulfuris D200 - 8stündl., 3x insgesamt
geringste Zugluft an schönen trockenen Tagen

Silicea D12 - 2x tägl.
geringste Zugluft an feuchten kalten Tagen

kindliche Migräne
Digitalis D3 - 3x tägl.
blaß, gedunsen; Schwindel beim Aufrichten und Stehen

Kopfschmerz bei Jugendlichen nach Koitus
Acidum phosphoricum D6 - 3x tägl.
zart; Herzklopfen

Acidum picrinicum D6 - 3x tägl.
eckig; Rückenweh

Kopfschmerz durch Kränkung
Ambra D12 - 2x tägl.
akute Probleme

Natrium muriaticum D200 - 1x monatl.
alte Kränkung; falls dabei blutarm: D30 jeden 2.Tag

Ignatia D30 - 1x bei Bedarf
frische Kränkung; seufzt und frißt

Sepia D200 - 1x monatl.
in ihrer Weiblichkeit gekränkte Frauen

Kopfschmerz bei Lebererkrankungen
Carduus D4 - 3x tägl.
liebenswert, rot, rund, gutmütig

Chelidonium D4 - 3x tägl.
beklagenswert, blaß, schlank

Taraxacum D4 - 3x tägl.
bedauernswert, ausgemergelt, chronische Leberentzündung

Kopfschmerz bei Leber-, Galle-, Bauchspeicheldrüsen-Beschwerden

Chelidonium D3 - 3x tägl.
gelbe breiige Stühle

Lycopodium D4 - 3x tägl.
kleinknoddelig verstopft

Bryonia D3 - 3x tägl.
großkalibrig verstopft

Iris D6 - 3x tägl.
saures Erbrechen, saure Stühle

Mandragora D6 - 3x tägl.
saures Aufschwulken

Kopfschmerz bei chronischen Magenbeschwerden

Nux vomica D12 - 2x tägl.
Übersäuerung, saures Erbrechen

Iris D4 - 3x tägl.
Übersäuerung, galliges Erbrechen

Pulsatilla D4 - 3x tägl.
Untersäuerung, Speisenerbrechen

Bryonia D4 - 3x tägl.
Stein im Magen, bitteres Erbrechen

Antimonium crudum D4 - 3x tägl.
überfüllter Magen, saures Erbrechen, Zunge weiß

Kopfschmerz bei Medikamentenmißbrauch

Nux vomica D30 - jeden 2.Tag
viele Medikamente durcheinander

Sulfur D30 - jeden 2.Tag
Antibiotika

Opium D30 - jeden 2.Tag
Psychopharmaka

Chamomilla D30 - jeden 2.Tag
Tees, Pflanzen, Homöopathika durcheinander

Kopfschmerz bei Nierenerkrankungen

Berberis D3 - 3x tägl.
Reizblase, Entzündung, Grieß, Steine

Helleborus D4 - 3x tägl.
Wasserniere; müde, matt, dösig

Apis D6 - 3x tägl.
Wassersucht; kein Durst

Apocynum D2 - 3x tägl.
Wassersucht; unstillbarer Durst

Kopfschmerz bei schweren Nierenerkrankungen

Cuprum arsenicosum D6 - 3x tägl.
kaltschweißig, schreckhaft, verkrampft

Phosphorus D12 - 2x tägl.
Schwindel, Stirnkopfschmerz, Magen drückt, brennt, Urin fettiger Film

Plumbum D6 - 3x tägl.
ausgezehrt, gequollen, schmutziges Gesicht; Muskeln krampfen, schwinden

Arsenicum album D6 - 3x tägl.
abgemagert, ängstlich, wächsern gequollen; viel Eiweiß im Urin; Durst brennt, aber er trinkt nur winzige Schlucke

Kopfschmerz um die Periode, allgemein

Pulsatilla D12 - 2x tägl.
bei unterdrückter Regel

Aristolochia D12 - 2x tägl.
bei unterdrückter Regel und vor Regel

Cimicifuga D12 - 2x tägl.
bei Regel, hysterisch

Sepia D12 - 2x tägl.
bei Regel, melancholisch

Lachesis D12 - 2x tägl.
vor Regel, alles besser wenn die Säfte fließen

Kopfschmerz vor Periode

Cimicifuga D3 - stündl.
Nackenkrampf, als ob das Hirn zu groß sei, nach außen drückend

Calcium carbonicum D12 - 2x tägl.
halbseitig mit Völle und Blutwallung zum Kopf

Pulsatilla D12 - 2x tägl.
als ob Stirn und Schläfe zersprängen, bindet den Kopf fest ein, braucht frische Luft

Xanthoxylum D4 - 3x tägl.
über linkem Auge ein Tag vorher

Kopfschmerz vor und bei Periode

Gelsemium D6 - 2- bis 3stündl.
Nackenkrampf, übel, erbricht, sehr apathisch, massig heller Urin

Asarum D6 - 2- bis 3stündl.
Stirn und Hinterkopf klopfen beim Bücken; Kaltwaschen lindert
Ammonium carbonicum D6 - 2- bis 3stündl.
nach dem Erwachen mit erhitztem Gesicht, oft Durchfall

Kopfschmerz vor, bei und nach Periode

Natrium muriaticum D200 - 1x monatl.
berstend am ganzen Kopf mit Gesichtsröte, Übelkeit und Erbrechen

Kopfschmerz bei Periode

Belladonna D30 - 1x in Wasser
rot; plötzlich klopfend, wellenartig bei Erschütterung, beim Bücken

Sanguinaria D6 - stündl.
rot; pulsiert vom Hinterkopf zum rechten Auge, Sonnenverlauf

Veratrum viride D4 - 3stündl.
rot; pulsiert vom Nacken aufwärts; heißes gedunsenes Gesicht

Cyclamen D6 - 3stündl.
blaß; rasend mit Flimmern vor den Augen

Caulophyllum D4 - 3x tägl.
blaß; spannend im Hinterkopf; Magen-, Blasen-, und Darmkrämpfe

Graphites D12 - 2x tägl.
blaß; pressend nach dem Erwachen mit Hitzegefühl, erbricht

Kopfschmerz bei und nach Periode

Sepia D12 - 2x tägl.
berstend am Hinterkopf mit Blutwallung, Übelkeit und Erbrechen, heiße Umschläge lindern; Leeregefühl im Magen!

Kopfschmerz nach Periode

Crocus D12 - 2x tägl.
dumpf, heftiger Schlag gegen die Schläfe, Blutwallungen

Lachesis D12 - 2x tägl.
links hämmernd, beim Erwachen; tief rotes Gesicht

Lilium D12 - 2x tägl.
links, Stirn, Schläfe, Auge mit Blutandrang; schwarz vor den Augen

schlaflose Nacht bei Kopfschmerz

Cocculus D12 - stündl.
durchzechte Nacht, Nachtwachen; kann nicht auf dem Hinterkopf liegen

Schulkopfschmerz

Calcium phosphoricum D12 - 2x tägl.
geistige Anstrengung; Knochennahtschmerzen, stützt Kopf, appetitlos

Phosphorus D200 - 1x bei Bedarf
geistig erschöpft; Hinterkopfweh; hungrig, Essen bessert

Cocculus D12 - 2x tägl.
übernächtigt, zu viel Fernsehen; Kopfweh mit Leere im Hirn

Pulsatilla D12 - 2x tägl.
wegen muffiger Luft im Klassenzimmer, braucht Frischluft

Natrium muriaticum D200 - 1x monatl.
geistig erschöpft; zu viel Kummer zu Hause

Kopfschmerz bei Schulmädchen während der Periode

Calcium phosphoricum D12 - 2x tägl.
geistige Anstrengung; Knochennähte schmerzen, stützt ihren Kopf auf

Natrium muriaticum D200 - 1x bei Bedarf
Periode verunsichert Gemüt; tausend kleine Hämmer schlagen gegen Schädeldecke

Kopfschmerz durch Süßigkeiten

Iris D6 - stündl.
im Hinterkopf; erbricht so sauer, daß die Zähne stumpf werden

Kopfschmerz bei Taxifahrern, LKW-Fahrern

Zincum D12 - 2x tägl.
Nacken krampft

Kopfschmerz bei Trinkern

Nux vomica D30 - 1x bei Bedarf
Krampfkopfschmerz

Acidum sulfuricum D12 - 2x tägl.
Stauungskopfschmerz

Kopfschmerz durch Überanstrengung im Alter

Conium D12 - 2x tägl.
bei alten Männern

Hyoscyamus D12 - 2x tägl.
bei alten Frauen

Kopfschmerz durch Überanstrengung der Augen

Gelsemium D30 - 1x bei Bedarf
dumpf vom Nacken durch das Gehirn zu einem Auge

Onosmodium D6 - 3x tägl.
dumpf vom Rücken zum Nacken oder nur links zum Auge; steif, gespannt

Acidum phosphoricum D6 - 3x tägl.
dumpf, schwach, schwindelig im Hinterkopf; müde, lichtempfindliche Augen

Kopfschmerz durch geistige Überanstrengung

Acidum phosphoricum D6 - 3x tägl.
zarte erschöpfte Menschen mit Liebeskummer

Phosphorus D30 - 1x bei Bedarf
zarte erschöpfte, aber rasch erholte Menschen, die stets verliebt sind

Silicea D12 - 2x tägl.
zarte, stille, erschöpfte Menschen; erholen sich schlecht

Cocculus D12 - 2x tägl.
hampelige, leistungsschwache Menschen; erholen sich bei Wärme und Ruhe

Cimicifuga D12 - 2x tägl.
hysterische, geschwätzige Menschen; erholen sich schlecht

Kopfschmerz bei chronischen Unterleibsentzündungen

Aurum D6 - 3x tägl.
rot, kräftig

Platinum D6 - 3x tägl.
blaß, stolz

Kopfschmerz bei Hitzewallungen in den Wechseljahren

Acidum sulfuricum D12 - 2x tägl.
wie mit Wasser übergossen

Sanguinaria D12 - 2x tägl.
wie ein rotes Gemälde, trocken

Lachesis D12 - 2x tägl.
kräftig, hitzig, schwitzig, dann blaß, frostig, trocken

Glonoinum D30 - 1x in Wasser
am heftigsten von allen; trocken, klopft im ganzen Körper

Kopfschmerz in den Wechseljahren ohne Hitzewallungen

Sepia D12 - 2x tägl.
Demütigung im Hinterkopf

Crocus D12 - 2x tägl.
Albernheit im ganzen Kopf

Platinum D12 - 2x tägl.
Hochmut an der Kopfbasis

Kopfschmerz durch Wein

Zincum D30 - 1x in Wasser
selbst von wenigen Schlucken

Kopfschmerz im Wochenbett
China D4 - 3x tägl.
nach blutreicher Geburt

Wochenend-Migräne
Iris D6 - stündl.
bei blassen Geistesarbeitern in der Entspannung; saures Erbrechen
Sulfur D6 - 3x tägl.
bei roten aktiven Unternehmern, sobald sie zur Ruhe kommen; ganzer Kopf

Kopfschmerz bei Zahnschmerz und Kieferneuralgie
Colocynthis D4 - stündl.
stechend
Chamomilla D30 - 1x in Wasser
schreiend
Plantago major D6 - stündl.
hin und her schießend

Kopfschmerz, Empfindung

Augen wie aus ihrer Höhle gepreßt
Usnea barbata D4 - 3x tägl.
hinter den Augen sitzt eine Faust
Prunus spinosa D4 - 3x tägl.
rechts; als ob der innere Teil des Auges nach außen gezogen würde
Bryonia D4 - 3x tägl.
morgens nach dem Aufstehen, berstend bei jeder Bewegung

Augen wie an einer Schnur zurückgezogen
Paris quadrifolia D4 - 3x tägl.
zur Mitte des Gehirns

wie ein Band um den Kopf
Gelsemium D30 - 1x in Wasser
genau über den Ohren; bei Föhn, bei schwülem Wetter
Glonoinum D30 - 1x in Wasser
über der Stirn; bei Hitzewallungen in den Wechseljahren
Anacardium D4 - stündl.
wie ein Pflock im Hirn; bei geistiger Arbeit, bei leerem Magen
Theridion D12 - 2stündl.
krampfartig umklammert; bei Lärm

Kopfschmerz mit vorangehender Blindheit

Gelsemium D30 - 1x in Wasser
Nebelsehen, Schielen, Doppelbilder bleiben während Kopfschmerz

Natrium muriaticum D200 - 1x in Wasser
teilweise; Trübsehen dauert an

Iris D6 - stündl.
teilweise oder verschwommenes Sehen; verschwindet bei Schmerzbeginn

Kalium bichromicum D12 - 2x tägl.
völlige Verdunklung; verschwindet, sobald sich ein kleiner intensiver Schmerz am Kopf festsetzt

Digitalis D3 - 3x tägl.
alles weiß oder buntfarben, Übelkeit; bevor der Schmerz beginnt

Kopfschmerz mit Blutandrang zum Kopf

Aconitum D30 - 1x bei Bedarf
hellrot, Ärger, Wetterwechsel, Zugluft, plötzlich, Unruhe, will Kühle

Belladonna D30 - 1x bei Bedarf
rot wie angemalt; Zugluft, plötzlich, hüllt sich warm ein

Arnica D30 - 1x bei Bedarf
kräftig rot; Folge von Unfall, verlangt Kühle

Sanguinaria D6 - stündl.
chronische Belladonna, wie Gemälde; Sonne, allmählich, rechts, pulsiert

Gelsemium D30 - 1x bei Bedarf
dunkelrot; Wetterwechsel, Schwüle, schlapp, müde, Hinterkopf, wie Band

Glonoinum D30 - 1x bei Bedarf
blaurot; Sonne, Bluthochdruck, pulsierend, ganzer Kopf

Brett vor dem Kopf

Cocculus D12 - stündl.
Leeregefühl in der Stirn

Kopf wie eingeschnürt, zusammengepreßt

Apis D30 - 1x in Wasser
erst rot, dann blaß; wie zum Platzen; Hirndruck vermehrt

Bryonia D3 - stündl.
rot; wie zum Bersten; Hirndruck vermehrt

Spigelia D4 - stündl.
blaß; neuralgisch stechend linker Scheitel, linkes Auge

Silicea D12 - 2x tägl.
erst blaß, dann rot; nervös, erschöpft, friert

KOPFSCHMERZ - Empfindung

Kopfschmerz mit Flimmern vor den Augen
Gelsemium D6 - 3x tägl.
Schwindel, Kopf wie in einem Eisenring, dunkelrotes Gesicht, Mattheit
Cyclamen D12 - 2x tägl.
eher Frauen, Hysterie, bei Heuschnupfen, durch künstliches Licht
Natrium muriaticum D200 - 1x monatl.
durch Feinarbeit, viel Lesen, viel Grübeln

Gehirn wie locker, schwappt
Belladonna D30 - 1x in Wasser
nach Unterkühlung und Entblößen des Kopfes; sitzt aufrecht im Bett
Hyoscyamus D30 - 1x in Wasser
nach enttäuschter Liebe; verkriecht sich, zieht die Decke über den Kopf
Rhus tox D30 - 1x in Wasser
nach Anstrengung; bewegt sich gemächlich auf und ab

kann die Haare nicht berühren
Silicea D12 - 2x tägl.
bei Kummer, Schwäche, Kälte
Natrium muriaticum D200 - 1x monatl.
bei Kummer, Sorgen, Demütigung
China D4 - 3x tägl.
in der Genesungszeit, bei Blutarmut, nach Säfteverlust

Kopfschmerz, hämmernd
Natrium muriaticum D200 - 1x in Wasser
tausend kleine Hämmer schlagen von innen gegen Schädeldecke; übel
Psorinum D200 - 1x in Wasser
Empfindung wie bei Natrium; hungrig, Essen erleichtert

wie eine Kugel im Gehirn
Staphisagria D12 - 2x tägl.
als ob eine Kugel in der Stirn festsäße
Platinum D200 - 1x monatl.
beim Gehen schlägt eine Kugel von innen gegen den Schädel

als ob ein Nagel eingehauen würde
Ignatia D30 - 1x in Wasser
in den Schläfen; durch Angst, Sorgen, Streitereien
Thuja D6 - 3x tägl.
linker Scheitel, linker Stirnhöcker

Coffea D12 - stündl.
einseitig, bei Erregung, bei Freude

Kopfschmerz, neuralgisch

Spigelia D30 - 1x in Wasser
vom Hinterkopf über den linken Scheitel zum linken Auge

Cimicifuga D30 - 1x in Wasser
von den Augen zum Scheitel, vom Hinterkopf die Wirbelsäule hinunter

Stannum D12 - 2x tägl.
an verschiedenen Stellen, allmählich zunehmend, allmählich abnehmend

Kopfschmerz, pochend

Belladonna D30 - 1x in Wasser
kirschrot, heftig schießende Schmerzen, zum Wildwerden

Glonoinum D30 - 1x in Wasser
tiefrot, gestaut; pocht unerträglich im ganzen Kopf

China D4 - stündl.
blaß, blutarm, Ohrenklingen

Kopfschmerz, von einem Punkt des Kopfes ausgehend

Acidum oxalicum D4 - 3x tägl.
nach allen Seiten ausstrahlend

als ob die Schädeldecke bersten wolle

Belladonna D30 - 1x in Wasser
pochend in Stirn und Schläfen; sitzt aufrecht!

Melilotus D4 - stündl.
klopfend, pressend in Stirn

Glonoinum D30 - 1x in Wasser
pochend, drückend im Nacken, Schädeldecke

Sanguinaria D6 - stündl.
pulsierend vom Hinterkopf zum rechten Auge; erbricht, legt sich flach!

Nux vomica D30 - 1x in Wasser
plump, dumpf; vom Hinterkopf eher zum linken Auge; ganzer Kopf

Bryonia D3 - stündl.
bei geringster Bewegung; ganzer Kopf, Augen

als hebe sich die Schädeldecke ab

Rhus tox D30 - 1x in Wasser
Gehirn schwappt hin und her

Cimicifuga D3 - stündl.
als flöge sie davon

KOPFSCHMERZ - Empfindung

Schädeldecke öffnet und schließt sich
  Cimicifuga D3 - stündl.
  schießend, als ob der Schädel wegfliegen wolle
  Cocculus D12 - stündl.
  betäubt, leer, dumpf; Schwindel, Übelkeit
  Cannabis sativa D4 - stündl.
  heftig, Kopf wie enorm vergrößert

als ob der Kopf am Scheitel offen stünde
  Spigelia D6 - stündl.
  links

Kopfschmerz mit Sehstörungen
  Gelsemium D30 - 1x in Wasser
  verschwommen, blind, Schielen, Doppelbilder; müde, schwindelig
  Cyclamen D12 - stündl.
  Flimmern vor den Augen, morgens beim Aufstehen; verwirrt, schwindelig
  Belladonna D30 - 1x in Wasser
  plötzlicher Sehverlust oder Flimmern und Schwindel

Kopf wie verlängert
  Hypericum D12 - 2x tägl.
  nach Verletzung

Kopfschmerz, wandernd
  Pulsatilla D6 - 3x tägl.
  niemals am gleichen Ort wieder
  Ignatia D30 - 1x bei Bedarf
  kommt immer wieder zum gleichen Ort zurück
  Lac caninum D6 - 3x tägl.
  mal links, mal rechts

wellenartiges Gefühl im Hirn
  Cimicifuga D3 - stündl.
  Gehirn scheint sich in Wellen zu bewegen, vom Hinterkopf zur Stirn
  Melilotus D4 - stündl.
  Gehirn scheint durch die Stirn gepreßt zu werden; Nasenbluten bessert Kopfweh

Kopfschmerz, Modalität
Augenbewegung schlimmer
  Belladonna D30 - 1x in Wasser
  Augen rot, glänzend, pulsierend

Bryonia D3 - stündl.
Stiche bei Bewegung, beim Öffnen der Lider
Natrium muriaticum D200 - 1x in Wasser
Augen fahl, dumpf, hält sie geschlossen
Gelsemium D30 - 1x in Wasser
Augen müde, steif, spannend
Nux vomica D30 - 1x in Wasser
Augen wie der Kopf verkatert, kann sie kaum öffnen

Blähungsabgang bessert
Cicuta virosa D12 - 2x tägl.
krampfend
Agaricus D12 - 2x tägl.
hampelnd

festes Einbinden des Kopfes bessert
Silicea D12 - 2x tägl.
gibt Halt und Wärme
Argentum nitricum D12 - 2x tägl.
gibt Halt
Pulsatilla D12 - 2x tägl.
gibt Gegendruck
Menyanthes D12 - 2x tägl.
gibt Druck

Erbrechen erleichtert Kopfweh
Iris D6 - stündl.
Schmerz kommt wieder
Sanguinaria D6 - stündl.
Schmerz nimmt ab

Kopfschmerz nach dem Erwachen
Nux vomica D12 - 2x tägl.
im Hinterkopf oder über linkem Auge; Schwindel, Übelkeit, Würgen
Lachesis D12 - 2x tägl.
links pulsierend; Blutandrang, Hitze, Frostschauer
Phosphorus D12 - 2x tägl.
im Hinterkopf nach zu langem Schlaf; Schwindel, wäscht sich kalt ab

Kopfschmerz mit Harnflut, die Besserung anzeigt
Aconitum D30 - 1x bei Bedarf
nach Spaziergang in kaltem trockenem Wind

KOPFSCHMERZ - Modalitäten

Gelsemium D30 - 1x bei Bedarf
bei schönem feuchtem, schwülem Wetter

Ignatia D30 - 1x bei Bedarf
bei akuten Sorgen, Plagen und Kümmernissen

Silicea D12 - 2x tägl.
bei geistiger Anstrengung

Kopfschmerz mit Harnflut, die nicht bessert

Lac defloratum D12 - 2x tägl.
Körper eiskalt, wird selbst an der Heizung nicht warm

Kopfschmerz morgens

Sulfur D200 - 1x monatl.
10 Uhr; ißt fettes Schmalzbrot

Natrium muriaticum D200 - 1x monatl.
11 Uhr; ißt Salzstangen

Magnesium carbonicum D200 - 1x monatl.
12 Uhr; ißt trockenes Schwarzbrot

Kopfschmerz eher nachmittags

Belladonna D30 - 1x in Wasser
rot gedunsen; pochend, schießend, berstend; Stirn, rechts

Melilotus D4 - stündl.
rot, blutunterlaufene Augen; berstend, klopfend, wellenartig; Stirn

Lycopodium D200 - 1x monatl.
gelblich blaß; klopfend, reißend, berstend; ganzer Kopf

Arsenicum album D30 - 1x in Wasser
blaß, gedunsen; neuralgisch wärmebedürftig; mit Hitze kältebedürftig

Luesinum D200 - 1x bei Bedarf
aschfahl; bohrend tief in den Knochen; Schädelbasis

Kopfschmerz mit Nasenbluten infolge Blutandrang

Sanguinaria D6 - alle 10 Min.
hellrot, klumpig, übelriechend; Gesicht wie rot angemalt; rechtsseitig

Glonoinum D6 - alle 10 Min.
dunkel, wogend; dunkelrotes Gesicht; Kopfweh pochend, zerspringend

Bellis D4 - alle 10 Min.
aktiv, nach Anstrengung, beim Erwachen; Kopfweh ziehend, beim Bücken, beim Bewegen

Nasenbluten bessert Kopfweh

Ferrum phosphoricum D4 - alle 10 Min.
hellrot, gußweise, Röte schießt zum Gesicht; hellhäutig, blutarm

Modalitäten - KOPFSCHMERZ

Bryonia D6 - alle 10 Min.
dunkel, passiv; Kopfschmerz stechend bei geringster Bewegung, Ärger

Rhus tox D6 - alle 10 Min.
dunkel, nachts, beim Bücken; Kopfweh wie zum Platzen

Melilotus D4 - alle 10 Min.
rot, plötzlich abends; Kopfweh wogt, drückt berstend; übel, erbricht, Hitzewallungen

Nasenbluten bessert Kopfweh nicht

Crocus D6 - alle 10 Min.
teerartig, zäh, wie Perlen an einer Schnur; dunkelrotes Gesicht

Erigeron D6 - alle 10 Min.
heftig, hell, gußweise, stoßweise, morgens, beim Bewegen

Rückwärtsbeugen verschlimmert Kopfweh

Gelsemium D30 - 1x in Wasser
Kopf hängt nach vorne, Nackenmuskeln wie gelähmt

Cimicifuga D3 - stündl.
Vorwärtsbeugen erleichtert, Nackenmuskeln verkrampft

Glonoinum D30 - 1x in Wasser
Vorwärtsbeugen erleichtert das berstende Gefühl im Hirn

Kopfschmerz im Verlauf der Sonne zu- und abnehmend

Spigelia D4 - stündl.
neuralgisch links

Sanguinaria D6 - stündl.
blutvoll pulsierend rechts

Natrium muriaticum D200 - 1x in Wasser
blutarm pulsierend im Hinterkopf

Strontium carbonicum D12 - 2x tägl.
nimmt pausenlos bis zum Höhepunkt zu; hüllt Kopf ein

Stannum D12 - 2x tägl.
neuralgisch am ganzen Kopf

Vorwärtsbeugen verschlimmert Kopfweh

Belladonna D30 - 1x in Wasser
Blutandrang, Schwindel, fällt

Cocculus D12 - stündl.
Leeregefühl, Schwindel, taumelt

warmes Zudecken bessert Kopfweh

Belladonna D30 - 1x bei Bedarf
trotz Fiebrigkeit; rundlicher Mensch

KOPFSCHMERZ - Sitz

Hepar sulfuris D200 - 8stündl., 3x insgesamt
zieht die Decke über den Kopf; untersetzter Mensch

Calcium phosphoricum D12 - 2x tägl.
zieht die Decke bis zum Hals; zarter Mensch

Silicea D12 - 2x tägl.
verschwindet unter der Decke; dürrer Mensch

Strontium carbonicum D12 - 2x tägl.
trotz innerer Hitze; kräftiger Mensch

Kopfschmerz, Sitz

eher rechts

Sanguinaria D6 - stündl.
pulsieren vom Hinterkopf zum Auge; Kälte bessert

Silicea D12 - 2x tägl.
bohrend vom Hinterkopf zum Stirnhöcker; Wärme bessert

Chelidonium D3 - stündl.
ziehend vom Nacken zum Auge; Essen und Wärme bessern

Kopfschmerz eher links

Argentum nitricum D12 - 2x tägl.
als sei der Kopf vergrößert, Bohren im Stirnhöcker

Spigelia D4 - stündl.
als stünde der Scheitel offen, Stechen über dem Auge

Thuja D12 - 2x tägl.
als würde auf dem Scheitel ein Nagel eingehämmert

Lachesis D12 - 2x tägl.
als würde das Auge nach hinten gezogen, Pochen ganze Seite

Kopfschmerz in der Stirn

Belladonna D30 - 1x in Wasser
pocht, berstet

Nux vomica D30 - 1x in Wasser
drückt, berstet

Sanguinaria D6 - stündl.
rechter Höcker; klopft

Argentum D30 - 1x in Wasser
rechter Höcker; bohrt

Thuja D12 - 2x tägl.
linker Höcker; bohrt

Spigelia D4 - stündl.
linker Höcker; sticht

Kopfschmerz in der Stirn, unbeeinflußbar
Ptelea trifoliata D6 - 3x tägl.
wenn andere Arzneien versagt haben

Kopfschmerz in den Schläfen
Ignatia D30 - 1x in Wasser
nervös, sorgenvoll; zum Hinterkopf, zum Scheitel
Natrium muriaticum D200 - 1x in Wasser
still, kummervoll; pulsiert
Cyclamen D12 - stündl.
nervös, hysterisch; pulsiert
China D4 - 3x tägl.
schwach, erschöpft; pocht

Kopfschmerz auf dem Scheitel
Natrium carbonicum D12 - 2x tägl.
Hitze
Bryonia D200 - 1x in Wasser
Stechen
Sulfur D200 - 1x in Wasser
Brennen!
Silicea D200 - 1x in Wasser
Nagel einhämmern

Kopfschmerz im Hinterkopf
Gelsemium D30 - 1x in Wasser
durchs Gehirn zu einem Auge; fröstelt, schläft
Nux vomica D30 - 1x in Wasser
zu einem Auge ziehend, meist links; schaudernd
Cocculus D12 - stündl.
zum linken Stirnhöcker, zur linken Augenhöhle; fröstelt
Sanguinaria D6 - stündl.
setzt sich über dem rechten Auge fest; hitzig
Silicea D12 - 2x tägl.
setzt sich über dem rechten Auge fest; friert
Iris D6 - stündl.
setzt sich über beiden Augen fest, meist rechts; erbricht

Kopfschmerz im Hinterkopf, eher bei Frauen
Cimicifuga D3 - stündl.
krampfend; Gehirn nach außen drückend, besser durch Gegendruck

KOPFSCHMERZ - Sitz

Pulsatilla D12 - 2x tägl.
drückend, klopfend, bindet ein kühles Tuch fest um den Kopf
Sepia D12 - 2x tägl.
heftige Stöße und Schläge zur linken Schläfe, zum linken Auge hin

Kopfschmerz im Nacken, unbeeinflußbar
Menyanthes D12 - 2x tägl.
ein schweres Gewicht steigt vom Rücken auf, vor allem treppauf, bergan

Kopfschmerz an der Nasenwurzel
Zincum D12 - 2x tägl.
nervös, Brillenträger
Nux vomica D12 - 2x tägl.
blutarm, erkältlich
Kalium bichromicum D12 - 2x tägl.
akute Nebenhöhlen-Entzündung
Cinnabaris D4 - 3x tägl.
chronische Nebenhöhlen-Entzündung

Schwindel, Auslösung

alte Leute
Conium D12 - 2x tägl.
blaß, beim Aufstehen, treppab, im Liegen, beim Umdrehen im Bett, alles dreht sich
Ambra D12 - 2x tägl.
blaß, sorgenvoll
Rhus tox D12 - 2x tägl.
blaß, beim Erheben vom Sitz, schwere Glieder, Hirnerweichung
Viscum album D12 - 2x tägl.
rot, mit Hochdruck, beim Zubettgehen, bei Änderung der Lage
Bellis D12 - 2x tägl.
rot, herzlich, warmherzig, übel, erbricht
Jodum D12 - 2x tägl.
rot, ständiger Blutandrang

Schwindel in der Dunkelheit
Calcium carbonicum D12 - 2x tägl.
versteckt sich
Causticum D12 - 2x tägl.
fällt
Phosphorus D12 - 2x tägl.
zittert

Argentum nitricum D12 - 2x tägl.
stolpert

Schwindel bei Föhnwetter

Tuberculinum bovinum D200 - 1x monatl.
lymphatische Diathese
Crataegus D2 - 3x tägl.
Stirnkopfschmerz, Herzbeklemmung
Gelsemium D30 - 1x bei Bedarf
Bandkopfschmerz, müde, matt

Schwindel bei Gehirnerschütterung

Arnica D12 - 2x tägl.
rot
Hyoscyamus D12 - 2x tägl.
blaß
Natrium carbonicum D12 - 2x tägl.
noch nach vielen Jahren; oder:
Natrium sulfuricum D12 - 2x tägl.
4 Wochen lang; danach:
Cicuta virosa D6 - 3x tägl.
4 Wochen lang; Kur bedarfsweise wiederholen

Schwindel durch Geräusche

Lolium D12 - 2x tägl.
und Unsicherheit
Theridion D12 - 2x tägl.
und Übelkeit
Arnica D12 - 2x tägl.
und Benommenheit, auffallend rotes Gesicht

Schwindel bei organischen Hirnerkrankungen

Causticum D12 - 2x tägl.
Fallschwindel, fällt plötzlich auf der Straße in Ohnmacht
Argentum nitricum D12 - 2x tägl.
zittert beim Überqueren einer Straße, eines Platzes, in engen Gassen

Schwindel bei rotem Hochdruck

Arnica D12 - 2x tägl.
Verkalkung der großen Gefäße, Herzvergrößerung
Aurum D12 - 2x tägl.
destruktiv; Gefäßwandverhärtung, Leberverfettung, Nierenverfettung

Viscum album D12 - 2x tägl.
funktionell, alte Menschen, bei Lageänderung, beim Zubettgehen

Aconitum D12 - 2x tägl.
plötzlich, Blutdruckkrise, als hebe sich die Schädeldecke ab

Sanguinaria D12 - 2x tägl.
wie rot angemalt, Gefäßerregung

Glonoinum D12 - 2x tägl.
plötzlich dunkelrot; warmes krankes Gefühl am Herz, im Magen; verwirrt

Schwindel bei blassem Hochdruck

Barium carbonicum D6 - 3x tägl.
dick, Gefäßverkalkung

Cuprum D6 - 3x tägl.
dünn, Gefäßkrämpfe

Schwindel bei niedrigem Blutdruck

Gelsemium D6 - 3x tägl.
zittert, MS, Parkinson

Veratrum album D6 - 3x tägl.
blaß, kaltschweißig

Tabacum D30 - 1x bei Bedarf
blaß, kaltschweißig, Brechdurchfall; Diabetes

Kalium carbonicum D6 - 3x tägl.
blaß, schwach, bei jeder Anstrengung, beim Kopfdrehen

Schwindel nach Koitus mit Übelsein

Acidum phosphoricum D6 - 3x tägl.
erschöpft, enttäuscht

Agnus castus D12 - 2x tägl.
nervenzerrüttet, hypochondrisch

Selenium D12 - 2x tägl.
jung, geil, exzessiv, erschöpft, kann nicht mehr

Schwindel nach dem Lesen

Argentum nitricum D12 - 2x tägl.
Kopf verwirrt, wie zu groß

Cocculus D12 - 2x tägl.
Kopf wie leer, hat nichts behalten

Phosphorus D12 - 2x tägl.
erschöpft, Buchstaben verschwimmen

Ruta D12 - 2x tägl.
durch überanstrengte Augen

Zincum D12 - 2x tägl.
Gesicht verdunkelt sich

Schwindel im Lift
Argentum nitricum D30 - 1x bei Bedarf
Magen hebt sich oder senkt sich

Borax D30 - 1x bei Bedarf
Magen hebt sich ängstlich beim Abwärtsfahren

Schwindel bei Magenstörungen
Bryonia D12 - 2x tägl.
erbricht, wird ohnmächtig, sobald er Kopf vom Kissen hebt

China D4 - 3x tägl.
Schwäche, Blutarmut, Säfteverlust

Nux vomica D12 - 2x tägl.
überfressen, übersäuert

Pulsatilla D12 - 2x tägl.
gebläht, benommen

Phosphorus D12 - 2x tägl.
morgens bei leerem Magen zittert er ohnmachtsnah

Cocculus D12 - 2x tägl.
rot, heiß, übel, nach dem Essen

Menière (Innenohr-Schwindel), kurativ
Lachesis D200 - einmalig
sofort geben, solange akut; danach:

Tabacum D30 - 1x tägl. morgens
und

Phosphorus D12 - 2x tägl.
zur Nachbehandlung eventuell:

Cocculus D4 - 3x tägl.
6 Wochen lang; danach:

Conium D4 - 3x tägl.
6 Wochen lang

Menière, sonstige
Arnica D12 - 2x tägl.
rot; beim Gehen, bei Erschütterung, Ohrknorpel schmerzt wie zerbrochen

Bryonia D12 - 2x tägl.
rot; bei plötzlicher Bewegung, beim Erheben vom Stuhl

Melilotus D12 - 2x tägl.
rot; mit Blutstau, Nasenbluten erleichtert

Veratrum album D12 - 2x tägl.
blaß, kreislaufschwach; als bliese ein kalter Wind durch den Kopf
Theridion D12 - 2x tägl.
blaß; bei Geräuschen, beim Augenschließen
Arsenicum album D12 - 2x tägl.
blaß; bei Geräuschen, Flimmern vor den Augen; letzte Wahl!

Schwindel bei Nikotinmißbrauch
Conium D12 - 2x tägl.
Gegenstände drehen sich beim fixierten Schauen

Schwindel beim Reisen
Cocculus D12 - stündl.
übel, erbricht im Schwall
Petroleum D12 - stündl.
übel, würgt elendig
Arsenicum album D6 - stündl.
übel, würgt sterbenselend
Hyoscyamus D30 - 1x bei Bedarf
übel, aufgeregt, geschwätzig, verstimmt, beleidigt
Tabacum D30 - 1x bei Bedarf
sehr übel, erbricht, kalter Schweiß, Schiff und Flugzeug
Theridion D12 - 2x tägl.
todkrank, nervöse Frauen schließen widersprüchlich die Augen

Schwindel, Empfindung

anfallsartig, plötzlich
Borax D12 - 2x tägl.
alte Frauen, Kinder, Schwangere
Argentum nitricum D12 - 2x tägl.
beim Überqueren der Straße, im Dunkeln
Belladonna D12 - 2x tägl.
mit Blutandrang, Übelkeit, Erbrechen
Iris D12 - 2x tägl.
mit Übelkeit, saurem Erbrechen
Secale D12 - 2x tägl.
gefäßgestört, geht wie auf Watte

Schwindel mit Doppeltsehen
Gelsemium D12 - 2x tägl.
im Hinterkopf, bei Föhn, Schwüle, Rückenmarkserkrankungen, MS

Oleander D12 - 2x tägl.
schwache Akkommodation, beim Hinuntersehen, alles dreht sich
Physostigminum D12 - 2x tägl.
schwache Akkommodation, als schwanke das Gehirn

Schwindel mit zerebralem Erbrechen
Belladonna D6 - alle 10 Min.
durch Blutandrang im Kopf
Camphora D1 - alle 10 Min.
anhaltend bei Kindern mit Gehirnerkrankungen
Apomorphinum D3 - alle 10 Min.
plötzlich, reichlich, ohne Übelkeit
Cocculus D4 - alle 10 Min.
in hohem Bogen, kaum Übelkeit

Schwindel mit Brechdurchfall
Veratrum album D4 - alle 10 Min.
heftig, reichlich, grün, trinkt viel
Arsenicum album D6 - alle 10 Min.
Nahrung, Säure, Galle ohne Erleichterung, 0 bis 3 Uhr, trinkt wenig
Cuprum D4 - alle 10 Min.
Magen krampft, blaues Gesicht, vergebliche Würgeversuche
Secale D4 - alle 10 Min.
Galle, Blut, verfällt rasch, runzelig, großer Durst, kein Schweiß

Schwindel, geht wie auf Watte
Secale D12 - 2x tägl.
Gefäßstörung

Schwindel, geht wie auf Wolken
Asarum D12 - 2x tägl.
schwebend
Cocculus D12 - 2x tägl.
schwerelos
Nux moschata D12 - 2x tägl.
taumelnd
Cannabis sativa D12 - 2x tägl.
fliegend
Argentum nitricum D12 - 2x tägl.
stolpernd
Valeriana D12 - 2x tägl.
körperlos

Schwindel, nervös

Phosphorus D12 - 2x tägl.
erschöpft; beim Gehen mit Klopfen im Hinterkopf, zittert, morgens

Theridion D12 - 2x tägl.
übel, beim Schließen der Augen, bei Geräuschen

Ambra D12 - 2x tägl.
alte Leute mit Sorgen

Acidum phosphoricum D12 - 2x tägl.
übel, nach Koitus, Enttäuschung

Zincum D12 - 2x tägl.
neigt zum Fallen

Cocculus D12 - 2x tägl.
leerer heißer Kopf; Hinterkopfweh, Rückenweh

Schwindel, Modalität
beim Abwärtssehen

Argentum nitricum D12 - 2x tägl.
Hochhausschwindel, Karussellschwindel

Schwindel beim Augenschließen

Calcium carbonicum D12 - 2x tägl.
Angst steigt aus der Seele, ist verlassen

Arnica D12 - 2x tägl.
Angst, jemand könnte ihn berühren, ihn vergiften

Lachesis D12 - 2x tägl.
verliert die intellektuelle Sicht, Angst vor unbewußten Impulsen

Argentum nitricum D12 - 2x tägl.
Angst zu stolpern, macht große Schritte

Theridion D12 - 2x tägl.
Angst vor Geräuschen

Schwindel beim Gehen über Brücken, über Wasser

Ferrum D12 - 2x tägl.
auch bei stehenden, ruhigen Gewässern

Bromum D12 - 2x tägl.
beim Schauen auf strömende Gewässer

Schwindel beim Erheben, Aufrichten

Cocculus D12 - 2x tägl.
leere Stirn, Brett vor dem Kopf

Ferrum D12 - 2x tägl.
bei Blutarmut, errötet

Rhus tox D12 - 2x tägl.
mit schweren Gliedern

Conium D12 - 2x tägl.
Kopf wie betäubt, Schwäche

Aconitum D30 - 1x bei Bedarf
wird rot beim Erheben des Kopfes, wenn er gebückt war

Bryonia D30 - 1x bei Bedarf
sobald er liegend den Kopf hebt

Schwindel beim Hinaufschauen

Phosphorus D12 - 2x tägl.
zuviel zu überwinden

Pulsatilla D12 - 2x tägl.
mag keine Vorhänge aufhängen, bleibt lieber in der Küche

Silicea D12 - 2x tägl.
ist schon geknickt, kann nicht mehr

Schwindel beim Hinunterschauen

Oleander D12 - 2x tägl.
sieht den Boden doppelt

Ferrum D12 - 2x tägl.
auf Brücken wie betrunken

Sulfur D12 - 2x tägl.
beim Bewegen, Bücken, morgens

Schwindel, treppab, bergab

Conium D12 - 2x tägl.
alte Leute, Treppe schwankt

Ferrum D12 - 2x tägl.
Blutarmut

Borax D12 - 2x tägl.
ängstlich

Schwindel, treppauf, bergan

Calcium carbonicum D12 - 2x tägl.
zieht unteres Niveau vor!

Coca D2 - 3x tägl.
höhentrunken, Höhenkoller!

Phosphorus D12 - 2x tägl.
liebt schwindelnde Höhen, aber nur im Flug

Verkalkung des Gehirns
Arnica D4 - 3x tägl.
rot, starr, kräftig; lehnt Arzt ab, glaubt er vergifte ihn
Aurum D4 - 3x tägl.
rot, untersetzt, schwermütig; sehnt sich nach dem Tod, suizidgefährdet
Strontium carbonicum D12 - 2x tägl.
rot, cholerisch, starr, mürrisch, streitsüchtig, hüllt seinen Kopf ein
Barium carbonicum D6 - 3x tägl.
blaß, kindisch, verlangsamt, schwerfällig, verblödet, friert
Helleborus D4 - 3x tägl.
blaß, geschwollen, döst vor sich hin, dümmlich, gerunzelte Stirn
Hyoscyamus D6 - 3x tägl.
blaß, abgemagert, erregt, geile Reden, fühlt sich verfolgt, vergiftet

Wasserkopf, akut
Belladonna D6 - 3x tägl.
feuchtes Fieber, Aufschreien, Zähneknirschen, klopfender Kopfschmerz
Apis D4 - 3x tägl.
trockenes Fieber, Kissenbohren, Kopfrollen, Aufschrei, Stiche; durstlos
Calcium carbonicum D6 - 3x tägl.
frühe Stadien; Bauch aufgetrieben, Glieder ungeschickt, Kopfschweiß nachts, häufiges Schreien ohne Grund

Wasserkopf, personenbezogen
Calcium carbonicum D6 - 3x tägl.
blaß, munter, altklug, großköpfig, dicker Bauch, Kopfschweiß, Durchfall
Calcium phosphoricum D6 - 3x tägl.
bleich, kalt, unruhig, verlangt ständig Brust oder Kartoffeln, Salz
Barium carbonicum D6 - 3x tägl.
möchte nicht spielen, großköpfig, ausgezehrt, dürrer Nacken mit Drüsen
Silicea D6 - 3x tägl.
rotes Gesicht, kalte Glieder, großer schweißbedeckter Kopf, schreckt nachts auf
Zincum D6 - 3x tägl.
starrer Blick, Beinunruhe, rollt, bohrt Kopf, hinten heiß, vorne kalt
Sulfur D6 - 3x tägl.
Augen halboffen, Kopf fällt nach hinten, starr, zuckt, Großzehkrämpfe

Wasserkopf, seröse Ausschwitzung (Exsudation)
Helleborus D4 - 3x tägl.
dösig, gerunzelte Stirn, Kaubewegungen, gieriger Durst, cri encéphalique
Cantharis D6 - 3x tägl.
Blutandrang, klopfend, reißend, todesängstliche Unruhe, Harnverhaltung, Brennen

Apocynum D2 - 3x tägl.
Stirnhöcker, offene Fontanellen, schielt; stete unwillkürliche einseitige Bewegungen der Glieder, kein schrilles Schreien!

Wasserkopf, mangelhafte Auflösung (Resorption)
Apis D4 - 3x tägl.
am Beginn und am Ende

NOTIZEN:

Augen

Aderhaut-Entzündung (Chorioiditis) im Innenauge
Belladonna D30 - 3stündl.
heftig krampfender Augapfelschmerz, große Lichtempfindlichkeit
Bryonia D3 - stündl.
stechender Augapfelschmerz
Gelsemium D6 - 3stündl.
dumpfer Augapfelschmerz, Doppelbilder, Schwindel, schwere Lider
beachte: frische Entzündung = Hintergrund verschwommen; alte Entzündung = scharf begrenzte Herde; ein solcher Herd in der Mitte der Netzhaut = Toxoplasmose

Aderinnenhaut-Entzündung (Uveitis) des dunklen Anteils (Uvea)
Lachesis D12 - 2x tägl.
Rheuma? beachte: Netzhautblutung!
Crotalus D12 - 2x tägl.
Herzinfarkt? beachte: Blutung ins Augeninnere!
Phosphorus D12 - 2x tägl.
Tuberkulose, Grüner Star, Grauer Star?
Arsenicum album D6 - 2x tägl.
Netzhauterkrankung? beachte: Erblindung!

Astigmatismus
Tuberculinum GT D200 - 1x monatl.
lymphatische Diathese
Gelsemium D6 - 3x tägl.
zunehmende Sehschwäche, müde Augen

Augenflimmern (Flimmerskotom), Auslösung
Gelsemium D6 - 3x tägl.
kann nicht rasch akkommodieren; Schwindel, Kopfweh, dunkelrotes Gesicht
Euphrasia D12 - 2x tägl.
durch künstliches Licht
Natrium muriaticum D200 - 1x monatl.
Feinarbeit, viel Lesen; Kopfschmerz

Bindehaut-Entzündung, akut
Belladonna D30 - 3stündl.
trocken, heftig, rot; keine Tränen
Ferrum phosphoricum D4 - 3x tägl.
trocken, brennend bei Bewegung; besser als Aconit

Apis D4 - 3x tägl.
wäßrige rote Schwellung, stechende Schmerzen
Hepar sulfuris D200 - 8stündl., 3x insgesamt
eitrig, mild; nach Belladonna
Sulfur D6 - 3x tägl.
rot, brennt, Splitterschmerz; nach Aconit, nach Ferrum phosphoricum

Bindehaut-Entzündung, chronisch
Argentum nitricum D6 - 3x tägl.
dünn eitrig, Lider durch reichlichen Eiter geschwollen
Petroleum D6 - 3x tägl.
brennend, trocken; Augenwinkel blutig rissig
Graphites D6 - 3x tägl.
brennend, Tränenfluß; Augenwinkel nässend rissig
Alumina D6 - 3x tägl.
alt, ausgetrocknet; Augenwinkel trocken rissig
Arsenicum album D6 - 3x tägl.
letzte Rettung! brennt wie Feuer, nachts, aber Wärme lindert

Bindehaut-Entzündung, allergisch
Euphrasia D12 - 2x tägl.
mild
Euphorbium D6 - 3x tägl.
juckt
Arsenicum album D6 - 3x tägl.
brennt

Bindehaut-Entzündung, traumatisch
Aconitum D30 - 3stündl.
durch Fremdkörper, Wunden, Verbrennung, Verätzung
Euphrasia D12 - 2x tägl.
durch künstliches Licht; rote Augen, wunde Tränen, verschleierte Sicht
Sulfur D12 - 2x tägl.
durch Fremdkörper; ätzende heiße Tränen, muß die Augen schließen

chronische Rötung der Bindehaut mit Jucken
Pulsatilla D6 - 3x tägl.
rundlich, schwächlich; reibt sich ständig die Augen
Silicea D6 - 3x tägl.
schlank, zäh; chronische Pulsatilla

AUGEN - Bindehaut

Frühlings-Bindehautentzündung
Sepia D6 - 3x tägl.
morgens und abends schlimmer!

Bindehaut-Entzündung mit Gelenk- und Harnleiterentzündung (Reiter)
Acidum benzoicum D4 - 3x tägl.
blaß, kaltschweißig; kleine Gelenke, Kniegelenke, Gicht; 4 Wochen lang, dann:
Acidum oxalicum D4 - 3x tägl.
rot, warmschweißig; Finger- und Zehengelenke; 4 Wochen lang, dann:
Acidum nitricum D4 - 3x tägl.
blaß, trocken; große Gelenke, Schienbein; 4 Wochen lang

Bindehaut-Entzündung durch Arbeiten am Feuer, Hochofen
Glonoinum D30 - 1x tägl. morgens
durch helles Licht, Verblitzen, Hochofenarbeiter; dunkelrot
Mercurius solubilis D30 - 1x tägl.
Schmiede; dünner, schleimiger Eiter, Lider verdickt; nachts Schmerzen

Bindehaut-Entzündung durch Kälte, Durchnässung
Aconitum D30 - 3stündl.
Zugluft; Sandgefühl, lichtscheu
Pulsatilla D6 - 3x tägl.
Erkältung; morgens verklebt, abends fließen Tränen und milder Schleim
Calcium carbonicum D6 - 3x tägl.
Durchnässen; lichtscheu, Tränen fließen stetig
Rhus tox D30 - 3stündl.
Unterkühlung; lichtscheu, heiße beißende Tränen; verkrampfter Lidschluß
Mercurius solubilis D30 - 1x tägl.
Kälte; unerträglich brennende, beißende Tränen; vor allem nachts

Bindehaut-Entzündung durch künstliches Licht
Mercurius solubilis D30 - 1x tägl.
gelbe Augenbutter
Euphrasia D12 - 2x tägl.
scharfe eitrige Augenbutter

Bindehaut-Entzündung durch Masern
Graphites D6 - 3x tägl.
verklebt, lichtscheu
Pulsatilla D6 - 3x tägl.
verklebt, mild

Argentum nitricum D6 - 3x tägl.
verklebt, eitrig, wund

Blindheit (Amaurosis), toxisch
Tabacum D6 - 3x tägl.
Sehnervlähmung, degeneriert
Phosphorus D12 - 2x tägl.
bei Diabetes, sieht kreisrunde Wellen

Boxerauge, Brillenhämatom
Acidum sulfuricum D3 - 2stündl.
Rand wie ausgefranst, glasige Schwellung
Ledum D3 - 2stündl.
Rand glatt, wie gemalt, möchte kalte Auflage

Doppeltsehen bei Schwindel
Gelsemium D12 - 2x tägl.
im Hinterkopf, bei Föhn, Schwüle, Rückenmarkserkrankungen, MS
Oleander D12 - 2x tägl.
schwache Akkommodation, beim Hinuntersehen, alles dreht sich
Physostigminum D12 - 2x tägl.
schwache Akkommodation, als schwanke das Gehirn

Ekzem um die Augenbrauen
Causticum D200 - 1x monatl.
eher trocken, nur im Sommer
Graphites D12 - 2x tägl.
eher nässend, nur im Sommer
Petroleum D12 - 2x tägl.
trocken und nässend, nur im Winter in der Kälte
Hepar sulfuris M - 1x monatl.
eitrig, nur im Winter beim Einbruch sonniger, trockener, warmer Tage

Entzündungen mit Tränenfluß, muß die Augen schließen
Sulfur D6 - 3x tägl.
heiße Tränen beim Öffnen, verträgt keine Hitze; Bindehaut, Hornhaut
Rhus tox D6 - 3x tägl.
Schwall von heißen, brennenden, hautreizenden Tränen beim Öffnen
Conium D4 - 3x tägl.
Tränen spritzen heraus beim Öffnen; geringe Entzündung ohne Rötung
Clematis D4 - 3x tägl.
heiße Tränen beim Öffnen, verträgt keine kalte Luft

AUGEN - Entzündungen

Calcium carbonicum D6 - 3x tägl.
ständiger Tränenfluß, deckt Augen fest zu; Bindehaut, Hornhauttrübung

Entzündungen ohne Rötung

Spigelia D6 - 3x tägl.
neuralgisch, Lidkrampf

Kalium bichromicum D6 - 3x tägl.
Hornhautgeschwüre, chronische Bindehaut

Conium D4 - 3x tägl.
neuralgisch, große Lichtscheu wegen empfindlicher Augennerven

Medorrhinum D200 - einmalig
morgens beim Erwachen; lithämische rheumatische Anlage

Kalium chloratum D4 - 3x tägl.
nicht gefäßbedingt; langwierig; keinerlei Reizung!

Flügelfell (Pterygium) am inneren Augenwinkel

Tuberculinum GT D200 - einmalig
Bindegewebshaut; degenerativer Prozeß; 4 Wochen warten; dann:

Mercurius solubilis D30 - 1x tägl.
dünn, wund

Argentum nitricum D6 - 3x tägl.
schleimig

Aethiops antimonialis D4 - 3x tägl.
sahnig, eitrig

Zincum D6 - 3x tägl.
heftiges Stechen am inneren Augenwinkel

Ratanhia D4 - 3x tägl.
Gefühl, als ob eine Haut über das Auge wächst!

Gerstenkorn (Hordeolum), akut

Staphisagria D30 - einmalig
ist meist ausreichend!

Apis D30 - einmalig
mit umgebender Schwellung

Pulsatilla D30 - einmalig
vor Eiterbildung

Hepar sulfuris D200 - 1x tägl., 3x insgesamt
bei Eiterbildung, Splitterschmerz bei Berührung

Grauer Star (Katarakt), akut

Causticum D12 - 2x tägl.
Flimmern, Funken, trübe, teilblind

Conium D12 - 2x tägl.
lichtscheu, Nerven gereizt, keine Rötung; nach Verletzung der Linse

Grauer Star, chronisch, nach Anstrengung
Agaricus D12 - 2x tägl.
Lider zucken, Augenmuskeln zucken
Phosphorus D12 - 2x tägl.
feine Arbeiten, viel Lesen, Erschöpfung

Grauer Star, Auslösung
Conium D4 - 3x tägl.
nach Verletzung der Linse

Grauer Star, kurativ
Naphthalinum D12 - 2x tägl.
Folge von Körpersprays, bei Damen vor allem Haarsprays; 3 Monate lang; dann:
Causticum D12 - 2x tägl.
6 Wochen lang; danach:
Calcium fluoratum D12 - 2x tägl.
6 Wochen lang; danach:
Magnesium fluoratum D12 - 2x tägl.
6 Wochen lang; zusätzlich:
Cineraria maritima D2 - 3x tägl.
äußerlich! ins Auge tropfen; Kur bedarfsweise wiederholen

Grauer Star mit teilweiser Blindheit
Calcium fluoratum D12 - 2x tägl.
schwarze Punkte flimmern vor den Augen

Grauer Star, rheumatisch, lithämisch
Colchicum D4 - 3x tägl.
Herbstrheuma

Grüner Star (Glaukom), akut bis chronisch
Aconitum D30 - 3stündl.
Augen wie voller Sand, verträgt keine Zugluft
Belladonna D30 - 3stündl.
kann nicht ins Licht sehen; kein Tränenfluß; heftig krampfend
Bryonia D4 - 3x tägl.
Augapfel wie vergrößert, als würde er aus der Höhle hinausgedrückt
Opium D12 - 2x tägl.
tiefrot gestaute glänzende starre Augen, Augapfel wie zu groß

Aurum D6 - 3x tägl.
sehr gerötete empfindliche Augen, Tränenfluß

Grüner Star, Auslösung
Glonoinum D30 - 1x tägl.
helles Licht, Hitze, Verblitzen; vorstehende, dunkelrote Augen
Mephitis putorius D6 - 3x tägl.
Anstrengung; heiße, rote Augen; kann Buchstaben nicht unterscheiden

Grüner Star, schmerzlindernd
Gelsemium D6 - 3x tägl.
weitet Pupillen; dunkelrotes Gesicht
Phosphorus D12 - 2x tägl.
wiederholte neuralgische Anfälle im Beginn; verhindert Degeneration
Spigelia D6 - 3x tägl.
scharfe schneidende Schmerzen; keine Rötung
Paris quadrifolia D6 - 3x tägl.
scharf schießende Schmerzen; als ob ein Faden das Auge in den Kopf zöge
Arsenicum album D6 - 3x tägl.
periodische Schmerzen, nachts, brennend wie Feuer; Wärme lindert!

Haarausfall der Augenbrauen
Sulfur D12 - 2x tägl.
Ekzem, trocken, nässend, juckend
Natrium muriaticum D12 - 2x tägl.
Schuppen, juckend
Arsenicum album D12 - 2x tägl.
Schuppen, brennend
Selenium D6 - 3x tägl.
nach hormoneller und sexueller Überlastung
Alumina D6 - 3x tägl.
Ausfall der äußeren Hälfte bei frostigen, ausgezehrten Frauen
Thallium D6 - 3x tägl.
Ausfall überall, auch an anderen Körperteilen; Vergiftung

Hagelkorn (Chalazion); immer chronisch!
Calcium fluoratum D12 - 2x tägl.
derb, zystisch, reizlos
Lycopodium D12 - 2x tägl.
hart; Lider nachts verklebt, tagsüber fließen Tränen

Halbsichtigkeit (Hemianopsie)
Asa foetida D12 - 2x tägl.
waagrecht; untere Hälfte blind; Entzündungen
Aurum D6 - 3x tägl.
waagrecht; obere Hälfte blind; Entzündungen
Acidum muriaticum D6 - 3x tägl.
senkrecht; rechts oder links; Schwäche
Lithium carbonicum D4 - 3x tägl.
senkrecht; rechte Seite blind; Gicht, Rheuma, Niere
Lycopodium D12 - 2x tägl.
senkrecht; rechte Seite blind; Gicht

Hornhaut-Entzündung (Keratitis); Anlage beachten!
Acidum nitricum D6 - 3x tägl.
dünn, ätzend, Splitterschmerz
Hepar sulfuris D200 - 1x tägl., 3x insgesamt
dick, eitrig, mild; sichtbarer Eiterspiegel vordere Augenkammer
Sulfur D6 - 3x tägl.
dick, ätzend, chronisch

Hornhaut-Geschwüre (Ulcus corneae), beginnend
Acidum nitricum D6 - 3x tägl.
oberflächlich; dünne ätzende Absonderung, Splitterschmerz
Hepar sulfuris D200 - 1x tägl., 3x insgesamt
dick, eitrig, mild; sichtbarer Eiterspiegel in vorderer Augenkammer
Mercurius jodatus flavus D30 - 1x tägl.
als ob ein Stück mit dem Fingernagel herausgegraben sei; dünn, eitrig
Aethiops antimonialis D4 - 3x tägl.
falls die Schleimhaut mehr entzündet ist als die Hornhaut
Aurum D6 - 3x tägl.
stark gerötete, empfindliche Augen, Tränen fließen
Arsenicum album D6 - 3x tägl.
Brennen der Augen wie Feuer, muß warme Kompressen auflegen!

Hornhaut-Geschwüre, reizlos, schmerzlos
Kalium bichromicum D12 - 2x tägl.
Ränder wie ausgestanzt, Lider morgens geschwollen und verklebt
Silicea D6 - 3x tägl.
träge Heilungstendenz, dünne Absonderung
Kalium chloratum D4 - 3x tägl.
langwierig, keinerlei Reizung; schwächliche Menschen

Hornhaut-Geschwüre, Lider verklebt
Calcium carbonicum LM6 - jeden 2.Tag
immer verklebt, pustulöse Geschwüre
Lycopodium LM6 - jeden 2.Tag
nachts verklebt, tagsüber fließen Tränen
Natrium muriaticum LM6 - jeden 2.Tag
morgens verklebt, tagsüber fließen scharfe Tränen, krampfiger Augenschluß
Kalium bichromicum LM6 - jeden 2.Tag
morgens verklebt und geschwollen; keine Rötung

Hornhaut-Geschwüre mit Narben
Graphites D12 - 2x tägl.
weich, krallenartig
Calcium fluoratum D12 - 2x tägl.
härter
Silicea D12 - 2x tägl.
kieselhart

Hornhaut-Geschwüre mit rissigen blutigen Rändern
Graphites LM6 - jeden 2.Tag
brennende Tränen

Hornhaut-Geschwüre neigen zum Durchbruch
Mercurius corrosivus D30 - 1x tägl.
rasche Ausbreitung der Geschwüre
Kalium bichromicum D12 - 2x tägl.
tief ausgestanzt

Hornhaut-Herpes (Herpes corneae), akut
Graphites D6 - 3x tägl.
heftiges Brennen, Tränenfluß, Augenwinkel rissig und blutig

Hornhaut-Herpes, wiederkehrend
Borax D3 - 3x tägl.
frisch, juckt, reibt; Lid nach innen gestülpt (Entropium)
Mezereum D6 - 3x tägl.
frisch, brennt, nachts
Acidum nitricum D6 - 3x tägl.
chronisch, brennt, sieht Funken, Absonderungen scharf, wundmachend
Kalium chloratum D6 - 3x tägl.
chronisch, dazu Bindehautentzündung mit weißem, schaumigem Sekret

Hornhaut - AUGEN

Hornhaut-Krümmung (Keratokonus)
Argentum nitricum D4 - 3x tägl.
angeboren; Pubertät, Aufregung
Aethiops antimonialis D4 - 3x tägl.
angeboren; Entzündungen
Pulsatilla D4 - 3x tägl.
Pubertät, Hemmung
Euphrasia D12 - 2x tägl.
Pubertät, Sehstörungen, Entzündungen

Hornhaut-Trübung durch abgelaufene Entzündungen
Calcium carbonicum D6 - 3x tägl.
milde Absonderung, Lider verdickt
Aurum D6 - 3x tägl.
Augen gerötet, empfindlich; Tränen fließen
Zincum D6 - 3x tägl.
stechende Schmerzen ohne Absonderung

Krebs (Melanom)
Crotalus D12 - 2x tägl.
im Augenweiß schwarzer Fleck

Lid-Einstülpung (Entropium)
Graphites D6 - 3x tägl.
Lider entzündet, brennen; Augenwinkel rissig, blutig
Borax D3 - 3x tägl.
Lider entzündet, jucken; reibt sie

Lid-Entzündung (Blepharitis chronica), verstopfte Meibom-Drüsen
Pulsatilla D6 - 3x tägl.
Lider verklebt durch vermehrte Absonderung der Drüsen
Mercurius bijodatus D30 - 1x tägl.
durch Kälte, durch Arbeiten am Feuer; dünn, eitrig, nachts
Aurum D6 - 3x tägl.
viele Drüsen entzündet (trachomatös); tiefergreifend als Pulsatilla

Lidkrampf (Blepharospasmus), akut
Belladonna D30 - 1x bei Bedarf
bei Entzündungen, höchste Empfindlichkeit gegen Licht

Lidkrampf chronisch, klonisch
Agaricus D12 - 2x tägl.
heftig; Augen und Geist überanstrengt
Cuprum D6 - 3x tägl.
und Krämpfe untere Gliedmaßen, faßt sich an die Lider
Zincum D6 - 3x tägl.
lichtscheu, Flimmern und Farben vor den Augen
Magnesium phosphoricum D4 - 3x tägl.
Wadenkrämpfe
Lycopodium D4 - 3x tägl.
eher rechts, ganze Gesichtshälfte
Hyoscyamus D4 - 3x tägl.
weite Pupillen, Funken und Blitze vor den Augen

Lidlähmung (Ptose)
Causticum D4 - 3x tägl.
chronisch, angeboren; sehr lange geben
Gelsemium D4 - 3x tägl.
schlaff und halb geöffnet über dem Auge; nach Polio, nach Diphtherie
Variolinum D200 - 1x monatl.
Folge von Impfungen
Rhus tox D6 - 3x tägl.
rheumatisch, Unterkühlung

Lidlähmung aus Schwäche
Sepia D4 - 3x tägl.
vorübergehend; schlimmer morgens, abends, bei Hitze; trockene Augen
Kalium carbonicum D4 - 3x tägl.
bei hirn- und herzschwachen Menschen
Arnica D200 - 1x monatl.
nach Überanstrengung
Nux vomica D6 - 3x tägl.
bei Managern mit unregelmäßigem, verkrampftem Lebensstil
Alumina D12 - 2x tägl.
bei alten Menschen mit allgemeiner Schwäche und Trockenheit

Lidlähmung nach Verletzung des Oberlides
Ledum D4 - 3x tägl.

Lidrand-Entzündung (Blepharitis), frisch
Euphrasia D12 - 2x tägl.
rot, heftig, wund, geschwürig

Hepar sulfuris D200 - 1x tägl., 3x insgesamt
Wimpernwurzeln vereitert

Graphites D6 - 3x tägl.
rissig, blutig; Wimpern wachsen nach innen

Lidrand-Entzündung, chronisch

Petroleum D12 - 2x tägl.
rot, rauh, nässend

Silicea D12 - 2x tägl.
blaß, rauh, trocken

Alumina D12 - 2x tägl.
ausgetrocknet bei alten Menschen

Lidrand-Entzündung nach Baden in chloriertem Wasser

Argentum nitricum D6 - 2stündl.

Lidschwellung (Ödem)

Kalium carbonicum D6 - 3x tägl.
Oberlid

Apis D12 - 2x tägl.
Unterlid

Phosphorus D12 - 2x tägl.
Ober- und Unterlid

Arsenicum album D12 - 2x tägl.
zarte Schwellung des ganzen Gesichts

Lidschwellung, allergisch (Quincke-Ödem)

Apis D200 - 1x bei Bedarf
sticht, juckt, brennt, kältebedürftig

Lidzucken, nervös

Agaricus D12 - 2x tägl.
heftig; Hampelmänner

Cuprum D200 - 1x wöchentl.
Waden-, Fuß-, Zehenkrämpfe

Pulsatilla D12 - 2x tägl.
durch geblendetes Sehen

Linsenschlottern (Nystagmus)

Agaricus D12 - 2x tägl.
kurzsichtig, Nebelsehen, kann Farben und Größen nicht einschätzen

AUGEN - Nervenschmerz

Cocculus D12 - 2x tägl.
Leeregefühl im Kopf, enge Pupillen, trübsichtig, mouches volantes

Hyoscyamus D12 - 2x tägl.
Glänzen und Funkeln der Augen, weite Pupillen, sieht farbige Umrandungen, Funken und Blitze

Conium D4 - 3x tägl.
bei Rückenmarkserkrankungen; Akkommodation gestört, Drehschwindel

Gelsemium D6 - 3x tägl.
mangelhafte Akkommodation, Doppeltsehen, Schwindel, schwere Lider

Nervenschmerz (Neuralgie) der Wimpern

Prunus spinosa D4 - 3x tägl.
Auge wie von hinten nach außen gepreßt

Cimicifuga D6 - 3x tägl.
schießend, reißend, Gefühl wie geschwollen

Secale D4 - 3x tägl.
krampfig

Natrium muriaticum D200 - einmalig
an der See, gegen Mittag

Mezereum D6 - 3x tägl.
brennt nachts; kaltes Gefühl im Auge

Nervenschmerz über dem Auge (supraorbital)

Stannum D12 - 2x tägl.
tagsüber; beginnt langsam, hört langsam auf

Cimicifuga D12 - 2x tägl.
jeden Nachmittag bis Abend; Gebärmutterreflex!

Cedron D12 - 2x tägl.
jeden Abend auf die Minute wieder; links, Augen brennen

Spigelia D12 - 2x tägl.
zuckend, ziehend, stechend; bei Berührung läuft Schauder über Körper

Nervenschmerz unter dem Auge (infraorbital)

Belladonna D12 - 2x tägl.
abends bis Mitternacht; schneidend; Tränen, Speichelfluß; Wärme heilt

Calcium carbonicum D12 - 2x tägl.
rechts, über Jochbein zum Ohr; häufiges Wasserlassen, Wärme lindert

Netzhaut-Ablösung, frisch

Apis D4 - stündl.
plötzlicher Stich, Schwellung

Phosphorus D12 - stündl.
plötzliche Blutung, Gefäßdurchlässigkeit

Arsenicum album D4 - stündl.
entzündlich, Diabetes, blasser Hochdruck
Arnica D4 - stündl.
nach Verletzung, Verkalkung
Crotalus D12 - 2stündl.
Blutung, schlimmer durch feuchte Hitze
Lachesis D12 - 2stündl.
Blutung, schlimmer durch jede Art von Hitze

Netzhaut-Ablösung, Nachbehandlung
Gelsemium D4 - stündl.
empfindliche Augäpfel mit dumpfem Schmerz, Schwindel, schwache Lider
Aurum D12 - stündl.
chronische destruktive Gefäßentzündung, Gefäßverkalkung
Luesinum D200 - 1x monatl.
zugehörige Nosode für degenerative Prozesse

Netzhaut-Blutung, akut
Phosphorus D200 - alle 10 Min.
plötzliche Verdunklung

Netzhaut-Blutung, Nachbehandlung
Crotalus D12 - 2x tägl.
sofort beginnen, nachdem die Blutung steht

Netzhaut-Degeneration bei Bluthochdruck
Plumbum D6 - 3x tägl.
Gefäßstarre, verkalkt
Phosphorus D12 - 2x tägl.
Gefäßverfettung, brüchig, Blutung, überarbeitete Augen
Arsenicum album D6 - 3x tägl.
Gefäßverfettung, blaß
Secale D6 - 3x tägl.
Gefäßkrämpfe

Netzhaut-Degeneration bei Diabetes
Phosphorus D12 - 2x tägl.
sieht Blitze und farbige Kreise, lichtempfindlich
Arsenicum album D6 - 3x tägl.
sehr lichtscheu, Flimmern vor den Augen
Tabacum D6 - 3x tägl.
Augenmuskel- und Sehnervlähmung, Schielen, Doppeltsehen

AUGEN - Netzhaut

Netzhaut-Degeneration infolge Durchblutungsstörungen
Phosphorus D12 - 2x tägl.
sieht Blitze und farbige Kreise, lichtempfindlich
Arsenicum album D6 - 3x tägl.
sehr lichtscheu, Flimmern vor den Augen
Tabacum D6 - 3x tägl.
Augenmuskel- und Sehnervlähmung, Schielen, Doppeltsehen
Nux vomica D6 - 3x tägl.
Sehschwäche der Raucher
Aurum D6 - 3x tägl.
Gefäßverkalkung alter Menschen; Hochdruck, Herzdruck; Gemütsdruck

Netzhaut-Degeneration bei chronischen Nierenerkrankungen
Cuprum D6 - 3x tägl.
Gefäßkrämpfe; schreckhafter, verkrampfter Mensch
Plumbum D6 - 3x tägl.
Gefäßstarre; ausgezehrter Mensch mit gequollenem, schmutzigem Gesicht
Phosphorus D12 - 2x tägl.
Gefäßverfettung; ängstlicher Mensch mit gequollenen Lidern, Schwindel
Arsenicum album D6 - 3x tägl.
Gefäßverfettung; abgemagerter, ängstlicher, wächsern gequollener Mensch

Netzhaut-Entartung (Makuladegeneration), einfache trockene Form
Plumbum D6 - 3x tägl.
Gefäße starr
Phosphorus D12 - 2x tägl.
Gefäße verfettet
Arsenicum album D6 - 3x tägl.
Gefäße degeneriert

Netzhaut-Entzündung (Retinitis), akut, mit Blutstau
Belladonna D30 - 3stündl.
plötzlich, heftig, krampfig; keine Tränen!
Glonoinum D30 - 3stündl.
durch Verblitzen; vorstehende Augen
Asa foetida D12 - 2x tägl.
klopfend, brennend, bohrend, Druck und Bewegen erleichtert

Netzhaut-Entzündung mit Blutaustritt (R. haemorrhagica)
Lachesis D12 - 2x tägl.
Gefäße sind bei Blutvergiftung durchlässig

Störungen nach Augenoperation

Aconitum D6 - 3x tägl.
Hauptarznei! Augen wie voll von feinem Sand

Asarum D6 - 3x tägl.
Zucken im Auge, Erbrechen, Durchfall

Crocus D6 - 3x tägl.
Hämmern und Zucken im Auge

Rhus tox D6 - 3x tägl.
Regenbogenhaut entzündet oder sonstige eitrige Entzündung

Senega D4 - 3x tägl.
löst Linsentrümmer auf

Strontium carbonicum D12 - 2x tägl.
Gegenstände sind blutig gefärbt

Schläfenschmerz nach Augenoperation

Ignatia D6 - 3x tägl.
heftig drückend

Thuja D6 - 3x tägl.
stechend

Kopfschmerz nach Augenoperation

Rhus tox D6 - 3x tägl.
Schmerzen vom Auge zum Kopf ziehend

Bryonia D6 - 3x tägl.
stechend mit Erbrechen

Phlegmone der Augenhöhle

Rhus tox D6 - 3stündl.
große Lichtempfindlichkeit, hält Augen geschlossen, heißer Tränenguß, sobald er die Lider öffnet

Regenbogenhaut-Entzündung (Iritis), Auslösung

Aconitum D30 - 1x bei Bedarf
Fremdkörper, Verätzung

Belladonna D30 - 1x bei Bedarf
entzündlich

Rhus tox D30 - 1x bei Bedarf
rheumatisch

Mercurius corrosivus D30 - 1x tägl.
destruktiv

Clematis D4 - 3x tägl.
rheumatisch, durch Kälte; nach Mercur

AUGEN - Regenbogenhaut

Regenbogenhaut-Entzündung, akut, 1. Stadium
Aconitum D30 - 1x bei Bedarf
plötzlich, trocken, brennend; keine Lichtscheu
Belladonna D30 - 1x bei Bedarf
plötzlich, trocken, krampfend; größte Lichtscheu
Ferrum phosphoricum D4 - 3x tägl.
trocken, brennend beim Bewegen des Auges

Regenbogenhaut-Entzündung, akut, 2. Stadium
Bryonia D4 - 3x tägl.
scharfe schießende Schmerzen beim Augenbewegen zum Hinterkopf, Scheitel
Rhus tox D4 - 3x tägl.
verkrampfter Augenschluß, heiße Tränen; Einschießen in den Kopf, nachts
Spigelia D4 - 3x tägl.
scharfe schneidende Schmerzen; keine Rötung, Augapfel wie zu groß
Jaborandi D6 - 3x tägl.
mildert Entzündung, verhindert Krampf, löst Verwachsungen auf
Gelsemium D6 - 3x tägl.
dumpfe Schmerzen, Doppelbilder, Schwindel, schwere Lider
Euphrasia D12 - 2x tägl.
brennend, stechend, schießend, nachts; verwischtes Sehen

Regenbogenhaut-Entzündung, traumatisch
Aconitum D30 - 1x bei Bedarf
durch Fremdkörper, Wunden, Verbrennungen, ätzende Substanzen
Arnica D30 - 1x bei Bedarf
durch Schlag
Hamamelis D4 - stündl.
bei Blutungen in die Regenbogenhaut und in die vordere Kammer

Regenbogenhaut-Entzündung mit Knochenschmerz der Augenhöhle
Asa foetida D12 - 2x tägl.
klopfend, brennend oberhalb der Augenbrauen; Gegendruck lindert!
Mercurius corrosivus D30 - 1x tägl.
unerträglich brennend, rasend überall
Cinnabaris D4 - 3x tägl.
brennend, von einem Augenwinkel rund um die Augenbraue zum anderen
Aurum D4 - 3x tägl.
bohrend, kreisend, überall

Regenbogenhaut-Ziliarkörper-Entzündung (Iridozyklitis), akut
Asa foetida D4 - 3x tägl.
heftigster, unerträglichster brennender Schmerz
Spigelia D4 - 3x tägl.
scharfe schneidende Schmerzen, Augapfel wie zu groß; keine Rötung!
Cedron D4 - 3x tägl.
scharfer schießender Schmerz; tägl. zur gleichen Minute
Gelsemium D6 - 3x tägl.
heftig, dumpf bei Bewegung; Doppelbilder, Schwindel
Erbnosoden D200 - 1x monatl.
danach Luesinum D200, 1x monatl.
Calcium carbonicum D6 - 3x tägl.
personenbezogen

Schielen durch Muskellähmung
Belladonna D4 - 3x tägl.
akut
Causticum D4 - 3x tägl.
nach Kinderlähmung oder Polio-Impfung
Gelsemium D200 - 1x monatl.
nach Diphtherie oder DTP-Impfung

Schielen, nervöser Art, ohne Muskellähmungen
Cina D4 - 3x tägl.
2 Monate lang; danach:
Agaricus D4 - 3x tägl.
2 Monate lang; danach:
Spigelia D4 - 3x tägl.
2 Monate lang; Kur bedarfsweise wiederholen

Schrunden, Einrisse (Rhagaden) an den Augenlidern
Alumina D12 - 2x tägl.
Jucken, Brennen, trockene Lidrand-Entzündung, Wimpernausfall
Antimonium crudum D12 - 2x tägl.
Lidwinkel rissig, chronische trockene Lidentzündung
Petroleum D12 - 2x tägl.
eitrig, jeden Winter wiederkehrend
Silicea D12 - 2x tägl.
trocken, jeden Winter Lidrandentzündung, zugluftempfindlich
Graphites D12 - 2x tägl.
eitrig, rissig, Lider nach innen oder außen gestülpt (Entropium, Ektropium)

AUGEN - Sehnerv

Sulfur D12 - 2x tägl.
eitrig, wund, verklebt

Sehnerv-Degeneration (Optikusatrophie), entzündlich
Crotalus D12 - 2x tägl.
mit Netzhautblutung
Lachesis D12 - 2x tägl.
eher funktionell

Sehnerv-Degeneration, toxisch
Nux vomica D6 - 3x tägl.
Gefäße krampfen; bei Säufern, Rauchern, übermäßigen Genießern
Cuprum D6 - 3x tägl.
Nerven schwinden, Gefäße krampfen
Plumbum D6 - 3x tägl.
Nerven und Muskeln schwinden, Gefäße krampfen
Arsenicum album D6 - 3x tägl.
Gefäße verkalkt, Nerv schwindet
Phosphorus D12 - 2x tägl.
Gefäße verkalkt, sieht Blitze und Kreise; Diabetes, Drüsen
Tabacum D6 - 3x tägl.
Gefäße krampfen

Sehnerv-Entzündung (retrobulbäre Neuritis)
Phosphorus D12 - 2x tägl.
zentrale Gesichtsfeldausfälle (Skotom), bis zur Blindheit

Kurzsichtigkeit
Phosphorus D12 - 2x tägl.
schlank
Pulsatilla D12 - 2x tägl.
dick

Weitsichtigkeit
Sepia D12 - 2x tägl.
bei Gebärmuttererkrankungen, bei Samenverlust; verschwindet plötzlich
Natrium muriaticum D200 - 1x monatl.
Augen wie steif bei Bewegung, Buchstaben laufen zusammen
Argentum nitricum D12 - 2x tägl.
durch schlechte Akkommodation
Silicea D12 - 2x tägl.
durch Gewebsschwäche

jugendliche Weitsichtigkeit
Conium D6 - 3x tägl.
wirkt nicht bei Erwachsenen

Sehschwäche infolge schlechter Akkommodation
Argentum nitricum D12 - 2x tägl.
sieht graue Linien und schlangenartige Gebilde
Artemisia vulgaris D12 - 2x tägl.
Buchstaben verschwimmen, sieht Wolken
Paris quadrifolia D4 - 3x tägl.
Augen können nicht fest fixieren; als ob der Sehnerv zu kurz sei

Sehschwäche ohne krankhaften Befund (Amblyopie)
Phosphorus D12 - 2x tägl.
anlagebedingt, nicht durch Linsen korrigierbar

Tränensack-Entzündung (Dakryozystitis), akut
Belladonna D6 - 2stündl.
plötzlich, heftig, Wärme lindert
Apis D4 - 2stündl.
Schwellung, Kälte lindert
Bryonia D3 - 2stündl.
Schwellung, mäßige Wärme lindert

Tränensack-Entzündung, chronisch
Mercurius solubilis D30 - 1x tägl.
dünn, eitrig
Hepar sulfuris D200 - 8stündl., 3x insgesamt
dick, eitrig
Calcium fluoratum D3 - 2stündl.
narbig
Silicea D6 - 3x tägl.
trocken

Tränensack-Fistel, chronisch; personenbezogen
Calcium carbonicum D12 - 2x tägl.
rund, phlegmatisch
Natrium muriaticum D200 - 1x monatl.
dünn, melancholisch
Silicea D12 - 2x tägl.
dürr, fühlt sich minderwertig

Überanstrengung der Augen

Ruta D4 - stündl.
Augen brennen wie Feuerbälle, jede Faser wie gereizt

Onosmodium D4 - stündl.
Augen dumpf, schwer, wund, ohne Rötung; Hinterkopfweh, Schwäche

Agaricus D12 - 2x tägl.
heftiges Lidzucken, Sehschwäche, grauer Star

Asarum D12 - 2x tägl.
Augen steif, brennen oder werden kalt empfunden, schlimmer bei Sonne, kalte Auflage lindert

NOTIZEN:

Ohr

Außenohr-Entzündung (Otitis externa), akut
Aconitum D30 - 1x bei Bedarf
stechend, schneidend, nachts, bei Wärme; Ohr dunkelrot
Belladonna D30 - 1x bei Bedarf
bohrend, grabend, in wellenartigen Anfällen; Ohr kräftig rot

Außenohr-Entzündung, bläschenartig
Apis D4 - 3x tägl.
wäßrige Schwellung
Croton D4 - 3x tägl.
eitrige Bläschen
Cantharis D6 - 3x tägl.
helle, große, wäßrige Bläschen
Mezereum D6 - 3x tägl.
viele winzige Bläschen
Petroleum D12 - 2x tägl.
nässende, verkrustende Bläschen

Außenohr-Entzündung mit Zerstörung der Knorpel
Calcium fluoratum D12 - 2x tägl.
4 Wochen lang; danach:
Silicea D12 - 2x tägl.
4 Wochen lang; danach:
Strontium carbonicum D12 - 2x tägl.
4 Wochen lang; danach:
Thallium D6 - 2x tägl.
4 Wochen lang

Frostbeulen an den Ohrmuscheln
Petroleum D6 - 3x tägl.
sehr schmerzhaft, übel aussehend
Agaricus D4 - 3x tägl.
juckt wie von tausend Eisnadeln

Furunkel im Gehörgang
Aconitum D30 - 1x bei Bedarf
nur bei Schmerzbeginn wirksam; danach:
Belladonna D30 - 1x bei Bedarf
hart, berührungsempfindlich; danach:

Hepar sulfuris D200 - 3stündl., 3x insgesamt
bei beginnender eitriger Erweichung

Gehörgangekzem, juckend

Alumina D12 - 1x tägl. morgens
sehr lange geben

Hörsturz, akut

Arnica D30 - 1x tägl. abends
plötzlich wie ein Schlag; Gefäße verkalkt, Blutung?

Lachesis D12 - 2x tägl.
merkt es irgendwann; entzündlich-allergisch, Blutung?

Tabacum D30 - 1x tägl. morgens
plötzlich mit heftigem Schwindel und kaltem Schweiß; Gefäßprozeß

Hörsturz, später

Causticum D6 - 3x tägl.
seine eigene Stimme hallt im Kopf wider

Kalium chloratum D4 - 3x tägl.
sehr bewährt; Tube geschlossen?

Innenohr-Schwindel (Menière), kurativ

Lachesis D200 - einmalig
sofort geben, solange akut; danach:

Tabacum D30 - 1x tägl. morgens
und

Phosphorus D12 - 2x tägl.
zur Nachbehandlung eventuell:

Cocculus D4 - 3x tägl.
6 Wochen lang; danach:

Conium D4 - 3x tägl.
6 Wochen lang

Innenohr-Schwindel, sonstige

Arnica D12 - 2x tägl.
rot; beim Gehen, bei Erschütterung, Ohrknorpel schmerzt wie zerbrochen

Bryonia D12 - 2x tägl.
rot; bei plötzlicher Bewegung, beim Erheben vom Stuhl

Melilotus D12 - 2x tägl.
rot; mit Blutstau, Nasenbluten erleichtert

Veratrum album D12 - 2x tägl.
blaß, kreislaufschwach; als bliese ein kalter Wind durch den Kopf

Theridion D12 - 2x tägl.
blaß; bei Geräuschen, beim Augenschließen
Arsenicum album D12 - 2x tägl.
blaß; bei Geräuschen, Flimmern vor den Augen; letzte Wahl!

Mittelohr-Entzündung (Otitis media), Diathese
Scarlatinum D200 - einmalig
oft schlecht ausgeheilter Scharlach in der Vorgeschichte

Mittelohr-Entzündung, Auslösung
Aconitum D30 - einmalig
plötzlicher Temperaturabfall, Zugluft, kalter Wind
Ferrum phosphoricum D12 - 2x tägl.
naßkaltes Wetter
Dulcamara D12 - 2x tägl.
jeder Wetterwechsel, nachts schlimmer, trockene Wärme lindert

Mittelohr-Entzündung, akute Schmerzen
Aconitum D30 - einmalig
plötzlich, stechend, schneidend, wahnsinnig; nachts, verlangt Kälte
Belladonna D30 - einmalig
plötzlich wellenartig grabend, bohrend, rasend; nachts, mag Wärme
Chamomilla D30 - einmalig
heftig, nachts, mag Kälte; höchst empfindliche unleidliche rote Kinder
Ferrum phosphoricum D12 - 2x tägl.
anfallsartig, klopfend, stechend; blasse Kinder

Mittelohr-Entzündung, akut, Trommelfell
Aconitum D30 - einmalig
dunkelrot
Belladonna D30 - einmalig
tiefrot
Chamomilla D30 - einmalig
kräftig rot
Ferrum phosphoricum D12 - 2x tägl.
blutrot

Mittelohr-Entzündung, schwelend (subakut)
Pulsatilla D12 - 2x tägl.
heiß, rot; schießt, rast, pulsiert, eher nachts; mild, dick, gelb-grün
Kalium sulfuricum D12 - 2x tägl.
wie bei Pulsatilla, nur orangegelbes Sekret

Hepar sulfuris D200 - 8stündl., 3x insgesamt
drohende Eiterung; wundes Gefühl, zugluftempfindlich; Schmerzen nehmen mit
beginnender dicker, sahniger, stinkender Absonderung zu; eitrig nach Scharlach

Mittelohr-Entzündung, nervöser Schmerz

Magnesium phosphoricum D12 - 2x tägl.
in kalter Luft, Wärme bessert

Sanguinaria D12 - 2x tägl.
in den Wechseljahren; Brausen, Summen, geräuschempfindlich

Mittelohr-Entzündung, chronische Schmerzen

Calcium carbonicum D12 - 2x tägl.
Trommelfell juckt, Summen, Brausen, hört schlecht; Polypen!

Sulfur D12 - 2x tägl.
Ohren hochrot, rauh

Psorinum D12 - 2x tägl.
Ohren hochrot, rauh; heruntergekommene Verfassung

Mercurius solubilis D30 - 1x tägl.
Ohren wie verstopft, wunde Rauhheit, Rauschen, Knochenschmerzen nachts

Kalium phosphoricum D12 - 2x tägl.
morgens, bei Kälte

Tellurium D6 - 3x tägl.
Gehörgang äußerst berührungsempfindlich

Mittelohr-Entzündung, chronisch, eitrig stinkender Ohrfluß

Calcium carbonicum D12 - 2x tägl.
mild

Sulfur D12 - 2x tägl.
übel, wundmachend

Psorinum D12 - 2x tägl.
faul, wundmachend

Mercurius solubilis D30 - 1x tägl.
dünn, scharf

Kalium phosphoricum D12 - 2x tägl.
dick, dreckig oder bräunlich, wäßrig

Tellurium D6 - 3x tägl.
dünn, scharf, reichlich

Mittelohr-Entzündung, Karies der Hörknöchelchen

Silicea D12 - 2x tägl.
dünne, stinkende, ätzende Absonderung mit Knochenteilchen

Aurum D12 - 2x tägl.
anhaltendes Bohren, Rauschen, Stinken

Tellurium D6 - 3x tägl.
Gehörgang sehr empfindlich; reichlich dünne, scharfe Absonderung
Mater perlarum D6 - 3x tägl.
verschlampter Zustand

Mittelohr-Entzündung, Trommelfell geschwürig

Kalium bichromicum D12 - 2x tägl.
scharfe, stechende Schmerzen; zähe fadenziehende eitrige Absonderung

Mittelohr-Entzündung, Trommelfell perforiert (Loch)

Calcium carbonicum D12 - 2x tägl.
milder Eiter; Trommelfell juckt, Summen; Polypen!

Capsicum D12 - 2x tägl.
gelber Eiter, höchst empfindlich, eher tagsüber

Aurum D12 - 2x tägl.
dicker, stinkender Eiter, bohrende Schmerzen, nachts

Silicea D12 - 2x tägl.
dünner, wunder, stinkender Eiter

Ohrgeräusche (Tinnitus aurium), kurativ

Chininum sulfuricum D4 - 3x tägl.
6 Wochen lang; danach:

Lachesis D12 - 2x tägl.
8 Wochen lang; danach

Phosphorus D12 - 2x tägl.
8 Wochen lang; Kur bedarfsweise wiederholen

Ohrgeräusche, personenbezogen

Pulsatilla LM6 - jeden 2.Tag
dicker, schüchterner Mensch, der seine Hemmungen zu verstecken sucht

Silicea LM6 - jeden 2.Tag
geknickter, schüchterner Mensch, der seine Hemmungen zeigt

Lycopodium LM6 - jeden 2.Tag
schlanker, würdevoller Mensch, der seine Hemmungen versteckt

Carbo animalis LM6 - jeden 2.Tag
ziemlich am Ende; kann nicht sagen, woher Geräusche kommen

Lachesis LM6 - jeden 2.Tag
es brüllt und singt im Ohr, er schüttelt und rüttelt es mit dem Finger, dann atmet er erleichtert auf

Ohrgeräusche, hört Glocken läuten

Plumbum D12 - 2x tägl.
Gefäße verkalkt, verkrampft; ängstlich, niedergeschlagen

Cresolum D12 - 2x tägl.
Rückenmarkserkrankung; ist aber recht heiter

Ledum D12 - 2x tägl.
bei rheumatischer Erkrankung

Coffea D12 - 2x tägl.
bei nervlicher Belastung; höchst euphorisch mit überreizten Sinnen

Ohrschmalz, Beschaffenheit

Conium D6 - 3x tägl.
rot, vermehrt

Causticum D6 - 3x tägl.
gelb, vermehrt

Pulsatilla D6 - 3x tägl.
schwarz, verhärtet

Lachesis D12 - 2x tägl.
weiß

Ohrspeicheldrüsen-Entzündung (Parotitis), anfangs

Belladonna D30 - 1x bei Bedarf
bei anfänglichem Fieber, verlangt nach einem warmen Schal

Mercurius solubilis D30 - 1x tägl.
weiche Schwellung, Speichelfluß, verlangt Kühle; beachte: Keimdrüsen!

Barium carbonicum D4 - 3x tägl.
harte Schwellung; bis zur Auflösung der Entzündung geben

Ohrspeicheldrüsen-Entzündung, Komplikationen

Pulsatilla D6 - 3x tägl.
Brustdrüse, Eierstock, Hoden

Clematis D4 - 3x tägl.
Hoden, Samenstrang

Ohrtrompeten-Katarrh (Tubenkatarrh), Tube "wie zu"

Pulsatilla D4 - 3x tägl.
mild

Kalium sulfuricum D4 - 3x tägl.
weiß-klar

Kalium chloratum D4 - 3x tägl.
weiß-zäh; Trommelfell zurückgezogen mit weißen Auflagerungen

Hydrastis D4 - 3x tägl.
dick-zäh; Ohrgeräusche

Ohrtrompeten-Katarrh, schwelend (subakut)
Capsicum D12 - 2x tägl.
brennend; Rachen heiß und trocken
Kalium bichromicum D12 - 2x tägl.
scharf stechend; Rachen zäh-schleimig

Ohrtrompeten-Katarrh, chronisch
Mercurius dulcis D12 - 2x tägl.
Trommelfell dick, zurückgezogen, unbeweglich; tieftönende Geräusche
Graphites D12 - 2x tägl.
klebriger Ausfluß; schwerhörig, besser beim Autofahren

Schrunden, Einrisse am Ohransatz
Petroleum D12 - 2x tägl.
in jedem Winter; Fingerkuppen, Genitale, After
Viola tricolor D4 - 3x tägl.
Milchschorf, Kopfhaarekzem der Kinder
Graphites D12 - 2x tägl.
eitrige Ekzeme, Ohrmuschel, Gehörgang

Schwerhörigkeit im Alter
Conium D12 - 2x tägl.
eher Männer
Crocus D12 - 2x tägl.
eher Frauen

Schwerhörigkeit, anhaltend nach Entzündung
Kalium chloratum D12 - 2x tägl.
sehr bewährt!

Schwerhörigkeit, anhaltend durch viele Entzündungen
Calcium carbonicum D12 - 2x tägl.
rundlich, unbeholfen
Barium carbonicum D12 - 2x tägl.
rundlich, dümmlich
Barium jodatum D12 - 2x tägl.
schlank, dümmlich
Calcium fluoratum D12 - 2x tägl.
eckig, wild
Silicea D6 - 2x tägl.
dürr, schwach

OHR - *Schwerhörigkeit*

Schwerhörigkeit durch Lärmbelastung
Arnica D12 - 2x tägl.
als Folge von Verletzung verstanden

Schwerhörigkeit infolge geschwollener Mandeln
Barium carbonicum D12 - 2x tägl.
taub, verkalkt, Geräusche
Mercurius solubilis D30 - 1x tägl.
stinkender Atem, dicke schmutzige Zunge

Schwerhörigkeit durch Verkalkung mit Ohrensausen
Chininum sulfuricum D4 - 3x tägl.
6 Wochen lang; danach:
Lachesis D12 - 2x tägl.
8 Wochen lang; danach
Phosphorus D12 - 2x tägl.
8 Wochen lang; Kur bedarfsweise wiederholen

Schwerhörigkeit ohne krankhaften Befund
Phosphorus D12 - 2x tägl.
für die menschliche Stimme, aber hört Geräusche überlaut
Causticum D12 - 2x tägl.
hört nur die eigene Stimme im Kopf widerhallen
Chenopodium D12 - 2x tägl.
für tiefe Töne, hört hohe Töne deutlich; Hörnervschaden

Warzenfortsatz-Entzündung bei chronischer Mittelohrentzündung
Capsicum D12 - 2x tägl.
drückend, berstend; Ohren heiß, empfindlich; Kopfschmerz, fröstelt
Lachesis D12 - 2x tägl.
links beginnend, schwelend (subseptisch)
Aurum D12 - 2x tägl.
bohrend; stinkendes Sekret; Rauschen, geräuschempfindlich
Acidum nitricum D6 - 3x tägl.
Abszeß im Warzenfortsatz

NOTIZEN:

Nase

Geruchsverlust bei Erkältung
Natrium muriaticum D200 - einmalig
zusätzlich:
Luffa D4 - 3x tägl.
verstopfte Nase

Haarbalg-Entzündung auf der Nase (Follikulitis)
Arnica D2 - 3x tägl.
ganze Nase, besonders Nasenspitze, eher dunkelrot

Heuschnupfen, Vorbeugung
Acidum formicicum D200 - 1x monatl.
ab Januar bis April unter die Haut spritzen; zusätzlich:
Galphimia glauca D4 - 3x tägl.
bis zum Beginn des Heuschnupfens; wirkt gegen allergischen Prozeß
Pollen LM6 - 1x tägl. abends
sobald der Pollenflug beginnt
beachte: Die beste Vorbeugung ist die personenbezogene Behandlung!

Heuschnupfen, epidemisch
Arsenicum album D6 - 3x tägl.
je kühler und feuchter das Wetter
Sabadilla D12 - 2x tägl.
je frischer die Luft
Gelsemium D30 - 1x tägl. morgens
je wärmer und feuchter das Wetter
Jodum D12 - 2x tägl.
je heißer und schwüler das Wetter
Lachesis D12 - 2x tägl.
beim ersten warmen Sonnenstrahl, Kopfschmerz, Halsenge

Heuschnupfen, fiebrig
Arsenicum jodatum D4 - 3x tägl.
heftiges Niesen, heftiger Fluß, bei feuchter Wärme
Sabadilla D12 - 2x tägl.
immer zur gleichen Stunde, trotzdem Frost
Euphorbium D6 - 3x tägl.
Augen und Nase trocken, hitzig, brennend

Arum triphyllum D4 - 3x tägl.
geschwürige, rissige, verklebte Nase; liebt es, darin zu bohren

Heuschnupfen ohne Ausfluß

Aconitum D30 - einmalig
Nase dick, heiß, geschwollen; fröstelt, unruhig

Sinapis nigra D4 - 3x tägl.
Nase heiß, geschwollen; nachmittags und abends

Histaminum hydrochloricum D6 - 3x tägl.
Nase schmerzhaft trocken; Nasenlöcher wie weit geöffnet

Heuschnupfen, eine Nasenhälfte verstopft

Sabadilla D12 - 2x tägl.
anhaltend, mal diese mal jene, besser im Warmen

Nux vomica D6 - 3x tägl.
nachts, mal diese mal jene

Histaminum hydrochloricum D6 - 3x tägl.
Hitze, Kugel im Hals; besser draußen, Kälte, Kaltwaschen

Heuschnupfen eher links

Naphthalinum D3 - 3x tägl.
wunde, geschwollene Schleimhäute

Heuschnupfen eher rechts

Sanguinaria D6 - 3x tägl.
trockene, brennende Schleimhäute, periodisch

Heuschnupfen eher bei Frauen

Cyclamen D6 - 3x tägl.
hysterisch

Pulsatilla D6 - 3x tägl.
widersprüchlich, wechselhaft

Heuschnupfen eher bei Männern

Naphthalinum D3 - 3x tägl.
wunde, geschwollene Nase und Augen; Asthma

Heuschnupfen besonders an schönen trockenen Tagen

Sarsaparilla D6 - 3x tägl.
fließend oder schleimig mit verstopfter Nase; rauher Kitzelhusten im Kehlkopf

Heuschnupfen mit Frösteln
Aconitum D30 - einmalig
geht trotzdem nach draußen
Mercurius solubilis D30 - 1x tägl.
braucht kühle Luft
Gelsemium D30 - 1x tägl. morgens
sitzt an der Heizung
Arsenicum album D6 - 3x tägl.
sitzt auf der Heizung
Sabadilla D12 - 2x tägl.
liegt in der heißen Badewanne
Silicea D12 - 2x tägl.
liegt im warmen Bett und zieht die Decke übern Kopf

Heuschnupfen mit Lichtscheue
Arsenicum album D6 - 3x tägl.
bleibt drinnen, trägt dunkle Augengläser
Phosphorus D12 - 2x tägl.
geht raus, trägt auffällige Sonnenbrille
Euphrasia D12 - 2x tägl.
blinzelt draußen, verdunkelt drinnen das Zimmer

Heuschnupfen mit mildem Nasenfluß
Euphrasia D12 - 2x tägl.
Augen schwimmen in brennenden Tränen; blinzelt, lichtscheu

Heuschnupfen mit mildem Tränenfluß
Allium cepa D3 - 3x tägl.
Augenwinkel bitzeln; scharfer, tränenreicher Nasenfluß

Heuschnupfen, Nasenwurzel schmerzt
Sabadilla D12 - 2x tägl.
krampfend, zieht die Stirn zusammen
Sanguinarium nitricum D6 - 3x tägl.
brennend, juckend
Kalium jodatum D6 - 3x tägl.
drückend im Warmen, beim Bücken, um 3 Uhr
Silicea D6 - 3x tägl.
drückend, juckend; auch Eingang der Ohrtube
Ranunculus bulbosus D6 - 3x tägl.
drückend, juckend, auch in der hinteren Nase

Arum triphyllum D4 - 3x tägl.
bohrend

Heuschnupfen mit morgendlichem Niesen
Natrium muriaticum D200 - 1x wöchentl.
ununterbrochen nach dem Aufstehen
Nux vomica D30 - 1x tägl. morgens
beim ersten Luftzug, reißt das Fenster auf
Silicea D12 - 2x tägl.
beim ersten Luftzug, schließt Fenster und Türen

Heuschnupfen mit anhaltendem Niesen
Allium cepa D3 - 3x tägl.
drinnen; milde Tränen, wunde Nase
Kalium jodatum D4 - 3x tägl.
drinnen; wunde, schorfige Nase
Arsenicum jodatum D4 - 3x tägl.
drinnen; dünner, scharfer, tränenreicher Nasenfluß
Natrium muriaticum D200 - 1x wöchentl.
morgens nach dem Aufstehen; dünner, schaumiger Nasenfluß
Sanguinaria D6 - 3x tägl.
draußen; Schleimhäute brennen, eher rechts, wenig Fluß
Sanguinarium nitricum D6 - 3x tägl.
draußen; zugluftempfindlich, viel Nasenfluß

Heuschnupfen mit krampfhaftem Niesen
Sabadilla D12 - 2x tägl.
drinnen; erschüttert den ganzen Körper, Nase und Augen laufen über
Pulsatilla D12 - 2x tägl.
draußen; geht trotzdem in die frische Luft
Cyclamen D12 - 2x tägl.
draußen; Augen flimmern, rasendes Hämmern in der Stirn
Natrium muriaticum D200 - 1x wöchentl.
morgens; wäßriges, scharfes, schaumiges Fließen; Herpesbläschen
Phosphorus D12 - 2x tägl.
draußen; Brennen mit wenig Ausfluß
Cinnabaris D4 - 3x tägl.
draußen; Niesen und Husten zum Platzen, Nasenwurzel drückt und klopft

Heuschnupfen mit versagendem Niesen
Natrium muriaticum D200 - 1x wöchentl.
morgens

Phosphorus D12 - 2x tägl.
drinnen
Silicea D12 - 2x tägl.
draußen
Euphorbium D6 - 3x tägl.
überall; heftiger Niesreiz, juckende Stirnhöhle

Heuschnupfen mit Niesen in der frischen Luft
Arsenicum album D6 - 3x tägl.
mit scharfem, tränenarmem Nasenfluß
Phosphorus D12 - 2x tägl.
brennend; muß nach draußen
Cyclamen D6 - 3x tägl.
krampfhaft; Sehstörungen, Stirnkopfschmerz
Sabadilla D12 - 2x tägl.
mit wäßrigem, tränenreichem Nasenfluß
Sanguinarium nitricum D6 - 3x tägl.
mit brennendem, tränenreichem Nasenfluß

Heuschnupfen mit Niesen in der Wärme, im Zimmer
Allium cepa D3 - 3x tägl.
juckend; Augenwinkel bitzeln
Kalium jodatum D4 - 3x tägl.
brennend; draußen schleimiger, scharfer, tränenreicher Nasenfluß
Histaminum hydrochloricum D6 - 3x tägl.
brennend; wenig Ausfluß
Jodum D12 - 2x tägl.
ätzend; viel Ausfluß

Heuschnupfen, Niesen erleichtert nicht
Arsenicum album D6 - 3x tägl.
nur Wärme erleichtert

Heuschnupfen mit verstopfter Nase
Arsenicum album D6 - 3x tägl.
draußen; drinnen alles besser
Kalium jodatum D4 - 3x tägl.
drinnen; wunde Nase läuft draußen
Luffa D6 - 3x tägl.
drinnen; in der Wärme
Nux vomica D6 - 3x tägl.
drinnen; Tränen und Niesen im Freien

Allium cepa D3 - 3x tägl.
drinnen und draußen; heftig juckende, wäßrige Nase, milde Tränen
Arum triphyllum D4 - 3x tägl.
drinnen und draußen; reichlich gelber, scharfer Nasen- und Tränenfluß

Heuschnupfen steigt in den Hals ab
Sabadilla D12 - 2x tägl.
Kloß im Hals, trockenes Kratzen, Räusperzwang
Sanguinarium nitricum D6 - 3x tägl.
heiser; muß sich räuspern bevor er spricht
Euphrasia D12 - 2x tägl.
Taghusten durch Kehlkopfkitzel; Schleimräuspern, Schleim schwer löslich
Allium cepa D3 - 3x tägl.
berstender Kehlkopfhusten, frische Luft lindert

Heuschnupfen steigt in die Bronchien ab
Arsenicum jodatum D6 - 3x tägl.
feucht brennend, schlimmer im Zimmer, bei feucht-warmem Wetter
Euphorbium D6 - 3x tägl.
trocken brennend, anhaltender Hackhusten von Kitzel in der Brustmitte
Phosphorus D12 - 2x tägl.
trocken brennend, heiser, schlimmer beim Reden und draußen
Naphthalinum D3 - 3x tägl.
trocken brennend, Lider stark geschwollen, eher links
Ranunculus bulbosus D4 - 3x tägl.
trocken kitzelnd, heiser, Kehlkopfhusten; Muskeln schmerzen
Alumen chromicum D2 - 2x stündl.
trocken kitzelnd, kratzend; Husten morgens mit reichlich klarem Schleim

Knollennase (Rhinophym)
Abrotanum D3 - 3x tägl.
sommers rot, winters blau
Acidum hydrofluoricum D12 - 2x tägl.
nur sommers schlimm
Petroleum D12 - 2x tägl.
nur winters schlimm
Pulsatilla D12 - 2x tägl.
Gefäßzeichnung; große Hemmung
Aurum D12 - 2x tägl.
Säufernase, dunkelrot

Nasenbluten bei Fieber mit ängstlicher Unruhe
Aconitum D30 - alle 10 Min.
hellrot, plötzlich, reichlich

Nasenbluten, gewohnheitsmäßig (habituell)
China D4 - 3x tägl.
stark, dunkel, klumpig; Ohrenklingen; will frische Luft zugefächert haben; schwach
Arsenicum album D6 - 3x tägl.
anhaltend mit Brennen; ausgezehrte Menschen

Nasenbluten infolge Blutandrang mit Kopfschmerz
Sanguinaria D6 - alle 10 Min.
hellrot, klumpig, übelriechend; Gesicht wie rot angemalt; rechtsseitig
Glonoinum D6 - alle 10 Min.
dunkel, wogend; dunkelrotes Gesicht; Kopfweh pochend, zerspringend
Bellis D4 - alle 10 Min.
aktiv, nach Anstrengung, beim Erwachen; Kopfweh ziehend, beim Bücken, beim Bewegen

Nasenbluten bei Kindern
Ferrum phosphoricum D4 - alle 10 Min.
hellrot, gußweise; blutarme, blasse Kinder mit leichtem Erröten
Phosphorus D200 - alle 10 Min.
hellrot, ohne Anlaß wiederkehrend; blasse, zarte, hübsche Kinder
Belladonna D30 - alle 10 Min.
rot, pulsierend; rundliche rote Kinder
Arnica D30 - alle 10 Min.
nach Anstrengung, nach Verletzung, nach Popeln, kräftige rote Kinder
Hamamelis D4 - alle 10 Min.
dunkel, Spannung und Druck in der Stirn

Nasenbluten bei Heranwachsenden
Arnica D30 - alle 10 Min.
hellrot, kräftig; Neigung zu Verletzungen (zum Beispiel beim Sport); Nasepopeln
Phosphorus D200 - alle 10 Min.
hellrot, ohne Anlaß; blasse, hochgeschossene, hübsche Jugendliche
Trillium D6 - alle 10 Min.
hell oder dunkel, klumpig, allgemeine Kälte, schwacher Puls, Ohnmacht
Bryonia D6 - alle 10 Min.
dunkel, passiv, Kopfschmerz, anstatt Periode
Pulsatilla D6 - alle 10 Min.
dick, klumpig; liebe Mädchen mit wechselhafter Periode

Crocus D6 - alle 10 Min.
schwarz, zäh wie Teer; hysterische Mädchen und klimakterische Frauen

Nasenbluten anstelle der Periode
Pulsatilla D6 - stündl.
massiv, dunkel
Bryonia D6 - stündl.
passiv, dunkel, bessert Kopfweh

Nasenbluten bessert Kopfschmerz
Ferrum phosphoricum D4 - alle 10 Min.
hellrot, gußweise, Röte schießt zum Gesicht; hellhäutig, blutarm
Bryonia D6 - alle 10 Min.
dunkel, passiv; Kopfschmerz stechend bei geringster Bewegung, Ärger
Rhus tox D6 - alle 10 Min.
dunkel, nachts, beim Bücken; Kopfweh wie zum Platzen
Melilotus D4 - alle 10 Min.
rot, plötzlich abends; Kopfweh wogt, drückt berstend; übel, erbricht, Hitzewallungen

Nasenbluten bessert Kopfschmerz nicht
Crocus D6 - alle 10 Min.
teerartig, zäh, wie Perlen an einer Schnur; dunkelrotes Gesicht
Erigeron D6 - alle 10 Min.
heftig, hell, gußweise, stoßweise, morgens, beim Bewegen

Nasenbohren bei Kindern (und Erwachsenen)
Cina D12 - 2x tägl.
nervöse Wurmkinder
Arum triphyllum D12 - 2x tägl.
beißt sich die Lippen auf
Sulfur D12 - 2x tägl.
bohrt und zupft sich überall

Nasengeschwüre der Schleimhäute
Acidum nitricum D6 - 3x tägl.
oberflächlich; übelriechender Belag, dünne ätzende Absonderung
Argentum nitricum D12 - 2x tägl.
Blut haftet am Finger beim Nasepopeln
Aurum D6 - 3x tägl.
tiefgreifend; zerstört Knorpel und Knochen
Hydrastis D6 - 3x tägl.
oberflächlich; dicke, zähe, scharfe Absonderung

Kreosotum D6 - 3x tägl.
leicht schwärzlich blutend; übelriechende Absonderung
Borax D3 - 3x tägl.
Soorbelag

Nasengeschwüre an der Scheidewand (Septum)
Kalium bichromicum D12 - 2x tägl.
Geschwür wie ausgestanzt; trockene schorfige Nase

Nasenpolypen, lymphatisch
Calcium carbonicum D6 - 3x tägl.
Nase geschwollen, verstopft; übler Geruch wie faule Eier
Kalium carbonicum D6 - 3x tägl.
Nase verstopft, trocken, gelb-grüner Schleim; höchst kälteempfindlich
Sanguinaria D6 - 3x tägl.
Nase trocken, brennt, Fließschnupfen wund, Niesen
Cistus D6 - 3x tägl.
eingeatmete kalte Luft verursacht quälende Schmerzen; höchst erkältlich
Bacillinum D200 - einmalig
zugehörige Nosode

Nasenpolypen, lithämisch
Calcium phosphoricum D6 - 3x tägl.
draußen fließt die Nase, drinnen verstopft; Nase blutet; schwerhörig
Marum verum D6 - 3x tägl.
wie bei Calc.phosph., Schneuzen bessert nicht; abends, Niederlegen, Herbst
Thuja D6 - 3x tägl.
wie bei Calc.phosph., dick-grüner Schleim, Geschwüre; naßkalt, feucht, 16 Uhr bis 4 Uhr
Medorrhinum D200 - einmalig
zugehörige Nosode

Nasenpolypen, destruktiv
Hydrastis D6 - 3x tägl.
Nase verstopft; dicker, gelber Schleim
Kalium bichromicum D6 - 3x tägl.
Nase trocken, verstopft, krustig; zäher, fadenziehender Schleim
Phosphorus D6 - 3x tägl.
Nase fließt oder ist trocken, brennend; Ausschneuzen kleiner Blutungen
Luesinum D200 - einmalig
zugehörige Nosode

Nasenschuppen, äußerlich, fettig
Sulfur D4 - 3x tägl.
ganze Nase, großschuppig
Selenium D4 - 3x tägl.
ganze Nase, kleinschuppig
Natrium muriaticum D200 - 1x monatl.
Nase-Mundwinkel-Falte (Nasolabialfalte)

Nebenhöhlen-Entzündung (Sinusitis), akut, fiebrig
Camphora D1 - stündl.
nur allererstes Stadium; Klopfschmerz hinter Augen; verstopfte Nase
Aconitum D30 - 1x bei Bedarf
nur erstes Stadium; Kribbeln, Niesen, geschwollen, heiß, trocken
Belladonna D30 - 1x bei Bedarf
Völle, Druck, Hitze, Klopfen
Eupatorium perfoliatum D6 - 3x tägl.
viel Niesen, reichliche Absonderung; Fieber morgens höher
Cinnabaris D4 - 3x tägl.
Druck und Schmerz beim Bücken; trockene Nase, zäher Schleim im Rachen

Nebenhöhlen-Entzündung, chronisch
Thuja D6 - 3x tägl.
dicke, grüne, milde Absonderung
Silicea D12 - 2x tägl.
dünne, ätzende Absonderung

Nebenhöhlen-Entzündung, verschleppt
Hydrastis D6 - 3x tägl.
dick, zäh, gelb, wundmachend
Kalium bichromicum D12 - 2x tägl.
trocken, schorfig, geschwürig; Stirnkopfschmerz
Causticum D6 - 3x tägl.
trocken verstopfte, wunde, krustige Nase; heiser; Feuchtigkeit lindert

Nebenhöhlen-Entzündung mit Ausscheidung
Hydrastis D6 - 3x tägl.
dick, zäh, gelb, wundmachend
Kalium sulfuricum D6 - 3x tägl.
dick, weiß, schleimig, mild

Nebenhöhlen - NASE

Nebenhöhlen-Entzündung ohne Ausscheidung
Cinnabaris D4 - 3x tägl.
Schleim sitzt in der hinteren Nase
Kalium bichromicum D12 - 2x tägl.
Schleim läuft den Rachen runter
Sulfur D12 - 2x tägl.
Schleim verstopft alle Ausgänge; Nase rot, brennt

Nebenhöhlen-Entzündung bei Nasenpolypen
Thuja D6 - 3x tägl.
dicke, grüne, milde Absonderung
Hydrastis D6 - 3x tägl.
dicke, zähe, wundmachende Absonderung
Sanguinaria D6 - 3x tägl.
wäßrige, wunde, brennende Absonderung, Niesen
Marum verum D4 - 3x tägl.
Gefühl, als seien die Nasenlöcher verstopft

Sattelnase
Aurum D6 - 3x tägl.
regelmäßig und lange nehmen; zusätzlich:
Luesinum D200 - 1x monatl.
angeborenes syphilitisches Zeichen

Schnupfen, Vorbeugung
Camphora D1 - 1x tägl. morgens
einen Tropfen; an kalt-feuchten Tagen vor Verlassen des Hauses
Influencinum D200 - 1x monatl.
ab Oktober unter die Haut spritzen
Influencinum D30 - 1x wöchentl.
bei beginnender Erkältung
Tuberculinum bovinum D200 - 1x monatl., 3x insgesamt
bei jährlichen Rückfällen

Schnupfen, Auslösung
Aconitum D30 - einmalig
kalter trockener Wind; trockenes unruhiges Fieber, Frösteln, Niesen
Nux vomica D30 - 1x tägl. morgens
trockene Kälte; Halskratzen; Nase fließt tagsüber, nachts zu
Mercurius solubilis D30 - 1x tägl. morgens
feuchte Kälte; rohe wunde Nase; Hitze wechselt mit Frost

Gelsemium D30 - 1x tägl. morgens
feucht-warme Tage folgen auf Kälte; Hitze und Frost

Arsenicum album D30 - 1x tägl. morgens
winterliche Kälte; fröstelt; Nase verstopft, fließt draußen

Lachesis D12 - 2x tägl.
Frühjahr; äußerst empfindlicher Hals

Schnupfen an schönen trockenen Tagen

Hepar sulfuris D200 - 1x tägl., 3x insgesamt
liebt feuchte Wärme

Causticum D30 - 1x tägl. abends
liebt Trübwetter

Bryonia D30 - 1x tägl. abends
liebt lauwarmen Regen

Schnupfen bei kühlen Abenden nach heißen Tagen

Dulcamara D30 - 1x tägl. abends
Stockschnupfen

Schnupfen beim Einbruch warmer Tage nach Kälte

Gelsemium D30 - 1x tägl. morgens
schlapp, kraftlos, fröstelt, niest; benommener Kopf

Schnupfen nach Kaltbaden an heißen Tagen

Antimonium crudum D200 - einmalig
Zunge dick-weiß belegt; Halsweh, Husten, Durchfall

Schnupfen bei jedem Wetterwechsel

Camphora D1 - stündl.
Nase sofort verstopft; Augen-, Stirnhöhlendruck, Kopfweh

Calcium carbonicum D12 - 2x tägl.
plötzlich läuft klares Wasser aus der Nase

Thuja D6 - 3x tägl.
Schleimhäute geschwollen, Polypen

Mercurius solubilis D30 - 1x tägl.
Nase verstopft, dünnes Sekret ätzt die Oberlippe

Sanguinaria D6 - 3x tägl.
Nase wund, wäßrig mit viel Niesen; Nasenwurzel schmerzt

Frühjahrsschnupfen

Lachesis D12 - 2x tägl.
mit Kopfschmerz und äußerst berührungsempfindlichem Hals

Sommerschnupfen

Gelsemium D30 - 1x tägl. morgens
an feucht-warmen, schwülen, föhnigen Tagen

Dulcamara D30 - 1x tägl. morgens
beim abendlichen Draußensitzen, wenn die Tage empfindlich abkühlen

Antimonium crudum D30 - 1x tägl. abends
nach Aufenthalt im kühlen Freibad

Herbstschnupfen

Dulcamara D30 - 1x tägl. abends
bei Nässe, Kälte, Unterkühlung am Abend; Stockschnupfen

Nux vomica D30 - 1x tägl. morgens
bei trockener Kälte, Zugluft, Durcheinander; nachts Nase zu; gestörter Schlaf

Rhus tox D30 - 1x tägl. abends
bei trockener oder feuchter Kälte; nächtliche Unruhe

Natrium sulfuricum D12 - 2x tägl.
bei Feuchtigkeit, Nebel; jeden Herbst aufs Neue

Thuja D12 - 2x tägl.
bei Nässe, Kälte; nachts Nase zu bis 4 Uhr, schläft erst danach ein

Winterschnupfen

Silicea D12 - 2x tägl.
jeden Winter; fröstelt den ganzen Winter über; trägt warme Wollmützen

Arsenicum album D12 - 3x tägl.
immer im November; trägt viel Wolle, aber nicht am Kopf

Psorinum D200 - einmalig
den ganzen Winter über; trägt am liebsten Pelze, auch im Sommer

Fließschnupfen

Allium cepa D3 - einmalig
drinnen; wunde Nase, milde Tränen

Arsenicum album D6 - 2- bis 3stündl.
draußen; brennende Nase, brennende Tränen, Niesen

Euphrasia D12 - 2x tägl.
milde Nase, reichlich wunde Tränen (erscheint oft vor Masern!)

Kalium jodatum D4 - 3x tägl.
wunde schorfige Nase, wunde geschwollene Augen

Jodum D12 - 2x tägl.
im Frühjahr, im Herbst; alles brennt vor allem drinnen

Natrium muriaticum D200 - 1x bei Bedarf
wäßrig, durchsichtig, schaumig; Erkältungsbläschen an Nase und Lippen

NASE - Schnupfen

wenn Fließschnupfen schleimig wird
Kalium sulfuricum D4 - 3x tägl.
weißlich

Stockschnupfen, akut
Luffa D6 - 3x tägl.
besonders drinnen in der Wärme, Nebenhöhlen beteiligt
Kalium jodatum D6 - 3x tägl.
drinnen; fließt in der frischen Luft
Nux vomica D30 - 1x tägl. morgens
besonders drinnen, nachts
Dulcamara D6 - 3x tägl.
besonders draußen

Stockschnupfen, chronisch
Arum triphyllum D6 - 3x tägl.
besonders nachts mit scharfem Sekret; Nase geschwürig rissig, verklebt
Kalium bichromicum D12 - 2x tägl.
besonders morgens und draußen; Nase wund, geschwollen
Sulfur D12 - 2x tägl.
besonders morgens und drinnen; Nase wund, dick, brennt, geschwürig
Lycopodium D12 - 2x tägl.
tagsüber und noch mehr nachts verstopft, sehr trocken

Rotzkinder
Kalium sulfuricum D4 - 3x tägl.
weiß-schleimige Rotzglocke
Hepar sulfuris D200 - 1x wöchentl.
grün-schleimige Rotzglocke

Säuglingsschnupfen
Sambucus nigra D4 - 3x tägl.
weißlich-zäh; auch Husten, Fieber
Sabadilla D12 - 2x tägl.
dünn, dick, weiß-klar; Kinder frösteln
Hydrastis D4 - 3x tägl.
gelb-zäh, wundmachend
Kalium bichromicum D12 - 2x tägl.
fadenziehend, gummiartig
Ammonium carbonicum D4 - 3x tägl.
anhaltend verstopft

Schniefen der Säuglinge
Luesinum D200 - 1x monatl.
lockeres Sekret in der Nase, das beim Atmen auf und ab läuft

Stinknase (Ozäna)
Acidum nitricum D6 - 3x tägl.
mit stinkenden Geschwüren
Asa foetida D4 - 3x tägl.
mit aashaften Absonderungen; Knochenkaries
Nux moschata D6 - 3x tägl.
bei trockener, verstopfter Nase; schlimmer bei Herbstwetter
Mephitis putorius D6 - 3x tägl.
flüssig; stinkt wie bei Asa foetida

Schnupfen, epidemisch
Lachesis D12 - 2x tägl.
im Frühjahr oder bei frühlingsartigem Wetter
Gelsemium D30 - 1x tägl. morgens
im Sommer oder bei sommerlichem Wetter
Dulcamara D30 - 1x tägl. morgens
im Frühherbst oder bei frühherbstlichem Wetter
Nux vomica D30 - 1x tägl. morgens
im Herbst oder bei herbstlich kaltem Wetter
Arsenicum album D12 - 2x tägl.
im Trauermonat November oder bei novemberlichem Wetter
Rhus tox D30 - 1x bei Bedarf
im Winter oder bei winterlichem Wetter

Schnupfen, gefäßbedingt (vasomotorisch)
Luesinum D200 - 1x monatl.
Dauertropfen hängt an der Nasenspitze; Schleimhaut geht zurück

Schnupfen, eitrig
Hepar sulfuris D200 - 8stündl., 3x insgesamt
grün, sahnig, wundmachend
Hydrastis D4 - 3x tägl.
dick, zäh, wundmachend
Thuja D6 - 3x tägl.
dick, sämig, wundmachend
Natrium sulfuricum D6 - 3x tägl.
dicklich, gelb, grün, mild

NASE - Schnupfen

reifer Schnupfen
    Pulsatilla D6 - 3x tägl.
    dick, gelb, eitrig, mild
    Cyclamen D6 - 3x tägl.
    wie bei Pulsatilla, nur mit viel Niesen!
    Hydrastis D6 - 3x tägl.
    dick, gelb, zäh, wundmachend
    Hepar sulfuris D200 - 8stündl., 3x insgesamt
    dick, eitrig, sahnig, wundmachend

Schnupfen, schleimig
    Kalium sulfuricum D4 - 3x tägl.
    weißlich
    Hepar sulfuris D200 - 8stündl., 3x insgesamt
    eitrig, locker, wundmachend
    Hydrastis D4 - 3x tägl.
    dick, zäh, gelb, wundmachend
    Mercurius solubilis D30 - 1x tägl.
    dünn, zäh, gelb-grün, ätzend
    Thuja D6 - 3x tägl.
    dick, grün, wundmachend

Schleimstraße im Nasen-Rachen-Raum
    Kalium bichromicum D12 - 2x tägl.
    fadenziehender Schleim, der mühsam hervorgebracht wird
    Corallium rubrum D6 - 3x tägl.
    festsitzender Schleim, der widerlich geräuschvoll hervorgebracht wird
    Rumex D6 - 3x tägl.
    klebriger Schleim, der nicht hervorgebracht werden kann
    Natrium muriaticum D200 - 1x in Wasser
    davon 3x tägl. einen Schluck; Schleim tropft morgens in den Rachen

schneuzt sich ständig erfolglos
    Sticta D6 - 3x tägl.
    wegen Völlegefühl in der trockenen oberen Nase
    Kalium bichromicum D12 - 2x tägl.
    klebriges Sekret verstopft die hintere Nase

Schnupfen steigt in die Bronchien ab
    Bryonia D3 - 2stündl.
    tiefsitzender Hackhusten, beim Übergang ins Warme

Rumex D6 - 3x tägl.
erschütternd beim Übergang ins Kalte; zieht nachts die Decke über den Kopf
Sticta D6 - 3x tägl.
unstillbarer Hustenreiz nachts
Kalium bichromicum D12 - 2x tägl.
erstickender Husten draußen und morgens; nachts ruhiger
Phosphorus D12 - 2x tägl.
anhaltend trockener Husten mit anhaltender Heiserkeit
Ammonium carbonicum D3 - 2stündl.
tiefsitzender, festsitzender Husten mit Kreislaufschwäche

Schnupfen, übelriechend
Kalium bichromicum D12 - 2x tägl.
gummiartig
Sulfur D6 - 3x tägl.
wie faule Eier
Hydrastis D4 - 3x tägl.
dick, zäh, eitrig
Mater perlarum D4 - 3x tägl.
chronisch, verschlampt
Tellurium D6 - 3x tägl.
Knochenfraß, Knoblauchgeruch

Schnupfen, verschlampt
Balsamum peruvianum D4 - 3x tägl.
chronisch
Mater perlarum D4 - 3x tägl.
übelriechend

Schnupfen, wundmachend
Kalium bichromicum D12 - 2x tägl.
zäh, fadenziehend
Mercurius corrosivus D30 - 1x tägl.
dünn, eitrig
Hydrastis D4 - 3x tägl.
dick, zäh, gelb

Schnupfen mit grüner Absonderung
Pulsatilla D6 - 3x tägl.
erst wundmachender Fließschnupfen drinnen, dann gelb-grün, mild
Dulcamara D6 - 3x tägl.
erst Stockschnupfen draußen und nachts, dann reichlich grün, mild

Hepar sulfuris D200 - 8stündl., 3x insgesamt
erst Fließschnupfen draußen, dann reif, eitrig, wundmachend, stinkend

Kalium bichromicum D12 - 2x tägl.
erst Fließschnupfen draußen, dann verstopft zäh, fadenziehend, eklig

Thuja D6 - 3x tägl.
erst Fließschnupfen draußen, dann dick, eitrig, wundmachend, chronisch

Schnupfen mit Frösteln

Camphora D1 - stündl.
sehr akut! Nase trocken verstopft, Klopfen hinter Augen

Aconitum D30 - einmalig
akut! Nase dick, heiß, trocken; fröstelt geht aber an die frische Luft

Gelsemium D30 - 1x tägl. morgens
Nase läuft; sitzt auf der Heizung; Frost im Rücken rauf und runter

Sabadilla D30 - 1x tägl. morgens
Nase fließt; liegt in der heißen Badewanne; Frost steigt im Rücken auf

Arsenicum album D30 - 1x tägl. morgens
Nase verstopft und läuft draußen; hüllt sich warm ein, außer am Kopf

Mercurius solubilis D30 - 1x tägl. morgens
Nase läuft sich wund, stark geschwollen; Frost wechselt mit Hitze

Schnupfen mit Geruchs- und Geschmacksverlust

Natrium muriaticum D200 - 1x monatl.
während und danach anhaltend, alles taub

Pulsatilla D6 - 3x tägl.
während, alles mild

Sanguinaria D6 - 3x tägl.
während, alles brennt

Magnesium chloratum D6 - 3x tägl.
danach, alles trocken

Schnupfen mit Katarrh der Ohrtrompete (Tube)

Pulsatilla D6 - 3x tägl.
gelb, mild

Kalium sulfuricum D4 - 3x tägl.
weiß, klar, schleimig, mild

Kalium chloratum D4 - 3x tägl.
weiß, zäh, wund

Schnupfen mit Schmerz an der Nasenwurzel

Luffa D6 - 3x tägl.
Druck; drinnen trockene, schorfige Nase

Schnupfen - NASE

Nux vomica D30 - 1x tägl. morgens
dumpfer Druck; Nase trocken, kitzelt; Hals kratzt

Sticta D6 - 3x tägl.
Völlegefühl; Nase verstopft

Sanguinaria D6 - 3x tägl.
dumpf; Nase fließt wenig, brennt

Kalium bichromicum D12 - 2x tägl.
ständiger Druck; Nase klebrig verstopft

Kalium jodatum D6 - 3x tägl.
beim Bücken; Nase drinnen verstopft

Schnupfen mit Niesen

Sabadilla D12 - 2x tägl.
erschütternd mit stechendem Stirnkopfschmerz über den Augen

Allium cepa D3 - 3x tägl.
als zerreiße es den Kopf

Cyclamen D12 - 2x tägl.
krampfhaft mit Flimmern vor den Augen

Gelsemium D30 - 1x tägl. morgens
ermüdend mit Hinterkopfdruck und Schwindel

Nux vomica D30 - 1x tägl. morgens
laut und kräftig beim geringsten Luftzug; öffnet Fenster

Silicea D12 - 2x tägl.
anhaltend beim geringsten Luftzug, schließt Fenster

Schnupfen mit anhaltender Schwäche danach

Natrium muriaticum D200 - einmalig
blaß, schwach, niedergeschlagen; möchte nur liegen

Castoreum D200 - einmalig
abgeschafft, abgehärmt; bewältigt seine Probleme nicht mehr

Phosphorus D12 - 2x tägl.
rasch erschöpft, rasch erholt im Wechsel

Influencinum D30 - 1x wöchentl.
kann sich nicht erholen, grippale Erscheinungen dauern fort

Schnupfen mit Stirnkopfschmerz

Eupatorium perfoliatum D6 - 3x tägl.
bei rheumatischer Grippe

Sabadilla D12 - 2x tägl.
bei erschütterndem Niesen

Nux vomica D30 - 1x tägl. morgens
verkatert von oben bis unten

Sticta D6 - 3x tägl.
bei Völle in der Nase und bei unstillbarem Quälhusten

Schnupfen besser in frischer Luft

Aconitum D30 - einmalig
trotz anfänglichem Frösteln

Allium cepa D3 - stündl.
Nase draußen frei, fließt drinnen

Nux vomica D30 - 1x tägl. morgens
Nase draußen frei trotz Kälteempfindlichkeit; drinnen, nachts verstopft

Pulsatilla D6 - 3x tägl.
trotz allgemeiner Frostigkeit

Kalium jodatum D6 - 3x tägl.
Nase läuft draußen, drinnen verstopft

Mercurius solubilis D30 - 1x tägl. morgens
trotz Kälteempfindlichkeit; Nase läuft dünn, ätzend, stinkend

Schnupfen besser im Warmen

Arsenicum album D6 - 3x tägl.
fließt draußen wundmachend, liebt Hitze jeder Art

Gelsemium D30 - 1x tägl. morgens
fließt draußen wund oder mild

Natrium muriaticum D200 - 1x in Wasser
3x tägl. 1 Schluck; fließt draußen dünn, schaumig; verträgt keine Hitze

Dulcamara D30 - 1x tägl. morgens
stockt draußen

Hepar sulfuris D200 - 8stündl., 3x insgesamt
verstopft draußen, löst sich drinnen

Kalium bichromicum D12 - 2x tägl.
verstopft draußen und drinnen; zieht Wärme vor

Schrunden, Einrisse am Nasenflügel

Acidum nitricum D6 - 3x tägl.
tiefe eitrige, juckende Risse, Geschwüre

Graphites D12 - 2x tägl.
teils eitrige Risse, Herpes; bei jeder Erkältung

Antimonium crudum D12 - 2x tägl.
trocken; Unterkühlung im Sommer nach Baden; bei chronischer Magenbelastung

Petroleum D12 - 2x tägl.
eher trocken; auch Ohransatz; jeden Winter wieder

Mund

hoher Gaumenbogen, Zäpfchen fehlt oder ist verkümmert
Barium carbonicum D4 - 3x tägl.
primäre Mißbildung

blaue Lippen
Laurocerasus D4 - 3x tägl.
Rechtsherzbelastung
Acidum hydrocyanicum D4 - alle 10 Min.
Atembelastung, lokal oder zentral
Carbo vegetabilis D30 - 1x bei Bedarf
Atembelastung, Gefäßbelastung

Mundfäule (Stomatitis aphthosa)
Borax D3 - 3x tägl.
brennt, heißer Atem, Pilzbefall
Hepar sulfuris D200 - 1x tägl., 3x insgesamt
sticht wie mit Holzsplitter, saurer Atem, warmes Wasser lindert
Acidum nitricum D4 - 3x tägl.
sticht wie mit vielen Splittern, strenger Atem, kaltes Wasser lindert
Mercurius corrosivus D30 - 1x tägl.
brennt, übel stinkender Atem, große belegte Zunge mit Zahneindrücken

Mundgeruch (Foetor ex ore)
Mercurius corrosivus D30 - 1x tägl.
geschwüriger, degenerativer Schleimhautbefall
Acidum nitricum D6 - 3x tägl.
Schleimhaut-Splitterschmerz, Kälte lindert
Hepar sulfuris D200 - 1x tägl., 3x insgesamt
Schleimhaut-Splitterschmerz, Wärme lindert
Lachesis D12 - 2x tägl.
septischer Schleimhautbefall, Blutungen

Nervenschmerz der Zunge
Crotalus D12 - 2x tägl.
Zungenzittern, Zungenkrebs

Soor (Candida albicans)
Borax D3 - 3x tägl.
lange Zeit; auch Scheidenpilz

MUND - Soor

Soor mit Landkartenzunge
Natrium muriaticum D200 - einmalig
Abwehrschwäche, Blutarmut
Taraxacum D3 - 3x tägl.
zusätzlich; Leberbelastung

Soor nach Antibiotika
Sulfur D4 - 3x tägl.
alle Schleimhäute

Schrunden, Einrisse an den Lippen
Natrium muriaticum D200 - 1x monatl.
Mitte der Unterlippe, Mundwinkel; kribbeln, schälen sich; Blutarmut
Antimonium crudum D12 - 2x tägl.
rissig; chronische Magenbelastung
Acidum nitricum D6 - 3x tägl.
Übergang von Haut zu Schleimhaut; Mundfäule; Schleimhautkrebs
Arum triphyllum D6 - 3x tägl.
zupft und nagt bis es blutet
Condurango D4 - 3x tägl.
an Magenkrebs denken
Luesinum D200 - 1x monatl.
Mitte der Oberlippe; destruktives Zeichen

NOTIZEN:

Zähne

Zähneknirschen, nicht nur bei Kindern
Tuberculinum GT D200 - einmalig
Therapiebeginn
Apis D30 - 1x bei Bedarf
Hirnhautreizung, Hirndruck, cri encéphalique
Belladonna D30 - 1x bei Bedarf
Krämpfe, Zuckungen, Kopfrollen
Cina D200 - 1x wöchentl.
nervöse Wurmkinder, unklares Erbrechen tagsüber
Zincum D30 - 1x bei Bedarf
Hirnerregung, Beinunruhe

Zahnfistel
Tuberculinum GT D200 - einmalig
Therapiebeginn; zusätzlich:
Berberis D3 - 3x tägl.
zur Nierenspülung 4 Wochen lang, danach:
Calcium fluoratum D6 - 3x tägl.
eher im Sommer; Sekret dünn, scharf, wundmachend, Kälte lindert; oder:
Acidum hydrofluoricum D6 - 3x tägl.
im Sommer schlimmer; Sekret dünn, scharf, wundmachend, Kälte lindert
Silicea D6 - 3x tägl.
im Winter schlimmer; Sekret dünn, scharf, wundmachend, Wärme lindert
Hepar sulfuris D200 - jeden 2.Tag, 3x insgesamt
eitrig, sämig, mild, stinkt nach altem Käse, Wärme lindert

Zahnfistel bei Wurzelabszeß
Silicea D6 - 3x tägl.
Zähne wie gelockert; schlimmer nachts, warmes Essen, kalte Luft

Zahnfleischentzündung zu Beginn
Acidum hydrofluoricum D12 - 2x tägl.
mit anschließendem Zahnfleischschwund; Unverträglichkeit von Prothesen

Zahnfleischentzündung in der Schwangerschaft
Mercurius solubilis D30 - 1x tägl.
mit anschließendem Zahnfleischschwund

ZÄHNE - Zahnfleisch

Zahnfleischschwund (Parodontose)
Acidum hydrofluoricum D6 - 3x tägl.
Unverträglichkeit von Prothesen
Mercurius corrosivus D30 - 1x tägl.
tiefgreifender Zahnfleischschwund

Zahnkaries bei Kindern
Kreosotum D4 - 3x tägl.
destruktive degenerative Anlage; zusätzliche Zwischengaben von:
Calcium carbonicum D200 - 1x monatl.
dick, gemütlich; späte Zahnung, Stummel erscheinen; offene Fontanellen
Calcium phosphoricum D200 - 1x monatl.
zart, abgezehrt; langsame Zahnung, rascher Zerfall; offene hintere Fontanelle
Calcium fluoratum D200 - 1x monatl.
eckig, strähnig, wild; Zahnschmelz blättert ab
Staphisagria D6 - 3x tägl.
lithämische Anlage; Zähne schwarz, sobald sie erscheinen

Zahnschmerzen, akut
Chamomilla D4 - 3x tägl.
anfallsartig, unerträglich, hitzig; nachts, Wärme, Essen, Kaffee
Coffea D4 - 3x tägl.
stechend, zuckend, überempfindlich; hält sich kaltes Wasser im Mund
Belladonna D4 - 3x tägl.
akut entzündet, brennt, pulsiert; nachts, bei Zugluft; hält sich warm
Mercurius solubilis D30 - 1x tägl.
eitrig entzündet, pulsiert; nachts; hält die Backe kühl und reibt sie
Hepar sulfuris D200 - 6stündl., 3x insgesamt
eitrig entzündet, sticht wie von Holzsplitter; hält die Backe warm

Zahnschmerzen, neuralgisch
Aconitum D30 - 1x bei Bedarf
nach Wind, Sturm; anhaltend, prickelnd, unerträglich; "es muß was geschehen"
Verbascum D12 - 2x tägl.
als ob Kiefer mit Zangen gequetscht; schlimmer Druck, Kauen, Kaltluft
Plantago major D12 - 2x tägl.
scharf; schießt von Kiefer zu Ohren hin und her; Zähne wie verlängert
Staphisagria D12 - 2x tägl.
von hohlen Zähnen mit Karies
Mercurius solubilis D30 - 1x tägl.
von hohlen Zähnen, von Amalgamfüllungen; nachts

Schmerzen - ZÄHNE

Capsicum D12 - 2x tägl.
im rechten Kiefer, fein, durchdringend, brennend, beim Einschlafen

Zahnschmerzen bei Karies

Spigelia D4 - 3x tägl.
hämmernd, zuckend bis in Kiefer; schlimmer Kälte, Ruhe, Essen, Rauchen

Kreosotum D4 - 3x tägl.
Zähne gelb, dunkel, schwarz, zerfallen; vor allem Milchzähne

Oleum terebinthinae D4 - 3x tägl.
folgt und ergänzt Kreosot, wenn zusätzlich der Mund wund ist

Mercurius corrosivus D30 - 1x tägl.
nachts, hämmernd; Zahnfleisch zurückgezogen, geschwollen, stinkend

Staphisagria D4 - 3x tägl.
ziehend; Zahnfleisch zurückgezogen, zerfressene Wurzeln ganze Zahnreihe, schmerzhafte Stumpen alter Menschen

Zahnschmerzen in der Schwangerschaft

Magnesium carbonicum D6 - 3x tägl.
pulsiert nachts im Bett; beim Kauen; besser Wärme, Reiben, Bewegen

Sepia D6 - 3x tägl.
pulsiert; bei Berührung, Zugluft

Kreosotum D4 - 3x tägl.
mit Karies und Zahnfleischschwund

Nux vomica D30 - 1x bei Bedarf
bei gereizten, mißlaunigen, verdrießlichen Frauen

Zahnschmerzen, Zähne zusammenbeißen mildert

Phytolacca D4 - 2stündl.
Zahnwurzel vereitert

Zahnziehen

Arnica D30 - einmalig
vorher; vermeidet Blutung

Hypericum D6 - 3x tägl.
nachher; vermeidet Schmerzen durch Nervenverletzung

Arnica D30 - einmalig
bei Nachblutungen

Phytolacca D4 - 3x tägl.
einige Tage lang; vermeidet Fokalherdstreuung auf Herz, Niere, Gelenke

Mercurius solubilis D30 - 1x tägl.
falls Wurzel vereitert war und Höhle stinkt

ZÄHNE - Zahntasche

Zahntaschenabszeß (Alveolarpyorrhoe)
Calendula D3 - 2x tägl.
10 Tropfen in ein Zahnglas, gurgeln und spülen

Zahnung mit Bronchitis
Ferrum phosphoricum D12 - 2x tägl.
heißer trockener, harter Husten, rasche Atmung, Unruhe, Durchfall
Chamomilla D30 - 6stündl.
lockerer Husten, hitzige schwitzige Schädeldecke, grüner Durchfall

Zahnung mit Durchfall
Podophyllum D6 - 3x tägl.
früh morgens, schmerzlos, heftig in hohem Bogen, tagsüber fester Stuhl
Calcium carbonicum D6 - 3x tägl.
sauer, nicht schwächend; runde pralle Kinder mit offenen Fontanellen
Calcium phosphoricum D12 - 2x tägl.
stinkt, wegspritzend mit viel Wind; dünne, alt aussehende Kinder

Zahnung mit Fieber, Zahnfleischentzündung
Aconitum D30 - 1x bei Bedarf
plötzlich trockenes Fieber, ruhelos, verlangt Kälte
Belladonna D30 - 1x bei Bedarf
plötzlich feuchtes Fieber, ruhelos, aufgeregt, verlangt Wärme
Chamomilla D30 - 1x bei Bedarf
Hitze und Schweiß je höher das Fieber, ruhelos, ärgerlich, mag Kälte
Ferrum phosphoricum D12 - 2x tägl.
trockenes Fieber ohne Benommenheit, Bronchitis, anhaltender Durchfall
Oleum terebinthinae D6 - 3x tägl.
Zahnfleisch geschwollen gereizt, nächtliche Ruhelosigkeit
Kreosotum D4 - 3x tägl.
Zahnfleisch schmerzhaft, Unruhe ganze Nacht, schwarze Zähne erscheinen

Zahnung mit Hirnreizung
Agaricus D4 - 3x tägl.
rot, reizbar, ruhelos, Hautjucken, Muskelzucken
Zincum D6 - 3x tägl.
blaß, schläfrig, Muskelzucken, Muskelkrämpfe

Zahnwurzelvereiterung (Zahngranulom)
Phytolacca D4 - 3x tägl.
und

Echinacea D2 - 3x tägl.
zu gleichen Teilen mischen, je Gabe 10 Tropfen
Mercurius solubilis D200 - einmalig
Herd wird provoziert
Silicea D6 - 3x tägl.
zum Ausheilen

NOTIZEN:

Rachen

Halsschmerzen (Pharyngitis), akut
Aconitum D30 - 1x bei Bedarf
nur im allerersten Stadium wirksam! Kälte lindert
Belladonna D30 - 1x bei Bedarf
Hals glänzt trocken, Schluckschmerz brennend, Schluckzwang; Wärme gut
Apis D30 - 1x bei Bedarf
Hals glänzt wäßrig, Schluckschmerz stechend; Kälte lindert; kein Durst
Cantharis D30 - 1x bei Bedarf
Hals glänzt, Dauerschmerz wie verbrannt, Halskrämpfe wie zu eng
Nux vomica D30 - 1x bei Bedarf
durch Überanstrengung bei Rauchern, Trinkern, Rednern
Mercurius solubilis D30 - 1x tägl.
bei jedem Wetterwechsel, sonst subakut; wund, rauh; Atem stinkt

Halsschmerzen, chronisch
Phytolacca D6 - 3x tägl.
eher rechts, dunkelroter Hals, wie eine heiße Kugel, Schleimräuspern
Mercurius jodatus flavus D30 - 3x wöchentl.
Zungenbasis gelb, sonst rot; dick-zäher Schleim, dicke Drüsen
Nux vomica D6 - 3x tägl.
rauhes Kratzen absteigend, trockener Husten; weiß-geschrumpfte Placken
Graphites D6 - 3x tägl.
beständiges Ausräuspern "eines Klumpens"
Diphtherinum D200 - einmalig
entsprechende Nosode, dazwischen setzen

Halsschmerzen, dunkelroter Hals
Phytolacca D6 - 3x tägl.
Zungenrand schmerzt beim Schlucken
Capsicum D6 - 3x tägl.
brennend, aber Kälte verschlimmert
Lachesis D12 - 2x tägl.
bläulich, äußerst empfindlich
Pulsatilla D6 - 3x tägl.
purpur, Venenzeichnung; kratzt, rauh, trocken; kein Durst
Alumina D6 - 3x tägl.
gläsern, schlaffe Schleimhaut

Halsschmerzen, geschwollenes verlängertes Zäpfchen
Apis D30 - 1x bei Bedarf
wie ein hellroter Wassersack
Kalium bichromicum D12 - 2x tägl.
langgezogen, schleimig
Mercurius corrosivus D30 - 1x tägl.
geschwollen, brennend
Capsicum D6 - 3x tägl.
langgezogen, brennend
Wyethia helenoides D6 - 3x tägl.
verlängert, trockener Rachen, brennende Stimmbänder
Alumina D6 - 3x tägl.
schlaff, gläsern, dunkelrot

Halsschmerzen, geschwürig entzündet
Kalium bichromicum D12 - 2x tägl.
käseartiger Eiter
Kalium chloratum D6 - 3x tägl.
grau-weiße Beläge
Sanguinarium nitricum D6 - 3x tägl.
hitzig brennend; dicker, gelber, blutiger Schleim
Baptisia D6 - 3x tägl.
eiternd; übel stinkender Mundgeruch

Halsschmerzen mit Drüsenschwellung
Mercurius solubilis D30 - 1x tägl.
schmerzhafte Schwellung, stinkender Atem, große schmutzige Zunge
Hepar sulfuris D200 - 8stündl., 3x insgesamt
weiche eitrige Schwellung
Lachesis D12 - 2x tägl.
kleine septische Schwellung
Kalium bichromicum D12 - 2x tägl.
Zungengrund gelb, Rachen geschwürig, zäher fadenziehender Schleim
Kalium chloratum D6 - 3x tägl.
Rachen grau-weiß belegt, geschwürig

Halsschmerzen, kälteempfindlich, Wärme lindert
Belladonna D30 - 1x bei Bedarf
Hals in Schals gepackt
Hepar sulfuris D200 - 8stündl., 3x insgesamt
Hals und ganzer Kopf in Schals gehüllt

RACHEN - Halsschmerzen

Capsicum D6 - 3x tägl.
trotz heftigem Brennen
Cistus D6 - 3x tägl.
selbst kalter Atem schmerzt

Halsschmerzen durch Überbeanspruchung

Nux vomica D30 - 1x bei Bedarf
kratzend; Raucher, Trinker, Redner
Capsicum D200 - 1x bei Bedarf
brennend; Raucher, Trinker
Alumina D12 - 2x tägl.
trocken; Redner, Prediger
Ferrum phosphoricum D12 - 2x tägl.
trocken; Redner, Sänger

Halsschmerzen eher links

Lachesis D12 - 2x tägl.
Hals bläulich-rot, sehr empfindlich, wie zusammengeschnürt
Mercurius bijodatus D30 - 1x tägl.
Zungengrund gelb, große weiche Drüsen, Fieber

Halsschmerzen eher rechts

Belladonna D30 - einmalig
leuchtend rot, glänzend, trocken; schmerzhafter Schluckzwang; akut
Mercurius jodatus flavus D30 - 1x tägl.
Zungengrund gelb, dicker, zäher Schleim; eher chronisch
Phytolacca D4 - 3x tägl.
dunkelrot; Zungenrand schmerzt beim Schlucken; alles wie zerschlagen
Guaiacum D4 - 3x tägl.
weniger rot, sehr trocken, brennt bei feuchter Wärme; Nackenschmerz

Räuspern, Räusperzwang, zäher Schleim

Kalium carbonicum D6 - 3x tägl.
am bewährtesten! wie eine Fischgräte im Hals
Kalium bichromicum D12 - 2x tägl.
stickig, gummiartig, fadenziehend
Ammonium chloratum D6 - 3x tägl.
wird selbst mit Mühe nicht ausgeräuspert; Rachen rauh, Kehlkopf heiser
Argentum nitricum D12 - 2x tägl.
klarer Schleim; Splittergefühl; Rachen rauh, Stimme belegt
Phytolacca D6 - 3x tägl.
Räusperbedürfnis; Schmerz in den Ohren, am Zungenrand, in den Gliedern

Mercurius jodatus flavus D30 - 1x tägl.
dicker Schleim; Drüsen geschwollen, Zungengrund gelb

Seitenstrangangina (Mandeln entfernt)

Pyrogenium D30 - einmalig
dunkelrot, wund; drohende Blutvergiftung

Phytolacca D4 - 2x tägl.
dunkelrot bis blaurot, Schmerz zieht zu den Ohren; Herdstreuung

Mercurius bijodatus D30 - 1x tägl.
große schmutzige Zunge mit gelbem Grund, stinkender Atem; eher links

Arnica D2 - 1x tägl. morgens
bei beständigem Halsreiz 10 Tropfen ins Zahnglas, gurgeln

als ob eine Feder am Rachendach kratze

Phosphorus D12 - 2x tägl.
hüstelt ständig

wie eine Fischgräte im Hals

Hepar sulfuris D200 - 8stündl., 3x insgesamt
lockerer Schleim; wie ein Splitter oder wie ein Klumpen

Natrium muriaticum D200 - 1x bei Bedarf
trocken; wie ein Haar oder wie ein Pflock; Raucher

Kalium carbonicum D30 - 1x bei Bedarf
zäher Schleim; ständiges zwanghaftes Räuspern

wie ein Haar im Hals

Silicea D12 - 2x tägl.
absteigender Kitzelhusten

Natrium muriaticum D200 - 1x bei Bedarf
trockener Pflock; Raucher

wie ein Klumpen im Hals

Lachesis D12 - 2x tägl.
akut; wie zusammengeschnürt; rutscht beim Schlucken rauf und runter

Hepar sulfuris D200 - 8stündl., 3x insgesamt
anhaltend, eitrig; wie eine Fischgräte, wie ein Splitter

Graphites D12 - 2x tägl.
chronisch anhaltend, nachts erstickend, Essen erleichtert

wie eine heiße Kugel im Hals

Phytolacca D6 - 3x tägl.
besonders bei warmen Getränken

RACHEN - Halsschmerzen

wie ein Pflock im Hals
> **Ignatia D12** - 2x tägl.
> beim Schlucken schlimmer
>
> **Natrium muriaticum D200** - 1x bei Bedarf
> trocken; verlängertes Zäpfchen

wie Sand im Hals
> **Cistus D6** - 3x tägl.
> äußerst trocken, kälte- und zugluftempfindlich; trinkt häufig

als ob eine Schnur den Hals runterhinge
> **Valeriana D12** - 2x tägl.
> oder ein Draht

wie ein Splitter im Hals
> **Hepar sulfuris D200** - 8stündl., 3x insgesamt
> anhaltend; eitrig
>
> **Acidum nitricum D200** - 1x bei Bedarf
> anhaltend; geschwürig
>
> **Argentum nitricum D30** - 1x bei Bedarf
> beim Schlucken; rauher Hals, rauhe Stimme

wie zusammengeschnürt
> **Apis D30** - 1x bei Bedarf
> anhaltend stechend
>
> **Belladonna D30** - 1x bei Bedarf
> mit Schluckzwang, schlimmer beim Schlucken
>
> **Cantharis D30** - 1x bei Bedarf
> krampfig eingeengt
>
> **Capsicum D30** - 1x bei Bedarf
> anhaltend brennend
>
> **Lachesis D12** - 2x tägl.
> wie ein Klumpen; schweres Atmen; kann nur feste Speisen schlucken
>
> **Mercurius corrosivus D30** - 1x tägl.
> krampfig beim Schlucken

Mandelabszeß, Angina mit Abszeß
> **Hepar sulfuris D200** - 6stündl., 3x insgesamt
> reifer Abszeß löst sich auf oder entleert sich
>
> **Myristica sebifera D4** - stündl.
> falls sich der reife Abszeß nicht entleert; "homöopathisches Skalpell"

Mandelentzündung, akute Angina

Aconitum D30 - einmalig
hellrot; trocken, plötzlich, heftig, starker Durst nach Kaltem

Belladonna D30 - 6stündl.
rot; mäßiger Durst, verlangt nach einem Schal um den Hals

Apis D200 - 6stündl.
hellrot, wäßrig glänzend, Stechen, kein Durst, verlangt Eiskrawatte

Pyrogenium D200 - einmalig
dunkelroter, rauher, wunder Hals; drohende Blutvergiftung

Hepar sulfuris D200 - 6stündl., 3x insgesamt
Eiterstippchen, verlangt nach Wärme

Mercurius solubilis D30 - 1x tägl.
Eiterauflagen, verlangt nach Kälte

chronische Angina

Barium carbonicum D6 - 2x tägl.
rund, ruhig

Barium jodatum D6 - 2x tägl.
schlank, unruhig

Silicea D30 - einmalig
jede 2. Woche dazwischen geben

vernarbte Angina

Calcium fluoratum D6 - 3x tägl.
schlank, hitzig, verlangt nach Kälte und Bewegung

Silicea D6 - 3x tägl.
schlank, fröstelnd, verlangt nach Wärme und Ruhe

Strontium carbonicum D12 - 2x tägl.
kräftig, warm, verlangt nach Wärme

Tellurium D6 - 3x tägl.
schwach, kalt, verlangt nach Wärme

wiederkehrende Angina

Lachesis D12 - 2x tägl.
beginnt immer links

Lycopodium D4 - 3x tägl.
beginnt immer rechts

Lac caninum D4 - 3x tägl.
wechselt ständig die Seiten

Pyrogenium D200 - einmalig
beginnt mit dunkelrotem, wundem Hals

Ignatia D30 - 1x bei Bedarf
muß ständig schlucken, Schlucken bessert, "armer Schlucker"

Mandelpfröpfe
Magnesium carbonicum D6 - 3x tägl.
chronisch

NOTIZEN:

Kehlkopf

Kehlkopf-Entzündung (Laryngitis), akut, 1. Stadium

Aconitum D30 - 1x in Wasser
trockenes Fieber nach Schüttelfrost; heiser; Krupp um Mitternacht

Belladonna D30 - 1x in Wasser
schweißiges Fieber, deckt sich warm zu; wunde eingeschnürte Kehle

Ferrum phosphoricum D12 - 2x tägl.
allmähliches Fieber bei klarem Kopf

Kehlkopf-Entzündung, späteres Stadium

Hepar sulfuris D200 - 6stündl., 3x insgesamt
kruppartiger Husten verbleibt mit morgendlicher Heiserkeit

Spongia D3 - stündl.
brennender, stechender Schluckschmerz; Kehle wie ein Pflock

Drosera D4 - 2stündl.
baßtonartiger Husten nach Mitternacht bis 1 Uhr

Verbascum D6 - 2stündl.
röhrender Husten aus der Tiefe

Jodum D12 - 2stündl.
alles trocken: Fieber, Haut, Husten; große Atemnot; gleich nach Aconit

Kehlkopf-Entzündung, chronisch

Hepar sulfuris D200 - 1x tägl., 3x insgesamt
durch Zugluft, Wind, Sturm an schönen trockenen kalten Tagen

Sulfur D12 - 2x tägl.
durch Toxinbelastung von unterdrückenden Behandlungen

Kehlkopf-Entzündung, krampfartig

Gelsemium D4 - 3x tägl.
bei Erkältung

Mephitis putorius D12 - 2x tägl.
Einatmung behindert, Ausatmung verlängert

Chlorum D12 - 2x tägl.
Einatmung frei, behinderte Ausatmung; bedrohlich!

Räuspern, Räusperzwang, zäher Schleim

Kalium carbonicum D6 - 3x tägl.
am bewährtesten! wie eine Fischgräte im Hals

Kalium bichromicum D12 - 2x tägl.
stickig, gummiartig, fadenziehend

KEHLKOPF - Deckel

Ammonium chloratum D6 - 3x tägl.
wird selbst mit Mühe nicht ausgeräuspert; Rachen rauh, Kehlkopf heiser

Argentum nitricum D12 - 2x tägl.
klarer Schleim; Splittergefühl; Rachen rauh, Stimme belegt

Phytolacca D6 - 3x tägl.
Räusperbedürfnis; Schmerz in Ohren, am Zungenrand, in Gliedern

Mercurius jodatus flavus D30 - 1x tägl.
dicker Schleim; Drüsen geschwollen, Zungengrund gelb

Schwellung des Kehlkopfdeckels (Glottisödem!)

beachte: Erstickunsgefahr!

Apis D30 - alle 10 Min.
als sei jeder Atemzug der letzte

Chlorum D6 - alle 10 Min.
plötzlicher Krampf; kaltschweißiger Kollaps; kann nicht ausatmen!

Sambucus nigra D4 - alle 10 Min.
Kehlkopfkrampf; atmet mit weit geöffnetem Mund

Kehlkopf-Entzündung mit Stimmverlust

Causticum D4 - 3x tägl.
morgens; rohe wunde Kehle bis zur Brustmitte, kaltes Wasser lindert

Phosphorus D12 - 2x tägl.
abends; rohe wunde Kehle, besser draußen

Spongia D3 - stündl.
drinnen, abends, mitternachts; wie ein Pflock in der Kehle; Bellhusten

Senega D2 - stündl.
plötzlich; Kehle ausgetrocknet, aber reichlicher, schlecht abhustbarer Schleim

Stimmverlust nach Erkältung

Phosphorus D12 - 2x tägl.
wunde Kehle abends

Rumex D6 - 3x tägl.
trockener quälender Kitzelhusten bei kalter Luft

Ipecacuanha D3 - stündl.
sehr saubere Zunge! immer begleitet von Übelkeit

Heiserkeit morgens

Causticum D200 - einmalig
wunde, rauhe, kratzende Kehle; trinkt schluckweise kaltes Wasser

Hepar sulfuris D200 - 1x tägl., 3x insgesamt
mit schmerzhaft trockenem Husten

Sulfur D200 - einmalig
anhaltend; nach unterdrücktem Ekzem oder durch sonstige Giftbelastung

Eupatorium perfoliatum D200 - einmalig
bei Erkältung; wunde Brust, Körper "zerschlagen", Knochen "gebrochen"

Heiserkeit abends

Phosphorus D12 - 2x tägl.
rauhe, wunde, trockene Kehle; Husten beim Sprechen, im Warmen

Carbo vegetabilis D30 - 1x tägl. abends
durch feuchte kalte Abendluft; schmerzlos

Graphites D12 - 2x tägl.
gebrochene Stimme; kälteempfindlicher, beleibter Sänger

Heiserkeit mit gebrochener Stimme

Arum triphyllum D4 - 3x tägl.
Stimme rutscht plötzlich aus

Selenium D12 - 2x tägl.
am Beginn des Singens; überbeanspruchte Stimme

Graphites D12 - 2x tägl.
abends bei beleibten Sängern

Heiserkeit durch Erkältung

Causticum D4 - 3x tägl.
absteigende trockene Rauheit; Kaltes und Feuchtes erleichtern Brennen

Hepar sulfuris D200 - 8stündl., 3x insgesamt
schmerzhaft trockene Kehle; Krupp-Husten; hüllt Hals und Kopf warm ein

Carbo vegetabilis D30 - 1x tägl. morgens
durch abendliche feuchte Kühle; abends heiser, morgens weniger

Eupatorium perfoliatum D200 - einmalig
wunde Brust; morgens heiser; total kaputt

Paris quadrifolia D4 - 3x tägl.
schmerzlos; Räusperzwang

Heiserkeit durch Überbeanspruchung

Nux vomica D30 - 1x bei Bedarf
kratzend; Raucher, Trinker, Redner

Capsicum D200 - 1x bei Bedarf
brennend; Raucher, Trinker

Alumina D12 - 2x tägl.
trocken; Redner, Prediger

Ferrum phosphoricum D12 - 2x tägl.
trocken; Redner, Sänger

KEHLKOPF - Heiserkeit

Heiserkeit bei Sängern, Rednern

Causticum D30 - 1x bei Bedarf
wundes rauhes Kratzen bis zur Brustmitte; morgens; Kalttrinken lindert

Hepar sulfuris D200 - 1x bei Bedarf
durch trockenen kalten Wind, durch Zugluft; trockene wehe Kehle morgens

Ferrum phosphoricum D12 - 2stündl.
rasch geben! tonisiert die Stimmbandbreite

Arum triphyllum D4 - 1x bei Bedarf
Stimme rutscht plötzlich eine Oktave höher

Argentum D30 - 1x bei Bedarf
rauhes Brennen verändert die Stimmlage; loser stärkeartiger Schleim

Graphites D12 - 2stündl.
beleibte blasse Sänger; schlimmer abends

schmerzlose Heiserkeit

Carbo vegetabilis D30 - 1x tägl. abends
abendliche Stimmschwäche

Paris quadrifolia D4 - 3x tägl.
durch Erkältung; Räusperzwang

chronische Heiserkeit

Causticum D4 - 3x tägl.
lange geben

Sulfur D12 - 2x tägl.
falls Causticum ohne Erfolg; an Unterdrückung von Ekzemen denken!

Kehlkopflähmung (Larynxparese) mit Stimmverlust

Gelsemium D6 - 3x tägl.
chronisch oder während der Regel

Nux moschata D12 - 2x tägl.
nach Schreck

Platinum D12 - 2x tägl.
hysterisch

Krupp-Husten, 1. Stadium

Aconitum D30 - 1x in Wasser
immer am Anfang!

Spongia D3 - alle 10 Min.
nach Aconit

Hepar sulfuris D200 - 1x in Wasser
nach Spongia

Bromum D30 - 1x in Wasser
nach Hepar, nach Jod
Jodum D30 - 1x in Wasser
nach Hepar

Krupp-Husten, 2. Stadium
Spongia D4 - alle 10 Min.
hellblond; vor Mitternacht, atmet rauh, sägend, schwammig, erstickend
Jodum D30 - 1x in Wasser
dunkelhaarig; Kehle wie verschlossen; keucht, sägt; unruhig, fiebert
Drosera D4 - alle 10 Min.
nach Mitternacht; hustet trocken mit tiefer Baßstimme
Hepar sulfuris D200 - 1x in Wasser
gegen Morgen; hustet feucht, pfeifend, erstickend; umwickelt sich warm
Bromum D30 - 1x in Wasser
schreckt aus dem Schlaf, pfeift, rasselt, hustet tief, heiser; verlangt einen Schluck kaltes Wasser

Krupp-Husten beginnt um Mitternacht
Aconitum D30 - 1x in Wasser
ringt plötzlich nach Atem; große Angst, große Unruhe, heiße Haut
Ferrum phosphoricum D12 - stündl.
weniger plötzlich, weniger ängstlich
Veratrum viride D30 - 1x in Wasser
heftig, keine Angst

Krupp-Husten vom Niederlegen bis Mitternacht
Spongia D3 - alle 10 Min.
giemt, pfeift, droht zu ersticken; faßt sich mit der Hand an den Hals

Krupp-Husten durch lange anhaltendes feuchtes Wetter
Jodum D30 - 1x in Wasser
in allen Stadien angezeigt; Kehle wie geschwollen, verschlossen

Krupp-Husten durch trockenen kalten Wind
Aconitum D30 - 1x in Wasser
Fieber nach Spaziergang, Krupp um Mitternacht
Hepar sulfuris D200 - 1x in Wasser
heiser nach Spaziergang, Krupp gegen Morgen

Krupp-Husten mit heftigem Krampf in der Kehle
Lachesis D30 - 1x in Wasser
erschrickt gegen Morgen aus dem Schlaf mit heftiger Erstickungsangst; Hals wie zugeschnürt, äußerst berührungsempfindlich

Krupp-Husten, als ob eine lose Haut in der Kehle hinge
Bromum D30 - 1x in Wasser
Atem erstickend, rasselt, pfeift; als ob die Kehle voller Schleim sei; möchte herumgetragen werden!

Krupp-Husten mit aufgelagerten Membranen (fibrinös)
Kalium bichromicum D12 - 2x tägl.
dicke, absteigende Beläge; erschrickt gegen 3 Uhr aus dem Schlaf

Mercurius cyanatus D30 - 1x tägl.
stinkende Beläge

Kalium chloratum D4 - 3x tägl.
graue Beläge; rauher, harter Husten

Ammonium causticum D4 - 3x tägl.
absteigend hinter das Brustbein; rauher, wunder Husten; Kalttrinken lindert

Kaolinum D4 - 3x tägl.
absteigend in die Bronchien; wunde Brust innen und außen, schmerzhaft

Pseudokrupp mit sog. "falschen Membranen" (lose Beläge)
Hepar sulfuris D200 - 1x in Wasser
splitterartiger Schmerz zieht zu den Ohren; hustet Membranen ab

Jodum D12 - 2x tägl.
ausgedehnte Beläge in der Kehle, wenig Schleim; Kehle wie verstopft

Sanguinaria D6 - 3x tägl.
trockene, brennende Kehle, wie geschwollen; röchelt, pfeift, bellt

Stimmbandpapillome, akut und chronisch
Thuja D6 - 3x tägl.
fröstelnder, wäßriger Mensch mit belegter Zunge; mag trockenes Wetter

Causticum D6 - 3x tägl.
fröstelnder, trockener Mensch mit sauberer Zunge; mag feuchtes Wetter

NOTIZEN:

Speiseröhre

Sodbrennen durch Rückfluß von Magensaft (Reflux-Ösophagitis)
Robinia D12 - 2x tägl.
saures Aufstoßen und Erbrechen von Säure, Zähne werden stumpf
Baptisia D4 - 3x tägl.
Zunge brauner Streifen in der Mitte, fauler Mundgeruch, Hepatitis?
Phosphorus D12 - 2x tägl.
saures Aufstoßen, Brennen; großer Durst auf Kaltes, Magengeschwür?

Speiseröhren-Blutung durch Speiseröhren-Krampfadern
Erigeron D6 - alle 10 Min.
aktiv, hellrot, stoßweise, wallungsartig
Phosphorus D200 - alle 10 Min.
aktiv, rot
Ipecacuanha D3 - alle 10 Min.
aktiv, rot, massiv
Hamamelis D4 - alle 10 Min.
passiv, dunkel

Speiseröhren-Krampf, Passagehemmung geschluckter Nahrung
Baptisia D6 - 3x tägl.
Halsenge, kann nur Flüssiges schlucken, Festes reizt zum Würgen
Asa foetida D4 - 3x tägl.
Ballgefühl, umgekehrte Verdauungsbewegungen, knalliges Aufstoßen
Ignatia D30 - 1x bei Bedarf
Kloß im Hals, muß ständig schlucken
Hyoscyamus D30 - 1x bei Bedarf
Schlundenge, kann nur Festes schlucken, verschluckt sich bei Flüssigem

Speiseröhren-Krampfadern bei Pfortaderstau
Erigeron D6 - 3x tägl.
Leber- und Gallestörungen nach akuter Leberentzündung
Jodum D12 - 2x tägl.
Zirrhose, Lues, Krebs
Kalium jodatum D4 - 3x tägl.
bei Säufern
Ceanothus D4 - 3x tägl.
Zirrhose, Milzschwellung, Säufer
Lycopodium D6 - 3x tägl.
Zirrhose, Gelbsucht, Wasserbauch, Verstopfung

SPEISERÖHRE - Verengung

Plumbum D6 - 3x tägl.
kleinkörnige Zirrhose, Gelbsucht, Verkalkung
Sulfur D6 - 3x tägl.
chronische Stauungen, chronische Säufer

Speiseröhren-Verengung, angeboren
Baptisia D6
Halsenge, kann nur Flüssiges schlucken, Festes reizt zum Würgen

NOTIZEN:

Hals

Basedow mit Glotzaugen (Exophthalmus)
Jodum D12 - 2x tägl.
blaß, abgehetzt, ausgezehrt, Kopf heiß, Körper eiskalt; frißt sich durch den Tag; Herzflattern, Zittern, besorgniserregende Unruhe; depressiv

Lycopus D12 - 2x tägl.
weniger dramatisch, Herzflattern beim Niederlegen; dazu:

Thyreoidinum D200 - 1x monatl.
blutarm, abgemagert, schwitzt, schwach; Herzflattern bei geringster Anstrengung, anhaltender Stirnkopfschmerz

Natrium muriaticum D200 - 1x monatl.
vollendet meist die Heilung

harter Kropf
Calcium fluoratum D12 - 2x tägl.
derbes Gewebe, derber Mensch, schlank, hektisch; dazu:

Tuberculinum GT D200 - einmalig
lymphatische Anlage

Silicea D6 - 3x tägl.
nach Calcium fluoratum oder für dürre, frostige Menschen

Lapis albus D6 - 3x tägl.
wenn Verhärtungen sich erweichen

knotiger Kropf
Calcium fluoratum D6 - 3x tägl.
derbe Knoten, oder:

Calcium fluoratum D12 - 2x tägl.
Heißhunger bei Überfunktion, oder:

Conium D6 - 3x tägl.
kleine, steinharte Knoten; gewalttätiger Heißhunger, Magenkrämpfe

weicher Kropf
Calcium carbonicum D6 - 3x tägl.
stärkt Gewebe; dazu:

Hamamelis D4 - 3x tägl.
stärkt Gefäße; und:

Luesinum D200 - einmalig
zur Besänftigung der destruktiven Anlage

HALS - Kropf

zystischer Kropf
Apis D4 - 3x tägl.
heiß, akut
Silicea D6 - 3x tägl.
kalt, chronisch

Schilddrüsen-Überfunktion (Hyperthyreose)
Kummer als Auslösung
Natrium muriaticum D200 - 1x monatl.
abgemagert, grübelt, sorgt sich, seufzt, weint viel; Herzklopfen morgens, chronischer Durchfall; dazu:
Spongia D3 - 3x tägl.
organisch als Meeresjod

Schilddrüsen-Überfunktion mit Fettleibigkeit
Fucus vesiculosus D4 - 3x tägl.
jodhaltiger Seetang; Blähhals; zusätzlich:
Thyreoidinum D200 - 1x monatl.
unterstützt Fucus vesiculosus

Schilddrüsen-Überfunktion mit Herzstörungen
Ferrum phosphoricum D4 - 3x tägl.
vermehrtes Klopfen tagsüber
Belladonna D30 - 1x bei Bedarf
Wallungen und Pulsieren bis zum Hals, dampfende Schweiße; Mitternacht
Spongia D3 - 3x tägl.
Herzflattern nach Mitternacht, muß aufsitzen
Lycopus D12 - 1x tägl. abends
Herzflattern abends, beim Niederlegen; Engegefühl in der Brust
Hedera D4 - 3x tägl.
Herzflattern anfallsweise tagsüber und nach 3 Uhr mit Bangigkeit und Angst
Bromum D6 - 3x tägl.
Herzflattern attackenhaft, viel Schleimräuspern, Seefahrt bessert

Schilddrüsen-Unterfunktion (Hypothyreose)
verlangsamt, träge, schwach, fettleibig
Calcium carbonicum D6 - 3x tägl.
angeboren; lieb, phlegmatisch, unbeholfen; mag Süßes und Eier
Kalium carbonicum D6 - 3x tägl.
schwaches Hirn, schwaches Herz, schwacher Magen, schwaches Kreuz
Barium carbonicum D6 - 3x tägl.
erworben; debil

Graphites D6 - 3x tägl.
fett, faul, dumm, gefräßig, schleimig
Lespedeza D2 - 3x tägl.
organisch; Rest-N und Blutdruck erhöht; 10 Tropfen je Gabe

Schluckbeschwerden, Verschlucken, rot
Belladonna D12 - 2x tägl.
trockener Mund, Schluckreiz, erschwertes Sprechen
Stramonium D12 - 2x tägl.
alles noch heftiger, verschluckt sich bei Flüssigem

Schluckbeschwerden, Verschlucken, blaß
Hyoscyamus D12 - 2x tägl.
heftig trockener Mund, verschluckt sich bei Flüssigem, Schluckauf
Cuprum D12 - 2x tägl.
schluckt Luft beim Trinken, Speiseröhrenkrampf, Schluckauf

Tetanie
Veratrum album D3 - alle 10 Min.
akut
Nux vomica D30 - 1x in Wasser
gereizt, mürrisch, steigert sich hinein, hyperventiliert
Magnesium phosphoricum D4 - alle 10 Min.
nervös, krampfig
Cuprum D6 - alle 10 Min.
allgemeine Krampfneigung
Cresolum D12 - 2x tägl.
bei Rückenmarkserkrankungen
Acidum hydrocyanicum D4 - alle 10 Min.
mit blauen Lippen und blauer, kalter Nasenspitze

NOTIZEN:

Brustkorb

Schwächegefühl in der Brust
> **Laurocerasus D4** - 3x tägl.
> Rechtsherzschwäche
> **Senega D4** - 3x tägl.
> Altersbronchitis
> **Stannum D6** - 3x tägl.
> Bronchialäste erweitert, Lungentuberkulose; ist zu schwach zum Husten

Rheuma der Brustkorbmuskeln
> **Arnica D6** - 3x tägl.
> wie geprügelt bei Nässe, Kälte, muskulärer Überanstrengung
> **Ranunculus bulbosus D4** - 3x tägl.
> wie gequetscht bei wechselhaftem feuchtem Wetter

Rippenneuralgie
> **Ranunculus bulbosus D200** - 1x bei Bedarf
> auch Brustwarzenneuralgie

Rippenprellung
> **Bellis D3** - 3x tägl.
> sehr bewährt; auch Rippenbruch; "wie ein Schlag auf die Brust"

NOTIZEN:

Brustdrüse

Brüste unterentwickelt
Sabal D1 - 3x tägl.
auch bei übermäßigen Busen bewährt
Jodum D12 - 2x tägl.
rascher Schwund, während andere Drüsen schmerzlos vergrößert sind
Lac defloratum D4 - 3x tägl.
Brüste hängen schlaff über dem Brustkorb
Conium D4 - 3x tägl.
Brüste nur noch Hautfalten!

Brustentzündung (Mastitis), akut
Aconitum D30 - 1x bei Bedarf
Anfangsfrost, Kühle lindert
Belladonna D30 - 1x bei Bedarf
nach Aconit; rote Streifen von der Brustwarze, Klopfen, Wärme lindert
Bryonia D4 - 3x tägl.
Frost, Stechen bei Bewegung, harte Schwellung, mäßige Wärme lindert
Lachesis D12 - 2x tägl.
meist links, höchst berührungsempfindlich, Kühle lindert
Hepar sulfuris D200 - 8stündl., 3x insgesamt
wird weich, eitert, bedarf Wärme
Mercurius solubilis D30 - 1x tägl.
Beginn der Eiterung mit Klopfen oder kurzen Frostschauern; bedarf Kühle

Fistelbildung bei Brustentzündung
Silicea D6 - 3x tägl.
dünn, scharf eiternd; vom Drüsengang ausgehend

Juckreiz der Brust
Conium D30 - 1x bei Bedarf
der ganzen Brust
Nux vomica D30 - 1x bei Bedarf
der Brustwarze

Brustknoten, hart
Phytolacca D4 - 3x tägl.
zystisch; Schießen bei Berührung durch ganzen Körper; nachts, vor der Periode
Conium D30 - 3x wöchentl.
fibrös; messerscharfe Stiche, schlaffe Brüste; fröstelnde Frauen

Phellandrium D4 - 3x tägl.
eingezogene, schrundige Brustwarzen, heftige Stiche bis zum Rücken
beachte: diese 3 Arzneien auch kurativ je 2 Monate, dann klinische Kontrolle

nach Erweichung der Brustknoten zur Gewebsstärkung

Acidum hydrofluoricum D6 - 3x tägl.
hitzige, kräftige Frauen

Calcium fluoratum D6 - 3x tägl.
noch hitzige, derbe Frauen

Silicea D6 - 3x tägl.
schwache, zarte, frostige Frauen

beachte: diese 3 Arzneien auch kurativ je 2 Monate, danach klinische Kontrolle

Brustknoten nach Stoß

Conium D30 - 3x wöchentl.
harte Knoten, nicht entzündet, verschiebbar

Brustschmerzen 1 Woche vor der Periode

Phytolacca D4 - 3x tägl.
Brust gestaut, schneidende Nervenschmerzen durch den ganzen Körper

Lilium D4 - 3x tägl.
scharfe Nervenschmerzen mit sexueller Erregung

Phellandrium D4 - 3x tägl.
Stiche durch die Brüste, zum Rücken ziehend

Verletzung der Brustdrüse

Bellis D3 - 3x tägl.
der Brustwarzen

Conium D30 - 3x wöchentl.
Knoten nach Stoß

Nervenschmerz (Neuralgie) der Brustwarzen

Ranunculus bulbosus D200 - 1x bei Bedarf
auch Rippenneuralgie, wie gebrochen

Croton tiglium D4 - 3x tägl.
von der Brustwarze zu den Schultern

Cimicifuga D12 - 2x tägl.
unter der linken Brust; Eierstöcke?

NOTIZEN:

Herz

Aortaschwäche (Aorteninsuffizienz), begleitende Behandlung
  Acidum oxalicum D4 - 3x tägl.
  Schmerzen ziehen von einem Punkt über dem Herzen zur linken Schulter

Herzbeschwerden (Dyskardie), Auslösung
  beachte: jeder Patient erhält für plötzliche Beschwerden:
  Aconitum D30 - 1x bei Bedarf
  Angst, Aufregung, Ärger, Wind, Sturm, Gewitter, Wetterwechsel, Föhn, Zugluft; Anfall, Druck, Krampf, Rasen, Stolpern, Blutandrang, Übelkeit, Brechreiz

Herzbeschwerden bei Föhn
  Gelsemium D30 - 1x bei Bedarf
  nervöses Frösteln; müde, matt, zittert; Schwindel, Übelkeit, Brechreiz; möchte Hand gehalten haben

Herzbeschwerden bei Frauenleiden
  Lilium D4 - 3x tägl.
  "Myomherz", Gebärmuttergeschwulst
  Naja D12 - 2x tägl.
  Eierstockschmerzen

Herzbeschwerden durch unterdrückte Hämorrhoiden-Blutung
  Collinsonia D4 - 3x tägl.
  Völle, Druck, Schwäche, Atemnot; Schmerzen auch im Wechsel mit Blutung

Herzbeschwerden bei Nikotinvergiftung
  Convallaria D2 - alle 10 Min.
  scharfe Stiche hinter Brustbein, "als höre das Herz auf zu schlagen"
  Latrodectus mactans D6 - alle 10 Min.
  heftiger Krampfschmerz linke Brust zur Achsel, Marmorhaut, Todesangst

Herzbeschwerden, rheumatisch
  Kalmia D4 - 3x tägl.
  Herzstiche über die Schulter in den Rücken, in den Arm, Herzklappen
  Lithium carbonicum D4 - 3x tägl.
  Stiche, Zucken, Flattern, Enge, Harnflut bessert, Herzklappen
  Ledum D4 - 3x tägl.
  Druck und Beklemmung hinter dem Brustbein, von unten nach oben ziehend
  Acidum benzoicum D4 - 3x tägl.
  nachts Stolpern und Klopfen; Entzündung des Muskels, der Herzhäute

Colchicum D4 - 3x tägl.
wie mit einem breiten Band gequetscht; große Schwäche

Herzbeschwerden bei Sonne und Hitze

Aconitum D30 - 1x bei Bedarf
heiß, trocken

Belladonna D30 - 1x bei Bedarf
heiß, dampfend

Glonoinum D30 - 1x bei Bedarf
heiß, klopfend

Sportlerherz

Arnica D12 - 2x tägl.
Beklemmung nach Anstrengung; später Muskelschwäche durch Muskelschwund

Rhus tox D12 - 2x tägl.
Muskelerweiterung bei Schwerarbeitern im Freien

Bromum D12 - 2x tägl.
Schwäche; plötzliches Klopfen, Stolpern, anhaltend auch in Ruhe

drohende Herzlähmung

Strychninum nitricum D4 - alle 10 Min.
Atemnot, blaue Lippen, blaue Fingerspitzen; saures Aufstoßen

kann nicht links liegen

Phosphorus D12 - 2x tägl.
Herz rast

Natrium muriaticum D200 - 1x monatl.
Herz setzt unregelmäßig aus

Cactus D3 - 3x tägl.
Herz wie eingeschnürt

kann nur links liegen

Lilium D12 - 2x tägl.
beruhigt nervöses Klopfen

als bliebe das Herz stehen

Digitalis D3 - 3x tägl.
hält sich ruhig

Gelsemium D6 - 3x tägl.
muß sich bewegen

Argentum nitricum D12 - 2x tägl.
beim Stillsitzen

Beschwerden - HERZ

Acidum oxalicum D6 - 3x tägl.
setzt tatsächlich aus, wenn er daran denkt
Lobelia inflata D3 - 3x tägl.
tiefer Schmerz, Brust wie zusammengeschnürt

als fiele ein Tropfen vom Herze ab
   Cannabis sativa D12 - 2x tägl.
   Herzklopfen und Atemnot

als hinge das Herz an einem Faden
   Kalium carbonicum D12 - 2x tägl.
   Herzschwäche
   Lilium D12 - 2x tägl.
   "Myomherz"
   Natrium muriaticum D200 - 1x monatl.
   Herzrasen, Herzstolpern

als sei das Herz zu groß
   Lachesis D12 - 2x tägl.
   verträgt keinen Druck, keine Berührung am Körper wie im Leben
   Sulfur D12 - 2x tägl.
   Herzklopfen, Atemnot

Brennen im Herzen
   Arsenicum album D30 - 1x bei Bedarf
   wuchtiges Brennen

Kältegefühl im Herzen
   Natrium muriaticum D200 - 1x bei Bedarf
   bei geistiger und körperlicher Anstrengung
   Graphites D12 - 2x tägl.
   bei Linkslage, bei Bewegung; mit heftigem Klopfen
   Kalium jodatum D4 - 3x tägl.
   erstickend, nachts
   Petroleum D12 - 2x tägl.
   bei Erbrechen, bei Kreislaufstörungen

Herzbeschwerden mit großer Angst, rot
   Aconitum D30 - 1x bei Bedarf
   eckig, kantig; plötzlicher Blutandrang, Klopfen, Übelkeit, Brechreiz
   Arnica D30 - 1x bei Bedarf
   pyknisch, gestaut; Herzenge auf der Straße

Aurum D30 - 1x bei Bedarf
untersetzt, gestaut, aufstrebender Ellbogenmensch; Herzenge in der Stille

Herzbeschwerden mit großer Angst, blaß

Tabacum D30 - 1x bei Bedarf
plötzlich totenelend, Übelkeit, Brechreiz, höchst schmerzempfindlich

Arsenicum album D30 - 1x bei Bedarf
wuchtiges Brennen, noch größere Angst, Zittern, Gefühllosigkeit

Carbo vegetabilis D30 - 1x bei Bedarf
bereits hinter den Tod entrückt

Herzbeschwerden mit kleiner Angst

Cactus D3 - alle 10 Min.
wie von einer Eisenhand gepackt, welche das Herz am Schlagen hindert

Herzbeschwerden mit großer Angst um Mitternacht

Aconitum D30 - 1x bei Bedarf
vor Mitternacht; möchte jemanden bei sich haben, Angst zu sterben

Arsenicum album D30 - 1x bei Bedarf
nach Mitternacht; Tod steht ihm bereits ins Gesicht geschrieben

Herzbeschwerden, nervös

Iberis amara D12 - 2x tägl.
scharfe Stiche im Herzen bei jedem Herzschlag

Kalmia D2 - 3x tägl.
scharfe Stiche über die Schulter zum Rücken

Lilium D4 - 3x tägl.
wie elektrischer Strom im linken Arm

Herzbeschwerden neuralgisch zur linken Hand ziehend

Kalmia D2 - alle 10 Min.
scharf schießend; unterdrücktes Rheuma

Spigelia D4 - alle 10 Min.
scharf ziehend; Enge, Entzündung, Klappenfehler

Cimicifuga D4 - alle 10 Min.
unterhalb der linken Brustwarze ausstrahlend; bei Muskelrheuma

Herzbeschwerden mit Schnurren über dem Herzen

Spigelia D4 - 3x tägl.
beim Auflegen der Hand fühlbar

Glonoinum D12 - 2x tägl.
beim Abhören auffallend

Herzbeschwerden mit scharfen Stichen
Kalium carbonicum D6 - 3x tägl.
wie mit einem Messer durchs Schulterblatt
Spigelia D3 - 3x tägl.
im Herzen; nachts mit Todesangst; sichtbares und hörbares Klopfen
Kalmia D2 - 3x tägl.
oberhalb des Herzens bis in den Rücken schießend, den Atem raubend
Convallaria D2 - 3x tägl.
hinter dem Brustbein
Iberis amara D12 - 2x tägl.
im Herzen bei jedem Herzschlag

Herzbeschwerden mit Taubheit im linken Arm
Aconitum D30 - 1x bei Bedarf
Prickeln in den Fingern; entzündlich, funktionell
Kalmia D2 - 3x tägl.
mit scharfen Schmerzen; Herz erweitert nach Rheuma
Digitalis D3 - 3x tägl.
Herzschwäche, Entzündung, Wassersucht
Rhus tox D6 - 3x tägl.
lahmer Arm; rheumatisch, überanstrengt

Herzbeschwerden mit Taubheit im rechten Arm
Phytolacca D4 - 3x tägl.
Prickeln

Herzbeschwerden mit Taubheit der rechten Hand
Lilium D12 - 2x tägl.
Blutandrang, Enge; Atemnot

Herzbeschwerden von der Wirbelsäule ausgehend
Cactus D3 - 3x tägl.
Herzdruck, Herzkrampf, Krampf und Druck im Rücken
Kalmia D2 - 3x tägl.
Herzziehen zur Schulter hin, Ziehen im Rücken
Spigelia D4 - 3x tägl.
Herzstiche, Herzklopfen, Stiche und Klopfen im Rücken

Herzenge (Angina pectoris), drückende Angst
Arnica D30 - 1x in Wasser
rote Angst; wie ein Elefantenfuß

Vipera D12 - alle 10 Min.
blasse Angst; wie umschnürt

Cactus D3 - alle 10 Min.
kleine Angst; wie von einer Faust gepackt

Herzenge bei hohem Blutdruck

Arnica D30 - 1x bei Bedarf
junger Menschen mit Bluthochdruck nach Anstrengung

Aurum D30 - 1x bei Bedarf
alter Menschen mit Bluthochdruck, wenn er fliegen will

Herzenge, hysterisch, neuralgisch

Cimicifuga D30 - 1x in Wasser
als ob der linke Arm am Körper festgebunden sei; droht zu ersticken, bewußtlos

Herzenge, nervös bedingt

Lachesis D12 - 2x tägl.
rot

Vipera D12 - 2x tägl.
blaß

Herzentzündung (Myo-, Endo-, Peri-, Pankarditis), Beginn

Spigelia D3 - 3x tägl.
rascher Herzschlag, der die Brustwand sichtbar erschüttert

Kalium carbonicum D6 - 3x tägl.
erst rasch, dann langsam; Herzwassersucht

Digitalis D3 - 3x tägl.
langsamer Herzschlag, Stolpern, Herzwassersucht; Angst einzuschlafen

Herzentzündung, akut

Lachesis D12 - 2x tägl.
septisch; schlimmer nachts, gegen Morgen

Herzentzündung, Außenhäute (Perikarditis)

Apis D30 - 3stündl.
Stiche; weiß nicht, wie er den nächsten Atemzug angehen soll

Cantharis D30 - 3stündl.
Brennen, Druck, Krampf

Kalmia D2 - 2stündl.
scharfe atemraubende Stiche; nach Rheuma

Bryonia D3 - 2stündl.
2. Stadium; rheumatisch; Stechen bei geringstem Bewegen; Reibegeräusche

Rhus tox D4 - 2stündl.
folgt gut auf Bryonia

Herzentzündung, Innenhäute (Endokarditis)
Naja D12 - 2x tägl.
frisch
Lachesis D12 - 2x tägl.
alt

Herzentzündung, totale, akut (Pankarditis)
Naja D12 - 2x tägl.
Rhythmusstörungen, Atemnot, Unruhe, Mattheit, trockenes Herzhüsteln

Herzentzündung nach unterdrückten Masern oder Scharlach
Arsenicum album D6 - 3x tägl.
Augen- und Beinödeme; ruhelos, kurzatmig, erstickend nach Mitternacht

Herzmuskel-Entzündung (Myokarditis)
Naja D12 - 2x tägl.
akut und Spätschaden; Rhythmusstörungen, Klopfen, Atemnot, Unruhe
Diphtherinum D200 - einmalig
dazwischen geben, wenn chronisch

Herzinfarkt, frisch
Crotalus D30 - 1x in Wasser
Erstickungsangst
Lachesis D30 - 1x in Wasser
Angst vor Beengung
Aconitum D30 - 1x in Wasser
Todesangst
Tabacum D30 - 1x in Wasser
Todelendigkeit
Arsenicum album D30 - 1x in Wasser
sieht aus wie der Tod
Carbo vegetabilis D30 - 1x in Wasser
ringt mit dem Tod

Schwäche und Zittern nach Herzinfarkt
Argentum D12 - 2x tägl.
sehr aufgeregt
Veratrum album D30 - 1x bei Bedarf
eiskalte Haut, friert, will nicht zugedeckt werden

Tabacum D30 - 1x bei Bedarf
eiskalte Haut, fühlt innere Hitze, will nicht zugedeckt werden
Arsenicum album D30 - 1x bei Bedarf
friert und will Wärme, hinfällige Unruhe
Carbo vegetabilis D30 - 1x bei Bedarf
größte Schwäche, kämpft weiter mit dem Tod

Herzklappenfehler, Begleittherapie

Convallaria D2 - 3x tägl.
große Atemnot, Wassersucht, spärlicher Urin
Naja D12 - 2x tägl.
trockenes rauhes Herzhüsteln; niedriger Blutdruck; besser draußen

Herzklopfen (Tachykardie), akut

Aconitum D30 - 1x in Wasser
rot; plötzlich
Natrium muriaticum D200 - 1x in Wasser
blaß; nächtlich von 1 bis 3 Uhr

Herzklopfen, später

Spigelia D3 - alle 10 Min.
sichtbar für jeden
Acidum sulfuricum D6 - alle 10 Min.
glaubt, jeder sähe es
Kalmia D2 - alle 10 Min.
mit Stichen im Rücken
Crataegus D2 - alle 10 Min.
bergan; seufzt

Herzklopfen, hörbar

Spigelia D6 - 3x tägl.
Entzündung, Nervenschmerzen; Schnurren über dem Herzen
Arsenicum album D30 - 1x bei Bedarf
bei erweitertem Herzmuskel der Bergsteiger, der Bergbauern

Herzklopfen in Ruhe

Magnesium chloratum D6 - 3x tägl.
wie Messerstiche; bewegt sich auf und ab, reibt sich die Herzgegend
Ferrum D12 - 2x tägl.
mit Angst; geht langsam umher

Herzklopfen bei geringster Bewegung
Staphisagria D12 - 2x tägl.
nach dem Aufwachen; Puls sonst langsam und schwach

Herzklopfen alter Menschen mit Hautwassersucht
Crataegus D2 - 3x tägl.
und
Convallaria D2 - 3x tägl.
und
Apocynum D2 - 3x tägl.
zu gleichen Teilen mischen; 10 Tropfen pro Gabe

Herzklopfen alter Menschen mit niedrigem Blutdruck
Crataegus D2 - 3x tägl.
und
Cactus D3 - 3x tägl.
und
Veratrum album D3 - 3x tägl.
zu gleichen Teilen mischen; 10 Tropfen pro Gabe

Herzklopfen bei schnell wachsenden Kindern und Jugendlichen
Acidum phosphoricum D6 - 3x tägl.
zart, schlank; auch nach Onanie

Herzklopfen bei Blutarmut
China D4 - 3x tägl.
nach viel Säfteverlust; in der Genesungszeit
Natrium muriaticum D200 - 1x bei Bedarf
blaß, niedergeschlagen; nachts
Kalium carbonicum D12 - 2x tägl.
blaß, gedunsen; schwach von Kopf bis Fuß
Ferrum D12 - 2x tägl.
blühendes Aussehen; alle Adern pochen

Herzklopfen mit Blutwallungen
Amylium nitrosum D30 - 1x bei Bedarf
ungestüm; Atemnot
Glonoinum D30 - 1x bei Bedarf
heftig, als ob die Brust berste; Klopfen überall, vor allem Nacken und Kopf
Belladonna D30 - 1x bei Bedarf
hallt im Kopf wider; vor allem Hals und Schläfen

Lilium D6 - 3x tägl.
als sei das Herz mit Blut überfüllt

Veratrum viride D30 - 1x bei Bedarf
heftig, laut; in allen Adern; keine Angst! Entzündungen, Herz erweitert

Herzklopfen mit Ohnmacht
Aconitum D30 - 1x bei Bedarf
sterbensängstlich; erregt danach

Nux moschata D30 - 1x bei Bedarf
hysterisch; schläft danach tief

Herzklopfen beim Niederlegen
Lycopus D12 - 1x tägl. abends
Schilddrüse beteiligt wie bei allen Halogenen und jodhaltigen Arzneien

Herzklopfen bei Prüfungen
Strophantus D4 - alle 10 Min.
Brett vor dem Kopf

Aconitum D30 - einmalig
plötzlich mit Angst

Argentum nitricum D30 - einmalig
Magenkrämpfe, Harndrang, Stuhldrang; zittert

Arsenicum album D30 - einmalig
Angst, Bauchkrämpfe, Durchfall; vergeht

Herzmuskelschwäche (Myodegeneratio cordis), fettige Degeneration
Phosphorus D12 - 2x tägl.
eher des rechten Herzens; Rückstau des Venenflusses; Lider geschwollen

Arsenicum album D6 - 2x tägl.
eher des linken Herzens; Brennen; Erstickungsanfälle; ganzes Gesicht geschwollen

Vanadium D6 - 3x tägl.
auch Leber und Gefäße angegriffen; chronisches Rheuma, Diabetes, Tuberkulose

Cuprum arsenicosum D4 - 3x tägl.
nächtliche Gefäßkrämpfe; kalte blaue Glieder mit fleckiger Röte

Phytolacca D4 - 3x tägl.
Herzkrämpfe, vor allem beim Gehen; im Wechsel mit Krämpfen im rechten Arm

Herzrasen (tachykarder Anfall) bei Kindern
Magnesium carbonicum D6 - 3x tägl.
Angst, muß auf und ab laufen, sich die Herzgegend reiben

Herzrasen bei Schilddrüsen-Überfunktion
Ferrum phosphoricum D4 - 3x tägl.
tagsüber
Belladonna D30 - 1x bei Bedarf
Mitternacht; Wallungen und Pulsieren bis zum Hals, dampfende Schweiße
Spongia D3 - 3x tägl.
nach Mitternacht; muß aufsitzen
Lycopus D12 - 1x tägl. abends
abends, beim Niederlegen; Engegefühl in der Brust
Hedera D4 - 3x tägl.
anfallsweise tagsüber und nach 3 Uhr; Bangigkeit, Angst
Bromum D6 - 3x tägl.
attackenhaft; viel Schleimräuspern, Seefahrt bessert

Herzrhythmusstörungen
anfallartig, Klopfen, Stolpern (tachyarrhythmisch, tachykard, bradykard)
Arnica D30 - 1x in Wasser
rot, kräftig
Natrium muriaticum D200 - 1x in Wasser
blaß, schwach

Herzrhythmusstörungen, akuter Anfall (Adams-Stokes-Syndrom)
Aconitum D30 - 1x in Wasser
langsamer oder schneller Puls oder beides; entzündliche Ursache
Cactus D3 - alle 10 Min.
langsamer Puls, Herz "wie von einem Eisenring umklammert"
Digitalis D3 - alle 10 Min.
langsamer Puls, "als höre das Herz zu schlagen auf", muß stillsitzen
Gelsemium D4 - alle 10 Min.
langsamer Puls, "als höre das Herz zu schlagen auf", muß sich bewegen
Kalmia D4 - alle 10 Min.
rasch oder langsam, schießend zur Schulter, Angst aus dem Magen
Spigelia D4 - alle 10 Min.
rascher Puls, schießend zum Rücken, schlimmer bei jeder Armbewegung

langsamer Herzschlag (bradykard)
Aconitum D200 - 1x in Wasser
erst langsam dann schnell, Unruhe, große Angst, muß sich bewegen
Cactus D3 - alle 10 Min.
Herz wie von einem Eisenring umklammert
Digitalis D3 - alle 10 Min.
als höre das Herz zu schlagen auf, muß stillhalten

HERZ - Schwäche

Gelsemium D4 - alle 10 Min.
als höre das Herz zu schlagen auf, muß sich bewegen
Barium carbonicum D6 - 3x tägl.
verkalkt, Herzkrämpfe

Herzschwäche (Herzinsuffizienz), beginnend, mit Schlafstörung

Digitalis D3 - 3x tägl.
schreckhaftes Erwachen mit Angst, Schwindel beim Aufrichten und Stehen

Herzschwäche, Altersherz, Muskel erweitert

Strophantus D4 - 3x tägl.
Schwäche, Atemnot, Wassersucht, spärlicher Urin
Convallaria D2 - 3x tägl.
anhaltendes Herzklopfen, scharfe Stiche in der Brustmitte
Oleander D12 - 2x tägl.
Schwäche, Stolpern, Angst, Zittern
Iberis amara D12 - 2x tägl.
Klopfen, Stolpern, Unbehagen; fühlt sein Herz
Asparagus officinalis D4 - 3x tägl.
Muskelschaden mit Wassersucht
Blatta orientalis D4 - 3x tägl.
erweitertes, entgleistes Herz mit Wassersucht; bei Asthma, bei Regenwetter

Herzschwäche, Empfindungen

Rhus tox D12 - 2x tägl.
Zittern im Herzen
Zincum D12 - 2x tägl.
Stöße, Zuckungen im Herzen

Herzschwäche, kann nicht durchatmen, holt tief Luft

Ignatia D30 - 1x bei Bedarf
Sorgenseufzer; Zeichen beginnender Herzinsuffizienz
Spongia D3 - 3x tägl.
Schilddrüsenseufzer; atmet wie durch einen Schwamm
Crataegus D2 - 3x tägl.
Herzseufzer; Herzrhythmusstörungen

Herzschwäche der rechten Herzkammer

Laurocerasus D4 - 3x tägl.
als drehe sich das Herz im Leibe um; blaue Lippen, schnappt nach Luft
Phosphorus D12 - 2x tägl.
Herzverfettung, Rückstau des venösen Blutstromes

Herzschwäche der rechten Herzkammer, blaue Lippen
Crataegus D2 - 3x tägl.
und
Convallaria D2 - 3x tägl.
und
Laurocerasus D4 - 3x tägl.
zu gleichen Teilen mischen; 10 Tropfen pro Gabe

Herzschwäche der rechten Herzkammer, Hautwassersucht
Crataegus D2 - 3x tägl.
und
Convallaria D2 - 3x tägl.
und
Adonis D3 - 3x tägl.
zu gleichen Teilen mischen; 10 Tropfen pro Gabe

Herzschwäche mit Atemnot
Crataegus D2 - 3x tägl.
bergan; seufzt, gähnt, streckt sich
Carbo vegetabilis D30 - 1x bei Bedarf
wenn nichts mehr geht

Herzschwäche mit schwerer sinusartiger Atemnot (Cheyne-Stokes)
Opium D30 - stündl.
tiefrotes Gesicht; bewußtlos, schnarcht
Acidum hydrocyanicum D4 - alle 10 Min.
blaß-kaltes Gesicht; blaue, mit Schaum umrandete Lippen
Hyoscyamus D30 - stündl.
blasses Gesicht; blasse Lippen
Cuprum D30 - stündl.
blasses, zuckendes Gesicht; blaue Lippen
Arsenicum album D30 - stündl.
blasses, kaltschweißiges Gesicht; blasse Lippen

Herzschwäche mit Erstickungsgefühlen
Apis D4 - 3x tägl.
so eng, als stünde der Tod nahe; keine Angst!
Digitalis D3 - 3x tägl.
nach dem Einschlafen; scheinbarer Stillstand, erschrickt; schnappt nach Luft
Grindelia D12 - 2x tägl.
nach dem Einschlafen; erschrickt; Angst wieder einzuschlafen

HERZ - Schwäche

Kalium jodatum D12 - 2x tägl.
nachts mit Kälte im Herzen

Lachesis D4 - 3x tägl.
nachts, beim Erwachen; als würde der Hals gewürgt

Spongia D4 - 3x tägl.
beim Niederlegen, vor Mitternacht; schnappt nach Luft

Herzschwäche mit Herzmuskelschwäche

Crataegus D2 - 3x tägl.
zusätzlich beim digitalisierten Patienten; "das tägliche Zahnbürsterl des Herzens"
(Dorcsi)

Herzschwäche mit Wassersucht (Ödeme)

Apis D4 - 3x tägl.
Beine glänzend gespannt; als ob der Tod nahe, angstlos; durstlos

Apocynum D2 - 3x tägl.
Schwächegefühl in Magengrube; viel Durst, aber viel trinken macht Beschwerden

Digitalis D3 - 3x tägl.
als bliebe das Herz stehen, muß stillhalten; langsamer Puls

Arsenicum album D6 - 3x tägl.
wächserne Augen und Füße; als ob der Tod nahe, angstreich; durstreich

NOTIZEN:

Lunge

Adams-Stokes-Syndrom (Sauerstoffmangel im Hirn)
(schwere Schädigung des Atemzentrums durch akute Herzrhythmusstörungen)

Barium carbonicum D6 - 3x tägl.
Durchgangs-Syndrom; langsamer Puls, AV-Block wegen Herzgefäßverkalkung

Cuprum D200 - 1x monatl.
allgemeine Verkalkung, Gefäßkrampf

Kalium carbonicum D6 - 3x tägl.
Mischform, eher langsam, "als hinge das Herz an einem Faden"

Lycopus D4 - alle 10 Min.
rascher Puls, hormonelle Steuerung, entzündlich

Naja D12 - 2x tägl.
rascher Puls, Entzündung des Herzens, erwacht über dem Herzschlag

Lachesis D12 - 2x tägl.
rascher Puls, erwacht mit Schreck und Würgegefühl am Hals gegen Morgen

Asthma bei akutem Schnupfen

Grindelia D12 - 2x tägl.
feuchtes Asthma bei feuchtem Wetter

Hedera D12 - 2x tägl.
Nase läuft bei Anfall gegen Morgen; reißt die Fenster auf

Asthma bei feucht-kaltem Wetter

Natrium muriaticum D200 - 1x monatl.
Husten beim Übergang ins Warme, berstendes Kopfweh; salziger Schleim

Dulcamara D12 - 2x tägl.
trockener, kurzer, bellender Husten mit zähem Schleim; im Wechsel mit Durchfall, Ekzem, Rheuma

Asthma bei Nebel, Feuchtigkeit

Natrium sulfuricum D12 - 2x tägl.
feuchtes Asthma, viel Rasseln; loses Gefühl im Bauch; blaß, fröstelnd

Hypericum D12 - 2x tägl.
mit Trockenheit im Rachen

Asthma bei feucht-warmem Wetter, Schwüle

Ipecacuanha D3 - 3x tägl.
Brustangst, Schwere, Übelkeit; droht zu ersticken; bewegt sich nicht!

Lachesis D12 - 2x tägl.
Erstickungsgefühl gegen Morgen, beim Erwachen; Schweiße erleichtern

Asthma bei trocken-schönem Wetter
Hepar sulfuris D200 - 1x monatl.
liebt das feuchte Wetter
Causticum D12 - 2x tägl.
fühlt sich wohler bei Regenwetter oder bei trübem Himmel
Medorrhinum D200 - 1x bei Bedarf
liebt Feuchtigkeit und Meeresluft

Asthma bei jedem Wetterwechsel
Calcium carbonicum D12 - 2x tägl.
hustet nachts ohne zu erwachen, tagsüber gelb-schleimig nach Essen, bei Kälte
Thuja D12 - 2x tägl.
nach Durchnässen, Kälte; ab 16 Uhr bis 4 Uhr mit Schweiß an unbedeckten Körperteilen; verlangt heiße Umschläge

Asthma ab Frühjahr bis Herbst
Sulfur D12 - 2x tägl.
rote, runde, kräftige oder schlanke Menschen mit hängenden Schultern; schauen irgendwie immer schmutzig und schmuddelig aus
Natrium muriaticum D200 - 1x monatl.
verträgt keine Sonne; bekommt Ausschlag, Kopfweh, Verstopfung, Asthma

Asthma im Frühjahr und Herbst
Lachesis D12 - 2x tägl.
aufkeimende Frühjahrssonne sowie Schwüle und Feuchtigkeit stauen und fördern Enge
Jodum D12 - 2x tägl.
beängstigend bang, aufgeregt schon bei geringer Wärme; Fließschnupfen
Hedera D12 - 2x tägl.
wie bei Jodum, nur weniger dramatisch, kälteempfindlicher als bei Jodum

Herbstasthma
Lactuca D4 - 3x tägl.
trocken, krampfend, wenn gleichzeitig aufsteigendes Kloßgefühl im Hals
Natrium sulfuricum D6 - 3x tägl.
Nebel, kalt-feuchtes Wetter, Wechsel zu feuchtem Wetter
Thuja D6 - 3x tägl.
Durchnässen, Kälte, Wetterwechsel; nachts bis 4 Uhr; warme Umschläge

Asthma im Winter
Silicea D12 - 2x tägl.
Reizhusten wie von einem Haar, starkes Rasseln, übelriechender Schleim

Asthma - LUNGE

Psorinum D200 - einmalig
äußerst kälteempfindlich, kurzatmig im Freien; legt sich nieder; Stechen und Wundheit hinter dem Brustbein

Asthma der Kinder: bei Erkältung, plötzlich
Aconitum D30 - 1x bei Bedarf
eckig, trocken, unruhig, ängstlich, Kühle suchend
Belladonna D30 - 1x bei Bedarf
rundlich, schwitzig, Wärme suchend

Asthma der Kinder: bei Bronchitis
Ipecacuanha D4 - stündl.
blaß, rote Wangen; grobblasig, mit Übelkeit
Tartarus stibiatus D4 - 2stündl.
blaß; feinblasig
Arsenicum album D30 - 1x in Wasser
bei nächtlichem Anfall

Asthma der Kinder: bei spastischer Bronchitis
Aconitum D30 - 1x bei Bedarf
zart, trocken
Belladonna D30 - 1x bei Bedarf
dicklich, schwitzt

Asthma der Kinder: bei Bronchiolitis (tief unten)
Phosphorus D12 - 2x tägl.
und zusätzlich:
Ipecacuanha D3 - stündl.
rote Bäckchen; oder:
Ammonium carbonicum D3 - 3stündl.
bei Kreislaufschwäche

Asthma der Kinder: im Herbst schlimmer
Marum verum D4 - 3x tägl.
4 Wochen lang; danach:
Grindelia D3 - 3x tägl.
4 Wochen lang; danach:
Senega D3 - 3x tägl.
4 Wochen lang; Kur jeden Herbst wiederholen
Lobelia inflata D3 - alle 10 Min.
bei drohendem Anfall

LUNGE - Asthma

Asthma der Großstadtkinder mit Ekzem
Acidum sulfuricum D12 - 2x tägl.
rasselnd, pfeifend, locker, ermüdender Reizhusten

nervöses Asthma, rot
Bromum D12 - 2x tägl.
hitzige, schelmische Kinder; Kitzelhusten beim Übergang ins Warme, trinkt kleine Schlucke kaltes Wasser
Jodum D12 - 2x tägl.
ältere Menschen; abendlicher Reizhusten, trinkt große Mengen Kaltes
Moschus D12 - 2x tägl.
große hysterische Erstickungsangst; Hals und Brust umschnürt

nervöses Asthma, blaß
Ambra D3 - 3x tägl.
4 Wochen lang; danach:
Acidum succinicum D12 - 2x tägl.
4 Wochen lang; danach:
Mephitis putorius D6 - 3x tägl.
4 Wochen lang; Kur bedarfsweise wiederholen

Asthma nach Verletzung der Wirbelsäule
Hypericum D4 - 3x tägl.

Asthma mit Angst, abends zu Bett zu gehen
Carbo vegetabilis D30 - 1x tägl. abends
wegen drohendem Anfall

Asthma mit Angst, nach dem Einschlafen stocke die Atmung
Grindelia D12 - 2x tägl.
Atmung stockt tatsächlich und setzt beim Erwachen wieder ein

bedrohlicher Asthmaanfall nachts
Acidum hydrocyanicum D4 - alle 10 Min.
eiskalte Schweiße, bläuliche Haut; Hals, Brust wie geschnürt; röchelt
Lobelia inflata D4 - alle 10 Min.
kurzer trockener Husten; verlängertes Ausatmen; Brust wie geschnürt
Digitalis D3 - alle 10 Min.
blaue Lippen; trockener krampfiger Husten; muß aufsitzen, sich bewegen

drohendes Asthma beim Niederlegen
Spongia D3 - alle 10 Min.
Ausatmung verlängert, wie durch einen Schwamm gepreßt

Asthma bis 4 Uhr
Thuja D12 - 2x tägl.
von 16 Uhr bis 4 Uhr; schwitzt, verlangt heiße Umschläge, äußere Wärme

Asthma um Mitternacht
Arsenicum album D30 - 1x in Wasser
genau nach Mitternacht; Angst zu ersticken, große Unruhe, kalte Schweiße überall; Brust wund, brennt; brennender Durst aber trinkt kaum; heftiges Frösteln, hüllt sich in Decken, doch der Kopf braucht frische Luft

Asthma um 3 bis 4 Uhr
Kalium bichromicum D12 - 2x tägl.
Husten mit zähem, gelbem, fadenziehendem Schleim erleichtert
Kalium carbonicum D12 - 2x tägl.
spannungsloser, trockener, stechender Husten; Stiche rechte untere Brust
Tartarus stibiatus D12 - 2x tägl.
Brust voller feinblasiger Geräusche, voller Schleim, der nicht abgehustet werden kann; bekommt nicht genügend Luft; sieht blaß, gedunsen aus

Asthma um 4 bis 5 Uhr
Natrium sulfuricum D12 - 2x tägl.
Husten mit reichlich grünlichem oder eiweißartigem Schleim

Asthma am Meer besser
Medorrhinum D200 - 1x monatl.
lithämische Anlage! erkältet sich beim geringsten Luftzug; Husten, als zerreiße der Kehlkopf in Stücke; bohrt dabei Gesicht ins Kissen, unlöslich zäher Schleim

Asthma am Meer schlimmer
Natrium muriaticum D200 - 1x monatl.
oder eindeutige Besserung, aber Verschlechterung gleich danach
Jodum D12 - 2x tägl.
wie bei allen Halogenen; jodhaltige Seeluft!
Bromum D12 - 2x tägl.
aber eindeutig besser bei einer Bootsfahrt auf dem Meer

Asthma, Zigarettenrauchen lindert Atemnot
Aranea diadema D12 - 2x tägl.
sehr beeindruckend!

LUNGE - Asthma

Asthma mit Krampfhusten

Cuprum arsenicosum D4 - 3x tägl.
anfallsartig nachts, bläuliche Lippen; hält Daumen in der Faust; Durst

Corallium rubrum D6 - 3x tägl.
wie ein Maschinengewehr; zäher klebriger Schleim läuft Rachen runter

Coccus cacti D4 - 3x tägl.
wie ein erschöpfender trockener Raucherhusten; fadenziehender Schleim

Capsicum D4 - 3x tägl.
gedunsener, rotwangiger, eifersüchtiger Ausdruck; brennende Halsenge

Mephitis putorius D4 - 3x tägl.
erbricht, fühlt sich leichter; nach verweigertem Wunsch verwöhnter Einzelkinder

beachte: Gaben notfalls bis zu stündlich wiederholen!

Asthma mit Magenstörungen

Nux vomica D12 - 2x tägl.
Enge der unteren Brust; krampfiges Rülpsen erleichtert; öffnet Kleider

Lycopodium D12 - 2x tägl.
vielerlei Magenbeschwerden, Blähsucht im Unterbauch

Carbo vegetabilis D12 - 2x tägl.
gärende Blähsucht im Oberbauch; ältere geschwächte Menschen

Zingiber D12 - 2x tägl.
Asthma gegen Morgen, Husten trocken, Stechen rechts, Aufsitzen, keine Angst!

Asthma im Wechsel mit Ekzem; Diathese beachten!

lymphatisch: wenn zuerst Asthma auftrat und danach das Ekzem erschien

lithämisch: wenn zuerst Ekzem erschien und danach das Asthma auftrat

Sulfur D200 - 1x monatl.
auch gleichzeitig im Sommer und/oder in der Bettwärme; alle Formen

Pulsatilla D200 - 1x monatl.
Schleimhäute eher kälteempfindlich, Haut eher wärmeempfindlich; feucht

Lachesis D200 - 1x monatl.
erst Ekzem, dann Asthma, ab Frühjahr bis Herbst, Erwachen; alle Formen

Dulcamara D200 - 1x monatl.
Asthma in feuchtem Wetter, durch Unterkühlung, Durchnässen; Krusten

Natrium muriaticum D200 - 1x monatl.
im Winter eher Asthma, im Sommer eher Ekzem schlimmer; Reibeisenhaut

Arsenicum album D200 - 1x monatl.
nur im Winter schlimmer; friert wie bei Psorinum; Haut sehr trocken, rissig

Atemnot, kann nicht durchatmen, muß tief einatmen

Ignatia D30 - 1x bei Bedarf
Sorgenseufzer; Zeichen beginnender Herzinsuffizienz

Bronchitis - LUNGE

Spongia D3 - 3x tägl.
Schilddrüsenseufzer; atmet wie durch einen Schwamm

Crataegus D2 - 3x tägl.
Herzseufzer; Herzrhythmusstörungen

akute fieberhafte Bronchitis

Aconitum D30 - einmalig
plötzlich trockenes Fieber, ängstliche Unruhe, voller harter Puls

Ferrum phosphoricum D12 - 2x tägl.
trockenes Fieber, geht trotzdem seiner üblichen Beschäftigung nach

Gelsemium D30 - 1x tägl. morgens
einnehmendes trockenes Fieber; schlapp, kraftlos; voller fließender Puls

Veratrum viride D6 - 3stündl.
hektisches trockenes Fieber, große Hitze, keine Angst

Belladonna D30 - 1x bei Bedarf
schweißiges Fieber; Kind weint vor Hustenanfall; Brust wund, brennt

Mercurius solubilis D30 - 1x tägl.
Fieber wechselt mit Frost; wund, rauh; Kälte gut aber vermehrt Husten

asthmatoide nervöse Bronchitis

Ambra D3 - 3x tägl.
2 Wochen lang; danach:

Acidum succinicum D4 - 3x tägl.
2 Wochen lang; danach:

Mephitis putorius D6 - 3x tägl.
2 Wochen lang

Bronchitis durch Erkältung

Aconitum D30 - 1x bei Bedarf
trockenes, unruhiges, ängstliches Fieber; Kühle suchend

Belladonna D30 - 1x bei Bedarf
schwitziges Fieber; Wärme suchend

Eupatorium perfoliatum D200 - 1x bei Bedarf
trockenes Fieber; Knochen wie zerbrochen

Rhus tox D30 - 1x bei Bedarf
unruhiges Fieber; Muskeln wie zerschlagen

Nux vomica D30 - 1x bei Bedarf
Fieber ohne Durst; Magenweh, Kopfweh

spastische Bronchitis, Beginn

Aconitum D30 - 1x bei Bedarf
zart, trocken

Belladonna D30 - 1x bei Bedarf
dicklich, schwitzt

spastische Bronchitis, später

Ipecacuanha D4 - stündl.
blaß, rote Wangen; anhaltende Übelkeit; grobblasige Geräusche

Tartarus stibiatus D4 - stündl.
blaß, gedunsenes Gesicht; feinblasige Geräusche; eventuell mit:

Phosphorus D12 - 2x tägl.
zusätzlich

tiefsitzende Bronchitis (Bronchiolitis)

Phosphorus D12 - 2x tägl.
und zusätzlich:

Ipecacuanha D3 - stündl.
rote Bäckchen, saubere Zunge! Übelkeit; oder:

Tartarus stibiatus D6 - 2stündl.
blaß, gedunsen; Brechwürgen, Durchfall

Ammonium carbonicum D3 - stündl.
dunkelrot, gedunsen; Kreislaufschwäche, Schnappatmung

Antimonium arsenicosum D4 - stündl.
blaß; alles bedrohlicher, ängstlicher, unruhiger, hinfälliger als bei Ammon. carb.

eitrige stinkende Bronchitis (foetida)

Kreosotum D4 - 3x tägl.
locker, aashaft stinkend

Arsenicum album D6 - 3x tägl.
giemt und hustet vergebens um Mitternacht; Unruhe, Angst, Schwäche

Phellandrium D6 - 3x tägl.
locker am Morgen

Balsamum peruvianum D6 - 3x tägl.
locker, verschlampt

Sulfur jodatum D4 - 3x tägl.
zur Auflösung der Verschleimung

chronische Bronchitis

Calcium fluoratum D12 - 2x tägl.
3 Monate lang; danach:

Silicea D12 - 2x tägl.
3 Monate lang; oder:

Spongia D12 - 2x tägl.
trockener harter Husten, giemt und pfeift aus dem letzten Loch

Bronchitis - LUNGE

Sulfur D12 - 2x tägl.
anhaltender, feucht-eitriger, laut rasselnder Erstickungshusten
Balsamum peruvianum D4 - 3x tägl.
anhaltender, feucht-eitriger, laut rasselnder, lockerer Husten

chronische Herbstbronchitis
Marum verum D4 - 3x tägl.
ab September 4 Wochen lang; danach:
Grindelia D4 - 3x tägl.
weitere 4 Wochen; danach:
Senega D4 - 3x tägl.
ebenso 4 Wochen lang; jährlich wiederholen; oder:
Natrium sulfuricum D6 - 3x tägl.
lockerer, rasselnder Husten; reichlich grüner Schleim; 4 bis 5 Uhr
Dulcamara D6 - 3x tägl.
lockerer, reichlich grüner, geschmackloser Schleim; ältere Menschen

chronisch wiederkehrende Bronchitis
Stannum D12 - 2x tägl.
schwacher Husten, nachts und morgens; widerlich süßlicher Schleim
Hedera D6 - 3x tägl.
im Frühjahr, im Herbst mit Fließschnupfen; Husten nachts, frühmorgens
Bacillinum D200 - 1x monatl.
zur Abwehrstärkung der lymphatischen Schwäche

Altersbronchitis
Senega D6 - 3x tägl.
kann schlecht abhusten
Grindelia D4 - 3x tägl.
eitriger Schleim; alte Männer
Antimonium sulfuratum aurantiacum D4 - 3x tägl.
"das Maul voll" von grünem schmierigem Schleim

Bronchitis mit Kreislaufschwäche
Ammonium carbonicum D12 - 2stündl.
dunkelrotes gedunsenes Gesicht; schläfrig; tiefe feinblasige Geräusche
Ammonium jodatum D6 - stündl.
nach Ammon.carb.; drohende Wassersucht der Lunge, drohender Kollaps
Antimonium arsenicosum D6 - stündl.
hinfällige Unruhe, kann nicht mehr husten, kann nur noch aufsitzen
Tartarus stibiatus D6 - 3stündl.
ruhiger, aber mehr Brechwürgen und Schweiße

Carbo vegetabilis D30 - 1x bei Bedarf
sehr hinfällig, Rasseln mit Atemnot, stinkender Auswurf, Brust brennt
Veratrum album D30 - 1x bei Bedarf
kalte Schweiße, eiskalter Körper, deckt sich trotzdem ab

Bronchitis, Hustenanfall endet mit:
Coccus cacti D4 - 3x tägl.
Aufstoßen und Rülpsen; wie Raucherhusten
Cina D4 - 3x tägl.
Niesen; Krampfhusten
Senega D4 - 3x tägl.
Niesen; Herbstkatarrh, Lungenbläschen-Erweiterung

anhaltende Bronchitis ohne Schleim
Bryonia D3 - 2stündl.
schlimmer in warmen Räumen
Phosphorus D12 - 2x tägl.
schlimmer in frischer Luft
Kalium carbonicum D12 - 2x tägl.
schlimmer um 2 bis 4 Uhr

Bronchitis mit Schleimstraße im Nasen-Rachen-Raum
Kalium bichromicum D12 - 2x tägl.
fadenziehender Schleim, der mühsam hervorgebracht wird
Corallium rubrum D6 - 3x tägl.
festsitzender Schleim, der widerlich geräuschvoll hervorgebracht wird
Rumex D6 - 3x tägl.
klebriger Schleim, der nicht hervorgebracht werden kann

Bronchitis, Schleim löst sich
Pulsatilla D6 - 3x tägl.
grün, locker, reichlich
Kalium sulfuricum D6 - 3x tägl.
weiß, locker
Ipecacuanha D3 - 3x tägl.
grobblasig; Übelkeit bei sauberer Zunge, würgt
Chelidonium D3 - 3x tägl.
rechts; Leberbeschwerden, nach Masern, nach Keuchhusten
Hepar sulfuris D200 - 8stündl., 3x insgesamt
erstickend, eitrig-grün; dann locker, "reif"
Dulcamara D6 - 3x tägl.
viel Schleim ohne Geschmack

Bronchitis, grober Schleim schwer löslich
Tartarus stibiatus D6 - 3x tägl.
Atemnot steigert sich beim Husten
Coccus cacti D6 - 3x tägl.
würgt; erstickt am eigenen Schleim
Kalium bichromicum D12 - 2x tägl.
zäh, in Fäden, in bläulichen Klumpen
Stannum jodatum D6 - 3x tägl.
zäh, grün; zu schwach auf der Brust um abzuhusten

Bronchitis, Schleim grün
Pulsatilla D6 - 3x tägl.
locker, widerlich bitter
Dulcamara D6 - 3x tägl.
locker, geschmacklos
Hepar sulfuris D200 - 8stündl., 3x insgesamt
reif, käsig
Kalium bichromicum D12 - 2x tägl.
zäh, eklig
Stannum D12 - 2x tägl.
widerlich süßlich

Bronchitis, Schleim widerlich süßlich
Stannum D12 - 2x tägl.
reichlich grün; großes Schwächegefühl in der Brust
Phosphorus D12 - 2x tägl.
bei morgendlichem Abhusten; trockener Reizhusten abends

Bronchitis, Schleim zäh fadenziehend
Kalium bichromicum D12 - 2x tägl.
grünliche, bläuliche Fäden; 3 bis 5 Uhr
Coccus cacti D6 - 3x tägl.
eiweißartige Fäden; nach dem Aufstehen

Heuasthma bei Heuschnupfen
Arsenicum jodatum D6 - 3x tägl.
feucht brennend, schlimmer im Zimmer, in feuchter Wärme
Euphorbium D6 - 3x tägl.
trocken brennend, anhaltender Hackhusten von Kitzel in der Brustmitte
Phosphorus D12 - 2x tägl.
trocken brennend, heiser, schlimmer beim Reden und draußen

Naphthalinum D3 - 3x tägl.
trocken brennend, Lider stark geschwollen, eher links

Ranunculus bulbosus D4 - 3x tägl.
trocken kitzelnd, heiser, Kehlkopfhusten; Muskeln schmerzen

Alumen chromicum D4 - 3x tägl.
trocken kitzelnd, kratzend; Anfall morgens mit reichlich klarem Schleim

Husten, Ort des Beginns

Kalium sulfuricum D4 - 3x tägl.
in den Bronchien, weißlich zähes Sekret

Phytolacca D4 - 3x tägl.
im Hals, dunkelroter Rachenring

Sticta D6 - 3x tägl.
in der Nase, verstopfte Nasenwurzel

Bellhusten

Belladonna D30 - 1x tägl. abends
trocken, wund, nachts

Phosphorus D12 - 2x tägl.
tiefersitzend, beim Sprechen, beim Atmen; folgt gut auf Belladonna

Hyoscyamus D12 - 2x tägl.
trocken, krampfhaft, nervös, nachts

Drosera D4 - 3x tägl.
metallisch hohl, würgt, nach Mitternacht

Spongia D3 - 3x tägl.
metallisch hart, vor Mitternacht

Bromum D6 - 3x tägl.
heiser; beim Eintreten ins Zimmer, nach Erhitzen mit folgendem Schweiß

Bluthusten

Ipecacuanha D4 - alle 10 Min.
hell, gußweise; große Übelkeit, Angst, Erbrechen, reine Zunge!

Phosphorus D12 - stündl.
helle, mit Sputum vermischte Blutstreifen; Lungenentzündung

Hamamelis D4 - stündl.
dunkel; Brustkorb wie zerschlagen; Lungenschwindsucht

Acalypha indica D4 - alle 10 Min.
morgens hell, gußweise, nach trockenem Hustenanfall, abends dunkel

Crotalus D12 - stündl.
schwarz, mit Sputum vermischt; Lungeninfarkt, Lungenembolie

Kreosotum D4 - stündl.
hell oder dunkel, übelriechend; Lungenkrebs

Erkältungshusten
Aconitum D30 - 1x bei Bedarf
eckig, trocken, unruhig, ängstlich, Kühle suchend
Belladonna D30 - 1x bei Bedarf
rundlich, schwitzig, Wärme suchend
Eupatorium perfoliatum D200 - 1x bei Bedarf
Knochen wie zerbrochen
Rhus tox D30 - 1x bei Bedarf
Muskeln wie zerschlagen
Nux vomica D30 - 1x bei Bedarf
Magenweh, Kopfweh

Erstickungshusten, akut
Belladonna D30 - 1x bei Bedarf
rot; Aufsitzen bessert nicht
Stramonium D30 - 1x bei Bedarf
rot; Aufsitzen bessert
Hyoscyamus D12 - 1x tägl. abends
blaß; abends, beim Niederlegen
beachte: funktionell D12; lebensbedrohlich D30 oder D200 in Wasser!

Erstickungshusten, chronisch
Coccus cacti D6 - 3x tägl.
würgt morgens reichlich zähen, eiweißhaltigen Schleim hervor
Corallium rubrum D6 - 3x tägl.
hackt morgens trocken wie ein Maschinengewehr
Spongia D3 - 3x tägl.
giemt beim Tiefatmen, bei Aufregung
Antimonium sulfuratum aurantiacum D4 - 3x tägl.
spuckt den Mund voller Schleim heraus
Cuprum D200 - einmalig
als Zwischengabe; krampft, wird steif, blau; Atmung stockt, bewußtlos; Bewußtsein kehrt nach einer Weile zurück

Erstickungshusten bei Kindern
Sambucus nigra D4 - 3x tägl.
röchelt rauh, atmet mit weit geöffnetem Mund

Herzhusten
Lachesis D12 - 2x tägl.
trockener Kitzel nachts, erstickend gegen Morgen

LUNGE - Husten

Naja D12 - 2x tägl.
trockenes Herzhüsteln, schlimmer an der frischen Luft

Scilla D6 - 3x tägl.
loses Rasseln, schwer abhustbar, aber erleichternd

Hüsteln und Räuspern

Argentum nitricum D12 - 2x tägl.
bei Aufregung, bei aufregenden Ereignissen; blaß

Chamomilla D12 - 2x tägl.
bei Aufregung, Ärger; hitzig, eine Wange blaß

Cina D12 - 2x tägl.
Reflexhusten, Würmer; blaß, eine Wange rot

Lachesis D12 - 2x tägl.
Reizhusten nachts, beim Erwachen, schrickt auf, erstickt; rot

Stannum D12 - 2x tägl.
chronisch

Keuchhusten

Belladonna D30 - einmalig
abends; Hustenanfälle nachts, trocken, bellend; Kind verlangt Wärme

Drosera D3 - 3x tägl.
hohl klingender Husten um Mitternacht bis 2 Uhr

Spongia D3 - 3x tägl.
giemender Husten beim Niederlegen, um Mitternacht

Coccus cacti D6 - 3x tägl.
wie Raucherhusten; dick, glasig, fadenziehend; Niederlegen, Erwachen

Cuprum D30 - 1x bei Bedarf
zusätzlich; Würgehusten; Gesicht wird beim Husten blau

Keuchhusten, Komplikationen

Sanguinaria D6 - 3x tägl.
hartnäckiger, trockener Husten überdauert; Gesicht wie rot angemalt

Bromum D6 - 3x tägl.
Reizhusten, Räuspern, warmes Zimmer, Niederlegen; trinkt kleine Schlucke Kaltes

Corallium rubrum D4 - 3x tägl.
Bluthusten

Krampfhusten

Cuprum arsenicosum D4 - 3x tägl.
anfallsartig nachts, bläuliche Lippen; hält Daumen in der Faust; Durst

Corallium rubrum D6 - 3x tägl.
wie ein Maschinengewehr; zäher klebriger Schleim läuft Rachen runter

Coccus cacti D4 - 3x tägl.
wie ein erschöpfender trockener Raucherhusten; fadenziehender Schleim
Capsicum D4 - 3x tägl.
gedunsener, rotwangiger, eifersüchtiger Ausdruck; brennende Halsenge
Aralia D6 - 3x tägl.
im ersten Schlaf; Rachen kitzelt, Brust beengt; sitzt auf

nervöser Husten
Ambra D3 - 3x tägl.
gefolgt von leerem Aufstoßen
Phosphorus D12 - 2x tägl.
beim Sprechen
Ignatia D12 - 2x tägl.
steigert sich beim Husten
Hyoscyamus D12 - 2x tägl.
beim Niederlegen, nachts
Cuprum D30 - 1x bei Bedarf
krampfhaft; Schluck kaltes Wasser lindert

Raucherhusten
Coccus cacti D6 - 3x tägl.
attackenweise, morgens; wenig zäher, eiweißartiger Schleim

Reizhusten aus der Tiefe
Bryonia D4 - 3x tägl.
bollernd, sticht
Verbascum D6 - 3x tägl.
röhrend

Reizhusten, unstillbar im Liegen
Rumex D6 - 3x tägl.
zieht Decke über den Kopf, um warme Luft zu atmen
Sticta D6 - 3x tägl.
rauh, hackend, unergiebig

Würgehusten, Brechhusten
Ipecacuanha D3 - 3x tägl.
mit andauernder Übelkeit bei sauberer Zunge
Tartarus stibiatus D6 - 3x tägl.
nachts, bei und nach dem Essen; neigt zum Kreislaufkollaps
Drosera D4 - 3x tägl.
ab Mitternacht, tiefe Baßstimme; Krupp, Keuchhusten

LUNGE - Husten

Coccus cacti D4 - 3x tägl.
zäh, klebrig, fadenziehend; rülpst danach

Nux vomica D6 - 3x tägl.
mit Magen- und Kopfweh

Mephitis putorius D6 - 3x tägl.
fühlt sich wohl nach Erbrechen

Husten abends

Belladonna D30 - 1x tägl. abends
entzündlich; muß aufsitzen, was nicht erleichtert

Hyoscyamus D12 - 1x tägl. abends
nervös; muß aufsitzen, was erleichtert

Phosphorus D12 - 1x tägl. abends
nervös; mit beginnender Dämmerung, beim Reden

Husten beim Niederlegen

Sticta D6 - 3x tägl.
unstillbar die ganze Nacht durch

Spongia D3 - 3x tägl.
muß Oberkörper hochlegen

Hyoscyamus D12 - 1x tägl. abends
Aufsitzen erleichtert

Drosera D4 - 3x tägl.
hustet wie in einen leeren Kochtopf hinein, würgt

Causticum D6 - 3x tägl.
trocken, brennt hinter Brustbein, Schluck kaltes Wasser lindert

Acidum nitricum D6 - 3x tägl.
chronisch; trockener, kurzer Hackhusten; Splitter im Hals

Husten besser beim Niederlegen

Manganum chloratum D6 - 3x tägl.
hustet nur, wenn er aufsitzt

Husten im ersten Schlaf

Belladonna D30 - 1x tägl. abends
entzündlich

Lachesis D12 - 2x tägl.
erschrickt, erstickt

Aralia D6 - 3x tägl.
krampfhaft

Husten 3 bis 5 Uhr

Kalium bichromicum D12 - 2x tägl.
zäher gelber, fadenziehender Schleim, metallischer Bellhusten

Kalium carbonicum D12 - 2x tägl.
spannungsloser, trockener Würgehusten, Stiche rechte untere Brustseite

Tartarus stibiatus D12 - 2x tägl.
voller feinblasigem Schleim, Husten verschlimmert Atemnot; gedunsen

Kalium jodatum D4 - 3x tägl.
hartnäckig, deckt sich ab, braucht frische Luft

Natrium sulfuricum D6 - 3x tägl.
reichlich lockerer, grüner Husten im feucht-nebligen Herbst

Husten die ganze Nacht

Rumex D6 - 3x tägl.
beim Entblößen, Bloßliegen, durch kalte Luft; scharfes Stechen

Sticta D6 - 3x tägl.
rauher, hackender, unergiebiger Dauerhusten

Ammonium bromatum D4 - 3x tägl.
stundenlang; besonders abends und gegen Morgen

Cuprum arsenicosum D4 - 3x tägl.
in langen Attacken mit langen Pausen; Lippen werden blau

Opium D12 - 2x tägl.
quälend, trocken, ohne Auswurf; Gesicht schwillt blaurot an

Husten um Mitternacht

Spongia D3 - 3x tägl.
vor Mitternacht

Rumex D6 - 3x tägl.
abends und vor Mitternacht

Aconitum D30 - 1x bei Bedarf
um Mitternacht

Arsenicum album D6 - 3x tägl.
bis 3 Uhr

Drosera D6 - 3x tägl.
bis 1 Uhr

Morgenhusten

Kalium bichromicum D12 - 2x tägl.
langwierig, vergeblich

Corallium rubrum D6 - 3x tägl.
wie ein Schnellfeuergewehr

LUNGE - Husten

Coccus cacti D6 - 3x tägl.
wie ein Raucherhusten, Kalttrinken lindert

morgendlicher Schleimpfropf

Stannum jodatum D4 - 3x tägl.
tief im Hals, schwächliches Husten, muß herauswürgen, blasser Mensch

Husten nach dem Essen

Phosphorus D12 - 2x tägl.
anfallsweise; obere Brust wie geschnürt

Rumex D6 - 3x tägl.
unstillbarer Kitzel in der Halsgrube

Nux vomica D6 - 3x tägl.
erbricht; untere Brust wie geschnürt

Tartarus stibiatus D6 - 3x tägl.
würgt, erbricht

Husten beim Entblößen des Kopfes

Rumex D6 - 3x tägl.
nicht enden wollender Hustenanfall

Husten beim Übergang ins Kalte

Rumex D6 - 3x tägl.
quälender Kitzel in der Halsgrube

Phosphorus D12 - 2x tägl.
tiefer Kitzel hinter beengtem Brustbein

Dulcamara D12 - 2x tägl.
anhaltend krampfig; reichlich geschmackloser Schleim

Husten beim Übergang ins Warme

Bryonia D3 - 3x tägl.
trocken, erschütternd, Kitzel in der Magengrube

Natrium carbonicum D12 - 2x tägl.
eitrig-grüner, salziger Auswurf

Bromum D12 - 2x tägl.
bellend, anstrengend

Husten durch Sprechen schlimmer

Phosphorus D12 - 2x tägl.
Kitzel aus der Tiefe; bei Abenddämmerung

Silicea D12 - 2x tägl.
Kitzel wie durch Haar im Hals; beim Niederlegen, durch Kalttrinken

Husten - LUNGE

Conium D12 - 2x tägl.
Kitzel in den oberen Luftwegen; abends, nachts, beim Lachen, quälend

Husten nach Bronchitis
Sanguinaria D6 - 3x tägl.
Kitzel; trocken oder mit rostfarbenem Auswurf; hektische Hitze

Husten mit Kopfschmerz
Bryonia D3 - 3x tägl.
berstend, stechend
Sticta D6 - 3x tägl.
berstend
Natrium muriaticum D200 - 1x wöchentl.
Harn spritzt weg wie bei Causticum
Nux vomica D6 - 3x tägl.
kurz, trocken, ermüdend; Halsweh

Husten mit unfreiwilligem Urinabgang
Causticum D6 - 3x tägl.
unbemerkt; trockener hohler Husten, Schluck kaltes Wasser lindert
Natrium muriaticum D200 - 1x wöchentl.
merkt es; hustet beim Übergang ins warme Zimmer
Scilla D6 - 3x tägl.
tröpfchenweise; schwer abhustbarer Schleim, Abhusten erleichtert

hält seinen Brustkorb beim Husten
Eupatorium perfoliatum D200 - 1x bei Bedarf
bei fieberhafter rheumatischer Grippe
Drosera D3 - alle 10 Min.
bei mitternächtlichem blechernem Husten; Keuchhusten, Krupp-Husten
Natrium sulfuricum D12 - 2x tägl.
beim Asthmaanfall gegen 4 bis 5 Uhr morgens im nebligen Herbst
Bryonia D3 - 3x tägl.
beim Übergang in warme Räume

Husten verschlimmert Hustenreiz
Ignatia D30 - 1x bei Bedarf
nervös
Sticta D6 - 3x tägl.
organisch
Hepar sulfuris D200 - 8stündl., 3x insgesamt
bis zum Erstickungsanfall (Krupp)

LUNGE - Husten

Husten hinter unterem Brustbein (Bifurkation)
Sticta D6 - 3x tägl.
die ganze Nacht
Rumex D6 - 3x tägl.
beim Übergang in kühle Luft
Spongia D3 - 3x tägl.
beim Niederlegen, kurz vor Mitternacht, muß aufsitzen

Husten feucht, locker, rasselnd
Natrium sulfuricum D6 - 3x tägl.
bei feucht-kaltem Herbstwetter
Hepar sulfuris D200 - 8stündl., 3x insgesamt
bei trocken-schönem Wetter, besser bei feucht-warmem Wetter
Ipecacuanha D4 - 3x tägl.
Husten bei jedem Atemzug; mit Übelkeit!
Tartarus stibiatus D6 - 3x tägl.
aber Husten verschlimmert die Atemnot
Senega D4 - 3x tägl.
brennend vor und nach dem Husten; kann nicht abhusten
Asclepias tuberosa D4 - 3x tägl.
stechend, schlimmer bei Kälte und kalter Luft

Husten klingt metallisch
Drosera D4 - 3x tägl.
hohl, tief, nach Mitternacht
Spongia D3 - 3x tägl.
schwammig, vor Mitternacht
Kalium bichromicum D12 - 2x tägl.
zäh, fadenziehend, 3 bis 4 Uhr

Hyperventilation, blaß, bläulich, Tetanie
Acidum hydrocyanicum D4 - alle 10 Min.
bläuliche, eiskalte Haut, kalter Schweiß
Tabacum D30 - alle 10 Min.
kalte Haut, kalter, klebriger Schweiß, Kribbeln in den Gliedern
Carbo vegetabilis D30 - alle 10 Min.
große Blässe, blaue Lippen, kalter Schweiß, will frische Luft zugefächelt haben

Lungenembolie, akut
Lachesis D12 - alle 10 Min.
plötzlicher zerreißender Schmerz; blaß, kalt-schweißig, erstickt, Ohnmacht

Crotalus D12 - 1x in Wasser
hustet Blut

Carbo vegetabilis D30 - 1x in Wasser
blaß, blaue Lippen; verlangt, daß man ihm frische Luft zufächelt

Tabacum D30 - 1x in Wasser
blaß, sterbenselend, erbricht

Veratrum album D30 - 1x in Wasser
blaß, schweißbedeckt, eiskalter Körper, verweigert aber warme Zudecke

Lungenemphysem mit Bronchienerweiterung (Ektasien)

Hepar sulfuris D200 - 1x wöchentl.
hustet bis zur Erstickung

Stannum D12 - 2x tägl.
kann kaum noch husten; Schleimpfropf sitzt in der Kehle

Antimonium sulfuratum aurantiacum D4 - 3x tägl.
hat ständig den Mund voller Schleim

Lungenemphysem, organisch

Carbo animalis D4 - 1x tägl. morgens
kreislaufstärkend; und:

Calcium carbonicum D6 - 1x tägl. abends
gewebestärkend; dazu die entsprechenden Bronchitis-Arzneien

akute Lungenentzündung, 1. Tag: Atemnot, Brustenge, Fieber

Aconitum D30 - 1x in Wasser
Schüttelfrost vor Fieber, heiße Haut; durch trockene kalte Winde

Ferrum phosphoricum D30 - 1x in Wasser
ruhiges Fieber, rasche Atmung; sehr wenig Durst; Kopf nicht benommen!

Veratrum viride D30 - 1x in Wasser
hektisches Fieber, aber ruhig, ohne Angst; roter Streifen Zungenmitte

Jodum D30 - 1x in Wasser
hektisch, ruhelos wie bei Aconit; Lunge wie verschlossen, wenig Husten

akute Lungenentzündung, 1. Tag: Aussehen, Verhalten

Aconitum D30 - 1x in Wasser
kräftig rot; höchste Unruhe und Ängstlichkeit; Todesangst!

Ferrum phosphoricum D30 - 1x in Wasser
zart rot; sitzt im Bett und liest eventuell noch im Buch

Veratrum viride D30 - 1x in Wasser
gedunsen tiefrot; Kopfschmerz; übel, erbricht; heftiges Fieberdelir

Jodum D30 - 1x in Wasser
hektisch rot; ruhelos wie bei Aconit; greift sich an den Hals beim Husten

LUNGE - Lungenentzündung

beachte: alle zeigen rotes Aussehen wegen heftigem Blutandrang zur Brust und zum Kopf, der auch die Atemnot bewirkt!

Lungenentzündung ab 2. Tag: Anschoppung, rostroter Auswurf

Bryonia D3 - 2stündl.
Fieber hält an; scharfes Stechen bei geringster Bewegung

Phosphorus D12 - 2x tägl.
folgt und ergänzt Bryonia; Husten als ob etwas losgerissen sei; blutig

Jodum D12 - 2x tägl.
große Atemnot, als ob die Brust sich nicht ausdehnen wolle

Sanguinaria D6 - 2stündl.
Brennen überall, scharfe Stiche; Brust wie zu voll; schlimmer nachmittags

Sulfur D6 - 3x tägl.
wie bei Jod am Beginn aller Stadien nützlich; hier: hektisches Fieber, Atemnot

Cantharis D6 - 3x tägl.
heftiges Brennen und Drücken

Lungenentzündung ab Ende 1. Woche: Krise, rote Hepatisation

Bryonia D3 - 2stündl.
Fieber hält weiter an; Zunge trocken, großer Durst, Delirium, Apathie

Phosphorus D12 - 2x tägl.
ergänzt weiter Bryonia; geschnürte obere Brust, gelb-roter Auswurf

Jodum D12 - 2x tägl.
größte Atemnot; wirft sich hektisch im Bett umher; unbändiger Durst

Ferrum phosphoricum D12 - 2x tägl.
nicht so unruhig; auffallend wenig Durst

Lungenentzündung ab 2. Woche: graue Hepatisation

Bryonia D3 - 2stündl.
Fieber fällt ab; Knistern und Rasseln beim Einatmen, Puls verlangsamt

Ferrum phosphoricum D12 - 2x tägl.
im Wechsel mit:

Kalium chloratum D4 - 3x tägl.
weiß-grauer, zäher Auswurf; Zunge dick weiß belegt! ersetzt durch:

Kalium sulfuricum D4 - 3x tägl.
am Übergang zur gelben Hepatisation; Auswurf wird gelb, schleimig

Kalium carbonicum D12 - 2x tägl.
ähnlich Bryonia; viel schleimiger, stechender Husten ab 3 Uhr

Kalium bichromicum D12 - 2x tägl.
zäher, fadenziehender schleimiger Auswurf; Husten gegen Morgen

Lungenentzündung ab 3. Woche: gelbe Hepatisation
Hepar sulfuris D200 - 8stündl., 3x insgesamt
dicker eitriger, sahniger Auswurf
Jodum D12 - 2x tägl.
wenig eitriger, schaumiger Auswurf
Sanguinaria D4 - 3x tägl.
wenig, sehr stinkender Auswurf
Sulfur D4 - 3x tägl.
dicker, schmutziger, übelriechender Auswurf nachts
Lycopodium D12 - 2x tägl.
gelb-grüner schleimiger Auswurf nachts
beachte Hepatisation: Knisterrasseln beim Einatmen (Crepitatio indux)

Lungenentzündung Ende 3. Woche: Lösung, eitriger Husten
Hepar sulfuris D200 - 8stündl., 3x insgesamt
locker; gegen Morgen
Tartarus stibiatus D6 - 3x tägl.
viel, feinblasig; ab 4 Uhr nachts
Sanguinaria D4 - 3x tägl.
wenig; eher nachmittags
Sulfur D4 - 3x tägl.
dick, schmutzig; nachts
Lycopodium D12 - 2x tägl.
gelb-grün, schleimig; nachts
beachte: Knisterrasseln tritt wieder auf (Crepitatio redux)

Lungenentzündung, langsame oder unvollständige Lösung
Sulfur D6 - 3x tägl.
dicker eitriger, übelriechender Auswurf, lockerer Husten nachts
Jodum D12 - 2x tägl.
eitriger, schaumiger Auswurf; hektisches Fieber, hektische Unruhe
Sanguinaria D6 - 3x tägl.
wenig eitriger, stinkender Auswurf, der selbst dem Patienten stinkt
Lycopodium D6 - 3x tägl.
gelb-grüner, übelriechender, salziger Auswurf, heftiger Husten nachts

Lungenentzündung vernachlässigt, verschlampt
Sulfur D4 - 3x tägl.
so verschlampt wie der dahinterstehende Mensch

LUNGE - Lungenentzündung

Lungenentzündung eher rechts
Bryonia D3 - 3x tägl.
stechender Leberkapselschmerz
Sanguinaria D6 - 3x tägl.
alles hitzig, brennend, trocken
Chelidonium D3 - 3x tägl.
bei eher schlanken, blassen Menschen

Lungenentzündung eher links
Lycopodium D4 - 3x tägl.
rechts beginnend

Lungenentzündung bei Kindern
Aconitum D30 - 1x in Wasser
nach langem Spiel in kaltem, trockenem Wind; Angst
Veratrum viride D30 - 1x in Wasser
hektischer Beginn; Kopfschmerz, Übelkeit, Erbrechen; keine Angst!
Phosphorus D12 - 2x tägl.
zarte, hübsche, kraftlose Kinder
Ferrum phosphoricum D4 - 3x tägl.
spielt unbeeinträchtigt weiter!
Tartarus stibiatus D6 - 3x tägl.
dicke, weiß belegte Zunge, Brechhusten
Mercurius solubilis D30 - 1x tägl.
infolge Erkältung bei naßkaltem Wetter

Lungenentzündung bei Grippe (Viruspneumonie)
Mercurius solubilis D30 - 1x tägl.
vor allem bei Kindern und Jugendlichen; Zunge groß, schmutzig, Zahneindrücke

Lungenentzündung nach Antibiotika-Behandlung
Sulfur D4 - 3x tägl.
langsame oder unvollständige Lösung; hinfällige Schwäche

Lungenentzündung, kann nicht links liegen
Phosphorus D12 - 2x tägl.
wegen Herzklopfen

Lungenentzündung, kann nur rechts liegen
Bryonia D12 - 2x tägl.
um stechende Schmerzen zu besänftigen, fester Gegendruck lindert!

Lungenentzündung mit Bronchitis

Phosphorus D12 - 2x tägl.
schmerzender Husten hinter dem Brustbein, obere Brust wie geschnürt

Tartarus stibiatus D6 - 3x tägl.
viel; glaubt vergeblich, der nächste Husten bringe den Schleim hervor!

Ipecacuanha D3 - 3x tägl.
viel, grobblasig; saubere Zunge, dauerhafte Übelkeit!

Kalium carbonicum D6 - 3x tägl.
viel; vergeblicher Husten wie bei allen Kaliumsalzen! um 3 Uhr morgens

Kalium bichromicum D12 - 2x tägl.
viel, zähe, bläuliche Klumpen, ab 4 Uhr

Lungenentzündung mit Hirnhautreizung, Delirium (typhös)

Veratrum viride D30 - 1x in Wasser
akut, hektisches Delirium

Phosphorus D12 - 2x tägl.
geschwätziges Delir, will aus dem Bett, zieht sich aus; Angst, Hitze

Hyoscyamus D12 - 2x tägl.
wie bei Phosphor, nur noch dramatischer

Sulfur D6 - 3x tägl.
Atemnot von Mitternacht bis 2 Uhr, deckt sich ab wegen großer trockener Hitze; Schweiße gegen Morgen

beachte: hektisches Fieber ist immer von hinfälliger Schwäche begleitet!

Lungenentzündung mit Leber- und Gallebeschwerden (biliös)

Chelidonium D30 - 1x in Wasser
gelbe weiche Stühle

Lycopodium D12 - 2x tägl.
Stuhl so knoddelig wie Ziegenkot

Tartarus stibiatus D12 - 2x tägl.
Brechhusten, Durchfall mit einer Zunge wie dick weiß angestrichen

Mercurius solubilis D30 - 1x tägl.
stinkende, schleimige Durchfälle mit viel Krämpfen in den Gedärmen

Lungenentzündung mit Lungenbluten

Phosphorus D200 - alle 10 Min.
lebensbedrohlich!

Lungenentzündung mit Nasenflügelatmung

Chelidonium D3 - 3x tägl.
bei biliöser Entzündung

LUNGE - Lungenentzündung

Lycopodium D4 - 3x tägl.
bei sich schlecht lösender Entzündung

Lungenentzündung mit Rippenfell-Entzündung

Phosphorus D12 - 2x tägl.
blutstreifiger Auswurf; abends und morgens; Atmung knistert, rasselt

Bryonia D3 - 2stündl.
zusammen mit Phosphor sehr bewährt!

Ipecacuanha D3 - 3x tägl.
viel, grobblasig; saubere Zunge, anhaltende Übelkeit!

Tartarus stibiatus D6 - 3x tägl.
viel, feinblasig; vergeblicher Husten ab 4 Uhr

Lungenentzündung mit scharfen stechenden Schmerzen

Bryonia D3 - 3x tägl.
bei der geringsten Bewegung

Kalium carbonicum D6 - 3x tägl.
rechts unten, unabhängig von Atmung

Tartarus stibiatus D6 - 3x tägl.
beim Husten

Chelidonium D3 - 3x tägl.
im rechten Unterlappen

Sanguinaria D6 - 3x tägl.
in beiden Unterlappen, hinter dem Brustbein

Schwächegefühl in der Brust

Laurocerasus D4 - 3x tägl.
Rechtsherzschwäche

Senega D4 - 3x tägl.
Altersbronchitis

Stannum D6 - 3x tägl.
Bronchialäste erweitert, Lungentuberkulose; ist zu schwach zum Husten

Mukoviszidose, personenbezogene Schwäche

Natrium muriaticum D200 - 1x monatl.
um 10 Uhr

Sulfur D200 - 1x monatl.
um 11 Uhr

Magnesium carbonicum D200 - 1x monatl.
sofort nach dem Essen

Lycopodium D200 - 1x monatl.
um 17 Uhr; ruht, erholt sich nicht

Phosphorus D200 - 1x monatl.
gegen 17 Uhr; ruht, erholt sich gut

Mukoviszidose, zäher Schleim der Atem- und Verdauungswege
Silicea D6 - 3x tägl.
im Winter geben
Calcium fluoratum D6 - 3x tägl.
im Sommer geben; nach 1 Jahr:
Thallium D4 - 3x tägl.
3 Monate lang; Kur wiederholen
Ipecacuanha D4 - 3stündl.
bedarfsweise bei grobblasigem Husten; rote Wangen
Tartarus stibiatus D6 - 3x tägl.
bedarfsweise bei feinblasigem Husten; blasses Gesicht

Rippenfell-Entzündung (Pleuritis), Beginn
Aconitum D30 - einmalig
Schüttelfrost, hohes trockenes Fieber, scharfe Stiche
Belladonna D30 - einmalig
schweißiges Fieber oder Beginn mit Krampfanfällen und wenig Fieber

feuchte Rippenfell-Entzündung (exsudativa)
Cantharis D4 - 2stündl.
brennt, drückt, Atemnot, Schweiße
Apis D4 - 2stündl.
wenn Fieber und Schmerz nachlassen; kein Durst
Arsenicum album D6 - 3x tägl.
brennt, asthmatische Atmung; Schwäche, Unruhe; viel Durst, trinkt wenig
Hepar sulfuris D200 - 8stündl., 3x insgesamt
eitriger Erguß, Bronchien beteiligt
Sulfur D6 - 3x tägl.
nach Aconit und Bryonia; Stechen durch linke Lunge bei Rückenlage,
bei Bewegung

trockene Rippenfell-Entzündung (sicca)
Bryonia D3 - stündl.
sticht bei geringster Bewegung, beim Atmen; mag Wärme
Stannum D12 - 2x tägl.
messerscharfe Stiche in linker Achsel
Asclepias tuberosa D4 - 3x tägl.
trockener Hackhusten, beugt sich vorwärts; schwächer als Bryonia

LUNGE - Rippenfell

zur Auflösung der Rippenfell-Entzündung
Sulfur D6 - 3x tägl.
Stechen in der linken Lunge
Arsenicum album D6 - 3x tägl.
Brennen, asthmatische Atmung
Ranunculus bulbosus D6 - 3x tägl.
Stechen in der rechten Lunge

Rippenfell-Entzündung bei Tuberkulose
Arsenicum jodatum D4 - 3x tägl.
Erguß, Brennen, asthmatische Atmung

Rippenfell-Entzündung nach äußerer Verletzung
Arnica D30 - 1x tägl.
blutiger Erguß

Lungenwasser
Laurocerasus D4 - 3x tägl.
Rechtsherzbelastung, blaue Lippen
Apocynum D2 - 3x tägl.
Herzschwäche, Schwächegefühl in der Magengrube, unstillbarer Durst
Kalium carbonicum D6 - 3x tägl.
Beine teigig, Herzschwäche, als ob das Herz an einem Faden hinge
Arsenicum album D6 - 3x tägl.
Augen, Füße wächsern; viel Durst, trinkt nur wenig; erbricht unstillbar
Lycopodium D6 - 3x tägl.
bei chronischen Lebererkrankungen

NOTIZEN:

Bauch

Blähbauch bei Magen-Darmbeschwerden

Carbo vegetabilis D6 - 3x tägl.
ganzer Bauch, Grimmen, Aufstoßen

China D4 - 3x tägl.
Bauchmitte

Lycopodium D6 - 3x tägl.
Unterbauch

Colchicum D4 - 3x tägl.
ganzer Bauch, Kolik, Zusammenkrümmen

Argentum nitricum D6 - 3x tägl.
Oberbauch, Trommel, Krämpfe

Aloe D6 - 3x tägl.
Oberbauch, Kneifen, Rumpeln

Nabelkoliken seelischen Ursprungs

Nux vomica D30 - 1x in Wasser
Ärger über die Fliege an der Wand, abgehetzt, leicht reizbar

Colocynthis D200 - 1x in Wasser
Ärger über Unrecht, tobsüchtig

Chamomilla D30 - 1x in Wasser
Ärger über alles; rot, überempfindlich, weiß nicht was er will

Ignatia D30 - 1x in Wasser
Kummer, blaß, überempfindlich, weiß nicht was er will

Hyoscyamus D30 - 1x in Wasser
unbeeinflußbar, neurotisch

Nabelkoliken unklaren Ursprungs

Belladonna D30 - 1x in Wasser
wellenförmig, beugt sich zurück

Colocynthis D4 - alle 10 Min.
stechend, einschießend; krümmt sich, drückt Faust in den Leib; im Wechsel mit:

Magnesium phosphoricum D4 - alle 10 Min.
krampfend, krümmt sich, reibt sich den Bauch, Wärme erleichtert

Magnesium carbonicum D6 - alle 10 Min.
messerscharf, beugt sich zurück, reibt sich den Bauch, geht auf und ab

Nervenschmerz (Neuralgie) im Bauch

Colocynthis D6 - 3x tägl.
nach Erregung, Erkältung; preßt, sticht; Ruhe, Wärme, Druck lindern

Nux vomica D12 - 2x tägl.
nach Ärger, Erkältung, eher links

Oberbauchsyndrom, beengt, drückt zum Herzen hoch

Sulfur D12 - 2x tägl.
genußreicher Allesfresser, rülpst und furzt höchst unanständig

Lycopodium D12 - 2x tägl.
Möchtegern-Genießer, bläht aber zu rasch auf, kann nicht rülpsen

Carbo vegetabilis D30 - 1x bei Bedarf
Genuß ist verloren gegangen, jetzt gärt es und er gähnt

Antimonium crudum D12 - 2x tägl.
rüpelhafter Vielfraß, rülpst höchst unmanierlich

Ignatia D30 - 1x bei Bedarf
neuropathischer armer Schlucker, wagt nicht zu rülpsen

Folge von Magenoperation, Dumping-Syndrom

Zincum D6 - 3x tägl.
Speisen rutschen durch den Magen

Acidum muriaticum D4 - 3x tägl.
verträgt keine Milch

Verwachsungen im Bauch nach Operation (Adhäsionen)

Bellis D3 - 3x tägl.
punktförmige Schmerzen

Raphanus D4 - 3x tägl.
Kolikschmerzen durch eingeklemmte Blähungen

Verwachsungen an den Eierstöcken nach Operation

Lilium D4 - 3x tägl.
kreuzt die Beine, "als wolle alles herausfallen"

Sepia D4 - 3x tägl.
Organgefühl, Vorfall der Gebärmutter, "alles hängt"

Schluckauf (Singultus), akut

Belladonna D30 - 1x bei Bedarf
streckt sich

Magnesium phosphoricum D4 - alle 10 Min.
krümmt sich

Schluckauf, chronisch wiederkehrend

Hyoscyamus D30 - 1x bei Bedarf
blaß; heftig, bösartig

Stramonium D30 - 1x bei Bedarf
roter Bruder der blaßen Hyoscyamus
Zincum D30 - 1x bei Bedarf
blaß, zart, erschöpft

Schluckauf bei Säuglingen
Cuprum D30 - 1x bei Bedarf
geronnene Milch rinnt aus den Mundwinkeln

Schluckauf in der Schwangerschaft
Cuprum D200 - 1x in Wasser

Zwerchfellbruch bei schwachem Gewebe
Calcium fluoratum D6 - 3x tägl.
bei kräftigen, strähnigen Menschen
Silicea D12 - 2x tägl.
bei dürren, schwachen Menschen

Zwerchfellbruch, chronisch wiederkehrend
Barium carbonicum D6 - 3x tägl.
fortlaufend
Magnesium phosphoricum D4 - alle 10 Min.
bei Krämpfen zusätzlich

NOTIZEN:

Magen

Bluterbrechen (Hämatemesis), akut
Ipecacuanha D4 - alle 10 Min.
hell, reichlich; große anhaltende Übelkeit
Phosphorus D200 - alle 10 Min.
hell, vermischt, schmerzlos
Hamamelis D4 - alle 10 Min.
dunkel; Bauch wie gequetscht

akutes Erbrechen
Ipecacuanha D3 - alle 10 Min.
anhaltend, vor allem nach dem Essen, anhaltende Übelkeit, saubere Zunge!
Antimonium crudum D4 - alle 10 Min.
Sommer, Magenüberfüllung, nach Essen und Trinken, dick weiße Zunge!
Aethusa D4 - alle 10 Min.
Kinder, in hohem Bogen, große grüne Gerinnsel von Milch oder nach dem Essen
Phosphorus D12 - stündl.
großer Durst auf Kaltes, wird sofort erbrochen; blutig bei Ulcus, Krebs
Iris D4 - alle 10 Min.
Saures, Säure macht die Zähne stumpf
Calcium carbonicum D6 - stündl.
große weiße Gerinnsel von Milch sofort nach dem Trinken

anhaltendes Erbrechen mit Schwäche
Veratrum album D4 - alle 10 Min.
heftig, reichlich, grün, trinkt viel
Arsenicum album D6 - alle 10 Min.
Nahrung, Säure, Galle ohne Erleichterung, 0 bis 3 Uhr, trinkt wenig
Cuprum D4 - alle 10 Min.
Magen krampft, blaues Gesicht, vergebliche Würgeversuche
Secale D4 - alle 10 Min.
Galle, Blut, verfällt rasch, runzelig, großer Durst, kein Schweiß
Jatropha curcas D6 - alle 10 Min.
zäh, eiweißartig, Krämpfe, Kälte
Kreosotum D4 - alle 10 Min.
unverdaute Nahrung lange nach dem Essen

azetonämisches Erbrechen
Ignatia D4 - 3x tägl.
Kümmerling mit Kummer, Nabelkoliken, spuckt und schluckt

Iris D4 - 3x tägl.
sauer, Säure macht die Zähne stumpf; morgens, 14 bis 15 Uhr
Veratrum album D4 - 3x tägl.
heftig, viel, anhaltend, grün, kalt-feucht, verträgt keine Zudecke
Acidum sarcolacticum D4 - 3x tägl.
übel, Druckschmerz, Säure; erschöpft, frostig; saure Stühle, Zudecken
Chamomilla D30 - 1x bei Bedarf
nach Zorn, Ärger, Widerwille; rot, hitzig

Erbrechen von schwarzen Massen, "Kaffeesatzerbrechen"
Conium D4 - stündl.
mit Schwindel; Essen bessert; Tumor?
Arsenicum album D6 - stündl.
erschöpfend, Ekel vor Speisen; Krebs?
Cadmium sulfuricum D6 - stündl.
Essen, Druck, Krümmen erleichtern; Magengeschwür, Krebs
Crotalus D12 - 2stündl.
Magenbluten, Leberentzündung

Erbrechen vom Gehirn gesteuert und ausgelöst
Belladonna D6 - alle 10 Min.
durch Blutandrang im Kopf
Camphora D1 - alle 10 Min.
anhaltend bei Kindern mit Gehirnerkrankungen
Apomorphinum D3 - alle 10 Min.
plötzlich, reichlich, ohne Übelkeit
Cocculus D4 - alle 10 Min.
in hohem Bogen, Schwindel, kaum Übelkeit

Erbrechen mit Durchfall
Veratrum album D4 - alle 10 Min.
gleichzeitig, Reiswasser oder Spinat, kalt-feuchter Körper, Abdecken
Arsenicum album D6 - alle 10 Min.
wenig, grün; viel Durst, kleine Schlucke, ruhelos, kalt-feucht, Zudecken
Cuprum D4 - alle 10 Min.
Krämpfe überall, würgt vergeblich, blaue kalte trockene Haut, Zudecken
Secale D4 - alle 10 Min.
unverdaut, wäßrig; runzelige kalte trockene Haut, gespreizte Finger
Iris D4 - alle 10 Min.
wäßrig, gelb, grün, sauer, morgens, 14 bis 15 Uhr
Jatropha curcas D6 - alle 10 Min.
Reiswasser, eiweißartig; Krämpfe, Kälte

Erbrechen nach Ärger
Chamomilla D30 - 1x bei Bedarf
unleidlich, hysterisch, schreit
Nux vomica D30 - 1x bei Bedarf
mürrisch, gereizt, sauer, meckert

Erbrechen bei Aufregung
Argentum nitricum D30 - 1x bei Bedarf
krampfhaft

Erbrechen im Lift
Argentum nitricum D30 - 1x bei Bedarf
Magen hebt sich oder senkt sich; erbricht vor Aufregung

Erbrechen auf Reisen
Cocculus D12 - stündl.
übel, erbricht im Schwall
Petroleum D12 - stündl.
übel, würgt elendig
Arsenicum album D6 - stündl.
übel, würgt sterbenselend
Hyoscyamus D30 - 1x bei Bedarf
übel, aufgeregt, geschwätzig, verstimmt, beleidigt
Tabacum D30 - 1x bei Bedarf
sehr übel, erbricht; kalter Schweiß, Schiff und Flugzeug

Erbrechen bei Säufern
Nux vomica D4 - 3x tägl.
Exzesse, frißt, säuft
Acidum sulfuricum D4 - 3x tägl.
morgendliches Säurewürgen; D30 und Willensstärke bei Trinkwunsch
Kalium bichromicum D12 - 2x tägl.
nach Biergenuß

Erbrechen mit Ekel vor Speisen
Colchicum D4 - 2stündl.
beim Sehen und Riechen von Speisen; großer Durst aber Widerwille
China D4 - 2stündl.
schon beim Denken an Speisen
Arsenicum album D6 - 2stündl.
beim Riechen von Speisen; großer Durst, trinkt aber nur wenig Warmes

Erbrechen - MAGEN

Erbrechen von unverdauten Speisen

Kreosotum D4 - stündl.
noch nach Stunden, Essen bessert Magenschmerzen; Krebs, Hysterie

Mephitis putorius D6 - stündl.
wenn ein Wunsch verweigert wird

Ferrum D12 - stündl.
noch während des Essens ohne Grund

Tartarus stibiatus D6 - stündl.
schweres erschöpfendes Würgen, Zunge wie weiß angestrichen

Luftschlucker (Aerophagie), Säuglinge

Cuprum D30 - 1x bei Bedarf
Luft gurgelt die Speiseröhre hinunter, Erbrochenes läuft aus dem Mund

Luftschlucker, Erwachsene

Nux moschata D4 - 3x tägl.
aufgeblähter Bauch, aufgeblähter Mensch; möchte aufstoßen, kann nicht

Asa foetida D4 - 3x tägl.
knalliges Aufstoßen, scheußlicher Mundgeruch

Baptisia D4 - 3x tägl.
Rumpeln, brauner Streifen in der Mitte der Zunge, fauler Mundgeruch

Leeregefühl, Essen verschlimmert

Sepia D12 - 2x tägl.
saurer Geschmack

Carbo vegetabilis D12 - 2x tägl.
fauler Geschmack, Aufstoßen bessert

Kalium carbonicum D12 - 2x tägl.
fauler Geschmack, Aufstoßen bessert nicht

Schwächegefühl im Magen um 11 Uhr

Phosphorus D12 - 2x tägl.
ißt ein wenig Kaltes, das aber erbrochen wird, sobald im Magen erwärmt

Sepia D12 - 2x tägl.
Essen bessert nicht, übel beim Anblick oder Geruch von Speisen

Sulfur D12 - 2x tägl.
ißt ein wenig Süßes, das bessert, aber Säure verursacht

Natrium carbonicum D12 - 2x tägl.
Essen bessert den Magen, aber verstimmt das Gemüt

MAGEN - Beschwerden

satt nach wenigen Bissen
Sepia D12 - 2x tägl.
aber Leeregefühl, frißt sich durch den Tag
Sulfur D12 - 2x tägl.
Sodbrennen, Aufstoßen
Lycopodium D12 - 2x tägl.
Unterbauch aufgetrieben
Colchicum D6 - 3x tägl.
Rumoren mit Übelkeit
China D6 - 3x tägl.
ganzer Bauch aufgetrieben, müde, schwach

Schmerzen besser durch Essen
Anacardium D12 - 2x tägl.
nach 2 Stunden kommt Schmerz zurück; muß wieder essen, auch nachts
Petroleum D12 - 2x tägl.
aber benebelt und schwindelig
Graphites D12 - 2x tägl.
aber Völle, faules Aufstoßen
Chelidonium D4 - 3x tägl.
Leber- und Gallebeteiligung

Verlangen nach süß, ist aber unverträglich
Argentum nitricum D12 - 2x tägl.
Durchfall
Calcium carbonicum D12 - 2x tägl.
saures Aufstoßen, schlimmer durch Essen
Sulfur D12 - 2x tägl.
saures Aufstoßen, besser durch Essen
China D4 - 3x tägl.
geht in Gas über, Schwäche

Völle, Blähung, Aufstoßen
Argentum nitricum D30 - 1x bei Bedarf
Trommelbauch nach wenig Essen, Druck erleichtert, Aufstoßen nicht
Nux vomica D30 - 1x bei Bedarf
Magen schwer wie ein Stein, Druck unangenehm, vergebliches Aufstoßen
Carbo vegetabilis D30 - 1x bei Bedarf
alle Nahrung gärt, vor allem Fettes, Druck beengt, Aufstoßen erleichtert

muß die Kleider öffnen nach dem Essen
Lycopodium D12 - 2x tägl.
sofort Beschwerden, Atemnot, müde; Aufstoßen mühsam, erleichtert nicht
Nux vomica D12 - 2x tägl.
1/2 Stunde nach dem Essen, Völle drückt nach unten, saures Aufstoßen
Graphites D12 - 2x tägl.
Brennen, Blutandrang zum Kopf, ranziges Aufstoßen erleichtert
China D4 - 3x tägl.
schmerzhaft aufgetrieben, Aufstoßen erleichtert nur kurzfristig
Carbo vegetabilis D12 - 2x tägl.
alles gärt, faules Aufstoßen erleichtert

Magen schlaff, gesenkt (atonisch)
Natrium muriaticum D200 - 1x monatl.
Gemüt schlaff, Magen schlaff
Silicea D6 - 3x tägl.
Gemüt geknickt, Magen geknickt
Alumina D6 - 3x tägl.
Gemüt saftlos, Magen kraftlos
Sepia D6 - 3x tägl.
Gemüt hängt, Magen hängt
Abies nigra D4 - 3x tägl.
wie ein hart gekochtes Ei am Mageneingang

Magenbeschwerden mit Kopfschmerz
Nux vomica D12 - 2x tägl.
Übersäuerung, saures Erbrechen
Iris D4 - 3x tägl.
Übersäuerung, galliges Erbrechen
Pulsatilla D4 - 3x tägl.
Untersäuerung, Speiseerbrechen
Bryonia D4 - 3x tägl.
Stein im Magen, bitteres Erbrechen
Antimonium crudum D4 - 3x tägl.
überfüllter Magen, saures Erbrechen, Zunge weiß

Magenbeschwerden mit Stirnkopfschmerz bei Hunger
Lycopodium D12 - 2x tägl.
Bärenhunger
Robinia D4 - 3x tägl.
saures Aufstoßen, Krämpfe

MAGEN - Beschwerden

Magenbeschwerden bei Säufern

Nux vomica D4 - 3x tägl.
Exzesse, frißt und säuft

Acidum sulfuricum D4 - 3x tägl.
morgendliches Säurewürgen; D30 und Willensstärke bei Trinkwunsch

Kalium bichromicum D12 - 2x tägl.
nach Biergenuß

Sulfur D6 - 3x tägl.
aufgetriebener Magen nach wenig Essen und viel Säure

Carbo vegetabilis D30 - 1x bei Bedarf
aufgetrieben, gärt, rumort; lebt ziemlich unter dem Strich des Lebens

Magengeschwür (Ulcus ventriculi), Schmerzen nach dem Essen

Argentum nitricum D6 - 3x tägl.
nagend am Mageneingang, strahlt in alle Richtungen aus, Trommelbauch

Magengeschwür, blutend

Phosphorus D12 - 2x tägl.
ohne Übelkeit; Wiederkäuen der Speisen, ißt gerne kalt, verträgts nicht

Geranium maculatum D2 - 3x tägl.
von den alten Ärzten gelobt, keine Angaben

Trillium D6 - 3x tägl.
hell oder dunkel klumpig; kalte Glieder, schwacher Puls

Hydrastis D12 - 2x tägl.
wird krebsartig; gelber Streifen in der Mitte der Zunge, Zahneindrücke

Condurango D4 - 3x tägl.
krebsartig; wird immer müder und schwächer

Magenkolik, Auslösung

Nux vomica D30 - 1x in Wasser
Ärger über die Fliege an der Wand, abgehetzt, leicht reizbar

Colocynthis D200 - 1x in Wasser
Ärger über Unrecht, tobsüchtig

Chamomilla D30 - 1x in Wasser
Ärger über alles, hitzig, überempfindlich, weiß nicht was er will

Ignatia D30 - 1x in Wasser
Kummer, blaß, überempfindlich, weiß nicht was er will

Magenkolik unklaren Ursprungs

Belladonna D30 - 1x in Wasser
wellenförmig, beugt sich zurück

Colocynthis D4 - alle 10 Min.
stechend, einschießend; krümmt sich, drückt Faust in den Leib; im Wechsel mit:
Magnesium phosphoricum D4 - alle 10 Min.
krampfend; krümmt sich, reibt sich den Bauch, Wärme erleichtert
Plumbum D12 - alle 15 Min.
als ob der Magen nach hinten zur Wirbelsäule drückt

Magenschleimhaut-Entzündung (Gastritis)

(Krämpfe und Schmerz von unten nach oben)
Asa foetida D4 - 3x tägl.
wie ein Ball; umgekehrte Darmbewegungen, Blähungen linker Unterbauch
Nux moschata D6 - 3x tägl.
Blähungskrämpfe; Mundtrockenheit, Zunge klebt am Gaumen; Blähsucht
Baptisia D4 - 3x tägl.
Speiseröhrenkrampf; Zunge hat gelbbraunen Mittelstreifen; fauler Atem
Abies nigra D4 - 3x tägl.
wie ein Ei; Schmerz am Mageneingang, saures Aufstoßen

Magenschleimhaut-Entzündung mit Magengeschwür

Nux vomica D4 - 3x tägl.
vor dem Essen
Arsenicum album D6 - 3x tägl.
nach dem Essen

mit zu viel Säure (hyperazide)

Nux vomica D4 - 3x tägl.
Ärger, Aufregung, Nachtschwärmen, Exzesse
Argentum nitricum D4 - 3x tägl.
Ärger, Aufregung vor Ereignissen, Krämpfe
Coffea D12 - 2x tägl.
streßbedingt durch Sorge oder Freude
Robinia D4 - 3x tägl.
saures Aufstoßen, Zähne werden stumpf und sauer
Phosphorus D12 - 2x tägl.
nächtliche Säure mit Hunger und Durst
Capsicum D4 - 3x tägl.
chronisches Brennen

mit zu wenig Säure (hypazide)

Acidum aceticum D3 - 3x tägl.
heftiges Sodbrennen, heftiger Durst

MAGEN - Milchunverträglichkeit

Acidum muriaticum D3 - 3x tägl.
ranziger, fauler Geschmack im Mund

Milchunverträglichkeit der Säuglinge

Magnesium carbonicum D6 - 3x tägl.
mit Koliken wie Messerschneiden, Kind schreit und reibt sich den Bauch

Aethusa D4 - 3x tägl.
stärkster Brechdurchfall

Calcium carbonicum D6 - 3x tägl.
erbricht weiße Gerinnsel, saurer Durchfall

Sulfur D6 - 3x tägl.
stinkender Durchfall

Oberbauchsyndrom Roemheld, beengt, berührungsempfindlich

Sulfur D12 - 2x tägl.
genußreicher Allesfresser, rülpst und furzt höchst unanständig

Lycopodium D12 - 2x tägl.
Möchtegern-Genießer, bläht aber zu rasch auf, kann nicht rülpsen

Carbo vegetabilis D30 - 1x bei Bedarf
Genuß ist verloren gegangen, jetzt gärt es und er gähnt

Antimonium crudum D12 - 2x tägl.
rüpelhafter Vielfraß, rülpst höchst unmanierlich

Ignatia D30 - 1x bei Bedarf
neuropathischer armer Schlucker, wagt nicht zu rülpsen

Magenoperation (Billroth II), Dumping-Syndrom

Acidum muriaticum D4 - 3x tägl.
verträgt keine Milch mehr

Zincum D6 - 3x tägl.
Dumping-Syndrom, alles fällt durch den Magen in den Darm

Pförtnerkrampf der Säuglinge und Kleinkinder

beachte: Erbrechen im Schwall spricht für Pförtnerstenose
(oder für Hirnstörung = zerebrales Erbrechen)

Cuprum D200 - einmalig
Erbrochenes läuft geronnen aus dem Mundwinkel; Luftschlucker

Colocynthis D4 - 3x tägl.
stechende Schmerzen; krümmt sich, Wärme und Druck bessern

Magnesium phosphoricum D4 - 3x tägl.
krampfende Schmerzen; krümmt sich, Wärme und Reiben bessern

Chamomilla D30 - 1x bei Bedarf
gereizter, zorniger, unleidlicher Säugling

Belladonna D30 - 1x bei Bedarf
krampfartig; krümmt sich rückwärts; runder, dicker Säugling

Schleimhautpolypen

Thuja D6 - 3x tägl.
belegte Zunge

Causticum D6 - 3x tägl.
saubere Zunge

Sodbrennen mit saurem Aufstoßen

Nux vomica D4 - 3x tägl.
Managerstreß; sauer auf sich und die Welt

Bismutum subnitricum D4 - 3x tägl.
Krampf zum Rücken, zu den Schulterblättern, Rückbeugen erleichtert

Natrium carbonicum D4 - 3x tägl.
"Natron" der Alten; ängstlich verstimmt nach dem Essen

Robinia D12 - 2x tägl.
Säure zum Bersten nach dem Essen, Zähne werden stumpf und sauer

Phosphorus D12 - 2x tägl.
nächtliche Säure und Brennen; steht auf, ißt und trinkt kalt

beachte: die akute Gastritis verträgt Kaltes, die chronische nicht mehr!

Sodbrennen in der Schwangerschaft

Dioscorea D4 - 3x tägl.
tags, beugt sich zurück

Mercurius solubilis D30 - 1x tägl.
nachts, brennt

ausgefallene Übelkeit

Ambra D3 - 3x tägl.
nach gewohntem oder ungewohntem Rauchen

Bryonia D4 - 3x tägl.
nach dem Aufstehen, sobald er sich bewegt

Cocculus D12 - stündl.
beim Fahren, "übel im Kopf"

Digitalis D3 - 3stündl.
bei Herzpatienten tief in der Magengrube

Magnesium chloratum D4 - stündl.
vor der Periode

Theridion D12 - 2x tägl.
beim Augenschließen

Übelkeit mit Brechreiz

Nux vomica D4 - 3x tägl.
morgens, nach Alkohol tags zuvor, bei verdorbenem Magen nach dem Essen

Ipecacuanha D4 - 3x tägl.
anhaltend, nach dem Essen, saubere Zunge

Tartarus stibiatus D4 - 3x tägl.
und Angst; weiß belegte Zunge

Übelkeit mit Kollaps, Schock, Blässe

Camphora D1 - alle 10 Min.
plötzlich blau, eiskalt, trocken, Zudecken

Carbo vegetabilis D30 - alle 10 Min.
verglimmt, übel, Blähbauch, blaue Lippen und Nase, trocken, Zudecken

Tabacum D30 - alle 10 Min.
wie Nikotinvergiftung, elend, Herzdruck, als bliebe es stehen

Veratrum album D30 - alle 10 Min.
kalter Schweiß, ruhig, Abdecken

Arsenicum album D30 - alle 10 Min.
kalter Schweiß, ruhelos, Zudecken

Übelkeit nach Koitus

Acidum phosphoricum D6 - 3x tägl.
erschöpft, enttäuscht

Agnus castus D12 - 2x tägl.
nervenzerrüttet, hypochondrisch

Selenium D12 - 2x tägl.
jung, geil, exzessiv, erschöpft, kann nicht mehr

NOTIZEN:

Darm

Afterfissur

Acidum nitricum D6 - 3x tägl.
wie Splitter an Haut-Schleimhaut-Grenzen; After und Lippen, Durchfall

Calcium fluoratum D6 - 3x tägl.
Schmerz wie zerrissen; harter Stuhl gleitet zurück

Alumina D12 - 2x tägl.
wie Nadelstiche; After und Fingerkuppen, kleinknollig verstopft

Silicea D12 - 2x tägl.
Schmerz wie geschnürt; krampfig verstopft, Stuhl gleitet zurück

Graphites D12 - 2x tägl.
Schrunden an allen Körperöffnungen; großknollige Stühle

Antimonium crudum D12 - 2x tägl.
Verdauungsmensch! von kalk-weiß belegter Zunge bis knolligem Durchfall

Afterfistel

Tuberculinum GT D200 - einmalig
Therapiebeginn; zusätzlich:

Berberis D3 - 3x tägl.
zur Nierenspülung 4 Wochen lang, danach:

Calcium fluoratum D6 - 3x tägl.
oder:

Acidum hydrofluoricum D6 - 3x tägl.
im Sommer schlimmer; oder:

Silicea D6 - 3x tägl.
im Winter schlimmer;

beachte: alle 3 Arzneien haben dünne, scharfe, ätzende Absonderungen!

Afterekzem

Ratanhia D4 - 3x tägl.
nässend wie die Hämorrhoiden, wie Kletten im After

Nux vomica D12 - 2x tägl.
eher trocken wie der Stuhlgang als Folge ungeregelter Lebensweise

Acidum nitricum D12 - 2x tägl.
stärkster nässender Ausschlag; kratzt sich blutig

Collinsonia D6 - 3x tägl.
in der Schwangerschaft, meist mit ungewohnter Verstopfung

Paeonia-Salbe von der "DHU"

Hamamelis-Salbe, z.B. "Hametum"

Afterjucken (Pruritus ani) ohne Ausschlag

Tuberculinum bovinum D200 - einmalig
lymphatisches Terrain; dazu:

Berberis D3 - 3x tägl.
bei fressendem Jucken; aggressiv; harnsaure Diathese

Cina D200 - 1x monatl.
nachts kribbelt es im After; Wurmbefall mit Fadenwürmern (Oxyuren)

Spigelia D4 - 3x tägl.
nachts durch Würmer; weniger hampelig, weniger Nabelkrämpfe als bei Cina

Cuprum oxydatum nigrum D4 - 3x tägl.
unbeeinflußbarer Wurmbefall

Afterkrampf bei Verstopfung

Silicea D12 - 2x tägl.
Stuhl schlüpft zurück

Plumbum D12 - 2x tägl.
wie mit einer Schnur zum Nabel hin hochgezogen

Lycopodium D12 - 2x tägl.
ganzer Enddarm krampft

Aftervorfall bei Durchfall

Podophyllum D6 - 3x tägl.
schon vor der Entleerung

Ignatia D6 - 3x tägl.
scharfe Stiche den Darm aufwärts, anhaltender Afterkrampf

Carbo vegetabilis D4 - 3x tägl.
reaktionslos, Schwäche, keine Spannkraft

Hamamelis D4 - 3x tägl.
bei venösem Blutstau, Blutung, Schwäche

Mercurius corrosivus D30 - 1x tägl.
nach der Entleerung der ganze Enddarm

Aftervorfall bei Verstopfung

Lycopodium D12 - 2x tägl.
ganzer Enddarm fällt vor

Stannum D12 - 2x tägl.
ganzer Darm hängt, kraftloser Enddarm

Folge von Abführmitteln

Hydrastis D4 - 3x tägl.
schleimige, blutige Stühle

Nux vomica D30 - 1x tägl. abends
bis zur Besserung; zunehmende Verstopfung

Magen-Darm-Störungen durch Arzneimißbrauch

Nux vomica D30 - 1x tägl. abends
Übelkeit, zunehmende Verstopfung
Pulsatilla D4 - 3x tägl.
Übelkeit, Blähungen, Durchfälle
Hydrastis D4 - 3x tägl.
Neigung zu Schleimhautblutungen
Opium D6 - 3x tägl.
Verstopfung ohne Stuhldrang bei Bettlägerigen
Camphora D1 - 3x tägl.
Übelkeit und Schwindel
Rheum D6 - 3x tägl.
wundmachende Durchfälle bei Kindern

Blinddarm-Entzündung, akut, aber noch nicht operationsreif

Aconitum D30 - einmalig
Froststadium, wenig Schmerz
Rhus tox D30 - stündl.
beginnende Sepsis, geschwollen, berührungsempfindlich; sehr unruhig
Arsenicum album D30 - stündl.
Schüttelfrost, hektische Unruhe, Brechdurchfall; möchte warme Decke
Lachesis D12 - 3stündl.
ganzer Bauch empfindlich, sticht bis zum Rücken, in die Oberschenkel;
liegt mit angezogenen Beinen im Bett
Echinacea D2 - stündl.
Blutvergiftung, sehr müde

Blinddarmreiz, akut und wiederkehrend

Apis D4 - stündl.
sticht; empfindlich auf Druck, Eisbeutel lindert
Belladonna D30 - 3stündl.
pulsiert wellenförmig; empfindlich bei Erschütterung, Wärme lindert
Bryonia D3 - stündl.
sticht scharf bei Bewegung, pocht; Druck, mäßige feuchte Wärme lindern
Dioscorea D4 - stündl.
anhaltend, nie frei von Schmerz; pochende Blähkoliken
Plumbum D6 - 3stündl.
gespannt, geschwollen, berührungs-, bewegungsempfindlich; Bauchdecke
krampfhaft eingezogen; Erbrechen und Luftaufstoßen riechen nach Kot

Brechdurchfall (Gastroenteritis acuta), Erbrechen

Veratrum album D4 - alle 10 Min.
heftig, reichlich, grün; trinkt viel

Arsenicum album D6 - alle 10 Min.
Nahrung, Säure, Galle ohne Erleichterung, 0 bis 3 Uhr; trinkt wenig

Cuprum D4 - alle 10 Min.
vergebliche Würgeversuche, Magen krampft, blaues Gesicht

Secale D4 - alle 10 Min.
Galle, Blut; verfällt rasch, runzelig, großer Durst, kein Schweiß

Jatropha curcas D6 - alle 10 Min.
zäh, eiweißartig; Krämpfe, Kälte

Kreosotum D4 - alle 10 Min.
unverdaute Nahrung lange nach dem Essen

Brechdurchfall, Durchfall

Veratrum album D4 - alle 10 Min.
gleichzeitig, Reiswasser oder Spinat; kalt-feuchter Körper, Abdecken

Arsenicum album D6 - alle 10 Min.
wenig, grün; viel Durst kleine Schlucke, ruhelos, kalt-feucht, Zudecken

Cuprum D4 - alle 10 Min.
würgt vergeblich; Krämpfe überall, blaue kalt-trockene Haut, Zudecken

Secale D4 - alle 10 Min.
unverdaut, wäßrig; runzelige kalt-trockene Haut, gespreizte Finger

Iris D4 - alle 10 Min.
wäßrig, gelb, grün, sauer; morgens, 14 bis 15 Uhr

Jatropha curcas D6 - alle 10 Min.
Reiswasser, eiweißartig, Krämpfe, Kälte

Colon irritabile (Reizkolon)

Nux vomica D3 - 3x tägl.

und

Asa foetida D3 - 3x tägl.
zu gleichen Teilen mischen, 10 Tropfen je Gabe

Darmentzündung (Enterokolitis mit Brechdurchfall)

akut, bei Säuglingen und Kleinkindern

Veratrum album D4 - stündl.
wie Reiswasser oder Spinat, gleichzeitiges Erbrechen; Krämpfe vor Stuhl, Ohnmacht nach Stuhl; blaues Gesicht, kalter Körper und Schweiß, Abdecken

Arsenicum album D6 - stündl.
wenig Unverdautes, sobald er ißt oder trinkt (kleine Mengen); ruhelos, Zudecken

Cuprum D4 - stündl.
vergebliches Würgen, Krämpfe überall; blaue trockene Haut, Zudecken
Secale D4 - stündl.
viel Unverdautes; trockene kalte runzelige Haut, Muskeln zucken, Finger gespreizt, verkniffene Gesichtszüge, Abdecken

Darmentzündung, anfänglich

Sulfur D200 - alle 10 Min.
solange bis der erleichternde Schweißausbruch eintritt
Baptisia D6 - 3stündl.
dumpfer Ausdruck, alles stinkt; Delir: "als sei er in Stücke zerfallen"
Rhus tox D6 - 3stündl.
rotes Dreieck Zungenspitze, ruhelos, Kinnzittern, Stuhl unwillkürlich
Bryonia D6 - 3stündl.
alles schmerzt bei geringster Bewegung; Delir: "möchte nach Hause"
Arnica D4 - 3stündl.
alles wie geprügelt, Hautblutungen, Stuhl und Harn ungewollt; dösig
Croton D4 - 3stündl.
heftige Krämpfe vor gußartigen Stühlen mit viel Blähungen

Darmentzündung mit Erbrechen, 1. Wahl

Aconitum D4 - stündl.
Spinatstühle; Fieber, ruhelos, Ohnmacht bevor Stuhlentleerung einsetzt
Arsenicum album D6 - stündl.
wenig Unverdautes; ruhelos, rasche Abmagerung
Secale D4 - stündl.
viel Unverdautes; ruhig, trocken, runzelig, Zucken, Finger gespreizt
Veratrum album D6 - stündl.
viel wie Reiswasser, wie Spinat; alles kalt und feucht, deckt sich ab!
Elaterium D4 - stündl.
viel olivgrünes Wasser, gußartig
Croton D6 - stündl.
viel Gelbes oder Wasser gleich nach Essen und Trinken

Darmentzündung mit Erbrechen, 2. Wahl

Podophyllum D6 - stündl.
wäßrig, unverdaut, schußartig, morgens; verweigert Essen
Calcium carbonicum D6 - 3stündl.
grün, unverdaut, wäßrig, sauer, abends; verlangt Eier, erbricht Milch
Calcium phosphoricum D6 - 3stündl.
ausgezehrte Kinder mit Verlangen nach Schinken, Speck und Salami
Argentum nitricum D6 - 2stündl.
mumifizierte Kinder mit Verlangen nach Süßem, geräuschvolle Spinatstühle

Psorinum D30 - 3x tägl.
eitrige Stühle mit haftendem aashaftem Geruch, nachts; ruhelos

Darmentzündung, fortgeschritten

Acidum hydrocyanicum D4 - alle 10 Min.
letztes Stadium, alle Absonderungen stoppen; blau, schwach, Tetanie

Carbo vegetabilis D4 - alle 10 Min.
fast erloschen, alle Funktionen schwach, will Luft zugefächelt haben

Darmentzündung, fortgeschritten mit Blutungen

Lachesis D12 - 3x tägl.
dunkel mit Schleim

Acidum nitricum D12 - 3x tägl.
schleimig, eitrig

Millefolium D6 - 3stündl.
hellrot, aktiv

Hamamelis D6 - 3stündl.
dunkel, passiv

Darmentzündung, fortgeschritten mit Schwäche

Arsenicum album D6 - 3stündl.
hinfällige Ruhelosigkeit, großer Durst auf kleine Schlucke, 0 bis 3 Uhr

China D4 - 3stündl.
aufgetriebener Bauch

Colchicum D4 - 3stündl.
aufgetriebener Bauch und Ruhelosigkeit

Carbo vegetabilis D4 - 3stündl.
am Rande der Auflösung, pulslos, will Luft zugefächelt haben

Acidum muriaticum D4 - 3stündl.
rutscht zum Bettende hinunter, Schleimhautgeschwüre, Zunge rasselt

Gelsemium D6 - 3stündl.
rot! wie geprügelt, apathisch, schläfrig, Bandkopfschmerz, Frost

Darmlähmung (Ileus)

Opium D200 - 1x in Wasser
alle 5 Minuten einen kleinen Schluck; heiß-feuchte Bauchwickel

Darmpolypen (unbemerkt, Zufallsbefund)

Causticum D6 - 3x tägl.
lymphatisch - destruktiv; vertrocknet

Thuja D6 - 3x tägl.
lithämisch; wäßrig

Arsenicum album D6 - 3x tägl.
destruktiv; Pedant

Darmpolypen, chronisch entzündet
Natrium sulfuricum D6 - 3x tägl.
Verstopfungsdurchfall
Hydrastis D6 - 3x tägl.
ganzer Darm, schleimig-blutige Durchfälle, Abführmittel-Mißbrauch
Sanguinaria D6 - 3x tägl.
oberer Darm
Acidum nitricum D4 - 3x tägl.
unterer Darm
Mercurius corrosivus D30 - 3x wöchentl.
Enddarm

Dickdarmdivertikel (Kolon-Divertikulose), entzündet
Sulfur D6 - 3x tägl.
verstopft
Aethiops antimonialis D4 - 3x tägl.
schleimig
Mercurius corrosivus D30 - 1x tägl.
blutig

Dickdarmentzündung, geschwürig (Kolitis ulcerosa), Koliken
Cuprum D30 - 1x bei Bedarf
krampfend, Bauchdecke eingezogen, drückt geballte Faust dagegen
Colocynthis D4 - alle 10 Min.
messerscharf einschießend

Dickdarmentzündung, geschwürig, blutige Durchfälle
Silicea D6 - 3x tägl.
schleimig, eitrig, wund, Fisteln
Hydrastis D4 - 3x tägl.
grünlich, sauer, geschwürig, Fisteln
Mercurius corrosivus D30 - 1x tägl.
anstrengende Entleerung, nie fertig, messerscharfe Krämpfe, wund
Colchicum D4 - 3x tägl.
Ekel schon beim Anblick und Geruch von Speisen, Herbstruhr, will warm
Aloe D4 - 3x tägl.
explosionsartig mit viel Winden, Pflockgefühl, Unsicherheit im After

Dickdarmentzündung, schleimig (Kolitis mucosa), seelisch bedingt
Argentum nitricum D12 - 2x tägl.
nach dem Essen; zusätzlich:
Ambra D3 - 3x tägl.
vor dem Essen
Aethiops antimonialis D4 - 3x tägl.
lokal, Schleimhautprozeß, Fisteln

Dünndarmentzündung (Enteritis regionalis CROHN)
Durchfälle mit Koliken
Natrium muriaticum D200 - einmalig
Therapiebeginn; zusätzlich:
Abrotanum D3 - 3x tägl.
4 Wochen; danach:
China D4 - 3x tägl.
4 Wochen; danach:
Chininum arsenicosum D4 - 3x tägl.
4 Wochen; danach: siehe Durchfall, Dünndarm- und Dickdarmentzündung

chronischer Durchfall
Sulfur D6 - 3x tägl.
plötzlich, früh aus dem Bett treibend, Dauerkrämpfe, Gestank haftet an
Calcium carbonicum D6 - 3x tägl.
sauer, unverdaut, nicht schwächend; Heißhunger
Phosphorus D12 - 2x tägl.
morgens, geht manchmal in die Hose, unverdaut, schmerzlos

fortgeschrittener, ruhrartiger Durchfall
Arsenicum album D6 - 3stündl.
spärlich, unverdaut, schleimig, blutig; Durst kleine Schlucke, ruhelos
Sulfur D6 - 3stündl.
plötzlich, früh, spärlich, wäßrig, blutig, Dauerkrämpfe
Nux vomica D6 - 3stündl.
früh, häufiger Drang, Krämpfe besser nach Stuhl
Rhus tox D6 - 3stündl.
wäßrig, aashaft, heftige Schmerzen die Oberschenkel hinunter
Lachesis D12 - 3x tägl.
stinkend, dunkel blutig, Afterkrampf
Baptisia D4 - 3stündl.
hinfällig, stinkt, Krämpfe ohne Schmerz

Durchfall, nur mit Anstrengung zu entleeren
Mercurius corrosivus D30 - 2x tägl.
gelb, lehmartig, schleimig, blutig; heftiger Drang vorher, anhaltender Afterkrampf danach; Leberschmerz, Zunge groß und schmutzig belegt mit Zahneindrücken an den Rändern; stinkende Schweiße

Durchfall mit Blähungen
Aloe D6 - 3x tägl.
große Mengen, die im Unterbauch kneifen, Stuhl geht mit Blähung ab
Calcium phosphoricum D6 - 3x tägl.
sehr stinkend in großen Mengen, Entleerung kräftig, wegspritzend
Argentum nitricum D6 - 3x tägl.
jede seelische Erregung geht wie ein Wind in die Hose
Natrium sulfuricum D6 - 3x tägl.
und festen Brocken, anfangs wie von einem Korken verstopft, dann viel Getöse
Jatropha curcas D6 - 3x tägl.
große Mengen bei aufgetriebenem Bauch und großer Schwäche danach

Durchfall mit Darmvorfall
Podophyllum D6 - 3x tägl.
schon vor der Entleerung
Ignatia D6 - 3x tägl.
scharfe Stiche den Darm aufwärts, anhaltender Afterkrampf
Carbo vegetabilis D4 - 3x tägl.
reaktionslos, Schwäche, keine Spannkraft
Hamamelis D4 - 3x tägl.
bei venösem Blutstau, Blutung, Schwäche
Mercurius corrosivus D30 - 2x tägl.
nach der Entleerung der ganze Enddarm

Durchfall mit aashaftem Geruch
China D12 - 3x tägl.
Schwäche, wenig Schmerzen
Pyrogenium D12 - 3x tägl.
blutig, schmerzlos
Psorinum D12 - 3x tägl.
großer Drang ohne Erfolg, nachts unwillkürlich

Durchfall mit saurem Geruch
Rheum D6 - 3x tägl.
gelb, pastenartig, klumpig, wäßrig; Kneifen im Bauch, besser nach Stuhl
Calcium carbonicum D6 - 3x tägl.
unverdaut, schmerzlos, ohne Beeinträchtigung des Allgemeinbefindens

DARM - Durchfall

Magnesium carbonicum D6 - 3x tägl.
wie schaumige grüne Froschlaiche; Messerschneiden im Bauch; danach schwach

Hepar sulfuris D200 - 1x tägl., 3x insgesamt
schleimig, übelriechend, alles riecht sauer; Leber sticht beim Gehen

Durchfall wie aus einem Hydrant geschossen

Croton D6 - 3x tägl.
plötzlich, gelb, wäßrig, nach Essen und Trinken; Übelkeit, Erbrechen

Elaterium D6 - 3x tägl.
heftig, reichlich, schaumig, olivgrün; Frost, Schwäche, Kolik vorher

Gratiola D6 - 3x tägl.
gelb, grün, schaumig; kaltes Gefühl im Bauch

Jatropha curcas D6 - 3x tägl.
reichlich, wäßrig, viel Blähungen; Bauch aufgetrieben, große Schwäche

Gutti D6 - 3x tägl.
dünn, wäßrig, alles auf einmal, große Erleichterung danach

Colocynthis D4 - 3x tägl.
dünn, wäßrig, nach Essen und Trinken, viel Blähungen, Krümmkolik davor

Durchfall mit Kollaps

Veratrum album D30 - 2stündl.
bei der Entleerung, große Hinfälligkeit danach

Durchfall mit unverdauter Nahrung

Podophyllum D6 - 3x tägl.
Leber, Zahneindrücke

Ferrum D12 - 2x tägl.
Magen, Darm, Schilddrüse

Calcium carbonicum D6 - 3x tägl.
chronische Verdauungsstörungen, verlangt nach Unverdaulichem

Phosphorus D12 - 2x tägl.
Magen, Leber, Bauchspeicheldrüse, Schilddrüse

Durchfall, im Wechsel mit Rheuma

Arctium lappa D4 - 3x tägl.
häufige gelbe Stühle am Vormittag mit Übelkeit

Abrotanum D6 - 3x tägl.
mit Hämorrhoiden; Bauch aufgetrieben, Blähungskoliken, Verstopfung

Dulcamara D6 - 3x tägl.
Erkältung im Herbst; gelb-wäßrige Stühle, Schneiden, Ziehen davor

Kalium bichromicum D12 - 2x tägl.
braune, dünne, schaumartige Stühle, gußweise morgens

Durchfall ohne Schmerzen
Podophyllum D6 - 3x tägl.
Schwäche im Mastdarm nach Entleerung
Ferrum D12 - 2x tägl.
aber ermüdend, ohne Geruch
Acidum phosphoricum D6 - 3x tägl.
erschöpft, erschöpfende Schweiße, Plätschern im Oberbauch
Phosphorus D12 - 2x tägl.
müde, erholt sich aber rasch
China D4 - 3x tägl.
chronisch nach akuten Krankheiten; schwach, abgemagert

Durchfall mit sehr großer Schwäche
Veratrum album D6 - 3x tägl.
nach reichlich Reiswasser; blau, feucht, Ohnmacht; trinkt viel, ruhig
Arsenicum album D6 - 3x tägl.
nach wenig dunklem Stuhl; leichenblaß, feucht, trinkt winzige Schlucke, ruhelos
China D4 - 3x tägl.
rasche Abmagerung; schmerzloser Stuhl mit Leichengeruch; trinkt wenig

Durchfall, nicht schwächend
Acidum phosphoricum D6 - 3x tägl.
wäßrig, dünn; viel Durst auf kaltes Wasser; Schweiß am ganzen Körper
Calcium carbonicum D6 - 3x tägl.
sauer; gieriger Appetit, viel Durst auf viel kalte Milch; Kopfschweiß

Sommerdurchfall
Aconitum D30 - 3stündl.
plötzlich; heiße Tage, kalte Nächte; Stühle häufig, spärlich, Krämpfe
Ferrum phosphoricum D4 - 2stündl.
allmählich; Sommerwärme; Fieber, Stühle unverdaut, keine Krämpfe
Belladonna D30 - 3stündl.
plötzlich; nach Kopfnässe; rundliche rote Kinder und Jugendliche
Antimonium crudum D4 - 2stündl.
allmählich nach Baden und Schwimmen an heißen Tagen, Zunge dick weiß
China D4 - 3stündl.
rasche Entkräftigung, Abmagerung
Iris D6 - 3stündl.
mit saurem Erbrechen, Zähne werden davon stumpf

Durchfall und Erbrechen bei Kindern im Sommer
Aethusa D4 - stündl.
gleich wieder Hunger
Antimonium crudum D4 - stündl.
nach kaltem Essen an heißen Tagen
Pulsatilla D6 - stündl.
nach Kaltem, Speiseeis, Fett
Ailanthus D6 - stündl.
schleichend, Fieber, Sepsis, bösartiger Verlauf

Durchfall mit Unsicherheitsgefühl im After
Aloe D6 - 3x tägl.
weiß nicht, ob Blähung oder Stuhl drückt; meist beide gleichzeitig
Acidum phosphoricum D6 - 3x tägl.
Schließmuskelschwäche, Blähungen rumpeln und plätschern im Bauch
Phosphorus D12 - 2x tägl.
nach warmen Speisen, nach kaltem Trinken; Schwäche im Magen
Apis D6 - 3x tägl.
als ob der After offen stünde

Durchfall, morgens aus dem Bett treibend
Sulfur D6 - 3x tägl.
wechselnd, gelb, wäßrig, schleimig, stinkend; Geruch folgt dem Patient
Natrium sulfuricum D6 - 3x tägl.
mit zunächst bröckeliger Verstopfung und reichlichem Blähungsgetöse
Podophyllum D6 - 3x tägl.
wie aus einem Hydrant geschossen, sehr übelriechend; Enddarmschwäche
Gnaphalium D6 - 3x tägl.
wäßrig, stinkend, schwächend; Rumpeln, Blähungskoliken

Durchfall, aus dem Bett treibend mit heftigem Drang
Sulfur D6 - 3x tägl.
zwischen 4 und 5 Uhr, tagsüber wechselhaft
Podophyllum D6 - 3x tägl.
zwischen 3 und 9 Uhr, normaler Stuhl tagsüber
Rumex D6 - 3x tägl.
wie bei Sulfur, nur von Husten begleitet; aus dem warmen Bett in die Kälte
Aloe D6 - 3x tägl.
nicht wissend, ob Blähung oder Stuhl, rast zur Toilette

Durchfall morgens

Kalium bichromicum D6 - 3x tägl.
nach Erwachen, Übelkeit, Erbrechen; viel Drang, vor allem nach Bier

Dioscorea D4 - 3x tägl.
nach Aufstehen, Kolik vom Nabel nach links oben; Bauchspeicheldrüse?

Petroleum D12 - 2x tägl.
nur tagsüber; danach Heißhunger, schwach, dusselig; Abmagerung

Phosphorus D12 - 2x tägl.
früh, nach Erwachen, schmerzlos, aber schwach, als sei Froschlaiche oder Öl aufgelagert, ungewollt bei Bewegung und Husten; Afterkrampf

Durchfall nach dem Aufstehen

Bryonia D6 - 3x tägl.
kaum daß er sich bewegt

Natrium sulfuricum D6 - 3x tägl.
sobald er sich auf die Füße stellt

Durchfall nach dem Frühstück

Thuja D6 - 3x tägl.
jeden Morgen zur gleichen Zeit; wie aus einem Spundloch mit viel Wind

Durchfall nach Essen und Trinken

Rheum D6 - 3x tägl.
durch Bewegung nach dem Essen, friert dabei, Kolik danach hält an

Ferrum D12 - 2x tägl.
auch während der Mahlzeit, erleichternd

Arsenicum album D6 - 3x tägl.
von kalten Speisen, kalten Getränken, fortschreitende Schwäche

Aloe D12 - 2x tägl.
mit Winden und Harn gleichzeitig, erleichtert, aber fühlt sich schwach

Croton D4 - 3x tägl.
mit Übelkeit und Erbrechen

Durchfall, Stunden nach dem Essen

Oleander D6 - 3x tägl.
explosive Breistühle, unverdaut, ungewollt mit Blähungen, im Wechsel mit krampfiger Verstopfung

Durchfall von Unverdautem nach dem Essen

China D4 - 3x tägl.
und nachts; schleimig, grün, schwarz, schmerzlos, Geruch leichenartig

Arsenicum album D6 - 3x tägl.
und nach 0 Uhr; dunkel, schleimig, blutig, brennt, Geruch wie verwest

DARM - Durchfall

Ferrum D6 - 3x tägl.
und nachts; wäßrig, Blähungen, schmerzlos, geruchlos
Podophyllum D4 - 3x tägl.
und frühmorgens; reichlich, gelb, wäßrig, mehlige Auflagerung, stinkt

Durchfall nachmittags
China D6 - 3x tägl.
zwischen 14 und 15 Uhr

Durchfall nachts
China D6 - 3x tägl.
große Schwäche, Genesungszeit
Ferrum D12 - 2x tägl.
die ganze Nacht, tagsüber Ruhe, nicht schwächend; hellblonde Kinder
Rheum D6 - 3x tägl.
sauer, mit Frösteln und anhaltenden Koliken; auch tagsüber nach dem Essen
Mercurius corrosivus D30 - 2x tägl.
mit großer Anstrengung, Gefühl des "Nie-Fertig-Seins"
Arsenicum album D6 - 3x tägl.
von 0 bis 3 Uhr, schwächend

Durchfall nach Alkoholgenuß
Nux vomica D30 - 1x bei Bedarf
früh morgens, häufiger Drang, Bauchkrämpfe besser nach Stuhl

Durchfall bei Angst, Erregung, Schreck
Argentum nitricum D30 - 1x bei Bedarf
dünne, vertrocknete Kinder; Essen fällt zum After durch; wegspritzend
Gelsemium D30 - 1x bei Bedarf
Schreck, Angst vor Ereignissen; plötzlich, gelb, durchscheinend
Opium D30 - 1x bei Bedarf
dunkelrot erstarrt vor Schreck und alles geht unfreiwillig in die Hose
Veratrum album D30 - 1x bei Bedarf
blaß, kaltschweißig, mit dem Gefühl zu vergehen, aber verlangt Kälte
Pulsatilla D30 - 1x bei Bedarf
liebreizende Mädchen und schüchterne Jungen; Aufregung bei Vorhaben

Durchfall nach Bier
Kalium bichromicum D12 - 3stündl.
morgens, dünn, schaumig, viel Drang

Durchfall bei Blutvergiftung
Lachesis D12 - 3x tägl.
dunkelblutig, schleimig, Hämmern im After, Afterkrampf
Pyrogenium D12 - 3x tägl.
aashaft, blutig, schmerzlos

Durchfall bei Diabetikern
Cuprum arsenicosum D4 - 3x tägl.

Durchfall nach Eis und Kalttrinken
Arsenicum album D6 - 3x tägl.
sobald es im Magen erwärmt wird
Nux moschata D6 - 3x tägl.
spärlich, schleimig, mit viel vergeblichem Drang

Durchfall nach Fettem
Pulsatilla D6 - 3x tägl.
besonders Fett am Schweinefleisch (i gitt, i gitt!), mag aber Butter

Durchfall nach Fleischvergiftung, nach Verdorbenem
Arsenicum album D6 - stündl.
wichtige Reisearznei! sehr übel; schwächend, braun bis blutig, nachts

Durchfall nach Gallenblasenentfernung, PCE-Syndrom
Colocynthis D4 - 3x tägl.
kolikartig, stichartig
Hydrastis D4 - 3x tägl.
schleimig, blutig, stinkend
Colchicum D4 - 3x tägl.
ruhrartig, schwächend
Leptandra D4 - 3x tägl.
pechschwarz, unverdaut, gußartig, teerartig stinkend

Durchfall bei rachitischen Kindern
Calcium carbonicum D6 - 3x tägl.
dicke, blasse Kinder mit gieriger Lust auf Eier und Milch
Calcium phosphoricum D6 - 3x tägl.
dünne, alt und faltig aussehende, appetitlose Kinder, nur Lust auf Schinken
Silicea D6 - 3x tägl.
dürre, geknickte, melancholische, selbstunsichere Kinder, nur Lust auf Salziges
Sulfur D6 - 3x tägl.
stinkende, verschlampte, überaktive, freßgierige Kinder, Lust auf Fett

DARM - Durchfall

Durchfall nach Milch
Magnesium carbonicum D6 - 3x tägl.
mit Koliken wie Messerschneiden; Kind schreit, reibt sich den Bauch
Aethusa D4 - 3x tägl.
stärkster Brechdurchfall bei Säuglingen
Calcium carbonicum D6 - 3x tägl.
erbricht weiße Gerinnsel
Sulfur D6 - 3x tägl.
mag so gerne Milch wie bei Calcium carbonicum, aber keine Eier

Durchfall nach Obst
Pulsatilla D6 - 3x tägl.
wäßrig, schleimig, ständig wechselnd
China D4 - 3x tägl.
vor allem nach sauren Kirschen

Durchfall vor und bei der Periode
Bovista D6 - 3x tägl.
morgens, Gefühl eines Eisklumpens im Magen, aufgetrieben, Krümmkoliken

Durchfall nach Saurem
Antimonium crudum D6 - 3x tägl.
trotz Verlangen nach Saurem

Durchfall nach Süßem
Argentum nitricum D6 - 3x tägl.
trotz Verlangen nach Süßem, nascht gerne

Durchfall bei Wetterwechsel
Dulcamara D6 - 3x tägl.
zu kalt-feucht; oder wenn auf heiße Tage kalte Nächte folgen (Wüste, Berge); oder beim Übergang vom warmen in kalten Raum (Kühlhaus der Metzger)

Durchfall bei Zahnung
Podophyllum D6 - 3x tägl.
früh morgens, schmerzlos, heftig in hohem Bogen, tagsüber fester Stuhl
Calcium carbonicum D6 - 3x tägl.
sauer, nicht schwächend; runde pralle Kinder mit offener Fontanelle
Calcium phosphoricum D12 - 2x tägl.
stinkt, wegspritzend mit viel Wind; dünne, alt aussehende Kinder

Hämorrhoiden, allgemein

Nux vomica D6 - 3x tägl.
ungesunde, träge, sitzende Lebensweise; mürrische Beamte!

Aesculus D4 - 3x tägl.
wie Kletten im Hintern

Ratanhia D4 - 3x tägl.
wie Glasscherben im Hintern

Anacardium D4 - 3x tägl.
wie Holzstücke im Hintern

Silicea D6 - 3x tägl.
wie Splitter im Hintern

Aloe D6 - 3x tägl.
hängen wie Trauben aus dem After

Hämorrhoiden, entzündet

Aloe D6 - 4x tägl.
traubenartig vorgetrieben, brennen, stechen, besser auf Kälte

Hamamelis D4 - 4x tägl.
alles wie zerschlagen, dunkel blutend, äußerst empfindlich

Hämorrhoiden bluten

Acidum nitricum D6 - 3x tägl.
mit Schleim, Nässen, Stiche wie Splitter

Lycopodium D6 - 3x tägl.
schmerzhaft, unreif, hart, bläulich, große Mengen Blut

Hamamelis D4 - 2stündl.
entzündet, Wundheitsgefühl, reichliche passive venöse Blutung

Millefolium D4 - 2stündl.
reichliche aktive, hellrote Schleimhautblutung

Hämorrhoiden eher bei Frauen

Pulsatilla D12 - 2x tägl.
venöse Stauungen; weicher Charakter

Sepia D12 - 2x tägl.
venöse Stauungen; harter Charakter

Hämorrhoiden eher bei Männern

Nux vomica D12 - 2x tägl.
Folge von Durcheinander; sitzt, frißt, säuft

Sulfur D12 - 2x tägl.
Folge von venösen Stauungen; heißer Enddarm, hitziges Gemüt

Soor (Candida albicans) mit Durchfall von Unverdautem
Antimonium crudum D4 - 3x tägl.
dicke, weiß belegte Zunge, wie angestrichen

Schrunden, Einrisse am After
Acidum nitricum D6 - 3x tägl.
tiefe eitrige, juckende Risse, Geschwüre (Proktitis), Ekzem, Feigwarzen
Graphites D12 - 2x tägl.
teils eitrige Risse, Ekzem
Thuja D12 - 2x tägl.
nässend, stechend, stinkt nach Fischlake; Feigwarzen, Ekzem
Petroleum D12 - 2x tägl.
eher trocken; Ekzem zum Hoden hinziehend; nur im Winter
Lycopodium D12 - 2x tägl.
trocken; Ekzem, Afterkrampf

Sprue (Zöliakie), personenbezogen
Natrium muriaticum D200 - 1x monatl.
stiller, ernster, intelligenter, salzhungriger Kümmerling
Abrotanum D4 - 3x tägl.
Schleimhaut, Drüsen, Abmagerung
Calcium phosphoricum D12 - 2x tägl.
liebenswerter, sauer riechender Hampelmann
Magnesium carbonicum D12 - 2x tägl.
mürrischer, ungenießbarer Brotesser, Süßschlecker

Durchfall bei Sprue
Aethusa D4 - 3x tägl.
schleimig, krampfig; Erbrechen nach Milch, danach sofort Hunger
Aloe D6 - 3x tägl.
mit Blähungen, explosionsartig wegspritzend; Unsicherheit im Enddarm
Aethiops antimonialis D4 - 3x tägl.
viel Schleim, Krämpfe; sitzt ewig auf der Toilette, meint es käme noch
Podophyllum D6 - 3x tägl.
braune, stinkende Brühe, schmerzlos, in hohem Bogen
Hydrastis D4 - 3x tägl.
schleimig-eitrig, scharf stechende Krämpfe

Stuhlinkontinenz (unfreiwilliger Stuhl)
Aloe D6 - 3x tägl.
bei einer Blähung, beim Urinieren (= "falsche Freunde")

Acidum muriaticum D6 - 3x tägl.
beim Urinieren versehentlich
Oleander D12 - 2x tägl.
bei Darmkatarrh mit explosiven Blähungen
Arnica D30 - 1x tägl.
unbemerkt, bei chronischen Krankheiten mit rotem Gesicht
Hyoscyamus D30 - 1x tägl.
unbemerkt, bei chronischen Krankheiten mit blassem Gesicht
Veratrum album D30 - 1x tägl.
unbemerkt, bei Kollaps, Schock, Durchfall

Stuhlinkontinenz bei Rückenmarkserkrankungen

Aloe D6 - 3x tägl.
bei einer Blähung, beim Wasserlassen, (= "falsche Freunde")
Silicea D6 - 3x tägl.
Schließmuskelkrampf, Schließmuskelschwäche
Alumina D6 - 3x tägl.
Schließmuskellähmung

Verstopfung bei Kindern

Podophyllum D12 - 2x tägl.
sehr bewährt!
Alumina D12 - 2x tägl.
hart oder weich, geht besser ohne Pressen; vertrocknete Kinder
Lycopodium D12 - 2x tägl.
erst hart, dann weich, Ziegenkot, Darmgeräusche; alt aussehende Kinder
Veratrum album D12 - 2x tägl.
großkalibrig, schwarz; preßt bis ihm schwarz wird mit kaltem Schweiß
Bryonia D30 - 1x bei Bedarf
trocken, gebunden, kein Drang; kleine Zornigel
Hydrastis D12 - 2x tägl.
voll von Schleim überzogen; schwache, fröstelnde, elendige Kinder

Verstopfung bei alten Leuten

Opium D12 - 2x tägl.
Bauch aufgetrieben, aber belästigt nicht; schläfrig, schwindelig
Hydrastis D12 - 2x tägl.
schleimig verstopft, nach vielen Abführmittelversuchen

Verstopfung nach Angst, Schreck, Schock

Opium D30 - 1x in Wasser
gefühllos, tagelang kein Stuhlgang; muß mechanisch entfernt werden

DARM - Verstopfung

Verstopfung nach Operation
Opium D30 - 1x in Wasser
Darmverschlingung
Staphisagria D30 - 1x in Wasser
Darmlähmung

träge Verstopfung
Causticum D12 - 2x tägl.
Enddarm kraftlos
Platinum D12 - 2x tägl.
ganzer Verdauungstrakt träge, besonders auf Reisen
Plumbum D12 - 2x tägl.
aber Drang mit Koliken, After wie zugeschnürt

trockene Verstopfung
Natrium muriaticum D200 - 1x monatl.
Enddarm trocken, krümeliger Stuhl; Akne und Mitesser bei Jugendlichen
Silicea D12 - 2x tägl.
Schließmuskel krampft, Ziegenkot, schlüpft beim Pressen zurück
Alumina D12 - 2x tägl.
alles trocken, kein Drang, bröckeliger Schafskot
Selenium D12 - 2x tägl.
ausgetrocknet nach sexuellen Exzessen
Bryonia D12 - 2x tägl.
Verdauungsdrüsen und Enddarm untätig, großkalibrige Stühle
Platinum D12 - 2x tägl.
trockener Enddarm, verkrampft

Verstopfung mit vergeblichem Stuhldrang
Nux vomica D12 - 2x tägl.
unregelmäßige Darmtätigkeit; liest Zeitung dabei
Natrium muriaticum D200 - 1x monatl.
durch trockenen, untätigen Enddarm mit Wundheit und Stichen
Magnesium chloratum D12 - 2x tägl.
durch untätigen Enddarm; harte trockene Klumpen, verfallen krümelig
Lycopodium D12 - 2x tägl.
durch verkrampften Enddarm; "Korinthenkacker"
Platinum D12 - 2x tägl.
Stuhl haftet wie ein angeleimtes Gewicht im Enddarm

verkrampfte Verstopfung
Nux vomica D12 - 2x tägl.
anhaltend; wie seine Laune, seine Reizbarkeit, seine Lebensweise
Anacardium D12 - 2x tägl.
ohne Kraft bei genügender Darmtätigkeit, wie ein Pflock im Enddarm; heftig
Plumbum D12 - 2x tägl.
Koliken, Afterkrampf, eingezogene Bauchdecke; zart, schwach
Lycopodium D12 - 2x tägl.
Enddarm verkrampft, fällt beim Pressen vor; altaussehend, hager
Silicea D12 - 2x tägl.
Schließmuskel verkrampft; minderwertig, schwach, geknickt
Platinum D12 - 2x tägl.
mit großer Schwäche im Bauch, Stiche im Enddarm; hoffärtig

Verstopfung ohne Stuhldrang, mechanische Entfernung
Graphites D12 - 2x tägl.
tagelang; große schleimüberzogene Knollen, After wund, rissig
Bryonia D12 - 2x tägl.
trockene Schleimhäute; Stuhl großkalibrig, wie verbrannt
Opium D12 - 2x tägl.
Darm gelähmt; trockene, schwarze, harte Kügelchen; gefühllos
Plumbum D12 - 2x tägl.
aber krampfig im Darm; runde schwarze Bällchen
Alumina D12 - 2x tägl.
knollig, Schafskot; stückchenweise Entleerung
Selenium D12 - 2x tägl.
trocken, mit Schleim überzogen

Gefühl zurückbleibenden Stuhls bei Verstopfung
Nux vomica D12 - 2x tägl.
trotz anhaltendem Drang; Ergebnisse des Lebens unbefriedigend
Lycopodium D12 - 2x tägl.
verkrampfter Enddarm; verkrampftes Bemühen um Erfolg
Causticum D12 - 2x tägl.
kraftloser Enddarm, wunder After; geht besser im Stehen; kraftlos

Ziegenkotstuhl
Natrium muriaticum D200 - 1x monatl.
verzweifelt, kann nicht mehr geben
Lycopodium D200 - 1x monatl.
stolz, würdig, gibt prinzipiell nichts her

Magnesium carbonicum D200 - 1x monatl.
nickt nach oben, tritt nach unten

Stuhl bei Verstopfung geformt wie ein Bleistift
Phosphorus D12 - 2x tägl.
lang zusammenhängend, wird mit großer Kraft entleert
Plumbum D12 - 2x tägl.
lang, schwarz, knoddelig, wird mit vielen Krämpfen entleert

Stuhl schlüpft zurück bei Verstopfung
Silicea D12 - 2x tägl.
plötzlicher Afterverschluß; kann nichts hergeben
Staphisagria D12 - 2x tägl.
krampfiger, zerspringender Afterschmerz; hält an sich

fühlt sich nur wohl, wenn verstopft
Calcium carbonicum D12 - 2x tägl.
sehr unwohl und schwach nach Entleerung

Verstopfung mit Afterkrampf
Silicea D12 - 2x tägl.
Stuhl schlüpft zurück
Plumbum D12 - 2x tägl.
wie mit einer Schnur zum Nabel hin hochgezogen
Lycopodium D12 - 2x tägl.
ganzer Enddarm krampft

Verstopfung mit Aftervorfall
Lycopodium D12 - 2x tägl.
ganzer Enddarm fällt vor
Stannum D12 - 2x tägl.
ganzer Darm hängt, kraftloser Enddarm

Verstopfungsdurchfall (Obstipationsdiarrhoe)
Natrium sulfuricum D12 - 2x tägl.
Knollen mit dünnen Massen
Antimonium crudum D12 - 2x tägl.
Brocken mit flüssigen Massen
Sulfur D12 - 2x tägl.
wechselhaft; Hitzegefühl und Unwohlsein im Enddarm
Ricinus communis D12 - 2x tägl.
Dünndarmdurchfall mit Enddarmbrocken

Würmer, Kribbeln und Jucken im After

Cina D200 - 1x monatl.
nachts; nervös, Krämpfe, zupft sich überall; Fadenwürmer

Spigelia D4 - 3x tägl.
Würmer kriechen nachts aus dem After; Nabelkoliken

Cuprum oxydatum nigrum D4 - 3x tägl.
unbeeinflußbar; Bauchkrämpfe, nervöser Tick, grimassiert

Zwölffingerdarm-Geschwür (Ulcus duodeni)

(Nüchternschmerz, besser durch Essen)

Ignatia D4 - 3x tägl.
leicht kränkbar; sauer, nachts, nach dem Essen; Erbrechen und Hunger

Anacardium D4 - 3x tägl.
heftig, zornig, spuckt; hinfällig 2 Stunden nach dem Essen; Pflock im Enddarm

Mandragora D6 - 3x tägl.
Säure schwulkt in den Mund auf, vor allem beim Bücken, beugt sich rückwärts

Uranium nitricum D12 - 2x tägl.
wird immer weniger und schwächer

Zwölffingerdarm-Geschwür, erschwerte Genesungszeit

China D4 - 3x tägl.
4 Wochen lang, danach:

Chininum arsenicosum D4 - 3x tägl.
4 Wochen lang

NOTIZEN:

Leber

Aszites bei Leberzirrhose durch chronische Leberentzündung
   Nux vomica D3 - 3x tägl.
   und
   Quassia D3 - 3x tägl.
   zu gleichen Teilen gemischt, 10 Tropfen je Gabe

Aszites bei Leberkrebs
   Helleborus D4 - 3x tägl.

Aszites bei Lebermetastasen
   Laurocerasus D3 - 3x tägl.
   Rechtsherzbelastung

Gelbsucht (Ikterus), einfach
   Mercurius solubilis D30 - 1x tägl.
   auch Kinder; Leber geschwollen; Zunge dick, gelb, Zahneindrücke, Mundgeruch
   Podophyllum D6 - 3x tägl.
   "pflanzliches Mercurius"; chronisch geschwollene Leber, Durchfall, reibt sich den Bauch; Gallensteine
   Chelidonium D6 - 3x tägl.
   blaß, schlank; stechender, wunder Leberschmerz zum rechten Schulterblatt ziehend, eher rechter Leberlappen
   Carduus D6 - 3x tägl.
   rot, rund; erbricht Galle, Stuhl gallig, Urin goldgelb; dumpfes Kopfweh

Gelbsucht durch Ärger
   Bryonia D12 - 2x tägl.
   friert, obwohl er heiß zu sein scheint; untersetzte, gallige Zornigel
   Chamomilla D12 - 2x tägl.
   heiß, schwitzig; nervöse, reizbare, gallige Frauen
   Nux vomica D12 - 2x tägl.
   fröstelt; nervöse, reizbare, mürrische Männer und Mannweiber

Gelbsucht durch Gallestau
   Hydrastis D4 - 3x tägl.
   bitterer Geschmack, appetitlos, Zungenmitte gelb; Gallensteinkolik
   Mandragora D6 - 3x tägl.
   Völlegefühl, Wundheit, Stechen zum rechten Schulterblatt; Galle- und Bauchspeicheldrüsen-Beschwerden

Gelbsucht - LEBER

Yucca filamentosa D4 - 3x tägl.
zieht zum Rücken; Stuhl locker, gallig; Zunge hat Zahneindrücke

Chionanthus virginicus D6 - 3x tägl.
übel, übles Kopfweh, appetitlos; Gallensteine

Ptelea trifoliata D6 - 3x tägl.
scharfer quälender Schmerz; liegt rechts, bei Linkslage zerrt Leber

Euonymus europaea D6 - 3x tägl.
heller Stuhl; starkes ermüdendes Hinterkopfweh; Herz, Gallenkolik

Gelbsucht ohne Gallestau (mangelnde Gallesynthese)

Digitalis D6 - 3x tägl.
Leber wund, zerschlagen; Herz, Ödeme, Puls unregelmäßig; verfällt rasch

Myrica cerifera D6 - 3x tägl.
Leber dumpf; Depression vorher; Puls langsam, Urin dunkel

Gelbsucht durch Grippe

Mercurius dulcis D12 - 2x tägl.
mit Gallestau, Galle entzündet

Myrica cerifera D6 - 3x tägl.
ohne Gallestau, Augenweiß schmutzig-gelb; Kopfweh morgens, Gliederschmerzen

Gelbsucht bei Lungenentzündung

Phosphorus D12 - 2x tägl.

Gelbsucht bei Neugeborenen

Solidago D1 - 3x tägl.
gleich nach der Geburt geben, falls Gelbsucht sehr stark

Aconitum D30 - einmalig
infolge Geburtsschocks

Natrium sulfuricum D6 - 3x tägl.
sehr bewährt bei anhaltender Gelbsucht

Sepia D200 - einmalig
falls die Mutter ihr Kind nicht sehen will; lithämische Diathese

China D4 - 3x tägl.
sehr lange anhaltend, auszehrend wie Malaria

Gelbsucht nach sexuellen Exzessen

China D4 - 3x tägl.
mit großer Schwäche

Gelbsucht mit Stichen zur rechten Schulter

Bryonia D6 - 3x tägl.
bei jeder Bewegung, liegt rechts; Stuhl hart, trocken oder breiig

Kalium carbonicum D6 - 3x tägl.
ganzer Oberbauch schmerzt, Völle, übel, erbricht; Stuhl groß, hart

Magnesium carbonicum D6 - 3x tägl.
wie bei Kalium carbonicum, nur streckt er sich, Gallestau, mangelnder Gallefluß

Chelidonium D6 - 3x tägl.
wund am unteren Winkel des rechten Schulterblattes; Stuhl hellgelb

Berberis D3 - 3x tägl.
zum Nabel hin; fahl, müde, Gallensteine

Juglans cinerea D6 - 3x tägl.
unter das rechte Schulterblatt; gallige Stühle, Hinterkopfweh

Hyperbilirubinämie, allgemein

Phosphorus D12 - 2x tägl.
nach dem Essen; zusätzlich:

Chelidonium D3 - 3x tägl.
bei eher schlanken, blassen Menschen; oder:

Carduus D3 - 3x tägl.
bei eher runden, roten Menschen

Leberbeschwerden (Hepatopathie) mit starkem Juckreiz

Dolichos pruriens D4 - 3stündl.
bei primären und sekundären Lebererkrankungen (zum Beispiel Leukämie)

Leberbeschwerden mit Kopfschmerzen

Carduus D4 - 3x tägl.
liebenswert, rot, rund, gutmütig

Chelidonium D4 - 3x tägl.
beklagenswert, blaß, schlank

Taraxacum D4 - 3x tägl.
bedauernswert, ausgemergelt, chronische Leberentzündung

akute Leberentzündung (Hepatitis epidemica)

Phosphorus D12 - 2x tägl.
Leberzellschaden; zusätzlich:

Carduus D4 - 3x tägl.
bei roten, runden, dicken, gutmütigen Menschen; oder:

Chelidonium D4 - 3x tägl.
bei blassen, dünnen, eingegangenen Menschen; oder:

Berberis D3 - 3x tägl.
bei fahlen, müden Menschen
beachte: 3 Tage fasten; bei Verstopfung morgens 1 Eßlöffel Bittersalz auf ¼ Liter lauwarmes Wasser, im Schuß trinken!

anhaltende Leberentzündung (persistierend)
Sulfur D6 - 3x tägl.
pyknisch, rund
Lycopodium D6 - 3x tägl.
asthenisch, hager

septische Leberentzündung
Lachesis D12 - 2x tägl.
heftige Leberschwellung
Crotalus D12 - 2x tägl.
mit heftigen schwarzen Blutungen; Kaffeesatzerbrechen

Leberentzündung, Patient kommt erst spät in die Praxis
Carduus D4 - 3x tägl.
4 Wochen, dann:
Chelidonium D4 - 3x tägl.
4 Wochen, dann:
Taraxacum D4 - 3x tägl.
4 Wochen; galliger Durchfall, fröstelt nach Essen, Landkartenzunge; oder nur:
Lycopodium D4 - 3x tägl.
dumpf, ziehend; schnell satt, wie ein enger Gürtel um die Taille

Leberentzündung, chronisch-aggressive Hepatitis

bei Umwandlung in Zirrhose, 1. Konsultation
Carduus D3 - 3x tägl.
4 Wochen, dann:
Chelidonium D3 - 3x tägl.
4 Wochen, dann:
Taraxacum D3 - 3x tägl.
4 Wochen lang

bei Umwandlung in Zirrhose, 2. Konsultation
Nux vomica D3 - 3x tägl.
und
Quassia D3 - 3x tägl.
zu gleichen Teilen gemischt, 10 Tropfen je Gabe

LEBER - Leberentzündung

mit zunehmender Schwäche
Lycopodium D6 - 3x tägl.
je länger die Krankheit dauert, desto mehr ist es angezeigt
Plumbum D6 - 3x tägl.
bei beginnender Leberschrumpfung; zusätzlich:
Berberis D3 - 3x tägl.
zur Galleverflüssigung

Leberentzündung chronisch-aggressiv, mit zunehmender Mattigkeit
Natrium muriaticum D200 - einmalig
zusätzlich:
China D4 - 3x tägl.
4 Wochen, danach:
Chininum arsenicosum D4 - 3x tägl.
4 Wochen lang

Leberschrumpfung (Hepatose) mit großer Schwäche
Phosphorus D6 - 3x tägl.
erschöpft, Kaffeesatzerbrechen
Plumbum D6 - 3x tägl.
schmutzig-gelbes Gesicht, Koliken mit kahnförmig eingezogenem Bauch
Arsenicum album D6 - 3x tägl.
wandelnder Leichnam

Leberschwellung (Hepatomegalie) bei rachitischen Kindern
Magnesium chloratum D6 - 3x tägl.

Leberzirrhose
Nux vomica D6 - 3x tägl.
akut; durch Alkohol, Abführmittel, Ernährungsfehler
Lycopodium D6 - 3x tägl.
je länger desto mehr angezeigt; Leber spannt, Gürtelgefühl
Phosphorus D12 - 2x tägl.
und Leberschrumpfung; grau-weiße Stühle

Leberzirrhose und Milztumor
Ceanothus D6 - 3x tägl.
Blutungen, blutiges Wasser im Bauch; gelegentlich exzessive Onanie

Leberzirrhose durch Alkoholabusus
Nux vomica D6 - 3x tägl.
akut; frißt und säuft und raucht tags und nachts

Sulfur D6 - 3x tägl.
pyknisch, rot; säuft insgeheim weiter aus Lust

Lachesis D12 - 2x tägl.
kräftig, hitzig, rot; säuft weiter aus Verzweiflung

Acidum hydrofluoricum D6 - 3x tägl.
steinhart

Arsenicum album D6 - 3x tägl.
Leber schrumpft; ziemlich am Ende

Ammonium chloratum D6 - 3x tägl.
schlaff, kraftlos; Stuhl hart, bröckelig mit glasigem Schleim

NOTIZEN:

Galle

Gallenkolik, Auslösung
Bryonia D30 - 1x in Wasser
Ärger über sich selbst, schießt bei jeder Bewegung ein; er drückt dagegen
Colocynthis D200 - 1x in Wasser
Ärger über Unrecht, tobsüchtig
Chamomilla D30 - 1x in Wasser
Ärger über alles, hitzig, überempfindlich, weiß nicht was er will
Ignatia D30 - 1x in Wasser
Kummer, blaß, überempfindlich, weiß nicht was er will

Gallenkolik durch Gallensteine
Belladonna D30 - 1x in Wasser
plötzlich, heftig, wellenförmig; beugt sich zurück, heißes Bad lindert
Colocynthis D3 - alle 10 Min.
stechend, einschießend; krümmt sich, drückt Faust in den Leib; im Wechsel mit:
Chelidonium D3 - alle 10 Min.
bei blassen, schlanken Menschen; oder im Wechsel mit:
Carduus D3 - alle 10 Min.
bei roten, runden Menschen
Magnesium carbonicum D4 - alle 10 Min.
messerscharfe Stiche zum rechten Schulterblatt hin; beugt sich zurück

Gallensteine (Cholelithiasis) durch Gallestau mit Gelbsucht
Hydrastis D4 - 3x tägl.
bitterer Geschmack, appetitlos, gelber Streifen auf der Zunge; Gallensteinkolik
Mandragora D6 - 3x tägl.
Völlegefühl, Wundheit, sticht zum rechten Schulterblatt; Galle- und Bauchspeicheldrüsen-Beschwerden
Yucca filamentosa D4 - 3x tägl.
zieht zum Rücken; Stuhl locker, gallig; Zunge hat Zahneindrücke
Chionanthus virginicus D6 - 3x tägl.
übel, übles Kopfweh, appetitlos; Gallensteine, Gallestau
Ptelea trifoliata D6 - 3x tägl.
scharfer quälender Schmerz; liegt rechts, bei Linkslage zerrt die Leber
Euonymus europaea D6 - 3x tägl.
heller Stuhl, starkes, ermüdendes Hinterkopfweh; Gallenkolik, Herzbeschwerden

Gallensteine, Zusatzbehandlung im Intervall
Calculi biliarii D10 - 1x tägl. morgens
bei Mineralsteinen; oder:

Cholesterinum D10 - 1x tägl. morgens
bei Cholesterinsteinen

Gallensteine, Beschwerden durch Schwangerschaft ausgelöst
Cholesterinum D12 - 2x tägl.
vor dem Essen und:
Calculi biliarii D10 - 2x tägl.
nach dem Essen

Gallensteine, Operation?
ja: wenn sich Galle beim Röntgen nicht füllt und nicht kontrahiert
nein: wenn sich Galle beim Röntgen füllt und kontrahiert

Gallestau (Cholestase)
allgemein
Natrium sulfuricum D6 - 3x tägl.
verträgt keine großen Mengen Flüssiges, keine Feuchtigkeit; Durchfall
Magnesium carbonicum D6 - 3x tägl.
Völle, Blähungen, Aufstoßen, Stechen zieht zur rechten Schulter

bei Leberstau und Gallengangsentzündung
Mercurius dulcis D12 - 2x tägl.
große schmutzig belegte Zunge mit Zahneindrücken; stinkender Mundgeruch

bei Gallenentzündung und Schilddrüsenbeschwerden
Lycopus D6 - 3x tägl.
Schilddrüsenüberfunktion mit abendlichem Herzklopfen beim Niederlegen
Hedera D6 - 3x tägl.
geringere Überfunktion aber großer Kropf, kälteempfindlicher

bei Leberstau, Gallensteinen, Bauchspeicheldrüsen-Beschwerden
Mandragora D6 - 3x tägl.
Bauch wund, empfindlich, Stiche strahlen zur rechten Schulter, Kopfweh

NOTIZEN:

Bauchspeicheldrüse

Diabetes (mellitus), Therapiebeginn
Natrium muriaticum D200 - 1x monatl.
Diabetesbeginn oft nach lang gehegtem Kummer; zusätzlich:
Acidum phosphoricum D3 - 3x tägl.
4 Wochen lang; schwach, rasch erschöpft, schwitzt nachts; danach:
Acidum lacticum D3 - 3x tägl.
4 Wochen lang; noch gut beisammen, trocken, gieriger Hunger;
Kur wiederholen, falls sie gut anschlägt

Diabetes, organisch
Syzygium jambolanum D2 - 3x tägl.
senkt Urin- und Blutzuckerspiegel; auch vorbeugend zu geben
Datisca cannabina D4 - 3x tägl.
Heißhunger steht im Vordergrund
Galega officinalis D4 - 3x tägl.
stabilisiert Insulin-Einheiten bei mittelschwerem Altersdiabetes
Uranium nitricum D4 - 3x tägl.
appetitlos, Kopfweh, Beinkrämpfe, wird immer weniger
Aranea diadema D12 - 2x tägl.
Herzkranzgefäße angegriffen; Fersenschmerz!

Diabetes, personenbezogen
Calcium carbonicum D12 - 2x tägl.
blaß, phlegmatisch; schwitzt bei geringster Belastung, Herz, verstopft
Sulfur D12 - 2x tägl.
rot, immer aktiv; schwitzt immer, hält keine Diät, Stuhl wechselhaft
Acidum sulfuricum D12 - 2x tägl.
verwahrlost; säuft, Unterhautblutungen, viel Schweiß
Phosphorus D12 - 2x tägl.
blaß, heiter, nervös; ißt und trinkt nachts Saures und Limonade
Jodum D12 - 2x tägl.
rot, ernst, aufgeregt; frißt sich durch den Tag, unstillbarer Durst
Bryonia D12 - 2x tägl.
rot, zornig, cholerisch; müde, matt, mutlos; äußerst trockene Lippen!

Altersdiabetes
Barium carbonicum D12 - 2x tägl.
blaß, unbeholfen; schwitzt nie, Herzkrämpfe, Beinkrämpfe, verkalkt
Sulfur D12 - 2x tägl.
rot, immer aktiv; schwitzt immer, ißt alles, trinkt alles

Diabetes bei Kindern (insipidus)

Natrium muriaticum D200 - 1x monatl.
blaß, ernst, kummervoll, schweigt, seufzt, sehr gute Schulleistungen

Phosphorus D12 - 2x tägl.
blaß, errötet, heiter, keine Beziehung zur Schwere seiner Erkrankung

Acidum phosphoricum D6 - 3x tägl.
sehr zart, still, rasch geistig und körperlich erschöpft; viel Durst, appetitlos; viel farbloser, phosphatreicher Urin

Causticum D12 - 2x tägl.
ruhelos, ängstlich, ausgetrocknet; viel trüber, wolkiger Urin

Argentum nitricum D12 - 2x tägl.
aufgeregt, erdfahles Aussehen; viel trüber Urin mit süßlichem Geruch

Nux vomica D12 - 2x tägl.
sehr mürrisch, gereizt, viele Magen-Darmstörungen, erbricht öfters

"Spontanhypo" bei Diabetes

Magnesium carbonicum D6 - 3x tägl.
nach dem Essen; müde, übel, erbricht

Conium D4 - 3x tägl.
vor dem Essen mit Heißhunger; Essen bessert

Tabacum D6 - alle 10 Min.
bei Schwindel, Übelkeit; immer mitführen!

Diabetes mit Durchfall

Cuprum arsenicosum D4 - 3x tägl.

Diabetes mit Impotenz

Acidum phosphoricum D12 - 2x tägl.
blaß, zart

Strontium carbonicum D12 - 2x tägl.
rot, kräftig

diabetische Gangrän

Secale D4 - 3x tägl.
trocken, innerlich Hitze, äußerlich Kälte, verlangt Kälte

Arsenicum album D6 - 3x tägl.
feucht, innerliche Kälte, brennende Schmerzen, braucht Wärme

Kreosotum D4 - 3x tägl.
feucht, empfindungslos, Eiter stinkt nach Knoblauch, sucht Wärme

Asa foetida D4 - 3x tägl.
dünne eitrige Wunde, stinkt aashaft, berührungsempfindlich

BAUCHSPEICHELDRÜSE - Diabetes

diabetisches Koma
Hyoscyamus D30 - 1x bei Bedarf
leichenblaß, zuckt, läßt unter sich, Cheyne-Stokes-Atmung

diabetische Muskelkrämpfe
Secale D4 - 3x tägl.
tetanische Krampfzustände, Kribbeln, Zucken der Beine
Cuprum D4 - 3x tägl.
Waden-, Fuß-, Zehenkrämpfe nach kurzer Gehstrecke, nachts, steht auf

diabetische Nervenentzündung
Arsenicum album D6 - 3x tägl.
brennt, nachts, Wärme lindert
Aranea diadema D12 - 2x tägl.
tief, bohrend, von Ferse bis Kniekehle, 3. bis 5. Finger taub
Acidum sulfuricum D4 - 3x tägl.
schwere Nervenschmerzen, Muskelschmerzen und Juckreiz nachts; Säufer

diabetische Netzhautstörungen
Phosphorus D12 - 2x tägl.
sieht Blitze und farbige Kreise, lichtempfindlich
Arsenicum album D6 - 3x tägl.
sehr lichtscheu, Flimmern vor den Augen
Tabacum D6 - 3x tägl.
Augenmuskel- und Sehnervlähmung, Schielen, Doppeltsehen

akute Pankreatitis mit Blutfülle
Belladonna D30 - 1x bei Bedarf
plötzlich, wellenförmig, Blutandrang zum Kopf; streckt sich rückwärts
Iris D6 - stündl.
brennt; erbricht süßliches Wasser, fettiger Geschmack; kolikartige, wäßrige Durchfälle mit unverdautem Fett; Kopfweh in der Entspannung
Dioscorea D4 - stündl.
anhaltender, kolikartiger Schmerz, strahlt fächerförmig zum linken Oberbauch; besser durch Rückwärtsbeugen, Druck und Bewegen im Freien

akute Pankreatitis mit Schock, Kollaps
Veratrum album D30 - alle 10 Min.
kalter Schweiß, ruhig, will sich abdecken
Arsenicum album D30 - alle 10 Min.
kalter Schweiß, unruhig, will sich zudecken
Tabacum D30 - alle 10 Min.
wie Nikotinvergiftung, elend, Herzdruck, als bliebe das Herz stehen

Entzündung - BAUCHSPEICHELDRÜSE

Pankreatitis mit krampfartigen Krümmschmerzen
Colocynthis D4 - alle 10 Min.
messerscharf; feuchte Wärme, Druck, Ruhe bessern
Magnesium phosphoricum D4 - alle 10 Min.
trockene Wärme, Druck, Bewegen bessern
Mandragora D6 - alle 10 Min.
Rückwärtsbeugen, Essen bessern
Cuprum D6 - stündl.
zentrale Krämpfe; Gegendruck, Wärme bessern
Secale D4 - stündl.
Gefäßkrämpfe; Gegendruck, Kälte bessern

Pankreatitis mit Gewichtsabnahme
Natrium muriaticum D200 - 1x monatl.
ausgedorrt; viel Durst, verlangt nach Salzigem
Jodum D12 - 2x tägl.
beängstigend aufgeregt; Heißhunger, unbändiger Durst, übel, Fettstühle
Hedera D6 - 3x tägl.
weniger hitzig, gedämpfter als Jod; massiert seinen Bauch; Gelenke!

Pankreatitis mit Schrumpfung (Pankreasatrophie)
Phosphorus D12 - 2x tägl.
blaß, blutarm, gelb; Stuhl unverdaut, wie Froschlaich mit aufgelagertem Öl; auch Schrumpfung bei Diabetes

NOTIZEN:

Milz

Milzschwellung (Splenomegalie)
Ceanothus D4 - 3x tägl.
tiefe Stiche, Atemnot, Neigung zur Onanie

Pulsatilla D4 - 3x tägl.
Ausleitung über Galle, Scheide

Quercus e glandibus D3 - 3x tägl.
bösartige Bluterkrankungen

Aranea diadema D12 - 2x tägl.
schlaff, matt, fröstelt; Feuchte und Nässe verschlimmern

Capsicum D6 - 3x tägl.
empfindlich geschwollen

Milzversagen bei Subsepsis; ungenügende Abwehr
Natrium muriaticum D200 - 1x bei Bedarf
sticht, drückt; blutarm, abgemagerter Oberkörper; Malaria; zusätzlich:

China D4 - 3x tägl.
sticht dumpf; große Schwäche, ganzes Nervensystem überreizt

NOTIZEN:

Niere

Crush-Niere, akutes Nierenversagen nach Unfall
Serum anguillae D200 - 1x bei Bedarf
am besten in die Vene spritzen; Wirkungsrichtung: vegetativ-zentral

Harnleiterkolik bei Harngrieß
Ocimum canum D6 - stündl.
muß alle paar Minuten, ringt die Hände, stöhnt; viel Sand im Urin

Nierenbecken-Entzündung (Pyelitis acuta)
(nach den Fieberarzneien, keine Schwellungen)
Coccus cacti D4 - 3x tägl.
Stechen, Bohren in der Lende, wenig saurer schleimiger Urin, Ziegelmehl
Kalium carbonicum D6 - 3x tägl.
stechender Schmerz, Urin uratreich, unwillkürlich beim Husten
Kalium bichromicum D6 - 3x tägl.
Stechen, Brennen, schleimiger Urin, fadenziehend mit weißem Satz
Kalium chloratum D4 - 3x tägl.
zäher weißlicher Schleim, Urin brennt nicht

Nierenbecken-Entzündung in der Schwangerschaft
Sarsaparilla D6 - 3x tägl.
Brennen am Ende des Harnens, Nierengrieß?

chronische Harnwegsinfekte
Natrium muriaticum D200 - 1x monatl.
blaß, anämisch; dazu entweder:
China D4 - 3x tägl.
zur Genesung; oder:
Chininum arsenicosum D4 - 3x tägl.
zur Blutbildung
Pyrogenium D30 - 2stündl.
bei Schüttelfrost, wenn Puls niedrig bei hohem Fieber oder umgekehrt

Nierenbeschwerden mit Kopfschmerzen
Berberis D3 - 3x tägl.
Reizblase, Entzündung, Grieß, Steine
Helleborus D4 - 3x tägl.
Wasserniere; müde, matt, dösig

Apis D4 - 3x tägl.
Wassersucht; kein Durst
Apocynum D2 - 3x tägl.
Wassersucht; unstillbarer Durst

Nierenbluten, nicht entzündlich

Arnica D30 - 1x bei Bedarf
hell oder dunkel; durch Verletzungen bei Nierensteinen, Nierengrieß
Sarsaparilla D6 - stündl.
eher hell; Nierengrieß, kann nur im Stehen harnen, Brennen danach
Argentum nitricum D4 - stündl.
dunkle Gerinnsel; krebsartig
Ipecacuanha D4 - alle 10 Min.
helles sattes Rot; blutet gußweise, mit Übelkeit, mit Angst
Millefolium D4 - alle 10 Min.
helles kräftiges Rot; ständiger Harndrang, keine Angst

akute Nierenentzündung (Nephritis acuta), blutig

(eiweißhaltig, Schwellungen)
Apis D30 - 3stündl.
wenig Urin, Drang; Lungenwasser, Atemnot, Erstickung
Phosphorus D12 - 2x tägl.
wenig Urin, fettig, wächsern, Film; Augenödeme, Glieder eiskalt, müde
Cantharis D12 - 2x tägl.
schneidender Schmerz, heftiger Drang, tröpfchenweise
Ferrum phosphoricum D12 - 2x tägl.
Fieber ohne Beeinträchtigung, Harndrang, schlimmer nachts
Glonoinum D12 - 2x tägl.
passiver Blutandrang, dunkelrotes Gesicht
Oleum terebinthinae D6 - 3x tägl.
starker dumpfer Schmerz bis in Harnleiter, Urin wolkig; schwach

akute Nierenentzündung, nicht blutend

Aconitum D30 - 3stündl.
plötzlich trockenes Fieber, dumpfer Schmerz, wenig Urin; Auslösung!
Belladonna D30 - 3stündl.
heftig dampfendes Fieber, brennender, stechender Schmerz

akute Nierenentzündung, wiederkehrend; Auslösung

Aconitum D30 - 1x bei Bedarf
Zugluft

Entzündung - NIERE

Belladonna D30 - 1x bei Bedarf
Entblößung
Dulcamara D30 - 1x bei Bedarf
Unterkühlung, Durchnässung
Rhus tox D30 - 1x bei Bedarf
Überanstrengung

akute Nierenentzündung des Gewebes (interstitiell)
Aurum chloratum D6 - 3x tägl.
nach Eiterung, Tripper, Lues; Verdauung, Nerven; reizbar, schwindelig

akute Nierenentzündung, septisch
Mercurius corrosivus D30 - 2x tägl.
wächserne Ödeme, Atemnot, krampfige Schmerzen beim Harnen, Urin eitrig
Pyrogenium D30 - 2- bis 3stündl.
dazwischen geben; stinkt aashaft

akute Nierenentzündung, später; blutend, eiweißhaltig
Arsenicum album D6 - 3x tägl.
wächserne Schwellungen überall, wäßriger Durchfall, Durst brennt
Mercurius corrosivus D30 - 1x tägl.
wenig Urin mit starken Krämpfen; wächserne Schwellungen, große Atemnot
Hepar sulfuris D200 - 1x tägl., 3x insgesamt
wenig scharfer, trüber, milchiger, eitriger Urin

akute Nierenentzündung nach Canthariden-Pflaster
Camphora D1 - 3x tägl.

akute Nierenentzündung mit Bauchwasser (Aszites)
Apis D12 - 3x tägl.
Schwellungen, kaum Urin, viel Drang, müde, matt, Erstickungsgefühl
Convallaria D3 - 6x tägl.
Herzklopfen, rascher unregelmäßiger Puls, Schwellungen, Mitralinsuffizienz

akute Nierenentzündung, Diathese
Scarlatinum D200 - einmalig
oft schlecht ausgeheilter Scharlach, erkältlich, leistungsschwach
Tuberculinum bovinum D200 - einmalig
bei sehr dünnen Menschen, erkältungsempfindlich, erschöpfbar, hilflos
Medorrhinum D200 - einmalig
Tripper in der Vorgeschichte

NIERE - Entzündung

Diphtherinum D200 - einmalig
Mandelentzündungen in der Vorgeschichte

chronische Nierenentzündung (Nephritis chronica)
Cantharis D6 - 2- bis 3stündl.
heftiges Drücken in der Lende

chronische Nierenentzündung, wenn das Organ verspürt wird
Berberis D3 - stündl.
und
Solidago D3 - stündl.
zu gleichen Teilen mischen, 10 Tropfen je Gabe

Urin tropfenweise, schwarz, übelriechend
Cannabis sativa D4 - 3x tägl.
pechschwarz; hinfällige Unruhe
Oleum terebinthinae D4 - 3x tägl.
teerartig; hinfällige Ruhe

Nierengrieß bei harnsaurer Diathese
Sarsaparilla D6 - 3x tägl.
brennt, drängt nach dem Harnen; Satz weißlich, lehmfarbig, flockig
Lycopodium D4 - 3x tägl.
brennt vorher; Harn dunkel, konzentriert; Satz rot, rotgelber Sand
Berberis D4 - 3x tägl.
brennt vorher; Harn heiß, dunkel; Satz hellrotes Mehl bis Kristalle
Cantharis D6 - 3x tägl.
brennt beim Harnens; Harn wenig, dunkel; Satz wie alter Mörtel, Ziegelmehl
Sepia D6 - 3x tägl.
brennt während des Harnens; Harn trüb, schleimig, stinkt! Satz rötlich haftend

Nierenkolik durch Nierengrieß, Nierensteine
Belladonna D30 - 1x in Wasser
plötzlich, pulsiert wellenförmig; beugt sich zurück
Colocynthis D4 - alle 10 Min.
stechend, einschießend; krümmt sich, drückt Faust in den Leib; im Wechsel mit:
Magnesium phosphoricum D4 - alle 10 Min.
krampfend; krümmt sich, reibt sich den Bauch, Wärme erleichtert
beachte: Sofort ein heißes Vollbad, 2 ltr. Tee trinken, danach Treppen steigen!

Nierenschrumpfung (Nephrose)
Mercurius corrosivus D30 - 3x wöchentl.
wächsern; Atemnot, Krämpfe beim Wasserlassen, wenig roter Urin
Helleborus D4 - 3x tägl.
müde, matt; wenig dicker, kaffeesatzartiger Urin
Digitalis D3 - 3stündl.
Herzklopfen, schwacher Puls, wenig trüber dicker Urin; Magen, Rheuma, Lunge
Apocynum D6 - 3stündl.
Schwellungen überall mit spärlichem Urin, Krämpfe, Koma; vorbeugend!

Nierenschrumpfung, amyloide Degeneration
Tuberculinum bovinum D200 - einmalig
zusätzlich:
Phosphorus D12 - 2x tägl.
und bedarfsweise
Berberis D3 - 3x tägl.
und
Solidago D3 - 3x tägl.
zu gleichen Teilen gemischt, 10 Tropfen je Gabe

Nierenschrumpfung mit Gewebeschaden (Präurämie)
Cuprum D6 - 3x tägl.
kaltschweißig, schreckhaft, verkrampft
Phosphorus D12 - 2x tägl.
Schwindel, Stirnkopfschmerz; Magen drückt, brennt; Urin fettiger Film
Plumbum D6 - 3x tägl.
ausgezehrt, gequollen, schmutziges Gesicht; Muskeln krampfen, schwinden
Arsenicum album D6 - 3x tägl.
abgemagert, ängstlich, wächsern gequollen, viel Eiweiß, Durst brennend

Nierenschrumpfung mit Kopfschmerzen
Cuprum D6 - 3x tägl.
kaltschweißig, schreckhaft, verkrampft
Phosphorus D12 - 2x tägl.
Schwindel, Stirnkopfschmerz; Magen drückt, brennt; Urin fettiger Film
Plumbum D6 - 3x tägl.
ausgezehrt, gequollen, schmutziges Gesicht; Muskeln krampfen, schwinden
Arsenicum album D6 - 3x tägl.
abgemagert, ängstlich, wächsern gequollen; viel Eiweiß im Urin; Durst brennt, aber trinkt nur winzige Schlucke

NIERE - Dialyse

Dialyse-Patient mit Schrumpfniere; unterstützend
Berberis D3 - 3x tägl.
und
Solidago D3 - 3x tägl.
zu gleichen Teilen mischen, 10 Tropfen je Gabe
dazu: Arzneien für Nierenschrumpfung

Urämie, urämische Krämpfe
Cuprum D6 - 3x tägl.
schmerzhafte Gliederkrämpfe, umklammert die Muskeln mit den Händen
Plumbum D6 - 3x tägl.
wie bei Cuprum, aber noch schreckhafter, Muskeln sind bereits geschwunden
Arsenicum album D6 - 3x tägl.
hinfällige ängstliche Ruhelosigkeit; viel Durst, aber trinkt nur wenig

urämische Eklampsie, akutes Nierenversagen
Cuprum arsenicosum D12 - 2- bis 3stündl.
Krämpfe überall, elend
Phosphorus D12 - stündl.
schmerzloses Erbrechen, schmerzloser Durchfall
Apocynum D2 - alle 10 Min.
Krämpfe, Erbrechen, Bewußtlosigkeit

Nierensteine, wiederkehrend, mit Harnwegsinfekten
Lycopodium D200 - 1x monatl.
für Anlage und Person (Diathese und Konstitution)

Nierensteine, Kur im schmerzfreien Intervall
Calculi renales D10 - 1x tägl. morgens
zusätzlich:
Rubia tinctorum D1 - 3x tägl.
6 Wochen lang, danach:
Herniaria glabra D1 - 3x tägl.
6 Wochen lang; dazwischen falls Niere trotzdem verspürt wird:
Berberis D3 - stündl.
und
Solidago D3 - stündl.
zu gleichen Teilen gemischt, 10 Tropfen pro Gabe
Arnica D30 - 1x bei Bedarf
wenn durch die Steinbewegung Schmerzen auftreten

Nierenverkalkung (Nephrosklerose)

Cresolum D4 - 3x tägl.
spärlicher blutiger Urin mit granulierten Zylindern, Rest-N erhöht

Plumbum D4 - 3x tägl.
tröpfchenweises krampfartiges Harnen, Harnstoff, Phosphor- und Harnsäure

Arsenicum album D6 - 3x tägl.
viel Eiweiß, Blut und Zylinder

Aurum D6 - 3x tägl.
viel schmerzhafter Drang; roter, heißer, strenger, scharfer Urin

Nierenzyste, solitär in der Niere, nicht krankhaft

Apis D4 - 3x tägl.
Stechen, aber meist schmerzlos, nur durch Röntgen als Zufallsbefund

Cantharis D6 - 3x tägl.
Brennen, falls überhaupt gefühlt

NOTIZEN:

Blase

Blasen-Nierenbecken-Entzündung (Zystopyelitis acuta)
(nach den Fieberarzneien)

Coccus cacti D4 - 3x tägl.
Stechen, Bohren in der Lende, wenig saurer schleimiger Urin, Ziegelmehl

Kalium carbonicum D6 - 3x tägl.
stechender Schmerz, Urin uratreich, unwillkürlich beim Husten

Kalium bichromicum D6 - 3x tägl.
Stechen, Brennen, schleimiger Urin, fadenziehend mit weißem Satz

Kalium chloratum D4 - 3x tägl.
zäher weißlicher Schleim, Urin brennt nicht

Blasenentzündung, akut

Aconitum D30 - 1x bei Bedarf
nur im ersten Stadium mit plötzlicher Harnverhaltung, Unruhe, Angst

Apis D6 - stündl.
tröpfchenweiser Drang, Urin blutig, Eiweiß; Ödeme; durstlos, erstickt

Cantharis D6 - stündl.
heftig drückender, krampfiger, steter Drang, intensives Brennen beim Harnen

Nux vomica D6 - 3stündl.
Brennen, Ziehen, Pressen am Blasenhals, tröpfchenweise, häufig

Blasenentzündung, akut mit Wassersucht (Ödeme)

Apis D6 - stündl.
durstlos

Apocynum D2 - 2stündl.
unstillbar durstig

Arsenicum album D6 - 3stündl.
brennend durstig, trinkt nur winzige Schlucke

Blasenentzündung, später

Causticum D6 - 3x tägl.
uratreicher Urin

Cannabis sativa D6 - 3x tägl.
pechschwarzer Urin

Mercurius corrosivus D30 - 1x tägl.
blutiger Urin, stärkste Blasenhalskrämpfe!

Arsenicum album D6 - 3x tägl.
dunkler, eiweißhaltiger Urin; leichenblaß, wächsern, wassersüchtig

Blasenentzündung während der Hochzeitsreise
Staphisagria D12 - 2x tägl.
"Honeymoon" - Blase

Blasenlähmung nach Geburt
Causticum D200 - einmalig

Blasenpolypen, gutartig
Thuja D6 - 3x tägl.
belegte Zunge; dazu:
Medorrhinum D200 - einmalig
dazwischen setzen
Causticum D6 - 3x tägl.
saubere Zunge

Blasenpolypen, bösartige Entartung
Acidum nitricum D6 - 3x tägl.
blutet, Urin streng; dazu:
Luesinum D200 - 1x monatl.
dazwischen setzen

Blasensteine mit schneidendem Schmerz vor dem Harnen
Berberis D3 - 3x tägl.
heißer, dunkler Harn mit hellrotem Mehl, roten Kristallen
Lycopodium D4 - 3x tägl.
dunkler, konzentrierter Harn mit rotem Satz, rotgelbem Sand

Blutharnen (Hämaturie), hellrot
Arnica D30 - 1x bei Bedarf
Folge von Verletzungen, Nierensteine, Nierengrieß
Phosphorus D12 - stündl.
schmerzlos, Entzündung mit Brennen, Nierenschrumpfung
Cantharis D4 - stündl.
Entzündung, heftiges Brennen beim Harnen
Ipecacuanha D4 - alle 10 Min.
gußweise, mit Übelkeit, mit Angst
Millefolium D4 - alle 10 Min.
kräftig aus Niere, ständiger Harndrang, keine Angst

Blutharnen, dunkel
Apis D4 - stündl.
schwarz, Entzündung, Stiche

BLASE - Entleerungsstörung

Hamamelis D4 - stündl.
dunkel, Blase wie gequetscht

Helleborus D4 - stündl.
schwarz, chronische Nierenentzündung, Schwellungen

Crotalus D12 - stündl.
dunkel, geronnen, schwarzer Satz, Nierensepsis

Cannabis sativa D4 - stündl.
pechschwarz, tröpfchenweise, übelriechend, chronische Nierenentzündung

Oleum terebinthinae D4 - stündl.
teerartig, tröpfchenweise, Nierenschrumpfung

Harnentleerungsstörung, kann nicht in Gegenwart anderer

Natrium muriaticum D200 - 1x monatl.
alte seelische Belastungen

Ambra D3 - 3x tägl.
frische seelische Belastungen

Harnentleerungsstörung, kann nur im Stehen Harn lassen

Causticum D6 - 3x tägl.
muß sich zurückbeugen

Sarsaparilla D6 - 3x tägl.
qualvoll; Nierengrieß, Afterkrampf und Harndrang zugleich

Harnentleerungsstörung, kann nur rückwärts gebeugt Harn lassen

Zincum D6 - 3x tägl.
nur im Sitzen

Causticum D4 - 3x tägl.
nur im Stehen

Harnröhren-Entzündung (Urethritis), akut, 1. Wahl

Aconitum D30 - 3stündl.
Harn spärlich, heiß, brennt, Harnröhre trocken, Krabbeln

Gelsemium D6 - 3x tägl.
Ausfluß gering, Harnröhre wund, brennt; Nebenhoden entzündet

Cannabis sativa D6 - 3x tägl.
eitrig, brennt heftig beim Harnen, Penisende dunkelrot geschwollen

Mercurius solubilis D30 - 1x tägl.
grün, nachts, Blase krampft; Vorhaut verengt, geschwollen, entzündet

Cantharis D6 - 3x tägl.
eitrig, blutig, brennt grabend, Blase krampft; erregt mit Erektionen

Balsamum copaivae D6 - 3x tägl.
eitrig, milchig, brennt, steter Harndrang, Veilchengeruch, Nesselsucht

Harnröhren-Entzündung, akut, 2. Wahl
Argentum nitricum D6 - 3x tägl.
dick, gelb, eitrig, geschwollen, nachts; sexuelle Träume mit Ergüssen
Capsicum D6 - 3x tägl.
dick, eitrig, brennt wie Pfeffer, feine Stiche am Ausgang; Fettsüchtige
Petroselinum D4 - 3x tägl.
Harnröhre juckt, Schmerz zieht zur Peniswurzel; erreicht das Klo nicht
Cannabis indica D6 - 3x tägl.
wie bei Cannabis sativa mit schmerzhaften Erektionen oder Dauererektion
Cubeba D6 - 3x tägl.
klebrig, Veilchengeruch, harnt ständig; Krampf danach, Prostata mitentzündet

Harnröhren-Entzündung, chronisch, Ausfluß
Sulfur D6 - 3x tägl.
verschlampt, gereizt, wund, brennt; Medorrhin D200 dazwischen setzen
Sepia D6 - 3x tägl.
hartnäckig, spärlich, milchig bis grünlich, eher morgens
Pulsatilla D6 - 3x tägl.
mild, dick gelb bis grün
Natrium muriaticum D200 - 3x wöchentl.
glasig, Harn träufelt nach, schneidender Schmerz
Thuja D6 - 3x tägl.
dünn, gelb bis grün
Acidum nitricum D6 - 3x tägl.
dünn, wund, brennt, Splitterschmerz, Feigwarzen

Harnträufeln (Harninkontinenz) beim Husten, Niesen, Schneuzen
Causticum D6 - 3x tägl.
unbemerkt! Blasenlähmung, Erkältung
Nux vomica D6 - 3x tägl.
Kreuzschmerz, Blasenlähmung, Erkältung
Natrium muriaticum D200 - 1x bei Bedarf
auch beim Gehen, Schwäche
Kalium carbonicum D6 - 3x tägl.
Kreuzschwäche, Gewebsschwäche
Zincum D6 - 3x tägl.
funktionell, kann nur harnen, wenn nach rückwärts gebeugt!
Scilla D6 - 3x tägl.
Herzinsuffizienz, Stauungsbronchitis

Harnträufeln beim Tanzen
Borax D3 - 3x tägl.

Harnträufeln bei Senkung der Gebärmutter
Sepia D6 - 3x tägl.
Senkungsgefühl, alles gesenkt, auch Gemüt, Urin übelriechend
Lilium D6 - 3x tägl.
als ob alles unten herausfiele, muß die Beine krampfhaft kreuzen

akute Harnverhaltung (Anurie), funktionell oder entzündlich
Aconitum D30 - 1x bei Bedarf
Angst, Ärger, Aufregung, Wind, Sturm, Wetterwechsel, Unterkühlung

Harnverhaltung der Mutter nach Geburt
Aconitum D30 - 1x bei Bedarf
plötzlich, heftig

Folge von Kathetern, Schmerz, Blutung
Arnica D30 - 1x bei Bedarf
Folge von Verletzung, Schmerz, Blutung

Reizblase, häufiger Drang, Krampf, Schleimfetzen
Petroselinum D4 - 3x tägl.
plötzlich, heftig; milchig; kribbelt, sticht vorher, schneidet nachher
Nux vomica D6 - 3x tägl.
brennt am Blasenhals; tröpfchenweise, dunkel; roter Sand
Berberis D3 - 3x tägl.
zieht vom Rücken zur Blase, Hüftschmerz beim Harnen, Urin rot
Coccus cacti D4 - 3x tägl.
fädenziehender Schleim, Urin dunkel, viel Harnsäure
Pareira brava D4 - 3x tägl.
Krampf bis Oberschenkel, muß knien; viel klebrig, streng; roter Sand
Equisetum D4 - 3x tägl.
als ob Blase zu voll, wenig Krampf, Harnen lindert nicht, viel Schleim

Reizblase bei Aufregung, Angst
Argentum nitricum D30 - 1x bei Bedarf
schmerzhaft
Causticum D30 - 1x bei Bedarf
schmerzlos

Reizblase bei Kindern
Equisetum D4 - 3x tägl.
Blase stets wie zu voll, Kinder stöhnen nach Harnen wegen Blasenkrampf

Petroselinum D4 - 3x tägl.
Kinder tanzen hin und her, wenn Harndrang kommt

Reizblase bei Frauen

Eupatorium purpureum D6 - 3x tägl.
heftiges Brennen beim Harnen

Gelsemium D30 - 1x bei Bedarf
hysterisch, mit Abgang von reichlich blassem Urin

Reizblase alter Männer mit vergrößerter Prostata

Chimaphila umbellata D6 - 3x tägl.
stinkender Urin mit Schleimfäden, stets Drang, Harnen verschlimmert

Sabal D1 - 3x tägl.
Drängen beim Harnen, Blase wie zu voll, Urin träufelt

Digitalis D3 - 3x tägl.
tröpfchenweise, muß pressen, zunehmendes Klopfen am Blasenhals nach Versuch zu harnen; Urin dick, trüb, Ziegelmehl

Reizblase durch Unterkühlung

Aconitum D30 - 1x bei Bedarf
Zugluft

Belladonna D30 - 1x bei Bedarf
Entblößung

Dulcamara D30 - 1x bei Bedarf
Durchnässung

Rhus tox D30 - 1x bei Bedarf
Überanstrengung

Reizblase nach Gebärmutter-Operation

Sabal D1 - 3x tägl.
plötzlich heftiger Drang, erreicht kaum das Klosett

Rheuma mit Blasenbeschwerden

Causticum D6 - 3x tägl.
unfreiwilliges, unbemerktes Harnträufeln

Sarsaparilla D6 - 3x tägl.
am Ende des Harnens

Lycopodium D4 - 3x tägl.
am Beginn des Harnens, rotbrauner klarer Satz

Berberis D3 - 3x tägl.
am Beginn des Harnens, rötlicher trüber Satz

Acidum benzoicum D3 - 3x tägl.
extrem scharf stinkender Urin

Lithium carbonicum D4 - 3x tägl.
häufiges Harnen, Brennen, Krämpfe, schleimiger braunroter Satz

NOTIZEN:

Männliches Genitale

Ekzem im Genitalbereich
Croton D6 - 3x tägl.
Bläschen; auch Windelausschlag
Natrium sulfuricum D12 - 2x tägl.
feucht, gelb-krustig, rissig; auch um den After

Ekzem in der Leiste (Intertrigo)
Arnica D6 - 3x tägl.
dunkelrot, Bläschen, Pusteln, nässend, sehr berührungsempfindlich
Belladonna D6 - 3x tägl.
rot, glatt oder dunkelrot mit Papeln und Pusteln
Cantharis D6 - 3x tägl.
feuerrot, brennt, martert, evtl. Bläschen, Blasen
Chamomilla D6 - 3x tägl.
hitzig, wund an Berührungsflächen
Hepar sulfuris D200 - 1x wöchentl.
näßt, juckt, stinkt nach Fischlake
Sulfur D6 - 3x tägl.
alle Formen, auch wallartig; näßt, juckt, brennt; Schweiß übelriechend

Harnröhren-Entzündung (Urethritis)
(mit Gelenk- und Bindehautentzündung (Reiter))
Acidum benzoicum D4 - 3x tägl.
blaß, kaltschweißig; kleine Gelenke, Kniegelenke, Gicht; 4 Wochen lang, dann:
Acidum oxalicum D4 - 3x tägl.
rot, warmschweißig; Finger- und Zehengelenke; 4 Wochen lang, dann:
Acidum nitricum D4 - 3x tägl.
blaß, trocken; große Gelenke, Schienbein; 4 Wochen lang

Herpesbläschen im männlichen Genitalbereich
Thuja D12 - 2x tägl.
eitrig, nach altem Käse riechend; auch feuchte Feigwarzen
Medorrhinum D200 - einmalig
zusätzlich; lithämische Diathese
Rhus tox D30 - 1x tägl.
bei jeder Unterkühlung, vor allem im Beginn
Acidum nitricum D6 - 3x tägl.
eitrig, blutig, scharfer Geruch; auch trockene Feigwarzen

Männl. GENITALE - Hoden

Petroleum D12 - 2x tägl.
eher im Winter; destruktive Diathese

Dulcamara D6 - 3x tägl.
bei jeder Erkältung oder Unterkühlung von unten

Hoden-Entzündung (Orchitis), akut

Pulsatilla D6 - 3x tägl.
geschwollen, empfindlich, zurückgezogen, dunkelrot; Ziehen bis zu den Oberschenkeln

Hamamelis D4 - 3x tägl.
außerordentlich dumpfer, gequetschter Schmerz

Clematis D4 - 3x tägl.
erkältet, hart wie Stein, zurückgezogen, pressender Schmerz

Hoden-Entzündung, chronisch

Rhododendron D4 - 3x tägl.
hart, verkleinert, wie gequetscht

Spongia D4 - 3x tägl.
hart, vergrößert, wie eingeklemmt; Schießen durch die Samenstränge

Aurum D4 - 3x tägl.
hart, eher rechts, geschrumpft, krebsige Entartung; Samenstränge

Staphisagria D6 - 3x tägl.
hart, eher rechts, Brennen, Stechen; rechter Samenstrang

Hoden-Entzündung durch unterdrückten Tripperfluß

Pulsatilla D6 - 3x tägl.
und Nebenhodenentzündung, Samenstrangneuralgie

Clematis D4 - 3x tägl.
und Samenstrangneuralgie; durch Erkältung

Gelsemium D6 - 3x tägl.
oder durch plötzliche Nässe und Kälte

Hoden-Hochstand (Kryptorchismus), Pendelhoden

Apis D12 - 2x tägl.
rechts

Lachesis D12 - 2x tägl.
links; ein Monat lang, ein Monat Pause; Kur wiederholen

Hoden weder sichtbar noch tastbar

Tuberculinum GT D200 - einmalig
nach 4 Wochen:

Luesinum D200 - einmalig
zusätzlich:

Aristolochia D12 - 2x tägl.
4 Wochen; danach:
Pulsatilla D4 - 3x tägl.
4 Wochen; danach:
Aurum D6 - 3x tägl.
falls Hoden sichtbar wird und aufgetrieben ist; oder:
Plumbum D6 - 3x tägl.
falls Hoden eingeschrumpft ist

Hoden unterentwickelt (Hypogonadismus) bei Kindern
Aurum D4 - 3x tägl.
rot, dick, kräftig
Calcium carbonicum D6 - 3x tägl.
blaß, dick, schwächlich
Graphites D6 - 3x tägl.
blaß, fett, frostig

Geschlechtsdrüsen unterentwickelt
Aurum D6 - 3x tägl.
eher männlich
Graphites D6 - 3x tägl.
eher weiblich

Hoden-Tumor, zwischen gutartig und bösartig
Spongia D4 - 3x tägl.
erst schwammig, später hart, schmerzlos
Conium D4 - 3x tägl.
hart, geschrumpft, Ziehen
Phytolacca D4 - 3x tägl.
hart, Stechen
Aurum D4 - 3x tägl.
hart, geschrumpft, rechts, Druck, Spannung

Krampfaderbruch (Varikozele), meist linksseitig
Rhododendron D4 - 3x tägl.
wie gequetscht, strahlt nach allen Richtungen aus bei Bewegung
Hamamelis D4 - 3x tägl.
wie zerschlagen, schießender Schmerz in den Samensträngen bis zu Hoden
Aurum D6 - 3x tägl.
wie gespannt, drückend
Pulsatilla D4 - 3x tägl.
schießender Schmerz

Wasserbruch (Hydrozele) des Hodens und des Samenstranges
Rhododendron D4 - 3x tägl.
Schmerzen ausstrahlend nach allen Richtungen, schlimmer in Ruhe
Abrotanum D4 - 3x tägl.
jegliche Wasseransammlung der serösen Häute in Verbindung mit Drüsen

Nebenhoden-Entzündung (Epididymitis), Hoden meist mitentzündet
Rhododendron D4 - 3x tägl.
Schmerzen strahlen nach allen Richtungen aus, vor allem bei Bewegung
Mercurius bijodatus D30 - 1x tägl.
Schmerzen schlimmer nachts; tiefgreifende Drüsenentzündungen
Jodum D12 - 2x tägl.
hart, wenig Schmerz
Pulsatilla D4 - 3x tägl.
reißende Schmerzen

Nebenhoden-Entzündung bei Blasen- und Harnröhren-Entzündung
Gelsemium D6 - 3x tägl.
Harnröhre wund, brennt, Ausfluß spärlich

Penisversteifungs-Schmerz (Priapismus)
(bei Blasen- und Harnröhren-Entzündung)
Cannabis indica D6 - 3x tägl.
Eichel dunkelrot geschwollen

Verhärtung der Penisvorhaut (Induratio penis)
Sepia D6 - 3x tägl.
häufig in Gemeinschaft mit Morbus Dupuytren; lange geben

Prostata-Adenom, kurativ
Sabal D1 - 3x tägl.
4 Wochen lang, meist ausreichend, danach:
Ferrum picrinicum D4 - 3x tägl.
4 Wochen lang; danach:
Conium D4 - 3x tägl.
4 Wochen lang; alt, geil, renommiersüchtig, albern; oder:
Selenium D12 - 2x tägl.
wie bei Conium, nur jünger, aber verhält sich wie ein alter Mann; danach:
Populus tremuloides D3 - 3x tägl.
Urin brennt gegen Ende des Harnens, Prostata chronisch entzündet; oder:
Chimaphila umbellata D4 - 3x tägl.
häufiges Harnen mit Krämpfen, als ob er auf einem Ball säße

Prostata-Adenom, chronische harte Schwellung
Conium D4 - 3x tägl.
erschwertes Harnlassen, Strahl unterbrochen
Barium carbonicum D4 - 3x tägl.
bei dicken, pastösen, gedunsenen Alten
Barium jodatum D4 - 3x tägl.
bei schlanken, müden, gedunsenen Alten

Prostata-Adenom bei Männern mit weiblichem Ausdruck
Pulsatilla D6 - 3x tägl.
liebenswürdig, weich
Sepia D6 - 3x tägl.
derb, fühlt Prostata wie einen Ball beim Sitzen

Prostata-Entzündung, akut
Sabal D1 - 3x tägl.
heiß, geschwollen, schmerzhaft
Berberis D3 - 3x tägl.
müde, matt, Kreuz- und Nierenschmerz
Chimaphila umbellata D4 - 3x tägl.
Krämpfe, häufiges Harnen

Prostata-Entzündung, akut durch Unterkühlung
Aconitum D30 - 1x bei Bedarf
plötzlich, stürmisch, Angst
Belladonna D30 - 1x bei Bedarf
blitzartig, überempfindlich, unerträglich
Dulcamara D30 - 1x bei Bedarf
Durchnässung
Rhus tox D30 - 1x bei Bedarf
Überanstrengung

Prostata-Entzündung durch Fokalherd bedingt
Tuberculinum bovinum D200 - einmalig
und zusätzlich:
Ferrum phosphoricum D30 - 1x bei Bedarf

Prostata-Entzündung, chronisch mit Harnröhrenentzündung
Arctium lappa D6 - 3x tägl.
Schmerz wie gequetscht im Bereich der Prostata und der Harnröhre
Bellis D3 - 3x tägl.
"als ob alles unten herausfiele"; beide sind Kompositen (Korbblütler)

Prostata-Entzündung bei Rheuma
Thuja D6 - 3x tägl.
Stiche vom Rektum in die Blase, Absonderung morgens; zusätzlich:
Medorrhinum D200 - 1x monatl.
lithämische Diathese; nach 4 Wochen:
Acidum benzoicum D4 - 3x tägl.
4 Wochen lang, danach:
Acidum oxalicum D4 - 3x tägl.
4 Wochen lang, danach:
Acidum nitricum D4 - 3x tägl.
4 Wochen lang; Kur bedarfsweise wiederholen

Samenstrangneuralgie, Schmerzen
Clematis D4 - 3x tägl.
wie gequetscht, pressend, eher rechts, nachts
Spongia D4 - 3x tägl.
geschwollen, Stiche schießen durch die Samenstränge nach oben
Acidum oxalicum D4 - 3x tägl.
ziehend, von einem Punkt ausgehend

Samenstrangneuralgie während der Hochzeitsreise
Clematis D6 - 3x tägl.
"Honeymoon-Schmerz"

Schrunden, Einrisse am Penis
Acidum nitricum D6 - 3x tägl.
tiefe eitrige, juckende Risse; Geschwüre, Feigwarzen
Graphites D12 - 2x tägl.
teils eitrige Risse; Ekzem, Herpes
Thuja D12 - 2x tägl.
nässende stechende Risse; Feigwarzen, Herpes

Schweiß, übermäßig am männlichen Genitale
Sulfur D12 - 2x tägl.
heiß, sauer, übelriechend
Thuja D12 - 2x tägl.
warm, stinkt nach Fischlake
Petroleum D12 - 2x tägl.
scharf, streng

Unfruchtbarkeit beim Mann

Agnus castus D12 - 2x tägl.
sexuelles Unvermögen, sexuelle Luftschlösser, Nerven zerrüttet

Caladium D12 - 2x tägl.
Onanie, Samenverluste, verlangt nach zärtlichem Zuspruch

Selenium D12 - 2x tägl.
exzessive Samenergüsse, exzessive Stimulanzien, erschöpft, kann nicht

beachte: alle 3 Arzneien auch aufeinander folgend, je 6 Wochen; Kur wiederholen

Nux vomica D12 - 2x tägl.
bei Rauchern und Säufern

Acidum sulfuricum D12 - 2x tägl.
bei Säufern

NOTIZEN:

Weibliches Genitale

Ausfluß (Fluor vaginalis) bei Blutarmut

Ferrum D6 - 3x tägl.
wäßrig, scharf; hellhäutig, hellhaarig, schlank

Pulsatilla D6 - 3x tägl.
wäßrig, scharf, brennt; blauäugig, dicklich

Alumina D6 - 3x tägl.
durchsichtig, gelb, klebt, fließt die Oberschenkel hinab; dünn

Helonias D6 - 3x tägl.
dick, gelb, juckt; sehr schwach, entkräftet; Erkältung, Überanstrengung

Secale D4 - 3x tägl.
bräunlich, stinkt; starke Periode, Gebärmuttervorfall; ausgezehrt

Ausfluß durch Gemütserregung

Ignatia D200 - einmalig
Liebeskummer

Ausfluß bei kleinen Mädchen

Calcium carbonicum D6 - 3x tägl.
milchig, mild, dick oder gelb, juckend; vor der Pubertät; liebevoll

Calcium phosphoricum D6 - 3x tägl.
milchig, mild, reichlich oder eiweißartig, juckend; vor der Pubertät; ruhelos

Pulsatilla D4 - 3x tägl.
milchig, mild, rahmig oder wäßrig, scharf, wundmachend; blaß, blutarm

Sepia D6 - 3x tägl.
gelb, grün, wundmachend, stinkt; sexuell erregt, dunkelhäutig, schwach

Mercurius bijodatus D30 - 1x tägl.
gelb, eitrig, scharf, wundmachend, nachts; öliger Kopfschweiß nachts

Caulophyllum D4 - 3x tägl.
sehr reichlich, sehr schwächend

Ausfluß bei der Periode

Cocculus D12 - 2x tägl.
eitrig, wie Blutwasser

Jodum D12 - 2x tägl.
dünn, scharf, brennt; Entzündung rechter Eierstock

Ausfluß durch sexuelle Erregung

Origanum D12 - 2x tägl.
wäßrig; heiter mit Heiratswunsch

Pulsatilla D12 - 2x tägl.
wäßrig; melancholisch, weint
Cantharis D12 - 2x tägl.
blutig, heiß; hitzig
Veratrum album D12 - 2x tägl.
blutig, stinkt; könnte alle küssen

Ausfluß durch Soor, Pilz, Mykose
Staphisagria D6 - 3x tägl.
juckt, kribbelt; sexuell erregt

Ausfluß bei Trichomonaden
Lilium D6 - 3x tägl.
übelriechend, hinabdrängend
Staphisagria D6 - 3x tägl.
juckt, kribbelt; sexuell erregt

Ausfluß, ätzend
Acidum nitricum D6 - 3x tägl.
dünn, grün, stinkt, brennt, hartnäckig; Feigwarzen; verlangt Wärme
Jodum D12 - 2x tägl.
dick, scharf, brennt, frißt Löcher in die Wäsche; verlangt Kälte

Ausfluß, dick
Borax D3 - 3x tägl.
viel, klar, eiweißartig, heiß, mild
Hydrastis D6 - 3x tägl.
zäh, gelb, blutig, wundmachend
Kalium bichromicum D6 - 3x tägl.
fadenziehend, wie Gummi, gelb, wundmachend; fette, hellhaarige Damen
Pulsatilla D6 - 3x tägl.
schleimig, wie Rahm, mild
Sepia D6 - 3x tägl.
gelb, grün, wundmachend, juckt, stinkt

Ausfluß, eitrig
Hepar sulfuris D200 - 8stündl., 3x insgesamt
grün, sahnig, mild
Hydrastis D4 - 3x tägl.
dick, zäh, klebrig, wundmachend
Thuja D6 - 3x tägl.
dick, sämig, mild

Weibl. GENITALE - Ausfluß

Ausfluß, juckend
Sepia D6 - 3x tägl.
gelb, grün, wundmachend, stinkt
Lilium D6 - 3x tägl.
wie Eiweiß, klebrig
Kreosotum D4 - 3x tägl.
wäßrig, scharf, gelb, schmierig, blutig, stinkt nach Fäulnis
Helonias D6 - 3x tägl.
reichlich, gelb, dick

Ausfluß, mild
Hepar sulfuris D200 - 8stündl., 3x insgesamt
grün, sahnig
Pulsatilla D6 - 3x tägl.
dick, zäh, klebrig; auch wundmachend
Thuja D6 - 3x tägl.
dick, sämig
Borax D3 - 3x tägl.
kleisterartig, wie Hühnereiweiß; so heiß, als ob warmes Wasser ausflösse

Ausfluß, reichlich
Sepia D6 - 3x tägl.
gelb, grün, wundmachend, stinkt
Alumina D6 - 3x tägl.
wie Eiweiß, klebrig
Calcium carbonicum D6 - 3x tägl.
wie Milch, anhaltend
Graphites D6 - 3x tägl.
wäßrig, gußweise, scharf, juckt; nach dem Aufstehen
Kreosotum D4 - 3x tägl.
wäßrig, scharf, juckt; vor der Periode
Borax D3 - 3x tägl.
wie Kleister, wie Stärke, heiß, mild; zwischen den Perioden

Ausfluß, reichlich, mit großer Schwäche
Alumina D6 - 3x tägl.
wie Eiweiß, klebrig; ausgezehrt, könnte nur liegen
Stannum D6 - 3x tägl.
gelb; Rückenschmerzen, läßt sich in den Sessel fallen
Helonias D12 - 2x tägl.
dick, gelb, juckt; entkräftet, Rückenweh, muß sich ablenken, bewegen

Arsenicum album D6 - 3x tägl.
dünn, gelb, scharf, brennt! alte Frauen, chronische Krankheiten

Ausfluß, schleimig

Kalium sulfuricum D4 - 3x tägl.
weißlich, mild

Hepar sulfuris D200 - 8stündl., 3x insgesamt
eitrig, locker, mild; riecht nach altem Käse

Hydrastis D4 - 3x tägl.
zäh, gelb, klebrig, klumpig, wundmachend aber brennt nicht!

Thuja D6 - 3x tägl.
grün, mild, hartnäckig, stinkt nach Fischlake

Pulsatilla D6 - 3x tägl.
dick, wie Creme

Ausfluß, übelriechend

Kalium bichromicum D12 - 2x tägl.
gummiartig

Sulfur D6 - 3x tägl.
wie faule Eier

Hydrastis D4 - 3x tägl.
dick, zäh, eitrig

Acidum nitricum D6 - 3x tägl.
bräunlich, blutig

Hepar sulfuris D200 - 8stündl., 3x insgesamt
wie vergammelter Käse

Mater perlarum D4 - 3x tägl.
verschlampt

Ausfluß, sonderliche Gerüche

Hepar sulfuris D200 - 8stündl., 3x insgesamt
wie alter Käse

Medorrhinum D200 - 1x wöchentl.
wie Fischlake

Sanicula D30 - 1x tägl. morgens
wie alter Käse oder wie Fischlake

Crocus D12 - 2x tägl.
geil, libidinös

Ausfluß, verstopft

Lachesis D12 - 2x tägl.
alles wohler, wenn es endlich fließt; stinkend

Kalium bichromicum D12 - 2x tägl.
wie Gummi, trocken, krustig, ausgestanzte Geschwüre, blutig

Sulfur D6 - 3x tägl.
chronischer, stinkender, eitriger, wundmachender, stockender Fluß

Ausfluß, wäßrig

Alumina D6 - 3x tägl.
reichlich, eiweißhaltig, durchsichtig, scharf

Arsenicum album D6 - 2- bis 3stündl.
viel, wundmachend, scharf, gelb, übelriechend

Natrium muriaticum D200 - 1x alle 14 Tage
scharf, schwächend

Lilium D6 - 3x tägl.
gelb, braun, wundmachend

Jodum D12 - 2x tägl.
scharf, wundmachend

Graphites D6 - 3x tägl.
weiß, schleimig, gußweise

Ausfluß, wundmachend

Kalium bichromicum D12 - 2x tägl.
zäh, gelb, fadenziehend

Mercurius corrosivus D30 - 1x tägl.
geschwürig, stinkt; bei kleinen Mädchen

Hydrastis D4 - 3x tägl.
dick, zäh, gelb, klebt, nicht brennend

Acidum nitricum D6 - 3x tägl.
dünn, gelb, scharf, stinkt, blutig

Silicea D12 - 2x tägl.
weiß, wäßrig, stinkt

Kreosotum D4 - 3x tägl.
juckt, brennt, stinkt verfault, bräunlich-blutig; kratzt sich blutig

Ausfluß mit abwärtsdrängendem Gefühl im Genitale

Belladonna D30 - 3stündl.
akut; dünn, geruchlos bei entzündetem, angeschopptem Unterleib

Sepia D6 - 3x tägl.
organische Senkung

Lilium D6 - 3x tägl.
funktionell; als ob alles herausfiele, kreuzt die Beine

Cimicifuga D6 - 3x tägl.
Schweregefühl; nervös, neuralgisch, neurotisch

Ausfluß mit sexueller Erregung
Calcium phosphoricum D12 - 2x tägl.
wollüstig
Crocus D12 - 2x tägl.
dick, zäh, stinkt geil
Sepia D12 - 2x tägl.
mannstoll
Staphisagria D12 - 2x tägl.
sticht wollüstig
Platinum D12 - 2x tägl.
Genitale höchst berührungsempfindlich

Ausfluß mit Stuhlverstopfung
Aletris D4 - 3x tägl.
reichlich, wundmachend; kein Stuhldrang; ständig müde

Ausfluß tagsüber
Alumina D6 - 3x tägl.
wie Eiweiß, klebrig; matt, könnte nur liegen
Platinum D6 - 3x tägl.
wie Eiweiß, wäßrig; höchst empfindliches Genitale

Ausfluß nachts
Causticum D6 - 3x tägl.
wäßrig, juckt, brennt
Platinum D6 - 3x tägl.
eitrig, grün-gelb, wund, stinkt übel; Scham geschwollen, hitzig

Ausfluß nach dem Aufstehen
Graphites D6 - 3x tägl.
gußweise mit Rückenweh bei blassen jungen Mädchen mit gestörtem Hormonsystem; "alles kommt zu spät"

Ausfluß in der Pubertät
Pulsatilla D6 - 3x tägl.
mild; matt, frostig, traurig, das Mädchen weint, die Scheide weint
Graphites D6 - 3x tägl.
gußweise, nach dem Aufstehen; spärliche blasse Periode; blaß, träge

Ausfluß anstatt Periode
Pulsatilla D6 - 3x tägl.
schleimig, rahmig, mild; unregelmäßige Periode

Sepia D6 - 3x tägl.
grün, juckt, brennt, stinkt; schmerzhafte Periode

Ausfluß vor der Periode
Sepia D6 - 3x tägl.
wie Milch, wundmachend, stinkt; derb, träge, passiv, Drang im Genitale
Pulsatilla D6 - 3x tägl.
wie Milch, mild; müde, frostig, gereizt, niedergeschlagen
Calcium carbonicum D6 - 3x tägl.
wie Milch, anhaltend; saurer Magen, kaltfeuchte Füße; große Lymphdrüsen
Graphites D6 - 3x tägl.
wäßrig, gußweise, scharf, juckt; Unterbauch schmerzt, Rückenschwäche
Kreosotum D4 - 3x tägl.
dick, grün, brennt, juckt, stinkt; Scham und Oberschenkel geschwollen
Carbo vegetabilis D6 - 3x tägl.
scharf, brennt, übelriechend; erschöpfend

Ausfluß nach der Periode
Calcium carbonicum D6 - 3x tägl.
milchig, mild, dick oder gelb, juckend; vor der Pubertät; liebevoll
Calcium phosphoricum D6 - 3x tägl.
milchig, mild, reichlich oder eiweißartig, juckend; ruhelos
Acidum phosphoricum D6 - 3x tägl.
gelb, juckend; große Schwäche
Borax D3 - 3x tägl.
wie Kleister, klumpig, mild;
Thlaspi arvense D3 - 3x tägl.
dunkel, blutig, stinkt, nicht auswaschbar; auch vor der Periode

Ausfluß zwischen den Perioden
Borax D6 - 3x tägl.
wie klebriges Eiweiß, Scheide heiß; Periode zu früh oder zu spät
Calcium carbonicum D6 - 3x tägl.
wie gelbe Milch, Scheide juckt; Periode zu lang, zu stark,
vor allem bei naßkaltem Wetter

Wundschmerz nach Ausschabung (Abrasio)
Arnica D30 - 1x tägl.
eher Blutung, vorbeugend und nachsorgend
Bellis D3 - stündl.
eher Wundschmerz, nachsorgend

Bartholinitis, akut
Hepar sulfuris D200 - 8stündl., 3x insgesamt
eitert dick, riecht nach altem Käse
Mercurius solubilis D30 - 1x tägl.
eitert dünn, stinkt übel

Bartholinitis, wiederkehrend
Thuja D6 - 3x tägl.
und zusätzlich:
Medorrhinum D200 - 1x monatl.
lithämische Anlage

Eierstock-Entzündung, aktiver Blutandrang (hyperämisch)
Aconitum D30 - einmalig
plötzlich, heftig mit Angst und Unruhe
Belladonna D30 - einmalig
eher rechts, klopfend, greifend bei Erschütterung; Bauchfell beteiligt
Glonoinum D12 - 2x tägl.
schweißig, hitzig, beklommen, unruhig; dunkelrotes Gesicht
Ferrum phosphoricum D12 - 3x tägl.
mit Herzklopfen, Blutandrang; bemerkt das Fieber nicht

Eierstock-Entzündung, passiver Blutandrang (hyperämisch)
Arnica D4 - 3x tägl.
drückend, Unterleib wie zerschlagen, bei Erschütterung; gedunsen
Sulfur D4 - 3x tägl.
aktive, verschlampte Frauen
Opium D12 - 2x tägl.
unruhige, schreckhafte Frauen mit dunkelrotem Gesicht

Eierstock-Entzündung, wäßrige Schwellung (ödematös)
Apis D4 - stündl.
rechts; sticht, brennt, schwillt; unruhig, durstlos; Eisbeutel lindert
Kalium arsenicosum D4 - 3stündl.
beginnende Schwäche
Berberis D3 - 2- bis 3stündl.
anhaltende Schwäche

Eierstock-Entzündung, fibrinöse Ausschwitzung
Bryonia D3 - 2stündl.
stechende Schmerzen; mäßige Wärme und Ruhe lindern

Weibl. GENITALE - Eierstock

Jodum D12 - 3x tägl.
rechts; pressende keilartige Schmerzen wie ein Pflock zur Gebärmutter hin, schlimmer während der Periode, Kühle lindert; die Brüste schwinden

Eierstock-Entzündung, Leukozyten-Einwanderung

Hepar sulfuris D200 - 8stündl., 3x insgesamt
weiche Schwellung, Wärme lindert

Mercurius solubilis D30 - 1x tägl.
Eierstock wird weich, Kälte lindert

Pyrogenium D30 - 1x bei Bedarf
bei drohender Blutvergiftung

Eierstock-Entzündung, Blutvergiftung (Sepsis)

Lachesis D12 - 3x tägl.
links, zieht meist nach rechts; berührungsempfindlich, Kälte lindert

Arsenicum album D6 - 6x tägl.
eher rechts; brennende, spannende Schmerzen; heiße Auflage lindert

Pyrogenium D30 - 3stündl.
drohende Abszeßbildung; Puls langsam bei hohem Fieber oder umgekehrt

China D4 - stündl.
zusätzlich zu Pyrogenium bei Schüttelfrost; blaß, bedrohlicher Verfall

Eierstock-Entzündung, schleichende Blutvergiftung (Subsepsis)

Natrium muriaticum D200 - 1x monatl.
blaß, blutarm; dazu entweder:

China D4 - 3x tägl.
zur Genesung; oder:

Chininum arsenicosum D4 - 3x tägl.
zur Blutbildung

Pyrogenium D30 - einmalig
bei Schüttelfrost, wenn Puls niedrig bei hohem Fieber oder umgekehrt

Eierstock-Entzündung, Schock

Camphora D1 - alle 10 Min.
plötzlich blau, eiskalt, trocken, Zudecken

Carbo vegetabilis D30 - alle 10 Min.
ohnmachtsnah, übel, Blähbauch, blaue Lippen und Nase, trocken, Zudecken

Tabacum D30 - alle 10 Min.
wie Nikotinvergiftung, elend, Herzdruck, als bliebe das Herz stehen

Veratrum album D30 - alle 10 Min.
kalter Schweiß, ruhig, Abdecken

Arsenicum album D30 - alle 10 Min.
kalter Schweiß, ruhelos, Zudecken

Eierstock-Entzündung, Auflösung, Ausheilung (Resorption)
Sulfur jodatum D4 - 3x tägl.
erst wenn Blutsenkung (BSG) wieder normal

Eierstock-Entzündung, schleichend (subakut)
Hamamelis D4 - 3x tägl.
besonders nach stumpfer Verletzung; quälende quetschende Schmerzen
Thuja D6 - 3x tägl.
links; anhaltende murrende Schmerzen
Podophyllum D4 - 3x tägl.
rechts, in den rechten Oberschenkel ziehend mit Taubheit

Eierstock-Entzündung, äußerst berührungsempfindlich
Apis D6 - 3x tägl.
rechts
Lachesis D12 - 2x tägl.
links

Eierstock-Entzündung, chronisch
Thuja D6 - 3x tägl.
links; Scheide empfindlich; leicht reizbare Frau
Medorrhinum D200 - 1x monatl.
zusätzlich zu Thuja; alter Tripper?
Sepia D6 - 3x tägl.
dumpfe schwere Schmerzen, die nach unten drängen; Person beachten!
Platinum D6 - 3x tägl.
empfindlich, brennend, hinabdrängend mit Taubheit in den Gliedern

Eierstock-Entzündung, chronisch, Zwischenbehandlung
Mercurius bijodatus D30 - 3x wöchentl.
chronisch entzündliche Drüsengeschichten

Eierstock-Entzündung, Dauerschmerz, Ausfluß
Borax D3 - 3x tägl.
ist ein Versuch! auch als Tabletten vaginal einführen; Konstitution beachten!

Eierstock-Schmerzen (Ovarialgie), bohrend
Zincum D6 - 3x tägl.
links, besser bei Ausfluß und Druck; Zappelfüße!

Weibl. GENITALE - Eierstock

Eierstock-Schmerzen wie gequetscht
Hamamelis D4 - 3x tägl.
besonders nach stumpfer Verletzung
Bellis D3 - 3x tägl.
durch Verwachsungen; überarbeiteter Unterleib
Argentum D6 - 3x tägl.
links; als ob er vergrößert sei

Eierstock-Schmerzen, krampfend
Naja D12 - 2x tägl.
links, heftig

Eierstock-Schmerzen, neuralgisch
Colocynthis D6 - 3x tägl.
nach Erregung, Erkältung; Ziehen, Pressen, Stechen; Wärme und Druck lindern

Eierstock-Schmerzen, rheumatisch, scharf
Cimicifuga D4 - 3x tägl.
seitlich hochschießend; hinabdrängender Unterleib; Nackenkrampf
Caulophyllum D4 - 3x tägl.
wie bei Cimicifuga, aber keine Kopfschmerzen; innerliches Zittern

Eierstock-Schmerzen durch Verwachsungen an den Eierstöcken
Lilium D4 - 3x tägl.
eher links, ziehen zum vorderen, inneren Schenkel; krampft hysterisch
Sepia D4 - 3x tägl.
dumpf, schwer, Organgefühl (wie bei Helonias); "alles hängt"
Bellis D3 - 3x tägl.
für den überstrapazierten, abgeschafften Unterleib

Eierstock-Schmerzen während der Hochzeitsreise
Clematis D6 - 3x tägl.
"Honeymoon-Schmerz"

Eierstock-Tumor (Ovartumor), vergrößert, geschwollen
Bellis D4 - 3x tägl.
mit entzündlichen Verwachsungen, Schmerzen wie gequetscht
Apis D4 - 3x tägl.
mit entzündlichen oder nicht aufgelösten Schwellungen, "Bienenstiche"
Platinum D6 - 3x tägl.
hart; auffallend hochmütige Frauen; Genitale erregt

Palladium D6 - 3x tägl.
 hart, eher rechts; auffallend freche Frauen
Aurum D6 - 3x tägl.
 hart; auffallend schwermütige Frauen
Graphites D6 - 3x tägl.
 hart, eher links; auffallend träge Frauen; späte, spärliche Periode

Eierstock-Zyste als Tastbefund (und im Ultraschall)
Apis D4 - 3x tägl.
 stechender Schmerz, eher rechts
Cantharis D6 - 3x tägl.
 brennender Schmerz
Medorrhinum D200 - 1x monatl.
 lithämische Diathese; zusammen mit:
Thuja D6 - 3x tägl.
 alte verschlampte Zysten; Folge von Tripper, "Schokoladenzysten"

Ekzem im Genitalbereich
Croton D6 - 3x tägl.
 Bläschen; auch Windelausschlag
Natrium sulfuricum D12 - 2x tägl.
 feucht, gelb-krustig, rissig; auch um den After

Endometriose (versuchsweise Behandlung)
Borax D3 - 3x tägl.
 auch als Tabletten vaginal einführen; dazu personenbezogene Behandlung

Endometritis, akut
Belladonna D6 - 3x tägl.
 ziehendes Hinabdrängen; Unterleib heiß, geschwollen, empfindlich

Endometritis mit Kopfschmerzen
Aurum D6 - 3x tägl.
 rot, kräftig
Platinum D6 - 3x tägl.
 blaß, stolz

Scheidenfistel
Tuberculinum GT D200 - einmalig
 Therapiebeginn; zusätzlich:
Berberis D3 - 3x tägl.
 zur Nierenspülung 4 Wochen lang, danach:

Calcium fluoratum D6 - 3x tägl.
oder:
Acidum hydrofluoricum D6 - 3x tägl.
im Sommer schlimmer; oder:
Silicea D6 - 3x tägl.
im Winter schlimmer
beachte: alle 3 Arzneien haben dünne, scharfe, ätzende Absonderungen

Gebärmutter-Blutung, reichlich, hell, aktiv
Ipecacuanha D4 - alle 10 Min.
mit Übelkeit, saubere Zunge! Schleimhäute
Sabina D4 - alle 10 Min.
klumpig, wehenartig bis in die Oberschenkel, anhaltend, bei Bewegung
Phosphorus D30 - alle 10 Min.
ohne ersichtlichen Anlaß; Gefäße
Millefolium D4 - alle 10 Min.
ohne Angst; mechanische Verletzungen, Untersuchung
Ustilago D2 - alle 10 Min.
klumpig; linker Eierstock schmerzt

Gebärmutter-Blutung, hell oder dunkel
Erigeron D6 - alle 10 Min.
anfallsweise mit Pausen, stoßweise, gußweise; Blase und Darm gereizt
Trillium D6 - alle 10 Min.
klumpig; kalter Körper, schwacher Puls; Hüfte wie zerbrochen, muß sie schnüren, trägt knallenge Jeans

Gebärmutter-Blutung, dunkel, passiv
Hamamelis D4 - alle 10 Min.
befallene Teile wie zerschlagen; Nase, Lunge, Blase, Unterleib, Venen
Secale D4 - stündl.
flüssig, schmerzlos bei Bewegen; runzelige, kalte Frauen; Ameisenlaufen

Gebärmutter-Blutung nach den Wechseljahren (Menopause)
Erigeron D6 - alle 10 Min.
dunkel, klumpig, stoßweise, gußweise; Blase und Darm gereizt
Kreosotum D4 - stündl.
schwärzlich, faul stinkend, heiß; wundes brennendes Genitale; Krebs?
Arsenicum album D6 - stündl.
wie brennendes Fleischwasser; ausgezehrt; Krebs?

Gebärmutter-Myom, kurativ, personenbezogen

Calcium fluoratum D6 - 3x tägl.
viele kleine, derbe Myome bei abgearbeiteten Frauen

Conium D6 - 3x tägl.
viele harte, schmerzlose Myome, die leicht bluten

Phytolacca D6 - 3x tägl.
viele kleine, harte, schmerzhafte Knoten

Aurum D6 - 3x tägl.
bei kräftigen, roten, melancholischen Frauen

Platinum D6 - 3x tägl.
bei blassen, schlanken, hoffärtigen Frauen mit empfindlichem Genitale

Lilium D6 - 3x tägl.
bei roten, feuchten, herzgestörten Frauen, Unterleib drängt nach unten

Gebärmutter-Myom, nach Operation

Lachesis D12 - 2x tägl.
unterdrückte Periode! Hitze, Schweiß, Frost, Verwirrung

Gebärmutter-Myomblutung

Phosphorus D200 - 1x bei Bedarf
jedesmal, wenn es wieder hellrot und kräftig blutet

Lachesis D200 - 1x bei Bedarf
eher dunkelrot bis schwarz; vor den Wechseljahren

Conium D6 - 3x tägl.
dunkel bei mehreren kleinen, derben Myomen

Platinum D6 - 3x tägl.
schmerzlos; teerartige, harte Klumpen

Gebärmutter-Senkung (Uterusdescensus), akut

Belladonna D6 - 3x tägl.
blutgestauter, pulsierender Unterleib; Rücken wie zerbrochen, brennender Blasenkrampf

Gebärmutter-Senkung mit unwillkürlichem Harnverlust

Sepia D6 - 3x tägl.
Senkungsgefühl, alles gesenkt, auch Gemüt, Urin übelriechend

Lilium D6 - 3x tägl.
Krämpfe in Blase, Enddarm, Becken; sexuell übererregt

Gebärmutter-Senkung, als ob alles aus der Scheide herausfiele

Lilium D6 - 3x tägl.
mit Drang auf After und Blase; verschließt die Scheide mit den Händen

Sepia D6 - 3x tägl.
fühlt sie, schlimmer im Sitzen, sitzt mit überkreuzten Beinen
Zincum valerianicum D12 - 2x tägl.
durch mangelnde Ruhe (Alten-, Kinderpflege), nervös, überarbeitet, verwirrt; kreuzt die zappeligen Beine

Gebärmutter-Senkung bei chronischer Entzündung im Unterleib
Causticum D6 - 3x tägl.
trockene Frau
Silicea D6 - 3x tägl.
trockenere Frau
Alumina D6 - 3x tägl.
trockenste Frau
Sepia D6 - 3x tägl.
wäßrige derbe Frau

Gebärmutter-Senkung, sonstige
Platinum D6 - 3x tägl.
ständiger Druck im Unterleib, im Rücken; überempfindliches Genitale
Senecio D4 - 3x tägl.
Unterleib gereizt, Blasenhals krampft zwischen dem Harnen
Ferrum jodatum D4 - 3x tägl.
als ob Unterleib beim Sitzen wieder hochgestoßen würde; Afterdruck
Kreosotum D4 - 3x tägl.
Ziehen im Rücken, das zum Bewegen zwingt und erleichtert!

Gebärmutter unterentwickelt (Uterushypoplasie)
Plumbum D6 - 3x tägl.
Rückenmarkserkrankung?

Gebärmutter-Verlagerung, akut
Belladonna D6 - 3x tägl.
mit Blutandrang

Gebärmutter-Verlagerung mit "gynäkologischem Kreuzschmerz"
Sepia D6 - 3x tägl.
geknickt, gesenkt; alles hängt: Gewebe, Organe, Gemüt
Kalium carbonicum D6 - 3x tägl.
Hirn schwach, Herz schwach, Kreuz schwach
Lilium D6 - 3x tägl.
hitzig; Gefühl, als falle alles aus der Scheide
Zincum D6 - 3x tägl.
blaß, müde, rastlos; Gefühl, als falle alles aus der Scheide

Helonias D12 - 2x tägl.
angeschoppt, gesenkt; überarbeitet, bewegt sich, in Ruhe geschwätzig

Gebärmutter-Verlagerung, sonstige
Senecio D4 - 3x tägl.
spärliche Periode, Reizblase; nervöse, schlaflose Frauen
Aletris D4 - 3x tägl.
reichliche Periode, Verstopfung; ständig müde Frauen
Kreosotum D4 - 3x tägl.
scharfe, stinkende Periode, von dunkelbraunem Ausfluß gefolgt; schwach
Fraxinus D4 - 3x tägl.
bei gestautem Unterleib ohne weitere Symptome; letzte Rettung!

Gebärmutterhals-Entzündung (Zervixerosion)
Hydrastis D4 - 3x tägl.
geschwürig, stinkend
Acidum nitricum D6 - 3x tägl.
geschwürig, übelriechend
Kreosotum D4 - 3x tägl.
krebsig entartet, riecht aashaft

Geschlechtsdrüsen unterentwickelt (Hypogonadismus)
Aurum D6 - 3x tägl.
eher männlich
Graphites D6 - 3x tägl.
eher weiblich

Herpesbläschen an den Schamlippen
Thuja D12 - 2x tägl.
eitrig, nach altem Käse riechend; auch spitze Feigwarzen
Medorrhinum D200 - einmalig
zusätzlich; lithämische Anlage
Sepia D6 - 3x tägl.
übelriechender Schweiß, trockene Scheide
Xanthoxylum D6 - 3x tägl.
Schamlippen und Scheideneingang, Entzündung
Petroleum D12 - 2x tägl.
eher im Winter, destruktive Anlage
Dulcamara D6 - 3x tägl.
bei jeder Erkältung oder Unterkühlung von unten

Juckreiz (Pruritus sine materia) am Scheideneingang

Sulfur D6 - 3x tägl.
intensive Rötung aller Körperöffnungen

Sepia D6 - 3x tägl.
trockene Scheide, Abneigung gegen Koitus; auch Schwangerschaftsjucken

Caladium D3 - 3x tägl.
leicht mannstoll erregbar, Bettwärme; Wechseljahre, Schwangerschaft

Acidum nitricum D6 - 3x tägl.
besonders nach dem Koitus

Ambra D3 - 3x tägl.
unerträglich, überempfindlich, wunder Ausfluß; will alleine sein

Conium D6 - 3x tägl.
heftig, wund, in der Wärme; an Diabetes denken!

Pilzbefall, Soor in der Scheide

Borax D3 - 3x tägl.
lange Zeit geben, evtl. auch als Tabletten in die Scheide einführen

Schamlippen-Entzündung (Vulvitis), akut

Sulfur D6 - 3x tägl.
feucht, heiß, brennt

Thuja D6 - 3x tägl.
näßt, übelriechend

Graphites D6 - 3x tägl.
näßt, rissig

Schamlippen-Entzündung, chronisch

Mercurius solubilis D30 - 1x tägl.
eitrig, übelriechend, brennt nachts

Sepia D6 - 3x tägl.
wund, stinkt; alles drängt nach unten

Scheiden-Blutung bei Kontakt

Hydrastis D4 - 3x tägl.
geschwürig, stinkend

Hamamelis D4 - 3x tägl.
dunkel, Scheide wie gequetscht

Kreosotum D4 - 3x tägl.
krebsig, übelriechend

Scheiden-Blutung bei Untersuchung
Hydrastis D4 - 3x tägl.
geschwürig, stinkend
Acidum nitricum D6 - 3x tägl.
geschwürig, übelriechend
Ustilago D6 - 3x tägl.
hellrot, flüssig, klumpig

Scheidenzyste
Rhododendron D4 - 3x tägl.
weich
Silicea D6 - 3x tägl.
hart

Schrunden, Einrisse an der Vulva
Acidum nitricum D6 - 3x tägl.
tiefe eitrige juckende Risse, Geschwüre, Feigwarzen
Graphites D12 - 2x tägl.
teils eitrige Risse, Ekzem, Herpes
Thuja D12 - 2x tägl.
nässende stechende Risse; Feigwarzen, Herpes
Kreosotum D4 - 3x tägl.
nässende brennende Risse; an Diabetes denken!

Schweiß, übermäßig am Genitale
Sulfur D12 - 2x tägl.
heiß, sauer, übelriechend
Thuja D12 - 2x tägl.
warm, stinkt nach Fischlake
Petroleum D12 - 2x tägl.
scharf, streng
Sepia D12 - 2x tägl.
sauer, übel, käsig
Crocus D12 - 2x tägl.
geil

Unfruchtbarkeit, primär (noch nie schwanger gewesen)
Aristolochia D12 - 2x tägl.
die edle Pulsatilla; 6 Wochen lang, danach:
Pulsatilla D12 - 2x tägl.
rundlich, lieblich, bäuerlich; 6 Wochen lang, danach:

Weibl. GENITALE - Unfruchtbarkeit

Lilium D12 - 2x tägl.
kräftig, feucht, träumt von Leidenschaft, aber kann nicht; 6 Wochen lang

Berberis D3 - 1x tägl. 10 Tropfen abends
zusätzlich zu einer der obigen Arzneien, wenn müde, matt; oder:

Borax D3 - 1x tägl. 10 Tropfen abends
zusätzlich bei reichlich mildem, klebrigem Hühnereiweiß-Ausfluß

Unfruchtbarkeit, sekundär (bereits schwanger gewesen)

Sepia D4 - 3x tägl.
Gebärmutter verlagert

Lilium D4 - 3x tägl.
Gebärmutter verlagert, Blutstau im Unterleib

Belladonna D4 - 3x tägl.
Unterleib entzündet, angeschoppt, angestaut

Bellis D3 - 3x tägl.
Gebärmutter verlagert, Schmerzen wie gequetscht

Unfruchtbarkeit, lokale Ursachen

Sepia D6 - 3x tägl.
Gebärmutter verlagert, trockene Scheide

Bellis D3 - 3x tägl.
Verwachsungen nach Entzündungen

Platinum D6 - 3x tägl.
Gebärmutter verlagert, Myom, verkrampfte Scheide

Plumbum D6 - 3x tägl.
Gebärmutter zu klein

Vaginismus (sexuelle Abneigung) mit trockener Scheide

Platinum D200 - 1x monatl.
Krämpfe, Scheide zu eng, enges Becken; die Dame mit dem "dernier cri"

Natrium muriaticum D200 - 1x monatl.
Abneigung und Koitus schmerzhaft; die ewig Pubertierende

Sepia D200 - 1x monatl.
braucht keinen Mann; Edel-Emanze, Öko-Schlampe oder abgewrackte Hausfrau

Ignatia D200 - 1x bei Bedarf
Krampf; sehr wechselhafte Erscheinungen; weiß nicht was sie will

Lycopodium D200 - 1x monatl.
Koitus schmerzhaft; dürres, derbes, würdiges Mannweib

Hydrophobinum D200 - 1x bei Bedarf
Krämpfe; nur bei fließendem Wasser sexuell erregt; tollwütiges Weib

erste Perioden-Blutung (Menarche) zu früh
Aconitum D30 - 1x in Wasser
durch plötzliche Ereignisse wie Veränderungen, Schreck, Angst, usw.

erste Perioden-Blutung zu spät
Pulsatilla D6 - 3x tägl.
wie ein schwerer Stein im Unterleib lange vorher, Krämpfe mit Unruhe
Kalium carbonicum D6 - 3x tägl.
schwerer Durchbruch, lang, stark; Rückenschwäche, Schwellungen

erste Periode kommt spät; "alles zu spät"
Aristolochia D12 - 2x tägl.
Gebärmutter zu klein
Cimicifuga D12 - 2x tägl.
Hypophysenschaden; intersexuell, Magersucht oder Fettsucht
Graphites D12 - 2x tägl.
Hypophysenschaden; fett, faul, gefräßig, schmierig
Pulsatilla D12 - 2x tägl.
Genitalien unterentwickelt; fett, schüchtern, weint
Calcium carbonicum D12 - 2x tägl.
primäre Keimblattschädigung; fett, schüchtern, lächelt
Barium carbonicum D12 - 2x tägl.
sekundäre Keimblattschädigung; dick, dümmlich, dumm, debil

erste Periode mit stinkendem Achselschweiß
Tellurium D6 - 3x tägl.
wie Knoblauch

Periode, ausbleibend (Amenorrhoe); primär, noch keine Periode gehabt
Aristolochia D12 - 2x tägl.
4 Wochen lang; besonders bei zu kleiner Gebärmutter; danach:
Pulsatilla D4 - 3x tägl.
4 Wochen lang; statt dessen Asthma? Danach:
Lilium D4 - 3x tägl.
4 Wochen lang; Kur bedarfsweise wiederholen

Periode, ausbleibend; sekundär, Periode bleibt aus
Aconitum D30 - 1x bei Bedarf
nach Schreck, Ärger, Angst, trockener Kälte
Pulsatilla D4 - 3x tägl.
nach Erkältung durch nasse Füße; dafür Asthma

Senecio D4 - 3x tägl.
ohne Grund; junge Mädchen; dafür Kitzelhusten, Nasenbluten
Sulfur D4 - 3x tägl.
nach Erkrankungen, besonders nach Grippe

Periode, ausbleibend nach Absetzen der Pille
Lachesis D12 - 2x tägl.
Folge von unterdrückter natürlicher Periode
Apis D12 - 2x tägl.
Folge von unterdrückter natürlicher Libido
Phosphorus D12 - 2x tägl.
Folge von unterdrücktem natürlichem Hormonzusammenspiel
Platinum D12 - 2x tägl.
Folge von unterdrückter natürlicher Potenz

Periode, Akne um den Mund
Sepia D6 - 3x tägl.
bei verschlampten jungen Mädchen, bei adretten Geschäftsfrauen
Cimicifuga D6 - 3x tägl.
bei jungen Mädchen mit rauher Haut und seelisch-geistiger Unruhe

Periode, Verlangen nach Alkohol davor
Pulsatilla D12 - 2x tägl.
nach Wein, Likör; trinkt alleine, ist ungern alleine

Periode, Blutfluß schwächend
China D4 - 3x tägl.
nach reichlichem Blutfluß
Natrium muriaticum D200 - einmalig
durch Blutarmut und heftige Begleitbeschwerden
Magnesium carbonicum D12 - 2x tägl.
durch reichlichen pechschwarzen Blutverlust

Periode, Blutfluß schwarz wie Pech
Crocus D12 - 2x tägl.
perlschnurartig
Magnesium carbonicum D12 - 2x tägl.
nicht auswaschbar

Periode, Blutfluß setzt zwischendurch aus
Aconitum D30 - 1x in Wasser
helle Blutung

Periode, Blutfluß zu stark (Hypermenorrhoe)
Kalium carbonicum D6 - 1x tägl. morgens
und
Calcium carbonicum D6 - 1x tägl. abends
bei Periodenbeginn zusätzlich:
Hamamelis D4 - 3x tägl.
dunkel, reichlich, mit Zerschlagenheitsschmerz im Unterleib; oder:
Hydrastis D4 - 3x tägl.
dunkel, reichlich, schleimig, stinkend; oder:
Ipecacuanha D4 - 3x tägl.
hellrot, reichlich mit dauerhafter Übelkeit

Periode mit Brustschmerzen eine Woche davor
Phytolacca D4 - 3x tägl.
Brust gestaut, schneidende Nervenschmerzen durch den ganzen Körper
Lilium D4 - 3x tägl.
scharfe Nervenschmerzen mit sexueller Erregung
Phellandrium D4 - 3x tägl.
Stiche durch die Brüste, zum Rücken ziehend

Periode mit Brustschwellung
Phytolacca D4 - 3x tägl.
bei Periode; bei Erschütterung, durch Kälte
Lac caninum D4 - 3x tägl.
vor und bei Periode; durch Erschütterung, muß die Brüste festhalten
Bryonia D4 - 3x tägl.
Stechen bei Gehen, bei Bewegung, Gegendruck lindert, bindet Brüste fest
Conium D4 - 3x tägl.
vor Periode; durch Gehen, Erschütterung, äußerst berührungsempfindlich, selbst gegen Kleiderdruck

Depression vor Periode
Platinum D200 - 1x monatl.
überheblich, besitzstrebend; alle Menschen sind klein und unwürdig
Lycopodium D200 - 1x monatl.
stolz, würdig, pedantisch; alle Menschen sind nichtig und gefühllos
Causticum D200 - 1x monatl.
trocken, unsicher; abnorme sexuelle Gelüste
Stannum D200 - 1x monatl.
erschöpft, unsicher; mit Angst
Aurum D200 - 1x monatl.
rot, machtstrebend; tiefe Melancholie

Depression bei Periode
Pulsatilla D200 - 1x monatl.
möchte so gerne schwanger sein
Cimicifuga D200 - 1x monatl.
hysterisch, verkrampft und geschwätzig
Graphites D200 - 1x monatl.
kann nicht schwanger werden

Depression vor und bei Periode, reizbar
Sepia D200 - 1x monatl.
vorher Angst, schwanger zu sein; danach erhoffte sie, es zu sein
Natrium muriaticum D200 - 1x monatl.
gleichgültig gegenüber den Rhythmen ihrer Natur

Periode mit Erbrechen
Phosphorus D12 - 2x tägl.
sauer
Kreosotum D4 - 3x tägl.
schleimig
Kalium carbonicum D6 - 3x tägl.
mit heftigen Kreuzschmerzen

Periode mit Heiserkeit
Magnesium carbonicum D6 - 3x tägl.
Halsweh, stimmlos, Heißhunger
Graphites D6 - 3x tägl.
mit Husten, Schnupfen, Schweiß; Übelkeit morgens
Gelsemium D30 - 1x bei Bedarf
stimmlos ohne Schmerz

Periode mit Juckreiz der Scheide davor
Acidum nitricum D6 - 3x tägl.
wunde, kalte Haut
Magnesium carbonicum D6 - 3x tägl.
allgemeine Verschlimmerung der vielfältigsten Beschwerden
Tarantula hispanica D12 - 2x tägl.
trockene, heiße Haut; auch nach der Periode

Periode mit Kopfschmerz, allgemein
Pulsatilla D12 - 2x tägl.
bei unterdrückter Regel

Aristolochia D12 - 2x tägl.
bei unterdrückter Regel und vor Regel

Cimicifuga D12 - 2x tägl.
bei Regel, hysterisch

Sepia D12 - 2x tägl.
bei Regel, melancholisch

Lachesis D12 - 2x tägl.
vor Regel, alles besser wenn die Säfte fließen

Kopfschmerz vor Periode

Cimicifuga D3 - stündl.
Nackenkrampf, als ob das Hirn zu groß sei, nach außen drückend

Calcium carbonicum D12 - 2x tägl.
halbseitig mit Völle und Blutwallung zum Kopf

Pulsatilla D12 - 2x tägl.
als ob Stirn und Schläfe zersprängen, bindet Kopf fest ein, braucht frische Luft

Xanthoxylum D4 - 3x tägl.
über linkem Auge ein Tag vorher

Kopfschmerz vor und bei Periode

Gelsemium D6 - 2- bis 3stündl.
Nackenkrampf, übel, erbricht, sehr apathisch, massig heller Urin

Asarum D6 - 2- bis 3stündl.
Stirn und Hinterkopf klopfen beim Bücken; Kaltwaschen lindert

Ammonium carbonicum D6 - 2- bis 3stündl.
nach dem Erwachen mit erhitztem Gesicht, oft Durchfall

Kopfschmerz bei Periode

Belladonna D30 - 1x in Wasser
rot; plötzlich klopfend, wellenartig bei Erschütterung, beim Bücken

Sanguinaria D6 - stündl.
rot; pulsiert vom Hinterkopf zum rechten Auge, Sonnenverlauf

Veratrum viride D4 - 3stündl.
rot; pulsiert vom Nacken aufwärts; heißes gedunsenes Gesicht

Cyclamen D6 - 3stündl.
blaß; rasend mit Flimmern vor den Augen

Caulophyllum D4 - 3x tägl.
blaß; spannend im Hinterkopf; Magen-, Blasen-, und Darmkrämpfe

Graphites D12 - 2x tägl.
blaß; pressend nach dem Erwachen mit Hitzegefühl; erbricht

Kopfschmerz bei und nach Periode
Sepia D12 - 2x tägl.
berstend am Hinterkopf mit Blutwallung, Übelkeit und Erbrechen; heiße Umschläge lindern; Leeregefühl im Magen!

Kopfschmerz nach Periode
Crocus D12 - 2x tägl.
dumpf, heftiger Schlag gegen die Schläfe, Blutwallungen
Lachesis D12 - 2x tägl.
links, hämmernd, beim Erwachen; tiefrotes Gesicht
Lilium D12 - 2x tägl.
links, Stirn, Schläfe, Auge mit Blutandrang, ihr wird schwarz vor den Augen

Kopfschmerz vor, bei, nach Periode
Natrium muriaticum D200 - 1x monatl.
berstend ganzer Kopf mit Gesichtsröte, Übelkeit und Erbrechen

Krämpfe bei Periode mit Durchfall
Bovista D6 - 3x tägl.
morgens, Gefühl eines Eisklumpens im Magen, aufgetrieben, Krümmkoliken

Krämpfe überall bei Periode
Cuprum D6 - 2- bis 3stündl.
Bauchdecke, Waden, Finger, Daumen krampft zur Handinnenfläche hin

Periode mit Kreuzschmerzen
Sepia D6 - 3x tägl.
beim Gehen und Sitzen, braucht festen Halt, muß hart liegen und sitzen
Kalium carbonicum D6 - 3x tägl.
einschießend, stechend, Kreuz und Beine versagen, Wärme lindert
Tartarus stibiatus D4 - 3x tägl.
bei Erschütterung, beim Husten, Niesen, Lachen; Übelkeit, Erbrechen

Periode mit Magenbeschwerden
Viburnum D2 - 3x tägl.
Magen wie leer, Schwächegefühl
Sepia D6 - 3x tägl.
Magen wie leer, hängt herunter wie an einem Stein befestigt
Cocculus D4 - stündl.
Magen hebt und senkt sich wie auf hoher See; übel im Magen, als rieben Steine aneinander
Ignatia D30 - 1x bei Bedarf
Magen wie hinabgedrängt, wehenartig

Nasenbluten anstelle der Periode
Pulsatilla D6 - stündl.
massiv, dunkel
Bryonia D6 - stündl.
passiv, dunkel, bessert Kopfweh

Periode mit Schlafsucht
Nux moschata D12 - 2x tägl.
gähnt krampfhaft

Periode mit reichlichen Schleimhautfetzen
Magnesium phosphoricum D4 - alle 10 Min.
dunkel, schwach
Viburnum D2 - stündl.
hell, scharf, schwach
Ustilago D2 - stündl.
hell oder dunkel, klumpig, schwarze Strähnen, stark

Periode mit sexueller Erregung
Crocus D12 - 2x tägl.
albern; geiler Geruch
Stramonium D12 - 2x tägl.
mannstoll
Veratrum album D12 - 2x tägl.
möchte alle küssen

Schmerz vor Periode
Magnesium phosphoricum D4 - alle 10 Min.
krampfartig, ab 14 Uhr, Krümmen, Druck und Wärme lindern
Belladonna D30 - 1x bei Bedarf
wehenartig, Schneiden durch das Becken, Hinabdrängen; muß aufsitzen
Caulophyllum D4 - 3x tägl.
anhaltend krampfartig, Schießen durch ganzen Körper
Sepia D6 - 3x tägl.
alle Beschwerden schlimmer, Magen hängt, Unterleib hängt, Gemüt hängt
Veratrum viride D6 - 3x tägl.
kolikartig mit brennendem Harnzwang
Xanthoxylum D2 - stündl.
quälend neuralgisch, brennend, Beine wie gelähmt, Kopfweh über li. Auge

Schmerz vor und bei Periode

Pulsatilla D12 - 2x tägl.
kneifend, Krümmen lindert; Blutfluß verspätet, wechselhaft, eher dunkel

Cocculus D4 - stündl.
neuralgisch, schwächend; Blutfluß spärlich oder klumpig mit Übelkeit

Viburnum D2 - stündl.
krampfartig, plötzlich, hinabdrängend; Reizblase, Magenkolik, Rückenweh

Helonias D12 - 2x tägl.
heftig krampfartig, auch nachher; Kreuzweh bei Beginn des Blutflusses

Schmerz bei Periode

Chamomilla D30 - 1x bei Bedarf
neuralgisch vom Kreuz zur Innenseite der Schenkel, dunkler Fluß

Cimicifuga D4 - alle 10 Min.
neuralgisch, scharf hin und her schießend, wehenartig, schwacher Fluß

Colocynthis D4 - alle 10 Min.
neuralgisch, scharf vom Nabel zum linken Eierstock, Krümmen lindert

Coffea D6 - stündl.
neuralgisch; überempfindlich, verzweifelnd; Fluß früh, stark, klumpig

Gelsemium D6 - stündl.
krampfartig, hinabdrängend, wehenartig; entleert massig hellen Urin

Ignatia D30 - 1x bei Bedarf
hysterisch, wehenartig, Druck lindert; klumpiger Fluß; viel heller Urin

Mittelschmerz; zwischen 2 Perioden

Apis D4 - 3x tägl.
Stiche rechter Eierstock

Bryonia D4 - 3x tägl.
Stiche bei geringster Bewegung

Chamomilla D30 - 1x bei Bedarf
Krämpfe bis in die Oberschenkel

Hamamelis D4 - 3x tägl.
Unterleib wie gequetscht

Schmerzen bei jeder zweiten Periode

Gossypium herbaceum D4 - 3x tägl.
kurz vor Periode; Blutung spät, schwach

Schmerzen, je schwächer die Perioden-Blutung

Magnesium phosphoricum D4 - alle 10 Min.
krampfartig

Caulophyllum D4 - 3x tägl.
anhaltend wie Wehen
Lachesis D12 - 2x tägl.
alles schlimmer infolge Beckenstaus

Schmerzen, je stärker die Perioden-Blutung
Cimicifuga D4 - alle 10 Min.
neuralgisch

Schmerzen um das Becken herum bei Periode
Veratrum viride D30 - 1x in Wasser
wie zum Platzen
Platinum D6 - 3x tägl.
wie in einem Schraubstock
Sepia D6 - 3x tägl.
Hinabdrängen des Beckeninhaltes
Viburnum D2 - stündl.
Hinabdrängen des Beckeninhaltes, stärker als bei Sepia

Schmerzen bis in die Oberschenkel bei Periode
Chamomilla D30 - 1x bei Bedarf
nervöse, hitzige, schwitzige Frauen
Xanthoxylum D2 - stündl.
nervöse, blasse, magere Frauen

Schmerzen besser durch Strecken
Belladonna D30 - 1x in Wasser
horizontales Schneiden im Becken, hinabdrängend im Liegen, bei Sepia umgekehrt
Dioscorea D4 - stündl.
vom Nabel fächerförmig ausstrahlend

Periode-Zwischenblutungen (Metrorrhagie)
Bovista D6 - 2stündl.
dunkel, bei geringster Anstrengung, nachts, morgens; Körper geschwollen
Hamamelis D4 - stündl.
dunkel, schwächend; Unterleib wie gequetscht
Carbo vegetabilis D30 - 1x in Wasser
dunkel, schwächend; brennendes Kreuz; reißt Fenster auf
Erigeron D6 - stündl.
dunkel, klumpig, gußartig, anfallsweise
Ferrum D6 - 3stündl.
hellrot geronnen, gußweise; Gesichtshitze

Millefolium D4 - stündl.
hellrot, aktiv; ohne Ängstlichkeit

Wechseljahre, Hitzewallungen mit Depressionen

Lachesis D200 - 1x monatl.
rot, kräftig, hitzig; fühlt sich seit den Wechseljahren nicht mehr wohl

Aurum D200 - 1x monatl.
blaurot, untersetzt; Atemnot, Herzdruck, Hochdruck, Selbstmordgefahr!

Sepia D200 - 1x monatl.
gelb, dunkelhaarig, dunkle Augenringe; lehnt ihre Familie ab

Cimicifuga D200 - 1x monatl.
blaß und fett oder mager oder Mannweib; nervös, ruhelos, schlaflos

Wechseljahre, Hitzewallungen mit Kopfschmerzen

Acidum sulfuricum D12 - 2x tägl.
ganzer Kopf, beginnt allmählich, hört plötzlich auf; Gesicht gedunsen

Sanguinaria D12 - 2x tägl.
rechts, hämmernd; Gesicht wie ein rotes Gemälde

Lachesis D12 - 2x tägl.
links, hämmernd; kräftig, hitzig, schwitzig; blaß, frostig, trocken

Strontium carbonicum D12 - 2x tägl.
heftig, tief, Hinterhaupt, hüllt den Kopf ein; tiefrotes Gesicht

Wechseljahre, Hitzewallungen mit kalten Schweißen

Acidum sulfuricum D12 - 2x tägl.
erschöpfend; ruhelos mit zitternder Hast, schlaflos mit Hautjucken

Sepia D12 - 2x tägl.
brennend; Hände und Füße kalt; ablehnend, launenhaft, gleichgültig

Tabacum D30 - 1x bei Bedarf
erschöpfend; ängstlich, schwindelig, sterbenselend, Herzklopfen

Cytisus laburnum D12 - 2x tägl.
wie bei Tabacum, aber mit brennendem Gesicht

Wechseljahre, Hitzewallungen mit warmen Schweißen

Sulfur D12 - 2x tägl.
große erschöpfende Hitze, Brennen überall; breitschultrig, gebeugt

Glonoinum D30 - 1x bei Bedarf
starker dunkelroter Blutandrang, Klopfen, Ohrgeräusche

Lachesis D12 - 2x tägl.
schwächend, Herzenge, Halsenge; trägt offene Bluse, verlangt Kälte

Naja D12 - 2x tägl.
wie bei Lachesis, verlangt aber Wärme
Crocus D12 - 2x tägl.
alles wallt: Brust, Herz, Periode; glaubt schwanger zu sein
Jaborandi D12 - 2x tägl.
plötzlich, heftig; erregt, zittert; Herzjagen, Übelkeit

Wechseljahre, Hitzewallungen ohne Schweiße

Aconitum D30 - 1x bei Bedarf
plötzlich mit Unruhe, Todesangst, mit Taubheitsgefühl, Schwindel
Apis D30 - 1x bei Bedarf
hitzig, Hochdruck, Husten, Asthma; schwirrt wie eine Biene
Sanguinaria D12 - 2x tägl.
rot wie angemalt, aufgedunsen, gichtig, verträgt keine Zugluft
Phosphorus D12 - 2x tägl.
Wallungen aus den Händen aufsteigend!
Strontium carbonicum D12 - 2x tägl.
hochrot mit schwerem Kopfschmerz, hüllt den Kopf warm ein
Veratrum viride D12 - 2x tägl.
mit viel Frost und Schauder, kalte Haut, klebriger Schweiß

Wechseljahre mit nervösen, neuropathischen Störungen

Cimicifuga D12 - 2x tägl.
ruhelos, unglücklich, traurig, launisch, kummervoll; morgens
Caulophyllum D12 - 2x tägl.
ruhelos, gespannt mit Arbeitsdrang, regt sich leicht auf

Wechseljahre mit Rheuma der Fingergelenke

Sepia D12 - 2x tägl.
chronisch, steif; Kreuz, Knie, besser durch Bewegung, frische Luft
Lachesis D12 - 2x tägl.
akut, schleichend, nachts, Erwachen, Spannungsgefühl, berührungsempfindlich
Caulophyllum D4 - 3x tägl.
chronisch, steif; Faustschluß nicht mehr möglich

Wechseljahre mit sexueller Übererregtheit

Apis D200 - 1x monatl.
Folge von unterdrücktem Geschlechtsleben; "hitzige Witwe"
Lilium D200 - 1x monatl.
wünscht sich einen Mann und hat Angst, sich ihm hinzugeben
Platinum D200 - 1x monatl.
wünscht sich einen Mann, aber weint leicht gerührt, wenn sie drandenkt

Veratrum album D200 - 1x monatl.
wünscht sich einen Mann, aber verträgt weder Wärme noch Zuneigung
Caladium D200 - 1x monatl.
wollüstig juckende Scham; aber ist kalt und orgasmusunfähig

ständig müde in den Wechseljahren
Bellis D3 - 3x tägl.
mit Rückenweh, möchte nur liegen; ausgemergelte Gebärmutter
Aletris D3 - 3x tägl.
mit Stuhlverstopfung ohne Drang, ständig kranker Unterleib

Zwischenblutung in den Wechseljahren
Sanguinaria D6 - 3x tägl.
hell, klumpig, übelriechend
Bovista D6 - 3x tägl.
dunkel, fließt bei der geringsten Anstrengung, nachts und frühmorgens

Gebärmutterblutung nach den Wechseljahren
Erigeron D6 - alle 10 Min.
dunkel, klumpig, stoßweise, gußweise; Blase und Darm gereizt
Kreosotum D4 - stündl.
schwärzlich, faul stinkend, heiß; wundes brennendes Genitale; Krebs?
Arsenicum album D6 - stündl.
wie brennendes Fleischwasser; ausgezehrt; Krebs?

Jucken am äußeren Genitale nach den Wechseljahren
Caladium D6 - 3x tägl.
wollüstig, besonders in der Bettwärme
Acidum sulfuricum D6 - 3x tägl.
heftig; beachte: Diabetes!
Sepia D6 - 3x tägl.
trocken; gegen Koitus abgeneigt
Alumina D6 - 3x tägl.
sehr trocken, reichlich Ausfluß
Conium D6 - 3x tägl.
wollüstig, ätzend; beachte: Diabetes, Drüsen!
Ambra D3 - 3x tägl.
unerträglich, überempfindlich; schlaflose Frau, zieht sich zurück

Kreislaufstörungen nach den Wechseljahren
Aconitum D30 - 1x bei Bedarf
plötzlich, hellrot; eckige, ängstliche, ruhelose Frau

Lachesis D12 - 2x tägl.
rot oder blaß; kräftige oder erschöpfte, geschwätzige Frau
Glonoinum D30 - 1x bei Bedarf
plötzlich, dunkelrot, Kopfdruck

NOTIZEN:

Schwangerschaft

"Eugenische Kur" 1. bis 5. Monat

Tuberculinum GT D200 - einmalig
1. Monat; beugt Erkältlichkeit und Drüsengeschichten vor

Medorrhinum D200 - einmalig
2. Monat; beugt Rheuma, Gicht, Lebergeschichten vor

Luesinum D200 - einmalig
3. Monat; beugt destruktiven, degenerativen Erkrankungen vor

Cancerinum D200 - einmalig
4. Monat; beugt Karzinomgeschehen vor

Sulfur D200 - einmalig
5. Monat; setzt "Gifte" in Bewegung und scheidet sie aus

"Eugenische Kur" 6. bis 8. Monat

Calcium carbonicum D200 - 1x monatl.
6.- 8. Monat; bei rundlichen, lieben, unbeholfenen Schwangeren; oder:

Calcium phosphoricum D200 - einmalig
bei schlanken, netten, verbindlichen Schwangeren: oder:

Calcium fluoratum D200 - einmalig
bei kräftigen, dünnen, strähnigen Schwangeren

beachte: die Eugenische Kur ist eine empfohlene Vorbeugung, falls Schwangere nicht bzw. noch nicht in Behandlung ist; Kinder aus homöopathisch geleiteten Schwangerschaften strotzen erfahrungsgemäß vor Gesundheit

ab 9. Monat

Pulsatilla D4 - 3x tägl.
zu schlaffe Beckenmuskeln; beugt Stauungen vor (Beine, Venen, Niere)

Caulophyllum D4 - 3x tägl.
zu straffe Beckenmuskeln; entspannt Muttermund, beugt Scheidenschnitt ("Epi") vor

Beschwerden in der Schwangerschaft

Allergie

Okoubaka D2 - 3x tägl.
besonders auf Medikamente

Angst

Aconitum D30 - 1x bei Bedarf
Todesangst, sagt ihre Todesstunde voraus

Arsenicum album D30 - 1x bei Bedarf
Angst vor dem Tod, Angst sterben zu müssen

Capsicum D200 - einmalig
Angst mit Heimweh und roten Bäckchen, will zu Mutter
Cimicifuga D30 - 1x bei Bedarf
Angst, es könne etwas schiefgehen
Pulsatilla D200 - 1x bei Bedarf
Angst vor drohendem Unheil mit Heulen und Wehklagen
Veratrum album D30 - 1x bei Bedarf
Angst mit geschwätziger Schwermut

Atemnot
Viola odorata D4 - 3x tägl.
klinisch bewährt

Bauchdeckenschmerz
Bellis D3 - 3x tägl.
wie zerschlagen, als ob die Hüfte auseinanderfiele, lahme Beine
Hamamelis D4 - 3x tägl.
wie gequetscht

Blutarmut
Natrium muriaticum D200 - einmalig
müde, Kreuzschmerz, braucht festen Druck im Rücken
Phosphorus D12 - 2x tägl.
rasch erschöpft, aber schnell erholt
Arsenicum album D12 - 2x tägl.
erholt sich nicht mehr, Totenmaske

Depression, allgemein
Platinum D200 - 1x monatl.
sexuell übererregt, leidet um ihre schöne Figur und weint schweigsam
Sepia D200 - 1x monatl.
schwerfällig, gleichgültig gegen ihre Lieben, will ihre Ruhe
Aurum D200 - 1x monatl.
tiefe Melancholie, will nicht mehr leben, plant schweigend ihren Tod
Cimicifuga D200 - 1x bei Bedarf
schlafraubende Sorgen, es könne nicht gut gehen; ruhelos
Pulsatilla D200 - 1x bei Bedarf
unbegründete Sorgen um ein bevorstehendes Unheil, weint schweigsam
Veratrum album D200 - 1x bei Bedarf
manisch, ruhelos, hochmütig, geschwätzig

Depression, hypochondrisch
Natrium muriaticum D200 - 1x monatl.
sorgt sich um sich selbst, seufzt in der Menge, weint in der Stille

Durchfall
Veratrum album D6 - 3x tägl.
Schwäche und kalter Schweiß danach
Antimonium crudum D4 - 3x tägl.
wechselnd mit Verstopfung

Eklampsie
Cuprum arsenicosum D12 - alle 10 Min.
Krämpfe überall, elend
Phosphorus D12 - alle 10 Min.
schmerzloses Erbrechen, schmerzloser Durchfall
Apocynum D2 - alle 10 Min.
Krämpfe, Erbrechen, Koma
Veratrum viride D30 - alle 10 Min.
blaß-blaues zuckendes Gesicht, kaltschweißig, Erbrechen, Koma; höchste Gefahr!

Erbrechen, durch Essen besser
Ignatia D4 - 3x tägl.
überempfindliche Frauen; übel bei Zigarettenrauch; Schluckauf
Anacardium D4 - 3x tägl.
Magendruck, Sodbrennen
Mandragora D4 - 3x tägl.
Säure bis zum Hals, weiße Zunge; apathisch-depressiv
Petroleum D6 - 3x tägl.
Heißhunger sofort danach

Erbrechen mit schwerem Kopfschmerz
Acidum carbolicum D6 - 3x tägl.
appetitlos, reizbar; Brennen und Rumpeln im Magen

Erbrechen mit Speichelfluß
Kreosotum D4 - 3x tägl.
unverdaute Speisen lange nach dem Essen
Lobelia inflata D3 - 3x tägl.
Essen erleichtert; Blähbauch
Apomorphinum D3 - 3x tägl.
bei geringster Nahrungsaufnahme; Schweiß, Unruhe, keine Übelkeit!

Erbrechen beim Denken an Speisen
Cocculus D4 - 3x tägl.
nervös; Speiseröhre krampft, Schwindel, Kopfschmerz; ängstlich
Nux moschata D6 - 3x tägl.
bei und nach dem Essen, Leeregefühl in der Magengrube
Stannum D6 - 3x tägl.
große Angst und Leeregefühl in der Magengrube, krümmt sich über Stuhllehne

Erbrechen beim Riechen von Speisen
Colchicum D4 - 3x tägl.
Erbrechen, Durchfall, Frösteln

Erbrechen beim Sehen von Speisen
Sepia D6 - 3x tägl.
Leere- und Hängegefühl im Magen, Hinsein
Arsenicum album D6 - 3x tägl.
unaufhörlich; Brennen mit Angstgefühl in der Magengrube
Dioscorea D4 - 3x tägl.
dumpfer Magenschmerz, kolikartig um den Nabel; beugt sich rückwärts

Erbrechen mit Übelkeit
Nux vomica D6 - 3x tägl.
morgens; mehr Aufstoßen als Erbrechen
Phosphorus D12 - 2x tägl.
Sodbrennen; mag kalte Getränke, die bald danach erbrochen werden
Cerium oxalicum D4 - 3x tägl.
klinisch bewährt; anhaltend, halb verdaute Speisen

Erbrechen, unstillbar
Ipecacuanha D4 - 3x tägl.
mit großer anhaltender Übelkeit, saubere Zunge!
Lobelia inflata D3 - 3x tägl.
tödliche Übelkeit mit kalten Schweißen; elender Klumpen in Hals und Magen

Frieren
Pulsatilla D6 - 3x tägl.
Frost und Schaudern

Gallebeschwerden
Cholesterinum D12 - 2x tägl.
vor dem Essen und:

Calculi biliarii D10 - 2x tägl.
nach dem Essen

Gelbsucht
Cholesterinum D4 - 3x tägl.
bei Cholesterinsteinen

Gelenkschwäche
Murex D6 - 3x tägl.
und Schwäche in den Beinen wie bei Bellis

Hämorrhoiden
Collinsonia D4 - 3x tägl.
mit Krampfadern an den Schamlippen und Stuhlverstopfung

Harndrang
Pulsatilla D6 - 3x tägl.
unwillkürlich beim Gehen, beim Husten
Podophyllum D4 - 3x tägl.
Hinabdrängen während des Stuhlgangs

Herzklopfen
Veratrum album D6 - stündl.
mit kalten Schweißen auf der Stirn

Ischias
Aconitum D30 - 1x bei Bedarf
plötzliche Unterkühlung
Collinsonia D4 - 3x tägl.
Beckenstau, Verstopfung, Schamlippenkrampfadern
Rhus tox D30 - 1x bei Bedarf
rechts, Unterkühlung, Überanstrengung
Gnaphalium D4 - 3x tägl.
links, muß im Stuhl sitzen
Agaricus D6 - 3x tägl.
kann nicht weich sitzen

Juckreiz
Sulfur D12 - 2x tägl.
brennend, an den Schamlippen, an allen Körperöffnungen

Juckreiz in der Scheide
    Sepia D6 - 3x tägl.
    trockene Scheide, Abneigung vor Verkehr; Schwangerschaftserbrechen

Kindesbewegungen, schmerzhaft
    Arnica D4 - 3x tägl.
    Kind strampelt und tritt, schlafstörend
    Veratrum album D4 - 3x tägl.
    Kind strampelt und tritt, zur Ohnmacht führend

Kindeslage anormal
    Pulsatilla D6 - 2stündl.

Krampfadern
    Pulsatilla D4 - 3x tägl.
    bestehende Krampfadern verschlimmern sich, Beinschwere
    Hamamelis D4 - 3x tägl.
    Venen gestaut, Beine wie zerschlagen, Schwüle verschlimmert
    Collinsonia D4 - 3x tägl.
    Krampfadern der Scham, Hämorrhoiden, Beckenstau, Verstopfung, Ischias
    Millefolium D4 - 3x tägl.
    krampfartige Schmerzen entlang der Venen

Kreislaufstörungen
    Veratrum album D30 - 1x bei Bedarf
    niedriger oder schwankender Blutdruck, Schwindel, Erschöpfung

Mutterbandschmerz
    Clematis D4 - 3x tägl.
    wie gequetscht

Nervenschmerz
    Aconitum D6 - 3x tägl.
    plötzlich, mit Taubheitsgefühlen

Nierenbeckenentzündung
    Sarsaparilla D6 - 3x tägl.
    Brennen am Ende des Harnens, Nierengrieß?

Nierenentzündung
    Apocynum D2 - 3x tägl.
    wenig Sherry-farbener Urin, Schwellungen, Krämpfe; unstillbarer Durst

SCHWANGERSCHAFT - Beschwerden

Nierenschrumpfung
Mercurius corrosivus D30 - 1x tägl.
rot, spärlich, Eiweiß, stärkste Krämpfe, Atemnot, wächsernes Aussehen

"Periode" in den ersten Monaten der Schwangerschaft
Nux moschata D6 - 3x tägl.
Völle, Blähungen, Übelkeit

Querlage im letzten Monat der Schwangerschaft
Toxoplasmose M - einmalig
sehr bewährt!

Scheinschwangerschaft
Crocus D200 - einmalig
ältere, rote, alberne Frauen; Gefühl wie etwas Lebendiges im Leib

Thuja D200 - einmalig
jüngere, blasse, melancholische Frauen; auch bei Tieren bewährt

Sabadilla D200 - einmalig
blasse, fröstelnde Frauen; weiß aber, daß es nur eine Einbildung ist

Schlafstörungen
Cimicifuga D12 - 2x tägl.
niedergeschlagen, sorgenvoll, Kopfschmerz, Rheuma

Schluckauf
Cuprum D200 - 1x in Wasser
krampfhaft

Schwäche, unüberwindbar
Sepia D12 - 2x tägl.
zieht sich zurück

Helonias D12 - 2x tägl.
sucht Ablenkung

Aletris D4 - 3x tägl.
ständig müde, möchte nur liegen

Schwellung der Beine
Solidago D2 - 3x tägl.
teigig

Apis D4 - 3x tägl.
gespannt

Sodbrennen

Mercurius solubilis D30 - 1x tägl.
nachts, brennend; Essen bessert nicht

Anacardium D4 - 3x tägl.
nüchtern; Essen bessert

Dioscorea D4 - 3x tägl.
tagsüber; beugt sich zurück

Tetanie

Veratrum album D3 - alle 10 Min.
eingefallen, kaltschweißig

Trunksucht

Nux vomica D30 - 1x tägl. morgens
mürrisch, reizbar

Venenschmerz

Millefolium D4 - 3x tägl.
krampfartig entlang der Venen

Hamamelis D4 - 3x tägl.
wie gepackt, wie gequetscht

Verstopfung ohne Drang

Sepia D6 - 3x tägl.
als habe sie ein Gewicht im Enddarm

Collinsonia D4 - 3x tägl.
mit Krampfadern am Genitale

Opium D12 - 2x tägl.
falls die vorigen Arzneien nicht wirken

Wadenkrämpfe

Cuprum aceticum D4 - 3x tägl.
muß aufstehen und auf dem kalten Boden fest auftreten

Zahnfleischentzündung

Mercurius solubilis D30 - 1x tägl.
mit anschließendem Zahnfleischschwund

Zahnschmerzen

Magnesium carbonicum D6 - 3x tägl.
pulsieren nachts im Bett; beim Kauen; besser Wärme, Reiben, Bewegung

Sepia D6 - 3x tägl.
pulsieren; bei Berührung, Zugluft

Kreosotum D4 - 3x tägl.
mit Karies und Zahnfleischschwund

Nux vomica D30 - 1x bei Bedarf
bei gereizten, mißlaunigen, verdrießlichen Frauen

Fehlgeburt, spontan, ohne Vorzeichen

Apis D200 - 1x bei Bedarf
in den ersten Monaten

Sepia D200 - 1x monatl.
fünfter bis siebter Monat

Opium D200 - 1x bei Bedarf
kurz vor der Geburt

Fehlgeburt, fieberhaft, septisch

Lachesis D12 - 2x tägl.
hektisches trockenes Fieber mit viel Durst; dazu eventuell:

Pyrogenium D30 - 3stündl.
besonders wenn Schwäche und stinkender Schweiß eintreten; Pulsdifferenz

Fehlgeburt bei abgestorbener Frucht

Cantharis D12 - 2stündl.
setzt die Austreibung in Gang; Brennen und Blasenreiz

Fehlgeburt, drohend, Auslösung

Aconitum D30 - 1x tägl. morgens
trockener Ärger, Schreck, Todesangst; ruhelos

Chamomilla D30 - 1x tägl. morgens
hitziger, schwitziger Ärger

Arnica D30 - 1x tägl. morgens
Unfall, Verletzung, Überanstrengung, Angst; Unterleib wie zerschlagen

Gelsemium D30 - 1x tägl. morgens
seelische Erregungen, Aufregung

Opium D30 - 1x tägl. morgens
Schock, Schreck; wie gelähmt

Cinnamomum D30 - 1x tägl. morgens
Unfall durch Fehltritt, Überanstrengung; heftige Blutung bei leichten Wehen

Fehlgeburt, drohend, in ersten und späteren Monaten

Viburnum D2 - 3x tägl.
Ziehen vom Rücken zum Unterbauch, bis in die Oberschenkel

Secale D4 - 3x tägl.
starke, schwarze, flüssige wehenartige Blutung; Ameisenlaufen; eingefallenes Gesicht, Verlangen nach Frischluft trotz kaltem Körper

Fehlgeburt, drohend, im 3. Monat
Sabina D4 - 3x tägl.
hellrote, klumpige Blutung; heftiges Ziehen vom Kreuz zum Schambein

Fehlgeburt, drohend, durch Blutstau im Unterleib
Belladonna D6 - stündl.
starke, heiße Blutung, wellenartiges Pulsieren im Rücken, im Kopf, in der Gebärmutter; streckt sich nach hinten

Fehlgeburt, drohend, durch Schwäche
Caulophyllum D4 - 3x tägl.
schweres Ziehen im Rücken und in den Seiten des Bauches, schwache Wehen, spärlicher Ausfluß; innerliches Zittern

Fehlgeburt, drohend, durch Gebärmutter-Verlagerung
Sepia D6 - 3x tägl.
Gefühl eines Gewichtes im After
Viburnum D2 - 3x tägl.
Rückenschmerz bis in die Oberschenkel ausstrahlend
Aletris D4 - 3x tägl.
mit Verstopfung ohne Drang, ständig müde

Fehlgeburt, drohend, durch häufigen Ultraschall
Gelsemium D6 - 3x tägl.
infolge Erregung durch Untersuchung bei sensiblen Frauen

Fehlgeburt, habituell, Vorbeugung
Sabina D4 - 3x tägl.
6 Wochen lang nach erfolgter Fehlgeburt; danach:
Kalium carbonicum D6 - 3x tägl.
6 Monate lang; besonders bei einschießendem Stechen und bei Kreuzweh

Fehlgeburt, habituell, Diathese
Bang D200 - einmalig
Brucellose; nach 4 Wochen:
Toxoplasmose D200 - einmalig
dazu:
Umckaloabo D2 - 3x tägl.
bewährt bei Toxoplasmose

SCHWANGERSCHAFT - Fehlgeburt

Fehlgeburt, habituell, unterentwickelte Gebärmutter
Plumbum D4 - 3x tägl.
Muskeln der Gebärmutter zurückgebildet; graufahles Gesicht
Secale D4 - 3x tägl.
wie bei Plumbum, nur blasses gerunzeltes Gesicht; ausgezehrte Frauen

Fehlgeburt, habituell, bei rheumatischer Anlage
Cimicifuga D4 - 3x tägl.
Schmerzen schießen im Bauch hin und her, muß sich krümmen
Caulophyllum D4 - 3x tägl.
mit großer Schwäche

Fehlgeburt, Nachblutung
Sabina D4 - alle 10 Min.
hell, wehenartig zum Kreuz und zu den Oberschenkeln
Erigeron D4 - alle 10 Min.
hell, gußweise, anfallsartig; Blase und Darm gereizt

Fehlgeburt, mangelhafte Rückbildung der Gebärmutter
Psorinum D200 - einmalig
besonders bei langen hellroten Blutungen nach Fehlgeburt

Geburtsvorbereitung: 6 Wochen vor Termin
Pulsatilla D4 - 3x tägl.
vor dem Essen; löst Hemmung und Angst; und:
Caulophyllum D4 - 3x tägl.
nach dem Essen; löst verkrampften Beckenboden

Geburtsvorbereitung: 1 Woche vor Termin
Arnica D4 - 3x tägl.
beugt Geburtskomplikationen wie Schmerzen, Blutungen, abnormem Wochenfluß und mangelnder Rückbildung der Gebärmutter vor

Geburtsvorbereitung: zur Geburt mitnehmen
Gelsemium D30 - einmalig
für Eröffnungswehen, Zittern aus freudiger Erregung
Cimicifuga D3 - alle 10 Min.
für Wehenschwäche, Krampfwehen
Caulophyllum D4 - stündl.
für zu straffen Muttermund, Zittern aus Schwäche
Chamomilla D30 - einmalig
für unerträgliche Krampfwehen bis in die Oberschenkel

Cuprum D30 - einmalig
für Krämpfe an anderen Körperteilen, vor allem Finger, Waden, Füße

Nux vomica D30 - einmalig
für Wadenkrämpfe, Stuhlabgang bei jeder Wehe, nach eventueller Narkose

Geburt, Muttermund eröffnet sich

Gelsemium D30 - einmalig
eine Gabe reicht meist aus; ansonsten:

Caulophyllum D4 - stündl.
bei zu straffem Muttermund; oder:

Ustilago D4 - stündl.
bei zu schlaffem, schwammigem Muttermund

Einleitung bei Wehenschwäche

Cimicifuga D3 - alle 10 Min.
bis mittelkräftige Wehen erreicht sind

Caulophyllum D4 - stündl.
falls Wehen nicht in Gang kommen, Muttermund noch nicht aufgelockert

Wehen lassen nach

Cimicifuga D3 - alle 10 Min.
Schmerzen schießen durch den Körper und hin und her im Unterbauch

Caulophyllum D4 - stündl.
bei zu straffem Muttermund

Ustilago D4 - stündl.
bei zu schlaffem, schwammigem Muttermund

Wehen zu stark, Krampfwehen

Gelsemium D30 - 1x bei Bedarf
mit Schwäche, Mattigkeit

Caulophyllum D4 - stündl.
mit großer Schwäche, Muskelzittern ohne Geburtsfortgang

Chamomilla D30 - 1x bei Bedarf
wirft um sich

Cimicifuga D3 - alle 10 Min.
schreit um sich

Coffea D12 - einmalig
jede Wehe krampft; aus freudiger Erregung

Wehen mit Körperkrämpfen

Cimicifuga D3 - alle 10 Min.
Herzkrämpfe

Cuprum aceticum D4 - alle 10 Min.
Finger, Waden, Füße

Nux vomica D30 - einmalig
Wadenkrämpfe

Wehen mit Stuhldrang
Nux vomica D30 - einmalig
bei jeder Wehe geht Stuhl in kleinen Mengen ab, Rückenweh

Eklampsie während der Geburt
Cuprum arsenicosum D12 - alle 10 Min.
Krämpfe überall, elend

Phosphorus D12 - alle 10 Min.
schmerzloses Erbrechen, schmerzloser Durchfall

Apocynum D2 - alle 10 Min.
Krämpfe, Erbrechen, Koma

Veratrum viride D30 - alle 10 Min.
blaß-blaues zuckendes Gesicht, kaltschweißig, Erbrechen, Koma; höchste Gefahr!

Neugeborenes normal
Calcium carbonicum D200 - einmalig
im Sommer

Calcium phosphoricum D200 - einmalig
im Winter

Neugeborenes blaß-blau
Cuprum D200 - einmalig
Krämpfe, Atemnot

Augenentzündung des Neugeborenen
Kalium sulfuricum D4 - 3x tägl.
weißliche schleimige Absonderung

verklebte Augen des Neugeborenen
Medorrhinum D200 - einmalig
lithämisch

krampfhaftes Erbrechen des Neugeborenen
Calcium carbonicum D6 - 3x tägl.
Milchunverträglichkeit?

Geburtsschock des Neugeborenen
    Aconitum D30 - einmalig
    "raus in die Kälte"; Unruhe, Zittern

Hoden des Neugeborenen nicht tastbar
    Sepia D6 - 3x tägl.
    in der Bauchhöhle

Kopfekzem, trocken, des Neugeborenen
    Lycopodium D6 - 3x tägl.

Körperekzem des Neugeborenen
    Graphites D6 - 3x tägl.
    gelbkrustig, eitrig darunter

Naseschniefen bei Neugeborenen
    Luesinum D200 - einmalig
    angeborener Schnupfen

Linsenschlottern, Grimassieren bei Neugeborenen
    Agaricus D3 - 3x tägl.
    Geburtsschaden?

Wasserbruch bei Neugeborenen
    Thuja D6 - 3x tägl.
    meist beidseitig

Folge von Zangengeburt bei Neugeborenen
    Arnica D4 - 3x tägl.
    4 Wochen lang für Mutter und Kind

Blasenlähmung der Mutter nach Geburt
    Causticum D200 - einmalig
    trotzdem gehen unbemerkt Harntröpfchen ab

Harnverhaltung bei der Mutter
    Aconitum D30 - 1x bei Bedarf
    plötzlich, heftig, stürmisch

Kreuzschmerzen der Mutter nach Zangengeburt
    Hypericum D4 - 3x tägl.
    Nervenquetschung

SCHWANGERSCHAFT - Mutter nach Geburt

Plazenta der Mutter zurückgehalten
   Pulsatilla D6 - 3x tägl.
   Wehenmangel nach Geburt

Steißbeinschmerz (Kokzygodynie) nach Entbindung
   Tarantula hispanica D6 - 3x tägl.

Symphyse bei der Mutter gelockert, Schwäche
   Rhus tox D6 - 3x tägl.
   schwache Beine, wie zerschlagen

Symphyse bei der Mutter gelockert, Lähmung
   Causticum D6 - 3x tägl.
   von unten nach oben aufsteigende Lahmheit
   Plumbum D6 - 3x tägl.
   krampfartige Lahmheit, Muskeln schwinden
   Rhus tox D6 - 3x tägl.
   steife Beine, schleppender Gang, wie zerschlagen

Zittern der Mutter
   Gelsemium D30 - 1x in Wasser
   empfindsam, erregt über das Ereignis
   Caulophyllum D30 - 1x in Wasser
   aus Schwäche nach schwerer verspannter Geburt

Nachwehen, allgemein
   Arnica D4 - stündl.
   wenn vor Geburt homöopathisch behandelt wurde, ist keine Therapie nötig
   Xanthoxylum D4 - stündl.
   klinisch bewährt

Nachwehen, krampfhaft
   Caulophyllum D30 - 1x bei Bedarf
   im Unterbauch nach langer anstrengender Geburt
   Cuprum D30 - 1x bei Bedarf
   heftig mit Krämpfen in den Waden und Füßen
   Secale D4 - alle 10 Min.
   heftig mit Spreizkrämpfen der Finger und Lippenkrampf

Nachwehen, schwach
   Pulsatilla D4 - stündl.
   erschöpft und weint

Nachwehen, unerträglich
Cimicifuga D3 - alle 10 Min.
starke Wehen in den Leisten; hysterisch, überempfindlich
Chamomilla D30 - 1x bei Bedarf
hitzige Wehen überall; Vorsicht: wirft mit Gegenständen!

Nachwehen hinter der Gebärmutter
Nux vomica D6 - stündl.
Druck auf Blase und After, Stuhl geht ab
Sepia D6 - stündl.
Druck wie ein Gewicht im After, sitzt wie auf einem Ball
Cocculus D4 - stündl.
Wehen im Darm
Sabina D4 - stündl.
Druck vom Rücken zum Schambein

Nachwehen mit Zittern
Gelsemium D30 - 1x in Wasser
empfindsam, erregt über das Ereignis
Caulophyllum D30 - 1x in Wasser
aus Schwäche nach schwerer verspannter Geburt

Nachwehen mit Wundschmerz
Arnica D4 - stündl.
wie zerschlagen
Bellis D4 - stündl.
durch das ganze Becken, das auseinanderzufallen droht; kann kaum gehen

Stillen, Milchmangel
Lac caninum D4 - 3x tägl.
Brüste schmerzen bei Berührung und Erschütterung
Urtica urens D2 - 3x tägl.
ohne ersichtlichen Anlaß; auch als Brennesseltee trinken
Ricinus communis D4 - 3x tägl.
Milch erscheint nicht; fördert Milchfluß
Agnus castus D4 - 3x tägl.
bei ruhigen, eher apathischen Müttern

Stillen, schmerzhafter Milchstau
Phytolacca D4 - 3x tägl.
schneidend durch den ganzen Körper beim Stillen
Phellandrium D4 - 3x tägl.
stechend durch die Brüste zum Rücken, besser beim Stillen

SCHWANGERSCHAFT - Stillen

Pulsatilla D30 - 1x tägl.
depressiv, tränenreich; Sorgen und Weinen ohne Grund

Chamomilla D30 - 1x tägl.
hitzig, schwitzig; Folge von Ärger

Causticum D12 - 2x tägl.
trocken, fröstelnd; Folge von Rheuma

Abstillen

Phytolacca D4 - 3x tägl.
oder bei Versagen:

Phytolacca D1 - 3x tägl.
unter die Haut spritzen

Bryonia D4 - 3x tägl.
falls noch Brustspannung besteht, im Wechsel mit Phytolacca

Brustwarze schmerzt beim Stillen

Phytolacca D4 - 3x tägl.
schneidet durch den ganzen Körper beim Stillen

Phellandrium D4 - 3x tägl.
sticht durch die Brüste zum Rücken, besser beim Stillen

Croton D4 - 3x tägl.
Schrunden; Stechen als ob an einer Schnur zum Rücken gezogen

Nux vomica D6 - 3x tägl.
neuralgisch bei nervösen, reizbaren, mürrischen Frauen

Kind verweigert Muttermilch

Silicea D12 - 2x tägl.
Unverträglichkeit

Kind will nicht saugen

Lachesis D12 - 2x tägl.
kräftiges Kind, entzündete Mundschleimhaut

Mercurius solubilis D30 - 1x tägl.
fröstelndes Kind, entzündete Mundschleimhaut

Silicea D12 - 2x tägl.
lehnt Milch ab, Brustwarzen der Mutter geschrumpft

Antimonium crudum D12 - 2x tägl.
Brustwarzen schrundig, rissig

Wochenbett, allgemein

Arnica D4 - 3x tägl.
noch 14 Tage lang weitergeben

Blutung im Wochenbett
Ustilago D2 - stündl.
dunkel, klumpig, schwarz; Muttermund schlaff, schwammig; nicht untersuchen, sonst vermehrt Blutung!

Eierstockskrämpfe im Wochenbett
Clematis D4 - 3x tägl.
und Mutterbandschmerzen

Ekzem beginnt im Wochenbett
Lachesis D200 - 1x bei Bedarf
depressiv
Sepia D200 - 1x bei Bedarf
will ihr Kind nicht sehen
Pulsatilla D200 - 1x bei Bedarf
weint viel, besonders beim Stillen

Hämorrhoiden im Wochenbett
Collinsonia D4 - 3x tägl.
am After, an der Scheide; Verstopfung

Harnverhaltung im Wochenbett
Causticum D200 - einmalig
Überlaufblase, Urin geht unbemerkt und tropfenweise ab

Kopfschmerz im Wochenbett
China D4 - 3x tägl.
nach blutreicher Geburt

Muskelschmerzen im Wochenbett
Rhus tox D30 - 1x bei Bedarf
ganzer Körper wie zerschlagen
Acidum sarcolacticum D4 - 3x tägl.
lahme Rückenmuskeln, Beinmuskeln mit Krämpfen bei geringster Anstrengung

Psychose, apathisch im Wochenbett
Phosphorus M - einmalig
stumpfsinnig, will nicht reden, antwortet nur langsam; Gesichter grinsen sie an; ihr Körper sei in Stücke zerfallen

Psychose, geschwätzig im Wochenbett
Stramonium M - einmalig
sitzt im Bett, lacht, singt, flucht, betet und macht Reime

SCHWANGERSCHAFT - Wochenbett

Lachesis M - einmalig
Angst vergiftet zu werden; steht unter Kontrolle eines Übermenschen

Cimicifuga M - einmalig
ständig wechselnde Themen; sieht Ratten und Mäuse

Hyoscyamus M - einmalig
sitzt im Bett, blickt wild um sich, murmelt, wimmert, weint, zuckt

Secale M - einmalig
sitzt im Bett, redet wirr von Angst und Tod; schlaflos bei Euphorie

Veratrum album M - einmalig
sitzt im Bett und zerschneidet ihre Kleider

Psychose, Mordlust im Wochenbett

Platinum M - einmalig
unwiderstehlicher Zwang, ihr Kind mit einem Messer zu töten

Psychose, sexuelle Überreizung im Wochenbett

Platinum M - einmalig
Wollust ohne Anlaß; könnte ihren Ehemann töten

Lilium M - einmalig
verzweifelt, sei schwerkrank, Herzanfälle, geile Reden, Schuldgefühl

Hyoscyamus M - einmalig
sitzt im Bett, zieht sich nackt aus mit anzüglichen Gebärden

Veratrum album M - einmalig
der Teufel kämpft mit ihrer Leidenschaft, windet ihre betenden Hände

Cantharis M - einmalig
hitzige Erregung, heftige Onanie, verzweifelt darüber in Tobsucht

Psychose, tobsüchtig im Wochenbett

Stramonium M - einmalig
wildester Zorn! hellrotes erschrockenes Gesicht, tobt mit Gespenstern

Belladonna M - einmalig
nie aus Stumpfsinn aufwecken! bellt, beißt wie ein tobsüchtiger Hund

Hyoscyamus M - einmalig
tobt mit eingebildeten Feinden, flieht unters Bett, Vergiftungsangst

Stillpsychose

Platinum D200 - einmalig
stolz, depressiv; will Kind nicht sehen

Hyoscyamus D200 - einmalig
erregt, manisch, schamlos; lehnt Kind ab

Steißbeinschmerz im Wochenbett
    Hypericum D30 - einmalig
    infolge Nervenverletzung

weint ohne Grund im Wochenbett
    Pulsatilla D200 - einmalig
    leicht gerührt, sehr tränenreich

Wochenfluß, fieberhaft
    Pyrogenium D30 - 3stündl.
    bei beginnendem Schüttelfrost
    Lachesis D12 - 2x tägl.
    Blutvergiftung mit hohem trockenem Fieber und viel Durst

Wochenfluß, spärlich
    Pulsatilla D6 - 3x tägl.
    Unterleib wie gestaut

Wochenfluß, übelriechend
    Kreosotum D4 - 3x tägl.
    mit Klumpen; fauler Mülltonnengeruch

NOTIZEN:

Haut

Abszeß, Entzündungsstadien

Apis D4 - stündl.
hellrot, weich, wie ein Bienenstich

Belladonna D30 - 2x tägl.
hellrot, hart, wie eine Tollkirsche

Arnica D30 - 2x tägl.
dunkelrot, hart, wie eine Prellung

Lachesis D12 - 2x tägl.
violett, hart, wie ein Schlangenbiß

Hepar sulfuris D200 - 6stündl., 3x insgesamt
gelbe Eiterkrone, akute Eiterungsprozesse

Anthracinum D200 - einmalig
schwarze Eiterkrone, chronische Eiterungsprozesse, Karbunkel

reifer Abszeß

Myristica sebifera D4 - stündl.
weiches Gewebe; "homöopathisches Messer" anstatt chirurgischem Skalpell

entleerter Abszeß

Silicea D6 - 3x tägl.
pfropfartige Höhlung, hell wie Sand

Carbo animalis D4 - 3x tägl.
schwarze Höhlung, wie verkohlt

Äderchen-Erweiterung (Angiektasien)

Aranea diadema D12 - 2x tägl.
auch alle anderen Spinnengifte; flohstichartige Hautausschläge

Abrotanum D4 - 3x tägl.
schwache, brüchige Kapillare (Teleangiektasien)

Aurum D12 - 2x tägl.
Roseolen; an Lebererkrankung denken!

Afterjucken (Pruritus ani) ohne Ausschlag

Tuberculinum GT D200 - einmalig
lymphatisches Terrain; dazu:

Berberis D3 - 3x tägl.
bei fressendem Jucken; aggressiv; harnsaure Diathese

Cina D200 - 1x monatl.
nachts kribbelt es im After; Wurmbefall mit Fadenwürmern (Oxyuren)

Spigelia D4 - 3x tägl.
nachts durch Würmer; weniger hampelnd, weniger Nabelkrämpfe als bei Cina
Cuprum oxydatum nigrum D4 - 3x tägl.
unbeeinflußbarer Wurmbefall

Akne als Ausdruck einer vererbten Anlage

Tuberculinum bovinum D200 - einmalig
lymphatisch; leben gerne miteinander; evtl. mit einer Pflanze geben
Medorrhinum D200 - einmalig
lithämisch, seborrhöisch; leben nebeneinander her; evtl. mit Thuja
Luesinum D200 - einmalig
destruktiv; leben gegeneinander; evtl. mit Acidum nitricum oder Silicea

Akne als Ausdruck einer Verhaltensstörung

Pulsatilla D200 - 1x monatl.
überall klein; beleidigt, weint, halsstarrig, tröstbar; lithämisch
Sulfur D200 - 1x monatl.
überall groß; arbeitsunlustig, faul, stinkt, hängt herum; lithämisch
Natrium muriaticum D200 - 1x monatl.
Stirnhaargrenze; ernst, still, gereizt, untröstlich; lymphatisch
Acidum nitricum M - 1x alle 8 Wochen
Stirnhaargrenze; dürr, unruhig, stinkt, flucht, spuckt; destruktiv

Akne als Folge der Pille

Agnus castus D4 - 3x tägl.
rot; auch vor der Periode bei Gelbkörperschwäche der Eierstöcke
Lachesis D12 - 2x tägl.
dunkelrot; allgemein gestörter Hormonhaushalt

Akne eher bei Jungen

Calcium phosphoricum D4 - 3x tägl.
dünn, hippelig; Sexus vermehrt aber schwach; Schmerz nach Onanie
Selenium D6 - 3x tägl.
dünn, erschöpft; Sexus vermehrt, aber unzureichend; erschöpft nach Onanie
Sulfur D6 - 3x tägl.
dünn gebeugt oder dicklich kräftig; genüßliche Onanie, zu früher Erguß

Akne eher bei Mädchen

Pulsatilla D12 - 2x tägl.
rundliche, liebreizende, schüchterne Mädchen
Sepia D12 - 2x tägl.
straffe, jungfräuliche, kumpelhafte, vorlaute, schlampige Mädchen

Lilium D12 - 2x tägl.
nette, aber derbe Mädchen

Akne bei Säufern
Antimonium crudum D4 - 3x tägl.
rote Pickel, Magenbeschwerden mit dick-weiß angestrichener Zunge, Durst

Akne um das Kinn
Juglans regia D6 - 3x tägl.
kleine rote Pickel oder juckende, brennende Bläschen

Akne um die Periode
Sepia D6 - 3x tägl.
um den Mund; bei verschlampten Mädchen, bei adretten Geschäftsfrauen
Cimicifuga D6 - 3x tägl.
im Gesicht; bei Mädchen mit rauher Haut und seelisch-geistiger Unruhe

Akne zusammenfließend (conglomata)
Sulfur jodatum D4 - 3x tägl.
Therapiebeginn, 4 Wochen lang, Resorptionsarznei; danach:
Kalium bromatum D4 - 3x tägl.
ebenso 4 Wochen lang; eventuell Kur 1 bis 2 mal wiederholen
Hirudo D12 - 2x tägl.
wenig Eiter, leicht blutend
Hepar sulfuris D200 - 1x tägl., 3x insgesamt
viele Eiterstippchen, berührungsempfindlich, Splitterschmerz
Carbo animalis D4 - 3x tägl.
reaktionslos, aufgedrückte Pickel werden schwarz

Kälteallergie
Natrium muriaticum D200 - 1x bei Bedarf
bei trockener Kälte
Dulcamara D200 - 1x bei Bedarf
bei feuchter Kälte

Katzenallergie
Pulsatilla M - einmalig
auch Katzenmutter

Allergie auf Konservierungsmittel
Sabadilla D12 - 2x tägl.
Haut, Schleimhäute, Gehirn

Allergie, Nesselsucht, Nesselfieber

Apis D30 - 2stündl.
sticht, brennt, trockenes Fieber, kein Durst; verlangt kühl

Histaminum hydrochloricum D30 - 1x bei Bedarf
juckt wechselhaft, erscheint an den Kratzstellen

Urtica urens D2 - stündl.
brennt, juckt; nach Seefischgenuß, nach Insektenstichen; Wärme lindert

Arsenicum album D30 - 1x bei Bedarf
brennt; nach Eiweißgenuß; Wärme lindert

Okoubaka D2 - 3stündl.
Nahrungsmittelallergie, vor allem auf Reisen

Dulcamara D6 - 3x tägl.
Kälteallergie

Allergie, Quaddeln

Aconitum D30 - 1x bei Bedarf
akut, plötzlich, heftig; Kühle bessert

Histaminum hydrochloricum D200 - einmalig
wechselhaft, erscheint an den Kratzstellen; bestes Antihistaminikum

Bellis D30 - 1x bei Bedarf
juckt, brennt, beißt; nach warmem Bad schlimmer

Apis D200 - 1x bei Bedarf
allmählich, sticht, brennt, Schwellung (Phlegmasia alba); Kühle lindert

Urtica urens D2 - stündl.
brennt, juckt; vor allem nach Seefischgenuß, Insektenstichen; Wärme lindert

Dulcamara D6 - 3x tägl.
juckt wie Flohstiche, ganzer Körper; durch Kälte verursacht

Ausschlag (Exanthem), akut, flächenhaft

Aconitum D30 - 1x bei Bedarf
hellrot, plötzliche trockene Hitze, Unruhe, Kälteverlangen

Belladonna D30 - 1x bei Bedarf
rot, Hitze und dampfender Schweiß an bedeckten Teilen, Wärmeverlangen

Chamomilla D30 - 1x bei Bedarf
hektisch rot, Hitze und Schweiß der Schädeldecke, Kälteverlangen

Sulfur D30 - 1x bei Bedarf
kräftig rot, Hitze und Schweiß überall, Kälteverlangen

Masernausschlag

Belladonna D30 - 3stündl.
purpurrot

HAUT - Ausschlag

Rötelnausschlag
Aconitum D30 - 3stündl.
hellrot

Scharlachausschlag
Apis D30 - 3stündl.
hellrot geschwollen

Ausschlag, kleinpapulös (Lichen ruber planus)
Antimonium crudum D6 - 3x tägl.
derbe, stecknadelkopfgroße rote Knötchen auf dunkelrotem Grund
Arsenicum album D6 - 3x tägl.
wachsartig glänzende, zentral eingedellte Papeln
Lithium carbonicum D4 - 3x tägl.
bei harnsaurer Diathese mit rotbraunem Satz im Urin

Beingeschwür bei Durchblutungsstörungen der Adern
Arnica D4 - 3x tägl.
Gefäßverkalkung; nach lokaler Verletzung
Abrotanum D4 - 3x tägl.
schwache, brüchige Äderchen
Secale D4 - 3x tägl.
Gefäßkrämpfe

Beingeschwür bei Durchblutungsstörungen der Venen
Lachesis D12 - 2x tägl.
dunkelroter Rand, dunkles Blutsickern, eher links; drohende Embolie
Crotalus D12 - 2x tägl.
blutet stärker als Lachesis, eher rechts
Vipera D12 - 2x tägl.
blasse Schwester der Lachesis; Beine wie zum Platzen, legt sie hoch
Aesculus D4 - 3x tägl.
Beckenvenenstau, Splittergefühl, Kreuzschmerz, Hämorrhoiden
Carbo animalis D4 - 3x tägl.
dunkler Rand, Wunde schwarz wie Kohle, Schwellung durch Stauung

Beingeschwür, narbig
Acidum hydrofluoricum D6 - 3x tägl.
hartnäckig hitzig, Venen erweitert, schlimmer sommers, Hitze, Schwüle
Calcium fluoratum D12 - 2x tägl.
bläulicher juckender Rand, leicht blutende Wunde, Kühle lindert

Silicea D6 - 3x tägl.
schlechte Heilhaut, nässende stinkende Wunde, verlangt Wärme

Beingeschwür, schmerzhaft

Acidum nitricum D6 - 3x tägl.
wie von Holzsplitter, dünner, scharf stinkender Eiter; sucht trockene Wärme

Hydrastis D4 - 3x tägl.
dünnes, scharfes eitriges Wundsekret; sucht feuchte Wärme

Kreosotum D4 - 3x tägl.
Rand und Wunde empfindungslos, Eiter stinkt nach Knoblauch; sucht Wärme

Asa foetida D4 - 3x tägl.
bläulicher Rand, dünne eitrige Wunde, stinkt aashaft; berührungsempfindlich

Arsenicum album D6 - 3x tägl.
wachsartiger Rand, blasse Wunde, brennt; braucht feuchte Wärme

Kalium bichromicum D12 - 2x tägl.
Wunde wie ausgestanzt

Beingeschwür, schmerzlos durch Stauung

Carduus D4 - 3x tägl.
Pfortaderstau, 4 Wochen lang; oder:

Hamamelis D4 - 3x tägl.
Beinvenenstau, 4 Wochen lang; danach:

Pulsatilla D4 - 3x tägl.
4 Wochen lang; dazu:

Calcium fluoratum D12 - 1x tägl. abends

beachte: Zusammenhang Geschwüre und Geistesstörung! Der Verschluß eines Geschwürs kann die latente Geistesstörung wachrufen!

Bindegewebsschwäche, allgemein

Alumina D6 - 3x tägl.
aggressive Unruhe

Silicea D6 - 3x tägl.
Minderwertigkeitsgefühle

Calcium fluoratum D12 - 2x tägl.
Angst vor dem Alleinsein

Magnesium carbonicum D12 - 2x tägl.
Dauermüdigkeit, Brotesser

Bläschen an den Händen, Bäckerekzem

Mezereum D6 - 3x tägl.
trocken, krustig

Rhus tox D30 - 1x tägl. abends
mehr juckend als brennend

Silicea D12 - 2x tägl.
trocken, verlangt Wärme

Causticum D12 - 2x tägl.
trocken, verlangt Feuchtigkeit

Thuja D12 - 2x tägl.
feucht, verlangt trockenes Wetter, Blumenkohlwarzen

Windpockenbläschen

Antimonium crudum D4 - 3x tägl.
bis die Krusten abfallen; verhindert Narbenbildung

Bläschen, Nesseln, Quaddeln, Petechien

Acidum salicylicum D12 - 2x tägl.
lymphatisch, triefende Schweißausbrüche

Acidum hydrofluoricum D6 - 3x tägl.
destruktiv, tiefe Hautstörung, schlimmer Juckreiz

Blasensucht (Pemphigus), Blasen und Hautablösungen

Acidum hydrofluoricum D6 - 3x tägl.
Diathese-Erkrankung! eher im Sommer

Luesinum D200 - 1x monatl.
zusätzlich, um die ererbte destruktive Anlage zu mildern

Acidum nitricum D6 - 3x tägl.
tiefste rissige Schrunden, eher im Winter

Lachesis D12 - 2x tägl.
bei erneutem Aufflackern

Blutschwamm, Flammenmal (Hämangiom)

Arnica D4 - 3x tägl.
dunkelrot, schlimmer im Sommer; wirkt auf Äderchen; kräftige Menschen

Ferrum phosphoricum D12 - 2x tägl.
hellrot; blasse, blutarme, leicht fiebernde Kinder

Acidum hydrofluoricum D6 - 3x tägl.
rot, schlimmer in der Wärme; wirkt auf Gewebe; kräftig oder kraftlos

Abrotanum D3 - 3x tägl.
blaß, schlimmer im Winter; wirkt auf Gefäße; schwach, frostig

Bellis D3 - 3x tägl.
rot; bewährt im eventuellen täglichen Wechsel mit Abrotanum

Tuberculinum GT D200 - 1x monatl.
zusätzlich dazwischen geben

Brand (Gangrän), eitrig zerfallende Geschwüre
beachte: immer an Diabetes denken!
Secale D4 - 3x tägl.
trockener Gewebsbrand; innerlich Hitze, äußerlich Kälte
Kreosotum D4 - 3x tägl.
empfindungsloser Gewebsbrand, Eiter stinkt nach Knoblauch; sucht Wärme
Asa foetida D4 - 3x tägl.
dünne eitrige Wunde, stinkt aashaft; berührungsempfindlich
Arsenicum album D6 - 3x tägl.
wachsartiger Rand, blasse Wunde, brennt nachts; braucht feuchte Wärme

Ekzem, Therapiebeginn, personenbezogen
Calcium carbonicum D30 - 1x wöchentl.
klein, rundlich, blaß, schwach, brav, "Ja-Sager"; 4x insgesamt, dann:
Calcium phosphoricum D30 - 1x wöchentl.
schlank, dünn, blaß, schwächlich, unruhig, "Widersprecher"; ebenso 4x
Berberis D3 - 3x tägl.
zusätzlich zur Ausleitung der Gifte über die Niere

Ekzem, Therapiefolge, personenbezogen
Calcium fluoratum D200 - 1x monatl.
dürr, blaß, kraftvoll, hippelig, "Nein-Sager", Suppenkaspar
Sulfur D200 - 1x monatl.
schmuddelig; Hitze, ätzender Schweiß; schlimmer im Sommer; alle Formen
Lachesis D200 - 1x monatl.
rot, kräftig, wortreich, phantasiereich, mutlos; schlimmer im Frühjahr
Pulsatilla D200 - 1x monatl.
rundlich, gehemmt, halsstarrig, verletzlich, beleidigt, errötet, weint
Zincum D200 - einmalig
bei durch Salben unterdrücktem Ausschlag; ruft Ekzem wieder hervor
Bacillinum D200 - einmalig
zur Reaktion, wenn gut gewählte Arznei nur ungenügend durchwirkt

Ekzem, Folgebehandlung
Tuberculinum GT D200 - einmalig
nur durch Pflanze oder Säure folgen lassen!

chronisches Ekzem ruht
Sulfur D200 - einmalig
dazu Leberarzneien und Nierenarzneien zur Drainage

Ekzem durch Medikamentenmißbrauch

Sulfur D200 - einmalig
Antibiotika; frieselartiger, heftig juckender Ausschlag am Stamm

Okoubaka D2 - 3stündl.
Insektizide, Antibiotika; frieselartig, mäßig juckend

Ekzem der Großstadtkinder mit Asthma

Acidum sulfuricum D12 - 2x tägl.
rasselnd, pfeifend, locker, ermüdender Reizhusten

Ekzem, im Wochenbett beginnend

Lachesis D200 - 1x bei Bedarf
depressiv

Sepia D200 - 1x bei Bedarf
will ihr Kind nicht sehen

Pulsatilla D200 - 1x bei Bedarf
weint viel, besonders beim Stillen

mikrobielles Ekzem

Acidum hydrofluoricum D12 - 2x tägl.
schlimmer in der Wärme, im Sommer, in der Sonne

Silicea D12 - 2x tägl.
schlimmer ab Herbst über Winter

Natrium muriaticum D200 - 1x monatl.
trocken, schlimmer im Winter, durch Sonne

Alumina D12 - 2x tägl.
sehr trocken, vor allem im Winter

Rhus tox D30 - 1x tägl. abends
wenn es näßt und juckt

Arsenicum album D30 - 1x tägl. abends
wenn es näßt und brennt

Haut wird schwarz durch Gold und Silber

Sulfur D200 - 1x monatl.

Uhrarmbandekzem

Strontium carbonicum D12 - 2x tägl.
eher trocken

Niccolum sulfuricum D12 - 2x tägl.
eher feucht

Windelausschlag
Croton D12 - 2x tägl.
Bläschen; auch Genitalekzeme bei Erwachsenen

Ekzem, Ort
Oleander D12 - 2x tägl.
hinter dem Ohr, Hinterkopf
Graphites D12 - 2x tägl.
im Ohr, Lider
Sulfur D12 - 2x tägl.
Augenbrauen
Thuja D12 - 2x tägl.
Nacken
Natrium muriaticum D12 - 2x tägl.
um den Mund
Staphisagria D12 - 2x tägl.
Augenbrauen, hinter dem Ohr

Ekzem an den Haut-Schleimhaut-Grenzen
Acidum nitricum D6 - 3x tägl.
dünn, nässend, wund
Hydrastis D4 - 3x tägl.
dünn, schleimig, wund
Mezereum D6 - 3x tägl.
eitrig, brennt

Ekzem um die Augenbrauen
Causticum D200 - 1x monatl.
eher trocken, nur im Sommer
Graphites D12 - 2x tägl.
eher nässend, nur im Sommer
Petroleum D12 - 2x tägl.
trocken und nässend, nur im Winter in der Kälte
Hepar sulfuris M - 1x monatl.
eitrig, nur im Winter beim Einbruch sonniger, trockener, warmer Tage

Gehörgangekzem
Alumina D12 - 1x tägl. morgens
sehr lange geben

Ekzem hinter den Ohren

Graphites D200 - 1x monatl.
blaß, dick, dumm, faul, gefräßig (Wiener Schnitzel und Pommes); nässend
Viola tricolor D4 - 3x tägl.
eher trocken, Einrisse am Ohrläppchen, Pusteln, gelbe Krusten
Oleander D12 - 2x tägl.
nässend, stinkend, auch bevorzugt im behaarten Hinterkopf und im Nacken
Petroleum D12 - 2x tägl.
rissig, blutend, nässend, stinkend, schlimmer im Winter, Fingerkuppen
Acidum nitricum M - 1x alle 8 Wochen
destruktivste Anlage! übelriechend, tropfend, Krusten bildend; flucht
Arsenicum album M - 1x alle 8 Wochen
personenbezogen; terrorisierte Kindheit; überbesorgt, pedantisch

Ekzem im behaarten Kopf

Acidum nitricum D6 - 3x tägl.
nässend, übelriechend; eher an den Haargrenzen
Graphites D12 - 2x tägl.
feucht, borkig, mäßiger Juckreiz
Hepar sulfuris D200 - 1x monatl.
nässend, eitrig, riecht nach altem Käse
Sarsaparilla D6 - 3x tägl.
nässend, heftiger Juckreiz
Staphisagria D200 - 1x monatl.
eher trocken oder übelriechende nässende Krusten
Viola tricolor D4 - 3x tägl.
feucht, borkig; Einrisse der Ohrläppchen; bei Kindern

Bartflechte

Sulfur D6 - 3x tägl.
trocken, nässend, eiternd, stinkend; roter Bart bei dunklem Kopfhaar
Hepar sulfuris D200 - 1x monatl.
nässend, rissig, eiternd, riecht nach altem Käse
Graphites D12 - 2x tägl.
nässend, rissig, gelb krustig, schmierig
Cicuta virosa D6 - 3x tägl.
rundständige Bläschen wie Herpes, eiternd, krustig

Ekzem im Genitalbereich

Croton D12 - 2x tägl.
Bläschen; auch Windelausschlag

Natrium sulfuricum D12 - 2x tägl.
feucht, gelb-krustig, rissig; auch um den After

Ekzem in der Leiste (Intertrigo)

Arnica D6 - 3x tägl.
dunkelrot, Bläschen, Pusteln, nässend, sehr berührungsempfindlich
Belladonna D6 - 3x tägl.
rot und glatt oder dunkelrot mit Papeln und Pusteln
Cantharis D6 - 3x tägl.
feuerrot, brennt, martert, evtl. Bläschen, Blasen
Chamomilla D6 - 3x tägl.
hitzig, wund an Berührungsflächen
Hepar sulfuris D200 - 1x wöchentl.
näßt, juckt, stinkt nach Fischlake
Sulfur D6 - 3x tägl.
alle Formen, auch wallartig; näßt, juckt, brennt, übelriechender Schweiß

Ekzem um den After

Ratanhia D4 - 3x tägl.
nässend wie die Hämorrhoiden, wie Kletten im After
Nux vomica D12 - 2x tägl.
eher trocken wie der Stuhlgang als Folge ungeregelter Lebensweise
Acidum nitricum D12 - 2x tägl.
stärkster nässender Ausschlag; kratzt sich blutig
Collinsonia D6 - 3x tägl.
in der Schwangerschaft, meist mit ungewohnter Verstopfung
Paeonia als Salbe von der "DHU"
Hamamelis als Salbe, zum Beispiel "Hametum"

Ekzem im Wechsel mit Asthma

lymphatisch: wenn zuerst Asthma auftrat und danach das Ekzem erschien
lithämisch: wenn zuerst Ekzem auftrat und danach das Asthma erschien
Sulfur D200 - 1x monatl.
auch gleichzeitig im Sommer und/oder in der Bettwärme; alle Formen
Pulsatilla D200 - 1x monatl.
Schleimhäute eher kälteempfindlich, Haut eher wärmeempfindlich; feucht
Lachesis D200 - 1x monatl.
erst Ekzem, dann Asthma, ab Frühjahr bis Herbst, Erwachen; alle Formen
Dulcamara D200 - 1x monatl.
Asthma in feuchtem Wetter, durch Unterkühlung, Durchnässen; Krusten
Natrium muriaticum D200 - 1x monatl.
im Winter eher Asthma, im Sommer eher Ekzem schlimmer; Reibeisenhaut

Arsenicum album D200 - 1x monatl.
nur im Winter schlimmer; friert wie bei Psorinum; Haut sehr trocken, Risse

Elephantiasis, teigige Schwellung der Glieder
Serum anguillae D10 - 3x tägl.
Stauungen; auch nach Brustentfernung, nach Röntgenbestrahlung
Serum anguillae D200 - 1x monatl.
oder alle 14 Tage zusätzlich in den Muskel oder unter die Haut spritzen

Elephantiasis, eher bei Frauen
Pulsatilla D12 - 2x tägl.
gestaut im Sitzen, im Sommer
Lachesis D12 - 2x tägl.
gestaut in der Wärme, Schwüle
Helleborus D4 - 3x tägl.
gestaut infolge Funktionsträgheit der Nieren und/oder des Gehirns
Lapis albus D6 - 3x tägl.
gestaut infolge Lymphknoten- und/oder Schilddrüsenschwellung
Carbo animalis D4 - 3x tägl.
Reaktionslosigkeit; Verdauung, Atmung, Kreislauf stocken

Erythrasma (Corynebakterien-Infektion, z.B. Intertrigo)
Acidum salicylicum D4 - 3x tägl.
scharf begrenzte, rötlich-braune Flecke

Fettgeschwülste (Lipome), verschiebbar, weich
Barium carbonicum D4 - 3x tägl.
bei eher rundlichen Menschen; lange geben; an Verkalkung denken!
Silicea D6 - 3x tägl.
bei eher schlanken Menschen; ebenso lange geben

Fischschuppenkrankheit (Ichthyosis)
Arsenicum album D6 - 3x tägl.
kleieartige Schuppen (alle Formen, zum Beispiel Simplex-Form)
Phosphorus D6 - 3x tägl.
Vorsicht: Darmbluten! zentral braun gefärbte Schuppen (zum Beispiel Nitida-Form); Netzhautentzündung, Innenohrschwerhörigkeit, Nervenentzündungen (Polyneuritis), Kleinhirnsymptome wie Gangunsicherheit (Ataxie) abklären!
Luesinum D200 - 1x monatl.
fortlaufend zusätzlich

Fistel - HAUT

Hautfistel
Tuberculinum GT D200 - einmalig
Therapiebeginn; zusätzlich:
Berberis D3 - 3x tägl.
zur Nierenspülung, 4 Wochen lang; danach:
Calcium fluoratum D6 - 3x tägl.
oder:
Acidum hydrofluoricum D6 - 3x tägl.
im Sommer schlimmer; oder:
Silicea D6 - 3x tägl.
im Winter schlimmer
beachte: alle 3 Arzneien haben dünne, scharfe, ätzende Absonderungen

Frostbeulen, Erfrierungen
Abrotanum D3 - 3x tägl.
flohstichartige Schmerzen, feinste Venenzeichnung sichtbar
Petroleum D6 - 3x tägl.
sehr schmerzhaft, sieht übel aus
Agaricus D4 - 3x tägl.
juckt wie mit tausend Eisnadeln

Furunkel, unbeeinflußbar
Sulfur jodatum D3 - 3x tägl.
Reaktions- und Resorptionsarznei; 3 Monate lang geben
Echinacea D2 - 3x tägl.
bei allen chronisch-entzündlichen Prozessen; lange geben

Fußpilz zwischen den Zehen
Acidum hydrofluoricum D6 - 3x tägl.
akut im Sommer, blasig, tiefe Risse
Calcium fluoratum D12 - 2x tägl.
chronisch im Sommer, blasig, rissig
Silicea D12 - 2x tägl.
chronisch im Winter, Bläschen, rissig

Gesichtsrose (Akne rosacea)
Acidum hydrofluoricum D6 - 3x tägl.
im Sommer schlimmer; rot, kräftig, destruktiv
Abrotanum D4 - 3x tägl.
im Winter schlimmer; blaß, schwach, hohläugig, lymphatisch, Nase blau
Graphites D12 - 2x tägl.
in der Kälte schlimmer; blaß, wäßrig, dumm, faul, fett, gefräßig

HAUT - Gesichtsrose

Pulsatilla D12 - 2x tägl.
im Sommer schlimmer; klobige Nase; rundlich, lieblich, mütterlich, halsstarrig
Lachesis D12 - 2x tägl.
Frühjahr und Schwüle schlimmer; blaurote Nase; hitzig, geschwätzig
Sepia D12 - 2x tägl.
extreme Hitze und Kälte verschlimmern; außen weich, wäßrig, innen derb

Gesichtsrose, rote Nase
Arnica D6 - 3x tägl.
kräftig; entzündete Haarbälge
Aurum D6 - 3x tägl.
melancholisch; Äderchen brüchig
Carbo animalis D4 - 3x tägl.
gestaut, venöser Stau

Gesichtsrose, wenn rote Nase blaß wird
Acidum nitricum D6 - 3x tägl.
ausgezehrt, spuckt mit Worten oder aufs Trottoir
Argentum D6 - 3x tägl.
fahl wie Erde, unsicher, nervös
Arsenicum album D6 - 3x tägl.
vergehend, räumt alles auf

Granulom, ringförmig (Granuloma anulare)
Ledum D4 - 3x tägl.
rheumatische Grundlage, schlimmer im Sommer, Kälte bessert
Dulcamara D4 - 3x tägl.
schlimmer ab feucht-kaltem Herbst, Wärme bessert
Diathese beachten:
Tuberculinum GT D200 - 1x monatl.
lymphatisch, Tuberkulose, weiche Lymphknoten
Medorrhinum D200 - 1x monatl.
lithämisch, Tripper, Schleimhauterkrankungen
Luesinum D200 - 1x monatl.
destruktiv, Syphilis, harte Lymphknoten

Grützbeutel (Atherom), schmerzlos, verschiebbar
Silicea D6 - 3x tägl.
viele Monate geben

Grützbeutel, entzündet
Belladonna D6 - 3x tägl.
rot, hart, äußerst schmerzhaft
Hepar sulfuris D200 - 8stündl., 3x insgesamt
eiternd, weich, nicht verschiebbar

Gürtelrose (Herpes zoster), frisch
Mezereum D6 - 3stündl.
wellenartig bohrender Brennschmerz, wie verbrüht, nachts schlimmer
Rhus tox D30 - 1x tägl.
brennender Juckreiz; Kratzen, Wärme, Bewegung lindern, nachts schlimmer
Ranunculus bulbosus D200 - jeden 2.Tag
stechender juckender Brennschmerz, Bläschen im Rippenbereich
Cantharis D6 - 6x tägl.
wütender Brennschmerz, große Blasen
Causticum D6 - 6x tägl.
ätzender Verbrennungsschmerz
Arsenicum album D6 - 6x tägl.
brüllender Brennschmerz nachts

Gürtelrose, Zusatzbehandlung
Formica rufa D30 - 1x tägl.
paravertebral im Segmentbereich quaddeln

Gürtelrose mit blutigen Blasen
Crotalus D12 - 2x tägl.
allgemeine Blutungsneigung

Gürtelrose, Nachwehen
Tellurium D4 - 3x tägl.
lange anhaltende Verkrustung
Arsenicum album D6 - 3x tägl.
lange anhaltender brennender Nervenschmerz, vor allem nachts

Haarbalg-Entzündung auf der Nase (Follikulitis)
Arnica D2 - 3x tägl.
ganze Nase, besonders Nasenspitze, eher dunkelrot

Unterhautblutungen (Petechien)
Acidum sulfuricum D3 - 3x tägl.
mit auslaufendem Rand; häufig bei Alkoholikern

Ledum D3 - 3x tägl.
mit scharf umgrenztem Rand; Rheumatiker
Phosphorus D12 - 2x tägl.
punktförmig hell; Morbus Werlhof, Leukämie
Lachesis D12 - 2x tägl.
punktförmig dunkel; sieht dabei blaß aus; Leukämie

Hautkrebs (Melanom); schwarze, sich verändernde Muttermale
Calcium fluoratum D4 - 3x tägl.
Angeber, kräftig, strähnig
Silicea D6 - 3x tägl.
Kümmerling, blaß, geknickt
Arsenicum album D6 - 3x tägl.
Pedant, leichenblaß, ängstlich
Aurum D6 - 3x tägl.
Melancholiker, rot, untersetzt, besitzstrebend
Lachesis D12 - 2x tägl.
Vielschwätzer, rot, Perfektionist
Luesinum D200 - 1x monatl.
zusätzlich; destruktive, degenerative Diathese

Herpes circinatus, kreisförmig angeordnete Herpesbläschen
Cicuta virosa D4 - 3x tägl.
mit Brennen, später zusammenfließend; im Gesicht, Bartflechte
Tellurium D6 - 3x tägl.
trocknen ein mit weißen Schuppen; überall am Körper

Herpes genitalis, Herpesbläschen im Genitalbereich
Thuja D12 - 2x tägl.
eitrig, nach altem Käse riechend; auch Warzen
Medorrhinum D200 - einmalig
zusätzlich; lithämische Diathese
Variolinum D200 - einmalig
wiederkehrend
Natrium muriaticum D200 - 1x wöchentl.
3x insgesamt; lymphatische Diathese
Petroleum D12 - 2x tägl.
eher im Winter; destruktive Diathese
Dulcamara D6 - 3x tägl.
bei jeder Erkältung oder Unterkühlung von unten

Herpes - HAUT

Herpes labialis, Herpesbläschen an den Lippen

Natrium muriaticum D200 - einmalig
erkältlich, morgendlicher Niesreiz

Rhus tox D30 - 8stündl.
nach Unterkühlung bei allen Wettern

Dulcamara D30 - 8stündl.
nach Durchnässen bei feucht-kaltem oder feucht-warmem Wetter

Thuja D12 - 2x tägl.
nach Zugluft im Herbst

Acidum nitricum D6 - 3stündl.
leicht eitrig, blutig, stinkt; breitet sich aus

Impetigo (Eitergrind), Bläschen, Pusteln, gelbbraune Krusten

Hepar sulfuris D200 - 8stündl., 3x insgesamt
Eiterpusteln, Eiterkrusten, stinkt nach altem Käse, verlangt Wärme

Mercurius solubilis D30 - 1x tägl.
Eiterauflagen, übelriechend, verlangt nach Kühle

Antimonium crudum D6 - 3x tägl.
Eiterbläschen, dann hornige Krusten

Tartarus stibiatus D6 - 3x tägl.
pockenartige Eiterbläschen, Eiterpusteln, dann trockene Krusten

Staphisagria D6 - 3x tägl.
brennender, nässender, schuppender, übelriechender Ausschlag

Tuberculinum bovinum D200 - 1x monatl.
am Rücken

Insektenstich

Apis D30 - stündl.
hellrote wäßrige stechende Schwellung wie Bienenstich, Kühle lindert

Ledum D3 - 2stündl.
als Folge von Stichverletzung verstanden, Kühle lindert

Lachesis D12 - 3x tägl.
dunkelrote Umgebung des Stiches, drohende Blutvergiftung

Acidum carbolicum D6 - 3stündl.
Bläschen, Eiter, Brennen, drohende Blutvergiftung

Staphisagria D12 - 1x tägl.
morgens vorbeugend; mäßigt auch den zornigen Anteil im Blut

Wespenstich

Vespa crabro D200 - einmalig
das Gift der Wespe; bedarfsweise wiederholen

HAUT - Insektenstich

Zeckenstich
Apis D30 - stündl.
im Beginn; schmerzt wie Bienenstich; kühl halten
Ledum D200 - einmalig
später; als Folge von Stichverletzung verstanden; evtl. wiederholen
Lachesis D12 - 3x tägl.
wenn der Biß dunkelrot wird und Blutvergiftung droht
beachte: Alkoholflasche drüberstülpen, Zecke entgegen dem Uhrzeigersinn drehen!

Juckreiz ohne Ausschlag
Rumex D12 - 2x tägl.
schlimmer beim Auskleiden
Dolichos pruriens D6 - 3x tägl.
bei Gelbsucht jeglicher Genese, bei Leberleiden
Kalium bromatum D30 - 1x tägl. abends
gegen Abend schlimmer
Alumina D12 - 2x tägl.
im Bett unerträglich

Juckreiz ohne Ausschlag im Alter
Mezereum D6 - 3x tägl.
nachts schlimmer
Dolichos pruriens D6 - 3x tägl.
ständig; vorwiegend bei Gelbsucht jeglicher Ursache, bei Leberleiden

Juckreiz der Brust
Conium D30 - 1x bei Bedarf
der ganzen Brust
Nux vomica D30 - 1x bei Bedarf
der Brustwarze

Juckreiz am Scheideneingang
Sulfur D6 - 3x tägl.
intensive Rötung aller Körperöffnungen
Sepia D6 - 3x tägl.
trockene Scheide, Abneigung vor Koitus; auch Schwangerschaftsjucken
Caladium D3 - 3x tägl.
leicht mannstoll erregbar, Bettwärme; Wechseljahre, Schwangerschaft
Acidum nitricum D6 - 3x tägl.
besonders nach dem Koitus
Ambra D3 - 3x tägl.
unerträglich, überempfindlich, wunder Ausfluß; will alleine sein

Conium D6 - 3x tägl.
heftig, wund, in der Wärme; an Diabetes denken!

Karbunkel, meist am Nacken und Rücken

Rhus tox D6 - 3x tägl.
am Beginn, dunkelrot, intensiver Schmerz

Arsenicum album D6 - 3x tägl.
nach Rhus; brennt wie mit glühenden Kohlen, nachts, Wärme lindert

Anthracinum D12 - 2x tägl.
wenn Arsen versagt; heftig brennender, tödlicher Schmerz

Lachesis D12 - 2x tägl.
geschwollen, blaurot, träge Eiterung, Sepsis, brennt, Kälte lindert

Tarantula cubensis D6 - 3x tägl.
häutet sich, beißender Schmerz, schwarzer Punkt im Zentrum

Silicea D6 - 3x tägl.
reife gute Eiterung; bevorzugt zwischen den Schultern

Knotenrose (Erythema nodosum), rheumatische Hautknötchen

Tuberculinum GT D200 - 1x monatl.
Therapiebeginn; 3x insgesamt; andere Erbnosoden dazwischen setzen

Pulsatilla D4 - 3x tägl.
Folgearznei 4 Wochen lang; Herdstreuung, im Sommer schlimmer

Phytolacca D4 - 3x tägl.
Folgearznei 4 Wochen lang; Herdstreuung, im Winter schlimmer; dann:

Lachesis D12 - 2x tägl.
schmerzhafte Knötchen, vor allem im Sommer; oder:

Abrotanum D3 - 3x tägl.
kälteempfindlich, frostig, im Winter schlimmer; oder:

Petroleum D12 - 2x tägl.
kälteempfindlich, hitzig, im Winter schlimmer; an Sarkoidose denken!

Juckreiz im behaarten Kopf

Natrium muriaticum D200 - 1x monatl.
mäßig aber anhaltend; ganzer Kopf, viele kleine Schuppen

Berberis D3 - 3x tägl.
zusätzlich bei fressendem Hinterkopf- und Stirnjucken

Alumina D12 - 2x tägl.
in der Bettwärme unerträglich, kleine Schuppen, dünne trockene Haare

Arsenicum album D12 - 2x tägl.
eher in der Kälte, brennt nach Kratzen, Kleieschuppen auf rotem Grund

Calcium carbonicum D12 - 2x tägl.
kratzt sich beim Erwachen; Kleieschuppen auf hellem Grund

Thuja D12 - 2x tägl.
juckt, brennt, Wärme lindert; größere Schuppen, glanzloser Haarausfall

Schuppen im behaarten Kopf
Natrium muriaticum D200 - 1x monatl.
mäßiges anhaltendes Jucken
Arsenicum album D200 - 1x monatl.
brennendes Jucken, blutendes Kratzen
Lycopodium D200 - 1x monatl.
Leberjucken, blutendes Kratzen
Staphisagria D200 - 1x monatl.
beißendes Fressen am Hinterkopf
Sulfur D200 - 1x monatl.
brennendes Jucken nachts
Thuja D200 - 1x monatl.
brennendes Jucken tagsüber

Krätze (Scabies)
Arsenicum album D200 - 2x wöchentl.
juckendes Brennen, vor allem nachts; Haut blaß, dünn; im Winter schlimmer
Psorinum D200 - einmalig
juckt heftig; Haut fettig, schmutzig, welk; nur im Winter
Sulfur D200 - 1x wöchentl.
juckt hitzig, brennt; Haut fettig, schmutzig; vor allem im Sommer
Sepia D200 - 1x wöchentl.
juckt mäßig; Haut schlaff, derb, wäßrig welk; sommers und winters

Leberflecke, personenbezogen
Lycopodium D6 - 3x tägl.
Würdenträger, baut Würden um sich wie andere einen Jägerzaun; hager
Phosphorus D12 - 2x tägl.
Sonnyboy, strahlt immer, weiß Verantwortung nicht einzuschätzen; schön
Arsenicum album D6 - 3x tägl.
blasser Perfektionist, verstandesmäßig planend; nervt seine Umwelt
Kalium carbonicum D6 - 3x tägl.
blasser Schwächling, wäßrig; möchte gern, aber ist kopf- und herzschwach
Lachesis D12 - 2x tägl.
roter Perfektionist, intuitiv, redet viel aber selten dummes Zeug
Thuja D6 - 3x tägl.
blasser Schwächling, wäßrig; möchte gern, aber ist gelenkschwach

Leberflecke, mögliche Aussage über Konstitution
Lycopodium D6 - 3x tägl.
hager, ernst, würdig
Phosphorus D12 - 2x tägl.
schlank, heiter, sonnig
Arsenicum album D6 - 3x tägl.
dünn, ernst, genau, düster
Thuja D6 - 3x tägl.
blaß, ernst, wäßrig, beinschwach
Sulfur D6 - 3x tägl.
rot, kräftig, sammelt alles
Lachesis D12 - 2x tägl.
rot, kräftig, redselig

Lichtdermatose, Blasen beim ersten Sonnenstrahl
Acidum hydrofluoricum D6 - 3stündl.
Brennen, Blasen klein, groß oder zusammenlaufend

Milchschorf der Säuglinge
Calcium carbonicum D12 - 2x tägl.
kreideartige oder dick-eitrige Abschilferung; Haarausfall
Vinca minor D6 - 3x tägl.
feucht, übelriechend, heftig juckend; Haar verfilzt wie Weichselzopf
Viola tricolor D4 - 3x tägl.
eitrig, krustig; Haar verfilzt, strähnig; Harn stinkt nach Katzenurin

Milchschorf bei Kleinkindern
Oleander D12 - 2x tägl.
Ausschlag wie Impetigo; Haargrenzen, hinter den Ohren
Magnesium carbonicum D12 - 2x tägl.
braune große Schuppen; Milchunverträglichkeit
Luesinum D200 - einmalig
dunkelbraune Schuppen, riechen nach Maggiwürze

Mißempfindungen der Haut (Parästhesien) bei roten Menschen
Aconitum D30 - 1x bei Bedarf
plötzlich, kurz vor Mitternacht
Arnica D30 - 1x bei Bedarf
als Folge einer Wirbelsäulen-Verletzung
Aurum D6 - 3x tägl.
destruktive Wirbelsäulen-Erkrankungen

Mißempfindungen der Haut bei blassen Menschen

Barium carbonicum D6 - 3x tägl.
Verkalkung, Hirnabbau

Cuprum D6 - 3x tägl.
Wadenkrämpfe, zittrig

Plumbum D6 - 3x tägl.
Gefäßsklerose, blitzartig, krampfartig

Secale D4 - 3x tägl.
Ameisenlaufen, als krieche etwas unter der Haut

Arsenicum album D6 - 3x tägl.
nachts wie Feuer brennend, Wärme lindert

Mißempfindungen der Haut, funktionell

Aconitum D30 - 1x bei Bedarf
nervlich

Cuprum D30 - 1x bei Bedarf
zentralnervös

Tabacum D30 - 1x bei Bedarf
Gefäßkrämpfe

Secale D30 - 1x bei Bedarf
Arteriolenkrämpfe

Mißempfindungen der Haut, nachts

Aconitum D30 - 1x bei Bedarf
vor Mitternacht

Arsenicum album D30 - 1x bei Bedarf
nach Mitternacht

Secale D4 - 3x tägl.
viel Frieren mit brennender Haut, beim Anfassen ist sie aber eiskalt

Hamamelis D4 - 3x tägl.
venöser Gefäßstau

Pulsatilla D6 - 3x tägl.
Nacken und Kreuz starr

Aesculus D4 - 3x tägl.
rheumatisch, venöse Stauung

Mißempfindungen der Haut, Ameisenlaufen

Formica rufa D30 - 1x wöchentl.
rheumatisch; bei allgemeinem Kribbeln unter die Haut spritzen

Platinum D12 - 2x tägl.
nervenbedingt; am Stamm und im Gesicht

Argentum nitricum D12 - 2x tägl.
nervös; am Kopf
Secale D4 - 3x tägl.
arteriell; im Gesicht, an den Extremitäten
Lycopodium D12 - 2x tägl.
nervenbedingt; in den Extremitäten

Mißempfindungen der Haut, Brennen
Phosphorus D12 - 2x tägl.
zart; Haut, Organe; Kühle bessert
Arsenicum album D12 - 2x tägl.
schwach; Haut, Organe; Wärme bessert
Sulfur D12 - 2x tägl.
kräftig; Haut, Körperteile; Kälte bessert

Mißempfindungen der Haut, Kältegefühle
Spinnengifte D12 - 2x tägl.
alle haben umschriebene Kälteempfindungen der Haut
Carbo vegetabilis D4 - 3x tägl.
an der Zunge
Agnus castus D6 - 3x tägl.
am männlichen Genitale

Oberschenkelhaut überempfindlich
China D4 - 3x tägl.
auf Kleiderreiben; Erschöpfung, zehrende Krankheiten, Genesungszeit
Rhus tox D6 - 3x tägl.
nach Unterkühlung; Nervenentzündung
Dulcamara D6 - 3x tägl.
nach Durchnässen bei feucht-kaltem oder feucht-warmem Wetter

Mißempfindungen der Haut, Prickeln
Aconitum D6 - 3x tägl.
taub, kalt; Fazialislähmung durch trocken-kalten Wind, Glieder gelähmt
Staphisagria D6 - 3x tägl.
Steifheit, Zerschlagenheit, Nervenschmerzen, Rheuma
Cannabis indica D6 - 3x tägl.
Lähmung der Glieder, Lähmung des Willens, kataleptische Starre

Mißempfindungen der Haut, Taubheitsgefühle
Acidum nitricum D200 - einmalig
am Kopf

Platinum D200 - 1x monatl.
Schläfen, Stirn, auch Beine

Gelsemium D30 - 1x bei Bedarf
Zunge zittert

Nux moschata D30 - 1x bei Bedarf
Zunge klebt am Gaumen

Mißempfindungen der Haut, wie mit tausend Nadeln
Agaricus D12 - 2x tägl.
kalt wie Eisnadeln

Arsenicum album D12 - 2x tägl.
brennend wie Feuer

Veränderungen an alten Narben
Lachesis D12 - 2x tägl.
verfärben sich blaurot bis violett

Calcium fluoratum D12 - 2x tägl.
jucken, vor allem in der Wärme

Theridion D12 - 2x tägl.
brechen auf ohne Geschwürsbildung

Heloderma D12 - 2x tägl.
brechen auf mit Geschwürsbildung

Keloid, verhärtete Narbenbildung, Diathese beachten!
Tuberculinum GT D200 - 1x monatl.
lymphatisch; zusätzlich zur gewählten Arznei geben

Luesinum D200 - 1x monatl.
destruktiv; sehr lange zur gewählten Arznei geben

Keloid, derbe bindegewebige Wulstnarben
Acidum hydrofluoricum D6 - 3x tägl.
juckt, hart, allgemein straffes Bindegewebe

Hekla lava D6 - 3x tägl.
hart wie Lava, auch Knochenauswüchse

Silicea D6 - 3x tägl.
hart wie Kiesel, allgemein schwaches Bindegewebe

Graphites D6 - 3x tägl.
weich, krallenartig, allgemein schlaffes Bindegewebe

Aristolochia D12 - 2x tägl.
weich, Gallebeteiligung

fettige, schuppige Nasenhaut
 Sulfur D4 - 3x tägl.
 ganze Nase, großschuppig
 Selenium D4 - 3x tägl.
 ganze Nase, kleinschuppig
 Natrium muriaticum D200 - 1x monatl.
 Nasen-Mundwinkel-Falte (Nasolabialfalte)

Phlegmone, flächenhaft in der Hohlhand
 Hepar sulfuris D200 - 6stündl., 3x insgesamt
 fördert die Eiterung; hart; verlangt Wärme
 Mercurius solubilis D200 - 6stündl.
 hart; verlangt Kälte

Recklinghausen, Nervengeschwülste (Fibrome) der Haut
 Medorrhinum D200 - 1x monatl.
 im Wechsel mit:
 Luesinum D200 - 1x monatl.
 von Generation zu Generation (dominant) vererbtes Krankheitsbild; dazu:
 Abrotanum D4 - 3x tägl.
 3 Monate lang; danach:
 Silicea D12 - 2x tägl.
 3 Monate lang; danach:
 Calcium fluoratum D12 - 2x tägl.
 3 Monate lang; danach:
 Barium carbonicum D12 - 2x tägl.
 3 Monate lang; Kur wiederholen

Schleimbeutel-Entzündung (Bursitis), akut und chronisch
 Apis D4 - stündl.
 akut, hochrot, geschwollen, stechende Schmerzen
 Sticta D6 - 3x tägl.
 chronisch, blaß; wirkt langsam aber sicher
 Silicea D6 - 3x tägl.
 zum Ausheilen, falls noch nötig

Schrunden, Einrisse, allgemein
 Acidum nitricum D6 - 3x tägl.
 an Haut-Schleimhaut-Grenzen; Auge, Nase, Lippen, Penis, Scheide, After
 Graphites D12 - 2x tägl.
 am ganzen Körper; Erkältung, Ekzem

HAUT - Schrunden

Petroleum D12 - 2x tägl.
in jedem Winter; Ohrläppchen, Fingerkuppen, Genitale, After

Causticum D12 - 2x tägl.
trockene Haut und Schleimhaut; Augen, Mund, After

Natrium muriaticum D200 - 1x monatl.
an den Lippen, Reibeisenhaut; Ekzem

beachte: Schrunden sind tiefe Risse und weisen auf tiefgreifende Prozesse hin!

Schrunden, Einrisse, schmerzhaft

Petroleum D12 - 2x tägl.
Körperöffnungen, Ohrläppchen, Fingerspitzen, feucht, winters

Antimonium crudum D6 - 3x tägl.
Handflächen, Fußsohlen, trocken

Graphites D6 - 3x tägl.
Körperöffnungen, Lider, Finger, nässend

Schrunden, Einrisse an den Augenlidern

Alumina D12 - 2x tägl.
Jucken, Brennen, trockene Lidrandentzündung, Wimpernausfall

Antimonium crudum D12 - 2x tägl.
Lidwinkel rissig, chronische trockene Lidrandentzündung

Petroleum D12 - 2x tägl.
eitrig, jeden Winter wiederkehrend

Silicea D12 - 2x tägl.
trocken, jeden Winter Lidrandentzündung, zugluftempfindlich

Graphites D12 - 2x tägl.
eitrig, rissig, Lider nach innen oder außen gestülpt (En-, Ektropium)

Sulfur D12 - 2x tägl.
eitrig, wund, verklebt

Schrunden, Einrisse am After

Acidum nitricum D6 - 3x tägl.
tiefe eitrige, juckende Risse, Geschwüre (Proktitis), Ekzem, Feigwarzen

Graphites D12 - 2x tägl.
teils eitrige Risse, Ekzem

Thuja D12 - 2x tägl.
nässend, stechend, stinkt nach Fischlake; Feigwarzen, Ekzem

Petroleum D12 - 2x tägl.
eher trocken; Ekzem zum Hoden hinziehend; nur im Winter

Lycopodium D12 - 2x tägl.
trocken; Ekzem, Afterkrampf

Schrunden, Einrisse am Nasenflügel
Acidum nitricum D6 - 3x tägl.
tiefe eitrige, juckende Risse, Geschwüre
Graphites D12 - 2x tägl.
teils eitrige Risse, Herpes; bei jeder Erkältung
Antimonium crudum D12 - 2x tägl.
trocken; Unterkühlung im Sommer nach Baden; bei chronischer Magenbelastung
Petroleum D12 - 2x tägl.
eher trocken; auch Ohransatz; jeden Winter wieder

Schrunden, Einrisse am Ohransatz
Petroleum D12 - 2x tägl.
in jedem Winter; Fingerkuppen, Genitale, After
Viola tricolor D4 - 3x tägl.
Milchschorf, Kopfhaarekzem der Kinder
Graphites D12 - 2x tägl.
eitrige Ekzeme, Ohrmuschel, Gehörgang

Schrunden, Einrisse an den Lippen
Natrium muriaticum D200 - 1x monatl.
Mitte der Unterlippe, Mundwinkel; kribbeln, schälen sich; Blutarmut
Antimonium crudum D12 - 2x tägl.
rissig; chronische Magenbelastung
Acidum nitricum D6 - 3x tägl.
Übergang von Haut zu Schleimhaut; Mundfäule; Schleimhautkrebs
Arum triphyllum D6 - 3x tägl.
zupft und nagt bis es blutet
Condurango D4 - 3x tägl.
an Magenkrebs denken
Luesinum D200 - 1x monatl.
Mitte der Oberlippe; destruktives Zeichen

Schrunden, Einrisse an den Händen
Natrium carbonicum D12 - 2x tägl.
Handrücken über den Fingergrundgelenken, trockene Hohlhand
Alumina D12 - 2x tägl.
Hohlhand, Fingerspitzen, blutend
Petroleum D12 - 2x tägl.
Hohlhand, Finger, Fingerkuppen, blutend, jeden Winter
Graphites D12 - 2x tägl.
Hohlhand, Finger, Fingerspitzen, eitrig

HAUT - Schrunden

Schrunden, Einrisse an der Ferse

Petroleum D12 - 2x tägl.
nur im Winter; tiefe, trockene Risse, stinkende Schweißfüße

Graphites D12 - 2x tägl.
eher im Winter; hornige, teils eitrige Risse; Schwielen

Antimonium crudum D12 - 2x tägl.
hornige, trockene Risse; trockene, brennende Fußsohlen; Schwielen

Lycopodium D12 - 2x tägl.
blutende, trockene Risse; kaltschweißige, brennende Fußsohlen

Schrunden, Einrisse am Penis

Acidum nitricum D6 - 3x tägl.
tiefe eitrige, juckende Risse, Geschwüre, Feigwarzen

Graphites D12 - 2x tägl.
teils eitrige Risse, Ekzem, Herpes

Thuja D12 - 2x tägl.
nässende stechende Risse; Feigwarzen, Herpes

Schrunden, Einrisse an der Vulva

Acidum nitricum D6 - 3x tägl.
tiefe eitrige, juckende Risse, Geschwüre, Feigwarzen

Graphites D12 - 2x tägl.
teils eitrige Risse, Ekzem, Herpes

Thuja D12 - 2x tägl.
nässende stechende Risse; Feigwarzen, Herpes

Kreosotum D4 - 3x tägl.
nässende brennende Risse; an Diabetes denken

Schuppenflechte (Psoriasis) und Gelenkbeschwerden

Acidum benzoicum D3 - 3x tägl.
Beginn im Herbst, wenn Herbst verschlimmert; 4 Wochen lang; danach:

Berberis D3 - 3x tägl.
aggressives, fressendes Jucken; ebenso 4 Wochen lang; danach:

Lithium carbonicum D3 - 3x tägl.
Gicht der kleinen Gelenke; brennende, rauhe Haut; ebenso 4 Wochen lang

Lycopodium D4 - 3x tägl.
im Frühjahr schlimmer; girlandenförmiger Ausschlag; juckende Bläschen

Petroleum D12 - 2x tägl.
im Winter schlimmer; verdickte, blutige Schrunden; juckende Bläschen

Cresolum D12 - 2x tägl.
im Winter schlimmer; lederartig, gelbbraune Krusten, Risse

Schuppenflechte der Fingernägel
Lycopodium D4 - 3x tägl.
straffe Haut, mit Gelenkbeschwerden, im Frühjahr schlimmer
Sepia D6 - 3x tägl.
derbe Frauen, derbe Haut; auch im Gesicht
Thuja D6 - 3x tägl.
weiche, wäßrige Haut; im Herbst schlimmer
Calcium fluoratum D6 - 3x tägl.
strähnige Haut; im Sommer schlimmer

Schuppenflechte, girlandenartig
Lycopodium D4 - 3x tägl.
mit Gelenkbeschwerden, im Frühjahr schlimmer
Graphites D6 - 3x tägl.
rissig trocken oder nässend; hormonelle Unterfunktion
Sarsaparilla D6 - 3x tägl.
heftig juckend, besonders am Kopf
Selenium D12 - 2x tägl.
mit fettiger Haut; bei extremen Wetterlagen schlimmer
Hydrocotyle asiatica D4 - 3x tägl.
heftig juckend, fast kreisförmig, abschuppende wallartige Ränder
Tellurium D6 - 3x tägl.
flohstichartige Schmerzen; am Meer besser

Schuppenflechte, girlandenartig, Zwischenbehandlung
Calcium carbonicum D200 - 1x monatl.
bei eher rundlichen, ruhigen, lieben Menschen
Berberis D3 - 3x tägl.
zur Ausleitung der Gifte über die Niere
Thuja D200 - 1x monatl.
bei eher fröstelnden, weichen, wäßrigen Menschen; schlimmer im Herbst
Sulfur D200 - 1x monatl.
bei eher kräftigen oder schlanken Menschen; schlimmer im Sommer
Arsenicum album D12 - 2x tägl.
von *Stiegele* empfohlen als Zwischengabe

Schuppenflechte bei Frauen
Pulsatilla D4 - 3x tägl.
liebliche Frauen, liebliche Haut
Sepia D6 - 3x tägl.
derbe Frauen, derbe Haut; auch im Gesicht und an den Fingernägeln

Schuppenflechte, unbeeinflußbar

Berberis D3 - 3x tägl.
fortlaufend; dann:

Calcium carbonicum D200 - 1x monatl.
3 x insgesamt; danach:

Sulfur D200 - 1x monatl.
3 x insgesamt; danach:

Lycopodium D200 - 1x monatl.
3 x insgesamt; sogenannte *Hahnemannsche* Trias; oder:

Phosphorus D200 - 1x monatl.
bei schlanken, blonden, hübschen Menschen; in Wimpern und Augenbrauen

Cancerinum D200 - einmalig
dazwischen, wenn auch ein Elternteil mit Schuppenflechte behaftet ist

Schweiß, übermäßig (Hyperhidrose); Diathese

Tuberculinum bovinum D200 - 1x monatl.
im allgemeinen immer tuberkulinisch wie auch die zu trockene Haut; zusätzlich:

Acidum salicylicum D4 - 3x tägl.
rot, warm, feucht, hitzig, erregt; reichlich schwächende Schweiße

heißer Schweiß

Belladonna D30 - 1x bei Bedarf
dampfend im Gesicht; hochrot wie angemalt, wie angespritzt; mag Wärme

Chamomilla D30 - 1x bei Bedarf
dampft im Fieber; Kopf, Gesicht; bei Erregung, im Zorn; mag Kälte

Coffea D30 - 1x bei Bedarf
bei freudigen Anlässen; auch Kopfschmerzen

Jodum D12 - 2x tägl.
flüssig; Hände und Füße, bei Erregung, Schilddrüse, Freßsucht, Abmagerung

Opium D30 - 1x bei Bedarf
flüssig; Kopf, Gesicht; Erregung, Ohnmachtsgefühl, Schlaganfall, Delir

Stramonium D30 - 1x bei Bedarf
hektisch; nicht erleichternd, schlechtes Omen, Erregung, Delirium

kalter Schweiß

Lycopodium D12 - 2x tägl.
sauer, Zwiebelgeruch, Achsel, Füße

Calcium carbonicum D12 - 2x tägl.
sauer, Hände, Füße, Hinterkopf, Schuhe voller Wasser, Haut schält sich

Tabacum D30 - 1x bei Bedarf
flüssig; elendig, schwindelig, Gesicht, Hände

Veratrum album D30 - 1x bei Bedarf
flüssig; Vergehensgefühl, Kopf, Gesicht, Hände; verträgt keine Wärme
Arsenicum album D30 - 1x bei Bedarf
klebrig, Todesangst, Todelendigkeit, Kollaps, Gesicht

kritischer Schweiß
Baptisia D30 - 1x bei Bedarf
heiß, rot, stinkt, Kopf, nachts; bösartige Infektion, Fieberdelir
Cantharis D30 - 1x bei Bedarf
heiß, Uringeruch, Kopf; Blasen, seröse Exsudate, Harnwegsinfekte

Schweiß mit exzentrischem Geruch
Thuja D12 - 2x tägl.
Honig
Cantharis D6 - 3x tägl.
Urin
Sambucus nigra D4 - 3x tägl.
Holunder
Colocynthis D6 - 3x tägl.
Urin
Lycopodium D12 - 2x tägl.
Zwiebel
Artemisia vulgaris D6 - 3x tägl.
Knoblauch

Schweiß, nachts heftig
Sulfur D12 - 2x tägl.
heiß, sauer, übelriechend
Pulsatilla D12 - 2x tägl.
warm, Träume voller Hemmungen
Mercurius solubilis D30 - 1x tägl.
übel, klebrig, fettig, färbt die Wäsche gelb
Aranea diadema D12 - 2x tägl.
heftig, kritisch
Psorinum D200 - 1x bei Bedarf
schwächend, aashaft

Schweiß, übermäßig vor Regen und Sturm
Rhus tox D30 - 1x bei Bedarf
Rheumatiker, Unruhe

Schweiß, übermäßig in den Achseln
Acidum salicylicum D6 - 3x tägl.
warm, feucht, reichlich
Acidum phosphoricum D6 - 3x tägl.
reichlich, schwächend
Acidum sulfuricum D12 - 2x tägl.
stinkt, wäscht sich nicht
Petroleum D12 - 2x tägl.
übelriechend
Sepia D12 - 2x tägl.
klebrig

Schweiß, übermäßig an den Armen
Petroleum D12 - 2x tägl.
unter der Achsel, am Genitale, stinkend

Schweiß, übermäßig beim Einschlafen
Conium D30 - 1x bei Bedarf
warm
Arsenicum album D30 - 1x bei Bedarf
kalt

Schweiß, übermäßig an den Fußsohlen
Sulfur D12 - 2x tägl.
heiß, sauer, übelriechend; Brennen
Calcium carbonicum D12 - 2x tägl.
kalt, Schuhe voller Wasser, Haut schält sich
Silicea D12 - 2x tägl.
scharf, wundmachend, schwächend
Lycopodium D12 - 2x tägl.
riecht nach Urin und Zwiebeln, linker Fuß warm, rechter Fuß kalt
Barium carbonicum D12 - 2x tägl.
übelriechend, bei Kindern und Greisen
Graphites D12 - 2x tägl.
stinkt; hormonell bedingt, bei fetten schmierigen Kindern

Schweiß, übermäßig am männlichen Genitale
Sulfur D12 - 2x tägl.
heiß, sauer, übelriechend
Thuja D12 - 2x tägl.
warm, stinkt nach Fischlake

Petroleum D12 - 2x tägl.
scharf, streng

Schweiß, übermäßig am weiblichen Genitale

Sulfur D12 - 2x tägl.
heiß, sauer, übelriechend

Thuja D12 - 2x tägl.
warm, stinkt nach Fischlake

Petroleum D12 - 2x tägl.
scharf, streng

Sepia D12 - 2x tägl.
sauer, übel, käsig

Crocus D12 - 2x tägl.
geil

Schweiß, übermäßig in den Handflächen

Sulfur D12 - 2x tägl.
heiß, sauer, übelriechend

Pulsatilla D12 - 2x tägl.
warm; voller Hemmungen, Erröten

Jodum D12 - 2x tägl.
wäßrig tropfend; Schilddrüsenüberfunktion

Ferrum phosphoricum D12 - 2x tägl.
flüssig; Erröten, lymphatisch

Gelsemium D30 - 1x bei Bedarf
flüssig; bei Lampenfieber

Coffea D12 - 2x tägl.
flüssig; bei freudigen Ereignissen

Schweiß, übermäßig bei Kindern im behaarten Kopf

Calcium carbonicum D200 - 1x monatl.
nachts, bei Anstrengung, sauer, Hinterkopf; phlegmatisch

Calcium phosphoricum D200 - 1x monatl.
nachts, bei Bewegung, ganzer Kopf; überbeweglich

Silicea D200 - 1x monatl.
nachts, bei Erschöpfung, Stirn, behaarter Kopf; apathisch

Chamomilla D30 - 1x bei Bedarf
heiß, aus Zorn; Schädeldecke; unleidlich

Schweiß am Körper außer am Kopf

Rhus tox D12 - 2x tägl.
scharf

HAUT - Schweiß

Sambucus nigra D4 - 3x tägl.
beim Erwachen; wie Holunderblüten

Sepia D12 - 2x tägl.
sauer, stinkend

Schweiß, übermäßig an den Oberschenkeln

Borax D3 - 3x tägl.

Schweiß nur an bedeckten Teilen

Belladonna D30 - 1x bei Bedarf
Fieber, Delir, Halluzinationen

Schweiß nur an unbedeckten Teilen

Thuja D12 - 2x tägl.
Herbstrheumatiker, Herbstasthmatiker

Sklerodermie; wachsartige, derbe Verhärtung der Haut

Acidum hydrofluoricum D6 - 3x tägl.
plaqueartig, Zentrum hell, Rand blauviolett (lilac ring), destruktiv

Barium carbonicum D4 - 3x tägl.
lymphatischer Beginn, "Säbelhieb" an Stirn, Bandform an Extremitäten

Luesinum D200 - 1x monatl.
zu beiden Arzneien, lange Zeit geben; oder:

Abrotanum D4 - 3x tägl.
Maskengesicht, Madonnenfinger, proximal sich ausbreitend; dazu:

Tuberculinum GT D200
im Wechsel mit:

Medorrhinum D200
alle 14 Tage eine Gabe

Sonnenallergie, Frieseln bis Blasen

Natrium muriaticum D200 - einmalig
vorbeugend bei bekannter Neigung; 1 Gabe bei Sonnenbeginn wiederholen

Acidum hydrofluoricum D6 - 2stündl.
wenn die unbedeckten Teile sich röten und brennen; Frieseln oder Blasen

Cantharis D200 - einmalig
winzige, heftig brennende Bläschen beim ersten Sonnenstrahl

Sonnenbrand, heftiges Brennen der Haut

Belladonna D200 - 2stündl.
rot wie eine Tollkirsche, fröstelt, verlangt nach Wärme

Rhus tox D200 - 2stündl.
heftiger Durst, trinkt in großen Zügen; ganzer Körper wie zerschlagen

Arsenicum album D30 - stündl.
brennender Durst aber trinkt nur winzige Schlucke; verlangt nach Wärme

Cantharis D200 - 3stündl.
blasige Haut wie Verbrennung I. Grades

Calendula D4 - 2stündl.
wenn die Blasen sich öffnen

Causticum D200 - 6stündl.
wunde, verätzte Haut wie Verbrennung II. Grades

Arnica D200 - 6stündl.
nicht vergessen! Körper wie geprügelt, große Angst berührt zu werden

Spritzenabszeß durch Chemotherapeutika

Aranea diadema D12 - 2x tägl.
heftigste bißartige Schmerzen, blaurot zerfallende Wunde

Tuberkulose der Nase (Lupus vulgaris)

Kreosotum D4 - 3x tägl.

Umlauf (Paronychie) um den Nagel

Belladonna D30 - 6stündl.
rot, hart, verlangt lokale Wärme

Hepar sulfuris D200 - 8stündl., 3x insgesamt
rot, weich, eitrig, verlangt lokale Wärme

Staphisagria D12 - 2x tägl.
chronisch rot, unheilsam

Tarantula hispanica D12 - 2x tägl.
chronisch blaurot, heftige bißartige Schmerzen

Verbrennung I. Grades

Apis D200 - einmalig
Röte, Hitze, stechendes Brennen, wäßrige Schwellung, Kälte lindert

Aconitum D30 - 2- bis 3stündl.
hellrot, trockene Hitze, flacher roter Ausschlag, Kälte lindert

Belladonna D30 - 2- bis 3stündl.
kräftig rot wie eine Tollkirsche, flachroter Ausschlag, Wärme lindert

Arnica D30 - 3stündl.
nicht vergessen(!), infolge Verletzung; wie zerschlagen, Berührungsangst

Hamamelis D4 - alle 10 Min.
bei Verbrühung der Lippen, der Zunge, der Mundschleimhaut

Verbrennung II. Grades

Rhus tox D200 - einmalig
juckende Bläschen, kühler Umschlag tut gut, viel Durst auf Kaltes

Cantharis D30 - 2- bis 3stündl.
brennende Blasen, verlangt kühl

Arsenicum album D30 - 2- bis 3stündl.
brennende Bläschen, brennender Durst, trinkt wenig; verlangt Wärme

Verbrennung III. Grades

Causticum D200 - 1x bei Bedarf
rohes Fleisch, schmerzt wie verätzt

Pyrogenium D30 - 1x bei Bedarf
rohes Fleisch beginnt zu stinken

Calendula D4 - 3stündl.
wenn die Blasen aufbrechen

Acidum carbolicum D4 - 3x tägl.
Geschwüre, starke Verschorfung

Bluterguß

Acidum sulfuricum D3 - 2stündl.
Rand wie ausgefranst, glasige Schwellung

Verletzung durch Glassplitter, vor allem der Finger

Silicea D6 - 3x tägl.
ohne Eiterung

Hepar sulfuris D200 - 1x tägl., 3x insgesamt
mit Eiterung

Katzenbiß

Ledum D4 - 3x tägl.
am Daumen; Katzenzähne sind wie eine Stichverletzung

Lachesis D12 - 2x tägl.
bei anschließender Blutvergiftung

Rißwunde

Calendula D4 - 3x tägl.
pflanzliches Hepar sulfuris; Stacheldraht, Hundebisse

Hamamelis D4 - 3x tägl.
anhaltende dunkle Blutung, verletzte Teile wie gequetscht

Acidum carbolicum D4 - 3x tägl.
und Quetschung durch stumpfe Gegenstände, vor allem an den Fingerspitzen

Schlangenbiß
Ledum D4 - stündl.
Folge von Stich

Schnittwunde
Staphisagria D3 - 3x tägl.
auch Operationsschnitte

Schürfwunde
Bellis D3 - 3x tägl.
bis die Krusten abfallen; hinterläßt keine Narben; Knutschflecken

Stichwunden
Ledum D3 - 3x tägl.
auch Insektenstiche, Spritzen, Spritzenabszeß, kalte Auflage lindert

Vitiligo; entfärbte Hautpigmentstellen
Tuberculinum GT D200 - 1x monatl.
Zeichen einer destruktiven Anlage, trotzdem hiermit beginnen
Calcium carbonicum D200 - 1x monatl.
im Wechsel mit Tuberculin bei eher rundlichen, freundlichen Menschen
Sepia D4 - 3x tägl.
alle 4 Wochen steigern auf D6, D12; bei eher derben Menschen; danach:
Luesinum D200 - 1x monatl.
zusätzlich:
Sulfur D6 - 3x tägl.
bei kräftigen roten oder schlanken, blassen, gebeugten Menschen; oder:
Selenium D6 - 3x tägl.
bei schwachen, erschöpften, sexualneurotischen Menschen

hornige Warzen im Alter
Beryllium D12 - 2x tägl.
auch knotig entzündetes Kopfhaarekzem
Selenium D12 - 2x tägl.
am ganzen Körper, trocken, schuppig

Warzen an den Händen
Calcium carbonicum D12 - 2x tägl.
groß, hart, zusammenfließend; um die Fingernägel
Causticum D12 - 2x tägl.
flach, rund, hart; Fingerspitzen und Nasenspitze

Thuja D12 - 2x tägl.
klein und groß, gefächert wie Blumenkohl, riechen nach altem Käse
Anacardium D12 - 2x tägl.
viele kleine, flache; auf dem Handrücken
Antimonium crudum D4 - 3x tägl.
viele kleine harte Hörner; auch am Körper
Natrium sulfuricum D12 - 2x tägl.
weich, glatt oder gestielt wie Pilze; auch Achsel, Hals, "Halskrause"

Feigwarzen, Feuchtwarzen; Diathese beachten!
Calcium carbonicum D200 - 1x monatl.
lymphatisch; trocken oder nach saurem Schweiß riechend
Thuja D200 - 1x monatl.
lithämisch; nässend, stinkend wie Fischlake
Sepia D200 - 1x monatl.
lithämisch; übelriechend wie eine stinkende Meeresbucht
Acidum nitricum D200 - 1x monatl.
destruktiv; durchdringend scharf, streng, übelriechend wie Pferdeharn

schmerzhafte Warzen an den Fußsohlen
Antimonium crudum D6 - 3x tägl.
Zunge dick weiß belegt; rüpelhaft verärgert, gehetzt, ungeduldig
Luesinum D200 - 1x monatl.
zusätzlich oder im Wechsel mit:

Hühneraugen an den Zehen
Causticum D6 - 3x tägl.
Zunge rein, evtl. Leukoplakien der Mundschleimhaut
Antimonium crudum D6 - 3x tägl.
Zunge dick weiß belegt, wie angestrichen
Thuja D6 - 3x tägl.
Zunge mit Zahneindrücken am Zungenrand

Wunden, vereitert nach Verletzung
Hepar sulfuris D200 - 8stündl., 3x insgesamt
warme Auflage lindert
Mercurius solubilis D30 - 1x tägl.
kalte Auflage lindert

Wunden, nicht stehen wollende Blutung
Hamamelis D4 - alle 10 Min.
venös, dunkel

Wundliegen (Dekubitus), Vorbeugung

Abrotanum D4 - 3x tägl.
schwache Gefäße, blasse Druckstellen; schwach, fröstelnd

Belladonna D4 - 3x tägl.
aktiver Blutandrang, kräftig rote Druckstellen; kräftig, fröstelnd

Arnica D4 - 3x tägl.
passiver Blutandrang, dunkelrote Druckstellen; kräftig, hitzig

Wundliegen, akut

Cantharis D6 - 3stündl.
brennende Bläschen und Blasen auf rotem Grund, massive Schwellung

Lachesis D12 - 3x tägl.
dunkelrot blutende Wunde, blauroter Rand

Rhus tox D6 - 3stündl.
überbeanspruchte Druckstelle; Gefühl wie zerschlagen

Arsenicum album D6 - 3stündl.
brennende, verbrannte Wunde; blasser, wäßriger Rand

Wundliegen, chronisch

Carbo animalis D4 - 3x tägl.
Wunde schwarz wie Kohle; Rand blaß, wäßrig geschwollen

Hepar sulfuris D200 - 1x wöchentl.
Wunde eitert rahmig mild, stinkt nach altem Käse

Silicea D6 - 3x tägl.
Wunde eitrig nässend, scharf; Rand hart, blaß

Kreosotum D4 - 3x tägl.
Wunde eitrig-brandig zerfallend mit aashaft stinkendem Sekret

Pyrogenium D30 - einmalig
zusätzlich dazwischen, um die drohende Blutvergiftung zu vermeiden

Wundrose (Erysipel), akut

Apis D4 - stündl.
hellrote Schwellung, stechender Spannschmerz, Kälte lindert

Belladonna D30 - 2- bis 3stündl.
hellrote Schwellung, Schüttelfrost, Wärme lindert

Cantharis D6 - stündl.
stark brennende, wäßrige Blasen auf hellrotem Grund

Rhus tox D30 - 2stündl.
leicht brennende, juckende Bläschen auf dunkelrotem Grund; zerschlagen

Wundrose, wiederkehrend
Crotalus D12 - 3x tägl.
jährlich in der Schwüle; eher rechts; blutige Bläschen, septisch
Lachesis D12 - 3x tägl.
jährlich im Frühjahr; eher links; bläulich, septisch; Kälte lindert
Anthracinum D200 - einmalig
bläulich schwarze Bläschen, geschwürig, Gangrän, wund, stinkt, brennt

Wundrose, wiederkehrend; Zwischenbehandlung
Sulfur D200 - einmalig
sofort nach der akuten Phase zur Systemreinigung; danach entweder:
Calcium fluoratum D12 - 2x tägl.
bei eher kräftigen Menschen; oder:
Silicea D12 - 2x tägl.
bei eher schwächlichen Menschen

Wundrose, wiederkehrend bei älteren Menschen
Belladonna D30 - 2- bis 3stündl.
Rötung, Schwellung, Berührungsschmerz, Wärmeverlangen; danach:
Rhus tox D30 - 2stündl.
wenn der Klopfschmerz vorüber ist; Bein wie zerschlagen

NOTIZEN:

Haare

Behaarung, Lanugo, übermäßig
    Tuberculinum bovinum D200 - 1x monatl.
    beim Säugling und beim Erwachsenen

Behaarung im Kreuz bei Männern
    Sepia D6 - 3x tägl.
    dunkelhaarig

Damenbart
    Sepia D200 - 1x monatl.
    weich, wäßrig, kräftig, derb
    Natrium muriaticum D200 - 1x monatl.
    dünn, blaß, ernst; stärker behaart als Sepia

Haarausfall (Alopezia), kreisrund (areata)
    Acidum hydrofluoricum D6 - 3x tägl.
    brüchige Haare
    Phosphorus D12 - 2x tägl.
    feine Haare; beide Arzneien ergänzen sich; im täglichen Wechsel geben

Haarausfall, nervös (nervosa)
    Acidum phosphoricum D6 - 3x tägl.
    Liebeskummer, Blutarmut
    Kalium bromatum D12 - 2x tägl.
    Schilddrüse; Arme, Finger und Beine stets in Bewegung
    Kalium phosphoricum D12 - 2x tägl.
    "alles liegt wie ein Berg vor mir"
    Phosphorus D12 - 2x tägl.
    Schnittlauchhaare; feurig, erschöpft, unruhig
    Silicea D6 - 3x tägl.
    trocken, schwach, blaß, erschöpft, ruhig

Haarausfall total (totalis)
    Thallium D6 - 3x tägl.
    Vergiftung; 3 Monate lang; danach:
    Pel talpae D6 - 3x tägl.
    ebenso 3 Monate lang; Kur bedarfsweise wiederholen

HAARE - Haarausfall

Haarausfall der Augenbrauen

Sulfur D12 - 2x tägl.
Ekzem, trocken, nässend, juckend

Natrium muriaticum D12 - 2x tägl.
Schuppen, juckend

Arsenicum album D12 - 2x tägl.
Schuppen, brennend

Selenium D6 - 3x tägl.
nach hormoneller und sexueller Überlastung

Alumina D6 - 3x tägl.
Ausfall der äußeren Hälfte bei frostigen, ausgetrockneten Frauen

Thallium D6 - 3x tägl.
Ausfall überall, auch an anderen Körperstellen; Vergiftung

Haarausfall bei Trockenheit (sicca)

Alumina D12 - 2x tägl.
schleichende Krankheiten

Arsenicum album D12 - 2x tägl.
Abmagerung

Graphites D12 - 2x tägl.
hormonelle Unterfunktion

Lycopodium D12 - 2x tägl.
Leber, Magen

Natrium muriaticum D200 - 1x monatl.
Kummer, Blutarmut, Kopfschuppen

Selenium D12 - 2x tägl.
Kraftlosigkeit, Sexualneurose

Haarausfall durch Hirnverkalkung (sklerotica)

Calcium carbonicum D12 - 2x tägl.
allgemeine Verkalkung, Ekzeme

Barium carbonicum D6 - 3x tägl.
Hirnverkalkung

Plumbum D6 - 3x tägl.
Systemerkrankung

Secale D4 - 3x tägl.
blasser Bluthochdruck

NOTIZEN:

Nägel

Nägelkauen bis zur Nagelwurzel
Cina D200 - 1x monatl.
nervös, grimassierend verwurmt
Arsenicum album D200 - 1x monatl.
pedantisch, nichts darf überstehen
Silicea D200 - 1x monatl.
offenbar unsicher
Lycopodium D200 - 1x monatl.
versteckt unsicher
Natrium muriaticum D200 - 1x monatl.
besorgt unsicher
Sulfur D200 - 1x monatl.
nervös, juckt und kratzt sich überall

Niednagel, chronisch entzündet
Acidum hydrofluoricum D6 - 3x tägl.
verhärtet

NOTIZEN:

Muskeln

Dupuytren, Beugekontraktur der Finger
Abrotanum D4 - 3x tägl.
Knoten und Stränge in der Hohlhand (Stadium I); 6 Wochen lang, danach:
Hekla lava D4 - 3x tägl.
6 Wochen lang, danach:
Graphites D6 - 3x tägl.
6 Wochen lang
Calcium fluoratum D6 - 3x tägl.
im Grundgelenk (Stadium II); 2 Monate lang, danach:
Silicea D6 - 3x tägl.
im Grundgelenk und Mittelgelenk (Stadium III); 3 Monate lang, danach:
Guaiacum D4 - 3x tägl.
im Grundgelenk und Mittelgelenk, überstrecktes Endgelenk (Stadium IV)

Ganglion, Überbein, Nervenknoten
Apis D4 - 3x tägl.
akute Schwellung, warm, berührungsempfindlich
Acidum phosphoricum D6 - 3x tägl.
bei schwachen Gelenken schwächlicher Menschen, die sich rasch erholen
Acidum benzoicum D4 - 3x tägl.
bei harnsaurer Diathese kräftiger, roter Menschen
Silicea D6 - 3x tägl.
chronisch bei schwachen, erschöpften Menschen, die sich nicht erholen

Krampfneigung (Spasmophilie), allgemein
Cuprum D200 - 1x monatl.
Gefäßkrämpfe, Muskelkrämpfe, Hirnkrämpfe, Epilepsie, bei Neumond
Zincum D12 - 2x tägl.
Hirnschädigung, Beinezappeln
Magnesium carbonicum D6 - alle 10 Min.
Bauch, Waden, wie mit Messern
Secale D4 - 3x tägl.
Gefäßkrämpfe, Glieder
Veratrum album D3 - alle 10 Min.
tetanische Krämpfe

Lähmung, unvollständig (Parese), allgemein
Gelsemium D6 - 3x tägl.
akut; Fazialisnerv, nach Kinderlähmung, nach Diphtherie

Causticum D6 - 3x tägl.
allmählich aufsteigend; Blase, Schließmuskel
Plumbum D4 - 3x tägl.
Rückenmarkserkrankungen; Krämpfe, Zittern

Lähmung, unvollständig nach Schlaganfall
Causticum D6 - 3x tägl.
wenn sonst gesundet; Stimmband, Blase; findet das richtige Wort nicht
Arnica D4 - 3x tägl.
durch Hirnblutung
Hypericum D4 - 3x tägl.
durch Hirnnervenquetschung

Lähmung, unvollständig bei Kinderlähmung (Poliomyelitis)
Gelsemium D6 - 3x tägl.
Kopfgrippe im Sommer, Lahmheit, Schwäche, Mattigkeit
Causticum D4 - 3x tägl.
bei allmählicher Lahmheit von unten nach oben
Mercurius cyanatus D4 - 3x tägl.
Zittern, Zuckungen, zuckende Krämpfe (klonisch)
Cresolum D12 - 2x tägl.
zerrende Krämpfe (spastisch) und Stöße
Lathyrus sativus D4 - 3x tägl.
bei steifen Muskeln, Beinkrämpfen; plötzliche Lähmung aller Glieder

Lähmung, unvollständig und aussichtslos
Causticum D6 - 3x tägl.
schleichende aufsteigende Entwicklung; Urinabgang ungewollt, unbemerkt
Baptisia D4 - 3x tägl.
aufliegende Teile schmerzen, wie zerschlagen; Urin und Stuhl ungewollt
Diphtherinum D200 - 1x monatl.
zusätzlich

Muskelfibrillieren, Muskelhüpfen
Phytolacca D4 - 3x tägl.
Muskelhüpfen; Hinweis auf chronischen Eiterherd (Fokaltoxikose)
Secale D4 - 3x tägl.
Sehnenhüpfen; Diabetes, Hirnstörung

Muskelschwund, progressiv, angeboren
Plumbum D6 - 3x tägl.
blaß, trocken, kalt, verspannt, Streckmuskeln der Arme, "Fallhand"

Physostigminum D4 - 3x tägl.
Rücken brennt, zwickt, krampft; Füße, Hände taub; Krämpfe auf Druck
Causticum D4 - 3x tägl.
allmählich von unten nach oben steigend; Blase, Stimme, Augenlider
Gelsemium D4 - 3x tägl.
funktionelle motorische Lähmung; Polio, Diphtherie, Erregung

Muskelschwund, progressiv, erworben

Plumbum D6 - 3x tägl.
blaß, trocken, kalt, verspannt; Streckmuskeln der Arme, "Fallhand"
Cuprum D6 - 3x tägl.
noch mehr verkrampft als bei Plumbum; Wadenkrämpfe, Finger gebeugt, Daumen nach innen
Phosphorus D12 - 2x tägl.
infolge fettiger Degeneration; Glieder, Rücken schwach; stolpert
Secale D6 - 3x tägl.
alle Streckmuskeln, Spreizkrämpfe der Finger, "Kriechen" unter der Haut

Rheuma, Muskeln versteift (Polymyalgia rheumatica)

Rhus tox D6 - 3x tägl.
weiches Bindegewebe
Cimicifuga D6 - 3x tägl.
Muskelbäuche
Colchicum D4 - 3x tägl.
Sehnen, Hüllen, Bänder, Knochenhaut
Sanguinaria D6 - 3x tägl.
akut, Nacken, Rücken, rechte Schulter

Rheuma der Schultern (Deltoid-Muskel)

Sanguinaria D6 - 3x tägl.
rechts, akut, Nacken, nachts beim Umdrehen, kann Arm nicht mehr heben
Magnesium carbonicum D6 - 3x tägl.
rechts, Leberbelastung, schlimmer im Bett, besser durch Wärme
Ferrum D12 - 2x tägl.
eher rechts, wellenartig; Bewegen, Kühle lindern
Ferrum phosphoricum D12 - 2x tägl.
nur links
Nux moschata D6 - 3x tägl.
links, als ob die Knochen in Stücke zerschlagen wären; Herbst
Urtica urens D3 - 3x tägl.
rechts und links, Waschen verschlimmert; löst Harnsäureablagerungen
Phytolacca D4 - 3x tägl.
rechts und links, zieht nachts umher; besonders im naßkalten Herbst

Sehnenriß
Symphytum D4 - 3x tägl.
zu gleichen Teilen mischen mit:
Ruta D3 - 3x tägl.
davon 10 Tropfen je Gabe
Anacardium D4 - 3x tägl.
falls starke Schmerzen weiterhin bestehen

Sehnenscheiden-Entzündung (Tendovaginitis), Schmerz
Ruta D4 - 3x tägl.
Dauerschmerz, Gelenkschwäche
Rhus tox D4 - 3x tägl.
akuter Bewegungsschmerz, leichte Wärme lindert
Marum verum D4 - 3x tägl.
subakut; rheumatisch im Herbst
Hekla lava D6 - 3x tägl.
chronisch; Überbeine

tetanische Krampfanfälle (Tetanie)
Veratrum album D3 - alle 10 Min.
akut
Nux vomica D30 - 1x in Wasser
gereizt, mürrisch, steigert sich hinein, hyperventiliert
Magnesium phosphoricum D4 - alle 10 Min.
nervös, krampfig
Cuprum D6 - alle 10 Min.
allgemeine Krampfneigung
Cresolum D12 - 2x tägl.
bei Rückenmarkserkrankungen
Acidum hydrocyanicum D4 - alle 10 Min.
mit blauen Lippen und blauer, kalter Nasenspitze

Muskelkater
Arnica D30 - 1x bei Bedarf
wie geprügelt; Bewegungsdrang, aber kann nicht, findet keinen Platz

Überanstrengung, wie zerschlagen
Rhus tox D30 - 1x bei Bedarf
Gelenke, Knochen, Kreuz
Arnica D30 - 1x bei Bedarf
Muskeln, Knochen, Kreuz

Wadenkrämpfe nachts

Magnesium phosphoricum D4 - 1x tägl. abends
muß die Wade anfassen und massieren

Cuprum arsenicosum D4 - 1x tägl. abends
muß aus dem Bett, auf dem kalten Boden fest auftreten

NOTIZEN:

Gelenke

Gelenk-Auskugelung (Luxation), gewohnheitsmäßig (habituell)
    Petroleum D12 - 2x tägl.
    Bänderschwäche

Gelenk-Auskugelung, gewohnheitsmäßig, der Schultern
    Calcium fluoratum D6 - 3x tägl.
    lange geben; bei akuten Schmerzen:
    Arnica D3 - 3x tägl.
    und
    Ruta D4 - 3x tägl.
    und
    Hypericum D3 - 3x tägl.
    zu gleichen Teilen mischen, 10 Tropfen je Gabe

Gelenk-, Harnröhren- und Bindehautentzündung (Reiter)
    Acidum benzoicum D4 - 3x tägl.
    blaß, kaltschweißig; kleine Gelenke, Kniegelenke, Gicht; 4 Wochen, dann:
    Acidum oxalicum D4 - 3x tägl.
    rot, warmschweißig; Finger- und Zehengelenke; 4 Wochen lang, dann:
    Acidum nitricum D4 - 3x tägl.
    blaß, trocken; große Gelenke, Schienbein; 4 Wochen lang

Gelenkknacken der Finger
    Angustura D4 - 3x tägl.
    auch Nacken-Knacksen; nicht krankhaft, nur zum Erkennen von Prozessen

Gelenkknacken der Knie
    Causticum D6 - 3x tägl.
    der trockene "angeknackste" Mensch
    Silicea D6 - 3x tägl.
    der trockene "geknickte" Mensch

Gichtanfall (Arthritis acuta)
    Aconitum D200 - 1x in Wasser
    Brennen oder Eiseskälte, Taubheit, einschießend, krampfig
    Belladonna D200 - 1x in Wasser
    nach Durchnässen, Wärme lindert
    Arnica D200 - 1x in Wasser
    überanstrengte Gelenke, rechte Großzehe, Kälte lindert

GELENKE - Gicht

Bryonia D200 - 1x in Wasser
scharf, stechend, schneidend bei der geringsten Bewegung

Gichtanfall besser durch Kälte

Acidum benzoicum D3 - 3x tägl.
Urin stinkt scharf

Berberis D3 - 3x tägl.
Schmerz am Beginn des Harnlassens

Ledum D3 - 3x tägl.
Schmerzen ziehen in den Gliedern nach oben

beachte: alle 3 Arzneien zu gleichen Teilen mischen, 10 Tropfen je Gabe

Gichtanfall besser durch Wärme

Acidum benzoicum D3 - 3x tägl.
Urin stinkt scharf

Berberis D3 - 3x tägl.
Schmerz am Beginn des Harnlassens

Lithium carbonicum D3 - 3x tägl.
rheumatische Schmerzen in der Herzgegend

beachte: alle 3 Arzneien zu gleichen Teilen mischen, 10 Tropfen je Gabe

chronische Gicht

Colchicum D4 - 3x tägl.
kleine Gelenke, im Herbst schlimmer

Ledum D4 - 3x tägl.
Großzehenballen, Ferse, Hüftgelenk

Antimonium crudum D4 - 3x tägl.
und Magensymptome

Lycopodium D4 - 3x tägl.
und Harnsymptome mit rotbraunem Ziegelmehl im Urin

Staphisagria D6 - 3x tägl.
ganzer Mensch gichtig

Acidum benzoicum D3 - 3x tägl.
und Harnsymptome mit scharf stinkendem Urin

Gichtknoten an den Fingergelenken

Ammonium phosphoricum D4 - 3x tägl.
und Harnsäureablagerungen in den deformierten Gelenken

Guaiacum D4 - 3x tägl.
alle Gelenke wie verkürzt; blaß, destruktiv

Hüftgelenkarthrose mit Schmerzen

Ledum D3 - 3stündl.
heiße Schwellung, wenig Erguß, Schmerz zieht von unten nach oben

Causticum D6 - 3x tägl.
wie verstaucht, Gelenke wie zu kurz

Kalium carbonicum D6 - 3x tägl.
eher links; blitzartige Stiche wie elektrische Schläge

Magnesium carbonicum D6 - 3x tägl.
eher rechts; wie zerbrochen, einschießend wie mit einem Messer

Colocynthis D4 - 3x tägl.
Stiche, Krämpfe; geht am Stock

Calcium-Salze D6 - 3x tägl.
Calcium carbonicum läßt sich gehen, Calcium fluoratum ist stolz, Silicea verbirgt sein Leid

Hüftgelenkschmerzen wie gequetscht

Bellis D3 - 3stündl.
als fiele das Becken auseinander

Hüftgelenkschmerzen mit Ausstrahlung zur Innenseite der Knie

Tellurium D4 - 3x tägl.
quer über den Oberschenkel

Kiefergelenk-Arthrose, Knarren, Schaben

Petroleum D12 - 2x tägl.
auch Luxation des Kiefergelenkes

Acidum nitricum D6 - 3x tägl.
Gelenkzerfall

Kiefersperre

Magnesium phosphoricum D30 - 1x bei Bedarf
durch Muskelverkrampfung beim Kauen

Zincum D30 - 1x bei Bedarf
durch Muskelverkrampfung beim Gähnen

Kniegelenkarthrose, Geschwulst

Calcium carbonicum D6 - 3x tägl.
vom Arbeiten in kaltem Wasser; Wärme lindert; auch alle anderen Calcium-Salze

Causticum D4 - 3x tägl.
Verkürzungsgefühl in der Kniekehle, feuchte Wärme lindert

Kalium carbonicum D6 - 3x tägl.
Stiche wie elektrische Schläge, Wärme lindert

Kalium jodatum D4 - 3x tägl.
teigige Schwellung, nachts, Kälte lindert
Pulsatilla D6 - 3x tägl.
Kälte lindert
Sepia D6 - 3x tägl.
kann die Knie nicht aufeinander legen
Silicea D6 - 3x tägl.
chronisch
Sulfur D6 - 3x tägl.
in Ruhe und Bettwärme schlimmer

Kniegelenkentzündung, Röte, Hitze, Schwellung, Schmerz

Apis D6 - stündl.
trockenes Fieber, kein Durst; hellrot, Stiche, Kälte lindert
Bryonia D3 - stündl.
trockenes Fieber, viel Durst; hochrot, Stiche bei Bewegen, Wärme gut
Lachesis D12 - 2x tägl.
trockenes Fieber, viel Durst; dunkelrot, Kälte lindert

Kniegelenkentzündung, Erguß

Apis D6 - stündl.
hellrot, stechender Dauerschmerz; Kälte lindert
Bryonia D3 - stündl.
hochrot, Stiche beim geringsten Bewegen, warme feuchte Auflage tut gut
Lachesis D12 - 2x tägl.
dunkelrot, Kälte lindert
Kalium jodatum D4 - 3x tägl.
blasse teigige Schwellung, Nachtschmerz
Sulfur jodatum D4 - 3x tägl.
zur Auflösung des Ergusses, als letzte Arznei geben

Kreuzarthrose (Ileosakralarthrose), Gelenkversteifung

Calcium carbonicum D6 - 3x tägl.
3 Monate lang; danach:
Strontium carbonicum D12 - 2x tägl.
ebenso 3 Monate lang; Kur wiederholen
Thallium D6 - 3x tägl.
falls noch Schmerzen, 3 Monate lang; danach:
Tellurium D6 - 3x tägl.
3 Monate lang; Kur bedarfsweise wiederholen

PCP (progredient chronische Polyarthritis); Diathese

Tuberculinum GT D200 - einmalig
immer die Erbnosoden in dieser Reihenfolge in 2-wöchentl. Abstand; dann:

Medorrhinum D200 - einmalig
nach weiteren 2 Wochen:

Luesinum D200 - einmalig
nach 1/2 Jahr Kur wiederholen

beachte: Anlage ist destruktiv!

PCP mit Schmerzen

Acidum benzoicum D3 - 3x tägl.
kleine Gelenke

Berberis D3 - 3x tägl.
alle Glieder, wunder Fersenschmerz, lahmes Kreuz

Lithium carbonicum D3 - 3x tägl.
Fingergelenke, Herzgegend

beachte: alle 3 Arzneien zu gleichen Teilen mischen, 10 Tropfen je Gabe

Perthes (allmähliche Bewegungseinschränkung der Hüfte)

Calcium phosphoricum D12 - 2x tägl.
2 Monate lang; danach:

Calcium fluoratum D12 - 2x tägl.
2 Monate lang; danach:

Silicea D12 - 2x tägl.
2 Monate lang; danach:

Strontium carbonicum D12 - 2x tägl.
2 Monate lang; danach:

Thallium D6 - 3x tägl.
2 Monate lang; danach:

Tellurium D6 - 3x tägl.
2 Monate; dazwischen Tuberculinum GT D200 und Luesinum D200 im Wechsel

Reiter (Gelenk-, Harnleiter- und Bindehaut-Entzündung)

Acidum benzoicum D4 - 3x tägl.
blaß, kaltschweißig; kleine Gelenke, Kniegelenke, Gicht; 4 Wochen, dann:

Acidum oxalicum D4 - 3x tägl.
rot, warmschweißig; Finger- und Zehengelenke; 4 Wochen lang, dann:

Acidum nitricum D4 - 3x tägl.
blaß, trocken; große Gelenke, Schienbein; 4 Wochen lang

Rheuma; Diathese

lymphatisch: wenn Rheuma mit Fieber begann
destruktiv: wenn Rheuma ohne Fieber begann (wie PCP)

Tuberculinum GT D200 - einmalig
immer die Erbnosoden in dieser Reihenfolge im 2-Wochen-Abstand; dann:

Medorrhinum D200 - einmalig
nach weiteren 2 Wochen:

Luesinum D200 - einmalig
nach 1/2 Jahr Kur wiederholen

Silicea D6 - 3x tägl.
wenn die Eltern Rheuma haben

Rheuma, akut

Apis D6 - stündl.
trockenes Fieber, kein Durst; Gelenke hellrot, Stiche, Kälte lindert

Bryonia D3 - stündl.
trockenes Fieber, viel Durst: Gelenke hochrot, Stiche bei Bewegung

Ledum D4 - 2stündl.
weniger Erguß als bei Bryonia; kleine Gelenke, von unten nach oben

Colchicum D4 - 2stündl.
im Herbst; Muskelansätze, Knochenhaut, Gelenke dunkelrot geschwollen

Kalmia D2 - stündl.
hohes Fieber; marternde Schmerzen, obere Arme, untere Beine, Herz

Phytolacca D4 - stündl.
im Herbst; Schulter, Unterarme, Unterschenkel, Knochenhaut, umherfliegend

Rheuma im Herbst (naßkaltes Wetter)

Colchicum D4 - 3x tägl.
Hand- und Fingergelenke, Knöchel, Zehen, Bindegewebe; abends, Schwäche

Rhus tox D4 - 3x tägl.
Bänder, Muskelscheiden, Weichteilrheuma, tiefe Rückenmuskeln; Unruhe

Thuja D6 - 3x tägl.
große Gelenke, Knie, nachts bis 4 Uhr, tags ab 16 Uhr; lithämisch

Natrium sulfuricum D6 - 3x tägl.
alle Glieder, bei Nebel, an Binnenseen; große Frostigkeit

Aranea diadema D12 - 2x tägl.
Gelenke, Muskeln, Fersenschmerz, Taubheit im Ulnarisgebiet (3. bis 5. Finger)

Phytolacca D4 - 3x tägl.
Bindegewebe, Periost, unterhalb der Ellenbogen, unterhalb der Knie; wandernd

Rheuma - GELENKE

Rheumatiker fürchten sich vor dem Herbst
Colchicum D4 - 3x tägl.
alles schlimmer im Herbst, Gicht, Verdauung, Durchfall
Caulophyllum D4 - 3x tägl.
kleine Gelenke werden unbeugsam, steif
Guaiacum D4 - 3x tägl.
Bänder ziehen überall

Rheuma vor Wetterwechsel
Rhododendron D30 - 1x bei Bedarf
vor Gewitter
Rhus tox D30 - 1x bei Bedarf
Wechsel zu feuchtem Wetter
Formica rufa D12 - 2x tägl.
Wechsel zu naßkaltem Wetter

Rheuma bei Schönwetter (trocken-warm)
Bryonia D3 - 3x tägl.
liebt Regen, möchte sich bewegen, aber heftiger Bewegungsschmerz
Causticum D4 - 3x tägl.
haßt trockene Kälte, liebt feuchte Wärme, ruhelos nachts
Nux vomica D6 - 3x tägl.
haßt trockende Kälte, bei Bewegung schlimmer, fühlt sich wie verkatert
Hepar sulfuris D200 - 1x wöchentl.
äußerst kälteempfindlich, liebt feuchte Wärme, Einhüllen; wie zerschlagen
Sarsaparilla D4 - 3x tägl.
haßt feuchte Kälte, liebt feuchte Wärme; wandernde Schmerzen nachts

Rheuma grabend, wühlend, schabend in der Nacht
Arnica D12 - 2x tägl.
durch Überanstrengung; wie zerschlagen, findet keinen Platz im Bett
Mercurius solubilis D30 - 1x tägl.
durch naßkaltes Wetter; in den langen Röhrenknochen
Hyoscyamus D12 - 2x tägl.
durch Hirnschädigung; steife, krampfige Glieder

Rheuma mit nächtlichen Knochenschmerzen
Acidum phosphoricum D6 - 3x tägl.
Hüfte, Wirbelsäule; schabend wie mit Messern, Wärme lindert
Strontium carbonicum D12 - 2x tägl.
lange Röhrenknochen; zieht, bohrt um 3 Uhr morgens, Wärme lindert

GELENKE - Rheuma

Asa foetida D4 - 3x tägl.
Schienbeine; schießt, klopft, bohrt unerträglich in Ruhe

Mezereum D4 - 3x tägl.
Schienbeine; zieht und bohrt jeden Winter, Kühle lindert

Mercurius solubilis D30 - 1x tägl.
Knochen- und Knochenhaut-Entzündung; reißt, schabt; große Unruhe, verlangt kühl aber keine Kälte

Rheuma, wandernde Schmerzen

Pulsatilla D6 - 3x tägl.
abends, Wärme

Kalium sulfuricum D4 - 3x tägl.
wie bei Pulsatilla, wenn diese versagt

Bryonia D3 - 3x tägl.
geringste Bewegung, seröse Häute

Colchicum D4 - 3x tägl.
im Herbst; Gicht, Muskelansätze, große Schwäche

Kalium bichromicum D6 - 3x tägl.
von einem Punkt ausgehend

Kalmia D4 - 3x tägl.
marternder Bewegungsschmerz, große Schwäche

Rheuma im Wechsel mit Durchfall

Arctium lappa D4 - 3x tägl.
dumpfe wunde Schmerzen in den Muskeln, Bewegung verschlimmert

Abrotanum D6 - 3x tägl.
bei Kälte, Nässe, Nebel; Kümmerling; an Lymphdrüsen, Tuberkulose denken

Dulcamara D6 - 3x tägl.
bei Wechsel zu feucht; wie zerschlagen, gelähmt, Bewegung bessert

Kalium bichromicum D12 - 2x tägl.
kommt und geht plötzlich, wandernd, punktförmig, kälteempfindlich, Bewegung bessert

Rheuma eher bei Frauen

Colchicum D4 - 3x tägl.
im Herbst; kleine Gelenke, Herz wie umwunden, große Schwäche

Caulophyllum D4 - 3x tägl.
Mittelhand, Endgliedgelenke der Hände, Verwachsungen deformieren

Calcium phosphoricum D6 - 3x tägl.
bei jedem Wetterwechsel, Waschfrauenhände, Kreuz und Beine

Sepia D6 - 3x tägl.
chronischer Kreuzschmerz, bei weichem Sitzen schlimmer

Cimicifuga D6 - 3x tägl.
Nässe, Wind, Muskelrheuma, Rücken, plötzlich, heftig, nachts
Pulsatilla D6 - 3x tägl.
Wärme, Sommer, Knie, Knöchel, Fußwurzel, Unterhaut wie geschwürig

Tripperrheuma

Thuja D6 - 3x tägl.
Knie, Schienbein, wie vergrößert; im Herbst, braucht Wärme
Pulsatilla D6 - 3x tägl.
Knie, Knöchel, Fußwurzeln; in der Wärme, im Sommer, abends; braucht Kälte
Kalium bichromicum D12 - 2x tägl.
Knie, wandernd; im warmen Zimmer besser
Guaiacum D4 - 3x tägl.
mehrere Gelenke, heiß, hart geschwollen, wie zu kurz, deformieren

Rheuma, Zeige- und Mittelfinger aufgetrieben

Causticum D6 - 3x tägl.
Sommerrheuma

Rheuma mit großer Schwäche

Colchicum D4 - 3x tägl.
mit Fieber, dunkelrote Schwellungen
Kalmia D4 - 3x tägl.
ohne Fieber, ohne Schwellungen

Rheuma mit Herzbeteiligung

Kalmia D4 - 3x tägl.
Herzstiche über die Schulter in den Rücken, in den Arm; Herzklappen
Lithium carbonicum D4 - 3x tägl.
Stiche, Zucken, Flattern, Enge, Harnflut bessert; Herzklappen
Ledum D4 - 3x tägl.
Druck und Beklemmung hinter dem Brustbein, von unten nach oben ziehend
Acidum benzoicum D4 - 3x tägl.
nachts Stolpern und Klopfen, Entzündung des Muskels, der Herzhäute
Colchicum D4 - 3x tägl.
wie mit einem breiten Band gequetscht, große Schwäche

Rheuma mit Blasenbeschwerden

Causticum D6 - 3x tägl.
unfreiwilliges, unbemerktes Harnträufeln
Sarsaparilla D6 - 3x tägl.
am Ende des Harnens

GELENKE - Rheuma

Lycopodium D4 - 3x tägl.
am Beginn des Harnens, rotbrauner klarer Satz
Berberis D3 - 3x tägl.
am Beginn des Harnens, rötlicher trüber Satz
Acidum benzoicum D3 - 3x tägl.
extrem stinkender, scharfer Urin
Lithium carbonicum D4 - 3x tägl.
häufiges Harnen, Brennen, Krämpfe, schleimiger braunroter Satz

Rheuma mit Entzündung der Prostata

Thuja D6 - 3x tägl.
und zusätzlich:
Medorrhinum D200 - 1x monatl.
lithämische Diathese

Rheuma mit Fußsohlenschmerz

Antimonium crudum D4 - 3x tägl.
sehr empfindlich

Rheuma besser durch Alkohol

Acidum sulfuricum D4 - 3x tägl.
Gelenk- und Nervenschmerzen
Ledum D4 - 3x tägl.
von unten nach oben ziehend
Capsicum D4 - 3x tägl.
Gelenke und Muskeln, nach Ruhe und in der Kälte schlimmer

Rheuma, Bewegung erleichtert Schmerzen

Rhus tox D6 - 3x tägl.
leichte Bewegung; Anfangsbewegung und fortgesetzte Bewegung schlimmer
Pulsatilla D6 - 3x tägl.
leichte Bewegung
Lycopodium D4 - 3x tägl.
leichte Bewegung
Ferrum D12 - 2x tägl.
leichte Bewegung
Magnesium carbonicum D6 - 3x tägl.
ständige Bewegung
Calcium fluoratum D12 - 2x tägl.
fortgesetzte Bewegung; Anfangsbewegung schlimmer

Rheuma - GELENKE

Rheuma, Bewegung verschlimmert Schmerzen
Bryonia D3 - 3x tägl.
hält sich ruhig, da die leichteste Bewegung sticht
Causticum D6 - 3x tägl.
ruhelos nachts, möchte sich bewegen
Kalmia D4 - 3x tägl.
vor allem beim rheumatischen Fieber
Rhododendron D4 - 3x tägl.
auch Ruhe verschlimmert, möchte sich bewegen
Cimicifuga D6 - 3x tägl.
sehr ruhelos, möchte sich bewegen, aber kann nicht
Guaiacum D4 - 3x tägl.
steif, schwach

Rheuma der Brustkorbmuskeln
Arnica D6 - 3x tägl.
wie geprügelt bei Nässe, Kälte, muskulärer Überanstrengung
Ranunculus bulbosus D4 - 3x tägl.
wie gequetscht bei wechselhaftem feuchtem Wetter

Rheuma der Fußrücken
Ruta D4 - 3x tägl.
Sehnen, Knochenhäute; danach Versuch mit:
Ledum D4 - 3x tägl.
hartnäckige Schwellung; oder mit:
Viola odorata D4 - 3x tägl.
Versuch lohnt sich

Rheuma der großen Gelenke
Bryonia D3 - 3x tägl.
liebt Regen, möchte sich bewegen, aber heftiger Bewegungsschmerz
Causticum D4 - 3x tägl.
gichtige Ablagerungen; Sehnen wie zu kurz; reckt sich, dehnt sich
Pulsatilla D6 - 3x tägl.
Beingelenke, wandernd, abends in Wärme; Leber- und Magenstörung
Calcium carbonicum D6 - 3x tägl.
Folge von Nässe, kaltem Wasser; Gichtknoten der Finger

Rheuma der kleinen Gelenke
Colchicum D4 - 3x tägl.
Hände und Füße; geschwollen, dunkelrot, Druckschmerz; große Schwäche

Caulophyllum D4 - 3x tägl.
Mittelhand, Endgliedgelenke der Hände; Verwachsungen deformieren

Ledum D6 - 3x tägl.
Hände und Füße; nach oben ziehend; Gegenarznei bei Colchicum-Mißbrauch

Rhododendron D6 - 3x tägl.
Hände und Füße; Barometerschmerzen, vor Wetterwechsel, vor Gewitter

Lithium carbonicum D6 - 3x tägl.
Fingergelenke, Herz; Harn rotbrauner Satz, Harnflut bessert

Actaea spicata D6 - 3x tägl.
Hände und Füße; Gelenke schwellen, schmerzen nur während der Bewegung

Rheuma der kleinen Gelenke in den Wechseljahren

Sepia D12 - 2x tägl.
chronisch, steif; Kreuz, Knie, besser durch Bewegung, frische Luft

Lachesis D12 - 2x tägl.
akut oder schleichend, gespannt, berührungsempfindlich; nachts, beim Erwachen

Caulophyllum D4 - 3x tägl.
chronisch, steif; Faustschluß nicht mehr möglich

Rheuma der Knochenhaut und Muskeln

Rhus tox D6 - 3x tägl.
weiches Bindegewebe

Cimicifuga D6 - 3x tägl.
Muskelbäuche

Colchicum D4 - 3x tägl.
Sehnen, Hüllen, Bänder, Knochenhaut

Sanguinaria D6 - 3x tägl.
akut, Nacken, Rücken, rechte Schulter

Phytolacca D4 - 3x tägl.
Bindegewebe, Knochenhaut, Schultern, Unterarme, Unterschenkel

Rheuma der Jugendlichen

Tuberculinum bovinum D200 - 1x monatl.
und
Umckaloabo D2 - 3x tägl.

Tennisarm (Epicondylitis), Schmerz wie überanstrengt

Formica rufa D30 - jeden 2.Tag
kreisförmig um den Schmerzpunkt quaddeln und an Knochenhaut spritzen

Ruta D200 - jeden 2.Tag
zusätzlich, da Knochenhaut überanstrengt; bei Mißerfolg Versuch mit:

Arnica D4 - 3x tägl.
und
Ruta D4 - 3x tägl.
und
Hypericum D4 - 3x tägl.
zu gleichen Teilen mischen, 10 Tropfen je Gabe; Arm ruhig stellen!

Umknicken der Knöchelgelenke, häufig wiederkehrend
Rhus tox D6 - 3stündl.
akut, verrenkt
Calcium phosphoricum D6 - 3x tägl.
schwache Gelenke überall
Causticum D6 - 3x tägl.
trockene, knackende, wie zu kurze Gelenke
Natrium carbonicum D12 - 2x tägl.
chronisch wiederkehrend
Strontium carbonicum D12 - 2x tägl.
Karies und Wucherung der Gelenke

Verletzung des Meniskus
Petroleum D6 - 3x tägl.
und der Gelenke

Verstauchung (Distorsion), allgemein
Rhus tox D4 - 3x tägl.
Zerrung von Gelenkkapseln, Sehnen, Bändern; Fußballer, Tänzer, Tennisspieler

NOTIZEN:

Knochen

Knochenbruch, allgemein
Symphytum D4 - 3x tägl.
fördert Kallusbildung; Grünholzfraktur
Ruta D4 - 3x tägl.
Knochenhaut und Sehnen schmerzen
Acidum carbolicum D4 - 3x tägl.
offener Bruch, starke Verschorfung der Wunden

Schwellung nach Knochenbruch
Strontium carbonicum D12 - 2x tägl.
warme Auflage tut gut

chronische Knocheneiterung (Osteomyelitis), nach außen offen
Pyrogenium D30 - einmalig
bei aashaft stinkender Eiterung
Acidum hydrofluoricum D6 - 3x tägl.
3 Monate lang im täglichen Wechsel mit dem ergänzenden
Silicea D12 - 2x tägl.
die Wundabsonderungen sind dünn scharf, wundmachend
Calcium fluoratum D12 - 2x tägl.
folgt gut auf die beiden oberen Arzneien und heilt oft aus!
Asa foetida D4 - 3x tägl.
bei widerlich stinkenden Wundsekreten, Schienbein zieht und bohrt in der Ruhe wie mit Messern

chronische Knocheneiterung der Fußknochen
Platinum chloratum D4 - 3x tägl.

Knochenfistel
Calcium fluoratum D6 - 3x tägl.
Sekret dünn, scharf, wundmachend; eher im Sommer, Kälte lindert
Acidum hydrofluoricum D6 - 3x tägl.
Sekret dünn, scharf, ätzend; im Sommer schlimmer, Kälte lindert
Silicea D6 - 3x tägl.
eher im Winter; Sekret dünn, scharf, wundmachend, Wärme lindert
Strontium carbonicum D12 - 2x tägl.
1. Arznei für alle abbauenden Knochenprozesse; Bohren in den Röhrenknochen
Thallium D6 - 3x tägl.
2. Arznei; heftig brennende Fußsohlen, Druckschmerz der Schienbeinkante

Tellurium D6 - 3x tägl.
3. Arznei; Sekret riecht nach Heringslake; die 3 Arzneien folgen gut aufeinander

Knochenhaut-Entzündung (Periostitis) vor dem Eiterungsstadium
Mezereum D4 - 3x tägl.
sehr berührungsempfindlich, nächtlicher Knochenschmerz

Knochenhaut-Entzündung, chronisch
Colchicum D6 - 3x tägl.
Sehnen, Sehnenplatten, Bänder, Herbstrheuma, Gicht, Herz, Blähungen
Phytolacca D6 - 3x tägl.
Bindegewebe, Schultern, Unterarme, Unterschenkel, Herbst, nachts

Knochenhaut-Verletzung
Ruta D3 - 3x tägl.
Prellungen, Schienbein, Sehnenbeteiligung, usw.

Knochenkrebs (Sarkom)
Thallium D6 - 3x tägl.
für tiefgreifende degenerative Knochenprozesse; erregt, teilnahmslos
Cresolum D6 - 3x tägl.
ist eher in Hochstimmung im Vergleich zur Schwere des Krankheitsbildes
Silicea D6 - 3x tägl.
dicke, gelbe, stinkende Absonderungen

Knochenwachstumsstörung (Osteogenesis imperfecta)

Knochenbrüchigkeit, Minderwuchs; junger Mensch
Calcium fluoratum D12 - 2x tägl.
fortlaufend; zusätzlich monatlich die Erbnosoden; zuerst:
Tuberculinum GT D200 - einmalig
danach:
Medorrhinum D200 - einmalig
danach:
Luesinum D200 - 1x monatl.
sehr lange
Symphytum D3 - 3x tägl.
und
Arnica D4 - 3x tägl.
bei jedem Bruch zusätzlich

KNOCHEN - Brüchigkeit

Knochenbrüchigkeit, Minderwuchs; alter Mensch

Silicea D6 - 3x tägl.
blaß, schwach

Strontium carbonicum D6 - 3x tägl.
rot, kräftig; zusätzlich monatlich die Erbnosoden in dieser Folge:

Tuberculinum GT D200 - 1x monatl.
danach:

Medorrhinum D200 - 1x monatl.
danach:

Luesinum D200 - 1x monatl.
sehr lange

Arnica D4 - 3x tägl.
zusammen mit Symphytum D4 bei jeder Fraktur zusätzlich

Osteoporose; Rückenschmerzen, Knochenbrüche

Tuberculinum GT D200 - einmalig
Therapiebeginn; zusätzlich:

Calcium fluoratum D12 - 2x tägl.
zwei Monate lang; Knochenverdickungen; danach:

Strontium carbonicum D12 - 2x tägl.
zwei Monate lang; Knochenfraß der langen Röhrenknochen; danach:

Thallium D6 - 3x tägl.
zwei Monate lang; tiefgreifende Knochenprozesse; danach:

Radium bromatum D12 - 2x tägl.
zwei Monate lang; Folge von viel Röntgen; blitzartige elektrische Schläge

Hypericum D30 - 1x bei Bedarf
bei Nervenschmerzen durch Knochenbrüche, vor allem der Wirbelkörperplatten

Perthes; Hinken, Bewegung eingeschränkt, schmerzt

Calcium phosphoricum D12 - 2x tägl.
Therapiebeginn, 3 Monate lang; lymphatisch; danach:

Calcium fluoratum D12 - 2x tägl.
destruktiv; 2 Monate lang; danach:

Silicea D12 - 2x tägl.
alle 3 Arzneien folgen gut aufeinander, ergänzen sich; nach 2 Monaten:

Strontium carbonicum D12 - 2x tägl.

Thallium D4 - 3x tägl.

Tellurium D4 - 3x tägl.
in dieser Folge je 2 Monate

Tuberculinum GT D200 - 1x im Halbjahr
dazwischen geben und

Luesinum D200 - 1x im Halbjahr
4 Wochen später dazwischen geben

Rheuma mit nächtlichen Knochenschmerzen

Acidum phosphoricum D6 - 3x tägl.
Hüfte, Wirbelsäule; schabend wie mit Messern, Wärme lindert

Strontium carbonicum D12 - 2x tägl.
lange Röhrenknochen; zieht, bohrt um 3 Uhr morgens, Wärme lindert

Asa foetida D4 - 3x tägl.
Schienbeine; schießt, klopft, bohrt unerträglich in Ruhe

Mezereum D4 - 3x tägl.
Schienbeine; zieht und bohrt jeden Winter, Kühle lindert

Mercurius solubilis D30 - 1x tägl.
Knochen- und Knochenhautentzündung; reißt, schabt; große Unruhe, verlangt kühl aber keine Kälte

Sudeck-Syndrom, Pseudogelenkbildung nach Knochenbruch

Aurum D4 - 3x tägl.
chronisch-entzündliche Durchblutungs- und Stoffwechselstörung; 3 Monate lang

Thallium D6 - 3x tägl.
nach Aurum geben; heftige schlagartige Schmerzen, Aussetzen (Latenz) der Schmerzen mehrere Tage

Calcium fluoratum D6 - 3x tägl.
Fokalherd? entzündliche Noxe?

Beryllium D6 - 3x tägl.
gestörte Phosphatase-Aktivität, Teil ist kalt

Symphytum D4 - 3x tägl.
fördert Kallusbildung durch Leukozyten-Einwanderung

Bellis D3 - 3x tägl.
tiefsitzendes Wundheitsgefühl, Teil wie zerschlagen, Wärme lindert

Überbein, Exostose, Knochenauswuchs

Hekla lava D4 - 3x tägl.
sehr bewährt!

Überbein der Fußknochen

Mezereum D4 - 3x tägl.
sehr berührungsempfindlich, nächtlicher Knochenschmerz

Hekla lava D4 - 3x tägl.
bei spangenartigen Knochenauswüchsen

NOTIZEN:

Wirbelsäule

Asthma nach Verletzung der Wirbelsäule
Hypericum D4 - 3x tägl.

Bechterew; Wirbelsäule schrumpft und verknöchert
Erbnosoden D200 - einmalig in monatl. Abstand
Tuberculinum GT D200, Medorrhinum D200, Luesinum D200; dann:
Luesinum D200 - 1x monatl.
destruktiver Knochen-Gelenk-Prozeß; dazu zuerst die
Calcium-Salze D12 - 2x tägl.
später:
Strontium carbonicum D12 - 2x tägl.
Thallium D4 - 3x tägl.
Tellurium D4 - 3x tägl.
nacheinander je 2 Monate lang; oder:
Hekla lava D4 - 3x tägl.
bei spangenartigen Knochenauswüchsen; zusätzlich:
Dulcamara D6 - 3x tägl.
bei Auslösung: Durchnässen im Herbst, schlimmer bei feuchtem Wetter

Bandscheiben-Teilvorfall; kurativ
Calcium fluoratum D12 - 2x tägl.
4 Wochen lang; danach:
Strontium carbonicum D12 - 2x tägl.
4 Wochen lang; danach:
Thallium D6 - 3x tägl.
4 Wochen lang; Kur wiederholen; wenn noch Beschwerden, weiter mit:
Radium bromatum D6 - 3x tägl.
4 Wochen lang, danach:
Tellurium D6 - 3x tägl.
4 Wochen lang; ebenso bedarfsweise wiederholen

Hexenschuß
Rhus tox D4 - stündl.
nach Überanstrengung, wie verrenkt, Anfangsbewegung schlimmer
Calcium fluoratum D4 - 2stündl.
schwache Knochen, fortgesetzte Bewegung bessert
Bryonia D3 - stündl.
schneidender Schmerz bei der geringsten Bewegung

Colocynthis D3 - stündl.
stechender Nervenschmerz, einschießend
beachte: die beiden letzten Arzneien auch im Wechsel alle 10 Minuten

Ischias, akut
Aconitum D30 - 1x bei Bedarf
plötzlich
Colocynthis D4 - alle 10 Min.
einschießend
Rhus tox D30 - 1x bei Bedarf
rechts

Ischias, entzündlich, plötzlich, Auslösung
Aconitum D30 - 1x bei Bedarf
durch Kälte, Feuchtigkeit, Zugluft; Ärger, Aufregung; taub, kribbelt
Belladonna D30 - 1x bei Bedarf
durch Erkältung, Zugluft; sticht, nachts, bei Bewegen; steht auf
Nux vomica D30 - 1x bei Bedarf
durch trockene Kälte, Zugluft; schießt bis zum Fuß; zuckt, lahm, kalt

Ischias, neuralgisch, nicht entzündlich
Arsenicum album D30 - 1x bei Bedarf
nachts unerträglich, tagsüber beschwerdefrei, Wärme lindert
Chamomilla D30 - 1x bei Bedarf
brüllt vor Schmerz, je mehr Schmerz, desto heißer der Patient
Colocynthis D6 - stündl.
bis zum Knie, zur Ferse, bei Bewegen, Kälte; Bein wie im Schraubstock
Gnaphalium D6 - stündl.
bis zu den Zehen, heftig, taub, beim Liegen, Bewegen; muß sich setzen

Ischias, rheumatisch
Bryonia D4 - stündl.
schießt von oben nach unten, Wärme und fester Druck lindern
Ledum D4 - stündl.
zieht von unten nach oben, Kälte lindert

Ischias, tief im Muskel sitzend
Rhus tox D30 - 1x bei Bedarf
eher rechts, Folge von Unterkühlung, Überanstrengung
Nux vomica D30 - 1x bei Bedarf
Folge von Ärger, Aufregung, trockener Kälte

Tartarus stibiatus D4 - 3stündl.
kollapsartig, jeder Hustenstoß erschüttert das Kreuz
Magnesium phosphoricum D4 - 3stündl.
krampfartig, muß sich krümmen

Ischias im linken Oberschenkel
Kalium bichromicum D12 - 2stündl.
quälend, Bewegen erleichtert

Ischias mit Hauptschmerz im Knie
Ruta D4 - stündl.
schießt am Ischias hinunter, Anfangsbewegung; läuft auf und ab

Ischias nach Überanstrengung
Arnica D30 - 1x bei Bedarf
wie geprügelt, wie gequetscht, Kühle lindert
Rhus tox D30 - 1x bei Bedarf
Sehnen und Bänder wie zerschlagen, wie verrenkt, Wärme lindert

Ischias bei Muskelschwund
Plumbum D12 - 2x tägl.
blitzartig, anfallsweise, Krämpfe entlang der Schmerzen

Ischias in der Schwangerschaft
Aconitum D30 - 1x bei Bedarf
plötzliche Unterkühlung
Collinsonia D4 - 3x tägl.
Verstopfung, Krampfadern an den Schamlippen
Rhus tox D30 - 1x bei Bedarf
rechts, Unterkühlung, Überanstrengung
Gnaphalium D4 - 3x tägl.
links, muß im Stuhl sitzen
Agaricus D6 - 3x tägl.
kann nicht weich sitzen

Ischias mit Schweißausbruch
Gelsemium D4 - 2stündl.
und Erschöpfung

Ischias nur im Sitzen
Ammonium chloratum D4 - 3x tägl.
im Liegen schmerzlos

Ischias mit Taubheitsgefühl
Gnaphalium D4 - 3x tägl.
heftig entlang der großen Nerven mit Taubheitsgefühlen; im Sitzen gut

Kreuzarthrose (Ileosakralarthrose), Gelenkversteifung
Calcium carbonicum D6 - 3x tägl.
3 Monate lang; danach:
Strontium carbonicum D12 - 2x tägl.
ebenso 3 Monate lang; Kur wiederholen

Kreuzschmerzen, braucht feste Kreuzstütze beim Sitzen
Natrium muriaticum D200 - 1x monatl.
trocken; bewegt die Wirbelsäule hin und her
Kalium carbonicum D200 - 1x monatl.
wäßrig; Hirn schwach, Herz schwach, Kreuz schwach
Causticum D200 - 1x monatl.
trocken; reckt und dehnt sich nach hinten
Sepia D200 - 1x monatl.
wäßrig; alles hängt, äußeres Gewebe und innere Organe
Helonias D12 - 2x tägl.
überarbeitet, abgewrackt, Bewegung bessert alles

"gynäkologischer Kreuzschmerz"
Sepia D6 - 3x tägl.
bei gesenkter Gebärmutter; alles hängt: Gewebe, Organe, Gemüt
Kalium carbonicum D6 - 3x tägl.
Hirn schwach, Herz schwach, Kreuz schwach
Lilium D6 - 3x tägl.
Gefühl, als falle alles aus der Scheide, muß die Hand dagegen drücken
Helonias D12 - 2x tägl.
abgewrackte Frauen, Bewegen bessert, Ablenken erquickt Gemüt

Kreuzschmerzen und Ischias bei jedem Wetterwechsel
Calcium-Salze D12 - 2x tägl.
durch kaltes Wasser, feuchte Kälte, ins Kreuz, in Beine ausstrahlend
Dulcamara D6 - 3x tägl.
bei Wechsel zu feuchtem Wetter
Thuja D6 - 3x tägl.
von warm zu kalt-feucht

Kreuzschmerzen der Mutter nach Zangengeburt
Hypericum D4 - 3x tägl.
Nervenquetschung

Nackenschmerzen nach Schleudertrauma
Arnica D12 - 2x tägl.
Therapiebeginn, immer zuerst geben, 4 Wochen lang; danach:
Hypericum D4 - 3x tägl.
4 Wochen lang; danach:
Ruta D4 - 3x tägl.
4 Wochen lang; auch als Mischung zu gleichen Teilen, 10 Tropfen je Gabe

Nackenkrampf
Gelsemium D30 - 1x bei Bedarf
bei Schwüle, Föhn; apathisch
Cimicifuga D3 - alle 10 Min.
bei Hysterie, bei Kopfschmerz
Zincum D12 - stündl.
beim Autofahren
Ignatia D30 - 1x bei Bedarf
bei akuten Sorgen

Schiefhals (Torticollis), akut
Phosphorus D200 - einmalig
nach Verlegen, kühle Auflage lindert
Belladonna D30 - 2stündl.
plötzlich durch Naßwerden des Kopfes, warme Auflage lindert
Lachnanthes D4 - 3x tägl.
chronisch mit Kopfschmerz bis zur Nase; wie verrenkt
Menyanthes D4 - 3x tägl.
chronisch mit Kopfschmerz im 1. Trigeminusast; Gegendruck lindert

Querschnittsverletzung, kurativ
Arnica D4 - 3x tägl.
4 Wochen lang, dann:
Hypericum D4 - 3x tägl.
4 Wochen lang, dann:
Mandragora D4 - 3x tägl.
4 Wochen lang, dann:
Harpagophytum D4 - 3x tägl.
4 Wochen lang; Kur bedarfsweise wiederholen

WIRBELSÄULE - Rücken

Rückenschmerzen nach Verletzung der Wirbelsäule
Arnica D12 - 2x tägl.
Therapiebeginn, immer zuerst geben, 4 Wochen lang; danach:
Hypericum D4 - 3x tägl.
4 Wochen lang; bei Nichterfolg mit:
Natrium sulfuricum D12 - 2x tägl.
versuchen; ebenso lange geben; Kur bedarfsweise wiederholen

Rückenschmerzen, rechts am unteren Schulterblattwinkel
Chelidonium D6 - 3x tägl.
dumpf, ziehend; Leberschmerz

Rückenschmerzen, herzbedingt
Cactus D3 - 3x tägl.
Herzdruck, Herzkrampf, Druck und Krampf im Rücken
Kalmia D2 - 3x tägl.
Herzziehen zur Schulter hin, Ziehen im Rücken
Spigelia D4 - 3x tägl.
Herzstiche, Herzklopfen, Stiche und Klopfen im Rücken

Rückenschmerzen, schlimmer nach Harnlassen
Luesinum D200 - 3x tägl.
Goldkörnchen!

letzter (12.) Brustwirbel schmerzt
Zincum D30 - 1x bei Bedarf
dumpf, sticht, vor allem bei geistiger Erschöpfung

Scheuermann bei Kindern und Jugendlichen, Wirbelsäule verkrümmt
Calcium phosphoricum D4 - 3x tägl.
und zusätzlich:
Tuberculinum bovinum D200 - einmalig

gebeugte und in sich verdrehte Wirbelsäule (Skoliose)
Calcium phosphoricum D6 - 3x tägl.
muß sich mit allen Mitteln durchsetzen, erschöpft rasch
Calcium fluoratum D6 - 3x tägl.
setzt sich vor allem mit Kraft durch, erschöpft nicht

Brennen zwischen den Schulterblättern
Phosphorus D12 - 2x tägl.
wie Feuer; Hitze hoch, Frost runter, als bewege sich Quecksilber darin

Lycopodium D12 - 2x tägl.
wie von heißen Kohlen, vor allem in der Ruhe, Bewegen erleichtert

Hängeschultern bei Jugendlichen

Phosphorus D200 - 1x monatl.
schlank, zart, errötend, heiter, rasch erschöpft

Sulfur D200 - 1x monatl.
schlank, kräftig, blaß, schmuddelig, ernst, philosophiert

Steißbeinschmerz, allgemein, häufiger bei Frauen

Castor equi D200 - einmalig
sehr bewährtes Goldkörnchen(!), meist seelisch bedingt

Ruta D4 - 3x tägl.
eher in der Folge von Knochenhautverletzung

Tarantula hispanica D6 - 3x tägl.
nach Entbindung

Wurzelneuritis (Radikulitis)

Hypericum D4 - 3x tägl.
Folge von Nervenverletzung

NOTIZEN:

Arme

Durchblutungsstörungen der Glieder, Froschhände
Acidum phosphoricum D12 - 2x tägl.
eiskalt, feucht, nervöse Erschöpfung
Calcium fluoratum D12 - 2x tägl.
dunkelrot, wie abgestorben in der Kälte, Gewebsschwäche
Silicea D12 - 2x tägl.
blaßrot, wie abgestorben in der Kälte, Gewebsschwäche
Pulsatilla D12 - 2x tägl.
dunkelrot, Venenstau
Jodum D12 - 2x tägl.
blaurot in der Kälte, blasses Gesicht, Schilddrüsen-Überfunktion
Lachesis D12 - 2x tägl.
blaurot in der Kälte, Schilddrüsen-Überfunktion, Gefäßstau

akute Gelenkentzündung der Schultern (Deltoid-Muskel)
Sanguinaria D6 - 3x tägl.
rechts, akut, Nacken, nachts beim Umdrehen, kann Arm nicht mehr heben
Magnesium carbonicum D6 - 3x tägl.
rechts, Leberbelastung, schlimmer im Bett, besser durch Wärme
Ferrum D12 - 2x tägl.
eher rechts, wellenartig; Bewegen, Kühle lindern
Ferrum phosphoricum D12 - 2x tägl.
eher links
Nux moschata D6 - 3x tägl.
links, als ob die Knochen in Stücke zerschlagen wären, Herbst
Urtica urens D3 - 3x tägl.
rechts und links, Waschen verschlimmert; löst Harnsäureablagerungen
Phytolacca D4 - 3x tägl.
rechts und links, zieht nachts umher, besonders im naßkalten Herbst

Gichtknoten bei deformierten Fingergelenken
Ammonium phosphoricum D4 - 3x tägl.
und Harnsäureablagerungen in den Gelenken, chronische Gicht
Guaiacum D4 - 3x tägl.
alle Gelenke, Sehnen wie zu kurz

Nervenschmerz (Neuralgie) der Arme nachts
Aconitum D30 - 1x bei Bedarf
plötzliches Erwachen durch Schmerz um Mitternacht

Aesculus D4 - 3x tägl.
Venenstau, Kälte bessert; kräftig
Sanguinaria D6 - 3x tägl.
Hitzestau, nur rechts, pulsierend, Kälte bessert
Arsenicum album D6 - 3x tägl.
Nervenkrampf, brennt, Wärme bessert
Secale D4 - 3x tägl.
Arteriolenkrampf, Hitzeempfindung, Haut aber kalt, Wärme bessert

Phlegmone in der Hohlhand
  Hepar sulfuris D200 - 6stündl., 3x insgesamt
  fördert die Eiterung; hart; verlangt Wärme
  Mercurius solubilis D200 - 6stündl.
  hart; verlangt Kälte

Rheuma, Zeige- und Mittelfinger aufgetrieben
  Causticum D6 - 3x tägl.
  Sommerrheuma

Schrunden, Einrisse an den Händen
  Natrium carbonicum D12 - 2x tägl.
  Handrücken über den Fingergrundgelenken, trockene Hohlhand
  Alumina D12 - 2x tägl.
  Hohlhand, Fingerspitzen, blutend
  Petroleum D12 - 2x tägl.
  Hohlhand, Finger, Fingerkuppen, blutend, jeden Winter
  Graphites D12 - 2x tägl.
  Hohlhand, Finger, Fingerspitzen, eitrig

Schweiß, übermäßig in den Handflächen
  Sulfur D12 - 2x tägl.
  heiß, sauer, übelriechend
  Pulsatilla D12 - 2x tägl.
  warm; voller Hemmungen, Erröten
  Jodum D12 - 2x tägl.
  wäßrig tropfend; Schilddrüsenüberfunktion
  Ferrum phosphoricum D12 - 2x tägl.
  flüssig; Erröten, lymphatisch
  Gelsemium D30 - 1x bei Bedarf
  flüssig bei Lampenfieber
  Coffea D12 - 2x tägl.
  flüssig bei freudigen Ereignissen

NOTIZEN:

Beine

Amputationsneuralgie, Phantomschmerz

Allium cepa D4 - 3x tägl.
sehr bewährt!

Arnica D4 - 3x tägl.
Folge von Verletzung; wie zerschlagen

Staphisagria D3 - 3x tägl.
Folge von Schnittverletzung; steif, sticht, krampft

Hypericum D4 - 3x tägl.
Folge von Nervenquetschung, Nervendurchtrennung; sticht wie gequetscht

Symphytum D4 - 3x tägl.
Folge von Knochenverletzung; wie gebrochen

Ammonium chloratum D3 - 3x tägl.
Fuß wie zu kurz

Beingeschwür bei arteriellen Durchblutungsstörungen

Arnica D4 - 3x tägl.
Gefäßverkalkung; nach lokaler Verletzung

Abrotanum D4 - 3x tägl.
schwache, brüchige Äderchen

Secale D4 - 3x tägl.
Gefäßkrämpfe

Beingeschwür bei venösen Durchblutungsstörungen

Lachesis D12 - 2x tägl.
dunkelroter Rand, dunkles Blutsickern, eher links; drohende Embolie

Crotalus D12 - 2x tägl.
blutet stärker als Lachesis, eher rechts

Vipera D12 - 2x tägl.
blasse Schwester der Lachesis; Beine wie zum Platzen, legt sie hoch

Aesculus D4 - 3x tägl.
Beckenvenenstau, Splittergefühl, Kreuzschmerz, Hämorrhoiden

Carbo animalis D4 - 3x tägl.
dunkler Rand, Wunde schwarz wie Kohle, Schwellung durch Stauung

Beingeschwür, schmerzlos durch Stauung

Carduus D4 - 3x tägl.
Pfortaderstau, 4 Wochen lang; oder:

Hamamelis D4 - 3x tägl.
Beinvenenstau, 4 Wochen lang, danach:

Pulsatilla D4 - 3x tägl.
4 Wochen lang; dazu:
Calcium fluoratum D12 - 1x tägl. abends

Beingeschwür, schmerzhaft

Acidum nitricum D6 - 3x tägl.
wie von Holzsplitter; dünner, scharf stinkender Eiter; sucht trockene Wärme

Hydrastis D4 - 3x tägl.
dünnes, scharfes eitriges Wundsekret; sucht feuchte Wärme

Kreosotum D4 - 3x tägl.
Wundrand und Wundbett empfindungslos, Eiter stinkt nach Knoblauch; sucht Wärme

Asa foetida D4 - 3x tägl.
bläulicher Rand, dünn-eitrige Wunde, stinkt aashaft, sehr empfindlich

Arsenicum album D6 - 3x tägl.
wachsartiger Rand, blasse Wunde, brennt; braucht feuchte Wärme

Kalium bichromicum D12 - 2x tägl.
Wunde wie ausgestanzt

Beingeschwür, narbig

Acidum hydrofluoricum D6 - 3x tägl.
hartnäckig hitzig, Venen erweitert; schlimmer sommers, Hitze, Schwüle

Calcium fluoratum D12 - 2x tägl.
bläulicher, juckender Rand, leicht blutende Wunde; Kühle lindert

Silicea D6 - 3x tägl.
schlechte Heilhaut, nässende, stinkende Wunde; verlangt Wärme

Brand (Gangrän), eitrig zerfallend

immer an Diabetes denken!

Secale D4 - 3x tägl.
trockener Gewebsbrand; innere Hitze, äußerlich Kälte

Kreosotum D4 - 3x tägl.
empfindungsloser Gewebsbrand, Eiter stinkt nach Knoblauch; sucht Wärme

Asa foetida D4 - 3x tägl.
dünne eitrige Wunde, stinkt aashaft, berührungsempfindlich

Arsenicum album D6 - 3x tägl.
wachsartiger Rand, blasse Wunde, brennt nachts; braucht feuchte Wärme

Durchblutungsstörungen der Arterien; rot

Arnica D12 - 2x tägl.
verkalkte Gefäße, verkalkte Menschen, tagsüber Schmerzen

Lachesis D12 - 2x tägl.
vergiftete Gefäße, giftige Menschen, beim Erwachen Schmerzen
Aurum D12 - 2x tägl.
brüchige Gefäße, gebrochene Menschen, nachts Schmerzen

Durchblutungsstörungen der Arterien; blaß
Secale D4 - 3x tägl.
abgehärmt; innen heiß, außen kalt, reibt, streckt Glieder, will Kälte
Cuprum D6 - 3x tägl.
beklagenswert; springt aus dem Bett wegen der Krämpfe, umklammert die Beine
Plumbum D6 - 3x tägl.
geschwunden; dehnt berührungsempfdl. Glieder, hält sie fest, will Wärme
Tabacum D6 - 3x tägl.
funktionell, Gefäßkrämpfe, Übelkeit, Schwindel
Arsenicum album D6 - 3x tägl.
ausgemergelt, Gefäße bröckelig, todelend; will nur noch Wärme

Durchblutungsstörungen der Glieder
(Füße kalt, feucht, blaurot)
Acidum hydrofluoricum D6 - 3x tägl.
nachts heiß, Gewebsschwäche
Jodum D12 - 2x tägl.
heißes rotes Gesicht, Schilddrüsen-Überfunktion
Hedera D6 - 3x tägl.
eiskalt, Kropf bei Schilddrüsen-Überfunktion

Fersenschmerz
Aranea diadema D12 - 2x tägl.
Herbstrheuma, zieht entlang der Wade nach oben
Ledum D3 - 3x tägl.
Rheuma, zieht von unten nach oben
Colchicum D4 - 3x tägl.
Herbstrheuma, Knochenschmerz
Secale D4 - 3x tägl.
trockenes Fersengeschwür
Kalium jodatum D4 - 3x tägl.
nässendes Fersengeschwür

Frostbeulen, Erfrierungen der Zehen
Abrotanum D3 - 3x tägl.
flohstichartige Schmerzen, feinste Venenzeichnung sichtbar

Petroleum D6 - 3x tägl.
sehr schmerzhaft, sieht übel aus
Agaricus D4 - 3x tägl.
juckt wie mit tausend Eisnadeln

Fußpilz zwischen den Zehen
Acidum hydrofluoricum D6 - 3x tägl.
akut im Sommer, blasig, tiefe Risse
Calcium fluoratum D12 - 2x tägl.
chronisch im Sommer, blasig, rissig
Silicea D12 - 2x tägl.
chronisch im Winter, Bläschen, rissig

Hinken bei Gefäßverschlußkrankheit (Claudicatio intermittens)
Secale D4 - 3x tägl.
blaß; innen heiß, außen kalt, reibt und streckt Glieder, will Kälte
Cuprum D6 - 3x tägl.
blaß; springt aus dem Bett wegen Krämpfe, drückt sie, tritt fest auf
Plumbum D6 - 3x tägl.
wie bei Cuprum; berührungsempfindliche, schwindende Muskeln; sucht Wärme
Arnica D12 - 2x tägl.
lymphatisch verkalkter, roter, kräftiger Mensch
Lachesis D12 - 2x tägl.
lithämisch vergifteter, roter, einst kräftiger Mensch
Aurum D12 - 2x tägl.
destruktiv gebrochener, roter, untersetzter Mensch

Oberschenkelhaut überempfindlich
China D4 - 3x tägl.
auf Kleiderreiben: Erschöpfung, zehrende Krankheiten, Genesungszeit
Rhus tox D6 - 3x tägl.
nach Unterkühlung; Nervenentzündung
Dulcamara D6 - 3x tägl.
nach Durchnässen bei feucht-kaltem oder feucht-warmem Wetter

Rheuma der Fußrücken
Ruta D4 - 3x tägl.
Sehnen, Knochenhäute; danach Versuch mit:
Ledum D4 - 3x tägl.
hartnäckige Schwellung; oder mit:
Viola odorata D4 - 3x tägl.
Versuch lohnt sich

Schrunden, Einrisse an der Ferse

Petroleum D12 - 2x tägl.
nur im Winter, tiefe trockene Risse, stinkende Schweißfüße

Graphites D12 - 2x tägl.
hornige, teils eitrige Risse; Schwielen

Lycopodium D12 - 2x tägl.
blutende trockene Risse; kaltschweißige, brennende Fußsohlen

Schweiß, übermäßig an den Fußsohlen

Sulfur D12 - 2x tägl.
heiß, sauer, übelriechend; Brennen

Calcium carbonicum D12 - 2x tägl.
kalt; Schuhe voller Wasser, Haut schält sich

Silicea D12 - 2x tägl.
scharf, wundmachend, schwächend

Lycopodium D12 - 2x tägl.
riecht nach Urin und Zwiebeln; linker Fuß warm, rechter Fuß kalt

Barium carbonicum D12 - 2x tägl.
übelriechend; bei Kindern und Greisen

Graphites D12 - 2x tägl.
stinkt; hormonell bedingt, bei fetten, schmierigen Kindern

Umknicken der Knöchelgelenke, häufig wiederkehrend

Rhus tox D6 - 3stündl.
akut, verrenkt

Calcium phosphoricum D6 - 3x tägl.
schwache Gelenke überall

Causticum D6 - 3x tägl.
trockene, knackende, wie zu kurze Gelenke

Natrium carbonicum D12 - 2x tägl.
chronisch wiederkehrend

Strontium carbonicum D12 - 2x tägl.
Karies und Wucherung der Gelenke

Warzen, hornartig auf der Fußsohle

Antimonium crudum D4 - 3x tägl.
und

Luesinum D200 - 1x monatl.
zusätzlich

Wassersucht, Lymphstau der Beine

Hamamelis D4 - 3x tägl.
venös, schmerzhaft, gequetscht

Pulsatilla D6 - 3x tägl.
venös, schwer wie Blei

Serum anguillae D200 - 1x alle 14 Tage
in die Vene spritzen

Wassersucht nach Becken- oder Oberschenkelvenenthrombose

Serum anguillae D200 - 1x wöchentl.
unter die Haut spritzen

Apis D4 - 3x tägl.
Haut gespannt, glänzt

Hamamelis D4 - 3x tägl.
Haut teigig

Zehenkrämpfe

Causticum D6 - 3x tägl.
nach unten

Cuprum D6 - 3x tägl.
nach oben

NOTIZEN:

Blut

Agranulozytose, Mangel an Knochenmarksubstanz
Phosphorus D12 - 2x tägl.
blaß, zart, feuerrote Lippen
Lachesis D12 - 2x tägl.
blaß, kräftig, dunkelrote Lippen
Crotalus D4 - 3x tägl.
stärkste Unterhautblutungen, flächenhaft, dunkelrot wie bei Lachesis

Blutarmut (Anämie) aus unbekannter Ursache
Natrium muriaticum D200 - 1x monatl.
zusätzlich im ersten Monat:
Ferrum phosphoricum D4 - 3x tägl.
im zweiten Monat:
China D4 - 3x tägl.
im dritten Monat:
Manganum aceticum D4 - 3x tägl.
Kur bedarfsweise wiederholen
Ferrum arsenicosum D4 - 3x tägl.
bei appetitlosen Kindern

Blutarmut, sekundär
Natrium muriaticum D200 - einmalig
Infektion, chronische Entzündung, Tumor, Krebs, Kummer

Blutarmut mit Blutungen
Ferrum D12 - 3x tägl.
hellrot, gußweise, mit Gerinnsel; Hitzewellen im Gesicht

Blutarmut mit Neuralgien
China D6 - 3x tägl.
durch Zugluft und Berührung der betroffenen Teile schlimmer

Bluter-Krankheit (Hämophilie)
Hirudo D200 - 1x monatl.
6 Monate lang; an Morbus Werlhof denken(!); danach:
Phosphorus D12 - 2x tägl.
zart; leichtes Erröten, leichtes Erblassen; oder:
Lachesis D12 - 2x tägl.
kräftig, hitzig, offenblusig, offenhemdig

Blutvergiftung (Sepsis), allgemein
Pyrogenium D30 - 1x bei Bedarf
Fieber, stinkender Schweiß, Schüttelfrost, Puls verlangsamt (paradox)
Lachesis D12 - 3x tägl.
heftiges trockenes Fieber, viel Durst, verlangt Kälte
China D4 - 3x tägl.
wiederkehrendes Fieber, zehrende Krankheiten, Frost, Schwächeschweiß
Chininum arsenicosum D4 - 3x tägl.
chronisch; hinfällig, ohnmächtig

Blutvergiftung mit Durchfall
Lachesis D12 - 3x tägl.
dunkelblutig, schleimig, Hämmern im After, Afterkrampf
Pyrogenium D12 - 3x tägl.
aashaft, blutig, schmerzlos

Blutvergiftung, schleichend, durch chronische Entzündung
Natrium muriaticum D200 - 1x monatl.
blaß, blutarm; dazu entweder:
China D4 - 3x tägl.
zur Genesung; oder:
Chininum arsenicosum D4 - 3x tägl.
zur Blutbildung
Pyrogenium D30 - einmalig
bei Schüttelfrost, wenn Puls niedrig bei hohem Fieber oder umgekehrt

Unterhautblutungen (Petechien)
Acidum sulfuricum D3 - 3x tägl.
mit auslaufendem Rand; häufig bei Alkoholikern
Ledum D3 - 3x tägl.
mit scharf umgrenztem Rand; Rheumatiker
Phosphorus D12 - 2x tägl.
punktförmig hell; Morbus Werlhof, Leukämie
Lachesis D12 - 2x tägl.
punktförmig dunkel; blasse Phase, Leukämie

Leukämie, allgemein
Lachesis LM6 - 1x tägl.
Hauptarznei! Hautinfiltrate blaurot
Crotalus LM6 - 1x tägl.
vermehrte Unterhautblutungen

Naja LM6 - 1x tägl.
weniger Hautinfiltrate

Leukämie mit ausgeprägter Blutarmut
Kalium nitricum D6 - 3x tägl.
Blutungen, Schwellungen, Herzschwäche, Atemnot; feuchte Kälte schlimmer
Arsenicum album D6 - 3x tägl.
letzte Arznei! Abmagerung, hinfällige Ruhelosigkeit und Angst vor Tod

Leukämie mit ausgeprägten punktförmigen Blutungen
Hirudo D200 - 1x bei Bedarf
dazwischen setzen

Leukämie mit Milzschwellung
China D4 - 3x tägl.
und großer Schwäche
Ceanothus D4 - 3x tägl.
falls Milzschwellung im Vordergrund steht

Leukämie mit Schwäche
Natrium muriaticum D200 - einmalig
und zusätzlich
Chininum arsenicosum D4 - 3x tägl.
3 Monate lang

Perniciosa, Störung der Vitamin B_{12}-Aufspaltung,
(fehlende Magensäure, Schleimhautschwund)
Formica rufa D30 - 1x wöchentl.
im entsprechenden Hautsegment quaddeln; Vitamin B_{12} spritzen!
Acidum phosphoricum D3 - 3x tägl.
Therapiebeginn, 3 Monate lang; danach:
Acidum sulfuricum D3 - 3x tägl.
3 Monate lang; später:
Uranium nitricum D12 - 2x tägl.
dann
Strontium carbonicum D12 - 2x tägl.
dann
Thallium D4 - 3x tägl.
dann
Tellurium D4 - 3x tägl.
in dieser Folge je 2 Monate; Kur wiederholen

Polyzythämie (vergrößerte Blutkörperchen im Knochenmark)
bei Kindern
Phosphorus D12 - 2x tägl.
falls die Blutplättchen am Krankheitsbefund beteiligt sind
Ceanothus D4 - 3x tägl.
bei vordergründiger Milzschwellung

bei Erwachsenen
Aurum D6 - 3x tägl.
untersetzt; mürrisch-gereizt, depressiv; Hauptarznei, oft wiederholen
Arnica D3 - 3x tägl.
athletisch; wenn Hautblutungen im Vordergrund stehen
Ceanothus D4 - 3x tägl.
schwach; wenn Milztumor im Vordergrund steht
China D4 - 3x tägl.
schwach; muß sich allgemein erholen; Milzarznei
Sulfur D4 - 3x tägl.
kräftig; obwohl selten gebraucht, aber erwägen
Acidum hydrofluoricum D4 - 3x tägl.
strähnig; destruktivste Knochenarznei, ebenso erwägen

Nachbehandlung
Medorrhinum D200 - 1x monatl.
zusammen mit:
Thuja D6 - 3x tägl.
lithämische Diathese!
Luesinum D200 - 1x monatl.
ab Beginn des Winters zusammen mit:
Abrotanum D4 - 3x tägl.
zur Stärkung der Schwäche und der kleinen Gefäße

Porphyrie, Urin rot oder dunkel, Porphyrinurie
Beryllium D6 - 3x tägl.
erworbene Form, Vergiftung
Zincum D6 - 3x tägl.
hepatische Form, Störung der Blutbildung

Thrombopenie (verminderte Anzahl der Blutplättchen)
(allgemeine Therapie)
Hirudo D200 - 1x monatl.
Haut- und Schleimhautblutungen

Werlhof; Blutplättchen vermindert, Gelenkschmerzen
   Phosphorus D12 - 2x tägl.
   blaß, zart, feuerrote Lippen
   Lachesis D12 - 2x tägl.
   rot, kräftig, dunkelrote Lippen
   China D4 - 3x tägl.
   blaß, schwächlich, Blutarmut
   Manganum aceticum D6 - 3x tägl.
   blaß, schwach, Nervenschmerzen
   Hirudo D200 - 1x monatl.
   regelmäßig zusätzlich zu allen Arzneien

NOTIZEN:

Drüsen

Addison; Nebennierenrindenschrumpfung, Bronzehautkrankheit

Arsenicum album D6 - 3x tägl.
Appetitmangel, große Schwäche, Übelkeit, Blutarmut, Unterzuckerung

Arsenicum album D6 - alle 10 Min.
Addisonkrise; alle Empfindungen krisenhaft gesteigert; Eosinophilie, Na/K-Verhältnis <20 (normal >30)

Boeck'sches Sarkoid (Brustraumtumor)

Abrotanum D4 - 3x tägl.
müde, matt, schwach, blaß, abgemagert, lymphatisch

Silicea D6 - 3x tägl.
erschöpft, blaß, ängstlich, minderwertig, rachitisch, lymphatisch

Acidum hydrofluoricum D6 - 3x tägl.
Morgenmensch, abends verzweifelt, destruktiv; folgt gut auf Silicea

Aurum D6 - 3x tägl.
kräftig, untersetzt, melancholisch, destruktiv

Beryllium D6 - 3x tägl.
blaß, kalt, trocken, schwach, abgemagert, destruktiv

Geschlechtsdrüsen unterentwickelt (Hypogonadismus)

Aurum D6 - 3x tägl.
eher männlich

Graphites D6 - 3x tägl.
eher weiblich

Lymphdrüsen-Entzündung (Lymphadenitis), akut

Belladonna D30 - 3stündl.
Entzündung des Drüsengewebes, rasche Schwellung, Hals, Achsel, Leiste

Apis D4 - stündl.
oberflächliche Entzündung, Schwellung der Umgebung, kalte Auflage gut

Mercurius solubilis D30 - 1x tägl.
nach Belladonna; Unterkieferdrüsen, großer Schmerz, harte Nackenknoten

Hepar sulfuris D200 - 8stündl., 3x insgesamt
bei drohender Eiterung; weiche Drüsen

Lymphdrüsen-Entzündung, anhaltend

Mercurius solubilis D30 - 1x tägl.
nach jeder Erkältung, Hals

Silicea D6 - 3x tägl.
Eiterung, Drüsenfistel, Hals, Leiste

Jodum D12 - 2x tägl.
hart, groß, schmerzlos, Nacken
Bromum D6 - 3x tägl.
hart, elastisch, Hals; hellblonde, blauäugige Kinder
Carbo vegetabilis D4 - 3x tägl.
hart, brennend, bläulich, vereiternd, Achsel, Leiste
Carbo animalis D4 - 3x tägl.
hart wie Stein, bläulich gefärbt

Lymphdrüsen-Entzündung, septisch

Lachesis D12 - 2x tägl.
äußerst berührungsempfindlich, rötlich, bläulich, weich; Fieber trocken
Pyrogenium D30 - 6stündl.
Fieber, stinkende Schweiße; Herz pocht, Puls langsam oder umgekehrt

Lymphdrüsen-Schwellung (Lymphadenome), personenbezogen

Calcium carbonicum D12 - 2x tägl.
hart, fest, groß; nach Sulfur; rundliche, phlegmatische Kinder
Calcium phosphoricum D12 - 2x tägl.
hart, klein, perlschnurartig im Nacken; dünne, zarte, hampelnde Kinder
Calcium fluoratum D12 - 2x tägl.
hart, klein, solid, schmerzlos am Hals; dürre, eckige, wilde Kinder
Sulfur D12 - 2x tägl.
alle Lymphdrüsen können befallen sein; kräftige Kinder
Graphites D12 - 2x tägl.
eher weich, groß, empfindlich; Nacken, Achsel; fette, blasse, erkältliche Kinder

Lymphdrüsen-Schwellung am Unterkiefer

Conium D30 - 2x wöchentl.
steinhart, klein, schmerzlos oder messerstichartige Empfindung
Cistus D6 - 3x tägl.
hart mit gelegentlich entzündlicher Entartung bei Kieferbeschwerden, schlechter Mundgeruch, höchst empfindlich bei kalter Luft
Lapis albus D6 - 3x tägl.
wenn große, harte Knoten weich werden; Blutarmut, großer Appetit

Lymphdrüsen-Schwellung, Ausheilung

Barium carbonicum D6 - 3x tägl.
groß, hart; wenn wiederholte Mandelentzündungen auftreten
Barium jodatum D6 - 3x tägl.
klein, hart
Barium chloratum D6 - 3x tägl.
klein, steinhart

Unfruchtbarkeit bei der Frau

Aristolochia D12 - 2x tägl.
die edle Pulsatilla; 6 Wochen lang, danach:

Pulsatilla D12 - 2x tägl.
rundlich, lieblich, bäuerlich; 6 Wochen lang, danach:

Lilium D12 - 2x tägl.
kräftig, feucht, träumt von Leidenschaft, aber kann nicht; 6 Wochen

Berberis D3 - 1x tägl. abends
zusätzlich zu einer der obigen Arzneien

Unfruchtbarkeit beim Mann

Agnus castus D12 - 2x tägl.
sexuelles Unvermögen, sexuelle Luftschlösser, Nerven zerrüttet

Caladium D12 - 2x tägl.
Onanie, Samenverluste, verlangt nach zärtlichem Zuspruch

Selenium D12 - 2x tägl.
exzessive Samenergüsse, exzessive Stimulanzien, erschöpft, kann nicht mehr

beachte: die 3 Arzneien auch aufeinander folgend, je 6 Wochen; Kur wiederholen

Nux vomica D12 - 2x tägl.
bei Rauchern und Säufern

Acidum sulfuricum D12 - 2x tägl.
bei Säufern

NOTIZEN:

Gefäße

Äderchen-Erweiterung (Angiektasien) in der Haut
Aranea diadema D12 - 2x tägl.
oder eines der anderen Spinnengifte; flohstichartige Hautausschläge
Abrotanum D4 - 3x tägl.
schwache, brüchige Kapillaren (Teleangiektasien)
Aurum D12 - 2x tägl.
roseolenartig; an Lebererkrankung denken!

Aneurysma der großen Arterien
Arnica D4 - 3x tägl.
rote kräftige Menschen
Aurum D4 - 3x tägl.
rote untersetzte, melancholische Menschen

Arterien-Entzündung (Arteriitis)
(Schmerzen und Blutaustritte an den Gliedern)
Arnica D12 - 2x tägl.
rote kräftige Menschen, Tagschmerz, Teile wie zerschlagen, Petechien
Lachesis D12 - 2x tägl.
rote kräftige Menschen, Schmerz beim Erwachen, Schwellungen
Crotalus D12 - 2x tägl.
mehr Blutungen als bei Lachesis
Aurum D12 - 2x tägl.
melancholische Menschen, Nachtschmerz

Blutdruck, hoch (Hypertonie); rot
Arnica D12 - 2x tägl.
Verkalkung der großen Gefäße, Herzvergrößerung
Aurum D12 - 2x tägl.
destruktiv; Gefäßwandverhärtung, Leberverfettung, Nierenverfettung
Viscum album D12 - 2x tägl.
funktionell; alte Menschen, Schwindel bei Lageänderung
Lachesis D12 - 2x tägl.
hormonell; Schilddrüse, Eierstöcke, Stauungen
Sulfur D12 - 2x tägl.
pastös, verschlampt; Leberschwellung, Stauungen

GEFÄSSE - Blutdruck

Blutdruck, hoch; blaß
Barium carbonicum D6 - 3x tägl.
dick, Gefäßverkalkung
Cuprum D6 - 3x tägl.
dünn, Gefäßkrämpfe

Blutdruck, hoch; blaß; mit Netzhautstörung (Retinopathie)
Plumbum D6 - 3x tägl.
Gefäßstarre, verkalkt
Phosphorus D12 - 2x tägl.
Gefäßverfettung, brüchig, Blutung
Arsenicum album D6 - 3x tägl.
Gefäßverfettung, blaß
Secale D6 - 3x tägl.
Gefäßkrämpfe

Blutdruck, hoch; blaß; bei Nierenschaden
Arsenicum album D6 - 3x tägl.
Gefäßdegeneration, fettige Degeneration der Niere (Nierenschrumpfung)
Secale D6 - 3x tägl.
Krämpfe der kleinen Blutgefäße

Blutdruck, hoch; mit Beinschwellungen
Vipera D12 - 2x tägl.
blaß; Beine wie zum Platzen beim Hängenlassen
Quebracho D4 - 3x tägl.
Atemnot bei Herzleiden
Berberis D3 - 3x tägl.
nierenbedingt; zusammen mit:
Solidago D3 - 3x tägl.
zu gleichen Teilen gemischt, 10 Tropfen je Gabe
Scilla D3 - 3x tägl.
diastolischer Hochdruck, Altersherz, absolute Herzrhythmusstörungen

Blutdruck, hoch; im Alter
Ginseng D3 - 3x tägl.
Herzschwäche mit Unregelmäßigkeiten; depressiv, nervlich erschöpft
Viscum album D12 - 2x tägl.
Schwindel, fällt nach hinten

Blutdruck, hoch; bei Schlaganfall
Aconitum D30 - 2stündl.
hochrot; panische Angst, sagt seine Todesstunde voraus; nach Ärger, nach Aufregung
Arnica D30 - 2stündl.
kräftig rot; Verkalkung der großen Gefäße, plötzliche Blutung
Aurum D30 - 2stündl.
dunkelrot; Leber, Gefäßwandverhärtung, Dauerhochdruck, Blutung
Belladonna D30 - 2stündl.
kirschrot; plötzliche Blutdruckkrise
Glonoinum D30 - stündl.
blaurot; Nierenbeteiligung, plötzlicher Blutstau im Kopf

Blutdruckkrise
Aconitum D30 - 2stündl.
hochrot; panische Angst, als hebe sich die Schädeldecke ab; Ärger, Aufregung
Belladonna D30 - 2stündl.
kirschrot, eher rundlich, schwitzt; Schwüle
Glonoinum D30 - 2stündl.
blaurot, verwirrt; Gefäßverkalkung, Schlaganfall

Blutdruck, niedrig (Hypotonie); mit hohem Blutdruck wechselnd
Phosphorus D12 - 2x tägl.
allmählich, Gefäßverfettung, Gefäßdegeneration
Tabacum D30 - 1x bei Bedarf
plötzlich, Gefäßkrämpfe

Blutdruck, niedrig; mit Kopfweh, Schwindel
Gelsemium D6 - 3x tägl.
zittert, MS, Parkinson
Veratrum album D6 - 3x tägl.
blaß, kaltschweißig
Tabacum D30 - 1x bei Bedarf
blaß, kaltschweißig, Brechdurchfall

Blutdruck, niedrig; bei Schlaganfall
Tabacum D30 - 2stündl.
blaß, elend, speiübel, außen kalt, innere Hitze, deckt sich auf
Veratrum album D30 - 2stündl.
blaß, kalt, friert, verträgt aber keine Zudecke
Arsenicum album D30 - 2stündl.
leichenblaß, kaltschweißig, todelend, Todesangst, deckt sich zu

Blutdruck, niedrig; mit Schwäche
Kalium carbonicum D12 - 2x tägl.
müde, matt, Hirn, Herz, Kreuz
Lachesis D12 - 2x tägl.
hormonell bedingt, blaß; bei Hochdruck rot und kräftig
Crataegus D2 - 3x tägl.
bei Reisen und Wanderungen

Durchblutungsstörungen der Arterien; rot
Arnica D12 - 2x tägl.
verkalkte Gefäße, verkalkte Menschen, tagsüber Schmerzen
Lachesis D12 - 2x tägl.
vergiftete Gefäße, giftige Menschen, beim Erwachen Schmerzen
Aurum D12 - 2x tägl.
brüchige Gefäße, gebrochene Menschen, nachts Schmerzen

Durchblutungsstörungen der Arterien; blaß
Secale D4 - 3x tägl.
abgehärmt; innen heiß, außen kalt, reibt, streckt Glieder, will Kälte
Cuprum D6 - 3x tägl.
beklagenswert; springt aus dem Bett wegen der Beinkrämpfe, umklammert seine Beine mit den Händen
Plumbum D6 - 3x tägl.
geschwunden; dehnt die berührungsempfindlichen Glieder, hält sie fest, will Wärme
Tabacum D6 - 3x tägl.
funktionell, Gefäßkrämpfe, Übelkeit, Schwindel
Arsenicum album D6 - 3x tägl.
ausgemergelt, Gefäße bröckelig, todelend; will nur noch Wärme

Durchblutungsstörungen der Glieder, Froschhände
Acidum phosphoricum D12 - 2x tägl.
eiskalt, feucht, nervöse Erschöpfung
Calcium fluoratum D12 - 2x tägl.
dunkelrot, wie abgestorben in der Kälte, Gewebsschwäche
Silicea D12 - 2x tägl.
blaßrot, wie abgestorben in der Kälte, Gewebsschwäche
Pulsatilla D12 - 2x tägl.
dunkelrot, Venenstau
Jodum D12 - 2x tägl.
blaurot, wenn kalt und blaß, Schilddrüsen-Überfunktion
Lachesis D12 - 2x tägl.
blaurot in der Kälte, Schilddrüsen-Überfunktion, Gefäßstau

Durchblutungsstörungen der Glieder
(Füße kalt, feucht, blaurot)
Acidum hydrofluoricum D6 - 3x tägl.
nachts heiß; Gewebsschwäche
Jodum D12 - 2x tägl.
heißes rotes Gesicht; Schilddrüsen-Überfunktion
Hedera D6 - 3x tägl.
eiskalt; Schilddrüsen-Überfunktion mit Kropf

Durchblutungsstörungen des Gehirns, Verkalkung (Zerebralsklerose)
Arnica D4 - 3x tägl.
rot, starr, kräftig; lehnt Arzt ab, glaubt er vergifte ihn
Aurum D4 - 3x tägl.
rot, untersetzt, schwermütig; sehnt sich nach dem Tod, suizidgefährdet
Strontium carbonicum D12 - 2x tägl.
rot, cholerisch, starr, mürrisch, streitsüchtig, hüllt seinen Kopf ein
Barium carbonicum D6 - 3x tägl.
blaß, kindisch, verlangsamt, schwerfällig, verblödet, friert
Helleborus D4 - 3x tägl.
blaß, geschwollen, döst vor sich hin, dümmlich, gerunzelte Stirn
Hyoscyamus D6 - 3x tägl.
blaß, abgemagert, erregt, geile Reden; fühlt sich verfolgt, vergiftet

Durchblutungsstörungen des Gehirns mit Schlafstörungen
Cuprum D12 - 1x tägl. abends
unruhig; Wadenkrämpfe, Fußkrämpfe
Zincum D12 - 1x tägl. abends
unruhig; Beinunruhe
Ambra D3 - 3x tägl.
ruhig; Gedanken reißen ab, Gedanken kreisen um Sorgen
Passiflora D2 - 3x tägl.
ruhig; Gedanken kreisen um Tagesereignisse

Durchblutungsstörungen des Gehirns, (Basilaris-Insuffizienz)
Cocculus D3 - 3x tägl.
Leeregefühl, "Brett vor dem Kopf", Schraubstockgefühl, Schwindel

Embolie der Lunge, im Hirn
Lachesis D12 - 3stündl.
plötzlicher zerreißender Schmerz; blaß, kalt-schweißig, Ohnmacht

Hinken (Claudicatio intermittens) bei Gefäßverschlußkrankheit

Secale D4 - 3x tägl.
blaß; innen heiß, außen kalt, reibt und streckt Glieder, will Kälte

Cuprum D6 - 3x tägl.
blaß; springt aus dem Bett wegen Krämpfe, drückt sie, tritt fest auf

Plumbum D6 - 3x tägl.
wie bei Cuprum; berührungsempfindliche, schwindende Muskeln, sucht Wärme

Arnica D12 - 2x tägl.
lymphatisch verkalkter, roter, kräftiger Mensch

Lachesis D12 - 2x tägl.
lithämisch vergifteter, roter, einst kräftiger Mensch

Aurum D12 - 2x tägl.
destruktiv gebrochener, roter, untersetzter Mensch

Krampfadern (Varizen)

Calcium fluoratum D12 - 2x tägl.
steinharte Venen

Alumina D12 - 2x tägl.
geschlängelt unter trockener Haut

Krampfadern mit Lymphstau

Calcium carbonicum D12 - 2x tägl.
eindrückbar

Kalium carbonicum D12 - 2x tägl.
teigig

Apis D12 - 2x tägl.
glänzend

Carbo vegetabilis D30 - 1x tägl. abends
massiv, bläulich

Krampfadern, entzündet (Thrombophlebitis)

Hamamelis D4 - 3x tägl.
beginnend, wie gequetscht

Apis D4 - 3x tägl.
umschrieben hellrot, sticht

Lachesis D12 - 2x tägl.
flächenhaft, blaurot, wie gebissen; beachte: Mikroembolien, Thromboembolie!

Krampfadern; Arzneien zur Gefäßwandstärkung

Acidum sulfuricum D4 - 3x tägl.
bei bläulich schimmernden Venen

Aesculus D4 - 3x tägl.
bei vollen hitzigen Venen
Calcium fluoratum D12 - 1x tägl. abends
bei allgemeiner Gewebsschwäche
Carduus D3 - 3x tägl.
bei Leberstau

Krampfadern, schmerzhaft

Apis D4 - 3x tägl.
stechen, glänzen, entzündet
Aesculus D4 - 3x tägl.
stechen, mit Hämorrhoiden
Hamamelis D4 - 3x tägl.
kurzzeitig, wie gequetscht
Pulsatilla D12 - 2x tägl.
langzeitig, schwer wie Blei
Lilium D12 - 2x tägl.
chronisch, berstend
Lachesis D12 - 2x tägl.
entzündet, septisch

Krampfadern eher bei Frauen

Pulsatilla D12 - 2x tägl.
rund, lieblich, schwach; Leber schwach, Venen schwach
Sepia D12 - 2x tägl.
kräftig, wäßrig, derb; Leber derb, Venen derb
Carduus D3 - 3x tägl.
runde, junge, dynamische Frauen

Krampfadern in der Schwangerschaft

Pulsatilla D4 - 3x tägl.
bestehende Krampfadern verschlimmern sich, Beinschwere
Hamamelis D4 - 3x tägl.
Venen gestaut, Beine wie zerschlagen, Schwüle verschlimmert
Collinsonia D4 - 3x tägl.
Krampfadern der Scham, Hämorrhoiden, Beckenstau, Verstopfung, Ischias
Millefolium D4 - 3x tägl.
krampfartige Schmerzen entlang der Venen

Krampfadern eher bei Männern, Leberstau

Sulfur D12 - 2x tägl.
rot; Leberschwellung, Pfortaderstau

GEFÄSSE - Wassersucht

Lycopodium D12 - 2x tägl.
blaß, hager; Leberzellschaden

Chelidonium D3 - 3x tägl.
blaß, eckig; Galle-Leberstau

Wassersucht nach Becken- oder Oberschenkelvenenthrombose

Serum anguillae D200 - 1x wöchentl.
unter die Haut spritzen

Apis D4 - 3x tägl.
Haut gespannt, glänzt

Hamamelis D4 - 3x tägl.
Haut teigig

NOTIZEN:

Nerven

Amputationsneuralgie, Phantomschmerz
Allium cepa D4 - 3x tägl.
sehr bewährt!
Arnica D4 - 3x tägl.
Folge von Verletzung; wie zerschlagen
Staphisagria D3 - 3x tägl.
Folge von Schnittverletzung; steif, sticht, krampft
Hypericum D4 - 3x tägl.
Folge von Nervenquetschung, Nervendurchtrennung; sticht wie gequetscht
Symphytum D4 - 3x tägl.
Folge von Knochenverletzung; wie gebrochen
Ammonium chloratum D3 - 3x tägl.
Fuß wie zu kurz

Epilepsie, allgemeine Therapie
Cuprum D200 - 1x monatl.
Therapiebeginn, 3 Monate lang
Argentum nitricum D200 - 1x monatl.
bei Mißerfolg mit Cuprum; erregbar, verlangt süß, verträgt es nicht
Zincum D200 - 1x monatl.
Beinunruhe, "Radfahren", verblödet, destruktiv
Tuberculinum GT D200 - einmalig
1. Erbnosode, nach anfänglicher Besserung; 4 Wochen danach:
Medorrhinum D200 - einmalig
2. Erbnosode; nach weiteren 4 Wochen:
Luesinum D200 - einmalig
3. Erbnosode; in dieser Reihenfolge; die Erbnosoden nach 6 Monaten eventuell wiederholen

Epilepsie nach Unfall
Arnica D12 - 2x tägl.
erste Arznei bei jeder Verletzung; rot, kräftig
Hypericum D12 - 2x tägl.
Verletzung von Nerven; rot gedunsen, jammert

Epilepsie durch verweigerten Wunsch
Cina D6 - 3x tägl.
klagt, weint, stößt alle von sich

Epilepsie in der Pubertät beginnend
Bufo D12 - 2x tägl.
nach Onanie, später auch nach dem Verkehr

Epilepsie, seelisches Verhalten unbeeinflußt
Veratrum album D12 - 2x tägl.
blaß-blau, kaltschweißig; verlangt Wärme, verträgt sie nicht
Oenanthe D12 - 2x tägl.
nachts im Schlaf ohne Erwachen, durchdringender Aufschrei zu Beginn
Causticum D12 - 2x tägl.
beim Gehen im Freien; Abneigung gegen süß, mitleidend, trocken

Epilepsie mit schwerer Störung der Hirnfunktionen
Agaricus D12 - 2x tägl.
albern, dreist, ungeschickt, unbeliebt, lernunfähig, Hampelmann
Helleborus D4 - 3x tägl.
Hirnfunktionsmittel, seelisches Absacken
Hyoscyamus D12 - 2x tägl.
gereizt, verlangsamt, spöttisch, mannstoll, Hexe

Epilepsie mit religiösem Wahn
Veratrum album D200 - 1x monatl.
Gewissensangst, habe Böses begangen, Schlimmes stehe bevor
Sulfur D200 - 1x monatl.
fromme Schwärmerei, fürchtet um sein Seelenheil
Anacardium D200 - 1x monatl.
blaue Augenränder; zwei Willen, möchte Gutes, tut nur Böses, flucht

Epilepsie, blaues Gesicht
Bufo D12 - 2x tägl.
Kleinkinder und Pubertierende; sexuell enthemmt, hysterisch
Cicuta virosa D12 - 2x tägl.
kleine Anfälle, plötzliches Zucken, ohne Allgemeinbefinden zu stören
Acidum hydrocyanicum D4 - alle 10 Min.
schwach, benommen, bewußtlos

Epilepsie nachts mit anfänglichem Aufschrei
Cicuta virosa D4 - 3x tägl.
blaues Gesicht, Zwerchfellkrampf (Schluckauf als Aura), bewußtlos
Oenanthe D4 - 3x tägl.
blasses, gelbgrünes Gesicht, blutiger Schaum vor dem Mund, Zungenbiß

Hyoscyamus D6 - 3x tägl.
rotes Gesicht, heftige Erregung und Zuckungen, tiefe Betäubung danach

Epilepsie, Aura aus dem Bauch nach oben steigend
Artemisia vulgaris D6 - 3x tägl.
brutale Ausbrüche

Fazialisparese, akut und chronisch
Aconitum D30 - 1x bei Bedarf
plötzlich nachts, brennt
Belladonna D30 - 1x bei Bedarf
blitzartig, wellenartig, pulsierend
Gelsemium D6 - 3x tägl.
spannend
Causticum D6 - 3x tägl.
anhaltend

Gangunsicherheit (Ataxie), Torkeln (lokomotorisch)
Argentum nitricum D12 - 2x tägl.
nach Erregung, im Dunkeln, bei Augenschluß, Beine wie gequetscht, wie aus Holz
Alumina D12 - 2x tägl.
durch Austrocknung, Spinnweben im Gesicht, Fußsohlen geschwollen
Secale D12 - 2x tägl.
Mangeldurchblutung, Kniescheibenreflex fehlt, Beugemuskelkrämpfe, Tabes
Acidum nitricum D12 - 2x tägl.
destruktiv, Verkalkung; scharfe blitzartige, spannende Schmerzen, Tabes

Gangunsicherheit durch sexuelle Übertreibung
Nux vomica D12 - 2x tägl.
plötzlich beim Gehen im Freien, Lähmungen
Acidum picrinicum D12 - 2x tägl.
rasch erschöpft, Prickeln wie mit Nadeln, schmerzhafte Erektionen
Phosphorus D12 - 2x tägl.
hinfällig, zittert beim Schreiben, blitzartige Schmerzen, Rücken brennt, Ameisenlaufen der Beine

Hirnhautentzündung (Meningitis), Folgebeschwerden; rot
Tuberculinum GT D200 - einmalig
schlägt sich mit der Hand an den Kopf, Kopfrollen; zusätzlich:
Arnica D12 - 2x tägl.
kräftig; Geburtstrauma? oder:
Phosphorus D12 - 2x tägl.
kraftlos; Hirnstoffwechsel?

Hirnhautentzündung, Folgebeschwerden; blaß
Tuberculinum GT D200 - einmalig
schlägt sich mit der Hand an den Kopf, Kopfrollen; zusätzlich:
Helleborus D4 - 3x tägl.
verstört, dümmlich, gedunsen, wortkarg, ablehnend, schläft sitzend ein; oder:
Cuprum D6 - 3x tägl.
blaß-bläulich, krampfig, drückt den Krämpfen mit der Hand entgegen; oder:
Plumbum D6 - 3x tägl.
wie bei Cuprum, nur die Muskeln schwinden schon

Hirnhautentzündung, Folgebeschwerden; böse
Hyoscyamus D12 - 2x tägl.
blaß; Tobsucht, grimassenhaft, Veitstanz; bei Glanz, Wasserfließen
Stramonium D12 - 2x tägl.
rot; sonst wie bei Hyoscyamus
Zincum D6 - 3x tägl.
Folgetherapie, wenn sich die Kinder beruhigt haben

Hirnhautentzündung, Folgebeschwerden; Krampfanfälle
Cuprum D200 - 1x monatl.
zusätzlich zur Basisarznei bei Krämpfen überall oder:
Zincum D200 - 1x monatl.
bei Folgen einer unterdrückenden Behandlung

Hirnhautentzündung, Folgebeschwerden; unbeeinflußbar
Mercurius solubilis D30 - 2x wöchentl.
zusätzlich:
Luesinum D200 - 1x monatl.
3x insgesamt

Hirnhautreizung (Meningismus), akut
Apis D4 - stündl.
zurückgezogener Kopf, trockenes Fieber, durstlos, benommen, schreit schrill (cri encéphalique), heiß, deckt sich ab

Hirnhautreizung, Folgebeschwerden
Calcium phosphoricum D4 - 3x tägl.
überaktiv, laut, hampelnd
Berberis D3 - 3x tägl.
müde, matt, schläfrig

Hirnhauttumor (Meningeom) mit Hirnschwellung
Helleborus D4 - 3x tägl.
dösig, starr, bewußtlos, gerunzelte Stirn, Kaubewegungen, gierig Durst
Cantharis D6 - 3x tägl.
Blutandrang, klopfend, reißend, todesängstliche Unruhe, Harnverhaltung, Brennen
Apis D4 - 3x tägl.
Kissenbohren, Kopfrollen, schreit schrill; eine Hälfte gelähmt, andere verkrampft

Hirnhauttumor mit Lähmungen und Ausfallerscheinungen
Argentum nitricum D4 - 3x tägl.
krampfartig, veitstanzähnliche Bewegungen, steif, stolpert
Causticum D4 - 3x tägl.
allmählich, krampfende Hälfte, stimmlos, unwillkürlicher Urinverlust
Lathyrus sativus D12 - 2x tägl.
plötzlich, krampfartig, Lähmung aller Glieder, kein Muskelschwund

Hirnhauttumor, sich verhärtend
Acidum hydrofluoricum D12 - 2x tägl.
4 Wochen lang; danach:
Calcium fluoratum D4 - 3x tägl.
4 Wochen lang; danach:
Silicea D4 - 3x tägl.
4 Wochen lang; danach personenbezogen:
Aurum D4 - 3x tägl.
roter, machtstrebender Mensch
Platinum D4 - 3x tägl.
blasser, besitzstrebender Mensch
Natrium muriaticum D12 - 2x tägl.
edler, adliger, kummervoller Mensch

Hirnschaden, entzündlich oder traumatisch; Folge
Helleborus D4 - 3x tägl.
fortlaufend; zusätzlich:
Tuberculinum GT D200 - 1x im Halbjahr
nach 4 Wochen:
Medorrhinum D200 - 1x im Halbjahr
nach 4 Wochen:
Luesinum D200 - 1x im Halbjahr

Hirnschaden nach Unfall, Verletzung
Arnica D4 - 3x tägl.
Folge von Blutung; Kopfschmerz, Ängste

Hypericum D4 - 3x tägl.
Folge von Nervenquetschung; Jammerneurose, Hypochondrie
Helleborus D4 - 3x tägl.
wenn blaß und debil wird
Natrium carbonicum D12 - 2x tägl.
Kopfschmerz als Spätfolge, schlimmer bei Sonne

Hirnschaden nach Impfungen

Apis D200 - einmalig
bei Fieber mit Hirnhautreizung (Genick zurückgezogen), cri encéphalique
Zincum D30 - 1x tägl.
bei Hirnhautreizung mit Beinunruhe; Hirnschaden als Spätfolge
Silicea D6 - 3x tägl.
allgemeine Schwäche, chronische Hirnleistungsschwäche, Hirnkrämpfe
Vaccinium myrtillus D30 - 1x wöchentl.
bleibt allmählich körperlich und geistig zurück

Kissenbohren, Kind gefährdet!

Tuberculinum GT D200 - einmalig
zweimal jährlich eine Gabe
Apis D4 - 3x tägl.
Hirndruck gesteigert, Wasserkopf, Entzündung, schon blaß, durstlos
Belladonna D30 - 1x bei Bedarf
heißer Kopf, kalte Füße, Entzündung, Hirnkrämpfe, Schielen, Starre
Helleborus D4 - 3x tägl.
blaß, dösig, gerunzelte Stirn, Kopfrollen, Wasserkopf, Folge von abgelaufenen Entzündungen im Hirn
Stramonium D12 - 2x tägl.
rot, heftig, Entzündung, Hirndruck, Delir, Krämpfe, Schwindel
Zincum D6 - 3x tägl.
sehr blaß, Krämpfe, Hirnerweichung, Entzündung, Blutleere

Kopfrollen (Jactatio capitis) durch Hirnreizung

Calcium phosphoricum D12 - 2x tägl.
Suppenkaspar, überbeweglich
Agaricus D4 - 3x tägl.
Hampelmann, überbeweglich
Hyoscyamus D12 - 2x tägl.
Schimpfhahn; Geburtstrauma, nach Hirn- oder Hirnhautentzündung
Stramonium D12 - 2x tägl.
Draufhauer, Spielverderber; roter Bruder von Hyoscyamus
Zincum D12 - 2x tägl.
Kümmerling; Hirnschaden, Epilepsie, zum Beispiel als Folge von Impfungen!

Kopfrollen durch Hirndruck

Apis D12 - 2x tägl.
rot, unruhig, erregt; Auslösung beachten: Sonne, Impfung, Infekt, usw.

Helleborus D4 - 3x tägl.
blaß, dösig, stirnrunzelnd; zum Beispiel nach Geburtstrauma, nach Hirnentzündung (Enzephalitis)

Kopfrollen durch sexuelle Erregung

Tuberculinum bovinum D200 - 1x bei Bedarf
Therapiebeginn zur Terrainsäuberung; auch Kissenbohren

Cina D4 - 3x tägl.
bei Wurmkindern

Staphisagria D12 - 2x tägl.
mit geilen Phantasien

Tarantula hispanica D12 - 2x tägl.
onaniert bei rhythmusstarker Musik

Millefolium D12 - 2x tägl.
ganzer Oberkörper beteiligt; Erektion

Krampfneigung (Spasmophilie), allgemein

Cuprum D200 - 1x monatl.
Gefäßkrämpfe, Muskelkrampf, Hirnkrämpfe, Epilepsie, bei Neumond

Zincum D12 - 2x tägl.
Hirnschädigung, Beinezappeln

Magnesium carbonicum D6 - alle 10 Min.
Bauch, Waden, wie mit Messern

Secale D4 - 3x tägl.
Gefäßkrämpfe, Glieder

Veratrum album D3 - alle 10 Min.
tetanische Krämpfe

Krampfneigung, blasse Anfälle, im Hirn ausgelöst

Helleborus D6 - 3x tägl.
Folge von Geburtstrauma, Hirn- oder Hirnhautentzündung; dösig, dümmlich

Hyoscyamus D6 - 3x tägl.
Folge von Hirnentzündung; angriffslustig

Lähmung, krampfartig (spastische Spinalparese) kleiner Kinder

Strychninum phosphoricum D12 - 2x tägl.
Rücken schmerzhaft empfindlich; Glieder müde, zerschlagen; Krämpfe bei jeder Bewegung, kann nur auf dem Rücken liegen, Einschießen wie elektrischer Strom

Lähmung, unvollständig (Parese), allgemein
Gelsemium D6 - 3x tägl.
akut, Fazialisnerv, nach Kinderlähmung, nach Diphtherie
Causticum D6 - 3x tägl.
allmählich aufsteigend, Blase, Schließmuskel
Plumbum D4 - 3x tägl.
Rückenmarkserkrankungen, Krämpfe, Zittern

Lähmung, unvollständig nach Schlaganfall
Causticum D6 - 3x tägl.
wenn sonst gesundet; Stimmbänder; unmöglich, richtige Worte zu finden
Arnica D4 - 3x tägl.
durch Hirnblutung
Hypericum D4 - 3x tägl.
durch Hirnnervenquetschung

Lähmung, unvollständig halbseitig, nachdem sonst gesundet
Causticum D4 - 3x tägl.
es ist ihm unmöglich, das richtige Wort zu finden (motorische Aphasie)
Baptisia D3 - 3x tägl.
Taubheits- und Vergrößerungsgefühl; kann nur Flüssiges schlucken
Diphtherinum D30 - 1x wöchentl.
aussichtslos

Lähmung, unvollständig, des Oberlides nach Verletzung
Ledum D4 - 3x tägl.

Lähmung, unvollständig des Ulnarisnerven (Ulnarisparese)
Calcium fluoratum D6 - 3x tägl.
plötzlich, rechtes Ulnarisgebiet und linker Ring- u. Kleinfinger taub
Natrium fluoratum D6 - 3x tägl.
mit Muskelzucken, Muskelhüpfen

Lähmung, unvollständig des Daumens
Plumbum D6 - 3x tägl.
Muskeln schwinden, Daumen neigt sich zur Handinnenfläche, Greifen erschwert

Lähmung, unvollständig und aussichtslos
Causticum D6 - 3x tägl.
schleichende Entwicklung aufsteigend; Urinabgang ungewollt, unbemerkt
Baptisia D4 - 3x tägl.
aufliegende Teile schmerzen, wie zerschlagen, Urin und Stuhl gehen ungewollt ab

Diphtherinum D200 - 1x monatl.
zusätzlich

amyotrophe Lateralsklerose
(krampfende und schlaffe Lähmungen zugleich)

Plumbum D6 - 3x tägl.
Muskeln schwinden, Hände fallen; höchst berührungsempfindlich, Krämpfe

Stannum D6 - 3x tägl.
zittert beim Hinabgehen, bei Anstrengung, Schmerzen im Sonnenverlauf

Zincum D6 - 3x tägl.
steif, krampfig; zittert, zuckt, Bewegen bessert, Beinunruhe nachts

Argentum nitricum D6 - 3x tägl.
Unterschenkel, Krämpfe der Arme und Beine; stolpert; plötzlich einschießender Schmerz

Lathyrus sativus D4 - 3x tägl.
motorisch, untere Glieder, plötzlich, eher krampfend, erhöhte Reflexe

Mißempfindungen der Haut (Parästhesien) bei roten Menschen

Aconitum D30 - 1x bei Bedarf
plötzlich, kurz vor Mitternacht

Arnica D30 - 1x bei Bedarf
als Folge einer Wirbelsäulen-Verletzung

Aurum D6 - 3x tägl.
destruktive Wirbelsäulen-Erkrankungen

Mißempfindungen der Haut bei blassen Menschen

Barium carbonicum D6 - 3x tägl.
Verkalkung, Hirnabbau

Cuprum D6 - 3x tägl.
Wadenkrämpfe, zittrig

Plumbum D6 - 3x tägl.
Gefäßverkalkung, blitzartig, krampfartig

Secale D4 - 3x tägl.
Ameisenlaufen, als krieche etwas unter der Haut

Arsenicum album D6 - 3x tägl.
nachts brennend wie Feuer, Wärme lindert

Mißempfindungen der Haut ohne Befund

Aconitum D30 - 1x bei Bedarf
nervlich

Cuprum D30 - 1x bei Bedarf
zentralnervös

NERVEN - Mißempfindungen

Tabacum D30 - 1x bei Bedarf
Gefäßkrämpfe

Secale D30 - 1x bei Bedarf
Arteriolenkrämpfe

Mißempfindungen der Haut, nachts

Aconitum D30 - 1x bei Bedarf
vor Mitternacht

Arsenicum album D30 - 1x bei Bedarf
nach Mitternacht

Secale D4 - 3x tägl.
viel Frieren mit brennender Haut, beim Anfassen ist sie aber eiskalt

Hamamelis D4 - 3x tägl.
venöser Gefäßstau

Pulsatilla D6 - 3x tägl.
Nacken und Kreuz starr

Aesculus D4 - 3x tägl.
rheumatisch, venöse Stauung

Mißempfindungen der Haut, Ameisenlaufen

Formica rufa D30 - 1x wöchentl.
rheumatisch; bei allgemeinem Kribbeln unter die Haut spritzen

Platinum D12 - 2x tägl.
nervenbedingt; am Stamm und im Gesicht

Argentum nitricum D12 - 2x tägl.
nervös; am Kopf

Secale D4 - 3x tägl.
arteriell; im Gesicht, an den Extremitäten

Lycopodium D12 - 2x tägl.
nervenbedingt; an den Extremitäten

Mißempfindungen der Haut, Brennen

Phosphorus D12 - 2x tägl.
zart; Haut, Organe; Kühle bessert

Arsenicum album D12 - 2x tägl.
schwach; Haut, Organe; Wärme bessert

Sulfur D12 - 2x tägl.
kräftig; Haut, Körperteile; Kälte bessert

Mißempfindungen der Haut, Kältegefühle

Spinnengifte D12 - 2x tägl.
alle Spinnengift-Bedürftigen empfinden umschriebene Kälte der Haut

Carbo vegetabilis D4 - 3x tägl.
an der Zunge

Agnus castus D6 - 3x tägl.
am männlichen Genitale

Mißempfindungen der Haut, wie mit tausend Nadeln

Agaricus D12 - 2x tägl.
kalt wie Eisnadeln

Arsenicum album D12 - 2x tägl.
brennend wie Feuer

Mißempfindungen der Haut, Prickeln

Aconitum D6 - 3x tägl.
taub, kalt, Fazialislähmung durch trocken-kalten Wind, Glieder gelähmt

Staphisagria D6 - 3x tägl.
Steifheit, Zerschlagenheit, Nervenschmerzen, Rheuma

Cannabis indica D6 - 3x tägl.
Lähmung der Glieder, Lähmung des Willens, kataleptische Starre

Mißempfindungen der Haut, Taubheitsgefühle

Acidum nitricum D200 - einmalig
am Kopf

Platinum D200 - 1x monatl.
Schläfen, Stirn, auch Beine

Gelsemium D30 - 1x bei Bedarf
Zunge zittert

Nux moschata D30 - 1x bei Bedarf
Zunge klebt am Gaumen

Multiple Sklerose, destruktive Diathese

Tuberculinum GT D200 - einmalig
trotz Degeneration hiermit beginnen

Morbillinum D200 - einmalig
Masern-Nosode; lymphatisch, rot, saftig

Diphtherinum D200 - einmalig
Diphtherie-Nosode; destruktiv, blaß, trocken

Luesinum D200 - 1x monatl.
bei geistigem Abbau; schlechtes Omen; die Nosoden 1x jährl. in monatl. Abstand

Multiple Sklerose, Kopfweh, Schwindel, Linsenschlottern

Conium D12 - 2x tägl.
Kopfweh bei leerem Magen, Drehschwindel bei Kopfdrehen, mangelhafte Akkommodation

Cocculus D12 - 2x tägl.
Gefühl von Leere im Kopf, enge Pupillen, trübsichtig, mouches volantes
Gelsemium D12 - 2x tägl.
Bandkopfweh, Hinterkopfschwindel, Doppeltsehen, mangelhafte Akkommodation, weite Pupillen

Multiple Sklerose, Sprachschwierigkeiten, Halskrämpfe
Causticum D12 - 2x tägl.
Stimmbänder lahm, krampfend; findet das richtige Wort nicht
Agaricus D12 - 2x tägl.
Silbenstottern; Hals eng wie zusammengeschnürt

Multiple Sklerose, Blasenlähmung
Strychninum phosphoricum D12 - 2x tägl.
Krämpfe bei jeder Bewegung, kann nur auf dem Rücken liegen

Multiple Sklerose, unwillkürlicher Stuhl
Aloe D6 - 3x tägl.
bei einer Blähung, beim Urinieren, "falsche Freunde"
Silicea D6 - 3x tägl.
Schließmuskelkrampf, Schließmuskelschwäche
Alumina D6 - 3x tägl.
Schließmuskellähmung

Multiple Sklerose, Umklammerungsgefühl
Colocynthis D4 - 3x tägl.
einschießende messerscharfe Schmerzen
Theridion D12 - 2x tägl.
überempfindlich gegen Geräusche, Schwindel, Schmerz, innere Kälte

Multiple Sklerose, Wadenkrämpfe
Cuprum D6 - 3x tägl.
muß kräftig mit der Hand gegendrücken, muß auftreten; vor allem nachts
Magnesium phosphoricum D6 - 3x tägl.
Gegendruck und warmes Fußbad lindern
Zincum D6 - 3x tägl.
mit Zittern, Zucken, Beinunruhe, muß sich bewegen, Bewegen erleichtert

Muskelschwund, progressiv (Muskelatrophie), angeboren
Plumbum D6 - 3x tägl.
blaß, trocken, kalt, verspannt; Streckmuskeln der Arme, "Fallhand"
Physostigminum D4 - 3x tägl.
Rücken brennt, zwickt, krampft; Füße, Hände taub; Krämpfe auf Druck

Causticum D4 - 3x tägl.
allmählich von unten nach oben steigend; Blase, Stimme, Augenlider
Gelsemium D4 - 3x tägl.
funktionelle motorische Lähmung; Polio, Diphtherie, Erregung

Muskelschwund, progressiv; erworben
Plumbum D6 - 3x tägl.
blaß, trocken, kalt, verspannt; Streckmuskeln der Arme, "Fallhand"
Cuprum D6 - 3x tägl.
noch mehr verkrampft; Wadenkrämpfe, Finger gebeugt, Daumen nach innen
Phosphorus D12 - 2x tägl.
infolge fettiger Degeneration; Glieder, Rücken schwach; stolpert
Secale D6 - 3x tägl.
alle Streckmuskeln; Spreizkrämpfe der Finger, "Kriechen" unter der Haut

Nervenentzündung (Neuritis), akut
Aconitum D30 - 3stündl.
durch Kälte; Taubheit und Kälte der befallenen Teile; nachts, ruhelos

Nervenentzündung, chronisch brennend
Arsenicum album D6 - 3x tägl.
brennt nachts, Wärme lindert
Phosphorus D12 - 2x tägl.
brennt tagsüber, Kälte lindert

Nervenentzündung, traumatisch
Rhus tox D30 - 3stündl.
durch Kälte, Nässe, Überanstrengung; reißt, schießt, nachts, ruhelos
Arnica D30 - 3stündl.
wund, zerschlagen; Kühle lindert
Bellis D3 - stündl.
noch stärkeres Wundheitsgefühl als Arnica
Hypericum D30 - 3stündl.
wund, scharf schneidend nach Nervenverletzung

Nervenentzündung, Alkoholneuritis
Cimicifuga D6 - 3x tägl.
Rücken, Muskeln, tief sitzend
Ledum D4 - 3x tägl.
von unten nach oben ziehend
Plumbum D6 - 3x tägl.
mit Muskelschwund

Nervenentzündung des Nervus pudendus
Clematis D4 - 3x tägl.
Samenstrang schmerzt

Sehnerventzündung (Retrobulbärneuritis)
Phosphorus D12 - 2x tägl.
zentrale Gesichtsfeldausfälle (zentrales Skotom), bis zur Blindheit

Nervenentzündung der Wirbelsäule-Nervenwurzeln (Radikulitis)
Hypericum D4 - 3x tägl.
Folge von Nervenverletzung

Nervenschmerz (Neuralgie), akut
Aconitum D30 - 1x bei Bedarf
rot, heiß, plötzlich, durch kalten Wind, Zugluft; Angst, nachts; Kälte

Belladonna D30 - 1x bei Bedarf
kommt und geht plötzlich, wellenartig, pulsierend, rechts; Wärme

Gelsemium D30 - 1x bei Bedarf
plötzlich bei Wetterwechsel, Gehstörungen, benommen, lähmig; Kühle

Colocynthis D4 - alle 10 Min.
plötzlich einschießend, messerscharf; Krümmen, Druck, Wärme lindern

Chamomilla D30 - 1x bei Bedarf
unerträglich, nachts, viel Hitze; nervös, barsch, unleidlich

Nervenschmerz, chronisch
Arsenicum album D12 - 2x tägl.
nachts, verzweifelt, Unruhe, steht auf; liebt Wärme; beachte: Diabetes!

Rhus tox D12 - 2x tägl.
nachts, Unruhe, bleibt im Bett; linde Wärme bessert; Durchnässen

Gnaphalium D4 - 3x tägl.
taub, gefühllos, nur im Sitzen, mit Wadenkrämpfen; Ischias

Cedron D4 - 3x tägl.
jeden Tag zur gleichen Stunde, auch nachts, links; Trigeminus

Kalium bichromicum D12 - 2x tägl.
kommt und geht plötzlich, Wetterextreme, Wärme lindert; Kopf, Ischias

Nervenschmerz bei Blutarmut
China D6 - 3x tägl.
durch Zugluft und Berührung der betroffenen Teile schlimmer

Nervenschmerz lange nach Gürtelrose
Arsenicum album D30 - 2x tägl.
nachts brennend

Nervenschmerz nach Malaria
Natrium muriaticum D12 - 2x tägl.
hartnäckig, schlimmer an der See, gegen Mittag
China D6 - 3x tägl.
abgemagert, schwach, ruhelos, blutarm; schlimmer bei Berührung, Zugluft
Arsenicum album D12 - 2x tägl.
kümmerlich; wie brennende Nadeln, nachts, ruhelos, Wärme lindert
Cedron D6 - 3x tägl.
eher links, jeden Abend zur gleichen Zeit auf die Minute genau!

Nervenschmerz im Sonnenverlauf
Stannum D12 - 2x tägl.
langsam zunehmend, langsam abnehmend
Platinum D12 - 2x tägl.
wie in einen Schraubstock gepreßt

Nervenschmerz über dem Auge (supraorbital)
Stannum D12 - 2x tägl.
tagsüber; beginnt langsam, hört langsam auf (Sonnenverlauf)
Cimicifuga D12 - 2x tägl.
jeden Nachmittag bis Abend; Gebärmutterreflex!
Cedron D12 - 2x tägl.
jeden Abend auf die Minute wieder; links, Augen brennen
Spigelia D12 - 2x tägl.
zuckend, ziehend, stechend; bei Berührung läuft Schauder über Körper

Nervenschmerz unter dem Auge (infraorbital)
Belladonna D12 - 2x tägl.
abends bis Mitternacht; schneidend; Tränen, Speichelfluß; Wärme heilt
Calcium carbonicum D12 - 2x tägl.
rechts, über Jochbein zum Ohr; häufiges Wasserlassen, Wärme lindert

Nervenschmerz der Wimpern
Prunus spinosa D4 - 3x tägl.
Auge wie von hinten nach außen gepreßt
Cimicifuga D6 - 3x tägl.
schießend, reißend, Gefühl wie geschwollen

Secale D4 - 3x tägl.
krampfig
Natrium muriaticum D200 - einmalig
an der See, gegen Mittag
Mezereum D6 - 3x tägl.
brennt nachts; kaltes Gefühl im Auge

Nervenschmerz des Fazialisnerven
Magnesium phosphoricum D12 - 2x tägl.
schießend, in Intervallen, 14 Uhr, Wärme lindert
Pulsatilla D12 - 2x tägl.
akut, rheumatisch

Nervenschmerz des Kiefers
Aconitum D30 - 1x bei Bedarf
nach Wind, Sturm; anhaltend, prickelnd, unerträglich, "es muß was geschehn"
Verbascum D12 - 2x tägl.
als ob Kiefer mit Zangen gequetscht; schlimmer durch Druck, Kauen, Kaltluft
Plantago major D12 - 2x tägl.
scharf; schießt zwischen Zähnen und Ohren hin und her
Capsicum D12 - 2x tägl.
rechts, fein, durchdringend, brennend, beim Einschlafen, durch Luftzug

Nervenschmerz der Zähne
Staphisagria D12 - 2x tägl.
von hohlen Zähnen mit Karies
Mercurius solubilis D30 - 1x tägl.
von Amalgamfüllungen, nachts
Mezereum D12 - 2x tägl.
von toten Zähnen, nachts
Spigelia D6 - 3x tägl.
Zähne des Oberkiefers, rheumatisch, zuckt, zieht, periodisch; Angst
Kalmia D6 - 3x tägl.
Zähne des Oberkiefers, mehr rechts, reißend, anhaltend; Erregung

Nervenschmerz der Zunge
Crotalus D12 - 2x tägl.
Zungenzittern, Zungenkrebs

Nervenschmerz der Brustwarzen
Ranunculus bulbosus D200 - 1x bei Bedarf
auch Rippenneuralgie

Cimicifuga D12 - 2x tägl.
unter der linken Brust; Eierstöcke?

Nervenschmerz im Bauch
Colocynthis D6 - 3x tägl.
nach Erregung, Erkältung, preßt, sticht; Ruhe, Wärme, Druck lindern
Nux vomica D12 - 2x tägl.
nach Ärger, Erkältung, eher links

Nervenschmerz der Eierstöcke
Colocynthis D6 - 3x tägl.
nach Erregung, Erkältung; zieht, preßt, sticht; Wärme, Druck lindern

Nervenschmerz der Samenstränge
Clematis D4 - 3x tägl.
wie gequetscht, pressend, eher rechts, nachts
Spongia D4 - 3x tägl.
geschwollen, Stiche schießen durch die Samenstränge nach oben
Acidum oxalicum D4 - 3x tägl.
ziehend, von einem Punkt ausgehend

Nervenverletzung, Quetschung
Hypericum D30 - 1x in Wasser
zum Beispiel durch Schnitt am Finger

Neurofibromatose Recklinghausen
Medorrhinum D200 - 1x monatl.
im Wechsel mit:
Luesinum D200 - 1x monatl.
von Generation zu Generation (dominant) vererbtes Krankheitsbild! dazu:
Abrotanum D4 - 3x tägl.
3 Monate lang; danach:
Silicea D12 - 2x tägl.
3 Monate lang; danach:
Calcium fluoratum D12 - 2x tägl.
3 Monate lang; danach:
Barium carbonicum D12 - 2x tägl.
3 Monate lang; Kur wiederholen

Parkinson; kurativ
Cocculus D4 - 3x tägl.
4 Wochen lang; danach:

Conium D4 - 3x tägl.
4 Wochen lang; danach:
Argentum D4 - 3x tägl.
wenn blaß, 4 Wochen lang; oder:
Agaricus D4 - 3x tägl.
wenn rot, 4 Wochen lang

Parkinson; rot
Belladonna D12 - 2x tägl.
tagsüber starr, nachts Visionen, Geister, Ungeheuer; schreit auf
Stramonium D12 - 2x tägl.
alles noch heftiger, Wut, Zerstörung, Aufschreien, erkennt niemanden
Glonoinum D12 - 2x tägl.
erkennt sein Zuhause nicht mehr, möchte nach Hause, obwohl er zu Hause ist
Agaricus D12 - 2x tägl.
"tausend Eisnadeln unter der Haut", Zucken, Ticks, Veitstanzkrämpfe

Parkinson; blaß
Argentum nitricum D12 - 2x tägl.
erdfahl, trocken; Schwindel im Dunkeln, stottert; Beine wie Holz oder wie Watte
Hyoscyamus D12 - 2x tägl.
tagsüber abgewandt gegen die Wand; nachts Visionen: Fratzen, Fremde, will fliehen
Heloderma D12 - 2x tägl.
Gefühl umschriebener Eiseskälte; Glieder zucken, schütteln; reckt sich
Cresolum D12 - 2x tägl.
kindisch-heiter, geschwätzig, gestikuliert; hört Glocken, sieht Küchenschaben

Parkinson; Endarznei
Strontium carbonicum D12 - 2x tägl.
starr, mürrisch, streitsüchtig, schlechtes Gewissen; Rucken der Glieder

Rippenneuralgie (Interkostalneuralgie)
Ranunculus bulbosus D200 - 1x bei Bedarf
auch Brustwarzenneuralgie

Säuferdelir (Delirium tremens), akut
Hyoscyamus D200 - 1x in Wasser
geschwätzig; Flockenlesen; wähnt sich verfolgt, vergiftet; entblößt sich, flieht
Cannabis indica D200 - 1x in Wasser
rot, redselig; Objekte bedrängen; übertreibt Zeiten, Entfernungen
Belladonna D200 - 1x in Wasser
rot, wild; Visionen von Ratten, Mäusen; will entfliehen

Stramonium D200 - 1x in Wasser
rot, wahnsinnig; Angst, Schreck; Tiere kommen aus jeder Ecke; flieht

Calcium carbonicum D200 - 1x monatl.
ängstlich; Visionen von Ratten, Mäusen; nach Belladonna und Stramonium

Cimicifuga D200 - 1x in Wasser
sieht Ratten und Mäuse

Säuferdelir, wiederholt

Opium D200 - 1x bei Bedarf
Furcht, Terror; Tiere und Geister springen von überall auf ihn zu

Lachesis D200 - 1x bei Bedarf
Halswürgen, Aufschrecken; Vögel und Schlangen bewegen sich auf ihn zu

Cantharis D200 - 1x bei Bedarf
blaß-gelb; versucht unaufhörlich zu beißen, sexuell erregt;Harnbrennen

Arsenicum album D200 - 1x bei Bedarf
schwach, zittert; sieht Geister; Käfer und Würmer krabbeln auf ihm rum, versucht, sie abzubürsten

Schlaganfall, Lähmungen

Barium carbonicum D4 - 3x tägl.
auf Hirnblutung folgende Lähmung, Therapiebeginn

Plumbum D6 - 3x tägl.
in aufsteigenden Potenzen bis D200; mit Lähmung der Handstrecker

Cuprum D6 - 3x tägl.
in aufsteigenden Potenzen bis D200; mit krampfartiger Lähmung

Phosphorus D12 - 2x tägl.
bei eher zarten Menschen nach Hirnblutung

Crotalus D12 - 2x tägl.
bei eher kräftigen Menschen nach Hirnblutung

Schlaganfall, Sprachverlust, Stimmbandlähmung

Hyoscyamus D6 - 3x tägl.
bei frischer Lähmung

Causticum D4 - 3x tägl.
bei alter Lähmung

Syringomyelie mit blauen Lippen

Laurocerasus D4 - 3x tägl.
mit Zysten in Herzsegmenten

Tetanie, allgemein

Veratrum album D3 - alle 10 Min.
akut

Nux vomica D30 - 1x in Wasser
gereizt, mürrisch, steigert sich hinein, hyperventiliert

Magnesium phosphoricum D4 - alle 10 Min.
nervös, krampfig

Cuprum D6 - alle 10 Min.
allgemeine Krampfneigung

Cresolum D12 - 2x tägl.
bei Rückenmarkserkrankungen

Acidum hydrocyanicum D4 - alle 10 Min.
mit blauen Lippen und blauer, kalter Nasenspitze

Tick, konvulsiv (Gesichtszucken)

Magnesium phosphoricum D6 - 3x tägl.
schmerzhaft, muß warme Hand dagegendrücken

Agaricus D4 - 3x tägl.
besonders der Lider, Gefühl wie tausend Eisnadeln unter der Haut

Gelsemium D6 - 3x tägl.
reißt, zuckt, krampft, besser nach Harnflut; tiefrot wie betrunken

Lycopodium D6 - 3x tägl.
eher links, schmerzlos; blaß, hager, ordentlich

Hyoscyamus D6 - 3x tägl.
grimassiert, gestikuliert; wilde, funkelnde Augen; bei Glanz, Wasser

Tarantula hispanica D6 - 3x tägl.
grimassiert wenn unbeachtet, Kältegefühl im Tick; manische Unruhe

Tick, nervös; durch Alkoholabusus

Absinthium D12 - 2x tägl.
auch Kinder von Alkoholikern; rot, heftig, zornig, brutal; klaut gerne

Trigeminusneuralgie, akut

Aconitum D30 - 1x bei Bedarf
plötzlich nachts, brennt zum Schreien; Erkältung, Zugluft; Kälte besser

Belladonna D30 - 1x bei Bedarf
blitzartig, wellenartig, pulsierend, rechts, Mitternacht; Wärme besser

Chamomilla D30 - 1x bei Bedarf
nachts, durch Ärger, Zahnung, muß herumgehen; Kälte bessert

Colocynthis D4 - alle 10 Min.
stechend, reißend, krampfig, links; Wärme und Druck bessern

Trigeminusneuralgie, chronisch

Arsenicum album D12 - 2x tägl.
periodisch um Mitternacht, Brennen; Wärme bessert

Cedron D4 - 3x tägl.
periodisch täglich auf die Minute genau, links
Magnesium phosphoricum D4 - 3x tägl.
periodisch um 14 Uhr, anfallsartig, krampfig, rechts; Wärme, Druck besser
Plantago major D6 - 3x tägl.
periodisch wiederkehrend, hin und her schießend bis zu den Ohren
Verbascum D6 - 3x tägl.
periodisch 2x täglich, wie gequetscht durch Zangengriff, schmerzt bei Zahndruck; Kälte lindert

großer Veitstanz (Chorea major)
Tarantula hispanica D12 - 2x tägl.
"wie von der Tarantel gestochen", Musik und Beachtung beruhigen
Hydrophobinum D200 - 1x bei Bedarf
"wie ein tollwütiger Hund"; bei Glanz, bei fließendem oder tropfendem Wasser

kleiner Veitstanz (Chorea minor)
Agaricus D12 - 2x tägl.
krampfiges Zucken, Gesicht, Hals, Glieder, blitzartig; wie im Rausch
Mygale D12 - 2x tägl.
Kopf wird plötzlich nach links und hinten geworfen, nicht im Schlaf!

Wasserkopf (Hydrozephalus), akut
Belladonna D6 - 3x tägl.
feuchtes Fieber, Aufschreien, Zähneknirschen, klopfender Kopfschmerz
Apis D4 - 3x tägl.
trockenes Fieber, Kissenbohren, Kopfrollen, Aufschrei, Stiche; durstlos
Calcium carbonicum D6 - 3x tägl.
frühe Stadien; Bauch aufgetrieben, Glieder ungeschickt, Kopfschweiß nachts, häufiges Schreien ohne Grund

Wasserkopf, personenbezogen
Calcium carbonicum D6 - 3x tägl.
blaß, munter, altklug, großköpfig, dicker Bauch, Kopfschweiß, Durchfall
Calcium phosphoricum D6 - 3x tägl.
bleich, kalt, unruhig, verlangt ständig Brust oder Kartoffeln und Salz
Barium carbonicum D6 - 3x tägl.
möchte nicht spielen, großköpfig, ausgezehrt, dürrer Nacken, große Drüsen
Silicea D6 - 3x tägl.
rotes Gesicht, kalte Glieder, großer schweißbedeckter Kopf; schreckt nachts aus dem Schlaf auf
Zincum D6 - 3x tägl.
starrer Blick, Beinunruhe, rollt Kopf, bohrt ihn in Kissen; hinten heiß, vorne kalt

NERVEN - Wasserkopf

Sulfur D6 - 3x tägl.
Augen halboffen, Kopf fällt nach hinten, starr, zuckt, Großzehenkrämpfe

Wasserkopf, seröse Ausschwitzung (Exsudation)

Helleborus D4 - 3x tägl.
dösig, gerunzelte Stirn, Kaubewegungen, gieriger Durst, schreit schrill (cri encéphalique)

Cantharis D6 - 3x tägl.
Blutandrang, klopfend, reißend, todesängstliche Unruhe, Harnverhaltung, Brennen

Apocynum D2 - 3x tägl.
Stirnhöcker, offene Fontanellen, schielt; stete unwillkürliche einseitige Bewegungen der Glieder, kein schrilles Schreien!

Wasserkopf, mangelhafte Auflösung (Resorption)

Apis D4 - 3x tägl.
am Beginn und am Ende

Zittern (Tremor) der Glieder

Barium carbonicum D6 - 3x tägl.
Verkalkung

Gelsemium D12 - 2x tägl.
Erregung, Ärger

Tabacum D12 - 2x tägl.
Durchblutung, Verkalkung

Kalium bromatum D12 - 2x tägl.
Nerven, trommelt ständig mit den Fingern auf dem Tisch

Mercurius solubilis D30 - 1x tägl.
Hirn- und Rückenmarkserweichung

NOTIZEN:

Teil II

Auslösung, Verfassung, Anlage
Geist und Gemüt

Auslösung

Alkoholmißbrauch

Person: rot, warm, kräftig
Sulfur D200 - 1x monatl.
kräftig rot
Stramonium D200 - 1x monatl.
leuchtend rot
Opium D200 - 1x monatl.
dunkelrot

Person: blaß, kalt, schwach
Hyoscyamus D200 - 1x wöchentl.
erschreckend blaß
Carbo vegetabilis D200 - 1x wöchentl.
leichenblaß, blaue Lippen
Arsenicum album D200 - 1x wöchentl.
wächsern blaß, Totenmaske
Luesinum D200 - 1x monatl.
3x insgesamt

akuter Alkoholmißbrauch
Nux vomica D30 - 1x bei Bedarf
vorbeugend vor und nach Gelagen; übel, würgt, zittert, morgens
Cannabis indica D200 - 1x bei Bedarf
rot, gewalttätig, geistig aktiv, redselig, übertreibt Dinge
Ranunculus bulbosus D2 - alle 10 Min.
beruhigt akute Anfälle von Säuferdelir (Delirium tremens)

gelegentlicher Alkoholmißbrauch
Stramonium D200 - 1x bei Bedarf
tobsüchtig, tritt Möbel, schlägt auf Familie ein; ängstlich schreckhaft

chronischer Alkoholmißbrauch
Acidum sulfuricum D30 - 1x tägl. abends
blaß, kalt, verschrumpelt, verschlampt, hastig, erbricht sauer; nach Nux vomica
Capsicum D2 - alle 10 Min.
erbricht morgens, Magen brennt, appetitlos, ruhelos, zittert; Delirium

Verhalten im Alkoholrausch
Nux vomica D30 - 1x bei Bedarf
mürrisch, eifersüchtig, beleidigend, tätlich, will sich ertränken

AUSLÖSUNG - Alkohol

Belladonna D30 - 1x bei Bedarf
spielt Komödie, enthemmte Reden und Taten; krampft, zerstört, Mordlust

Opium D200 - 1x bei Bedarf
sehr fröhlich, dann stumpfsinnig, schläft ein

Lachesis D200 - 1x monatl.
redet ununterbrochen, enthemmte Worte und Taten, eifersüchtig, mürrisch

Causticum D200 - 1x monatl.
redelustig, schreit, mürrisch, übermäßig sexuell erregt

Hyoscyamus D200 - 1x bei Bedarf
eifersüchtig, tätlich, schreit, will sich nackt ausziehen, Mordlust

Alkoholismus der Frau

Sepia D200 - 1x monatl.
vernachlässigt sich und Familie, verschlampt

Verlangen nach Alkohol vor der Periode

Pulsatilla D12 - 2x tägl.
nach Wein, Likör; trinkt alleine, ist ungern alleine

Beschwerden morgens nach einer Alkoholorgie

Nux vomica D30 - 1x bei Bedarf
Katerkopf, miserabler Mundgeschmack, miserables Lebensgefühl

Cocculus D12 - stündl.
Leeregefühl, Schwindel im Kopf; schusselig, läßt die Tasse fallen

Carbo vegetabilis D30 - 1x bei Bedarf
Hinterkopfweh; leerer hängender, geblähter Oberbauch, Gärungsdurchfall

Säufererbrechen

Nux vomica D4 - 3x tägl.
Exzesse, frißt, säuft

Acidum sulfuricum D4 - 3x tägl.
morgendliches Säurewürgen; bei Trinkwunsch in D30 und Willensstärke

Kalium bichromicum D12 - 2x tägl.
nach Biergenuß

Blutungen bei Säufern

Ledum D4 - alle 10 Min.
rot, schaumig; elegante, unglaubwürdige Whiskytrinker

Opium D30 - alle 10 Min.
dunkel, schaumig; redet viel Dampf, schläft über dem Trinken ein

Lügen bei Säufern
Opium D200 - 1x monatl.
rot, erregt, macht viel Dampf
Carbo vegetabilis D200 - 1x monatl.
blaß, erschöpft

nervöser Tick bei Säufern
Absinthium D12 - 2x tägl.
rot, heftig, zornig, brutal; klaut gerne; auch Kinder von Alkoholikern

Krämpfe bei Säufern
Zincum D6 - 3x tägl.
Hirnkrämpfe, epileptische Anfälle

Nervenentzündung (Alkoholneuritis)
Cimicifuga D6 - 3x tägl.
Rücken, Muskeln, tiefsitzend
Ledum D4 - 3x tägl.
von unten nach oben ziehend
Plumbum D6 - 3x tägl.
mit Muskelschwund

Leberzirrhose bei Säufern
Nux vomica D6 - 3x tägl.
akut; frißt und säuft und raucht tags und nachts
Sulfur D6 - 3x tägl.
pyknisch, rot; säuft insgeheim weiter aus Lust
Lachesis D12 - 2x tägl.
kräftig, hitzig, rot; säuft weiter aus Verzweiflung
Acidum hydrofluoricum D6 - 3x tägl.
Leber steinhart
Arsenicum album D6 - 3x tägl.
Leberschrumpfung; ziemlich am Ende
Ammonium chloratum D6 - 3x tägl.
schlaff, kraftlos; Stuhl hart, bröckelig mit glasigem Schleim

Säuferwahn
Acidum sulfuricum M - 1x bei Bedarf
fühlt sich angegriffen, ausgelacht, verhöhnt, verfolgt
Anacardium M - 1x bei Bedarf
folgt zwei Willen mit entgegengesetzten Aufträgen, hört Stimmen

Lachesis M - 1x bei Bedarf
geschwätzige Eifersucht

Kalium bichromicum M - 1x bei Bedarf
gereizt, gedrückt, ängstlich, menschenscheu

Arsenicum album M - 1x bei Bedarf
sieht Tiere, hört Stimmen; nach häufigem geringem Alkoholgenuß

Luesinum M - 1x bei Bedarf
lacht und weint ohne Grund, verzweifelt, gedrückt, hirnschwach

Säuferdelir, akut

Hyoscyamus D200 - 1x in Wasser
geschwätzig; hascht nach Flocken in der Luft; fühlt sich verfolgt, vergiftet; entblößt sich, flieht

Cannabis indica D200 - 1x in Wasser
rot, redselig; Objekte bedrängen; übertreibt Zeiten, Entfernungen

Belladonna D200 - 1x in Wasser
rot, wild; Visionen von Ratten, Mäusen; will entfliehen

Stramonium D200 - 1x in Wasser
rot, wahnsinnig; Angst, Schreck; Tiere kommen aus jeder Ecke; flieht

Calcium carbonicum D200 - 1x monatl.
ängstlich; Visionen von Ratten, Mäusen; nach Belladonna und Stramonium

Cimicifuga D200 - 1x in Wasser
sieht Ratten und Mäuse

Säuferdelir, wiederholt

Opium D200 - 1x bei Bedarf
Furcht, Terror; Tiere und Geister springen von überall auf ihn zu

Lachesis D200 - 1x bei Bedarf
Halswürgen, Aufschrecken; Vögel und Schlangen bewegen sich auf ihn zu

Cantharis D200 - 1x bei Bedarf
blaß-gelb; versucht unaufhörlich zu beißen, sexuell erregt; Harnbrennen

Arsenicum album D200 - 1x bei Bedarf
schwach, zittert; sieht Geister; Käfer und Würmer krabbeln auf ihm rum, versucht sie abzubürsten

NOTIZEN:

Angst

Angst, allgemein

Angst ist ungerichtet, unerklärlich, personenbezogen, subjektbezogen!
Furcht ist auf eine Sache bezogen, objektbezogen!
Angst ist um so tiefgreifender, je giftiger die Trägersubstanz ist!

Urbangnis

Calcium carbonicum D200 - 1x monatl.
am Beginn des Lebens, am Beginn des Lebendigen

Lachesis D200 - 1x monatl.
in der Mitte des Lebens, Lebenskrise inmitten des Lebendigen

Arsenicum album D200 - 1x monatl.
am Ende des Lebens, am Ende des Lebendigen

Angst, plötzlich, unbegründet

Aconitum D30 - 1x in Wasser
Herzangst, Todesangst mit aufgeregter Unruhe; eher abends

Angst vor Abwärtsbewegung

Borax D30 - 1x bei Bedarf
schreit; "außer sich"

Argentum nitricum D30 - 1x bei Bedarf
erblaßt; Magen hebt sich; fällt

Ferrum D30 - 1x bei Bedarf
errötet; Herz klopft

Angst vor Alleinsein

Aconitum D30 - 1x in Wasser
könne sich der Todesstunde nähern, möchte Hand gehalten haben

Phosphorus D200 - 1x bei Bedarf
könne von Unheil bedroht werden, möchte gestreichelt werden

Sepia D200 - 1x bei Bedarf
könne melancholisch werden; erträgt aber keinen Menschen

Argentum nitricum D200 - 1x bei Bedarf
könne sterben

Arsenicum album D200 - 1x bei Bedarf
könne sich ermorden

Stramonium D200 - 1x bei Bedarf
könne von Geistern erschreckt werden

Angst vor dem Altern
Phosphorus D200 - 1x monatl.
fürchtet, weniger gut auszusehen
Arsenicum album D200 - 1x bei Bedarf
fürchtet sich vor den zwingenden Krankheiten des Alters
Lachesis D200 - 1x monatl.
fürchtet, "Gelegenheiten" zu verpassen

Angst vor der Angst beim Denken daran
Calcium carbonicum D200 - 1x monatl.
lymphatisch; hilfesuchend
Acidum nitricum D200 - 1x monatl.
destruktiv; klebrig

Angst, arm zu sterben
Ambra D30 - 1x bei Bedarf
ständig in Sorge, Geschäfte könnten fehlschlagen; schlaflos
Bryonia D200 - 1x monatl.
wie bei Ambra; mürrisch, reizbar, gallig
Calcium carbonicum D200 - 1x monatl.
und verlassen zu sein
Sepia D200 - 1x monatl.
und zu verhungern
Sulfur D200 - 1x monatl.
und angesammelten Besitz zu verlieren

Angst bei Aufwärtsbewegung
Acidum nitricum D200 - 1x monatl.
Schwäche, Gelenkknacken

Angst beim Augenschließen
Calcium carbonicum D12 - 2x tägl.
Angst steigt aus der Seele, ist verlassen
Arnica D12 - 2x tägl.
Angst, jemand könnte ihn berühren, ihn vergiften
Lachesis D12 - 2x tägl.
verliert die intellektuelle Sicht, Angst vor unbewußten Impulsen
Argentum nitricum D12 - 2x tägl.
Angst zu stolpern, macht große Schritte
Theridion D12 - 2x tägl.
Angst vor Geräuschen

Angst vor Bakterien, vor Verschmutzung
Arsenicum album D200 - 1x monatl.
Herr und Frau Saubermann; Angst vor verdorbenen Lebensmitteln
Silicea D200 - 1x monatl.
bügelt allabendlich mit heißem Eisen seine Geldscheine

Angst vor Beengung, vor Enge
Aconitum D30 - 1x bei Bedarf
Herzenge
Ambra D3 - 3x tägl.
Menschenenge
Lachesis D200 - 1x monatl.
Hitzeenge
Jodum D200 - 1x monatl.
Bewegungsenge
Lycopodium D200 - 1x monatl.
Bauchenge
Pulsatilla D200 - 1x monatl.
Stauungsenge

Angst vor Begegnung
Ambra D30 - 1x bei Bedarf
greift an und macht schlaflos
Arnica D200 - 1x bei Bedarf
er könnte berührt werden

Angst, lebendig begraben zu werden
Lachesis D200 - 1x bei Bedarf
und keiner merke es

Angst, über Brücken, über Wasser zu gehen
Ferrum D12 - 2x tägl.
auch bei stehenden, ruhigen Gewässern
Bromum D12 - 2x tägl.
beim Schauen auf strömende Gewässer

Angst vor und in der Dunkelheit
Calcium carbonicum D200 - 1x monatl.
sieht Geister
Stramonium D200 - 1x monatl.
sieht erschreckende Fratzen

Phosphorus D200 - 1x monatl.
sieht grinsende Fratzen
Causticum D200 - 1x monatl.
hört unheimliche Geräusche
Lycopodium D200 - 1x monatl.
sieht furchterregende Schreckbilder

Angst, ein Entgegenkommender schlage auf ihn ein

Arnica D200 - 1x bei Bedarf
ahnt das Trauma und zieht es an; Angst vor Gewalttätigkeit folgert, daß dieser Mensch auch gewalttätig sein kann!

Angst, wenn sich jemand nähert

Anacardium D200 - 1x monatl.
fühlt sich von Feinden umgeben
Arnica D200 - 1x monatl.
man könne auf ihn einschlagen
Silicea D200 - 1x monatl.
man könne ihn berühren
Thuja D200 - 1x monatl.
er könne zerbrechen

Angst vor Erfolg

Calcium carbonicum D200 - 1x monatl.
gibt seine blühende Karriere oder sein Geschäft auf wegen verlorenem Sinn oder wegen überwältigender Verantwortung
Silicea D200 - 1x monatl.
gibt auf dem Höhepunkt auf, wenn Probleme zu groß werden

Angst morgens beim Erwachen

Natrium muriaticum D200 - 1x bei Bedarf
Urangst, ungenügend zu sein; verlorenes Salz der Erde, verkümmerte Seele
Silicea D200 - 1x bei Bedarf
Urangst, minderwertig zu sein; verlorener Halt
Lachesis D200 - 1x monatl.
Urangst vor der "Sünde"
Barium carbonicum D200 - 1x monatl.
Urangst, sich zu blamieren; verlorene Chance
Arsenicum album D200 - 1x monatl.
es könnte etwa von ihm verlangt werden
Graphites D200 - 1x monatl.
schwach, träge; verlorene Spannkraft

Angst vor dem Erwachen nachts
Luesinum D200 - 1x monatl.
alles Zerstörerische verschlimmert sich in der Nacht
Lachesis D200 - 1x monatl.
Schlangen kommen in der Nacht, winden sich unbemerkt um Hals und Brust

Angst vor dem Fliegen
Ignatia D30 - 1x abends zuvor und morgens
und eventuell 1 Stunde vor dem Start; unbegründete Angst
Cimicifuga D30 - 1x vor dem Start und bei Bedarf
Gefühl der Panik wegen Platzangst
Chininum sulfuricum D30 - 1x je vorher
Ohrensausen bei Abflug und Landung
Borax D30 - 2x tägl.
vor der Landung; Abwärtsbewegung!

Angst vor spitzen Gegenständen
Silicea D200 - 1x monatl.
vor Scheren, Spritzen, Messern

Angst vor Geräuschen
Silicea D12 - 2x tägl.
äußerst schreckhaft und überempfindlich
Causticum D12 - 2x tägl.
Möbel und Holzdielen knarren, "Einbrecher kommen"
Aconitum D30 - 1x bei Bedarf
vor lauten Menschen, lauter Musik, vor Streit
Kalium bromatum D12 - 2x tägl.
ruhelos, argwöhnisch, erschöpft, schlaflos
Ignatia D30 - 1x bei Bedarf
schreckhaft, hysterisch

Angst, in der Gesellschaft abgelehnt zu werden
Aconitum D30 - 1x bei Bedarf
man bemerke sein Herzklopfen, seine Erregtheit
Arnica D200 - 1x monatl.
man bemerke seine Verletzlichkeit
Aurum D200 - 1x monatl.
man könne ihm das Schlachtfeld seiner "Ellbogen-Macht" entziehen
Calcium carbonicum D200 - 1x monatl.
man bemerke seine Unbeholfenheit

Pulsatilla D200 - 1x monatl.
man betrachte sie als "mittelalterlich", sie sei nicht "emanzipiert"

Silicea D200 - 1x monatl.
man bemerke die Unvollkommenheit in ihm

Angst, nicht wieder gesund zu werden

Anacardium D200 - 1x monatl.
Geistes- und Gedächtnisschwäche; Angst gelähmt zu werden

Cimicifuga D200 - 1x monatl.
sei unheilbar krank

Veratrum album D200 - 1x monatl.
sei in die Hölle verdammt

Angst vor Gewalttätigkeit, Grausamkeit

Calcium carbonicum D200 - 1x monatl.
kann nicht verstehen, warum andere sich grundlos böse verhalten

Arnica D200 - 1x monatl.
zieht sie an sich; kann auch gewalttätig sein

Gewissensangst (schlechtes Gewissen)

Arsenicum album D200 - 1x bei Bedarf
als habe er noch immer nicht genügend getan

Ignatia D200 - 1x bei Bedarf
als habe er ein Verbrechen begangen; seufzt und schluchzt untröstlich

Alumina D200 - 1x monatl.
als habe er jemanden ermordet

Veratrum album D200 - 1x bei Bedarf
als habe er etwas Böses getan und sei verdammt

Zincum D200 - 1x bei Bedarf
als sei er eines Verbrechens schuldig

Angst vor Gewitter

Phosphorus D200 - 1x monatl.
vor dem Blitz; macht alle Läden zu und verkriecht sich im Keller

Natrium carbonicum D200 - 1x monatl.
übelgelaunt

Sepia D200 - 1x monatl.
aber auch unheimlich fasziniert vom Gewitter

Angst, von Höhen hinunterzuschauen

Argentum nitricum D200 - 1x bei Bedarf
"Hochhaus-Syndrom", Tiefe zieht an, fährt in den Magen

Ferrum D200 - 1x bei Bedarf
von Brücken auf stehendes oder fließendes Wasser

kindliche Angst beim Wiegen
Silicea D12 - 2x tägl.
Bewegung verschlimmert die Schwäche

kindliche Angst, aus dem Bett genommen zu werden
Calcium carbonicum D12 - 2x tägl.
rundliches Kind; Aufwärtsbewegung verschlimmert
Calcium phosphoricum D12 - 2x tägl.
schlankes Kind; Aufwärtsbewegung verschlimmert

kindliche Angst beim Legen ins Bett
Borax D30 - 1x bei Bedarf
Abwärtsbewegung verschlimmert

Angst vor Lebererkrankungen
Lycopodium D200 - 1x bei Bedarf
was Angst macht, zieht an; was anzieht, macht Angst

Angst vor Lungenerkrankungen
Stannum D200 - 1x bei Bedarf
depressive Ängste bei solchen

Angst, es könne etwas passieren
Aconitum D30 - 1x bei Bedarf
unruhig und unnütz aufgeregt; Angst vor Unheil, Unglück

Platzangst
Aconitum D30 - 1x bei Bedarf
Herzrasen, Unruhe, "muß sterben"
Argentum nitricum D200 - 1x monatl.
Magenkrämpfe, Stolpern, Vernichtungsgefühl
Lachesis D200 - 1x monatl.
Erstickung, Hitzewallungen
Jodum D200 - 1x monatl.
Erstickung, Bewegungsdrang
Lycopodium D200 - 1x monatl.
Umschnürung in der Taille, wird wild
Pulsatilla D200 - 1x monatl.
Umschnürung vom Herzen abwärts, Stauung, weint

Angst, über leere Plätze zu gehen
Argentum nitricum D200 - 1x bei Bedarf
an einer bestimmten Ecke vorbei zu gehen

Angst vor einer Reise
Aconitum D30 - 1x bei Bedarf
plötzliche Angst, es könne etwas schiefgehen; ruhelos

Argentum nitricum D30 - 1x bei Bedarf
wegen Terminangst, könnte Flug verpassen; hastig, kommt trotzdem viel zu früh

Gelsemium D200 - 1x bei Bedarf
zittrig aufgeregt wegen ungerichteter Erwartungsangst; lähmig

Bryonia D30 - 1x tägl. morgens
1 Woche vor Abreise bei bedenklichen Sorgen, sein Geschäft zu verlassen; grantig

Angst vor Schlaflosigkeit, durch Übernächtigung
Cocculus D12 - 2x tägl.
Tagesereignisse behindern Einschlafen; Aufschrecken

Acidum nitricum D12 - 2x tägl.
erwacht halbstündlich aus Halbschlaf, schläft nach 2 oder 4 Uhr nicht mehr ein

Angst vor Schlaganfall, vor Herzinfarkt
Arnica D200 - 1x bei Bedarf
vor jeglicher Gewalt und Verletzung

Aurum D200 - 1x monatl.
weiß um seinen Bluthochdruck

Angst vor Schmerzen
Chamomilla D30 - 1x bei Bedarf
verfällt in ungebärdigen Ärger mit schrillen Zwischenschreien

Ignatia D30 - 1x bei Bedarf
fällt in Ohnmacht

Colocynthis D200 - 1x bei Bedarf
verfällt in galligen Ärger

Angst vor Schule, vor Prüfungen
Gelsemium D30 - 1x bei Bedarf
eher rundliche, rote Angst; einnehmen, sobald das Ereignis plagt

Argentum nitricum D30 - 1x bei Bedarf
schlank, blaß; stolpert über Ereignis, über seine Füße; rast zum Klo

Arsenicum album D30 - 1x bei Bedarf
totenmaskenähnliche Angst, verläßt das Klo nicht mehr

Strophantus D4 - alle 10 Min.
trotzdem Herzklopfen und Brett vor dem Kopf, dabei gut vorbereitet

Angst in der Schwangerschaft
Aconitum D30 - 1x bei Bedarf
Todesangst, sagt die Todesstunde voraus
Arsenicum album D30 - 1x bei Bedarf
Angst vor dem Tod, Angst sterben zu müssen
Capsicum D200 - einmalig
Angst mit Heimweh und roten Bäckchen, will zur Mutter
Cimicifuga D30 - 1x bei Bedarf
Angst, es könne etwas schiefgehen
Pulsatilla D200 - 1x bei Bedarf
Angst vor drohendem Unheil mit Heulen und Wehklagen
Veratrum album D30 - 1x bei Bedarf
Angst mit geschwätziger Schwermut

Angst um sein Seelenheil
Sulfur D200 - 1x monatl.
fürchtet um sein Heil, während ihm das der anderen völlig egal ist
Pulsatilla D200 - 1x monatl.
betet wie eine erstarrte Madonna
Lycopodium D200 - 1x monatl.
verwirrte, traurige Gedanken um sein Seelenheil; erschöpft
Veratrum album D200 - 1x monatl.
betet inbrünstig
Arsenicum album D200 - 1x monatl.
glaubt, auf ewig verdammt zu sein; sei der Gnade Gottes nicht würdig

Angst vor und in der Sesselbahn
Argentum nitricum D30 - 1x bei Bedarf
vor der Höhe; Tiefe zieht magisch an

Angst vor dem Sterben
Arsenicum album D30 - 1x bei Bedarf
haßt den Tod oder umarmt ihn
Argentum nitricum D30 - 1x bei Bedarf
stolpert dem Tod entgegen, wenn alleine

Angst, eine Straße zu überqueren
Argentum nitricum D200 - 1x bei Bedarf
die Häuser könnten auf ihn einstürzen

Aconitum D200 - 1x bei Bedarf
eine geschäftige Straße; es könnte etwas passieren

Angst vor Tadel

Ignatia D30 - 1x bei Bedarf
krampft; von leichten Magenkrämpfen bis zum epileptischen Anfall

Calcium carbonicum D200 - 1x monatl.
sinnt still auf Rache, wird böse; scheitert als Erwachsener

Silicea D200 - 1x monatl.
zieht sich zurück, wird schwach, geknickt, ungenügend, lebensmüde

Pulsatilla D200 - 1x bei Bedarf
fühlt sich vernichtet, weint, traut sich nicht mehr

Natrium muriaticum D200 - 1x monatl.
ungehalten, holt aus, möchte zuschlagen

Arsenicum album D200 - 1x monatl.
fängt an, sich mit Worten zu verteidigen

Staphisagria D200 - 1x monatl.
zornig; unterdrückt oder unberechenbar

Opium D200 - einmalig
antwortet mit aufgebauschten Lügen

Angst vor dem Telefonieren

Lycopodium M - einmalig
Situationsänderung!

Angst vor Tieren

Calcium carbonicum D200 - 1x monatl.
Mäuse, Vögel oder ganz bestimmte, ausgesuchte Tiere

Sepia D200 - 1x monatl.
Ratten

Lac caninum D200 - 1x monatl.
Schlangen

Crotalus D200 - 1x monatl.
Spinnen

Arsenicum album D200 - 1x monatl.
Ungeziefer

Phosphorus D200 - 1x monatl.
Pferde

Angst vor Hunden

Calcium carbonicum D200 - 1x monatl.
vor großen Hunden; vor der Größe anderer

Angst vor schwarzen Hunden
Arsenicum album D200 - 1x bei Bedarf
schwarz ist der Tod; trägt gerne schwarz

Angst vor Katzen
Tuberculinum bovinum D200 - einmalig
vor ihrer Unberechenbarkeit (oder vor der eigenen?)

Hyoscyamus D200 - 1x bei Bedarf
vor den Krallen; eine krallende Katze braucht ebenso diese Arznei

Angst vor dem Tod
Aconitum D30 - 1x in Wasser
sagt die Todesstunde voraus, ruhelos, eher abends

Phosphorus D200 - 1x bei Bedarf
Tod erscheint ihm in der Nacht

Sepia D200 - 1x bei Bedarf
vor Hungertod

Platinum D200 - 1x bei Bedarf
Tod steht nahe bevor, handelt mit ihm

Cimicifuga D200 - 1x bei Bedarf
weil sie unheilbar krank sei

Anacardium D200 - 1x bei Bedarf
weil er in die Hölle müsse, der Teufel warte dort auf ihn

Angst vor einem schrecklichen Traum
Erigeron D200 - 1x bei Bedarf
vorher euphorisch!

Angst vor Überraschungen
Aconitum D30 - 1x in Wasser
Herzklopfen, Herzanfall

Coffea D30 - 1x alle 6-8 Wochen
Weinen, Kopfschmerz; auch bei erfreulichem Anlaß

Ferrum D12 - 2x tägl.
Herzklopfen, Erröten

Gelsemium D30 - 1x in Wasser
Zittern, Schwäche, Lahmheit

Strophantus D4 - alle 10 Min.
Herzklopfen, Hirnleere

Staphisagria D200 - 1x bei Bedarf
Zittern bei schlechten Nachrichten

AUSLÖSUNG - Angst

Angst, beim Gehen verfolgt zu werden
  Anacardium D200 - 1x bei Bedarf
  Vorsicht! beginnende Wahnvorstellung

Angst, wenn etwas von ihm verlangt wird
  Arsenicum album D200 - 1x bei Bedarf
  glaubt immer, nicht genügend vorbereitet zu sein

Angst, von Anwesenden vergiftet zu werden
  Hyoscyamus D200 - 1x bei Bedarf
  alle sind Feinde
  Lachesis D200 - 1x bei Bedarf
  lehnt Arzt und Nahrung ab
  Arnica D200 - 1x bei Bedarf
  lehnt Arzt und Arznei ab
  Rhus tox D200 - 1x bei Bedarf
  im Fieberdelir
  Belladonna D200 - 1x bei Bedarf
  im Fieberdelir, im akuten Wahn
  Stramonium D200 - 1x bei Bedarf
  im akuten Wahn

Angst, sich zu verlieben
  Sepia D200 - 1x bei Bedarf
  unfähig zu geben und zu empfangen; kann sich nicht hingeben
  Natrium muriaticum D200 - 1x bei Bedarf
  unfähig offen zu sein; kann sich nicht öffnen

Angst, verrückt zu werden
  Calcium carbonicum D200 - 1x monatl.
  Angst vor Krankheit, um seine Gesundheit
  Cimicifuga D200 - 1x bei Bedarf
  unbegründet; "es muß etwas geschehen"
  Alumina D200 - 1x bei Bedarf
  depressive, furchtsame Schwäche
  Jodum D200 - 1x bei Bedarf
  meidet Arzt und Leute

Angst zu versagen
  Calcium carbonicum D200 - 1x monatl.
  vor Älteren, Klügeren und Mächtigen

Silicea D200 - 1x monatl.
glaubt, auf ewig zur Minderwertigkeit verdammt zu sein
Pulsatilla D200 - 1x monatl.
Haus und Familie könne ihr entgleiten
Lycopodium D200 - 1x monatl.
Würde und Wirkung könne ihm entgleiten
Aurum D200 - 1x monatl.
Macht könne ihm entgleiten
Sulfur D200 - 1x monatl.
Besitz könne ihm entgleiten

Angst vor Verspätung

Arsenicum album D200 - 1x monatl.
entwirft übergenaue zeitliche Schlachtpläne
Natrium muriaticum D200 - 1x monatl.
will so schnell wie möglich dort sein; verzeiht Verspätung anderer nicht; ärgert sich nur, aber sagt nichts; beklagt sich jedoch bei Dritten
Argentum nitricum D200 - 1x monatl.
Terminangst; kommt stets zu früh angehastet

Angst vor Wasser

Phosphorus D200 - 1x monatl.
dunkle stehende Gewässer; ein tropfender Wasserhahn macht verrückt
Hyoscyamus D200 - 1x bei Bedarf
tiefschwarze Seen mit glänzender Oberfläche; flippt aus
Stramonium D200 - 1x bei Bedarf
Lichtreflexe auf nassen Straßen und Gewässern; krampft
Hydrophobinum D200 - 1x bei Bedarf
glänzende Gewässer; tropfender Wasserhahn verwirrt, macht tollwütig
Sulfur D200 - 1x monatl.
schmutzige Gewässer; "Wasser ist was für Leute, die schmutzig sind"

Angst vor der Zukunft

Calcium carbonicum D200 - 1x monatl.
unbeholfener Schwarzseher
Sepia D200 - 1x monatl.
mit trüben Gedanken um Hungersnot, Armut und Krankheit
Sulfur D200 - 1x monatl.
um sein selbstsüchtiges Seelenheil
Psorinum D200 - 1x bei Bedarf
Geschäfte könnten schieflaufen; stets menschenscheu mit dem Sterben beschäftigt
Phosphorus D200 - 1x bei Bedarf
es könne ein Unheil geschehen

Natrium muriaticum D200 - 1x monatl.
ohne Hoffnung, ohne Halt

NOTIZEN:

Ärger

ärgert sich selbst über Ärger
> **Nux vomica D30** - 1x bei Bedarf
> schimpft und nörgelt an sich rum
>
> **Staphisagria D30** - 1x bei Bedarf
> unterdrückt ihn, schweigt, zittert

chronischer Ärger
> **Ignatia D200** - 1x bei Bedarf
> Kloß im Hals, Hirnbasiskopfweh, widersprüchlichste Erscheinungen

alle Beschwerden schlimmer nach Ärger
> **Sepia D30** - 1x bei Bedarf
> Schwäche, Lahmheit

Durchfall nach Ärger
> **Aconitum D30** - 1x bei Bedarf
> Schreck, Kolik
>
> **Argentum nitricum D30** - 1x bei Bedarf
> Herzklopfen, Stimme versagt
>
> **Chamomilla D30** - 1x bei Bedarf
> Krämpfe, Regel bleibt aus
>
> **Coffea D30** - 1x bei Bedarf
> Herzklopfen, überempfindlich
>
> **Colocynthis D30** - 1x bei Bedarf
> Kolik zu Krümmen
>
> **Veratrum album D30** - 1x bei Bedarf
> Krämpfe, Ohnmacht
>
> **Petroleum D30** - 1x bei Bedarf
> Schwindel, appetitlos

Verstopfung nach Ärger
> **Opium D30** - 1x bei Bedarf
> Hirnkrämpfe, Schlaganfall, Harnverhaltung

Kolik nach Ärger
> **Bryonia D30** - 1x in Wasser
> Ärger über seinen Ärger, ihm läuft die Galle über
>
> **Colocynthis D200** - 1x in Wasser
> Ärger über Unrecht, messerscharfe Magen-, Gallenkolik zum Krümmen

Chamomilla D30 - 1x in Wasser
Ärger über alles, hitzig, überempfindlich, Magen-, Nabelkolik

Nux vomica D30 - 1x in Wasser
Ärger über die Fliege an der Wand, Magenkolik

Argentum nitricum D30 - 1x in Wasser
Ärger über seine Unsicherheit, verschluckt ihn zur Magenkolik

Leberbeschwerden nach Ärger

Bryonia D30 - 1x bei Bedarf
Gelbsucht, Kopfweh

Lycopodium D30 - 1x bei Bedarf
Magenweh

schlaflos nach Ärger

Aconitum D30 - 1x bei Bedarf
Herz pocht und stolpert

Nux vomica D30 - 1x bei Bedarf
Kopfweh, Magenweh, Regel bleibt aus

Sulfur D30 - 1x bei Bedarf
Schwäche

Zincum D30 - 1x bei Bedarf
Unruhe, Zittern

Zittern nach Ärger

Aconitum D30 - 1x in Wasser
rot, Herz pocht, Beine versagen

Gelsemium D30 - 1x in Wasser
dunkelrot, alles zittert

Staphisagria D30 - 1x in Wasser
kräftig rot, zittert nach schlechten Nachrichten

Argentum nitricum D30 - 1x in Wasser
blaß, Herz pocht, Stimme versagt

Arsenicum album D30 - 1x in Wasser
leichenblaß, ergeht sich über Unachtsamkeiten, über Unordnung

Zincum D30 - 1x in Wasser
blaß, eingefallen, dunkle Augenringe; schlaflos

NOTIZEN:

Arzneimißbrauch

allgemein

Nux vomica D30 - 1x tägl.
3x insgesamt bei Verdauungsproblemen

Sulfur D200 - einmalig
bei Symptomenarmut am Beginn einer homöopathischen Behandlung

Hydrastis D4 - 3x tägl.
Allergie der Schleimhäute

Opium D30 - jeden 2.Tag
Verstopfung ohne Stuhldrang

Selenium D6 - 3x tägl.
Schwäche, Erschöpfung

Rheum D6 - 3x tägl.
wäßrige, schleimige, wundmachende Durchfälle bei Kindern

Ekzem durch Medikamente

Sulfur D200 - einmalig
Antibiotika; frieselartiger, heftig juckender Ausschlag am Stamm

Okoubaka D2 - 3stündl.
Insektizide, Antibiotika; frieselartig, mäßig juckend

Magen-Darm-Störungen durch Medikamente

Nux vomica D30 - 1x tägl. abends
Übelkeit, zunehmende Verstopfung

Pulsatilla D4 - 3x tägl.
Übelkeit, Blähungen, Durchfälle

Carbo vegetabilis D30 - 1x tägl. abends
Völle im Oberbauch, Blähungen; drücken zum Herzen, Atemnot

Hydrastis D4 - 3x tägl.
Neigung zu Schleimhautblutungen

Opium D6 - 3x tägl.
Verstopfung ohne Stuhldrang bei Bettlägerigen

Camphora D1 - 3x tägl.
Übelkeit, Schwindel, heftige Durchfälle

Rheum D6 - 3x tägl.
wundmachende Durchfälle bei Kindern

Abführmittel-Mißbrauch

Hydrastis D4 - 3x tägl.
schleimige, blutige Stühle

Nux vomica D30 - 1x tägl. abends
bis zur Besserung; zunehmende Verstopfung

Antibiotika-Mißbrauch
Sulfur D30 - 1x tägl.
Ausschläge, Durchfall

Chinin-Mißbrauch (Malaria-Vorbeugung)
Lachesis D12 - 2x tägl.
Leberschwellung
Arsenicum album D12 - 2x tägl.
Leber- und Milzschwellung
Stannum D12 - 2x tägl.
Nervenschmerzen über den Augen

Eisen-Mißbrauch
Pulsatilla D12 - 2x tägl.
Magenbeschwerden, Durchfall oder Verstopfung

Homöopathika-Mißbrauch
Camphora D1 - 3x tägl.
Gegenmittel zu allen pflanzlichen homöopathischen Arzneien
Chamomilla D30 - 1x tägl.
Überreaktion auf homöopathische Arzneien; nervöse Unruhe, Durchfall

Insektiziden-Mißbrauch
Okoubaka D2 - 3stündl.
Frieselnausschlag

Kortison-Mißbrauch
Phosphorus D12 - 2x tägl.
Übererregung, Verfettung, Unterhautblutungen; gleichzeitig mit:
Cortison D10 - 1x tägl. morgens
bei Kortison-Dauertherapie

Magnesium-Mißbrauch
Rheum D12 - 2x tägl.
Durchfall, Blähungen

Opium (Morphium)-Mißbrauch
Chamomilla D30 - 1x bei Bedarf
vorübergehende, heftige Gemütserregungen

Schwäche nach Periduralanästhesie
Rhus tox D30 - 1x bei Bedarf
lähmungsartige Schwäche in den Beinen

Akne als Folge der Pille
Agnus castus D4 - 3x tägl.
rot; auch vor der Periode bei Gelbkörperschwäche der Eierstöcke
Lachesis D12 - 2x tägl.
dunkelrot; allgemein gestörter Hormonhaushalt

Psychopharmaka-Mißbrauch
Phosphorus D12 - 2x tägl.
Euphorie, Erschöpfung
Kalium bromatum D12 - 2x tägl.
Tranquilizer erregen: Glieder ständig in Bewegung
Agaricus D12 - 2x tägl.
ebenso umgekehrte Wirkung: Übererregung, Ticks, Krämpfe

Überdigitalisierung
Pulsatilla D4 - 3x tägl.
Ängste, Reizblase

NOTIZEN:

Blutverlust

erschöpft, blaß

China D4 - 3x tägl.
blutarm, appetitlos; auch nach Säfteverlust jeder Art

Abrotanum D4 - 3x tägl.
hohläugig, appetitlos

Acidum phosphoricum D12 - 2x tägl.
teilnahmslos

Carbo vegetabilis D30 - 1x bei Bedarf
kalt, reaktionslos

überempfindlich

Natrium muriaticum D200 - einmalig
abgemagert, trockene Blutwallungen

Ferrum phosphoricum D12 - 2x tägl.
Herzklopfen, feuchte Blutwallungen

Phosphorus D12 - 2x tägl.
leicht verängstigt, reizbar

Arnica D30 - 1x bei Bedarf
ängstlich, zerschlagen; Vorsicht bei Annäherung ans Bett!

NOTIZEN:

Drogensucht

beachte: keine Droge ist harmlos! Sie bereitet den Weg zur stärkeren Droge. Sucht ist immer zerstörerisch!

Motivation

Lachesis D200 - 1x monatl.
Langeweile, Neugier, könnte was verpassen, will die Welt erneuern

Arsenicum album D200 - 1x monatl.
Langeweile, Größenwahn (Kokain), will hoch hinaus

Hyoscyamus D200 - 1x monatl.
Liebesenttäuschung, Größenwahn (Kokain)

Nux vomica D200 - 1x monatl.
will "in" sein, chaotischer Lebensstil

Sulfur D200 - 1x monatl.
Flucht vor Arbeit, Verantwortung; Eigenbrötler mit chaotischem Weltbild

Capsicum D200 - 1x monatl.
Langeweile, Unsicherheit, Heimweh; sehnt sich nach einem Zuhause

Causticum D200 - 1x monatl.
Widerspruch, Heimweh

Folgen

Cannabis indica D200 - 1x monatl.
euphorisch, berauscht, schwebt, fliegt, weint

Opium D200 - 1x tägl.
Verstopfung ohne Drang

Avena sativa D2 - stündl.
nervös, hektisch, schlaflos, drohendes Delirium

Acidum sulfuricum D200 - 1x monatl.
vernachlässigt, verschlampt, verschrumpelt

Carbo vegetabilis D200 - 1x monatl.
blaß, erschöpft; sehnt sich nach Zuhause

bewußtlos

Lachesis D200 - 1x bei Bedarf
blaurot, Starre, geschwätziges Delir; Zunge zittert, bleibt an der Zahnleiste hängen

Acidum muriaticum D200 - 1x bei Bedarf
vergehend blaß; trockene, braun-schwarz belegte Zunge, röchelnde Atmung

Opium D200 - 1x bei Bedarf
dunkelrot; berauscht, benommen, stöhnend, schwitzend; schreckhaft

Hyoscyamus D200 - 1x bei Bedarf
blaß; geschwätzig murmelndes Delir; bewußtlos, zuckt, schreit auf, deckt sich ab, stöhnt, will fliehen; trockene Kehle, unfreiwilliger Stuhl, unfreiwilliger Harn

Carbo vegetabilis D200 - 1x bei Bedarf
blau gedunsen, schwitzig, Lippen blau; kurzatmig, Angst ums Herz, Luftverlangen

Agaricus D200 - 1x bei Bedarf
regungslos, zuckt in Händen und Füßen, jammert vor Schmerzen

Hilfe bei Entwöhnung

Avena sativa D2 - 3x tägl.
gegen hektische Nervosität und:

Passiflora D2 - 3x tägl.
gegen unerträgliche Schmerzen und:

Zincum valerianicum D4 - 3x tägl.
zu gleichen Teilen gemischt, 20 Tropfen je Gabe

NOTIZEN:

Entzündungen

Absonderung, wäßrig
Cepa D3 - stündl.
drinnen
Arsenicum album D6 - 2- bis 3stündl.
draußen

Absonderung, schleimig
Kalium sulfuricum D4 - 3x tägl.
weißlich
Hepar sulfuris D200 - 8stündl., 3x insgesamt
eitrig
Hydrastis D4 - 3x tägl.
zäh, gelb
Thuja D6 - 3x tägl.
grün

Absonderung, eitrig
Hepar sulfuris D200 - 8stündl., 3x insgesamt
grün, sahnig
Hydrastis D4 - 3x tägl.
dünn, wundmachend
Thuja D6 - 3x tägl.
dick, sämig

Absonderung, wundmachend
Kalium bichromicum D12 - 2x tägl.
zäh, fadenziehend
Mercurius corrosivus D30 - 1x tägl.
dünn, eitrig
Hydrastis D4 - 3x tägl.
dick, zäh, gelb

Absonderung, übelriechend
Kalium bichromicum D12 - 2x tägl.
gummiartig
Sulfur D6 - 3x tägl.
wie faule Eier
Hydrastis D4 - 3x tägl.
dick, zäh, eitrig

Mater perlarum D4 - 3x tägl.
chronisch, verschlampt
Tellurium D6 - 3x tägl.
Knochenfraß, Knoblauchgeruch

Absonderung, verstopft, krustig
Lachesis D12 - 2x tägl.
Unterleib, alles staut
Luffa D6 - 3x tägl.
Nase, akut
Kalium bichromicum D12 - 2x tägl.
Nebenhöhlen, Bronchien, Unterleib
Sulfur D6 - 3x tägl.
Nase, Nebenhöhlen, Unterleib, chronisch

Absonderung, verschlampt
Balsamum peruvianum D4 - 3x tägl.
chronisch
Mater perlarum D4 - 3x tägl.
übelriechend, Knochenfraß körpernaher Knochenenden

hyperämisches Stadium (Blutfülle, Rötung)
Aconitum D30 - einmalig
aktiv, hellrot; trocken, plötzlich, heftig, ängstlich, unruhig
Belladonna D30 - einmalig
aktiv, rot; schweißig, hitzig, friert, benommen, ruhig
Glonoinum D12 - 2x tägl.
aktiv, dunkelrot; schweißig, hitzig, beklommen, unruhig
Ferrum phosphoricum D12 - 3x tägl.
aktiv, hellrot; Herzklopfen, Blutandrang, bemerkt das Fieber nicht
Arnica D4 - 3x tägl.
passiv, hellrot, gedunsen, erschüttert; Verletzungsfolge, Schlaganfall
Opium D12 - 2x tägl.
passiv, dunkelrot, unruhig, schreckhaft; Schockfolge, Schlaganfall

ödematöse Durchtränkung (wäßrige Schwellung)
Apis D4 - stündl.
hellrot, glänzt; Haut und Schleimhäute
Cantharis D6 - stündl.
rot, massiv, blasig; Haut, Niere, Blase
Helleborus D4 - 2- bis 3stündl.
blaß, massiv; Gehirn, Niere

fibrinöse Ausschwitzung (Fibrinbelag)
Bryonia D3 - 2stündl.
stechende Schmerzen, Erguß, mäßige Wärme lindert; alle serösen Häute
Jodum D12 - 3x tägl.
schmerzlos, Kühle lindert; Bindegewebe, alle Drüsen

Leukozyten-Einwanderung (Eiter)
Hepar sulfuris D200 - 8stündl., 3x insgesamt
Eiterstippchen, Eiter rahmig, mild
Mercurius solubilis D30 - 1x tägl.
Eiterflächen, Eiter dünn, scharf

Erythrozyten-Auswanderung (Blutaustritt)
Lachesis D12 - 2x tägl.
starke dunkelrote Blutzersetzung und Blutungsneigung; Herzenge
Crotalus D12 - 2x tägl.
noch stärkere dunkelrote, schwarze Blutzersetzung und Blutungsneigung
Phosphorus D12 - 2x tägl.
starke hellrote Blutzersetzung und Blutungsneigung

Auflösung, Ausheilung (Resorption)
Sulfur D4 - 3x tägl.
auch Sulfur jodatum D4 (Abszeß, Erguß); jegliche Entzündung
Chelidonium D3 - 3x tägl.
chronische Lungenentzündung links
Lycopodium D4 - 3x tägl.
chronische Lungenentzündung rechts
Calcium fluoratum D6 - 3x tägl.
chronische Knocheneiterung
Silicea D6 - 3x tägl.
Abszesse, Wunden, Knochen, Fisteln
Thallium D6 - 3x tägl.
Knochen, Knochenkrebs (Sarkom), Metastasen

lebensbedrohliche Eiterung
Anthracinum D200 - einmalig
Milzbrand-Nosode; zum Beispiel Gangrän, Phlegmone, Ekzem, Wunde, Pickel, Abszeß

Blutvergiftung (Sepsis)
Lachesis D12 - 3x tägl.
rot, trockene Hitze, viel Durst, später blaß, starke Blutungsneigung

AUSLÖSUNG - Entzündungen

Crotalus D12 - 3x tägl.
rot, trocken, dann kollapsig, noch stärkere Blutungsneigung

Arsenicum album D6 - 6x tägl.
blaß, erst trockene Hitze, dann kaltschweißig, leichenblaß

Pyrogenium D30 - 3stündl.
dunkelrot, trockene Hitze, friert, dann Schüttelfrost, warmer Schweiß

China D4 - stündl.
zusätzlich zu Pyrogenium bei Schüttelfrost; blaß, bedrohlicher Verfall

schleichende Blutvergiftung (Subsepsis)

Natrium muriaticum D200 - 1x monatl.
blaß, blutarm; dazu entweder:

China D4 - 3x tägl.
zur Genesung; oder:

Chininum arsenicosum D4 - 3x tägl.
zur Blutbildung

Pyrogenium D30 - einmalig
bei Schüttelfrost, wenn Puls niedrig bei hohem Fieber oder umgekehrt

Fokalherd, Streuherd

Phytolacca D4 - 3x tägl.
und

Echinacea D2 - 3x tägl.
zu gleichen Teilen mischen, je Gabe 10 Tropfen

Mercurius solubilis D200 - einmalig
Herd provozieren

Verwachsungen nach Entzündung an den Eierstöcken

Lilium D4 - 3x tägl.
kreuzt die Beine, "als wolle alles herausfallen"

Sepia D4 - 3x tägl.
Organgefühl, Vorfall der Gebärmutter, "alles hängt"

NOTIZEN:

Fernsehen, Computer

Überanstrengung
> **Ruta D4** - 3x tägl.
> Augen gereizt, drücken, brennen
> **Calcium carbonicum D12** - 2x tägl.
> Kopfschmerz, Sehstörungen

Leistungsschwäche, vor allem bei Kindern
> **Phosphorus D30** - 1x bei Bedarf
> erregt, Alpträume, Ängste, Leistungsschwäche
> **Cocculus D12** - 2x tägl.
> überdreht, schlaflos, schusselig, Leistungsschwäche

schlaflos danach
> **Ambra D3** - stündl.
> durch Sorgen; verspricht sich, Gedanken reißen ab
> **Calcium carbonicum D12** - 2x tägl.
> durch Grausamkeiten; Gedankenzustrom, angstvolle Träume
> **Causticum D12** - 2x tägl.
> durch Mitgefühl; unruhig, schreckt nachts auf, tagsüber schläfrig

NOTIZEN:

Geburtsschaden

Geburtsschaden, Therapiebeginn

Arnica D4 - 3x tägl.
Folge von Blutung, Verletzung, Erschütterung; Angst; auch für Mutter!

Hypericum D4 - 3x tägl.
Folge von Nervenquetschung; jammert, hypochondrisch

Helleborus D4 - 3x tägl.
wenn blaß, debil, ablehnend, redeunlustig, gedunsen, gerunzelte Stirn

beachte: diese 3 Arzneien je 6 Wochen aufeinander folgen lassen!

Apis D12 - 2x tägl.
bei Hirnschwellung, Neigung zu Wasserkopf, überstreckter Kopf, Fieber

Cuprum D30 - 1x bei Bedarf
Sauerstoff-Mangel bei Geburt; Krämpfe, v.a. der unteren Glieder, durch festen Druck gelindert

Hirnleistungsschwäche

Barium carbonicum D4 - 3x tägl.
verdummt, unbeholfen, dicklich, klebrig

Agaricus D4 - 3x tägl.
hampelnd, dauernd abgelenkt, "Hirnfutter"

Hirnschaden, personenbezogen

Calcium phosphoricum D4 - 3x tägl.
zart, dünn, appetitlos, redelustig, überschwenglich

Calcium fluoratum D6 - 3x tägl.
eckig, dürr, wild, laut

NOTIZEN:

Grippe

Grippe, Vorbeugung
    Camphora D1 - 1x tägl. morgens 1 Tropfen
    ab kaltfeuchter Jahreszeit vor Verlassen des Hauses
    Influencinum D200 - 1x monatl.
    ab Oktober unter die Haut spritzen
    Influencinum D30 - 1x wöchentl.
    bei beginnender Erkältung
    Tuberculinum bovinum D200 - 1x monatl.
    3x insgesamt; bei jährlichen Rückfällen

Grippe, Auslösung
    Aconitum D30 - 1x bei Bedarf
    Zugluft
    Belladonna D30 - 1x bei Bedarf
    Entblößung
    Dulcamara D30 - 1x bei Bedarf
    Unterkühlung, Durchnässung
    Rhus tox D30 - 1x bei Bedarf
    Überanstrengung, Unterkühlung
    Nux vomica D30 - 1x bei Bedarf
    trockene Kälte, Zugluft
    Antimonium crudum D30 - 1x bei Bedarf
    Kaltbaden an heißen Tagen

Grippebeginn, Ort
    Sticta D6 - 3x tägl.
    in der Nase
    Phytolacca D4 - 3x tägl.
    im Hals, dunkelroter Rachenring
    Phosphorus D12 - 2x tägl.
    im Hals, Kratzen, Brennen
    Kalium sulfuricum D4 - 3x tägl.
    in den Bronchien, weißlich zähes Sekret

Grippe durch chronische Unterkühlung
    Rhus tox D4 - 3x tägl.
    Rücken und Glieder wie zerschlagen; Ischias in Ruhe und nachts; Wärme lindert

Grippe an schönen trockenen Tagen
Hepar sulfuris D200 - 1x tägl., 3x insgesamt
liebt feuchte Wärme
Causticum D30 - 1x tägl. abends
liebt Trübwetter
Bryonia D30 - 1x tägl. abends
liebt lauwarmen Regen

Grippe bei kühlen Nächten nach heißen Tagen
Dulcamara D30 - 1x tägl. abends
Stockschnupfen, wunder Rachen

Grippe beim Einbruch warmer Tage nach Kälte
Gelsemium D30 - 1x tägl. morgens
schlapp, apathisch, Hinterkopfschmerz

Grippe nach Frisörbesuch
Belladonna D30 - 1x bei Bedarf
Kopfschmerz, Nackenkrampf, Nervenschmerzen

Erkältlichkeit, Beginn
Aconitum D30 - 1x bei Bedarf
eher bei schlanken, kantigen Menschen; trockenes Kratzen in Nase, Hals
Belladonna D30 - 1x bei Bedarf
eher bei runden, dicklichen Menschen; brennendes Kratzen

Erkältlichkeit, steigt in die Bronchien ab
Bryonia D30 - 1x bei Bedarf
tiefsitzender Hackhusten, beim Übergang ins Warme
Ipecacuanha D3 - 3x tägl.
grobblasiger Husten; rote Wangen, saubere Zunge, anhaltende Übelkeit!
Tartarus stibiatus D6 - 3x tägl.
feinblasiger Husten; blaß, gedunsen; belegte Zunge
Ammonium carbonicum D3 - 3x tägl.
tiefsitzender Husten mit Kreislaufschwäche
Carbo vegetabilis D30 - 1x bei Bedarf
sehr schwach, reißt die Fenster auf, will frische Luft zugefächelt haben
Arsenicum album D30 - 1x bei Bedarf
sehr schwach, kaltschweißig, schließt die Fenster, will Wärme

Erkältungsfieber

Aconitum D30 - 1x bei Bedarf
trockenes, unruhiges, ängstliches Fieber; Kühle suchend

Belladonna D30 - 1x bei Bedarf
schwitziges Fieber; Wärme suchend

Eupatorium perfoliatum D200 - 1x bei Bedarf
trockenes Fieber; Knochen wie zerbrochen

Rhus tox D30 - 1x bei Bedarf
unruhiges Fieber; Muskeln wie zerschlagen

Nux vomica D30 - 1x bei Bedarf
durstloses Fieber; Magenweh, Kopfweh

chronische Herbstgrippe

Marum verum D4 - 3x tägl.
ab September 4 Wochen lang; danach:

Grindelia D4 - 3x tägl.
weitere 4 Wochen; danach:

Senega D4 - 3x tägl.
ebenso 4 Wochen lang; jährlich wiederholen!

Kopfgrippe

Gelsemium D30 - 1x tägl. morgens
matt, müde, friert; wunde Muskeln, wunde Nase, Niesen; Bandkopfschmerz

Halsgrippe

Phytolacca D4 - 3x tägl.
dunkelroter Hals, harte empfindliche Lymphdrüsen

Dulcamara D6 - 3x tägl.
wunder Hals, Augen tränen, Husten und Muskeln schmerzen

Grippe im Winter, im Hals beginnend

Pyrogenium D30 - 1x bei Bedarf
wund, brennt; zusätzlich:

Phytolacca D4 - 3x tägl.
dunkelroter Rachen, Schmerz zieht zu den Ohren, schmerzende Glieder

Katarrh der Ohrtrompete (Tube)

Pulsatilla D4 - 3x tägl.
mild

Kalium sulfuricum D4 - 3x tägl.
weiß-klar, mild

Kalium chloratum D4 - 3x tägl.
weiß-zäh, wund

Brustgrippe

Eupatorium perfoliatum D4 - 3x tägl.
wunder Rachen, heiser, Kopfschmerz; zerbrochene Knochen; Gallebeschwerden

Bryonia D3 - 3x tägl.
tiefsitzender Hackhusten, besonders beim Übergang ins Warme

Rhus tox D30 - 1x tägl. morgens
tiefsitzender Kitzelhusten gegen Abend; Niesen, nächtliche Unruhe

Magengrippe

Nux vomica D30 - 1x tägl. abends
wie verkatert; Kopfschmerz, Nase trocken verstopft, Kitzel, Niesen

Magen-Darmgrippe

Baptisia D6 - 3x tägl.
faulige Stühle, fauliger Mundgeruch

Darmgrippe

Veratrum album D30 - 1x tägl. abends
im Sommer

Arsenicum album D30 - 1x tägl. abends
im Winter

Grippe mit Fließschnupfen

Arsenicum album D6 - 3x tägl.
draußen

Cepa D3 - 3x tägl.
drinnen

Gelsemium D30 - 1x tägl. morgens
wunde Nase, wunde Muskeln

Sticta D6 - 3x tägl.
Tränenfluß, Kopfschmerz, zermürbender Husten

Arsenicum jodatum D6 - 3x tägl.
heftiger Fluß draußen; Frösteln im Wechsel mit Hitze

Grippe mit Niesen

Sabadilla D12 - 2x tägl.
Fließschnupfen, Tränen, Frösteln; Husten beim Niederlegen

Cepa D3 - 3x tägl.
Fließschnupfen drinnen

Gelsemium D30 - 1x tägl. morgens
wunder Fließschnupfen, wunde Muskeln

Rhus tox D30 - 1x tägl. morgens
trocken mit Kitzelhusten in der oberen Luftröhre

Arsenicum jodatum D6 - 3x tägl.
heftiger Fließschnupfen draußen

Grippe mit Geruchsverlust

Natrium muriaticum D200 - einmalig
zusätzlich:

Luffa D4 - 3x tägl.
verstopfte Nase, verstopfte Nebenhöhlen

Grippe mit Geruchs- und Geschmacksverlust

Natrium muriaticum D200 - 1x monatl.
während und danach anhaltend, alles taub

Pulsatilla D6 - 3x tägl.
während, alles mild

Sanguinaria D6 - 3x tägl.
während, alles brennt

Magnesium chloratum D6 - 3x tägl.
danach, alles trocken

Grippe mit Schmerz an der Nasenwurzel

Luffa D6 - 3x tägl.
Druck; drinnen trockene, schorfige Nase

Nux vomica D30 - 1x tägl. morgens
dumpfer Druck; Nase trocken, kitzelt; Hals kratzt

Sticta D6 - 3x tägl.
Völlegefühl; Nase verstopft

Grippe mit Stirnkopfschmerz

Eupatorium perfoliatum D6 - 3x tägl.
bei erschütterndem Husten

Sabadilla D12 - 2x tägl.
bei erschütterndem Niesen

Nux vomica D30 - 1x tägl. morgens
verkatert von oben bis unten

Sticta D6 - 3x tägl.
bei unstillbarem Quälhusten

Grippe mit Bettnässen (Enuresis)
Dulcamara D6 - 3x tägl.
durch naßkalte Füße, durch Sitzen auf kalten Steinen
Pulsatilla D6 - 3x tägl.
durch naßkalte Füße

Grippe mit Müdigkeit, Mattheit, Zerschlagenheit
Eupatorium perfoliatum D6 - 3x tägl.
Knochen wie zerhackt
Rhus tox D3 - 3x tägl.
Muskeln wie geprügelt
Causticum D30 - 1x tägl. morgens
wunde, zerschlagene Muskeln, Harn tröpfelt beim Husten
Gelsemium D30 - 1x tägl. morgens
wundes Gefühl in den Muskeln

anhaltende Schwäche nach Grippe
Natrium muriaticum D200 - einmalig
blaß, schwach, niedergeschlagen; möchte nur liegen
Castoreum D200 - einmalig
abgeschafft, abgehärmt; bewältigt seine Probleme nicht mehr
Phosphorus D12 - 2x tägl.
rasch erschöpft, rasch erholt im Wechsel
Influencinum D200 - einmalig
kann sich nicht erholen, grippale Erscheinungen dauern fort

Grippe immer mit Beginn der Periode
Sepia D6 - 3x tägl.
trockener Nasenkatarrh

NOTIZEN:

Heimweh

Folge von Heimweh, eher bei Kindern

Acidum phosphoricum D12 - 2x tägl.
erschöpft vom Kummer, zieht sich zurück, liegt nur noch auf dem Bett

Ignatia D30 - 1x bei Bedarf
seufzt und weint elegisch, weiß nicht mehr, was sie soll noch will

Pulsatilla D30 - 1x bei Bedarf
rastlos, ratlos, müde, trostsuchend

Natrium muriaticum D200 - 1x bei Bedarf
still, schweigt, seufzt, weint im Alleinsein

Carbo animalis D30 - 1x bei Bedarf
schweigt, verfällt, wird blaß, bläulich

Capsicum D200 - 1x bei Bedarf
rote Wangen, unterdrückt Weinen, verweigert Essen

Ursache oder Folge, eher bei Erwachsenen

Aurum D200 - 1x bei Bedarf
wird an sich selbst und am Leben irre; sehnt sich haltsuchend nach der Mutter oder nach den Kindern

Opium D200 - 1x bei Bedarf
teilnahmslos, hilflos, ängstlich, schreckhaft; in Lügennetze verstrickt; sehnt sich nach Vergebung

Staphisagria D12 - 2x tägl.
vom Leben enttäuscht durch Unterdrückung persönlicher Wünsche, entrüstet über die Menschen; sehnt sich nach Verstehen und Geborgenheit

NOTIZEN:

Impfschaden

Angst vor Impfungen
Silicea D200 - 1x bei Bedarf
vor spitzen Gegenständen; Übelkeit danach

Impfschaden, Vorbeugung
Vaccinium myrtillus D200 - einmalig
vor jeder Impfung oder:
Thuja D30 - einmalig
vor und nach jeder Impfung
Medorrhinum D200 - einmalig
nach Pockenimpfung zusammen mit Thuja
Pyrogenium D30 - einmalig
vor und nach DTP-Impfung (Diphtherie-Tetanus-Pertussis)
entsprechende Nosode in D200 - einmalig
vor der entsprechenden Impfung, spätestens nach der Impfung

Hirnschäden als Impfschaden
Apis D200 - einmalig
bei Fieber mit Hirnhautreiz (Genick zurückgezogen), cri encéphalique
Zincum D30 - 1x tägl.
bei Hirnhautreizung mit Beinunruhe; Hirnschaden als Spätfolge
Silicea D6 - 3x tägl.
allgemeine Schwäche, chronische Hirnleistungsschwäche, Hirnkrämpfe
Vaccinium myrtillus D30 - 1x wöchentl.
bleibt allmählich körperlich und geistig zurück

Impfschaden nach BCG: Bacille Calmette-Guérin (Tuberkulose)
Tuberculinum GT D200 - einmalig
nach der Impfung
Silicea D6 - 3x tägl.
bei zunehmender Schwäche

Tuberkulose nach BCG-Impfung
Berberis D3 - 3x tägl.
2 Wochen lang, danach:
Pulsatilla D12 - 2x tägl.
lange geben

Impfschaden nach DTP (Diphtherie-Tetanus-Pertussis)

Pyrogenium D200 - einmalig
bei Fieber, Schüttelfrost, stinkendem Schweiß

Gelsemium D6 - 3x tägl.
bei Lahmheit, Mattigkeit

Tetanus D200 - einmalig
bei geistigem Leistungsabfall

Cuprum arsenicosum D4 - 3x tägl.
bei nächtlichem Husten

Impfschaden nach Masern-Impfung

Morbillinum D200 - einmalig
nach der Impfung

Silicea D6 - 3x tägl.
bei Atemnot, Durchfall

Camphora D1 - 1x bei Bedarf
bei Kreislaufschwäche

Carbo vegetabilis D30 - 1x bei Bedarf
bei Ohnmachtsneigung

Moschus D12 - 2x tägl.
bei Hirnentzündung

Impfschaden nach Pocken-Impfung (heute entbehrlich)

Vaccinium myrtillus D200 - einmalig
immer vor oder nach der Impfung

Thuja D6 - 3x tägl.
herpesartige Pusteln

Tartarus stibiatus D6 - 3x tägl.
bei stark eitrigen Pusteln

Kalium chloratum D4 - 3x tägl.
bei geschwürigen Pusteln

Impfschaden nach Polio-Schluckimpfung

Gelsemium D6 - 3x tägl.
bei jeder Kopfgrippe im Sommer; vermeidet Polio

Poliomyelitis D200 - einmalig
(Stauffen-Pharma); nach der Impfung zusammen mit:

Causticum D4 - 3x tägl.
bei Lahmheit von unten nach oben

Gelsemium D6 - 3x tägl.
bei allgemeiner Lahmheit, Schwäche, Mattigkeit, Bandkopfschmerz

Variolinum D200 - einmalig
bei chronischer Oberlidlähmung (Ptose)
Lathyrus sativus D4 - 3x tägl.
bei steifen Muskeln, Beinkrämpfen; plötzliche Lähmung aller 4 Glieder
bei Jugendlichen

Impfschaden nach Scharlach-Impfung
Scarlatinum D200 - einmalig
nach der Impfung, Nierenentzündung, Rheuma, auch als Spätschaden
Phytolacca D4 - 3x tägl.
bei rheumatischen Beschwerden
Thuja D6 - 3x tägl.
Erkältungserscheinungen mit grünem Hustenauswurf und grünem Schnupfen
Cantharis D6 - 3x tägl.
Blasenentzündung
Barium carbonicum D4 - 3x tägl.
hart geschwollene Lymphdrüsen

Impfschaden nach Tetanus-Impfung
Arnica D30 - einmalig
bei jeder Verletzung; wirkt intensiver schützend als das Serum
Tetanus D200 - einmalig
Schwäche, Leistungsabfall, Konzentrationsstörungen in der Schule

NOTIZEN:

Infektionen

Fieberbeginn

Aconitum D30 - einmalig
hellrot; trocken, plötzlich, heftig; ängstlich, unruhig, starker Durst

Belladonna D30 - einmalig
rot; dampfend schweißig, friert; benommen, ruhig, mäßiger Durst

Veratrum viride D30 - 3stündl.
rot; Kopf heiß, Glieder kalt und blaß-bläulich, Schweiß, keine Angst

Apis D200 - 6stündl.
hellrot, gedunsen, trocken; unruhig, stechende Schmerzen, kein Durst

Ferrum phosphoricum D12 - 3x tägl.
hellrot; Herzklopfen, Blutandrang; bemerkt das Fieber nicht, spielt

Chamomilla D200 - 6stündl.
eine Wange rot, die andere blaß, heiße Kopfdecke; unleidlich, schrill

Eupatorium perfoliatum D200 - 6stündl.
rheumatisch, durch Unterkühlung, Muskeln und Gelenke wie geprügelt

Fieber, schleichend

Mercurius solubilis D30 - 1x tägl.
bis zur Besserung; dann jeden 2. Tag, 1x tägl.

Fieber, septisch

Lachesis D12 - 3x tägl.
rot, trocken, viel Durst, später blaß, Kollaps; starke Blutungsneigung

Crotalus D12 - 3x tägl.
rot, trocken, dann kollapsig; beachte: noch stärkere Blutungsneigung!

Arsenicum album D6 - 6x tägl.
erst trockene Hitze, Blässe, dann kaltschweißig, leichenblaß

Pyrogenium D30 - 3stündl.
dunkelrot, trockene Hitze, friert, dann Schüttelfrost, warmer Schweiß

China D4 - stündl.
zusätzlich zu Pyrogenium bei Schüttelfrost; blaß, bedrohlicher Verfall

beachte: Blässe beim Fieber weist immer auf einen bedrohlichen Prozeß hin!

Schüttelfrost

Pyrogenium D30 - einmalig
sofort im Beginn; kalt, verlangt Wärme, dann hitzig, schweißig

China D4 - stündl.
zusätzlich; bedrohliche Blutvergiftung

Fieber mit kritischem Schweiß
Baptisia D30 - 1x bei Bedarf
heiß, rot, stinkt, Kopf, nachts; bösartige Infektion, Fieberdelir
Cantharis D30 - 1x bei Bedarf
heiß, Uringeruch, Kopf; Blasen, Ergüsse der Serosa, Harnwegsinfekte

Fieberkrämpfe
Belladonna D30 - 1x bei Bedarf
rot; funkelnde Augen, große Pupillen, starrer Blick, verwirrt; will Wärme
Cuprum D30 - 1x bei Bedarf
blaß; Zuckungen, Krämpfe am ganzen Körper; Kollaps, Kälte, blaue Lippen

Fieberdelir
Belladonna D30 - 1x in Wasser
Angst vergiftet zu werden, versteckt sich
Lachesis D12 - 2x tägl.
lehnt Arzt, angebotene Arznei, Nahrung und Getränke ab; Angst,er werde vergiftet
Baptisia D12 - 2x tägl.
Körper sei in Stücke zerfallen, sucht sie zusammen; stumpfsinnig
Agaricus D12 - 2x tägl.
springt aus dem Bett, zittert am ganzen Körper
Cuprum D30 - 1x in Wasser
beißt in die Bettwäsche, beißt in die eigenen und in andere Hände

Brucellose (Bang-Krankheit, Brucella abortus)
Bang D200 - 1x monatl.
bakterielle Lebensmittelvergiftung; Rinderprodukte; habituelle Fehlgeburt

Cholera, Symptomatologie
plötzliches Auftreten, reichlich wäßrige Stühle (Reiswasserdurchfall), Erbrechen, rasche allgemeine Austrocknung, Kollaps, Krämpfe, spärlicher Harn, Urämie, Herzrhythmusstörungen, Bewußtlosigkeit, Koma

Cholera, akut
Veratrum album D4 - stündl.
Reiswasser- oder Spinatstühle, gleichzeitig Erbrechen, Vergehen während, Ohnmacht nachher, schneidende Krämpfe vorher, blaues Gesicht, kalter Schweiß, kalte Körperoberfläche, inneres Brennen, deckt sich ab
Arsenicum album D6 - stündl.
spärliche, braungelbe, grüne Stühle, Durst auf kleine Schlucke, ruhelos
Cuprum D4 - stündl.
Krämpfe überall, Trockenheit, Blaufärbung, vergebliches Würgen

Jatropha curcas D6 - stündl.
Erbrochenes ist zäh, eiweißartig; Krämpfe, Kälte

Cholera, fortgeschritten
Acidum hydrocyanicum D4 - alle 10 Min.
letztes Stadium, alle Absonderungen stoppen, blau, schwach, Tetanie
Carbo vegetabilis D4 - alle 10 Min.
fast erloschen, alle Funktionen schwach, will Luft zugefächelt haben

Cholera sicca (keine Ausscheidungen)
Camphora D1 - alle 10 Min.
plötzlich kraftlos, blau, eiskalt, trocken, steif, quiekt, vom Magen steigt Brennen auf, Zunge kalt, Kollaps, Wärme erleichtert

Cholera der Säuglinge (infantum)
Aconitum D4 - stündl.
Spinatstühle, Fieber; ruhelos, Ohnmacht bevor Stuhlentleerung einsetzt
Arsenicum album D6 - stündl.
wenig Unverdautes; ruhelos, rasche Abmagerung
Secale D4 - stündl.
viel Unverdautes; ruhig, trocken, runzelig, Zucken, Finger gespreizt
Veratrum album D6 - stündl.
viel wie Reiswasser oder Spinat; alles kalt und feucht, deckt sich ab!
Elaterium D4 - stündl.
viel olivgrünes Wasser, gußartig
Croton D6 - stündl.
viel Gelbes oder Wasser gleich nach Essen und Trinken

Cholera der Kleinkinder (infantum)
Podophyllum D6 - stündl.
wäßrig, unverdaut, schußartig, morgens; verweigert Essen
Calcium carbonicum D6 - 3stündl.
grün, unverdaut, wäßrig, sauer, abends; verlangt Eier, erbricht Milch
Calcium phosphoricum D6 - 3stündl.
ausgezehrte Kinder mit Verlangen nach Schinken, Speck und Salami
Argentum nitricum D6 - 2stündl.
geräuschvolle Spinatstühle bei mumifizierten Kindern; verlangt Süßes
Psorinum D30 - 3x tägl.
eitrige Stühle mit haftendem aashaftem Geruch, nachts; ruhelos

Dengue-Fieber (Siebentagefieber)

Eupatorium perfoliatum D200 - notfalls 1x tägl.
Serum-Typ 1 bis 3; akutes hohes Fieber, Muskeln und Knochen wie zerschlagen (engl.: breakbone fever); Fieberrücklauf spätestens am 3. Tag; 3. bis 5. Tag eventuell masern- oder scharlachähnlicher Ausschlag

Crotalus D200 - notfalls 2x bis 3x tägl.
Serum-Typ 2 bis 4 (hämorrhagisch; Sterblichkeit um 50%); ab 7. Tag wieder Fieber, Blutungen aus allen Körperöffnungen (und in allen Organen)

Dengue-Fieber, Vorbeugung

Staphisagria D12 - 1x tägl. morgens
schützt vor Stichen der Aedes-Mücke

Diphtherie

Mercurius cyanatus D30 - 1x tägl.
flächenhafte, geschwürig eitrige Auflagen

Gelbfieber, akut

Aconitum D30 - 3stündl.
plötzlich hohes trockenes Fieber, Frost, springender Puls, ruhelos

Gelsemium D30 - 3stündl.
dunkelrotes Gesicht, Bandkopfschmerz, dumpf, benommen

Belladonna D30 - 3stündl.
purpurrotes Gesicht, schwere pulsierende Kopfschmerzen, dampft feucht

Bryonia D30 - 3stündl.
nach Aconit; hohes Fieber, übel, erbricht bei geringster Bewegung

Ipecacuanha D4 - alle 10 Min.
Erbrechen in den ersten Stadien bei sauberer Zunge und ständiger Übelkeit

Camphora D1 - alle 10 Min.
Kälte des ganzen Körpers, Kollaps

Gelbfieber, spätere Stadien

Arsenicum album D6 - stündl.
anhaltendes schwarzes, blutiges Erbrechen; Gesicht gelb, Brennen

Lachesis D12 - 3stündl.
erbricht, empfindlicher Bauch, braune Zunge; Delir, langsame Sprache

Acidum sulfuricum D6 - 2stündl.
blutet schwarz, schwitzt stark, erschöpfend; stinkende Stühle

Crotalus D12 - 3stündl.
erbricht schwarze Masse, blutet aus allen Öffnungen, gelbe Haut, Sepsis

Carbo vegetabilis D30 - 2stündl.
3. Stadium; Kollaps, Kälte, stinkende Absonderungen, große Schwäche

Gelbfieber, Vorbeugung
Crotalus D200 - 1x alle 6 Wochen
vor Ort viel Limonensaft trinken
Staphisagria D12 - 1x tägl. morgens
schützt vor Stichen der Aedes-Mücke

akute Hirnhaut-, akute Hirnentzündung
Apis D4 - stündl.
rotes Fieber ohne Durst; Stiche, Kopf zurückgezogen, schrille Schreie
Bryonia D4 - stündl.
rotes Fieber mit viel Durst; Stiche, Schwindel, Erbrechen bei geringster Bewegung
Helleborus D4 - stündl.
blasses Fieber, Stirnrunzeln, Kopfrollen, Kissenbohren, Kauen, Zupfen
Lachesis D12 - 3stündl.
rotes Fieber, trocken, viel Durst, Frost, Kopf heiß, Körper kalt

Folge von Hirnhaut- und Hirnentzündung; rot
Tuberculinum GT D200 - einmalig
schlägt sich mit der Hand an den Kopf, Kopfrollen; zusätzlich:
Arnica D12 - 2x tägl.
kräftig; Geburtstrauma?
Phosphorus D12 - 2x tägl.
kraftlos; Hirnstoffwechsel?

Folge von Hirnhaut- und Hirnentzündung; blaß
Tuberculinum GT D200 - einmalig
schlägt sich mit der Hand an den Kopf, Kopfrollen; zusätzlich:
Helleborus D4 - 3x tägl.
verstört, dümmlich, gedunsen, wortkarg, ablehnend, schläft sitzend ein
Cuprum D6 - 3x tägl.
blaß-bläulich, krampfig, drückt den Krämpfen mit der Hand entgegen
Plumbum D6 - 3x tägl.
gleiche Empfindungen, nur die Muskeln schwinden schon

Folge von Hirnhaut- und Hirnentzündung; böse
Hyoscyamus D12 - 2x tägl.
blaß, Tobsucht, grimassenhaft, Veitstanz; bei Glanz und Wasserfließen
Stramonium D12 - 2x tägl.
rot; sonst gleiche Erscheinungen wie bei Hyoscyamus
Zincum D6 - 3x tägl.
Folgetherapie, wenn sich die Kinder beruhigt haben

AUSLÖSUNG - Infektionen

Folge von Hirnhaut- und Hirnentzündung; Krämpfe
Cuprum D200 - 1x monatl.
zusätzlich zur Basisarznei bei Krämpfen überall oder:
Zincum D200 - 1x monatl.
bei Folgen einer unterdrückenden Behandlung

Folge von Hirnhaut- und Hirnentzündung, verblödet
Tuberculinum GT D200 - 1x monatl.
schlägt sich mit der Hand an den Kopf, Kopfrollen; zusätzlich:
Helleborus D4 - 3x tägl.
verstört, dümmlich, gedunsen, wortkarg, ablehnend, schläft sitzend ein

Folge von Hirnhaut- und Hirnentzündung, sonstiges
Cocculus D4 - 3x tägl.
starkes Linsenschlottern
Gelsemium D4 - 3x tägl.
Augen- und Lidschwäche, Lidlähmung
Argentum nitricum D6 - 3x tägl.
Lahmheit
Lathyrus sativus D6 - 3x tägl.
krampfartige Lähmung
Kreosotum D6 - 3x tägl.
Blase

Folge von Hirnhaut- und Hirnentzündung; unbeeinflußbar
Mercurius solubilis D30 - 1x tägl.
zusätzlich:
Luesinum D200 - 1x monatl.
3x insgesamt

akute Hepatitis (Leberentzündung, H. epidemica)
Phosphorus D12 - 2x tägl.
Leberzellschaden; zusätzlich:
Carduus D4 - 3x tägl.
bei roten, runden, dicken, gutmütigen Menschen; oder:
Chelidonium D4 - 3x tägl.
bei blassen, dünnen, eingegangenen Menschen; oder:
Berberis D3 - 3x tägl.
bei fahlen, müden Menschen

beachte: 3 Tage fasten; bei Verstopfung morgens 1 Eßlöffel Bittersalz auf ¼ Liter lauwarmes Wasser, im Schuß trinken!

persistierende Hepatitis (anhaltende)
> **Sulfur D6** - 3x tägl.
> pyknisch, rund
> **Lycopodium D6** - 3x tägl.
> asthenisch, hager

septische Hepatitis
> **Lachesis D12** - 2x tägl.
> heftige Leberschwellung
> **Crotalus D12** - 2x tägl.
> mit heftigen schwarzen Blutungen; Kaffeesatzerbrechen

Hepatitis, späte 1. Konsultation
> **Carduus D4** - 3x tägl.
> 4 Wochen, dann:
> **Chelidonium D4** - 3x tägl.
> 4 Wochen, dann:
> **Taraxacum D4** - 3x tägl.
> 4 Wochen; galliger Durchfall, fröstelt nach Essen, Landkartenzunge; oder nur:
> **Lycopodium D4** - 3x tägl.
> dumpf, ziehend; schnell satt, wie ein enger Gürtel um die Taille

chronisch-aggressive Hepatitis

bei Umwandlung in Zirrhose, 1. Konsultation
> **Carduus D3** - 3x tägl.
> 4 Wochen, dann:
> **Chelidonium D3** - 3x tägl.
> 4 Wochen, dann:
> **Taraxacum D3** - 3x tägl.
> 4 Wochen lang

bei Umwandlung in Zirrhose, 2. Konsultation
> **Nux vomica D3** - 3x tägl.
> und
> **Quassia D3** - 3x tägl.
> zu gleichen Teilen gemischt, 10 Tropfen je Gabe

mit zunehmender Schwäche
> **Lycopodium D6** - 3x tägl.
> je länger die Krankheit dauert, desto mehr ist es angezeigt
> **Plumbum D6** - 3x tägl.
> bei beginnender Leberschrumpfung; zusätzlich:

Berberis D3 - 3x tägl.
zur Galleverflüssigung

mit zunehmender Mattigkeit
Natrium muriaticum D200 - einmalig
zusätzlich:
China D4 - 3x tägl.
4 Wochen, danach:
Chininum arsenicosum D4 - 3x tägl.
4 Wochen lang

Hepatitis, Vorbeugung auf Reisen
Natrium sulfuricum D12 - 1x tägl. morgens
in Gebieten mit feuchtem, heißem, schwülem Klima
Chionanthus D12 - 1x tägl. morgens
in Gebieten mit trockenem Klima oder in Sumpfgebieten

Keuchhusten
Belladonna D30 - einmalig
abends; Hustenanfälle nachts, trocken, bellend; Kind verlangt Wärme
Drosera D3 - 3x tägl.
hohl klingender Husten um Mitternacht bis 2 Uhr
Spongia D3 - 3x tägl.
giemender Husten beim Niederlegen, um Mitternacht
Coccus cacti D6 - 3x tägl.
wie Raucherhusten; dick, glasig, fadenziehend; Niederlegen, Erwachen
Cuprum D30 - 1x bei Bedarf
zusätzlich; Würgehusten; Gesicht wird beim Husten blau

Keuchhusten, Komplikationen
Sanguinaria D6 - 3x tägl.
hartnäckiger, trockener Husten überdauert; Gesicht wie rot angemalt
Bromum D6 - 3x tägl.
Reizhusten, Räuspern; im warmen Zimmer, beim Niederlegen; trinkt kleine Schlucke kaltes Wasser
Corallium rubrum D4 - 3x tägl.
Bluthusten

Keuchhusten, Vorbeugung
Belladonna D30 - 1x tägl. abends
bei Infektion der Umgebung oder bei Epidemie

Malaria, Anfälle

China D4 - 3x tägl.
Tertiana, unregelmäßige Anfälle von kurzem Frost und durstlosem Fieber

Nux vomica D6 - 3x tägl.
Frost täglich spätnachmittags, blaue Fingernägel, durstlos; Magen-Darm-Beschwerden

Arsenicum album D6 - 3x tägl.
starke anhaltende Anfälle, Typho-Malaria, Brennen, Durst, Angst

Eupatorium perfoliatum D6 - 3x tägl.
wechselhafte Anfälle, Frost im Rücken, Schädeldach drückt, zerschlagen

Gelsemium D6 - 3x tägl.
vor allem Kinder; aufsteigender Frost, will sich festhalten wegen Schütteln

beachte: falls möglich aus Enzianwurzel, 3 gr. pro Tasse, einen kalten Auszug zubereiten, der 4 Std. zieht; filtern vor Trinken

Malaria, Folgen

Natrium muriaticum D200 - 1x bei Bedarf
hartnäckig, ungleiche Stadien, anhaltender Frost um 10 Uhr, Herpes

China D4 - 3x tägl.
abgemagert, schwach, ruhelos, Schwellungen, spärlicher Ziegelmehlurin

Arsenicum album D6 - 3x tägl.
sehr mager; hinfällige Ruhelosigkeit; je länger die Krankheit dauert, desto mehr ist diese Arznei angezeigt

Ceanothus D4 - 3x tägl.
wenn Leber- und Milzschwellung im Vordergrund stehen, heftige Onanie

Malaria-Neuralgien

Natrium muriaticum D200 - 1x bei Bedarf
hartnäckig, schlimmer an der See, gegen Mittag

China D6 - 3x tägl.
abgemagert, schwach, ruhelos, blutarm; schlimmer Berührung, Zugluft

Arsenicum album D12 - 2x tägl.
kümmerlich; wie brennende Nadeln, nachts, ruhelos, Wärme lindert

Cedron D6 - 3x tägl.
eher links, jeden Abend zur gleichen Zeit auf die Minute genau!

Malaria, Vorbeugung

Natrium muriaticum M - einmalig
1 Woche vor Abreise, nach 8 Wochen bedarfsweise wiederholen

Staphisagria D12 - 1x tägl. morgens
schützt vor Stichen der Anopheles-Mücke

Maltafieber (Brucellose, Brucella melitensis)
Arsenicum album D30 - 2x tägl.
bakterielle Lebensmittelvergiftung im Mittelmeerraum durch Produkte von Schafen und Ziegen; wellenförmige Fieberschübe

Masern
Aconitum D30 - 1x bei Bedarf
bei anfänglichem plötzlichem, trockenem Fieber, verlangt nach Kälte

Apis D200 - einmalig
bei beginnendem Ausschlag; Schwellungen, kein Durst

Euphrasia D12 - 2x tägl.
verheult; Bindehautentzündung, lichtempfindlich; "Scheibenwischer der Hornhaut"

Pulsatilla D6 - 3x tägl.
verrotzt; Schnupfen, mild, zäh, gelb-grün

Bryonia D3 - 3x tägl.
verschleimt; Anfangshusten hart, trocken, schmerzt stechend

Sulfur D30 - 1x bei Bedarf
starker Juckreiz; fördert Ausschlag

Masern, Komplikationen
Silicea D6 - 3x tägl.
Atemnot, Durchfall

Camphora D1 - 1x bei Bedarf
Kreislaufschwäche

Carbo vegetabilis D30 - 1x bei Bedarf
Ohnmachtsneigung

Moschus D12 - 2x tägl.
Hirnentzündung

Zincum D12 - 2x tägl.
Hirnkrämpfe

Masern, akute Bindehautentzündung
Euphrasia D12 - 2x tägl.
lichtscheu, wundmachende Tränen; geht dem Masernausschlag oft voraus

Masern, chronische Bindehautentzündung
Graphites D6 - 3x tägl.
verklebt, lichtscheu

Pulsatilla D6 - 3x tägl.
verklebt, mild

Argentum nitricum D6 - 3x tägl.
verklebt, eitrig, wund

Masernausschlag
Belladonna D30 - 3stündl.
purpurrot

Masern, Vorbeugung
Belladonna D30 - 1x tägl. morgens
bei Infektion in der Umgebung oder bei Epidemie

Mumps (Ziegenpeter)
Belladonna D30 - 1x bei Bedarf
bei anfänglichem Fieber, verlangt nach einem warmen Schal
Mercurius solubilis D30 - 1x tägl.
weiche Schwellung, Speichelfluß, verlangt Kühle; beachte: Keimdrüsen!
Barium carbonicum D4 - 3x tägl.
harte Schwellung; bis zur Auflösung geben
Plumbum D6 - 3x tägl.
bei Keimdrüsenentzündung (Orchitis), Hirnhautentzündung (Meningitis)
Anthracinum D12 - 2x tägl.
bei gewebsbrandiger Eiterung; beachte: bedrohlich!

Mumps, Komplikationen
Pulsatilla D6 - 3x tägl.
Brustdrüse, Eierstock, Hoden
Clematis D4 - 3x tägl.
Hoden, Samenstrang

Pocken, Beginn
Aconitum D30 - 3stündl.
plötzlich hohes Fieber, durstig, ruhelos
Gelsemium D30 - 2stündl.
Rückenschmerzen, Bandkopfschmerz, dumpf, benommen
Belladonna D30 - 3stündl.
purpurrotes Gesicht, schwere pulsierende Kopfschmerzen, dampft feucht
Veratrum viride D30 - 3stündl.
Kopf heiß, Glieder kalt und blaß-bläulich, Rückenschmerzen, Schweiß
Bryonia D30 - 3stündl.
nach Aconit; hohes Fieber, übel, erbricht, Kopfschmerz bei Bewegung

Pocken, Ausschlag
Tartarus stibiatus D6 - 3stündl.
beste Arznei! Blasen, Pusteln an Haut und Schleimhaut, lockerer Husten, quälender Lendenschmerz, eventuell Gastritis; auch vorbeugend

Thuja D6 - 3stündl.
milchige flache, schmerzhafte Pusteln, dunkel entzündeter Grund, stinkt
Rhus tox D6 - 3stündl.
Bläschenbeginn; schwarze Pusteln; zerschlagen, blutiger Durchfall
Variolinum D30 - 6stündl.
Bläschen gehen in Pusteln über
Arsenicum album D6 - 3stündl.
Pusteln flach, bläulich, blutig; Durchfall, Schwäche, brennende Hitze

Pocken, Folge
Anacardium D12 - 2x tägl.
Gedächtnisverlust

Poliomyelitis (Kinderlähmung)
Gelsemium D6 - 3x tägl.
Kopfgrippe im Sommer, Lahmheit, Schwäche, Mattigkeit
Causticum D4 - 3x tägl.
bei allmählicher Lahmheit von unten nach oben
Mercurius cyanatus D30 - 1x tägl.
Zittern, Zuckungen, zuckende Krämpfe
Cresolum D12 - 2x tägl.
zerrende Krämpfe und Stöße
Lathyrus sativus D4 - 3x tägl.
bei steifen Muskeln, Beinkrämpfen; plötzliche Lähmung aller Glieder

Röteln
Aconitum D30 - 1x bei Bedarf
bei anfänglichem plötzlichem, trockenem Fieber, verlangt nach Kälte
Zincum D200 - einmalig
falls Ausschlag nur schwach erscheint
Sulfur D30 - einmalig
nach der Erkrankung

Rötelnausschlag
Aconitum D30 - 3stündl.
hellrot

Röteln, Vorbeugung
Aconitum D30 - 1x tägl. morgens
bei Infektion in der Umgebung oder bei Epidemie

Ruhr, akut
Cantharis D4 - 2stündl.
weiße, blutige, schleimige Schabsel, heftiger Dauerkrümmkrampf
Colocynthis D4 - 2stündl.
blutige, schleimige Stühle, Krümmkrämpfe nur während des Stuhls
Colchicum D4 - 2stündl.
wäßrig, blutig, Blähbauch, Kolik und Afterkrampf nach dem Stuhl

Ruhr, fortgeschritten
Arsenicum album D6 - stündl.
wenig, unverdaut, schleimig, blutig; Durst auf kleine Schlucke, ruhelos
Mercurius corrosivus D30 - 2stündl.
blutig, wund, messerscharfe Krämpfe, anstrengende Entleerung, "nie fertig"
Sulfur D6 - stündl.
plötzlich, früh, spärlich, wäßrig, blutig; Dauerkrämpfe
Nux vomica D6 - stündl.
früh, häufiger Drang; Krämpfe besser nach Stuhl
Rhus tox D6 - stündl.
wäßrig, aashaft; heftige Schmerzen die Oberschenkel hinunter
Lachesis D12 - 3stündl.
stinkend, dunkel blutig; Afterkrampf
Baptisia D4 - stündl.
hinfällig, stinkt; Krämpfe ohne Schmerz

Scharlach
Apis D30 - 2stündl.
trockene Hitze ohne Durst, glatte Zunge; Ausschlag geschwollen
Belladonna D30 - 2stündl.
dampfender Schweiß, warmes Einhüllen, Erdbeerzunge, Ausschlag flach
Lachesis D12 - 2x tägl.
septischer Verlauf, trocken, Frost, viel Durst, Ausschlag blaurot
Lycopodium D4 - 3x tägl.
wenn Kind in der 2. Entzündungsphase blaß und schwach wird
Mercurius solubilis D30 - 1x tägl.
eitrige Halsentzündung, große belegte Zunge, stinkender Nachtschweiß
Acidum nitricum D6 - 3x tägl.
eitrig geschwürige Halsentzündung, Atem riecht streng und scharf

Scharlach, Komplikationen
Ailanthus D6 - 3x tägl.
Fieber, Frost, kalter Schweiß; Ausschlag großfleckig, dunkelrot

Rhus tox D30 - 1x tägl. abends
bei Juckreiz
Barium carbonicum D4 - 3x tägl.
harte, große Lymphdrüsen bleiben
Thuja D6 - 3x tägl.
Erkältungsinfekt mit Husten und Schnupfen
Cantharis D6 - 3x tägl.
Entzündung der Harnblase

Scharlachausschlag
Apis D30 - 3stündl.
hellrot geschwollen

Scharlach, Vorbeugung
Belladonna D30 - 1x tägl. morgens
bei Infektion in der Umgebung oder bei Epidemie

Schlafkrankheit (Trypanosomiasis, West- und Zentralafrika)
Nux moschata D200 - 1x tägl.
vorbeugend Muskatnuß lutschen!
Staphisagria D12 - 1x tägl. morgens
schützt vor Stichen der Tsetse-Mücke

Syphilis, Primärstadium (Lues I)
Mercurius solubilis D30 - 1x tägl.
weicher Schanker, Bubonen, Fieber, speckige, dreckige, üble Geschwüre
Mercurius jodatus flavus D30 - 1x tägl.
harter Schanker, wenig Schmerz, kein Eiter
Mercurius bijodatus D30 - 1x tägl.
harter Schanker, schmerzlos
Mercurius corrosivus D30 - 1x tägl.
sich ausbreitende Geschwüre mit eingerissenen Rändern, akute Bubonen
Arsenicum album D6 - 3x tägl.
nach Mercur; heftig brennende, sich ausbreitende Geschwüre
Carbo animalis D4 - 3x tägl.
harte Bubonen, Achsel- und Leistendrüsen hart wie Stein, Kupferflecke

Syphilis, Sekundärstadium (Lues II)
Mercurius solubilis D30 - 1x tägl.
Halsschmerz, nächtliche nagende Knochenschmerzen, geschwürige Papeln
Kalium bichromicum D4 - 3x tägl.
Mund- und Rachengeschwüre wie ausgestanzt

Hepar sulfuris D200 - 1x tägl., 3x insgesamt
bei kreisrundem Haarausfall; Papeln stechen, rot; wäßriger Eiter
Acidum nitricum D4 - 3x tägl.
Papeln bluten, splitterartiger Schmerz, Bubonen eitern; Kopfknochen schmerzen bohrend, berührungsempfindlich; Kupferflecke
Lycopodium D4 - 3x tägl.
Halsgeschwüre, dunkelgraue Kupferflecke an der Stirn

Syphilis, Tertiärstadium (Lues III)
Aurum D4 - 3x tägl.
Gummen, stinkende Knochenkaries der Nase; Melancholie
Kalium jodatum D4 - 3x tägl.
nagende Knochenschmerzen Stirn, Nase; Gummen; zerebrospinale Gefäße
Mezereum D4 - 3x tägl.
Knochenschmerz nachts, Schienbein schwillt, Pusteln, Nervenschmerzen
Asa foetida D4 - 3x tägl.
Schienbeinschmerz nachts, Gummen mit dünnem aashaftem Eiter, Nekrosen
Stillingia silvatica D4 - 3x tägl.
Röhrenknochen, qualvolle Knoten am Kopf und Schienbein
Phytolacca D4 - 3x tägl.
Muskelansätze, rheumatische Nervenschmerzen nachts, bei feuchter Kälte

ererbte Syphilis (Lues connata)
Mercurius dulcis D30 - 1x tägl.
kindliche Syphilis; Geschwüre im Mund und Rachen
Luesinum D200 - 1x monatl.
falls das Kind überlebt

Tetanus (Wundstarrkrampf)
Nux vomica D6 - alle 10 Min.
Kopf zurückgebeugt, Gesicht verzerrt, Atemnot durch äußere Eindrücke
Strychninum phosphoricum D6 - alle 10 Min.
Atemkrampf, Kaumuskelkrampf, blaues Gesicht, klarer Verstand
Acidum hydrocyanicum D4 - alle 10 Min.
Dauerkrämpfe, blaue Lippen, Schaum vor dem Mund, rückwärts gebeugt
Cicuta virosa D4 - alle 10 Min.
plötzlich steif, zuckt, beugt Kopf zurück bei Berührung, Augen fixiert
Physostigminum D4 - alle 10 Min.
Krämpfe der Wirbelsäule und der Beine im Wechsel, wechselnde Pupillenöffnung
Stramonium D6 - alle 10 Min.
Gliederkrämpfe, Schlundkrampf, Brustkrampf, durch Licht und Berührung

Tetanus durch verwundete Sohlen, Handflächen, Finger

Belladonna D30 - 1x in Wasser
starke Rötung

Hypericum D30 - 1x in Wasser
Nervenschmerzen

Ledum D200 - 1x in Wasser
Stichwunde

Tetanuskrampf beginnt in der Wunde

Ledum D200 - 1x monatl.
verletzte Teile werden eiskalt

Tetanus, Vorbeugung

Arnica D30 - einmalig
die Verletzung geht dem Tetanus immer voraus

Toxoplasmose

Umckaloabo D2 - 3x tägl.
und gelegentlich:
Toxoplasmose M - einmalig
zusätzlich

Tripper (Gonorrhoe), akut; 1. Wahl

Aconitum D30 - 3stündl.
Urin spärlich, heiß, brennt, Harnröhre trocken, Krabbeln

Gelsemium D6 - 3x tägl.
Ausfluß gering, Harnleiter wund, brennt; Nebenhoden entzündet

Cannabis sativa D6 - 3x tägl.
eitrig, brennt heftig beim Harnen, Penisende dunkelrot geschwollen

Mercurius solubilis D30 - 1x tägl.
grün, nachts, Blase krampft; Vorhaut verengt, geschwollen, entzündet

Cantharis D6 - 3x tägl.
eitrig, blutig, brennt grabend, erregt mit Erektionen, Blase krampft

Balsamum copaivae D6 - 3x tägl.
eitrig, milchig, brennt, steter Harndrang, Veilchengeruch, Nesselsucht

Tripper, akut; 2. Wahl

Argentum nitricum D6 - 3x tägl.
dick, gelb, eitrig, geschwollen, nachts; sexuelle Träume mit Ergüssen

Capsicum D6 - 3x tägl.
dick, eitrig, brennt wie Pfeffer, feine Stiche am Ausgang; Fettsüchtige

Petroselinum D4 - 3x tägl.
Harnröhre juckt, Schmerz zieht zur Peniswurzel; Reizblase,
erreicht das Klo nicht mehr

Cannabis indica D6 - 3x tägl.
wie Cannabis sativa mit schmerzhaften Erektionen und Dauererektion

Cubeba D6 - 3x tägl.
klebrig, harnt andauernd, Krampf danach, Veilchengeruch, Prostata mitentzündet

Tripper, chronisch

Sulfur D6 - 3x tägl.
verschlampt, gereizt, wund, brennt; Medorrhin D200 dazwischen setzen

Sepia D6 - 3x tägl.
hartnäckig, Ausfluß spärlich, milchig-grünlich, eher morgens

Pulsatilla D6 - 3x tägl.
bei phlegmatischen Menschen; Ausfluß mild, dick, gelb bis grün

Natrium muriaticum D200 - 3x wöchentl.
Ausfluß glasig, Harn träufelt nach, schneidender Schmerz

Thuja D6 - 3x tägl.
Ausfluß dünn, gelb bis grün

Acidum nitricum D6 - 3x tägl.
Ausfluß dünn, wund, brennt; Splitterschmerz, Feigwarzen

Tripper, durch Medikamente unterdrückt

Pulsatilla D6 - 3x tägl.
Hoden-, Nebenhodenentzündung

Clematis D4 - 3x tägl.
Hodenentzündung, Samenstrangneuralgie

Gelsemium D6 - 3x tägl.
Hodenentzündung

Tuberkulose

Stannum D6 - 3x tägl.
abgemagert, schwach, kann kaum noch husten

Phosphorus D12 - 2x tägl.
Bluthusten bei jungen Menschen, engbrüstig, schnell wachsend

Sulfur D6 - 3x tägl.
Frühstadium mit Hitzegefühl, vor allem in der Brust, stinkende Nachtschweiße

Silicea D6 - 3x tägl.
eitriges Stadium, fröstelnde, ältere Leute, Lungenabszeß, Nachtschweiß

Acidum nitricum D6 - 3x tägl.
vor Kavernenbildung, Blutandrang, Bluthusten; beachte: Wärme schlimmer!

Calcium carbonicum D6 - 3x tägl.
3. Stadium, große Kavernen bei Schwächlichen, Bleichen, Erkältlichen

Tuberkulose der Nase (Lupus vulgaris)
Kreosotum D4 - 3x tägl.
stinkender Gewebszerfall

Tuberkulose, nach BCG-Impfung
Berberis D3 - 3x tägl.
2 Wochen lang, danach:
Pulsatilla D12 - 2x tägl.
lange geben

Typhus, anfänglich
Sulfur D200 - alle 10 Min.
solange, bis der erleichternde Schweißausbruch eintritt
Baptisia D6 - 3stündl.
dumpfer Ausdruck, alles stinkt, Delir: "als sei er in Stücke zerfallen"
Rhus tox D6 - 3stündl.
rotes Dreieck Zungenspitze, ruhelos, Kinnzittern, Stuhl unwillkürlich
Bryonia D6 - 3stündl.
alles schmerzt bei geringster Bewegung, Delir: "möchte nach Hause"
Arnica D4 - 3stündl.
ähnlich wie bei Baptisia; wie geprügelt, Hautblutungen, Stuhl und Urin gehen unwillkürlich ab, Gleichgültigkeit, Stupor, starr

Typhus, fortgeschritten mit Blutungen
Lachesis D12 - 3x tägl.
schleimig, dunkel
Acidum nitricum D12 - 3x tägl.
schleimig, eitrig
Millefolium D6 - 3stündl.
hellrot, aktiv
Hamamelis D6 - 3stündl.
dunkel, passiv

Typhus, fortgeschritten mit Schwäche
Arsenicum album D6 - 3stündl.
hinfällige Ruhelosigkeit; großer Durst, kleine Schlucke; 0 bis 3 Uhr
China D4 - 3stündl.
aufgetriebener Bauch
Colchicum D4 - 3stündl.
aufgetriebener Bauch und Ruhelosigkeit
Carbo vegetabilis D4 - 3stündl.
am Rande der Auflösung, pulslos, will Luft zugefächelt haben

Acidum muriaticum D4 - 3stündl.
rutscht zum Bettende hinunter, Schleimhautgeschwüre, Zunge rasselt
Gelsemium D6 - 3stündl.
rot! wie geprügelt, apathisch, schläfrig, Bandkopfschmerz, Frost

Typhus, fortgeschritten mit Delirium
Lachesis D12 - 3x tägl.
Stupor mit hängendem Kiefer, geschwätziges Delir, Zunge zittert, hängt
Opium D12 - 3x tägl.
dunkelrotes Gesicht, Cheyne-Stokes-Atmung (aufgrund von Herzschwäche)
Nux moschata D6 - 3stündl.
Zunge klebt am Gaumen, kein Durst! unbeweglicher Ausdruck
Kalium phosphoricum D6 - 3stündl.
geistige Schwäche, Depression, braune Zunge, fauler Atem, fauler Stuhl
Acidum phosphoricum D4 - 3stündl.
seelische Apathie, glasiger Blick, Blähbauch, Rumpeln, Stuhl schmerzlos
Hyoscyamus D6 - 3stündl.
zupft an der Bettdecke, Sehnenhüpfen, hängender Kiefer; Stuhl unfreiwillig

Windpocken
Antimonium crudum D4 - 3x tägl.
Bläschen verheilen ohne Narben, falls Krusten nicht abgekratzt werden
Sulfur D30 - 1x bei Bedarf
Juckreiz unerträglich; auch einige Gaben nach der Erkrankung
Cantharis D30 - 1x bei Bedarf
Brennen unerträglich

Windpockenbläschen
Antimonium crudum D4 - 3x tägl.
bis die Krusten abfallen, verhindert Narbenbildung

Windpocken, Komplikationen
Antimonium crudum D4 - 3x tägl.
Husten nach der Erkrankung

Schulschwierigkeit nach Kinderkrankheit
Sulfur D12 - 2x tägl.
unruhig, bringt keine zwei Gedanken zusammen
Helleborus D4 - 3x tägl.
dösig mit gerunzelter Stirn

NOTIZEN:

Insektenstiche

Insektenstich

Apis D30 - stündl.
hellrote wäßrige, stechende Schwellung wie Bienenstich, Kühle lindert in D200
- alle 5 Min. beim anaphylaktischen Schock

Ledum D30 - stündl.
als Folge von Stichverletzung verstanden; Kühle lindert

Lachesis D12 - 3x tägl.
dunkelrote Umgebung des Stiches, drohende Blutvergiftung

Acidum carbolicum D6 - stündl.
Bläschen, Eiter, Brennen, drohende Blutvergiftung

Staphisagria D12 - 1x tägl. morgens
vorbeugend; verhütet gleichsam Tropenkrankheiten durch Stechmückenübertragung

beachte: Zitronell-Öl auf Wattebausch und/oder auf die Haut verjagt Stechmücken!
Johanniskrautöl (Hypericum-Öl) auf der Haut schreckt Bienen ab!

Wespenstich

Vespa crabro D200 - einmalig
das Gift der Wespe; bedarfsweise wiederholen

Arsenicum album D30 - stündl.
bei großer ruheloser, hinfälliger Schwäche

Lachesis D30 - stündl.
bei Herzbeschwerden

beachte: beim anaphylaktischen Schock durch Wespen- oder Bienenstich hilft immer Apis D200 - alle 5 Minuten eine Gabe!

Zeckenstich

Apis D30 - stündl.
im Beginn; schmerzt wie Bienenstich, kühl halten

Ledum D200 - einmalig
später; als Folge von Stichverletzung verstanden, evtl. wiederholen

Lachesis D12 - 3x tägl.
wenn der Biß dunkelrot wird und Blutvergiftung droht

beachte: Alkoholflasche drüberstülpen, Zecke entgegen dem Uhrzeigersinn drehen!

NOTIZEN:

Kummer

Liebeskummer Jugendlicher und Junggebliebener
Acidum phosphoricum D12 - 2x tägl.
rundlich, zart

Acidum picrinicum D12 - 2x tägl.
eckig, eckt an

Hyoscyamus D200 - 1x bei Bedarf
hektisch, schamlos

Kränkung, Demütigung
Natrium muriaticum D200 - 1x monatl.
distanziert in sich und zu sich selbst, Lebensunlust, Depression

Acidum phosphoricum D200 - 1x monatl.
schwach, blaß, elegisch, immer wieder verliebt

Ignatia D30 - 1x bei Bedarf
akut; verwaltet und verschweigt Kränkung wie Natrium; ohne Depression

Ambra D3 - 3x tägl.
Tagessorgen, Geschäftssorgen; verliert den roten Faden, Schlaf gestört

Hyoscyamus D200 - 1x bei Bedarf
sehr bewährt nach Liebesenttäuschung; Unruhe, Eifersucht, Abmagerung

Acidum picrinicum D200 - 1x monatl.
schwach, blaß, eckig, apathisch; glaubt, es lohne sich nicht mehr

Kummer mit Aggressionen
Sepia M - einmalig
geradeaus und unverhohlen aggressiv

Lachesis M - einmalig
windet sich und schmiedet aggressive Intrigen

Kummer mit Entrüstung
Staphisagria D200 - 1x monatl.
"entrüsteter Schlucker"; Magen, Blähsucht; Handlung gelähmt

Kummer mit unterdrücktem Haß
Aurum D200 - 1x monatl.
Lebensunlust, Verzweiflung, Selbstmord

Staphisagria D200 - 1x monatl.
Zorn, geile Entartung

Stannum D200 - 1x monatl.
Kopfschmerz im Sonnenverlauf

Colocynthis D200 - 2x wöchentl.
Gallenkolik, Bauchkrämpfe

Kummer durch Tagessorgen

Ambra D30 - 1x bei Bedarf
Alltagssorgen, schlaflos

Acidum succinicum D30 - 1x bei Bedarf
wie bei Ambra, folgt gut danach

Bryonia D30 - 1x bei Bedarf
Geschäftssorgen, träumt davon

NOTIZEN:

Nahrung

Austern
Lachesis D12 - 2x tägl.
begierig auf Austern
Phosphorus D12 - 2x tägl.
Abneigung gegen alle Meerestiere
Bryonia D30 - 1x bei Bedarf
ißt wenig auf einmal; verdirbt sich den Magen
Lycopodium D30 - 1x bei Bedarf
ißt immer mehr; verdirbt sich den Magen

Brot, Verlangen
Natrium muriaticum D200 - 1x monatl.
mit Butter und Salz
Mercurius solubilis D30 - 2x wöchent.
mit dick Butter drauf
Arsenicum album D12 - 2x tägl.
Roggenbrot mit Butter und Senf oder Schmalz
Magnesium carbonicum D12 - 2x tägl.
trockenes Brot mit Butter und Milch dazu
Ferrum D12 - 2x tägl.
mit Butter, aber kein Schwarzbrot
Ignatia D6 - 3x tägl.
Schwarzbrot
Strontium carbonicum D12 - 2x tägl.
hartes Schwarzbrot und Milch dazu
Abrotanum D4 - 3x tägl.
Brot in gekochter Milch

Brot, Abneigung
Natrium muriaticum D200 - 1x monatl.
Schwarzbrot oder Brot schmeckt ihm besser als alles andere
China D4 - 3x tägl.
Völle, Blähsucht, bitteres Aufstoßen
Lycopodium D12 - 2x tägl.
Schwarzbrot
Kalium carbonicum D6 - 3x tägl.
Völle und Blähkolik nach Schwarzbrot

Brot, Unverträglichkeit
>**Bryonia D12** - 2x tägl.
>Magenschmerzen
>**China D4** - 3x tägl.
>bitteres Aufstoßen
>**Causticum D12** - 2x tägl.
>verdorbener drückender Magen
>**Acidum phosphoricum D12** - 2x tägl.
>Übelkeit nach Schwarzbrot

Butter
>**Arsenicum album D12** - 2x tägl.
>Verlangen; auch nach Schmalz
>**Mercurius solubilis D30** - 2x wöchentl.
>Verlangen oder Abneigung
>**Phosphorus D12** - 2x tägl.
>Abneigung
>**Pulsatilla D12** - 2x tägl.
>Abneigung, faules Aufstoßen
>**China D4** - 3x tägl.
>Abneigung, bitteres Aufstoßen, Blähungen
>**Carbo vegetabilis D30** - 1x bei Bedarf
>Völle, Blähungen, Sodbrennen

Eier
>**Calcium carbonicum D12** - 2x tägl.
>begierig auf weich gekochte Eier
>**Ferrum D12** - 2x tägl.
>Abneigung, Magen verstimmt, Erbrechen
>**Sulfur D12** - 2x tägl.
>Sodbrennen
>**Chininum arsenicosum D4** - stündl.
>verdorbener Magen

Eis, Verlangen oder unverträglich
>**Phosphorus D12** - 2x tägl.
>liebt Kaltes, weil es überall brennt
>**Veratrum album D12** - 2x tägl.
>liebt Kaltes trotz äußerlicher Kälte
>**Pulsatilla D12** - 2x tägl.
>mag es, aber verdirbt sich den Magen, erbricht

Arsenicum album D12 - 2x tägl.
mag nur Warmes; Eis macht Magenbrennen, Erbrechen

Eis (oder Kalttrinken), Durchfall, Erbrechen
Arsenicum album D6 - 3x tägl.
Durchfall, sobald es im Magen warm wird
Phosphorus D12 - 2x tägl.
Erbrechen, sobald es im Magen warm wird
Nux moschata D6 - 3x tägl.
spärlich, schleimig, mit viel vergeblichem Drang

Fett, Verlangen oder Abneigung
Acidum nitricum D12 - 2x tägl.
begieriges Verlangen
Sulfur D12 - 2x tägl.
gieriges Verlangen
Nux vomica D12 - 2x tägl.
Begierde
China D4 - 3x tägl.
Abneigung gegen fette und schwere Speisen; Blähsucht, Schwäche
Carbo vegetabilis D12 - 2x tägl.
Abneigung gegen fettes Fleisch; Blähsucht, Herzenge, müde
Petroleum D12 - 2x tägl.
Abneigung gegen fette und schwere Speisen; Durchfall
Pulsatilla D30 - 1x bei Bedarf
Abneigung gegen fette und schwere Speisen; Blähsucht, Übelkeit

Fett, unverträglich
Arsenicum album D12 - 2x tägl.
schon beim Anblick oder Geruch von Fett und fetten Speisen
Pulsatilla D30 - 1x bei Bedarf
Magen, übel; stößt faul auf, erbricht oder durchfällig nach fetten und schweren Speisen
Sepia D12 - 2x tägl.
Völle, wie ein schwerer Stein im Magen
Ferrum D30 - 1x bei Bedarf
bitteres Aufstoßen nach fetten und schweren Speisen
Carbo vegetabilis D30 - 1x bei Bedarf
faules Aufstoßen nach fetten und schweren Speisen; Gesicht dunkelrot gestaut
Asa foetida D6 - stündl.
stinkendes Aufstoßen nach fetten und schweren Speisen; blasses Gesicht
Ipecacuanha D4 - stündl.
Übelkeit nach fetten und schweren Speisen; blasses Gesicht mit roten Wangen

Fisch

Natrium muriaticum D200 - 1x monatl.
starkes Verlangen nach Meer und Salz; aber auch Übelkeit

Veratrum album D12 - 2x tägl.
Verlangen nach Hering, Sardinen

Acidum nitricum D12 - 2x tägl.
Verlangen nach Hering, nach Salzigem

Pulsatilla D12 - 2x tägl.
Verlangen nach Hering, nach Saurem

Phosphorus D12 - 2x tägl.
Verlangen, aber Abneigung gegen Hering

Graphites D12 - 2x tägl.
ausgeprägte Abneigung

Cuprum arsenicosum D12 - 2x tägl.
Magen verstimmt

Colchicum D12 - 2x tägl.
Übelkeit schon beim Geruch

Fleisch, Verlangen oder Abneigung

Lilium D12 - 2x tägl.
Heißhunger

Magnesium carbonicum D12 - 2x tägl.
oder Ekel nach täglichem Fleischgenuß; macht Hitze und trockene Haut

Ferrum D12 - 2x tägl.
oder Magen verstimmt

Kreosotum D12 - 2x tägl.
geräuchertes Fleisch

Fleisch, Abneigung

Calcium carbonicum D12 - 2x tägl.
treibt Leib auf, muß Gürtel öffnen

Graphites D12 - 2x tägl.
nur gekochtes

Lycopodium D6 - 3x tägl.
v.a. gekochtes und nach täglichem Genuß

Carbo animalis D4 - 3x tägl.
v.a. fettes; beachte: Krebs!

Pulsatilla D12 - 2x tägl.
v.a. fettes, Schweinefleisch

China D4 - 3x tägl.
v.a. fette und schwere Speisen

Sepia D12 - 2x tägl.
v.a. salziges

Fleisch, unverträglich (beachte: Krebs!)
Causticum D12 - 2x tägl.
Übelkeit; Aufstoßen von Wasser nach frischem Fleisch (Carpaccio)
Colchicum D6 - 3x tägl.
schon beim bloßen Riechen
Ferrum phosphoricum D12 - 2x tägl.
Sodbrennen
Ptelea D12 - 2x tägl.
Magen verstimmt
Kalium bichromicum D12 - 2x tägl.
schwerer Druck
Arsenicum album D12 - 2x tägl.
Ekel, Erbrechen schon bei Geruch
Lachesis D12 - 2x tägl.
Flüssiges kann besser geschluckt werden

Fleisch, Durchfall nach vergifteter, verdorbener Nahrung
Arsenicum album D6 - stündl.
wichtige Reisearznei! sehr übel; schwächend, braun bis blutig, nachts

Gebäck, Kuchen
Calcium carbonicum D12 - 2x tägl.
Verlangen oder unverträglich mit saurem Aufstoßen
Magnesium carbonicum D12 - 2x tägl.
Verlangen trotz saurem Aufstoßen
Antimonium crudum D12 - 2x tägl.
Übelkeit nach Gebäck

Gemüse
Magnesium chloratum D12 - 2x tägl.
starkes Verlangen
Alumina D12 - 2x tägl.
Verlangen, mit trockenem Reis
Magnesium carbonicum D12 - 2x tägl.
Abneigung; unverträglich, saures Aufstoßen

Geräuchertes, Speck
Calcium phosphoricum D12 - 2x tägl.
starkes Verlangen, Rauchfleisch; neigt zur Unverträglichkeit

Tuberculinum bovinum D200 - einmalig
Verlangen, Pizza
Causticum D12 - 2x tägl.
Verlangen, italienische Salami, kein Speck

starke Gewürze, Verlangen

Phosphorus D12 - 2x tägl.
braucht beständige Anregung, sonst wird er müde und langweilig
Sulfur D12 - 2x tägl.
braucht würzige Anregungen, sonst wird er arbeitsscheu und philosophiert
Nux vomica D12 - 2x tägl.
braucht abwechslungsreiche Würze, die nicht immer verträglich ist
China D4 - 3x tägl.
braucht sie, um seinen Magen in Schwung zu bringen

Hülsenfrüchte, unverträglich

Pulsatilla D12 - 2x tägl.
Völle, Druck, Sodbrennen
Lycopodium D12 - 2x tägl.
alles geht in Gas über
Bryonia D12 - 2x tägl.
Magen drückt wie ein Stein
China D4 - 3x tägl.
alles gärt

Käse

Mandragora D12 - 2x tägl.
Begierde
Argentum nitricum D12 - 2x tägl.
Abneigung und Verdauungsstörung oder Verlangen nach scharfem Käse
Ptelea D12 - 2x tägl.
Magen verstimmt durch Käse
Hepar sulfuris D12 - 2x tägl.
Widerwille gegen gewürzten Käse, besonders Roquefort
Acidum nitricum D12 - 2x tägl.
Abneigung gegen gewürzten Käse
Mercurius solubilis D30 - 2x wöchentl.
Widerwille gegen Schweizer Käse

Knoblauch, Zwiebeln

Pulsatilla D12 - 2x tägl.
Magen verstimmt auf beides

Lycopodium D12 - 2x tägl.
Völle, Winde, Sodbrennen, Aufstoßen auf beides

Sabadilla D12 - 2x tägl.
Widerwille gegen beides; beißendes Aufstoßen

Cepa D12 - 2x tägl.
ißt rohe Zwiebeln, verträgt sie

Thuja D12 - 2x tägl.
Begierde oder Widerwille auf Zwiebeln; Magen verstimmt danach

kulinarische Erlesenheiten

Arsenicum album D12 - 2x tägl.
demonstriert seine gesammelte Kenntnis über genußsüchtige Dinge

Nux vomica D12 - 2x tägl.
konsumiert genußsüchtig

Tuberculinum bovinum D12 - 2x tägl.
suggeriert Genußsucht

Sulfur D12 - 2x tägl.
sammelt Genußsucht

Limonade

Belladonna D12 - 2x tägl.
Verlangen; roter, kräftiger Mensch, "braves Kind"

Acidum nitricum D12 - 2x tägl.
Verlangen; blasser, frostiger Mensch

Milch, Verlangen

Tuberculinum bovinum D200 - 1x monatl.
kalte Milch, ganzjährig; Schweinefleisch, Speck, Geräuchertes, Süßes

Psorinum D200 - einmalig
kalte Milch, eher sommers

Rhus tox D12 - 2x tägl.
kalte süße Milch

Calcium carbonicum D12 - 2x tägl.
heiße Milch

Bryonia D12 - 2x tägl.
warme Milch

Manganum aceticum D12 - 2x tägl.
Sauermilch

Milch, Abneigung

Calcium carbonicum D12 - 2x tägl.
und ebensolches Verlangen

Natrium carbonicum D12 - 2x tägl.
wegen Blähsucht

Pulsatilla D12 - 2x tägl.
morgens zum Frühstück

Sepia D12 - 2x tägl.
zu schwer; Magen hängt

Carbo vegetabilis D12 - 2x tägl.
zu schwer; Aufstoßen

Lac defloratum D12 - 2x tägl.
Übelkeit

Phosphorus D12 - 2x tägl.
gekochte Milch

Silicea D12 - 2x tägl.
Muttermilch

Milch, Aufstoßen

Calcium carbonicum D12 - 2x tägl.
sauer

Magnesium carbonicum D12 - 2x tägl.
sauer

China D4 - 3x tägl.
sauer, Sodbrennen, Aufstoßen verschlimmert den Zustand

Sulfur D12 - 2x tägl.
lautstark, sauer

Natrium muriaticum D200 - 1x monatl.
faulig

Milch, verdorbener Magen

Calcium carbonicum D12 - 2x tägl.
Übelkeit

Pulsatilla D12 - 2x tägl.
Übelkeit

Acidum nitricum D12 - 2x tägl.
Übelkeit

Ferrum D12 - 2x tägl.
Magen schmerzt; zu fett, zu schwer

Arsenicum album D12 - 2x tägl.
Magen schmerzt

China D4 - 3x tägl.
Sodbrennen

Milch, Erbrechen und/oder Durchfall

Magnesium carbonicum D6 - 3x tägl.
mit Koliken wie Messerschneiden; zum Schreien, reibt sich den Bauch

Aethusa D4 - 3x tägl.
stärkster Brechdurchfall bei Säuglingen; Erbrochenes wie geronnen

Calcium carbonicum D6 - 3x tägl.
saurer Durchfall; erbricht weiße Gerinnsel

Sulfur D6 - 3x tägl.
stinkender Durchfall; mag so gerne Milch wie bei Calcium, aber keine Eier

Nahrung, frische; Verlangen

Acidum phosphoricum D12 - 2x tägl.
Frisches und Saftiges, Obst

Phosphorus D12 - 2x tägl.
Frisches und Kaltes, Eis, Saures, Salziges, Würziges

Veratrum album D12 - 2x tägl.
Frisches und Kaltes, Eis, saures Obst, Salziges, Hering

Nahrung, gekochte; Abneigung

Lycopodium D12 - 2x tägl.
besonders Fleisch

Graphites D12 - 2x tägl.
nur gekochtes Fleisch; Magenschmerzen

Silicea D12 - 2x tägl.
lieber alles kalt

Petroleum D12 - 2x tägl.
gekochte fette und schwere Speisen

Nahrung, kalte; Verlangen

Pulsatilla D12 - 2x tägl.
Saures, Hering

Calcium phosphoricum D12 - 2x tägl.
Saures, Pikantes

Phosphorus D12 - 2x tägl.
Frisches, Eis, Saures

Veratrum album D12 - 2x tägl.
Frisches, Eis, Hering

Lycopodium D12 - 2x tägl.
trotz krampfender Magenschmerzen

Nahrung, warme; Verlangen oder Abneigung
    Arsenicum album D12 - 2x tägl.
    kann nicht heiß genug sein
    China D4 - 3x tägl.
    Widerwille gegen Heißes
    Petroleum D12 - 2x tägl.
    Widerwille gegen warme gekochte Speisen
    Ferrum D12 - 2x tägl.
    Verlangen oder Abneigung
    Lycopodium D12 - 2x tägl.
    Verlangen, auch nach kalten Speisen, je nach Magen- und Leberzustand

Nudeln, Spaghetti
    Calcium carbonicum D12 - 2x tägl.
    Verlangen
    Natrium muriaticum D200 - 1x monatl.
    Verlangen, aber Magen verstimmt

Obst; Äpfel
    Guaiacum D6 - 3x tägl.
    Verlangen
    Hydrophobinum D200 - einmalig
    Abneigung
    China D4 - 3x tägl.
    unverträglich, Blähungen, Durchfall
    Sulfur D12 - 2x tägl.
    unverträglich, saures Aufstoßen
    Arsenicum album D12 - 2x tägl.
    verdorbener Magen

Obst; Birnen
    Borax D30 - 1x bei Bedarf
    Magen verstimmt und Fieber!

Obst, Verlangen
    Antimonium crudum D12 - 2x tägl.
    nur saures Obst
    Veratrum album D12 - 2x tägl.
    vorwiegend saures Obst
    Acidum phosphoricum D12 - 2x tägl.
    frisches, saftiges Obst

Alumina D12 - 2x tägl.
trockenes Obst

Medorrhinum D200 - einmalig
unreifes Obst

Obst, unverträglich

Arsenicum album D12 - 2x tägl.
verdorbener Magen, v.a. nach Äpfeln, Melone

Sulfur D12 - 2x tägl.
saures Aufstoßen, v.a. nach Äpfeln, Erdbeeren

Psorinum D200 - einmalig
verdorbener Magen mit Aufstoßen, v.a. nach Pfirsischen

Lycopodium D12 - 2x tägl.
Magenkrämpfe, v.a. nach kaltem Obst

Natrium carbonicum D12 - 2x tägl.
Aprikosen

Sepia D12 - 2x tägl.
Feigen

Ipecacuanha D4 - alle 10 Min.
bei anhaltender Übelkeit

Obst, Durchfall

Pulsatilla D6 - 3x tägl.
Aufstoßen; Durchfall v.a. nach Pflaumen, wäßrig, schleimig, ständig wechselnd

China D4 - 3x tägl.
alles gärt im Magen, saures Aufstoßen; Durchfall v.a. nach sauren Kirschen

Antimonium crudum D12 - 2x tägl.
nach saurem Obst

Veratrum album D12 - 2x tägl.
nach Weintrauben, Melone, Pfirsisch

Rohes, Verlangen

Sulfur D12 - 2x tägl.
nach allem, was roh ist

Calcium carbonicum D12 - 2x tägl.
nach rohen Kartoffeln

Salz

Natrium muriaticum D200 - 1x monatl.
sehr begierig nach Verlust, aber auch Übelkeit schon beim Denken daran

Phosphorus D12 - 2x tägl.
begeistert oder unverträglich

Argentum nitricum D12 - 2x tägl.
will seinen Magen stärken

Graphites D12 - 2x tägl.
Verlangen oder Abneigung; möchte lieber weinen als schwarz sehen

Carbo vegetabilis D12 - 2x tägl.
Verlangen; um das Salz der Tränen vergießen zu können

Medorrhinum D200 - einmalig
Verlangen; möchte gern wieder ans Meer fahren

Sepia D12 - 2x tägl.
Abneigung; Salz erweicht Gewebe und Seele

Saures, Verlangen (beachte: Schwäche!)

Magnesium carbonicum D12 - 2x tägl.
saure saftige Früchte

Lachesis D12 - 2x tägl.
Mixed Pickles mit Vorliebe

Sulfur D12 - 2x tägl.
Mixed Pickles, Würziges

Calcium phosphoricum D12 - 2x tägl.
Pikantes

Hepar sulfuris D12 - 2x tägl.
scharf gewürzte Essiggurken

Pulsatilla D12 - 2x tägl.
Verdauung klappt besser!

Saures, Verlangen und unverträglich

Antimonium crudum D12 - 2x tägl.
Gurken, Obst, Pickles; erbricht nach saurem Wein, Durchfall nach Sauerobst

Phosphorus D12 - 2x tägl.
begierig, aber zu viel zehrt ihn zu sehr auf; stößt auf

Arsenicum album D12 - 2x tägl.
nicht immer verträglich

Sepia D12 - 2x tägl.
verträgt nichts Anregendes

Ferrum D12 - 2x tägl.
verlangt danach, weil blutarm, aber leichte Übelkeit

Saures, unverträglich

Acidum phosphoricum D12 - 2x tägl.
Blähsucht, bitteres Aufstoßen

Ferrum phosphoricum D12 - 2x tägl.
Sodbrennen

Schweinefleisch
Tuberculinum bovinum D200 - einmalig
Verlangen; sowie nach Speck und Geräuchertem
Crotalus D12 - 2x tägl.
Verlangen
Pulsatilla D12 - 2x tägl.
Abneigung, Magen verstimmt, Übelkeit
Cyclamen D12 - 2x tägl.
Abneigung, Magen verstimmt; kalte Pulsatilla
Ipecacuanha D4 - alle 10 Min.
Übelkeit

Süßes, Verlangen
Tuberculinum bovinum D200 - einmalig
lymphatisches Zeichen
Calcium carbonicum D12 - 2x tägl.
besonders Kuchen, Zucker
Sulfur D12 - 2x tägl.
und Abneigung
Medorrhinum D200 - einmalig
lithämisches Zeichen
Lycopodium D12 - 2x tägl.
trotz Blähsucht, aber Verdauung klappt besser mit süßen Getränken
Magnesium carbonicum D12 - 2x tägl.
besonders Kuchen trotz saurem Aufstoßen
Kalium carbonicum D12 - 2x tägl.
besonders Zucker

Süßes, Verlangen und unverträglich
Argentum nitricum D12 - 2x tägl.
Zuckerschlecker; Aufstoßen, Durchfall
Calcium carbonicum D12 - 2x tägl.
saures Aufstoßen, schlimmer durch Essen
Sulfur D12 - 2x tägl.
saures Aufstoßen, besser durch Essen
Magnesium chloratum D12 - 2x tägl.
Sodbrennen
China D4 - 3x tägl.
geht in Gas über, Sodbrennen, Schwäche
Zincum D12 - 2x tägl.
Sodbrennen, scharfes Aufstoßen; Abneigung

Süßes, Abneigung
Causticum D12 - 2x tägl.
saures Aufstoßen, seelische Übelkeit; schlanker, unruhiger Mensch
Graphites D12 - 2x tägl.
seelische Übelkeit; fetter, träger Mensch
Phosphorus D12 - 2x tägl.
besonders Puddings
Mercurius solubilis D30 - 2x wöchentl.
Brennen im Magen

Unverdauliches, Verlangen mit sichtbarem Vergnügen
Calcium carbonicum D12 - 2x tägl.
Kalk, Kreide, Sand
Calcium phosphoricum D12 - 2x tägl.
Kalk, Kreide
Alumina D12 - 2x tägl.
Stärke, Lehm
Acidum nitricum D12 - 2x tägl.
Kreide, Bleistifte, Erde
Tarantula hispanica D12 - 2x tägl.
Sand

Wasser
Staphisagria D12 - 2x tägl.
Widerwille gegen klares Wasser und unverträglich
Arsenicum album D12 - 2x tägl.
keine Verdauung bei zu wenigem Trinken

Magenbeschwerden, sonstige
Natrium sulfuricum D12 - 2x tägl.
Blähsucht nach Milch; Bauch kollert, gurgelt
Carbo vegetabilis D12 - 2x tägl.
Übelkeit nach Suppen
Magnesium carbonicum D12 - 2x tägl.
Erbrechen nach Suppen, saures Aufstoßen nach Kohlgemüse
Bryonia D30 - 1x bei Bedarf
verdorbener Magen nach Sauerkraut
Alumina D12 - 2x tägl.
Druck, Schwere, Übelkeit, bitteres Aufstoßen nach Kartoffeln

Verlangen, sonstige

Ferrum D12 - 2x tägl.
Tomaten

Uranium nitricum D12 - 2x tägl.
roher Schinken

Cocculus D12 - 2x tägl.
Senf

Sepia D12 - 2x tägl.
Essig

Hepar sulfuris D12 - 2x tägl.
Essig, würzig, scharf

Sanguinaria D12 - 2x tägl.
würzig, scharf

Lac caninum D12 - 2x tägl.
würzig, scharf, Salz

Natrium muriaticum D200 - 1x monatl.
bittere Sachen

Abneigungen, sonstige

Staphisagria D12 - 2x tägl.
Suppen

Graphites D12 - 2x tägl.
Suppen

Zincum D12 - 2x tägl.
Kalbfleisch

Unverträglichkeiten, sonstige; Allergie

Antimonium crudum D12 - 2x tägl.
Saures

Arsenicum album D12 - 2x tägl.
Saures, Roggenbrot

Pulsatilla D12 - 2x tägl.
Saures, Fleisch

Calcium carbonicum D12 - 2x tägl.
Milch, Eier, Süßes, Kuchen, Fleisch

Sulfur D12 - 2x tägl.
Milch, Süßes, Fett

Nux vomica D30 - 1x bei Bedarf
Fett, Gewürze

Petroleum D12 - 2x tägl.
Fett, Fleisch

Lycopodium D12 - 2x tägl.
Süßes, Fleisch

Graphites D12 - 2x tägl.
Süßes, Salz, Fleisch

Causticum D12 - 2x tägl.
Süßes, frisches Fleisch, Geräuchertes

Natrium muriaticum D200 - 1x monatl.
Fisch, Salz

NOTIZEN:

Narkose

Narkosevergiftung

Hyoscyamus D200 - 1x in Wasser
bewußtlos, stöhnt, schreit, deckt sich ab, will aus dem Bett fliehen

Opium D200 - 1x in Wasser
berauscht, benommen, stöhnt, schwitzt, träge verstopft

Phosphorus D200 - 1x in Wasser
Kopfschmerzen, Erbrechen, Verwirrung, erwacht nicht richtig, "Dämmerzustand"

Lachesis D200 - 1x in Wasser
akute Verfolgungsideen

Nux vomica D200 - 1x in Wasser
erbricht, krampfartig verstopft

Rückenmarkspunktion

Ledum D4 - 3x tägl.
Folge von Stich

Hypericum D12 - 2x tägl.
Folge von Nervenverletzung, Lähmung

Schwäche nach Periduralanästhesie

Rhus tox D30 - 1x bei Bedarf
lähmungsartige Schwäche in den Beinen

NOTIZEN:

Nikotin

Unverträglichkeit von Tabakrauch
Ignatia D30 - 1x bei Bedarf
unerklärliche Abneigung gegen die geliebte Zigarette
Lycopodium D200 - 1x monatl.
Widerwille, Übelkeit und Sodbrennen beim Rauchen; Leber, Magen
Argentum D200 - 1x monatl.
Widerwille, selbst beim Denken daran; Magen
Tabacum D30 - 1x bei Bedarf
Übelkeit nach dem Rauchen
Ipecacuanha D4 - alle 10 Min.
anhaltende Übelkeit, Erbrechen nach dem Rauchen

Magenbeschwerden durch Rauchen
Sepia D6 - 3x tägl.
Leeregefühl am Mageneingang, nicht besser durch Essen; fauler Geschmack
Nux vomica D6 - 3x tägl.
Steingefühl im Magen, Essen verschlimmert; saures Sodbrennen

Schwindel durch Rauchen
Conium D12 - 2x tägl.
Gegenstände drehen sich beim fixierten Schauen

Erbrechen durch Rauchen
Ipecacuanha D4 - alle 10 Min.
anhaltende Übelkeit

Vergiftung, kollapsig durch Rauchen
Convallaria D2 - alle 10 Min.
scharfe Stiche hinter Brustbein, "als höre das Herz auf zu schlagen"
Latrodectus mactans D6 - alle 10 Min.
heftiger Krampfschmerz linke Brust zur Achsel, Marmorhaut, Todesangst

Rauchen bessert
Aranea diadema D12 - 2x tägl.
Asthma; Neigung aller Spinnengifte
Kalium bichromicum D12 - 2x tägl.
Magendruck

Raucherentwöhnung

Tabacum D30 - 1x tägl. morgens
Kopfdruck, Übelkeit, Kreislaufstörungen; zusätzlich:

Plantago major D4 - 3x tägl.
Gereiztheit, Verstimmtheit, Kiefer-Fazialis-Nervenschmerzen; oder:

Caladium D4 - 3x tägl.
Schwindel, Erschöpfung

NOTIZEN:

Ohnmacht

Vergehensgefühl, Kollaps, Schock; rot
   Aconitum D30 - alle 10 Min.
   hellrot, drohend, Todesangst, ruhelos
   Arnica D30 - alle 10 Min.
   kräftig rot, apathisch, schreckhaft
   Gelsemium D30 - alle 10 Min.
   tiefrot, apathisch, zittert
   Opium D200 - einmalig
   dunkelrot, apathisch, ruhig

Vergehensgefühl, Kollaps, Schock; blaß
   Camphora D1 - alle 10 Min.
   plötzlich blau, eiskalt; trocken, Zudecken
   Carbo vegetabilis D30 - alle 10 Min.
   verglimmt, übel, Blähbauch, blaue Lippen und Nase; trocken, Zudecken
   Tabacum D30 - alle 10 Min.
   wie Nikotinvergiftung, elend, Herzdruck, als bliebe das Herz stehen
   Veratrum album D30 - alle 10 Min.
   kalter Schweiß, ruhig, deckt sich auf
   Arsenicum album D30 - alle 10 Min.
   kalter Schweiß, ruhelos, deckt sich zu
   Hyoscyamus D30 - alle 10 Min.
   beim Anblick oder Hören von fließendem Wasser, erregt, zuckt, Stuhl und Urin gehen unfreiwillig ab

NOTIZEN:

Operation

Operation; dem Patienten mitgeben!

Arnica D200 - einmalig
am Tag der Operation morgens; vermeidet Blutungen, Schmerzen

Nux vomica D30 - einmalig
gleich nach der Operation; vermeidet Erbrechen, spastische Verstopfung

Staphisagria D3 - 2stündl.
ab dem Tag nach der Operation; vermeidet Narbenkomplikationen

Opium D200 - einmalig
bei Darmverschlingung (Ileus), träge Verstopfung

Causticum D200 - einmalig
bei Harnverhaltung durch Blasenlähmung

Staphisagria D200 - einmalig
bei Harnverhaltung durch Blasenhalskrampf

Operation, Embolie-Vorbeugung

Lachesis D12 - 2x tägl.
bei schweren Krampfadern 1 Woche vor und 1 bis 2 Wochen nach Operation

Narkosevergiftung nach Operation

Hyoscyamus D200 - 1x in Wasser
bewußtlos, stöhnt, schreit, deckt sich ab, will aus dem Bett fliehen

Opium D200 - 1x in Wasser
berauscht, benommen, stöhnt, schwitzt, träge, trockene Stuhlverstopfung

Phosphorus D200 - 1x in Wasser
Kopfschmerzen, Erbrechen, Verwirrung, erwacht nicht richtig, "Dämmerzustand"

Lachesis D200 - 1x in Wasser
akute Verfolgungsideen

Nux vomica D200 - 1x in Wasser
erbricht, krampfartig verstopft

unstillbarer Schluckauf nach Operation

Cuprum D200 - 1x in Wasser
krampfartig

Operationsschock, Kreislaufversagen, 1. Wahl

Camphora D1 - alle 10 Min.
Temperatur und Blutdruck fallen gleich nach Operation ab; plötzlich blau, eiskalt, zittert, seufzt

Carbo vegetabilis D30 - alle 10 Min.
großer Säfteverlust, noch blauer, trocken, Starre, Atemrasseln

Veratrum album D30 - alle 10 Min.
plötzlich hinfällig, kalter Schweiß, blaß, verzerrtes Gesicht, Tetanie
Opium D30 - alle 10 Min.
gefühllos, Starre, dunkelrot bis blau, Cheyne-Stokes-Atmung

Operationsschock, Kreislaufversagen, 2. Wahl
Arsenicum album D30 - alle 10 Min.
hinfällige Ruhelosigkeit, Ängstlichkeit, blaß, kalter Schweiß
Digitalis D3 - alle 10 Min.
bläulich, blaß, Puls langsam, unregelmäßig, schwach; Leeregefühl im Magen
China D4 - alle 10 Min.
wie bei Carbo; nur erregt, ängstlich
Arnica D30 - alle 10 Min.
Folge von Verletzung, alles wie geprügelt, Übelkeit, starr, bewußtlos

Erbrechen, krampfartige Verstopfung nach Operation
Nux vomica D12 - 2x tägl.
krampfartige Magen-Darm-Beschwerden

Störungen nach Augenoperation
Aconitum D6 - 3x tägl.
Hauptarznei! Augen wie voll von feinem Sand
Asarum D6 - 3x tägl.
Zucken im Auge, Erbrechen, Durchfall
Crocus D6 - 3x tägl.
Hämmern und Zucken im Auge
Rhus tox D6 - 3x tägl.
Regenbogenhaut entzündet oder sonstige eitrige Entzündung
Senega D4 - 3x tägl.
löst Linsentrümmer auf
Strontium carbonicum D12 - 2x tägl.
Gegenstände sind blutig gefärbt

Schläfenschmerz nach Augenoperation
Ignatia D6 - 3x tägl.
heftig drückend
Thuja D6 - 3x tägl.
stechend

Kopfschmerz nach Augenoperation
Rhus tox D6 - 3x tägl.
Schmerzen vom Auge zum Kopf ziehend

Bryonia D6 - 3x tägl.
stechend mit Erbrechen

Folge von Magenoperation (Billroth II), Dumping-Syndrom
Zincum D6 - 3x tägl.
Speisen rutschen durch den Magen
Acidum muriaticum D4 - 3x tägl.
verträgt keine Milch

chronischer Durchfall nach Gallenblasen-Operation
Colocynthis D4 - 3x tägl.
kolikartig, stichartig
Hydrastis D4 - 3x tägl.
schleimig, blutig, stinkend
Colchicum D4 - 3x tägl.
ruhrartig, schwächend
Leptandra D4 - 3x tägl.
pechschwarz, unverdaut, gußartig, teerartig stinkend

Darmverschlingung nach Operation (Ileus)
Opium D200 - 1x in Wasser
Totenstille über dem Bauch

Laparotomie-Schmerzen
Arnica D30 - 1x bei Bedarf
ganzer Bauch wie zerschlagen
Staphisagria D3 - 3stündl.
Narbenschmerz

Verwachsungen im Bauch nach Operation (Adhäsionen)
Bellis D3 - 3x tägl.
punktförmige Schmerzen
Raphanus D4 - 3x tägl.
Kolikschmerzen durch eingeklemmte Blähungen

Harnverhaltung nach Operation (Anurie)
Staphisagria D200 - 1x bei Bedarf
Druck, tröpfchenweiser Abgang
Causticum D200 - 1x bei Bedarf
Blasenlähmung, unbemerkter Abgang

Kathetern
Arnica D30 - 1x bei Bedarf
Folge von Verletzung, Schmerz, Blutung

Ausbleiben der Regel nach Operation
Lachesis D12 - 2x tägl.
Stauungen, besser wenn alles in Fluß kommt

Operation der Gebärmutter
Lachesis D12 - 2x tägl.
unterdrückte Periode! Hitze, Schweiß, Frost, Verwirrung

Reizblase nach Gebärmutter-Operation
Sabal D1 - 3x tägl.
plötzlich heftiger Drang, erreicht kaum das Klosett

Lähmung nach Operation
Hypericum D12 - 2x tägl.
durch Nervenverletzung

Querschnittsläsion nach Operation
Arnica D4 - 3x tägl.
4 Wochen lang, dann:
Hypericum D4 - 3x tägl.
4 Wochen lang, dann:
Mandragora D4 - 3x tägl.
4 Wochen lang, dann:
Harpagophytum D4 - 3x tägl.
4 Wochen lang; Kur bedarfsweise wiederholen

Verstopfung nach Operation
Opium D30 - 1x in Wasser
Darmverschlingung
Staphisagria D30 - 1x in Wasser
Darmlähmung

verzögerte Genesungszeit nach Operation
China D4 - 3x tägl.
Folge von Säfteverlust; blaß, schwach, blutarm

anhaltende Schwäche nach Operation
    Natrium muriaticum D200 - 1x tägl.
    apathisch
    Arsenicum album D200 - 1x tägl.
    ruhelos

NOTIZEN:

Reise

Allgemeines

Angst vor einer Reise

Aconitum D30 - 1x bei Bedarf
plötzliche Angst, es könne etwas schiefgehen; ruhelos

Argentum nitricum D30 - 1x bei Bedarf
wegen Terminangst, könnte Flug verpassen; hastig, kommt trotzdem viel zu früh

Gelsemium D30 - 1x bei Bedarf
Reisefieber! zittrig aufgeregt wegen ungerichteter Erwartungsangst; lähmig

Bryonia D30 - 1x tägl. morgens
1 Woche vor Abreise bei bedenklichen Sorgen, sein Geschäft zu verlassen; grantig

Bauchkolik

Belladonna D30 - 1x bei Bedarf
beugt sich rückwärts

Colocynthis D200 - einmalig
beugt sich vorwärts

Blasenreizung junger Urlauber

Staphisagria D30 - 2x tägl.
Frauen, die ungewohnt und zu häufig Venus spielen

Clematis D30 - 2x tägl.
Männer, die ungewohnt der Venus häufige Opfer bringen; Samenstrangneuralgie!

Durchfall bei Angst, Erregung, Schreck

Argentum nitricum D30 - 1x bei Bedarf
dünne, vertrocknete Kinder; Essen fällt zum After durch; wegspritzend

Gelsemium D30 - 1x bei Bedarf
Schreck, Angst vor Ereignissen; plötzlich, gelb, durchscheinend

Opium D30 - 1x bei Bedarf
dunkelrot erstarrt vor Schreck und alles geht unfreiwillig in die Hose

Veratrum album D30 - 1x bei Bedarf
blaß, kaltschweißig mit dem Gefühl zu vergehen, aber verlangt Kälte

Pulsatilla D30 - 1x bei Bedarf
liebreizende Mädchen und schüchterne Jungen; Aufregung bei Vorhaben

Durchfall im Sommer

Aconitum D30 - 3stündl.
plötzlich; heiße Tage, kalte Nächte; Stühle häufig, spärlich, Krämpfe

Belladonna D30 - 3stündl.
plötzlich; nach Kopfnässe; rundliche, rote Kinder und Jugendliche

Ferrum phosphoricum D12 - 2stündl.
allmählich; Sommerwärme; Fieber, Stühle unverdaut, keine Krämpfe

Antimonium crudum D30 - 3stündl.
allmählich; nach Baden und Schwimmen an heißen Tagen, Zunge dick weiß

Bryonia D30 - stündl.
eiskalte Getränke, kühler Wind, kühle Sommernacht, kühles Bad; übergroßer Durst

Dulcamara D30 - stündl.
äußerst empfindlich auf Kälte, v.a. Wechsel zu feucht-kalt oder feucht-kaltes Sitzen

China D4 - stündl.
rasche Entkräftigung, Abmagerung

Iris D6 - stündl.
mit saurem Erbrechen, Zähne werden davon stumpf

Durchfall und Erbrechen bei Kindern im Sommer

Aethusa D4 - stündl.
gleich wieder Hunger

Antimonium crudum D30 - stündl.
nach kaltem Essen an heißen Tagen

Pulsatilla D30 - stündl.
nach Kaltem, Speiseeis, Fett

Ailanthus D6 - stündl.
schleichend, Fieber, Sepsis, bösartiger Verlauf

Erschöpfung durch überschäumende Liebesspiele

Anacardium D30 - 1x tägl.
und mehr der Kultur und Kunst des Landes widmen!

Impfreaktion

Vaccinium myrtillus D200 - einmalig
vor jeder Impfung oder:

Thuja D30 - einmalig
vor und nach jeder Impfung

entsprechende Nosode in D200 - einmalig
vor der entsprechenden Impfung, spätestens nach der Impfung

Übelkeit des jungen Mannes nach tollen Sexspielen

Acidum phosphoricum D200 - 1x bei Bedarf
erschöpft, enttäuscht!

verliebte Schwärmerei junger Damen
    Ignatia D30 - 1x tägl.
    rettet die Urlaubsstimmung der Familie!

Essen

Brechdurchfall, Erbrechen
    Veratrum album D30 - alle 10 Min.
    heftig, reichlich, grün, trinkt viel
    Arsenicum album D30 - alle 10 Min.
    nach zu kalten Speisen, nach Obst, Milch, Eis, verdorbener Nahrung; Säure, Galle ohne Erleichterung, 0 bis 3 Uhr, trinkt wenig
    Cuprum D30 - alle 10 Min.
    Magen krampft, blaues Gesicht, vergebliche Würgeversuche
    Secale D30 - alle 10 Min.
    Galle, Blut, verfällt rasch, runzelig, großer Durst, kein Schweiß
    Jatropha curcas D30 - alle 10 Min.
    zäh, eiweißartig, Krämpfe, Kälte
    Kreosotum D6 - alle 10 Min.
    unverdaute Nahrung lange nach dem Essen; wenn wie Kaffeesatz: Urlaub abbrechen!

Brechdurchfall, Durchfall
    Veratrum album D30 - alle 10 Min.
    Reiswasser oder Spinat; kalt-feuchter Körper, deckt sich ab
    Arsenicum album D30 - alle 10 Min.
    wenig, grün; viel Durst auf kleine Schlucke Wasser, ruhelos, kalt-feucht, deckt sich zu
    Cuprum D30 - alle 10 Min.
    krampfig; Krämpfe überall, blaue kalt-trockene Haut, deckt sich ab
    Secale D30 - alle 10 Min.
    unverdaut, wäßrig; runzelige trockene, kalte Haut, gespreizte Finger, deckt sich ab
    Iris D6 - alle 10 Min.
    wäßrig, gelb, grün, sauer; morgens, 14 bis 15 Uhr
    Jatropha curcas D30 - alle 10 Min.
    Reiswasser, eiweißartig, Krämpfe, Kälte

Durchfall nach Essen und Trinken
    Rheum D200 - 1x bei Bedarf
    durch Bewegung nach dem Essen; friert dabei, Darmkolik danach hält an
    Ferrum D200 - 1x bei Bedarf
    auch während der Mahlzeit; erleichternd
    Arsenicum album D30 - 1x bei Bedarf
    von kalten Speisen, kalten Getränken; fortschreitende Schwäche

Aloe D6 - stündl.
mit Winden und Harn gleichzeitig; erleichtert, aber fühlt sich schwach
Croton D4 - 3x tägl.
mit Übelkeit und Erbrechen

Durchfall erst Stunden nach dem Essen
Oleander D6 - stündl.
explosive Breistühle, unverdaut, ungewollt mit Blähungen, im Wechsel mit krampfartiger Verstopfung

Durchfall von Unverdautem nach dem Essen
China D4 - 3x tägl.
und nachts; schleimig, grün, schwarz, schmerzlos, Geruch leichenartig
Arsenicum album D30 - 1x bei Bedarf
und nach Mitternacht; dunkel, schleimig, blutig, brennt, Geruch wie verwest
Ferrum D200 - 1x bei Bedarf
und nachts; wäßrig, Blähungen, schmerzlos, geruchlos
Podophyllum D6 - stündl.
und frühmorgens; reichlich, gelb, wäßrig, mehlige Auflagerung, stinkt

Durchfall nach Alkoholgenuß
Nux vomica D30 - 1x bei Bedarf
frühmorgens, häufiger Drang, Bauchkrämpfe besser nach Stuhl

Durchfall nach Bier
Kalium bichromicum D12 - 3stündl.
morgens, dünn, schaumig, viel Drang

Durchfall nach Eis und Kalttrinken
Arsenicum album D30 - 1x bei Bedarf
sobald es im Magen erwärmt wird
Nux moschata D30 - 1x bei Bedarf
spärlich, schleimig, mit viel vergeblichem Drang

Durchfall nach Fettem
Pulsatilla D30 - 1x bei Bedarf
besonders Fett am Schweinefleisch, mag aber Butter

Durchfall nach Fleischvergiftung, nach Verdorbenem
Arsenicum album D6 - stündl.
sehr übel; schwächend, braun bis blutig, nachts

Durchfall nach Milch

Magnesium carbonicum D30 - 1x bei Bedarf
mit Koliken wie Messerschneiden; geht auf und ab, reibt sich den Bauch

Calcium carbonicum D30 - 1x bei Bedarf
und erbricht weiße Gerinnsel

Sulfur D30 - 1x bei Bedarf
mag so gerne Milch wie bei Calcium carbonicum, aber keine Eier

Durchfall nach Obst

Pulsatilla D30 - 1x bei Bedarf
wäßrig, schleimig, ständig wechselnd

China D30 - 1x bei Bedarf
vor allem nach sauren Kirschen

Durchfall nach Saurem

Antimonium crudum D30 - 1x bei Bedarf
trotz Verlangen nach Saurem

Durchfall nach Süßem

Argentum nitricum D30 - 1x bei Bedarf
trotz Verlangen nach Süßem, nascht gerne

Erbrechen, akut

Ipecacuanha D4 - alle 10 Min.
anhaltend; vor allem nach schwerem oder fettem Essen, saubere Zunge!

Antimonium crudum D30 - stündl.
Sommer, Magenüberfüllung, nach saurem Essen und Trinken; weiß belegte Zunge!

Aethusa D4 - alle 10 Min.
Kinder, in hohem Bogen, große grüne Gerinnsel von Milch oder nach dem Essen

Phosphorus D30 - stündl.
großer Durst auf Kaltes, wird sofort erbrochen

Iris D6 - alle 10 Min.
sauer; macht die Zähne stumpf

Kostumstellung in fremden Ländern (Klimawechsel)

Okoubaka D2 - 3x tägl.
leichte Verdauungsstörungen; auch vorbeugend 1 Woche vor Abreise

Aloe D6 - 3x tägl.
explosionsartige Durchfälle mit Blähungen; Kollern und Rumpeln im Bauch; Windabgang mit Stuhlbeimengung ("falsche Freunde")

Magenbeschwerden mit Kopfschmerz

Nux vomica D30 - 2x tägl.
Übersäuerung nach üppigem Feiern; Sodbrennen, saures Erbrechen, Verstopfung

Iris D6 - 3x tägl.
Übersäuerung, galliges Erbrechen

Pulsatilla D30 - 1x tägl.
Untersäuerung, Speiseerbrechen nach deftigen Steaks, Kuchen, Eis; Völle, Aufstoßen, Übelkeit, Erbrechen

Bryonia D30 - 1x tägl.
Stein im Magen mit quälendem Durst, bitteres Aufstoßen, Leber drückt beim Durchatmen, bei der geringsten Bewegung; bitteres Erbrechen

Antimonium crudum D30 - 1x tägl.
überfüllter Magen, "Freßattacken", Ekel vor Speisen; saures Erbrechen nach schweren Speisen, nach sauren Getränken, Zunge weiß belegt

Überessen, Neigung

Nux vomica D30 - 1x bei Bedarf
Schlemmer; Durcheinanderessen; chronische Magenschleimhaut-Entzündung

Antimonium crudum D30 - 1x bei Bedarf
chronische Magenschleimhaut-Entzündung durch zu viel Kaltes, durch Überessen

Bryonia D30 - 1x bei Bedarf
ißt wenig, aber oft; Völle, Übelkeit, galliges Erbrechen von Speisen

Natrium carbonicum D30 - 1x bei Bedarf
Zuckerschlecker; Völle, Blähsucht, anhaltende Übelkeit

China D30 - 1x bei Bedarf
Völle, Blähsucht, Kopfschmerz, hinfällige Schwäche, Appetitverlust

Carbo vegetabilis D30 - 1x bei Bedarf
Völle, Blähsucht, drückt zum Herzen, Atemnot

Überessen, Kopfschmerz

Nux moschata D30 - 1x bei Bedarf
schon nach geringen Mengen; schnell satt, gebläht

Überessen, Übelkeit und Erbrechen

Ipecacuanha D4 - stündl.
eher im Sommer; Überessen bei wenig Appetit; Brechreiz, anhaltende Übelkeit

Tartarus stibiatus D6 - stündl.
wie bei Ipecacuanha, aber dick-weiß belegte Zunge, besser nach Erbrechen

Kalium bichromicum D12 - stündl.
v.a. nach Fleisch (beachte Krebs!); Übelkeit, Brechreiz

Überessen, Ohnmacht

Veratrum album D30 - 1x bei Bedarf
Übelkeit, Brechreiz, Durchfall; nicht warm zudecken!

Tabacum D30 - 1x bei Bedarf
stärker als bei Veratrum; leichenblaß, totenelend; nicht warm zudecken!

Arsenicum album D30 - 1x bei Bedarf
v.a. nach Verdorbenem; Übelkeit, Durchfall; warm zudecken!

Völle, Blähung, Aufstoßen nach dem Essen

Argentum nitricum D30 - 1x bei Bedarf
Trommelbauch nach wenig Essen, Druck erleichtert, Aufstoßen nicht

Nux vomica D30 - 1x bei Bedarf
Magen schwer wie ein Stein, Druck unangenehm, vergebliches Aufstoßen

Carbo vegetabilis D30 - 1x bei Bedarf
alle Nahrung gärt, vor allem Fettes, Druck beengt, Aufstoßen erleichtert

Sulfur D6 - 3x tägl.
aufgetriebener Magen nach wenig Essen und viel Säure

Infektionen

Brucellose (Bang-Krankheit, Brucella abortus)

Bang D200 - 1x monatl.
bakterielle Lebensmittelvergiftung; Rinderprodukte; habituelle Fehlgeburt

Grippe, Auslösung

Aconitum D30 - 1x bei Bedarf
Zugluft

Belladonna D30 - 1x bei Bedarf
Entblößung

Dulcamara D30 - 1x bei Bedarf
Unterkühlung, Durchnässung

Rhus tox D30 - 1x bei Bedarf
Überanstrengung, Unterkühlung

Nux vomica D30 - 1x bei Bedarf
trockene Kälte, Zugluft

Antimonium crudum D30 - 1x bei Bedarf
Kaltbaden an heißen Tagen

Hepatitis, Vorbeugung

Natrium sulfuricum D200 - 1x wöchentl.
in Gebieten mit feuchtem, heißem, schwülem Klima

Chionanthus D200 - 1x wöchentl.
in Gebieten mit trockenem Klima oder in Sumpfgebieten

Hepatitis (Leberentzündung), akut

Phosphorus D12 - 2x tägl.
Leberzellschaden; zusätzlich:

Carduus D4 - 3x tägl.
bei roten, runden, dicken, gutmütigen Menschen; oder:

Chelidonium D4 - 3x tägl.
bei blassen, dünnen, eingegangenen Menschen; oder:

Berberis D3 - 3x tägl.
bei fahlen, müden Menschen

beachte: 3 Tage fasten, danach nur reife Papaya und Yoghurt

Hepatitis, septisch (mit Blutvergiftung)

Lachesis D12 - 2x tägl.
heftige Leberschwellung

Crotalus D12 - 2x tägl.
mit heftigen schwarzen Blutungen; Kaffeesatzerbrechen

Maltafieber (Brucellose, Brucella melitensis)

Arsenicum album D30 - 2x tägl.
bakterielle Lebensmittelvergiftung im Mittelmeerraum durch Produkte von Schafen und Ziegen; wellenförmige Fieberschübe

Toxoplasmose

Umckaloabo D2 - 3x tägl.
durch rohe Eier und rohes Fleisch (Tartar) oder Katzenkot ("Katzenkratzkrankheit") hervorgerufene weitverbreitete chronische Infektion; gelegentlich:

Toxoplasmose M - einmalig
zusätzlich

Insekten

Bienenstich

Apis D30 - stündl.
hellrote wäßrige stechende Schwellung wie Bienenstich, Kühle lindert

beachte: auch beim anaphylaktischen Schock durch Bienenstich hilft immer Apis D200 - alle 5 Minuten eine Gabe!

Mückenstich

Ledum D30 - stündl.
als Folge von Stichverletzung verstanden; Kühle lindert

Lachesis D30 - 3x stündl.
dunkelrote Umgebung des Stiches, drohende Blutvergiftung
Acidum carbolicum D30 - stündl.
Bläschen, Eiter, Brennen, drohende Blutvergiftung
Staphisagria D12 - 1x tägl. morgens
vorbeugend; verhütet gleichsam Tropenkrankheiten durch Stechmückenübertragung
beachte: Zitronell-Öl auf Wattebausch und/oder Haut verjagt Stechmücken!
Johanniskrautöl (Hypericum-Öl) auf Haut schreckt Bienen ab!

Wespenstich

Vespa crabro D200 - einmalig
das Gift der Wespe; bedarfsweise wiederholen
Arsenicum album D30 - stündl.
bei großer ruheloser hinfälliger Schwäche
Lachesis D30 - stündl.
bei Herzbeschwerden

beachte: beim anaphylaktischen Schock durch Wespenstich hilft immer
Apis D200 - alle 5 Minuten eine Gabe!

Zeckenstich

Apis D30 - stündl.
im Beginn; schmerzt wie Bienenstich, kühl halten
Ledum D200 - einmalig
später; als Folge von Stichverletzung verstanden, evtl. wiederholen
Lachesis D12 - 3x tägl.
wenn der Biß dunkelrot wird und Blutvergiftung droht

beachte: Alkoholflasche drüberstülpen, Zecke entgegen dem Uhrzeigersinn herausdrehen!

Schlafen

Lärmbelastung

Theridion D30 - 1x bei Bedarf
überempfindliches Gehör, Schwindel; dazu: Ohrstöpsel aus der Apotheke!

Wetter

Föhn

Tuberculinum GT D200 - 1x monatl.
lymphatische Diathese
Crataegus D2 - 3x tägl.
Stirnkopfschmerz, Herzbeklemmung

AUSLÖSUNG - Reise

Gelsemium D30 - 1x bei Bedarf
Bandkopfschmerz, Schwindel, müde, matt, teilnahmslos
Rhododendron D4 - 3x tägl.
Rheuma der kleinen Gelenke

vor Gewitter

Phosphorus D200 - einmalig
fühlt die elektrische Spannung in den Nerven; verkriecht sich in einer dunklen Ecke
Rhododendron D200 - einmalig
fühlt die elektrische Spannung in den Zähnen, in den Gliedern; muß sich bewegen

bei Gewitter

Phosphorus D200 - einmalig
vor dem Blitz; verkriecht sich, bis alles vorüber ist
Natrium carbonicum D200 - 1x monatl.
übelgelaunt
Sepia D200 - 1x monatl.
aber auch unheimlich fasziniert

trockene Hitze

Natrium muriaticum D200 - 1x tägl.
Wasserstau, Ödeme der Beine, der Hände, im Gesicht
Natrium carbonicum D200 - 1x tägl.
völlig abgespannt, Kopfweh zum Platzen, angstbetonte Niedergeschlagenheit
Lachesis D30 - 1x tägl.
bei tropischer Hitzewelle

Kälte, Erkältlichkeit; Kopfschmerz

Aconitum D30 - 1x bei Bedarf
trockene kalte Winde, Sturm, Zugluft
Belladonna D30 - 1x bei Bedarf
Entblößen des Kopfes, nach Haarwaschen
Hepar sulfuris D200 - 8stündl., 3x insgesamt
geringste Zugluft an schönen trockenen Tagen
Silicea D12 - 2x tägl.
geringste Zugluft an naßkalten Tagen

Regenwetter, feuchte Wärme

Natrium sulfuricum D200 - 1x tägl.
Asthma oder Ekzem oder Rheuma oder melancholische Schwäche

Schwüle, feuchte Hitze
Gelsemium D30 - 3stündl.
müde, schlapp, teilnahmslos; relativ frostig, Bandkopfschmerz
Carbo vegetabilis D30 - 3stündl.
Stoffwechsel stockt, Oberbauch aufgebläht, drückt aufs Herz, Atemnot, erschöpft
Crotalus D30 - 3stündl.
hitzig, aufgeregt oder frostig, kollapsig; Herzdruck, Herzklopfen, Schweiß erlöst

Sonne, Allergie
Natrium muriaticum D200 - einmalig
vorbeugend bei bekannter Neigung; 1 Gabe bei Sonnenbeginn wiederholen
Acidum hydrofluoricum D6 - 2stündl.
wenn die unbedeckten Teile sich röten und brennen; Frieseln oder Blasen
Cantharis D200 - einmalig
winzige, heftig brennende Bläschen beim ersten Sonnenstrahl

Sonne, direkte Bestrahlung: Erste Hilfe
Natrium carbonicum D30 - 3stündl.
dumpfer schwerer Kopfschmerz, ängstlich verstimmt
Belladonna D30 - 3stündl.
Blutandrang zum Kopf, pulsierender Stirn- und Schläfenkopfschmerz bis zum Nacken
Cantharis D30 - 3stündl.
Sonnenbrand
Glonoinum D30 - 3stündl.
Sonnenstich, bewußtlos
Natrium sulfuricum D30 - 3stündl.
mit Schwäche bei hoher Luftfeuchtigkeit

Sonnenbrand
Belladonna D200 - 2stündl.
rot wie eine Tollkirsche, fröstelt, verlangt nach Wärme
Rhus tox D200 - 2stündl.
heftiger Durst in großen Zügen; ganzer Körper wie zerschlagen
Arsenicum album D30 - stündl.
brennender Durst, aber trinkt nur winzige Schlucke, verlangt nach Wärme
Cantharis D200 - 3stündl.
blasige Haut wie Verbrennung I. Grades
Calendula D4 - 2stündl.
wenn sich die Blasen öffnen
Causticum D200 - 6stündl.
wunde, verätzte Haut wie Verbrennung II. Grades

Arnica D200 - 6stündl.
nicht vergessen! Körper wie geprügelt, große Angst berührt zu werden

Sonnenstich

Lachesis D200 - einmalig
immer zuerst geben; danach das Simile

Aconitum D200 - 2stündl.
Unruhe, geht auf und ab; Delir, spricht vom nahenden Tod

Apis D200 - 6stündl.
trockenes Fieber, stechende Kopfschmerzen (Hirnschwellung), Delir

Lachesis D200 - 6stündl.
dunkelrotes Gesicht, später blaß; panische Angst, Erstickungsgefühl

Glonoinum D200 - 3stündl.
hochrotes Gesicht; Delir, weiß nicht, wo er ist, möchte nach Hause

Arsenicum album D200 - 2stündl.
kaltschweißiges Totenmaskengesicht; Frost, Angst, will aus dem Bett

Sonne, Hitze, Überwärmung; Kopfschmerz; rot

Aconitum D30 - 2stündl.
hochrot; panische Angst; Schädeldecke hebt sich ab

Belladonna D30 - 2stündl.
kirschrot, eher rundlich; schwitzt; pulsierend

Glonoinum D30 - 2stündl.
blaurot; verwirrt; pochend

Lachesis D30 - 2stündl.
tiefrot; benommen; klopfend

Sonne, Hitze, Überwärmung; Kopfschmerz; blaß

Apis D30 - 2stündl.
motorische Unruhe

Helleborus D30 - 2stündl.
döst vor sich hin oder läuft unmotiviert auf und ab

Zincum valerianicum D30 - 2stündl.
findet keine Ruhe im Bett, muß Beine bewegen

Sonne, zittrige Schwäche bei jungen Menschen

Conium D30 - 1x bei Bedarf
Auslösung!

Schnee

Aconitum D30 - 3stündl.
Unterkühlung durch kalten trockenen Nordwind; Schüttelfrost, Zittern, Kopfweh

Camphora D1 - alle 5 Min.
Kälteschock, plötzliche Erschöpfung, Kollaps, Muskelstarre, pulslos
Euphrasia D12 - 2x tägl.
Schneeblindheit, Brennen, Sandgefühl, Tränen, Lichtscheue, geschwollen

Wetterwechsel, Durchfall

Dulcamara D6 - 3x tägl.
zu kalt-feucht; oder wenn auf heiße Tage kalte Nächte folgen (Wüste, Berge); oder beim Übergang vom warmen in kalten Raum

Wind, Sturm

Rhododendron D30 - 3stündl.
vorher Nervenschmerzen in den Zähnen, Unterarmen und Beinen; taub, kribbeln
Natrium carbonicum D30 - 3stündl.
warme trockene Süd-und Südwestwinde; Kopfschmerz, ängstliche Melancholie
Rhus tox D30 - 3stündl.
kalte stürmische Luft; Kopfweh, Erkältung; Cabriofahrer!
Dulcamara D30 - 3stündl.
kalte stürmische Luft abends nach einem warmen Tag
Hepar sulfuris D30 - 3stündl.
trocken-kalter Wind; Augen entzündet, erkältet, Kopfweh
Spigelia D30 - 3stündl.
feucht-kalter Wind; linksseitiges Nervenkopfweh, Herz klopft
Calcium phosphoricum D30 - 3stündl.
naßkalter Wind; Rheuma der kleinen Gelenke

Reise in kälteres Klima

Dulcamara D30 - 3stündl.
Grippe, Rheuma, Durchfall

Verletzungen

Erste Hilfe

Arnica D30 - einmalig
bei allen Verletzungen zuerst; vermindert Schmerz und inneres, unsichtbares Bluten; danach erst unterscheiden!
Cuprum D30 - 2x tägl.
Muskelriß
Rhus tox D30 - 2x tägl.
Verrenken, Verzerren
Aconitum D30 - einmalig
Augenverletzung

Bellis D30 - 2x tägl.
Brustverletzung mit Bluterguß; Schürfwunden
Conium D30 - 2x tägl.
Brustverletzung mit Gewebsverhärtung
Hypericum D30 - 2x tägl.
Rückenverletzung; Finger-, Zehenquetschung

Zweite Hilfe im Hotel
Acidum sulfuricum D3 - 3x tägl.
Bluterguß
Calendula D4 - 3x tägl.
Rißwunden
Staphisagria D3 - 3x tägl.
Schnittwunden
Bellis D3 - 3x tägl.
Schürfwunden
Ledum D3 - 3x tägl.
Stichwunden

Tetanus-Vorbeugung
Arnica D30 - 1x tägl.
bei jeder offenen Wunde; außer:
Hypericum D12 - 2x tägl.
bei offenen Quetschwunden oder Verletzungen der Finger und Zehen

Reise mit Auto oder Bus
Reisekrankheit; Schwindel, Übelkeit
Cocculus D12 - stündl.
erbricht im Schwall
Petroleum D12 - stündl.
würgt elendig
Arsenicum album D6 - stündl.
würgt sterbenselend
Calcium carbonicum D12 - stündl.
Schwindel, Krankheitsgefühl
Hyoscyamus D30 - 1x bei Bedarf
aufgeregt, geschwätzig, verstimmt, beleidigt

Nackensteife
Zincum D30 - 1x bei Bedarf
Nacken verkrampft, einschießende Stiche am 12. Brustwirbel; Zeichen von Ermüdung!

Aconitum D30 - 1x bei Bedarf
Nervenschmerz in der Schulter durch Zugluft (offenes Fenster)

Kreuzschmerz, Ischias

Bryonia D30 - 1x bei Bedarf
Stiche schießen ins Kreuz, kann sich nicht bewegen; bei Gallenkolik, ausgelöst durch Ärger, den sie nur mit fletschenden Zähnen beantworten

Rhus tox D30 - 1x bei Bedarf
Steifigkeit im Kreuz, rutscht hin und her; besser bei leichtem Auf- und Abgehen

Nux vomica D30 - 1x bei Bedarf
Harnverhaltung; falls bekannt (Prostata-Leiden), schon vorher nehmen; Kreuz verkrampft, ausgelöst durch leichte Aufregung über Verkehr und Insassen

Übermüdung des Fahrers

Senega D30 - stündl.
tränende, schmerzende Augen, wie geschwollen; reibt sie ständig

Ruta D30 - stündl.
überanstrengte Augen brennen wie Feuerbälle, jede Faser wie gereizt

Phosphorus D30 - 3stündl.
übermüdet, erschöpft, wird leichenblaß

Nux moschata D30 - 3stündl.
gähnt, gebläht, rülpst

Reise per Eisenbahn

fahrkrank

Tabacum D30 - 1x bei Bedarf
Drehschwindel, Elendigkeit durch Erschütterung des Zuges, vor allem im zu warmen Abteil; Fenster öffnen, Augen schließen!

Cocculus D12 - stündl.
Schwindel durch kurvenreiche Strecke; Kopf und Körper ruhig halten!

Calcium carbonicum D12 - stündl.
Schwindel, Krankheitsgefühl

Platzangst

Cimicifuga D30 - 1x bei Bedarf
Gefühl der Panik

Reise mit Fahrrad

Beschwerden bei Radtouren

Arnica D30 - 1x bei Bedarf
Muskelkater, Radsturz

Cuprum D30 - 1x bei Bedarf
Muskelkrämpfe

Calendula-Salbe - bei Bedarf
empfindlicher Hintern

Rhus tox D30 - 1x bei Bedarf
Achillessehnen überanstrengt, verrenkt, entzündet

Secale D30 - 1x bei Bedarf
taube Zehen durch Unterkühlung

Reise per Flugzeug

Angst vor dem Fliegen

Ignatia D30 - 1x abends zuvor und morgens
und eventuell 1 Stunde vor dem Start; unbegründete Angst

Cimicifuga D30 - 1x vor dem Start und bei Bedarf
Gefühl der Panik wegen Platzangst

Landen und Starten

Belladonna D30 - 1 Stunde vor Bedarf
Ohrendruck, Kopfdruck, Übelkeit

Chininum sulfuricum D30 - 1x je vorher
Ohrensausen

Borax D30 - 2x tägl.
vor der Landung; Abwärtsbewegung!

Bewegungskrankheit

Cocculus D12 - stündl.
mehr Schwindel, besonders nach vorheriger Übermüdung

Petroleum D200 - 1x vor Abflug
mehr Übelkeit bei Turbulenzen, etwas Essen lindert

Nux vomica D30 - 1x bei Bedarf
mehr Brechreiz durch Schwindel wie betrunken, besonders nach Essen und Ärger

Zeitverschiebung bei Fernflügen (Jet lag)

Eupatorium perfoliatum D200 - einmalig
Muskeln müde, steif, Knochen wie zerschlagen

Nux vomica D30 - 1x tägl.
Schädel brummt wie verkatert

Cocculus D12 - 1x tägl. morgens
Schwindel durch Übernächtigung, besonders bei Flügen gegen die Sonne

Reise per Schiff

seekrank

Tabacum D30 - 1x bei Bedarf
Drehschwindel, schließt die Augen; krampfiges Erbrechen, blaßblaue Lippen

Petroleum D200 - 1x bei Bedarf
Auf- und Abschwindel, Übelkeit, würgendes Erbrechen durch das Stampfen des Bugs

Cocculus D12 - stündl.
Schwindel beim Kopfheben, bei Bewegung; schwallartiges Erbrechen durch das Schlingern des Schiffes

Camping

Vipernbiß

Ledum D200 - stündl.
Folge von Stich; Bißstelle mit scharfem Messer sofort tief ausschneiden!

Arsenicum album D30 - stündl.
bei großer ruheloser hinfälliger Schwäche

Vipera D30 - stündl.
bei Herzbeschwerden

Belladonna D30 - einmalig
zur Beruhigung des Betroffenen nach den obigen Arzneien

bei Feuchtigkeit, Regenwetter

Natrium sulfuricum D200 - 1x tägl.
Asthma oder Rheuma oder romantisch-melancholische Schwäche

Dulcamara D30 - 3stündl.
Unterkühlung, Erkältung, steife Lenden, Hexenschuß

Nesselsucht durch Nesseln oder Gras

Apis D30 - stündl.
Brennen durch Kälte besser

Urtica urens D200 - einmalig
Brennen durch Wärme besser

Reise ins Gebirge (Bergsteigen, Skifahren)

Angst, von Höhen hinunterzuschauen

Argentum nitricum D200 - 1x bei Bedarf
"Hochhaus-Syndrom", Tiefe zieht an, fährt in den Magen

Ferrum D200 - 1x bei Bedarf
von Brücken auf stehendes oder fließendes Wasser

Augenentzündung

Aconitum D30 - einmalig
zugige, kalte, trockene Luft; oder durch Fremdkörper!

Belladonna D30 - 1x bei Bedarf
grelles Licht, durch Schnee reflektierte Sonne; Augen rot, heiß, weite Pupillen

Apis D30 - 1x bei Bedarf
rote, brennende, stechende Augen

Euphrasia D12 - 2x tägl.
Stechen, Brennen, Sandgefühl, Tränen, Lichtscheue, geschwollen; schneeblind!

Ohrenschmerzen durch Skifahren

Dulcamara D30 - 2x tägl.
bei feucht-kalter Witterung

Hepar sulfuris D200 - alle 8 Std., 3x insgesamt
bei trocken-kalter Witterung

Erschöpfung beim Bergsteigen

Arnica D30 - stündl.
Anhäufung von Stoffwechselgiften; Milchsäure steigt, Blutzucker sinkt; zerschlagen, Puls und Atem beschleunigt, erhöhte Temperatur

beachte: erst ausruhen, dann absteigen! viel Tee und Säfte zum Nierenspülen!

Erschöpfung bei Skilangläufern, Abfahrtsläufern

Arnica D30 - 1x stündl.
Muskeln steif, schmerzen, krampfen; zusätzlich:

Strophantus D200 - einmalig
bei schwerem Atem, schnellem Puls, Erregung

beachte: erst absteigen, dann ausruhen! viel Tee und Säfte zum Nierenspülen!

Frostbeulen, Erfrierungen

Secale D30 - stündl.
abgestorbene Finger und Zehen, bleich, gefühllos, geschwollen

Arsenicum album D30 - stündl.
abgestorbene Glieder, Kälteschauer; Brennen der Teile nach leichter Erwärmung

Agaricus D4 - 3x tägl.
juckt wie mit tausend Eisnadeln, vor allem nachts; auch vorbeugend

Abrotanum D3 - 3x tägl.
flohstichartige Schmerzen, feinste Venenzeichnung sichtbar

Petroleum D6 - 3x tägl.
sehr schmerzhaft, sieht übel aus; alte Frostbeulen, die jeden Winter aufblühen

rascher Höhenwechsel

Coca D30 - 3stündl
Höhenkoller bis ca. 2500 m Höhe; rauschartig benommen, Herz klopft und klemmt, Ohrensausen, ungerichtete ziellose Angst
(Arznei in der Schweiz noch erhältlich)

Coca D2 - alle 15 Min.
Höhenkoller über ca. 2500 m Höhe; auch vorbeugend zu nehmen

Arsenicum album D30 - stündl.
anstatt Coca oder bei Lebensgefahr (alle 10 Min. geben)

Sulfur D30 - 3stündl
nach Arsen, wenn die rauschartigen Beschwerden vorüber sind

Crataegus D2 - alle 10 Min.
matt, müde, zerschlagen; niedergeschlagen, ängstlich, reizbar; Kopf, Herz und Brust beklommen; Herz pocht, stolpert verlangsamt

Kälteschock

Aconitum D30 - 3stündl
durch trocken-kalten Nordwind; Schüttelfrost, Zittern, Kopfweh

Camphora D1 - alle 5 Min.
plötzliche Erschöpfung, Kollaps, Muskelstarre, pulslos

reisekrank im Lift

Argentum nitricum D30 - 1x bei Bedarf
Magen hebt sich oder senkt sich

Borax D30 - 1x bei Bedarf
Angst bei jeder Abwärtsbewegung

Schrunden durch Kälte

Antimonium crudum D30 - 2x tägl.
Lippen, Hände, Füße, Fersen reißen ein

Natrium muriaticum D200 - einmalig
Riß in der Mitte der Unterlippe

Verstauchung, Verrenkung

Rhus tox D30 - stündl.
falls geschlossene Verletzung

Arnica D30 - stündl.
falls offene Verletzung; bandagieren!

Wanderung

Blasen
Cantharis D200 - einmalig
Blase nicht aufstechen, dient als Infektionsschutz! eiskalte Umschläge erlaubt

Sehnen
Rhus tox D30 - 2x tägl.
Zerrung der Achillessehne, Entzündung der Kniescheibensehne
beachte: mit Arnica-Gel oder Ruta-Öl einreiben, bandagieren!

Muskeln
Arnica D30 - stündl.
Muskelkater
Cuprum D30 - 1x bei Bedarf
Muskelkrämpfe

Verletzung durch Nesseln
Urtica urens D200 - einmalig
Jucken, Brennen

Reise ans Wasser (Seen, Meer)

Erste Hilfe bei Ertrunkenen
Lachesis D200 - einmalig
noch vor künstlicher Beatmung Nase und Lippen damit befeuchten

Schwimmen, Muskelkrampf
Cuprum D30 - einmalig
auf dem Rücken ans Ufer treiben und fest massieren

Schwimmen, Verletzung durch Quallen
Rhus tox D30 - 2x tägl.
Jucken, Brennen, Bläschen, Fieber

Schwimmen, Unterkühlung
Antimonium crudum D30 - 2x tägl.
Kälteschauer, Kopfweh, Nierenschmerz, Durchfall, Fieber

Unverträglichkeit von Meeresluft
Natrium muriaticum D200 - 1x bei Bedarf
zu salzhaltige Meeresluft; Bronchitis, Asthma, Ekzem, Kopfschmerz

Natrium sulfuricum D200 - 1x bei Bedarf
zu feucht-warme Meeresluft; Bronchitis, Asthma, Ekzem, Durchfall, Rheuma
Jodum D200 - 1x bei Bedarf
zu warme jodhaltige Meeresluft am Strand; Bronchitis, Asthma, Erregung, Aufregung
Bromum D200 - 1x bei Bedarf
zu warme oder zu kalte Meeresluft, aber eine Bootsfahrt bessert; Katarrh, Unruhe

Stiche, Bisse durch Wassertiere
Ledum D200 - 1x tägl.
Stacheln entfernen, Wunde mit:
Calendula-Salbe - 2x tägl.
einreiben und verbinden
Silicea D12 - 2x tägl.
wenn Stachel abbricht, zurückbleibt, sich entzündet

Tropenreise

beachte: Süßes, unreife Mango (Ruhrgefahr) meiden; Limonensaft trinken, Melonen essen (nur eine Sorte auf einmal!), viel trinken! In der Sonne: orangefarbene oder orangegestreifte Kleidung tragen; Essen, was dort üblich ist, abends Hauptmahlzeit, grünen Chili (Cayenne-Pfeffer) in Speisen mischen, dem Volk in den Kochtopf schauen oder in einheimischen Restaurants essen; Körnerfutter und Müsli zu Hause lassen!

Amöbenruhr (Bakterienruhr), akut
Cantharis D30 - stündl.
ausgelöst durch verunreinigtes Trinkwasser; Durchfälle und Leibschmerzen; weiße, blutige, schleimige Schabsel, heftiger Dauerkrümmkrampf
Colocynthis D30 - stündl.
blutige, schleimige Stühle, Krümmkrämpfe nur während des Stuhls
Colchicum D30 - stündl.
wäßrig, blutig, Blähbauch, Kolik und Afterkrampf nach dem Stuhl

fortgeschritten
Arsenicum album D30 - stündl.
wenig, unverdaut, schleimig, blutig; Durst auf kleine Schlucke, ruhelos
Mercurius corrosivus D30 - stündl.
blutig, wund, messerscharfe Krämpfe, anstrengende Entleerung, "nie fertig"
Sulfur D30 - stündl.
plötzlich, früh, spärlich, wäßrig, blutig; Dauerkrämpfe
Nux vomica D30 - stündl.
häufiger Drang; Krämpfe besser nach Stuhl
Rhus tox D30 - stündl.
wäßrig, aashaft; heftige Schmerzen die Oberschenkel hinunter

Lachesis D30 - stündl.
stinkend, dunkel blutig; Afterkrampf

Baptisia D30 - stündl.
hinfällig, stinkt; Krämpfe ohne Schmerz

Cholera, akut

Sulfur D200 - alle 2 Std.
solange bis der Schweiß kommt; unterbricht den Krankheitsprozeß

Veratrum album D30 - alle 15 Min.
Reiswasser- oder Spinatstühle, gleichzeitig Erbrechen, Vergehen während, Ohnmacht nachher, schneidende Krämpfe vorher, blaues Gesicht, kalter Schweiß, kalte Körperoberfläche, inneres Brennen, deckt sich ab

Arsenicum album D30 - alle 15 Min.
spärliche, braungelbe, grüne Stühle, Durst auf kleine Schlucke, ruhelose Angst

Cuprum D30 - alle 15 Min.
Krämpfe überall, Trockenheit, Blaufärbung, vergebliches Würgen

Jatropha curcas D30 - alle 15 Min.
Erbrochenes ist zäh, eiweißartig; Krämpfe, Kälte

Camphora D200 - alle 5 Min.
plötzlich kraftlos, blau, eiskalt, trocken, steif, quiekt, vom Magen steigt Brennen auf, Zunge kalt, Kollaps, Wärme erleichtert

Dengue-Fieber (Siebentagefieber)

Eupatorium perfoliatum D200 - notfalls 1x tägl.
Serum-Typ 1 bis 3; akutes hohes Fieber, Muskeln und Knochen wie zerschlagen (engl.: breakbone fever); Fieberrücklauf spätestens am 3. Tag; 3. bis 5. Tag eventuell masern- oder scharlachähnlicher Ausschlag

Crotalus D200 - notfalls 2x bis 3x tägl.
Serum-Typ 2 bis 4 (hämorrhagisch; Sterblichkeit um 50%); ab 7. Tag wieder Fieber, Blutungen aus allen Körperöffnungen (und in allen Organen)

Dengue-Fieber, Vorbeugung

Staphisagria D12 - 1x tägl. morgens
schützt vor Stichen der Aedes-Mücke

Filariose (Wuchereria, Brugia, Loa loa)

beachte: grüner Chili hält die Hautwürmer, deren Larven durch Insekten übertragen werden, fern oder verjagt sie!

Hydrocotyle D4 - 3x tägl.
bei weichen Gewebsschwellungen (Elephantiasis arabum)

Silicea D6 - 3x tägl.
bei verhärteten Gewebsschwellungen

Gelbfieber, akut

Aconitum D30 - 3stündl.
plötzlich hohes trockenes Fieber, Frost, springender Puls, ruhelos

Gelsemium D30 - 3stündl.
dunkelrotes Gesicht, Bandkopfschmerz, dumpf, benommen

Belladonna D30 - 3stündl.
purpurrotes Gesicht, schwere pulsierende Kopfschmerzen, dampft feucht

Bryonia D30 - 3stündl.
nach Aconit; hohes Fieber, übel, erbricht bei geringster Bewegung

Ipecacuanha D4 - alle 10 Min.
Erbrechen in den ersten Stadien bei sauberer Zunge und ständiger Übelkeit

Camphora D1 - alle 10 Min.
Kälte des ganzen Körpers, Kollaps

Gelbfieber, spätere Stadien

Arsenicum album D6 - stündl.
anhaltendes schwarzes, blutiges Erbrechen; Gesicht gelb, Brennen

Lachesis D12 - 3stündl.
erbricht, empfindlicher Bauch, braune Zunge; Delir, langsame Sprache

Acidum sulfuricum D6 - 2stündl.
blutet schwarz, schwitzt stark, erschöpfend; stinkende Stühle

Crotalus D12 - 3stündl.
erbricht schwarze Masse, blutet aus allen Öffnungen, gelbe Haut, Sepsis

Carbo vegetabilis D30 - 2stündl.
3. Stadium; Kollaps, Kälte, stinkende Absonderungen, große Schwäche

Gelbfieber, Vorbeugung

Crotalus D200 - 1x alle 6 Wochen
vor Ort viel Limonensaft trinken

Staphisagria D12 - 1x tägl. morgens
schützt vor Stichen der Aedes-Mücke

tropische Grippe

Eupatorium perfoliatum D200 - 1x tägl.
häufigste Arznei! wie rheumatisches Fieber; Muskeln und Knochen wie zerschlagen

Malaria, akut

China D4 - 3x tägl.
"Tertiana"; unregelmäßige Anfälle von kurzem Frost und durstlosem Fieber

Nux vomica D6 - 3x tägl.
Frost täglich spätnachmittags, blaue Fingernägel, durstlos; Magen-Darm-Beschwerden

AUSLÖSUNG - Reise

Arsenicum album D6 - 3x tägl.
starke anhaltende Anfälle, Typho-Malaria, Brennen, Durst, Angst

Eupatorium perfoliatum D6 - 3x tägl.
wechselhafte Anfälle, Frost im Rücken, Schädeldach drückt, zerschlagen

Gelsemium D6 - 3x tägl.
vor allem Kinder; aufsteigender Frost, will sich festhalten wegen Schütteln

beachte: falls möglich aus Enzianwurzel, 3 gr. pro Tasse, einen kalten Auszug zubereiten, der 4 Std. zieht; filtern vor Trinken

Malaria, Vorbeugung

Natrium muriaticum M - einmalig
1 Woche vor Abreise, nach 8 Wochen bedarfsweise wiederholen

Staphisagria D12 - 1x tägl. morgens
schützt vor Stichen der Anopheles-Mücke

Schlafkrankheit (West- und Zentralafrika)

Nux moschata D200 - 1x tägl.
vorbeugend Muskatnuß lutschen!

Staphisagria D12 - 1x tägl. morgens
schützt vor Stichen der Tsetse-Mücke

Schlangenbiß

Ledum D4 - stündl.
Folge von Stich; Bißstelle mit scharfem Messer sofort tief ausschneiden!

Arsenicum album D30 - stündl.
bei großer ruheloser hinfälliger Schwäche

Lachesis D30 - stündl.
bei Herzbeschwerden

Vipera D30 - stündl.
bei Biß durch Viper

beachte: Golondrina-Tinktur auf alle Wunden geben; bei Klapperschlange Indigo-Pulver, bei Mokassin- oder Buschmeisterschlange Cedronsamen auf Wunde und gleichzeitig kauen

Spinnenbiß

Tarantula cubensis D12 - stündl.
bis zum Aufsuchen eines örtlichen Arztes; notfalls auch:

Ledum D4 - stündl.
Folge von Stich

Skorpionstich

Scorpio C200 - einmalig
Stachel entfernen, Meersalz oder auch Kochsalz als Paste auf die Wunde!

Typhus, akut

Sulfur D200 - alle 10 Min.
solange bis der erleichternde Schweißausbruch eintritt

Baptisia D6 - 3stündl.
dumpfer Ausdruck, alles stinkt, Delir: "als sei er in Stücke zerfallen"

Rhus tox D6 - 3stündl.
rotes Dreieck Zungenspitze, ruhelos, Kinnzittern, Stuhl unwillkürlich

Bryonia D6 - 3stündl.
alles schmerzt bei geringster Bewegung, Delir: "möchte nach Hause"

Arnica D4 - 3stündl.
ähnlich Baptisia; wie geprügelt, Hautblutungen, Stuhl und Urin gehen unwillkürlich ab, Gleichgültigkeit, Stupor, starr

NOTIZEN:

Röntgen

Röntgen-Bestrahlung; Lymphstau, blaß, wächsern, teigig

Apis D4 - 3x tägl.
warm, Kälte lindert; durstlos

Arsenicum album D6 - 3x tägl.
kalt, Wärme lindert; viel Durst, trinkt wenig

Natrium muriaticum D200 - 1x wöchentl.
fröstelt, Wärme lindert; viel Durst, trinkt viel

Serum anguillae D12 - 1x tägl. morgens
unter die Haut der gesunden Seite spritzen

Lymphstau, venös nach Röntgen

Hamamelis D4 - 3x tägl.
wie zerschlagen

Pulsatilla D4 - 3x tägl.
schwer wie Blei

Lymphstau, Gewebe, Narben nach Röntgen

Calcium fluoratum D12 - 2x tägl.
wuchernde Narben (Keloide)

Strontium carbonicum D12 - 2x tägl.
harte Schwellung

Verbrennung, Geschwüre nach Röntgen

Abrotanum D4 - 3x tägl.
Kapillarstärkung

Radium bromatum D12 - 2x tägl.
Röntgenkater; verfällt gangränös, wuchernde Narben

Acidum nitricum D6 - 3x tägl.
dünne Absonderung, übelriechend

Kreosotum D4 - 3x tägl.
verfällt eitrig, aashaft stinkend

Petroleum D6 - 3x tägl.
eiternd, fressend, übelriechend

NOTIZEN:

Schlaganfall

Schlaganfall, erste Hilfe

Arnica D30 - 2stündl.
rot; Bett ist zu hart, möchte weich liegen, Erschütterung schmerzt

Opium D30 - 2stündl.
dunkelrot; Bett ist zu weich, möchte hart liegen, Erschütterung schmerzlos

Belladonna D30 - 2stündl.
kirschrot; bewußtlos, weite Pupillen, Krämpfe, Urinabgang

Hyoscyamus D30 - 2stündl.
blaß; plötzliche Ohnmacht ohne Vorzeichen mit anfänglichem Aufschrei, Stuhlabgang unfreiwillig

Phosphorus D30 - stündl.
hellrot; nach vorherigem Nasenbluten ohne Anlaß

Laurocerasus D4 - alle 10 Min.
blaurot; plötzlich ohne Vorzeichen, Koma ohne Erwachen, Gesichtskrämpfe, kaltschweißig

Schlaganfall bei hohem Blutdruck

Aconitum D30 - 2stündl.
hochrot; panische Angst, sagt die Todesstunde voraus; Ärger, Aufregung

Arnica D30 - 2stündl.
kräftig rot; Verkalkung der großen Gefäße, plötzliche Blutung

Aurum D30 - 2stündl.
dunkelrot; Leber, Gefäßwandverhärtung, Dauerhochdruck, Blutung

Belladonna D30 - 2stündl.
kirschrot; plötzliche Blutdruckkrise

Glonoinum D30 - stündl.
blaurot; Nierenbeteiligung, plötzlicher Blutstau im Kopf

Schlaganfall bei niedrigem Blutdruck

Veratrum album D30 - 2stündl.
blaß, kalt, friert, elend, deckt sich auf

Tabacum D30 - 2stündl.
blaß, elend, speiübel, außen kalt, innen heiß, deckt sich auf

Arsenicum album D30 - 2stündl.
leichenblaß, kaltschweißig, todelend, Todesangst, deckt sich zu

allgemeine Folgen nach Schlaganfall

Barium carbonicum D4 - 3x tägl.
auf Hirnblutung folgende Lähmung; Therapiebeginn

Plumbum D6 - 3x tägl.
in aufsteigenden Potenzen bis D200; mit Lähmung der Handstrecker

Cuprum D6 - 3x tägl.
in aufsteigenden Potenzen bis D200; mit krampfartiger Lähmung

Phosphorus D12 - 2x tägl.
bei eher zarten Menschen nach Hirnblutung

Crotalus D12 - 2x tägl.
bei eher kräftigen Menschen nach Hirnblutung

Sprachverlust, Stimmbandlähmung nach Schlaganfall

Hyoscyamus D6 - 3x tägl.
bei frischer Lähmung

Causticum D4 - 3x tägl.
bei alter Lähmung

Halbseitenlähmung, wenn sonst gesundet

Causticum D4 - 3x tägl.
es ist ihm unmöglich, das richtige Wort zu finden (motorische Aphasie)

Baptisia D3 - 3x tägl.
Taubheits- und Vergrößerungsgefühl; kann nur Flüssiges schlucken

Diphtherinum D30 - 1x wöchentl.
aussichtslos

NOTIZEN:

Schreck

Schreckerlebnis, Schockerlebnis
    Aconitum D200 - 1x bei Bedarf
    unruhig, panisch ängstlich aufgeregt
    Arnica D200 - 1x bei Bedarf
    regungslos, wie erschlagen
    Opium D200 - 1x bei Bedarf
    apathisch, erstarrt, Spucke bleibt weg
    Ignatia D200 - 1x bei Bedarf
    hysterisch, weiß nicht was er tut
    Anhalonium D200 - 1x bei Bedarf
    erregt, zittert, aufgebracht
    Hyoscyamus D200 - 1x bei Bedarf
    erregt, lacht, weint, krampft, flieht
    Nux moschata D200 - 1x bei Bedarf
    stimmlos, sprachlos; es hat ihm die Sprache verschlagen
    Natrium muriaticum D200 - 1x bei Bedarf
    kummervoll; lange zurückliegender Schock; kann das Erlebte nicht vergessen

Schock des Neugeborenen nach der Geburt
    Aconitum D30 - einmalig
    "raus in die Kälte"; Unruhe, Zittern

NOTIZEN:

Schule

Angst, Prüfungen, Streß

Gelsemium D30 - 1x bei Bedarf
eher rundliche, rote Angst; einnehmen, sobald das Ereignis plagt

Argentum nitricum D30 - 1x bei Bedarf
schlank, blasse Angst; stolpert über Ereignisse, über seine Füße; rast zum Klo

Arsenicum album D30 - 1x bei Bedarf
totenmaskenähnliche Angst, verläßt das Klo nicht mehr

Ignatia D30 - 1x bei Bedarf
überaus sensibel, zart, gewissenhaft; verliert plötzlich die Nerven

Strophantus D4 - alle 10 Min.
Herzklopfen und Brett vor dem Kopf, dabei gut vorbereitet

Kopfweh vor der ersten Pause

Magnesium carbonicum D12 - 2x tägl.
nervöses Kopfweh, beginnt bereits nachts; bleibt in der Pause im Klassenzimmer, geht auf und ab, ißt Schulbrot, nachdem das Frühstück mürrisch abgelehnt wurde

Kopfweh gegen Schulende

Calcium phosphoricum D12 - 2x tägl.
geistige Anstrengung; Knochennahtschmerzen, stützt Kopf auf, appetitlos

Phosphorus D200 - 1x bei Bedarf
geistig erschöpft; Hinterkopfweh; hungrig, Essen bessert; liebenswert

Petroleum D200 - 1x bei Bedarf
geistig erschöpft; Hinterkopfweh; hungrig, Essen bessert; reizbar, zornig

Cocculus D12 - 2x tägl.
übernächtigt, zu viel Fernsehen; Kopfweh mit Leere im Hirn

Natrium muriaticum D200 - 1x monatl.
schwüle Hitze, geistig erschöpft; zu viel Kummer zu Hause

Kopfweh durch Hunger

Sulfur D200 - 1x monatl.
wenn das Pausenbrot nicht rechtzeitig eingenommen werden kann

Psorinum D200 - 1x monatl., 3x insgesamt
beim Übergehen eines Pausenbrotes

Kopfweh wegen muffiger Luft im Klassenzimmer

Pulsatilla D12 - 2x tägl.
rund; braucht Frischluft, fröstelt

Lycopodium D200 - 1x monatl.
hager; braucht die Kälte

Kopfweh mit Ohnmacht
Acidum hydrofluoricum D200 - 1x monatl.
durch übermäßige Konzentration oder durch Einhalten von Stuhl und Urin; wird rot, kollabiert; zarter Knochenbau, schlank, untergewichtig, hellhäutig, hellhaarig

Kopfweh nach körperlicher Überanstrengung
Ignatia D200 - 1x monatl.
nach ungewohnten Anstrengungen
Carbo vegetabilis D200 - 1x monatl.
Hinterkopf; langsames Denken, arbeitsschwach, konzentrationsschwach

Leistungsschwäche, akademisch
Tuberculinum bovinum D200 - einmalig
Sprechen
Cancerinum D200 - einmalig
Lesen; gleichgültig
Psorinum D200 - einmalig
Lesen; verzweifelt
Luesinum D200 - einmalig
Rechnen, Logik
Medorrhinum D200 - einmalig
Schreiben

Leistungsschwäche, akademisch verspätet
Natrium muriaticum D200 - einmalig
lernt spät rechnen
Lycopodium D200 - einmalig
lernt spät schreiben
Calcium carbonicum D200 - 1x monatl.
in allem zu langsam, bemüht sich sehr
Sulfur D200 - 1x monatl.
in allem zu langsam, bemüht sich nicht

Leistungsschwäche, weil unterfordert
Arsenicum album D200 - 1x monatl.
alles oder nichts! hängt teilnahmslos in der Bank
Lachesis D200 - 1x monatl.
weiß zuviel, gibt seine Wachsamkeit auf, aber nicht seine Kommentare
Sulfur D200 - 1x monatl.
weiß zuviel, wird lauthals arbeitsscheu, "wozu der ganze Sch..."

Leistungsschwäche, weil überfordert
Natrium carbonicum D12 - 2x tägl.
Gedächtnis- und Intelligenzschwäche im Laufe des Studierens

Müdigkeit, Konzentrationsschwäche, hirnmüde
Agaricus D12 - 2x tägl.
albern, trödelt, grimassiert, "homöopathisches Studentenfutter"
Phosphorus D30 - 1x tägl.
geistig überfordert, allgemein schwach
Helleborus D4 - 3x tägl.
dösig, dümmlich, abweisend, wortkarg
Cocculus D12 - 2x tägl.
hampelt, dusselig, kopfleer; "Fernsehkinder"
Silicea D200 - 1x monatl.
versagt aus Minderwertigkeit
Zincum D200 - 1x monatl.
versagt wegen "zu langer Leitung"; verzinkt sich und wird undurchlässig

lernt schnell, vergißt schnell
Calcium carbonicum D200 - 1x monatl.
kaum daß er das Buch weglegt, hat er das Gelesene vergessen
Sulfur D200 - 1x monatl.
nimmt mühelos auf, nichts bleibt haften
Staphisagria D200 - 1x monatl.
aufnahmebereit, aber gedanklich abgetreten
Silicea D200 - 1x monatl.
mangelnde Festigkeit der Gedanken

begriffsstutzig
Belladonna D200 - 1x monatl.
für vorstellungshaftes Denken
Sulfur D200 - 1x monatl.
für Ideen; kennt nur seine eigenen
Pulsatilla D200 - 1x monatl.
für Worte und Wortbedeutungen
Staphisagria D200 - 1x monatl.
für räumliche Vorstellung
Calcium carbonicum D200 - 1x monatl.
für Weltgeschehen; weiß nicht mal, was mit ihm geschieht

unfähig

Capsicum D200 - 1x monatl.
höchst vergeßlich

Barium carbonicum D200 - 1x monatl.
dümmlich, kann sich auf nichts konzentrieren, endet immer mit Tränen

faul (arbeitsscheu bei vorhandenem Arbeitsvermögen)

Calcium carbonicum D200 - 1x monatl.
kann wenn er will, aber unfähig durchzuhalten; pflegt seine kindliche Weltfremdheit

Aurum D200 - 1x monatl.
geistig ohne Schwung, tut so als strenge alles gewaltig an

Sepia D200 - 1x monatl.
träger Geist, nimmt alles lässig

Graphites D200 - 1x monatl.
träger Geist, verlorengegangene Spannkraft, gibt nur noch behäbige Antworten

Carbo vegetabilis D200 - 1x monatl.
träger Geist, müde, denkunfähig

"Null Bock", Schulversagen

Calcium carbonicum D12 - 2x tägl.
gibt auf, wenn seine Mühe nicht anerkannt wird; "lohnt sich doch nicht"

Sulfur D12 - 2x tägl.
weiß schon alles oder nichts; "ist sowieso egal"

Phosphorus D12 - 2x tägl.
widmet sich schöneren Dingen; verweigert alles, was diesen entgegensteht

Arsenicum album D12 - 2x tägl.
weiß alles besser; "was können die mir schon beibringen"

Schwierigkeit nach Kinderkrankheit

Sulfur D12 - 2x tägl.
unruhig, bringt keine zwei Gedanken zusammen

Helleborus D4 - 3x tägl.
dösig mit gerunzelter Stirn

NOTIZEN:

Sonne

Lichtdermatose
Acidum hydrofluoricum D6 - 3stündl.
Brennen; Blasen klein, groß oder zusammenlaufend

Sonnenallergie
Natrium muriaticum D200 - einmalig
vorbeugend bei bekannter Neigung; 1 Gabe bei Sonnenbeginn wiederholen

Acidum hydrofluoricum D6 - 2stündl.
wenn die unbedeckten Teile sich röten und brennen; Frieseln oder Blasen

Cantharis D200 - einmalig
winzige, heftig brennende Bläschen beim ersten Sonnenstrahl

Sonnenbrand
Belladonna D200 - 2stündl.
rot wie eine Tollkirsche, fröstelt, verlangt nach Wärme

Rhus tox D200 - 2stündl.
heftiger Durst in großen Zügen; ganzer Körper wie zerschlagen

Arsenicum album D30 - stündl.
brennender Durst, aber trinkt nur winzige Schlucke, verlangt nach Wärme

Cantharis D200 - 3stündl.
blasige Haut wie Verbrennung I. Grades

Calendula D4 - 2stündl.
wenn sich die Blasen öffnen

Causticum D200 - 6stündl.
wunde, verätzte Haut wie Verbrennung II. Grades

Arnica D200 - 6stündl.
nicht vergessen! Körper wie geprügelt, große Angst berührt zu werden

Sonnenstich
Lachesis D200 - einmalig
immer zuerst geben; danach das Simile

Aconitum D200 - 2stündl.
Unruhe, geht auf und ab; Delir, spricht vom nahenden Tod

Apis D200 - 6stündl.
trockenes Fieber, stechende Kopfschmerzen (Hirnschwellung), Delir

Lachesis D200 - 6stündl.
dunkelrotes Gesicht, später blaß; panische Angst, Erstickungsgefühl

Glonoinum D200 - 3stündl.
hochrotes Gesicht; Delir, weiß nicht, wo er ist, möchte nach Hause

Arsenicum album D200 - 2stündl.
kaltschweißiges Totenmaskengesicht; Frost, Angst, will aus dem Bett

zittrige Schwäche bei jungen Menschen nach Sonne
Conium D30 - 1x bei Bedarf
Auslösung!

NOTIZEN:

Überanstrengung

Überanstrengung, geistig
Phosphorus D200 - einmalig
Hinterkopfschmerz, matt, erschöpft, eingefallen, leichenblaß
Acidum phosphoricum D12 - 2x tägl.
zart, blaß, erschöpft, seufzt, zieht sich zurück, Kummer
Silicea D200 - 1x monatl.
zart, dürr, geknickt, fröstelnd, schreckhaft

Überanstrengung, körperlich
Rhus tox D30 - 1x bei Bedarf
Kreuz, Muskeln wie zerschlagen, möchte ruhen, dreht sich hin und her
Arnica D30 - 1x bei Bedarf
Kreuz, Muskeln wie geprügelt, möchte ruhen, findet keine Ruhe

wie zerschlagen nach Überanstrengung
Rhus tox D30 - 1x bei Bedarf
Gelenke, Knochen, Kreuz
Arnica D30 - 1x bei Bedarf
Muskeln, Knochen, Kreuz

Überanstrengung der Augen
Ruta D4 - stündl.
Augen brennen wie Feuerbälle, jede Faser wie gereizt
Onosmodium D4 - stündl.
Augen dumpf, schwer, wund, ohne Rötung; Hinterkopfweh, Schwäche
Agaricus D12 - 2x tägl.
heftiges Lidzucken, Sehschwäche, Grauer Star
Asarum D12 - 2x tägl.
Augen steif, brennen oder werden kalt empfunden; schlimmer bei Sonne, kalte Auflage lindert
Calcium carbonicum D12 - 2x tägl.
nach zuviel Fernsehen; Kopfschmerz, Sehstörungen

NOTIZEN:

Unfall

Gehirnerschütterung, frisch
Arnica D200 - 2x tägl.
"alles ist zu hart", möchte weich liegen, Erschütterung schmerzt
Opium D200 - 1x tägl.
"alles ist zu weich", will hart liegen, Erschütterung macht schmerzlos

Gehirnerschütterung mit Kopfweh
Arnica D12 - 2x tägl.
rot
Hyoscyamus D12 - 2x tägl.
blaß
Natrium carbonicum D12 - 2x tägl.
noch nach vielen Jahren

Gehirnerschütterung mit Krämpfen
Cicuta virosa D6 - 2x tägl.
wie epileptischer Anfall; bewußtlos

Gehirnerschütterung mit Schwindel
Arnica D12 - 2x tägl.
rot
Hyoscyamus D12 - 2x tägl.
blaß
Natrium carbonicum D12 - 2x tägl.
noch nach vielen Jahren; oder:
Natrium sulfuricum D12 - 2x tägl.
6 Wochen lang; danach:
Cicuta virosa D6 - 3x tägl.
6 Wochen lang; Kur bedarfsweise wiederholen

Hirnverletzung
Arnica D4 - 3x tägl.
Folge von Blutung; Kopfschmerz, Ängste
Hypericum D4 - 3x tägl.
Folge von Nervenquetschung; Jammerneurose, Hypochondrie
Helleborus D4 - 3x tägl.
wenn blaß und debil wird
Natrium carbonicum D12 - 2x tägl.
Kopfschmerz als Spätfolge, schlimmer bei Sonne

AUSLÖSUNG - Unfall

Hirnverletzung, will aus dem Bett fliehen
    Stramonium D30 - 1x bei Bedarf
    rot
    Hyoscyamus D30 - 1x bei Bedarf
    blaß

Crush-Syndrom, akutes Nierenversagen
    Serum anguillae D200 - 1x bei Bedarf
    in die Vene spritzen; Wirkungsrichtung: vegetativ-zentral

elektrischer Schlag
    Phosphorus D30 - 1x bei Bedarf
    blaß; Kribbeln, Zittern, Aufregung, Angst
    Nux vomica D30 - 1x bei Bedarf
    scheintot; starr, verkrampft, bewußtlos
    Lachesis D30 - 1x bei Bedarf
    blau verfärbtes Gesicht

Erfrierung, Schmerzen nach der Wiederbelebung
    Carbo vegetabilis D30 - stündl.
    brennend
    Arsenicum album D30 - stündl.
    feurig

Ertrinken, Erste Hilfe
    Lachesis D200 - einmalig
    noch vor künstlicher Beatmung Nase und Lippen damit befeuchten

Verbrühung von Lippen, Zunge, Mund
    Hamamelis D4 - alle 10 Min.
    Bezug zum Venenblut

NOTIZEN:

Verbrennung

Verbrennung I. Grades

Apis D200 - einmalig
Röte, Hitze, stechendes Brennen, wäßrige Schwellung, Kälte lindert

Aconitum D30 - 2- bis 3stündl.
hellrot, trockene Hitze, flacher, roter Ausschlag, Kälte lindert

Belladonna D30 - 2- bis 3stündl.
kräftig rot wie eine Tollkirsche, flachroter Ausschlag, Wärme lindert

Arnica D30 - 3stündl.
nicht vergessen! infolge Verletzung, wie zerschlagen, Berührungsangst

Hamamelis D4 - alle 10 Min.
bei Verbrühung der Lippen, der Zunge, der Mundschleimhaut

Verbrennung II. Grades

Rhus tox D200 - 1x tägl.
juckende Bläschen, kühler Umschlag tut gut, viel Durst auf Kaltes

Cantharis D30 - 2- bis 3stündl.
brennende Blasen, verlangt Kühle

Arsenicum album D30 - 2- bis 3stündl.
brennende Bläschen, brennender Durst, trinkt wenig, verlangt Wärme

Verbrennung III. Grades

Causticum D200 - 1x tägl.
rohes Fleisch, schmerzt wie verätzt

Pyrogenium D30 - 1x bei Bedarf
rohes Fleisch beginnt zu stinken

Calendula D4 - 3stündl.
wenn die Blasen aufbrechen

Acidum carbolicum D4 - 3x tägl.
Geschwüre, starke Verschorfung

NOTIZEN:

Vergiftung

beachte: zuerst Brechmittel geben (Salzwasser, Senfwasser, Backpulverwasser, Kernseifenlösung); bei Abweichungen siehe im Text; Säuren und Laugen wegen der Gefahr des Magendurchbruchs nicht zum Erbrechen bringen; Säuren mit Backpulverlösung, Glaubersalz, Laugen mit wasserverdünntem Essig in großen Mengen entgegenwirken; hinterher mit Holzkohlenpulver (Carbo medicinalis) neutralisieren. Dies sind Sofortmaßnahmen, der Notarztwagen ist unerläßlich.

allgemeine Maßnahmen
Arsenicum album D30 - alle 15 Min.
Schock und Kollaps vorbeugend bei unbekanntem Gift
Nux vomica D30 - alle 5 Min.
wenn der Betroffene trotz Brechmittel nicht erbrechen kann

Vergiftungsschock, Kollaps
Arsenicum album D30 - alle 10 Min.
erbricht, entkräftet, trotzdem unruhig; eingefallen, aschfahl, ängstlich
Aconitum D30 - alle 10 Min.
Schock, Todesangst; wirft sich umher, stöhnt laut
Veratrum album D30 - alle 10 Min.
kaltschweißig, blau, eingefallen, spitze Nase; Atem kalt, erbricht häufig
Carbo vegetabilis D30 - alle 10 Min.
blaß, alles kalt, blaue Lippen; verlangt, daß man ihm Luft zufächelt
Cuprum D30 - alle 10 Min.
Kollaps mit starken Krämpfen; dabei läuft Gesicht blau an
Cantharis D30 - alle 10 Min.
heftiges Brennen in Niere, Blase, Harnröhre; Harnversuch quält

desinfizierende Mittel (Karbolsäure)
Arsenicum album D30 - alle 10 Min.
dazu Alkohol in jeder Form (außer Bier) trinken lassen
Acidum aceticum D30 - stündl.
bei anhaltender Schwäche danach

Arsen (Unkrautvertilgung, Rattengift)
Opium D30 - alle 15 Min.
dazu Milch mit Eiweiß, dann Brechmittel
China D30 - 2x tägl.
bei anhaltender Schwäche
Nux vomica D30 - 2x tägl.
bei anhaltend empfindlichem Magen

Kupfer (Pflanzenspray, Rattengift)
Belladonna D30 - alle 10 Min.
Milch mit Eiweiß bevor Brechmittel; Bauchkrämpfe
Hepar sulfuris D200 - 1x tägl.
bei anhaltend empfindlichem Magen

Phosphor (Feuerwerk, Streichhölzer, Rattengift)
Nux vomica D30 - alle 10 Min.
schwarzen Kaffee nach Brechmittel; danach keine Öle und Fette essen
Oleum terebinthinae D30 - stündl.
bei Herzbeschwerden
Carduus D3 - 3x tägl.
bei Leberbeschwerden

Jod (antiseptische Mittel)
Arsenicum album D30 - alle 10 Min.
dazu erst Kartoffelmehl oder Weizenmehl mit Wasser, dann Brechmittel

Silbernitrat (Tinte, Reinigungsmittel)
Arsenicum album D30 - alle 10 Min.
Salzwasser zum Erbrechen und Neutralisieren
Natrium muriaticum D200 - 1x tägl., 3x insgesamt
zur Nachbehandlung der verätzten Schleimhäute

Quecksilber (Thermometer, Pflanzenspray, Desinfektion)
Belladonna D30 - alle 10 Min.
die Restbeschwerden im geistigen Bereich behandeln mit:
Aurum D30 - 1x tägl.
bei Depressionen
Hepar sulfuris D200 - 1x tägl., 3x insgesamt
bei Überempfindlichkeit (auch körperlich)

Blei (Farben, Farbstoff, Kitt)
Nux vomica D30 - alle 10 Min.
zur Nachbehandlung:
Acidum sulfuricum D3 - 3x tägl.

Zink (Unkrautvertilgung, Schweißpaste)
Camphora D200 - alle 10 Min.
danach längere Zeit keinen Alkohol trinken

AUSLÖSUNG - Vergiftung

Opium, Morphium, Codein, Heroin (Pupillen eng!)
Nux vomica D3 - alle 5 Min.
bei Bewußtsein; dazu starken heißen, türkischen Kaffee, danach Brechmittel
Nux vomica D30 - 2x tägl.
zur Nachbehandlung der Überempfindlichkeit

Barbiturate (Schlafmittel)
Nux moschata D30 - alle 10 Min.
dazu Muskatpulverlösung nach Brechmittel

Giftpflanzen, Beeren, Pilze
Phosphorus D30 - 2x tägl.
zur Nachbehandlung; vorher Kaffee trinken lassen, kein Tee!

Eisentabletten
Arsenicum album D30 - alle 10 Min.
verdünnter Tomatensaft nach Backpulverlösung
China D4 - 3x tägl.
zur Nachbehandlung

Strychnin (Rattengift)
Veratrum viride D30 - 1x nach jedem Krampf
beeinflußt die Körperkrämpfe

Kohlenmonoxyd (Leuchtgas)
Belladonna D30 - alle 10 Min.
dunkelrotes Gesicht, Hirnreiz, rasendes Kopfweh; beachte: Gewaltausbrüche!
Carboneum sulfuricum D30 - alle 10 Min.
rotes bis blaues Gesicht, übel, Brechwürgen, betäubendes Kopfweh
Opium D200 - alle 15 Min.
bei dunkelrotem bis blauem Gesicht, starre Bewußtlosigkeit, Atemstillstand

Chlor
Natrium muriaticum D200 - alle 30 Min.
bei Augenreizung; dazu Zigarette rauchen oder Rauch einatmen lassen

Nahrungsmittel, Vergiftung
Arsenicum album D30 - alle 10 Min.
Brechdurchfall mit großer ängstlicher Unruhe, Schwäche
Cuprum arsenicosum D4 - alle 5 Min.
bei heftigen krampfenden, schneidenden Bauchschmerzen und krampfendem Erbrechen

Belladonna D30 - alle 10 Min.
rotes Gesicht, trockene Schleimhäute, keine Ausscheidungen
Urtica urens D200 - alle 30 Min.
Nesselausschlag
Carbo vegetabilis D30 - alle 10 Min.
beginnt mit Zusammenschnürung des Halses; Schwindel, Taumel, Atemnot, Kollaps; Bauch aufgetrieben, Gesicht leichenblaß, Lippen blau; Luft zufächeln!
Mercurius corrosivus D200 - alle 30 Min.
schwere Atemnot, blutiges Erbrechen, fortschreitende Lähmung (z.B. nach Rogen)
Stramonium D30 - alle 10 Min.
nach verdorbenen Kartoffeln; keine Schmerzen, großes Unbehagen, macht seltsame Bewegungen

Nahrungsmittel, Vergiftung, Nachbehandlung

Bryonia D30 - 2x tägl.
zur Nachbehandlung bei trockener Kehle, Verstopfung, Kopfweh, starkem Durst
Acidum aceticum D30 - 2x tägl.
zur Nachbehandlung der Schwäche

NOTIZEN:

Verletzung

Folge von Verletzung
   Arnica D30 - einmalig
   jede Verletzung, Verwundung, innerlich, äußerlich, offen, geschlossen, auch Gehirnerschütterung, Muskelkater, Operationen, Zahnziehen; dämpft die Blutung, nimmt den Schmerz

Bluterguß
   Acidum sulfuricum D3 - 2stündl.
   Rand wie ausgefranst, glasige Schwellung

elektrischer Schlag
   Phosphorus D30 - 1x bei Bedarf
   blaß; Kribbeln, Zittern, Aufregung, Angst

   Nux vomica D30 - 1x bei Bedarf
   scheintot; starr, verkrampft, bewußtlos

   Lachesis D30 - 1x bei Bedarf
   blau verfärbtes Gesicht

Verletzung durch Glassplitter, vor allem der Finger
   Silicea D6 - 3x tägl.
   ohne Eiterung

   Hepar sulfuris D200 - 1x tägl., 3x insgesamt
   mit Eiterung

Hundebiß
   Calendula D4 - 3x tägl.
   Hundezähne verursachen Rißwunden

   Hydrophobinum D200 - einmalig
   beugt Tollwut vor

Verletzung durch Injektionen
   Ledum D4 - 3x tägl.
   Folge von Stich

   Aranea diadema D12 - 2x tägl.
   Danebenspritzen von Chemotherapeutika

Katzenbiß
   Ledum D4 - 3x tägl.
   am Daumen; Katzenzähne verursachen Stichverletzung

Lachesis D12 - 2x tägl.
bei anschließender Blutvergiftung

Schlangenbiß
Ledum D4 - stündl.
Folge von Stich; Bißstelle mit scharfem Messer sofort tief ausschneiden!
Arsenicum album D30 - stündl.
bei großer ruheloser hinfälliger Schwäche
Lachesis D30 - stündl.
bei Herzbeschwerden
beachte: Golondrina-Tinktur auf alle Wunden geben; bei Klapperschlange Indigo-Pulver, bei Mokassin- oder Buschmeisterschlange Cedronsamen auf Wunde und gleichzeitig kauen

Spinnenbiß
Tarantula cubensis D12 - stündl.
bis zum Aufsuchen eines örtlichen Arztes; notfalls auch:
Ledum D4 - stündl.
Folge von Stich

Skorpionstich
Scorpio C200 - einmalig
Stachel entfernen, Meersalz oder auch Kochsalz als Paste auf die Wunde!

Quetschung
Hypericum D30 - in Wasser
Nervenverletzung
Acidum carbolicum D6 - alle 10 Min.
durch stumpfe Gegenstände

Rißwunden
Calendula D4 - 3x tägl.
Stacheldraht, Hundebisse; "pflanzliches Hepar sulfuris"
Hamamelis D4 - 3x tägl.
anhaltende dunkle Blutung; verletzte Teile wie gequetscht
Acidum carbolicum D4 - 3x tägl.
und Quetschung durch stumpfe Gegenstände, vor allem der Fingerspitzen

Schnittwunden
Staphisagria D3 - 3x tägl.
auch Operationsschnitte

Schürfwunden
Bellis D3 - 3x tägl.
bis die Krusten abfallen; hinterläßt keine Narben; Knutschflecken!

Stichwunden
Ledum D3 - 3x tägl.
auch Insektenstiche, Spritzen, Spritzenabszeß, kalte Auflage lindert

Wunden vereitert
Hepar sulfuris D200 - 8stündl., 3x insgesamt
warme Auflage lindert
Mercurius solubilis D30 - 1x tägl.
kalte Auflage lindert

Wunden, nicht stehen wollende Blutung
Hamamelis D4 - alle 10 Min.
venös, dunkel

Gehirnerschütterung
Arnica D200 - 1x tägl.
"alles ist zu hart", möchte weich liegen, Erschütterung schmerzt
Opium D200 - 1x tägl.
"alles ist zu weich", will hart liegen, Erschütterung macht schmerzlos

Kopfschmerz nach Gehirnerschütterung
Arnica D12 - 2x tägl.
Therapiebeginn, auch wenn Ereignis lange zurückliegt; danach:
Natrium carbonicum D12 - 2x tägl.
2 bis 3 Monate lang; bei Nichterfolg mit:
Natrium sulfuricum D12 - 2x tägl.
versuchen; ebenso lange geben

Gehirnerschütterung mit Krämpfen
Cicuta virosa D6 - 2x tägl.
wie epileptischer Anfall; bewußtlos

Schwindel nach Gehirnerschütterung
Natrium sulfuricum D12 - 2x tägl.
4 Wochen lang; danach:
Cicuta virosa D6 - 3x tägl.
4 Wochen lang; Kur bedarfsweise wiederholen

Boxerauge, Brillenhämatom
Acidum sulfuricum D3 - 2stündl.
Rand wie ausgefranst, glasige Schwellung
Ledum D3 - 2stündl.
Rand glatt, wie gemalt, kalte Auflage lindert

Verletzung des Oberlides
Ledum D4 - 3x tägl.
Lidlähmung

Verletzung der Linse
Conium D4 - 3x tägl.
mit anschließendem Grauen Star

Verletzung der Brustdrüse
Bellis D3 - 3x tägl.
der Brustwarzen
Conium D30 - 3x wöchentl.
Knoten nach Stoß

Rippenprellung
Bellis D3 - 3x tägl.
sehr bewährt; auch Rippenbruch; "wie ein Schlag auf die Brust"

Asthma nach Verletzung
Hypericum D4 - 3x tägl.
nach Verletzung der Wirbelsäule

Rückenschmerz nach Wirbelsäulen-Verletzung
Arnica D12 - 2x tägl.
Therapiebeginn, immer zuerst geben, 4 Wochen lang; danach:
Hypericum D4 - 3x tägl.
4 Wochen lang; bei Nichterfolg mit:
Natrium sulfuricum D12 - 2x tägl.
versuchen; ebenso lange geben; Kur bedarfsweise wiederholen

Schleudertrauma
Arnica D12 - 2x tägl.
Therapiebeginn, immer zuerst geben, 4 Wochen lang; danach:
Hypericum D4 - 3x tägl.
4 Wochen lang; danach:

Ruta D4 - 3x tägl.
4 Wochen lang; auch als Mischung zu gleichen Teilen, 10 Tropfen je Gabe

Meniskus-Verletzung
Petroleum D6 - 3x tägl.

Sehnenriß
Symphytum D4 - 3x tägl.
zu gleichen Teilen mischen mit:
Ruta D3 - 3x tägl.
davon 10 Tropfen je Gabe
Anacardium D4 - 3x tägl.
falls starke Schmerzen weiter bestehen

Verstauchung
Rhus tox D4 - 3x tägl.
Zerrung von Gelenkkapseln, Sehnen, Bändern; Fußballer, Tänzer, Tennis

Knochenhautverletzung
Ruta D3 - 3x tägl.
Prellungen, Schienbein, Sehnenbeteiligung, usw.

Knochenbruch
Symphytum D4 - 3x tägl.
Grünholzfraktur; fördert Kallusbildung
Ruta D4 - 3x tägl.
Knochenhaut und Sehnen schmerzen
Acidum carbolicum D4 - 3x tägl.
offener Bruch, starke Verschorfung der Wunden

chronische Schwellung nach Fraktur
Strontium carbonicum D12 - 2x tägl.
warme Auflage lindert

Nervenverletzung
Hypericum D30 - 1x in Wasser
Schnitt, Quetschung

NOTIZEN:

Wetter

Föhn

Tuberculinum GT D200 - 1x monatl.
lymphatische Diathese, wetterempfindlich
Crataegus D2 - 3x tägl.
Stirnkopfschmerz, Herzbeklemmung
Gelsemium D30 - 1x bei Bedarf
Bandkopfschmerz, Schwindel, müde, matt
Rhododendron D4 - 3x tägl.
Rheuma der kleinen Gelenke

Frost

Frostbeulen, Erfrierungen
Secale D30 - stündl.
abgestorbene Finger und Zehen, bleich, gefühllos, geschwollen
Arsenicum album D30 - stündl.
abgestorbene Glieder, Kälteschauer; Brennen der Teile nach leichter Erwärmung
Agaricus D4 - 3x tägl.
juckt wie mit tausend Eisnadeln, vor allem nachts; auch vorbeugend
Abrotanum D3 - 3x tägl.
flohstichartige Schmerzen, feinste Venenzeichnung sichtbar
Petroleum D6 - 3x tägl.
sehr schmerzhaft, sieht übel aus; alte Frostbeulen, die jeden Winter aufblühen

Gewitter

vor Gewitter

Phosphorus D200 - einmalig
fühlt die elektrische Spannung in den Nerven; verkriecht sich in einer dunklen Ecke
Rhododendron D200 - einmalig
fühlt die elektrische Spannung in den Zähnen, in den Gliedern; muß sich bewegen

bei Gewitter

Phosphorus D200 - einmalig
vor dem Blitz; macht alle Läden zu und verkriecht sich im Keller
Natrium carbonicum D200 - 1x monatl.
übelgelaunt, ängstlich
Sepia D200 - 1x monatl.
Angst beim Alleinsein, aber auch unheimlich fasziniert vom Gewitter

empfindlich auf Donner und Blitz
>**Psorinum D200** - einmalig
>frostig, sieht schmutzig aus; alle Ausscheidungen stinken aashaft

Hitze, Wärme
trockene Hitze
>**Natrium muriaticum D200** - 1x tägl.
>Wasserstau, Ödeme der Beine, der Hände, im Gesicht
>**Natrium carbonicum D200** - 1x tägl.
>völlig abgespannt, Kopfweh zum Platzen, angstbetonte Niedergeschlagenheit
>**Lachesis D30** - 1x tägl.
>bei tropischer Hitzewelle; Kopfweh, Herzenge, Halsenge

feuchte Hitze, Schwüle
>**Gelsemium D30** - 3stündl
>müde, schlapp, teilnahmslos; relativ frostig, Bandkopfschmerz
>**Carbo vegetabilis D30** - 3stündl
>Stoffwechsel stockt, Oberbauch aufgebläht, drückt aufs Herz, Atemnot, erschöpft
>**Crotalus D30** - 3stündl
>hitzig, aufgeregt oder frostig, kollapsig; Herzdruck, Herzklopfen, Schweiß erlöst
>**Jodum D30** - 3stündl
>hitzig, aufgeregt durch geringste Wärme, warme Räume, Enge; Schilddrüse

feucht-warmes Wetter
>**Natrium sulfuricum D200** - 1x tägl.
>Asthma oder Rheuma oder melancholische Schwäche
>**Gelsemium D30** - 1x tägl.
>Heuschnupfen, Sommergrippe, Kopfschmerz; teilnahmslos, müde, matt
>**Jodum D12** - 2x tägl.
>Krupp-Husten durch lange anhaltendes feuchtes Wetter; alle Stadien, Kehle wie geschwollen, wie verschlossen
>**Lachesis D12** - 2x tägl.
>Stauungen, Kopf, Herz, Kreislauf, Halsenge, Asthma, Rheuma
>**Carbo vegetabilis D30** - 1x tägl.
>gestaut, schlapp, schläfrig, Oberbauchvölle drückt zum Herzen, Kreislauf, Atemnot
>**Luesinum D200** - 1x bei Bedarf
>Kopfweh an der Schädelbasis, Knochenschmerzen, von frühabends bis morgens

feucht-warmes Wetter, Schwüle, Asthma
>**Ipecacuanha D3** - 3x tägl.
>Brustangst, Schwere, Übelkeit; droht zu ersticken; bewegt sich nicht!

Lachesis D12 - 2x tägl.
Erstickungsgefühl gegen Morgen, beim Erwachen; Schweiße erleichtern

schönes heiteres, trockenes Wetter

Sarsaparilla D6 - 3x tägl.
Heuschnupfen, Nierenbeschwerden; gichtige Anlage

Hepar sulfuris D200 - alle 8 Std., 3x insgesamt
aber auch empfindlich gegen Kälte und Zugluft

Causticum D12 - 2x tägl.
erkältlich, heiser, chronisches Sommerrheuma; kaltes Trinken, kalte Auflagen!

Bryonia D12 - 2x tägl.
erkältlich, rheumatisch, Ischias; schlimmer bei Wärme, Berührung, Bewegung

Nux vomica D30 - 1x tägl.
Kopfweh, Ärger, Magen-Darm-Beschwerden; Schnupfen bei trockener Kälte

Acidum hydrofluoricum D12 - 2x tägl.
Empfindlichkeit der Venen, blasige Sonnenallergie, Pilzekzeme

Plumbum D12 - 2x tägl.
Verkalkung, Lähmung, Nierenschrumpfung, Neigung zu Fehlgeburt

Asthma bei schönem trockenem Wetter

Hepar sulfuris D200 - 1x monatl.
liebt das feuchte Wetter

Causticum D12 - 2x tägl.
fühlt sich wohler bei Regenwetter oder bei trübem Himmel

Medorrhinum D200 - 1x bei Bedarf
liebt Feuchtigkeit und Meeresluft

Erkältung an schönen trockenen Tagen

Aconitum D30 - 1x bei Bedarf
und trocken-kalten Nächten

Mercurius solubilis D30 - 1x tägl.
und naßkalten Nächten

Rheuma bei schönem trockenem Wetter

Bryonia D3 - 3x tägl.
liebt Regen, möchte sich bewegen, aber heftiger Bewegungsschmerz

Nux vomica D6 - 3x tägl.
liebt Regen, bei Bewegung schlimmer, fühlt sich wie verkatert

Causticum D4 - 3x tägl.
haßt trockene Kälte, liebt feuchte Wärme, ruhelos nachts

Hepar sulfuris D200 - 1x wöchentl.
äußerst kälteempfindlich, liebt feuchte Wärme, Einhüllen; wie zerschlagen

Sarsaparilla D4 - 3x tägl.
haßt feuchte Kälte, liebt feuchte Wärme; wandernde Schmerzen nachts

direkte Sonne: Erste Hilfe

Natrium carbonicum D30 - 3stündl.
dumpfer schwerer Kopfschmerz, ängstlich verstimmt

Belladonna D30 - 3stündl.
Blutandrang zum Kopf, pulsierender Stirn- und Schläfenkopfschmerz bis zum Nacken

Cantharis D30 - 3stündl.
Sonnenbrand

Glonoinum D30 - 3stündl.
Sonnenstich, bewußtlos

Natrium sulfuricum D30 - 3stündl.
mit Schwäche bei hoher Luftfeuchtigkeit

Augenentzündung durch Sonne im Gebirge

Aconitum D30 - einmalig
zugige, kalte, trockene Luft; oder durch Fremdkörper!

Belladonna D30 - 1x bei Bedarf
grelles Licht, durch Schnee reflektierte Sonne; Augen rot, heiß, weite Pupillen

Apis D30 - 1x bei Bedarf
rote, brennende, stechende Augen

Euphrasia D12 - 2x tägl.
Stechen, Brennen, Sandgefühl, Tränen, Lichtscheue, geschwollen; schneeblind!

Durchfall bei sommerlicher Wärme

Aconitum D30 - 3stündl.
plötzlich; heiße Tage, kalte Nächte; Stühle häufig, spärlich, Krämpfe

Belladonna D30 - 3stündl.
plötzlich; nach Kopfnässe; rundliche rote Kinder und Jugendliche

Ferrum phosphoricum D4 - 2stündl.
allmählich; Sommerwärme; Fieber, Stühle unverdaut, keine Krämpfe

Antimonium crudum D4 - 2stündl.
allmählich nach Baden und Schwimmen an heißen Tagen; Zunge dick weiß belegt

China D4 - 3stündl.
rasche Entkräftung, Abmagerung

Iris D6 - 3stündl.
mit saurem Erbrechen, Zähne werden davon stumpf

Durchfall und Erbrechen bei Kindern im Sommer

Aethusa D4 - stündl.
gleich wieder Hunger

Antimonium crudum D4 - stündl.
nach kaltem Essen an heißen Tagen
Pulsatilla D6 - stündl.
nach Kaltem, Speiseeis, Fett
Ailanthus D6 - stündl.
schleichend, Fieber, Sepsis, bösartiger Verlauf

Herzbeschwerden bei Hitze, Sonne
Aconitum D30 - 1x bei Bedarf
heiß, trocken
Belladonna D30 - 1x bei Bedarf
heiß, dampfend
Glonoinum D30 - 1x bei Bedarf
heiß, klopfend

Kopfschmerz bei Hitze, Sonne; rot
Aconitum D30 - 2stündl.
hochrot; panische Angst, Schädeldecke hebt sich ab
Belladonna D30 - 2stündl.
kirschrot, eher rundlich; schwitzt, pulsierend
Glonoinum D30 - 2stündl.
blaurot; verwirrt, pochend
Lachesis D30 - 2stündl.
tiefrot; benommen, klopfend

Kopfschmerz bei Hitze, Sonne; blaß
Apis D30 - 2stündl.
motorische Unruhe
Helleborus D30 - 2stündl.
döst vor sich hin oder läuft unmotiviert auf und ab
Zincum valerianicum D30 - 2stündl.
findet keine Ruhe im Bett, muß Beine bewegen

Unterkühlung an heißen Tagen
Dulcamara D30 - 1x tägl. abends
Stockschnupfen an kühlen Abenden
Carbo vegetabilis D30 - 1x tägl. abends
erkältlich, heiser an kühlen Abenden
Antimonium crudum D200 - einmalig
nach Kaltbaden, Kaltessen; Zunge dick-weiß belegt; Halsweh, Husten, Durchfall

Kälte

trocken-kaltes Wetter

Natrium muriaticum D200 - 1x monatl.
Kälteallergie
Asarum D12 - 2x tägl.
Ischias im Sitzen, Kopf, Herz, Darm, Gemüt, geistig erschöpft; Gefühl zu schweben

Asthma in winterlicher Kälte

Silicea D12 - 2x tägl.
Reizhusten wie von einem Haar, starkes Rasseln, übelriechender Schleim
Psorinum D200 - einmalig
äußerst kälteempfindlich, kurzatmig im Freien; legt sich nieder; Stechen und Wundheit hinter Brustbein

Bindehaut-Entzündung durch Kälte, Durchnässung

Aconitum D30 - 3stündl.
Zugluft; Sandgefühl, lichtscheu
Pulsatilla D6 - 3x tägl.
Erkältung; morgens verklebt, abends fließen Tränen und milder Schleim
Calcium carbonicum D6 - 3x tägl.
Durchnässen; lichtscheu, Tränen fließen stetig
Rhus tox D30 - 3stündl.
Unterkühlung; lichtscheu, heiße beißende Tränen; verkrampfter Lidschluß
Mercurius solubilis D30 - 1x tägl.
Kälte; unerträglich brennende, beißende Tränen; vor allem nachts

Grippe in winterlicher Kälte

Pyrogenium D30 - 1x bei Bedarf
den ganzen Winter über, beginnt im Hals, wund, brennend; zusätzlich:
Phytolacca D4 - 3x tägl.
naßkaltes Wetter; dunkelroter Rachen, Schmerz in den Ohren, schmerzende Glieder
Silicea D12 - 2x tägl.
jeden Winter; fröstelt den ganzen Winter über; trägt warme Wollmützen
Arsenicum album D12 - 3x tägl.
immer ab November; trägt viel Wolle, aber nicht am Kopf

Halsschmerzen bei kaltem Wetter, Wärme lindert

Belladonna D30 - 1x bei Bedarf
Hals in Schals gepackt
Hepar sulfuris D200 - 8stündl., 3x insgesamt
Hals und ganzer Kopf in Schals gehüllt

Capsicum D6 - 3x tägl.
trotz heftigem Brennen
Cistus D6 - 3x tägl.
selbst kalter Atem schmerzt

Kopfschmerz bei Kälte und Erkältlichkeit
Aconitum D30 - 1x bei Bedarf
trockene kalte Winde, Sturm, Zugluft
Belladonna D30 - 1x bei Bedarf
Entblößen des Kopfes, nach Haarwaschen
Hepar sulfuris D200 - 8stündl., 3x insgesamt
geringste Zugluft an schönen trockenen Tagen
Silicea D12 - 2x tägl.
geringste Zugluft an naßkalten Tagen

Ohrenschmerzen durch Kälte
Dulcamara D30 - 2x tägl.
bei feucht-kalter Witterung
Hepar sulfuris D200 - alle 8 Std., 3x insgesamt
bei trocken-kalter Witterung

naßkaltes Wetter
Ferrum phosphoricum D12 - 2x tägl.
Mittelohrentzündung; anfallsartig, klopft, sticht; blasse Kinder
Phytolacca D4 - 3x tägl.
Erkältung; dunkelroter Hals, harte empfindliche Lymphdrüsen
Arsenicum album D12 - 2x tägl.
Kälte; Heuschnupfen
Dulcamara D12 - 2x tägl.
feucht; Kälteallergie
Nux moschata D12 - 2x tägl.
feucht, Wind, Sturm; Rheuma, Schläfrigkeit, aufgeblähter Bauch
Allium cepa D3 - stündl.
Heuschnupfen bei Regen, Grippe, Kopfweh, Husten im Zimmer; draußen alles besser

naßkaltes Wetter, Asthma
Natrium muriaticum D200 - 1x monatl.
Husten beim Übergang ins Warme, berstendes Kopfweh; salziger Schleim
Dulcamara D12 - 2x tägl.
trockener, kurzer bellender Husten mit zähem Schleim; im Wechsel mit Durchfall, Ekzem, Rheuma

Herbstasthma

Lactuca D4 - 3x tägl.
trocken, krampfend, wenn gleichzeitig aufsteigendes Kloßgefühl im Hals

Natrium sulfuricum D6 - 3x tägl.
Nebel, kalt-feuchtes Wetter, Wechsel zu feuchtem Wetter (kalt oder warm)

Thuja D6 - 3x tägl.
Durchnässen, Kälte, Wetterwechsel; nachts bis 4 Uhr; warme Umschläge

Herbstgrippe

Nux vomica D30 - 1x tägl. morgens
bei trockener Kälte, Zugluft; nachts Nase zu; wacht deshalb ständig auf

Rhus tox D30 - 1x tägl. abends
bei trockener oder feuchter Kälte; nächtliche Unruhe

Dulcamara D30 - 1x tägl. abends
bei Nässe, Kälte, Unterkühlung am Abend; Stockschnupfen

Natrium sulfuricum D12 - 2x tägl.
bei Feuchtigkeit, Nebel; jeden Herbst aufs Neue

Thuja D12 - 2x tägl.
bei Nässe, Kälte; nachts Nase zu bis 4 Uhr, schläft erst danach ein

chronische Herbstgrippe

Marum verum D4 - 3x tägl.
ab September 4 Wochen lang; danach:

Grindelia D4 - 3x tägl.
weitere 4 Wochen; danach:

Senega D4 - 3x tägl.
ebenso 4 Wochen lang; jährlich wiederholen

Rheuma bei naßkaltem Wetter

Colchicum D4 - 3x tägl.
Hand- und Fingergelenke, Knöchel, Zehen, Bindegewebe; abends, Schwäche

Rhus tox D4 - 3x tägl.
Bänder, Sehnenscheiden, Weichteilrheuma, tiefe Rückenmuskeln; Unruhe

Thuja D6 - 3x tägl.
große Gelenke, Knie, nachts bis 4 Uhr, tags ab 16 Uhr; lithämisch

Natrium sulfuricum D6 - 3x tägl.
alle Glieder, bei Nebel, an Binnenseen; große Frostigkeit

Medorrhinum D200 - 2x jährl.
besser im feucht-warmen Wetter, am Meer

Aranea diadema D12 - 2x tägl.
Gelenke, Muskeln, Fersenschmerz, Taubheit im Ulnarisgebiet (3. bis 5. Finger)

Phytolacca D4 - 3x tägl.
Bindegewebe, Periost, unterhalb der Ellenbogen, unterhalb der Knie; wandernd

Verschlimmerung bei trockenem und feuchtem Wetter

Ammonium carbonicum D12 - 2x tägl.
Asthma, Rheuma bei Feuchtigkeit; Herz, Nerven, Gemüt bei Trockenheit

Silicea D12 - 2x tägl.
Erkältung bei naßkaltem Wetter; trockene Haut und Schleimhäute bei Trockenheit

Arsenicum album D12 - 2x tägl.
trocken-kalt, naßkalt, Feuchtigkeit, Wind; Haut, Schleimhäute, Nerven

Mercurius solubilis D30 - 1x tägl.
feuchtes, trockenes, wechselhaftes Wetter; Erkältung, Rheuma

Nebel

Asthma bei Nebel, Feuchtigkeit

Natrium sulfuricum D12 - 2x tägl.
feuchtes Asthma, viel Rasseln; loses Gefühl im Bauch; blaß, fröstelnd

Hypericum D12 - 2x tägl.
mit Trockenheit im Rachen

Rheuma bei Nebel, Feuchtigkeit

Colchicum D12 - 2x tägl.
und naßkaltem Wetter; mit Darmentzündung

Natrium sulfuricum D12 - 2x tägl.
in feucht-warmen Gegenden, in Sumpfgebieten, am Meer

Rhus tox D12 - 2x tägl.
Nässe, Kälte, Unterkühlung; Rheuma, Ischias, Erkältung, Fieber

Neuralgien bei Nebel, Feuchtigkeit

Aranea diadema D12 - 2x tägl.
und naßkaltem Wetter, Wetterwechsel; Frost, Kältegefühl, Fersenbeinschmerz

Schnee

Aconitum D30 - 3stündl
Unterkühlung durch kalten trockenen Nordwind; Schüttelfrost, Zittern, Kopfweh

Camphora D1 - alle 5 Min.
Kälteschock, plötzliche Erschöpfung, Kollaps, Muskelstarre, pulslos

Euphrasia D12 - 2x tägl.
Schneeblindheit, Brennen, Sandgefühl, Tränen, Lichtscheue, geschwollen

Glonoinum D30 - 1x bei Bedarf
Blitze- und Funkensehen; Glaukom, Netzhautblutung

Conium D30 - 1x bei Bedarf
Schneewetter; Schwindel, matt, zittrig, hypochondrisch

Sepia D12 - 2x tägl.
Schneewetter; Rheuma, Asthma, Stimmung geschwärzt

Trübwetter, wolkig, feucht-warm

Causticum D12 - 2x tägl.
Patient atmet auf! alle Beschwerden besser

Sepia D12 - 2x tägl.
Patient seufzt! alle Beschwerden schlechter, depressiv

Depression bei Trübwetter

Ammonium carbonicum D200 - 1x bei Bedarf
ruhig, apathisch

Ammonium bromatum D200 - 1x bei Bedarf
unruhig, reizbar

Natrium muriaticum D200 - 1x monatl.
trübes Wetter belastet genauso wie trübe Gedanken

Venenstau bei Trübwetter

Aloe D12 - 2x tägl.
Bauch gestaut, Hämorrhoiden, trockene Haut; depressiv, reizbar, unlustig

Hamamelis D4 - 3x tägl.
passive dunkle Blutungen, Hämorrhoiden; Angst, Sorge

Temperaturwechsel

Aconitum D30 - einmalig
plötzlicher Temperaturabfall

Rhododendron D12 - 2x tägl.
das menschliche Barometer; reagiert auf alle Schwankungen

Wetterwechsel

jeder Wetterwechsel

Dulcamara D12 - 2x tägl.
zu feucht; Grippe, Mittelohrentzündung, Nieren-, Blasenentzündung, Durchfall

Acidum nitricum D12 - 2x tägl.
zu naßkalt; Katarrhe, Stimmung

Aranea diadema D12 - 2x tägl.
zu feucht, zu naßkalt; Rheuma

Nux moschata D12 - 2x tägl.
zu feucht, zu naßkalt; müde, schläfrig, gähnt; Rheuma, Blähungen

Ranunculus bulbosus D12 - 2x tägl.
zu kalt, zu warm; Rippennerven, Rheuma der Brustwand, beim Bewegen, beim Atmen

Kalium carbonicum D12 - 2x tägl.
zu feucht, warm, sonnig trotz Frostigkeit; Schwäche, Herzklopfen, Übelkeit

Psorinum D200 - 2x jährl.
zu trocken-warm, zu kalt

Manganum aceticum D12 - 2x tägl.
zu feucht, zu trüb; chronisch verschleppte Katarrhe, schlimmer nachts, beim Bücken, beim Sprechen; Systemerkrankungen des Rückenmarks, Fallschwindel rückwärts

Asthma bei jedem Wetterwechsel

Calcium carbonicum D12 - 2x tägl.
hustet nachts ohne zu erwachen, tagsüber gelb-schleimig nach Essen, bei Kälte

Thuja D12 - 2x tägl.
nach Durchnässen, Kälte; ab 16 Uhr bis 4 Uhr mit Schweiß an unbedeckten Körperteilen; verlangt heiße Umschläge

Schnupfen bei jedem Wetterwechsel

Camphora D1 - stündl.
Nase sofort verstopft; Augen-, Stirnhöhlendruck, Kopfweh

Calcium carbonicum D12 - 2x tägl.
plötzlich läuft klares Wasser aus der Nase

Thuja D6 - 3x tägl.
Schleimhäute geschwollen, Polypen

Mercurius solubilis D30 - 1x tägl.
Nase verstopft, dünnes Sekret ätzt die Oberlippe

Sanguinaria D6 - 3x tägl.
Nase wund, wäßrig mit viel Niesen; Nasenwurzel schmerzt

von warm zu kalt

Dulcamara D12 - 2x tägl.
Unterkühlung; Grippe, Durchfall, Blase, Rheuma, Ekzem

Mercurius solubilis D30 - 1x tägl.
Erkältung, Rheuma

Veratrum album D12 - 2x tägl.
Fieber, Schüttelfrost, kalte Schweiße, Kolik, Krämpfe, Kollaps

Husten beim Übergang ins Kalte

Rumex D6 - 3x tägl.
quälender Kitzel in der Halsgrube

Phosphorus D12 - 2x tägl.
tiefer Kitzel hinter beengtem Brustbein

Dulcamara D12 - 2x tägl.
anhaltend krampfig; reichlich geschmackloser Schleim

von kalt zu warm

Gelsemium D30 - 1x tägl. morgens
Einbruch warmer Tage; schlapp, kraftlos, fröstelt, niest, erkältet

Kalium sulfuricum D12 - 2x tägl.
erkältet, gestaut

Sulfur D12 - 2x tägl.
verträgt keine feuchte Wärme (z.B. Ekzem) und keine Kälte; nur trockene Wärme

Psorinum D200 - 2x jährl.
verträgt weder trockene Wärme noch trockene Kälte

Tuberculinum bovinum D200 - 2x jährl.
leidet unter naßkaltem, feucht-warmem Wetter, unter Föhn, Gewitter, Wetterwechsel

Husten beim Übergang ins Warme

Bryonia D3 - 2stündl.
trocken, erschütternd, Kitzel in der Magengrube

Natrium carbonicum D12 - 2x tägl.
eitrig-grüner, salziger Auswurf

Bromum D12 - 2x tägl.
bellend, anstrengend

Durchfall bei Wetterwechsel

Dulcamara D6 - 3x tägl.
zu kalt-feucht; oder wenn auf heiße Tage kalte Nächte folgen (Wüste, Berge); oder beim Übergang vom warmen in kalten Raum (Kühlhaus der Metzger)

Kreuzschmerzen und Ischias bei jedem Wetterwechsel

Calcium-Salze D12 - 2x tägl.
durch kaltes Wasser, feuchte Kälte, ins Kreuz, in Beine ausstrahlend

Dulcamara D6 - 3x tägl.
bei Wechsel zu feuchtem Wetter

Thuja D6 - 3x tägl.
von warm zu kalt-feucht

Rheuma vor Wetterwechsel

Rhododendron D30 - 1x bei Bedarf
vor Gewitter

Rhus tox D30 - 1x bei Bedarf
Wechsel zu feuchtem Wetter

Formica rufa D12 - 2x tägl.
Wechsel zu naßkaltem Wetter

Wind, Sturm

Rhododendron D30 - 3stündl.
vorher Nervenschmerzen in den Zähnen, Unterarmen und Beinen; taub, kribbeln

Natrium carbonicum D30 - 3stündl.
warme trockene Süd- und Südwestwinde; Kopfschmerz, ängstliche Melancholie

Rhus tox D30 - 3stündl.
kalte stürmische Luft; Kopfweh, Erkältung

Dulcamara D30 - 3stündl.
kalte stürmische Luft abends nach einem warmen Tag

Badiaga D12 - 2x tägl.
kalte stürmische oder warme feuchte Luft; Schleimhäute, Heuasthma

Hepar sulfuris D30 - 3stündl.
trocken-kalter Wind; Augen entzündet, erkältet, Kopfweh

Magnesium carbonicum D30 - 3stündl.
trockener Wind; Nervenschmerzen, Kopfweh

Spigelia D4 - stündl.
feucht-kalter Wind; linksseitiges Nervenkopfweh, Herz klopft

Kalmia D4 - stündl.
stürmisches Wetter; Rheuma, Herz klopft, sticht bis in den Rücken

Calcium phosphoricum D30 - 3stündl.
naßkalter Wind; Rheuma der kleinen Gelenke

Krupp-Husten durch trockenen kalten Wind

Aconitum D30 - 1x in Wasser
Fieber nach Spaziergang, Krupp um Mitternacht

Hepar sulfuris D200 - 1x in Wasser
heiser nach Spaziergang, Krupp gegen Morgen

Cabriofahrer

Aconitum D30 - 1x bei Bedarf
verachtet trockenen Wind; Erkältung, Fieber, Unruhe, Angst

Rhus tox D30 - 1x bei Bedarf
haßt kalte stürmische Luft; Kopfweh, Erkältung, Ischias

Argentum nitricum D200 - 1x monatl.
liebt frische kühle Luft um den Kopf

Tuberculinum bovinum D200 - 2x jährl.
liebt es, dem Wind entgegenzugehen

Zugluft, empfindlich

Aconitum D30 - 1x bei Bedarf
trockene Winde; Herzklopfen, Kopfschmerz, Erkältung, Fieber

Hepar sulfuris D200 - 1x monatl.
erkältet sich; schläft mit Schal um den Hals

Silicea D200 - 1x monatl.
muß niesen; schließt die Fenster, schläft mit Wollmütze

Nux vomica D30 - 1x bei Bedarf
muß niesen, öffnet die Fenster

NOTIZEN:

Würmer

Kribbeln und Jucken im After
Cina D200 - 1x monatl.
nachts; ungeordnete clownhafte Ticks, zupft sich überall, schielt, krampft; Fadenwürmer
Spigelia D4 - 3x tägl.
Würmer kriechen nachts aus dem After; Nabelkoliken
Cuprum oxydatum nigrum D4 - 3x tägl.
unbeeinflußbar; Bauchkrämpfe, nervöser Tick, grimassiert
Tuberculinum bovinum D200 - 2x jährl.
als Zwischengabe

Schwäche durch Verwurmung
Abrotanum D12 - 2x tägl.
appetitlos, hohläugig, ruhelos
Caladium D12 - 2x tägl.
erschöpft, wollüstiger Juckreiz der Scheide
Calcium carbonicum D12 - 2x tägl.
Rundwürmer (Askariden); magert ab
Natrium muriaticum D200 - 1x monatl.
blaß, blutarm, Herzklopfen
Phosphorus D12 - 2x tägl.
blaß, durchscheinend, erschöpft
Silicea D12 - 2x tägl.
aschfahl, rappeldürr

Bandwurm
Crotalus D12 - 2x tägl.
kräftiger Mensch magert ab
Natrium sulfuricum D12 - 2x tägl.
teigiger Mensch magert ab

Übelkeit durch Würmer
Valeriana D12 - 2x tägl.
Ekel, Bauchkoliken
Petroleum D12 - 2x tägl.
Brechreiz, Schwindel
Ipecacuanha D4 - 3x tägl.
anhaltende Übelkeit

NOTIZEN:

Zahnen

Zahnen mit Fieber, Zahnfleischentzündung

Aconitum D30 - 1x bei Bedarf
plötzlich trockenes Fieber, ruhelos, verlangt Kälte

Belladonna D30 - 1x bei Bedarf
plötzlich feuchtes Fieber, ruhelos, aufgeregt, verlangt Wärme

Chamomilla D30 - 1x bei Bedarf
Hitze und Schweiß je höher das Fieber, ruhelos, ärgerlich, mag Kälte

Ferrum phosphoricum D12 - 2x tägl.
trockenes Fieber ohne Benommenheit, Bronchitis, anhaltender Durchfall

Oleum terebinthinae D6 - 3x tägl.
Zahnfleisch geschwollen, gereizt, nächtliche Ruhelosigkeit

Kreosotum D4 - 3x tägl.
Zahnfleisch schmerzhaft, Unruhe ganze Nacht, schwarze Zähne erscheinen

Zahnen mit Bronchitis

Ferrum phosphoricum D12 - 2x tägl.
heißer trockener, harter Husten, rasche Atmung, Unruhe, Durchfall

Chamomilla D30 - 6stündl.
lockerer Husten, hitzige schwitzige Schädeldecke, grüner Durchfall

Zahnen mit Durchfall

Podophyllum D6 - 3x tägl.
frühmorgens, schmerzlos, gußweise, tagsüber fester Stuhl

Calcium carbonicum D6 - 3x tägl.
sauer, nicht schwächend; runde pralle Kinder mit offener Fontanelle

Calcium phosphoricum D12 - 2x tägl.
stinkt, wegspritzend mit viel Wind; dünne, alt aussehende Kinder

Zahnen mit Hirnreizung

Agaricus D4 - 3x tägl.
rot, reizbar, ruhelos, Hautjucken, Muskelzucken

Zincum D6 - 3x tägl.
blaß, schläfrig, Muskelzucken, Muskelkrämpfe

NOTIZEN:

Verfassung

Aussehen, Erscheinung

abgeschafftes, geschwächtes Gesicht
Castoreum D12 - 2x tägl.
abgerackerte Arbeiterfrau; alles schlimmer, wenn sie drandenkt

abgehärmtes Gesicht
Calcium phosphoricum D12 - 2x tägl.
zart, bedauernswert
Calcium fluoratum D12 - 2x tägl.
eckig, beklagenswert
Hyoscyamus D30 - 1x bei Bedarf
verkrampft, dunkelrot, gedunsen; Bronchien, Verdauungstrakt
Natrium muriaticum D200 - 1x monatl.
blaß, anspruchslos, müde, erschöpft
Phosphorus D30 - 1x bei Bedarf
wenn geistig erschöpft und weil erschöpft
beachte: abgehärmt bedeutet destruktiv; schlechtes Omen!

abgemagertes Gesicht
Natrium muriaticum D200 - 1x monatl.
am Hals
Lycopodium D6 - 3x tägl.
von oben nach unten
Abrotanum D3 - 3x tägl.
von unten nach oben

aufgeblähtes Gesicht
Nux moschata D12 - 2x tägl.
Hals mit Fett, Bauch mit Luft; rülpst ohne Rücksicht

erschöpftes, wächsernes Gesicht
Acidum aceticum D4 - 3x tägl.
wie Christus am Kreuz; größte Erschöpfung, Bleichsucht junger Mädchen
Arsenicum album D200 - 1x monatl.
erschöpft durch Hingabe an andere, enttäuscht, verzweifelt, Todeswunsch

erschöpftes Gesicht, müde
Natrium muriaticum D200 - einmalig
gerne Salz; zusätzlich:

China D4 - 3x tägl.
appetitlos

Calcium carbonicum D12 - 2x tägl.
gerne Süßes

Magnesium chloratum D12 - 2x tägl.
gerne Saures

Magnesium carbonicum D12 - 2x tägl.
nascht gerne

Sulfur D12 - 2x tägl.
Vielfraß, Allesfresser

erschöpftes Gesicht, reizbar

Nux vomica D30 - 1x tägl. morgens
die Fliege an der Wand stört, alles läuft schief; Magenweh

Phosphorus D12 - 2x tägl.
überempfindlich gegen alle Eindrücke; durchgebrochener Rücken

Silicea D12 - 2x tägl.
nach Erregung; fühlt sich nur wohl, solange geistig-seelisch erregt

Lycopodium D12 - 2x tägl.
verwirrt, schlaflos, verzweifelt am Seelenheil; Verstopfung

Castoreum D200 - 1x bei Bedarf
abgehärmt; grübelt nervös über seinen Problemen

Helonias D12 - 2x tägl.
wie bei Silicea; aber fühlt sich nur wohl, solange geistig-körperlich erregt

erschöpftes Gesicht, apathisch

Acidum phosphoricum D200 - 1x bei Bedarf
gleichgültig, schläfrig, hinfällig

Gelsemium D30 - 1x tägl. morgens
stumpf, dumpf, müde, matt, Schwindel, Kopfweh; verliert Selbstvertrauen

Natrium muriaticum D200 - 1x monatl.
ablehnend, ausgetrocknet, schwer; schwaches Kreuz morgens, Urinträufeln

fettes, unreines, schmutziges Gesicht

Barium carbonicum D12 - 2x tägl.
mitleiderregend, jung, lymphatisch

Thuja D12 - 2x tägl.
ekelerregend, lithämisch

Magnesium carbonicum D12 - 2x tägl.
abstoßend, lithämisch

Sulfur D12 - 2x tägl.
stinkend, psorisch, hitzig, vor allem in der Pubertät

Psorinum D200 - einmalig
übelriechend; ergänzt Sulfur; fröstelnd
Plumbum D12 - 2x tägl.
beklagenswert, destruktiv

Pickel im Gesicht

Acidum nitricum D200 - 1x monatl.
kleine stechende auf der Stirn
Mercurius corrosivus D200 - 1x monatl.
kleine eitrige auf Stirn und Wangen
Hepar sulfuris D200 - 1x monatl.
große eitrige stechende überall
Sulfur D200 - 1x monatl.
große schmutzige überall
Antimonium crudum D200 - 1x monatl.
pockennarbige Wangen und Seiten
Graphites D200 - 1x monatl.
Augen, Lippen, hinter Ohr; Jugendliche
Bromum D200 - 1x monatl.
Gesicht, Schultern, Rücken

runzeliges Gesicht

Lycopodium D200 - 1x monatl.
waagrechte Falten auf der Stirn, Runzeln an der Schläfe, vor und hinter dem Ohr, vom äußeren Augenwinkel zur Wange; sonst mager; beachte: Niere!
Sulfur D200 - 1x monatl.
waagrechte Falten auf der Stirn, vom äußeren Augenwinkel zur Wange, tiefe Furchen von der Nase zu den Mundwinkeln; sonst rot, fett, schmutzig aussehend
Sepia D200 - 1x monatl.
waagrechte Falten auf der Stirn; sonst hübsche lebendige oder kleine trübe Augen
Nux vomica D200 - 1x monatl.
runzelt die Stirn und verschränkt seine Arme
Calcium carbonicum D200 - 1x monatl.
vom äußeren Augenwinkel zur Wange, von der Nase zu den Mundwinkeln; sonst teigig
Natrium muriaticum D200 - 1x monatl.
senkrechte Falten auf der Stirn zwischen den Augen
Silicea D200 - 1x monatl.
frühzeitig kleinfaltiges Gesicht
Secale D200 - 1x monatl.
verschrumpeltes Gesicht

verklärtes Gesicht
Arsenicum album D200 - 1x monatl.
blickt durch Sie durch, hat den Durchblick; geistreichster Mensch

warziges Gesicht
Causticum D200 - 1x monatl.
auf der Nase
Acidum nitricum D200 - 1x monatl.
auf dem Augenlid
Thuja D200 - 1x monatl.
überall; weich
Selenium D12 - 2x tägl.
überall; hornig, trocken, schuppig
Beryllium D12 - 2x tägl.
an den Schläfen; hornig im Alter

Augenringe
Stannum D200 - 1x monatl.
blasse Ringe; erschöpft
Staphisagria D200 - 1x monatl.
blaue Ringe, eingesunkene Augen; Onanie, Kummer
Acidum nitricum D200 - 1x monatl.
gelbe Ringe
Sepia D200 - 1x monatl.
braune Ringe
Mercurius solubilis D200 - 1x monatl.
schwarze Ringe

Knollennase (Rhinophym)
Abrotanum D3 - 3x tägl.
sommers rot, winters blau
Acidum hydrofluoricum D12 - 2x tägl.
nur sommers schlimm
Petroleum D12 - 2x tägl.
nur winters schlimm
Pulsatilla D12 - 2x tägl.
Gefäßzeichnung; große Hemmung
Aurum D12 - 2x tägl.
Säufernase, dunkelrot

Sattelnase, flacher breiter Nasenrücken
> **Aurum D6** - 3x tägl.
> regelmäßig und lange nehmen; zusätzlich:
> **Luesinum D200** - 1x monatl.
> angeborenes syphilitisches Zeichen

"Säufernase"; rote Nasenspitze
> **Arnica D6** - 3x tägl.
> kräftig; entzündete Haarbälge
> **Aurum D6** - 3x tägl.
> melancholisch; Äderchen brüchig
> **Carbo animalis D4** - 3x tägl.
> gestaut, venöser Stau

fettige, schuppige Nase
> **Sulfur D4** - 3x tägl.
> ganze Nase, großschuppig
> **Selenium D4** - 3x tägl.
> ganze Nase, kleinschuppig
> **Natrium muriaticum D200** - 1x monatl.
> Nasen-Mundwinkel-Falte (Nasolabialfalte)

Wangen zu fett
> **Pulsatilla D200** - 1x monatl.
> wäßrig blaß; Doppelkinn
> **Calcium carbonicum D200** - 1x monatl.
> teigig rot; Pausbacken, Trippelkinn
> **Sulfur D200** - 1x monatl.
> kräftig rot; zu mager unter dem Kinn

Wangen zu mager
> **Acidum phosphoricum D200** - 1x monatl.
> zart, rosa
> **China D200** - 1x monatl.
> abgehärmt, blaß
> **Arsenicum album D200** - 1x monatl.
> wächsern, leichenblaß

offener Mund, retardiert, große Lymphdrüsen
> **Calcium carbonicum D6** - 3x tägl.
> rundlich, lächelt mit offenem Mund

Barium carbonicum D4 - 3x tägl.
rundlich, dümmlich

Barium jodatum D4 - 3x tägl.
schlank, dümmlich

Teucrium scorodonia D4 - 3x tägl.
tuberkulös, reizbar

runzelige Lippen

Alumina D200 - 1x monatl.
überall ausgetrocknet, Runzeln um den Mund; blasse Lippen

Arsenicum album D200 - 1x monatl.
Körper kalt, Seele ausgetrocknet; je schmaler und blasser die Lippen, desto kranker

Lachesis D200 - 1x monatl.
durch Intrigenplanen und boshaftes Geschwätz; rote oder blasse Lippen

Lycopodium D200 - 1x monatl.
ausgemergelt, aber rosafarbene Lippen

Conium D200 - 1x monatl.
albern, geckig, geizig, schwindelig; rosafarbene Lippen

blaue Lippen

Laurocerasus D4 - 3x tägl.
Rechtsherzbelastung

Acidum hydrocyanicum D4 - alle 10 Min.
Atembelastung, lokal oder zentral

Carbo vegetabilis D30 - 1x bei Bedarf
Atembelastung, Gefäßbelastung

Oberlippenbärtchen bei Frauen; "Damenbart"

Sepia D200 - 1x monatl.
weich, wäßrig, kräftig, derb

Natrium muriaticum D200 - 1x monatl.
dünn, blaß, ernst; stärker behaart als Sepia

Zahnfleisch erscheint beim Lachen

Lycopodium D200 - 1x monatl.
das obere und untere

Sulfur D200 - 1x monatl.
das obere und untere, nur das obere oder nur das untere

Calcium carbonicum D200 - 1x monatl.
das untere

Kopfhaltung schief
Pulsatilla D200 - 1x monatl.
lieb zur Seite
Belladonna D200 - 1x monatl.
brav zur Seite

großer Kopf, dicker Bauch, magere Glieder
Calcium carbonicum D200 - 1x monatl.
unbeholfen
Calcium phosphoricum D200 - 1x monatl.
neugierig
Silicea D200 - 1x monatl.
furchtsam
Lycopodium D200 - 1x monatl.
widerspenstig

Hals zu mager
Natrium muriaticum D200 - 1x monatl.
trocken, vor allem Nacken
Calcium phosphoricum D200 - 1x monatl.
schwach; muß seinen Kopf mit der Hand aufstützen
Sulfur D200 - 1x monatl.
stark; abgemagert
Sepia D200 - 1x monatl.
faltig

Hängeschultern bei Jugendlichen
Phosphorus D200 - 1x monatl.
schlank, zart, errötend, heiter, rasch erschöpft
Sulfur D200 - 1x monatl.
schlank, kräftig, blaß, schmuddelig, ernst, philosophiert

Brüste unterentwickelt
Sabal D1 - 3x tägl.
auch bei übermäßigen Busen bewährt
Jodum D12 - 2x tägl.
rascher Schwund, während andere Drüsen schmerzlos vergrößert sind
Lac defloratum D4 - 3x tägl.
Brüste hängen schlaff über dem Brustkorb
Conium D4 - 3x tägl.
Brüste nur noch Hautfalten!

VERFASSUNG - Aussehen 592

Brüste umfangreich
>**Sabal D1** - 3x tägl.
>sehr bewährt
>
>**Calcium carbonicum D12** - 2x tägl.
>rundweg füllig, aber schlaffes Gewebe
>
>**Nux vomica D12** - 2x tägl.
>hängen auf einem dicken Bauch

Brustkorb fettleibig
>**Sulfur D200** - 1x monatl.
>die Vorderpartie
>
>**Calcium carbonicum D200** - 1x monatl.
>die Rückenpartie

Pickel im Bereich des Brustkorbs
>**Sulfur D200** - 1x monatl.
>vorne
>
>**Acidum nitricum D200** - 1x monatl.
>vorne und hinten; klein, stechend
>
>**Mercurius corrosivus D200** - 1x monatl.
>vorne und hinten; eitrig, brennend

Gürtellinie zu umfangreich
>**Sulfur D200** - 1x monatl.
>eher bei Männern
>
>**Natrium muriaticum D200** - 1x monatl.
>eher bei Frauen

Blähbauch
>**Carbo vegetabilis D6** - 3x tägl.
>ganzer Bauch, Grimmen, Aufstoßen
>
>**Colchicum D4** - 3x tägl.
>ganzer Bauch, Kolik, Zusammenkrümmen
>
>**Argentum nitricum D6** - 3x tägl.
>Oberbauch, Trommel, Krämpfe
>
>**Aloe D6** - 3x tägl.
>Oberbauch, Kneifen, Rumpeln
>
>**China D4** - 3x tägl.
>Bauchmitte
>
>**Lycopodium D6** - 3x tägl.
>Unterbauch

Blinddarmgegend auffällig aufgetrieben
Thuja D6 - 3x tägl.
Darm chronisch gereizt, verstopft

Rückenpartie
Calcium carbonicum D200 - 1x monatl.
zu fett; runder Rücken
Lachesis D200 - 1x monatl.
zu mager; aufrechter Rücken
Sepia D6 - 3x tägl.
dunkelhaarige Behaarung im Kreuz bei Männern

Beckenpartie, Pobacken zu fett
Calcium carbonicum D200 - 1x monatl.
weich, hängend
Antimonium crudum D200 - 1x monatl.
fest

Beckenpartie, Pobacken zu mager
Silicea D200 - 1x monatl.
weich
Lycopodium D200 - 1x monatl.
straff
Sulfur D200 - 1x monatl.
kräftig

Hände dick, aufgedunsen
Sulfur D200 - 1x monatl.
Wurstfinger, Venen auf dem Handrücken geschwollen; rot
Pulsatilla D200 - 1x monatl.
Venen auf dem Handrücken gestaut; dunkelrot
Silicea D200 - 1x monatl.
blaß

Hände und Finger zu fett
Calcium carbonicum D200 - 1x monatl.
blasse Wurstfinger
Mercurius solubilis D200 - 1x monatl.
wäßrig gestaut

Hände und Finger zu mager
Sulfur D200 - 1x monatl.
Stricknadelfinger, grob
Arsenicum album D200 - 1x monatl.
Leichenfinger, wächsern, zart
Lycopodium D200 - 1x monatl.
schmal, dürr, trocken
Alumina D200 - 1x monatl.
ausgetrocknet, faltig

Hände und Finger zu rot
Phosphorus D200 - 1x monatl.
brennende Handinnenfläche

Zeige- und Mittelfinger aufgetrieben
Causticum D6 - 3x tägl.
Sommerrheuma

Gichtknoten an den Fingern
Ammonium phosphoricum D4 - 3x tägl.
und Harnsäureablagerungen in den Gelenken, chronische Gicht
Guaiacum D4 - 3x tägl.
alle Gelenke, Sehnen wie zu kurz

Warzen an den Händen
Calcium carbonicum D12 - 2x tägl.
groß, hart, zusammenfließend; um die Fingernägel
Causticum D12 - 2x tägl.
flach, rund, hart; Fingerspitzen und Nasenspitze
Thuja D12 - 2x tägl.
klein und groß, gefächert wie Blumenkohl, riechen nach altem Käse
Anacardium D12 - 2x tägl.
viele kleine, flache; auf dem Handrücken
Antimonium crudum D4 - 3x tägl.
viele kleine harte Hörner; auch am Körper
Natrium sulfuricum D12 - 2x tägl.
weich, glatt oder gestielt wie Pilze; auch Achsel, Hals, "Halskrause"

Handschweiß zu übermäßig
Sulfur D12 - 2x tägl.
heiß, sauer, übelriechend

Pulsatilla D12 - 2x tägl.
warm; voller Hemmungen, Erröten

Jodum D12 - 2x tägl.
wäßrig tropfend; Schilddrüsenüberfunktion

Ferrum phosphoricum D12 - 2x tägl.
flüssig; Erröten, lymphatisch

Gelsemium D30 - 1x bei Bedarf
flüssig bei Lampenfieber

Coffea D12 - 2x tägl.
flüssig bei freudigen Ereignissen

Achselschweiß zu übermäßig

Acidum salicylicum D6 - 3x tägl.
warm, feucht, reichlich

Acidum phosphoricum D6 - 3x tägl.
reichlich, schwächend

Acidum sulfuricum D12 - 2x tägl.
stinkt, wäscht sich nicht

Petroleum D12 - 2x tägl.
übelriechend

Sepia D12 - 2x tägl.
klebrig

Armschweiß zu übermäßig

Petroleum D12 - 2x tägl.
unter der Achsel, am Genitale, stinkend

Beine mager

Abrotanum D200 - 1x monatl.
eingesunken wie sein Gesicht

Argentum nitricum D200 - 1x monatl.
Oberschenkel magern zuerst ab

Nux vomica D200 - 1x monatl.
Arme und Beine mager bei allgemeiner Fettsucht

Beine übermäßig behaart bei Frauen

Thuja D200 - 1x monatl.
dunkel; mehr als bei Natrium muriaticum und bei Sepia

Fußschweiß zu übermäßig

Sulfur D12 - 2x tägl.
heiß, sauer, übelriechend; Brennen

Calcium carbonicum D12 - 2x tägl.
kalt, Schuhe voller Wasser, Haut schält sich
Silicea D12 - 2x tägl.
scharf, wundmachend, schwächend
Lycopodium D12 - 2x tägl.
riecht nach Urin und Zwiebeln, linker Fuß warm, rechter Fuß kalt
Barium carbonicum D12 - 2x tägl.
übelriechend, bei Kindern und Greisen
Graphites D12 - 2x tägl.
stinkt; hormonell bedingt, bei fetten schmierigen Kindern

Warzen auf den Fußsohlen
Natrium muriaticum D200 - 1x monatl.
bewährt
Antimonium crudum D4 - 3x tägl.
sehr bewährt

Körperform
Calcium carbonicum D200 - 1x monatl.
gebeugter Fettrücken, steckt den Kopf in die Schultern wie eine Schildkröte
Thuja D200 - 1x monatl.
oval wie ein Holzfaß
Sepia D200 - 1x monatl.
schlankes Gesicht, schlanke Beine, dazwischen wie eine Tempelsäule
Lycopodium D200 - 1x monatl.
hageres Gesicht, dürrer eingefallener Brustkorb, ovales Becken, dünne Unterbeine
Graphites D200 - 1x monatl.
überall hängendes träges Fett
Sulfur D200 - 1x monatl.
schlank, muskulös, Hängeschultern oder kräftig, muskulös, Bierbauch

Körperform zu fett (auch bei Kindern)
Calcium carbonicum D200 - 1x monatl.
hellhäutig, weich, träge; sieht erstaunlich gut aus trotz fehlender Spannkraft
Pulsatilla D200 - 1x monatl.
rundlich, Kopf zur Seite geneigt, liebevoller Blick; kälte- und hitzeempfindlich
Antimonium crudum D200 - 1x monatl.
übergewichtig, bleich, auffallende Rötung um die Augen; reizbar, ängstlich
Bromum D200 - 1x monatl.
zu fett, hellhäutig, blond; heiter, freundlich, leicht fassungslos, traurig
Graphites D200 - 1x monatl.
schwer, bleich, müde, träge; frostig, verstopft; antwortet nur zögernd

Capsicum D200 - 1x monatl.
schwer, lasch, plumpe Bewegungen; meist rote Wangen; dümmlich, vergeßlich

Leberflecke

Lycopodium D6 - 3x tägl.
Würdenträger, baut Würden um sich wie andere einen Jägerzaun; hager

Phosphorus D12 - 2x tägl.
Sonnyboy, strahlt immer, weiß Verantwortung nicht einzuschätzen; schön

Arsenicum album D6 - 3x tägl.
blasser Perfektionist, verstandesmäßig planend; nervt seine Umwelt

Lachesis D12 - 2x tägl.
roter Perfektionist, intuitiv, redet zu viel

Kalium carbonicum D6 - 3x tägl.
blasser Schwächling, wäßrig; möchte gern, aber ist kopf- und herzschwach

Thuja D6 - 3x tägl.
blasser Schwächling, wäßrig; möchte gern, aber ist gelenkschwach

gekleidet wie ein Paradiesvogel

Phosphorus D200 - 1x monatl.
lustig

Crocus D200 - 1x monatl.
anzüglich

geschmacklos gekleidete Frauen

Calcium carbonicum D200 - 1x monatl.
phantasielos

Natrium muriaticum D200 - 1x monatl.
gräulich

Helleborus D200 - 1x monatl.
unschicklich

Haltung beim Gehen

Calcium carbonicum D200 - 1x monatl.
gebeugt durch Fettrücken, Knie berühren sich oder O-Beine

Sulfur D200 - 1x monatl.
gebeugt durch hängende Schultern, kräftig, stampft wie ein Elefant

Silicea D200 - 1x monatl.
schwach, schlürfend, Knie berühren sich, X-Beine

Natrium muriaticum D200 - 1x monatl.
steifig, Kopf geneigt, schaut nur auf den Weg

Phosphorus D200 - 1x monatl.
beschwingt, trödelig, um sich schauend

VERFASSUNG - Aussehen

strotzt vor scheinbarer Gesundheit
    Ferrum D12 - 2x tägl.
    Gefäß- und Herzkrankheiten; lymphatisch
    Lilium D12 - 2x tägl.
    Unterleibs- und Herzkrankheiten; lithämisch
    Acidum hydrofluoricum D6 - 3x tägl.
    bösartige, tiefgreifende Erkrankungen; destruktiv

Kümmerlinge
    Argentum nitricum D200 - 1x monatl.
    aschfahl, eingefallen
    Lycopodium D200 - 1x monatl.
    erdfarben, großer Kopf
    Luesinum D200 - einmalig
    leichenblaß, dürr

zurückgeblieben (retardiert)
    Calcium carbonicum D4 - 3x tägl.
    rundlich; angeborene Mißbildung
    Barium carbonicum D4 - 3x tägl.
    rundlich; erworbene Mißbildung
    Barium jodatum D4 - 3x tägl.
    schlank; erworbene Mißbildung

    Calcium-Kinder sind immer lieb, **Barium**-Kinder nie, sie sind eher anhänglich; man kann sie an der Hand führen, sie sind aber klebrig

NOTIZEN:

Appetit

Appetit vermindert bei abgemagerten Kindern
Natrium muriaticum D200 - einmalig
zusätzlich:
Abrotanum D4 - 3x tägl.
4 Wochen lang; danach:
Calcium phosphoricum D4 - 3x tägl.
falls nicht viel besser und
Tuberculinum GT D200 - einmalig
oder:
Magnesium carbonicum D6 - 3x tägl.
falls Kind keine Milch verträgt und sie unverdaut mit Koliken erbricht
China D4 - 3x tägl.
falls Kind eher schwach und alt aussieht

Appetit vermindert und Kind entwickelt sich nur langsam
Tuberculinum GT D200 - einmalig
nach 4 Wochen:
Luesinum D200 - einmalig
und zusätzlich:
Calcium phosphoricum D4 - 3x tägl.
für dünne, überaktive Kinder, 3 Monate lang oder:
Barium carbonicum D4 - 3x tägl.
für rundliche, geistig zurückgebliebene Kinder oder:
Aurum D6 - 3x tägl.
für untersetzte, melancholische Kinder oder:
Magnesium carbonicum D6 - 3x tägl.
für unruhige, mürrische, ungenießbare, morgenmuffelige Kinder

Fettsucht bei Kindern
Calcium carbonicum D12 - 2x tägl.
Riesenbaby; braucht Wärme und Schutz; Wille versagt, wenn ungeliebt
Aurum D12 - 2x tägl.
Keimblatt geschädigt, Hoden versteckt; klein und melancholisch
Graphites D12 - 2x tägl.
Keimblatt geschädigt; aber frißt aus Schwäche, wird faul und dumm
Barium carbonicum D12 - 2x tägl.
stumpfsinnig, abstoßend, störrisch; offener Mund; wächst nicht mehr
Antimonium crudum D12 - 2x tägl.
frißt und rülpst rüpelhaft; dicke, weiß belegte Zunge

VERFASSUNG - Appetit

Capsicum D12 - 2x tägl.
braucht viel Wärme, ein dickes Fell; berstender Bauch

Fettsucht bei Erwachsenen

Calcium carbonicum D12 - 2x tägl.
braucht Fettpolster gegen die böse Umwelt

Aurum D12 - 2x tägl.
geborener Führer, selbstbewußt, aber unbeherrscht in allem

Graphites D12 - 2x tägl.
sexuell und intellektuell unterentwickelt; ertränkt Kummer mit Essen

Sulfur D12 - 2x tägl.
heißer, schmutziger, schwitziger Kopf; dicker Bier- und Fettbauch

Antimonium crudum D12 - 2x tägl.
frißt ungeniert, schimpft, rülpst und furzt dabei

Pulsatilla D12 - 2x tägl.
ißt gierig in sich hinein, Butter, Süßes, Eis; unbeholfen, gehemmt

Fettsucht und Magersucht

sind destruktive Prozesse; hungrig = liebesbedürftig, aber ein Sich-Gehen-Lassen; der Fettsüchtige braucht Schutz, Wärme, Besitz;
Essen verweigern = Zuneigung, Lust verweigern; ein Sich-Aussetzen, Sich-Auflehnen, ein Aufschrei oder ein Todeswunsch!

Heißhunger mit Abmagerung

Calcium carbonicum D12 - 2x tägl.
alles geschrumpft außer Kopf und Bauch; saurer Schweiß, Stuhl; Drüsen

Barium carbonicum D12 - 2x tägl.
zwergenhaft, träge, faul, dickbäuchig; lehnt süß ab, schnell satt

Sulfur D12 - 2x tägl.
alt, blaß, verschrumpelt; Finger dünn wie Stricknadeln; stinkt

Natrium muriaticum D200 - 1x monatl.
wird immer dünner; dürrer, faltiger Hals; großer Wasserdurst, Salzdurst

Jodum D12 - 2x tägl.
frißt den ganzen Tag, wird immer weniger; hitziger Kopf, Froschhände; Gesicht gelblich; gestörte Drüsen

Heißhunger mit Kopfschmerzen, Essen bessert

Ignatia D12 - 2x tägl.
kummervoll, elegisch, weiß nicht, was sie essen soll

Anacardium D12 - 2x tägl.
bösartig, schlägt zu, spuckt aufs Trottoir; nachts schlimmer

Mandragora D12 - 2x tägl.
stechender Hungerschmerz vom Magen bis zum Schulterblatt; streckt sich
Jodum D12 - 2x tägl.
frißt sich durch den Tag, setzt sich vor den Eisschrank und leert ihn
Hedera D6 - 3x tägl.
ähnlich wie bei Jodum, aber weniger dramatisch, weniger hitzig

Heißhunger, mitmenschlich
Ignatia D30 - 1x bei Bedarf
Kummer und Freßsucht; "armer Schlucker"

Magersucht (Anorexia nervosa), Auslösung
Magnesium carbonicum D12 - 2x tägl.
ideologisch, zeitgenössisch kompetitiv; glaubt, immer noch zu dick zu sein
Arsenicum album D12 - 2x tägl.
hypochondrisch; redet sich ein, daß er das oder jenes nicht verträgt
Ignatia D12 - 2x tägl.
emotional; seelisch erschüttert (durch Verliebtheiten) oder nach Schreck
Natrium muriaticum D200 - 1x monatl.
demonstrativ; protestiert, will etwas beweisen, bestraft sich selbst
Calcium carbonicum D12 - 2x tägl.
regressiv; geistig überfordert, angespannt, erschöpft; gibt alles auf, auch Essen

Magersucht, verweigert Nahrung
Natrium muriaticum D200 - 1x monatl.
protestiert gegen das Erwachsenwerden, toleriert keinen Kummer; dazu:
Abrotanum D4 - 3x tägl.
das "homöopathische Freßmittel"; 4 Wochen lang; danach:
Calcium phosphoricum D4 - 3x tägl.
bei ausgezehrten Menschen mit schwachem Hals und schwachem Rücken
China D4 - 3x tägl.
bei blaßgelben, höchst geschwächten, blutarmen Menschen
Magnesium carbonicum D12 - 2x tägl.
bei milcherbrechenden, kolikgeplagten, mürrischen Mitmenschen
Tuberculinum GT D200 - 1x monatl.
dazwischen geben

Magersucht mit schwankendem Appetit
Calcium phosphoricum D12 - 2x tägl.
ausgezehrt, großköpfig, dünnhalsig; bleibt dürr; erbricht, Durchfall
Phosphorus D12 - 2x tägl.
empfindlich, zart; Enge: Brust, Herz, Atem; schwächend: Durchfall, Schweiß

VERFASSUNG - Appetit   602

Arsenicum album D12 - 2x tägl.
trocken, rauh, reizbar, ruhelos; Durchfall, sobald er ißt und trinkt

Magnesium carbonicum D12 - 2x tägl.
blaß, unterernährt, aufgeblähter Kolikbauch; Milcherbrechen, saure Stühle

Hepar sulfuris D12 - 2x tägl.
plump, schlaff, geschrumpft, erkältlich; Stuhl, Schweiß und ganzer Mensch sauer

Mercurius solubilis D30 - 1x tägl.
gelb, ausgezehrt; geschwollene Drüsen; krampfende grüne Wasserstühle

Magersucht mit Heißhungeranfällen

Sulfur D200 - 1x monatl.
schleicht um den Eisschrank, stopft sich voll, erzwingt Erbrechen

Lycopodium D200 - 1x monatl.
paranoische Schuldgefühle

Magersucht mit zunehmender Schwäche, Müdigkeit

Acidum phosphoricum D200 - 1x monatl.
noch zart

Acidum picrinicum D200 - 1x monatl.
schon eckig

Acidum sulfuricum D200 - 1x monatl.
verschlampt

Acidum aceticum D200 - 1x monatl.
ausgezehrt, wächsern, starr

Acidum muriaticum D200 - 1x monatl.
ausgezehrt, vertrocknet, starr

NOTIZEN:

Bettnässen, Einkoten

Bettnässen (Enuresis), kurativ
Tuberculinum bovinum D200 - 1x monatl.
zusätzlich:
Ferrum phosphoricum D12 - 2x tägl.
4 Wochen lang; danach:
Causticum D12 - 2x tägl.
4 Wochen lang; danach:
Equisetum D4 - 3x tägl.
4 Wochen lang; Kur bedarfsweise wiederholen, diesmal mit:
Luesinum D200 - einmalig
zusätzlich

Bettnässen im ersten Schlaf
Causticum D12 - 2x tägl.
fahle, trockene Kinder mit Lidschatten; uratreicher Harn
Kreosotum D12 - 2x tägl.
Kinder mit bleiernem Schlaf; reichlich blasser Urin
Sepia D12 - 2x tägl.
kräftige derbe Mädchen; meist vor 22 Uhr; Urin stinkt übel; verstopft

Bettnässen im zweiten Schlaf
Belladonna D30 - 1x bei Bedarf
unruhiger Schlaf, Krämpfe, jammert, deckt sich auf
Chloralum D30 - 1x tägl.
schläft tief, erwacht nicht, wenn Harnflut unbemerkt abgeht

Bettnässen, mehrmals in der Nacht
Plantago D6 - 3x tägl.
trotz Vorsichtsmaßnahmen viel wäßriger Harn; tagsüber wenig
Equisetum D4 - 3x tägl.
viel wäßriger oder scharfer schleimiger Harn; Druck im Unterbauch
Acidum benzoicum D4 - 3x tägl.
scharf wie Pferdeharn, verfärbt die Wäsche; manchmal auch zu Beginn der Nacht
Cina D6 - 3x tägl.
bei mürrischen, helläugigen Wurmkindern mit Bauchkrämpfen oder Schielen

Bettnässen auch tagsüber
Belladonna D12 - 2x tägl.
rundliche, rote Kinder; Urin häufig, wenig, hell

Cina D12 - 2x tägl.
zappelige Wurmkinder; Urin reichlich, wird schnell trüb im Stehen

Gelsemium D12 - 2x tägl.
rundliche, rote, zittrig aufgeregte Kinder; Urin reichlich, hell

Pulsatilla D12 - 2x tägl.
rundliche, blasse, liebe Kinder; plötzlicher Drang schlimmer im Liegen

Petroselinum D6 - 3x tägl.
auf dem Weg zum Klosett

Bettnässen bei Blasenentzündung

Dulcamara D6 - 3x tägl.
Erkältung durch naßkalte Füße, durch Sitzen auf kalten Steinen

Petroleum D12 - 2x tägl.
akut, heftig

Bettnässen bei Harnsäurebelastung

Sarsaparilla D6 - 3x tägl.
fahle, abgemagerte Kinder; Drang, Brennen nach dem Harnen

Bettnässen alter Menschen

Rhus aromatica D6 - 3x tägl.
funktionell bedingt

Bettnässen debiler Menschen

Barium carbonicum D6 - 3x tägl.
rund, gedunsen, dick

Einkoten (Enkopresis) tags und nachts

Aloe D12 - 2x tägl.
viele Blähungen, die mit Stuhl abgehen und gleichzeitig mit Urin

Causticum D12 - 2x tägl.
kann nur im Stehen entleeren; Stuhl kleinknollig, geht unbemerkt ab

Magnesium carbonicum D12 - 2x tägl.
mürrische Süßschlecker; Stuhl nachts, wenig, unbemerkt

NOTIZEN:

Entwicklung

Entwicklungsstörung bei Kindern infolge hormoneller Störung

Aristolochia D12 - 2x tägl.
eher feine Mädchen

Pulsatilla D12 - 2x tägl.
eher rundliche Mädchen

Calcium carbonicum D12 - 2x tägl.
eher rundliche Jungen

Barium carbonicum D12 - 2x tägl.
eher zurückgebliebene Jungen

Graphites D12 - 2x tägl.
Hirnanhangsdrüsen-Störung, fette Jungen oder Mädchen

Aurum D12 - 2x tägl.
Keimblatt-Störung, eher kräftige Jungen

Kleinwuchs

Calcium carbonicum D12 - 2x tägl.
rundlich, träge, großköpfig, dickbäuchig; saurer Hinterkopfschweiß

Barium carbonicum D12 - 2x tägl.
greisenhaft, dumm, trüb, gedunsen, dicke Oberlippe, offener Mund

Calcium phosphoricum D12 - 2x tägl.
dünn, dünner Hals, großköpfig, saurer Haarschweiß, muß Kopf stützen

Natrium muriaticum D200 - 1x monatl.
dürrer Nacken, trocken, untergewichtig, frostig, sonnenempfindlich, traurig

Silicea D12 - 2x tägl.
dürr, fröstelnd, schreckhaft, Schweiß ganzer Kopf; morgens ängstlich

Erbnosoden D200 - einmalig
Tuberculinum GT, Medorrhinum, Luesinum in monatlichen Abständen, 2x jährlich

Kleinwuchs, Knochenbrüchigkeit (Osteogenesis imperfecta)

Calcium fluoratum D12 - 2x tägl.
fortlaufend; zusätzlich monatlich die Erbnosoden; zuerst:

Tuberculinum GT D200 - einmalig
danach:

Medorrhinum D200 - einmalig
danach:

Luesinum D200 - 1x monatl.
sehr lange

Symphytum D3 - 3x tägl.
und

Arnica D4 - 3x tägl.
bei jedem Bruch zusätzlich

Längenwachstum vermehrt

Phosphorus D12 - 2x tägl.
hoch, aufgeschossen, untergewichtig, dürr, gebeugter Rücken, Hängeschultern; trotzdem heiter und sonnig

Calcium phosphoricum D12 - einmalig
wie bei Phosphor, lange Arme und Beine; aber ablehnend und melancholisch

Legasthenie (erworbene Lese- und Rechtschreibschwäche)

(bei normaler oder überhöhter Intelligenz)

Medorrhinum D200 - einmalig
zusätzlich:

Agaricus D12 - 2x tägl.
blaß, schwach, hampelig; oder:

Stramonium D12 - 2x tägl.
rot, kräftig, zornig

NOTIZEN:

Essen, Trinken

Allesfresser
> **Sulfur D200** - 1x monatl.
> kann sich an alles rasch gewöhnen

Appetit kommt beim Essen
> **Lycopodium D12** - 2x tägl.
> aber schnell wieder satt, müde

fühlt sich nur wohl während des Essens
> **Jodum D12** - 2x tägl.
> ständig mit kleinen Happen zugange

Ekel vor Essen
> **Silicea D12** - 2x tägl.
> möchte nur Kaltes, Rohes

kann zum Frühstück nichts essen
> **Magnesium carbonicum D12** - 2x tägl.
> mürrisch, müde; kann vor 9 oder 10 Uhr nichts essen
>
> **Lycopodium D12** - 2x tägl.
> ist morgens noch zu müde und schon sauer
>
> **Antimonium crudum D12** - 2x tägl.
> trotz Hunger; dabei unangenehmes Leeregefühl in der Herzgrube und kalter Körper
>
> **Conium D12** - 2x tägl.
> trotz allgemeiner Besserung beim Essen, aber Blähsucht und Kolik hinterher

satt nach wenigen Bissen
> **Sepia D12** - 2x tägl.
> aber Leeregefühl, frißt sich durch den Tag
>
> **Sulfur D12** - 2x tägl.
> Sodbrennen, Aufstoßen
>
> **Lycopodium D12** - 2x tägl.
> Unterbauch aufgetrieben
>
> **Colchicum D6** - 3x tägl.
> Rumoren mit Übelkeit
>
> **China D6** - 3x tägl.
> ganzer Bauch aufgetrieben, müde, schwach

Schwächegefühl im Magen um 11 Uhr
Phosphorus D12 - 2x tägl.
ißt ein wenig Kaltes, das aber erbrochen wird, sobald im Magen erwärmt

Sepia D12 - 2x tägl.
Essen bessert nicht, übel beim Anblick oder Geruch von Speisen

Sulfur D12 - 2x tägl.
ißt ein wenig Süßes, das bessert, aber Säure verursacht

Natrium carbonicum D12 - 2x tägl.
Essen bessert den Magen, aber verstimmt das Gemüt

"Spontanhypo" bei Diabetikern
Conium D4 - 3x tägl.
vor dem Essen mit Heißhunger; Essen bessert

Magnesium carbonicum D6 - 3x tägl.
nach dem Essen; müde, übel, erbricht

kann nur feste Speisen essen
Lachesis D12 - 2x tägl.
flüssige Speisen kommen durch die Nase zurück

ißt und trinkt gern nachts
Nux vomica D12 - 2x tägl.
steht auf, ißt und raucht

Phosphorus D12 - 2x tägl.
steht auf, ißt und trinkt

trinkt gern und zu viel Cola
Phosphorus D12 - 2x tägl.
erregt, Leistungsschwäche; beachte: Diabetes!

neigt zum Überessen
Nux vomica D12 - 2x tägl.
Schlemmer; Durcheinanderessen; chronische Magenschleimhaut-Entzündung

Antimonium crudum D12 - 2x tägl.
chronische Magenschleimhaut-Entzündung durch zu viel Kaltes, durch Überessen

Bryonia D12 - 2x tägl.
ißt wenig, aber oft; Völle, Übelkeit, Erbrechen von Speisen

Natrium carbonicum D12 - 2x tägl.
Zuckerschlecker; Völle, Blähsucht, anhaltende Übelkeit

China D12 - 2x tägl.
Völle, Blähsucht, Kopfschmerz, hinfällige Schwäche, Appetitverlust

Carbo vegetabilis D30 - 1x bei Bedarf
Völle, Blähsucht, drückt zum Herzen, Atemnot

Kopfschmerz durch Überessen

Nux moschata D30 - 1x bei Bedarf
schon nach geringen Mengen; schnell satt, gebläht

Übelkeit und Erbrechen durch Überessen

Ipecacuanha D4 - stündl.
eher im Sommer; Überessen bei wenig Appetit; Brechreiz, anhaltende Übelkeit

Tartarus stibiatus D6 - stündl.
wie bei Ipecacuanha, aber dick-weiß belegte Zunge, besser nach Erbrechen

Kalium bichromicum D12 - 2x tägl.
v.a. nach Fleisch (beachte Krebs!); Übelkeit, Brechreiz

Ohnmacht durch Überessen

Veratrum album D30 - 1x bei Bedarf
Übelkeit, Brechreiz, Durchfall; nicht warm zudecken!

Tabacum D30 - 1x bei Bedarf
stärker als bei Veratrum; leichenblaß, totenelend; nicht warm zudecken!

Arsenicum album D30 - 1x bei Bedarf
v.a. nach Verdorbenem; Übelkeit, Durchfall; warm zudecken!

Völle, Blähung, Aufstoßen nach dem Essen

Argentum nitricum D30 - 1x bei Bedarf
Trommelbauch nach wenig Essen, Druck erleichtert, Aufstoßen nicht

Nux vomica D30 - 1x bei Bedarf
Magen schwer wie ein Stein, Druck unangenehm, vergebliches Aufstoßen

Carbo vegetabilis D30 - 1x bei Bedarf
alle Nahrung gärt, vor allem Fettes, Druck beengt, Aufstoßen erleichtert

Sulfur D6 - 3x tägl.
aufgetriebener Magen nach wenig Essen und viel Säure

muß die Kleider öffnen nach dem Essen

Lycopodium D12 - 2x tägl.
sofort Beschwerden, Atemnot, müde; Aufstoßen mühsam, erleichtert nicht

Nux vomica D12 - 2x tägl.
1/2 Stunde nach dem Essen, Völle drückt nach unten, saures Aufstoßen

Graphites D12 - 2x tägl.
Brennen, Blutandrang zum Kopf, ranziges Aufstoßen erleichtert

China D4 - 3x tägl.
schmerzhaft aufgetrieben, Aufstoßen erleichtert nur kurzfristig

Carbo vegetabilis D12 - 2x tägl.
alles gärt, faules Aufstoßen erleichtert

Essen verschlimmert

Cocculus D12 - 2x tägl.
Schwindel bei Magenstörung; rot, heiß, übel, nach dem Essen

Silicea D6 - 3x tägl.
Zahnfistel; Zähne wie gelockert; warmes Essen, nachts, kalte Luft

Magnesium carbonicum D12 - 2x tägl.
Schwäche, sofort nach dem Essen

Ipecacuanha D3 - alle 10 Min.
akutes anhaltendes Erbrechen, v.a. danach; anhaltende Übelkeit, saubere Zunge!

Ferrum D12 - stündl.
Erbrechen von unverdauten Speisen noch während des Essens ohne Grund

Argentum nitricum D6 - 3x tägl.
Magengeschwürsschmerz, nagend, strahlt in alle Richtungen aus, Trommelbauch

Taraxacum D4 - 3x tägl.
Frösteln bei Leberentzündung; galliger Durchfall, Landkartenzunge

Husten nach dem Essen

Phosphorus D12 - 2x tägl.
anfallsweise; obere Brust wie geschnürt

Rumex D6 - 3x tägl.
unstillbarer Kitzel in der Halsgrube

Nux vomica D6 - 3x tägl.
erbricht; untere Brust wie geschnürt

Tartarus stibiatus D6 - 3x tägl.
würgt, erbricht

Calcium carbonicum D12 - 2x tägl.
Asthmahusten gelb-schleimig, bei Kälte

Kopfschmerz mit Anfällen von Heißhunger, Essen bessert

Ignatia D12 - 2x tägl.
kummervoll, elegisch, weiß nicht, was sie essen soll

Anacardium D12 - 2x tägl.
bösartig, schlägt zu, spuckt aufs Trottoir, nachts schlimmer

Mandragora D12 - 2x tägl.
stechender Hungerschmerz vom Magen bis zum Schulterblatt, streckt sich

Jodum D12 - 2x tägl.
frißt sich durch den Tag, setzt sich vor den Eisschrank und leert ihn

Hedera D6 - 3x tägl.
ähnlich wie bei Jodum, aber weniger dramatisch, weniger hitzig

Kopfschmerz besser durch Essen

Phosphorus D200 - 1x bei Bedarf
Schulkopfschmerz, Hinterkopf; geistig erschöpft; hungrig

Psorinum D200 - 1x in Wasser
hämmerndes Kopfweh, Empfindung wie bei Natrium; hungrig

Chelidonium D3 - stündl.
Kopfschmerzen vom Nacken zum Auge ziehend; Essen und Wärme bessern

Graphites D12 - 2x tägl.
Klumpen im Hals; chronisch anhaltend, nachts erstickend

Leeregefühl im Magen durch Essen schlimmer

Sepia D12 - 2x tägl.
saurer Geschmack

Carbo vegetabilis D12 - 2x tägl.
fauler Geschmack, Aufstoßen bessert

Kalium carbonicum D12 - 2x tägl.
fauler Geschmack, Aufstoßen bessert nicht

Magenschmerzen vor dem Essen

Ignatia D4 - 3x tägl.
und gleich danach; Erbrechen und Hunger

Jodum D12 - 2x tägl.
und gleich danach; fühlt sich nur wohl während des Essens

China D6 - 3x tägl.
und gleich danach; Druck, Völle, Blähsucht

Anacardium D4 - 3x tägl.
und 2 Stunden nach dem Essen; heftig, zornig, spuckt; Pflock im Enddarm

Mandragora D6 - 3x tägl.
Säure schwulkt in den Mund auf, vor allem beim Bücken, beugt sich rückwärts

Uranium nitricum D12 - 2x tägl.
wird immer weniger und schwächer; beachte: Diabetes!

Magenschmerzen besser durch Essen

Anacardium D12 - 2x tägl.
nach 2 Stunden kommt Schmerz zurück; muß wieder essen, auch nachts

Petroleum D12 - 2x tägl.
aber benebelt und schwindelig

Graphites D12 - 2x tägl.
aber Völle, faules Aufstoßen

Chelidonium D4 - 3x tägl.
Leber- und Gallebeteiligung

Mandragora D6 - alle 10 Min.
krampfartig, Rückwärtsbeugen besser; Leber, Galle, Bauchspeicheldrüse beteiligt

Sodbrennen mit saurem Aufstoßen durch Essen

Nux vomica D4 - 3x tägl.
schlechter; Managerstreß; sauer auf sich und die Welt

Bismutum subnitricum D4 - 3x tägl.
schlechter; Krampf zum Rücken, zu den Schulterblättern, Rückbeugen erleichtert

Natrium carbonicum D12 - 2x tägl.
schlechter; ängstlich verstimmt nach dem Essen

Robinia D12 - 2x tägl.
schlechter; zum Bersten, Zähne werden stumpf und sauer

Phosphorus D12 - 2x tägl.
besser; nächtliche Säure und Brennen; steht auf, ißt und trinkt kalt

Übelkeit mit Brechreiz nach dem Essen

Nux vomica D4 - 3x tägl.
morgens, nach Alkohol tags zuvor, bei verdorbenem Magen

Ipecacuanha D4 - 3x tägl.
anhaltend; saubere Zunge

Tartarus stibiatus D4 - 3x tägl.
schon während mit Angst; weiß belegte Zunge

Erbrechen durch Essen

Croton D6 - stündl.
bei Darmentzündung; viel Gelbes oder Wasser gleich nach Essen und Trinken

Kreosotum D4 - alle 10 Min.
unverdaute Nahrung lange nach dem Essen

Antimonium crudum D4 - stündl.
nach kaltem Essen an heißen Tagen

Erbrechen mit Ekel vor Speisen

Colchicum D4 - 2stündl.
beim Sehen und Riechen von Speisen; großer Durst aber Widerwille

China D4 - 2stündl.
schon beim Denken an Speisen

Arsenicum album D6 - 2stündl.
beim Riechen von Speisen; großer Durst, trinkt aber nur wenig Warmes

Erbrechen besser durch Essen

Conium D4 - stündl.
erbricht schwarze Massen (Kaffeesatzerbrechen) mit Schwindel; Tumor?

Kreosotum D4 - stündl.
erbricht unverdaute Speisen noch nach Stunden; Krebs?

Durchfall nach dem Frühstück

Thuja D6 - 3x tägl.
jeden Morgen zur gleichen Zeit; wie aus einem Spundloch mit viel Wind

Durchfall nach Essen und Trinken

Rheum D6 - 3x tägl.
durch Bewegung nach dem Essen, friert dabei, Kolik danach hält an

Ferrum D12 - 2x tägl.
auch während der Mahlzeit, erleichternd

Arsenicum album D6 - 3x tägl.
von kalten Speisen, kalten Getränken, fortschreitende Schwäche

Aloe D12 - 2x tägl.
mit Winden und Harn gleichzeitig, erleichtert, aber fühlt sich schwach

Croton D6 - 3x tägl.
plötzlich, gußartig, gelb, wäßrig; Übelkeit, Erbrechen

Colocynthis D4 - 3x tägl.
dünn, wäßrig, gußartig; viel Blähungen, Krümmkolik davor

Antimonium crudum D4 - stündl.
nach kaltem Essen an heißen Tagen

Durchfall Stunden nach dem Essen

Oleander D6 - 3x tägl.
explosive Breistühle, unverdaut, ungewollt mit Blähungen, im Wechsel mit krampfiger Verstopfung

Durchfall von Unverdautem nach dem Essen

China D4 - 3x tägl.
und nachts; schleimig, grün, schwarz, schmerzlos, Geruch leichenartig

Arsenicum album D6 - 3x tägl.
und nach Mitternacht; dunkel, schleimig, blutig, brennt, Geruch wie verwest

Ferrum D6 - 3x tägl.
und nachts; wäßrig, Blähungen, schmerzlos, geruchlos

Podophyllum D4 - 3x tägl.
und frühmorgens; reichlich, gelb, wäßrig, mehlige Auflagerung, stinkt

NOTIZEN:

Mißempfindungen

Band-, Reifengefühl
Gelsemium D30 - 1x bei Bedarf
bei Kopfweh, bei Lähmung der Beine

Theridion D12 - 2x tägl.
krampfartig umklammert

Colocynthis D4 - 3x tägl.
wie mit Eisendraht umwickelt

Glonoinum D30 - 1x bei Bedarf
über der Stirn bei Blutwallungen

beim Schneiden von Glas, Papier, Karton
Lolium D6 - 3x tägl.
geht durch Mark und Bein

Theridion D12 - 2x tägl.
Schmerzen durch den ganzen Körper, Schwindel

Brennen
Acidum phosphoricum D200 - 1x bei Bedarf
Rücken und Glieder, wenn erschöpft

Phosphorus D200 - 1x bei Bedarf
kleine Stellen, reibt sie; erschöpft, schwach

Sulfur D200 - 1x bei Bedarf
alle Köperöffnungen

Carbo vegetabilis D30 - 1x tägl. abends
alle Schleimhäute

Cantharis D12 - 2x tägl.
in allen "urologischen Instrumentalien"

Capsicum D12 - 2x tägl.
Verdauung und Heimweh

Brett vor dem Kopf
Rhus tox D30 - 1x bei Bedarf
Hirn wackelt, wie locker

Gelsemium D30 - 1x bei Bedarf
bei Kopfweh, bei Aufregung

Nux vomica D30 - 1x bei Bedarf
bei Folgen von lukullischer und sexueller Übertreibung, Katerkopfweh

Cocculus D12 - 2x tägl.
bei Folge von Übernächtigung, von zu viel Fernsehen, Stirn wie leer

Einschießen, plötzlich
Aconitum D30 - 1x bei Bedarf
akut, irgendwo am oder im Körper
Belladonna D30 - 1x bei Bedarf
krampfartig, wellenförmig; Kopf, Bauch, Unterleib
Argentum D12 - 2x tägl.
wie wenn an einem Nerv gerissen würde bei Kopfweh; durch die Brust
Argentum nitricum D12 - 2x tägl.
splitterartig bei Entzündung, Kopfweh, Magenweh, Glieder
Acidum nitricum D12 - 2x tägl.
splitterartig bei Bewegung; Haut-Schleimhaut-Grenzen
Magnesium phosphoricum D12 - 2x tägl.
Krämpfe, Trigeminus-Neuralgie; ab 14 Uhr
Magnesium carbonicum D12 - 2x tägl.
Leber, rechte Hüfte, nachts

eisige Kälte an bestimmten Stellen
Heloderma D12 - 2x tägl.
Rückenmarkserkrankungen, zum Beispiel Parkinson

elektrische Schläge
Acidum hydrocyanicum D4 - alle 10 Min.
blitzartig vom Kopf bis zum Fuß, vor allem Hinterkopf
Kalium carbonicum D12 - 2x tägl.
blitzartig durch die Gelenke
Valeriana D30 - 1x bei Bedarf
überall, zum Beispiel im Daumen beim Schreiben

glühendes Eisen in der Wirbelsäule
Alumina D12 - 2x tägl.
schwach, trocken

Graben, Wühlen, Schaben, nachts
Mercurius solubilis D30 - 1x tägl.
Rheuma, Folge von Kälte, Nässe; Hüfte, Oberschenkel
Arnica D6 - 3x tägl.
Rheuma, Gicht, Folge von Überanstrengung; Gelenke
Hyoscyamus D6 - 3x tägl.
Rheuma, krampfhaft

Gräte
Ignatia D6 - 3x tägl.
bei Mandelentzündung
Valeriana D12 - 2x tägl.
bei Kloß im Hals
Silicea D6 - 3x tägl.
bei Halsentzündung
Sabadilla D12 - 2x tägl.
bei Allergie, Heuschnupfen

im Rücken wie zusammengebunden
Pulsatilla D200 - 1x bei Bedarf
erschöpfte Männer; Unruhe, Magen schwer, Beine gestaut

keinen Boden unter den Füßen
Argentum nitricum D30 - 1x bei Bedarf
in der Dämmerung, bei Dunkelheit; hebt die Beine zu großen Schritten
Cannabis indica D200 - 1x bei Bedarf
Süchtiger; geht wie auf Wolken
Viscum album D12 - 2x tägl.
alter Mensch; Schwindel, Übelkeit, Vernichtungsgefühl

Kloßgefühl
Ignatia D30 - 1x bei Bedarf
Hals
Abies nigra D4 - 3x tägl.
Mageneingang
Sepia D6 - 3x tägl.
Gebärmutter, Prostata

Kloß, vom Magen aufsteigend
Abies nigra D4 - 3x tägl.
wie ein Ei, bleibt in der Luftröhre stecken
Asa foetida D4 - 3x tägl.
wie ein Klumpen, bleibt im Hals stecken
Valeriana D12 - 2x tägl.
warmer Klumpen bis zum Hals; Atemnot

wie mit kalter Luft angeblasen
Camphora D1 - alle 10 Min.
bei Kollapsgefühl, Ohnmacht, Krämpfen

Thuja D6 - 3x tägl.
das Auge bei Entzündungen

Spinnweben im Gesicht
Alumina D12 - 2x tägl.
bei allgemeiner Austrocknung
Chelidonium D3 - 3x tägl.
bei Galleleiden
Oleander D12 - 2x tägl.
bei Herzleiden
Theridion D12 - 2x tägl.
bei Neuralgie

NOTIZEN:

Nabelkolik

Nabelkoliken seelischen Ursprungs

Nux vomica D30 - 1x in Wasser
Ärger über die Fliege an der Wand; abgehetzt, leicht reizbar

Colocynthis D200 - 1x in Wasser
Ärger über Unrecht; tobsüchtig

Chamomilla D30 - 1x in Wasser
Ärger über alles; rot, überempfindlich, weiß nicht was er will

Calcium carbonicum D30 - 1x in Wasser
Kummer über Leistungsdruck in der Schule; Kolik morgens vor dem Schulegehen

Ignatia D30 - 1x in Wasser
Kummer; blaß, überempfindlich, weiß nicht was er will

Hyoscyamus D30 - 1x in Wasser
unbeeinflußbar, neurotisch

Nabelkoliken unklaren Ursprungs

Belladonna D30 - 1x in Wasser
wellenförmig, beugt sich zurück

Colocynthis D4 - alle 10 Min.
stechend, einschießend; krümmt sich, drückt Faust in den Leib; im Wechsel mit:

Magnesium phosphoricum D4 - alle 10 Min.
krampfend, krümmt sich, reibt sich den Bauch, Wärme erleichtert

Magnesium carbonicum D6 - alle 10 Min.
messerscharf, beugt sich zurück, reibt sich den Bauch, geht auf und ab

NOTIZEN:

Nervosität

Nervosität, allgemein
Kalium phosphoricum D12 - 2x tägl.
alles wie ein Berg, schafft es nicht
Agaricus D12 - 2x tägl.
albern, Lidzucken, krampfartige Bewegungen der Glieder
Staphisagria D12 - 2x tägl.
bei unterdrücktem Zorn, bei geiler Phantasie
Strophantus D4 - alle 10 Min.
Herzklopfen bei Aufregung, bei Ereignissen, bei Prüfungen
Stramonium D12 - 2x tägl.
tobsüchtig, schlägt zu
Tarantula hispanica D12 - 2x tägl.
wie von der Tarantel gestochen

Nervosität, speziell
Kalium bromatum D12 - 2x tägl.
Finger
Bromum D12 - 2x tägl.
Hände
Zincum D12 - 2x tägl.
Beine
Cina D12 - 2x tägl.
zupft an sich herum, grimassiert völlig ungeordnet

unruhige Arme und Beine
Kalium bromatum D12 - 2x tägl.
trommelt mit den Fingern auf dem Tisch
Kalium phosphoricum D12 - 2x tägl.
zappelig, zittert
Zincum D12 - 2x tägl.
Beine wie auf einem Tretrad
Tarantula hispanica D12 - 2x tägl.
gestikuliert unentwegt
Valeriana D12 - 2x tägl.
aber jegliche Bewegung verursacht Kopfweh; erregt, zittert

beachte: an chronische Unterleibserkrankungen denken!

NOTIZEN:

Schlaf

Schläfrigkeit, Müdigkeit morgens
Silicea D12 - 2x tägl.
erschöpft, minderwertige Angst vor dem Tag
Nux vomica D12 - 2x tägl.
wie verkatert, verkrampfte Angst vor dem Tag
Ammonium carbonicum D12 - 2x tägl.
matt, niedergeschlagen, lähmende Angst vor dem Tag, bei Trübwetter

Schläfrigkeit, vormittags
Natrium muriaticum D200 - 1x monatl.
Leistungsknick um 10 Uhr
Magnesium carbonicum D200 - 2x tägl.
zwischen 9 bis 10 Uhr
Sulfur D200 - 1x monatl.
gegen 11 Uhr; Unterzuckerung (Hypoglykämie)?

Schläfrigkeit, mittags
Magnesium carbonicum D12 - 2x tägl.
gleich nach dem Essen mit Sodbrennen, Übelkeit, Brechreiz
Carbo vegetabilis D30 - 1x bei Bedarf
nach dem Essen Hinterkopfdruck, Oberbauchblähung, Kreislaufschwäche

Schläfrigkeit, nachmittags
Lycopodium D200 - 1x monatl.
von 17 bis 20 Uhr; Kopfschmerz; nicht erholt nach kurzem Schlaf
Phosphorus D200 - 1x monatl.
mit Beginn der Dämmerung; erholt nach kurzem Schlaf

Schläfrigkeit, abends
Sepia D200 - 1x monatl.
alles hängt, müde Beine, legt sie auf den Tisch
Causticum D200 - 1x monatl.
müdes, erschöpftes Kreuz, streckt und reckt sich
Acidum hydrofluoricum D12 - 2x tägl.
von morgens bis abends munter; glaubt abends, er habe alles falsch gemacht

Schläfrigkeit im Frühjahr
Aconitum D30 - 1x bei Bedarf
durch Wind, Sturm, Gewitter, Föhn, Zugluft, raschen Wetterwechsel

VERFASSUNG - Schlaf

Gelsemium D30 - 1x bei Bedarf
durch warmen schwülen Wettereinbruch, Vorgewitter, Föhn
Lachesis D200 - 1x monatl.
durch Aufkeimen der Libido, die den Intellekt beengt

Schläfrigkeit im Sommer

Acidum hydrofluoricum D6 - 3x tägl.
äußerst sonnenempfindlich, Lichtdermatose
Lachesis D200 - 1x monatl.
Sonne, Hitze, Schwüle beengt

Schläfrigkeit im Herbst

Rhus tox D30 - 1x bei Bedarf
durch naßkalte Wetterlage, rheumatische Beschwerden
Colchicum D6 - 3x tägl.
chronisch wiederkehrendes Herbstrheuma mit Durchfällen
Veratrum album D30 - 1x bei Bedarf
Kreislaufbeschwerden

Schläfrigkeit im Winter

Silicea D12 - 2x tägl.
durch nasse Kälte, fröstelt durch und durch
Causticum D12 - 2x tägl.
durch trockene Kälte, Gelenkschmerzen, Sehnen wie zu kurz
Petroleum D12 - 2x tägl.
chronische Beschwerden kehren wieder, Frostbeule bis Ekzem

ständig müde

Bellis D3 - 3x tägl.
in den Wechseljahren ohne besondere Zeichen, ausgemergelter Unterleib
Aletris D3 - 3x tägl.
mit Stuhlverstopfung ohne Drang, ständig kranker Unterleib

Kind schläft im Sitzen ein

Cina D4 - 3x tägl.
gereizte, eigensinnige, zittrige, krampfende Wurmkinder
Lycopodium D12 - 2x tägl.
den ganzen Tag schläfrig, nicht erholt nach kurzem Schlaf
Sulfur D12 - 2x tägl.
schläft bis mittags, erholsame Nickerchen, ausgesprochener Nachtmensch

Schlafstörungen

Einschlafen, nervös, unruhig

Gelsemium D30 - 1x bei Bedarf
Hirnunruhe; Ärger tagsüber, Ereignisse morgen

Zincum valerianicum D30 - 1x tägl. abends
Beinunruhe

Kalium bromatum D30 - 1x tägl. abends
Arm- und Beinunruhe

Strophantus D4 - stündl.
Herzunruhe, Klopfen

Einschlafen, motorische Unruhe

Passiflora D2 - 1x tägl. abends
und
Avena sativa D2 - 1x tägl. abends
und
Zincum valerianicum D4 - 1x tägl. abends
zu gleichen Teilen mischen, ab 20 Uhr stündl. 10 Tropfen

Einschlafen, findet keinen ruhigen Platz

Arnica D30 - 1x tägl. abends
geprügelt im Bett wie im Leben

Rhus tox D30 - 1x tägl. abends
zerschlagen nach Überanstrengung, bei Erkältung

Zincum D12 - 1x tägl. abends
unruhige Beine, muß "Radfahren", sich umlegen

Einschlafen, sonstiges

Cuprum D6 - 1x tägl. abends
Magenkrämpfe

Coffea D12 - 1x tägl. abends
Euphorie bei Teetrinkern

Thea D12 - 1x tägl. abends
Euphorie bei Kaffeetrinkern

Sulfur D12 - 2x tägl.
weil es ihm zu heiß ist

Phosphorus D12 - 2x tägl.
weil es ihm zu kalt ist, Rückenmassage wirkt Wunder

Kalium phosphoricum D12 - 2x tägl.
Kopfschmerzen jede Nacht

VERFASSUNG - Schlaf

Einschlafen, sorgenvoll
Natrium muriaticum D200 - einmalig
Kummer, Demütigung, Gedanken um vergangene Ereignisse drehen Kreise
Ambra D3 - 1x tägl. abends
Sorgen um Tagesgeschäfte, Gedanken verlieren den roten Faden

nächtliches Erwachen
Lachesis D12 - 2x tägl.
mit Würgegefühl
Kalium carbonicum D12 - 2x tägl.
mit Herzklopfen
Nux vomica D12 - 2x tägl.
mit Kopfschmerzen

Erwachen nachts wegen Hunger
Nux vomica D12 - 2x tägl.
steht auf, ißt und raucht
Phosphorus D12 - 2x tägl.
steht auf, ißt und trinkt

Erwachen mit Aufschreien
Belladonna D12 - 2x tägl.
hochrot, glänzende Augen, redet, stöhnt, zuckt, Zähneknirschen
Apis D12 - 2x tägl.
hellrot, panisch, Zähneknirschen, Hirndruck, cri encéphalique

Erwachen, um 3 Uhr morgens munter
Sulfur D12 - 2x tägl.
bleibt munter, vorher Katzenschlaf
Kalium carbonicum D12 - 2x tägl.
schläft um 6 Uhr wieder ein

schlaflos
Cocculus D12 - 2x tägl.
nervös, aufgedreht, schusselig, Nackenkrampf

schlaflos nach Ärger
Aconitum D30 - 1x bei Bedarf
Herz pocht und stolpert
Nux vomica D30 - 1x bei Bedarf
Kopfweh, Magenweh, Regel bleibt aus

Sulfur D30 - 1x bei Bedarf
Schwäche

Zincum D30 - 1x bei Bedarf
Unruhe, Zittern

Angst vor Schlaflosigkeit, durch Übernächtigung

Cocculus D12 - 2x tägl.
Tagesereignisse behindern Einschlafen; Aufschrecken

Acidum nitricum D12 - 2x tägl.
erwacht halbstündlich aus Halbschlaf, schläft nach 2 oder 4 Uhr nicht mehr ein

Schlafstörungen unbeeinflußbar

Luesinum D200 - 1x monatl.
wach die ganze Nacht im Winter

Tuberculinum bovinum D200 - 1x monatl.
erwacht sehr früh im Frühling

Schlafstörungen bei Arteriosklerose

Cuprum D12 - 1x tägl. abends
unruhig; Waden-, Fußkrämpfe

Zincum D12 - 1x tägl. abends
unruhig; Beinunruhe

Ambra D3 - 3x tägl.
ruhig; Gedanken reißen ab, Gedanken kreisen um Sorgen

Passiflora D2 - 3x tägl.
ruhig; Gedanken kreisen um Tagesereignisse

Schlafstörungen bei beginnender Herzinsuffizienz

Digitalis D3 - 3x tägl.
schreckhaftes Erwachen mit Angst, Schwindel beim Aufrichten und Stehen

Zähneknirschen im Schlaf

Tuberculinum GT D200 - einmalig
Therapiebeginn

Apis D30 - 1x bei Bedarf
Hirnhautreizung, Hirndruck, cri encéphalique

Belladonna D30 - 1x bei Bedarf
Krämpfe, Zuckungen, Kopfrollen

Cina D200 - 1x wöchentl.
nervöse Wurmkinder, unklares Erbrechen tagsüber

Zincum D30 - 1x bei Bedarf
Hirnerregung, Beinunruhe

VERFASSUNG - Schlaf

Kinderschlaf, ängstlich

Passiflora D2 - 1x tägl. abends
unruhig, schläft spät ein, aber schläft erholsam; nach Eisenpräparaten

Aconitum D30 - 1x tägl. abends
will nicht zu Bett, Angst vor Unglück, Angst vor dem Tod

Chamomilla D30 - 1x tägl. abends
will herumgetragen werden, reizbar, unleidlich; stöhnt, Schmerzen?

Zincum valerianicum D30 - 1x tägl. abends
motorische Unruhe, erschrickt aus dem Schlaf

Kinderschlaf, Lichtverlangen, Angst

Belladonna D30 - 1x tägl. abends
vor gespenstischen Träumen und Geräuschen

Stramonium D30 - 1x tägl. abends
erwacht gegen 23 Uhr von entsetzlichen Träumen mit Schreien, erkennt niemanden

Silicea D30 - 1x tägl. abends
schreckt gegen 2 Uhr auf ohne zu erwachen

Phosphorus D30 - 1x tägl. abends
vor grinsenden Geistern und Fratzen, die aus der Wand kommen

Calcium carbonicum D30 - 2x wöchentl.
vor Dieben, Einbrechern und Gespenstern

Causticum D30 - 2x wöchentl.
vor Geräuschen, Alleinsein; höchste Erregung, qualvolle Angst

Arsenicum album D30 - 1x tägl. abends
reizbare Panik vor Alleinsein, vor schwarzen Gestalten, vor dem Tod

Kinderschlaf, sonstiges

Jalapa D6 - 2x tägl.
schreit die ganze Nacht, tagsüber brav; Schaden um die Geburt herum?

Cypripedium D6 - 2x tägl.
"glückliche Jalapa", will die ganze Nacht spielen; "Tagesmutter-Kind"

Opium D30 - 1x bei Bedarf
erwacht im ersten Schlaf, schreit; nach Schreck- oder Schockerlebnis

Lycopodium D12 - 2x tägl.
erwacht um 2 Uhr, hat Hunger; erwacht morgens höchst mißlaunig, übel

Nux vomica D12 - 2x tägl.
erwacht zwischen 2 und 5 Uhr, will spielen bis 6 Uhr; morgens mürrisch

Kinderschlaf, Knie-Ellenbogen-Lage

Cina D4 - 3x tägl.
Seite

Lycopodium D12 - 2x tägl.
Seite
Tuberculinum bovinum D200 - 1x monatl.
Rücken, schlägt sich mit der Faust an die Stirn
Medorrhinum D200 - 1x monatl.
Bauch
Cancerinum D200 - 1x monatl.
Bauch, Seite

Bauchlage im Schlaf
Calcium carbonicum D200 - 1x monatl.
ist bei diesem Kind krankhaft; bedeutet abgewandt und abgeneigt sein
Barium carbonicum D200 - 1x monatl.
noch schlimmer in seiner Krankheitsvoraussage (Prognose)

Linkslage im Schlaf
Phosphorus D200 - 1x monatl.
kann nicht links liegen wegen Herzklopfen

Rückenlage im Schlaf, gesund
Calcium carbonicum D200 - 1x monatl.
Arme über dem Kopf

Rückenlage im Schlaf, krankhaft
Apis D4 - 3x tägl.
Entzündung, Schwellung, schrilles Schreien, Hirndruck, verlangt Kälte
Belladonna D30 - 1x bei Bedarf
heißer Kopf, kalte Füße, Entzündungen, Hirnkrämpfe, verlangt Wärme
Helleborus D4 - 3x tägl.
blaß, dösig, gerunzelte Stirn, Kopfrollen
Cicuta virosa D6 - 3x tägl.
Hirnkrämpfe, schriller Aufschrei

Rückenlage im Schlaf, müde
Phosphorus D200 - 1x monatl.
bei geistiger Erschöpfung; leichenblaß

rollt die Augäpfel bei halboffenen Augen
Magnesium carbonicum D12 - 2x tägl.
geistig erschöpft; zuckt, schreckt auf, steht auf, bewegt sich; ruhelos getrieben, als habe er ein Verbrechen begangen

VERFASSUNG - Schlaf

Schlafwandel
Phosphorus D12 - 2x tägl.
sucht Licht und Berührung
Kalium bromatum D12 - 2x tägl.
sucht Ruhe und Nähe
Silicea D12 - 2x tägl.
sucht Ruhe und Wärme

Träume von Beengung
Hyoscyamus D200 - 1x bei Bedarf
entkleidet sich

Träume von Drachen und Schwertkämpfern
Opium D200 - 1x bei Bedarf
ist selbst der Held

Träume vom Fallen
Belladonna D200 - 1x bei Bedarf
Zwang, aus dem Fenster zu springen
Argentum nitricum D200 - 1x bei Bedarf
Zwang, der von der Höhe nach unten zieht

Träume vom Fliegen
Cannabis indica D200 - 1x bei Bedarf
schwerelos
Asarum D200 - 1x bei Bedarf
auf Wolken
Lachesis D200 - 1x bei Bedarf
wie ein Vogel

Träume, hellseherisch
Aconitum D200 - 1x monatl.
enthalten die Lösung von Tagesproblemen

Träume vom Krieg
Magnesium carbonicum D200 - 1x bei Bedarf
Streit, Feuer, Diebe

Träume von Leidenschaft
Lilium D200 - 1x bei Bedarf
alles zu heiß, Gewissensbisse danach

Träume von Schlangen
Lac caninum D200 - 1x bei Bedarf
unterm Bett

Lachesis D200 - 1x bei Bedarf
erwürgen ihn am Hals, um die Brust

Argentum nitricum D200 - 1x bei Bedarf
verfolgen ihn

Träume vom Tod
Lachesis D200 - 1x bei Bedarf
liegt lebendig in der Leichenhalle und keiner merkt es

Träume von Toten
Magnesium carbonicum D200 - 1x bei Bedarf
seien sie noch lebendig oder nicht; morgens noch damit beschäftigt

Träume von Verfolgung
Anacardium D200 - 1x bei Bedarf
durch Fremde, Feinde

China D4 - 3x tägl.
durch körperliche Schwäche, schafft es nicht

Silicea D200 - 1x monatl.
durch geistige Schwäche, schafft es nicht

Hyoscyamus D200 - 1x bei Bedarf
durch Geilheit, Feinde

Lachesis D200 - 1x bei Bedarf
durch sexuelle Wünsche (Schlange kriecht in die Scheide)

Stramonium D200 - 1x bei Bedarf
durch schreckhafte Gespenster, Feinde

Träume von Vögeln
Lachesis D200 - 1x bei Bedarf
als ob sie in den offenen Mund flögen

NOTIZEN:

Sprache

Sprachstörungen, Stottern
Argentum nitricum D12 - 2x tägl.
blaß; stolpert über Worte, Beine, Stufen, Ereignisse, über sein Leben
Causticum D12 - 2x tägl.
blaß; weiß was er sagen will und bringt das Wort nicht raus
Phosphorus D12 - 2x tägl.
zart; stolpert über Silben, über seine Nerven
Ignatia D12 - 2x tägl.
zart; stammelt nach Anstrengungen mit angespanntem, grimassierendem Gesicht
Lachesis D12 - 2x tägl.
rot; stolpert über seine schnelle Zunge; lispelt
Stramonium D12 - 2x tägl.
rot; stolpert über Silben und über seine lahme Zunge

Sprachstörungen, fehlerhafte Aussprache
Belladonna D200 - 1x monatl.
stammelt, stottert, kann B, P und M nicht aussprechen
Lachesis D200 - 1x monatl.
näselt, lispelt, stammelt; kräftig
Lycopodium D200 - 1x monatl.
näselt, lispelt, stammelt, benutzt falsche Silben; mager
Sulfur D200 - 1x monatl.
lispelt, rollt das R, wenn nicht sprachüblich, verwechselt L mit R
Calcium carbonicum D200 - 1x monatl.
rollt das R, verwechselt L mit R, verwechselt Zischlaute
Silicea D200 - 1x monatl.
rollt das R, verwechselt L mit R
Natrium muriaticum D200 - 1x monatl.
verwechselt Zischlaute, S statt SCH

Sprachstörungen, Wortfindungsstörung
Thuja D200 - 1x monatl.
jagt den Worten nach, "Warum-Kinder"
Causticum D200 - 1x monatl.
spricht sie falsch aus, betont sie falsch

Sprachverlust nach Schlaganfall
Hyoscyamus D6 - 3x tägl.
bei frischer Lähmung

Causticum D4 - 3x tägl.
bei alter Lähmung

Qualität der Sprache
Lachesis D200 - 1x monatl.
zu laut, zu viel, zu unsinnig, verspottend, auslachend; mit den Lippen

Jodum D200 - 1x monatl.
hastig, lebhaft, ununterbrochen; keiner kommt zu Wort

Hepar sulfuris D200 - 1x monatl.
hastig, unbesonnen, unbeherrscht

Hyoscyamus D200 - 1x monatl.
hastig, laut, plappernd, schamlos

Natrium muriaticum D200 - 1x monatl.
zögernd, zart, leise; im Rachen

Causticum D200 - 1x monatl.
zögernd, leise; durch die Nase

Acidum phosphoricum D200 - 1x monatl.
leise, ablehnend, einsilbig

Argentum nitricum D200 - 1x monatl.
kindisch

spricht fast nur in Fragestellung
Aurum D200 - 1x monatl.
sehr wortgewandt; schiebt den anderen gegen die Wand

NOTIZEN:

VERFASSUNG - Verhalten, allgemein   632

Verhalten, Benehmen

"ich bin da"
> **Calcium carbonicum D200** - 1x monatl.
> wenn er nach Hause kommt; Unsicherheit

"ich bin zu dick"
> **Magnesium carbonicum D200** - 1x monatl.
> obwohl sie schlank ist, findet sie immer noch ein Fettröllchen zu viel

"ich bin häßlich"
> **Natrium muriaticum D200** - 1x monatl.
> meint seinen Ausdruck, seine Haltung; nicht die Pickel auf der Stirn

"ich kann nicht"
> **Ignatia D30** - 1x tägl. morgens
> meint: "ich will nicht, ich kann nicht wollen"

"alles ist zu eng"
> **Platinum D200** - 1x monatl.
> Dinge sind zu klein für ihre Größe
>
> **Hyoscyamus D200** - 1x monatl.
> Kleidung, Geist, Leben
>
> **Lachesis D200** - 1x monatl.
> Kleidung, Körper, Lebenslage
>
> **Causticum D200** - 1x monatl.
> Haut

"alles ist scheußlich"
> **Platinum D200** - 1x monatl.
> Menschen, Dinge und Gedanken

"das ganze Leben ist ein Fehlschlag"
> **Sulfur D200** - 1x bei Bedarf
> grübelt chronisch darüber nach

"haben Sie Kranke wie mich gesehen"
> **Arsenicum album D200** - 1x monatl.
> hat seine Krankheitsakte gesammelt; zweifelt an ärztlicher Fähigkeit
>
> **Lachesis D200** - 1x monatl.
> argwöhnisch, hat zu viel ärztlichen Unsinn erlebt, redet den Arzt gegen die Wand

Moschus D12 - 2x tägl.
keiner glaubt ihr! nach heftigem Zorn fällt sie ohnmächtig nieder
Antwort: "Nein noch nie, Sie sind einmalig!"

"ich fühle mich schon wohler" (nach der 1. Konsultation)

Calcium carbonicum D200 - 1x monatl.
dankbar für jedes Verständnis; Beschwerden werden im Alleinsein schlimmer!

Pulsatilla D200 - 1x monatl.
glaubt, daß der Arzt jetzt alle Entscheidungen für sie treffen wird

Phosphorus D200 - 1x monatl.
glaubt begeistert, daß seine Gesundung bereits vollbracht ist

Arsenicum album D200 - 1x monatl.
wägt kritisch; glaubt, die natürliche Ordnung gefunden zu haben

Angeber

Lachesis D200 - 1x monatl.
was er alles kann

Arsenicum album D200 - 1x monatl.
was er alles weiß

Nux vomica D200 - 1x monatl.
was er alles erreicht hat

Sulfur D200 - 1x monatl.
was er alles besitzt

Aurum D200 - 1x monatl.
wie mächtig er ist

untergeordneter Angestellter

Staphisagria D200 - 1x monatl.
entrüstet sich, schluckt runter; Magen, Blähsucht; Handlung gelähmt

untergeordneter Beamter

Nux vomica D200 - 1x monatl.
tyrannisiert seinen Antragsteller mit Willkür; reizbar, mürrisch, ekelhaft, herrisch, beleidigend; saurer Magen und Schreibtisch-Hämorrhoiden

Betrüger

Nux vomica D200 - 1x monatl.
will schurkig und rücksichtslos zu materiellem Erfolg gelangen

Herr und Frau Biedermann

Platinum D200 - 1x monatl.
je stolzer, desto dümmer; neidisch, geil, pervers

VERFASSUNG - Verhalten, allgemein

Lycopodium D200 - 1x monatl.
überspannte Gesundheitsfanatiker; unsicher, gefühllos, rücksichtslos
Arsenicum album D200 - 1x monatl.
übertrieben sauber; bespitzeln, verraten und verleumden Christus noch am Kreuz
Veratrum album D200 - 1x monatl.
sauber, erfolgreich; freche Klatschtante, alberner, flegelhafter Klugschwätzer

Brandstifter

Belladonna D200 - 1x monatl.
spielt mit dem Feuer, sieht alles in rotglänzender Festlichkeit; Entsetzen danach
Hepar sulfuris D200 - 1x monatl.
unbändiger Impuls, alles in Brand zu setzen; sieht im Wahn die ganze Welt brennen

Casanova

Acidum hydrofluoricum D200 - 1x monatl.
liebenswürdiger Schmetterling, Nachtschwärmer, stets im Begriff, seine Männlichkeit zu demonstrieren

Charmeur

Cuprum D200 - 1x monatl.
blond, verwöhnt, redselig; kennt keinen Widerstand, zieht tolle Schau ab, setzt seine Wünsche notfalls mit Krampfanfällen durch

Chefsekretärin des Herrn Direktors

Platinum D200 - 1x monatl.
rücksichtlose Pflichterfüllung steht über rücksichtsvoller Liebe

Dandy

Phosphorus D200 - 1x monatl.
blond, heiter, phantasiereich; liebt die Welt, die Menschen, den Schöpfer; will gefallen; ist sich seiner Handlungen nicht bewußt
Arsenicum album D200 - 1x monatl.
geistreich, ausgezeichnete Kleidung, vollendete Manieren, stets verbindliches Lächeln; ist sich seiner Identität und Interessen bewußt

Denunziant

Arsenicum album D200 - 1x monatl.
Inquisitor; Rentner bespitzelt Falschparker; Lehrer mit erhobenem Zeigefinger
Natrium muriaticum D200 - 1x monatl.
Streber; will sich bei Dritten beliebt machen; Rechtsanwalt
Lachesis D200 - 1x monatl.
Neider; führt unaufhörlich Prozesse; Staatsanwalt

Nux vomica D200 - 1x monatl.
Gewohnheitsdenunziant; Beamter
Veratrum album D200 - 1x monatl.
Schwätzer; erregt sich über die Fehler anderer; Nachbarin

Duckmäuser
Nux vomica D200 - 1x monatl.
professioneller Charakterzug
Lycopodium D200 - 1x monatl.
rücksichtslos ehrgeizig, verzeiht nie, schwört Rache
Silicea D200 - 1x monatl.
schwächlich, knickt leicht
Calcium carbonicum D200 - 1x monatl.
unbeholfen, gibt leicht auf

Frühaufsteher
Acidum hydrofluoricum D200 - 1x monatl.
euphorisch, geschwätzig, voller Kraft
Lachesis D200 - 1x monatl.
euphorisch, geschwätzig, überschwenglich, voll intellektueller Ideen
Moschus D200 - 1x monatl.
euphorisch, geschwätzig, überschwenglich, voll hysterischer Ideen
Ferrum D200 - 1x monatl.
froh heiter
Hyoscyamus D200 - 1x monatl.
boshaft heiter
Agaricus D200 - 1x monatl.
lustig, tanzt, grimassiert

Geschäftsmann unserer Zeit
Bryonia D200 - 1x monatl.
starre Angespanntheit durch beständig bohrenden Ärger; denkt in Mengen beim Handel, an der Börse, beim Essen; will allein sein, macht sich Dauersorgen, überfrißt sich

Krimineller
Mercurius solubilis D200 - 1x monatl.
häßlich, brutal, grausam, Mörder; Selbstmord durch Erschießen

Nachtarbeiter
Lachesis D200 - 1x monatl.
geistige Arbeit fällt leicht; nicht ins Bett zu kriegen

Reformer
Natrium muriaticum D200 - 1x monatl.
bedrängt alle mit seiner neuen Lebensweise wie Körnerfutter oder Sektenglaube

Revoluzzer
Mercurius solubilis D200 - 1x monatl.
erkennt keine Autorität an, mit allem unzufrieden

Romantiker
Ignatia D200 - 1x monatl.
schwärmt in Elegien
Phosphorus D200 - 1x monatl.
kultiviert das Verliebtsein mit allzu begeisterter Phantasie
Tuberculinum bovinum D200 - 1x monatl.
leidenschaftlich verträumt
Antimonium crudum D200 - 1x monatl.
bei Mondschein; rezitiert Gedichte

Schattenfrauen fremdgehender Männer
Magnesium carbonicum D200 - 1x monatl.
teilnahmslos, erschöpfte Nerven; plötzlich schwach, drohende Ohnmacht; die "chronische Chamomilla", das "mineralische Opium", liegt da wie im Koma

Schwarzseher
Kalium phosphoricum D200 - 1x monatl.
kleinmütiger Seufzer
Cimicifuga D200 - 1x monatl.
von schwarzen Wolken umhüllt
Sepia D200 - 1x monatl.
wer nur im Dunkel lebt, kann nur schwarzsehen
Jodum D200 - 1x monatl.
meint, jedes Ereignis ende schlimm
Calcium carbonicum D200 - 1x monatl.
angeboren

mehr Schein als Sein
Phosphorus D200 - 1x monatl.
glänzt, glitzert und leuchtet gern selbsttäuschend; fühlt sich adlig, Selbstsucht, Größenwahn, baut Luftschlösser
Arsenicum album D200 - 1x monatl.
der feine Herr mit dem silbernen Spazierstock, stets verbindlich lächelnd
Natrium muriaticum D200 - 1x monatl.
"denen werde ich's beweisen!", vergißt darüber zu sein

Lycopodium D200 - 1x monatl.
zu sehr mit der Würde und Wirkung seiner Person beschäftigt, kein Sinn fürs Sein

Platinum D200 - 1x monatl.
zu edel, zu hochmütig mit seiner Person beschäftigt, die mit letztem Modeschrei aufpoliert wird; keine Zeit mehr übrig zu sein

Sulfur D200 - 1x monatl.
voller Ideen, was zu tun wäre; ständig in Bewegung, sie umzusetzen oder im Nichtstun pseudophilosophierend zurückgelehnt; beides geht am Lebenssinn vorbei

überzivilisierter Stadtmensch

Nux vomica D200 - 1x monatl.
überintellektuell, überfeinert, überfordert; gibt sich komplizierten Problemen und kulinarischen Erlesenheiten hin, die ihn beide krank machen

Tierquäler

Arsenicum album D200 - 1x monatl.
und Menschenquäler (inquisitorischer KZ-Wächter)

Belladonna D200 - 1x monatl.
der brave Zeitgenosse wird plötzlich gewalttätig

ablehnend (lehnt auch Arzt und Arznei ab)

Arnica D200 - einmalig
rot; könne vergiftet werden

Arsenicum album D200 - einmalig
blaß; könne vergiftet werden

Hyoscyamus D200 - einmalig
verkalkt, leerer Blick

Barium carbonicum D200 - einmalig
verkalkt, verblödet

Sepia D200 - einmalig
"alles hängt", was gibt es da noch zu liften

abschweifend, Anamnese nicht möglich

Cimicifuga D200 - 1x monatl.
hüpft geschwätzig vom Elefantenrüssel zum Rüssel der Fliegen

Lachesis D200 - 1x monatl.
redet den Arzt gegen die Wand mit Themen außerhalb seiner Person

Sulfur D200 - 1x monatl.
schwätzt wie ein Vertreter, der erfolgreich Luft verkauft

angespannt

Ignatia D200 - 1x bei Bedarf
anfallsweise; ändert ständig ihre Stimmung

VERFASSUNG - Verhalten, allgemein

    Nux moschata D200 - 1x bei Bedarf
    andauernd; ändert ständig ihre Meinung

anmaßend

    Calcium carbonicum D200 - einmalig
    unbeholfen

    Alumina D200 - einmalig
    ausgetrocknet

    Nux vomica D200 - einmalig
    angeborener Stänkerer

    Platinum D200 - einmalig
    besitzstrebend

    Palladium D200 - einmalig
    frech, drohend

begeisterungsfähig

    Sulfur D200 - 1x monatl.
    selbst über nichtige Dinge

    Phosphorus D200 - 1x monatl.
    Strohfeuer

bespitzelt andere

    Lycopodium D200 - 1x monatl.
    braucht Stoff für seine Gerichtsprozesse; stolzer, unverfrorener Arier

    Pulsatilla D200 - 1x monatl.
    braucht Stoff für den nächsten Kaffeeklatsch; "ich sag' nur, wie's ist!"

    Sepia D200 - 1x monatl.
    erregt sich über die sexuelle Unmoral; Sozialpädagogin, Frauenärztin

    Veratrum album D200 - 1x monatl.
    erregt sich über die religiöse Unmoral; Pfarrer, Pfarrerin

bösartig

    Anacardium D200 - einmalig
    gegen seinen Willen; möchte doch nur Gutes tun

    Hyoscyamus D200 - einmalig
    hinterlistig

    Lachesis D200 - einmalig
    zwieträchtig

    Arnica D200 - einmalig
    verletzend

    Aurum D200 - einmalig
    machtgierig

dämonisch
- **Sulfur D200** - 1x monatl.
  verwendet seine Intelligenz, um anderen Schlechtes zuzufügen
- **Anacardium D200** - 1x monatl.
  möchte nur Gutes tun, weiß daß es nötig ist, aber tut nur Böses
- **Lachesis D200** - 1x monatl.
  schmiedet Intrigen
- **Stramonium D200** - 1x monatl.
  zerstört ohne Reue

depressiv
- **Natrium muriaticum D200** - 1x monatl.
  trostlos, aber macht noch ein tapferes Gesicht
- **Lachesis D200** - 1x monatl.
  behält noch gewisse Lebendigkeit
- **Arsenicum album D200** - 1x monatl.
  hoffnungslos, aber weiß immer noch alles besser
- **Nux vomica D200** - 1x monatl.
  kann trotzdem noch reizbar und wütend sein
- **Sepia D200** - 1x monatl.
  verzweifelt, aber kann noch klagen und sich beklagen
- **Phosphorus D200** - 1x monatl.
  läßt sich gehen, teilnahmslos, menschenscheu; Schattenseite der Medaille!

eifersüchtig; rot
- **Apis D200** - 1x monatl.
  unbegreifliche, überraschende Stachel; Hirnödem?
- **Lachesis D200** - 1x monatl.
  heftig, zornig, blind, geschwätzig, tätlich; droht an seinem Zorn zu ersticken; reißt sich die Haare aus; Reue folgt meist nach
- **Aurum D200** - 1x monatl.
  sinnt auf Rache, führt sie aus

eifersüchtig; blaß
- **Arsenicum album D200** - 1x monatl.
  krankhafte, zwanghafte Erregung; fühlt sich verfolgt, angegriffen; Verdacht wird als gerechtfertigt erlebt; Paranoia
- **Hyoscyamus D200** - 1x monatl.
  boshaft verletzend, kränkend, demütigend, verlächerlichend
- **Lycopodium D200** - 1x monatl.
  langdauernder Groll, wohlüberlegte grausame Rache, aggressiv mit Worten
- **Staphisagria D200** - 1x monatl.
  Erregung wird unterdrückt, tritt andersartig als Hautkrankheit zutage

VERFASSUNG - Verhalten, allgemein

Platinum D200 - 1x monatl.
haßt alle verächtlich, die seinen Besitzstand streitig machen; verliert bei Mißerfolg den Glauben an sich, bricht zusammen

eifersüchtig in den Wechseljahren

Hyoscyamus D200 - 1x bei Bedarf
blaß, anzüglich, ausfallend

Lachesis D200 - 1x bei Bedarf
rot, anzüglich, intrigant

empört, entrüstet

Staphisagria D200 - 1x monatl.
enttäuscht, bekümmert; Magenkrampf, Hautausschlag

Colocynthis D200 - 1x bei Bedarf
verhalten zornig; Bauchkolik

Ipecacuanha D200 - 1x bei Bedarf
über mangelnde Gesundheit; Asthma, Übelkeit

errötet

Ferrum phosphoricum D200 - 1x monatl.
beim geringsten erregenden Anlaß

Ignatia D200 - 1x monatl.
bei Ansprechen auf Liebeskummer, bei jeder seelischen Erregung

Pulsatilla D200 - 1x monatl.
aus Hemmung; weiß nicht, wie sie sich verhalten soll

exzentrisch, unkonventionell

Calcium carbonicum D200 - 1x monatl.
Original, das in liebenswerter (unbewußter) Weise vom Üblichen abweicht

Sulfur D200 - 1x monatl.
der zerstreute Professor, außergewöhnlich interessant aber pedantisch, umständlich, ermüdend; ist sich seiner Wirkung nicht bewußt

Natrium muriaticum D200 - 1x monatl.
bewußt eigenartig; kennt die Norm, kann (oder will) sich nicht danach richten

Lachesis D200 - 1x monatl.
ausgeprägte, aufdringliche Verschrobenheiten, teils bewußt, teils unbewußt

flucht, schwört, spuckt

Anacardium D200 - einmalig
tobsüchtig rot

Acidum nitricum D200 - einmalig
krampfend blaß

geizig

Silicea D200 - 1x monatl.
schafft sich materiellen Halt für seine Hilflosigkeit; findet alles zu teuer

Calcium carbonicum D200 - 1x monatl.
aber verschwendet gern für sich selbst

Sulfur D200 - 1x monatl.
sammelt für seinen über alles geliebten Besitz

Nux vomica D200 - 1x monatl.
aus Furcht, in der Zukunft an Geldmangel zu leiden; freizügig gegen Fremde

Hyoscyamus D200 - 1x monatl.
der Familie gegenüber; freizügig gegen sich und Fremde

Lachesis D200 - 1x monatl.
bald geizig, bald verschwenderisch

geltungssüchtig

Lachesis D200 - 1x monatl.
sehr ehrgeizig, rücksichtslos, unbeherrscht; schafft es

Nux vomica D200 - 1x monatl.
sehr ehrgeizig bemüht, betrügerisch; schafft es selten

Lycopodium D200 - 1x monatl.
setzt alles ein, auch Arglist, Argwohn und Arbeit, um sich Ansehen zu verschaffen; klappt meist; leider werden zu viele davon Ärzte!

Veratrum album D200 - 1x monatl.
arbeitet sehr ehrgeizig, gleicht damit seine unheimliche Schwäche aus

genial

Phosphorus D200 - 1x monatl.
gottgegebene Inspiration

Lachesis D200 - 1x monatl.
sublimierte Sexualneurose, die bis zum Wahnsinn reicht

Sulfur D200 - 1x monatl.
vollbringt Unmögliches (z.B. verkauft als Händler erfolgreich Luft)

Calcium carbonicum D200 - 1x monatl.
durch systematischen Ansporn von außen, mit Anerkennung dosiert

Lycopodium D200 - 1x monatl.
emotionale Losgelöstheit; es fällt leicht, was anderen schwer fällt

Natrium muriaticum D200 - 1x monatl.
hartnäckige Zähigkeit, Hindernisse zu überwinden

Arsenicum album D200 - 1x monatl.
grenzenlose Fähigkeit, Dinge zur perfekten Vollendung zu bringen

VERFASSUNG - Verhalten, allgemein

heftig gereizt, ärgerlich

Antimonium crudum D200 - 1x monatl.
verdrießlich, rüpelhaft

Chamomilla D200 - 1x bei Bedarf
unhöflich, unleidlich, kurz angebunden, bissig

Nux vomica D200 - 1x bei Bedarf
ekelhaft, "außer sich"

Anacardium D200 - 1x monatl.
übellaunig, flucht, schwört

Belladonna D200 - 1x bei Bedarf
heftig aggressiv, gewalttätig

Stramonium D200 - 1x bei Bedarf
tobsüchtig, alle haben seinen Zorn verdient

geschwätzig

Belladonna D200 - 1x monatl.
hastige Sprache; blutrotes Gesicht

Hyoscyamus D200 - 1x monatl.
wechselt ständig das Thema; hellrotes Gesicht

Lachesis D200 - 1x monatl.
wechselt ständig das Thema; blaurotes Gesicht

Cimicifuga D200 - 1x monatl.
wechselt ständig das Thema; blasses Gesicht

Veratrum album D200 - 1x monatl.
redet wirres Zeug; kaltschweißiges Gesicht

gleichgültig, interessenlos

Acidum phosphoricum D200 - 1x bei Bedarf
erschöpft; empfindet nichts mehr nach langanhaltendem Kummer

Acidum picrinicum D200 - 1x bei Bedarf
erschöpft; überarbeiteter Unternehmer; Rücken-, Kopfweh; will Stille

Nux vomica D200 - 1x bei Bedarf
gereizt; überarbeiteter Vertreter; weist Besorgnis zurück; Magenweh

Sepia D200 - 1x monatl.
apathisch; gleichgültig gegen sich, Haus und Familie; verschlampt

Lycopodium D200 - 1x monatl.
stumpfsinnig, besorgt um sich; unfähig, für andere etwas zu empfinden

Alumina D200 - 1x monatl.
abgespannt, ausgelaugt, vertrocknet; will nur noch liegen

gleichgültig gegen Familie
 Sepia D200 - 1x bei Bedarf
 obwohl sie ihre Familie verantwortungsvoll liebt
 Lycopodium D200 - 1x bei Bedarf
 geht davon, fährt in Ferien
 Acidum hydrofluoricum D200 - 1x bei Bedarf
 schickt alle weg, will allein sein; abends voller Zweifel

gottlos
 Lachesis D200 - 1x monatl.
 spöttelt, intellektualisiert; gestörte Beziehung zu seiner Seele
 Lycopodium D200 - 1x monatl.
 lästert, intellektualisiert; keine Beziehung zu seiner Seele; "Gott in Weiß"
 Mercurius solubilis D200 - 1x monatl.
 seelenlos
 Sulfur D200 - 1x monatl.
 heuchelt Frömmigkeit, wenn sie von Nutzen ist
 Veratrum album D200 - 1x monatl.
 heuchelt ohne Scheu und Scham
 Aurum D200 - 1x monatl.
 ist sich selbst ein mächtiger Gott; vergängliche Macht in goldenem Käfig
 Platinum D200 - 1x monatl.
 ist sich selbst feierliche Majestät; wird auf Gesellschaften angebetet

hinterlistig
 Lycopodium D200 - 1x monatl.
 sinnt über Rache
 Acidum nitricum D200 - 1x monatl.
 schwört Rache
 Lachesis D200 - 1x monatl.
 brütet Rache aus
 Hyoscyamus D200 - 1x bei Bedarf
 rächt sich

klebrig, verlangsamt
 Barium carbonicum D200 - 1x monatl.
 dick, unbeholfen, zurückgeblieben
 Graphites D200 - 1x monatl.
 fett, faul, gefräßig

launisch, rascher Stimmungswechsel

Ignatia D200 - 1x monatl.
lacht unbedacht; dann schluckt sie und weint krampfhaft

Valeriana D200 - 1x monatl.
lustig, lebendig, gesprächig; dann traurig mit heftigem Bewegungszwang

Nux moschata D200 - 1x monatl.
geschwätzig und läppisch heiter; dann bedrückt und weinerlich

Moschus D200 - 1x monatl.
noch eben fröhlich, wird sie unbegründbar traurig oder tobsüchtig

Platinum D200 - 1x monatl.
noch eben lacht sie demonstrativ, dann tobsüchtig oder weint grundlos

Palladium D200 - 1x monatl.
bleibt lieber unbeachtet; ist eher frech und dreist als stolz

lustig

Tuberculinum bovinum D200 - 1x monatl.
junger begeisterungsfähiger Mensch mit heiterem Humor

Luesinum D200 - 1x monatl.
alter zynischer Mensch mit beißendem Humor

reuevoll zornig

Lachesis D200 - 1x monatl.
winselt um Vergebung

Tarantula hispanica D200 - 1x monatl.
winselt um Beistand

ruhelos, überspannt in den Wechseljahren

Cimicifuga D12 - 2x tägl.
unglücklich, traurig, launisch, kummervoll; morgens

Caulophyllum D12 - 2x tägl.
gespannt mit Arbeitsdrang, regt sich leicht auf

sanft, mild, nachgiebig, nie zornig

Pulsatilla D200 - 1x monatl.
mitfühlend

Silicea D200 - 1x monatl.
schwächlich

Causticum D200 - 1x monatl.
mitleidend

schreckhaft

Ignatia D30 - 1x bei Bedarf
durch geringstes Geräusch
Silicea D12 - 2x tägl.
wenn erschöpft
Kalium phosphoricum D12 - 2x tägl.
ohne Grund

schrullenhaft

Sepia D200 - 1x monatl.
Gangart
Sulfur D200 - 1x monatl.
Kleidung

selbstsüchtig

Sulfur D200 - 1x monatl.
mürrisch, gleichgültig, rücksichtslos, kämpferisch
Calcium carbonicum D200 - 1x monatl.
weigert sich kindisch, seine Position aufzugeben; weniger kämpferisch
Lycopodium D200 - 1x monatl.
weigert sich hartnäckig, seine Position aufzugeben; losgelöst, gelassen
Pulsatilla D200 - 1x monatl.
möchte ständig gehätschelt und beschützt werden; halsstarrig, keck
Sepia D200 - 1x monatl.
verlangt nach immer mehr; beherrschend, befehlend, bewußt mißachtend
Lachesis D200 - 1x monatl.
mißachtet unbewußt die Bedürfnisse anderer, wenn erregt (was oft vorkommt)
Phosphorus D200 - 1x monatl.
die ganze Welt dreht sich nur um ihn; unbewußte Überzeugung
Arsenicum album D200 - 1x monatl.
berechnend, unerbittlich, vorteilheischend; weiß genau, was er damit will

spöttisch

Arsenicum album D200 - 1x monatl.
scharfsinnig
Lachesis D200 - 1x monatl.
doppelsinnig, beißend
Sepia D200 - 1x monatl.
vernichtend
Causticum D200 - 1x monatl.
ätzend, brennend, leidenschaftlich

stolz

Platinum D200 - 1x monatl.
absurd hochmütig, demonstrativ

Natrium muriaticum D200 - 1x monatl.
vornehm, edel, unsicher

Lycopodium D200 - 1x monatl.
würdig, kontrolliert seine Wirkung auf andere

Staphisagria D200 - 1x monatl.
neidisch, ärgerlich

teilnahmslos

Thuja D200 - 1x monatl.
gegen das andere Geschlecht

Sulfur D200 - 1x monatl.
gegen das Wohlergehen anderer, gegen sein Äußeres

Conium D200 - 1x monatl.
beim Spazierengehen in frischer Luft

Staphisagria D200 - 1x monatl.
nach Onanie

Cina D200 - 1x monatl.
bei Zärtlichkeiten

überempfindlich gegen Schmerz

Chamomilla D200 - 1x bei Bedarf
schreit schrill, schimpft, bissig

Ignatia D200 - 1x bei Bedarf
fällt in Ohnmacht

unempfindlich gegen Schmerz

Opium D200 - 1x monatl.
bei Schreck, Schock, Ohnmacht, Rauschgift

Hyoscyamus D200 - 1x monatl.
im schamlosen Wahnsinn, beim Sterben, beim Rauschgift

Helleborus D200 - 1x monatl.
leidet ohne Willensäußerung

ungeduldig; Auslösung, akut

Aconitum D200 - 1x monatl.
Schreck, ungerichtete panische Angst vor einem drohenden Unheil

Arsenicum album D200 - 1x monatl.
von reizbarer Schwäche mit ängstlicher Unruhe getrieben

ungeduldig durch Vereinsamung

Lycopodium D200 - 1x monatl.
übergewichtiger Intellekt, verkümmertes Gefühlsleben, geschrumpfte Lebensenergie; zurückgezogen, ungesellig; äußerlich stolz beherrschend, innerlich unsicher, unstet, minderwertig, furchtsam, depressiv

Natrium muriaticum D200 - 1x monatl.
umgekehrt wie bei Lycopodium: Mangel an innerem Gleichgewicht durch Betonung der Gefühle; zurückgezogen, depressiv, schwer eindringbar; selbst auferlegt oder ausgelöst durch Kummer, Verlust, Verlassenheit; beherrschend, rücksichtslos, erfolgreich

Aurum D200 - 1x monatl.
trägt schwer am Gewicht echter und eingebildeter Verantwortung, sich selbst auferlegt oder gefordert durch die Notwendigkeit widriger Umstände; brütet, macht sich Vorwürfe; hoffnungslos, ruhelos, tief melancholisch

ausgesprochen unhöflich

Hepar sulfuris D200 - 1x monatl.
hilflos, unbedacht, reizbar; schlägt Wunden, die, wie seine eigenen, lange eitern; lächelt nie; unbarmherziger Gläubiger

Mercurius solubilis D200 - 1x monatl.
immer gedankenabwesend, immer unzufrieden; schlägt tiefgreifende, brennende Wunden; weder amüsant, noch amüsierbar

ausgesprochen unnatürlich

Natrium muriaticum D200 - 1x monatl.
geziert

Petroleum D200 - 1x monatl.
affig

Carbo vegetabilis D200 - 1x monatl.
lügnerisch, dümmlich

Graphites D200 - 1x monatl.
albern, dümmlich

Platinum D200 - 1x monatl.
überheblich

immer unzufrieden

Hepar sulfuris D200 - 1x monatl.
barsch, reizbar, tätlich, unerbittlich

Mercurius solubilis D200 - 1x monatl.
ungehorsam, streitsüchtig, klagt über alle und alles

Acidum nitricum D200 - 1x monatl.
angriffslustig, flucht über alle und alles

Platinum D200 - 1x monatl.
mit der ganzen Welt, fühlt sich in die Enge getrieben

VERFASSUNG - Verhalten, allgemein

Lachesis D200 - 1x monatl.
hat das Gefühl, was zu verpassen; vergnügungssüchtig

Sepia D200 - 1x monatl.
hat das Gefühl, was verpaßt zu haben; diskussionssüchtig

widersprüchlich

Ignatia D200 - 1x monatl.
lacht wenn's traurig ist; Zahnschmerzen besser beim Kauen; Kopfweh besser beim Bücken; durstloses frostfreies Fieber besser durch Abdecken, Halsweh besser durch Schlucken; Husten schlimmer durch Abhusten

Pulsatilla D200 - 1x monatl.
fröstelt stets, braucht aber kalte frische Luft

zerstreut

Nux moschata D200 - 1x monatl.
wie auf Wolken; immer trockener Mund aber durstlos

Phosphorus D200 - 1x monatl.
wie im Traum; immer leicht erregbar

Abneigung gegen bestimmte Personen

Natrium muriaticum D200 - 1x bei Bedarf
stolz; aus unbestimmten Gründen

Calcium carbonicum D200 - 1x bei Bedarf
schüchtern; unerklärlich

beleidigt und beschimpft andere ständig

Nux vomica D200 - 1x monatl.
gewohnheitsmäßig; nörgelt, tyrannisiert seine Familie willkürlich

Acidum nitricum D200 - 1x monatl.
anfallsartig; flucht, greift an

Hepar sulfuris D200 - 1x monatl.
überraschend; könnte seine Umwelt umbringen

Lachesis D200 - 1x monatl.
aus Haß über sich selbst; spöttelt

beleidigt Ehepartner in Gegenwart der Kinder (oder Fremder)

Lachesis D200 - 1x monatl.
unbeherrscht

Anacardium D200 - 1x monatl.
böser Wille

Arsenicum album D200 - 1x monatl.
Denunziant

Veratrum album D200 - 1x monatl.
erfolgssüchtig, geschwätzig, läßt niemanden neben sich gelten
Nux vomica D200 - 1x monatl.
die Familie hat sich dran gewöhnt

bemitleidet sich selbst

Calcium carbonicum D200 - 1x monatl.
Freundlichkeit und Opferbereitschaft werden mit Füßen getreten; jammert

Staphisagria D200 - 1x monatl.
Sinn für (persönlich empfundene) Gerechtigkeit findet kein Gehör; entrüstet sich

Causticum D200 - 1x monatl.
wenn alkoholisiert und weint über sein unglückliches Elend

beschuldigt jeden, in dessen Schuld er steht

Phosphorus D200 - 1x monatl.
destruktive Seite; kann sich nicht verpflichten

Brechwürgen bei Aufregung

Argentum nitricum D30 - 1x bei Bedarf
krampfhaft, erschöpfend

kann kein Blut sehen

Alumina D200 - 1x bei Bedarf
gräßliche Anwandlungen, Zwang zu Mord und Selbstmord

buckelt nach oben, tritt nach unten

Magnesium carbonicum D200 - 1x monatl.
während er auf seinen Chef wartet, zieht er seine Unterlippe nach vorne, wippt im Stehen auf den Vorderfüßen; "Guten Morgen Herr Chef(arzt)", buckelt er ihm entgegen

diskutiert gewandt

Sulfur D200 - 1x monatl.
provozierend; trainiert seinen Intellekt; Fundament seiner Verständigungsart

Phosphorus D200 - 1x monatl.
heiter; nährt seinen Spaß (in jeder Lage)

Lycopodium D200 - 1x monatl.
unverwüstlich; verchromt sein Prestige

Natrium muriaticum D200 - 1x monatl.
schulmeisterlich; pflegt seine Kränkungen daraus

Arsenicum album D200 - 1x monatl.
rechthaberisch; poliert sein Image

ständig in Eile
Argentum nitricum D200 - 1x monatl.
wie von der Peitsche getrieben; geht immer schneller
Alumina D200 - 1x monatl.
kann nichts schnell genug tun; Zeit vergeht zu langsam
Jodum D200 - 1x monatl.
besorgniserregend aufgeregt, unstete Augen
Cimicifuga D200 - 1x monatl.
"es muß etwas geschehen"
Veratrum album D200 - 1x monatl.
geschäftig mit Nichtigkeiten; geschwätzig
Medorrhinum D200 - einmalig
lithämische Hast

läßt Dinge fallen
Apis D200 - 1x monatl.
hysterisch; Periode bleibt aus; Pubertät, Wechseljahre

freundlich zu Fremden, nicht aber zur Familie
Lycopodium D200 - 1x monatl.
Gassenengel, Hausteufel; sucht die Mücke an der Wand, das Haar in der Suppe
Nux vomica D200 - 1x monatl.
verausgabt sich in Gesellschaft, nörgelt zu Hause übelgelaunt an allem rum
Pulsatilla D200 - 1x monatl.
schüttet ihre Lieblichkeit über die Nachbarn, zu Hause verlangt sie danach
Veratrum album D200 - 1x monatl.
schwatzhafter Streber, geschwätziges Waschweib, scheinheiliger Rentner; redet über die Fehler anderer, verträgt aber keine Eigenkritik

Handbewegungen
Arsenicum album D200 - 1x monatl.
hebt sie abwehrend hoch, droht mit dem Finger oder weist damit zurecht
Pulsatilla D200 - 1x monatl.
faltet die Hände
Moschus D200 - 1x monatl.
legt die Hände übereinander
Phosphorus D200 - 1x monatl.
theatralische Gebärden

Qualität des Händedrucks
Lycopodium D200 - 1x monatl.
fest und dankbar, wenn ihm geholfen wurde; Tränen stehen in den Augen

Natrium muriaticum D200 - 1x monatl.
zieht seine Hand auffallend rasch zurück

Arsenicum album D200 - 1x monatl.
kalt, trocken, kräftig

Silicea D200 - 1x monatl.
rauh, rissig, schwach

Calcium carbonicum D200 - 1x monatl.
kalt, klamm, schlaff

Hepar sulfuris D200 - 1x monatl.
kalt, klamm, weniger schlaff als bei Calcium

Thuja D200 - 1x monatl.
schwach, schweißtriefend

schreitet wie ein Herrscher einher

Sulfur D200 - 1x monatl.
trägt Lumpen, Fetzen, Papierkrone (Kinder, Fasching, Altersheime)

Platinum D200 - 1x monatl.
gekleidet wie eine Königin oder mit dem letzten Modeschrei

Phosphorus D200 - 1x monatl.
glaubt adlig zu sein

Lycopodium D200 - 1x monatl.
würdig, seiner Wirkung bewußt

schleppt ihre ganze Familie zum Homöopathen

Arsenicum album D200 - 1x monatl.
setzt sich äußerst hartnäckig dafür ein

Natrium muriaticum D200 - 1x monatl.
durch ihre lang anhaltende, nachdrückliche Begeisterung

Pulsatilla D200 - 1x monatl.
durch ihr inständiges Flehen

fällt leicht in Ohnmacht (hysterisch)

Ignatia D30 - 1x bei Bedarf
bei Liebeskummer, nach Tadel; erwacht mit einem tiefen Seufzer

Nux moschata D30 - 1x bei Bedarf
bei geringfügiger seelischer Erregung; findet alles lächerlich

Moschus D30 - 1x bei Bedarf
bei Zorn und Wut; steigert sich, wird blaß, blau; berauscht, verwirrt

Phosphorus D30 - 1x bei Bedarf
bei ohnmächtiger Situation wie z.B. schlechten Nachrichten

Valeriana D30 - 1x bei Bedarf
beim geringsten Schmerz

Pulsatilla D30 - 1x bei Bedarf
in der Pubertät; spärliche Periode; fröstelt ständig

hysterische Anfälle

Ignatia D30 - 1x bei Bedarf
epilepsieartig bei Tadel

Moschus D30 - 1x bei Bedarf
tetanische Krämpfe

Tarantula hispanica D30 - 1x bei Bedarf
Lachkrämpfe, epilepsieartige Krämpfe, wenn nicht beachtet wird

Kalium phosphoricum D30 - 1x bei Bedarf
weint, lacht, gähnt, krampft, bewußtlos

Gelsemium D30 - 1x bei Bedarf
Krämpfe des Kehlkopfdeckels

Belladonna D30 - 1x bei Bedarf
Hirnkrämpfe, laute Erregung; krebsrot, weite Pupillen, wilder Blick

hysterisch nach Blutverlust

Sticta D200 - 1x bei Bedarf
weint, taumelt, schwebt

Cannabis indica D200 - 1x bei Bedarf
lacht geschwätzig, fliegt

klagt und beklagt sich laufend

Sulfur D200 - 1x monatl.
über die Welt, die sein Genie verkennt

Nux vomica D200 - 1x monatl.
über die Fliege an der Wand

Lachesis D200 - 1x monatl.
über die Sensationen in dieser Welt

Calcium carbonicum D200 - 1x monatl.
über seine Gesundheit oder Krankheit

Causticum D200 - 1x monatl.
über die Grausamkeiten in dieser Welt

schlägt mit dem Kopf gegen die Wand

Millefolium D200 - 1x bei Bedarf
zum Beispiel bei Kopfschmerz mit Blutandrang; rot, schláff, atonisch; Gegenteil von Arnica!

spielt mit eigenem Kot

Mercurius solubilis D200 - einmalig
als vernachlässigtes Kind

Hyoscyamus D200 - einmalig
im verwirrten Alter

alberne Lache

Agaricus D30 - 1x bei Bedarf
hektisch; hampelt von einem Thema zum andern

Calcium carbonicum D30 - 1x bei Bedarf
träge, töricht; redet sinnlos, was ihm gerade in den Sinn kommt

dumme Lache

Cannabis indica D30 - 1x bei Bedarf
berauscht

Hyoscyamus D30 - 1x bei Bedarf
enttäuscht

Platinum D30 - 1x bei Bedarf
abschätzend

geile Lache

Bufo D30 - 1x bei Bedarf
dämlich

Crocus D30 - 1x bei Bedarf
albern, läppisch

Veratrum album D30 - 1x bei Bedarf
mannstoll

krampfhafte Lache

Ignatia D30 - 1x bei Bedarf
endet meist in Weinen

Moschus D30 - 1x bei Bedarf
unkontrollierbar, erstickt fast dabei

Tarantula hispanica D30 - 1x bei Bedarf
maßlos; ruhelos, Glieder zittern; Musik beruhigt

Platinum D30 - 1x bei Bedarf
laut, ungestüm, demonstrativ; endet meist in Tobsucht

schallende Lache

Ammonium carbonicum D200 - 1x monatl.
über Nichtigkeiten; leer

Barium carbonicum D200 - 1x monatl.
wie wahnsinnig über Nichtigkeiten; dumm

Sulfur D200 - 1x monatl.
über deftige Witze

wiehernde Lache
Tuberculinum bovinum D200 - 1x bei Bedarf
ruhelos, verwöhnt; erkältlich, Kopfweh, Magenweh; verlangt nach Obst und Milch

lacht und weint im Wechsel
Ignatia D30 - 1x bei Bedarf
Weinkrämpfe

Moschus D30 - 1x bei Bedarf
Wutanfälle

Nux moschata D30 - 1x bei Bedarf
Blähsucht

lacht bei traurigen Anlässen
Ignatia D30 - 1x bei Bedarf
hysterisch verwirrt

Natrium muriaticum D200 - 1x bei Bedarf
gefühlsmäßig verwirrt

Anacardium D30 - 1x bei Bedarf
lacht, obwohl er weinen wollte

kann bei Todesfall nicht weinen
Calcium fluoratum D200 - 1x bei Bedarf
verhärtet

weint bei Lob
Lycopodium D200 - 1x monatl.
Tränen schießen ihm rührselig in die Augen

weint bei Musik
Thuja D200 - 1x bei Bedarf
Beine zittern

Sepia D200 - 1x bei Bedarf
bei Klaviermusik

Natrium carbonicum D200 - 1x bei Bedarf
unbestimmtes, banges Angstgefühl

weint beim Stillen
Pulsatilla D200 - 1x bei Bedarf
aus Rührung oder ohne Grund

im Umgang mit der Liebe

Phosphorus D200 - 1x monatl.
genießt viele Partner und Beziehungen; aufregend, vergnüglich, zärtlich

Pulsatilla D200 - 1x monatl.
geht mit Leichtigkeit zärtliche, liebevolle Beziehungen ein; natürlich, notwendig

Sulfur D200 - 1x monatl.
tröstet und bindet sich schnell aufs Neue nach gebrochener Beziehung; das steht jedem Menschen zu

Lycopodium D200 - 1x monatl.
losgelöst, gelassen, distanziert; kann liebevolle Gefühle nicht erwidern

Lachesis D200 - 1x monatl.
leidenschaftlich stark, unzuverlässig

Natrium muriaticum D200 - 1x monatl.
vielschichtige, sehnsüchtig quälende Gefühle; unerreichbares Ideal

Arsenicum album D200 - 1x monatl.
läßt sich auf gefühlsmäßig unvorteilhafte Position nicht ein

Sepia D200 - 1x monatl.
alles ist Pflicht, Verantwortung oder Last

im Umgang mit der Liebe zu ihren Kindern

Phosphorus D200 - 1x monatl.
aufregend zärtlich, heiter; manchmal effektheischend

Pulsatilla D200 - 1x monatl.
überschüttet sie mit natürlichen Zärtlichkeiten; manchmal zu anspruchsvoll

Calcium carbonicum D200 - 1x monatl.
mühelos einfühlend; verwöhnt sie und erfreut sich an ihnen

Sulfur D200 - 1x monatl.
streichelt sie, wie er seinen Besitz liebkost; ist stolz auf sie

Lycopodium D200 - 1x monatl.
besorgt, aber losgelöst, gelassen, distanziert; Kinder haben zu gehorchen

Sepia D200 - 1x monatl.
distanziert; kann mit Zuneigung schlecht umgehen, verursacht Belastung; aber pflichtbewußt und verantwortungsvoll

Lachesis D200 - 1x monatl.
leidenschaftliche Zuneigung, aber nicht immer verläßlich, oft unkritisch

Natrium muriaticum D200 - 1x monatl.
gewissenhaft, bedacht, gefühlvoll; leitet sie instinktiv an, manchmal zu schulmeisterlich

Arsenicum album D200 - 1x monatl.
zu gewissenhaft; übernimmt die Führung und organisiert ihr Leben; manchmal zu rücksichtslos

tastet unentwegt seine Lippen ab
Phosphorus D200 - 1x monatl.
träumt und staunt

zieht sich nackt aus
Hyoscyamus D200 - 1x bei Bedarf
gebärdet sich anzüglich und geil

kaut an den Nägeln
Cina D200 - 1x monatl.
nervös, grimassierend verwurmt

Arsenicum album D200 - 1x monatl.
pedantisch, nichts darf überstehen

Silicea D200 - 1x monatl.
offenbar unsicher

Lycopodium D200 - 1x monatl.
versteckt unsicher

Natrium muriaticum D200 - 1x monatl.
besorgt unsicher

Sulfur D200 - 1x monatl.
nervös, juckt und kratzt sich überall

bohrt ständig in der Nase
Cina D12 - 2x tägl.
nervöse Wurmkinder

Arum triphyllum D12 - 2x tägl.
beißt sich die Lippen auf

Sulfur D12 - 2x tägl.
bohrt und zupft sich überall

kann schlecht "Nein" sagen
Natrium muriaticum D200 - 1x monatl.
möchte nicht verletzen, fühlt sich irgendwie schuldig, flüchtet sich in rationale Rechtfertigungen

Phosphorus D200 - 1x monatl.
zeigt sich lieber einfühlend, gibt aber unbeschwert seine Zusage auf, wenn die Lust daran verlorengeht

Arsenicum album D200 - 1x monatl.
zeigt sich eher gütig, verständig; opfert sich, bis man ihn ans Kreuz nagelt

Pulsatilla D200 - 1x monatl.
stets unentschlossen, redet drumherum

Sulfur D200 - 1x monatl.
macht tausend Zusagen ohne Umsetzung oder findet einen Trottel, der sie ausführt

im Umgang mit Problemen
Calcium carbonicum D200 - 1x monatl.
zieht sich zurück, traurig, stirbt
Calcium phosphoricum D200 - 1x monatl.
springt darüber hinweg trotz seiner Schwäche
Calcium fluoratum D200 - 1x monatl.
setzt sich ein mit Kraft, gewissenhaft, will alles meistern

putzwütig vor der Periode
Helonias D12 - 2x tägl.
bereitet ihr Nest zum Nisten vor

kann der Rede eines anderen nicht zuhören
Arsenicum album D200 - 1x monatl.
hört nur sich selbst gerne reden
Lycopodium D200 - 1x monatl.
steht auf, geht raus
Sulfur D200 - 1x monatl.
schläft ein

redet über die Fehler anderer
Veratrum album D200 - 1x monatl.
mit großer Geschwätzigkeit; aber Vorsicht bei Kritik! wird ausfällig
Staphisagria D200 - 1x monatl.
mit großer Entrüstung: grübelt darüber nach

rülpst laut
Antimonium crudum D12 - 2x tägl.
rüpelhaft
Moschus D12 - 2x tägl.
Schluckauf
Asa foetida D12 - 2x tägl.
umgekehrte Bewegungen des Verdauungstraktes

verzweifelt still über seine Schwäche
Phosphorus D200 - 1x monatl.
im Schatten seines ehemaligen Lichtes
Calcium carbonicum D200 - 1x monatl.
sorgenvoll, ablehnend, böse
Kalium carbonicum D200 - 1x monatl.
reizbar

VERFASSUNG - Verhalten, allgemein

Silicea D200 - 1x monatl.
scheu, schicksalsergeben

Sepia D200 - 1x monatl.
menschenscheu, verschlossen

Psorinum D200 - 1x monatl.
sorgenvoll, menschenfeindlich, lebensüberdrüssig

verzweifelt nie über seine Schwäche

Sulfur D200 - 1x monatl.
viel zu beschäftigt, "um solchem Unsinn stattzugeben"

Lycopodium D200 - 1x monatl.
versteckt sie geschickt aus Furcht, sie könne eines Tages auffliegen und vergißt sie, weil er ein rechtschaffenes Leben führt

sucht einen Arzt nach dem anderen auf

Phosphorus D200 - 1x monatl.
schwärmt begeistert von jeder neuen Therapierichtung

Arsenicum album D200 - 1x monatl.
probiert alle aus, bleibt aber dem treu, der ihm geholfen hat

liebt Tiere mehr als Menschen

Lycopodium D200 - 1x monatl.
gefühllos gegenüber Menschen; das Tier entdeckt seine Schwächen nie

Silicea D200 - 1x monatl.
Angst, mit seiner Zuneigung bei Menschen zu versagen

Sepia D200 - 1x monatl.
Schoßhunddame oder Buldoggenliebe; Tiere kann man beherrschen, Menschen dagegen weniger

Arsenicum album D200 - 1x monatl.
Katzen; bewundert sie wegen ihrer Unabhängigkeit

sucht Trost

Aconitum D30 - 1x bei Bedarf
bei Angst, Herzklopfen; will Hand gehalten haben

Pulsatilla D30 - 1x bei Bedarf
kehrt ihre Probleme nach außen; will bemitleidet werden

Phosphorus D30 - 1x bei Bedarf
bei Angst, Alleinsein; will gestreichelt werden

lehnt Trost ab

Ignatia D30 - 1x bei Bedarf
weint in der Stille

Natrium muriaticum D200 - 1x bei Bedarf
Trost verschlimmert Beschwerden

Cactus D3 - 3x tägl.
weint ohne Grund

fühlt sich vernachlässigt

Ignatia D200 - 1x bei Bedarf
durch ihre Freunde; lehnt aber Zuneigung ab

Folge von Vernachlässigung

Bufo D12 - 2x tägl.
jung, weiblich, schwachsinnig, mannstoll

Acidum sulfuricum D12 - 2x tägl.
jung, männlicher Partner von Bufo, verwahrlost, Säufer

Crocus D12 - 2x tägl.
alt, weiblich, albern, geckig, mannstoll

Conium D12 - 2x tägl.
alt, männlicher Partner von Crocus, albern, renommiert, Möchtegern

weiß schon im voraus, was andere sagen wollen

Phosphorus D200 - 1x monatl.
alle Sinne überempfindlich; 7. Sinn

Lachesis D200 - 1x monatl.
alle Antennen ausgefahren; Schlange als Symbol des Überbewußtseins

widerspricht mit sichtlichem Vergnügen

Lachesis D200 - 1x monatl.
lacht höhnisch und verlächerlicht die anderen

Arsenicum album D200 - 1x monatl.
spöttisch, um andere zu ärgern

Mercurius solubilis D200 - 1x monatl.
chronisch verbissen, willenlos

Causticum D200 - 1x monatl.
starrköpfige Geisteshaltung

Alumina D200 - 1x monatl.
ohne logische Gedankenfolge

Lycopodium D200 - 1x monatl.
erkennt die Schwächen anderer und teilt sie unverblümt mit

vernichtet mit Worten

Aurum D200 - 1x monatl.
wortstark, gewandt; schiebt seine Umwelt wie ein Bulldozzer gegen die Wand

VERFASSUNG - Verhalten, allgemein

verschweigt oder verdreht Tatsachen

Natrium muriaticum D200 - 1x monatl.
verschweigt bewußt, um sein geheimes Selbstbildnis zu schützen

Lycopodium D200 - 1x monatl.
verstellt sich, um ein wirkungsvolles Selbstbildnis abzugeben

Phosphorus D200 - 1x monatl.
verdreht, weil verwirrt oder nicht bewußt über sein wirkliches Selbstbildnis

verwechselt, was er tun könnte, ...

Phosphorus D200 - 1x monatl.
mit dem, was er getan habe; glaubt daran und überzeugt andere glaubhaft

Sulfur D200 - 1x monatl.
mit dem, was er bereits ausgeführt habe; glaubt daran, aber treibt alle anderen an, daß es wahr werde

knirscht mit den Zähnen im Schlaf

Tuberculinum GT D200 - einmalig
Therapiebeginn

Apis D30 - 1x bei Bedarf
Hirnhautreizung, Hirndruck, cri encéphalique

Belladonna D30 - 1x bei Bedarf
Krämpfe, Zuckungen, Kopfrollen

Cina D200 - 1x wöchentl.
nervöse Wurmkinder, unklares Erbrechen tagsüber

Zincum D30 - 1x bei Bedarf
Hirnerregung, Beinunruhe

immer in allem zögernd

Petroleum D200 - 1x monatl.
zaudernd, unschlüssig, willenlos

NOTIZEN:

Verhalten des Kindes

(siehe die Kapitel Verhalten, Benehmen und Schule)

Erbnosoden

Tuberculinum bovinum D200 - einmalig
schlecht gelaunt, heiter oder zornig, überschätzt sich

Psorinum D200 - einmalig
traurig, verzweifelt, minderwertig, ängstlich

Cancerinum D200 - einmalig
eckig, eifersüchtig, hinterlistig, ängstlich, feig

Medorrhinum D200 - einmalig
zerstörerisch nach langer Überlegung, griesgrämig, ungeduldig

Luesinum D200 - einmalig
bösartig, klaut, lügt; musisch, logisch, analytisch

Blumen-Liebhaber

Phosphorus D200 - 1x monatl.
liebt alles, was schön ist; verträgt keinen Blumengeruch (Allergie, Asthma)

Dauerschreikind

Magnesium carbonicum D200 - 1x bei Bedarf
will abends nicht ins Bett, morgens nicht raus

Grimassenschneider

Cuprum D200 - einmalig
krampfartig

Stramonium D200 - 1x bei Bedarf
fratzenhaft

Cina D200 - einmalig
clownhaft

Agaricus D12 - 2x tägl.
tickartig

Ignatia D12 - 2x tägl.
angestrengt, beim Sprechen

Kraftmeier

Sulfur D200 - 1x monatl.
ständig lauthals in Aktion, erschöpft sich nie

Calcium fluoratum D12 - 2x tägl.
kasperhaft, angeberisch; erschöpft nur durch überschüssige Aktionen

Acidum hydrofluoricum D12 - 2x tägl.
schon beim Erwachen; abends müde, verzweifelt

Knallfrosch
Phosphorus D200 - 1x monatl.
gewaltige Explosion, enttäuschendes Qualmen

"Meins ist das Beste"
Sulfur D200 - 1x monatl.
frühzeitig entwickeltes Gefühl für Besitz und Geld; sammelt alles chaotisch
Arsenicum album D200 - 1x monatl.
frühzeitig entwickeltes Gefühl für Besitz und Ordnung; sammelt alles genau

Petzer
Arsenicum album D200 - 1x monatl.
Inquisitor
Natrium muriaticum D200 - 1x monatl.
Streber
Lachesis D200 - 1x monatl.
Neider

verwöhnter Prinz
Cuprum D200 - 1x monatl.
verzogener Bengel, hat nie Widerstand erfahren; ruhelos, geschwätzig, lacht, singt, schimpft

Trotzkopf
Mercurius solubilis D200 - 1x monatl.
schmollt ausgedehnt

verweichlichtes Wohlstandskind
Magnesium carbonicum D200 - 1x monatl.
erregt, reizbar, unberechenbar; dumm, dreist, schlaff

Vagabund (ständig außer Haus)
Belladonna D200 - 1x monatl.
Wandertrieb; beliebtes Kind mit rosigen Wangen
Nux vomica D200 - 1x monatl.
freundlich zu Nachbarn, sucht seinen Vorteil; mürrisch zu Hause
Bryonia D200 - 1x monatl.
macht "Geschäfte" oder überfrißt sich bei Nachbarn

Zappelphilipp
Magnesium carbonicum D200 - 1x monatl.
der ewig Ungeliebte; uneheliches Kind, kopfhängerisch, schweigsam; zuckt im Gesicht, blaß, hitzige Röte nach heißen Speisen

angriffslustig
Acidum nitricum D200 - 1x bei Bedarf
plötzliche, heftige, haßerfüllte Ausbrüche, flucht und spuckt; spielt gern mit dem Feuer; schlecht in der Schule; ißt süß und scharf

glaubt ausgelacht zu werden
Calcium carbonicum D200 - 1x monatl.
schweigt, steht am Rande, beobachtet
Barium carbonicum D200 - 1x monatl.
versteckt sich

"braves" Kind
Calcium carbonicum D200 - 1x bei Bedarf
aber böse, wenn es langzeitig getadelt wird oder unbeachtet bleibt
Belladonna D200 - 1x bei Bedarf
aber heftig und unausstehlich, wenn es krank wird oder etwas schief geht

depressiv
Thuja D200 - 1x monatl.
feinfühlend, verletzbar, Trauer ohne Tränen; denkt lange über Kleinigkeiten nach; empfindlich gegen fremde Menschen; Musik rührt zu Tränen
Aurum D200 - 1x monatl.
leblos, furchtsam, schreckhaft, lange betrübt; seufzt und schluchzt im Schlaf
Sepia D200 - 1x monatl.
verneint alles, spielt den Lässigen, eher Mädchen
Natrium muriaticum D200 - 1x monatl.
protestiert still gegen das spannungsgeladene Familienleben
Cicuta virosa D200 - 1x monatl.
durch traurige Geschichten
Calcium carbonicum D200 - 1x monatl.
durch Leistungszwang

depressiv, eher Mädchen
Arsenicum album D200 - 1x monatl.
beim Alleinsein, ist viel allein gelassen worden; terrorisierte Kindheit
Lachesis D200 - 1x monatl.
mißtrauisch, aggressiv, eifersüchtig, redselig

VERFASSUNG - Verhalten des Kindes

Helleborus D200 - 1x monatl.
gleichgültig, abweisend, abgestumpft, willenlos; schulmüde, wortkarg; ungeliebt

ehrgeizig und kräftig
Hepar sulfuris D200 - 1x monatl.
verbissen ehrgeizig; kneift Geschwister und Spielkameraden; erkältet bei jedem Luftzug; jede kleine Verletzung eitert

eifersüchtig auf die Geburt eines 2. Kindes
Hyoscyamus D200 - 1x bei Bedarf
und spielt selbst Baby

erregt; anfallsartig
(zornig, zittert, bereut)
Silicea D200 - 1x monatl.
flüchtet nach vorn, wirkt hilflos; untröstlich
Lycopodium D200 - 1x monatl.
wirkt kläglich, nicht ablenkbar
Kalium bromatum D200 - 1x monatl.
wirkt ängstlich, gut ablenkbar
Phosphorus D200 - 1x monatl.
setzt seinen Wert in Szene, tröstbar

erregt; impulsiv
(rot, unkontrolliert, gefährlich; zerstört rasch Hindernisse, Widerstände, Einengung)
Chamomilla D200 - 1x monatl.
überempfindlich gegen Schmerz, gegen Verbote; tritt mit Füßen, schlägt nach der Mutter mit Fäusten, nicht zu beruhigen
Stramonium D200 - 1x monatl.
nach schweren seelischen Erlebnissen; glaubt sich verfolgt; grundlos zornig, aggressiv, schlägt zu, verletzt sich ohne Schmerzäußerung; bereut nicht, da Geschehenes vergessen wird
Carboneum sulfuratum D200 - 1x monatl.
Kinder von Alkoholikern oder alkoholisierte Kinder; verletzen sich in ihrer Wut
Cina D200 - 1x monatl.
Jungens von mäßiger Intelligenz, mürrisch, provozierend; Mädchen kapriziös, grimassierend; Nase und After jucken
Hepar sulfuris D200 - 1x monatl.
grob, aber feige; plötzlich angriffslustig; überempfindlich auf Eindrücke, Schmerz; liebt Feuer
Mercurius solubilis D200 - 1x monatl.
benachteiligt, behindert, unfähig; durch Geburt oder Erziehung

erregt; verletzt aus Entrüstung

(heftig, gewalttätig, blaßbläulich, schuldbewußt)

Lycopodium D200 - 1x monatl.
stolz, provozierend, verächtlich; unsicher, ängstlich, nachtragerisch

Sepia D200 - 1x monatl.
lange aufgestauter Zorn, rachsüchtig im Stillen

Staphisagria D200 - 1x monatl.
überempfindlich, übertreibt, zittert; versucht sich zu beherrschen, was ihn krank macht

Arsenicum album D200 - 1x monatl.
tyrannisiert seine Umwelt mit Kaprizen und Ansprüchen

erregt; hochmütig, bestimmend

(rot, reizbar auf Widerspruch, kurzzeitiger Zorn, heftige Gebärden, selten tätlich)

Sulfur D200 - 1x monatl.
selbstsüchtig; stößt Drohungen aus, setzt sie nicht um

Nux vomica D200 - 1x monatl.
ungeduldig; läßt sich an Gegenständen aus

Aurum D200 - 1x monatl.
herrisch, gewalttätig, schlägt zu

frech und appetitlos

Abrotanum D3 - 3x tägl.
abgemagert, hohläugig

fühlt sich vernachlässigt

Palladium D200 - 1x bei Bedarf
schimpft ständig darüber; verlangt, daß man ihm schmeichelt

gefräßig, dick

Sulfur D200 - 1x monatl.
ißt alles, was ihm in die Quere kommt; träge

Calcium carbonicum D200 - 1x monatl.
öffnet seine Schale nur, um Essen aufzunehmen; träge

Capsicum D200 - 1x monatl.
immer hungrig, verstopft; lasch, sehr vergeßlich

Antimonium crudum D200 - 1x monatl.
übergewichtig, bleich, auffallende Rötung um die Augen

Pulsatilla D200 - 1x monatl.
ißt, wenn nicht beachtet und geliebt wird

Graphites D200 - 1x monatl.
fett, bleich, frostig, müde, traurig

gefräßig, dünn

Jodum D200 - 1x monatl.
dauernd beschäftigt, Kleinigkeiten in den Mund zu stecken; unerwartet reizbar

Acidum hydrofluoricum D200 - 1x monatl.
untergewichtig, zarte Knochen, schlechte Zähne, helle Haut und Haare; lebensfroh

Phosphorus D200 - 1x monatl.
hungrig und durstig abends und nachts; schmächtig, zart, aufgeweckt, nervös

Lycopodium D200 - 1x monatl.
ißt viel; lang, hager, sieht gelblich aus; widerspenstig

Sulfur D200 - 1x monatl.
hungrig auf alles; schmalbrüstig, Spindelbeine, Stricknadelfinger, dicker Bauch

Psorinum D200 - 1x monatl., 3x insgesamt
immer hungrig, immer krank; sieht ungesund und schmutzig aus; keine Lebensfreude

gleichgültig

Acidum phosphoricum D200 - 1x bei Bedarf
erschöpft und verlangt nach nichts mehr

lügt

Opium D200 - einmalig
rot, kräftig; viel unglaubwürdiger Dampf, wenn in Hochstimmung

Lachesis D200 - einmalig
rot, kräftig; voller technokratischer Phantasie, glaubt selbst daran

Aurum D200 - einmalig
rot, untersetzt; überschätzt sich selbst, wenn in Hochstimmung

Phosphorus D200 - einmalig
rosa oder blaß, zart; voller poetischer Geschichten, glaubt daran

Veratrum album D200 - einmalig
blaß, zart; geschwätziges Zeug, wenn in Hochstimmung

lügt aus Angst

Calcium carbonicum D200 - einmalig
um nicht bestraft zu werden

Calcium phosphoricum D200 - einmalig
seine Feigheit könne auffliegen

menschenscheu

Calcium carbonicum D200 - 1x monatl.
lieb, gehemmt, unbeholfen

Pulsatilla D200 - 1x monatl.
lieb, weich, weinerlich

Ambra D3 - 3x tägl.
lieb, gehemmt, sorgenvoll

Lycopodium D200 - 1x monatl.
nicht lieb, widerspenstig, widersprüchlich

Barium carbonicum D200 - 1x monatl.
nicht lieb, gehemmt, dümmlich

neugierig

Calcium phosphoricum D200 - 1x monatl.
schaut in allen Ecken und Winkeln rum, faßt alles an, stellt es zurück

Agaricus D200 - 1x monatl.
zwanghaft; faßt es Gegenstände an, gibt es leicht Scherben

Lachesis D200 - 1x monatl.
leidenschaftlich neugierig

reizbar

Chamomilla D200 - 1x monatl.
ruhelos, schlägt mit Fäusten

Borax D200 - 1x monatl.
schlägt heftig um sich

Bryonia D200 - 1x monatl.
fletscht die Zähne, will nicht bewegt werden, will seine Ruhe

Antimonium crudum D200 - 1x monatl.
furchtsam; je mehr man sich um ihn bemüht

Barium carbonicum D200 - 1x monatl.
widerspenstig, weil leicht ermüdbar

Arsenicum album D200 - 1x monatl.
nervös, überspannt, feinfühlend

Jodum D200 - 1x monatl.
grundlos, plötzlich, heftig

spuckt nach anderen

Belladonna D200 - 1x monatl.
zwanghaft; Zorn durch Hirnerregung

Stramonium D200 - 1x monatl.
in wilder Wut

Calcium carbonicum D200 - 1x monatl.
wenn ungerecht beleidigt wird

Cuprum D200 - 1x monatl.
verwöhnter Bengel

Veratrum album D200 - 1x monatl.
rachsüchtig

teilnahmslos

Sulfur D200 - 1x monatl.
gegen das Wohlergehen anderer, gegen sein Äußeres

Cina D200 - 1x monatl.
gegen Zärtlichkeiten

unruhig; Arme und Beine

Kalium bromatum D12 - 2x tägl.
trommelt mit den Fingern auf dem Tisch

Kalium phosphoricum D12 - 2x tägl.
zappelig, zittert

Zincum D12 - 2x tägl.
Beine wie auf einem Tretrad

Tarantula hispanica D12 - 2x tägl.
gestikuliert unentwegt

Valeriana D12 - 2x tägl.
aber jegliche Bewegung verursacht Kopfweh; erregt, zittert

unruhig; ängstlich, gehemmt

Argentum nitricum D200 - 1x monatl.
überstürzte, ungerichtete Interessen; beginnt begeistert, verliert den Faden

Kalium bromatum D200 - 1x monatl.
Unruhe in den Händen

Zincum D200 - 1x monatl.
Unruhe in den Beinen

Natrium muriaticum D200 - 1x monatl.
flieht, zieht sich zurück

Phosphorus D200 - 1x monatl.
schwebt in seiner Traumwelt

unruhig; labil, unreif, überaktiv

Agaricus D200 - 1x monatl.
wildes Gehabe, verletzt sich, verstümmelt sich; Ticks an Augen und Lippen, Krämpfe an Hals, Rücken, Gliedern

Tuberculinum bovinum D200 - 1x monatl.
Schreianfälle; tanzt verkrampft, zerreißt Gegenstände und Kleider

Hyoscyamus D200 - 1x monatl.
bewußt gerichtete Zuckungen, zerstreut, verminderte Intelligenz

Tarantula hispanica D200 - 1x monatl.
immer zur gleichen Tageszeit; wildes Tanzen und Singen zu rhythmischer Musik, sanfte Musik lindert, Rockmusik verschlimmert; Hirnkrämpfe bei normalem EEG

unruhig; ständig in Bewegung, rasch ermüdbar
Sulfur D200 - 1x monatl.
lebhafte Interessen, aber oberflächlich
Medorrhinum D200 - 1x monatl.
ständig wechselnde Interessen, oberflächlich
Aurum D200 - 1x monatl.
lebhafte Interessen, rascher Verstand; versucht, seine Umgebung in Erstaunen zu versetzen

unruhig; Gebärden, Grimassen
Cina D200 - 1x monatl.
motorische Unruhe; Würmer, ungerichtete Ticks
Moschus D200 - 1x monatl.
theatralische Unruhe; simuliert Wut und Ohnmacht
Palladium D200 - 1x monatl.
drängelt sich dreist in den Mittelpunkt
Platinum D200 - 1x monatl.
geltungssüchtig, erhaben, stolz

unruhig; heftige Entladungen
Cuprum D200 - 1x monatl.
Hirnkrämpfe; blaßblau, vorwärts gebeugt
Cicuta virosa D200 - 1x monatl.
Absencen; Krämpfe aller Muskeln, rückwärts gebeugt

ungehorsam, will nur anordnen
Lycopodium D200 - 1x monatl.
widerspenstig, unverfroren, kennt weder Scheu noch Scham
Platinum D200 - 1x monatl.
herrisch, beleidigt
Veratrum album D200 - 1x monatl.
schimpft böse
Cuprum D200 - 1x monatl.
zieht verwöhnte Schau ab
Mercurius solubilis D200 - 1x monatl.
revolutionär, erkennt keine Autorität an, immer unzufrieden

vergeßlich
Barium carbonicum D200 - 1x monatl.
extrem schlechte Konzentration, kann sich nicht erinnern
Aurum D200 - 1x monatl.
schlechtes Gedächtnis, schlechtes Erinnerungsvermögen, widerspricht wütend

Capsicum D200 - 1x monatl.
ausgeprägt; unaufmerksam, vergißt Aufträge, Hausaufgaben
Petroleum D200 - 1x monatl.
nachlässig; unaufmerksam, querköpfig, leicht wütend

läßt sich nicht ansehen noch anfassen
Antimonium crudum D200 - 1x bei Bedarf
verkriecht sich störrisch bei der Mutter
Arsenicum album D200 - 1x bei Bedarf
wendet sich ab
Cuprum D200 - 1x bei Bedarf
wehrt ab
Cina D200 - 1x bei Bedarf
wehrt lieblos ab oder haut zu

antwortet auf keine Frage
Calcium carbonicum D200 - 1x monatl.
Angst verspottet zu werden, resigniert mit Stummheit

Ausdauer beim Spiel
Calcium carbonicum D200 - 1x monatl.
mangelt; plumpe, schwerfällige Bewegungen
Sulfur D200 - 1x monatl.
wenig beim schlanken Kind; immer in Bewegung für Neues
Magnesium carbonicum D200 - 1x monatl.
fehlt; hektische Unruhe oder läßt still den Kopf hängen
Jodum D200 - 1x monatl.
grundlose Ausbrüche mitten im Spiel, niedergeschlagen

beißt auf Glas
Arsenicum album D200 - 1x monatl.
vergeblicher Versuch, seine Probleme zu lösen

beschimpft seine Eltern
Lycopodium D200 - 1x monatl.
herrisch bei Widerspruch
Natrium muriaticum D200 - 1x monatl.
anmaßend, alles beschmutzend
Platinum D200 - 1x monatl.
hochnäsig, findet sie scheußlich
Palladium D200 - 1x monatl.
dreist bei Zurechtweisung

Hyoscyamus D200 - 1x monatl.
dämonisch, schamlos

drängelt sich in den Mittelpunkt
Palladium D200 - 1x bei Bedarf
frech fordernd; kommt wieder aus dem Bett und verlangt Aufmerksamkeit, besonders bei anwesendem Besuch; schimpft dreist, falls zurechtgewiesen

betätigt sich sexuell an anderen Kindern
Hyoscyamus D200 - 1x monatl.
schamlos ohne Reue

schreit stets bei freundlicher Zuwendung
Silicea D200 - einmalig
versteckt sich
Magnesium carbonicum D200 - einmalig
schlägt zu

stampft mit den Füßen auf
Stramonium D200 - 1x monatl.
rot; wild
Veratrum album D200 - 1x monatl.
blaß; außer sich

zieht andere an den Haaren
Belladonna D200 - 1x monatl.
und klatscht sich Beifall

läßt sich nicht untersuchen
Chamomilla D30 - 1x bei Bedarf
schreit schrill, tritt hitzig, schwitzt, schlägt. Geben Sie es auf!
Antimonium crudum D200 - 1x monatl.
wird bleich, weint störrisch; Berührung bringt ihn leicht aus der Fassung, kann bis zur Ohnmacht gehen
Capsicum D200 - 1x monatl.
höchst überempfindlich; verweigert stumm, kriegt rote Backen
Arsenicum album D200 - 1x monatl.
versteckt sich; vorwiegend ängstlich, kann mit Geduld beruhigt werden

rast durch die Praxisräume
Sulfur D200 - 1x monatl.
stört erheblich den Praxisablauf, aber nicht auf unangenehme Weise

VERFASSUNG - Verhalten des Kindes

verweigert angebotene Dinge

Chamomilla D30 - 1x bei Bedarf
verlangt quengelig nach Dingen, wirft sie in die Ecke, wenn angeboten

Cina D30 - 1x bei Bedarf
verweigert mißlaunig alles, was angeboten wird

Staphisagria D30 - 1x bei Bedarf
verweigert mit Entrüstung; wirft angebotene Dinge entrüstet zur Seite

reagiert übermäßig gefühlsbetont

Acidum phosphoricum D6 - 3x tägl.
Liebeskummer mit seiner Umwelt

Mephitis putorius D6 - 3x tägl.
Asthma bei verweigertem Wunsch

weinerlich

Calcium carbonicum D200 - 1x monatl.
aus Unbeholfenheit; fürchtet verspottet oder ausgelacht zu werden

Pulsatilla D200 - 1x monatl.
aus Hemmung, wenn gerührt, wenn getadelt, wenn unbeachtet

Antimonium crudum D200 - 1x monatl.
wenn er fürchtet, berührt zu werden; leicht beeindruckbar, leicht fassungslos

Causticum D200 - 1x monatl.
bei Widerspruch

weint aus Wut

Chamomilla D30 - 1x bei Bedarf
wahnsinnig; aber vorübergehend

Ignatia D30 - 1x bei Bedarf
über Geräusche; bei Kleinkindern

Magnesium carbonicum D200 - 1x bei Bedarf
über Geräusche; höchst angespannt, höchst empfindlich

Natrium muriaticum D200 - 1x monatl.
aus Protest, wenn er sich zu etwas gezwungen fühlt (z.B. Arztbesuch), sucht sich eine Ecke, weint dort still mit ablehnender Haltung

weint aus Mitgefühl

Causticum D200 - 1x monatl.
wenn anderes Kind weint oder wenn einem anderen etwas zuleid getan wird

weint bei jeder Unannehmlichkeit

Causticum D200 - 1x monatl.
mitleidig mit sich und anderen; flache Warzen überall

neigt zum Widerspruch
> **Ignatia D200** - 1x monatl.
> und zieht beleidigt ab
>
> **Lycopodium D200** - 1x monatl.
> und stößt seine Mutter weg
>
> **Petroleum D200** - 1x monatl.
> und ist schnell beleidigt oder verfällt in widerborstige, querköpfige Wut
>
> **Sepia D200** - 1x monatl.
> und antwortet herrisch, aber nicht uninteressant oder schmollt
>
> **Aurum D200** - 1x monatl.
> schweigt meist neben der Mutter; spricht nur, um sein Mißfallen kundzutun

schlägt sich mit der Faust an den Kopf
> **Tuberculinum GT D200** - 1x monatl.
> Folge von Geburtstrauma? Kopfrollen?

zeigt seine Genitalien in der Schule
> **Hyoscyamus D200** - 1x bei Bedarf
> zieht die Hose runter, gebärdet sich geil und lacht dumm

wäscht sich ungern
> **Sulfur D200** - 1x bei Bedarf
> empfindlich da, wo Wechsel stattfindet; Haut ist der Wechsel von Innen- zur Außenwelt; "Waschen ist was für Leute, die schmutzig sind"

NOTIZEN:

Verhalten in der Jugend

(siehe die Kapitel Verhalten, Benehmen und Schule)

"ich bin, wie ich bin"
Phosphorus D200 - 1x monatl.
heiter, verbindlich

Natrium muriaticum D200 - 1x monatl.
ernst, bestimmend

Interessenneigung
Pulsatilla D200 - 1x monatl.
Menschen

Phosphorus D200 - 1x monatl.
Menschen, Bühne

Arsenicum album D200 - 1x monatl.
kreative Künste

Sulfur D200 - 1x monatl.
Wissenschaft, Handel

Lycopodium D200 - 1x monatl.
Politik, Institutionen

Natrium muriaticum D200 - 1x monatl.
Lehrer, Beratung, Minoritäten

Liebeskummer
Acidum phosphoricum D12 - 2x tägl.
rundlich, zart

Acidum picrinicum D12 - 2x tägl.
eckig, eckt an

Hyoscyamus D200 - 1x bei Bedarf
hektisch, schamlos

Helleborus D200 - 1x bei Bedarf
traurig, gleichgültig, abgestumpft

maulfaul, schwach, aus Liebeskummer
Acidum phosphoricum D12 - 2x tägl.
zart, hübsch wie gemalt

Acidum picrinicum D12 - 2x tägl.
eckig, voller Pickel

verliebt, verzweifelt, liebeskrank
    Causticum D200 - 1x monatl.
    früh erwachte Sinnlichkeit, die nach Ausdruck sucht

Auf und Ab der Gefühle
    Phosphorus D200 - 1x monatl.
    kurzlebige Begeisterung, keine zielgerichtete Energie, des Lernens unfähig; bedarf der seelischen Erregung, um der Langeweile zu entgehen

reagiert übermäßig gefühlsbetont
    Acidum phosphoricum D12 - 2x tägl.
    Liebeskummer mit seiner Umwelt
    Ambra D3 - 3x tägl.
    Nervenzusammenbruch
    Acidum salicylicum D12 - 2x tägl.
    heiter erregt, pessimistisch verzagt
    Agnus castus D12 - 2x tägl.
    Sexus, kann nicht mehr

eifersüchtig in der Pubertät
    Acidum phosphoricum D200 - 1x bei Bedarf
    Liebeskummer, zieht sich zurück
    Ignatia D200 - 1x bei Bedarf
    wie bei Acidum phosphoricum; schluchzt, seufzt elegisch, weiß nicht hüh noch hott
    Pulsatilla D200 - 1x bei Bedarf
    voller Hemmung und Schwärmerei
    Magnesium carbonicum D200 - 1x bei Bedarf
    findet sein Schicksal und die Welt ungerecht!

Umgang mit Erwachsenen
    Phosphorus D200 - 1x monatl.
    kommt gut mit allen aus
    Calcium phosphoricum D200 - 1x monatl.
    geht den Erwachsenen feige aus dem Weg
    Natrium muriaticum D200 - 1x monatl.
    geht den Erwachsenen protestierend aus dem Weg
    Sulfur D200 - 1x monatl.
    Erwachsene gehen ihm aus dem Weg

junger Nachtschwärmer
Acidum hydrofluoricum D200 - 1x monatl.
flaniert genüßlich durch die Straßen, liebäugelt mit allen Röcken, sucht Abwechslung

Rollenkonflikt; depressiv, hormonell bedingt
Pulsatilla D200 - 1x monatl.
möchte die kindliche Puppenmutter oder der anschmiegsame kleine Junge bleiben
Lachesis D200 - 1x monatl.
unterdrücken ihre erotischen Empfindungen zugunsten brillierender Intelligenz
Sepia D200 - 1x monatl.
Mädchen lehnen Jungens ab, Jungens lehnen das Weibliche in sich ab
Platinum D200 - 1x monatl.
durch besondere Überempfindlichkeit der Genitalien, isoliert sich
Aurum D200 - 1x monatl.
brütet über die Sinnlosigkeit des Lebens

Rollenkonflikt; depressiv, psychotisch
Sulfur M - 1x alle 6-8 Wochen
verkommen, verschlampt und fühlt sich trotzdem schön und auserkoren
Staphisagria M - 1x alle 6-8 Wochen
entrüstet über die Fehler anderer; will die Welt von Unrecht erlösen
Hyoscyamus M - 1x alle 6-8 Wochen
geschwätzige Erregung, murmelnde Abkehr, fühlt sich verfolgt, verraten, verkauft
Phosphorus M - 1x alle 6-8 Wochen
geistiges Aufleuchten; weint, lacht; ruhelos, boshaft; erotisch
Hypericum M - 1x alle 6-8 Wochen
jammernde Klagen; singt, lacht, weint, wie aufgezogen, erotisch
Helleborus M - 1x alle 6-8 Wochen
geistig tief verwirrt, das Leben erscheint fade und schal, gleichgültig

Rollenkonflikt; depressiv, magert ab
Selenium D200 - 1x monatl.
im Gesicht
Natrium muriaticum D200 - 1x monatl.
am Hals
Abrotanum D12 - 2x tägl.
an den Beinen
Sanicula D200 - 1x monatl.
von oben nach unten
Argentum nitricum D200 - 1x monatl.
von unten nach oben

Rollenkonflikt; vermännlichte Mädchen

Cimicifuga D200 - 1x monatl.
weibliches Empfinden wird zum Problem; intersexuell, Fettsucht oder Magersucht

Lycopodium D200 - 1x monatl.
Gefühlswelt frühzeitig verdorrt; führt dafür kluge Gespräche, weiß alles besser

Sepia D200 - 1x monatl.
abwehrend, maskulin, gibt sich lässig, kumpelhaft, aber voll reizbarer Energie; beherrschende Mutter, chronisch kranker Vater

Aurum D200 - 1x monatl.
wie ein Mannweib, Aufschneider, will alle mit ihren Leistungen beeindrucken

Barium carbonicum D200 - 1x monatl.
derb, verhärtet, verschlossen

Rollenkonflikt; verweiblichte Jungens

Aristolochia D200 - 1x monatl.
vornehm, zart, empfindlich; mißtrauisch, eifersüchtig, störrisch, menschenscheu

Pulsatilla D200 - 1x monatl.
liebevoll, weinerlich, gehemmt, häuslich; halsstarrig, keck, anspruchsvoll

Calcium carbonicum D200 - 1x monatl.
Riesenbaby, Milchgesicht, lieb, will kein Mann werden

Phosphorus D200 - 1x monatl.
über die Maßen empfindsam, zart, zärtlich, hübsch, stets verliebt in sich

Ignatia D200 - 1x monatl.
hochempfindsam, zart, schnell überfordert, verkrampft, stets unglücklich verliebt

Platinum D200 - 1x monatl.
hochnäsig, dünkelhaft, depressiv, kann nicht lieben

Rollenkonflikt; veränderte Körperwahrnehmung

Opium D200 - 1x monatl.
vergrößerte Körperteile

Staphisagria D200 - 1x monatl.
hypochondrisch durch sexualmoralische Konflikte

Conium D200 - 1x monatl.
sieht sich kleiner, voller Schuldgefühle, menschenscheu

Platinum D200 - 1x monatl.
sieht sich größer, findet sich scheußlich

Lycopodium D200 - 1x monatl.
majestätisch, kommt sich schmutzig vor

Sulfur D200 - 1x monatl.
findet sich schön und anziehend

Rollenkonflikt; fühlt sich sexuell beschmutzt
Acidum phosphoricum D200 - 1x monatl.
enttäuscht, erschöpft, teilnahmslos; nach Onanie, nach Koitus
Lycopodium D200 - 1x monatl.
möchte geschlechtslos, rein und würdig werden
Natrium muriaticum D200 - 1x monatl.
möchte geschlechtslos, vornehm, edel und barmherzig werden
Pulsatilla D200 - 1x monatl.
möchte eine Madonna werden
Veratrum album D200 - 1x monatl.
möchte engelhaft werden
Arsenicum album D200 - 1x monatl.
möchte christusgleich werden

Rollenkonflikt; rauschgiftsüchtig
Sulfur D200 - 1x monatl.
verwahrlost, abgemagert, philosophiert über eine weltfremde religiöse Weltschau
Carbo vegetabilis D200 - 1x monatl.
Heimweh nach einem Zuhause; lügt, total gleichgültig
Opium D200 - 1x monatl.
Flucht aus der Wirklichkeit; lügt berauscht

Rollenkonflikt; gibt auf
Arsenicum album D200 - 1x monatl.
distanziert, isoliert, einsam, hoffnungslos, verzweifelt
Hyoscyamus D200 - 1x monatl.
Abwehr, Abkehr
Acidum muriaticum D200 - 1x monatl.
ausgezehrt, vertrocknet, erstarrt

teilnahmslos
Thuja D200 - 1x monatl.
gegen das andere Geschlecht
Platinum D200 - 1x monatl.
im Umgang mit anderen
Sulfur D200 - 1x monatl.
gegen das Wohlergehen anderer, gegen sein Äußeres
Cina D200 - 1x monatl.
gegen Zärtlichkeiten
Staphisagria D200 - 1x monatl.
nach Onanie

unausgeschlafen morgens trotz ausreichendem Schlaf
>**Magnesium carbonicum D200** - 1x monatl.
>müde, mürrisch, verweigert Frühstück

haßt Unrecht, will die Welt verbessern
>**Arsenicum album D200** - 1x monatl.
>handelt, mit Güte und Verstehen
>
>**Magnesium carbonicum D200** - 1x monatl.
>handelt, haut blindlings drauf
>
>**Staphisagria D200** - 1x monatl.
>handelt, mit unterdrücktem Zorn und verbissener Gewalt
>
>**Sulfur D200** - 1x monatl.
>lehnt sich zurück und redet darüber

NOTIZEN:

Verhalten im Alter

(siehe die Kapitel Verhalten, Benehmen und Geist)

egoistisch, geizig, geil

Conium D12 - 2x tägl.
albern, renommiert

Selenium D12 - 2x tägl.
ist jünger, aber verhält sich wie ein alter Mann

Renommiersucht im Alter

Conium D12 - 2x tägl.
denkt nur geil an junge Frauen; mehr Wollen als Können; albern

Selenium D12 - 2x tägl.
denkt geil und zart an junge Frauen, ist aber schon erschöpft; baut weiter sexuelle Luftschlösser, möchte aber nur gestreichelt werden

Hyoscyamus D12 - 2x tägl.
denkt schamlos an junge Frauen; wird anzüglich, entkleidet sich (Exhibitionismus)

schwatzhafte Greise

Barium carbonicum D200 - 1x monatl.
dummes, borniertes, unzusammenhängendes Zeug; Sklerotiker

Opium D200 - 1x monatl.
faselt berauschendes Zeug; Schwindler

Conium D200 - 1x monatl.
albernes Zeug; Aufschneider

Crocus D200 - 1x monatl.
albernes, anzügliches Zeug; das "weibliche Conium"

Plumbum D200 - 1x monatl.
verkrampftes, verwirrtes Zeug; Atrophiker

will plötzlich nicht mehr leben

Hyoscyamus D200 - 1x bei Bedarf
wendet sich ab, wird apathisch

NOTIZEN:

Sexuelles Verhalten

allgemeines Verhalten bei Frauen
Sepia D200 - 1x monatl.
schwätzt darüber
Platinum D200 - 1x monatl.
zeigt was sie hat
Hyoscyamus D200 - 1x monatl.
handelt schamlos

allgemeines Verhalten bei Männern
Conium D200 - 1x monatl.
schwätzt darüber
Sulfur D200 - 1x monatl.
zeigt was er hat
Hyoscyamus D200 - 1x monatl.
handelt schamlos

übermäßiges Verlangen bei Frauen
Apis D200 - 1x bei Bedarf
nach langem Versagen; "feurige Witwe"
Lachesis D200 - 1x monatl.
zu allen Regelabweichungen bereit; zieht jüngere Männer vor
Platinum D200 - 1x monatl.
aber Abneigung gegen Verkehr
Tarantula hispanica D200 - 1x bei Bedarf
heißes wollüstiges Jucken; onaniert bei lateinamerikanischen Rhythmen
Veratrum album D200 - 1x bei Bedarf
küßt und umarmt alle, verträgt aber keine Wärme, keine Nähe

übermäßiges Verlangen bei Männern
Calcium carbonicum D200 - 1x monatl.
leicht erregbar, ohne Phantasie
Phosphorus D200 - 1x monatl.
leicht entzündbar, voller Phantasie
Staphisagria D200 - 1x monatl.
erotisch phantasierend
Cantharis D200 - 1x monatl.
leicht feurig brennend
Causticum D200 - 1x monatl.
ätzend, sinnlich verliebt

Sulfur D200 - 1x monatl.
sportlicher Besitz und Zugewinn

Nux vomica D200 - 1x monatl.
krampfhafte Leistung

Conium D200 - 1x monatl.
Möchtegern

übermäßiges Verlangen in den Wechseljahren

Apis D200 - 1x monatl.
Folge von unterdrücktem Geschlechtsleben, "hitzige Witwe"

Lilium D200 - 1x monatl.
wünscht sich einen Mann und hat Angst, sich ihm hinzugeben

Platinum D200 - 1x monatl.
wünscht sich einen Mann, aber weint gerührt, wenn sie daran denkt

Veratrum album D200 - 1x monatl.
wünscht sich einen Mann, aber verträgt weder Wärme noch Zuneigung

Caladium D200 - 1x monatl.
wollüstig juckende Scham; aber ist kalt und orgasmusunfähig

sinnlich, erotisch, schamlos; rot, hitzig

Belladonna D200 - 1x monatl.
heiße trockene Scheide, ständig Erektionen; leidet darunter, verheimlicht es

Cantharis D200 - 1x monatl.
brennende trockene Scheide, schmerzhafte Erektionen; höchst ausgelassen, erregt

Lachesis D200 - 1x monatl.
in den Wechseljahren, im Suff; krankhaft eifersüchtig

Phosphorus D200 - 1x monatl.
alle Sinne überempfindlich, rasch erregt, verliert Kontrolle

Stramonium D200 - 1x monatl.
in der manischen Phase, unbändig geil, unbändig eifersüchtig

Crocus D200 - 1x monatl.
in den Wechseljahren oder nach Unterleibsoperation; Blutfülle und Krämpfe überall; braucht ihre Schamlosigkeit

Murex D200 - 1x monatl.
unersättlich, willenlos, ohne Orgasmus

Moschus D200 - 1x monatl.
schimpft wütend, Brustbeklemmung, Blähungen, Aufstoßen, hemmungslos erregt, wird blau im Gesicht, fällt in Ohnmacht

sinnlich, erotisch, schamlos; blaß

Nux vomica D200 - 1x monatl.
überempfindlicher, überreizter Stadtmensch, braucht Stimulantien, ausschweifend

Natrium muriaticum D200 - 1x monatl.
sexueller Ehrgeiz, Protest, stärkt das Selbstwertgefühl; falls nicht depressiv

Causticum D200 - 1x monatl.
brennendes Verlangen, geil, obszön, besonders nach Alkohol

Hyoscyamus D200 - 1x monatl.
geil, lasziv, hemmungslos sich anbiedernd; liebt es, schamlos zu sein

Veratrum album D200 - 1x monatl.
gebärded sich albern verliebt, redet viel schamloses Zeug; chronisch bei erotischen Wahnideen, akut bei akuten Erkrankungen; ist sich darüber nicht bewußt

Secale D200 - 1x monatl.
dramatisches Hitzegefühl der Haut durch Gefäßkrämpfe; Krämpfe im Bauch, im Unterleib, ruhelos, seelisch erregt, entblößt sich, gebärded sich hemmungslos

Sinnlichkeit, Erotik fehlt gänzlich

Lycopodium D200 - 1x monatl.
beim Mann

Causticum D200 - 1x monatl.
bei der Frau

Verlangen vermindert bei Frauen

Pulsatilla D200 - 1x monatl.
zu viel Hausarbeit, zu viele Sorgen, zu viele Ängste um die Lieben

Sepia D200 - 1x monatl.
abgewrackte Hausfrau oder stolze Emanze, braucht das Zeug nicht mehr

Platinum D200 - 1x monatl.
zu stolz, um sich herabzulassen

Natrium muriaticum D200 - 1x monatl.
zu viel Kummer, zu ernst, um sich der Lust zu erfreuen

beachte: bedenken Sie immer das schlummernde Vorhandensein des Gegenteils, des Teils des Ganzen, das gegenübersteht! hier: die Nymphomanie

Verlangen vermindert bei Frauen mit trockener Scheide

Platinum D200 - 1x monatl.
Krämpfe, Scheide zu eng, enges Becken; die Dame mit dem "dernier cri"

Natrium muriaticum D200 - 1x monatl.
Koitus schmerzhaft; die ewig Pubertierende

Sepia D200 - 1x monatl.
braucht keinen Mann; Karriere-Emanze, Öko-Tante oder abgewrackte Hausmutter

Ignatia D200 - 1x bei Bedarf
Krampf; sehr wechselhafte Erscheinungen; weiß nicht, was sie will

Lycopodium D200 - 1x monatl.
Koitus schmerzhaft; hageres, derbes, würdiges Mannweib

Hydrophobinum D200 - 1x bei Bedarf
Krämpfe; nur bei fließendem Wasser sexuell erregt; tollwütiges Weib

Verlangen vermindert bei Männern

Natrium muriaticum D200 - 1x monatl.
depressiv

Lycopodium D200 - 1x monatl.
zunehmende Impotenz

Staphisagria D200 - 1x monatl.
zunehmende Abneigung vor Frauen

Caladium D12 - 2x tägl.
ausgelaugt

Selenium D12 - 2x tägl.
erschöpft

Impotenz

Agnus castus D12 - 2x tägl.
sexuelles Unvermögen, sexuelle Luftschlösser, Nerven zerrüttet

Caladium D12 - 2x tägl.
Onanie, Samenverluste, verlangt nach zärtlichem Zuspruch

Selenium D12 - 2x tägl.
exzessive Samenergüsse, exzessive Stimulanzien, erschöpft, kann nicht mehr

beachte: alle 3 Arzneien auch aufeinanderfolgend, je 6 Wochen; Kur wiederholen

Nux vomica D12 - 2x tägl.
bei Rauchern und Säufern

Acidum sulfuricum D12 - 2x tägl.
bei Säufern

Impotenz, Folge sexueller Exzesse

Agnus castus D200 - 1x bei Bedarf
schwermütig, aber erregbar wie eh und je

Nuphar luteum D12 - 2x tägl.
geil gereizt, aber impotent

Conium D200 - 1x bei Bedarf
melancholisch gereizt, geil, impotent

Zincum D200 - 1x bei Bedarf
gereizt, Hoden krampfhaft hochgezogen

Lycopodium D200 - 1x monatl.
verzagt, total impotent

Aurum D200 - 1x monatl.
verzweifelt

Impotenz bei Diabetikern
>**Acidum phosphoricum D12** - 2x tägl.
>blaß, zart
>
>**Strontium carbonicum D12** - 2x tägl.
>rot, kräftig

Onanie, Exzesse bei Kindern und Jugendlichen
>**Phosphorus D200** - 1x bei Bedarf
>bei Knaben
>
>**Origanum D200** - 1x bei Bedarf
>bei Mädchen

Onanie, lästig bei Frauen
>**Phytolacca D4** - 3x tägl.
>4 Wochen lang; danach:
>
>**Conium D4** - 3x tägl.
>4 Wochen lang; danach:
>
>**Phellandrium D4** - 3x tägl.
>4 Wochen lang

Onanie, lästig bei Männern
>**Staphisagria D200** - 1x monatl.
>nach enttäuschten Liebeswünschen; neurotische Einbildungskraft
>
>**Causticum D200** - 1x monatl.
>bei unerfüllten Liebeswünschen

Onanie, zwanghaft
>**Strychninum phosphoricum D200** - 1x bei Bedarf
>nicht unterdrückbar, Rückenschwäche folgt

Onanie mit epileptischen Krämpfen
>**Bufo D12** - 2x tägl.
>auch nach dem Verkehr

Onanie mit Kopfrollen (Jactatio capitis)
>**Tuberculinum GT D200** - 1x bei Bedarf
>Therapiebeginn zur Terrainsäuberung; auch Kissenbohren, sehr gefährdet!
>
>**Cina D4** - 3x tägl.
>bei Wurmkindern
>
>**Staphisagria D12** - 2x tägl.
>mit geilen Phantasien

Tarantula hispanica D12 - 2x tägl.
bei rhythmusstarker Musik

Millefolium D12 - 2x tägl.
ganzer Oberkörper beteiligt

Onanie, Spätfolgen

Staphisagria D200 - 1x monatl.
dunkelblaue Ringe unter eingesunkenen Augen; scheu, schwermütig

Zincum D200 - 1x monatl.
schwarze Augenringe in blassem Gesicht; schwach, unruhig, reizbar

Nux vomica D200 - 1x monatl.
unfreiwillige Erektionen, nächtliche Ergüsse; Kopf-, Magenweh; reizbar

Gelsemium D30 - 2x wöchentl.
unfreiwillige Samenergüsse ohne Lust; schlaffe Genitalien

homosexuell, zwanghaft eher bei Frauen

Calcium carbonicum M - 1x alle 6 Wochen
unterentwickelt, unbeholfen, phantasievoll

Pulsatilla M - 1x alle 6 Wochen
unterentwickelt, gehemmt, ängstlich

Bufo M - 1x alle 6 Wochen
küßt und umarmt alle hemmungslos, biedert sich an

Phosphorus M - 1x alle 6 Wochen
voll erotischer, ästhetischer Phantasie

Platinum M - 1x alle 6 Wochen
lehnt Männer und Koitus ab; jungenhaftes Becken

Natrium muriaticum M - 1x alle 6 Wochen
es wird ihr eklig beim Gedanken an den Koitus

homosexuell, zwanghaft eher bei Männern

Causticum M - 1x alle 6 Wochen
liebt Analverkehr

Pulsatilla M - 1x alle 6 Wochen
ständig steifes Glied, verweichlicht, verweiblicht

Sulfur M - 1x alle 6 Wochen
sammelt Erlebnisse, eigenwilliger Pseudointellektueller

Lachesis M - 1x alle 6 Wochen
intellektualisiert sein Bedürfnis; Schwuchtel in den Wechseljahren

Platinum M - 1x alle 6 Wochen
dünkelhafte Show, liebt Frauenkleidung oder stellt kleinen Jungens nach

Natrium muriaticum M - 1x alle 6 Wochen
sucht Nähe und Zärtlichkeit; unerfüllte Wunschträume aus der Pubertät

heterosexuell, zwanghaftes Verlangen

Lycopodium D200 - 1x monatl.
vergewaltigt seine Ehefrau auf "legale" Weise; gefühllos

Causticum D200 - 1x monatl.
wünscht sich Analverkehr oder führt ihn aus

Calcium carbonicum D200 - 1x monatl.
wünscht sich Oralverkehr oder führt ihn aus

Platinum D200 - 1x monatl.
Männer stellen kleinen Mädchen nach

Lachesis D200 - 1x monatl.
Frauen verführen pubertierende Jünglinge

Sepia D200 - 1x monatl.
Sex-Macho! unterdrückt den weiblichen Anteil seiner Seele (Anima)

Vergewaltigung

Opium D200 - 1x bei Bedarf
Schock, wie gelähmt

Ignatia D30 - 1x bei Bedarf
Schock, weint und lacht gleichzeitig

Anhalonium D30 - 1x bei Bedarf
Schock, zittert

Natrium muriaticum D200 - 1x monatl.
apathische Trauer

Sepia D200 - 1x monatl.
plant Rache an allen Männern

Erektion mangelhaft beim Koitus

Acidum phosphoricum D200 - 1x monatl.
schwach, erschöpft; Erguß zu früh

Calcium carbonicum D200 - 1x monatl.
trotz leichter Erregbarkeit

Sulfur D200 - 1x monatl.
Genitalien schlaff, kalt

Lycopodium D200 - 1x monatl.
Genitalien kalt, geschrumpft

Erektion erlischt beim Koitus

Acidum phosphoricum D200 - 1x bei Bedarf
erschöpft, gleichgültig

Nux vomica D30 - 1x bei Bedarf
verkrampft, gereizt

VERFASSUNG - Verhalten, sexuell

Koitus ohne Samenerguß
Graphites D200 - 1x bei Bedarf
mangelhafte Erregung

Samenerguß zu früh beim Koitus
Acidum phosphoricum D200 - 1x monatl.
zart; schon vor Erektion entleert; ängstlich über diesen Zustand
Sepia D200 - 1x monatl.
derb; erregt, aber zu wenig Samen
Sulfur D200 - 1x monatl.
kräftig; beim geringsten Kontakt
Eryngium aquaticum D12 - 2x tägl.
funktionell; ohne und mit Erektion; Schwäche

Schwäche nach dem Koitus
Calcium carbonicum D200 - 1x bei Bedarf
geistig und körperlich, reizbar, niedergeschlagen, lange anhaltend; auch bei zu rasch wachsenden Jugendlichen
Selenium D12 - 2x tägl.
immer schwächer, verliert Selbstvertrauen; reizbare Genitalien, reizbares Gemüt
Lycopodium D12 - 2x tägl.
immer schwächer, reizbarer, gefühlloser, unvermögender
Natrium muriaticum D200 - 1x bei Bedarf
niedergeschlagen, teilnahmslos, unerfüllt; sinnt über verlorene Träume
Sepia D200 - 1x bei Bedarf
niedergeschlagen, gleichgültig; fühlt sich vergewaltigt, schmiedet Rache
Kalium carbonicum D12 - 2x tägl.
schwaches Herz, schwacher Rücken, Übelkeit
Sarsaparilla D12 - 2x tägl.
Rückenschmerzen bis in den Samenstrang
Cobaltum nitricum D12 - 2x tägl.
Rückenschwäche

Übelkeit und Schwindel nach Koitus
Acidum phosphoricum D6 - 3x tägl.
erschöpft, enttäuscht
Agnus castus D12 - 2x tägl.
nervenzerrüttet, hypochondrisch
Selenium D12 - 2x tägl.
jung, geil, exzessiv, erschöpft, kann nicht mehr

Samenerguß ungewollt nachts, mit Erregung

Acidum phosphoricum D200 - 1x bei Bedarf
chronisch jede Nacht, Schuldgefühle quälen

China D30 - 1x bei Bedarf
akut, einige Nächte nacheinander

Phosphorus D200 - 1x bei Bedarf
erst übererregt, dann impotent

Acidum picrinicum D200 - 1x bei Bedarf
heftige Erektion, Schwäche danach

Sarsaparilla D12 - 2x tägl.
geile Erektion, Rückenweh, Samenstrang schmerzt danach

Dioscorea D12 - 2x tägl.
schwache Knie tagsüber

Samenerguß nachts, ohne Erregung, mit Erektion

Calcium carbonicum D200 - 1x monatl.
leicht gedanklich erregt; gegen 3 Uhr

Lycopodium D200 - 1x monatl.
Phantasie ohne Gefühl; erschöpfend gegen Morgen

Conium D200 - 1x monatl.
unterdrückte geile Vorstellungen; Hoden schmerzen

Nuphar luteum D12 - 2x tägl.
geile Vorstellungen

Samenerguß nachts, ohne Erregung, ohne Erektion

Sulfur D200 - 1x monatl.
kalter Penis; hinfällig, schwermütig

Caladium D12 - 2x tägl.
kalte schlaffe Genitalien, kalter Genitalschweiß; niedergeschlagen

Gelsemium D12 - 2x tägl.
schlaffe Genitalien; Ergüsse häufig, bei geringster Berührung

Digitalis D3 - 3x tägl.
von Schwäche gefolgt

NOTIZEN:

Anlage

Chronische Krankheiten

abgemagert
Lycopodium D6 - 3x tägl.
von oben nach unten
Abrotanum D3 - 3x tägl.
von unten nach oben

Abrutschen im Bett bei Kissenhochlage
Acidum phosphoricum D6 - 3x tägl.
schwach
Lachesis D12 - 2x tägl.
benommen
Hyoscyamus D12 - 2x tägl.
Delirium, liest Flocken in der Luft
Carbo vegetabilis D30 - 1x bei Bedarf
wie bewußtlos, aber hört alles

Herabfallen des Unterkiefers
Arnica D30 - 3stündl.
kräftig rot, Starre; Hautblutungen, Stuhl und Harn unwillkürlich
Lachesis D30 - 3stündl.
blaurot, Starre, geschwätziges Delir; Zunge zittert, bleibt an der Zahnleiste hängen
Acidum muriaticum D200 - 1x bei Bedarf
vergehend blaß; trockene, braun-schwarz belegte Zunge, röchelnde Atmung
Opium D30 - 3stündl.
dunkelrot; berauscht, benommen, stöhnend, schwitzend; schreckhaft
Hyoscyamus D30 - 3stündl.
blaß; geschwätzig murmelndes Delir, zupft an der Bettdecke, liest Flocken in der Luft; bewußtlos, zuckt, schreit auf, deckt sich ab, stöhnt; trockene Kehle, unfreiwilliger Stuhl, unfreiwilliger Harn
Baptisia D6 - alle 10 Min.
typhöses Fieber, Starre, dümmlicher Ausdruck, "in Stücke zerfallen"

Darandenken verschlimmert alles
Acidum oxalicum D6 - 3x tägl.
Schmerz von einem Punkt ausgehend
Gelsemium D30 - 1x bei Bedarf
Aufregung, Ärger, bevorstehende Ereignisse
Helonias D12 - 2x tägl.
Rückenschmerzen, Erschöpfung

ANLAGE - *chronische Krankheiten* 696

Staphisagria D30 - 1x bei Bedarf
Zorn, schlechte Nachrichten

Castoreum D200 - 1x bei Bedarf
Erschöpfung abgeschaffter Arbeiterfrauen, Erschöpfung nach Grippe, Probleme erschöpfter junger Menschen

Adams-Stokes-Syndrom, akut

beachte: Sauerstoffmangel im Gehirn; Schädigung des Atemzentrums durch akute Störungen des Herzrhythmus

Aconitum D200 - 1x in Wasser
langsamer, schneller oder wechselnder Puls; entzündliche Ursache

Cactus D3 - alle 10 Min.
langsamer Puls, Herz "wie von einem Eisenring umklammert"

Digitalis D3 - alle 10 Min.
langsamer Puls, "als höre das Herz zu schlagen auf bei Bewegung"

Gelsemium D4 - alle 10 Min.
langsamer Puls, "als höre das Herz zu schlagen auf, muß mich bewegen"

Kalmia D4 - alle 10 Min.
Mischform und Stolpern; schießend zur Schulter, Angst aus dem Magen

Spigelia D4 - alle 10 Min.
rascher Puls, schießend zum Rücken, schlimmer bei jeder Armbewegung

Adams-Stokes-Syndrom, chronisch

Barium carbonicum D6 - 3x tägl.
Durchgangs-Syndrom; langsamer Puls, AV-Block wegen Herzgefäßverkalkung

Cuprum D200 - 1x monatl.
allgemeine Verkalkung, Gefäßkrampf

Kalium carbonicum D6 - 3x tägl.
Mischform, eher langsam, "als hinge das Herz an einem Faden"

Lycopus D4 - alle 10 Min.
rascher Puls, hormonelle Steuerung, entzündlich

Naja D12 - 2x tägl.
rascher Puls, Entzündung des Herzens, erwacht über dem Herzschlag

Lachesis D12 - 2x tägl.
rascher Puls, erwacht mit Schreck und Würgegefühl am Hals gegen Morgen

Cheyne-Stokes-Syndrom

beachte: aufgrund einer Herzschwäche

Opium D30 - stündl.
tiefrotes Gesicht, bewußtlos

Acidum hydrocyanicum D4 - alle 10 Min.
blaß-kaltes Gesicht, blaue, schaumumrandete Lippen

Hyoscyamus D30 - stündl.
blasses Gesicht, blasse Lippen

NOTIZEN:

Diathese

allgemeine Behandlung
Tuberculinum GT D200 - einmalig
immer die Erbnosoden in dieser Reihenfolge; 4 Wochen danach:

Medorrhinum D200 - einmalig
nach weiteren 4 Wochen:

Luesinum D200 - einmalig
nach 1 bis 2 Jahren wiederholen; oder die *Hahnemann*sche Trias:

Sulfur D200 - einmalig
nach 4 Wochen:

Calcium carbonicum D200 - einmalig
nach weiteren 4 Wochen:

Lycopodium D200 - einmalig
oder: mit einer Pflanze beginnen, dann eine Säure, dann ein Metall

weitere Nosoden
Psorinum D200 - einmalig
lymphatisch, blaß, Kälte, Krebsvorstufe (Präkanzerose)

Morbillinum D200 - einmalig
lymphatisch, rot, Multiple Sklerose

Scarlatinum D200 - einmalig
lithämisch, rot, blaß, Niere

Diphtherinum D200 - einmalig
destruktiv, rot, blaß, Rheuma, Lähmungen

Cancerinum D200 - einmalig
destruktiv, blaß, Ängste, Krebs, Psoriasis

Reaktionsarzneien beachten
Cuprum D200 - einmalig
Folge von Geburtsschaden, Krämpfe überall

Zincum D200 - einmalig
Folge von Unterdrückung, Hirnschaden

Sulfur D200 - einmalig
Folge von Unterdrückung, Abwehrsystem mit Giften belastet

Genesungszeit
China D4 - 3x tägl.
Folge von Säfteverlust; blaß, schwach, blutarm

Abrotanum D4 - 3x tägl.
hohläugig, kann sich nicht erholen

Castoreum D200 - einmalig
erholt sich nach Grippe nicht; schlimmer beim Darandenken

Vitalkraft steigern

Tuberculinum GT D200 - einmalig
sanguinisch, rot, hitzig, schwächlich, ängstlich, schüchtern

Medorrhinum D200 - einmalig
produktiv, prahlerisch, überschüssig, aufdringlich

Luesinum D200 - einmalig
destruktiv, gereizt, gehässig, feindselig, läppisch, geschwätzig

Psorinum D200 - einmalig
fröstelnd, kalt, immer mit Pelz im Sommer, Krebsvorstadien, Krebs

Fehlgeburt, habituell

Bang D200 - einmalig
Brucellose; nach 4 Wochen:

Toxoplasmose D200 - einmalig
dazu:

Umckaloabo D2 - 3x tägl.
bewährt bei Toxoplasmose

Feigwarzen, Feuchtwarzen

Calcium carbonicum D200 - 1x monatl.
lymphatisch; trocken oder nach saurem Schweiß riechend

Thuja D200 - 1x monatl.
lithämisch; nässend, stinkend wie Fischlake

Sepia D200 - 1x monatl.
lithämisch; übelriechend wie eine stinkende Meeresbucht

Acidum nitricum D200 - 1x monatl.
destruktiv; durchdringend scharf, streng, übelriechend wie Pferdeharn

Granulom, ringförmig (Granuloma anulare)

Tuberculinum GT D200 - 1x monatl.
lymphatisch, Tuberkulose, weiche Lymphknoten

Medorrhinum D200 - 1x monatl.
lithämisch, Tripper, Schleimhauterkrankungen

Luesinum D200 - 1x monatl.
destruktiv, Syphilis, harte Lymphknoten

Herpesbläschen

Natrium muriaticum D200 - einmalig
lymphatisch

ANLAGE - Diathese

Medorrhinum D200 - einmalig
lithämisch

Thuja D6 - 3x tägl.
lithämisch

Dulcamara D6 - 3x tägl.
lithämisch

Acidum nitricum D6 - 3x tägl.
destruktiv

Petroleum D12 - 2x tägl.
destruktiv

Keloid, verhärtete Narbenbildung

Tuberculinum GT D200 - 1x monatl.
lymphatisch; zusätzlich zur gewählten Arznei geben

Luesinum D200 - 1x monatl.
destruktiv; sehr lange zur gewählten Arznei geben

Mittelohr-Entzündung (Otitis media)

Scarlatinum D200 - einmalig
oft schlecht ausgeheilter Scharlach in der Vorgeschichte

Multiple Sklerose, destruktive Diathese

Tuberculinum GT D200 - einmalig
trotz Degeneration hiermit beginnen

Morbillinum D200 - einmalig
Masern-Nosode; lymphatisch, rot, saftig

Diphtherinum D200 - einmalig
Diphtherie-Nosode; destruktiv, blaß, trocken

Luesinum D200 - 1x monatl.
bei geistigem Abbau; schlechtes Omen; die Nosoden 1x jährl. in monatl. Abstand

akute Nierenentzündung

Scarlatinum D200 - einmalig
oft schlecht ausgeheilter Scharlach, erkältlich, leistungsschwach

Tuberculinum GT D200 - einmalig
bei sehr dünnen Menschen, erkältungsempfindlich, erschöpfbar, hilflos

Medorrhinum D200 - einmalig
Tripper in der Vorgeschichte

Diphtherinum D200 - einmalig
Mandelentzündungen in der Vorgeschichte

PCP (progredient chronische Polyarthritis)

Tuberculinum GT D200 - einmalig
immer die Erbnosoden in dieser Reihenfolge in 2-wöchentl. Abstand; dann:

Medorrhinum D200 - einmalig
nach weiteren 2 Wochen:

Luesinum D200 - einmalig
nach 1/2 Jahr Kur wiederholen

beachte: Anlage ist destruktiv!

Rheuma

lymphatisch: wenn Rheuma mit Fieber begann

destruktiv: wenn Rheuma ohne Fieber begann (wie PCP)

Tuberculinum GT D200 - einmalig
immer die Erbnosoden in dieser Reihenfolge im 2-Wochen-Abstand; dann:

Medorrhinum D200 - einmalig
nach weiteren 2 Wochen:

Luesinum D200 - einmalig
nach 1/2 Jahr Kur wiederholen

Silicea D6 - 3x tägl.
wenn Eltern Rheuma haben

Rheuma mit Entzündung der Prostata

Thuja D6 - 3x tägl.
und zusätzlich:

Medorrhinum D200 - 1x monatl.
lithämische Diathese

Wassersucht (Ödeme)

Apis D4 - 3x tägl.
nach seröser Entzündung; durstlos; als ob der Tod nahe aber ohne Angst

Apocynum D2 - 3x tägl.
viel Durst, Schwächegefühl in der Magengrube

Acidum aceticum D4 - 3x tägl.
alabasterfarbene Haut, saures Wasseraufstoßen, viel Durst

Arsenicum album D6 - 3x tägl.
wächserne Haut, Durchfall, viel Durst, trinkt nur wenig; Todesangst

Digitalis D3 - 3x tägl.
Herzwasser überall, als ob Herz stehen bliebe, Genitalien geschwollen

Helleborus D4 - 3x tägl.
plötzlich mit großer Schwäche, gallertartiger Durchfall

ANLAGE - Diathese

allergische Diathese

Kälteallergie

Natrium muriaticum D200 - 1x bei Bedarf
trockene Kälte

Dulcamara D200 - 1x bei Bedarf
feuchte Kälte

Katzenallergie

Pulsatilla M - einmalig
auch Katzenmutter

auf Konservierungsmittel

Sabadilla D12 - 2x tägl.
Haut, Schleimhäute, Gehirn

Nesselsucht, Nesselfieber

Apis D30 - 2stündl.
sticht, brennt, trockenes Fieber, kein Durst, verlangt kühl

Histaminum hydrochloricum D30 - 1x bei Bedarf
juckt wechselhaft, erscheint an den Kratzstellen

Urtica urens D2 - stündl.
brennt, juckt, nach Seefischen, nach Insektenstichen, Wärme lindert

Arsenicum album D30 - 1x bei Bedarf
brennt, nach Eiweiß, Wärme lindert

Okoubaka D2 - 3stündl.
Nahrungsmittelallergie, vor allem auf Reisen

Dulcamara D6 - 3x tägl.
Kälteallergie

Quaddeln

Aconitum D30 - 1x bei Bedarf
akut, plötzlich, heftig; Kühle bessert

Histaminum hydrochloricum D200 - einmalig
wechselhaft, erscheint an den Kratzstellen; bestes Antihistaminikum

Bellis D30 - 1x bei Bedarf
juckt, brennt, beißt; nach warmem Bad schlimmer

Apis D200 - 1x bei Bedarf
allmählich, sticht, brennt, Schwellung (Phlegmasia alba); Kühle lindert

Urtica urens D2 - stündl.
brennt, juckt; vor allem nach Seefischgenuß, Insektenstichen; Wärme lindert

Dulcamara D6 - 3x tägl.
juckt wie Flohstiche, ganzer Körper; durch Kälte verursacht

Sonnenallergie
Natrium muriaticum D200 - einmalig
vorbeugend bei bekannter Neigung; 1 Gabe bei Sonnenbeginn wiederholen
Acidum hydrofluoricum D6 - 2stündl.
wenn die unbedeckten Teile sich röten und brennen; Frieseln oder Blasen
Cantharis D200 - einmalig
winzige, heftig brennende Bläschen beim ersten Sonnenstrahl

allergisch-ekzematöse Diathese
Asthma im Wechsel mit Ekzem
lymphatisch: wenn zuerst Asthma auftrat und danach das Ekzem erschien
lithämisch: wenn zuerst Ekzem erschien und danach das Asthma auftrat
Sulfur D200 - 1x monatl.
auch gleichzeitig im Sommer und/oder in der Bettwärme; alle Formen
Pulsatilla D200 - 1x monatl.
Schleimhäute eher kälteempfindlich, Haut eher wärmeempfindlich; feucht
Lachesis D200 - 1x monatl.
erst Ekzem, dann Asthma, ab Frühjahr bis Herbst, Erwachen; alle Formen
Dulcamara D200 - 1x monatl.
Asthma in feuchtem Wetter, durch Unterkühlung, Durchnässen; Krusten
Natrium muriaticum D200 - 1x monatl.
im Winter eher Asthma, im Sommer eher Ekzem schlimmer; Reibeisenhaut
Arsenicum album D200 - 1x monatl.
nur im Winter schlimmer; friert wie bei Psorinum; Haut sehr trocken, rissig

hämorrhagische Diathese
helle aktive Blutungen
Ipecacuanha D4 - alle 10 Min.
reichlich, mit hartnäckiger Übelkeit; aus allen Körperöffnungen, Bluterbrechen
Sabina D4 - alle 10 Min.
klumpig, bei Bewegung; Unterleib
Phosphorus D30 - alle 10 Min.
reichlich; aus allen Organen, Wunden, Gefäße
Sanguinaria D6 - alle 10 Min.
klumpig, übelriechend; Nase, Unterleib
Millefolium D4 - alle 10 Min.
reichlich; Nase, Lunge, Darm, Unterleib
Ustilago D4 - alle 10 Min.
flüssig und klumpig; geringer Anlaß, mechanische Untersuchung, Unterleib

ANLAGE - Diathese

dunkle passive Blutungen
Hamamelis D4 - alle 10 Min.
befallenen Teile wie zerschlagen; Nase, Lunge, Blase, Unterleib, Venen
Secale D4 - alle 10 Min.
sickert, anhaltend, dünn, schmerzlos, bei Bewegen; ausgezehrter Mensch
China D4 - alle 10 Min.
reichlich, klumpig; große Schwäche, Klingen in den Ohren
Crocus D6 - alle 10 Min.
reichlich, zäh, teerartig, perlschnurartig, bei Bewegen; Hysterie
Crotalus D12 - alle 10 Min.
sickert, Gerinnsel; aus allen Körperöffnungen; Leber, Gefäße
Bovista D6 - alle 10 Min.
schwache Gefäße; nachts, frühmorgens; Nase, Unterleib, Zwischenbluten

helle oder dunkle Blutungen
Erigeron D6 - alle 10 Min.
anfallsweise mit Pausen, stoßweise, gußweise
Trillium D6 - alle 10 Min.
klumpig, Kälte der Körpers, schwacher Puls

harnsaure (lithämische) Diathese

Gichtanfall (akute Arthritis)
Aconitum D200 - 1x in Wasser
Brennen oder Eiseskälte, Taubheit, einschießend, krampfig
Belladonna D200 - 1x in Wasser
nach Durchnässen, Wärme lindert
Arnica D200 - 1x in Wasser
überanstrengte Gelenke, rechte Großzehe, Kälte lindert
Bryonia D200 - 1x in Wasser
scharf, stechend, schneidend bei der geringsten Bewegung

Gichtanfall besser durch Kälte
Acidum benzoicum D3 - 3x tägl.
Urin stinkt scharf
Berberis D3 - 3x tägl.
Schmerz am Beginn des Harnlassens
Ledum D3 - 3x tägl.
Schmerzen ziehen in den Gliedern nach oben

beachte: alle 3 Arzneien zu gleichen Teilen mischen, 10 Tropfen je Gabe

Gichtanfall besser durch Wärme
Acidum benzoicum D3 - 3x tägl.
Urin stinkt scharf
Berberis D3 - 3x tägl.
Schmerz am Beginn des Harnlassens
Lithium carbonicum D3 - 3x tägl.
rheumatische Schmerzen in der Herzgegend
beachte: alle 3 Arzneien zu gleichen Teilen mischen, 10 Tropfen je Gabe

Gicht (chronische Arthritis)
Acidum benzoicum D3 - 3x tägl.
kleine Gelenke, Knötchen, Sehnenreißen, Gelenkkrachen, Urin scharf
Berberis D3 - 3x tägl.
alle Glieder, lahme Lenden, wunde Fersen
Lithium carbonicum D3 - 3x tägl.
Fingergelenke, rheumatische Schmerzen in der Herzgegend
Ledum D4 - 3x tägl.
kleine Gelenke, Knötchen, Schmerzrichtung von unten nach oben
Bryonia D4 - 3x tägl.
Gelenke und Muskeln, scharf, stechend, schneidend bei jeder Bewegung
Colchicum D4 - 3x tägl.
Sehnen, Sehnenplatten, Bänder, Knochenhaut, große Schwäche

Gichtknoten an den Fingergelenken
Ammonium phosphoricum D4 - 3x tägl.
und Harnsäureablagerungen in den deformierten Gelenken
Guaiacum D4 - 3x tägl.
alle Gelenke wie verkürzt; blaß, destruktiv

Gicht, personenbezogen
Lycopodium D12 - 2x tägl.
Harnsymptome mit rotbraunem Ziegelmehl im Urin
Bryonia D12 - 2x tägl.
Lebersymptome mit stechenden Schmerzen
Antimonium crudum D12 - 2x tägl.
Magensymptome mit Rülpsen
Staphisagria D12 - 2x tägl.
Gemütssymptome mit unterdrücktem Zorn

Nierengrieß
Sarsaparilla D6 - 3x tägl.
brennt, drängt nach dem Harnen; Satz weißlich, lehmfarbig, flockig

ANLAGE - Diathese

Lycopodium D4 - 3x tägl.
brennt vorher; Harn dunkel, konzentriert; Satz rot, rotgelber Sand

Berberis D4 - 3x tägl.
brennt vorher; Harn heiß, dunkel; Satz wie hellrotes Mehl bis Kristalle

Cantharis D6 - 3x tägl.
brennt beim Harnen; Harn wenig, dunkel; Satz wie alter Mörtel, Ziegelmehl

Sepia D6 - 3x tägl.
brennt während des Harnens; Harn trüb, schleimig, stinkt! Satz rötlich haftend

lymphatische Diathese

Infektneigung

Gallinsoga D4 - 3x tägl.
in der infektfreien Zeit und zusätzlich:

Psorinum D200 - einmalig
jährlich; friert selbst im schönsten Sommer, liebt Pelze

torpider Lymphatismus

Calcium carbonicum D12 - 2x tägl.
ererbt

Barium carbonicum D12 - 2x tägl.
später erworben

Calcium phosphoricum D12 - 2x tägl.
überbeweglich, neurotisch

Calcium fluoratum D12 - 2x tägl.
überbeweglich, destruktiv

NOTIZEN:

Krebs

erschöpft, abgemagert
  Natrium muriaticum D200 - einmalig
  Krebs durch Kränkung; dazu:
  Acidum aceticum D4 - 3x tägl.
  aufgeopfert, enttäuscht; großer Durst, kleine Schlucke; verlangt Saures, Essig; kalte, stinkende, wunde, zersetzende Schweiße nachts; droht zu ersticken

Erbrechen bei Krebs
  Cuprum aceticum D4 - stündl.
  quälend

höchst schmerzempfindliche Krebsgeschwulst
  Acidum hydrofluoricum D6 - 3x tägl.
  aber Person sieht nicht krank aus

Nervenschmerz, Mißempfindungen, Taubheit bei Krebs
  Passiflora D2 - stündl.
  beruhigend

Krebs mit Wasserbauch (Aszites)
  Helleborus D4 - 3x tägl.

Narben brechen auf nach Krebs-Operation
  Aranea diadema D12 - 2x tägl.
  werden blau-rot

Röntgenkater
  Radium bromatum D30 - 1x tägl.
  auch vorbeugend; vor jeder Bestrahlung 1 Gabe

menschengerechtes Sterben
  Carbo vegetabilis D30 - 1x bei Bedarf
  bereits hinter den Tod entrückt, aber hört noch alles!

Epitheliom (Plattenepithel)
  Conium D30 - 3x wöchentl.
  Brust, Hoden, Gebärmutter, Eierstock
  Condurango D4 - 3x tägl.
  offen, geschwürig

ANLAGE - Krebs

Hydrastis D4 - 3x tägl.
Brust, Gebärmutter, Verdauungswege mit Durchfall

Thuja D6 - 3x tägl.
Blase, Eierstock

Cicuta virosa D4 - 3x tägl.
mit honigfarbenen Schorfen

Kalium sulfuricum D4 - 3x tägl.
im Gesicht

Scirrhus (Faserkrebs)

Lapis albus D4 - 3x tägl.
Brust, Schilddrüse, Gebärmutter

Conium D4 - 3x tägl.
Brust, alle Drüsen

Thuja D6 - 3x tägl.
Blase, Eierstock

Hydrastis D4 - 1x alle 6-8 Wochen
Brust! kann heilen

Carbo animalis D4 - 1x alle 6-8 Wochen
Brust, Lunge, Hoden; steinhart, Marmorhaut, Lymphdrüsen steinhart

Hautkrebs (Melanom)

Calcium fluoratum D4 - 3x tägl.
Angeber, kräftig, strähnig

Silicea D6 - 3x tägl.
Kümmerling, blaß, geknickt

Arsenicum album D6 - 3x tägl.
Pedant, leichenblaß, ängstlich

Aurum D6 - 3x tägl.
Melancholiker, rot, untersetzt, besitzstrebend

Lachesis D12 - 2x tägl.
Vielschwätzer, rot, Perfektionist

Luesinum D200 - 1x monatl.
zusätzlich; destruktive, degenerative Diathese

Hautkrebs am Auge

Crotalus D12 - 2x tägl.
im Augenweiß

Schilddrüsenkrebs

Acidum hydrofluoricum D6 - 3x tägl.
harte Knoten; sieht noch gesund aus

Calcium fluoratum D4 - 3x tägl.
viele kleine Knoten
Lapis albus D4 - 3x tägl.
weiche Knoten

Brustkrebs, knotig
Phytolacca D4 - 3x tägl.
zystisch, purpurrot; Schießen durch ganzen Körper; nachts, vor Periode
Conium D4 - 3x tägl.
fibrös; messerscharfe Stiche, schlaffe Brüste, fröstelnde Frauen
Phellandrium D4 - 3x tägl.
eingezogene, schrundige Brustwarzen, heftige Stiche bis zum Rücken
Barium jodatum D4 - 3x tägl.
hart, schmerzlos
Plumbum jodatum D4 - 3x tägl.
harte Massen, entzünden sich wiederholt, langsamer Prozeß

Brustkrebs, geschwürig
Acidum nitricum D4 - 3x tägl.
schmierige stinkende Beläge, blutige Einrisse, Schwäche
Hydrastis D4 - 3x tägl.
wie bei Acidum nitricum, nur appetitlos, abgemagert
Kreosotum D4 - 3x tägl.
wie bei Acidum nitricum, aber blutet schwächlich, tropfenweise, stinkt aashaft

Brustkrebs, Scirrhus (Faserkrebs)
Lapis albus D4 - 3x tägl.
Brustwarzen nach innen gezogen
Conium D4 - 3x tägl.
hart, sticht nachts

Brustkrebs, wächserner Lymphstau nach Operation
Apis D4 - 3x tägl.
warm, Kälte lindert; durstlos
Arsenicum album D6 - 3x tägl.
kalt, Wärme lindert; viel Durst, trinkt wenig
Natrium muriaticum D200 - 1x wöchentl.
fröstelt, Wärme lindert; viel Durst, trinkt viel
Serum anguillae D12 - 1x tägl. morgens
unter die Haut der gesunden Seite spritzen

Brustkrebs, venöser Lymphstau nach Operation
Hamamelis D4 - 3x tägl.
wie zerschlagen
Pulsatilla D4 - 3x tägl.
schwer wie Blei

Brustkrebs, narbiger Lymphstau nach Operation
Calcium fluoratum D12 - 2x tägl.
wuchernde Narben
Strontium carbonicum D12 - 2x tägl.
harte Schwellung

Brustkrebs, zur Schmerzlinderung
Murex D6 - 3x tägl.
besonders wenn Schmerzen bei Periode schlimmer

Brustkrebs, frühzeitig operiert
Phytolacca D4 - 3x tägl.
4 Wochen lang; danach:
Conium D4 - 3x tägl.
4 Wochen lang; danach:
Phellandrium D4 - 3x tägl.
4 Wochen lang

Brustkrebs, Verbrennung durch Bestrahlung
Abrotanum D4 - 3x tägl.
Kapillarstärkung
Radium bromatum D30 - 1x tägl.
Röntgenkater; verfällt gangränös, wuchernde Narben
Acidum nitricum D6 - 3x tägl.
dünne Absonderung, übelriechend
Kreosotum D4 - 3x tägl.
verfällt eitrig, aashaft stinkend
Petroleum D6 - 3x tägl.
eiternd, fressend, übelriechend

Lungenkrebs, Lungentumore
Aurum D4 - 3x tägl.
rot; wie ein Gewicht auf der Brust, Atemnot, atmet schwer, heiser
Carbo animalis D4 - 3x tägl.
blaß, Marmorhaut; steinharte Knoten, kleine steinharte Lymphknoten

Niccolum D12 - 3x tägl.
bei blechernem Hustenreiz

Lungenkrebs, Bluthusten
Arnica D4 - stündl.
kleine Arterien verletzt

Lungenkrebs, Rechtsherzbelastung
Laurocerasus D4 - 3x tägl.
blaue Lippen

Magenkrebs, geschwürig zerfallend
Hydrastis D4 - 3x tägl.
schmierig stinkend, erbricht Speisen und frisches Blut
Kreosotum D4 - 3x tägl.
erbricht unverdaute Speisen mit schwarzem Blut noch nach vielen Stunden

Magenkrebs, drohender Durchbruch
Cadmium sulfuricum D4 - 3x tägl.
Übelkeit besser durch Essen, Druck und Krümmen; krampfhafter Durchfall
Condurango D4 - 3x tägl.
Mundwinkel eingerissen, Brennen hinter Brustbein, Dauerschmerz im Magen
Conium D4 - 3x tägl.
heftiges Stechen zum Rücken, drückt Faust in die Magengrube
Arsenicum album D6 - 3x tägl.
brennt wie Feuer

Magenkrebs, Schwäche
Acidum muriaticum D4 - 3x tägl.
erschöpft, abgemagert, liegt im Todeskampf
Hydrastis D4 - 3x tägl.
matt; sieht blaß-gelb, kränklich aus

Bauchfellkrebs
Abrotanum D3 - 3x tägl.
tastbar
Helleborus D4 - 3x tägl.
mit Bauchwasser
Vespa crabro D4 - 3x tägl.
stechend, mit Bauchwasser

Dickdarmkrebs
Mercurius corrosivus D30 - 1x tägl.
zusätzlich:
Medorrhinum D200 - einmalig
nach 4 Wochen:
Luesinum D200 - 1x monatl.
lange geben

Enddarmkrebs
Medorrhinum D200 - 1x monatl.
2x insgesamt; nach 4 Wochen:
Luesinum D200 - 1x monatl.
fortlaufend; dazu:
Acidum nitricum D6 - 3x tägl.
bei blassen, erschöpften, abgehärmten Menschen; oder:
Acidum hydrofluoricum D6 - 3x tägl.
bei noch kräftigen, hitzigen Menschen mit genügender Reserve; oder:
Mercurius corrosivus D30 - 1x tägl.
bei noch kräftigen aber fröstelnden Menschen mit nächtlichem Brennen

Enddarmkrebs, Durchfall nach Operation
Hydrastis D4 - 3x tägl.
schneidend, wundmachend
Podophyllum D6 - 3x tägl.
schmerzlos, morgens aus dem Bett treibend

Afterkrebs, Plattenepithel
Luesinum D200 - 1x monatl.
zusätzlich:
Acidum hydrofluoricum D6 - 3x tägl.
bei noch kräftigen, hitzigen Menschen mit genügender Abwehr
Acidum nitricum D6 - 3x tägl.
bei blassen, erschöpften, abgehärmten Menschen
Hydrastis D4 - 3x tägl.
bei matten, müden, appetitlosen Menschen
Arsenicum album D6 - 3x tägl.
bei wandelnden Leichen
Kreosotum D4 - 3x tägl.
bei verglühenden Menschen

Blasenkrebs
Thuja D6 - 3x tägl.
entartete Polypen
Causticum D4 - 3x tägl.
nach der Polypenverätzung

Prostatakrebs: 1. Pflanzen, 2. Mineralien, 3. Metalle
Conium D4 - 3x tägl.
rot, kräftig; fibröse Knoten mit messerscharfen Stichen
Phytolacca D4 - 3x tägl.
blaß, gezeichnet, zystische Knoten mit Stichen durch den ganzen Körper
Calcium fluoratum D6 - 3x tägl.
schlank, derb, hitzig; harte knotige Klumpen, steinharte Lymphknoten
Silicea D6 - 3x tägl.
dürr, blaß, frostig; steinharter Knoten
Aurum D4 - 3x tägl.
kräftige, untersetzte Geschäftsleute; Schmerzen wie gequetscht
Erbnosoden D200 - 1x monatl.
in der Reihenfolge: Tuberculinum GT D200, Medorrhinum D200, Luesinum D200

Hodenkrebs
Spongia D4 - 3x tägl.
erst schwammig, später hart, schmerzlos
Conium D4 - 3x tägl.
hart, geschrumpft, empfindlich; nach Stoß, Schlag, Quetschung
Phytolacca D4 - 3x tägl.
hart, ausstrahlendes Stechen bei Berührung
Aurum D4 - 3x tägl.
hart, geschrumpft, eher rechts; Druck und Spannung wie gequetscht

Eierstockkrebs
Apis D4 - 3x tägl.
eher rechts, Stechen
Conium D4 - 3x tägl.
fibrös; messerscharfes Stechen
Kreosotum D4 - 3x tägl.
Brennen
Barium jodatum D4 - 3x tägl.
schmerzlos, sehr hart

Gebärmutterkrebs, Plattenepithel
Conium D4 - 3x tägl.
klein, hart
Hydrastis D4 - 3x tägl.
blutend; schleimige, zähe, dicke Absonderung
Kreosotum D4 - 3x tägl.
verbrennend; schwarze, aashaft stinkende Absonderung

Gebärmutterkrebs, Scirrhus (Faserkrebs)
Lapis albus D4 - 3x tägl.
heftig brennende, schwarze Absonderung

Gebärmutterkrebs, mit starker Blutung
Jodum D12 - 2x tägl.
schlimmer bei Wärme; abgemagert, Heißhunger
Hydrastis D4 - 3x tägl.
müde, matt; appetitlos, verstopft

Muttermundkrebs, geschwürig zerfallend
Acidum nitricum D4 - 3x tägl.
schmierige stinkende Beläge, blutige Einrisse, Schwäche
Hydrastis D4 - 3x tägl.
schon appetitlos, abgemagert
Kreosotum D4 - 3x tägl.
blutet schwächlich, tropfenweise, stinkt aashaft
Carbo animalis D4 - 3x tägl.
hart, brennend; dünner stinkender Ausfluß

Scheidenkrebs
Acidum carbolicum D6 - 3x tägl.
heftiges Brennen; scharfe, ätzende, übelriechende Absonderungen

Knochenkrebs (Sarkom)
Thallium D6 - 3x tägl.
für tiefgreifende degenerative Knochenprozesse; erregt, teilnahmslos
Cresolum D6 - 3x tägl.
ist eher in Hochstimmung im Vergleich zur Schwere des Krankheitsbildes
Silicea D6 - 3x tägl.
dicke, gelbe, stinkende Absonderung

Krebsvorstufe (Präkanzerose)
Radium bromatum D30 - 3x wöchentl.
Schmerzen wie Rheuma, Jucken ganzer Körper, brennende Hautbläschen; Hitze und Völle im Magen, Verstopfung; ruhelos, ängstlich, besorgt

Barium carbonicum D6 - 3x tägl.
kein krankhafter Befund; klebt und haftet am Arzt; dümmlich, nervenraubend; plötzlicher unvermuteter Ausbruch des Krebses; beachten!

Metastasen im Hirn
Thallium D4 - 3x tägl.
tiefer Schmerz oder schmerzlos, je nach Lokalisation

Metastasen in der Lunge
Quebracho D2 - 3x tägl.
Beinödeme, Hochdruck

Beryllium D6 - 3x tägl.
Brust wie umschnürt; Husten trocken, schneidend; süßlicher Auswurf

Laurocerasus D4 - 3x tägl.
rechtes Herz belastet, Pulmonalis-Hochdruck, blaue Lippen

Carbo animalis D4 - 3x tägl.
blaue Lippen, marmorierte Haut, steinharte Lymphknoten

Metastasen mit Lungenwasser (Pleuraerguß)
Abrotanum D3 - 3x tägl.
schmerzlos

Apis D4 - 3x tägl.
stechend

Cantharis D4 - 3x tägl.
brennend

Causticum D4 - 3x tägl.
ätzend

Metastasen in der Leber mit Wasserbauch (Aszites)
Laurocerasus D3 - 3x tägl.
Rechtsherzbelastung

Metastasen im Bauchfell
Abrotanum D4 - 3x tägl.
tastbar

Helleborus D4 - 3x tägl.
mit Bauchwasser

ANLAGE - Krebs

Metastasen in den Weichteilen
Thallium D30 - 2x tägl.
3 Monate lang unter die Haut spritzen

Metastasen in den Knochen
Thallium aceticum D4 - 3x tägl.
im Röntgenbild diffus, nicht abgrenzbar; 4 Wochen lang; danach:
Strontium carbonicum D12 - 2x tägl.
4 Wochen lang; danach:
Radium bromatum D30 - 1x tägl. morgens
4 Wochen lang; Kur bedarfsweise wiederholen; oder:
Tellurium D4 - 3x tägl.
Elfenbeintumore
Hekla lava D4 - 3x tägl.
schwammige Struktur, gut abgrenzbar

Metastasen mit Schmerzen
Avena sativa D2 - 3x tägl.
schlaflos, appetitlos
Passiflora D2 - 3x tägl.
Nervenschmerzen, Taubheit
Cedron D4 - 3x tägl.
stechend, täglich zur gleichen Zeit
Arsenicum album D6 - 3x tägl.
scharf, stechend, brennend; hinfällige Ruhelosigkeit

NOTIZEN:

Porphyrie, Schweiß, Zysten

Porphyrie, Urin rot oder dunkel, Porphyrinurie
> **Beryllium D6** - 3x tägl.
> erworbene Form, Vergiftung
>
> **Zincum D6** - 3x tägl.
> hepatische Form, Störung der Blutbildung

Schweiß, übermäßig; Diathese
> **Tuberculinum bovinum D200** - 1x monatl.
> im allgemeinen immer tuberkulinisch, ebenso wie die zu trockene Haut; zusätzlich:
>
> **Acidum salicylicum D4** - 3x tägl.
> rot, warm, feucht, hitzig, erregt; reichlich schwächende Schweiße

Zysten, allgemein
> **Apis D4** - 3x tägl.
> Eierstock, Niere; stechender Schmerz
>
> **Cantharis D6** - 3x tägl.
> Eierstock, Niere; brennender Schmerz
>
> **Medorrhinum D200** - 1x monatl.
> Unterleib, Niere; lithämische Diathese; zusammen mit:
>
> **Thuja D6** - 3x tägl.
> alte verschlampte Zysten; Folge von Tripper

NOTIZEN:

Geist

Gedächtnis

Denkvermögen

Phosphorus D12 - 2x tägl.
intuitiv, künstlerisch, chaotisch, ohne geistige Festigkeit; verschwendet seine Energie: zündet seine Lebenskerze an beiden Enden an

Sulfur D12 - 2x tägl.
geistiger Tiefgang: chaotisch, beharrlich, unermüdlich, unverwüstlich; zündet seine Lebenskerze nur an einem Ende an

Lachesis D12 - 2x tägl.
scharfsinniger Verstand; chaotisch, perfektionistisch

Lycopodium D12 - 2x tägl.
tiefgründiger Verstand; diszipliniert

Natrium muriaticum D200 - 1x monatl.
hartnäckiger Verstand; pingelig

Arsenicum album D12 - 2x tägl.
kritischer Verstand; pedantisch

Gedächtnisschwäche bei allgemeiner Schwäche, rot

Acidum salicylicum D6 - 3x tägl.
schwach

Acidum sulfuricum D6 - 3x tägl.
schwächer

Acidum hydrofluoricum D6 - 3x tägl.
am schwächsten

Gedächtnisschwäche bei allgemeiner Schwäche, blaß

Acidum picrinicum D6 - 3x tägl.
schwach

Acidum phosphoricum D6 - 3x tägl.
schwächer

Acidum aceticum D4 - 3x tägl.
am schwächsten

Gedächtnis- und Intelligenzschwäche

Natrium carbonicum D12 - 2x tägl.
bei jungen Menschen im Laufe ihrer Studien

hoffnungslose Gedächtnisschwäche

Luesinum D200 - 1x monatl.
Hirnerweichung

GEIST - Gedächtnis

Gedächtnisverlust
Anacardium D200 - 1x monatl.
total verwirrt

Auffassungsvermögen
Oleander D12 - 2x tägl.
schwer, abgestumpft bei Anstrengung; leicht, intuitiv, wenn er sich nicht anstrengt

kann Entfernungen nicht einschätzen
Platinum D12 - 2x tägl.
alles kleiner
Sulfur D200 - 1x bei Bedarf
alles größer
Aurum D12 - 2x tägl.
alles größer

kann seinen Namen nicht mehr schreiben
Lycopodium D12 - 2x tägl.
kann Gedanken nicht festhalten, gebraucht falsche Worte
Mercurius solubilis D200 - 1x bei Bedarf
geistige Stumpfheit nach vorausgegangener Erregung
Sulfur D12 - 2x tägl.
muß lange nachdenken, bis er ein Wort buchstabieren kann

vergißt Namen
Anacardium D12 - 2x tägl.
nicht alle, aber einzelne
Crotalus D12 - 2x tägl.
ängstlich, depressiv
Lycopodium D12 - 2x tägl.
vergißt Worte, Silben und Gedanken
Medorrhinum D200 - 1x monatl.
beginnt richtig, weiß dann nicht mehr weiter, verliert den Faden
Rhus tox D12 - 2x tägl.
Kopf wie betrunken, betäubt, verwirrte Gedanken
Sulfur D12 - 2x tägl.
verlegen, schwachsinnig

vergißt seinen Namen, seine Herkunft
Glonoinum D200 - 1x bei Bedarf
seine Straße, sein Haus; verirrt sich; will nach Hause, obwohl er zu Hause ist

vergißt Zahlen
Phosphorus D12 - 2x tägl.
oder zählt sie zwanghaft
Sulfur D12 - 2x tägl.
unbesinnlich, wird verlegen und meidet Gesellschaft

vergißt, was er sagen wollte
Ambra D3 - 3x tägl.
es reißt ihm der rote Faden
Argentum nitricum D12 - 2x tägl.
kann nicht mehr zusammenhängend denken und verspricht sich
Medorrhinum D200 - 1x monatl.
beginnt richtig zu reden und weiß dann plötzlich nicht mehr weiter

vergißt, was er tun wollte
Nux moschata D12 - 2x tägl.
unbesinnlich
Barium carbonicum D12 - 2x tägl.
stumpfsinnig
Sulfur D12 - 2x tägl.
schwachsinnig

verweigert intellektuelles Entwickeln und Erfahren
Phosphorus D12 - 2x tägl.
keine Lust, den Glanz seines Selbstbildes zu trüben; nimmt weder sich selbst noch Standpunkte anderer wahr
Lycopodium D12 - 2x tägl.
große Furcht, die Würde und Wirkung seines Selbstbildes zu beflecken; nimmt nur seine eigenen Standpunkte wahr

NOTIZEN:

Schule

Leistungsschwäche, akademisch
Tuberculinum bovinum D200 - einmalig
Sprechen
Cancerinum D200 - einmalig
Lesen; gleichgültig
Psorinum D200 - einmalig
Lesen; verzweifelt
Luesinum D200 - einmalig
Rechnen, Logik
Medorrhinum D200 - einmalig
Schreiben

Leistungsschwäche, akademisch verspätet
Natrium muriaticum D200 - einmalig
lernt spät rechnen
Lycopodium D200 - einmalig
lernt spät schreiben
Calcium carbonicum D200 - 1x monatl.
in allem zu langsam, bemüht sich sehr
Sulfur D200 - 1x monatl.
in allem zu langsam, bemüht sich nicht

Leistungsschwäche, weil unterfordert
Arsenicum album D200 - 1x monatl.
alles oder nichts! hängt teilnahmslos in der Bank
Lachesis D200 - 1x monatl.
weiß zuviel, gibt seine Wachsamkeit auf, aber nicht seine Kommentare
Sulfur D200 - 1x monatl.
weiß zuviel, wird lauthals arbeitsscheu, "wozu der ganze Sch..."

Leistungsschwäche, weil überfordert
Natrium carbonicum D12 - 2x tägl.
Gedächtnis- und Intelligenzschwäche im Laufe des Studierens

Müdigkeit, hirnmüde, Konzentrationsschwäche
Agaricus D12 - 2x tägl.
albern, trödelt, grimassiert, "homöopathisches Studentenfutter"
Phosphorus D30 - 1x tägl.
geistig überfordert, allgemein schwach

Helleborus D4 - 3x tägl.
dösig, dümmlich, abweisend, wortkarg
Cocculus D12 - 2x tägl.
hampelt, dusselig, kopfleer; "Fernsehkinder"
Silicea D200 - 1x monatl.
versagt aus Minderwertigkeit
Zincum D200 - 1x monatl.
versagt wegen "zu langer Leitung"; verzinkt sich und wird undurchlässig

Müdigkeit mit Kopfschmerz gegen Schulende
Calcium phosphoricum D12 - 2x tägl.
geistige Anstrengung; Knochennahtschmerzen, stützt Kopf auf, appetitlos
Phosphorus D200 - 1x bei Bedarf
geistig erschöpft; Hinterkopfweh; hungrig, Essen bessert; teilnahmslos
Petroleum D200 - 1x bei Bedarf
geistig erschöpft; Hinterkopfweh; hungrig, Essen bessert; reizbar, zornig
Cocculus D12 - 2x tägl.
übernächtigt, zu viel Fernsehen; Kopfweh mit Leere im Hirn
Pulsatilla D12 - 2x tägl.
wegen muffiger Luft im Klassenzimmer, braucht Frischluft
Natrium muriaticum D200 - 1x bei Bedarf
geistig erschöpft; zu viel Kummer zu Hause

Legasthenie (erworbene Lese- und Rechtschreibschwäche)
(bei normaler oder überhöhter Intelligenz)
Medorrhinum D200 - einmalig
zusätzlich:
Agaricus D12 - 2x tägl.
blaß, schwach, hampelig; oder:
Stramonium D12 - 2x tägl.
rot, kräftig, zornig

lernt schnell, vergißt schnell
Calcium carbonicum D200 - 1x monatl.
kaum daß er das Buch weglegt, hat er das Gelesene vergessen
Sulfur D200 - 1x monatl.
nimmt mühelos auf, nichts bleibt haften
Staphisagria D200 - 1x monatl.
aufnahmebereit, aber gedanklich abgetreten
Silicea D200 - 1x monatl.
mangelnde Festigkeit der Gedanken

GEIST - Schule

begriffsstutzig

Belladonna D200 - 1x monatl.
für vorstellungshaftes Denken

Sulfur D200 - 1x monatl.
für Ideen; kennt nur seine eigenen

Pulsatilla D200 - 1x monatl.
für Worte und Wortbedeutungen

Staphisagria D200 - 1x monatl.
für räumliche Vorstellung

Calcium carbonicum D200 - 1x monatl.
für Weltgeschehen; weiß nicht mal, was mit ihm geschieht

Silicea D200 - 1x monatl.
versagt aus Minderwertigkeit

unfähig

Capsicum D200 - 1x monatl.
höchst vergeßlich

Barium carbonicum D200 - 1x monatl.
dümmlich, kann sich auf nichts konzentrieren, endet immer mit Tränen

NOTIZEN:

Gemüt

Depression

Enttäuschungsdepression

Ignatia D200 - 1x monatl.
eifersüchtig, seufzt, schluchzt, lehnt Zuspruch ab

Natrium muriaticum D200 - 1x monatl.
hoffnungslos, spricht wiederholt von alten unangenehmen Ereignissen

Hyoscyamus D200 - 1x monatl.
durch unglückliche Liebe; hastig, magert ab

Calcium carbonicum D200 - 1x monatl.
hilflos; erholt sich nach einer Verletzung nur langsam (Wunden heilen schlecht!)

Sepia D200 - 1x monatl.
hilflos; alle haben sie verlassen, gleichgültig gegen alle und alles

Aurum D200 - 1x monatl.
keiner achtet ihn mehr, nachdem er sie alle für seine Macht benutzte

Pulsatilla D200 - 1x monatl.
tränenreicher stiller Kummer und Ärger; jetzt kehrt sie nach außen

Erschöpfungsdepression

Arsenicum album D200 - 1x bei Bedarf
ruhelos, vor allem nachts, hinfällige Todesangst, verstümmelt sich selbst

Lycopodium D200 - 1x bei Bedarf
döst gleichgültig dahin, denkt nur noch an sein eigenes Heil

Acidum phosphoricum D200 - 1x bei Bedarf
erschöpft, gleichgültig, intereselos, verlangsamt

gleichgültige Depression

Acidum phosphoricum D200 - 1x bei Bedarf
erschöpft; empfindet nichts mehr nach lang anhaltendem Kummer

Natrium muriaticum D200 - 1x bei Bedarf
hoffnungslos besorgt um sich, alte unangenehme Ereignisse haften

Phosphorus D200 - 1x bei Bedarf
teilnahmslos, menschenscheu, träge, verdrossen

Lycopodium D200 - 1x monatl.
stumpfsinnig nur noch besorgt um sich, um sein Seelenheil

Sepia D200 - 1x monatl.
apathisch; gleichgültig gegen sich, Haus und Familie; verschlampt

Depression, kein Mensch versteht ihn

Tuberculinum bovinum D200 - 1x monatl.
melancholisch; der oberflächliche Genießer

Depression vor Periode
Pulsatilla D200 - 1x monatl.
niedergeschlagen; die gehemmte Puppenmutter
Natrium muriaticum D200 - 1x monatl.
depressiv, der ewige Adoleszente
Platinum D200 - 1x monatl.
überheblich, besitzstrebend; alle Menschen sind klein und unwürdig
Lycopodium D200 - 1x monatl.
stolz, würdig, pedantisch; alle Menschen sind nichtig und gefühllos
Causticum D200 - 1x monatl.
trocken, unsicher; abnorme sexuelle Gelüste
Stannum D200 - 1x monatl.
erschöpft, unsicher; mit Angst
Aurum D200 - 1x monatl.
rot, machtstrebend; tiefe Melancholie

Depression vor und bei Periode, leicht reizbar
Sepia D200 - 1x monatl.
vorher Angst, schwanger zu sein; danach erhoffte sie es
Natrium muriaticum D200 - 1x monatl.
gleichgültig gegenüber den Rhythmen ihrer Natur

Depression bei Periode
Pulsatilla D200 - 1x monatl.
möchte so gerne schwanger sein
Cimicifuga D200 - 1x monatl.
hysterisch, neuralgisch, verkrampft und geschwätzig
Graphites D200 - 1x monatl.
kann nicht schwanger werden

Depression in der Schwangerschaft
Platinum D200 - 1x monatl.
sexuell übererregt, leidet um ihre schöne Figur und weint schweigsam
Sepia D200 - 1x monatl.
schwerfällig, gleichgültig gegen ihre Lieben, will ihre Ruhe
Aurum D200 - 1x monatl.
tiefe Melancholie, will nicht mehr leben, plant schweigend ihren Tod
Cimicifuga D200 - 1x bei Bedarf
schlafraubende Sorgen, es könne nicht gut gehen; ruhelos
Pulsatilla D200 - 1x bei Bedarf
unbegründete Sorgen um ein bevorstehendes Unheil, weint schweigsam

Veratrum album D200 - 1x bei Bedarf
geschwätzig, manisch, ruhelos, hochmütig

hypochondrische Depression in der Schwangerschaft
Natrium muriaticum D200 - 1x monatl.
besorgt um sich selbst, seufzt in der Menge, weint in der Stille

Depression in den Wechseljahren mit Hitzewallungen
Lachesis D200 - 1x monatl.
rot, kräftig, hitzig; fühlt sich seit den Wechseljahren nicht mehr wohl
Aurum D200 - 1x monatl.
blaurot, untersetzt; Atemnot, Herzdruck, Hochdruck, Selbstmordgefahr!
Sepia D200 - 1x monatl.
gelb, dunkelhaarig, dunkle Augenringe; lehnt ihre Familie ab
Cimicifuga D200 - 1x monatl.
blaß, fett oder mager oder Mannweib; nervös, ruhelos, schlaflos

Depression mit Lebensüberdruß
Arsenicum album D200 - 1x bei Bedarf
hoffnungslos, nichtswürdig, habe familiäre Zuneigung verloren
Aurum D200 - 1x bei Bedarf
tief enttäuscht von sich, von Gott und der Welt
Cimicifuga D200 - 1x bei Bedarf
trübe Wolken hängen über ihr; es muß etwas geschehen

manische Depression
Belladonna D200 - 1x monatl.
voller Furcht, weint anfallsweise sehr heftig
Stramonium D200 - 1x monatl.
voller Freude, voller Wut; dann stolz und trübsinnig
Veratrum album D200 - 1x monatl.
brütet vor sich hin, mißtraut jedem
Hyoscyamus D200 - 1x monatl.
murmelt sinnlos vor sich hin; zupft am Bettzeug, hascht nach Visionen
Lachesis D200 - 1x monatl.
murmelt vor sich hin, lehnt Arzt und Nahrung ab, könnten ihn vergiften

religiöse Depression
Sulfur D200 - 1x monatl.
fürchtet um sein Heil, während ihm das der anderen völlig egal ist
Pulsatilla D200 - 1x monatl.
betet wie eine erstarrte Madonna

GEMÜT - Depression

Lycopodium D200 - 1x monatl.
verwirrte, traurige Gedanken um sein Seelenheil; erschöpft

Veratrum album D200 - 1x monatl.
betet inbrünstig

Arsenicum album D200 - 1x monatl.
glaubt, auf ewig verdammt zu sein; sei der Gnade Gottes nicht würdig

sexuelle Depression

Platinum D200 - 1x monatl.
absurd eingebildet; mannstoll, schlaflos, weint

Staphisagria D200 - 1x monatl.
nach geistigen und körperlichen Exzessen; abgehärmt, besorgt um sich

Zincum D200 - 1x monatl.
nach langer sexueller Gereiztheit; abgehärmt, dunkle Augenringe, bleich

Lachesis D200 - 1x monatl.
nach langer Unterdrückung erotischer Impulse; erwacht mit Angst

Conium D200 - 1x monatl.
nach langer Enthaltsamkeit

Acidum phosphoricum D200 - 1x bei Bedarf
durch Onanie

Depression bei Trübwetter

Ammonium carbonicum D200 - 1x bei Bedarf
ruhig, apathisch

Ammonium bromatum D200 - 1x bei Bedarf
unruhig, reizbar

Natrium muriaticum D200 - 1x monatl.
trübes Wetter belastet genauso wie trübe Gedanken

Verhalten in der Depression

Natrium muriaticum D200 - 1x monatl.
trostlos, aber macht noch ein tapferes Gesicht

Lachesis D200 - 1x monatl.
behält noch gewisse Lebendigkeit

Arsenicum album D200 - 1x monatl.
hoffnungslos, aber weiß immer noch alles besser

Nux vomica D200 - 1x monatl.
kann trotzdem noch reizbar und wütend sein

Sepia D200 - 1x monatl.
verzweifelt, aber kann noch klagen und sich beklagen

Phosphorus D200 - 1x monatl.
läßt sich gehen, teilnahmslos, menschenscheu; Schattenseite der Medaille!

NOTIZEN:

Einbildungen, Halluzinationen

hat Ahnungen
> **Phosphorus M** - 1x alle 6-8 Wochen
> Schwärmer
>
> **Lachesis M** - 1x alle 6-8 Wochen
> Mephisto
>
> **Sepia M** - 1x alle 6-8 Wochen
> Hexe
>
> **Sulfur M** - 1x alle 6-8 Wochen
> Hausteufel, Gassenengel
>
> **Medorrhinum M** - 1x alle 6-8 Wochen
> Krisenmacher aus unbewußter Panik

Einbildungen beim Augenschließen
> **Calcium carbonicum M** - bei Bedarf
> verschwinden wieder, sobald er die Augen öffnet

hält sich für etwas anderes
> **Argentum nitricum M** - 1x bei Bedarf
> sei eine Sprudelflasche
>
> **Cicuta virosa M** - 1x bei Bedarf
> sei wieder ein Kind

Beine seien aus Glas, aus Holz
> **Thuja M** - 1x bei Bedarf
> fürchtet durchzubrechen; bewegt sich vorsichtig, niemand darf sich nähern

fühlt sich beobachtet
> **Arsenicum album M** - 1x alle 6-8 Wochen
> seine Fehler werden entdeckt
>
> **Barium carbonicum M** - 1x alle 6-8 Wochen
> wird ausgelacht
>
> **Hyoscyamus M** - 1x alle 6-8 Wochen
> soll aufgefressen werden; blickt wild um sich
>
> **Cimicifuga M** - 1x alle 6-8 Wochen
> ängstlich, wird verrückt

beschuldigt sich ...
> **Phosphorus M** - 1x bei Bedarf
> unzüchtiger Handlungen (die er nie begangen hat)

Aurum M - 1x bei Bedarf
seine Pflicht versäumt zu haben; habe die Achtung seiner Freunde verloren
Mercurius solubilis D200 - 1x monatl.
ein Verbrecher zu sein

jemand läge neben ihm im Bett
Stramonium M - 1x bei Bedarf
über Kreuz; gehöre nicht zu ihm
Petroleum M - 1x bei Bedarf
vergeistigte Gestalt
Pulsatilla M - 1x bei Bedarf
nackter Mann im Bett
Baptisia M - 1x bei Bedarf
im Fieberdelir

"déjà-vu" (neue Begegnungen sind bereits vertraut)
Phosphorus M - 1x bei Bedarf
hellsichtig mit überhöhter Empfindsamkeit; sieht auch Aura des Menschen
Kalium bromatum M - 1x bei Bedarf
glaubt, alles schon mal erlebt zu haben

sei doppelt
Stramonium M - 1x bei Bedarf
und läge neben ihm im Bett
Anacardium M - 1x bei Bedarf
durch zwei sich widersprechende Willen
Petroleum M - 1x bei Bedarf
Person neben sich, die Luft von eigentümlicher Gestalt erfüllt, ein Glied doppelt
Baptisia M - 1x bei Bedarf
im Fieberdelir; oder sei in Stücke zerteilt, die er zusammensucht

jemand versuche, ihn zu ermorden
Hyoscyamus M - 1x bei Bedarf
wird von einem Dämon verfolgt
Kalium bromatum M - 1x bei Bedarf
vor allem bei Kindern; oder: jemand möchte ihn schlagen

sei von Feinden umgeben
Anacardium M - 1x alle 6-8 Wochen
geht nicht mehr ins Freie
Hyoscyamus M - 1x alle 6-8 Wochen
hält wild nach ihnen Ausschau; flieht, versteckt sich

Stramonium M - 1x alle 6-8 Wochen
kommen aus der Ecke auf ihn zu; redet, verhandelt, tobt, flieht

sieht Fratzen, Gespenster

Stramonium M - 1x bei Bedarf
kommen aus der Ecke, erschrecken ihn

Phosphorus M - 1x bei Bedarf
kommen aus der Ecke, grinsen ihn an

Opium M - 1x bei Bedarf
Drachen und Dämonen; ergreift sein Schwert und kämpft

Dinge erscheinen fremd

Platinum M - 1x bei Bedarf
"alles so scheußlich"; Dinge wie zu klein

Nux moschata M - 1x bei Bedarf
"alles so aufgebläht"; Dinge wie zu groß

Cimicifuga M - 1x bei Bedarf
"alles so unnatürlich"; Gehirn wie zu groß

Glonoinum M - 1x bei Bedarf
"alles so fremd"; bekannte Straßen, das eigene Zuhause; verirrt sich

Petroleum M - 1x bei Bedarf
"alles ist verloren"; verliert sich in sonst bekannter Umgebung

Fremdkörper unter der Haut

Coca M - 1x bei Bedarf
(leider aus dem Handel gezogen)

Glieder gehörten ihm nicht

Stramonium M - 1x bei Bedarf
sind vom Körper abgefallen

sieht sich größer

Cannabis indica M - 1x bei Bedarf
Körper schwillt und wächst

hört Dinge

Stramonium M - 1x bei Bedarf
Musik; Menschen, die in fremder Sprache sprechen

Coca M - 1x bei Bedarf
Hirtenklänge

Cannabis indica M - 1x bei Bedarf
zahllose Glocken läuten; Musik und Stimmen von weither verzaubern ihn

Cresolum D12 - 2x tägl.
Glocken läuten; Rückenmarkserkrankung
Elaps M - 1x bei Bedarf
Glocken läuten zu seinem Begräbnis
Thea M - bei Bedarf
die Türglocke
Anacardium M - 1x bei Bedarf
Stimmen, die von weither mit ihm reden, ihn rufen
Chamomilla M - 1x bei Bedarf
unbekannte, seltsame Stimmen
Thuja M - 1x bei Bedarf
Stimmen in seinem Unterleib
Sulfur M - 1x bei Bedarf
hört sich nachts rufen
Calcium carbonicum M - 1x bei Bedarf
hört Klappern über dem Bett und Klopfen unter dem Bett

behauptet, ihr Kind sei nicht das ihre
    Anacardium M - 1x bei Bedarf
    handelt aus Zwang, nicht aus Unmoral
    Acidum nitricum M - 1x bei Bedarf
    kann Körperliches in ihrem Geist nicht annehmen

sieht alles kleiner
    Platinum M - 1x bei Bedarf
    alles steht unter ihr, geistig und körperlich, besonders wenn sie nach einem Spaziergang, der sie immer erfrischt, wieder ins Haus kommt

besäße zwei Köpfe
    Nux moschata M - 1x bei Bedarf
    lacht dumm, aufgeblasen, Blähsucht

Arme seien an den Körper gefesselt
    Cimicifuga D200 - 1x monatl.
    mit Drähten umwunden; schwere schwarze Wolken hüllen sie ein

Geist sei vom Körper getrennt
    Acidum nitricum M - 1x bei Bedarf
    neigt zum Erschießen

Seele sei vom Körper getrennt
    Thuja M - einmalig
    Körper sei aus Glas

Körper sei in Stücke zerfallen

Stramonium M - 1x bei Bedarf
Glieder sind abgefallen, gehören nicht zu ihm

Baptisia M - 1x bei Bedarf
im Bett zerstreut, sucht sie zusammen; Fieberdelir

Petroleum M - 1x bei Bedarf
sei doppelt oder geteilt, ätherisch gestaltet

Sabadilla M - 1x bei Bedarf
geschrumpft wie ein Toter, der Magen angefressen, der Hoden angeschwollen; Bewußtsein über Einbildung ist erhalten!

sei krank

Veratrum album M - 1x bei Bedarf
leide an Krebs, sei taubstumm

Argentum nitricum M - 1x bei Bedarf
unheilbar

läge lebendig in der Leichenhalle

Lachesis M - 1x bei Bedarf
und würde bald begraben

Hyoscyamus M - 1x bei Bedarf
und würde bald seziert

höhere Macht habe Einfluß auf ihn

Lachesis M - 1x alle 6-8 Wochen
Engel

Stramonium M - 1x alle 6-8 Wochen
Dämon

Aurum M - 1x alle 6-8 Wochen
Mammon

von Macht, von persönlicher Wichtigkeit

Agaricus M - 1x alle 6-8 Wochen
quälende Zittrigkeit, verwirrte Reden, angriffslustige Raserei

Cannabis indica M - 1x alle 6-8 Wochen
sein Körper schwillt entsprechend an

Platinum M - 1x alle 6-8 Wochen
schaut mit mitleidiger Verachtung auf alles und jeden herab

Sulfur M - 1x alle 6-8 Wochen
der Retter dieser Welt

Veratrum album M - 1x alle 6-8 Wochen
spricht über die Fehler anderer; wird ausfällig, sobald angegriffen

fühlt sich magnetisiert, spiritisiert
> **Thuja M** - 1x bei Bedarf
> Seele ist selbständig, entkörperlicht

alle Menschen um ihn seien ...
> **Platinum M** - 1x bei Bedarf
> Teufel
>
> **Plumbum M** - 1x bei Bedarf
> Mörder

sei eine andere Person
> **Cannabis indica M** - 1x alle 6-8 Wochen
> in Form und Größe; Christus, ein Kaiser
>
> **Phosphorus M** - 1x alle 6-8 Wochen
> ein Adliger
>
> **Arsenicum album M** - 1x alle 6-8 Wochen
> Christus am Kreuz
>
> **Agaricus M** - 1x alle 6-8 Wochen
> ein Mächtiger
>
> **Sulfur M** - 1x alle 6-8 Wochen
> ein berühmter Entdecker
>
> **Platinum M** - 1x alle 6-8 Wochen
> eine Königin
>
> **Veratrum album M** - 1x bei Bedarf
> ein Prinz
>
> **Cuprum M** - 1x bei Bedarf
> ein General
>
> **Belladonna M** - 1x bei Bedarf
> ein Magier

sieht Personen
> **Stramonium M** - 1x alle 6-8 Wochen
> fremde Personen, mit denen er spricht, auch in einer fremden Sprache
>
> **Hyoscyamus M** - 1x alle 6-8 Wochen
> die weder da sind, noch je anwesend waren
>
> **Arsenicum album M** - 1x alle 6-8 Wochen
> neben sich, die alles nachahmen, was er macht

sei reich
> **Sulfur D200** - 1x monatl.
> und schön, obwohl schmutzig und verschlampt

Scheinschwangerschaft
Crocus D200 - einmalig
ältere, rote, alberne Frauen; Gefühl wie etwas Lebendiges im Leib
Thuja D200 - einmalig
jüngere, blasse, melancholische Frauen; auch bei Tieren bewährt
Veratrum album D200 - einmalig
blasse, fröstelnde, kaltschweißige Frauen; möchten endlich ausgefüllt sein
Sabadilla D200 - einmalig
blasse, fröstelnde Frauen; weiß aber, daß es nur eine Einbildung ist

Soldaten ...
Natrium carbonicum M - 1x bei Bedarf
umringen ihn
Belladonna M - 1x bei Bedarf
nehmen ihn fest
Bryonia M - 1x bei Bedarf
stechen ihn nieder

sieht sich um
Staphisagria M - 1x bei Bedarf
glaubt, jemand verfolge ihn
Anacardium M - 1x bei Bedarf
glaubt, jemand rufe ihn

sieht Tiere
Stramonium M - 1x bei Bedarf
Kaninchen, Ratten, Mäuse, Schlangen, Hühner, Hunde gehen auf ihn los
Belladonna M - 1x bei Bedarf
leuchtendes Ungeziefer auf der Bettdecke, schwarze Hunde
Arsenicum album M - 1x bei Bedarf
Würmer und Ungeziefer krabbeln im Bett herum
Plumbum M - 1x bei Bedarf
Ameisen krabbeln im Bett herum
Cresolum M - 1x bei Bedarf
Küchenschaben
Hyoscyamus M - 1x bei Bedarf
Gänse, Schlangen; hält Menschen für Schweine
Lac caninum M - 1x bei Bedarf
Schlangen unterm Bett, Spinnen, Vögel
Pulsatilla M - 1x bei Bedarf
Bienen

Opium M - 1x bei Bedarf
Katzen, Ratten, Skorpione

Cimicifuga M - 1x bei Bedarf
Ratten, Mäuse, Schafe; bei Unterleibserkrankung

sei verarmt

Sepia M - 1x bei Bedarf
und müsse verhungern

habe Verbrechen begangen

Ignatia M - 1x bei Bedarf
Gewissensangst

Alumina M - 1x bei Bedarf
lebt ständig in hektischer Furcht und Angst

Hyoscyamus M - 1x bei Bedarf
habe Unzucht verübt

Mercurius solubilis M - 1x bei Bedarf
habe mit Messer gemordet

will ein Verbrechen verüben

Kalium bromatum D200 - 1x monatl.
ihren Ehemann und ihr Kind töten; sie sei für Gottes Rache auserkoren

sei verdammt

Arsenicum album M - 1x alle 6-8 Wochen
sei keiner menschlichen Regung würdig

Veratrum album M - 1x alle 6-8 Wochen
betet inbrünstig; flucht ausfällig, wenn man sie dabei stört

Pulsatilla M - 1x alle 6-8 Wochen
betet wie eine Madonna mit starr gefalteten Händen

unterhält sich mit längst Verstorbenen

Cantharis M - 1x alle 6-8 Wochen
heftiger zorniger Wahn

habe zwei Willen

Anacardium M - 1x alle 6-8 Wochen
mit entgegengesetzten Ansprüchen, die sich ständig widersprechen

Lachesis M - 1x alle 6-8 Wochen
einen zum Guten, einen zum Bösen

Acidum nitricum M - 1x alle 6-8 Wochen
einen geistigen, einen körperlichen

NOTIZEN:

Kummer

azetonämisches Erbrechen bei Kindern
Ignatia D4 - 3x tägl.
Kümmerling mit Kummer, Nabelkoliken, spuckt und schluckt
Iris D4 - 3x tägl.
sauer, morgens, 14 bis 15 Uhr, Säure macht die Zähne stumpf
Veratrum album D4 - 3x tägl.
heftig, viel, anhaltend, grün; kalt-feucht, verträgt keine Zudecke
Acidum sarcolacticum D4 - 3x tägl.
übel, Druckschmerz, Säure; erschöpft, frostig, saure Stühle, Zudecken
Chamomilla D30 - 1x bei Bedarf
nach Zorn, Ärger, Widerwille; hitzig, rot

Liebeskummer, Jugendliche und Junggebliebene
Acidum phosphoricum D12 - 2x tägl.
rundlich, zart
Acidum picrinicum D12 - 2x tägl.
eckig, eckt an
Hyoscyamus D200 - 1x bei Bedarf
hektisch, schamlos
Helleborus D200 - 1x bei Bedarf
traurig, gleichgültig, abgestumpft

Kummer, Kränkung, Demütigung
Natrium muriaticum D200 - 1x monatl.
distanziert in sich und zu sich selbst, Lebensunlust, Depression
Acidum phosphoricum D200 - 1x monatl.
schwach, blaß, elegisch, immer wieder verliebt
Ignatia D30 - 1x bei Bedarf
verwaltet und verschweigt Kränkung wie Natrium ohne Depression; akuter
Ambra D3 - 3x tägl.
Tagessorgen, Geschäftssorgen; verliert den roten Faden, Schlaf gestört
Hyoscyamus D200 - 1x bei Bedarf
sehr bewährt nach Liebesenttäuschung; Unruhe, Eifersucht, Abmagerung
Acidum picrinicum D200 - 1x monatl.
schwach, blaß, eckig, apathisch; glaubt, es lohne sich nicht mehr

Kummer mit Aggressionen
Sepia M - einmalig
geradeaus und unverhohlen aggressiv

Lachesis M - einmalig
windet sich und schmiedet aggressive Intrigen

Kummer mit Entrüstung

Staphisagria D200 - 1x monatl.
"entrüsteter Schlucker"; Magen, Blähsucht; Handlung gelähmt

Kummer mit unterdrücktem Haß

Aurum D200 - 1x monatl.
Lebensunlust, Verzweiflung, Selbstmord

Staphisagria D200 - 1x monatl.
Zorn, geile Entartung

Stannum D200 - 1x monatl.
Kopfschmerz im Sonnenverlauf

Colocynthis D200 - 2x wöchentl.
Gallenkolik, Bauchkrämpfe

Kummer durch Tagessorgen

Ambra D30 - 1x bei Bedarf
Alltagssorgen, schlaflos

Acidum succinicum D30 - 1x bei Bedarf
wie bei Ambra, folgt gut danach

Bryonia D30 - 1x bei Bedarf
Geschäftssorgen, träumt davon

Lebenskrise, existentielle Selbstzweifel

Lachesis M - einmalig
zweifelt an allem, was sein Leben bisher war; hormonelle Umstellung

Sulfur M - einmalig
zweifelt an seiner Lebensweisheit; Wechsel der Altersstufen

Natrium muriaticum M - einmalig
zweifelt an seinen Idealen; Austrocknungsprozeß

Arsenicum album M - einmalig
zweifelt an seinem ungelebten Leben; wandelnder Kadaver

Ambra D200 - 1x bei Bedarf
weiß danach nicht mehr, welche Gefühle er sich erlauben darf

beachte: erst Zweifel, dann Verzweiflung!

Nabelkoliken aus Kummer

Calcium carbonicum D30 - 1x in Wasser
Kummer über Leistungsdruck in der Schule; Kolik morgens vor dem Schulegehen

Ignatia D30 - 1x in Wasser
Kummer, blaß, überempfindlich, weiß nicht was er will

Hyoscyamus D30 - 1x in Wasser
Kummer, Enttäuschung; neurotisch

NOTIZEN:

Psychose

akuter Wahn

Belladonna M - 1x bei Bedarf
hastig, heftig; singt, schreit, flucht, bellt; streckt die Zunge raus, schnalzt mit der Zunge und verzerrt sein Gesicht

Hyoscyamus M - 1x bei Bedarf
singt schreiend, fröhlich; geil, schamlos; alles in glänzendem Rot

Stramonium M - 1x bei Bedarf
wild, geil, erschrickt; weicht vor schrecklichen Dingen zurück; zerfleischt sich die Haut mit den Fingernägeln

Lachesis M - 1x bei Bedarf
weniger heftig, vielmehr geschwätzig

Cantharis M - 1x bei Bedarf
tobsüchtig, beißt, bellt, zerfleischt sich die Haut mit den Fingernägeln; verzweifelte Onanie

Camphora M - 1x bei Bedarf
bei hinfälliger Erschöpfung; tobsüchtig, möchte sich ermorden

chronischer Wahn

Anacardium M - 1x alle 6 Wochen
flucht und schwört unwiderstehlich und gegen seinen Willen

Psychose junger Menschen

Sulfur M - 1x alle 6-8 Wochen
verkommen, verschlampt und fühlt sich trotzdem schön und auserkoren

Staphisagria M - 1x alle 6-8 Wochen
entrüstet über die Fehler anderer; will die Welt von Unrecht erlösen

Hyoscyamus M - 1x alle 6-8 Wochen
geschwätzige Erregung, murmelnde Abkehr; schamlos

Phosphorus M - 1x alle 6-8 Wochen
geistiges Aufleuchten; weint, lacht; ruhelos, boshaft; erotisch

Hypericum M - 1x alle 6-8 Wochen
jammernde Klagen; singt, lacht, weint, wie aufgezogen, erotisch

Helleborus M - 1x alle 6-8 Wochen
geistig tief verwirrt, das Leben erscheint fade und schal, gleichgültig

plötzliche Psychose mit erregender Unruhe

Aconitum D200 - 1x in Wasser
manisch, depressiv, eher abends; hinfällige Unruhe und Todesangst

Besessenheit, rot

Belladonna M - 1x alle 6-8 Wochen
heftig

Anacardium M - 1x alle 6-8 Wochen
gespalten

Opium M - 1x alle 6-8 Wochen
wild mit verzerrtem Mund

Stramonium M - 1x alle 6-8 Wochen
tobsüchtig

Sulfur M - 1x alle 6-8 Wochen
teuflich

Besessenheit, blaß

Hyoscyamus M - 1x alle 6-8 Wochen
beobachtet, verfolgt, vergiftet; eingesperrt und aufgefressen

Veratrum album M - 1x alle 6-8 Wochen
verhext, versext, verteufelt; leises Delirium mit kaltem Körper, geöffneten Augen und lächelndem Gesicht

Platinum M - 1x alle 6-8 Wochen
besetzt von Besitz und Größe

Erschöpfungswahn

Camphora D200 - 1x in Wasser
tobsüchtig, will sich umbringen; Lebenskräfte verfallen

Feuerwahn

Anacardium M - 1x alle 6-8 Wochen
sieht Blut und Streit

Belladonna M - 1x alle 6-8 Wochen
sieht alles in roter Festlichkeit, dann heftiges Entsetzen

Stramonium M - 1x alle 6-8 Wochen
sieht rot übersäten Lichterglanz, dann erschreckendes Blut

Hepar sulfuris M - 1x alle 6-8 Wochen
sieht die ganze Welt brennen

beachte: alle Nachtschattengewächse haben Bezug zum Feuer!

Größenwahn

Hyoscyamus M - 1x alle 6-8 Wochen
das Schwein verwandelt sich in den alles erlösenden Prinzen

Lachesis M - 1x alle 6-8 Wochen
die Schlange beißt sich in den Schwanz und wird die Welt erneuern

Platinum M - 1x alle 6-8 Wochen
hochgestellte Persönlichkeit, die mit Nichtigkeit herabblickt

Sulfur M - 1x alle 6-8 Wochen
für große Taten und Entdeckungen geboren; rettet die Welt; sei reich

Phosphorus M - 1x alle 6-8 Wochen
alles Schöne ist nur für ihn erschaffen

Lycopodium M - 1x alle 6-8 Wochen
hat Würde und Wirkung alleine gepachtet; hält wütende, neidvolle Reden im Befehlston voll von Vorwürfen und Anmaßung

hypochondrischer Wahn

Calcium carbonicum M - 1x alle 6-8 Wochen
meint krank zu werden, sterben zu müssen; sieht alles schwarz

Alumina M - 1x alle 6-8 Wochen
werde nicht mehr gesund

Cimicifuga M - 1x alle 6-8 Wochen
glaubt verrückt zu werden

Lilium M - 1x alle 6-8 Wochen
sei schwer herzkrank, verzweifelt darüber

Arsenicum album M - 1x alle 6-8 Wochen
glaubt krebskrank zu sein

Mordsucht

Arsenicum album M - 1x bei Bedarf
will sich selbst und andere erschießen

Hyoscyamus M - 1x bei Bedarf
bei tropfendem Wasserhahn; will alle ermorden, die ihm begegnen

Mercurius solubilis M - 1x bei Bedarf
beim Anblick von Messern

Opium M - 1x bei Bedarf
in manischer Raserei andere; in der gelähmten Phase sich selbst

Platinum M - 1x bei Bedarf
unwiderstehlicher Zwang, Kind oder Ehemann mit einem Messer zu töten

Alumina M - 1x bei Bedarf
beim Anblick von Blut

religiöser Wahn

Stramonium M - 1x alle 6-8 Wochen
singt, lacht, reimt, betet mit frommen Gebärden

Veratrum album M - 1x alle 6-8 Wochen
betet mit Inbrunst; wird ausfällig wenn gestört

Pulsatilla M - 1x alle 6-8 Wochen
betet ununterbrochen wie eine heilige Statue

Sulfur M - 1x alle 6-8 Wochen
verzweifelt an seinem Heil, aber das Heil anderer ist ihm gleichgültig

Anacardium M - 1x alle 6-8 Wochen
möchte nur Gutes tun in dieser Welt; zwanghaft siegt das Böse

Agaricus M - 1x alle 6-8 Wochen
fällt auf seine Knie, bekennt seine Sünden und versucht, sich mit einem Pilz den Bauch aufzuschlitzen

Kalium bromatum M - 1x alle 6-8 Wochen
Gottes Rache sei gewiß, weil er ein Räuber und Verbrecher sei

Säuferwahn

Acidum sulfuricum M - 1x bei Bedarf
fühlt sich angegriffen, ausgelacht, verhöhnt, verfolgt

Anacardium M - 1x bei Bedarf
folgt 2 Willen mit entgegengesetzten Aufträgen, hört Stimmen

Lachesis M - 1x bei Bedarf
geschwätzige Eifersucht

Kalium bichromicum M - 1x bei Bedarf
gereizt, gedrückt, ängstlich, menschenscheu

Arsenicum album M - 1x bei Bedarf
sieht Tiere, hört Stimmen; nach häufigem geringem Alkoholgenuß

Luesinum M - 1x bei Bedarf
lacht und weint ohne Grund, verzweifelt, gedrückt, hirnschwach

Teufelswahn

Hyoscyamus M - 1x alle 6-8 Wochen
flucht, schwört mit dem Teufel; betet und singt um sein Heil

Veratrum album M - 1x alle 6-8 Wochen
dem Teufel die Seele verkauft; betet inbrünstig, schimpft ausfällig

Anacardium M - 1x alle 6-8 Wochen
der böse Wille in ihm; tobsüchtig quellen die Augen hervor

Stramonium M - 1x alle 6-8 Wochen
fürchtet das Feuer des Teufels; betet herzzerreißend

Sulfur M - 1x alle 6-8 Wochen
sieht ihn und verhandelt über sein Seelenheil

Lachesis M - 1x alle 6-8 Wochen
der Übermensch in ihm, der ihn mit Haß und Verachtung lenkt

Verfolgungswahn, Vergiftungswahn

Aconitum M - 1x bei Bedarf
voller Angst und Unruhe

Belladonna M - 1x bei Bedarf
voller Heftigkeit

Hyoscyamus M - 1x alle 6-8 Wochen
voller geschwätziger Beschimpfungen

Stramonium M - 1x alle 6-8 Wochen
voller Schrecken

Lachesis M - 1x alle 6-8 Wochen
voller geschwätzigem Haß; die Medizin ist vergiftet

Veratrum album M - 1x alle 6-8 Wochen
voller Raserei, zerfleischt sich die Haut mit den Fingernägeln

versucht zu fliehen

Belladonna M - 1x bei Bedarf
lacht, kreischt, knirscht mit den Zähnen, versteckt sich

Hyoscyamus M - 1x bei Bedarf
entblößt sich und will aus dem Bett

Stramonium M - 1x bei Bedarf
entflieht mit dämonischer Gewalt

Phosphorus M - 1x bei Bedarf
rast nackt auf die Straße

beachte: alle Psychosen fliehen und verstecken sich!

greift in die Luft

Belladonna M - 1x bei Bedarf
Gefühl zu fallen, will sich festhalten

Hyoscyamus M - 1x bei Bedarf
hascht nach eingebildeten Dingen

zerschneidet oder zerreißt seine Kleider

Belladonna M - 1x bei Bedarf
rot, hitzig

Veratrum album M - 1x bei Bedarf
blaß, kalt

Psychose mit Starre

Belladonna M - 1x bei Bedarf
nicht aufwecken! schlägt sonst gewalttätig um sich, bellt, beißt

Phosphorus M - 1x bei Bedarf
will nicht reden, antwortet nur langsam

Hyoscyamus M - 1x bei Bedarf
sitzt in einer Ecke gegen die Wand, murmelt oder liegt wie eine Statue darnieder

Lachesis M - 1x bei Bedarf
murmelt Unverständliches von einer höheren Macht; Kiefer fällt runter

Pulsatilla M - 1x bei Bedarf
mit gefalteten Händen wie eine Madonna

mit unbändigen Zornesausbrüchen

Belladonna M - 1x bei Bedarf
bellt, schreit, flucht, besonders wenn gestört wird

Cantharis M - 1x bei Bedarf
bellt und beißt die Umstehenden

Stramonium M - 1x bei Bedarf
wilder, schrecklicher, erschreckender Wahn

Camphora M - 1x bei Bedarf
will sich umbringen; erschöpft

Veratrum album M - 1x bei Bedarf
wird ausfallend, sobald er sich angegriffen fühlt

mit Verlust von Zeit und Raum

Cannabis indica M - 1x bei Bedarf
1 Minute wie 1000 Jahre; Nahes ist kilometerweit entfernt

Anhalonium M - 1x bei Bedarf
Visionen in prachtvollen Farben; sprunghaft, geschwätzig, gespalten

Lachesis M - 1x bei Bedarf
glaubt, es sei immer nachmittag

Anacardium M - 1x bei Bedarf
verwechselt Gegenwart mit Zukunft

Cicuta virosa M - 1x bei Bedarf
verwechselt Gegenwart mit Vergangenheit

mit wildem Blick

Belladonna D200 - 1x bei Bedarf
heftiger Wahn, Blutandrang, Hitze

Hyoscyamus D200 - 1x bei Bedarf
sieht eingebildete Feinde

Stramonium D200 - 1x bei Bedarf
sieht schreckliche Erscheinungen

Veratrum album D200 - 1x bei Bedarf
fühlt sich verfolgt; das Blut verläßt ihn, Kälte

Psychose im Wochenbett, apathisch

Phosphorus M - einmalig
stumpfsinnig, will nicht reden, antwortet nur langsam; Gesichter grinsen sie an; ihr Körper sei in Stücke zerfallen

im Wochenbett, geschwätzig
Stramonium M - einmalig
sitzt im Bett, lacht, singt, flucht, betet und macht Reime
Lachesis M - einmalig
Angst vergiftet zu werden; steht unter Kontrolle eines Übermenschen
Cimicifuga M - einmalig
ständig wechselnde Themen; sieht Ratten und Mäuse
Hyoscyamus M - einmalig
sitzt im Bett, blickt wild um sich, murmelt, wimmert, weint, zuckt
Secale M - einmalig
sitzt im Bett, redet wirr von Angst und Tod; schlaflos bei Euphorie
Veratrum album M - einmalig
sitzt im Bett und zerschneidet ihre Kleider

im Wochenbett, Mordlust
Platinum M - einmalig
unwiderstehlicher Zwang, ihr Kind mit einem Messer zu töten

im Wochenbett, sexuelle Überreizung
Platinum M - einmalig
Wollust ohne Anlaß; könnte ihren Ehemann töten
Lilium M - einmalig
verzweifelt, sei schwerkrank, Herzanfälle, geile Reden, Schuldgefühle
Hyoscyamus M - einmalig
sitzt im Bett, zieht sich nackt aus, macht anzügliche Gebärden
Veratrum album M - einmalig
der Teufel kämpft mit ihrer Leidenschaft, windet ihre betenden Hände
Cantharis M - einmalig
hitzige Erregung, heftige Onanie, verzweifelt darüber in Tobsucht

im Wochenbett, tobsüchtig
Stramonium M - einmalig
wildester Zorn! hellrotes erschrockenes Gesicht, tobt mit Gespenstern
Belladonna M - einmalig
nie aus Stumpfsinn aufwecken! bellt, beißt wie ein tobsüchtiger Hund
Hyoscyamus M - einmalig
tobt mit eingebildeten Feinden, flieht unters Bett, Vergiftungsangst

Stillpsychose
Platinum M - 1x bei Bedarf
stolz, depressiv; will Kind nicht sehen

Hyoscyamus M - 1x bei Bedarf
erregt, manisch, schamlos; lehnt Kind ab

Schizophrenie

Halluzinationen sind ein Schutz, ein notwendiger Führer. Ein Schizophrener erzählt und vertraut. Halluziniert er nicht mehr, so ist er gefährdet, da er der äußeren Wirklichkeit nackt ausgesetzt ist.

lymphatisch
Sulfur M - 1x alle 6-8 Wochen
blaß, schwach; nörgelnd, weltverbesserisch, arbeitsscheu

Calcium carbonicum M - 1x alle 6-8 Wochen
blaß, kalt, feucht; ungeschickt, unbeholfen, hilflos

Pulsatilla M - 1x alle 6-8 Wochen
blaß, kalt, feucht; sanft, nachgiebig, träumerisch

Natrium muriaticum M - 1x alle 6-8 Wochen
blaß, kalt, trocken; reizbar, hoffnungslos, verzweifelt

lithämisch
Sepia M - 1x alle 6-8 Wochen
blaß, gelb, schlaff; gleichgültig, lustlos, hoffnungslos

Lachesis M - 1x alle 6-8 Wochen
rot, heiß, feucht; schwatzhaft, mißtrauisch, eifersüchtig

Staphisagria M - 1x alle 6-8 Wochen
blaß, kalt, feucht; launisch, aufbrausend, beleidigt

Anacardium M - 1x alle 6-8 Wochen
blaß, kalt, trocken; streitsüchtig, flucht, schwört, spuckt

destruktiv, rot
Stramonium M - 1x alle 6-8 Wochen
warm, feucht, gedunsen; schwatzhaft, wild tobend, verzweifelt

Aurum M - 1x alle 6-8 Wochen
warm, feucht, kräftig; machthungrig, rücksichtslos, depressiv, Abkehr

Bufo M - 1x alle 6-8 Wochen
warm, feucht, blöd; aufdringlich, schamlos, mannstoll

Platinum M - 1x alle 6-8 Wochen
rot oder blaß, warm oder kalt, trocken; stolz, groß, abwertend

Tarantula hispanica M - 1x alle 6-8 Wochen
kalt, feucht, verzerrt; rasend, tanzend, verzweifelt, verblödet

destruktiv, blaß

Hyoscyamus M - 1x alle 6-8 Wochen
kalt, trocken, erregt; schwatzhaft, eifersüchtig, geil

Veratrum album M - 1x alle 6-8 Wochen
kalt, frostig, feucht; rasend, fluchend, beißend, betend

Anhalonium M - 1x alle 6-8 Wochen
kalt, trocken, alt; erregt, beflügelt, antriebslos, willenlos

Lycopodium M - 1x alle 6-8 Wochen
fahl, gelb, alt; herrisch, rührselig, menschenscheu

Silicea M - 1x alle 6-8 Wochen
frostig, trocken, erschöpft; sanft, mißlaunig, empfindlich, schreckhaft

NOTIZEN:

Selbstmord

Selbstmordneigung durch Erhängen
    Aurum D200 - 1x bei Bedarf
    rot
    Arsenicum album D200 - 1x bei Bedarf
    blaß

Selbstmordneigung durch Erschießen
    Sulfur D200 - 1x bei Bedarf
    rot
    Antimonium crudum D200 - 1x bei Bedarf
    blaß

Selbstmordneigung, aus dem Fenster springen
    Belladonna D200 - 1x bei Bedarf
    rot
    Argentum nitricum D200 - 1x bei Bedarf
    blaß

Selbstmordneigung durch Medikamente, Tabletten
    Hyoscyamus D200 - 1x bei Bedarf
    Schlaftabletten
    Belladonna D200 - 1x bei Bedarf
    Gift

Selbstmordneigung durch Überfahrenlassen
    Lachesis D200 - 1x bei Bedarf
    rot
    Arsenicum album D200 - 1x bei Bedarf
    blaß

Selbstmordneigung, ins Wasser springen
    Phosphorus D200 - 1x bei Bedarf
    schlank
    Pulsatilla D200 - 1x bei Bedarf
    rund

bittet, getötet zu werden
    Belladonna D200 - 1x bei Bedarf
    schlank

NOTIZEN:

Zwangsneurose

Bewegungszwang

Tarantula hispanica D200 - 1x bei Bedarf
maßlos, Glieder zittern

Valeriana D200 - 1x bei Bedarf
nervös; aber Bewegung macht Kopfweh; Wärme steigt vom Magen auf

Absinthium D200 - 1x bei Bedarf
nervös; Tick, Hysterie, Epilepsie; fällt rückwärts

Lachzwang

Ignatia D30 - 1x bei Bedarf
endet meist in Weinen

Moschus D30 - 1x bei Bedarf
unkontrollierbar, erstickt fast dabei

Tarantula hispanica D30 - 1x bei Bedarf
maßlos; ruhelos, Glieder zittern; Musik beruhigt

Platinum D30 - 1x bei Bedarf
laut, ungestüm, demonstrativ; endet meist in Tobsucht

Onaniezwang

Hyoscyamus D200 - 1x bei Bedarf
nach enttäuschter Liebe

Cantharis D200 - 1x bei Bedarf
schmerzhaft; leidet darunter

Strychninum phosphoricum D200 - 1x bei Bedarf
ununterdrückbar gereizt

Ordnungszwang

Natrium muriaticum D200 - 1x monatl.
pingelig im Wesentlichen, schlampiges Zimmer, aber saubere Schultasche

Lycopodium D200 - 1x monatl.
sucht Kleinigkeiten, steigert sich despotisch hinein

Magnesium carbonicum D200 - 1x monatl.
zieht Tischdecken gerade; streitet unberechenbar um Kleinigkeiten

Arsenicum album D200 - 1x monatl.
skrupellos pedantisch, richtet stets Dinge aus; glaubt, nicht genügend getan zu haben

Putzzwang

Luesinum D200 - 1x monatl.
befleckte Empfängnis muß gesäubert werden

Sulfur D200 - 1x monatl.
glaubt alles sei schmutzig, alles stinke

Veratrum album D200 - 1x monatl.
überträgt die verschmutzte, verteufelte Seele auf ihre Umgebung

Helonias D200 - 1x monatl.
säubert ständig ihr Nest für die nächste Periode

Waschzwang

Luesinum D200 - 1x monatl.
wäscht sich ständig die Hände

Sulfur D200 - 1x monatl.
glaubt schmutzig zu sein, duscht den ganzen Tag

Stramonium D200 - 1x monatl.
duscht mehrmals täglich seine verschmutzte Seele

Hyoscyamus D200 - 1x monatl.
blasse Schwester der roten Stramonium

Arsenicum album D200 - 1x monatl.
hat noch nicht genug gesäubert, wäscht dauernd die Hände

Zählzwang

Phosphorus M - einmalig
selbst im Gespräch zählt er die Bücherrücken nebenbei

NOTIZEN:

Listen

Arznei

alter Rufname:	neuer Handelsname:
Acidum benzoicum	Acidum benzoicum e resina
Acidum muriaticum	**Acidum hydrochloricum**
Adonis	Adonis vernalis
Ailanthus	Ailanthus glandulosa
Aletris	Aletris farinosa
Ammonium muriaticum	Ammonium chloratum
Apis	Apis mellifica
Apomorphinum	Apomorphinum hydrochloricum
Aralia	Aralia racemosa
Aranea	Aranea diadema
Argentum	Argentum metallicum
Aristolochia	Aristolochia clematitis
Asarum	Asarum europaeum
Aurum	Aurum metallicum
Bellis	Bellis perennis
Beryllium	Beryllium metallicum
Blatta	Blatta orientalis
Bothrops	Bothrops lanceolatus
Cadmium	Cadmium metallicum
Caladium	Caladium seguinum
Calcium carbonicum	Calcium carbonicum Hahnemanni
Carduus	Carduus marianus
Causticum	Causticum Hahnemanni
Ceanothus	Ceanothus americanus
Cepa	**Allium cepa**
Cerium	Cerium oxalicum
Chimaphila	Chimaphila umbellata
Chionanthus	Chionanthus virginicus
Chloralum	Chloralum hydratum
Cicuta	Cicuta virosa
Cineraria	Cineraria maritima
Cistus	Cistus canadensis
Cobaltum	Cobaltum metallicum
Collinsonia	Collinsonia canadensis
Convallaria	Convallaria majalis
Copaiva	**Balsamum copaivae**
Croton	Croton tiglium
Cuprum	Cuprum metallicum
Cypripedium	Cypripedium pubescens
Datisca	Datisca cannabina
Dioscorea	Dioscorea villosa
Dolichos	Dolichos pruriens
Elaps	Elaps corallinus
Equisetum	Equisetum hiemale
Erigeron	Erigeron canadensis
Ferrum	Ferrum metallicum
Fraxinus	Fraxinus americana

alter Rufname:	neuer Handelsname:
Galega	Galega officinalis
Gambogia	**Gutti**
Gnaphalium	Gnaphalium polycephalum
Grindelia	Grindelia robusta
Guajacum	Guaiacum
Harpagophytum	Harpagophytum procumbens
Hedera	Hedera helix
Heloderma	Heloderma horridus
Helonias	Helonias dioica
Iberis	Iberis amara
Juglans regia	Juglans
Lachnanthes	Lachnanthes tinctoria
Lactuca virosa	Lactuca
Lilium	Lilium tigrinum
Lolium	Lolium temulentum
Luffa	Luffa operculata
Lycopus	Lycopus virginicus
Lyssinum	**Hydrophobinum**
Magnesium muriaticum	**Magnesium chloratum**
Manganum	Manganum metallicum
Melilotus	Melilotus officinalis
Mercurius solubilis	Mercurius solubilis Hahnemanni
Mercurius corrosivus	Mercurius sublimatus corrosivus
Murex	Murex purpureus
Mygale	**Aranea avicularis**
Myristica	Myristica sebifera
Naja	Naja tripudians
Natrium muriaticum	**Natrium chloratum**
Niccolum	Niccolum metallicum
Nuphar	Nuphar luteum
Oenanthe	Oenanthe crocata
Onosmodium	Onosmodium virginicum
Origanum	Origanum vulgare
Paeonia	Paeonia officinalis
Passiflora	Passiflora incarnata
Phellandrium	Phellandrium aquaticum
Plantago	Plantago major
Platinum	Platinum metallicum
Plumbum	Plumbum metallicum
Populus	Populus tremuloides
Prunus	Prunus spinosa
Ptelea	Ptelea trifoliata
Quercus	Quercus e glandibus
Raphanus	Raphanus sativus
Rhus tox	Rhus toxicodendron
Robinia	Robinia pseudacacia
Sabal	Sabal serrulatum
Sanguisorba	Sanguisorba officinalis
Sanicula	Sanicula acqua
Secale	Secale cornutum
Senecio	Senecio aureus

alter Rufname:	neuer Handelsname:
Solidago	Solidago virgaurea
Syzygium	Syzygium jambolanum
Tarantula hispanica	Tarantula
Tartarus emeticus	**Tartarus stibiatus**
Tellurium	Tellurium metallicum
Terebinthina	**Oleum terebinthinae**
Teucrium	**Marum verum**
Thallium	Thallium metallicum
Thea	Thea chinensis
Theridion	Theridion curassavicum
Trillium	Trillium pendulum
Tuberculinum (Koch)	Tuberculinum GT
Tuberculinum aviaire	Aviaria
Tuberculinum Denys	Denys bouillon filtré
Urtica urens	Urtica
Ustilago	Ustilago maydis
Vaccinium myrtillus	**Myrtillus**
Vanadium	Vanadium metallicum
Viburnum	Viburnum opulus
Vipera	Vipera berus
Wyethia	Wyethia helenoides
Xanthoxylum	Xanthoxylum fraxineum
Yucca	Yucca filamentosa
Zincum	Zincum metallicum

Glossar

Adams-Stokes-Syndrom	Sauerstoffmangel im Gehirn bei Herzschwäche
Adoleszenter	Heranwachsender
Akkommodation	Anpassungsfähigkeit der Linse beim Sehen
alabasterfarben	grau-weiß wie Alabaster
Anomalie	Fehlverhalten, Abweichung vom Üblichen, geringgradige Entwicklungsstörung
Anschoppung	seröse Ausschwitzung in Lungenbläschen
Antihistaminikum	Allergie linderndes Mittel
apathisch	schlapp, matt, müde, kraftlos, benommen
Arthritis	Gelenkentzündung
asthenisch	schlanker, kraftloser Körperbau
Aszites	Wasseransammlung im Bauch
Ataxie	unkoordinierte Bewegungsabläufe
Atrophie	Verkümmerung, Schwund
azetonämisch	das Blut ist übersäuert
BCG-Impfung	Tuberkulose-Impfung
Brucellose	durch Haustiere übertragene Infektion
Bubonen	Beulen
Cheyne-Stokes-Atmung	sinusartiger Atemrhythmus mit Pausen
cholerisch	aufbrausendes jähzorniges Temperament
Cholesterinsteine	glatte Gallensteine aus Cholesterin
cri encéphalique	schrilles durchdringendes Kindergeschrei
Degeneration	Verkümmerung
Delir, Delirium	latein: irre sein
delirant	irr, wirr
Delirium	latein: irre sein
Delirium tremens	lat: zittriges Irresein durch Alkohol
dernier cri	der letzte Schrei (in der Mode)
destruktiv	zerstörend, bösartig, degenerativ, gereizt, gehässig, zerstörerisch, feindselig, läppisch, geschwätzig
Diathese	angeborene Krankheitsbereitschaft, Organschwäche, Systemminderwertigkeit
Diphtherie	Infektionskrankheit des Rachenraumes
DTP-Impfung	Diphtherie-Tetanus-Keuchhusten-Impfung
Dumping-Syndrom	nach Magen-OP, Essen rutscht in den Darm
Dupuytren	Verkürzung der Sehnen in der Handfläche
Eklampsie	Hirnkrämpfe während der Geburt
elegisch	wehmütig
Elfenbeintumore	verhärtete Metastase im Knochengerüst
Embolie	Arterienverschluß durch Blutgerinnsel
Emphysem	Aufblähung des Lungengewebes
Eosinophilie	Vermehrung der weißen Blutkörperchen im Blut
Erektion	steifes Glied
Erythem	entzündliche Rötung der Haut
erythrozytär	betrifft rote Blutkörperchen
Euphorie	Hochstimmung
euphorisch	in Hochstimmung
Exsudat	Ausscheidung von Blutplasma in Umgebung

GLOSSAR

exzentrisch	überspannt, verschroben
Fazialis	Gesichtsnerv
Femurkopfepiphyse	am oberen Ende des Oberschenkelknochens
fibrinös	Ausscheidung von Fibrin bei Entzündungen
Fibrom	aus Bindegewebe bestehender Tumor
Fistel	röhrenförmige Verbindung zwischen Organen
Fokalherd	im Körper streuender Eiterherd
Fokaltoxikose	Blutvergiftung durch chronischen Eiterherd
Fontanelle	Schädelnaht
funktionell	Störung ohne krankhaften Befund
Gallertzyste	Verkapselung mit dickflüssigem Inhalt
Gangrän	Gewebsbrand, geschwürig zerfallend
Grünholzfraktur	Knochenbruch wie der Anbruch eines noch grünen Astes
Gummen	gummiartige Geschwulst bei Syphilis
habituell	gewohnheitsmäßig
Halogene	Fluor, Chlor, Brom, Jod
hämorrhagisch	zu Blutungen neigend
Hauterytheme	intensive Hautrötung
Hepatisation, gelb	Ausschwitzung verflüssigt sich
Hepatisation, grau	leukozytäre Einwanderung ins Gewebe
Hepatisation, rot	fibröse Ausschwitzung, Erythrozyten-Auswanderung
Herpes	große Bläschen auf Haut und Schleimhaut
Hyperämie	Mehrdurchblutung
Hypochondrie	eingebildete Krankheit, Trübsinnigkeit
hypochondrisch	ständig um seine Gesundheit besorgt
Hypophyse	Hirnanhangdrüse
hysterisch	latein: hysteron = Gebärmutter, abnorme seelisch-körperliche Reaktion
Impetigo	eitriger gelbkrustiger Hautausschlag
Insektizide	chemische Insektenvertilgungsmittel
interstitiell	im Zwischengewebe eines Organs liegend
Ischias	Beinnerv
Kallusbildung	Neubildung von Knochen an Bruchstellen
Kapillare	kleinste Blutgefäße
Karbunkel	Haarbalgabszesse, in Gruppen angeordnet
Katarrh	Entzündung der Luftröhrenschleimhäute
Kavernenbildung	Hohlraumbildung in der Lunge bei Tuberkulose
Kleieschuppen	kleine weiße Schuppen wie Kleie
Klimakterium	Wechseljahre
Koitus	Geschlechtsverkehr
Kolik	krampfartige Schmerzen im Bauchbereich
Kompositen	korbförmige Blütenpflanzen (Asterazeen)
Konstitution	geistig-seelisch-körperliche Verfassung, erworbene Anpassungsfähigkeit
kontrahiert	zusammengezogen
konvulsiv	schwere Krämpfe, krampfartig
Lanugo	Wollhaar; Säuglingsbehaarung
Laparotomie	"Mal-Gucken-Was-Drin-Ist"-Operation
Latenz	Brütezeit bis zum Krankheitsausbruch
Leukämie	bösartige Lymphdrüsenerkrankung
Leukoplakie	weiße fleckige Schleimhautschrumpfung

GLOSSAR

leukozytär	betrifft weiße Blutkörperchen
libidinös	sexuelle Lust betreffend
Lichtdermatose	Hautausschlag infolge Lichteinwirkung
lithämisch	überschüssig, übertrieben, wuchernd, prahlerisch, aufdringlich, euphorisch
Lösung	Resorption der Ausschwitzung
lymphatisch	schwächlich, spärlich, unzulänglich, ängstlich, schüchtern, gehemmt
manisch	Gegenphase von depressiv
Metastasen	verstreute Krebs-Tochtergeschwülste
Mitralinsuffizienz	unzureichende Herzklappentätigkeit
Morbus	alte Bezeichnung für Krankheit
mouches volantes	"fliegende Fliegen", Fliegensehen
Mukoviszidose	rezessiv vererbte Stoffwechselerkrankung, zystische Gewebsveränderung (Fibrose)
Myom	gutartige muskuläre Geschwulst
nervös	aufgeregter Geist
Nervus pudendus	Geschlechtsnerv
neuralgisch	Schmerz im Gebiet eines Nerven
Neurofibromatose	Nervengeschwülste in der Haut (Fibrome)
neuropathisch	nervenkrank
Nosode	aus Krankheitsprodukten gewonnene Arznei
Ödem	Wassersucht, wäßrige Schwellung
Onanie	sexuelle Selbstbefriedigung
Pankreas	Bauchspeicheldrüse
PCE-Syndrom	Beschwerden nach einer Gallenoperation
Periduralanästhesie	Schmerzhemmung im Wirbelsäulenkanal
Petechien	kleine Haut- oder Schleimhautblutungen
Pfortader	große, zur Leber führende Blutader
Pfortaderstau	Stau in der zur Leber führenden Blutader
Pförtner	Magenausgang
Phase	bestimmter Zeitabschnitt
phlegmatisch	träge, schwerfällig, gleichgültig
Polio	spinale Kinderlähmung, Poliomyelitis
Präurämie	Vorstufe der Harnvergiftung im Blut
Psora	die vorgegebene Daseins-Minderwertigkeit
Psychopharmaka	Medikamente zur Beeinflussung der Seele
Pulmonalis-Hochdruck	Bluthochdruck in der Lungenarterie
pyknisch	untersetzter gedrungener Körperbau
Quaddeln	allergische juckende Hauterhebungen
Querschnittsläsion	durch Unfall oder Operation bedingte Querschnittslähmung
rachitisch	mangelhafter Knochenaufbau, Vitamin D-Mangel
Recklinghausen	siehe Neurofibromatose
Resorption	Auflösung von Eiter, Erguß, usw.
Rest-N	Rest-Stickstoff im Blut
Risus sardonicus	Lächeln mit nach unten gezogenen Mundwinkeln
RR	Blutdruck
sanguinisch	heiteres, oberflächliches Temperament
Sarkom	bösartige Bindegewebsgeschwulst
Schizophrenie	seelisch-geistig gespaltetes Irresein
Sepsis	Blutvergiftung
septisch	blutvergiftend

serös	Flüssigkeit ausschwitzend
Serosa	Organhäute, die Flüssigkeit ausschwitzen
Serosaschmerz	Schmerzen in den Organhäuten
Sexualneurose	abnorme sexuelle Erlebnisreaktionen
Simile	dem kranken Menschen ähnlichste Arznei
Sklerose	krankhafte Verhärtung eines Organs
solitär	einzeln auftretend
spastisch	griech: zerre; Muskelspannung vermehrt
Stenose	Verengung
Stupor	seelisch-geistig-körperliche Starre
stuporös	seelisch-geistig-körperlich erstarrt
subakut	schleichend, weniger heftig
Subsepsis	schleichende Blutvergiftung
Symphyse	Schambeinfuge
Syphilis	destruktive Geschlechtserkrankung
Tabes	syphilitische Rückenmarks-Schwindsucht
Tetanie	seelisch oder hormonell bedingte Krämpfe
tetanoid	krampfartig wie bei Tetanie
Thrombo	geläufige Abkürzung für Blutplättchen
Thrombose	Gefäßverstopfung durch Blutgerinnsel
Thrombozyten	Blutplättchen
Tic nerveux	nervöses Muskelzucken, vor allem im Gesicht
Toxine	Gifte (durch Erkrankung oder Behandlung)
Toxoplasmose	Infektion: "Katzen-Kratz-Krankheit"
Tranquilizer	Beruhigungsmittel
traumatisch	durch äußere Gewalteinwirkung bedingt
Trigeminus	5. Hirnnerv mit 3 Ästen (Auge, beide Kiefer)
Überdigitalisierung	Überdosierung von Digitalis (Herzmittel)
Ulnarisparese	Lähmung des Ellennervs
Urämie	Harnvergiftung des Blutes
urämisch	von Harnvergiftung im Blut herrührend
uratreich	reich an harnsauren Salzen
Weichselzopf	trockener, spröder, schuppiger, verfilzter Haarzopf
Werlhof	Bluterkrankheit mit Rheuma
zerebral	das Gehirn betreffend
zerebrospinal	im Hirn und Rückenmark
Zirrhose	Leberschrumpfung

Diagnose

latein oder deutsch:	zu finden unter:
Abortus	Fehlgeburt
Abrasio	Ausschabung
Abszeß	Abszeß
Adams-Stokes-Syndrom	Adams-Stokes-Syndrom
Adnexitis	Eierstock-Entzündung
Aerophagie	Luftschlucker
Afterkrampf	Afterkrampf
Afterprolaps	Aftervorfall
Agranulozytose	Agranulozytose
Akne rosacea	Gesichtsrose
Akne vulgaris	Akne
Allergie	Allergie
Allergie, Sonne	Sonnenallergie
Alopezie	Haarausfall
Alveolarpyorrhoe	Zahntaschenabszeß
Amaurosis	Blindheit
Amaurosis pars fugax	Augenflimmern
Amenorrhoe	Periode, ausbleibend
amyotrophe Lateralsklerose	Lateralsklerose, amyotrophe
Anämie	Blutarmut
Aneurysma	Aneurysma
Angiektasien	Äderchen-Erweiterung
Angina pectoris	Herzenge
Anosmie	Geruchsverlust
Anurie	Harnverhaltung, akut
Aorteninsuffizienz	Aortaschwäche
Apoplexie	Schlaganfall
Appendix-Reiz	Blinddarmreiz
Appendizitis	Blinddarm-Entzündung
Arcus palatoglossus, spitz zulaufend	hoher Gaumenbogen
Arteriitis	Arterien-Entzündung
Arteriosklerose	Verkalkung
Arthritis acuta	Gelenkentzündung, akut
Arthritis chronica	Gelenkentzündung, chronisch
	Gichtknoten
Asthma, allergisch	Heuasthma
Asthma, im Wechsel mit Ekzem	Asthma im Wechsel mit Ekzem
Astigmatismus	Astigmatismus
Aszites	Aszites
Ataxie	Gangunsicherheit
Atherom	Grützbeutel
Basedow	Basedow
Bartholinitis	Bartholinitis
Bechterew	Bechterew
Blasenpapillom	Blasenpolypen
Blepharitis chronica	Lid-Entzündung
Blepharitis	Lidrand-Entzündung

latein oder deutsch:	zu finden unter:
Blepharospasmus	Lidkrampf
Boeck'sches Sarkoid	Boeck
Bradykardie	Herzrhythmusstörungen
Bronchialasthma	Asthma
Bronchitis	Bronchitis
Bronzehautkrankheit	Addison
Bruxismus	Zähneknirschen
Bursitis	Schleimbeutel-Entzündung
Brustwirbelsäulen-Syndrom	Rückenschmerzen
Candidiose	Pilzbefall
Cephalgia	Kopfschmerz
Chalazion	Hagelkorn
Cholelithiasis	Gallensteine
Cholespasmus	Gallenkolik
Cholestase	Gallestau
Chorea major	Veitstanz, groß
Chorea minor	Veitstanz, klein
Chorioiditis	Aderhaut-Entzündung
Claudicatio intermittens	Hinken
Colon irritabile	Colon irritabile
Commotio cerebri	Gehirnerschütterung
Corynebakterien-Infektion	Erythrasma
Crush-Niere	Crush-Niere
Crusta lactea	Milchschorf
Cystolithiasis	Blasensteine
Dakryozystis fistula	Tränensack-Fistel
Dakryozystitis	Tränensack-Entzündung
Dekubitus	Wundliegen
Delirium tremens	Säuferdelir
Dentition	Zahnung
Depression	Depression
Dermatose auf Licht	Lichtdermatose
Diabetes insipidus	Diabetes insipidus
Diabetes mellitus	Diabetes
Dialyse	bei Nephrose Dialyse-Patient
Diarrhoe	Durchfall
Diplopie	Doppeltsehen
Distorsion	Verstauchung, Umknicken
Dupuytren	Dupuytren
Durchblutungsstörungen, arteriell	Durchblutungsstörungen der Arterien
Durchblutungsstörungen, peripher	Durchblutungsstörungen der Glieder
Durchblutungsstörungen, zerebral	Durchblutungsstörungen des Gehirns
Dyskardie	Herzbeschwerden
Dyspnoe	Atemnot
Ekzem	Ekzem
Ekzem, bläschenförmig am Stamm	Bläschenekzem am Stamm
Ekzem, bläschenförmig der Finger	Bäckerekzem
Ekzem im Wechsel mit Asthma	Ekzem im Wechsel mit Asthma
Elephantiasis	Elephantiasis
Embolie	Embolie
Emphysem	Lungenemphysem

latein oder deutsch:	zu finden unter:
Endokarditis	Herzentzündung
Endometriose	Endometriose
Endometritis	Endometritis
Enteritis regionalis Crohn	Dünndarmentzündung CROHN
Enterokolitis	Darmentzündung
Entropium	Lid-Einstülpung
Enzephalitis	Hirnentzündung
Epicondylitis	Tennisarm
Epididymitis	Nebenhoden-Entzündung
Epilepsie	Epilepsie
Erbrechen, azetonämisch	azetonämisches Erbrechen
Erysipel	Wundrose
Erythema nodosum	Knotenrose
Erythrasma	Erythrasma
Exanthem	Ausschlag
Exostose	Überbein
Fazialisparese	Fazialisparese
Femurkopfnekrose	Perthes
Fibrillieren, Muskeln	Muskelfibrillieren
Fissura ani	Afterfissur
Fistula	Fisteln
Flatulenz	Blähbauch
Fluor vaginalis	Ausfluß
Foetor ex ore	Mundgeruch
Follikulitis	Haarbalg-Entzündung
Fraktur	Knochenbruch
Furunkel	Furunkel
Ganglion	Ganglion
Gangrän	Brand
Gastritis	Magenschleimhaut-Entzündung
Gastroenteritis acuta	Brechdurchfall
gastrokardialer Symptomenkomplex	Oberbauchsyndrom Roemheld
Gastropathie	Magenbeschwerden
Gehörgangekzem	Gehörgangekzem
Gingivitis	Zahnfleischentzündung
Glaukom	Grüner Star
Gonarthritis	Kniegelenkentzündung
Gonarthrose	Kniegelenkarthrose
Granuloma anulare	Granulom, ringförmig
Graviditas	Schwangerschaft
Hämangiom	Blutschwamm
Hämatemesis	Bluterbrechen
Hämatom	Bluterguß
Hämaturie	Blutharnen
Hämophilie	Bluter-Krankheit
hämorrhagische Diathese	Diathese, hämorrhagisch
Hämorrhoiden	Hämorrhoiden
Harninkontinenz	Harnträufeln
Harnleiterkolik	Harnleiterkolik
harnsaure Diathese	Diathese, harnsaure
Hemeralopie	Sehschwäche

latein oder deutsch:	zu finden unter:
Hemianopsie	Halbsichtigkeit
Hepatitis	Leberentzündung
Hepatitis, chronisch-aggressiv	Leberentzündung, chronisch-aggressiv
Hepatomegalie	Leberschwellung
Hepatopathie	Leberbeschwerden
Hepatose	Leberschrumpfung
Hernia diaphragmatica	Zwerchfellbruch
Herpes circinatus	Herpes circinatus
Herpes corneae	Hornhaut-Herpes
Herpes genitalis	Herpes genitalis
Herpes labialis	Herpes labialis
Herpes zoster	Gürtelrose
Herzinsuffizienz	Herzschwäche
Herzklappenfehler	Herzklappenfehler
Hirntrauma	Hirnschaden
Hodentumor	Hoden-Tumor
Hordeolum	Gerstenkorn
Hörsturz	Hörsturz
Halswirbel-Syndrom	Nackenschmerzen
Hydrozele	Wasserbruch
Hydrozephalus	Wasserkopf
Hyperbilirubinämie	Hyperbilirubinämie
Hyperhidrosis	Schweiß, übermäßig
Hyperkeratosis senilis	Alterswarzen
Hyperthyreose	Schilddrüsen-Überfunktion
Hypertonie	Blutdruck, hoch
Hyperventilation	Hyperventilation
Hypogonadismus	Hoden-Unterentwicklung, Hypogonadismus
Hypothyreose	Schilddrüsen-Unterfunktion
Hypotonie	Blutdruck, niedrig
Ichthyosis	Fischschuppenkrankheit
Ikterus	Gelbsucht
Ileosakralarthrose	Kreuzarthrose
Ileus	Darmlähmung
Impetigo vulgaris	Impetigo (Grindflechte)
Induratio penis plastica	Penisvorhaut-Verhärtung
Infarkt, Herz	Herzinfarkt
Infektionen	Infektionen
Inkontinenz, Stuhl	Stuhlinkontinenz
Interkostalneuralgie	Rippen-Nervenschmerz
Iridozyklitis	Regenbogenhaut-Ziliarkörper-Entzündung
Iritis	Regenbogenhaut-Entzündung
Ischialgie	Ischias
Jactatio capitis	Kopfrollen
Juckreiz, im behaarten Kopf	Kopfjucken
Karbunkel	Karbunkel
Karies	Zahnkaries
Karzinom	Krebsgeschwulst
Katarakt	Grauer Star
Katarrh	Grippe
Katheterismus	Katheterismus

DIAGNOSE

latein oder deutsch:	zu finden unter:
Keloid	Keloid
Keratitis	Hornhaut-Entzündung
Keratokonus	Hornhautkrümmung
Kiefergelenkarthrose	Kiefergelenk-Arthrose
Klimakterium	Wechseljahre
Kokzygodynie	Steißbeinschmerz
Kolitis mucosa	Dickdarmentzündung, schleimig
Kolitis ulcerosa	Dickdarmentzündung, geschwürig
Kolon-Divertikulose	Dickdarmdivertikel
Konjunktivitis	Bindehaut-Entzündung
Korneatrübung	Hornhaut-Trübung
Koxalgie	Hüftgelenkschmerzen
Koxarthrose	Hüftgelenkarthrose
Krupp	Krupp-Husten
Kryptorchismus	Hoden-Hochstand
Kyphoskoliose	Skoliose
Laryngitis	Kehlkopf-Entzündung
Larynxparese	Kehlkopflähmung
Leberzirrhose	Leberzirrhose
Leukämie	Leukämie
Lichen ruber planus	Ausschlag, kleinpapulös
Lidödem	Lidschwellung
Lidptose	Lidlähmung
Lidzucken	Lidzucken
Lipome	Fettgeschwülste
Lumbago	Hexenschuß
Lungenembolie	Lungenembolie
Lupus vulgaris	Tuberkulose der Haut
Luxation	Gelenk-Auskugelung
Lendenwirbelsäulen-Syndrom	Kreuzschmerzen
Lymphadenitis	Lymphdrüsen-Entzündung
Lymphadenome	Lymphdrüsen-Schwellung
Magenkrampf	Magenkolik
Makuladegeneration	Netzhaut-Entartung
Mammaatrophie	Brustdrüsenschwund
Mammaknoten	Brustknoten
Mastitis	Brustentzündung
Mastodynie	Brustschmerzen
Mastoiditis	Warzenfortsatz-Entzündung
Melanom	Hautkrebs
Menarche	Periode, erste Blutung
Menière	Innenohr-Schwindel
Meningeom	Hirnhauttumor
Meningismus	Hirnhautreizung
Meningitis	Hirnhautentzündung
Menopause	Wechseljahre, danach
Menstruation	Periode
Metastasen	Metastasen
Meteorismus	Oberbauchsyndrom
Migräne	Kopfschmerz
Miktionsstörung	Harnentleerungsstörung

latein oder deutsch:	zu finden unter:
Milchintoleranz des Säuglings	Milchunverträglichkeit
MS	Multiple Sklerose
Mukoviszidose	Mukoviszidose
Mykose	Fußpilz
Myodegeneratio cordis	Herzmuskelschwäche
Myokarditis	Herzentzündungen
Myopie	Sehschwäche
Nachwehen	Geburt, Nachwehen
Nägel, eingewachsen	Nietnägel
Nausea	Übelkeit
Nephritis acuta	Nierenentzündung, akut
Nephritis chronica	Nierenentzündung, chronisch
Nephrolithiasis	Nierensteine
Nephropathie	Nierenbeschwerden
Nephrose	Nierenschrumpfung
Nephrosklerose	Nierenverkalkung
Neuralgie	Nervenschmerz
Neuralgie, Samenstrang	Samenstrangneuralgie
Neuritis	Nervenentzündung
Neurodermitis	Ekzem
Neurofibromatose	Recklinghausen
Nierenblutung	Nierenbluten
Nierengrieß	Nierengrieß
Nierenkolik	Nierenkolik
Nierenzyste	Nierenzyste
Nystagmus	Linsenschlottern
Obstipation	Verstopfung
Obstipationsdiarrhoe	Verstopfungsdurchfall
Ödeme	Wassersucht
Onychophagie	Nägelkauen
Optikusatrophie	Sehnerv-Degeneration
Orchitis	Hoden-Entzündung
Ösophagospasmus	Speiseröhren-Krampf
Ösophagusblutung	Speiseröhren-Blutung
Ösophagusstenose	Speiseröhren-Verengung
Ösophagusvarizen	Speiseröhren-Krampfadern
Osteogenesis imperfecta	Knochenwachstumsstörung
Osteomyelitis chronica	Knocheneiterung, chronisch
Osteoporose	Osteoporose
Otitis externa	Außenohr-Entzündung
Otitis media	Mittelohr-Entzündung
Ovarialgie	Eierstock-Schmerzen
Ovarialtumor	Eierstock-Tumor
Ovarialzyste	Eierstock-Zyste
Pankarditis	Herzentzündungen
Pankreatitis	Pankreatitis
Papillome, Stimmbänder	Stimmbandpapillome
Paralysis agitans	Parkinson
Parästhesien	Mißempfindungen der Haut
Parese	Lähmung, unvollständig
Parese, Blase	Blasenlähmung

DIAGNOSE

latein oder deutsch:	zu finden unter:
Parkinson	Parkinson
Parodontose	Zahnfleischschwund
Paronychie	Umlauf
Parotitis	Ohrspeicheldrüsen-Entzündung
Partus	Geburt
PCE-Syndrom	Gallenblasen-OP-Folge
Pemphigus	Blasensucht
Perikarditis	Herzentzündung
perinatales Trauma	Geburtsschaden
Periostitis	Knochenhaut-Entzündung
Periosttrauma	Knochenhaut-Verletzung
Perniones	Frostbeulen
Perniciosa	Perniciosa
Perthes	Perthes
Petechien	Hautblutungen
Phantomschmerz	Amputationsneuralgie
Pharyngitis	Halsschmerzen
Phlegmone	Phlegmone
Pleuritis	Rippenfell-Entzündung
Pleurodynie	Lungenschwäche
Pneumonie	Lungenentzündung
Polypen, im Darm-Trakt	Darmpolypen
Polypen, Nase	Nasenpolypen
Polyzythämie	Polyzythämie
Porphyrie	Porphyrie
Priapismus	Penisversteifungs-Schmerz
Prostataadenom	Prostata-Adenom
Prostatitis	Prostata-Entzündung
progredient chronische Polyarthritis	PCP
progressive Muskelatrophie	Muskelschwund, progressiv
progressive Muskeldystrophie	Muskelschwund, progressiv
Protrusio disci	Bandscheiben-Teilprolaps
Pruritus ani	Afterjucken
Pruritus mammae	Brustjucken
Pruritus sine materia	Juckreiz
Pseudogelenkbildung	Sudeck
Pseudogravidität	Scheinschwangerschaft
Pseudokrupp	Pseudokrupp
Psoriasis	Schuppenflechte
Pterygium	Flügelfell
Pyelitis	Nierenbecken-Entzündung
Pylorospasmus	Pförtnerkrampf
Pyrosis	Sodbrennen
Querschnittsläsion	Querschnittsverletzung
Radikulitis	Wurzelneuritis
Reflux-Ösophagitis	Reflux-Ösophagitis
Reiter	Reiter
Retinaablösung	Netzhaut-Ablösung
Retinablutung	Netzhaut-Blutung
Retinadegeneration	Netzhaut-Degeneration
Retinitis	Netzhaut-Entzündung

latein oder deutsch:	zu finden unter:
Retrobulbärneuritis	Sehnerv-Entzündung
Rhagaden	Schrunden, Einrisse
rheumatischer Formenkreis	Rheuma
Rhinitis	Schnupfen
Rhinitis allergica	Heuschnupfen
Rhinophym	Knollennase
Ringelflechte	Schuppenflechte, girlandenartig
Sarkom	Knochenkrebs
Scabies	Krätze
Scheuermann	Scheuermann
Seborrhoe, Kopf	Kopfschuppen
Seborrhoe, Nase	Nasenschuppen
Sepsis	Blutvergiftung
Singultus	Schluckauf
Sinusitis	Nebenhöhlen-Entzündung
Sklerodermie	Sklerodermie
Skoliose	Skoliose
Spasmophilie	Krampfneigung
Spasmus umbilicalis	Nabelkoliken
spastische Spinalparese	Lähmung, krampfartig
Splenomegalie	Milzschwellung
Spondylitis ankylopoetica	Bechterew
Sterilität	Sterilität, Unfruchtbarkeit
Stomatitis aphthosa	Mundfäule
Strabismus	Schielen
Struma	Kropf
Subsepsis	Blutvergiftung, schleichend
Sudeck	Sudeck
Syringomyelie	Syringomyelie
Tachyarrhythmie	Herzrhythmusstörungen
tachykarder Anfall	Herzrasen
Tachykardie	Herzklopfen
Tarsalgie	Fersenschmerz
Tendovaginitis	Sehnenscheiden-Entzündung
tetanische Krämpfe	Tetanie
Thrombopenie	Thrombopenie
Thrombozytopenie, essentielle	Werlhof
Tic convulsif	Tick, konvulsiv
Tic nerveux	Tick, nervös
Tinnitus	Ohrgeräusche
Tonsillenabszeß	Mandelabszeß
Tonsillitis	Mandelentzündung
Torticollis	Schiefhals
Tremor	Zittern
Trigeminusneuralgie	Trigeminusneuralgie
Trismus	Kiefersperre
Tubenkatarrh	Ohrtrompeten-Katarrh
Ulcus corneae	Hornhaut-Geschwüre
Ulcus cruris	Beingeschwür
Ulcus duodeni	Zwölffingerdarm-Geschwür
Ulcus ventriculi	Magengeschwür

latein oder deutsch:	zu finden unter:
Urethritis	Harnröhren-Entzündung
Uterusblutung	Gebärmutter-Blutung
Uterusdescensus	Gebärmutter-Senkung
Uterushypoplasie	Gebärmutter-Unterentwicklung
Uterusmyom	Gebärmutter-Myom
Uterusmyomblutung	Gebärmuttermyom-Blutung
Uterusverlagerung	Gebärmutter-Verlagerung
Uveitis	Aderinnenhaut-Entzündung
Vaginalblutung	Scheiden-Blutung
Vaginalzyste	Scheiden-Zyste
Vaginismus	Vaginismus
Varikozele	Krampfaderbruch
Varizen	Krampfadern
Verrucae	Warzen
Verschlucken	Schluckbeschwerden
Vertigo	Schwindel
Vitiligo	Vitiligo
Vomitus	Erbrechen
Vulvitis	Schamlippen-Entzündung
Werlhof	Werlhof
Zahnfistel	Zahnfistel
Zahngranulom	Zahnwurzelvereiterung
Zerumen	Ohrschmalz
Zervixerosion	Gebärmutterhals-Entzündung
Zöliakie	Sprue
Zyanose, Lippen	Lippenzyanose
Zysten	Zysten
Zystitis	Blasenentzündung
Zystopyelitis acuta	Blasen-Nierenbecken-Entzündung
Zystopyelonephritis	Nierenbecken-Blasen-Entzündung

Literatur

Allen, Henry C.: Leitsymptome wichtiger Arzneimittel, übers. und hrsg. von *M. Freiherr von Ungern-Sternberg*, Burgdorf Verlag, Göttingen, 1987

Allen, Henry C.: Nosoden, 1.Aufl., Barthel & Barthel Verlag, Berg am See, 1987

Allen, Henry J.: Die chronischen Krankheiten, Die Miasmen, übers. und hrsg. von *Renée von Schlick*, R. v. Schlick Verlag, Aachen, 1987

Aubin, M./Picard, P.: Homöopathie im Alltag, mvg-Verlag, Landsberg am Lech, 1986

Barbancey, Jacqueline: Pratique homéopathique en psycho-pathologie, 2 Bände, 2.Aufl., Similia Verlag, Paris, 1987

Barthel, Horst [Hrsg.]: Synthetisches Repertorium, 3 Bände, 3.Aufl., Karl F. Haug Verlag, Heidelberg, 1987

Blackie, Margery G.: The Patient, Not the Cure, 1.Aufl., McDonald and Jane's, London, 1976

Blackie, Margery G.: Lebendige Homöopathie, 1.Aufl., Johannes Sonntag Verlag, München 1990

Boericke, William: Homöopathische Mittel und ihre Wirkungen, übers. v. *M. Harms*, 3.Aufl., Verlag Grundlagen und Praxis, Leer, 1986

Borland, Douglas: Kindertypen, 1.Aufl., Arkana Verlag, Heidelberg, 1986

Candegabe, Eugenio F.: Vergleichende Arzneimittellehre, 1.Aufl., Burgdorf Verlag Göttingen, 1990

Charette, Gilbert: Homöopathische Arzneimittellehre für die Praxis. 2.Aufl., Hippokrates Verlag, Stuttgart, 1978

Clarke, John H.: Taschenbuch homöopathischer Verordnungen, Verlag Volkskunde, 1981

Coulter, Catherine R.: Portraits homöopathischer Arzneimittel, 2.Aufl., Karl F. Haug Verlag, Heidelberg, 1988

Coulter, Catherine R.: Portraits homöopathischer Arzneimittel II, 1.Aufl., Karl F. Haug Verlag, Heidelberg, 1991

Cummings, S./Ullman,D..: Das Hausbuch der Homöopathie, 2.Aufl., Heyne Verlag, München, 1989

Dewey, W.A.: Homöopathie in der täglichen Praxis, 1.Aufl., Barthel & Barthel Verlag, Berg am See, 1985

Dewey, W.A.: Homöopathische Grundlagen in Frage und Antwort, 6.Aufl., Karl F. Haug Verlag, Heidelberg, 1987

Dewey, W.A.: Katechismus der reinen Arzneiwirkungslehre, 2.Aufl., Dr. Willmar Schwabe Verlag, Leipzig, 1921

Dorcsi, Mathias: Handbuch der Homöopathie, 1.Aufl., Orac Verlag, Wien, 1986

Dorcsi, Mathias: Homöopathie (Gesamtwerk), 6 Bände, Karl F. Haug Verlag, Heidelberg, 1982

Dorcsi, Mathias [Hrsg.]: Documenta Homoeopathica, 9 Bände, Karl F. Haug Verlag, Heidelberg, 1979-1988

Dorcsi, Mathias: Bewährte Indikationen in der Homöopathie, 1.Aufl., DHU, Karlsruhe

Enders, Norbert: Hausapotheke für den homöopathischen Patienten, 4.Aufl., Karl F. Haug Verlag, Heidelberg, 1989

Enders, Norbert: Homöopathischer Hausschatz, 2.Aufl., Karl F. Haug Verlag, Heidelberg, 1989

Enders, Norbert: Das "homöopathische" Kind, 1.Aufl., Karl F. Haug Verlag, Heidelberg, 1990

Enders, Norbert: Die "homöopathische" Frau, 1.Aufl., Karl F. Haug Verlag, Heidelberg, 1991

Enders, Norbert: Homöopathische Heuschnupfenfibel, 1.Aufl., Karl F. Haug Verlag, Heidelberg, 1992

Enders, Norbert: Homöopathische Reisefibel, 1.Aufl., Karl F. Haug Verlag, Heidelberg, 1992

Farrington, E.A.: Klinische Arzneimittellehre, 1.Aufl., Burgdorf Verlag, Göttingen, 1979

Fricke, P./Smith, T.: Homöotherapie gynäkologischer Erkrankungen, 1.Aufl., Johannes Sonntag Verlag, Regensburg, 1984

Gaisbauer, Markus: Homöotherapie psychiatrischer und psychosomatischer Erkrankungen, 1.Aufl., Johannes Sonntag Verlag, Regensburg, 1984

Gaisbauer, Markus: Homöotherapie neurologischer Erkrankungen, 1.Aufl., Johannes Sonntag Verlag, Regensburg, 1984

Gallavardin, Jean-Pierre: Psychismus und Homöopathie, 1.Aufl., Karl F. Haug Verlag, Heidelberg, 1987

Gawlik, Willibald: Homöopathie und konventionelle Therapie, 1.Aufl., Hippokrates Verlag, Stuttgart, 1988

Gawlik, Willibald: Arzneimittelbild und Persönlichkeitsportrait, 1.Aufl., Hippokrates Verlag, Stuttgart, 1990

Gutman, William: Grundlage der Homöopathie und das Wesen der Arznei, 1.Aufl., Karl F. Haug Verlag, Heidelberg, 1979

Hackl, Monnica: Als-ob-Symptome in der Homöopathie, 1.Aufl., Johannes Sonntag Verlag, Regensburg, 1986

Hauptmann, Horst: Homöopathie in der kinderärztlichen Praxis, 1.Aufl., Karl F. Haug Verlag, 1991

Horvilleur, Allain: Enzyklopädie der homöopathischen Therapie, 1.Aufl., Karl F. Haug Verlag, 1987

Imhäuser, Hedwig: Homöopathie in der Kinderheilkunde, 2.Aufl., Karl F. Haug Verlag, Heidelberg, 1970

Jahr, G.H.G.: Homöopathische Therapie der Geisteskrankheiten, 1.Aufl., Barthel & Barthel Verlag, Berg am See, 1986

Julian, Othon-André: Materia medica der Nosoden, 3.Aufl., Karl F. Haug Verlag, Heidelberg, 1977

Kent, James Tylor: Arzneimittelbilder, 3.Aufl., Karl F. Haug Verlag, Heidelberg, 1980

Kent, James Tylor / Erbe, W.: Repertorium der homöopathischen Arzneimittellehre, 4.Aufl., Hippokrates Verlag, Stuttgart, 1986

Maury, Emmerick A.: Homöopathische Reiseapotheke, 1.Aufl., TRIAS Verlag, Stuttgart, 1988

Maury, Emmerick A.: Homöopathie von A bis Z für die Familie, 1.Aufl., Hippokrates Verlag, Stuttgart, 1982

Maury, Emmerick A.: Heilen Sie Ihre Kinder mit Homöopathie, 1.Aufl., Paracelsus Verlag, Stuttgart, 1980

Meuris, Jean: Homöopathie in der zahnärztlichen Praxis, 1.Aufl., Karl F. Haug Verlag, Heidelberg, 1983

Mezger, Julius: Gesichtete Homöopathische Arzneimittellehre, 2 Bände, 8.Aufl., Karl F. Haug Verlag, Heidelberg, 1988

Müller, Hugbald V.: Die Psychoanamnese, 1.Aufl., Karl F. Haug Verlag, Heidelberg, 1981

Nash, E.B.: Lokale Leitsymptome, Johannes Sonntag Verlag, Regensburg, 1983

Nash, E.B.: Leitsymptome in der Homöopathischen Therapie, 15.Aufl., Karl F. Haug Verlag, Heidelberg, 1988

Panos, Maesimund/Heimlich Jane: Homöopathische Hausapotheke, Heyne Verlag, München, 1986

Pschyrembel, W.: Klinisches Wörterbuch, 256.Aufl., de Gruyter Verlag, Berlin, 1990

Quilisch, Werner: Die Homöopathische Praxis, 2.Aufl., Hippokrates Verlag, Stuttgart, 1982

Quilisch, Werner: Homöopathische Differentialtherapie, 2.Aufl., Karl F. Haug Verlag, Heidelberg, 1980

Rehm, Emil: Bewährte homöopathische Rezepte, 1.Aufl., Turm Verlag, Bietigheim, 1974

Roy, Ravi und Carola: Selbstheilung durch Homöopathie, Droemer Knauer Verlag, München, 1988

Royal, George: Abriß der homöopathischen Arzneimittellehre, Johannes Sonntag Verlag, Regensburg, 1970

Schlüren, Erwin: Homöopathie in der Frauenheilkunde, 1.Aufl., Karl F. Haug Verlag, Heidelberg, 1977

Stauffer, Karl: Homöopathisches Taschenbuch, Verlag Dr. Madaus & Co., Radeburg bei Dresden 1926

Stauffer, Karl: Klinische Homöopathische Arzneimittellehre, 8.Aufl., Johannes Sonntag Verlag, Regensburg, 1981

Stübler, Martin.: Homöopathische Arzneien, 1.Aufl., TRIAS Verlag, Stuttgart, 1989

Stübler, M. / Krug, E. [Hrsg.]: Leesers Lehrbuch der Homöopathie, 6 Bände, Karl F. Haug Verlag, Heidelberg, 1983 - 1987

Tyler, Margaret L.: Arzneimittelbilder, 1.Aufl., Burgdorf Verlag, Göttingen, 1987

Tyler, Margaret L.: Wichtige Krankheitszustände und ihre homöopathische Behandlung, 1.Aufl., Silvia Stefanovic Verlag, Bielefeld, 1991

Vermeulen, Frans: Kindertypen in der Homöopathie, Johannes Sonntag Verlag, Regensburg, 1988

Voegeli, Adolf: Leit- und wahlanzeigende Symptome der Homöopathie, 3.Aufl., Karl F. Haug Verlag, Heidelberg, 1990

Voegeli, Adolf: Die rheumatischen Erkankungen, 2.Aufl., Karl F. Haug Verlag, Heidelberg, 1990

Voegeli, Adolf: Die Kreislauferkrankungen, 2.Aufl., Karl F. Haug Verlag, Heidelberg, 1990

Voisin, Henri: Materia medica des homöopathischen Praktikers, 1.Aufl., Karl F. Haug Verlag, Heidelberg, 1969

Whitmont, Edward C.: Psyche und Substanz. Essays zur Homöopathie im Lichte der Psychologie C.G. Jungs., 1.Aufl., Burgdorf Verlag, Göttingen, 1987

Whitmont, Edward C.: Konflikt - Krankheit, Homöopathische Kursbücher, Band I, 1.Aufl., Burgdorf Verlag, Göttingen, 1989

Wienrich, Hans: Homöopathie in der Zahnheilkunde, 1.Aufl., Johannes Sonntag Verlag, Regensburg, 1982

Wright-Hubbard, Elizabeth: Das Studium der klassischen Homöopathie, 1.Aufl., Karl F. Haug Verlag, Heidelberg, 1990

Wright-Hubbard, Elizabeth: Kurzlehrgang der Homöopathie, 1.Aufl., Barthel & Barthel Verlag, Berg am See, 1983

Yingling, W.A.: Handbuch der Geburtshilfe, 1.Aufl., Barthel & Barthel Verlag, Berg am See, 1985

Sachregister

Abführmittel, Folge von 194
Abführmittel-Mißbrauch 447
Ablehnungshaltung 637
Abmagerung 695
Abneigung gegen bestimmte
   Nahrungsmittel 492
Abneigung gegen bestimmte Personen 650
Abneigung, sexuelle der Frau 268
Abrasio, Wundschmerz nach 256
Abrutschen im Bett 695
Abschweifung 637
Absonderungen bei Entzündungen 453
Abszeß 302
Adam-Stokes-Syndrom 147, 151, 696
Addinson 390
Äderchen-Erweiterung 302, 393
Aderhaut-Entzündung 60
Aderinnenhaut-Entzündung 60
After, Einrisse, Schrunden 210
Afterekzem 193
Afterfissur 193
Afterfistel 193
Afterjucken 194, 302
Afterkrampf bei Verstopfung 194
Afterkrebs 712
Aftervorfall 194
Agranulozytose 385
Akne 303
Akne als Pillenfolge 449
Akne rosacea 315
Alkoholismus der Frau 428
Alkoholmißbrauch 427
Alkoholneuritis 429
Alkoholrausch, Verhalten im 427
Allergien 304
Allergische Diathese 702
Alter, Verhalten im 682
Altersdiabetes 224
Altersherz 148
Alveolarpyorrhoe 114
Amaurosis, toxisch 63
Amblyopie 79
Ameisenlaufen der Haut 324
Amöbenruhr 537
Amputationsneuralgie 379, 401
Anämie 385
Aneurysma der großen Arterien 393
Anfassenlassen, will nicht 672
Angeber 633
Angiektasien 302, 393
Angina 121
Angina mit Abszeß 120

Angina pectoris 141
Angriffslust - Kind 665
Angst 431
Angst der Kinder 437
Anmaßung 637
Ansehenlassen, will sich nicht 672
Anspannung 637
Antibiotika-Mißbrauch 447
Antwortet nicht, Kind 672
Anurie 240
Aortaschwäche 137
Aorteninsuffizienz 137
Appendizitis 195
Appetit 607
Appetit vermindert 599
Ärger 445
Ärger, Beschwerden nach 445
Arme, Nervenschmerz 376
Arterien-Entzündung 393
Arteriitis 393
Arthritis acuta 351
Arthrose, Kiefergelenk 29
Arzneimißbrauch 447
Arzt, sucht einen nach dem andern auf 660
Asthma 151
Asthma-Ekzem, Wechsel 703
Asthma-Wetter 566
Asthma mit Ekzem 313
Asthma nach Verletzung 563
Asthma nach Wirbelsäulenverletzung 369
Asthma wechselnd mit Ekzem 156
Astigmatismus 60
Aszites 216
Ataxie 403
Atemnot 156
Atherom 316
Auffassungsvermögen 722
Aufgeben, Jugend 680
Aufregung: Brechwürgen 651
Aufstoßen nach dem Essen 609, 523
Aufstoßen, Völle, Blähung 186
Auge, Nervenschmerz über dem 72
Augen, Überanstrengung 552
Augenbrauen, Ekzem um die 63
Augenbrauen, Haarausfall 66
Augenentzündung beim Bergsteigen 533
Augenentzündungen 64
Augenentzündungen mit Tränenfluß 63
Augenflimmern 60
Augenhöhle, Phlegmone 75
Augenlider: Schrunden, Einrisse,
   (Rhagaden) 77

SACHREGISTER

Augenlinse, Verletzung 563
Augenoperation 513
Augenoperation, Störungen nach 75
Augenrollen im Schlaf 627
Augenüberanstrengung 80
Ausdauer beim Spiel 672
Ausgelacht zu werden, Kind glaubt 665
Ausschabung, Wundschmerz nach 256
Ausschlag 305
Ausschlag, kleinpapulös 306
Aussehen 585
Aussehen: Gesicht 585
Aussehen: Haltung 597
Aussehen: Kopf bis Fuß 585
Aussehen: Körperform 596
Außenohr-Entzündung 81
Aussprache fehlerhaft 630
Autofahrer: Übermüdung 531
Bäckerekzem, Bläschen an den Händen ... 307
Bakterienruhr 537
Bandgefühl 614
Bandscheiben-Teilvorfall 369
Bandwurm 579
Bang-Krankheit 470, 523
Bartflechte 312
Bartholinitis 257
Basedow 131
Basilaris-Insuffizienz-Syndrom
   (Hirndurchblutungsstörung) 25
Bauch, Nervenschmerzen, Neuralgie 179
Bauchfellkrebs 711
Bauchfellmetastasen 715
Bauchspeicheldrüse 224
Bechterew-Wirbelsäulenschrumpfung 369
Begeisterungsfähigkeit 638
Begriffsstutzigkeit: Schule 548, 726
Behaarung 343
Beingeschwüre 306, 379
Beleidigt 650
Beleidigung 650
Benehmen 632
Bergsteigen: Angst, hinunterzuschauen ... 533
Bergsteigen, Beschwerden bei 533
Beschimpfen der Eltern - Kind 672
Beschimpfung 650
Beschuldigung 651
Besessenheit 747
Bespitzelung 638
Bettnässen 603
Beugekontraktur der Finger 346
Bewegungszwang 757
Bienenstich 524
Billroth II - Magenoperation 190
Bindegewebsschwäche 307
Bindehaut-Entzündung 60
Bisse 338

Blähbauch 179
Blähungen nach dem Essen 523, 609
Blähung, Völle, Aufstoßen 186
Bläschen an den Händen,
   Bäckerekzem 307
Bläschen, Nesseln, Quaddeln, Petechien .. 308
Blasen bei Wanderung 536
Blasen-Nierenbecken-Entzündung 236
Blasenbeschwerden mit Rheuma 241
Blasenentzündung 236
Blasenkrebs 713
Blasenlähmung nach Geburt 237
Blasenpolypen 237
Blasensteine 237
Blasensucht 308
Bleistiftstuhl 214
Blepharitis, akut 70
Blepharitis, chronisch 69
Blepharospasmus 69
Blinddarm-Entzündung 195
Blinddarmreiz 195
Blindheit, toxisch 63
Blut sehen, kann nicht 651
Blutarmut 385
Blutdruck, hoch 393
Blutdruck, niedrig 395
Blutdruckkrise 395
Bluter-Krankheit 385
Bluterbrechen 182
Bluterguß 338, 560
Blutharnen 237
Blutkörperchen im Knochenmark
   vergrößert 388
Blutplättchen vermindert,
   Gelenkschmerzen 389
Blutplättchen, vermindert 388
Blutschwamm 308
Blutungen 703
Blutvergiftung 386
Blutvergiftung, Sepsis 455
Blutvergiftung, schleichend 456
Blutverlust 450
Boden, kein, unter den Füßen - Gefühl 616
Boeck'sches Sarkoid 390
Bösartigkeit 638
Boxerauge 63, 563
Brand 309, 380
Bravheit - Kind 665
Brechdurchfall 196, 519
Brechreiz nach Essen 612
Brennen, Gefühl von 614
Brennender Haut - Gefühl 325
Brett vor dem Kopf - Gefühl 614
Brillenhämatom 63, 563
Bronchitis 157
Bronzehautkrankheit 390

SACHREGISTER

Brucella abortus 470, 523
Brucella melitensis 478, 524
Brucellose 470, 478, 523
Brugia 538
Brust, Juckreiz 135
Brust, Schwächegefühl 134
Brustdrüse, Verletzung 136, 563
Brüste unterentwickelt 135
Brustentzündung 135
Brustentzündung, Fistelbildung 135
Brustgrippe 462
Brustknoten 135
Brustkorbmuskeln, Rheuma der 134
Brustkrebs 708
Brustraumtumor 390
Brustschmerzen vor der Periode 136
Brustwarzen, Neuralgie 136
Buckeln nach oben,
   Treten nach unten 651
Bursitis 327
Camping bei Feuchtigkeit, Regenwetter ... 533
Candida albicans 109
Chalazion 66
Cheyne-Stokes-Syndrom 149, 696
Cholelithiasis 222
Cholera 470, 538
Cholera infantum 471
Cholestase 223
Chorea major 421
Chorea minor 421
Chorea, kleine 421
Chorioiditis 60
Claudicatio intermittens 382, 398
Colon irritabile 196
Computer, Überanstrengung 457
Corynebakterien-Infektion,
   (Erythrasma) 314
Crohn 200
Crush-Niere: Versagen nach Unfall 229
Crush-Syndrom: Nierenversagen 554
Dakryozystitis 79
Damenbart 343
Dämonisch 639
Darandenken verschlimmert 695
Darmentzündung 196
Darmgrippe 462
Darmlähmung 198
Darmpolypen 198
Dekubitus 341
Delirium tremens 418
Demütigung 490, 743
Dengue-Fieber 472, 538
Denkvermögen 721
Denunziantentum 634
Depression 729
Depression vor der Periode 271

Depression - Jugend 678
Depression - Kind 665
Depressiv 639
Diabetes mellitus 224
Diabetes: Spontanhypo 225
Diathesen 698
Dick - Kind 667
Dickdarmdivertikel 199
Dickdarmentzündung 199
Dickdarmkrebs 712
Diphtherie 472
Diskutiert gewandt 651
Distorsion 363
Doppeltsehen bei Schwindel 63
Drogensucht 451
Duckmäuser 635
Dumping-Syndrom 180, 190
Dünndarmentzündung 200
Dupuytren 346
Durchblutungsstörungen der Beine 380
Durchblutungsstörungen der Arterien ... 396
Durchblutungsstörungen der Glieder ... 396
Durchblutungsstörungen der Glieder,
   Froschhände 376
Durchblutungsstörungen des Gehirns ... 397
Durchfall 200, 517, 519
Durchfall - Essen 613
Durchfall - Auslösung 520
Dyskardie 137
Egoismus - Alter 682
Ehrgeiz - Kind 666
Eierstock-Entzündung 257
Eierstock-Schmerzen 259
Eierstock-Tumor 260
Eierstock-Zyste 261
Eierstöcke, Verwachsungen
   nach Entzündung der 456
Eierstockskrebs 713
Eifersucht 639
Eifersucht - Jugend 677
Eile, ständige 652
Einbildungen 734
Einkoten 604
Einrisse an Augenlidern 77
Einrisse, Schrunden am Ohransatz 87
Einrisse, Schrunden der Haut 327
Einschießen, plötzlich 615
Einschlafen im Sitzen - Kind 622
Einschlafen gestört 623
Eisen, glühendes - Gefühl 615
Eisenbahn: Platzangst 531
Eisenbahn: fahrkrank 531
Eitergrind 319
Eiterung, lebensbedrohlich 455
Eklampsie, urämische 234
Ekzem 309

SACHREGISTER

Ekzem im behaarten Kopf 25
Ekzem im weiblichen Genitalbereich 261
Ekzem mit Asthma 313
Ekzem um die Augenbrauen 63
Ekzem wechselnd mit Asthma 156
Ekzem, Gehörgang 82
Elektrische Schläge - Gefühl 615
Elektrischer Schlag 554, 560
Elephantiasis 314
Embolie der Lunge 397
Embolie im Hirn 397
Empörung 640
Enddarmkrebs 712
Endokarditis 142
Endometriose 261
Endometritis 261
Enkopresis 604
Enteritis 200
Enterokolitis mit Brechdurchfall 196
Entfernungen schätzen, kann nicht 722
Entropium 69
Entrüstung 640
Entwicklungsstörungen, Kinder 605
Entwöhnung von Drogen 452
Entzündung, ödematös 454
Entzündung, hyperämisch, gerötet 454
Entzündungen, Absonderungen 453
Entzündungen, Ausheilung 455
Enuresis 603
Enzephalitis, akut 25
Epicondylitis 362
Epididymitis 246
Epilepsie 401
Epitheliom 707
Erbrechen 182, 521
Erbrechen - Essen 612
Erektion 689
Erfrierung, Schmerzen 554
Erfrierungen, Frostbeulen 315, 565
Erkältlichkeit 460
Erkältung - Wetter 567
Erkältungsfieber 461
Erotisch 684
Erregung - Kind 666
Erröten 640
Erschöpfung beim Bergsteigen 534
Erschöpfung durch
  überschäumende Liebesspiele 518
Erschöpfungswahn 747
Erstickungshusten 163
Ertrinken, Erste Hilfe 536, 554
Erwachen, nächtliches 624
Erwachsene - Umgang mit Jugend 677
Erysipel 341
Erythema nodosum 321
Erythrasma - Corynebakterieninfektion

(Intertrigo) 314
Essen 607
Essen, Kleideröffnen 187, 609
Eugenische Kur - Schwangerschaft 282
Euthanasie 707
Exanthem - Ausschlag 305
Exophthalmus 131
Exostose 367
Exzentrisch 640
Fallenlassen von Dingen 652
Faserkrebs 708
Faulheit, Schule 549
Faust an den Kopf schlagen, Kind 675
Fazialisparese 403
Fehler anderer, Reden über 659
Fehlgeburt 290
Fehlgeburt, habituell 699
Feigwarzen 340, 699
Fernsehen, Überanstrengung 457
Fersenrisse 383
Fersenschmerz 381
Fettgeschwülste 314
Fettsucht 599
Feuchtwarzen 699
Feuerwahn 747
Fibrome der Haut 327
Fieber 469
Fieberdelirium 470
Fieberkrämpfe 470
Filariose 538
Fischschuppenkrankheit 314
Fließschnupfen 101
Flimmerskotom 60
Fluchen 640
Flügelfell am inneren Augenwinkel 64
Flugzeug: Angst vor Fliegen 532
Flugzeug: Bewegungskrankheit 532
Flugzeug: Landen und Starten 532
Fluor vaginalis 250
Foetor ex ore 109
Föhn 525
Fokalherd 456
Follikulitis 317
Follikulitis auf der Nase 89
Forstbeulen, Erfrierungen 315
Fragen, Sprechen fast nur in 631
Frechheit - Kind 667
Freundlich zu Fremden,
  nicht zur Familie 652
Froschhände 376
Frostbeulen an Ohrmuscheln 81
Frostbeulen, Erfrierungen 534, 565
Frostbeulen, Erfrierungen der Zehen 381
Frühaufsteher 635
Frühjahrsschnupfen 100
Furunkel 315

SACHREGISTER

Furunkel im Gehörgang 81
Fußpilz zwischen den Zehen 315, 382
Gallenkolik 222
Gallensteine 222
Gallenstau 223
Ganglion 346
Gangrän 309, 380
Gangrän, diabetische 225
Gangunsicherheit 403
Gastritis 189
Gastroenteritis acuta 196
Gaumenbogen, hoher;
   Zäpfchen fehlt oder verkümmert 109
Gaumenzäpfchen fehlt
   oder verkümmert 109
Gebärmutter unterentwickelt 264
Gebärmutter-Blutung 262
Gebärmutter-Myom 263
Gebärmutter-Myomblutung 263
Gebärmutter-Senkung 263
Gebärmutter-Verlagerung 264
Gebärmutterhals-Entzündung 265
Gebärmutterkrebs 714
Gebärmutteroperation 515
Geburt 293
Geburtsfolgen 295
Geburtsschaden 458
Geburtsvorbereitung 292
Gedächtnis 721
Gedächtnisschwäche 721
Gefräßig - Kind 667
Gefühle auf und ab - Jugend 677
Gefühlsbetont, übermäßig - Jugend 677
Gefühlsbetont,
   übermäßige Reaktion - Kind 674
Gehirn, Embolie des Gehirns 25
Gehirnerschütterung 553, 562
Gehirnerschütterung, frisch 25
Gehörgang: Furunkel 81
Gehörgang: Ekzem 82
Geiz 641
Gelbfieber 472, 539
Gelbsucht 216
Gelenk-, Harnröhren-, und
   Bindehautenzündung (Reiter) 351
Gelenk-Auskugelung, Luxation 351
Gelenkknacken 351
Gelenkrheuma 356
Geltungssucht 641
Genesungszeit 698
Genialität 641
Genitalbereich männl.,
   Herpesbläschen 243
Genitalbereich, männlich: Ekzem 243
Genitalbereich, weiblich: Ekzem 261
Genitale männl.: übermäßiger Schweiß ... 248

Genitale, weibl.: übermäßiger Schweiß ... 267
Genitalien, Kind zeigt 675
Gereiztheit 642
Gerstenkorn, akut 64
Geruchsverlust bei Erkältung 89
Geschäftsmann 635
Geschlechtsdrüsen unterentwickelt ... 245, 390
Geschlechtsdrüsen, weibliche:
   unterentwickelt 265
Geschwätzigkeit 642
Gesichtslähmung 403
Gesichtsrose 315
Gesichtszucken 420
Gewissensangst 436
Gewitter 526
Gicht 352, 704
Gichtanfall 351
Gichtknoten 352
Gichtknoten,
   deformierte Fingergelenke 376
Glas, Kind beißt auf 672
Glaukom 65
Gleichgültigkeit 642
Gleichgültigkeit, Kind 668
Glottisödem 124
Gottlosigkeit 643
Graben, Wühlen, Schaben - Gefühl 615
Granuloma anulare 316, 699
Gräte - Gefühl 616
Grauer Star 64
Grimassenschneider - Kind 663
Grippe 459
Grippe bei Periodenbeginn 464
Grippe mit Schnupfen 462
Grippe mit Stirnkopfschmerz 463
Grippe - Auslösung 459, 523
Grippe, anhaltende Schwäche nach 464
Grippe, tropische 539
Größenwahn 747
Grüner Star 65
Grützbeutel 316
Gürtelrose 317
Haarausfall 343
Haarausfall der Augenbrauen 66
Haarbalg-Entzündung auf der Nase,
   (Follikulitis) 89, 317
Haare, Kind zieht an den 673
Hagelkorn, Chalazion 66
Halbsichtigkeit 67
Halluzinationen 734
Halsempfindungen 119
Halsgrippe 461
Halsschmerzen 116
Hämangiom 308
Hämatemesis 182
Hämaturie 237

SACHREGISTER

Hämophilie ... 385
Hämorrhagische Diathese ... 703
Hämorrhoiden ... 209
Handbewegungen ... 652
Händedruck: Beschaffenheit ... 652
Hängeschultern ... 375
Harnentleerungsstörung ... 237
Harninkontinenz ... 239
Harnleiterkolik ... 229
Harnröhren-Entzündung ... 238
Harnsaure Diathese ... 232, 704
Harnträufeln ... 239
Harnverhaltung ... 240
Harnverhaltung nach Operation ... 514
Harnwegsinfekte, chronisch ... 229
Hautfistel ... 315
Hautkrebs ... 318, 708
Hautstellen, entfärbte ... 339
Hautverhärtung, wachsartig, derb ... 336
Hautverletzungen ... 338
Heimweh ... 465
Heiserkeit ... 124
Heißhunger ... 600
Hemianopsie ... 67
Hepatitis ... 218, 474, 524
Hepatitis: Zirrhoseumwandlung ... 475
Hepatitisvorbeugung ... 476, 523
Hepatopathie ... 218
Hepatose ... 220
Herbstgrippe ... 461
Herbstkrankheiten ... 572
Herbstschnupfen ... 101
Herpes circinatus ... 318
Herpes corneae ... 68
Herpes genitalis ... 318
Herpes labialis ... 319
Herpes zoster ... 317
Herpesbläschen ... 699
Herpesbläschen an den Schamlippen ... 265
Herz: Empfindungen ... 138
Herzbeschwerden ... 137
Herzenge ... 141
Herzentzündung ... 142
Herzhusten ... 163
Herzinfarkt ... 143
Herzklappenfehler ... 144
Herzklopfen ... 144
Herzlähmung, drohende ... 138
Herzmuskel-Entzündung ... 142
Herzmuskelschwäche ... 146
Herzrasen bei Kindern ... 146
Herzrhythmusstörungen ... 147
Herzschwäche ... 148
Herzwassersucht ... 150
Heuasthma bei Heuschnupfen ... 161
Heuschnupfen ... 89

Hexenschuß ... 369
Hinken bei Gefäßverschluß ... 382
Hinken bei Gefäßverschlußkrankheit ... 398
Hinken bei Perthes ... 366
Hinterlist ... 643
Hirndurchblutungsstörung ... 25
Hirnentzündung ... 473
Hirnentzündung (Enzephalitis), akut ... 25
Hirnentzündung, Folge von ... 26
Hirnhautentzündung ... 403, 473
Hirnhautentzündung (Meningitis), akut ... 26
Hirnhautentzündung, Folge von ... 26
Hirnhautreizung ... 404
Hirnhautreizung (Meningismus), akut ... 27
Hirnhautreizung, Folge von ... 28
Hirnhauttumor ... 405
Hirnhauttumor (Meningeom) ... 28
Hirnmetastasen ... 715
Hirnschaden ... 405
Hirnschaden durch Geburtsschaden ... 458
Hirnschaden, entzündlich oder traumatisch, Folge von ... 28
Hirnverletzung ... 553
Hoden unterentwickelt ... 245
Hoden-Hochstand ... 244
Hoden-Tumor ... 245
Hodenentzündung ... 244
Hodenkrebs ... 713
Höhenwechsel, rascher ... 535
Homosexualität ... 688
Hordeolum, akut ... 64
Hornhaut-Entzündung ... 67
Hornhaut-Geschwüre ... 67
Hornhaut-Herpes ... 68
Hornhaut-Krümmung ... 69
Hornhaut-Trübung ... 69
Hörsturz ... 82
Hüfte: Bewegungseinschränkung, allmähliche ... 355
Hüftgelenksarthrose ... 353
Hüftgelenkschmerzen ... 353
Hühneraugen ... 340
Hundebiß ... 560
Hüsteln und Räuspern ... 164
Husten ... 162
Hydrozele ... 246
Hydrozephalus ... 421
Hypazidität ... 189
Hyperazidität ... 189
Hyperbilirubinämie ... 218
Hyperthyreose ... 132
Hypertonie ... 393
Hyperventilation ... 170
Hypochondrischer Wahn ... 748
Hypogonadismus ... 245, 265, 390
Hypothyreose ... 132

SACHREGISTER

Hypotonie 395
Hysterische Anfälle 654
Hysterisches In-Ohnmacht-Fallen 653
Ichthyosis 314
Ikterus 216
Ileosakralarthrose 354, 372
Ileus 198
Ileus nach Operation 514
Impetigo 319
Impfreaktion 518
Impfschaden 466
Impfungen, Angst vor 466
Impotenz 686
Induratio penis 246
Infektneigung 706
Injektionen, Verletzung durch 560
Innenohr-Schwindel 82
Insektenstich 319, 489
Intelligenzschwäche 721
Interesselosigkeit 642
Interessenneigung - Jugend............ 676
Interkostalneuralgie 418
Intertrigo 313
Intertrigo in der Leiste 243
Iridozyklitis......................... 77
Ischias 370
Ischias, Kreuzschmerz 531
Jactatio capitis.................... 30, 406
Jetlag 532
Juckreiz 320
Juckreiz am Scheideneingang 266
Juckreiz im behaarten Kopf 29, 321
Jugend, Verhalten in der 676
Jungen verweiblicht 679
Kälte, eisige an best. Stellen 615
Kältegefühle der Haut................. 325
Kälteschock 535
Karbunkel 321
Katarakt 64
Katarrh der Ohrtrompete.............. 461
Kathetern, Folge von 240
Katheterverletzung 515
Katzenallergie 702
Katzenbiß 560
Kehlkopf-Entzündung............ 123, 124
Kehlkopfdeckel-Schwellung............ 124
Kehlkopflähmung 126
Keloid 326, 700
Keratitis 67
Keratokonus 69
Keuchhusten 164, 476
Kiefergelenk-Arthrose 353
Knarren, Schaben 29
Kiefersperre 353
Kiefersperre durch Muskelverkrampfung ... 29
Kind: Erbnosoden 663

Kinderkrankheit,
   Schulschwierigkeiten nach 549, 487
Kinderliebe, Umgang mit 657
Kinderschlaf 626
Kindheit, Verhalten in der 663
Kissenbohren 406
Kissenbohren bei Kindern 29
Klagen, sich beklagen 654
Kleider, öffnet, nach Essen 609
Kleinwuchs - Kinder 605
Klima, kälter - Reise 529
Klimawechsel 521
Kloßgefühl 616
Kniegelenkentzündung 354
Kniegelenksarthrose, Geschwulst 353
Knöchelgelenke, Umknicken 363, 383
Knochenbruch................... 364, 564
Knochenbrüchigkeit, Minderwuchs 365
Knocheneiterung 364
Knochenfistel 364
Knochenhaut-Entzündung 365
Knochenhaut-Verletzung 365, 564
Knochenkrebs 365, 714
Knochenmarksubstanz-Mangel 385
Knochenmetastasen 716
Knochenrheuma 367
Knochenwachstumsstörung 365
Knollennase 94
Knotenrose 321
Koitus 689
Kolitis 199
Kollaps mit Übelkeit.................. 192
Kollaps, Ohnmacht 511
Kolon-Divertikulose 199
Koma, diabetisches 226
Konservierungsmittel-Allergie 702
Konzentrationsschwäche, Schule 548, 724
Kopf gegen Wand schlagen 654
Kopfgrippe 461
Kopfrollen...................... 30, 406
Kopfschmerz bei Kälte 526
Kopfschmerz durch Sonne, Hitze 528
Kopfschmerz mit Magenbeschwerden 522
Kopfschmerz, Auslösungen 31
Kopfschmerz, Empfindungen 40
Kopfschmerz, Modalitäten 44
Kopfschmerz, Sitz..................... 48
Kopfschmerzen, Schule 546
Körperwahrnehmung verändert -
   Jugend 679
Kortison-Mißbrauch 447
Kostumstellung 521
Kot, spielt mit eigenem 654
Kraftmeier, Kind..................... 663
Krampfaderbruch 245
Krampfadern........................ 398

Krampfadern in der Schwangerschaft 287
Krampfanfälle, tetanische 349
Krämpfe, urämische 234
Krampfhusten 164
Krampfneigung, allgemein 407
Krampfneigung der Muskeln 346
Kränkung, Demütigung 490, 743
Krätze 322
Krebs 707
Krebs, Augen 69
Krebsvorstufe 715
Kreuzarthrose 372
Kreuzarthrose, Gelenkversteifung 354
Kreuzschmerz, Ischias 531
Kreuzschmerzen 372
Krimineller 635
Kropf 131
Krupp-Husten 126
Kryptorchismus 244
Kummer 490, 743
Kurzsichtigkeit 78
Lache 655
Lachen 655
Lachen und Weinen 656
Lachzwang 757
Lähmung, krampfartig, kleiner Kinder 407
Lähmung, unvollständig (Parese) 346, 408
Längenwachstum vermehrt 606
Langsamkeit 643
Lanugo 343
Lärmbelastung beim Schlafen 525
Laryngitis 123
Larynxparese 126
Lateralsklerose, amyotrophe 409
Launisch 644
Lebenskrise 744
Lebenswille, nicht mehr - Alter 682
Leberbeschwerden 218
Leberentzündung 218, 474
Leberflecke 322
Lebermetastasen 715
Leberschrumpfung 220
Leberschwellung bei
    rachitischen Kindern 220
Leberzirrhose 219
Leberzirrhose bei Säufern 429
Leeregefühl im Magen 185
Legasthenie 606, 725
Leistungsschwäche in der Schule 547, 724
Leistungsschwäche nach
    Fernsehen, Computer 457
Lernen schnell, vergessen schnell 725
Lese- und Rechtschreibschwäche 606, 725
Leukämie 386
Lichen ruber planus 306
Lichtdermatose 323, 550

Lid-Einstülpung 69
Lid-Entzündung 69
Lidkrampf 69
Lidlähmung 70
Lidrand-Entzündung 70
Lidschwellung, Lidödem 71
Lidzucken, nervös 71
Liebe, Umgang mit 657
Liebeskummer 490, 743
Liebeskummer - Jugend 676
Liegen, links: Herzbeschwerden 138
Lift, reisekrank im 535
Linsenschlottern, Nystagmus 71
Lipome 314
Lippen blau 109
Lippen, Schrunden, Einrisse 110
Lippen betasten 658
Loaloa 538
Luft, kalte, angeblasen - Gefühl 616
Luftschlucken 185
Lügen - Kind 668
Lungenembolie 170
Lungenemphysem 171
Lungenentzündung 171
Lungenkrebs 710
Lungenmetastasen 715
Lungentumor 710
Lungenwasser 178
Lustigkeit 644
Luxation 351
Lymphadenome 391
Lymphadenitis 390
Lymphatische Diathese 706
Lymphatismus, torpid 706
Lymphdrüsen-Entzündung 390
Lymphdrüsen-Schwellung 391
Lymphstau der Beine 384
Lymphstau nach Röntgen 542
Mädchen, vermännlicht 679
Magenschlaff, gesenkt, atonisch 187
Magen: Schleimhautpolypen 191
Magen-Darm-Störungen durch
    Arzneimittelmißbrauch 195
Magen-Darmgrippe 462
Magenbeschwerden bei Säufern 188
Magenbeschwerden mit Kopfschmerz ... 522
Magenbeschwerden: Begleitsymptome ... 187
Magengeschwür 188
Magengrippe 462
Magenkolik 188
Magenkrebs 711
Magenoperation, Dumping-Syndrom 190
Magenoperation, Folgen von 180, 514
Magenschleimhaut-Entzündung 189
Magenschmerzen 611
Magenschmerzen, besser durch Essen 186

SACHREGISTER

Magersucht 601
Makuladegeneration 74
Malaria 477, 539
Malarianeuralgien 477
Maltafieber 478, 524
Mandelabszeß 120
Mandelentzündung 121
Mandelpfröpfe 122
Masern 478
Masernausschlag 305
Mastitis 135
Maulfaul aus Liebeskummer - Jugend 676
Medikamentenfolgen 447
Meeresluft, Unverträglichkeit von 536
Meibom-Drüsen, verstopft 69
Melanom 318, 708
Melanom, Augen 69
Menarche 269
Menière-Schwindel 53, 82
Meningismus, Hirnhautreizung, akut 27
Meningitis 403
Meningitis, Hirnhautentzündung, akut 26
Meniskus-Verletzung 363, 564
Menschenscheu - Kind 668
Menses 269
Metastasen, Krebs 715
Metrorrhagie 277
Migräne, Wochenend- 40
Milchschorf 323
Milchschorf der Säuglinge,
 Kleinkinder 31
Milchunverträglichkeit der Säuglinge 190
Milde 644
Milzschwellung 228
Milzversagen bei Subsepsis 228
Minderwuchs, Knochenbrüchigkeit 365
Mißempfindungen 614
Mißempfindungen der Haut 323, 409
Mittelohr-Entzündung 83, 700
Mittelpunkt sein wollen - Kind 673
Mittelschmerz 276
Mordsucht 748
Mückenstich 524
Müdigkeit 622
Müdigkeit in der Schule 548, 724
Mukoviszidose 176
Multiple Sklerose 411, 700
Mumps 479
Mundfäule 109
Mundgeruch 109
Muskelbeschwerden beim Wandern 536
Muskelfibrillieren, Muskelhüpfen 347
Muskelkater 349
Muskelkrampf beim Schwimmen 536
Muskelkrämpfe, diabetische 226
Muskelschwund 347

Muskelschwund, progressiv 412
Muttermundkrebs 714
Myokarditis 142
Nabelkolik 179, 618
Nachgiebigkeit 644
Nachtarbeiter 635
Nachtschwärmer - Jugend 678
Nachwehen 296
Nackenkrampf 373
Nackenschmerzen 373
Nackensteife 530
Nackt ausziehen 658
Nadeln, wie tausend Nadeln
 auf der Haut..................... 326
Nägelkauen 345, 658
Nahrungsmittelvergiftung 558
Namen schreiben, kann nicht 722
Namen vergessen 722
Narben, Veränderungen an alten 326
Narbenbildung, verhärtet 326, 700
Narkosefolgen 508
Nasenbluten 95
Nasenbohren 96, 658
Nasenflügel, Schrunden, Einrisse am 108
Nasengeschwüre 96
Nasenhautfett, schuppig 327
Nasenpolypen 97
Nasenschuppen, äußerlich 98
Nasentuberkulose 337
Nebel: Krankheiten 573
Nebenhoden-Entzündung 246
Nebenhöhlen-Entzündung 98
Nebennierenrindenschrumpfung 390
Neinsagen, kann nicht 658
Nephritis 230
Nephrose 233
Nephrosklerose 235
Nerven: Mißempfindungen 409
Nervenentzündung 413
Nervenentzündung, diabetische 226
Nervengeschwülste der Haut 327
Nervenschmerz 414
Nervenschmerz der Zunge 109
Nervenschmerz im Bauch 179
Nervenschmerz über/unter dem Auge 72
Nervenverletzung 417, 564
Nervosität 619
Nesselfieber 702
Nesseln 308
Nesselsucht 702
Nesselsucht durch Nesseln oder Gras 533
Nesselverletzung 536
Netzhaut-Ablösung 72
Netzhaut-Blutung 73
Netzhaut-Degeneration 73
Netzhaut-Entartung 74

SACHREGISTER

Netzhaut-Entzündung 74
Netzhautblutung 74
Netzhautstörungen, diabetische 226
Neugeborenes 294
Neugierde - Kind 669
Neuralgie 414
Neuralgie der Arme 376
Neuralgie der Wimpern 72
Neuritis 413
Neuritis, retrobulbäre 78
Neurofibromatose Recklinghausen 417
Niednagel 345
Nierenbecken-Entzündung 229
Nierenbeschwerden 229
Nierenbluten 230
Nierenentzündung 230, 700
Nierengrieß 232, 705
Nierenkolik 232
Nierenschrumpfung 233
Nierensteine 234
Nierenverkalkung 235
Nierenversagen nach Unfall 229
Nierenversagen, akutes 234
Nierenzyste 235
Nikotin 509
Nosoden 698
Null Bock auf Schule 549
Nystagmus 71
Oberbauchsyndrom 180, 190
Oberlid, Verletzung 563
Oberschenkelhaut überempfindlich .. 325, 382
Obstipationsdiarrhoe 214
Ödem der Augenlider 71
Ödematöse Entzündung 454
Ödeme 701
Ohnmacht, Kollaps 511
Ohnmacht, häufig, hysterisch 653
Ohr: Außenohr-Entzündung 81
Ohransatz: Schrunden, Einrisse 87
Ohrgeräusche 85
Ohrmuscheln: Frostbeulenan 81
Ohrschmalz - Beschaffenheit 86
Ohrspeicheldrüsen-Entzündung 86
Ohrtrompeten-Katarrh 86
Onanie 687
Onaniezwang 757
Operation der Augen 513
Operation: Ileus 514
Operation, Magen-, Folgen von 514
Operation: verzögerte Genesungszeit 515
Operationsfolgen 512
Operationsschock 512
Operationsvorbereitung 512
Optikusatrophie 78
Orchitis 244
Ordungszwang 757

Osteogenesis imperfecta 365
Osteomyelitis 364
Osteoporose 366
Otitis externa 81
Otitis media 83
Ovarialgie 259
Ovartumor 260
Ozäna 103
PCP 355, 701
Pankarditis 142
Pankreasatrophie 227
Pankreatitis 226
Parästhesien der Haut 323, 409
Parese 346, 408
Parkinson 417
Paronychie 337
Parotitis 86
Pedanterie 757
Pemphigus 308
Penis: Schrunden, Einrisse 248
Penisversteifungs-Schmerz 246
Penisvorhaut-Verhärtung 246
Periduralanästhäsie,
  Schwäche nach 449, 508
Perikarditis 142
Periode 269
Periode, Kopfschmerz 272
Periode, Krämpfe 274
Periode-Zwischenblutungen 277
Periodenblutung, erste 269
Periodenschmerz 275
Periostitis 365
Perniciosa 387
Perthes 355, 366
Petechien 308, 317, 386
Petzer - Kind 664
Pförtnerkrampf 190
Phantomschmerz 379, 401
Pharyngitis 116
Phlegmone der Hohlhand 327, 377
Pilzbefall, Soor in der Scheide 266
Pilzvergiftung 558
Plattenepithel 707
Platzangst 437
Pleuritis 177
Pocken 479
Poliomyelitis 480
Polyarthritis, progredient 355, 701
Polyzythämie 388
Porphyrie 388, 717
Porphyrinurie 388, 717
Präkanzerose 715
Präurämie 233
Priapismus 246
Prickeln der Haut 325
Problemen, Umgang mit 659

SACHREGISTER

Progredient chronische Polyarthritis 701
Progredient chronische
  Polyarthritis, PCP 355
Prostata-Adenom 246
Prostata-Entzündung 247
Prostata-Entzündung mit Rheuma 248
Prostatakrebs 713
Prüfungsangst 546
Prüfungsstreß 546
Pruritus ani 194, 302
Pruritus vulvae 266
Pseudogelenk nach Knochenbruch 367
Pseudokrupp 128
Psoriasis 330
Psychopharmaka-Mißbrauch 449
Psychose: Begleiterscheinungen 750
Psychosen 746
Pterygium 64
Ptose 70
Putzwut 659
Putzzwang 757
Pyleitis 229
Pylorospasmus 190
Quaddeln 308, 702
Quallen, Verletzung durch 536
Querschnittsverletzung 373
Quetschung 561
Quincke-Ödem 71
Radikulitis 375
Radtouren, Beschwerden bei 531
Rasen durch fremde Räume 673
Rauchen 509
Raucherentwöhnung 510
Raucherhusten 165
Rauschgiftsucht - Jugend 680
Räuspern und Hüsteln 164
Räuspern, Räusperzwang 118
Räuspern, Räusperzwang
  im Kehlkopf 123
Recklinghausen 327, 417
Reformer 636
Regenbogenhaut-Entzündung 75
Regenbogenhaut-Ziliarkörper-Entzündung . 77
Reifengefühl 614
Reiseangst 517
Reisekrankheit 530
Reiter-Syndrom 243, 351, 355
Reizbarkeit - Kind 669
Reizblase 240
Reizhusten 165
Reizkolon 196
Religiöser Wahn 748
Renommiersucht im Alter 682
Retinitis 74
Retrobulbärneuritis 414
Rhagaden an Augenlidern 77

Rheuma 348, 701
Rheuma-Wetter 567
Rheuma der Fußrücken 382
Rheuma der Knochen 367
Rheuma mit Blasenbeschwerden 241
Rheuma, Zeige- und Mittelfinger 377
Rhinophym 94
Rippenfell-Entzündung 177
Rippenneuralgie 134, 418
Rippenprellung 134, 563
Rißwunden 561
Roemheld-Syndrom 190
Rollenkonflikt - Jugend 678
Romantiker 636
Röntgenbestrahlung, Folgen von:
  Lymphstau 542
Röntgenkater 707
Röteln 480
Rötelnausschlag 306
Rotzkinder 102
Rückenmarkspunktion, Folge von 508
Rückenschmerz nach
  Wirbelsäulen-Verletzung 563
Rückenschmerzen 374
Ruhelosigkeit in Wechseljahren 644
Ruhr 481, 537
Rülpsen 659
Samenerguß 691
Samenstrangneuralgie 248
Sanftheit 644
Sarkom 365, 714
Sattelnase 99
Sattheit nach wenigen Bissen 186
Säuferbeschwerden 428
Säuferdelirium 418, 430
Säuferwahn 429, 749
Säuglingsschnupfen 102
Scabies 322
Schamlippen: Herpesbläschen 265
Schamlippen-Entzündung 266
Schamlosigkeit 684
Scharlach 481
Scharlachausschlag 306
Scheidenausfluß 250
Scheidenblutung 266
Scheideneingang: Juckreiz 266
Scheidenfistel 261
Scheidenkrebs 714
Scheidenpilz, Soor 266
Scheidenzyste 266
Schein, nicht Sein 636
Scheinschwangerschaft 288
Scheuermann 374
Schiefhals 373
Schielen 77
Schiffsreise: seekrank 533

SACHREGISTER

Schilddrüsen-Überfunktion 132
Schilddrüsen-Unterfunktion 132
Schilddrüsenkrebs 708
Schizophrenie 753
Schlafen: Lärmbelastung 525
Schlafkrankheit 482, 540
Schlaflage 626
Schlaflosigkeit 624
Schlaflosigkeit nach
   Fernsehen, Computer 457
Schläfrigkeit 621
Schlafstörungen 625
Schlafwandeln 628
Schlaganfall 419, 543
Schlangenbiß 540, 561
Schleimbeutel-Entzündung 327
Schleimstraße im
   Nasen-Rachen-Raum 104
Schleudertrauma 563
Schleudertrauma: Nackenschmerzen 373
Schluckauf 180
Schnee 528, 573
Schnee, Beschwerden bei 573
Schneeblindheit 534
Schneuzen erfolglos 104
Schniefen der Säuglinge 103
Schnittwunden 561
Schnupfen 99
Schnupfen, absteigend 104
Schnupfen mit Stirnkopfschmerz 107
Schnupfen mit Tubenkatarrh 106
Schnupfen, epidemisch 103
Schock des Neugeborenen
   nach der Geburt 545
Schock mit Übelkeit 192
Schockerlebnis 545
Schreckerlebnis 545
Schreckhaftigkeit 645
Schreien bei Zuwendung 673
Schreien, dauernd bei Kind 663
Schreiten wie Herrscher 653
Schrullenhaftigkeit 645
Schrunden an Augenlidern 77
Schrunden durch Kälte 535
Schrunden, Einrisse am After 210
Schrunden, Einrisse am Nasenflügel 108
Schrunden, Einrisse am Penis 248
Schrunden, Einrisse an den Händen 377
Schrunden, Einrisse an den Lippen 110
Schrunden, Einrisse an der Ferse 383
Schrunden, Einrisse an der Vulva 267
Schrunden, Einrisse der Haut 327
Schule: Geist 724
Schulschwierigkeit nach
   Kinderkrankheit 487
Schulterblätter, Brennen zwischen 374

Schultergelenkentzündung 376
Schuppen im behaarten Kopf 30, 322
Schuppenflechte 330
Schürfwunden 562
Schüttelfrost 469
Schwach aus Liebeskummer - Jugend ... 676
Schwäche, zittrige, bei Sonne 528
Schwächegefühl im Magen 185
Schwangerschaftsbeschwerden 282
Schwangerschaftserbrechen 284
Schwarzseher 636
Schwatzhaftigkeit - Alter 682
Schweiß 332
Schweiß, Fußsohlen 383
Schweiß, Handflächen 377
Schweiß, übermäßig am
   männlichen Genitale 248
Schweiß, übermäßig am
   weiblichen Genitale 267
Schweiß, übermäßig: Diathese 717
Schwerhörigkeit 87
Schwindel bei Reisekrankheit 530
Schwindel: Auslösungen 50
Schwindel: Empfindungen 54
Schwindel: Modalitäten 56
Schwören 640
Schwüle, feuchte Hitze 527
Scirrhus 708
Seekrank 533
Sehnenprobleme beim Wandern 536
Sehnenriß 349, 564
Sehnenscheiden-Entzündung 349
Sehnerv-Degeneration 78
Sehnerv-Entzündung 78, 414
Sehschwäche 79
Seitenstrangangina 119
Selbstmitleid 651
Selbstmord 755
Selbstmordneigung 755
Selbstsucht 645
Selbstzweifel, existentielle 744
Sepsis 386, 455
Sexuell beschmutzt, fühlt sich -
   Jugend 680
Sexuelle Betätigung an anderen
   Kindern 673
Sexuelles Verhalten 683
Sexuelles Verlangen, übermäßig 683
Sexuelles Verlangen, vermindert 685
Sexuelles Verlangen, zwanghaft 689
Siebentagefieber 472, 538
Singultus 180
Sinnlichkeit 684
Sinusitis 98
Skifahren, Beschwerden bei 533
Sklerodermie 336

SACHREGISTER

Skoliose 374
Skorpionstich 540, 561
Sodbrennen 129, 191, 612
Sommerdurchfall 203
Sommerkrankheiten 568
Sommerschnupfen 101
Sonnenallergie 336, 527, 550, 703
Sonnenbestrahlung: Erste Hilfe 527
Sonnenbrand 336, 527, 550
Sonnenstich 528, 550
Soor 109
Soor des Darmes mit Durchfall
 von Unverdautem 210
Spasmophilie 407
Spasmophilie der Muskeln 346
Spastische Spinalparese 407
Speiseröhren-Blutung 129
Speiseröhren-Krampf 129
Speiseröhren-Krampfadern 129
Speiseröhren-Verengung 130
Spinnenbiß 540, 561
Spinnweben im Gesicht - Gefühl 617
Splenomegalie 228
Sportlerherz 138
Spott 645
Sprachqualität 631
Sprachstörungen 630
Sprachverlust nach Schlaganfall 544, 630
Spritzenabszeß bei Chemotherapeutika ... 337
Sprue 210
Spucken 640
Spucken nach anderen - Kind 669
Stampfen mit Füßen - Kind 673
Star, grauer 64
Star, grüner 65
Steißbeinschmerz 375
Sterben, menschengerecht 707
Stichwunden 562
Stillen 297
Stillpsychose 752
Stimmbandpapillome 128
Stimmungswechsel, rasch 644
Stimmverlust 124
Stinknase 103
Stockschnupfen 102
Stolz 646
Stomatitis aphthosa 109
Stottern 630
Streuherd 456
Stuhl: Gefühl des Zurückbleibens 213
Stuhl, bleistiftförmig 214
Stuhl, ziegenkotartig 213
Stuhlabgang, unfreiwillig 210
Stuhlinkontinenz 210
Sturm, Wind 577
Subsepsis 456

Sudeck-Syndrom 367
Syphilis 482
Syringomyelie 419
Tabakvergiftung 509
Tachykardie 144
Taubheitsgefühle der Haut 325
Teilnahmslosigkeit 646
Teilnahmslosigkeit - Jugend 680
Teilnahmslosigkeit - Kind 670
Temperaturwechsel 574
Tendovaginitis 349
Tennisarm 362
Tetanie 349
Tetanie, allgemein 419
Tetanus 483
Tetanus-Vorbeugung 530
Teufelswahn 749
Thrombopenie 388
Tick, konvulsiv (Gesichtszucken) 420
Tick, nervös 420
Tierliebe mehr als Menschenliebe 660
Tierquäler 637
Tinnitus aurium 85
Torkeln 403
Torticollis 373
Toxoplasmose 484, 524
Tränensack-Entzündung 79
Tränensack-Fistel 79
Träume 628
Trauminhalte 628
Tremor der Glieder 422
Trigeminusneuralgie 420
Trinken 607
Tripper 484
Tripperrheuma 359
Trommelfell 85
Trostablehnung 660
Trostsuche 660
Trotzkopf - Kind 664
Trypanosomiasis 482
Tubenkatarrh 86, 461
Tuberkulose 485
Tuberkulose der Nase 337
Typhus 486, 541
Übelkeit bei Reisekrankheit 530
Übelkeit mit Brechreiz 192
Übelkeit mit Kollaps, Schock, Blässe 192
Übelkeit nach Essen 612
Übelkeit nach Koitus 192
Übelkeit, ausgefallene 191
Überanstrengung der Augen 80, 552
Überanstrengung, geistig 552
Überanstrengung, körperlich 552
Überanstrengung von Fernsehen,
 Computer 457
Überanstrengung: wie zerschlagen 349

SACHREGISTER

Überbein 346, 367
Überempfindlichkeit gegen Schmerz 646
Überessen 522, 607
Übermüdung des Autofahrers 531
Uhrbandekzem 310
Ulcus corneae 67
Ulcus duodeni 215
Ulcus ventriculi 188
Umknicken der Knöchelgelenke 383
Umlauf um den Nagel 337
Unausgeschlafensein - Jugend 681
Unempfindlichkeit gegen Schmerz 646
Unfähigkeit: Schule 549, 726
Unfruchtbar, primär
(noch nie schwanger gewesen) 267
Unfruchtbarkeit bei der Frau 392
Unfruchtbarkeit beim Mann 249, 392
Unfruchtbarkeit, sekundär
(bereits schwanger gewesen) 268
Ungeduld 646
Ungehorsam - Kind 671
Unhöflichkeit 649
Unnatürlichkeit 649
Unrecht hassen - Jugend 681
Unruhe von Armen und Beinen 619
Unruhe - Kind 670
Unruhig, Arme und Beine - Kind 670
Unterhautblutungen 317, 386
Unterkiefer, Herabfallen des 695
Unterkühlung beim Schwimmen 536
Untersuchenlassen, will sich nicht - Kind .. 673
Unverträglichkeit bestimmter
Nahrungsmittel 493
Unzufriedenheit 649
Urämie 234
Urbangnis 431
Urethritis 238
Urin: rot 717
Urin: rot oder dunkel 388
Urin: tropfenweise, schwarz 232
Uterusdescensus 263
Uterushypoplasie 264
Uveitis 60
Vagabund - Kind 664
Vaginismus 268
Varikozele, Krampfaderbruch 245
Varizen 398
Veitstanz, großer 421
Verbrennung, I. - III. Grades 555
Verbrennung nach Röntgen 542
Verbrennungen 337
Verbrühung von Lippe, Zunge, Mund 554
Verdrehen von Tatsachen 662
Verfolgungswahn 749
Vergessen: Schule 548
Vergeßlichkeit 722

Vergeßlichkeit - Kind 671
Vergewaltigung 689
Vergiftung 556
Vergiftungswahn 749
Verhalten 632
Verkalkung des Gehirns 397
Verlangen nach bestimmten
Nahrungsmitteln 492
Verlangen nach süß, aber
unverträglich 186
Verletzung durch Glassplitter 560
Verletzungen 560
Verletzungen: Erste Hilfe 529
Verletzungen: Zweite Hilfe 530
Verletzungen der Haut 338
Verliebtheit junger Damen 519
Verliebtheit - Jugend 677
Vernachlässigt, fühlt sich 661
Vernachlässigung, Folge von 661
Vernichtung, verbale 661
Verschweigen von Tatsachen 662
Verstauchung 363, 564
Verstauchung, Verrenkung 535
Verstopfung 211
Verstopfung, nur Wohlfühlen, wenn 214
Verstopfungsdurchfall 214
Verwechselt: tun können, getan haben 662
Verweichlichung - Kind 664
Verweigerung angebotener Dinge 674
Verweigerung, intellektuelle 723
Verwöhnt - Kind 664
Verzweiflung nie über Schwäche 660
Verzweiflung über Schwäche 659
Vipernbiß 533
Vitalkraft steigern 699
Vitiligo 339
Völle nach dem Essen 523, 609
Völle, Blähung, Aufstoßen 186
Vorauswissen 661
Vorhaut-Verhärtung 246
Vulva: Schrunden, Einrisse 267
Vulvitis 266
Wadenkrämpfe nachts 350
Wahn 746
Warzen 339
Warzen, Alters-, hornig,
im Gesicht und am Kopf 25
Warzen, Fußsohle 383
Warzenfortsatz-Entzündung 88
Waschen ungern - Kind 675
Waschzwang 758
Wasserbruch: Hoden, Samenstrang 246
Wasserkopf 421
Wassersucht 701
Wassersucht nach Becken- oder
Oberschenkelthrombose 384, 400

SACHREGISTER

Wassersucht, Lymphstau der Beine 384
Wassertiere: Stiche, Bisse durch 537
Wechseljahre 278
Wechseljahre: Ruhelosigkeit 644
Wehen: Schwangerschaft 293
Weichteil-Metastasen 716
Weinen aus Wut - Kind 674
Weinen und Lachen 656
Weinen, Umstände - Kind 674
Weinerlichkeit - Kind 674
Weitsichtigkeit 78
Weltverbesserer - Jugend 681
Werlhof 389
Wespenstich 319, 489, 525
Wetter 565
Wetter: Föhn 525, 565
Wetter: Hitze trocken 526
Wetter: Hitze, Wärme 566
Wetter: Kälte 570
Wetter, Krankheiten bei kaltem 570
Wetter, Krankheiten bei
  naßkaltem Wetter 570
Wetter: Nebel 573
Wetter: Regenwetter,
  feuchte Wärme 526
Wetter: Schwüle, feuchte Hitze 527
Wetter: Wind, Sturm 529, 577
Wetter: bei Gewitter 565
Wetter: empfindlich auf Donner
  und Blitz 566
Wetter: kalt 526
Wetter: naßkalt 570
Wetter: trüb, wolkig, feucht-warm 574
Wetter: vor Gewitter 565
Wetterwechsel 574
Wetterwechsel: Durchfall 529
Widersprüchlichkeit 650
Widerspruchsgeist 661
Widerspruchsgeist - Kind 675
Wimpern-Neuralgie 72
Wind, Sturm 529, 577
Windelausschlag 311
Windpocken 487
Windpockenbläschen 308
Wintergrippe 461
Winterschnupfen 101
Wirbelsäule verdreht 374
Wochenbettbeschwerden 298
Wochenbettpsychose 299, 751
Wochenfluß 301
Wortfindungsstörungen 630

Wuchereria 538
Wulstnarben 326
Wunden 338
Wunden, Blutung 340, 562
Wunden, vereitert 340, 562
Wundliegen 341
Wundrose 341
Wundstarrkrampf 483
Würge-, Brechhusten 165
Würmer 579
Würmer, Kribbeln und Jucken
  im After 215
Wurzelneuritis 375
Zahlen vergessen 723
Zählzwang 758
Zähneknirschen 111
Zähneknirschen im Schlaf 625, 662
Zahnen 581
Zahnfistel 111
Zahnfleischentzündung 111
Zahnfleischschwund 112
Zahngranulom 114
Zahnkaries bei Kindern 112
Zahnschmerzen 112
Zahntaschenabszeß 114
Zahnungsbeschwerden 114
Zahnwurzelvereiterung 114
Zahnziehen 113
Zappelphilipp - Kind 665
Zeckenstich 320, 489, 525
Zehenkrämpfe 384
Zeitverschiebung bei Fernflügen 532
Zerebralsklerose 397
Zerstreutheit 650
Zervixerosion 265
Ziegenkotstuhl 213
Zittern der Glieder 422
Zögerlich 662
Zöliakie 210
Zorn mit Reue 644
Zuhören, kann nicht 659
Zunge: Nervenschmerz 109
Zusammengebunden im Rücken - Gefühl . 616
Zwangsneurosen 757
Zwerchfellbruch 181
Zwischenblutungen 277
Zwischenrippenneuralgie 134, 418
Zwölffingerdarm-Geschwür 215
Zysten, allgemein 717
Zystopyelitis 236

Herausgegeben von
Jürgen Weber, Hendrik Vater, Walter Schmidt
und Hartmut Reinhard

Turnaround – Navigation in stürmischen Zeiten

Herausgegeben von
Jürgen Weber, Hendrik Vater, Walter Schmidt
und Hartmut Reinhard

Turnaround – Navigation in stürmischen Zeiten

*Maßnahmen zur Krisenbewältigung
und Auswirkungen auf die Rollen
von CFOs und Controllern*

WILEY-VCH Verlag GmbH & Co. KGaA

1. Auflage 2011

Alle Bücher von Wiley-VCH werden sorgfältig erarbeitet. Dennoch übernehmen Autoren, Herausgeber und Verlag in keinem Fall, einschließlich des vorliegenden Werkes, für die Richtigkeit von Angaben, Hinweisen und Ratschlägen sowie für eventuelle Druckfehler irgendeine Haftung.

**Bibliografische Information
der Deutschen Nationalbibliothek**
Die Deutsche Nationalbibliothek verzeichnet diese Publikation in der Deutschen Nationalbibliografie; detaillierte bibliografische Daten sind im Internet über http://dnb.d-nb.de abrufbar.

© 2011 Wiley-VCH Verlag & Co. KGaA, Boschstr. 12, 69469 Weinheim, Germany

Alle Rechte, insbesondere die der Übersetzung in andere Sprachen, vorbehalten. Kein Teil dieses Buches darf ohne schriftliche Genehmigung des Verlages in irgendeiner Form – durch Photokopie, Mikroverfilmung oder irgendein anderes Verfahren – reproduziert oder in eine von Maschinen, insbesondere von Datenverarbeitungsmaschinen, verwendbare Sprache übertragen oder übersetzt werden. Die Wiedergabe von Warenbezeichnungen, Handelsnamen oder sonstigen Kennzeichen in diesem Buch berechtigt nicht zu der Annahme, dass diese von jedermann frei benutzt werden dürfen. Vielmehr kann es sich auch dann um eingetragene Warenzeichen oder sonstige gesetzlich geschützte Kennzeichen handeln, wenn sie nicht eigens als solche markiert sind.

Printed in the Federal Republic of Germany.

Gedruckt auf säurefreiem Papier.

Satz Druckhaus »Thomas Müntzer« GmbH, Bad Langensalza
Druck und Bindung Strauss GmbH, Mörlenbach
Umschlaggestaltung init GmbH, Bielefeld

ISBN: 978-3-527-50532-6

Inhalt

Bearbeiterverzeichnis 9

Abkürzungsverzeichnis 11

A. Einführung: Controlling und Krise 15

B. Maßnahmen zur Krisenbewältigung 19

    I. Finanzierung und Working Capital 21

        1. Liquiditätssicherung in der Finanzkrise – Aktives Liquiditätsmanagement in Zeiten von Veränderungen 23

        2. Optimierung des Working Capitals zur nachhaltigen Steigerung des Unternehmenswertes 39

        3. Working Capital Management – Wirkung und Grenzen in der Praxis 51

        4. Optimierung des Working Capitals durch Forderungsabtretung von Körperschaftsteuerguthaben 61

        5. Payables Management als effektives Werkzeug zur Krisenbewältigung 69

        6. Zertifizierung des Credit Managements als Maßnahme zur Stärkung des Working Capital Managements 83

        7. Supply Chain Financing: Stabilisierung der Lieferkette und Verbesserung des Working Capitals 95

        8. Praktische und strategische Aspekte der finanziellen Restrukturierung 111

        9. Debt to Equity Swaps zur Verbesserung von Liquiditäts- und Kapitalstruktur 135

        10. Finanz- und Hausbankkommunikation als Maßnahme zur Krisenbewältigung 149

        11. Finanzierung und Treasury in Zeiten der Krise 179

        12. M&A und Private-Equity-Transaktionen – Folgen und Auswirkungen in Zeiten der Krise 203

        13. Auswirkungen der Finanzmarktkrise auf die Unternehmensbewertung 227

    II. Kostensenkung und Strategie 245

        1. Kostenoptimierung über die Implementierung überlegener Geschäftsmodelle als Maßnahme zur Krisenbewältigung 247

2. Reduktion von Operational Expenses (OPEX) als Krisenbewältigungsmaßnahme *269*
3. Reduzierung der Personalkosten *281*
4. Six Sigma und Controlling – ein effektives Tandem besonders in Krisenzeiten *349*
5. Industrialisierung des Controllings – Steigerung von Wertbeitrag und Effizienz *365*
6. Beschaffungsoptimierung mithilfe transparenter Produktkostenstrukturen *381*
7. Risikomanagement im Einkauf als signifikanter Wertbeitrag zur Krisenbewältigung *399*
8. Turnarounds von Lossmakern als Maßnahme zur Krisenbewältigung *413*
9. Revenue Management als Maßnahme zur Krisenbewältigung *431*
10. Nachhaltige Restrukturierung – So gehen Unternehmen gestärkt aus wirtschaftlichen Krisen hervor *449*
11. Überlegene Geschäftsmodelle in wirtschaftlich turbulenten Zeiten *467*
12. Strategische (Neu-) Ausrichtung als Maßnahme zur Krisenbewältigung *485*

III. Planung und Reporting *509*
1. Anforderungen an Planung und Reporting als Maßnahmen zur Krisenbewältigung *511*
2. Integration von Risikomanagement in die Unternehmenssteuerung *529*
3. Investitionsmanagement als Maßnahme zur Krisenbewältigung *547*
4. Investitionsmanagement mit Fokus Desinvestitionen als Maßnahme zur Krisenbewältigung *569*
5. Marketingcontrolling als Maßnahme zur effizienten Strategieumsetzung *585*
6. Goodwill Controlling in der Krise *595*
7. Maßnahmencontrolling in Reporting und Planung als Maßnahme zur Krisenbewältigung *613*
8. Krisensichere Leistungsmessung und Bonuspläne *627*
9. Projektmanagement zur Krisenbewältigung *649*
10. Innerbetriebliche Kommunikation in Zeiten der Finanzkrise *667*
11. Grundsätzliche Vorgehensweise bei Restrukturierungsprojekten *679*
12. Anforderungen an Sanierungspläne gemäß IDW Standard S 6 *687*
13. Auswirkungen der Finanzkrise auf den Jahresabschluss *719*

IV. Steuern *737*
1. Strategisches Steuermanagement in Krisenzeiten *739*
2. Krisenverschärfende Steuernormen und Maßnahmen *757*

  3. Steuerliche Herausforderungen bei Restrukturierungen und Sanierungen insbesondere in Zeiten der Finanzkrise 777
  4. Verrechnungspreissysteme in Krisenzeiten – Veränderung als Chance 807

C. Auswirkungen der Krise auf die Rolle von CFOs und Controllern 823

  1. Controlling im Zeichen der Krise 825
  2. The CFO's new environment 843
  3. Der Arbeitsmarkt für Controller in stürmischen Zeiten 863
  4. Controlling und Unternehmenskrisen: Eine ambivalente Beziehung 871
  5. Herausforderungen und Strategien in der Wirtschaftskrise 885
  6. Entwicklung des Rollenprofils und Ausrichtung auf die Performancerolle 897
  7. Entwicklung und Umsetzung eines neuen Leitbildes für die Controllingorganisation am Beispiel des ›Advanced Navigators‹ 917
  8. Maßnahmen zur Krisenbewältigung und Auswirkungen auf die Rolle von Controllern bei der Hansgrohe AG 939
  9. Controlling in stürmischen Zeiten – Erfahrungen in einer mittelständischen Unternehmensgruppe 953
  10. Muss sich das Controlling in der Finanzkrise neu erfinden? – Bewährte und neue Instrumente in der TÜV Rheinland Group 967

D. Zusammenfassung 985

Über die Autoren 991

Bearbeiterverzeichnis

Julia Ankudinova
Capgemini Consulting, Berlin

Rechtsanwalt Dr. Thomas Arntz
Deutsche Bank AG, Frankfurt am Main

Rainer Bauer
Horváth & Partners, München

Prof. Dipl. mult. Dr. Dr. h. c. Jürgen Brandt
Meerbusch

Dipl.-Kffr. Dr. Bettina Bräuning
Holger Zimmermann. Projektmensch., Horb a.N.

Dr. Andreas Brokemper
Henkell & Co. Sektkellerei KG, Wiesbaden

Rechtsanwalt Falko Daub, LL.M. (VUW)
White & Case LLP, Berlin

Prof. Dr. Christian Dechêne
Europäische Fachhochschule Rhein/Erft

Dr. Hugo Eckseler
Deutsche Post DHL, Bonn

Mag. Christian Engelbrechtsmüller
KPMG Financial Advisory Services GmbH, Linz

Dr. Derik Evertz
PricewaterhouseCoopers, Frankfurt am Main

Rechtsanwalt Marco Ferme
BEITEN BURKHARDT Rechtsanwalts-GmbH, München

Dr. Christian Fieseler
Institut für Medien- und Kommunikationsmanagement, Universität St. Gallen (HSG)

Dr. oec. HSG Berislav Gaso
INA d.d., Zagreb

Dr. Rainer Gerdemann
CTcon GmbH, Bonn

Rechtsanwalt Dr. Matthias Geurts
Deutsche Bank AG, Frankfurt am Main

Rechtsanwalt Dr. Burkard Göpfert
Gleiss Lutz, München

Dr. Christian Göseke
Logwin AG, Berlin

Jens Gräf
Horváth & Partners, Frankfurt am Main

Dr. Stefan Gros
München

Karsten Heidkamp
bb Buchalik Brömmekamp, Düsseldorf

Dipl.-Informatiker Matthias Heintke, MBA
Ernst & Young Wirtschaftsprüfungsgesellschaft, Frankfurt am Main

Dr. Christian Pieter Hoffmann
Institut für Medien- und Kommunikationsmanagement, Universität St. Gallen (HSG)

Dr. Lars Immerthal
BrainNet Supply Management Consultants GmbH, Bonn

Dr. Günther Jauck, MBA, MSc, CTE
Wien

Diplom Betriebswirt (BA) Udo Kraus
Hansgrohe AG, Schiltach

Prof. Dr. Thomas Krolak
Fachhochschule Kiel

Christoph Kromer
KPMG, Frankfurt am Main

Prof. Dr. Ulrich Krystek
Technische Universität Berlin

Dipl.-Kfm. Kai Peter Künkele
Dr. Kleeberg & Partner GmbH, München

MMag. Dr. Andrea Lahodny-Karner
Deloitte Tax Wirtschaftsprüfungs GmbH, Wien

Christian Lattwein
Ernst & Young, Frankfurt am Main

Prof. (FH) Dr. Heimo Losbichler
FH OÖ, Steyr

Dipl.-Volksw. Christian Lützenrath, LL.M.
TMC Turnaround Management Consult, Dortmund

Dr. rer. pol. Knuth Martens
TÜV Rheinland Holding AG, Köln

Dr. Ralf Moldenhauer
Roland Berger Strategy Consultants, Berlin

Dipl.-Ing. Dietrich Neumann
A.T. Kearney, München

Dr. Michael Nießen
Deutsche Post AG, Bonn

Prof. Dr. Carsten Padberg
Dr. Padberg Beratungsgesellschaft mbH, Meschede

Mag. Dr. Gerald Posautz
Deloitte Tax Wirtschaftsprüfungs GmbH, Wien

Patrick Pötschke
Rohde & Schwarz GmbH & Co. KG, München

Jochen Rehring
WHU – Otto Beisheim School of Management, Vallendar

Prof. Dr. Hartmut Reinhard
Fachhochschule Köln

Dipl.-Kfm. Ago Reinholdt
Dr. Kleeberg & Partner GmbH, München

Dr. Wolfgang Rempe
TÜV Rheinland Cert GmbH, Köln

Joachim Ritzer
CTcon GmbH, Bonn

Dr. Jürgen Rothenbücher
A.T. Kearney, München

Dr. rer. nat. Hartwig Rüll
München

Prof. Dr. Joachim Sandt
Internationale Fachhochschule Bad Honnef, Bonn

Dr. Jörg Scheffner
Horváth & Partners, Stuttgart

Dirk Schermutzki, B.A.
TMC Turnaround Management Consult, Dortmund

Dr. Walter Schmidt
ask – angewandte strategie und kommunikation, Berlin

Michael R. Schnetzer
Fürth

Philip Schoyerer
Capgemini Consulting, Berlin

Dr. Marcus Schüller
BrainNet Supply Management Group AG, St. Gallen

Dipl.-Wirtschaftsingenieur Michael Seitz, M.A.
BrainNet Supply Management Consultants GmbH, Bonn

Rechtsanwältin Dr. Nina Springer, LL.M.
BEITEN BURKHARDT Rechtsanwalts-GmbH, München

Marcus Staude
TÜV Rheinland Holding AG, Köln

Prof. Dr. Volker Steinhübel
Institut für Controlling
Prof. Dr. Ebert GmbH, Nürtingen

Dr. Hermann J. Stern
Obermatt, Zürich

Philipp Temmel
Horváth & Partners, Stuttgart

Dr. Rüdiger Theiselmann, LL.M.oec.
Commerzbank AG, Frankfurt am Main

Prof. Dr. Ute Vanini
Fachhochschule Kiel

Dr. Hendrik Vater
Mailand

Jörg Walker, lic. iur. HSG
KPMG Zürich

Alexander Walz
Conciliat GmbH Personalberatung, Stuttgart

Prof. Christoph Wamser
Hochschule Bonn-Rhein-Sieg

Prof. Dr. Dr. h.c. Jürgen Weber
WHU – Otto Beisheim School of Management, Vallendar

Oliver Wolter
Rabobank International, Frankfurt am Main

Dipl.-Wirtschaftsing. (FH) Holger Zimmermann
Holger Zimmermann. Projektmensch., Horb a.N.

Susanne Zubler
WHU – Otto Beisheim School of Management, Vallendar

Dipl.-Kfm. Dr. Christian Zwirner
Dr. Kleeberg & Partner GmbH, München

Abkürzungsverzeichnis

a
Abs.	Absatz
a.F.	alte Fassung
AG	Aktiengesellschaft
AGB	Allgemeine Geschäftsbedingungen
AGG	Allgemeines Gleichbehandlungsgesetz
AiB	Arbeitsrecht im Betrieb
AktG	Aktiengesetz
AO	Abgabenordnung
AP	Arbeitsrechtliche Praxis
ArbG	Arbeitsgericht
Art.	Artikel
AStG	Außensteuergesetz
AuR	Arbeit und Recht

b
BaFin	Bundesaufsichtsamt für das Finanzwesen
BAG	Bundesarbeitsgericht
BAGE	Bundesarbeitsgericht-Entscheidungen
BB	Betriebsberater
BEEG	Bundeselterngeld- und Elternzeitgesetz
BetrVG	Betriebsverfassungsgesetz
BewG	Bewertungsgesetz
BFH	Bundesfinanzhof
BFH/NV	Sammlung der Entscheidungen des Bundesfinanzhofs
BGB	Bürgerliches Gesetzbuch
BGBl.	Bundesgesetzblatt
BGH	Bundesgerichtshof
BilMoG	Bilanzrechtsmodernisierungsgesetz
BIP	Bruttoinlandsprodukt
BMF	Bundesministerium der Finanzen
BRZ	Zeitschrift für Bilanzierung und Rechnungswesen
BSC	Balanced Scorecard
BStBl.	Bundessteuerblatt
BUrlG	Bundesurlaubsgesetz
BVerfGE	Bundesverfassungsgericht – Entscheidungen
BWA	Betriebswirtschaftliche Auswertung
bzw.	beziehungsweise

c
ca.	circa
CAPEX	Capital Expenditure
CAPM	Capital Asset Pricing Model
CDO	Collateralized Debt Obligation
CEO	Chief Executive Officer
CFO	Chief Financial Officer
CLO	Collateralized Loan Obligation
COGS	Cost of Goods sold
COO	Chief Operating Officer
CPO	Chief Procurement Officer
CVA	Cash Value Added

d
DAX	Deutscher Aktienindex
DB	Der Betrieb
DCF	Discounted Cash Flow
d.h.	das heißt
DIO	Days Inventory Outstanding
DM	Deutsche Mark
DoCapex	Days Sales in Capital Expenditure
DoCOGS	Days Sales in Cost of Goods Sold
DoR&D	Days Sales in Research and Development
DoSG&A	Days Sales in Selling, General & Administrative Expense
DPO	Days Payables Outstanding
DRS	Deutscher Rechnungslegungs Standard
DSO	Days Sales Outstanding
DStR	Deutsches Steuerrecht

e
€	Euro
EBIT	Earnings before Interest and Taxes
EBITDA	Earnings before Interest, Taxes, Depreciation and Amortization
EDV	Elektronische Datenverarbeitung
EFG	Entscheidungen der Finanzgerichte
EGHGB	Einführungsgesetz zum Handelsgesetzbuche
EPS	Entwurf eines Prüfungsstandards
ErbStG	Erbschaftsteuergesetz
ERP	Enterprise Resource Planning
ES	Entwurf eines Standards
EStG	Einkommensteuergesetz
EStH	Einkommensteuerhandbuch
etc.	et cetera
EuGH	Europäischer Gerichtshof
EVA	Economic Value Added
evtl.	eventuell

f
f.	folgende
FAR	Fachausschuss Recht des IDW
FASB	Financial Accounting Standards Board
FB	Finanzbetrieb
F&E	Forschung und Entwicklung
ff.	fortfolgende
FG	Finanzgericht
FIN	FASB Interpretation
FMStG	Finanzmarktstabilisierungsgesetz
FN-IDW	Fachnachrichten des Instituts der Wirtschaftsprüfer

g
gem.	gemäß
GewStG	Gewerbesteuergesetz
GewStR	Gewerbesteuerrichtlinien
GG	Grundgesetz
ggf.	gegebenenfalls
GmbH	Gesellschaft mit beschränkter Haftung
GmbHG	Gesetz betreffend die Gesellschaften mit beschränkter Haftung
GmbHR	GmbH-Rundschau
GPO	Geschäfts-Prozess-Optimierung
GrEStG	Grunderwerbsteuergesetz

h
H	Hinweis
HGB	Handelsgesetzbuch
h.M.	herrschende Meinung
HR	Human Resources
Hrsg.	Herausgeber

i
IAS	International Accounting Standard
i.d.F.	in der Fassung
i.d.R.	in der Regel
IDW	Institut der Wirtschaftsprüfer
IFRIC	International Financial Reporting Interpretations Committee
IFRS	International Financial Reporting Standard(s)
IGC	International Group of Controlling
i.H.v.	in Höhe von
InsO	Insolvenzordnung
InvStG	Investmentsteuergesetz
i.S.d.	im Sinne des
IStR	Internationales Steuerrecht
i.V.m.	in Verbindung mit
IWF	Internationaler Währungsfonds

k
KonTraG	Gesetz zur Kontrolle und Transparenz im Unternehmensbereich
KoR	Zeitschrift für kapitalmarktorientierte Rechnungslegung
KPI	Key Performance Indicator
KSchG	Kündigungsschutzgesetz
KSI	Krisen-, Sanierungs- und Insolvenzberatung
KStG	Körperschaftsteuergesetz
KStR	Körperschaftsteuerrichtlinien
KVP	Kontinuierlicher Verbesserungsprozess

l
LAG	Landesarbeitsgericht
LAGE	Landesarbeitsgerichts-Entscheidungen
LBO	Leveraged Buy-out

m
M&A	Mergers and Acquisition
MaCM	Mindestanforderungen an das Credit Management
MaK	Mindestanforderungen für das Kreditgeschäft
MaRisk	Mindestanforderungen an das Risikomanagement
m.E.	meines Erachtens
Mio.	Millionen
MitbestG	Gesetz über die Mitbestimmung der Arbeitnehmer
MoMiG	Gesetz zur Modernisierung des GmbH-Rechts und zur Bekämpfung von Missbräuchen
Montan-MitbestG	Gesetz über die Mitbestimmung der Arbeitnehmer in den Aufsichtsräten und Vorständen der Unternehmen des Bergbaus und der Eisen und Stahl erzeugenden Industrie
Montan-MitbestErgG	Gesetz zur Ergänzung des Gesetzes über die Mitbestimmung der Arbeitnehmer in den Aufsichtsräten und Vorständen der Unternehmen des Bergbaus und der Eisen und Stahl erzeugenden Industrie
MuSchG	Mutterschutzgesetz
m.w.N.	mit weiteren Nachweisen

n
n.F.	neue Fassung
NJW	Neue Juristische Wochenschrift
Nr.	Nummer
NWB	Neue Wirtschaftsbriefe
NZA	Neue Zeitschrift für Arbeitsrecht
NZA-RR	Neue Zeitschrift für Arbeitsrecht – Rechtsprechungs-Report Arbeitsrecht

o
o.Ä.	oder Ähnliches
OECD	Organisation for Economic Co-operation and Development
o.g.	oben genannte(n)
o.J.	ohne Jahresangabe
OPEX	Operational Expenditures
o.V.	ohne Verfasser

p

§	Paragraf
p.a.	per anno
P&L	Profit or Loss
PR	Public Relations
PS	Prüfungsstandard

r

R	Richtlinie
R&D	Research and Development
Rn.	Randnummer
ROCE	Return on Capital Employed
ROI	Return on Investment

s

S	Standard
S.	Seite
SEC	Securities and Exchange Commission
SG&A	Sales, General and Administration
SGB	Sozialgesetzbuch
sog.	sogenannte
SprAuG	Gesetz über Sprecherausschüsse der leitenden Angestellten
SSC	Shared Service Center
StGB	Strafgesetzbuch
StuB	Steuern und Bilanzen
SWOT	Strengths-Weaknesses-Opportunities-Threats

t

T-€	Tausend Euro
TVG	Tarifvertragsgesetz
Tz.	Textziffer
TzBfG	Gesetz über Teilzeitarbeit und befristete Arbeitsverträge

u

u.a.	unter anderem
u.E.	unseres Erachtens
UmwStG	Umwandlungssteuergesetz
USA	United States of America
USD	US Dollar
US GAAP	United States Generally Accepted Accouting Principles
usw.	und so weiter
u.U.	unter Umständen

v

Vgl.	Vergleiche
vs.	versus
VZ	Veranlagungszeitraum

w

WACC	Weighted Average Cost of Capital
WCM	Working Capital Management
WPg	Die Wirtschaftsprüfung
WPO	Wirtschaftsprüferordnung
WpÜG	Wertpapiererwerbs- und Übernahmegesetz

z

z.B.	zum Beispiel
ZfbF	Zeitschrift für betriebswirtschaftliche Forschung
ZfCM	Zeitschrift für Controlling und Management
ZGE	Zahlungsmittelgenerierende Einheit
ZIP	Zeitschrift für Wirtschaftsrecht und Insolvenzpraxis
z.T.	zum Teil
zz.	zurzeit

A. Einführung: Controlling und Krise

Ist das Thema Krise heute überhaupt noch relevant? Es geht wieder aufwärts. Viele Märkte in Asien boomen. Die Verbraucher in Deutschland haben 2009 manchem Unternehmen ein Rekordjahr ermöglicht. Ist alles schon vorbei?

Wenn dies so wäre, hätte sich die Politik vieler Unternehmen als richtig erwiesen, die nach dem Motto: »Augen zu und durch« verfahren sind. Konkret haben sie alle Möglichkeiten genutzt, sich im Rahmen gegebener Strukturen anzupassen. Kurzarbeit zählt hierzu ebenso wie Cost Cutting, ein generell sparsameres Verhalten (z.B. Wechsel von Business zu Economy bzw. von 1. Klasse zu 2. Klasse bei den Dienstreisen) oder eine Verschiebung aller nicht lebenswichtigen Ausgaben in die Zukunft, etwa solche für Weiterbildung oder auch für Forschung und Entwicklung. Der kurzfristige Erfolg hat den Unternehmen offensichtlich Recht gegeben. Viele von ihnen haben Absatzrückgänge von 30 % und mehr verkraftet, ohne dass es überlebenskritisch wurde, manche sogar so gut, dass das Ergebnis darunter kaum gelitten hat.

Eine ähnliche Strategie trifft man auch bei den meisten Controllern an. Die Krise hat ihnen ein deutlich gestiegenes Arbeitsvolumen eingebracht. Die Planung ist häufiger an die sich ändernden Verhältnisse im Markt anzupassen, Forecasts werden in hoher Frequenz verlangt, Manager fragen bei ihren Controllern Informationen für die unterschiedlichsten Maßnahmen und Projekte nach, Cost Cutting gehört zur Tagesarbeit der Controller. Unter dem Strich zeigt sich – wie auch viele Beiträge in diesem Buch deutlich machen werden – eine höhere Intensität der Controllerarbeit, und das über alle Aufgabenfelder hinweg. Controller reagieren darauf mit einem höheren Arbeitseinsatz. 20–30 % mehr sind keine Ausnahme; das ist praktisch ein ganzer zusätzlicher Arbeitstag.

Diese intensitätsmäßige Anpassung hat in vielen Unternehmen eine nennenswerte strukturelle Veränderung vermieden. Weder wurde etwa die Planung auf wenige zentrale Größen ausgedünnt, noch deren Frequenz verändert. Zwar sind neue Steuerungsgrößen hinzugekommen, insbesondere solche, die auf die Cash-Position des Unternehmens bezogen sind. Sie haben aber die bisherigen Steuerungsgrößen nicht ersetzt, sondern nur ergänzt. Die Manager müssen also noch mehr Informationen verarbeiten, die sich krisenbedingt noch dazu schnell verändern. Beispiele dieser Art sind vielfältig. Auch in dieses Bild passt der Fokus auf Cost Cutting Projekte. Diese dünnen die vorhandenen Strukturen aus, ohne sie wirklich zu verändern.

Ob ein solches Vorgehen sinnvoll ist, hängt wesentlich von der Beantwortung der Frage ab, wie lange die Krise noch dauern wird. Häufig hört man die Einschätzung, dass das Geschäft erst 2013 wieder das Volumen von 2008 erreichen wird. Stimmt das, dann erweist sich ein »Augen zu und durch« aber als eine ganz schlechte Strategie. Vielmehr wäre es dann das Gebot der Stunde, über grundlegende Veränderungen des Geschäftssystems nachzudenken und diese vorzunehmen. Wie sieht das Unternehmen aus, wenn es in den nächsten Jahren mit einem Absatzvolumen »minus 30 %« leben muss? Was muss getan werden, wenn im Zuge der Krise das Marktpreisniveau deutlich fällt und es nicht zu erwarten ist, dass diese Entwicklung wieder rückgängig gemacht werden kann? Derartige Entwicklungen zu spät zu realisieren, kann für das Unternehmen tödlich sein.

Wenn Controller ihren Unternehmen hier helfen wollen, stellen sich für sie ganz neue Herausforderungen. Dies beginnt schon bei ihrer grundsätzlichen Einstellung. Controller sind – abstrakt formuliert – dahin gehend geprägt, bestehende Strukturen zu bestätigen. Gefundene Sollwerte müssen möglichst eingehalten werden. Effizienz dominiert. Abseits vom Bestehenden zu denken, birgt hohe Unsicherheit. »Out of the Box« zu gehen, fällt dem schwer, der in der Vergangenheit immer darauf aus zu sein hatte, die Manager »in die Box« zu bringen, d.h. Planungsdisziplin und ein Commitment für die verabschiedeten Pläne zu erreichen. Die bestehende Planung grundlegend infrage zu stellen, bedeutet deshalb für die meisten Controller geradezu einen »Denksprung«.

Wer bestehende Geschäftsmodelle infrage stellen und neue entwickeln will, bedarf sehr weit reichender Geschäftskenntnisse. Der Know-how-Schwerpunkt der Controller liegt aber traditionell innerhalb der Unternehmensgrenzen; die externe Perspektive ist häufig noch sehr entwicklungsfähig. Probleme auf der instrumentellen Seite sind dagegen eher nicht zu erwarten. Das Toolset der Controller ist schon heute hinreichend breit sortiert. Es geht vielmehr darum, mit den vorhandenen Instrumenten anders umzugehen. Ein gutes Beispiel hierfür sind Szenario-Analysen. Sie haben in vielen Unternehmen längst den Status eines Standardinstruments erreicht. Allerdings wich ihre konkrete Anwendung in der Vergangenheit sehr häufig vom instrumentell intendierten Vorgehen ab. Szenarien sind »eigentlich« unterschiedliche, stark voneinander abweichende Geschäftssituationen, die einen Korridor unterschiedlicher Geschäftsentwicklungen aufzeigen. Ziel ist es, damit reine Fortschreibungen zu vermeiden. Allerdings ist genau das zumeist nicht geschehen: In Best- und Worst-Case-Szenarien wurden jeweils die bestehenden Vergangenheitsdaten mit unterschiedlichen Annahmen über die Entwicklung von Rohstoffpreisen, Marktanteilen oder Preisniveaus der Markt- und Kundensegmente versehen. Eine grundlegende Veränderung des Geschäfts wurde dagegen nicht unterstellt. Damit entwickelten sich die Szenario-Rechnungen in vielen Unternehmen eher zu einer formalen Pflichtübung denn zu einem Instrument, das das Management systematisch auf eine volatile Zukunft aufmerksam macht. Die Krise hat dazu geführt, dass heute die Szenarioanalyse in vielen Unternehmen deutlich intensiver ihrem ursprünglichen Zweck folgend genutzt wird. Es wird aber vermutlich nicht jedem Controller gelingen, bei diesem Instrument als beteiligter Akteur weiter dieselbe wichtige Rolle wie in dessen »fortschreibungsorientierten« Vergangenheit zu spielen.

Dass ein reines Weitermachen wie bisher weder für die Unternehmen noch für ihre Controller die Lösung der Zukunft sein wird, zeigt sich schon daran, dass die Krisenhäufigkeit in der Vergangenheit deutlich zugenommen hat. Krisenhafte Zustände werden also eher die Regel als die absolute Ausnahme. Viel spricht auch für eine schon in »normalen Zeiten« deutlich höhere Volatilität in den Märkten. Die Konsequenzen für die Controller liegen auf der Hand. Sie müssen die Frage beantworten helfen, wie ihr Unternehmen auf diese Unsicherheit reagieren kann. Wie sehen Geschäftsmodelle aus, die mit hoher Volatilität umgehen können? Wie sind diese ökonomisch zu bewerten, wie zu optimieren, wie laufend zu steuern? Anleihen können sich die Controller dabei u.a. bei den Supply Chain Managern nehmen, die sich schon seit Längerem mit solchen Gestaltungsfragen beschäftigen (»Agilität«).

Eine ganz andere Konsequenz betrifft das Selbstverständnis der Controller: Wo waren die Controller, die ihre Stimme mahnend erhoben haben, als in vielen Unternehmen unnatürliche Wachstumsraten einfach fortgeschrieben wurden, statt den Blasencharakter der Entwicklung zu erkennen? Es hätte nur sehr einfacher Fragen bedurft, um im Vorhinein Problembewusstsein zu schaffen und damit die Auswirkungen der Krise zu begrenzen. Controllern wäre hier mehr Selbstbewusstsein zu wünschen gewesen. Der gesunde Menschenverstand hilft häufig weiter, als man denkt. Controller sollten darüber hinaus weniger Konservatismus an den Tag legen, mehr in alternativen Geschäftsmodellen denken, mehr Aufmerksamkeit auf Veränderungen legen, auch im Controlling selbst. Wie sieht ein Controlling in einem Unternehmen aus, das auf Dauer hoher Volatilität ausgesetzt ist?

Diese Fragen werden Controller – so unsere Prognose – noch lange und intensiv beschäftigen. Sie sind selbst in einem so umfangreichen Buch wie diesem nicht abschließend zu beantworten. Allerdings liefern die Beiträge einen einzigartigen Überblick über die vielfältigen Facetten des Themas »Controlling & Krise«. Die Vielzahl der Beiträge verbietet es, in dieser Einführung einzeln auf sie einzugehen. An dieser Stelle sei deshalb nur kurz der Grundaufbau des Buches vorgestellt.

Das Buch besitzt insgesamt drei Teile. Am Anfang stehen empirische Ergebnisse zu den Auswirkungen der Finanz- und Wirtschaftskrise auf die Rollen von CFOs und Controllern. Daran schließt sich der sehr umfangreiche Teil B an, der mit »Maßnahmen zur Krisenbewältigung« überschrieben ist und – in fünf Blöcke unterteilt – die zentralen Aspekte des Themas vorstellt, vom Impairmenttest bis hin zur innerbetrieblichen Kommunikation in Krisenzeiten. Am Ende des Buches steht dann ein wiederum umfangreicher Teil, der sich mit den Auswirkungen der Finanz- und Wirtschaftskrise auf das Profil und das Rollenverständnis von CFOs und Controllern beschäftigt.

Überschaut man die Beiträge im Detail, so wird deutlich, wie umfassend das Thema in diesem Buch abgedeckt ist. Die einzelnen Beiträge sind nicht nur auf Controlling im eigentlichen Sinne beschränkt, sondern behandeln auch verbundene Themen wie Steuern oder Kommunikation. Präsentiert wird ein Mix aus konkreten praktischen Erfahrungen aus Unternehmen und Unternehmensberatungen, übergeordneten empirischen Erkenntnissen und konzeptionellen Einsichten. Damit findet sich auch ein breites Spektrum an Autoren: Berater ebenso wie Hochschullehrer von Universitäten und Fachhochschulen, hochrangige Controller aus der Praxis ebenso wie Top-Manager. Schließlich sind auch die unterschiedlichsten Branchen vertreten. Wir sind der festen Überzeugung, dass in der Fülle des Stoffs für jeden Leser eine Vielzahl von konkreten Erkenntnissen geboten wird.

Derart umfangreiches praxisbezogenes Wissen zum Thema »Controlling & Krise« findet sich zusammengefasst in einem Buch nirgendwo anders. Da – wie anfangs angemerkt – Krise und Krisenfolgen nachhaltiger sind, als sie vielen derzeit erscheinen, ist das Buch keinesfalls als Verbrauchsgut kurzer Haltbarkeit einzuschätzen. Vielmehr sind viele der getroffenen Aussagen auch in den kommenden Jahren fortdauernd aktuell.

An dieser Stelle sei abschließend allen Autoren gedankt, die neben ihrer – nicht nur krisenbedingt – hohen beruflichen Belastung dazu beigetragen haben, diesen Überblick zu ermöglichen. Dank gilt auch dem Verlag – und dort speziell Markus Wester – für seine ganz unkomplizierte und gewohnt professionelle Zusammenarbeit.

Hartmut Reinhard, Walter Schmidt, Hendrik Vater, Jürgen Weber
August 2010

B. Maßnahmen zur Krisenbewältigung

I. Finanzierung und Working Capital

1. Liquiditätssicherung in der Finanzkrise – Aktives Liquiditätsmanagement in Zeiten von Veränderungen

von Michael R. Schnetzer

Übersicht

1.1	Einleitung	24
1.2	Liquiditätssicherung durch Liquiditätssteuerung und -controlling	26
1.2.1	Liquiditätssicherung durch Optimierung des Geschäftsmodells	26
1.2.2	Liquiditätssteuerung und Liquiditätscontrolling, wesentliche Gestaltungselemente bei Liquiditätssicherung und -verbesserung	30
1.2.2.1	Gestaltung der Zahlungsströme	30
1.2.2.2	Disposition liquider Mittel	31
1.2.2.3	Währungsmanagement	31
1.2.2.4	Working Capital Management (WCM)	31
1.2.2.5	Finanzrisikomanagement	32
1.3	Maßnahmen zum aktiven Liquiditätsmanagement – ein Leitfaden	33
1.3.1	Freisetzen bestehender Liquiditätsreserven	33
1.3.2	Straffes Forderungsmanagement	33
1.3.3	Verbindlichkeiten aktiv managen	34
1.3.4	Lieferantenbeziehungen nutzen	34
1.3.5	Regelmäßiger Kundencheck	34
1.3.6	Risikostreuung	35
1.3.7	Kapitalkosten aktiv managen	35
1.3.8	Folgekosten von Investitionen berücksichtigen	35
1.3.9	Kapazitäten mit Bedacht erhöhen	36
1.3.10	Lager optimieren	36
1.3.11	Überschüsse anlegen	36
1.3.12	Bilanzmanagement	36
1.4	Fazit	37
1.5	Maßnahmenkasten	38

1.1 Einleitung

Die Erschütterungen der Weltwirtschaft haben in der Erfolgsbilanz und der Liquiditätslage von Unternehmen vieler Branchen tiefe Spuren hinterlassen. Die vom Platzen der Subprime-Kreditblase ausgelöste Vertrauens- und anschließende Liquiditätskrise in der Finanzindustrie hat in ihrem Strudel die Automobilindustrie und weitere Branchen mit sich gerissen, was zur aktuell noch andauernden globalen Finanz- und Wirtschaftskrise führte.

Die Liquiditätskrise eines Unternehmens selbst ist dabei die Endstufe der krisenhaften Entwicklung von Unternehmen, die mit entsprechenden Symptomen bei der Strategiedefinition und -umsetzung beginnt und nicht zu selten mit einem Insolvenzantrag wegen drohender oder eingetretener Zahlungsunfähigkeit endet.

Nur in den wenigsten Fällen ist die Zuspitzung der Liquiditätslage einem ausschließlich endogenen Effekt geschuldet, der unverhofft über die Gesellschaft kommt wie ein Tsunami. Dies kann bei der Insolvenz eines Großkunden mit einem verbundenen Ausfall einer großen Forderung oder die Überwälzung von überhöhten Finanzierungslasten durch einen Unternehmenserwerber auf die erworbene Gesellschaft mit dem Ziel der Optimierung der Verzinsung des für den Kauf eingesetzten Eigenkapitals eintreten, soll es aber bei entsprechendem Management nicht.

So ist es nicht verwunderlich, dass in Zeiten wie diesen, allzu gerne die globale Finanzkrise als der einzige oder zumindest Hauptfaktor für die schlechte Entwicklung in Unternehmen zitiert wird. Aber, wie bei allen Entwicklungen, sind vor allem interne Faktoren dafür verantwortlich, warum Unternehmen aktuell da stehen, wo sie stehen. Letztlich beeinflussen vor allem Entscheidungen des Managements, ob ein Unternehmen in eine Stagnation, eine Krise oder vielleicht sogar in eine neue oder weitere Wachstumsphase hineinsteuert.

Mithin ist bei der überwiegenden Zahl von Unternehmen in einer Liquiditätskrise diese Liquiditätskrise die Folge einer Erfolgskrise, die nach dem Aufzehren der Substanz die Liquidität bedroht. Sofern die Steuerungsinformationen im Management Reporting nicht rechtzeitig Indikatoren für eine Erfolgskrise anzeigen, wird man auch von einem Versagen der installierten Prozesse und angewendeten Steuerungsparameter sowie der zugrundeliegenden Informations-, Steuerungs- und Sicherungssysteme sprechen müssen. Handelt es sich dagegen um eine falsche Interpretation oder Konsequenzenableitung aus angemessenen Steuerungsinformationen, liegt eher ein konkretes Führungsversagen im Einzelfall vor, eine Fehlsteuerung durch das Management.

Kosteneinsparungen oder auch gut laufende Geschäfte mit krisenangepassten Produkten allein genügen meist nicht, um als Unternehmen erfolgreich Krisenzeiten zu überwinden. Ein gesunder Mix aus den der Situation angepassten und auch neuen Produkten (Innovationsfähigkeit), Nachhaltigkeit, Preisgestaltungsvarianten sowie Kostenmanagementmaßnahmen sind Grundvoraussetzungen, um das Schiff auf Kurs zu bringen und es mit einem angemessenen (ggf. neu ausgerichteten) Controlling auch auf Kurs zu halten.

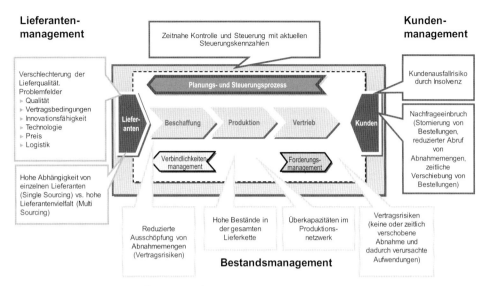

Abb. 1-1: Die aktuellen Herausforderungen für Unternehmen

Denn die Auswirkungen der Finanzkrise bedeuten für das Unternehmen in Bezug auf das aktuelle Kundenportfolio:

- viele Kunden denken plötzlich anders;
- für die Kunden gelten plötzlich andere Prioritäten;
- die Kunden agieren und reagieren anders als bisher, und im Zweifel
- sind die Kunden plötzlich andere Personen oder andere Unternehmen.

Hier schließt sich der Kreis. Diese »neuen Kundensichten« haben entscheidenden Einfluss auf die eigene Wertschöpfung, das Leistungsangebot und auch auf das Bestandsmanagement als ein wesentlicher Einflussfaktor innerhalb der Liquiditätsbetrachtung.

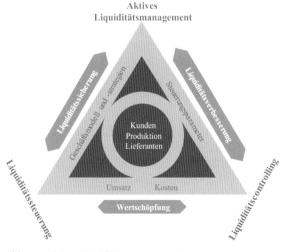

Abb. 1-2: Aktives Liquiditätsmanagement

Welche Möglichkeiten zur Schaffung einer größeren Transparenz und Stärkung der Cash Basis bestehen, wird im Folgenden anhand ausgewählter Ansätze zur taktischen und strategischen Liquiditätssteuerung sowie dem dazu notwendigen Liquiditätscontrolling aufgezeigt.

1.2 Liquiditätssicherung durch Liquiditätssteuerung und -controlling

1.2.1 Liquiditätssicherung durch Optimierung des Geschäftsmodells

Im Vordergrund steht bei der Liquiditätssicherung durch Optimierung des Geschäftsmodells die Erhöhung der Profitabilität. Dazu ist es notwendig, ein funktionierendes Finanzcontrolling zu etablieren, um der Unternehmensleitung damit ein übergreifendes Instrument zur Steuerung der operativen und administrativen Bereiche an die Hand zu geben.

Ziel des Finanzcontrollings ist die Aufrechterhaltung der Zahlungsfähigkeit der Unternehmung (Liquiditätssicherung) u.a. durch die Koordination von Investitions- und Finanzierungsentscheidungen. Zu den wesentlichen Steuerungselementen zählen die Planungsrechnungen, das Forecasting und die Gestaltung von Anreiz- und Kontrollsystemen.

Im Krisenfall ist es deswegen notwendig, neben den klassischen Instrumenten (Fristenmanagement, Finanzplanung, Investitionsplanung, Bewertungsverfahren für Investitionsentscheidungen etc.) Szenarien-Planungen entweder bereits vorbereitet zu haben oder zumindest kurzfristig durchführen zu können.

Denn die *ersten Maßnahmen* heißen aufgrund der Kurzfristigkeit immer

- *Kosten runter –*
  durch Abbau, Verschiebung und Strukturveränderung und
- *Einnahmen rauf –*
  durch Umsatzausweitung und Verkauf von Substanz.

Die *Risiken*, dass die Ergebnisse hinter den vereinbarten Zielen zurückbleiben, die Maßnahmen nur mit zeitlicher Verzögerung umgesetzt und wirksam werden und die Wirkung bereits nach kurzer Zeit verpufft, hängen eng mit der Nachhaltigkeit der Maßnahmen und der Management-Attention zusammen.

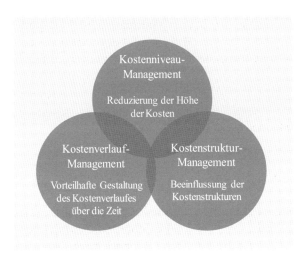

Abb. 1-3: Liquiditätssteuerung durch Kostensenkungsmaßnahmen

Dieser *erste Schritt (interne Analyse)* zur Schaffung von aktueller Transparenz ist bereits der Einstieg in die Optimierung des Geschäftsmodells. Für die Optimierung des Geschäftsmodells ist die Bereitstellung relevanter Informationen durch ein zeitnahes und valides Reporting als wesentliche Voraussetzung zu sehen, um eine angemessene Entscheidungsfindung zu unterstützen und so fehlerhafte Lösungsansätze zu vermeiden.

Wesentliche Fragen, die es durch diese Analysephase zu beantworten gilt, sind:

- Wie stabil ist meine Finanzlage, wie lange reicht mein Finanzpolster und wie viel kann ich in einen Umbau des Geschäftsmodells investieren?
  - Analyse von Produktivitäts- und Performancegrößen.
  - Überprüfung aktueller Projekte und Initiativen.
  - Durchsicht flexibler Ausgabeposten.
  - Optimierung von Marketingausgaben.
  - Überprüfung frei verfügbarer Budgets.
  - Reduktion von organisatorischen Überlappungen.
- Welche Produkte/Services sind aufgrund der Deckungsbeiträge und/oder aufgrund der strategischen Komponente für die Zukunft sinnvoll?
  - Beurteilung des Produktportfolios.
  - Überprüfung der Profitabilität je Produkt, Kunde und Lieferant.
  - Forcierung der Prozess- und Produktauswahl.
  - Produktdifferenzierung – bei etablierten Produkten sind Markenidentifikation und Kundenloyalitäten erreicht. Bei Neuprodukten sind hier zusätzliche Kosten anzusetzen.
  - »me-too-products« – Senkung der DB-Schwelle durch Verringerung der Wertschöpfungstiefe/des Fixkostenblocks.
  - »block buster« – Flexibilisierung des Marktpreises zur Erzielung der notwendigen Marge bei gleichzeitig optimierter Auslastung der Produktion. Kapazitätsausweitung kann in Branchen wie z.B. der Prozessindustrie nur

über große Volumenanpassungen und damit verbundene hohe Fixkosten (z.B. neuer Fertigungsstandort oder neue Fertigungsanlage) erfolgen.
- »strategic components« – sind Bestandteil der Kernkompetenzen, erhöhen meist die Wertschöpfungstiefe, da sie Inhouse erzeugt werden und sind alleine nicht immer profitabel; aber, unter Einbeziehung der Innovationsleistung in die Bewertung, sind solche Produkte essenziell für die zukünftige finanzielle Entwicklung des Unternehmens.
- Es existieren hohe Marktaustrittsbarrieren (Emotionelle Barrieren (»den Kunden bedienen wir schon seit 20 Jahren mit dem Produkt«), Kosten der Stilllegung, Verpflichtungen gegenüber der öffentlichen Hand (Subventionen etc.).

- Wie stark ist das konkrete Wettbewerberfeld? Da sich der Markt in Bewegung befindet, ist es notwendig, aufgrund von (anstehender) Konsolidierung das Wettbewerbsumfeld genau zu analysieren und auf den Ergebnissen seine Entscheidungen für das zukünftige Produktportfolio zu treffen. Wie werden sich die Margen entwickeln?
  - Gestaltung des Leistungsangebots in Richtung höhere Preisqualität.
  - Berücksichtigung von Wechselkosten: Kosten, die ein Kunde beim Wechsel vom Produkt des einen Lieferanten zu dem eines anderen Lieferanten in Kauf nehmen muss (z.B. Maschinenumstellung).
- Welche finanziellen Chancen und Risiken in Aufträgen liegen vor?
- Wie muss die Liquidität zukünftig gesteuert werden (inhaltlich und zeitlich)?
  - Aus Ressourcensicht aktionsfähiges Controlling – mit den Voraussetzungen detaillierte und integrierte Planung, zügige Abschlusserstellung und Erstellung von Forecasts sowie der entsprechenden Personalausstattung dafür.
  - Vorhandensein und Wirksamkeit eines Erfolgscontrollings mit den Richtungen: Erlöse und Kosten.
  - Allgemeine Senkung des Kostenniveaus durch Prozessoptimierung bei Forecast-to-Fulfill (Umsatzplanung bis Leistungserstellung), Purchase-to-Pay (Festlegung des Einkaufsbedarfs bis Zahlungsausführung) und Order-to-Cash (Auftragsabwicklung bis Zahlungseingang).
  - Überprüfung der Prognosegenauigkeit und Ursachenanalyse in Bezug auf Abweichungen.
- Wie kann ich meine Kostenstrukturen flexibilisieren und was ist der Preis dafür?
  - Standortvorteile – strategisch günstiger Zugang zu Personal, Material, Märkten, Logistik und Vertrieb.
  - Zugang zu Vertriebskanälen anstatt eigener Vertrieb.
  - Begünstigter Zugang zu Rohmaterial – Reduzierung der Logistikkosten.
  - Begünstigter Zugang zu Personal – Personal mit entsprechendem Know-how vorhanden oder Attraktivität des Standortes.
  - Allgemeine Standortqualität und Subventionen.
  - proprietäre Produkttechnologie – Know-how, Patente.

Im *zweiten Schritt (externe Analyse)* sind die unternehmensexternen Einflussfaktoren zusammenzustellen und zu bewerten. Dabei gilt das Augenmerk den folgenden Fragen:

- Wie werden sich Zahlungsverpflichtungen und Zahlungsbereitschaft bei Ihrem Unternehmen, der Konkurrenz, den Lieferanten und den Kunden entwickeln?
  - Verlängerung der Zahlungsziele durch Großkunden, die ihr Working Capital optimieren.
  - Verkürzung der Zahlungsziele durch Kernlieferanten bis hin zu Forderungen von Anzahlungen.
  - Zahlungsverzögerungen durch »schwache« Kunden.
  - Forderungsausfälle durch Insolvenzen.
- Welche erweiterten Anforderungen der Kreditinstitute an die Qualität der Sicherheiten und die Wertigkeit des Ratings gibt es?
  - Erhöhte Kreditkosten durch die höhere/andere Gewichtung von Risiken.
  - Ausweitung von bestehenden Krediten, z.B. Lieferantenkrediten, wird schwieriger.
- Welche geänderten Rahmenbedingungen (Marktanteile, Spielregeln) können auf das Unternehmen zukommen?
  - Bedrohung durch neue Anbieter, Bedrohung durch Ersatzprodukte.
  - Durch Konsolidierung kann sich der Markt der Lieferanten verändern, die Verhandlungsstärke von Lieferanten kann wachsen.
  - Die Branche, in der das Unternehmen tätig ist, könnte zukünftig keine große Rolle mehr für die Lieferanten spielen.
  - Die gelieferten Produkte/Dienstleistungen stellen einen wesentlichen Beitrag für den Kunden/Abnehmer dar – durch den Trend zur Erhöhung der Wertschöpfungstiefe erhöht sich damit die Übernahmegefahr.
  - Verhandlungsstärke der Abnehmer – durch Konsolidierung der Märkte gewinnen Kundenbranchen tendenziell eine höhere Informationstransparenz bzgl. ihrer Lieferanten.

Daraus ergeben sich die Vorgaben für die (Szenarien-) Planungen und die dafür notwendigen Anpassungen der Steuerungsprozesse und -parameter.

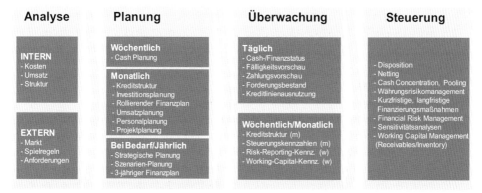

Abb. 1-4: Das Phasenmodell der Liquiditätssteuerung

Bei den verschiedenen Liquiditätsplanungen werden Annahmen getroffen, in Zahlungseingänge und -Ausgänge für einen bestimmten Zeitraum umgerechnet und saldiert, um einen Überblick über die Liquiditätssituation zu erhalten. Je weiter die Pläne dabei in die Zukunft reichen, desto niedriger ist in der Regel ihre Planungsgenauigkeit. Die durch die Planung gewonnenen Informationen bilden eine Grundlage für den Aufbau des Liquiditätscontrollings und damit in der Folge für alle Entscheidungen und Vorgänge im Bereich der Liquiditätssteuerung.

1.2.2 Liquiditätssteuerung und Liquiditätscontrolling, wesentliche Gestaltungselemente bei Liquiditätssicherung und -verbesserung

Dem Liquiditätscontrolling kommt somit eine zentrale Aufgabe zu, da es neben der klassischen Überwachung und Interpretation der Liquiditätskennzahlen auch einen starken Einfluss auf eingesetzte Steuerungsparameter und -Systeme ausüben kann. Hierbei werden alle Maßnahmen der Planungen und der daraus abgeleiteten kurzfristigen Finanzdisposition im Unternehmen bzgl. ihrer Auswirkungen auf die Sicherung der Liquidität überwacht sowie Maßnahmen/Empfehlungen für eine aktive, zielorientierte Steuerung der Liquidität, mit dem Ziel der Sicherstellung und Aufrechterhaltung der Zahlungsfähigkeit des Unternehmens, gegeben.

Ausgangspunkt sind dafür die Cash-Prognosen, Forderungsbestände, Auswertungen über Überfälligkeiten mit Bewertungen der Wahrscheinlichkeiten der Ausfallrisiken, Zahlungsfälligkeitslisten, aktuelle Bestellbestände, Fremdwährungsbestände sowie der Dispositionsrahmen in Bezug auf die Kreditlinienausnutzung auf Basis aktueller Ist-Daten und valider Monatsplanungen verknüpft zum rollierenden Forecast.

Zielsetzung ist die Kontrolle des Erreichens einer definierten Rentabilität, die Maximierung des Zinsertrages für Liquiditätsüberschüsse sowie die Minimierung von Transaktionskosten, der eingesetzten Ressourcen im Rahmen des Cash-Management-Prozesses.

Wichtige Aufgaben im Zusammenspiel von Liquiditätscontrolling und Liquiditätssteuerung sind:

1.2.2.1 Gestaltung der Zahlungsströme

Es wird ein möglichst kostengünstiger Transfer von Zahlungen angestrebt. Ziel ist es, die Kosten der Kapitalbewegungen, wie Bankgebühren oder Kosten der internen Bearbeitung, zu reduzieren.

Dies kann in verschiedenen Ausbaustufen erfolgen. Eine wesentliche Grundlage liegt in der Definition der *Spielregeln* für den Umgang innerhalb (z.B. keine Finanzierung über Zahlungsziele im Konzern oder Nichterfassung von Rechnungen im Buchwerk aufgrund von Differenzen und Klärungsbedarf) und außerhalb (z.B. Verwendung von lokalen Bankenkonten und nicht den Konzernbanken oder der Clearing-Bank) des Unternehmens/Konzerns. Auch sind gewisse EDV-technische *Standards* wie EDI für den elektronischen Rechnungsversand oder SWIFT für die Zahlungsabwicklung und den Erhalt von elektronischen Bankauszügen notwendig.

Auch ein einheitlicher und weltweit gültiger Kontenrahmen sowie die einheitliche Vergabe der Debitoren- und Kreditorennummern vereinfachen die Einführung und Abwicklung und reduzieren Fehler.

Ein häufig eingesetztes Instrument zur Reduzierung der Kosten ist das *Konzernclearing*, unter dem man die Aufrechnung konzerninterner Forderungen und Verbindlichkeiten zu einem bestimmten Stichtag versteht. Diese können z.B. aus einem einseitigen oder wechselseitigen Lieferungs- und Leistungsverkehr resultieren. Daraus ergeben sich die Nettoforderungen und -verbindlichkeiten der Konzerngesellschaften, welche an festgelegten Terminen durch Überweisungen ausgeglichen werden.

Ein weiteres Instrument ist das *Cash-Pooling* oder auch *Cash-Concentration* genannt. Hierbei erfolgt ein konzerninterner Liquiditätsausgleich durch ein zentrales Treasury, das den Konzernunternehmen überschüssige Liquidität entzieht bzw. Liquiditätsunterdeckungen ausgleicht. Die Verzinsung erfolgt mit geldmarktüblichen Zinsen. Erst wenn der konzerninterne Liquiditätsausgleich zur Erhaltung der Zahlungsfähigkeit nicht ausreicht, erfolgt ein Zugriff auf externe Geld- und Kapitalmärkte. Die Vorteile, wie der zentrale Überblick über die Liquidität, die Zinsoptimierung durch zentrales Kreditmanagement, die Verringerung der Aufnahme von Bankkrediten bzw. die Schaffung von Spielräumen bei der Kreditlinienausnutzung, liegen auf der Hand.

1.2.2.2 Disposition liquider Mittel

Die Disposition der liquiden Mittel umfasst Maßnahmen zur Deckung von Liquiditätsdefiziten und zur Anlage von Liquiditätsüberschüssen. Das Cash Management muss sowohl auf planmäßig vorhersehbare, als auch auf nicht prognostizierbare Liquiditätsschwankungen angemessen reagieren. Liquiditätsdefizite müssen im Hinblick auf die Sicherstellung der Zahlungsbereitschaft durch kurzfristige Kreditfinanzierung ausgeglichen werden. Erzielte Liquiditätsüberschüsse sind hingegen zinsbringend anzulegen. Die Entscheidungen über angemessene Kapitalbeschaffungs- bzw. Anlageformen haben dabei auf Grundlage des vorgegebenen strategischen Rahmens im Bereich der Finanzierung zu erfolgen.

1.2.2.3 Währungsmanagement

Bei grenzüberschreitenden Aktivitäten sind unterschiedliche Währungs- und Wirtschaftsräume zu beachten. Aufgabe des Währungsmanagements ist die Begrenzung der Wechselkursrisiken durch entsprechende Absicherungsmaßnahmen. Im Rahmen des Controllings sind hierbei die durchgeführten Maßnahmen zu bewerten und eine entsprechende Rückkoppelung zur Optimierung der zukünftigen Maßnahmen zu geben.

Im Wesentlichen sind dabei vom Controlling eine Überwachung der eingesetzten Umrechnungskurse, des Devisen-Clearing und des Kurs-Hedging interessant.

1.2.2.4 Working Capital Management (WCM)

Unter Working Capital versteht man die Differenz der kurzfristig liquidierbaren Aktiva über die kurzfristig fälligen Passiva. Es entspricht somit dem Teil des Umlaufvermögens, der nicht kurz- sondern langfristig finanziert ist. Natürlich kann ein Working Capital auch negativ werden, die kurzfristig fälligen Passiva höher sein als die kurzfristig liquidierbaren Aktiva.

Controllingansätze ergeben sich im Wesentlichen in den drei Bereichen:

- Vertrags- und Geschäftsbedingungen (z.B. Gestaltung der Kundenverträge bzgl. Sicherheiten, Zahlungsfristen und Abbruchoptionen),
- Prozessoptimierung (z.B. Gestaltung des Mahnwesens oder Minimierung der Vorratsbestände auf das betriebswirtschaftlich unabdingbare Maß),
- Prozesscompliance (z.B. Gestaltung der Einkaufsverträge bzgl. Sicherheiten und Zahlungsfristen oder Umgang mit Skonti und Lieferantenmahnungen.

Die Kennzahl Working Capital ist, auch abhängig von der jeweils gewählten Definition, interpretationsbedürftig. Das gilt für die Zeitreihenanalyse ebenso wie für den Unternehmensvergleich. Daher sollten seine Bestandteile nach betriebswirtschaftlichen Gesichtspunkten optimiert werden.

Betriebswirtschaftlich ist, bezogen auf das Geschäftsvolumen, eine möglichst niedrige Umlaufmittelbindung in Vorräte und Forderungen anzustreben, während eine nominell zum Umlaufvermögen zugehörige hohe Zahlungsmittelposition gerade in diesen Zeiten eher angestrebt wird. Analog dazu ist auf der Finanzierungsseite anzustreben, die Fristigkeiten für Zahlungsziele nach hinten zu schieben, ggf. kurzfristig fällige Verbindlichkeiten in mittelfristig fällige zu wandeln.

1.2.2.5 Finanzrisikomanagement

Risikomanagement ist bekanntlich die systematische Erfassung und Bewertung von Risiken sowie festgelegte Aktionen auf festgestellte Risiken.

Man unterscheidet:

- Unternehmensrisiken (Fortführungsrisiken, Ertrags- und Prozessrisiken),
- Kreditrisiken (Zinsänderungs-, Liquiditäts- und Klumpenrisiko),
- Finanzanlagerisiken (Kreditrisiken und Marktrisiken),
- Umweltrisiken (Antizipation von Schadensereignissen und Nachhaltigkeit),
- versicherungstechnische Risiken und
- technische Risiken (Herstellungsprozesses und Arbeitssicherheit),

die alle finanzielle Auswirkungen auf den Unternehmenserfolg haben können – man spricht hier von quantitativem Risikomanagement.

Im Rahmen des Risikomanagementsystems sind deshalb die

- Risikosteuerungsstrategie (ein Portfolio aus Risikovermeidung, -verminderung, -begrenzung, -überwälzung und -akzeptanz),
- Ziele auf Basis der Definition der Strategie,
- Richtlinien für z.B. die Nutzung von Kreditinstituten, Finanzinstrumenten und Märkten,
- Definition von Werttreibern oder kritischen Erfolgsfaktoren zur Erreichung der Ziele,

- Identifikation von Risiken und deren Bewertung,
- Dokumentation und
- Steuerung der Risikoabwehr

festzulegen. Ohne konkrete Ziele lassen sich auch keine Abweichungen messen.

Bei Finanzrisiken ist meistens nur das Schadensausmaß beeinflussbar (z.B. Währungsmanagement: beim Währungsrisiko kann ein Unternehmen die Wahrscheinlichkeit eines Anstieges des Devisenkurses nicht beeinflussen, aber durch Sicherungsgeschäfte die Auswirkungen auf das Unternehmen beeinflussen und damit das Risiko minimieren). In diesem Fall ist aber auch das Einzelrisiko im Rahmen der Risikostrategie zu bewerten. Das kann bedeuten, dass ein Risiko als akzeptabel eingestuft werden kann, wenn die Kosten für seine Minimierung höher liegen als die Kosten, die bei Eintritt des Risikos zu erwarten sind.

In Deutschland sind nach § 91 Abs. 2 AktG (siehe KonTraG, Gesetz zur Kontrolle und Transparenz im Unternehmensbereich) Aktiengesellschaften zur Einrichtung eines Überwachungssystems verpflichtet. § 91 Abs. 2 AktG sieht vor, dass »der Vorstand geeignete Maßnahmen zu treffen, insbesondere ein Überwachungssystem einzurichten hat, damit den Fortbestand der Gesellschaft gefährdende Entwicklungen früh erkannt werden.« Dies gilt anerkanntermaßen heute auch für andere Unternehmensformen und -größen und insbesondere für die GmbH (§ 43 Abs. 1 und 2 GmbHG – wobei § 43 Abs. 2 in Bezug auf das Risikomanagement so ausgelegt wird, dass der GmbH-Geschäftsführer die Pflichten gemäß § 91 Abs. 2 AktG erfüllen muss).

1.3 Maßnahmen zum aktiven Liquiditätsmanagement – ein Leitfaden

1.3.1 Freisetzen bestehender Liquiditätsreserven

Als erster Schritt sind alle Aktivposten auf Notwendigkeit und sofortige Veräußerbarkeit hin zu überprüfen.

- Verkauf von nicht betriebsnotwendigem Vermögen.
- Freisetzung langfristig angelegter Gelder oder Wertpapiere.
- Planung von Verkaufsaktionen zur Bestandsreduzierung bei Fertigprodukten.
- Verkauf von Überbeständen oder nicht mehr benötigten Roh-, Hilfs- und Betriebsstoffen.
- Nutzung von Vertragsvereinbarungen mit Lieferanten zur Zurücksendung von Waren.
- Konditionsanpassungen.
- Kündigung von nicht notwendigen und unvorteilhaften Verträgen.

1.3.2 Straffes Forderungsmanagement

Tägliche Überprüfung der Forderungsbestandsliste und sofortige direkte Kontaktaufnahme mit dem Kunden, um seine Forderungen so schnell wie möglich bezahlt zu bekommen. Dabei kann es hilfreich sein, Skonti nicht nur prozentual, sondern auch absolut auf der Rechnung auszuweisen. Der Kunde sieht dann sofort, welchen Betrag er bei zügiger Zahlung sparen kann.

Bei Kunden mit Zahlungsverzug muss sofort reagiert, d.h. der Kunde kontaktiert, und aktiv eine Lösung erarbeitet werden. Dies könnte z.B. eine Vereinbarung von Raten- und Teilzahlungen durch den Kunden oder auch entsprechende Gegengeschäfte beinhalten.

Ein gutes und konsequentes Mahnwesen ist daher unabdingbar.

1.3.3 Verbindlichkeiten aktiv managen

Es lohnt sich für ein Unternehmen, Rechnungen und Verbindlichkeiten zügig zu begleichen und wo immer möglich, Skonti in Anspruch zu nehmen. Es lohnt sich meist sogar dann, wenn dafür kurzfristig Geld bei der Bank geliehen werden muss, d.h. der Kontokorrentkredit in Anspruch genommen wird. Aber es muss die gesamte Liquiditätssituation berücksichtigt werden, um sicherzustellen, dass das Unternehmen nicht durch zügige Begleichung von Lieferantenrechnungen – um Skonti zu nutzen – in Zahlungsschwierigkeiten bei späteren Zahlungen gerät.

1.3.4 Lieferantenbeziehungen nutzen

In Einzelfällen kann es für ein Unternehmen sinnvoll sein, mit Lieferanten ein längeres Zahlungsziel zu vereinbaren. Eine offene, ehrliche Kommunikation mit dem Lieferanten und rechtzeitige Information bzgl. evtl. Zahlungsschwierigkeiten sind ein wesentlicher Bestandteil, um bei Zahlungsschwierigkeiten eine einvernehmliche Lösung zu finden.

1.3.5 Regelmäßiger Kundencheck

Jedes Unternehmen sollte sich regelmäßig mit der Zahlungsmoral und Bonität seiner Kunden beschäftigen. Der umsatzstärkste Kunde nützt einem Unternehmen nicht, wenn er mit Verzug oder unpünktlich zahlt. Denn ein hoher Umsatz bedeutet hierbei auch hohe Vorfinanzierung durch das Unternehmen.

Die Bonität eines Kunden kann über die Hausbank, aber auch Dienstleister wie Bürgel oder Creditreform überprüft werden. Die Zahlungsmoral muss von den zuständigen Innen- und Außendienstmitarbeitern regelmäßig geprüft werden.

Hat ein Unternehmen mehrere Auftragsanfragen von Kunden, so sind meist die Aufträge von den Kunden zu bevorzugen, die in der Vergangenheit eine gute Zahlungsmoral hatten. Aufträge mit besseren Margen sind im Gesamtkostenvergleich schlechter zu beurteilen, wenn der Zahlungsplan nicht eingehalten wird.

1.3.6 Risikostreuung

Die Abhängigkeit zu einem Kunden sollte nie zu groß sein, d.h. dass ein Unternehmen sicherstellen muss, nicht mehr als – eine Faustformel – 30 % seines Umsatzes mit nur einem Kunden zu generieren. Sollte dies der Fall sein, dann kann der Ausfall – Zahlungsausfall oder Wechsel zum Wettbewerb – dieses Kunden dramatische Folgen für das eigene Unternehmen haben. Die Abhängigkeit von einem Kunden und die damit verbundenen Risiken lassen sich z.B. dadurch streuen, dass Aufträge mit einem Kooperationspartner abgewickelt werden oder die Abwicklung von Großaufträgen in eine eigene Gesellschaft ausgelagert werden (wenn dies vom Produkt her möglich ist) und für solche Produkte dann auch die Kundenbasis Zug um Zug erweitert werden kann. Auch sollten zeitweise nicht mehr als 50 % der Kapazitäten für einen einzelnen Auftrag gebunden werden. Ein Kooperationspartner kann hier ebenfalls helfen, das Risiko zu streuen.

1.3.7 Kapitalkosten aktiv managen

Um unnötige Zinskosten zu vermeiden, sollte der Kontokorrentkreditrahmen aufgrund der hohen Strafzinsen nicht überzogen werden. Ein Cash Management/Fristenmanagement der Zahlungsströme auf Tagesbasis ist wesentlich, um rechtzeitig zusätzlichen Kapitalbedarf zu managen. Dies ist die Grundlage, um mit vollständigen Informationen mit der Hausbank über Finanzierungen und Kreditrahmen verhandeln zu können und hat Auswirkungen auf die (Höhe der) Vergabe und den Zinssatz.

Für Investitionen sollte keinesfalls der Kontokorrentkredit genutzt werden.

Im Rahmen eines Finanzierungskostenmanagement stehen eine hohe Transparenz gegenüber Kreditgebern und die geschickte Bilanzgestaltung für ein gutes Rating im Vordergrund. Eine aus Bankensicht ungünstige Führungskonstellation wie unklare Nachfolge- oder Vertretungsregeln für den »Unternehmer« sollte vermieden werden. Sicherheiten sind mit Bedacht auszureichen.

Auch ist die Abhängigkeit von *einem* Kreditinstitut im Rahmen der Risikostreuung ein »no go«.

1.3.8 Folgekosten von Investitionen berücksichtigen

Im Rahmen der Investitionsentscheidung sollte ein Unternehmen bereits bei der Erstellung der Investitionsrechnung darauf achten, dass Kosten wie

- Personalkosten/Aus- und Weiterbildung,
- Inbetriebnahmekosten,
- Kreditzinsfestschreibung,
- innerbetriebliche Leistungsverrechnung,
- Leerkosten,

- Lagerkosten für Roh-, Hilfs- und Betriebsstoffe als auch Halbfertig- und Fertigerzeugnisse

mit berücksichtigt werden. Im Rahmen der Szenarien-Rechnung sollten Erweiterungsmöglichkeiten, Teilauslastungen und Ausstieg mit betrachtet werden. Diese Kosten können erheblich sein bei Neuprodukten oder bei starker Abhängigkeit von einem Kunden.

1.3.9 Kapazitäten mit Bedacht erhöhen

Bei erhöhter Nachfrage nach Produkten stellt sich die Frage, ob eine dauerhafte Kapazitätserhöhung sinnvoll, notwendig und auch möglich ist. Alternativ dazu können Fremdkapazitäten im Wege der Auftragsvergabe an Subunternehmer eingebunden werden. Dadurch verringert sich zwar die Wertschöpfungstiefe, aber es sinkt auch das Risiko von Überkapazitäten im Falle eines Umsatzeinbruchs.

1.3.10 Lager optimieren

In Rohstoffen und Waren gebundenes Kapital kann nicht anderweitig genutzt werden und häufig faktisch auch nicht kurzfristig liquidiert werden. Daher sind Vorratsmengen von Waren und Rohmaterial mit Bedacht und gemäß der Kurzfristplanung zu führen und die Planungsdaten, welche als Basis für die Beschaffung und die Bestandshaltung dienen (Absatzmengen, Mindestbestellmengen, Reichweiten) zu analysieren und entsprechend der neuen Rahmenbedingungen anzupassen.

Bei Nachbestellungen sollte u.U. nicht die Menge bestellt werden, die den maximalen Mengenrabatt einbringt. Es empfehlen sich hier Volumina über Abrufaufträge mit entsprechenden Bonusstaffeln.

1.3.11 Überschüsse anlegen

Kommt es kurzfristig zu einem Kassenüberschuss, dann sollten diese Überschüsse auf Tagesgeld- oder Termingeldkonten angelegt werden, um attraktive Zinsen zu erwirtschaften. Hierbei ist sicherzustellen, dass die Gelder bei Bedarf schnell und ohne Verlust zur Verfügung stehen. Bei Konzernunternehmen erfolgt dies normalerweise durch die Treasury-Abteilung, die Netting, Cash-Pooling, Hedging und die Disposition zentral im Rahmen des Inhouse-Banking erledigt.

1.3.12 Bilanzmanagement

Die Bilanzplanung sollte rechtzeitig, mit Bedacht und unter Einbeziehung eines Steuerberaters und/oder Wirtschaftsprüfers erfolgen.

Maßnahmen im Rahmen der Bilanzpolitik können sich zum einen auf das Management von Kennzahlen, wie z.B. durch die Nutzung von Out-of-Balance Instrumenten wie Zweckgesellschaften/Teilausgliederungen, Leasing von Investitionsgütern, Sale & Lease Back, Factoring, Verkauf von nicht betriebsnotwendigen Vermögen und zeitliche Verlagerung von Geschäftsvorfällen, zur Verkürzung der Bilanz, Erhöhung der Eigenkapitalquote sowie des Jahresergebnisses beziehen.

Zum anderen besteht die Möglichkeit im Rahmen der Bewertung, wie z.B. bei

- Sachanlagevermögen (Änderung der Nutzungsdauer, Wechsel der Abschreibungsmethode, Ersatztechnik, Endgültige Stilllegung oder Zuschreibungen),
- Finanzanlagevermögen (Grundlagen für die Beteiligungsansätze oder Umwidmung von Umlaufvermögen in Anlagevermögen),
- Vorräten (Obergrenze der Herstellungskosten voll ausschöpfen durch Übergang von Teilkosten- zu Vollkostenansatz, Einbeziehungswahlrecht von Fremdkapitalzinsen oder Umstellung von Bewertungsvereinfachungsverfahren auf die Normalbewertung),
- Forderungen (Forderungsverkauf wie Factoring, ABS-Transaktionen),
- Nutzung von Aktivierungswahlrechten (Aktivierung des Disagios/Damnums (§ 250 Abs. 3 HGB), Aktivierung des entgeltlich erworbenen Geschäfts- oder Firmenwerts (§ 255 Abs. 4 HGB), Aktivierung der Aufwendungen für die Ingangsetzung des Geschäftsbetriebes und dessen Erweiterung (§ 269 HGB), Aktivierung aktiver latenter Steuern (§ 274 Abs. 2 HGB)) oder auch die
- Nutzung von Passivierungswahlrechten (Verzicht auf die Passivierung von Aufwandsrückstellungen (§ 249 Abs. 1 Satz 2, Abs. 2 HGB)),

die Bilanzierung entsprechend zu gestalten.

Aber Vorsicht, die Bilanzierung und Bewertungsgrundsätze gelten auch in schwierigen Zeiten unverändert und Bilanzverschleierung und Bilanzfälschung sind Verstöße gegen die Grundsätze ordnungsmäßiger Buchführung (GoB) und strafbewährt.

1.4 Fazit

Das Management und die Mitarbeiter vieler Firmen atmen bereits wieder auf, denn es gibt erste Anzeichen im Markt, die bereits auf das Ende der aktuellen Krise hindeuten.

Aber Vorsicht, denn zurück zur Routine wäre zu kurz gesprungen und würde die Zukunft vieler Unternehmen, die gerade die aktuelle bedrohende Lage überstanden haben, aufs Spiel setzen.

Wichtig ist für die zukünftige Strategie in den Unternehmen, dass diese auf Nachhaltigkeit ausgerichtet ist und kurzfristiges Taktieren und Renditemachen diese nicht unterlaufen kann.

Aktives Liquiditätsmanagement ist dabei zwar nur ein Baustein des Gesamtgebäudes, aber fehlt dieser, stimmt die Statik nicht mehr und das Gebäude droht einzustürzen. Verantwortungsbewusste Unternehmensführung erfordert deswegen auch in Bezug auf Nachhaltigkeit des Liquiditätsmanagements einen Gleichklang in Bezug auf Produktpolitik, Kunden- und Lieferantenpolitik sowie Mitarbeiterpolitik.

Liquiditätssteuerung und Liquiditätscontrolling sind eng miteinander verzahnte und aufeinander abgestimmte Prozesse in einem Unternehmen, die von der Aktualität der Informationen leben und mit ihnen den finanziellen Fortbestand des Unternehmens sichern können.

»Können« deswegen, denn alles hängt davon ab, wie bereit das Unternehmen – von der Führungsspitze bis zum einzelnen Mitarbeiter – ist, den Veränderungsprozess aber auch die Einhaltung von Maßnahmen einzuhalten – zu leben!

Somit lässt sich sagen:

Was kann sich dadurch ändern?

Im Wesentlichen die Abläufe, die Fristigkeiten der einzelnen Abläufe, die Transparenz zwischen Planung und Ist, die Zusammensetzung der Kennzahlen als Basis für das Controlling und die Stringenz, die notwendig ist, um fundiert und schnell reagieren zu können.

Was kann sich dadurch nicht ändern?

Der Markt, die Verantwortung für Innovation in Produkten und Dienstleistungen sowie die Verantwortung des Managements, zukunftsorientiert zu handeln.

1.5 Maßnahmenkasten

Ablauf zum aktiven Liquiditätsmanagement
- Sicherstellung der Aktualität der Unternehmensstrategie und der darin beinhalteten Liquiditätsstrategie
- Interne Analyse der Organisations-, Kosten- und Kunden-/Umsatzstrukturen
- Externe Analyse des Marktes, der Spielregeln im Markt und die Anforderungen daraus für die zukünftige Ausrichtung des Unternehmens
- Entwicklung von Planungsszenarien und Ableitung von Planungszyklen und -fristigkeiten
- Ableitung eines effektiven Liquiditätscontrolling
- Durchführung einer effizienten Liquiditätssteuerung
- Regelmäßige Kommunikation der Ergebnisse an den richtigen Adressaten-Kreis – weniger ist manchmal mehr und öfter erlaubt rechtzeitige Reaktionen.
- Regelmäßige Anpassung der Steuerungsparameter gemäß den Änderungen der Markt- und Unternehmenssituation.

2. Optimierung des Working Capitals zur nachhaltigen Steigerung des Unternehmenswertes

von Stefan Gros

Übersicht

2.1	Einleitung	40
2.2	Optimierung des Working Capital Managements	40
2.2.1	Working Capital Management und sein Beitrag zur Kosten- und Liquiditätsoptimierung	40
2.2.2	Der Ansatz eines ganzheitlichen und integrierten Working Capital Managements	41
2.2.3	Typische Symptome eines suboptimalen Working Capital Managements	43
2.2.4	Organisationsprinzipien eines integrierten Working Capital Managements	44
2.2.5	Erfolgreiche Praktiken als Konsequenz eines integrierten Working Capital Managements	45
2.2.5.1	Purchase-to-Pay	46
2.2.5.2	Forecast-to-Fulfill	46
2.2.5.3	Order-to-Cash	47
2.3	Fazit	49

2.1 Einleitung

Bei der Suche nach Verbesserungspotenzialen zur Steigerung des Unternehmenswertes und der damit verbundenen Kapitalrendite spielt das Zusammenwirken von Kosten- und Liquiditätsoptimierung und damit das Working Capital Management eine entscheidende Rolle. Dies wird umso evidenter und zugleich problematischer in stürmischen Zeiten mit unsicheren Märkten, stagnierender oder sinkender Umsätze sowie steigender Umschlagsdauer des Umlaufvermögens und oftmals damit verbundenen höheren Forderungslaufzeiten. Durch optimierte und aufeinander abgestimmte Prozesse in Einkauf, Bestandsführung, Verkauf sowie Forderungs- und Verbindlichkeitenmanagement können Unternehmen im Rahmen eines integrierten Working Capital Managements Maßnahmen etablieren und umsetzen, welche eine nachhaltig verbesserte Kapitalrendite bei gleichzeitiger Verbesserung der Liquiditätsposition gewährleisten können.

Der vorliegende Beitrag gibt einen Überblick über das Konzept und die spezifischen Teilbereiche eines integrierten Working Capital Managements und beschreibt daraus abgeleitete in der gegenwärtigen Weltwirtschaftskrise erfolgreiche Lösungsansätze.

2.2 Optimierung des Working Capital Managements

2.2.1 Working Capital Management und sein Beitrag zur Kosten- und Liquiditätsoptimierung

Unabhängige Untersuchungen von Gewinn- und Verlustrechnungen und Bilanzen großer Unternehmen in den USA und in Europa haben gezeigt, dass diese im Durchschnitt etwa ein Viertel mehr Barmittel im Working Capital binden als erforderlich wäre. Solch unnötig hohe Bindung liquider Mittel geht häufig einher mit besonders hohen Forderungsbeständen, überflüssiger Vorratshaltung, hohen Betriebskosten oder teuren Verbindlichkeiten, die zudem vielfach durch unzureichende Umsetzung strategischer Initiativen begleitet werden. Konsequenzen daraus sind hohe Ausfälle hinsichtlich der Generierung potenzieller Cashflows, Gewinne oder Ausschüttungen für Aktionäre und Anteilseigner, sowie eine gestiegene Anfälligkeit für mögliche Übernahmen.

Vor diesem Hintergrund wird das Erfordernis nach einem effektiven und optimierten Working Capital Management immer offensichtlicher, welches in der Vergangenheit eher am unteren Ende der unternehmerischen Prioritätenliste stand. Nicht nur große, sondern insbesondere auch mittelständische Unternehmen haben erkannt, welchen Beitrag ein optimiertes Working Capital Management im Kontext eines integrierten und wertsteigernden Kostenmanagements leisten kann. Zu dieser Erkenntnis haben die Ereignisse an den Kapitalmärkten in den letzten Jahren sowie regulatorische Anforderungen, wie sie beispielsweise aus den Basel II-Richtlinien für die Banken und ihre Kreditnehmer erwachsen sind, ihr Übriges beigetragen. Diese haben teilweise über Bonitätsherabstufungen zu einer Verteuerung der Beschaffung von Barmitteln auf dem Finanz- und Kapitalmarkt geführt und so die Generierung von Cash aus eigener (Betriebs-)Kraft zu einer für den Fortbestand und die Prosperität eines Unternehmens immer wichtigeren Liquiditätsquelle werden lassen.

Leider wird der Kontext einer Working-Capital-Optimierung von vielen Unternehmen noch zu eng gesehen und meist mit der einfachen betriebswirtschaftlichen Gleichung Umlaufvermögen minus kurzfristige Verbindlichkeiten definiert. Aus einer derartigen Buchungsübung entsteht häufig eine Art kasuistischer Problemlösungseinstellung, die sich darin äußert, dass Unternehmen vorübergehend Zahlungen an Lieferanten verzögern oder Kunden zwecks zügigerer Zahlungsleistung stärker unter Druck setzen. Können diese Bemühungen auch die gebundenen Barmittel kurzfristig verringern, so sind die Vorteile jedoch möglicherweise bald dahin, da die Lieferanten zumeist ihre Konditionenfestsetzung entsprechend anpassen und Kunden dadurch oftmals entfremdet werden.

2.2.2 Der Ansatz eines ganzheitlichen und integrierten Working Capital Managements

Die Lösung zur langfristigen und nachhaltigen Verringerung des im Unternehmen gebundenen Betriebskapitals besteht jedoch in einer ganzheitlichen Betrachtungsweise, die über die vorstehend angesprochene betriebswirtschaftliche Gleichung hinausgeht und das Management und die Optimierung des Working Capitals an drei wesentlichen, im Unternehmen ablaufenden Basisprozessen festmacht: Order-to-Cash, Purchase-to-Pay und Forecast-to-Fulfill.

Purchase-to-Pay	Forecast-to-Fulfill	Order-to-Cash
Einkaufsstrategie	Supply-Chain-Strategie	Marketing-/Verkaufsstrategie
Disposition	Produkt-Portfolio-Management	Sales Management
Wareneingang	Produktionsplanung	Risikomanagement
Lieferantenauswahl	Roh- und Betriebsstoffplanung	Auftragsannahme/-bearbeitung
Lieferantenbewertung	Distribution	Rechnungstellung
Vertragsmanagement	Forecasting	Zahlungseingangsbearbeitung
Rechnungsbearbeitung	Produktion	Kreditüberwachung
Zahlungsabwicklung	Warehousing	Cash Management
Cash Management	Reklamationsbearbeitung	Customer Service
Reklamationsbearbeitung	Qualitätskontrolle	Vertragsmanagement
Qualitätskontrolle		
Budgetierung		

Bei der Berücksichtigung aller drei Komponenten des Working Capital Managements wird klar, dass die Antriebskräfte der Working Capital Performance eher betrieblicher als finanzieller Natur sind. Deutlich wird das am Beispiel eines Unternehmens, das Probleme bei der Eintreibung von Forderungen hat. Auch wenn dieses Problem auf wenig erfolgreiches Personal zurückgeführt werden könnte, so könnten dafür auch eine Menge anderer Ursachen verantwortlich gemacht werden. Ein Lieferant könnte z.B. die Gesellschaft mit fehlerhaften Komponenten beliefern, die eine Auswirkung auf die Qualität der Produkte der Gesellschaft haben, die Kunden verärgern und sie dazu bringen, die Zahlungen zurückzuhalten. Vielleicht hat das Verkaufspersonal unabgestimmt längere Zahlungsfristen versprochen, ohne dies jedoch der zuständigen Finanzabteilung mitzuteilen. Oder die Versandabteilung hält die Termine nicht ein, sodass die Kunden die Lieferungen verspätet erhalten. Werden diese Vorgänge nicht entsprechend in den Büchern erfasst, so dürften korrigierende, auf die Inkassoabteilung beschränkte Maßnahmen kaum die gewünschte Abhilfe schaffen.

Ein anderes Beispiel zeigt den Einfluss verschiedener Abteilungen im Unternehmen auf die Ausprägung gängiger Steuerungsparameter wie Days Sales Outstanding: Oftmals zeigen die durch die Days Sales Outstanding gemessenen Außenstände einen deutlich höheren Wert an, als es die den Kunden durchschnittlich gewährten Zahlungsfristen erlauben würden. Dafür wird häufig das Finanz- und Rechnungswesen verantwortlich gemacht als vermeintlich verantwortliche Zahlungsabwicklungs- und -bearbeitungsstelle. Es kommt jedoch nicht selten vor, dass nur ein Bruchteil der gemessenen Überhangzeiten wirklich ihre Ursache im Finanz- und Rechnungswesen haben. Daneben entstehen nicht selten Verzugszeiten außerhalb des Verantwortungsbereiches und der Reichweite des Finanz- und Rechnungswesens etwa durch Preisfestsetzungsfehler, durch nicht eindeutig vereinbarte Zahlungsfristen, durch Produktreklamationen und damit verbundene nachträgliche Rabattierungen, Gutschriften sowie unabgestimmte Teilzahlungen oder durch intern nicht rechtzeitig weitergeleitete Rechnungen bzw. Bestätigungsbelege, die allesamt zu nachträglichen und zeitraubenden Zurechnungs- und Abstimmungsproblemen im Finanz- und Rechnungswesen führen.

Genau hier setzt das integrierte und ganzheitliche Working Capital Management an, indem es über die zuvor beschriebenen Hauptprozesse die gesamte Wertschöpfungskette des Unternehmens in die Betrachtung mit einschließt und so funktionsübergreifende Zusammenhänge und Abhängigkeiten erfasst und ganzheitlich optimiert. Daraus folgt unmittelbar, dass ein solcher Ansatz für alle am Unternehmen beteiligten Interessengruppen einen Mehrwert generiert. Integriertes und ganzheitliches Working Capital Management verschafft dem Unternehmen die Möglichkeit zu höherer operativer Geschwindigkeit in den Prozessen, zu geringerer Fehleranfälligkeit und letztlich zu höheren Gewinnmargen und damit zu gesteigertem Unternehmenswert. Darüber hinaus verbessern sich natürlich tendenziell die Bilanzkennzahlen, insbesondere im Hinblick auf Cashflow und Liquidität.

Gesellschaften, die über ein integriertes Working Capital Management verfügen, teilen viele Merkmale, die in gewisser Form kategorisierbar sind. In der Regel sind einheitliche Methoden installiert und verfügbar, die nicht nur für Mitarbeiter der Finanzabteilung, sondern auch für den Rest des Personals einfach nachvollziehbar sind. Darüber hinaus bestehen vielfach standardisierte Abläufe, die mit Rücksicht darauf entwickelt werden, welche Auswirkung sie auf die gesamte Organisation und nicht nur auf einen Funktionsbereich haben können. Sie sind zudem häufig, sofern möglich, automatisiert, um Zeit zu sparen und Fehlermöglichkeiten zu reduzieren. Die Mitarbeiter werden geschult, bezahlt und für den von ihnen geleisteten Beitrag zur Optimierung des Working Capital durch Koppelung an das unternehmensinterne Bonussystem belohnt. Damit einher geht oftmals deren Organisation in sog. Shared Service Centern, die bestimmte, zumeist Backoffice-bezogene Leistungen und Transaktionen auf Basis vordefinierter Service- und Preislevels exklusiv für alle operativen Unternehmenseinheiten erbringen. Unterstützt sind solche Prozessorganisationen häufig durch flexible und standardisierte Systeme, die ggf. eine rasche Anpassung an veränderte Rahmenbedingungen erlauben. Dazu existiert ein Rahmenwerk von Messgrößen, die die Performance an den entscheidenden Prozessstellen messen und über Ursache- und Wirkungsbeziehungen miteinander verbunden sind, um zum einen Abhängigkeiten und Prozessbeiträge zu ermitteln, zum anderen aber auch die Transparenz innerhalb der Unternehmung für funktions- und prozessübergreifende Zusammenhänge bei den Mitarbeitern zu erhöhen und somit letztlich Verantwortlichkeiten festzuschreiben.

2.2.3 Typische Symptome eines suboptimalen Working Capital Managements

Im Folgenden soll bezogen auf die eingangs verwendete Prozesskategorisierung eine Auswahl typischer Symptome für Missstände beim Management des unternehmerischen Working Capital aufgelistet werden, die dann häufig zu verteuerten Kreditkonditionen oder Kreditsanktionen führen. Im Rahmen des Beschaffungs- und Bezahlungsprozesses sind solche etwa die rasche Zunahme von Zinszahlungen an Lieferanten sowie die zunehmende Ausweitung des Lieferantenportfolios; damit geht oftmals einher, dass ein Lieferant verschiedene Standorte zu unterschiedlichen Konditionen bedient. Zahlungsläufe geschehen täglich und auf Basis einer Vielzahl unterschiedlicher Zahlungsmethoden. Daneben bestehen oftmals unterschiedliche Verfahren für den Einkauf von A- sowie B- und C-Gütern mit einer großen Menge an unterschiedlichen Zahlungsfristen, die keiner zentralen Überwachung oder Genehmigung unterliegen.

Im Planungs- und Erfüllungsbereich manifestieren sich solche Missstände häufig bereits in der Tatsache, dass keine Transparenz über die Vorratshaltung entlang der gesamten Wertschöpfungskette besteht. Es besteht keine Kenntnis über die genaue Menge an Vorratsprodukten der wichtigsten Lieferanten oder Abnehmer. Lagerbestände nehmen zu, obwohl der Verkauf schleppend verläuft. Verfügbarkeit und Flexibilität werden Gegenstand heftiger und stetiger Auseinandersetzungen zwischen Produktion und Vertrieb, was wiederum häufig mit einer Erhöhung von Sicherheitsbeständen aufgrund unzuverlässiger Datenquellen einhergeht. Nicht länger hergestellte Gegenstände belegen die Lagerräume und erscheinen in der Bilanz. Last but not least belasten erhöhte Abschreibungen auf Vorratsbestände das Ergebnis.

Bezogen auf den Kundenauftrags- und Zahlungseingangsprozess besteht oftmals das Problem, dass der Bestand an zweifelhaften und überfälligen Forderungen zunimmt und das Unternehmen sich aufgrund einer Vielzahl von Kundenreklamationen und nicht transparenten, zumeist vom Verkaufspersonal nachträglich gewährten Rabatt- und Teilzahlungsregelungen nicht in der Lage sieht, diese einzuziehen. Qualitätsprobleme auf der Produktseite führen zur Einstellung von Zahlungen und damit zu Kreditsanktionen durch die Kunden. Der Bedarf an Personal zum Abbau von Rückständen vergrößert sich und gleichzeitig nimmt die Qualität der Prognostizierbarkeit des Cashflow ab, wobei Forderungsbestände überproportional zu den Umsätzen steigen. Die zuvor beschriebenen Abrechnungs- und Zuordnungsprobleme führen zu Verzögerungen und Qualitätseinbußen bei der monatlichen Berichterstattung, die oftmals zudem grundsätzlich unter dem Problem leidet, dass aufgrund mangelhafter Integration mit ERP- und Frontend-Systemen, wie Billing oder Credit Management (Letzteres, sofern überhaupt vorhanden), erhebliche manuelle Eingriffe erforderlich sind, um aussagefähige Informationen zu erhalten.

Unternehmen, die ihr Working Capital Management verbessern wollen, tun dies häufig, um den Erfolg strategischer Initiativen zu sichern, etwa die wesentliche Reduktion der Unternehmensverschuldung oder den Abschluss bzw. die Integration einer kritischen Akquisition. Unabhängig von den Beweggründen ist der Erfolg ausschließlich von der Fähigkeit beeinflusst, die richtigen prozessualen Schalthebel zu ermitteln, die das Working Capital kontrollieren, um dann Veränderungen zu implementieren, die diese Schalthebel sinnvoll in Bewegung setzen und halten. Da diese Schalthebel zumeist betrieblicher Natur sind, muss jegliche Working-Capital-Management-Initiative funktionsübergreifenden Charakter besitzen und damit über die Finanzabteilung hinausgehen. Ein solches Vorgehen veranlasst den CFO bzw. Leiter des Finanz- und Rechnungswesens als traditionellen Treiber einer derartigen Initiative, die unterschiedlichen Prioritäten innerhalb der gesamten Wertschöpfungskette des Unternehmens mit ins Kalkül zu ziehen und gemeinsam mit der gesamten Führungscrew abzuwägen, wobei er weniger als Aufpasser und Zahlenhüter als vielmehr als strategischer Partner der Geschäftseinheiten fungieren sollte.

2.2.4 Organisationsprinzipien eines integrierten Working Capital Managements

Obwohl einige Unternehmen beklagen, dass die Optimierung ihres Working Capital Managements Kundenprozesse stören oder gar unterbrechen kann, ist in der Praxis eher das Gegenteil der Fall. Durch die Beseitigung der Gründe für verspätete Kundenzahlungen verbessert eine Working-Capital-Initiative tatsächlich den Kundenservice und bringt die Kunden grundsätzlich eher dazu, mehr bei der Gesellschaft zu kaufen. Das Verkaufspersonal empfindet dies als angenehm. Die Beseitigung von überfälligen Versendungen infolge einer verbesserten Vorratskontrolle hat einen ähnlichen Effekt.

Ebenso wird das rechtzeitige Bezahlen von Rechnungen den Lieferanten eher dazu bringen, mit der Gesellschaft Geschäfte zu machen. Dies kommt letztendlich in der Preisfestsetzung, den Verkaufsbedingungen und den angebotenen Dienstleistungen zum Ausdruck. All dies trägt zudem zur Zufriedenheit der Betriebsleiter bei.

Obwohl es möglich ist, Vorteile durch die Verbesserung ganz gleich welcher Aspekte des Working Capital Managements zu erreichen, ergibt sich der größte Vorteil aus Maßnahmen und Initiativen, die alle drei der zuvor kategorisierten Hauptprozessbereiche betreffen. Dies spiegelt sich z.T. in der Tatsache wider, dass die

Hauptursache aller Probleme leicht außerhalb desjenigen Bereichs liegt, in dem sie sichtbar wird. Die unmittelbare Konsequenz besteht oft darin, dass Verbesserungen in einem Bereich zu Verbesserungen in einem anderen beitragen. Die Maßnahmen zur Optimierung des Working Capital Managements beginnen i.d.R. mit der Ermittlung der Verbesserungsmöglichkeiten durch eine Analyse der vorhandenen Bilanz und Gewinn- und Verlustrechnung des Unternehmens und mit einer Bemessung ihrer Working Capital Performance. Eine Bemessung auf Basis eines Vergleichs einzelner Tochtergesellschaften oder Niederlassungen kann in größeren Unternehmen hilfreich sein, wenn die entsprechenden Vergleichsdaten zur Verfügung stehen. So kann im internen (Benchmarking-) Vergleich auf Basis der Performance der leistungsstärksten Gesellschaft oder Geschäftseinheit ein Verbesserungspotenzial für das gesamte Unternehmen quantifiziert werden.

Sind die Verbesserungspotenziale erst einmal identifiziert, so muss der für die Optimierung des Working Capital Managements verantwortliche Manager eng mit den anderen Managern, Kunden und Lieferanten der Gesellschaft zusammenarbeiten, um die Potenziale zu heben und dann ein zuverlässiges Umsetzungsprogramm zu entwickeln. Häufig ist dieser Manager der CFO. Der CFO spielt bei diesem Prozess deshalb eine wichtige Rolle, weil er nicht nur traditionsgemäß die Messgrößen der Gesellschaft verwahrt, sondern weil er abgesehen vom CEO normalerweise auch der einzige leitende Angestellte ist, der die Abläufe der Gesellschaft voll im Überblick hat und diese nicht nur aus der Sicht eines Funktionsbereichs oder einer Geschäftseinheit betrachtet. Darüber hinaus ist der CFO fast immer in strategische Entscheidungen eingebunden, da er für die Finanzierung zu sorgen hat, um diese Entscheidung zu stützen und in vielen Fällen die Logik dieser Entscheidung den Investoren gegenüber artikuliert.

Während eines Working-Capital-Optimierungsprogramms muss der CFO sorgfältig arbeiten, um die Geschäftsführungsziele so anzupassen, dass sie auch wirklich zum Vorteil der Gesellschaft genutzt werden. Da die drei Hauptprozesskategorien des Working Capital Managements eng miteinander verzahnt sind, haben diesbezügliche Optimierungsinitiativen automatisch einen Einfluss auf viele unternehmensinterne und -externe Abläufe und erfordern einen regen Austausch zwischen den Funktionsbereichen. Das operative Management muss dabei einsehen, dass nur durch das funktionsübergreifende Hinarbeiten auf dasselbe Ziel maximale Verbesserungen erreicht werden. Dies ist eine Botschaft, die am besten durch eine Kombination aus eindeutigen Erläuterungen und einem Belohnungs- bzw. Bonussystem für korrektes Verhalten vermittelt wird.

2.2.5 Erfolgreiche Praktiken als Konsequenz eines integrierten Working Capital Managements

Obwohl die Herausforderungen hinsichtlich eines optimalen Working Capital Managements je nach Unternehmen variieren, zeigt die Erfahrung, dass branchenübergreifende Best bzw. Better Practices existieren, die grundsätzlich flächendeckend einsetzbar sind.

2.2.5.1 Purchase-to-Pay

Im Hinblick auf die Bestellungs- und Bezahlungsprozesse ist beispielsweise festzustellen, dass das willkürliche Festhalten von Rechnungen bis zu ihrer Überfälligkeit keine langfristige Lösung zur Optimierung von Working-Capital-Beständen darstellt. Lieferanten achten auf die höheren Kosten, die sie bei ihrer Preisfestsetzung und ihren Leistungen berücksichtigen sollen, und bringen dies auch darin zum Ausdruck. Bessere Lösungen bieten dagegen die Zusammenlegung von Ausgaben unter wenigen Lieferanten sowie eine Differenzierung und Kategorisierung letzterer bezüglich der Wirkung ihres potenziellen Geschäftsgebarens auf Risiko- und Gewinnpositionen. Eine Konzentration auf die Optimierung der Geschäftsbeziehungen mit denjenigen Lieferanten, die entweder ein hohes Risiko darstellen oder die eine erhebliche Auswirkung auf den Gewinn haben, ist geboten. Die Optimierung sollte in der Form erfolgen, dass zwischen Unternehmen und Lieferant freier Informationszugang ermöglicht wird (z.B. in Form einer automatischen, revolvierenden und direkten Weiterleitung von Demand Forecasts an den Lieferanten), gemeinsame Abläufe entwickelt werden und Effizienzvorteile gemeinsam genutzt werden. Parallel dazu bietet sich eine Automatisierung von Beschaffungsvorgängen mit Lieferanten an, die entweder ein geringes Risiko darstellen oder eine unerhebliche Auswirkung auf den Gewinn haben. Ein besonders im angelsächsischen Raum bewährtes Instrument dazu sind die sog. Purchase Cards. Eine Bereinigung des Lieferantenportfolios ist vor allem hinsichtlich solcher Lieferanten sinnvoll, die zwar ein hohes Erfüllungsrisiko darstellen, aber nur geringe Auswirkung auf den Gewinn haben. Vereinbarungen bezüglich vorteilhafter Zahlungsfristen im Rahmen von kundenspezifischen Verträgen (»customised contracts«) kommen besonders bei umsatzstarken Lieferanten oder Produkten in Betracht, da hier sowohl der Gewinneffekt hoch als auch die Verhandlungsposition gut ist. Eine weitere Option betrifft die Einrichtung von internen Kontrollen, um Zahlungen vor den vereinbarten Zahlungsfristen zu verhindern und damit die Zahlungsfristen voll auszuschöpfen. Dabei hilft die Integration der Bewilligung für Ausgaben in den Einkaufsvorgang, wodurch mehrere, zeitaufwendige Abzeichnungen am Ende des Vorgangs vermieden und frühzeitige Zahlungsrabatte ermöglicht werden.

2.2.5.2 Forecast-to-Fulfill

Im Rahmen von Planung, Produktion, Bevorratung und Lieferung, also dem Management der Versorgungskette (Supply Chain Management), macht es die Technologie heutzutage möglich, mithilfe von Informationen über das gesamte Unternehmen, Prognosen zu entwickeln, die einander widersprechenden Ziele bezüglich Vorratskosten, Kundendienst, Betriebskosten und Produktpalette auszugleichen. Dies ist besonders schwierig in Industriezweigen mit sich ständig wandelnder Technologie, d.h. Industriezweige, in denen über Nacht veraltete Produkte eine massiv negative Auswirkung auf ein schlechtes Management der Versorgungskette (Supply Chain Management) haben. Die für die Praxis optimalen Methoden und Verfahren verlangen, dass die Unternehmen die Vorratsmengen genau überprüfen, und zwar rechtzeitig, um den unnötigen Kauf oder die Herstellung zusätzlicher Waren zu vermeiden. Aus dem gleichen Grund müssen daneben Methoden und

Verfahren entwickelt werden, die sicherstellen, dass die Vorräte leicht lokalisiert werden können. Außerdem ist eine differenzierte Bevorratungsstrategie für die verschiedenen Waren unbedingt vonnöten, je nachdem wie schnell Waren ersetzt werden können und wie wichtig sie für die Produktionsvorgänge sind. Ein Optimierungsansatz, der in diesem Kontext zu diskutieren ist, ist das Outsourcing von Vorproduktion oder Teilmontagen. Weitere, in diesem Zusammenhang zunehmend unverzichtbare Instrumente sind voll integrierte ERP- und Warenwirtschaftssysteme, die, mit Kunden- und Produktdatenbanken verknüpft, die benötigten Ist- und Prognose-Informationen in aufbereiteter Form zur Verfügung stellen, um valide und schnelle Entscheidungen zu ermöglichen und dabei sämtliche Funktionsbereiche des Unternehmens mit einbinden.

2.2.5.3 Order-to-Cash

Es ist kein Geheimnis, dass unzufriedene Kunden ihre Lieferanten-Barmittel binden, indem sie hohe Forderungsbestände schaffen, die zu einer Anhäufung von überfälligen Forderungen führen und schließlich ausgebucht werden. Um diesen Ablauf zu verhindern, müssen Kreditrisikomethoden überprüft werden, damit sichergestellt wird, dass diese den strategischen Zielen der Gesellschaft entsprechen und das Forderungsrisiko adäquat managen. Es ist eine Minimierung der angebotenen Zahlungsfristen auf das aus verkaufsstrategischer Sicht unbedingt notwendige Maß anzustreben, wobei die Verkaufsabteilung mit ins Boot geholt werden und über Incentivierungsmechanismen zusätzlich motiviert werden muss. Parallel dazu sind Abrechnungssysteme so weit wie möglich zu vereinfachen, um Zahlungsverzögerungen zu verhindern. Die in diesem Kontext traditionell anzutreffende Argumentation, dass aufwendige EDI-Lösungen wenn überhaupt nur mit Hauptkunden wirtschaftlich seien, wird zunehmend durch aufkommende und unkompliziert zu handhabende elektronische Rechnungsabwicklungslösungen aufgeweicht. Es sollte auf jeden Fall sichergestellt werden, dass der Versand von Gütern oder die Erbringung von Leistungen den Abrechnungsprozess automatisch auslösen. Ideal sind, wann immer einsetz- und durchsetzbar, Lastschrifteinzugsverfahren. Ein wichtiger Optimierungsaspekt betrifft auch das Mahnverfahren. Ein standardisierter und übergreifender Mahnprozess mit strikten Mahnfristen und Sanktionsmechanismen (z.B. in Form eines Kreditstopps) ist die Voraussetzung für eine Reduktion von Außenständen sowie der damit zusammenhängenden sog. DSO (Days Sales Outstanding). Zusätzliches Optimierungspotenzial bietet ein systemgestütztes Verfahren zur Lösung von Streitfragen, das die Zuständigkeiten bestimmten Einzelpersonen zuweist und das die Verantwortung an Mitarbeiter des Unternehmens auf jeweils höherer Ebene weiterleitet, wenn die Streitfragen eskalieren oder ungelöst bleiben. Damit geht unmittelbar die Notwendigkeit einer regelmäßigen Überprüfung von Gründen für Streitfragen einher sowie eine nachhaltige Verfolgung und kontinuierliche Beseitigung derselben, um Wiederholungen zu verhindern.

Der Working Capital Management-Überblick (WCM) zeigt die wesentlichen Aspekte einer effektiven und effizienten WCM-Funktion, unter Berücksichtigung des strategischen und organisatorischen Rahmens für Unternehmen auf.

Strategischer Rahmen	Aufbauorganisation	Organisatorische Rahmenbedingungen	Kernprozessketten

Strategischer Rahmen

Die WCM-Strategie als integraler Teil des Geschäftsmodells

WCM hat signifikante Auswirkungen für Umsatz- und Gewinnziele – dies gilt auch im Umkehrschluss.

Verfolgte Ziele des WCM:

Liquiditäts-Treiber. Die Reduzierung des Cash-Conversion-Zyklus generiert zusätzlich wertvolle Liquidität

Bilanzstruktur-Treiber. Die Bilanzstruktur ist ein entscheidender Faktor in jeder wertorientierten Unternehmenssteuerung

G & V-Treiber. Die Reduktion der Personal-, Prozesskosten, und Abschreibungen stellt erhebliches Potenzial dar

Corporate Governance & Anreizsysteme

WCM-Ziele können nur durch adäquate Anreizsysteme und Unternehmensstrukturen nachhaltig erreicht werden.

Aufbauorganisation

Gemeinschaftlicher und funktionsübergreifender WCM-Ansatz

Es ist entscheidend, dass alle Geschäftsbereiche in die drei WCM-Prozessketten involviert sind:
- Vertrieb & Marketing
- Beschaffung
- Finanzen
- Controlling
- Zentrales WCM

Die Rolle einer zentralen WCM-Funktion

Für komplexe Organisationen macht es häufig Sinn, WCM als Funktion zu institutionalisieren, um eine nachhaltige WCM-Fokussierung zu gewährleisten:
- Analyse & Reporting
- Zielsetzung /-vereinbarung
- Portfolio Management
- Konzernweite Koordination

Die Rolle von dezentralen WCM-Strukturen

Lokale Business Units entscheiden sich evtl. auch für die Einführung von dedizierten WCM-Strukturen, um gesetzte Ziele und Anreize in den drei WCM-Prozessketten nachhaltig zu gewährleisten:
- Purchase-to-Pay
- Forecast-to-Fulfill
- Order-to-Cash

Organisatorische Rahmenbedingungen

Geeignete organisatorische Strukturen in Kombination mit adäquaten Regelwerken dienen einer nachhaltigen WCM-Performance

WCM Controlling

Controlling-Prozesse verfolgen die Plan/Ist-Entwicklung und dienen als Frühwarnsystem
- Risikomanagement
- Planung & Reporting
- Zielvereinbarung- bzw. Anreizsysteme

Kernprozessketten

Die drei WCM-Prozessketten beeinflussen drei WCM-Werttreiber

1 Liquiditäts-Treiber

2 Bilanzstruktur-Treiber

3 G & V-Treiber

PTP Purchase-to-Pay Prozesskette — Verbindlichkeiten aus L&L

FIT Forecast-to-Fulfill Prozesskette — Lagerbestände

OTC Order-to-Cash Prozesskette — Forderungen aus L&L

Reduzierung des Cash-Conversion-Zyklus gemessen durch DWC (Days Working Capital)

- Ausweitung des DPO (Days Payable Outstanding)
- Reduzierung des DIH (Days Inventory Held)
- Reduzierung des DSO (Days Sales Outstanding)

$$DWC = DSO + DIH - DPO$$

Optimierung des Cash Flow Return on Investment / der Nettoverschuldung / der Gesamtkapitalrendite

- Erhöhung der zinslosen Verbindlichkeiten aus L&L und gleichzeitige Erhöhung der liquiden Mittel
- Reduzierung des Lagerbestands und gleichzeitige Erhöhung der liquiden Mittel
- Reduzierung der Forderungen aus L&L und gleichzeitige Erhöhung der liquiden Mittel

Reduktion der Prozesskosten / Abschreibungen / Personalkosten

- Automatische Rechnungsabwicklung
- Zahlungsverkehrsdezentralisierung
- Klassifizierung der Lieferanten

- Reduktion der Abschreibungen
- Unternehmensübergreifende Prozessoptimierung
- Lagerklassifizierung nach DIH

- Reduktion der uneinbringlichen Forderungen
- Automatischer Posteingleich
- Reduktion der Personalkosten

Abb. 2-1: Der Working Capital Management Prozess

Um sicherzustellen, dass solche Initiativen den gewünschten Effekt haben, sollten die Gesellschaften Bemessungsgrößen festlegen, die es der Geschäftsführung ermöglichen, die Leistungen der Mitarbeiter im Working Capital Management zu kontrollieren und zu belohnen. Diese Indikatoren sollten klar definierte Leistungsziele festlegen, die Effizienz der Abläufe und die Finanzleistung bemessen und die unvermeidlichen Abstimmungen widerspiegeln, die zuweilen zwischen der Optimierung von Working Capital Strukturen und anderen Geschäftszielen vorgenommen werden müssen. Ein Beispiel für solche konfligierenden Zielsetzungen betrifft die Vorräte, die nicht auf ein Maß reduziert werden können, das so minimal ist, dass sie im täglichen Ablauf die Handlungsfähigkeit der Gesellschaft dahingehend gefährden, dass sie Lieferungen nicht mehr rechtzeitig vornehmen kann. Ein weiteres Beispiel betrifft die in der Zahlungsabwicklung aus Working-Capital-Sicht angestrebten maximalen Ausnutzungen von Zahlungsfristen zur Bedienung der Lieferanten, die im Widerspruch zu aus Profitabilitätsgründen präferierten Ausnutzungen von Skonti stehen, die Rabatte durch zügige Bezahlung ermöglichen.

2.3 Fazit

Ein integriertes, funktionsübergreifendes Working Capital Management[1] muss durch einen stringenten und revolvierenden Planungs- und Controllingprozess unterstützt werden, der von der konzeptionellen Ausrichtung bis zur strategischen und operativen Kontrolle reicht, um zu einem erfolgreichen und nachhaltigen Instrument der Kosten- und Liquiditätsoptimierung für das Management einer Unternehmung zu werden. Die beschriebenen Prozesse sind keine Wissenschaft, sondern erfordern schlicht konsequentes, solides kaufmännisches Handwerk.

- Integriertes und ganzheitliches Working Capital Management verschafft Unternehmen die Möglichkeit zu höherer operativer Geschwindigkeit in den Prozessen, zu geringerer Fehleranfälligkeit und letztlich zu höheren Gewinnmargen und damit zu gesteigertem Unternehmenswert.
- Ein integriertes, funktionsübergreifendes Working Capital Management sollte durch einen stringenten und revolvierenden Planungs- und Controllingprozess unterstützt werden.
- Dieser Planungs- und Controllingprozess sollte von der konzeptionellen Ausrichtung bis zur strategischen und operativen Kontrolle reichen, um zu einem erfolgreichen und nachhaltigen Instrument der Kosten- und Liquiditätsoptimierung für das Management einer Unternehmung zu werden.
- Das Working Capital Management beinhaltet die Herausforderung, dass die Hauptursache aller Probleme leicht außerhalb desjenigen Bereichs liegt, in dem sie sichtbar wird.

---

1) Beispielhaft für die Wirkung von WCM www.more-ir.de/d/10944.pdf auf Unternehmenskennziffern und www.stefan-gros.de download CFO in der Krise.

- Der für das Working Capital Management verantwortliche Manager sollte eng mit den anderen Managern sowie den Kunden und Lieferanten der Gesellschaft zusammenarbeiten, um die Potenziale zu heben und dann ein zuverlässiges Umsetzungsprogramm zu entwickeln. Häufig ist dieser Manager der CFO.
- Ein standardisierter und übergreifender Mahnprozess mit strikten Mahnfristen und Sanktionsmechanismen (z.B. in Form eines Kreditstopps) ist die Voraussetzung für eine Reduktion von Außenständen sowie der damit zusammenhängenden sog. DSO (Days Sales Outstanding).
- Die für die Praxis optimalen Methoden und Verfahren der Vorrats- und Lagerhaltung verlangen, dass die Unternehmen die Vorratsmengen genau überprüfen, und zwar rechtzeitig, um den unnötigen Kauf oder die Herstellung zusätzlicher Waren zu vermeiden.
- Das willkürliche Festhalten von Rechnungen bis zu ihrer Überfälligkeit stellt keine langfristige Lösung zur Optimierung von Verbindlichkeiten dar.
- Bessere Lösungen im Bereich Purchase-to-Pay bieten dagegen die Zusammenlegung von Ausgaben unter wenigen Lieferanten sowie eine Differenzierung und Kategorisierung dieser.
- Working Capital Management ist keine Wissenschaft, sondern erfordert schlicht konsequentes, solides kaufmännisches Handwerk.

3. Working Capital Management – Wirkung und Grenzen in der Praxis[1]

von Heimo Losbichler und Christian Engelbrechtsmüller

Übersicht

3.1 Einleitung 51
3.2 Hohes oder niedriges Working Capital? Zwei grundlegende Sichtweisen und Messgrößen 52
3.2.1 Das Working Capital als Liquiditätsreserve 52
3.2.2 Das Working Capital als gebundenes Kapital 52
3.3 Hebelwirkung des Working Capital auf die finanzielle Performance eines Unternehmens 54
3.3.1 Auswirkungen auf die Liquidität bzw. den Cashflow 55
3.3.2 Auswirkungen auf die Rentabilität 55
3.3.3 Auswirkungen auf Rating-relevante Kennzahlen 56
3.3.4 Auswirkungen auf den Unternehmenswert 56
3.4 Erfolg und Grenzen des Working Capital Management in der Praxis 57
3.4.1 Intelligentes Working Capital Management – Win-Win-Maßnahmen 57
3.4.2 Wechselwirkungen zwischen Ergebnis- und Liquiditätseffekten 59
3.5 Fazit 60
Literatur 60

3.1 Einleitung

Working Capital Management, d.h. die Freisetzung von im Working Capital gebundener Liquidität wurde in den vergangenen Monaten in vielen Artikeln als Erfolgsrezept zur Bewältigung der Finanzkrise gepriesen. *Need cash? Look inside your company*, heißt der gut gemeinte Rat.[2] In der Realität stehen Unternehmen dabei jedoch großen Herausforderungen gegenüber. Lageraufbau infolge fehlender Kundennachfrage, verspätete Zahlungseingänge von in Schwierigkeiten geratenen Kunden und die Forderung der Lieferanten nach rascherer Bezahlung führen eher zu einem Anstieg des Working Capital und damit zu einem zusätzlichen Liquiditätsbedarf, anstatt des erhofften Liquiditätsgewinns. Um dieser natürlichen Entwicklung entgegenzuwirken, ist ein tiefgreifendes Verständnis der Wirkungen des Working

---

1) Nachstehender Beitrag wurde bereits vorab in der Zeitschrift CFO Aktuell veröffentlicht.
2) Vgl. beispielsweise Kaiser/Young (2009), Matson (2009).

Capital und seiner Treiber sowie der Aussagekraft gängiger Kenngrößen notwendig. Zudem ist kritische Auseinandersetzung mit den Potenzialen und Grenzen notwendig.

3.2 Hohes oder niedriges Working Capital? Zwei grundlegende Sichtweisen und Messgrößen

Ganz allgemein wird das Working Capital durch Abzug der kurzfristigen Verbindlichkeiten vom Umlaufvermögen berechnet: *Working Capital = Umlaufvermögen – kurzfristige Verbindlichkeiten.* Das Working Capital kann jedoch von zwei gegensätzlichen Standpunkten betrachtet werden.

3.2.1 Das Working Capital als Liquiditätsreserve

Aus dem Blickwinkel der Liquiditätsreserve ist das Working Capital ein *Gradmesser für die kurzfristige Zahlungsfähigkeit* eines Unternehmens und dessen fristenkongruente Finanzierung. Ein positives Working Capital bedeutet, dass die kurzfristig fälligen Verbindlichkeiten durch Vermögensteile gedeckt sind, die im gleichen Zeitraum in Liquidität umgewandelt werden können. Je größer das Working Capital ist, desto sicherer kann ein Unternehmen seinen kurzfristigen Zahlungsverpflichtungen aus dem vorhandenen Umlaufvermögen nachkommen. Dies ist primär die risikoorientierte Sicht der Gläubiger, in der das Working Capital das gesamte Umlaufvermögen abzüglich aller kurzfristigen Verbindlichkeiten, d.h. auch verzinsliche und nicht mit dem operativen Geschäft verbundene Verbindlichkeiten, wie z.B. kurzfristige Bankkredite, umfasst.

3.2.2 Das Working Capital als gebundenes Kapital

Aus diesem, dem Working Capital Management zugrundeliegenden, Blickwinkel wird das Working Capital als gebundenes, nicht zinsbringendes oder »totes« Kapital betrachtet, das nicht für das Unternehmenswachstum zur Verfügung steht und die Rentabilität drückt. Es sollte daher so gering wie möglich, wenn nicht negativ, sein. Das Working Capital wird *als das durch die operative Geschäftstätigkeit gebundene Umlaufvermögen betrachtet, das nicht zinsfrei von Gläubigern zur Verfügung gestellt wird und damit mit verzinslichem Kapital zu finanzieren ist.* Dementsprechend reduziert sich die Berechnung des Working Capital auf operative, nicht zinstragende Komponenten. Es wird sehr eng als die Summe aus Vorräten und Kundenforderungen abzüglich der Lieferantenverbindlichkeiten definiert und häufig mit dem Cash-to-Cash-Cycle gemessen. *Der C_2C-Cycle ist die durchschnittlich benötigte Zeitspanne, die es dauert, bis ein Euro, der für Rohmaterialien ausgegeben wurde, von den Kunden zurückfließt.* Der C_2C-Cycle misst somit die operative Kapitalbindung in Tagen. Er errechnet sich aus der Vorratsreichweite (DIH) zuzüglich der *Außenstandsdauer der Forderungen* (DSO) abzüglich der *Verbindlichkeitsdauer* (DPO).

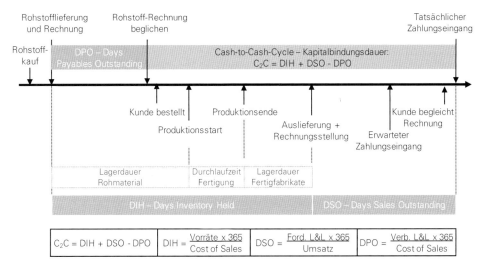

Abb. 3-1: Der C₂C-Cycle

Der C$_2$C-Cycle stellt das im Working Capital gebundene Kapital in Relation zur Umsatztätigkeit dar. Er kann einfach in die beiden anderen gängigen Working Capital Kennzahlen »Working Capital in % vom Umsatz« und »Working Capital Turns« umgerechnet werden.

C_2C-Cycle = 73
Working Capital in % vom Umsatz = C_2C /365 = 73/365 = 20,0 %
Working Capital Turns = 1/Working Capital in % vom Umsatz = 365/73 = 5,0

Bei der Interpretation des C$_2$C-Cycle ist jedoch Vorsicht angebracht. Einerseits gibt es abweichende Berechnungsmethoden[3], sodass die Gefahr besteht, Äpfel mit Birnen zu vergleichen. Andererseits ist auf bilanzpolitische Maßnahmen, wie den gezielten Bestandsabbau zum Berichtsstichtag, sowie die bilanzielle Bewertung z.B. durch Währungseinflüsse zu achten. So hat sich IBMs Außenstandsdauer der Forderungen (DSO) im Geschäftsjahr 2008 währungsbedingt von 42 auf 38 Tage reduziert, ohne dass dadurch Liquidität generiert bzw. die Zahlungsziele reduziert wurden.[4]

---

[3] Vgl. Losbichler/Haidenthaler (2009).   [4] Vgl. Geschäftsbericht 2008.

WORKING CAPITAL				
($ in millions)				
at December 31:		2008		2007
Current assets	$	49,004	$	53,177
Current liabilities		42,435		44,310
Working capital	$	**6,568**	$	**8,867**

Changes due to currency effects:

- A decrease of $1,235 million in short-term receivables driven by currency impacts of $1,202 million;
- An increase of $238 million in derivative assets primarily due to changes in foreign currency rates for certain economic hedges; and
- Approximately $189 million negative currency impact.
- A decrease of $1,041 million (including $260 million of negative impact due to currency) in accounts payable primarily due to lower purchasing volumes;
- A decrease of $930 million (including $222 million negative currency impact) in taxes payable;
- An increase of $502 million in derivative liabilities as a result of changes in foreign currency rates;
- Approximately $172 million negative currency impact.
- An increase of $436 million (net of a $288 million negative currency impact) in deferred income.

Abb. 3-2: Veränderungen durch Währungseinflüsse bei IBM
(Quelle: Geschäftsbericht 2008)

3.3 Hebelwirkung des Working Capital auf die finanzielle Performance eines Unternehmens

Eine Verringerung des Working Capital wird besonders in Krisenzeiten mit der Freisetzung von Liquidität verbunden. Darüber hinaus hat diese Reduktion jedoch weitere positive, oft vernachlässigte Effekte.

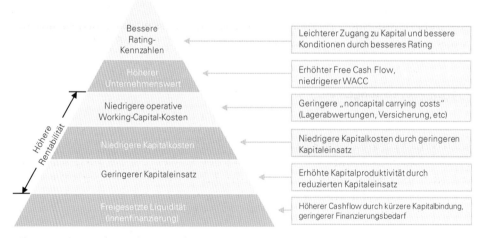

Abb. 3-3: Wirkungen des Working Capital Managements

Grundsätzlich ist zwischen *Einmaleffekten* und *dauerhaften Effekten* sowie zwischen *direkten* und *indirekten Effekten* zu unterscheiden. Die Freisetzung von Liquidität ist prinzipiell ein Einmaleffekt in der Periode, in der das Working Capital reduziert wird, d.h. der Liquiditätszufluss findet nur in dieser Periode statt. Parallel dazu erhöht dieses reduzierte Working Capital aber auch in den Folgeperioden die Rentabilität und verbessert langfristig die Kapitalstruktur.

3.3.1 Auswirkungen auf die Liquidität bzw. den Cashflow

Die unmittelbarste, in Zeiten angespannter Liquidität wichtigste Wirkung ist die Freisetzung von Liquidität, die am deutlichsten im Cash Flow Statement zu sehen ist. Die Verringerung des Working Capital erhöht den Cashflow aus der operativen Geschäftstätigkeit und damit den Liquiditätsspielraum des Unternehmens. Mithilfe des C_2C-Cycle kann die Liquiditätswirkung anschaulich dargestellt werden, wie am nachfolgenden Beispiel von IBM zu sehen ist. Gelingt es IBM den C_2C-Cycle nur um einen Tag zu reduzieren, so entspricht dies einer Liquiditätsfreisetzung von 586 Millionen US-Dollar.

Liquiditätsauswirkung (in Millionen US-Dollar)							
	Geschäftsjahr 2008		Hebelwirkung	25 % Verbesserung		Nachher	
	Geb. Kapital	Dauer	Cashflow/Tag	in Tagen	Cashflow	Geb. Kapital	Dauer
Vorräte	2 701	17,0	159	4,3	675	2 026	13,0
Forderungen aus L&L	10 906	38,4	284	9,6	2 727	8 180	28,8
Verbindlichkeiten aus L&L	7 014	44,2	159	11,0	1 754	5 261	33,1
Working Capital/C_2C	6 593	11,3	586	2,8	1 648	4 945	8,7

Abb. 3-4: Liquiditätseffekt des Working-Capital bei IBM

Ein Unternehmen, das seit Jahren erfolgreich Liquidität aus dem Working Capital freisetzt, ist Amazon:[5]
»*In the third quarter, for instance, Amazon stretched out its bill-payment to 72 days, up from 63 in the year-earlier period ... Amazon's sales rose 28 % in the quarter, but accounts payable nearly doubled, helping push free cash flow up 116 % to $ 696 million.*«

3.3.2 Auswirkungen auf die Rentabilität

Neben dem einmaligen Liquiditätseffekt wirkt sich ein reduziertes Working Capital dauerhaft positiv auf die Rentabilität eines Unternehmens aus. Der Rentabilitätseffekt resultiert *direkt* aus einer Verringerung des Nenners der Gesamtkapitalrendite (z.B. ROCE). Zudem gibt es eine oft unterschätzte *indirekte* Wirkung auf den Gewinn bzw. den Zähler der Kapitalrendite. Offensichtlich ist die Wirkung auf die Kapitalkosten eines Unternehmens. Je weniger Kapital gebunden ist, desto geringer sind seine Kapitalkosten. Vielfach unberücksichtigt bleiben jedoch die mit den Vorräten verbundenen operativen Kosten, die als »*noncapital carrying costs*« bezeichnet werden. Die Kosten für Diebstahl, Schwund, Verderb, Verschrottung, Versicherung, etc. werden auf durchschnittlich 10 % des Vorratswerts geschätzt.[6] Mit der Verringerung der Vorräte reduzieren sich diese »noncapital carrying costs«, die großteils auch liquiditätswirksam sind und in der Cashflow Betrachtung zu berücksichtigen wären.

5) Wall Street Journal vom 29.10.2009.   6) Vgl Timme/Williams-Timme (2003).

3.3.3 Auswirkungen auf Rating-relevante Kennzahlen

Die Reduktion des Working Capital hat direkten Einfluss auf die Kapitalstruktur und die damit verbundenen Kennzahlen. Der Einfluss auf die Kapitalstruktur hängt davon ab, ob das Working Capital durch die *Reduktion des Vermögens* (Vorräte, Forderungen) *oder durch die Erhöhung der Verbindlichkeiten* erzielt wird. Eine Verringerung der Vermögenskomponenten reduziert das erforderliche Fremdkapital und verbessert somit den Verschuldungsgrad und die fiktive Schuldentilgungsdauer. Dies erleichtert dem Unternehmen den Zugang zu Kapital und ermöglicht bessere Zinskonditionen (*indirekter Liquiditäts- und Ergebniseffekt*).

3.3.4 Auswirkungen auf den Unternehmenswert

Eine Reduktion des Working Capitals steigert auch den Wert eines Unternehmens. Studien zeigen, dass die Reduktion des Working Capital um ca. 25 % eine Wertsteigerung von ca. 7 % zur Folge hat.[7] Dies wird bei der Verwendung der Discounted Cash Flow Methode am besten ersichtlich, wobei sämtliche, zuvor genannten Effekte zu berücksichtigen sind:
1. Erhöhung des Free Cash Flow in der Periode der Working Capital Reduktion
2. Erhöhung des EBIT und damit des Free Cash Flow durch niedrigere Noncapital Carrying Costs in den Folgeperioden, sofern diese Reduktion aus einer Verringerung der Vorräte rührt
3. Veränderung des WACC infolge einer veränderten Kapitalstruktur
4. Veränderung des vom Enterprise Value abgezogenen Fremdkapitals, sofern die Working-Capital-Reduktion durch eine Erhöhung der Lieferantenverbindlichkeiten verursacht wird.

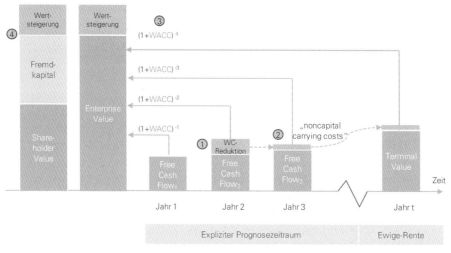

Abb. 3-5: Auswirkungen der Working-Capital-Reduktion auf den Unternehmenswert[8]

7) Vgl Arthur D. Little (2006), Timme/Williams-Timme (2000).

8) Vgl. PwC (2009).

3.4 Erfolg und Grenzen des Working Capital Management in der Praxis

In Publikationen werden gerne spektakuläre Erfolge einzelner Unternehmen beschrieben. Abseits dieser »Erfolgsstorys« zeigen Studien jedoch ein wesentlich nüchterneres Bild. Es gibt auf Gesamtebene keine nennenswerte Verbesserung des C_2C-Cycles, wohl jedoch deutliche Verschiebungen zwischen Branchen und Unternehmen. Die Ergebnisse zeigen, dass in der Vergangenheit weder europäische noch amerikanische Unternehmen das Working Capital entscheidend reduzieren konnten. Die aktuelle European Working Capital Study 2009 bestätigt, dass es in Europa seit 2004 keine signifikanten Verbesserungen gegeben hat. Dies ist umso bemerkenswerter, als die Reduktion der Bestände seit Jahren im Zentrum der Just-in-Time-Philosophie steht. Angesichts der relativ konstanten Entwicklung der Days Inventory Held liegt die Vermutung nahe, dass sich die positiven Effekte der Just-in-Time-Philosophie und die negativen Effekte globaler Wertschöpfungsketten mit höherer Bestandsnotwendigkeit die Waage halten. Eine aktuelle amerikanische Studie spricht von einem nach wie vor bestehenden Liquiditäts-Freisetzungspotenzial von 776 Milliarden US-Dollar für die 1000 größten US-Unternehmen exklusive Banken und Versicherungen. Im Vergleich zu den europäischen Unternehmen weisen die großen US-Unternehmen jedoch einen kürzeren C_2C-Cycle auf. Die Studie zeigt weiter, dass es nur etwa die Hälfte der Unternehmen schafft, in zwei aufeinanderfolgenden Jahren das Working Capital zu senken.

	1995	1996	1997	1998	1999	2000	2001	2002	2003	2004
DIH	54,8	52,5	52,7	52,8	52,7	52,7	51,3	51,0	51,1	51,4
DSO	57,0	56,5	57,5	55,9	59,6	58,9	56,7	56,1	57,6	57,3
DPO	52,1	49,6	50,5	49,7	52,0	52,4	49,4	49,7	51,3	51,2
C_2C	59,7	59,4	59,7	59,0	60,3	59,2	58,6	57,4	57,4	57,5

	2004	2005	2006	2007	2008	Anzahl Firmen	DIH	DSO	DPO	C_2C
DIH	43,8	43,6	44,4	42,5	39,2	in 2008 verbessert	505	735	296	603
DSO	42,8	43,4	42,1	42,6	37,5	Gleich geblieben zu 2007	130	22	-	-
DPO	48,5	48,5	47,9	48,7	41,5	in 2008 verschlechtert	365	243	704	397

Abb. 3-6: Entwicklung des C_2C-Cycle in Europa und USA[9]

3.4.1 Intelligentes Working Capital Management – Win-Win-Maßnahmen

Vergleicht man die Erfolge einzelner Unternehmen mit dem relativ unveränderten Working Capital auf Gesamtebene, liegt die Hypothese nahe, dass erfolgreiche Unternehmen ihren C_2C-Cycle zulasten anderer Unternehmen in der Supply Chain verkürzt haben. Dies wird bei einer unternehmensübergreifenden Betrachtung des C_2C-Cycle leicht verständlich. So wirkt sich z.B. die Veränderung der Zahlungsziele unmittelbar auf die vor- bzw nachgelagerten Wertschöpfungsstufen aus. Gelingt es dem Kunden, sein Zahlungsziel (DPO) beim Lieferanten auszuweiten, verringert er

---

[9] Vgl Losbichler/Rothböck (2008), REL (2009)

dadurch seinen C_2C-Cycle. Dies führt jedoch durch die Erhöhung der Forderungsdauer (DSO) beim Lieferanten zu einer Steigerung seines C_2C-Cycle im gleichen Ausmaß. Die Verschiebung von Zahlungszielen hat somit keine Auswirkungen auf den C_2C-Cycle auf Gesamtebene.

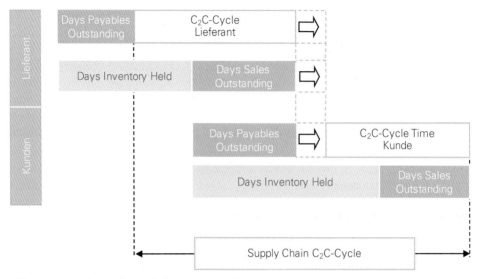

Abb. 3-7: Unternehmensübergreifende Betrachtung des Working Capital

Im Working Capital Management gilt es, zwischen drei Kategorien an Maßnahmen zu unterscheiden:

1. *Isolierte Maßnahmen*, wie z.B. eine bestandsoptimierte Produktionsplanung, die unternehmensintern ohne Einfluss auf die Geschäftspartner durchgeführt werden können. Für diese Maßnahmen ist die *interne Umsetzungsstärke* erfolgsentscheidend.
2. *Win-win-Maßnahmen*, die für alle Geschäftspartner von Vorteil sind. Ein Beispiel ist die Zusammenarbeit von Kunden und Lieferanten bei der Auftragsplanung. Für den Erfolg dieser Maßnahmen sind *Überzeugungskraft* und *Vertrauen* entscheidend.
3. *Win-lose-Maßnahmen,* die zu Lasten eines der beiden Geschäftspartner gehen, wie z.B. die Neuverhandlung der Zahlungsziele. Für diese »*unintelligenten*« Maßnahmen ist die *Verhandlungsmacht* entscheidend. In diesem Zusammenhang sei auf rechtliche Konsequenzen bei der eigenmächtigen Verlängerung der Zahlungsziele hingewiesen. In Deutschland sahen die Gerichte im Verhalten Edekas den illegalen Tatbestand des »*Anzapfens*« erfüllt. Dieser ist gegeben, wenn ein marktmächtiges Unternehmen ungerechtfertigte Vorteile von den Lieferanten erzwingt.[10]

Für die erfolgreiche Reduktion des Working Capital darf jedoch nicht nur das Verbesserungspotenzial betrachtet werden. Es ist vielmehr auch ein realistisches

---

10) Der Treasurer (2009).

Bild über die Umsetzungschancen zu entwickeln und in der Krise vor allem auch die Umsetzungsgeschwindigkeit zu berücksichtigen.

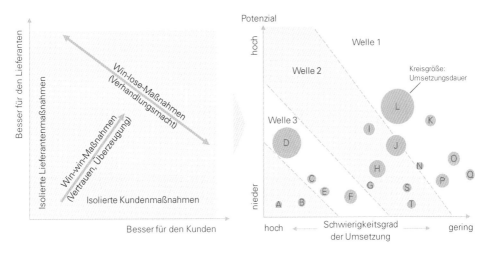

Abb. 3.8: Ganzheitliche Betrachtung über das Potenzial hinaus

3.4.2 Wechselwirkungen zwischen Ergebnis- und Liquiditätseffekten

Im Zuge der Finanzkrise haben sich die Unternehmensziele vielfach von der Ertragsmaximierung zur Liquiditätssicherung verschoben. Dennoch darf die Bewertung von Maßnahmen zur Reduktion des Working Capital nicht ausschließlich auf Basis des C_2C-Cycle erfolgen, gibt es doch nur wenige Maßnahmen, die ausschließlich liquiditätswirksam sind. Die Wechselwirkungen von Liquidität und Rentabilität sind aus beiden Richtungen zu betrachten: *Welche Auswirkung haben Maßnahmen zur Reduktion des Working Capital auf den Gewinn bzw. welche Auswirkung haben Maßnahmen zur Erhöhung der Rentabilität auf das Working Capital?*

Maßnahmen zur Reduktion des Working Capitals beeinflussen in der Regel auch Umsatz- und Kostenpositionen. Wird beispielsweise versucht, den C_2C-Cycle über die Verminderung des Rohmaterialbestands durch häufigere Just-in-Time-Lieferungen zu reduzieren, so können die positiven Rentabilitätseffekte auf das Working Capital durch erhöhte Transportkosten zunichte gemacht werden und auch den Liquiditätseffekt empfindlich reduzieren. Umgekehrt können ertragssteigernde Maßnahmen zur Erhöhung des Working Capitals führen. *Offshoring,* d.h. der Wechsel von lokalen Lieferanten zu günstigeren Lieferanten in Fernost, führt zur Senkung des Materialaufwands, jedoch auch zu längeren Lieferzeiten und damit zur Notwendigkeit höherer Sicherheitsbestände, die sich entsprechend negativ auf das Working Capital auswirken.

Neben diesen »realen« Auswirkungen sind auch »rechnerische« Wechselwirkungen bei der Berechnung des C_2C-Cycle zu berücksichtigen: geringere Herstellkosten führen rechnerisch zu einer höheren Vorratsreichweite (DIH) bzw. Verbindlichkeitsdauer (DPO). Je nach Art der Kostensenkung können sich auch die entsprechenden Bestandswerte in der Bilanz verringern. Sie müssen aber nicht. Beispielsweise führt die Reduktion der Fertigungspersonalkosten zu geringeren Herstellkosten. Dies führt jedoch zu keiner Abnahme der Lieferantenverbindlichkeiten und damit zu einem Anstieg der DPO und somit zur Reduktion des C_2C-Cycle.

3.5 Fazit

Die erfolgreiche Reduktion des Working Capitals ist in Krisenzeiten eine besonders große Herausforderung, da die Unternehmen mit ihren Geschäftspartnern im Wettbewerb um Liquidität stehen. Übertriebene Erwartungen sind daher verfehlt. Für den nachhaltigen Erfolg gilt es daher, soweit wie möglich jene Maßnahmen auszureizen, die zu einer Win-win-Situation führen. Gleichzeitig verlangt erfolgreiches Working Capital Management ein tiefgreifendes Verständnis der Wirkungen des Working Capitals und seiner Treiber auf die finanzielle Performance.

Literatur

AMR: The AMR Research Supply Chain Top 25 (2009), http://www.amrresearch.com/supplychaintop25/.

Arthur D. Little: Einfluss des Net Working Capital auf den Unternehmenswert, Studie, München 2006.

Der Treasurer 2009, Ausgabe 8 vom 23.4.2009, S. 1–2.

Kaiser, K., Young, D.: Need Cash? Look Inside Your Company, Harvard Business Review, May 2009, S. 64–71.

Losbichler, H., Rothböck, M.: Der Cash-to-cash Cycle als Werttreiber im SCM – Ergebnisse einer europäischen Studie, ZfCM 2008, S. 47–57.

Losbichler, H., Haidenthaler, E.: Erfolgreiches Working Capital Management in der Krise, SWK-Spezial Entschlossen handeln in Krisenzeiten, S. 74–89.

Matson, J.: Cash Is King: Improving Working Capital, Supply Chain Management Review, April 2009, S. 29–32.

PwC: European Working capital study 2009, http://www.pwc.com/be/en/publications/working-capital-european-study.jhtml.

REL: The 2009 REL/CFO Working Capital Survey, http://www.relconsultancy.com/workingcapital/.

Timme, S. G., Williams-Timme, C.: The Financial-SCM Connection, Supply Chain Management Review, Vol. 4 (2000, No. 2), S. 32–43.

Timme, S. G., Williams-Timme, C.: The Real Cost of Holding Inventory, Supply Chain Management Review, July/August 2003, S. 30–37.

4. Optimierung des Working Capitals durch Forderungsabtretung von Körperschaftsteuerguthaben

von Hendrik Vater

Überblick

4.1 Einleitung 62
4.2 Körperschaftsteuerguthaben gem. 37 Abs. 4 KStG n.F. 63
4.3 Körperschaftsteuerguthaben als Bestandteil des Working Capitals 64
4.4 Abtretung des Körperschaftsteuerguthabens 65
4.5 Fazit 67
Literatur 68

4.1 Einleitung

In Zeiten der Finanz- und Wirtschaftskrise kommt der Sicherstellung der Liquidität oberste Priorität zu. Ein zentraler Aspekt der Liquiditätssicherung ist das Management des Working Capitals. Erfolgreiches Working Capital Management gehört zum Standardrepertoire und damit zu den Grundpfeilern guter Unternehmensführung. Dies zum einen, da sich über die Optimierung des im Unternehmen gebundenen Kapitals die Innenfinanzierung stärken lässt und die in der Regel hieraus resultierenden geringeren Zinszahlungen sich positiv auf das Net Income auswirken. Zum anderen wird ein gutes Working Capital Management aufgrund seiner Prozesslastigkeit häufig als Referenz für ein gutes (Prozess-) Management insgesamt verstanden und kann daher Finanzierungsgespräche mit Banken positiv beeinflussen.

Wesentliches Ziel des Working Capital Managements ist es, eine möglichst geringe Kapitalbindung im Umlaufvermögen zu erreichen. Je besser die Innenfinanzierung über eine geringe Kapitalbindung ist, desto mehr kann auf anderweitige Finanzierungen z.B. über Kredite von Kreditinstituten verzichtet werden. Dies gilt besonders in Zeiten wie der derzeitigen Finanz- und Wirtschaftskrise mit erschwerter Kreditvergabe.

Finanzierungsfragen beschäftigen derzeit sowohl Mittelständler als auch Großkonzerne intensiv: Die schwierige Ertragslage belastet die Liquidität, während zurückhaltende Banken und schwierige Kapitalmärkte die Spielräume bei der Vergabe von (Neu-) Krediten verringern. Die Finanzmarktkrise und der deutliche Konjunktureinbruch führen zudem zu kritischen Rahmenbedingungen im klassischen Kreditgeschäft:

- Unverändert schwierige Refinanzierung für Banken
- Abnehmende Bonitäten von Kreditnehmern
- Zurückhaltung der Unternehmen bei geplanten Investitionen
- Steigende Anforderungen an das Kreditgeschäft (Bonität, Struktur, Preis).

Angesichts der angespannten Wirtschaftslage rückt die Früherkennung von Liquiditätslücken und die Liquiditätssicherung bei vielen Unternehmen vermehrt in den Vordergrund.

Dieser Beitrag widmet sich einem bislang eher vernachlässigten Aspekt, nämlich der Forderungsabtretung von Körperschaftsteuerguthaben. Viele Unternehmen verfügen über Körperschaftsteuerguthaben, die aus dem Systemwechsel vom Anrechnungsverfahren zum Halbeinkünfteverfahren herrühren und ab 2008 in zehn gleichen Jahresraten von der Finanzverwaltung ausgezahlt werden. Es handelt sich um ein Steuerguthaben von derzeit noch 14,4 Milliarden Euro. Dies betrifft sowohl Konzerne als auch Mittelständler. Ausweislich einer Auskunft der Landesregierung von Baden-Württemberg belief sich das gesamte Körperschaftsteuerguthaben der in Baden-Württemberg ansässigen Unternehmen zum Stichtag 31.12.2006 auf 2 600 940 963 Euro. Hiervon entfielen 928 649 811 Euro auf mittelständische Unternehmen und 1 672 291 152 Euro auf die Großunternehmen. Die durchschnittliche

Höhe des Körperschaftsteuerguthabens betrug bei großen mittelständischen Unternehmen 715 878 Euro.[1]

Die Auszahlung dieser im Umlaufvermögen bilanzierten Guthaben kann grundsätzlich durch Kreditinstitute vorfinanziert werden, indem die Unternehmen ihr Körperschaftsteuerguthaben an ein Kreditinstitut abtreten und so die langjährige Forderung direkt in Liquidität umwandeln.

4.2 Körperschaftsteuerguthaben gem. § 37 Abs. 4 KStG n.F.

Ein kurzer Blick zurück in das Jahr 2001: Seinerzeit erfolgte der grundlegende Systemwechsel vom Körperschaftsteueranrechnungsverfahren auf das Halbeinkünfteverfahren. Für einbehaltene Gewinne galt bis 2001 ein höherer Körperschaftsteuersatz als für ausgeschüttete Gewinne. Bei der thesaurierenden Kapitalgesellschaft wurde ein Körperschaftsteuersatz von 40 % unterstellt, der bei einer Ausschüttung an die Anteilseigner auf 30 % reduziert wurde. Diese Steuer wurde beim Ausschüttungsempfänger in vollem Umfang auf dessen Steuerschuld angerechnet.

Mit dem Wechsel zum Halbeinkünfteverfahren wurde eine Übergangsregelung notwendig. Zum 31.12.2000 wurden daher die mit 40 % Körperschaftsteuer belasteten thesaurierten Gewinne im Verhältnis 1 zu 6 in ein Körperschaftsteuerguthaben umgewandelt.

Beispiel: Eine AG erwirtschaftete zwischen 1998 bis 2000 an Gewinnen nach Steuern 2 346 996 DM und thesaurierte diese vollständig. Am 31.12.2000 wurden diese in ein Körperschaftsteuerguthaben i.H.v. 391 166 DM (1/6 von 2 346 996 DM) = 200 000 € umgerechnet.

Die Nutzung des Körperschaftsteuerguthabens wurde in den letzten Jahren temporär aufgrund des sog. Körperschaftsteuer-Moratoriums unterbrochen. So berechtigen Gewinnausschüttungen, die nach dem 11.4.2003 und vor dem 1.1.2006 erfolgen, nicht zu einer Körperschaftsteuer-Minderung. Zwischenzeitlich ist das dreijährige körperschaftsteuerliche Moratorium des § 37 Abs. 2a Nr. 1 KStG a.F., welches seit 2003 die Realisierung eventuell noch vorhandener Körperschaftsteuerguthaben verhindert hat, ausgelaufen.[2]

Die Neuordnung sah zunächst vor, den Unternehmen die Erstattungsansprüche bei Ausschüttungen gutzuschreiben. Mit der Verabschiedung des SEStEG[3] kam es dann zu einem abermaligen Systemwechsel der Körperschaftsteuererstattung. Das erst kürzlich eingeführte ausschüttungsabhängige System der Körperschaftsteuerminderung wurde durch eine ratierliche Auszahlung des zum maßgeblichen Stichtag vorhandenen Körperschaftsteuerguthabens ersetzt. Bislang konnten Unternehmen ein vorhandenes Körperschaftsteuerguthaben allein auf dem Wege von Ge-

---

1) Vgl. Landtag von Baden-Württemberg, Drucksache 14/3592 vom 18.11.2008.
2) Vgl. Ernsting (2007), S. 180.
3) Gesetz über steuerliche Begleitmaßnahmen zur Einführung der Europäischen Gesellschaft und zur Änderung weiterer steuerrechtlicher Vorschriften (SEStEG) vom 7.12.2006, BGBl. I 2006 S. 2782 (ber. BGBl. I 2007 S. 68).

winnausschüttungen realisieren. Die Erstattung i.H.v. einem Zehntel des Gesamtanspruchs erfolgt nun jeweils zum 30. September eines jeden Jahres.[4]

Das Körperschaftsteuerguthaben wird im Regelfall letztmalig auf den 31.12.2006 berechnet. Innerhalb des Auszahlungszeitraums von 2008 bis 2017 erhält die Körperschaft einen unverzinslichen Anspruch auf Auszahlung des ermittelten Körperschaftsteuerguthabens in zehn gleichen Jahresraten. Der gesamte Anspruch auf Auszahlung entstand gem. § 37 Abs. 5 Satz 2 KStG mit Ablauf des 31.12.2006. Die Entstehung des Anspruchs erfolgt von Amts wegen und bedarf keiner Antragstellung. Der Auszahlungsanspruch war erstmals in der Handels- und Steuerbilanz des Anspruchsberechtigten zum 31.12.2006 anzusetzen und mit dem Barwert zu bewerten.[5] Der Barwert ergibt sich auf der Grundlage des Marktzinses am Bilanzstichtag. Da der Erstattungsanspruch gegenüber dem deutschen Fiskus besteht, kann als Orientierungshilfe z.B. die Verzinsung von Bundesanleihen herangezogen werden.

In der Unternehmenspraxis erwies sich bislang für eine Vorfinanzierung durch Banken als hinderlich, dass die Erstattungsansprüche trotz zulässiger Abtretung an Banken immer noch mit möglichen Steuernachforderungen gegen die abtretenden Unternehmen verrechnet werden können. Dieses latente Risiko verhindert bislang häufig eine effektive Vorfinanzierung durch Kreditinstitute.

Der Gesetzgeber hatte mit dem SEStEG und dem Jahressteuergesetz 2008 die Intention verfolgt, die Finanzierungslage der Unternehmen zu verbessern, indem er die Abtretung des Anspruchs auf Auszahlung des Körperschaftsteuerguthabens insbesondere auch an Kreditinstitute ermöglichte. Hierzu wurde § 46 Abs. 4 AO, der normalerweise den geschäftsmäßigen Erwerb von Steuererstattungsansprüchen zum Zecke der Einziehung oder sonstigen Verwertung verbietet, durch § 37 Abs. 5 Satz 7 KStG abbedungen.

4.3 Körperschaftsteuerguthaben als Bestandteil des Working Capitals

Das Körperschaftsteuerguthaben ist nach den Vorgaben von IAS 12 zu bilanzieren. Auf den ersten Blick überraschend, ist der Anspruch auf Auszahlung des Körperschaftsteuerguthabens im Umlaufvermögen und nicht im Anlagevermögen auszuweisen. Hintergrund dessen ist, dass der Erstattungsanspruch wirtschaftlich eine Überzahlung im Sinne von IAS 12.12 darstellt, sodass das Körperschaftsteuerguthaben trotz seiner auf zehn Jahre gestreckten Auszahlung und somit seines langfristi-

---

[4] Siehe vertiefend hierzu Förster/Felchner (2007), S. 280; Ortmann-Babel/Bolik (2007), S. 73; Ernsting, (2007), S. 180; Grube/Chuchra (2007), S. 1479; Kiontke (2007), S. 5217; Heinstein (2008), S. 381; Kiontke (2008), S. 5403.

[5] Die Gewinnerhöhung aus der Aktivierung des Körperschaftsteuerguthabens unterliegt nicht der Besteuerung. Die Finanzverwaltung stellt mit Schreiben vom 14.1.2008 (Aktenzeichen IV B 7 – S 2861/07/0001, BStBl I 2008, 280) klar, dass die Vereinnahmung der zehn Jahresraten in Höhe des Zinsanteils zu einer Gewinnrealisation führt, die wie die Aktivierung des Anspruchs bei der Ermittlung des Einkommens zu neutralisieren ist. Ebenso wirken sich Gewinnminderungen im Zusammenhang mit dem Körperschaftsteuerguthaben (z.B. Zinsverluste, Abzinsung auf den Barwert, Rückzahlungen oder Verluste bei Übertragung des Anspruchs) ebenfalls nicht auf die Höhe des Einkommens aus.

gen Charakters als Current Tax und nicht als Deferred Tax einzustufen ist. Aufgrund der periodisch erfolgenden Auszahlungen kann zudem nicht von einer dauerhaften Anlage gesprochen werden, eine Darstellung im Anlagevermögen scheidet daher aus. Die Bewertung des Erstattungsanspruchs erfolgt mit seinem Barwert unter Verwendung eines fristadäquaten risikolosen Zinssatzes.[6] Mit der Diskontierung wird der Unverzinslichkeit des Erstattungsanspruchs angemessen Rechnung getragen. Die Abzinsung des Auszahlungsanspruches erfolgt in HGB- und IFRS-Abschlüssen mit dem sog. »risikofreien fristadäquaten Zinssatz«, der aktuell bei ca. 4 % liegt.

Ein Diskontierungsverbot besteht in IAS 12 hingegen lediglich für deferred tax items im Sinne von IAS 12.53f. Der Ausweis des Erstattungsanspruchs für das Körperschaftsteuerguthaben erfolgt gem. IAS 1.68m als »assets for current tax«.

Damit ist das Körperschaftsteuerguthaben Teil des Working Capitals.

4.4 Abtretung des Körperschaftsteuerguthabens

Auf den ersten Blick erscheint eine Abtretung des Körperschaftsteuerguthabens für beide Parteien logisch wie attraktiv: Die finanzierende Bank geht ein tragbares finanzielles Risiko ein, da der Fiskus (Staat) als Schuldner liquide ist, und das abtretende Unternehmen kann sich die Sicherheit der Forderung durch einen entsprechend geringen Abschlag für das Ausfallrisiko vergüten lassen.[7] Die Abtretung des Körperschaftsteuerguthabens ist für Unternehmen eine interessante Variante des Working Capital Managements und kann im Einzelfall zu einem nicht unerheblichen Liquiditätsbeitrag führen. Eine Abtretung des Körperschaftsteuerguthabens kommt für AGs und GmbHs in Betracht, die vor dem Geschäftsjahr 2003 gegründet wurden, in den Geschäftsjahren vor 2003 Gewinne erzielt und in den letzten Jahren eine eher zurückhaltende Ausschüttungspolitik betrieben haben. Letzterer Aspekt ist von Bedeutung, da ansonsten vermutlich kein Körperschaftsteuerguthaben bestünde. Die Relevanz des Themas verdeutlicht ein Blick in die Konzernabschlüsse deutscher Unternehmen.[8] Ausweislich einer gemeinsamen Stellungnahme führender deutscher Wirtschaftsverbände verfügen deutsche Unternehmen noch über Körperschaftsteuerguthaben in Höhe von 14,4 Milliarden Euro. Dies betrifft Großkonzerne wie auch mittelständische Unternehmen. Allein der Energieversorger EON berichtet im Geschäftsbericht 2008 von einem Körperschaftsteuerguthaben von 1 157 Millionen Euro (Vorjahr: 1 354 Millionen Euro).

Die Abtretung des Körperschaftsteuerguthabens kann zeitlich unbeschränkt erfolgen, obgleich sich in Zeiten wie der derzeitigen Finanz- und Wirtschaftskrise Anreize zur Liquiditätserhöhung bieten. Der Ankauf kann über die Hausbank oder spezialisierte Kredit- und Factoringinstitute erfolgen.

6) So wohl auch im Einklang mit IFRIC Update June 2004, S. 5.
7) Vgl. Sedemund/Schreiber (2009), S. 697.
8) In 2005 berichteten die nachstehenden Konzerne folgende Körperschaftsteuerguthaben: RWE AG 740 Millionen Euro; Volkswagen AG 1 165 Millionen Euro; Münchner Rück-Konzern 400 Millionen Euro; Deutsche Bank AG 350 Millionen Euro.

Indem das Unternehmen auf die jährliche Auszahlung und Reduzierung des Restguthabens verzichtet und das Körperschaftsteuerguthaben direkt an den Finanzpartner abtritt, kann die im Umlaufvermögen bilanzierte Forderung auf direktem Wege in Cash getauscht werden. Die dem Unternehmen damit zufließende Liquidität kann dann je nach Einzelfallsituation zum Abbau von Verbindlichkeiten, der Finanzierung der laufenden Geschäftsaktivitäten oder aber dem Aufbau eines Liquiditätspolsters genutzt werden. Begünstigt wird die Entscheidung zur Abtretung des Körperschaftsteuerguthabens auch von der Tatsache, dass der Erstattungsanspruch grundsätzlich unverzinslich ist, sodass es sich für die Unternehmen auch unter diesen Gesichtspunkten lohnen dürfte, möglichst frühzeitig in den Genuss der Erstattung zu gelangen.

Ferner ist zu beachten, dass die Forderungsabtretung des Körperschaftsteuerguthabens auch bilanziell zu vorteilhaften Effekten für das Unternehmen führt. Denn durch den Wandel der Forderung kommt es zu einer positiven Auswirkung auf die Eigenkapitalquote. Die erhöhte Eigenkapitalquote kann sich wiederum positiv auf die Kreditwürdigkeit bzw. die Kreditkonditionen und damit die Finanzierungskosten des Unternehmens auswirken.

Voraussetzung für einen Forderungsverkauf des Körperschaftsteuerguthabens ist, dass das Unternehmen im Zeitpunkt der Forderungsabtretung keine fälligen Steuerverbindlichkeiten gegenüber dem Finanzamt hat. Hierin besteht bislang die Achillesferse der Abtretung von Körperschaftsteuerguthaben, da aus dem Blickwinkel der Kreditinstitute noch immer nicht völlig auszuschließen ist, dass die Finanzämter gegen das Guthaben (unabhängig von der Abtretung zugunsten der Kreditinstitute) vorrangig mit Gegenansprüchen (z.B. laufende Steuerschulden: Körperschaftsteuer, Gewerbesteuer, Umsatzsteuer) aufrechnen, sodass u.U. ein Aufrechnungsrisiko besteht. Diese Risiken können u.a. Gegenforderungen der Finanzämter aus unterschiedlichen Steuerarten (z.B. Körperschaftsteuer, Gewerbesteuer, Umsatzsteuer), länger zurückliegenden Veranlagungszeiträumen oder auch im gerichtlichen Streit verhaftete Forderungen, die sich nachträglich als berechtigt herausstellen, betreffen.

Durch die Anpassung von § 226 AO kann die Abtretung des Körperschaftsteuerguthabens nun auch dem Fiskus gegenüber geschäftsmäßig abgetreten werden. Nach erfolgter Abtretung kann das Finanzamt lediglich mit Steueransprüchen aufrechnen, die bereits im Zeitpunkt des Forderungsverkaufs fällig waren; eine Aufrechnung mit später entstehenden Steueransprüchen ist ausgeschlossen.[9] Auch mit Forderungen, die zwar vor Zugang der Abtretungsanzeige entstanden sind, aber erst nach Fälligkeit des abgetretenen Auszahlungsanspruchs fällig werden, kann das Finanzamt nicht aufrechnen. Indes kann im Rahmen des Vertrags zur Forderungs-

---

9) Vgl. Sedemund/Schreiber (2009), S. 897ff. zu möglichen verbleibenden Risiken aus der Perspektive des die Forderung übernehmenden Kreditinstituts. Bezüglich des Körperschaftsteuerguthabens besteht nun aber die Besonderheit, dass es grundsätzlich in zehn gleichen Jahresraten auszuzahlen ist. Stellungnahmen zu der Frage, welchen Einfluss dieser Mechanismus auf Aufrechnungsmöglichkeiten der Finanzverwaltung hat, sind nicht ersichtlich. Damit besteht die Gefahr, dass die Finanzverwaltung diese Auszahlungsmodalitäten als Fälligkeitsregelung begreift. Als Folge besteht für den Zessionar des Körperschaftsteuerguthabens ein erhebliches Risiko, das sich jedes Jahr lediglich um ein Zehntel mindert.

abtretung eine Klausel eingefügt werden, nach der sich das Unternehmen dem Forderungskäufer gegenüber verpflichtet, etwaige (unvorhergesehene) Aufrechnungen zu erstatten. Während dies bei Konzernen eher unproblematisch sein dürfte, wird die Bepreisung dieses Risikos bei mittelständischen Unternehmen vergleichsweise teurer und schwieriger. Die Unsicherheit für Kreditinstitute, die Ansprüche auf Auszahlung der Körperschaftsteuerguthaben vorzufinanzieren, ließen sich indes erheblich reduzieren, sofern die Finanzverwaltung die Fälligkeit des Körperschaftsteuerguthabens zum 31.12.2006 und das Verständnis der Auszahlungsmodalitäten als reinen kassentechnischen Vorgang bestätigen würde.[10]

Entscheidet sich ein Unternehmen für eine Abtretung seines Körperschaftsteuerguthabens ist zunächst ein geeignetes Finanzinstrument auszuwählen und eine steuerliche Due Diligence durchzuführen. Soweit sich hier keine Schwierigkeiten ergeben, kann das Körperschaftsteuerguthaben an das Kreditinstitut abgetreten werden. Für eine wirksame Abtretung bedarf es einer Abtretungsanzeige gegenüber dem Finanzamt auf amtlich vorgeschriebenem Vordruck. Das Finanzinstitut wird dann dem Unternehmen das laufzeit- und risikoadäquat diskontierte Körperschaftsteuerguthaben auszahlen. In den Fällen der wirksamen Abtretung zieht das Kreditinstitut dann in den verbleibenden Jahren bis 2017 jeweils die Jahresraten vom Finanzamt ein.

Gerade für mittelständische Unternehmen kann sich zudem eine Variante anbieten, nach der die Forderungsabtretung nicht gegenüber einem Finanzinstitut erfolgt, sondern vielmehr gegenüber (einem) der Hauptaktionäre, die bestens über die steuerliche Gesamtsituation informiert sind.

4.5 Fazit

Zahlreiche deutsche Unternehmen besitzen heute noch Körperschaftsteuerguthaben aus der Zeit vor der Reformierung des Körperschaftsteuerrechts im Jahr 2003. Eine naheliegende kurzfristige Finanzierungsmöglichkeit besteht für Kapitalgesellschaften in der Abtretung ihrer etwaigen noch aus dem Systemwechsel vom Anrechnungsverfahren zum Halbeinkünfteverfahren herrührenden Körperschaftsteuerguthaben gegen Barzahlung. Das neue Prozedere sieht nun eine auf zehn Jahre gestreckte jährliche Auszahlung des Körperschaftsteuerguthabens vor. Damit hielt der deutsche Fiskus bislang den Unternehmen in schwierigen Zeiten ein nicht unerhebliches »Liquiditätspolster« vor. Die nun mögliche Abtretung des Körperschaftsteuerguthabens ist für Unternehmen eine interessante Variante des Working Capital Managements und kann im Einzelfall zu einem nicht unerheblichen Liquiditätsbeitrag führen. Bedauerlicherweise wird der flächendeckende Einsatz von Forderungsabtretungen des Körperschaftsteuerguthabens noch von Unsicherheiten auf Seiten der vorfinanzierenden Kreditinstitute behindert, die sich indes leicht reduzieren ließen, sofern die Finanzverwaltung die Fälligkeit des Körperschaftsteuerguthabens zum 31.12.2006 und das Verständnis der Auszahlungsmodalitäten als reinen

---

10) So auch Sedemund/Schreiber (2009), S. 699.

kassentechnischen Vorgang bestätigen würde. Der Durchbruch dieser interessanten Working-Capital-Optimierung hilft nicht zu guter Letzt dem Fiskus selbst, sollte er doch an einer Stärkung seiner eigenen Klientel in schwierigen Zeiten mit Blick auf zukünftige Steuereinnahmen nicht uninteressiert sein.

Literatur

Ernsting, Ingo (2007): Auswirkungen des SEStEG auf die Bilanzierung von Körperschaftsteuerguthaben in Jahresabschlüssen nach HGB und IFRS, DB 2007, S. 180.

Förster, Guido/Felchner, Jan (2007): Auszahlung des Körperschaftsteuerguthabens nach dem SEStEG, DStR 2007, S. 280.

Grube, Frank/Chuchra, Matthias (2007): Steuerliche Behandlung des Zinsanteils und Körperschaftsteuerguthabens i.S.d. § 37 Abs. 5 KStG, BB 2007, S. 1479.

Heinstein, Ralf (2008): Realisierung des Guthabens aus Körperschaftsteuer und Solidaritätszuschlag (!) nach § 37 Abs. 5 KStG, DStR 2008, S. 381.

Kiontke, Anita (2007): Körperschaftsteuerguthaben nach Änderung durch das SEStEG, NWB Fach 4, S. 5217.

Kiontke, Anita (2007): Körperschaftsteuerguthaben nach Änderung durch das SEStEG – Aktuelle Entwicklung im Zusammenhang mit der Abwicklung des Körperschaftsteuerguthabens, NWB Fach 4, S. 5403.

Ladiges, Manuel (2008): Der Auszahlungsanspruch nach § 37 Abs. 5 KStG – Probleme bei Aufrechnung und Insolvenz, DStR 2008, S. 2041.

Ortmann-Babel, Martina/Bolik, Andreas (2007): Praxisprobleme des SEStEG bei der Auszahlung des Körperschaftsteuerguthabens nach § 37 KStG n.F., BB 2007, S. 73.

Sedemund, Jan/Schreiber, Heiko (2009): Abtretung des Körperschaftsteuerguthabens: Möglichkeiten, Hindernisse und Auswege, DB 2009, S. 697.

5. Payables Management als effektives Werkzeug zur Krisenbewältigung

von Christian Lattwein

Übersicht

5.1 Einleitung 70
5.2 Phase I: Schaffen von Transparenz und Visibilität 71
5.2.1 Traditionelle Kennzahlen im Payables Management 72
5.2.2 Erweiterung des Kennzahlenbereichs: DPO+ und ODPO+ 73
5.2.3 Definition von Zielwerten für DPO, DPO+ und ODPO+ 75
5.3 Phase II: Kurz- bis mittelfristige Optimierung 76
5.3.1 Analyse und Ursachenermittlung der Frühzahlung 76
5.3.2 Eliminieren von Fehlerquellen 77
5.3.3 Weitere Optimierung – Anpassen der Zahlläufe 79
5.4 Phase III: Mittel- bis langfristige Optimierung 79
5.4.1 Realistische Zahlungsziele ermitteln 79
5.4.2 Zahlungsziele verhandeln 80
5.5 Fazit 81
Literatur 82

5.1 Einleitung

Working Capital Management ist eine zentrales Schlagwort, wenn im Rahmen von Krisensituationen kurzfristige Optimierung, insbesondere mit Hinblick auf Unternehmensliquidität und Finanzierung, vonnöten ist. Zielsetzung dabei ist es, das im Unternehmen gebundene Net Working Capital zu reduzieren, welches sich aus dem Umlaufvermögen minus den Verbindlichkeiten aus Lieferungen und Leistungen sowie weiterer kurzfristiger Verbindlichkeiten zusammensetzt und auch als Netto-Umlaufvermögen bezeichnet wird.[1]

In der betriebswirtschaftlichen Praxis und insbesondere in der Literatur fokussieren sich die Ratschläge zur Optimierung des Net Working Capitals häufig auf eine Reduzierung der Bilanzaktiva mit Schwerpunkt auf Inventar und Forderungsbestände. Bilanzpassiva, insbesondere Verbindlichkeiten, sind häufig nur von sekundärem Interesse[2], obwohl gerade sie als Quelle kurzfristiger Finanzierung einen entscheidenden Einfluss auf die Unternehmensliquidität und auch auf den Unternehmenswert haben.

Gerade aber das Management der Verbindlichkeiten – im Nachfolgenden auch als Payables Management bezeichnet – bietet gegenüber dem Management der Aktiva und insbesondere der Forderungen aus Lieferungen und Leistungen den entscheidenden Vorteil einer stärkeren Einflussnahme. Dies ergibt sich dadurch, dass die Auszahlungszeitpunkte zur Begleichung von Verbindlichkeiten von dem eigenen Handeln des Unternehmens und seiner zugrunde liegenden internen Abläufe und Prozesse abhängig sind. Im Gegensatz dazu bleibt die Forderungshöhe auch bei aktivem Forderungsmanagement letztlich stark von dem Verhalten von Drittparteien abhängig und der Einfluss der eigenen Unternehmung damit begrenzt. Darüber hinaus sind die Effekte aus dem Management der Verbindlichkeiten bereits nach kurzer Zeit wirksam. Die Ausweitung von Zahlungszielen sowie deren konsequente Ausschöpfung sind daher wirksame Stellhebel zur Steigerung der Verbindlichkeiten und der damit verbundenen Reduzierung des Net Working Capitals.

Keinesfalls jedoch geht es bei dem hier beschriebenen Payables Management um eine Überziehung von Zahlungszielen mit dem Ziel einer kurzfristigen Unternehmensfinanzierung,[3] bei der die nachteiligen Effekte, unter anderem ein Verlust der Kreditwürdigkeit und auch eine Verschlechterung der Lieferantenbeziehungen überwiegen können.[4] Auch eine Realisierung von Skonti steht nicht im Widerspruch zu einem wirkungsvollen Management der Verbindlichkeiten – solange diese begründbar und gerechtfertigt ist, der gewährte Nachlass also den Zinseffekt übersteigt. Ein konsequent gesteuertes Payables Management führt bei konsequenter Anwendung darüber hinaus dazu, dass das Unternehmen durch zuverlässige Zah-

---

1) Vgl. Klepzig (2008), S. 16.
2) Vgl. Meyer (2007), S. 75.
3) Vgl. im Gegensatz hierzu Klepzig (2008), S. 45, welcher zur Net-Working-Capital-Optimierung Möglichkeiten zur maximalen Ausreizung der Verbindlichkeitenlaufzeit beschreibt.
4) Siehe hierzu auch Meyer/Lüdtke (2006), S. 610, welche den statistisch signifikanten Zusammenhang zwischen Kreditorenlaufzeit und Kreditwürdigkeit der Unternehmung im Rahmen einer empirischen Untersuchung statistisch nachweisen.

lungen als verlässlicher Partner für seine Lieferanten erkannt wird und somit einer vertrauensvollen Lieferantenbeziehung Vorschub leisten kann.

Dieser Praxisleitfaden stützt sich neben den aktuellen Erkenntnissen aus der wissenschaftlichen Literatur insbesondere auf konkrete Praxiserfahrungen im Rahmen von Beratungsprojekten bei groß- und mittelständischen Unternehmen im In- und Ausland. Ausgehend von einem 3-Phasen-Modell wird im Folgenden aus der konkreten Projekterfahrung heraus dargestellt, wie im ersten Schritt die Transparenz über die Zielerreichung des Payables Managements erhöht werden kann. Im zweiten Schritt steht die kurz- bis mittelfristige Optimierung im Fokus, bei der auf Basis der bestehenden Zahlungsbedingungen die operationale Prozessqualität gesteigert werden soll. In der abschließenden dritten Phase werden dann auf Basis der zuvor neu gewonnenen Transparenz gewachsene Fehlentwicklungen gezielt infrage gestellt und in Verhandlungen mit Lieferanten weitere Potenziale erschlossen.

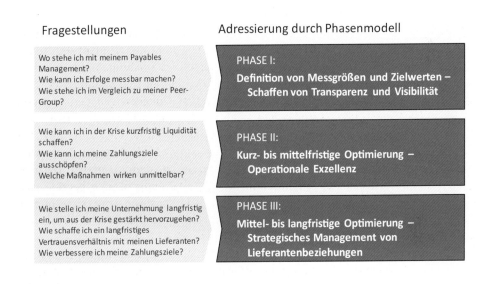

Abb. 5-1: Darstellung des 3-Phasen-Modells zur Optimierung

5.2 Phase I: Schaffen von Transparenz und Visibilität

In der ersten Phase geht es primär um eine Standortbestimmung – wie kann ich die Prozessqualität meines Payables Managements messen, wo stehen meine Konkurrenten und welche Ziele soll ich mir setzen? Wie in den folgenden Abschnitten gezeigt wird, bedarf es einer Erweiterung der klassischen Kennzahlen, um aussagekräftige Informationen über die Prozessqualität zu erhalten. Diese bilden auch das Gerüst, um den Erfolg meiner Maßnahmen messen zu können und diese langfristig auch in Incentivierungskonzepte einzubinden.

5.2.1 Traditionelle Kennzahlen im Payables Management

Traditionelle Verfahren zur Bestimmung der Prozessqualität im Bereich des Payables Managements reduzieren sich häufig auf die Erhebung einer DPO[5] Kennzahl, welche die Verbindlichkeiten aus Lieferungen und Leistungen gegenüber den Umsatzkosten einer Periode in das Verhältnis setzt und somit die durchschnittliche Reichweite der Verbindlichkeiten ermittelt. Je höher die DPO Kennzahl, desto größer ist der Finanzierungsrahmen der durch den Lieferantenkredit gewährt wird und desto niedriger ist das gebundene Kapital der Unternehmung.[6]

Es gibt in der Unternehmenspraxis mehrere Variationen der DPO Kennzahl. So wird in einigen Fällen teilweise auch der Umsatz als Vergleichsgröße für die Verbindlichkeiten herangezogen. Mit der Zielsetzung, die durchschnittliche Laufzeit der Verbindlichkeiten zu ermitteln, müssen jedoch die Kosten des Umsatzes herangezogen werden[7], wie in der nachfolgenden Formel gezeigt wird.

$$DPO = \frac{\text{Verbindlichkeiten aus Lieferungen und Leistungen}}{\text{Kosten des Umsatzes (Periode)}} \times \text{Anzahl Tage (Periode)}$$

Abb. 5-2: DPO Formel[8]

Die Vorteile der DPO Kennzahl liegen in ihrer einfachen Ermittlung auf Basis von Bilanz und Gewinn- und Verlustrechnung, welche mit wenig Aufwand einen Überblick über die durchschnittliche Verweildauer von Verbindlichkeiten erlaubt.

Sie beinhaltet jedoch auch nicht zu vernachlässigende Schwachstellen. Da eine stichtagsbezogene Größe (Verbindlichkeiten) mit zeitraumbezogenen Größen (Kosten) in ein Verhältnis gesetzt wird, muss ein Mindestmaß an Tagen für den Betrachtungszeitraum verwendet werden, um eine im Zeitverlauf zumindest teilweise stabile Kennzahl zu erhalten. Der Nachteil besteht darin, dass durch die Betrachtung eines Gesamtzeitraumes kurzfristige Veränderungen nicht in vollem Ausmaß wiedergegeben werden, mit der Folge, dass die Interpretation der Kennzahl und die damit verbundenen Ursachenanalysen mit einer Unschärfe belegt sind. So wird für die Ermittlung der Kosten des Umsatzes in der DPO Formel i.d.R. ein Dreimonatszeitraum berücksichtigt, oder die Kennzahl wird sogar nur als Jahreswert erhoben. Zudem werden temporär verschobene Größen verglichen, da die am Periodenende existierenden Verbindlichkeiten nur teilweise aus den in dem Betrachtungszeitraum entstanden Kosten des Umsatzes entstanden sind. Dieser Faktor führt dazu, dass die DPO Kennzahl gerade bei saisonalen Geschäftsverläufen wenig Aussagekraft besitzt.[9] Darüber hinaus führt auch ein angepasstes Beschaffungsvolumen zu Veränderungen der DPO Kennzahl, was deren Interpretation weiter erschwert.

Besonders problematisch wird es bei dem Versuch, die DPO Kennzahl über das reine Reporting hinaus auch für die Ableitung von Rückschlüssen über die Qualität

---

[5] DPO = Days Payables Outstanding, vgl. Berman et al. (2006), S. 167; auch: Days in Payables (DIP), vgl. Klepzig (2008), S. 44.
[6] Vgl. Hohenstein (1990), S. 123.
[7] Siehe hierzu Skiera/Pfaff (2003), S. 60.
[8] Eigene Darstellung basierend auf Skiera/Pfaff (2003), S. 60.
[9] Vgl. Maness/Zietlow (2004), S. 246.

des Payables Managements nutzen zu können. Der berechnete Wert bietet keinerlei Rückschlüsse auf die Amplitude von Früh- und Spätzahlungen, sondern stellt eine reine Saldobetrachtung dar. Spätzahlungen sind, soweit nicht intendiert, zufällig und können mitunter stärker schwanken. Ursachen können fehlende Dokumentationen, fehlerhafte Rechnungstellung des Lieferanten oder strittige Positionen sein, die eine Zahlung verzögern. Diese Faktoren liegen außerhalb des direkten Einflussbereiches der Unternehmung und sind daher kaum steuerbar. Gerade durch diese Spätzahlungen wird die zur Analyse herangezogene DPO Kennzahl aber kurzfristig erhöht, was im Rahmen der Analyse fälschlicherweise als positives Signal in Bezug auf die Prozessqualität im Payables Management gewertet werden kann. Stattdessen wird diese Veränderung durch externe Einflüsse getrieben und ist daher aus Sicht der Unternehmung nicht nachhaltig. Gleichzeitig wird möglicherweise bestehendes Verbesserungspotenzial, welches durch die Vermeidung von Frühzahlungen ausgeschöpft werden könnte, verschleiert.

5.2.2 Erweiterung des Kennzahlenbereichs: DPO+ und ODPO+

Um diese Schwachstellen der traditionellen DPO Ermittlung zu eliminieren, müssen neben Bilanz und Gewinn- und Verlustrechnung weitere Quellen herangezogen werden. Im Folgenden wird in diesem Beitrag die Erweiterung des Ansatzes auf Basis der Einzeltransaktionssicht beschrieben, welchen den höchsten Detailgrad und gleichzeitig die beste Datenqualität bietet. Auch wenn diese – abhängig von der Unternehmensgröße, -industrie und weiterer Einflussfaktoren – große Datenvolumina beinhalten kann, zeigt die Beratungspraxis doch, dass sich diese Einzeltransaktionen mithilfe moderner IT Infrastruktur zielführend auswerten lassen. Der Vollständigkeit halber seien jedoch noch andere Ansätze, welche die Schwächen der klassischen DPO Kennzahl zumindest mindern, erwähnt, so u.a. der Balance-Fraction-Ansatz.[10] Dieser weist den Anteil der Umsatzkosten einer Periode als Prozentsatz der Verbindlichkeiten der gleichen Periode aus und lässt somit im Zeitverlauf Aussagen über das Zahlungsverhalten zu.

Die Analyse der einzelnen Verbindlichkeiten auf Basis von Rechnungsdatum und tatsächlichem Zahldatum erlaubt die Ableitung einer transaktionsbezogenen DPO Kennzahl. Werden diese Transaktionen nach ihrer Höhe gewichtet und zusammengefasst, erhalten wir eine aggregierte DPO Kennzahl, die im Folgenden als DPO+ bezeichnet wird.

Die Analyse von Einzeltransaktionen bietet den Vorteil, dass neben der Ermittlung der DPO+ Kennzahl jede durchgeführte Zahlung als zu früh, zu spät oder als zeitgerecht bezahlt eingestuft werden kann. Dies ist eine wichtige Voraussetzung, um das Konzept um die Opportunity DPO+ (ODPO+) erweitern zu können. Dieses Konzept setzt voraus, dass die Überziehung von Zahlungszielen in der Praxis zwar erfolgt, aber nicht intendiert und auch nicht steuerbar ist. Dieser Logik folgend ergibt sich ein Optimierungspotenzial auf Basis bestehender Zahlungsziele nur durch

---

[10] Vgl. Meyer (2007), S. 91.

die Vermeidung von Frühzahlungen. Die ODPO+ Kennzahl zielt darauf ab, das Ausmaß dieses Potenzials zu ermitteln.

Die Voraussetzung dafür schafft die ODPO+ Kennzahl mit der Eliminierung der Saldobildung aus Früh- und Spätzahlungen, welches wie bereits erwähnt die Aussagekraft der klassischen DPO und auch des DPO+ Konzeptes stark einschränken. In der ODPO+ Kennzahl werden demnach nur die Zeiträume berücksichtigt, in denen Verbindlichkeiten zu früh gezahlt wurden. Spätzahlungen werden hierbei wie zeitgerechte Zahlungen bewertet, sodass sich der volle Effekt aus den Frühzahlungen in der ODPO+ Kennzahl niederschlägt und nicht verwässert wird. Zudem ist die Bestimmung von Zielwerten, die bei der traditionellen DPO Kennzahl von den Zahlungszielen abhängig ist, für die ODPO+ Kennzahl vergleichsweise einfach: Je näher der Wert gegen Null strebt, desto weniger Potenzial besteht.

Dies wird im Folgenden anhand zweier exemplarischer Szenarien mit unterschiedlichen Zahlungsmustern und dadurch verschiedenen resultierenden Optimierungspotenzialen gezeigt (siehe Abb. 5-3). Um das Optimierungspotenzial in Szenario A zu erkennen, sind die Kennzahlen DPO und auch DPO+ nicht geeignet, da eine schlechte Prozessqualität häufig zu Früh- und Spätzahlungen führt, welche bei beiden Kennzahlen nur saldiert ausgewertet wird. Die ODPO+ führt keine Saldobildung durch und zeigt dadurch das reine Optimierungspotenzial durch die Vermeidung von Frühzahlungen, welches in Szenario A deutlich höher liegt als in Szenario B.

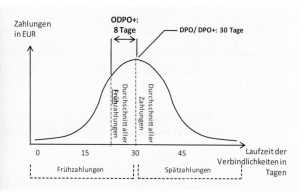

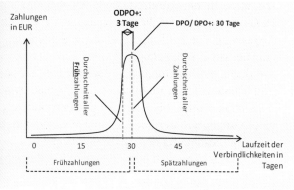

Abb. 5-3: Erläuterung der Vorteile des ODPO+ Konzeptes in Gegenüberstellung zur DPO Ermittlung

In Abb. 5-4 werden noch einmal die verschiedenen Vorteile der verschiedenen Kennzahlen im Payables Management gegenübergestellt. Diese bilden, abhängig von ihrer Charakteristik, die Grundlage für die verschiedenen Anwendungsbereiche, die nachfolgend in den Phasen II und III dieses Praxisleitfadens dargestellt werden.

	Vorteile	Nachteile	Anwendungsbereich
Klassische DPO	▶ Einfache Ermittlung	▶ Saldobildung zwischen Früh- und Spätzahlung ▶ Geringe Aussagekraft bei Saisonalität oder schwankendem Geschäftsverlauf	▶ Indikation bei stabilem Geschäftsverlauf ▶ Analyse von Jahresendwerten
DPO+	▶ Korrekte Ermittlung der aktuellen Verbindlichkeitenlaufzeit ▶ Saisonalität kein Problem	▶ Saldobildung zwischen Früh- und Spätzahlung	▶ Unterjährige Messung der Laufzeit von Verbindlichkeiten ▶ Optimierung von Zahlungszielen ▶ Mittel- bis langfristige Optimierung
ODPO+	▶ Keine Saldobildung ▶ Ausweis des Optimierungspotenzials durch Verhinderung von Frühzahlungen	▶ Keine Aussage über Zahlungsziele	▶ Vermeidung von Frühzahlungen ▶ Kurz- bis mittelfristige Optimierung

Abb. 5-4: Vorteile und Nachteile der klassischen und erweiterten Kennzahlen im Überblick

5.2.3 Definition von Zielwerten für DPO, DPO+ und ODPO+

Im nächsten Schritt werden Zielwerte bzw. -korridore für die Kennzahlen definiert. Bei der Wertefestlegung wird in zwei unterschiedliche Zeithorizonte unterschieden. In der kurzfristigen Perspektive ergibt sich der Zielwert für DPO und DPO+ aus den vertraglich festgelegten Zahlungszielen mit den Lieferanten, da eine Anpassung der Zahlungsziele nur auf einen längeren Zeitraum hin als realistisch erachtet wird. Dieser Logik folgend liegt das Potenzial in der kurzfristigen Perspektive darin, Frühzahlungen zu identifizieren und die zugrunde liegenden Ursachen und Schwachstellen im Prozess aufzudecken und zu eliminieren.

In einer mittel- bis langfristigen Perspektive können die Zahlungsziele oftmals jedoch angepasst werden. Um eine Richtschnur für das Potenzial abzuleiten, bietet sich eine Festlegung der Zielwerte auf Basis von Industrie- und Landesbenchmarks an.[11] Dieses Vorgehen wird in Phase III näher erläutert.

11) Hilfestellung hierbei können u.a. Analysen von Warenkreditversicherern geben, so z.B. das Atradius Zahlungsbarometer, welches ein- bis zweimal jährlich Kreditorenlaufzeiten auf Länder- und Industrieebene ermittelt.

5.3 Phase II: Kurz- bis mittelfristige Optimierung

Die Ermittlung der DPO Kennzahl und ihrer Erweiterungen auf Transaktionsebene, DPO+ und ODPO+, helfen, einen Überblick über die gegenwärtige Situation und die Entwicklung im Bereich der Verbindlichkeiten zu erhalten. Zur Erfolgsmessung der kurz- bis mittelfristigen Optimierung bietet sich die ODPO+ Kennzahl an, da diese von den zugrunde liegenden Zahlungszielen unberührt ist und somit singulär den Faktor Frühzahlungen misst.

Wie in Abb. 5-5 anhand verschiedener Einzeltransaktionen verdeutlicht wird, können einzelne Spätzahlungen die DPO und DPO+ Kennzahl so beeinflussen, dass aus deren Analyse kein Potenzial mehr ersichtlich wird (die DPO+ Kennzahl liegt lediglich ein Tag unter dem gewichteten Zahlungsziel). Erst durch die Analyse der ODPO+ Kennzahl wird deutlich, dass mit der Vermeidung von Frühzahlungen Verbindlichkeiten im Schnitt acht Tage länger gehalten werden können und somit ein Verbesserungspotenzial existiert.

Kreditor	Rechnungsnummer	Betrag	Rechnungsdatum	Zahlungsziel	Fälligkeit	Zahlung	DPO+	ODPO+	Cluster
Lieferant 1	10392235	4.932,34	27.02.2010	60	28.04.2010	03.04.2010	35	25	Frühzahlung
Lieferant 2	09_2383	23.500,00	16.02.2010	45	02.04.2010	11.04.2010	54	0	Spätzahlung
Lieferant 3	T G 928	14.890,00	31.01.2010	60	01.04.2010	23.03.2010	51	9	Frühzahlung
Lieferant 4	393411	5.847,39	02.02.2010	30	04.03.2010	05.05.2010	92	0	Spätzahlung
Lieferant 5	KA 833_02	37.232,43	10.02.2010	30	12.03.2010	28.02.2010	18	12	Frühzahlung
Gewichtete Kennzahlen				40,96			39,46	8,15	

Abb. 5-5: Darstellung einer DPO+ und ODPO+ Ermittlung auf Transaktionsebene

Ein theoretischer Optimalwert für die ODPO+ Kennzahl liegt bei null Tagen (was auch als »null Tage weiteres Potenzial« interpretiert werden kann), dieser ist aber aufgrund von nichttäglichen Zahlläufen und Ausnahmesituationen in der Praxis nicht realisierbar. Werte um die drei Tage wurden in der Praxis als optimal erkannt, Werte größer sieben Tage zeigen deutliches Optimierungspotenzial auf.

5.3.1 Analyse und Ursachenermittlung der Frühzahlung

Auf Basis der ermittelten ODPO+ Werte kann eine erste Einordnung des möglichen Verbesserungspotenzials im Payables Management getroffen werden. Etwas aufwendiger gestaltet sich allerdings die Analyse der zugrunde liegenden Ursachen für eine zu frühe Zahlung von Verbindlichkeiten. Erst diese Analyse bietet den Stellhebel zur Eliminierung der Schwachstellen. Hierzu bietet es sich an, anhand identifizierter Verbindlichkeiten, welche vor Fälligkeit beglichen wurden, einen

»Prozess Walk-through« durchzuführen und die einzelnen Prozessschritte von Erhalt der Lieferantenrechnung bis zur Zahlung detailliert nachzuvollziehen.

Hierbei ist insbesondere darauf zu achten, ob die Frühzahlung manuell angewiesen wurde oder systemseitig initiiert in die Zahlungsvorschlagsliste übernommen wurde. Im letzteren Fall sind in den meisten Fällen fehlerhafte Stammdaten für die Zahlungsbedingungen, welche nicht deckungsgleich mit der vertraglichen Vereinbarung sind, die Ursache. In der Praxis kann man feststellen, dass fehlerbehaftete Auszahlungsprozesse nicht nur Frühzahlungen begünstigen, sondern generell zu einer unregelmäßigen zeitlichen Steuerung von Auszahlungen führen. Das damit einhergehende Risiko liegt nicht nur in der fehlenden Ausnutzung von Zahlungszielen, sondern durch die resultierende fehlende Planbarkeit von Zahlungen wird auch die Kreditwürdigkeit und die Reputation bei den eigenen Lieferanten aufs Spiel gesetzt.

Generell lassen sich die in der Praxis häufigsten Fehlerquellen sowie die zugrunde liegenden Ursachen und mögliche Schritte zur Abhilfe wie folgt zusammenfassen:

	Fehlerhafte Zahlungsziele im System		Manuelle Zahlungsanweisung
	Ursprüngliche Fehlanlage in den Stammdaten	Manuelle Anpassung der Stammdaten	Zahlungsanweisung für Einzeltransaktion
Ursachen	▶ Fehlende Dokumentation der Zahlungsbedingungen in Verträgen ▶ Mangelndes Kontrollsystem bei der Anlage der Stammdaten	▶ Änderung und fehlende Zurücksetzung der Stammdaten, um Einzelrechnungen zu begleichen ▶ Unautorisierte Anpassung der Bedingungen um Skontoziehung zu ermöglichen	▶ Zahlungsanweisung nach Lieferantenintervention mit Bitte um Zahlung nicht fälliger Positionen ▶ Zahlungsanweisung zur Ausschöpfung von Skonti ▶ Zahlungsanweisung auf Basis von genannnten Zahlungszielen auf der Rechnung
Lösungsansätze	▶ Anlage der Stammdaten nur bei vollständiger Vorlage der Dokumentation inklusive Zahlungszielen ▶ Konsequente Umsetzung des Vier-Augen-Prinzips	▶ Keine Stammdatenänderungsrechte für Mitarbeiter, welche Zahlungen anweisen ▶ Periodische Überprüfung der systemseitigen Zahlungsziele mit Vertragsdokumentation/ Standardzahlungszielen ▶ Schulungen von Mitarbeitern über das Kapitalkostenkonzept	▶ Regelwerk zur Beschreibung der erlaubten Fälle von manuellen Zahlungsanweisungen ▶ Manuelle Zahlungsanweisung nur durch Vier-Augen-Prinzip ▶ Schulungen von Mitarbeitern über das Kapitalkostenkonzept ▶ Incentivierung von Mitarbeitern bei Erreichen des DPO+/ ODPO+ Zielwertes

Abb. 5-6: Ursachen für Frühzahlungen und mögliche Lösungsansätze im Überblick

5.3.2 Eliminieren von Fehlerquellen

Neben den im Optimalfall weitgehend automatisierten Prozessen bei der Vorbereitung von Zahlungen, darf der Faktor Mensch und sein Einfluss auf die Qualität des Payables Managements nicht unterschätzt werden. So ist neben einem funktionierenden Kontrollsystem insbesondere die Sensibilisierung der Mitarbeiter, welche Zahlungen anweisen können, von primärem Interesse. Die Praxis zeigt, dass Frühzahlungen häufig durch manuelle Interaktionen ausgelöst werden, dies gilt umso mehr, wenn der Gesamtprozess weitestgehend automatisiert ist.

Gründe hierfür liegen insbesondere darin, dass der einzelne Mitarbeiter auf Sachbearbeiterebene im Payables Management oft nicht über ausreichende Information und Transparenz verfügt, um eine unter Berücksichtigung allen Kriterien objektive Entscheidung zu treffen. Gerade durch den direkten Kontakt mit Lieferanten werden Entscheidungen auch unter Einbeziehung emotionaler Einflüsse getroffen mit der persönlichen Zielsetzung, die Geschäftsbeziehung und das Arbeitsklima mit dem Lieferanten nicht zu gefährden.

Problematisch ist hierbei, dass das finanzielle Ausmaß, welches Frühzahlungen auf die Kapitalkosten der Unternehmung haben, häufig nicht transparent ist und in den meisten Fällen unterschätzt wird. Tatsächlich aber resultiert in der Praxis einer Unternehmung mit Umsatzkosten im niedrigen 3-stelligen Millionenbereich ein Tag Zugewinn bei der Kreditorenlaufzeit in Kapitalkosteneinsparungen, welche im Bereich > 100 000 Euro liegen.

Durch diese fehlende Visibilität werden derartige Argumente bei Lieferantenanfragen nach Begleichung einer offenen, aber noch nicht fälligen Rechnung häufig nicht oder nicht ausreichend in Betracht gezogen. Gezielte Schulungen können hier helfen, den Mitarbeitern den finanziellen Effekt einer Frühzahlung vor Augen zu führen und sie für die Problematik zu sensibilisieren.

In einem späteren, weiteren Schritt kann die zeitgerechte Zahlung von Verbindlichkeiten als Faktor der variablen persönlichen Vergütung Berücksichtigung finden. In der Praxis wesentlich leichter umzusetzen und ebenfalls sehr hilfreich ist häufig bereits ein Tableau mit einer Sensitivitätsanalyse, welche den Effekt der Erhöhung oder Verringerung der Kreditorenlaufzeit auf die Kapitalkosten der Unternehmung aufzeigt.

Kapitalkosteneinsparungen in EUR durch Veränderung der Verbindlichkeitenreichweite in Tagen..							
	30 Tage	45 Tage	Ø DPO in Tagen	75 Tage	90 Tage	100 Tage	110 Tage
Alle Lieferanten	-1.175.926	-450.046	54,3	1.001.714	1.727.594	2.211.514	2.695.434
Top 10	-636.978	-320.598	60,2	312.162	628.542	839.462	1.050.382
Top 20	-855.622	-402.112	58,3	504.908	958.418	1.260.758	1.563.098
Top 100	-1.068.278	-432.398	55,2	839.362	1.475.242	1.899.162	2.323.082
← Negativer Einfluss			Positiver Einfluss = Saving →				

Abb. 5-7: Beispiel einer Sensitivitätsanalyse zu den Kapitalkosten bei Anpassung der Kreditorenlaufzeit

5.3.3 Weitere Optimierung – Anpassen der Zahlläufe

Neben der möglichst akkuraten Vorbereitung einer Zahlungsvorschlagsliste ist für den Lieferanten das tatsächliche Zahldatum entscheidend. Um Zahlungsziele weitestgehend ausschöpfen zu können, ohne dabei jedoch mit Zahlungen in Verzug zu geraten, sind regelmäßige Zahlläufe notwendig. Natürlich ist hier ein Trade-off zwischen zusätzlichem Nutzen und Aufwand durch die Einführung häufigerer Zahlläufe zu berücksichtigen, der je nach Unternehmung und Automatisierungsgrad unterschiedlich ausfallen kann. In der Praxis haben sich aber bis zu zwei Zahlläufe pro Woche bewährt. In diesem Fall kann ein Zahlungsziel im Durchschnitt auf zwei Tage genau avisiert werden, was die Planbarkeit der Zahlung von Verbindlichkeiten deutlich erhöht und damit einer zusätzlichen Vertrauensbildung beim Lieferanten zuträglich ist.

5.4 Phase III: Mittel- bis langfristige Optimierung

Nachdem die operationale Optimierung der internen Prozesse so weit fortgeschritten ist, dass die Erschließung weiteren Potenzials nicht mehr allein durch operationale Exzellenz in den Prozessen erfolgen kann, sondern auch die zugrunde liegenden Zahlungsbedingungen als Gegenstand der Optimierung berücksichtigt werden müssen, setzt die Phase III an. Hier verschiebt sich der Fokus von rein intern gerichteten Initiativen auf unternehmensübergreifende Maßnahmen, welche durch Verhandlungen mit Lieferanten umgesetzt werden müssen.

Für die Erfolgsmessung in dieser mittel- bis langfristigen Optimierung ist die im vorigen Kapitel genutzte ODPO+ Kennzahl nicht mehr zielführend. Aufgrund der Eigenschaft, nur Frühzahlungen zu bewerten, die ihr in Phase II noch zum Vorteil reichten, werden die eigentlichen Zahlungsziele, die hier Gegenstand der Optimierung sind, nicht berücksichtigt. In diesem Kapitel sollten daher zur Feinanalyse die DPO+ Kennzahl sowie als grobe Indikationsgröße die klassische DPO Kennzahl herangezogen werden.

5.4.1 Realistische Zahlungsziele ermitteln

Mehrere Faktoren bestimmen die Zahlungsziele gegenüber Lieferanten. Neben generischen Größen wie Land, Region und Industrie zählen unternehmensspezifische Faktoren wie Größe, Dauer der Lieferantenbeziehung und Verhandlungsmacht der Lieferanten zu den Determinanten der gewährten Zahlungsziele. Spezifische Benchmarks, die alle Faktoren in der notwendigen Aktualität umfassend berücksichtigen, sind wohl nicht existent. Jedoch hilft die Kombination einzelner Benchmarks oder Analysen von Durchschnittswerten, Richtwerte für das eigene Unternehmen abzuleiten (siehe Abb. 5-8).

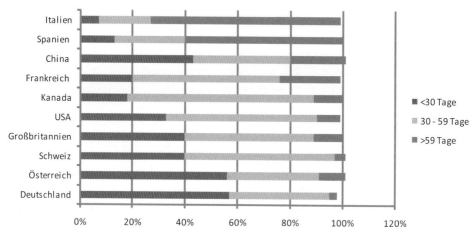

Abb. 5-8: Durchschnittliche Zahlungsziele in verschiedenen Ländern im Vergleich[12)]

5.4.2 Zahlungsziele verhandeln

Um die DPO Werte langfristig an einen Industrie- oder Landesbenchmark anzunähern, ist es neben den angesprochenen operativen Prozessoptimierungen nötig, Zahlungsziele in Vereinbarungen mit Lieferanten zu erhöhen.

Im ersten Schritt ist es wichtig, Mitarbeiter im Einkauf mit den Folgekosten verschiedener Zahlungsziele vertraut zu machen. Wenn möglich, sollten diese bei ihrer variablen Vergütung nicht nur anhand des ausgehandelten Preislevels, sondern ebenso auf Basis des Zahlungsziels und der resultierenden Kapitalkosten incentiviert werden.[13)] Andernfalls besteht das Risiko, dass gerade im Bereich der Zahlungsziele in den Verhandlungen die größten Kompromisse eingegangen werden, ohne dass dies durch entsprechende Preisnachlässe überkompensiert würde.

Damit sind wichtige Grundsteine gelegt, um bei Vertragsverhandlungen mit der notwendigen Transparenz über die Auswirkungen möglicher Entscheidungen agieren zu können.

Neben dem Abschluss von Neuverträgen gilt es aber auch bei bestehenden Verträgen Anpassungen der Zahlungsziele erzielen zu können. Hierzu ist es im Vorfeld wichtig, eine Clusterung von Lieferanten vorzunehmen, um auf Basis von Industrien und Herkunftsländern die Zahlungsziele näher definieren zu können. Nachfolgend ist eine Priorisierung derjenigen Lieferanten vorzunehmen, bei denen auf Basis der Marktstellung, des Einkaufsvolumens und dem Abstand des aktuellen Zahlungsziels zum Zielwert ein großes Potenzial zu erwarten ist. Auf Basis dieses Wissens muss eine Verhandlungsstrategie erstellt werden.[14)]

---

12) Quelle: Eigene Darstellung auf Basis Atradius (2009), S. 34.
13) Vgl. hier und im Folgenden: Kreuz/Schürmann (2004), S. 432.
14) Zu weiteren Informationen über mögliche Verhandlungsstrategien zwischen Konflikt und Problemlösung vgl. Geiger (2007), S. 29ff.

Bei strategisch nicht wichtigen Lieferanten kann auch ein Austausch des Lieferanten infrage kommen. Nutzen Sie die neugewonnene Transparenz, um mögliche Verhandlungslösungen gezielt bewerten zu können. Sollten Ihre derzeitigen Zahlungsziele deutlich unter dem Landesschnitt oder Industrieschnitt liegen, können entsprechende Fakten mit in die Verhandlungen eingebracht werden.

5.5 Fazit

Im Folgenden werden anhand eines 10-Punkte-Plans noch einmal die wesentlichen Schritte auf dem Weg zu einem effektiven Payables Management dargestellt. Diese Übersicht eignet sich auch zu einer ersten Orientierung, welche Optimierungsschritte in Ihrem Unternehmen bereits durchgeführt und welche Maßnahmen noch nicht initiiert wurden.

	Handlungsempfehlungen	Phasen
1	Schulen Sie Ihre Mitarbeiter im Bereich Kapitalkosten und machen Sie diese mit den resultierenden Kosten einer Frühzahlung vertraut (z.B. durch eine Sensitivitätsanalyse)	Phase I
2	Berechnen Sie Ihre DPO Kennzahl aus der Bilanzsicht und ermitteln Sie Ihre DPO und ODPO+ Kennzahl aus den Transaktionsdaten	
3	Vollziehen Sie anhand zu früh gezahlter Rechnungen die Schwachstellen in Ihrem Payables Management nach	Phase II
4	Adressieren Sie die Schwachstellen im Prozess durch geeignete Maßnahmen (Berechtigungswesen, Stammdaten, Kontrollwesen, manuelle Zahlungsanweisungen)	Erfolgsmessung: ODPO+
5	Stellen Sie mögliche Skontoziehungen auf den Prüfstand, analysieren Sie, ob der Nachlass die entstehenden Kapitalkosten überkompensiert	
6	Gleichen Sie Ihre gewichteten Zahlungsziele mit Länder- und Industriebenchmarks ab und definieren Sie Ihre mittelfristigen Ziele	Phase III
7	Analysieren und priorisieren Sie Ihre bestehenden Lieferanten nach den Kriterien Marktstellung und mögliche Kapitalkosteneinsparungen und bereiten Sie individuelle Verhandlungsstrategien und Business Cases vor	Erfolgsmessung: DPO, DPO+
8	Erhöhen Sie schrittweise durch Verhandlungen, ggf. auch durch Lieferantenaustausch Ihre Zahlungsziele, die deutlich unter dem Zielwert Ihrer Unternehmung liegen	
9	Überführen Sie die Messung von DPO und ODPO+ in ein reguläres Reportingsystem, um die Zielerreichung in den verschiedenen Aktivitätenfeldern messen und analysieren zu können	
10	Fügen Sie das Erreichen von Kapitalkostenzielen in das variable Vergütungssystem Ihrer Mitarbeiter mit ein	

Abb. 5-9: 10-Punkte-Aktivitätenplan zur Umsetzung eines optimierten Payables Managements

Zusammenfassend lässt sich konstatieren, dass ein effektives Payables Management gerade in Krisenzeiten hilft, durch bessere Ausschöpfung von Zahlungszielen kurzfristig die Finanzierungssituation deutlich zu verbessern. Neben den rein monetären Aspekten bietet die Straffung der internen Prozesse und die dadurch gewonnene Qualität die Chance, durch erhöhte Stabilität und Verlässlichkeit die Wahrnehmung der Unternehmung bei Ihren Lieferanten nachhaltig zu verbessern. Hierdurch kann ein Vertrauensverhältnis etabliert werden, welches mittel- und langfristig die Möglichkeiten zur Ausweitung der Zahlungsziele vergrößert. Dies bildet das Fundament um nachhaltig gestärkt aus Krisensituationen herauszugehen.

Wie konkrete Fälle aus der Beratungspraxis gezeigt haben, sind größere Erfolge in den meisten Unternehmen bereits mit geringem Aufwand und zeitnah realisierbar. Dies belegt, wie sehr das bisher in der Literatur wenig beachtete Thema Payables Management einen erfolgreichen Beitrag zu einem effektiven Working Capital Management und zur Steigerung des Unternehmenswertes leisten kann – weit über reine Krisenphasen hinaus.

Literatur

Atradius: Zahlungsmoralbarometer, www.atradius.de, 2009.

Berman, Knight and Case: Financial Intelligence, Boston 2006.

Geiger: Industrielle Verhandlungen: Empirische Untersuchung von Verhandlungsmacht, Wiesbaden 2007.

Hohenstein: Cash Flow Cash Management – Herkunft, Funktion und Anwendung zur Unternehmensbeurteilung, zur Unternehmenssicherung, Wiesbaden 1990.

Klepzig: Working Capital und Cash-Flow, Wiesbaden 2008.

Kreuz/Schürmann: Guserl/Pernstein (Hrsg.): Handbuch Finanzmanagement in der Praxis, Wiesbaden 2004, S. 427–452.

Maness/Zietlow: Short Term Financial Management, Ohio 2004.

Meyer: Working Capital und Unternehmenswert, Wiesbaden 2007.

Meyer/Lüdtke: FB 2006, S. 610–614.

Skiera/Pfaff: Der Controlling Berater 6/2003, S. 47–68.

6. Zertifizierung des Credit Managements als Maßnahme zur Stärkung des Working Capital Managements

von Wolfgang Rempe und Hendrik Vater

Übersicht

6.1 Einleitung 84
6.2 Definition des Credit Managements 85
6.3 Lockeres Regelwerk mit Vorbildfunktion 85
6.4 Transparenz ist Risikominimierung 86
6.5 Sechs Phasen der Zertifizierung 88
6.6 Inhalte der Auditierung 90
6.7 Fazit 94

6.1 Einleitung

Raffaele Scassamacchia ist Lagerist eines italienischen Logistikanbieters. Er lagert Geräte der Unterhaltungselektronik ein und aus, sog. Fast Moving Consumer Goods. Der Begriff aus der Logistiksprache signalisiert: Es muss schnell gehen. Der Lagerkunde erwartet trotz des Zeitdrucks äußerste Akribie. Die Arbeit von Scassamacchia und seinen Kollegen ist fordernd, dafür aber Wertschöpfung pur. Der Kunde bezahlt jeden Pick aus dem Regal, jede gepackte Palette. Wenn der Kunde denn zahlt. Scassamacchia und seine Betriebsratsvertreter würden zu Recht dagegen Sturm laufen, wenn aufgrund von Versäumnissen im Credit Management der Kunde zu spät zahlen würde oder die Ausfallrisiken stiegen – und die Lageristen noch härter anpacken müssten, um das Defizit wieder aufzufangen.

Szenenwechsel, vom Lager in die Management-Etage der Finanzorganisation eines Unternehmens. Die Interessenlage bleibt indes deckungsgleich mit der im Lager: Forderungsausfälle sind zu vermeiden, Kapitalkosten zu minimieren. Verschärft hat sich dies durch die Krise der Weltwirtschaft. Vor der Krise genügte es vielfach noch, dem Kunden über einen straff organisierten, kundennahen Vertrieb, gute Produkte anzubieten und zuverlässigen Service zu leisten. Die derzeitige Situation legt aber schonungslos offen, dass auch das Finanzwesen einwandfrei funktionieren und auf die Unternehmensziele ausgerichtet sein muss. Hatte das Credit Management innerhalb des Finanzwesens früher vielfach die Rolle eines wenig beachteten Unterstützungsprozesses, gewinnt es nun durch das neue wirtschaftliche Umfeld an Gewicht. Hinzu kommt, dass auch Banken, Versicherungen und Rating-Agenturen erwarten, dass Unternehmen ihre Finanzen im Griff haben: Zum Beispiel, dass sie auf Debitorenseite DSO-Ziele (Days Sales Outstanding – eine Kennzahl für die Forderungsumschlagdauer) erreichen. Oder dass auf der Kreditorenseite Lieferanten nicht insolvent werden und so z.B. Anzahlungen und Lieferantenbeziehungen verloren gehen. Anderenfalls drohen Unternehmen nicht unerhebliche Verluste. Ein letzter Punkt, der das Credit Management tangiert, sind die vielen staatlichen und börsenrechtlichen Vorgaben. Unternehmen müssen immer transparenter werden, wobei viele Vorgänge – darunter auch das Credit Management selbst – nicht nur von externen Partnern genau beäugt, sondern auch von Kontrollgremien überwacht werden.

Das Wichtigste in Kürze
- Credit Management (CM) muss strategisch betrieben werden und ist mit dem operativen Geschäft zu verzahnen.
- Die Mindestanforderungen an das Credit Management (MaCM) sind ein praxisorientiertes Regelwerk für das CM.
- Eine externe Zertifizierung trägt zur Qualitätsverbesserung des CM bei und schafft Transparenz für viele Stakeholder-Gruppen.
- Eine externe Zertifizierung durch einen neutralen Zertifizierer bringt das Know-how des Zertifizierers in die eigene Organisation.
- Durch ein zertifiziertes CM erübrigt sich der Aufwand vieler anderer Prüfungen.

- Der Aufbau und die Zertifizierung eines CM sind kommunikative Prozesse, in denen Mitarbeiter ihre Rollen verstehen müssen.
- CM dient der Risikominimierung und der Kundenorientierung.
- Eine Zertifizierung gliedert sich in mehrere Phasen. Empfohlen wird ein Voraudit.

6.2 Definition des Credit Managements

Die Aufgabe des Credit Managements (CM) ist zweigeteilt in Kreditoren und Debitoren. Schon auf der Lieferantenseite werden Verzahnungen zum operativen Geschäft deutlich. Hier muss ein gutes CM erkennen, ob ein Lieferant auszufallen droht oder – etwa aufgrund seiner Unzufriedenheit mit Zahlungszielen – seine Leistungsqualität absenkt. Beides sind maßgebliche Faktoren für den eigenen Geschäftserfolg. Wichtiger noch ist das Debitorenmanagement. Dieser Part ist so zu betreiben, dass es den Geschäftserfolg bestmöglich unterstützt – und auch dabei gibt es enge Verzahnungen mit dem operativen Geschäft: Ein straffes Forderungsmanagement etwa trägt zweifellos dazu bei, die Liquidität zu verbessern und die Kapitalkosten zu verringern. Allerdings stört ein allzu ruppiges Vorgehen schnell das Verhältnis zum Kunden. Legt ein Unternehmen bei seinen Außenständen jedoch zu viel Kulanz oder gar Arglosigkeit an den Tag, steigen die Kapitalkosten. Das wirtschaftliche Ergebnis, das Raffaele Scassamacchia und seine Kollegen unter großen Anstrengungen erwirtschaften, droht zumindest in Teilen zu zerrinnen. Zusätzlich erhöht jeder Tag, an dem eine Rechnung unbezahlt bleibt, die Gefahr eines Forderungsausfalls, mit der Folge, dass das Unternehmen Schaden nimmt und im Extremfall sogar selbst ausfallen kann.

Das Zwischenfazit: Der Gesamterfolg des Unternehmens ist erst dann sicherzustellen, wenn die Abläufe und Maßnahmen im Bereich CM mit den Unternehmenszielen übereinstimmen. Das CM muss folglich selbst strategisch aufgebaut werden. Zweite Voraussetzung für ein funktionierendes CM ist die Verzahnung mit dem operativen Geschäft. Weil sich dieses äußerst dynamisch verhält, muss das CM ständig optimiert und angepasst werden. Der strategische Aufbau und die permanente Pflege des CM wiederum erfordert eine entsprechende Sensibilisierung des Managements als auch definierte und konsistente Prozesse.

6.3 Lockeres Regelwerk mit Vorbildfunktion

Dieses Zwischenfazit umreißt zugleich die Vorüberlegungen und die Vorgehensweise beim Aufbau eines CM. Eine Vorbildfunktion können dabei die »Mindestanforderungen an das Credit Management« (MaCM) inne haben, die der Verein für Credit Management e.V. (VfCM) definiert hat. Der Begriff »Mindestanforderungen« klingt zunächst negativ, nach eher niedrigem Standard. Dies ist jedoch nicht der Fall. Vielmehr wird damit umschrieben, dass den Unternehmen nur ein Mindestmaß an Regeln und Kenngrößen vorgegeben wird, die festlegen, wie das CM auszusehen hat und wie es betrieben werden sollte. Die MaCM sind daher eine weitgehend frei anwendbare Gestaltungshilfe, die jedes Unternehmen seinen Anforderungen und Gegebenheiten gemäß anpassen und umsetzen kann. Inhaltlich sind die MaCM ausführlich und geben eine Hilfestellung, wie umfangreich ein CM sein sollte und welche Details zu berücksichtigen sind. Die MaCM orientieren sich an den 2002 von der Bundesanstalt für Finanzdienstleistungsaufsicht veröffentlichten »Mindestanforderungen an das Kreditgeschäft der Kreditinstitute«. Anwendbar sind die MaCM sowohl für Unternehmen, die ihr CM neu einführen oder erneuern, als auch für solche, die auf eine stetige Verbesserung abzielen. Ein weiterer Vorteil der MaCM ist ihr Praxisbezug. Das Konzept vereint die Erfahrungen aus der Berufspraxis vieler Kreditmanager. Wer sich an den MaCM orientiert, vermeidet vorausgegangene Fehler anderer Unternehmen und kann es sich ersparen, alle Eventualitäten eines CM neu zu durchdenken.

6.4 Transparenz ist Risikominimierung

Unmittelbar verbunden mit dem Aufbau eines CM ist der Wunsch, mehr Transparenz zu gewinnen und Risiken sachgerecht zu steuern. Der Trend ist klar: Lieferanten schauen sich ihre Auftraggeber, Auftraggeber ihre Lieferanten immer genauer an und wollen vor einem Engagement wissen, worauf sie sich einlassen. Dies betrifft die Geschäftsbeziehungen in der Warenwirtschaft und mehr noch den Finanzsektor. Banken verlangen vermehrt Kenntnis darüber, wen sie finanzieren und wofür der Bankkunde Kreditmittel einsetzen wird. Kreditversicherer brauchen Informationen, welche Risiken sie absichern. Für den Finanzsektor ist Transparenz letztlich ein Synonym für Risikominimierung.

Wege zu dieser angestrebten Risikominimierung gibt es viele. Der wohl einfachste Weg ist die klassische Bonitätsprüfung des Geschäftspartners. Dabei ist dieses Verfahren rückwärts gewandt, aus dem Zahlungsverhalten der Vergangenheit sollen – mit entsprechendem Unsicherheitsfaktor – Aufschlüsse auf die derzeitige wirtschaftliche Lage und ein zukünftiges Verhalten gezogen werden. Eine andere Möglichkeit sind Ratings. Der Ansatz: Kennzahlen werden analysiert und Managementqualitäten eingeschätzt, um daraus ein Bild der Verlässlichkeit des Geschäftspartners zu gewinnen. Ratings sind mit der Finanzkrise in die Schusslinie der Kritik geraten. Der Nutzen solider und unabhängiger Ratings jedoch bleibt unbestritten. Ein dritter Weg, um mehr Transparenz zu gewinnen, sind Lieferantenaudits. Diesen Weg schlug als erste Branche die Automobilindustrie ein. Zwischenzeitlich ziehen andere Wirtschaftszweige nach und prüfen ihre Zulieferer und Dienstleister ab. Zu beobachten ist dabei ein inhaltlicher Wandel. Noch vor einiger Zeit konzentrierten sich die Abnehmer im Lieferantenaudit auf die Qualität der Leistung. Zwischenzeitlich gehen die Auditoren einen Schritt weiter und bewerten zusätzlich zur Produktqualität Faktoren wie Technologiebeherrschung, logistische Fähigkeiten und finanzielle Aspekte. Diese Kriterien sollen aufzeigen, ob der Geschäftspartner die ihm übertragenen Aufgaben während des gesamten Zeitraums der Zusammenarbeit erfüllen kann.

Unabhängig davon, welcher Weg zu mehr Transparenz beschritten wird: Die Erfahrung zeigt, dass heute Auskunftsdatenbanken bestehen, bei der sich Geschäftspartner Wirtschaftsinformationen aller Art einholen können – und dies sogar ohne Wissen und Mitwirkung des Zielunternehmens. Häufig ist es aber von Vorteil, den Geschäftspartner bei diesem Prozess zu begleiten. Noch besser ist es jedoch, in Vorleistung zu gehen und seine Transparenz über zertifizierte Prozesse zu belegen. Dies bedeutet, dass das Unternehmen Zeit zur Vorbereitung hat und den Prüfer mehr oder minder frei wählen kann. Außerdem spart das Unternehmen dadurch Aufwand: Anstatt vielfache Untersuchungen und Auskunftsersuchen über sich ergehen zu lassen, reicht eine einmalige Zertifizierung. Eine erste Voraussetzung ist jedoch, dass das Testat oder Zertifikat des Prüfers beim Geschäftspartner Gewicht und Glaubwürdigkeit hat. Anderenfalls wird dieser erneut eigene Untersuchungen anstrengen. Eine zweite Voraussetzung ist es, sich bei der Überprüfung einer neutralen Institution zu bedienen. Damit wird vermieden, dass Know-how aus dem betrachteten Unternehmen zu den Geschäftspartnern und auf lange Sicht zu Wettbewerbern transportiert wird. Der neutrale Zertifizierer jedoch trägt sein spezielles Know-how in das beobachtete Unternehmen hinein.

Das CM ist in diesem Zusammenhang in einer Doppelrolle zu sehen. Zum einen dient es der Absicherung eigener Risiken gegenüber Geschäftspartnern auf der Kunden- wie Lieferantenseite. Zum anderen ist das CM selbst ein deutliches Signal an die Geschäftspartner. Die Schlussfolgerung all dieser Vorüberlegungen war daher, das CM durch eine namhafte Zertifizierungsstelle nach einem anerkannten Regelwerk zertifizieren zu lassen. Die Logik: Wenn das Unternehmen über ein strategisches und von einer unabhängigen Prüfungsinstanz zertifiziertes CM verfügt, betreibt das Unternehmen nachweislich und glaubhaft Risikovorsorge und ist ein verlässlicher und stabiler Geschäftspartner. Zugleich stützt das CM die Reputation des Gesamtkonzerns.

Diese Logik verfängt sich sowohl bei Geschäftspartnern im operativen Geschäft wie auch im Finanzsektor. Bei einer Kreditvergabe durch eine Bank oder beim Aushandeln der Konditionen mit einer Kreditversicherung übersteigt der Nachweis eines funktionierenden CM sogar die Bedeutung einer vertrauensbildenden Maßnahme. Hier eröffnet das CM Verhandlungsspielräume bei der Gestaltung von Zins- und Prämienhöhe. Intern entfaltet ein zertifiziertes CM ebenfalls Wirkung, da es gegenüber Aufsichtsgremien als Nachweis dient, dass das Management finanzielle Prozesse systematisch gestaltet, mit dem Betriebsvermögen umsichtig umgeht und geeignete Maßnahmen ergreift, um finanzielle Risiken zu verringern. Weiterer positiver Nebeneffekt: Das zertifizierte CM erleichtert die Zusammenarbeit mit Wirtschaftsprüfern und Rating-Agenturen. Ihre Prüfungen gehen schneller vonstatten, was auch den Aufwand des geprüften Unternehmens in der Beschaffung und Bereitstellung von Informationen verringert.

6.5 Sechs Phasen der Zertifizierung

Noch vor Kurzem existierte keine Prüfgrundlage für die neutrale und vergleichbare Bewertung eines CM in Unternehmen. Dies hat sich jedoch mit der Aufstellung und Verabschiedung der MaCM durch den VfCM geändert. Seither liegt eine allgemein anwendbare Anforderungsdefinition vor, auf deren Basis ein Auditierungs- und Zertifizierungsverfahren entwickelt werden konnte. Als Partner für die Auditierung und Zertifizierung wählte der VfCM den TÜV Rheinland aus. Diese Institution ist neutral und verfügt über die notwendige Expertise und Akzeptanz.

Der Ablauf des Zertifizierungsverfahrens folgt einem mehrphasigen Ablauf. Phase 1 bestand darin, dass der TÜV Rheinland ein Angebot ausarbeitete. Der Aufwand der Auditierung hängt dabei von mehreren Faktoren ab: Wichtig sind die Größe und Komplexität des Unternehmens, die Anzahl der Debitoren und die Frage, für welche Bereiche das CM zuständig ist und ob es zentral oder dezentral organisiert ist. Im Angebot beschrieben waren das Zertifizierungsverfahren, der Ablauf und die generellen Anforderungen. Phase 2 bestand aus dem Vertragsschluss, Phase 3 in der Vorbereitung der Zertifizierung. Im Angebot hatte der TÜV Rheinland vorgeschlagen, während dieser Vorbereitung bereits ein Voraudit durchzuführen. Dieses erhöht erfahrungsgemäß die Chancen, das spätere Hauptaudit und damit das Zertifizierungsverfahren erfolgreich zu bestehen. Aufgrund eines eigenen »Pre-Checks« entschloss sich das Unternehmen indes, das Zusatzangebot nicht zu nutzen und das Audit direkt durchzuführen. Bei einem Voraudit untersucht der TÜV Rheinland sonst stichprobenartig den CM-Prozess in allen Ebenen auf seine Zertifizierfähigkeit und zeigt Abweichungen und Verbesserungspotenziale auf. Bis zum drei Monate später stattfindenden Hauptaudit bleibt dann i.d.R. genügend Zeit, um auf Abweichungen reagieren zu können und empfohlene Verbesserungsmaßnahmen umzusetzen. Während der Vorbereitung prüfen die Auditoren weiterhin Unterlagen der CM-Prozesse, also wie das CM aufgebaut, dokumentiert und im Unternehmen verankert ist. Untersucht wird dabei auch, ob diese Prozesse mit den MaCM konform gehen. Das Ergebnis der Vorbereitungsphase ist ein Protokoll, das die Ergebnisse des Voraudits und der Dokumentationsprüfung zusammenfasst.

Ein sehr wichtiges Element des Zertifizierungsprozesses findet in Phase 4 statt: Die Auditoren erstellen darin einen Auditplan für das Zertifizierungsaudit und stimmen diesen Plan mit dem Unternehmen ab. Der Auditplan enthält die Termine für das Hauptaudit und legt die Rollen der Ansprechpartner im Unternehmen fest. Der Auditplan macht den Ablauf des Audits für die Mitarbeiter im Unternehmen transparent und minimiert ihren Zeitaufwand. Damit der Auditierungsprozess von den Mitarbeitern getragen wird, muss er von Anfang an von interner Kommunikation begleitet werden. Die Erfahrungen zeigen, dass insbesondere der Auditplan und seine Inhalte deutlich, ausführlich und sorgsam kommuniziert werden sollte. Dies gilt sowohl mit Blick auf die Beteiligung der Mitarbeiter als auch die Vorbereitung des Audits.

Dies ist bedeutsam für das anschließende Hauptaudit in Phase 5. Dieses Zertifizierungsaudit umfasst nicht allein eine abermalige und noch genauere Dokumentenprüfung auf einer eher organisationstechnischen Prozessebene. Ein zweiter und noch wichtigerer Schwerpunkt liegt bei den Mitarbeitern und ihrem Verhalten. Eine wichtige Prüfungsaufgabe der Auditoren besteht in der Prüfung, ob der CM-Prozess im Unternehmen von den Mitarbeitern verstanden wird und folglich getragen werden kann. Darüber hinaus wird geprüft, ob die eigenen Richtlinien in der Praxis auch tatsächlich regelkonform angewendet werden. Dies ist ein entscheidender Vorteil des Audits: So kann sich das Management sicher sein, dass die Richtlinien in der Praxis zur Anwendung gelangen. Dazu befragten die Auditoren vor Ort in Interviews Mitarbeiter aller Hierarchieebenen, das Management ebenso wie ausführende

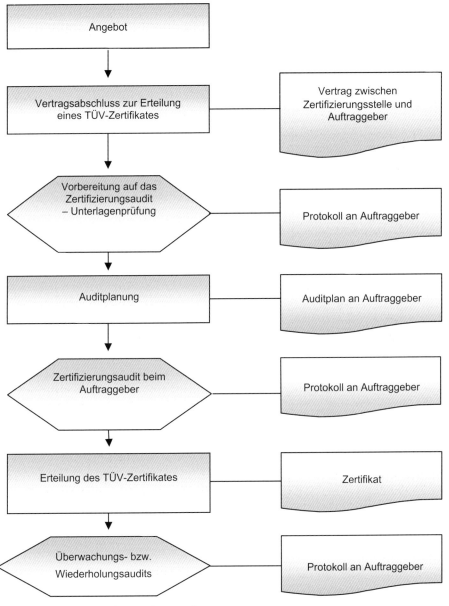

Abb. 6-1: Ablaufdiagramm der Zertifizierung des CM

Mitarbeiter. Nach Abschluss des Hauptaudits teilen die dem Unternehmen ihre Ergebnisse mit und dokumentieren dies abermals in einem Protokoll. Nach ihrer positiven Einschätzung leiten die Auditoren den Vorgang mit ihrer Empfehlung an die Zertifizierungsstelle weiter, die in der 6. und letzten Phase eine abschließende formale Prüfung vornimmt und zuletzt die Zertifizierung ausspricht. Das Zertifikat hat eine übliche Gültigkeitsdauer von drei Jahren, wobei sich das Unternehmen nicht auf seinen Lorbeeren ausruhen darf, sondern seine CM-Prozesse weiterhin konform mit den MaCM leben muss. Anderenfalls decken die folgenden jährlichen Überwachungsaudits schnell neue Schwachstellen auf.

6.6 Inhalte der Auditierung

Auf der inhaltlichen Ebene orientiert sich eine CM-Zertifizierung an den MaCM und deckt daher alle Prozessschritte des Order-to-Cash-Gesamtprozesses einer Finanzorganisation ab. Die technischen Anforderungen erscheinen logisch, sind aber insgesamt nicht zu unterschätzen: Bonitätsprüfung neuer Kunden, Bonitätsüberwachung des Kundenbestands, Risikoklassifizierung, Kreditlimitierung und Limit-Kontrolle, verbindliche Zahlungsbedingungen und gepflegte Kundenstammdaten, stimmige Rechnungslegung nahe am Leistungsdatum, ein standardisierter Zahlungsverkehr, eine Mahnstrategie, die mit dem Reklamationsmanagement gekoppelt ist und die, wenn es »hart auf hart« kommt, Liefersperren und die Beitreibung von Forderungen vorsieht, zuletzt die Ausbuchung nicht mehr einzutreibender Forderungen – all dies ist nicht nur von Konzerngesellschaften, sondern auch bereits von einem Kleinunternehmen zu erwarten.

Wichtiger für das laufende Geschäft wie für die CM-Zertifizierungen jedoch sind die definierten und begleitenden Kommunikationsprozesse und die Verzahnung mit dem operativen Geschäft. Ein Beispiel aus der dynamischen Logistikwelt: Ein Neukunde möchte gemeinsam mit einem Logistikdienstleister eine neue Lieferkette erschließen. Das Projekt ist für den Logistikdienstleister mit Investitionen in Personal, Lagerflächen und Verkehre verbunden. Der Kunde drängt auf eine rasche Inbetriebnahme der Lieferkette, aber die Finanzorganisation des Logistikdienstleisters hat die Bedeutung des Projekts nicht erkannt und bringt daher nicht rechtzeitig Informationen über die Bonität des Neukunden bei. Wie soll sich das Management verhalten? Einen mit hohem Vertriebsaufwand unter harten Wettbewerbsbedingungen akquirierten Kunden vertrösten und gleich am Anfang einer Geschäftsbeziehung signalisieren, dass man als Logistikanbieter nicht zur zupackenden Sorte gehört? Oder voll ins Risiko springen? Diese Frage bleibt ohne CM offen. Ein ebenfalls denkbares Szenario ist, dass die Finanzorganisation zwar rechtzeitig das Management in Vertrieb und Betrieb über die schlechte Bonität eines Kunden warnt, diese Information dort aber nicht ankommt oder missverstanden wird. Dann werden unter Umständen Verträge geschlossen und Investitionsentscheidungen getroffen, die sich nicht mehr oder nur zu hohen Kosten und einer Verunsicherung des Marktes rückgängig machen lassen. Ein letztes Beispiel: Die Finanzorganisation mahnt einen säumigen Schuldner, erst sanft, dann mit immer mehr Nachdruck und verhängt zuletzt einen Lieferstopp – wobei sich aber erst dann herausstellt, dass dieser Kunde die Leistungen berechtigt reklamiert hat und keine Zahlungsverpflichtung besteht. Damit besteht die Gefahr einer Doppelbelastung der Kundenbeziehung: zuerst durch die Minderleistung, die zu einer Reklamation geführt hat, und nochmals durch das unangemessene Verhalten der Finanzorganisation.

> **Die Mindestanforderungen an ein CM in 13 Punkten**
>
> Eine CM-Zertifizierung orientiert sich an den MaCM und deckt alle Vorgänge einer Finanzorganisation ab. Auditiert werden insbesondere Prozesse und Verantwortlichkeiten in den folgenden Bereichen:
>
> **1. Bonitätsprüfung**
> Für jeden Kunden, der in den Genuss eines Lieferantenkredits kommt, muss eine Bonitätsprüfung erfolgen, die bereits vor der Leistungserbringung oder Investitionsentscheidungen abgeschlossen sein sollte. Den Unternehmen steht es nach den MaCM frei, den Prüfungsumfang selbst festzulegen und Informationen zu definieren, die in die Bonitätsprüfung einbezogen werden. Bestandskunden müssen einer Bonitätsüberwachung unterliegen, wobei Frühwarnindikatoren wie die Verschlechterung des Zahlungsverhaltens überwacht werden.
>
> **2. Risikoklassifizierung**
> Anhand der Bonitätsprüfung ist eine Risikoklassifizierung für jeden Kunden möglich. Voraussetzung ist, dass das Unternehmen Risikoklassen definiert hat und seine Kunden diesen Risikoklassen zuordnet.
>
> **3. Kreditlimitierung und Limit-Kontrolle**
> Um zu verhindern, dass Kunden unbegrenzt Waren und Dienstleistungen auf Rechnung beziehen können, muss sich jeder Kunde nur in einen eingeräumten Kreditlimit bewegen können. Das Limit orientiert sich einerseits am akzeptierten Risiko und andererseits am individuellen Kreditbedarf des Kunden. Übersteigt der Kreditbedarf des Kunden das akzeptierte Risiko, muss der Kredit wahlweise rasch wieder auf die Höhe des Limits zurückgeführt oder das Risiko durch Hereinnahme von Sicherheiten minimiert werden. Sinnvoll ist es, das Saldo ständig zu überwachen, um schnell auf Überschreitungen reagieren zu können. Der Risikominimierung dient es, verbundene Unternehmen bei der Bestimmung des Kreditlimits zu einer Kreditnehmereinheit zusammenzufassen.
>
> Auch wenn das Kreditlimit nicht überschritten wird, sollte das Zahlungsverhalten langfristig beobachtet und aufgezeichnet werden. Dies ermöglicht eine treffsichere Eingruppierung des Kreditoren in eine Risikogruppe. Außerdem empfiehlt sich, Limitüberschreitungen und Schwankungen im Zahlungsverhalten in Korrelation zu weiteren Geschäftsvorfällen zu bringen und strittige Rechnungen bis zur Klärung des Vorfalls nicht dem Kreditlimit anzurechnen.

4. Verbindliche Zahlungsbedingungen

Mit jedem Kunden werden verbindliche Zahlungsbedingungen vereinbart, bezogen wahlweise auf die generelle Zusammenarbeit oder pro Auftrag. Die vereinbarten Zahlungsziele müssen kontinuierlich überwacht werden, um bei Überschreitungen reagieren zu können. Eskalationsstufen sind vorab vom Unternehmen zu definieren. Ferner sind die Sicherheiten festzulegen, die zur Forderungssicherung herangezogen werden können. Besonders abzusichern sind Risiken, die im Falle eines Forderungsverlustes die Existenz des Unternehmens bedrohen könnten. Zu prüfen ist, ob diese Sicherheiten werthaltig sind und zu welchem Betrag der Wert angesetzt werden kann. Dies ist während der Laufzeit der Sicherheit in regelmäßigen Abständen zu wiederholen. Ablauffristen sind zu überwachen, damit die Sicherheiten rechtzeitig vor dem Ablauf verlängert oder erneuert werden können.

5. Gepflegte Kundenstammdaten

Aktuelle und richtige sowie eindeutige Kundenstammdaten sind das A und O des CM. Sinnvoll ist es, die Kundenstammdaten mit Kreditstammdaten wie Kreditlimit oder Risikoklassen zu kombinieren und diese Informationen dem operativen Management und der Kundenbetreuung zur Verfügung zu stellen. Voraussetzung dafür ist, dass die IT diese Koppelung der Daten zulässt. Zur besseren Überwachung des Zahlungsverhaltens muss Eindeutigkeit herrschen. So sollten für einen Kunden nur dann mehrere Konten angelegt werden, wenn es dafür zwingende Gründe gibt. In diesen Fällen ist sicherzustellen, dass die einzelnen Konten eines Kunden in einer Gesamtschau betrachtet werden können.

6. Professionelle Rechnungslegung

Rechnungen sollen möglichst zeitnah zum Zeitpunkt der Leistungserbringung gestellt werden. Weiterhin sind Rechnungen korrekt zu erstellen. Ein Detail: Es empfiehlt sich, nicht nur das Zahlungsziel auf der Rechnung anzugeben, sondern auch das Fälligkeitsdatum. Dies beugt Missverständnissen vor.

7. Standardisierter Zahlungsverkehr

Im Bereich des Zahlungsverkehrs sind vom Unternehmen Standardzahlungswege zu definieren. Eingehende Zahlungen sind unverzüglich zu verbuchen. Treten Zahlungsdifferenzen auf oder können Zahlungen nicht eindeutig zugeordnet werden, sind diese Vorfälle zeitnah zu klären.

8. Mahnstrategien

Für ein funktionierendes Mahnwesen benötigt jedes Unternehmen eine Mahnstrategie – oder besser gleich mehrere kundenindividuelle Mahnstrategien. In den Prozessen sollte festgelegt sein, wer Kunden an fällige Rechnungen erinnern darf, wie dies erfolgt und wer im Vertrieb, Betrieb oder im Kundenservice zu welchem Zeitpunkt querinformiert wird. Die Mahnstrategie umfasst weiterhin die Festle gung des Zeitpunkts, an dem das Mahnwesen einsetzt, die Zahl der Mahnstufen sowie die Übertragungswege, auf denen die Kunden angemahnt werden. Führt das außergerichtliche Mahnwesen nicht zum Erfolg, muss die Überführung an ein gerichtliches Mahnwesen sichergestellt sein. Werden bestimmte Kunden oder Aufträge aus Kulanzgründen im Mahnwesen anders behandelt als im Standardverfahren, ist dies zu kontrollieren und zu dokumentieren.

9. Koppelung mit Reklamationsmanagement

Zwingend erforderlich ist es, dass das Mahnwesen stets vom Vertrieb und Betrieb über Reklamationen und strittige Vorfälle informiert wird. Um die Liquidität zu schonen und das Ausfallrisiko zu verringern, sollten Reklamationen möglichst schnell geklärt werden. Gleiches gilt für den Fall, dass nur ein Teil einer Leistung reklamiert wurde. Hier sollte der unstrittige Betrag vom Kunden eingefordert werden.

10. Liefersperren

Die Liefersperre ist eine harte Maßnahme mit großem Einfluss darauf, inwieweit der Kunde seinen Geschäften nachgehen kann. Deshalb muss geregelt sein, wer die Entscheidung über die Einsetzung und Aufhebung einer Liefersperre trifft und auf welcher Entscheidungsgrundlage dies erfolgt. Wie bereits bei Mahnaktivitäten müssen Vertrieb und Betrieb über bestehende und aufgehobene Liefersperren informiert sein.

11. Beitreibung von Forderungen

Nur die Forderungen sind an ein externes gerichtliches Mahnverfahren zu überführen, die sich zum einen wirksam im Verzug befinden und zum anderen noch nicht verjährt sind. Bei drohender Verjährung sind rechtzeitig Maßnahmen zur Fristunterbrechung zu ergreifen.

12. Einzelwertberichtigung und Ausbuchung

Vom Unternehmen sind jeweils Kriterien festzulegen, nach denen Forderungen einzelwertberichtigt oder ausgebucht werden müssen. Fakt ist, dass mit Alter der Forderung die Chancen abnehmen, diese noch beitreiben zu können. Daher sollten Altersgrenzen definiert werden, nach deren Erreichen entsprechende Forderungen zumindest anteilig zu berichtigen sind.

13. IT-Systeme

Das CM ist in hohem Ausmaß abhängig vom Funktionieren der IT-Systeme. Daher wird bei einem Zertifizierungsaudit immer auch die Betriebsbereitschaft dieser Systeme mit ins Kalkül gezogen. Weiterhin muss das Unternehmen Notfallpläne vorweisen können, für den Fall, dass relevante Systeme über einen längeren Zeitraum nicht einsatzbereit sind.

6.7 Fazit

Alle Szenarien zeigen, dass der Informationsfluss zwischen Finanzorganisation und dem operativen Bereich stimmen muss, wobei beide Partner wechselseitig in die Rollen des Senders und Empfängers schlüpfen müssen. Vor diesem Hintergrund ist ein systematischer CM-Prozess ein wichtiges Element für die Zukunftssicherheit eines Unternehmens. Ein funktionierendes Credit Management minimiert betriebliche Risiken und ist ein wichtiger Bestandteil der Kundenorientierung. Eine externe Auditierung und Zertifizierung geht darüber hinaus. Dadurch können Unternehmen bereits heute einem Standard genügen, an dem sie zukünftig durch ihre Partner gemessen werden. Der Einfluss auf die Kunden, aber auch auf die Arbeitszufriedenheit der Mitarbeiter ist beträchtlich.

Der Lagerist Raffaele Scassamacchia jedenfalls braucht sich keine Sorgen mehr zu machen, dass sein hart verdientes Geld durch Unzulänglichkeiten in der Finanzorganisation seines Unternehmens zerrinnt.

7. Supply Chain Financing: Stabilisierung der Lieferkette und Verbesserung des Working Capitals

von Marcus Schüller und Michael Seitz

Übersicht

7.1   Einleitung   96
7.2   Supply Chain Financing in der Praxis   98
7.2.1   Voraussetzung einer erfolgreichen Implementierung   100
7.2.2   Vorteile der Beteiligten   101
7.2.2.1 Initiierendes Unternehmen   101
7.2.2.2 Lieferant   102
7.2.2.3 Finanzdienstleister/Plattformanbieter   102
7.2.3   Fallbeispiel der WMF AG   102
7.2.3.1 Übersicht Projektphasen, Entscheidungsfindung   103
7.2.3.2 Ausschreibung, Lieferanteneinbindung, Implementierung   104
7.2.3.3 Berechnung Business Case   105
7.3   Fazit   108
Literatur   109

7.1 Einleitung

Supply Chain Financing (SCF) hat durch die Finanzkrise enorm an Popularität gewonnen. Unternehmen erkennen das Konzept als Möglichkeit, ihr Working Capital und gleichzeitig das ihrer Lieferanten zu verbessern. Und besonders in turbulenten Zeiten ist diese Reduktion des Finanzierungsbedarfs wichtig. Doch wieso wird dieses Konzept benötigt? Und welche Veränderungen, auch in der physischen Supply Chain, tragen zu der Verbreitung des Ansatzes bei?

Der Begriff des Supply Chain Management (SCM) bezeichnet in der Theorie die ganzheitliche Optimierung der Geschäftsprozesse entlang einer Lieferantenkette. Dies bedeutet vor allem eine Reduktion der Gesamtkosten der Supply Chain, und damit die Schaffung von wettbewerbsfähigeren Endprodukten, die dem Kunden entweder mit einem gesteigerten Nutzen (höheren Mehrwert) oder einem reduzierten Preis angeboten werden können. Zu einer Lieferantenkette kann, vor allem in produzierenden Industrien mit komplexen Wertschöpfungsstufen, eine große Anzahl von Unternehmen zählen. Sehr häufig tendieren Unternehmen in der Praxis jedoch dazu, sich selbst zu optimieren, sprich die eigenen Kosten zu minimieren und damit den Gewinn zu verbessern. Sie berücksichtigen hingegen erst nachgelagert den Supply-Chain-Gedanken der ganzheitlichen Optimierung.

Neben dem eigentlichen Güterfluss zwischen Unternehmen, der meist mit dem Begriff des Supply Chain Managements in Verbindung gebracht wird, wird von der Theorie auch noch der Fluss der Informationen und Finanzen im Rahmen des SCM gesehen. Der erste Aspekt, der *Güterfluss*, wurde bislang hauptsächlich bei der Kostenoptimierung von Unternehmen im Bereich des SCM betrachtet. Die Potenziale, welche die inter-organisationalen *Informationsflüsse* bieten, gewinnen durch die Verbreitung des Internets und der Möglichkeiten des Informationsaustausches mehr und mehr an Beachtung und werden intensiver genutzt.[1] Die Finanzflüsse werden jedoch nur zweitrangig angegangen. Und dies, obwohl geschätzt wird, dass 4 % der Kosten fertig produzierter Ware Finanzierungskosten sind und der Anteil damit größer ist als z.B. jener der entstehenden Transport- und Logistikkosten. Um dieses Potenzial zu heben, bezieht sich die Optimierung der Finanzflüsse in einer Supply Chain nicht nur auf Prozessverbesserungen bei Rechnungs- und Zahlungsabläufen, sondern auch auf die optimale Allokation von Kapital in einer Supply Chain. Dies bedeutet gemäß der SCM-Theorie, dass das benötigte Kapital einer Supply Chain bei dem Unternehmen aufgenommen wird, wo es für die Gesamtheit die günstigsten Kosten verursacht und danach eine Umlage auf die einzelnen Mitglieder der Supply Chain geschieht. Dadurch erfährt die als eine Einheit betrachtete Supply Chain den größten Mehrwert.

---

[1] Als Beispiel sind hier die Einführung des Ansatzes Collaborative Planning, Forecasting and Replenishment (CPFR) durch Wal-Mart zu nennen, welcher es ermöglicht, dass die Konsumentenwünsche und -anforderungen entlang der Supply-Chain-Partner geteilt werden, um so die Planungs- und operativen Prozesse zu optimieren; weiteres Beispiel: Geschäftsmodell von Dell zur Steuerung der gesamten Upstream Supply Chain.

Das volle Ausschöpfen des SCM-Potenzials kann daher erst bei einer integrierten Betrachtungsweise aller drei relevanten Flüsse (Güter-, Informations- und Finanzfluss) stattfinden.

Ein weiterer Aspekt, der zu der wachsenden Bedeutung der Financial Supply Chain beiträgt, ist die Globalisierung. Sie bewirkt u.a., dass Outsourcing weltweit betrieben wird. Dies bedeutet, dass z.B. die Fertigung eines Vorproduktes nicht mehr selbst in Deutschland stattfindet, sondern aufgrund der meist günstigeren Personalkosten in einem asiatischen Land. Auch wenn die Stückkosten dieses Vorproduktes dadurch reduziert werden können, ist es möglich, dass die Finanzierungskosten, die in dem Gesamtpreis inkludiert sind, höher sind als bei der eigenen Fertigung. Dies wird der Fall sein, wenn der Outsourcing-Partner ein schlechteres Rating hat und dadurch für die Finanzierung der Produktionsanlagen, Hallen, Equipment, etc. einen höheren Zinssatz zahlen muss, als bei einer möglichen Finanzierung durch das outsourcende Unternehmen. Der Unterschied der möglichen Finanzierungskonditionen der beteiligten Unternehmen ist leider umso irrelevanter für das outsourcende Unternehmen, je höher der Vorteil anderer Kosten, wie z.B. der Personalkosten ausfällt. Eine Optimierung dieser Ineffizienzen der Financial Supply Chain, z.B. durch Finanzierung des Anlagevermögens des Outsourcing-Partners durch das outsourcende Unternehmen, kann die Gesamtkosten weiter reduzieren.

Globalisierung ist auch dafür verantwortlich, dass die Supply Chains räumlich immer länger werden. Die Möglichkeiten des Best Value Country Sourcing werden mehr und mehr erkannt und auch genutzt. Doch mit dem globalen Einkauf von Vorprodukten verlängert sich die Supply Chain und damit die Wege, die die Produkte zurücklegen. Dies bedeutet, dass während des sehr lange dauernden Transports die Produkte auch finanziert werden müssen. Je nach Lieferbedingung erfolgt dies entweder durch den Lieferanten (incoterm: CIF) oder durch den Käufer (incoterm: FOB). Bei Transport per Schiff ist das Kapital z.B. für die Strecke von Hong Kong nach Rotterdam für ca. vier bis sechs Wochen gebunden. Dadurch erhöhen sich das Umlaufvermögen (Working Capital) und die Kapitalkosten der Unternehmen. In Zeiten knapper finanzieller Ressourcen, wie sie durch die Finanzkrise 2008/2009 hervorgerufen wurden,[2] treten die Fragen der Kapitalbindung verstärkt in den Vordergrund. Unternehmen sehen sich gezwungen, das vorhandene Kapital noch effizienter zu nutzen, da die Möglichkeiten der Finanzierung begrenzt sind und dadurch höhere Risikoaufschläge für weiteres Kapital zu zahlen sind. Verstärkend wirkt sich aus, dass Kunden immer häufiger ihre Zahlungen lange zurückhalten bzw. Zahlungen nicht erfolgen und damit weiter der Bedarf an Umlaufvermögen der Lieferanten erhöht wird. Dieses Prinzip wird über längere Zahlungsziele an die Lieferanten des Lieferanten und damit an das nächste Unternehmen der Supply Chain übertragen. So verschiebt sich der Kapitalbedarf hin zu den schwächsten Gliedern einer Supply Chain, was das Risiko eines Lieferantenausfalls erhöht.

Eine Methode zur Optimierung des Umlaufvermögens und zur gleichzeitigen Minimierung des Risikos eines Lieferantenausfalls ist das sog. Supply Chain Finan-

---

2) Vgl. Deutsche Bundesbank (2009).

cing. Es ermöglicht den Lieferanten, von den günstigeren Konditionen und dem besseren Kapitalmarktzugang des meist größeren Kunden zu profitieren und somit auch die eigene Liquiditätssituation zu verbessern. Da die Lieferanten meist höhere Vorteile als das initiierende Unternehmen haben, werden die Einkaufspreise der Lieferanten reduziert und/oder das Zahlungsziel verlängert, um so eine Win-win-Situation herzustellen. Supply Chain Financing wurde von der US-amerikanischen Fertigungsindustrie entwickelt und ist in den angelsächsischen Ländern und in Teilen Asiens bereits weit verbreitet. Im asiatischen Raum wird besonders aufgrund der fragmentierten Lieferantenstruktur die Stabilisierung der Supply Chain als großer Vorteil der Methode geschätzt. Im Zuge der Finanzkrise steigt nun auch die Beachtung dieses Ansatzes in Kontinentaleuropa.

Dieser Beitrag konzentriert sich im Folgenden auf »Supply Chain Financing« zur Optimierung des Working Capitals.[3] Nach einer Beschreibung der Funktionsweise des Konzepts werden die Voraussetzungen, die für eine erfolgreiche Implementierung erfüllt sein müssen, dargestellt und die Vorteile der beteiligten Unternehmen beschrieben. Als Fallbeispiel wird abschließend die SCF-Einführung beim Haushaltswarenhersteller WMF AG detaillierter erläutert.

7.2 Supply Chain Financing in der Praxis

Eine Verlängerung der Days Payables Outstanding (DPO)[4] zur Verbesserung des eigenen Working Capitals wird durch meist einfaches Verlängern der Zahlungsziele erreicht. Dadurch verzögert sich der Forderungseingang bei den Lieferanten, was die Days Sales Outstanding (DSO)[5] erhöht. Durch diesen erhöhten Finanzierungsbedarf entstehen dem Lieferanten Mehrkosten, die zumeist in Form von (versteckten) Preiserhöhungen wieder an den Kunden weitergereicht werden. Der Supply-Chain-Gedanke verfolgt eine unternehmensübergreifende Optimierung, die sowohl beim Kunden die DPO erhöht als auch beim Lieferanten die DSO reduziert. Im folgenden Abschnitt wird erklärt, wie mit Supply Chain Financing diese gemeinschaftliche Optimierung des Working Capitals erreicht wird.

Der Lieferant übersendet nach dem Versand der Ware die Rechnung wie gewohnt an den Kunden. Nach der sachlichen Überprüfung und Freigabe beim Kunden wird diese Rechnung auf eine SCF-Plattform hochgeladen und somit wieder für den Lieferanten einsehbar. Ab diesem Zeitpunkt kann der Lieferant wählen, ob er die vorzeitige Auszahlung der Forderung möchte oder ob er bis zum eigentlich vereinbarten Zahlungsziel auf sein Geld wartet. Dem Lieferanten wird somit eine flexible

---

3) Für weitere Informationen zur Finanzierung von Anlagevermögen in der Supply Chain vgl. Gomm (2008).

4) Days Payables Outstanding bezeichnet die durchschnittliche Dauer von Rechnungseingang bis tatsächlicher Zahlung. Berechnungsformel: (Verbindlichkeiten aus Lieferungen und Leistungen/Herstellkosten) × 365.

5) Days Sales Outstanding bezeichnet die durchschnittliche Dauer der Debitorenlaufzeit, also der Zeit zwischen Versand der Rechnung bis Geldeingang. Berechnungsformel: (Forderungen aus Lieferungen und Leistungen/Umsatz) × 365.

Finanzierungsform angeboten. Bei einer vorzeitigen Auszahlung kann der Lieferant, in Abhängigkeit von der Dauer der sachlichen Rechnungsprüfung seines Kunden, das Geld nach ca. drei bis zehn Tagen bekommen. Das angeschlossene Finanzinstitut hat dabei Zugriff auf die Plattform, die evtl. durch einen Drittanbieter betrieben wird. Der Kunde begleicht bei dem Finanzinstitut die offene Forderung gemäß dem vereinbarten Zahlungsziel mit dem Lieferanten. Für die Zeitdauer zwischen der Auszahlung an den Lieferanten durch die Bank und dem Ausgleich der Forderung durch den Kunden wird dem Lieferanten der SCF-Kredit gewährt. Dieser ist im Regelfall günstiger als andere Finanzierungsmöglichkeiten, die dem Lieferanten zur Verfügung stehen. Der Lieferant hat also durch SCF eine flexible und günstige Möglichkeit, auf Fremdkapital zuzugreifen. Da die monetären Vorteile beim Lieferanten meist größer sind als beim Kunden, wird zuvor vereinbart, ob die Vorteile durch gegebene Preisnachlässe und/oder verlängerte Zahlungsziele gleichmäßiger verteilt werden. Abb. 7-1 stellt das Konzept des SCF schematisch dar.

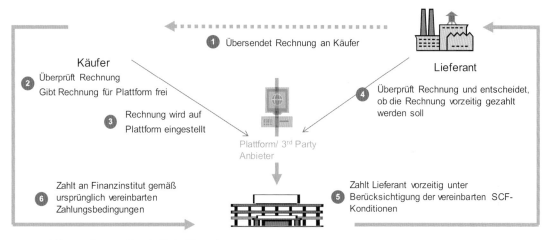

Abb. 7-1: Konzept Supply Chain Financing

Abb. 7-1 ist schematisch zu verstehen. Die eigentlichen Prozesse können in der Praxis leicht verändert ablaufen. Hier ist es z.B. möglich, dass der Lieferant seine Rechnungen direkt auf die Plattform hochlädt und diese dort vom Käufer überprüft und freigegeben werden. Ebenso ist möglich, dass die Rechnung nicht erst nach, sondern bereits vor Versand der Ware als Vorschussrechnung hochgeladen wird. Dadurch wird der Zeitraum, der finanziert wird, verlängert und es entstehen größere Vorteile beim Lieferanten.[6] Des Weiteren gibt es die Möglichkeit, dass das Finanzinstitut auch gleichzeitig die Plattform anbietet oder dass der Plattformanbieter selbst mehrere Kreditgeber direkt einbindet und somit als 3rd-Party-Anbieter die SCF-Lösung aus einer Hand offeriert. Die Abwandlung, dass von dem Finanzinstitut keine Kredite vergeben werden, sondern die Forderungen dem Lieferanten abge-

---

[6] Dieses Konzept kann als Pre-Shipment Supply Chain Financing bezeichnet werden.

kauft werden, ist ebenso möglich und ist als Factoring unter dem Überbegriff Supply Chain Financing zu verstehen.

7.2.1 Voraussetzung einer erfolgreichen Implementierung

Trotz der unternehmensübergreifenden Vorteile, die Supply Chain Financing bietet, ist es dennoch nicht die Universalmethode zur Lösung von Finanzierungsengpässen aller Unternehmen. Es gibt bestimmte Voraussetzungen und Kriterien, die es für eine erfolgreiche Implementierung zu beachten gilt. Diese werden nachfolgend erläutert.

Interne Voraussetzungen

Im initiierenden Unternehmen müssen die Bereiche Einkauf und Finanzen eng zusammenarbeiten. So nimmt das Finanzwesen die operative Sichtweise des Einkaufs bzw. des Supply Chain Managements ein, um die Entwicklungen und Herausforderungen in diesem Aufgabenfeld einschätzen zu können. Ein Beispiel ist die Hintergrundinformation, warum operativ in Verhandlungen die Zahlungsbedingungen in welcher Art festgelegt werden. Des Weiteren ist die Ausprägung des Lieferantenmanagements relevant, was für die Bindung und Entwicklung strategischer Lieferanten bedeutsam ist. Auf der anderen Seite beschäftigen sich die Einkäufer heutzutage nicht mehr nur mit dem Ziel der günstigsten Einkaufskonditionen, sondern auch u.a. mit den zugrunde liegenden Finanzströmen, die die Lieferung und Verarbeitung von Materialien und Gütern nach sich ziehen. Dies reicht von den Auswirkungen der »simplen« Zahlungskonditionen auf die Bilanz sowie die Gewinn- und Verlustrechnung bis beispielsweise hin zur Auswirkung der Einlagerung von Rohstoffen/Materialien oder Halbfertigwaren in der Produktion. Eine nachhaltige Verzahnung der beiden Funktionen Finanzen und Einkauf sollte somit von CFO und CPO gewünscht und initiiert sein. Erst dann wird es in der Organisation vorangetrieben und gelebt.[7]

Das SCF-initiierende Unternehmen ist meist das größere, kann ein besseres Rating vorweisen und hat einen leichteren Zugang zum Fremdkapitalmarkt als seine Lieferanten. Dieser Unterschied spiegelt sich in der Fremdkapitalverzinsung und ist somit Voraussetzung für das Funktionieren des Supply-Chain-Financing-Konzepts. Des Weiteren ist es nötig, dass es ein signifikantes Rechnungsvolumen der Lieferanten gibt, das über die SCF-Plattform abgewickelt werden kann, um die einmaligen Implementierungskosten und den Implementierungsaufwand zu rechtfertigen. Ab ca. 50–100 Millionen Euro jährlichem Beschaffungsvolumen kann die Einführung des SCF-Konzepts wirtschaftlich sinnvoll sein.

Voraussetzungen hin zur Lieferantenseite

Neben den internen Anforderungen gibt es noch Voraussetzungen, die auf der Lieferantenseite erfüllt sein müssen, um SCF erfolgreich zu gestalten. Eingebunde-

---

[7] Vgl. Rast (2008), S. 143.

ne Lieferanten sollten ein signifikantes und regelmäßiges Rechnungsvolumen haben und sollten mit Zahlungsbedingungen >14 Tagen gezahlt werden. Je größer das vereinbarte Zahlungsziel, desto größer ist der Finanzierungsvorteil, der bei den Lieferanten und dadurch indirekt über eine Weitergabe bei dem initiierenden Unternehmen entstehen kann. Es hat sich bei Implementierungen von SCF gezeigt, dass Lieferanten von kleiner und mittlerer Größe, mit eingeschränktem Zugang zum Kapitalmarkt und damit tendenziell höheren Finanzierungskosten, einen größeren Nutzen aus einem SCF-Programm ziehen. Die Lieferantenstruktur eines SCF-initiierenden Unternehmens sollte also Lieferanten mit den hier beschriebenen Voraussetzungen enthalten.

7.2.2 Vorteile der Beteiligten

7.2.2.1 Initiierendes Unternehmen

Die Einführung des SCF wird meist im Rahmen eines Working-Capital-Optimierungsprojekts untersucht. SCF wird daher hauptsächlich als Maßnahme zur Vergrößerung der DPO und daher zur Reduktion des Working Capitals gesehen. Daneben entstehen weitere Vorteile für das initiierende Unternehmen:

- Freisetzung von Kapital bewirkt eine Reduktion der Fremdkapitalkosten (Durch eine Verlängerung der DPO reduziert sich das Working Capital; bei Unternehmen, die ihr Working Capital durch Fremdkapital finanzieren, reduzieren sich daher die Fremdkapitalkosten);
- Bilanzneutrale Kreditvergabe und dadurch keine Belastungen des Ratings (Verbindlichkeiten an das Finanzinstitut bleiben weiter als Verbindlichkeiten aus Lieferungen und Leistungen bestehen)[8];
- Optimierung der Bilanz durch Vergrößerung der Verbindlichkeiten aus Lieferungen und Leistungen;
- Optimierung des Cashflow durch Vergrößerung der Working-Capital-Bestandsgröße »Verbindlichkeiten aus Lieferungen und Leistungen«;
- Reduktion der Einkaufskosten durch eine Vereinbarung von Preisnachlässen auf Basis der Vorteile, die dem Lieferanten entstehen (Die Vorteile beim Lieferanten sind meist größer, als beim SCF-initiierenden Unternehmen; durch Verhandlungen werden vorab die Gesamteinsparungen aufgeteilt);
- Bindung strategisch wichtiger Lieferanten durch das gemeinsame Projekt »Supply Chain Financing«;
- Optimierung von Rentabilitätskennzahlen (z.B. ROI, ROCE), Liquiditätskennzahlen (z.B. Current Ratio oder Quick Ratio) oder Kennzahlen zum Verschuldungsgrad, wie das Debt-to-Equity Ratio (vor allem eine Verbesserung

---

[8] Unternehmen könnten als Alternative zu dem SCF-Konzept selbstständig ihren Lieferanten Kredite anbieten. Dies hat jedoch zur Folge, dass die Kredite, bevor sie weitergegeben werden, selbst bei einem Finanzinstitut aufgenommen werden müssen und somit in der eigenen Bilanz als Kredite erscheinen. Daraus folgt eine Belastung des eigenen Ratings. Die Bilanzneutralität des SCF-Konzepts ist im Einzelfall durch den Wirtschaftsprüfer zu bestätigen.

der beiden letztgenannten Kennzahlenarten beeinflussen das Rating eines Unternehmens positiv).

7.2.2.2 Lieferant

Lieferanten, die sich an einem SCF-Programm beteiligen, profitieren wie folgt davon:

- Reduktion der Fremdkapitalkosten durch Zugang zu günstigerem Kapital;
- Bindung an wichtige Kunden durch gemeinsames SCF-Projekt;
- Optimierung der Bilanz durch eine Verringerung der Forderungen aus Lieferungen und Leistungen;
- Optimierung des Cashflow durch Verringerung der Working-Capital-Bestandsgröße »Forderungen aus Lieferungen und Leistungen«;
- Optimierung von Rentabilitäts-, Liquiditätskennzahlen und Kennzahlen zum Verschuldungsgrad (durch Reduktion des gebundenen Kapitals im Umlaufvermögen);
- Zugang zu Fremdkapital ohne Belastung bestehender Kreditlinien;
- Flexible und zusätzliche Möglichkeit zur Finanzierung, da der Lieferant selbst wählen kann, ob der SCF-Kredit in Anspruch genommen wird;
- Finanzielle Stabilität durch geringeren Kapitalbedarf und zusätzlicher Finanzierungsquelle.

7.2.2.3 Finanzdienstleister/Plattformanbieter

Im Laufe der letzten Jahre haben die Finanzdienstleister ihre eigenen SCF-Plattformen aufgebaut. Daher wird hier ausschließlich auf die Vorteile der Finanzdienstleister verwiesen:

- Gewinn über die im SCF-Kredit enthaltene Marge gegenüber LIBOR oder EURIBOR;
- Neue Investitionsmöglichkeiten zur Ergänzung des bestehenden Produktportfolios;
- Ausweitung der Umsätze mit bestehenden Kunden (initiierende Unternehmen);
- Zugang zu neuen Kunden (Lieferanten).

7.2.3 Fallbeispiel der WMF AG

Im Rahmen eines Working-Capital-Optimierungsprojekts hat die WMF AG im Jahre 2009 die Möglichkeiten und Vorteile bei der Einführung eines Supply-Chain-Financing-Konzepts untersucht. BrainNet unterstützte den Hersteller von Haushaltswaren dabei, die Maßnahmen zur Optimierung des Working Capitals zu identifizieren, zu planen und umzusetzen. Eine Maßnahme in diesem Projekt zur Verlängerung der DPO untersuchte die Vorteile, die SCF der WMF AG und ihren Lieferanten ermöglicht. Dabei standen für die Piloteinführung des SCF-Konzepts vor allem die asiatischen Lieferanten im Fokus.

Das folgende Fallbeispiel beschreibt im ersten Abschnitt die Phasen des SCF-Projekts und die Entscheidungsfindung bei WMF, das Projekt nach der Berechnung eines ersten Business Case umzusetzen. Der nächste Abschnitt thematisiert die Auswahl eines geeigneten Bankinstituts bzw. eines Plattformanbieters sowie die Lieferantenauswahl und deren praktische Einbindung in das SCF-Konzept. Abschließend werden die entstehenden Vorteile für die beteiligten Unternehmen im Rahmen eines Business Case aufgezeigt.

7.2.3.1 Übersicht Projektphasen, Entscheidungsfindung

Der Ansatz »Supply Chain Financing« als ein Hebel zur Optimierung des Working Capitals wurde bei der WMF AG insbesondere für asiatische Lieferanten untersucht. Hier bot sich vor allem aufgrund der langen Transportzeiten und des dadurch gebundenen Kapitals ein mögliches Potenzial an. Aber wie wurde nun auf Basis dieser ersten Idee die weitere Umsetzung geplant?

Abb. 7-2 zeigt die verschiedenen Stufen von der Untersuchung der Potenziale bis hin zu der Abwicklung der ersten Transaktionen über die SCF-Plattform.

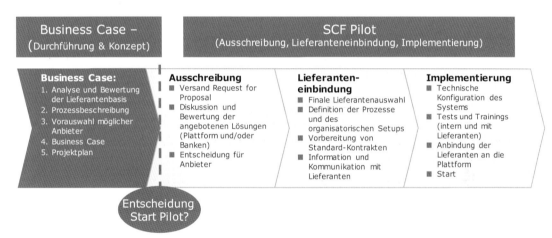

Abb. 7-2: Projektphasen bei der WMF AG

In der ersten Phase, bei der Berechnung eines möglichen Business Case, wurde die Wirtschaftlichkeit des SCF-Programms untersucht. Dies erforderte vorab eine Analyse zur Bewertung der Lieferantenbasis, inwieweit es überhaupt Lieferanten gibt, mit denen bei einer Einführung der SCF-Lösung beidseitige (WMF AG und Lieferanten) Vorteile entstehen. Die Höhe des Einkaufsvolumens der WMF AG war ausreichend, um eine detailliertere Selektion vorzunehmen. Die Entscheidung, den Piloten des SCF-Projekts mit den asiatischen Lieferanten zu starten, fiel aufgrund

- des signifikanten Beschaffungsvolumens aus dieser Region,
- der Möglichkeit, die asiatischen Lieferanten, die besonders aufgrund der finanziellen Krise an Kapitalknappheit leiden, zu stabilisieren,
- der Möglichkeit, das eigene gebundene Vermögen in WIP (Work in Progress) Materialien durch eine gleichzeitige Verzögerung des Eigentumübergangs bei der Verschiffung der zugekauften Artikel zu optimieren.

Aufgrund eines guten Ratings hat WMF einen günstigen Zugang zum Fremdkapitalmarkt. Die meist kleineren und »non-rated suppliers« aus Asien müssen sich hingegen Fremdkapital teuer beschaffen. Diese Faktoren waren entscheidend, dass die Umsetzung des SCF-Programms nach der Business-Case-Phase weiter vorangetrieben wurde. Dieser Vorab-Business-Case diente lediglich zur Abschätzung der Wirtschaftlichkeit des SCF-Programms. Zu diesem Zeitpunkt können die finalen Zinssätze, die Volumen der Lieferanten, die angebunden werden können, und die Kosten der Plattform nur auf Basis von Erfahrungen abgeschätzt werden.

7.2.3.2 Ausschreibung, Lieferanteneinbindung, Implementierung

Nachdem die Entscheidung für eine Umsetzung des SCF-Piloten getroffen worden war, wurde die Ausschreibungsunterlage erstellt, um einen geeigneten Plattformanbieter und/oder ein Finanzinstitut zu finden. Da es unterschiedliche Ansätze für die Implementierung einer SCF-Lösung auf dem Markt gibt, wurde die Ausschreibung als ein »Request for Proposal« formuliert. Dies gibt den Bietern die Möglichkeit, ihre Konzepte frei vorzustellen. Somit konnten sich neben Banken, die sowohl die Finanzierung übernehmen als auch die Plattform betreiben, auch reine Plattformanbieter oder Spezialisten, die die Plattform betreiben und im Hintergrund mehrere Banken zur Finanzierung eingebunden haben, bewerben. Abb. 7-3 (Stand Januar 2010) gibt eine Aufstellung der Anbieter von SCF-Lösungen:

Finanzinstitute (teilweise mit Plattform)	Plattformanbieter (teilweise in Kooperation mit Banken)
ABN Amro	CGI
Bank of America	Demica
BNP Paribas	InStream
Citigroup	Orbian
Credit Suisse	PrimeRevenue
Deutsche Bank	TradeBeam
HSH Nordbank	
HVB Unicredit	
ING	
JP Morgan Chase	

Abb. 7-3: Anbieter von SCF-Lösungen

Bei der WMF AG stellten drei Finanzinstitute ihre Konzepte zur Supply-Chain-Finanzierung vor. Der auserwählte Anbieter setzte sich aufgrund seiner bewährten Plattform inkl. ERP-Anbindung den Erfahrungen im asiatischen Markt und den dadurch möglichen niedrigen Zinssätzen für die Finanzierung der Lieferantenverbindlichkeiten durch. Das Angebot stellte somit die wirtschaftlichste Lösung für die WMF AG und den Lieferanten dar.

In der nächsten Phase wurden die Lieferanten selektiert, die zur Nutzung der Plattform eingeladen wurden. Dazu wurden die vorausgewählten asiatischen Lieferanten nach folgenden Kriterien geprüft:

- Strategischer Lieferant,
- Jährliches Liefervolumen >100 000 Euro,
- Verteilung des jährlichen Volumens über regelmäßige Lieferungen,
- Rechtliche Überprüfungen (Forderungen sind frei zum Verkauf, vorsorgliche »Fraud«-Untersuchung, offiziell eingetragene Gesellschaftsform).

Nach Prüfung dieser Kriterien blieben 16 strategische Lieferanten von WMF, die sich für das Supply-Chain-Financing-Programm qualifiziert haben. Das jährliche Beschaffungsvolumen lag damit bei mehr als 50 Millionen Euro.

Auch wenn die asiatischen Lieferanten den größten wirtschaftlichen Vorteil bei der Nutzung des SCF-Programms genießen, so waren doch die Kommunikation und die Überzeugung zur Nutzung der Plattform weitaus schwieriger als bei Lieferanten aus Europa oder Deutschland. Die Präsenz des gewählten Finanzinstituts vor Ort war hierbei wichtig, um den Lieferanten einen lokalen Ansprechpartner zu stellen und deren Vertrauen in das Konzept zu gewinnen.

Bevor die Lieferanten nun technisch an die Plattform angebunden werden, gibt es wie auch bei der Einführung von Unternehmens-Software noch Aktivitäten zur Definition und Erstellung der IT-Schnittstelle und der operativen Systeme sowie verschiedene Testläufe, um eine störungsfreie und korrekte Abbildung der Zahlungen zu gewährleisten.

Die Implementierung eines SCF-Piloten (von der Ausschreibung bis zur Abwicklung der ersten Zahlung über die SCF-Plattform) dauert ca. sechs Monate. Dies ist jedoch abhängig von der Anzahl der einzubindenden Lieferanten, deren Herkunft, dem Plattformanbieter und den internen Prozessen des einführenden Unternehmens.

7.2.3.3 Berechnung Business Case

Im folgenden Abschnitt wird die Wirtschaftlichkeitsberechnung der WMF AG und ihrer Lieferanten dargestellt. Die hierzu verwendeten Zahlen entsprechen aus Vertraulichkeitsgründen nicht den realen Zahlen, vermitteln jedoch dem Leser eine realistische Größenordnung zur Einschätzung und Bewertung eines SCF-Programms.

Folgende Parameter liegen der Berechnung zugrunde:

Parameter	Wert	Erläuterung
Jährliches Beschaffungsvolumen	70 000 000 €	
Ø Zahlungsziel IST in Tagen	20	

Parameter	Wert	Erläuterung
Ø Valuta beim Lieferanten IST in Tagen[9]	25	Gutschrift der Zahlung beim Lieferanten
Ø Zahlungsziel NEU in Tagen	60	Das Zahlungsziel wurde bei der Umstellung auf 60 Tage netto angepasst
Ø Dauer bis Auszahlung der Forderung in Tagen	10	Am zehnten Tag nach Rechnungseingang wird die Forderung des Lieferanten durch das Finanzinstitut beglichen. Bis zur Fälligkeit der Zahlung nach 60 Tagen wird danach dem Lieferanten der SCF-Kredit gewährt.
Fremdkapitalzinssatz Lieferant, p.a.	5,5 %	
Fremdkapitalzinssatz WMF, p.a.	2,0 %	
SCF Zinssatz, p.a.[10]	2,5 %	Zu diesen Konditionen wird den Lieferanten der SCF Kredit gewährt.

Die Zahlungsbedingung wird mit der Einführung des SCF-Programms einheitlich auf 60 Tage netto umgestellt. Aktuell werden die Lieferanten nach 20 Tagen bezahlt. Bei Nutzung der Plattform kann am zehnten Tag nach Rechnungseingang die Forderung durch das Finanzinstitut beglichen werden. Der Lieferant entscheidet hier selbst, ob er den angebotenen SCF-Kredit in Anspruch nimmt oder ob er bis zum 60. Tag auf die Zahlung durch die WMF AG warten möchte. Falls die Auszahlung am zehnten Tag erfolgen soll, begleicht die WMF AG die Forderung des Finanzinstituts am 60. Tag. Zwischen dem zehnten Tag und dem 60. Tag wird somit dem Lieferanten der SCF-Kredit zu dem angebotenen Zinssatz von 2,5 % p.a. gewährt. Die WMF verringert durch das SCF-Programm also ihr Working Capital auf Basis der Verlängerung der DPO und dadurch ihre Kapitalkosten. Die Lieferanten können bei der Nutzung ihre DSO verbessern und gleichzeitig ihre Kapitalkosten verringern, da mit dem günstigen SCF-Kredit ein alternativer Kredit des Lieferanten abgelöst werden kann. Die folgenden Aufstellungen berechnen die Vorteile aus Sicht der WMF AG und der Lieferanten.[11]

---

[9] Die Wertstellung auf dem Konto des Lieferanten erfolgt aufgrund der Arbeitszeit der Banken verspätet. Daher wird in diesem Beispiel mit einer Verzögerung von fünf Tagen gerechnet.

[10] Variabel, abhängig vom LIBOR; es wird für dieses Fallbeispiel konstant mit 2,5 % p.a. gerechnet.

[11] Aus Gründen einer einfachen und praktikablen Darstellung wird hier auf eine Zinseszins- und NPV-Betrachtung (Barwert) verzichtet.

Vorteil WMF AG

Ø ausstehende Verbindlichkeiten IST	3 888 889 €	= 70 000 000 €/360 × 20
Ø ausstehende Verbindlichkeiten SCF	11 666 667 €	= 70 000 000 €/360 × 60
Verringerung des Working Capitals	**7 777 778 €**	= 11 666 667 € − 3 888 889 €
Verringerung Fremdkapital-Zinsen (wiederkehrend)	**155 556 €**	= 7 777 778 € × 2 %

Vorteil der Lieferanten

Ø ausstehende Forderungen IST	4 861 111 €	= 70 000 000 €/360 × 25
Ø ausstehende Forderungen SCF	1 944 444 €	= 70 000 000 €/360 × 10
Finanzierungskosten der offenen Forderungen IST	267 361 €	= 4 861 111 € × 5,5 %
Finanzierungskosten der offenen Forderungen SCF	106 944 €	= 1 944 444 € × 5,5 %
Finanzierungskosten IST (aktuelle Kredite, die abgelöst werden können)	534 722 €	= 70 000 000 €/360 × (60–10) × 5,5 %
Finanzierungskosten SCF	243 056 €	= 70 000 000 €/360 × (60–10) × 2,5 %
Gesamtvorteil Lieferanten (wiederkehrend)	**452 083 €**	= (267 361 € − 106 944 €) + (534 722 € − 243 056 €)

Der jährlich wiederkehrende Gesamtvorteil der Lieferanten entspricht somit einer Kostenreduzierung von 0,65 % und der von WMF einer Reduzierung von 0,22 % bezogen auf das in diesem Fallbeispiel verwendete Beschaffungsvolumen in Höhe von 70 Millionen Euro.[12] Diese Kostenreduktion kann noch weiter durch Verhandlungen zwischen den Beteiligten aufgeteilt werden. Des Weiteren setzen sowohl die WMF AG als auch die Lieferanten gebundenes Kapital frei und optimieren dadurch ihre Bilanz. Diese gemeinschaftliche Optimierung stärkt die Kooperation untereinander.

---

12) Der einmalige Implementierungsaufwand für die Plattform wird bei der Berechnung der wiederkehrenden Vorteile nicht berücksichtigt.

Der klassische Supply-Chain-Gedanke einer ganzheitlichen Optimierung entlang der Wertschöpfungskette wird mit dem Ansatz des Supply Chain Financing somit klar erfüllt.

7.3 Zusammenfassung

Dieser Beitrag zeigt, dass Supply Chain Financing eine Möglichkeit darstellt, mit der Unternehmen vor allem in turbulenten Zeiten wie in der Finanzkrise ihren Finanzierungsbedarf optimieren. Neben dem einmaligen Cash-Vorteil entsteht ein wiederkehrender Vorteil durch geringere Fremdkapitalkosten und die nicht zu vernachlässigende Unterstützung und Stabilisierung der eigenen Supply Chain. Im Hinblick auf diese zu erwartenden Vorteile und die im Gegensatz dazu zu vernachlässigenden Implementierungskosten ist es nicht verwunderlich, dass besonders in den Zeiten der Finanzkrise die Nachfrage nach diesem Konzept stark zugenommen hat.

Interessierte Unternehmen sollten daher die funktional-übergreifende Kommunikation über diesen Ansatz zwischen CFO und CPO starten – SCF kann weder vom Einkauf noch von der Finanzabteilung alleine erfolgreich untersucht und eingeführt werden. Die Zusammenarbeit der beiden Abteilungen ist entscheidend. Folgende Schritte werden dabei empfohlen und wurden oben genauer beschrieben:

- Prüfen, inwiefern die Lieferantenbasis, das relevante Beschaffungsvolumen und die aktuellen Zahlungskonditionen die Voraussetzungen für SCF erfüllen;
- Prüfen, ob das eigene Rating und die möglichen Finanzierungskonditionen, die über SCF möglich wären, eine evtl. günstigere Finanzierungsform bieten, als sie für die Lieferanten zur Verfügung stehen;
- Berechnung eines Business Case unter Berücksichtigung und Abschätzung der dafür relevanten Parameter (Vorselektion der relevanten Lieferanten; mögliches Beschaffungsvolumen, das über SCF abgewickelt werden kann; möglicher Zinssatz, der durch den Finanzdienstleister gewährt wird; mögliche Verlängerung des Zahlungsziels);
- Entscheidung, ob die Einführung von SCF genügend Vorteile für das eigene Unternehmen, aber auch für die angedachten Lieferanten bietet;
- Ausschreibung, um idealen Anbieter einer Plattform und einen Finanzdienstleister zu ermitteln;
- Auswahl eines Anbieters unter Berücksichtigung der angebotenen Finanzierungskonditionen und den Ausprägungen der Plattform;
- Informieren und Überzeugen der Lieferanten;
- Technische Umsetzung der Plattform, inklusive Aufsetzen und Einführen der Prozesse;
- Anbindung der Lieferanten und Start der Abwicklung der Zahlungen über die SCF-Plattform.

Während der gesamten Analyse und des Einführungsprozesses sollten die Parameter, die in dem ursprünglichen Business Case als Abschätzung gegolten haben, Stück für Stück durch die validierten Zahlen ersetzt werden. Dies gibt dem Unternehmen ständige Transparenz auf die Wirtschaftlichkeit des SCF-Programms und die dadurch entstehenden Vorteile.

Literatur

Deutsche Bundesbank (2009), Bank Lending Survey des Eurosystems, Oktober 2009.

Gomm, M. (2008), Supply Chain Finanzierung – Optimierung der Finanzflüsse in Wertschöpfungsketten, Berlin 2008.

Rast, C. (2008), Chefsache Einkauf, Frankfurt/New York 2008.

8. Praktische und strategische Aspekte der finanziellen Restrukturierung

von Rüdiger Theiselmann

Übersicht

- 8.1 Einführung *112*
- 8.1.1 Meilensteine einer Unternehmenskrise und Gegenmaßnahmen *112*
- 8.1.2 Unternehmen in der Krise – Ansätze für die finanzielle Restrukturierung *114*
- 8.1.2.1 Bilanzielle Lösungen *114*
- 8.1.2.2 Außerbilanzielle Lösungen *115*
- 8.1.3 Strategische Themen für den CFO in der finanziellen Restrukturierung *116*
- 8.2 Restrukturierung des Fremdkapitals *117*
- 8.2.1 Forward Start Agreements *117*
- 8.2.2 Stundungs- bzw. Stillhalteverpflichtungen *118*
- 8.2.3 Überbrückungs- und Sanierungskredite *119*
- 8.2.3.1 Überbrückungskredit *119*
- 8.2.3.2 Sanierungskredit *119*
- 8.3 Restrukturierung des Eigenkapitals *121*
- 8.3.1 Kapitalerhöhungen in Restrukturierungssituationen *121*
- 8.3.1.1 Erreichung eines Zielvolumens durch Kapitalerhöhung *122*
- 8.3.1.2 Festsetzung des Bezugspreises *123*
- 8.3.1.3 Auswahl des Investors seitens des Vorstands *123*
- 8.3.1.4 Ausnahme vom Pflichtangebot durch Sanierungsbefreiung *124*
- 8.3.2 Stärkung des Eigenkapitals per Debt Equity Swap *125*
- 8.3.2.1 Forderungsbewertung *126*
- 8.3.2.2 Nachrangigkeit der Forderung *127*
- 8.3.2.3 Steuerliche Aspekte *127*
- 8.3.2.4 Pflichtangebot und Sanierungsbefreiung *129*
- 8.3.2.5 Alternativlösung: Reverse Debt Equity Swap *130*
- 8.4 Distressed M&A – Unternehmenskäufe in der Krise *131*
- 8.4.1 M&A-Transaktionen im Insolvenzeröffnungsverfahren *131*
- 8.4.2 Übertragende Sanierung: M&A-Transaktionen in der Insolvenz *132*
- 8.5 Fazit *133*
- Literatur *133*

8.1 Einführung

Unternehmenskrisen bergen für Entscheider im Finanzbereich besondere Herausforderungen – und dies gleich auf drei Ebenen: Liquidität, Verschuldung und Eigenkapital. Speziell für den CFO stehen darüber hinaus in einem kapitalmarktorientierten Unternehmen strategische Aspekte auf der Agenda, wenn es beispielsweise um Kapitalerhöhungen, die Emission von Wandelanleihen oder um Verkäufe von Beteiligungen oder Unternehmensteilen geht. Zugleich erwarten Investoren und Analysten eine transparente und zuverlässige Kommunikation, wobei sich die Erwartungshaltungen von Eigen- und Fremdkapitalgebern unterscheiden. Kurzum: Finanzielle Restrukturierung ist je nach Situation überaus komplex und anspruchsvoll, zugleich aber auch spannend und herausfordernd. Der CFO und seine leitenden Mitarbeiter sollten sich in solchen Phasen mit den praktischen und strategischen Aspekten der Restrukturierung vertraut machen, wobei zunächst ein guter Überblick über die praxisrelevanten Maßnahmen geboten ist, um die für den Einzelfall passende Lösung auszuwählen und mit ggf. externer Hilfe zu realisieren. In diesem Sinne werden vorliegend praxisrelevante Themen der Restrukturierung beleuchtet und besonders bedeutsame Punkte vertieft – für den CFO soll dies ein Leitfaden sein, um Restrukturierungsprojekte zu steuern und frühzeitig die richtigen Fragen stellen zu können.

Wenn ein Unternehmen in die Insolvenz geraten ist, hat es zuvor in aller Regel drei Krisenphasen durchlaufen.[1] Deren Symptome und mögliche Gegenmaßnahmen sollte kennen, wer sich in turbulenten Zeiten optimal aufstellen möchte.

8.1.1 Meilensteine einer Unternehmenskrise und Gegenmaßnahmen

Eine Unternehmenskrise beginnt in aller Regel mit der *strategischen Krise*. Sie zeichnet sich insbesondere dadurch aus, dass Ist-Umsätze von Plan-Umsätzen abweichen.[2] Gerade in der Wirtschaftskrise trifft dies auf zahlreiche Unternehmen zu, sodass eine Erörterung auf den ersten Blick rein akademischen Charakter zu haben scheint. Gleichwohl gibt es gute Gründe, sich mit dieser Krisenphase zu befassen: Eine realistische Planung und enges Monitoring sind probate Mittel, um Krisen frühzeitig zu erkennen und gegenzusteuern. Was eigentlich eine Selbstverständlichkeit sein sollte, entpuppt sich in praxi oft als Herausforderung. Viele Mittelständler verfügen nur über rudimentäre Planungen, vielfach fehlt es – da aufgrund vormals guter Perfomance eine filigrane Planung nicht für erforderlich gehalten wurde – an Planzahlen und Monitoring für die einzelnen Unternehmensbereiche. Eine idealtypische Unternehmensplanung sollte Gewinn- und Verlustrechnung, Bilanz- und Kapitalflussrechnung, aufgegliedert nach Unternehmensbereichen, jedenfalls für die nächsten drei Jahre vorsehen. Zudem sollte das operative Geschäft nach

---

1) Theiselmann (2009), S. 88.
2) Vgl. Bundesministerium für Wirtschaft und Technologie, http://www.gruenderleitfaden.de/management/krisenmanagement/krisenbewaeltigung/strategischekrise.html.

branchenspezifischen Kennzahlen (»Key Performance Indicators«) gesteuert werden, wozu beispielsweise die EBITDA-Marge oder die Eigenkapitalrendite gehören können. Dies erst bildet die Grundlage, um ein sorgfältiges Controlling zu ermöglichen. Krisen können nur dann frühzeitig erkannt und abgewehrt werden, wenn das Unternehmen die Einhaltung seiner Planzahlen eng überwacht. Bei negativen Abweichungen eignen sich Optimierungsmaßnahmen wie z.B. der Abbau des Lagerbestands oder Synergien in der Produktion als Gegenmaßnahmen.

Lässt sich die strategische Krise nicht abwehren oder fehlt es an sorgfältiger Planung und engem Controlling, so schließt sich meist die *operative Krise*[3] an. Diese charakterisiert sich dadurch, dass das Unternehmen defizitär arbeitet und Eigenkapital verzehrt. Lassen sich die Probleme nicht abstellen, gerät es in die meist existenzbedrohende *Liquiditätskrise* als dritte Krisenphase – Zahlungsstockungen und die drohende Zahlungsunfähigkeit stellen in diesem Abschnitt die größten Herausforderungen dar.[4] Sowohl in der operativen Krise als auch in der Liquiditätskrise sind finanzielle Stabilisierungs- und Restrukturierungsmaßnahmen neben operativen Lösungen geboten. Die finanzielle Restrukturierung als Hauptthema dieses Kapitels steht in den Krisenphasen zwei und drei an oberster Stelle und beinhaltet im wesentlichen folgendes Vorgehen: Der CFO sollte möglichst frühzeitig Transparenz für die Kreditgeber schaffen und ein Bankers Meeting einberufen, um über die Lage sowie Gegenmaßnahmen zu informieren. Gegenseitiges Vertrauen zu schaffen, ist gerade in Krisenphasen von elementarer Bedeutung. Nach Ankündigung eines Covenant Breach durch den CFO gegenüber den Banken vollzieht sich häufig folgendes Vorgehen: Zunächst wird per Waiver eine Stillhaltevereinbarung (»Standstill« bzw. »Moratorium«) getroffen, um die aufgrund des Verstoßes gegen Kennzahlen mögliche Kündigung des Kreditvertrags zu vermeiden. Diesem Verzicht auf Kündigungsrechte schließen sich Verhandlungen über verschiedene Restrukturierungslösungen an, die je nach Einzelfall einen Forderungsverzicht mit bzw. ohne Besserungsschein, Zinsverzicht bzw. Zinsstundung oder einen Rangrücktritt umfassen können. Vielfach wird jedoch zunächst ein Überbrückungskredit gewährt, um die Sanierungsfähigkeit des Kreditnehmers durch einen Wirtschaftsprüfer ermitteln lassen zu können. Parallel wird die Zahlungsfähigkeit durch einen Liquiditätsplan überwacht. Bejaht der Wirtschaftsprüfer die Sanierungsfähigkeit, so können die Banken schließlich einen Sanierungskredit vergeben.

Lässt sich die Liquiditätskrise nicht überwinden, so gerät das Unternehmen oft zwangsläufig in die Insolvenz. Aufgrund des seit November 2008 geänderten und zwischenzeitlich bis 31.12.2013 prolongierten Überschuldungsbegriffes sind nunmehr die Zahlungsunfähigkeit sowie die drohende Zahlungsunfähigkeit die praxisrelevanten Insolvenzgründe. Entscheidend ist insoweit, dass der Schuldner die bestehenden Zahlungsverpflichtungen im Zeitpunkt der Fälligkeit voraussichtlich nicht erfüllen kann (drohende Zahlungsunfähigkeit), wobei es auf einen Prognosezeitraum von i.d.R. 24 Monaten ankommt. Sind demnach *sicher entstehende*, aber

---

3) Vgl. Bundesministerium für Wirtschaft und Technologie, http://www.gruenderleitfaden.de/management/krisenmanagement/krisenbewaeltigung/operativekrise.html.

4) Vgl. Bundesministerium für Wirtschaft und Technologie, http://www.gruenderleitfaden.de/management/krisenmanagement/krisenbewaeltigung/liquiditaetskrise.html

noch nicht fällige und *noch nicht begründete* Zahlungsverpflichtungen höher als die zufließenden Einnahmen zzgl. vorhandener liquider Mittel, hat das betreffende Unternehmen bzw. dessen Management (und nur dieses) das Recht, den Insolvenzantrag zu stellen. Demgegenüber können auch Gläubiger aktiv werden, wenn eine Zahlungsunfähigkeit vorliegt, d.h. der Schuldner nicht über die Mittel verfügt, seine Verbindlichkeiten dauernd und zu einem wesentlichen Teil zu erfüllen. Maßgeblich ist, dass i.d.R. mehr als 10 % der *fälligen* Verbindlichkeiten höher sind als die kurzfristig verfügbaren Zahlungsmittel. Es darf sich jedoch nicht um eine bloße Zahlungsstockung handeln, d.h. dass der Schuldner binnen drei Wochen die benötigten Mittel beschaffen und so die Liquiditätslücke schließen kann.

Der Insolvenzgrund der Überschuldung hat hingegen deutlich an Relevanz verloren, weil hierfür im ersten Schritt eine Fortführungsprognose mit Blick auf das laufende und folgende Geschäftsjahr angestellt wird – beurteilt ein Wirtschaftsprüfer diese positiv, so kommt es auf die bilanziellen Gegebenheiten nicht mehr an. Nur bei einer negativen Fortführungsprognose ist ein sog. Überschuldungsstatus zu erstellen, d.h. die Gegenstände des Anlage- und Umlaufvermögens werden zu Zerschlagungswerten angesetzt. Bei einem negativen Reinvermögen ist das Unternehmen überschuldet. Liegt einer dieser drei Insolvenzgründe vor, so stellt sich für den Insolvenzverwalter schließlich die Frage nach der Sanierung oder Liquidation. In derartigen Situationen kann sich für akquisitionswillige Unternehmen mitunter die Möglichkeit bieten, das Unternehmen mit seinen Vermögenswerten aus der Insolvenz ohne Schulden zu erwerben per übertragender Sanierung – eine strategische Thematik für den CFO.

8.1.2 Unternehmen in der Krise – Ansätze für die finanzielle Restrukturierung

Ist ein Unternehmen finanziell restrukturierungsbedürftig, rangieren die Liquiditätssicherung bzw. Sicherstellung der Überlebensfähigkeit aus Sicht des CFO an oberster Stelle. Zugleich sollte er die Interessen seiner Stakeholder beachten, die insbesondere die Unternehmungsbewertung im Blick haben. Denn Lieferanten, Banken und Investoren werden ihre Beiträge zur Gesundung vor allem davon abhängig machen, dass es sich um ein zukunftsträchtiges Unternehmen handelt. Ansatzpunkte für eine finanzielle Restrukturierung ergeben sich sowohl bilanziell als auch außerbilanziell.

8.1.2.1 Bilanzielle Lösungen
Bilanzielle Restrukturierungsmaßnahmen umfassen auf der Aktivseite zunächst die bereits beschriebene Optimierung des Umlaufvermögens. Dies beginnt häufig mit der Verkürzung von Zahlungszielen für Kunden und mit der Verlängerung der eigenen Zahlungsziele bei Lieferanten. Ergänzend kann auch ein Forderungsverkauf per Factoring oder Asset Backed Securities sofortige Cashflows generieren und zugleich das Ausfallrisiko verlagern.

Auf der Passivseite der Bilanz liegt der Schwerpunkt der finanziellen Restrukturierung. Zur Stärkung des Eigenkapitals kommen beispielsweise die Gewinnung neuer Gesellschafter bzw. strategischer Investoren, Nachschüsse der Altgesellschafter, die Aufnahme der Geschäftsleitung als neue Anteilseigner per Management-Buy-in oder die Umwandlung von Darlehen in Eigenkapital (»Debt Equity Swap«) in Betracht. Denkbar sind auch Gesellschafterdarlehen, die im Insolvenzfall nachrangig wären. Als hybride Lösungen eignen sich u.a. Nachrangdarlehen, Wandelanleihen, Genussscheine oder atypisch stille Beteiligungen. Wenn es um die Restrukturierung von Fremdkapitalpositionen geht, spielen Stundung bzw. Stillhaltevereinbarung, Überbrückungskredite, Sanierungskredite, Forderungsverzicht mit/ohne Besserungsschein, Zinsstundung und -verzicht, Rangrücktritt sowie Payment in Kind (PIK) eine Rolle. Die letztgenannte Lösung hat in jüngster Zeit zunehmend an Bedeutung gewonnen und sieht vor, dass die Zinsen eines Darlehens nicht in der üblichen Form ratierlich gezahlt werden, sondern kumulativ die Darlehensverpflichtung erhöhen. Diese steigt daher aufgrund des Zinseszinseffekts über die Zeit; folglich werden die Zinsen gesamthaft am Laufzeitende des Kredits fällig. Konflikten mit dem deutschen Zinseszinsverbot (§ 248 BGB) kann z.B. durch Teilrechtswahl des britischen Rechts begegnet werden. Sofern Schuldverschreibungen emittiert worden sind, kommen Umschuldungen in beispielsweise Eigenkapital oder Genussrechte in Betracht.

8.1.2.2 Außerbilanzielle Lösungen

Darüber hinaus eignen sich Off-Balance-Sheet-Lösungen zur Restrukturierung. Hierzu gehören der liquiditätssteigernde Forderungsverkauf per Forfaitierung oder Factoring, die Veräußerung von Immobilien an eine Objektgesellschaft und deren fortdauernde Nutzung per Sale-and-Lease-back. Ein probates Mittel kann ferner die Nutzung einer Zweckgesellschaft für die Vorfinanzierung von Umlaufvermögen sein. Um die Lagerhaltung zu reduzieren, werden Materialien bzw. Rohstoffe über eine nicht zu konsolidierende Zweckgesellschaft eines externen Dienstleisters finanziert. Hintergrund solcher Lösungen ist, dass der Anteil der Forderungen aus Lieferungen und Leistungen, Waren und Rohstoffen sowie unfertigen Erzeugnissen an der Bilanzsumme kriselnder Unternehmen nicht selten mehr als 50 % beträgt. In solchen Situationen lassen sich Verbindlichkeiten reduzieren, indem Rohstoffe durch eine bilanziell nicht zu konsolidierende Zweckgesellschaft finanziert werden. Bei einer derartigen Lösung stehen die Rohstoffe zwar im Eigentum der Einzweckgesellschaft, die zudem auch die Abwicklung des Rohstoffkaufs übernimmt, allerdings bleibt die physische Lagerhaltung wie bisher beim verarbeitenden Unternehmen, so dass an den operativen Produktionsabläufen nichts verändert werden muss.[5] Ob dies ökonomisch sinnvoll ist, hängt von der Höhe des administrativen Aufwands im Einzelfall ab.

Des Weiteren lässt sich die Kapitalbindung im Unternehmen reduzieren, indem beispielsweise Immobilien in einen geschlossenen Immobilienfonds oder in eine börsennotierte Immobiliengesellschaft (REIT) eingebracht werden. Dies kann spe-

---

[5] Zu weiteren Details vgl. Theiselmann (2009), S. 89f.

ziell für Handelsunternehmen angezeigt sein, die erhebliche Immobilienbestände in ihrer Bilanz haben. Um sich auf das Kerngeschäft zu konzentrieren und das Kapital im Unternehmen sachgerecht zu allokieren, kann aus Kapitalmarktsicht die Trennung von Immobilien in Betracht kommen. Allerdings ist in jedem Einzelfall zu prüfen, ob und inwieweit die Immobilien als Sicherheiten für Finanzierungen bestellt wurden und ob zudem einer Trennung strategisch entgegensteht, dass das Unternehmen sich von Vermietern abhängig macht bzw. nur noch über geringfügige reale Vermögensgegenstände verfügt.

8.1.3 Strategische Themen für den CFO in der finanziellen Restrukturierung

Speziell der CFO hat in Krisensituationen einige Herausforderungen von strategischer Bedeutung zu bewältigen. Im Kern geht es für ihn um liquiditätssteigernde Maßnahmen, die insofern strategische Dimension haben können, als dass oftmals langjährige Vertragsbeziehungen mit Zulieferern oder Kunden betroffen sind. Neue Konditionen (z.B. kürzere bzw. längere Zahlungsziele) zu vereinbaren, kann sich mitunter auf die übergreifende Aufstellung des Unternehmens auswirken, sofern hohe Abhängigkeiten von externen Partnern bestehen. Für Industrie und Handel spielen nicht selten auch Warenkreditversicherer eine wichtige Rolle, sodass eine proaktive Kommunikation gegenüber diesen empfehlenswert ist.

Darüber hinaus ist es zur Absicherung der bestehenden Finanzierung ggf. strategisch sinnvoll, sich frühzeitig um die Refinanzierung mittelfristig fällig werdender Kredite zu kümmern und die Belastbarkeit des Bankenkonsortiums zu eruieren. Eine Anschlussfinanzierung hängt neben der Lage am Kapitalmarkt und der individuellen Situation der beteiligten Banken auch stark von den Financial Covenants ab. Jeder CFO sollte sich daher frühzeitig beraten lassen, welche Kennzahlen für eine Syndizierbarkeit bzw. welche Konditionen am Kapitalmarkt je nach Rating erwartet werden. Insoweit kann es strategisch erforderlich werden, zwecks Eigenkapitalstärkung neue Investoren zu gewinnen.

In kapitalmarktorientierten Unternehmen spielt schließlich die Kapitalmarktkommunikation eine erhebliche Rolle. Gerade in Krisenphasen ist der CFO insoweit eine Zentralfigur und sollte für ein sachgerechtes Erwartungsmanagement sorgen. Dabei gilt es zu unterscheiden zwischen Kommunikation für den Eigen- und Fremdkapitalmarkt: Gläubiger von Anleihen erwarten stabile Cashflows und in aller Regel eine konservative Ausschüttungspolitik; für sie ist im Hinblick auf Creditor Relations insbesondere aufzuzeigen, welche Maßnahmen zur Verbesserung des externen Ratings geplant sind – insbesondere wie sich beispielsweise das branchenabhängige Market Value Gearing oder die ratingspezifischen Kennzahlen entwickeln werden. Demgegenüber spielen für Aktionäre neben Kurssteigerungen auch Dividenden eine Rolle – daher ist im Hinblick auf Investor Relations in Restrukturierungssituationen zu kommunizieren, wie und wann die Ausschüttungsfähigkeit wieder hergestellt sein bzw. sichergestellt wird.

8.2 Restrukturierung des Fremdkapitals

Wenn es um die Neuordnung der Fremdkapitalpositionen geht, stehen verschiedene Lösungen zur Wahl. Als Ansatzpunkte sind exemplarisch das Hinausschieben der Fälligkeit der Kreditforderung, Überbrückungs- und Sanierungskredite, die Aufteilung von Krediten bzw. die Umschuldung oder die Anpassung von Financial Covenants zu nennen.

8.2.1 Forward Start Agreements

Wenn sich in schwierigem Finanzmarktumfeld die Frage stellt, wie eine Anschlussfinanzierung bereits frühzeitig sichergestellt werden soll, kommen sog. »Forward Start Agreements« (FSA) in Betracht. Derartige Kreditfazilitäten sind im Jahr 2009 zunehmend am Markt gesehen worden, teilweise in einer Größenordnung von mehr als fünf Milliarden US-Dollar.[6] Im Kern geht es darum, dass mit Blick auf die anstehende Fälligkeit einer existierenden Kredittranche bereits frühzeitig eine neue Fazilität vertraglich vereinbart wird, deren Ziehungszeitraum jedoch erst in Zukunft beginnt – und zwar üblicherweise am Fälligkeitstag der bestehenden Kredittranche.

Dass es überhaupt eines FSA bedarf, beruht auf vertraglichen Eigenheiten des LMA-Standards. Danach müssen sämtliche Kreditgeber zustimmen, falls die Laufzeit eines syndizierten Kredits verlängert werden soll (»All Lenders' Consent«). Dies ist nicht nur, aber vor allem in Krisenzeiten unrealistisch. Ein FSA ermöglicht es dem Kreditnehmer hingegen, sein Fälligkeitenprofil zu verlängern, auch wenn nur ein Teil der Kreditgeber zustimmt. Und das funktioniert so: Der Kreditnehmer nimmt mit seinen Banken idealerweise frühzeitig – meist zwölf bis 24 Monate vor Fälligkeit[7] – Verhandlungen auf und bietet an, zum Fälligkeitszeitpunkt des bestehenden Kredits einen neuen Kredit zu einem höheren Zinssatz nebst Bereitstellungsprovision aufzunehmen. Die neue Fazilität läuft also zunächst parallel zum bestehenden Kredit, ist aber erst bei dessen Fälligkeit verfügbar. Die dem FSA beitretenden Banken werden somit frühzeitig gebunden, was eine stabilisierte Finanzierung zur Folge hat. Dies erkauft sich der Kreditnehmer durch höhere Finanzierungskosten in Zukunft. Demgegenüber muss für Banken, die dem FSA nicht beitreten, eine Refinanzierung des wegfallenden Kreditvolumens über alternative Debt-Lösungen (z.B. Schuldscheindarlehen, High Yield Bonds) oder eine Kapitalerhöhung dargestellt werden.

In praktischer und rechtlicher Hinsicht ist ein FSA nicht immer vorteilhaft, da es zu mehr Komplexität aufgrund des Nebeneinanders zweier Fazilitäten kommt. Zudem kann die übliche und geforderte Gleichbehandlung der Kreditgeber fraglich werden, wenn sich bei Nichtteilnahme aller Senior Lenders unterschiedliche Lager im Konsortium bilden. Darüber hinaus stellen sich rechtliche Fragen, sofern die

---

6) Vgl. Thomas/Thomson (2009), S. 14.
7) Vgl. Thomas/Thomson (2009), S. 14.

bestehende Fazilität besichert ist, eine Aufteilung der Sicherheiten mit den FSA-Banken erfolgen soll und ein ggf. vorhandenes Intercreditor Agreement insoweit ggf. Restriktionen vorsieht.[8] Ob ein FSA das Mittel der Wahl ist, sollte durch Marktanalyse vorab sorgfältig geklärt und abgewogen werden. Denn sofern sich am Kapitalmarkt alternative – und günstigere – Lösungen oder eine Syndizierung realisieren lassen, wäre von einem FSA abzuraten. Einschätzungen von Investmentbanken und Beratern können insoweit hilfreich sein.

8.2.2 Stundungs- bzw. Stillhalteverpflichtungen

Sofern ein Unternehmen in die operative Krise oder Liquiditätskrise geraten ist, bildet die Stundungs- bzw. Stillhalteverpflichtung (auch »Moratorium« genannt) in aller Regel den Anfang einer finanziellen Restrukturierung. Hierbei ist die Feststellung, dass ein Verstoß gegen Kreditbedingungen (»Covenant Breach«, z.B. Überschreiten des kreditvertraglich fixierten Net Debt/EBITDA) vorliegt, der Ausgangspunkt. Ein CFO sollte seinen Banken (dies gilt insbesondere für große Konsortien aufgrund der meist erforderlichen 66 2/3-Mehrheit) möglichst frühzeitig einen absehbaren Covenant Breach avisieren, um Verhandlungen über ein Moratorium aufzunehmen. Dabei wird vertraglich vereinbart, dass die Kreditgeber sich verpflichten, zu streichende Kreditlinien für einen bestimmten Zeitraum aufrecht zu erhalten. Damit bestehen die Netto-Finanzverbindlichkeiten zwar in gleicher Höhe fort, allerdings sichert der Kreditnehmer sein finanzielles Überleben.

Rechtlich ist zunächst zu prüfen, ob es sich bei dem Moratorium um eine Stundung gem. § 271 BGB und damit um das *Hinausschieben der Fälligkeit* einer Forderung handelt, wobei die Erfüllbarkeit der Forderung weiterhin bestehen bleibt.[9] Eine Stundung und damit die Festlegung eines neuen Fälligkeitszeitpunkts ist ggf. entbehrlich, sofern mangels eines »ernstlichen Einforderns« keine Fälligkeit vorliegt. Keine Stundung liegt im Übrigen vor, wenn die Banken sich verpflichten, ihre Forderungen vorübergehend nicht geltend zu machen (»pactum de non petendo«) oder zeitweilig nicht zu vollstrecken.[10] Liegt hingegen eine Stundung vor, so sollten in der Vereinbarung neben der konkreten Darlehensforderung vor allem die Dauer der Stundung bzw. der neue Fälligkeitszeitpunkt, die Berechtigung des Kreditgebers zur Kündigung des Stundungsvertrags und zur sofortigen Fälligstellung des Darlehensbetrags bei weiterer Verschlechterung der Vermögensverhältnisse des Kreditnehmers (konkrete Covenants) geregelt werden. Ferner empfiehlt es sich, die Pflicht des Darlehensnehmers festzulegen, bei Besserung der Vermögensverhältnisse den Kapitaldienst wieder zu erbringen.

---

8) Vgl. Thomas/Thomson (2009), S. 15.
9) Vgl. Theiselmann (2009), S. 104.
10) Vgl. Bales (2006), S. 16.

8.2.3 Überbrückungs- und Sanierungskredite

Ein Moratorium geht in den meisten Fällen einher mit einem Überbrückungskredit, der im weiteren Verlauf in einen Sanierungskredit übergeht, sofern der Kreditnehmer sanierungsfähig und sanierungswürdig ist.

8.2.3.1 Überbrückungskredit

Bei dem Überbrückungskredit handelt es sich um eine lediglich kurzfristige Kapitalspritze, um die Sanierungsfähigkeit des Unternehmens durch einen Wirtschaftsprüfer eruieren lassen zu können.[11] Bei kleinen und mittelständischen Unternehmen ist ein solcher Kredit – konkret: die Bereitstellung von zusätzlichem Kapital in der Krise – in aller Regel auf drei bis vier Wochen zu befristen; bei Großunternehmen kann sich die Prüfungsphase mitunter auf ein Vierteljahr erstrecken. Hintergrund dieser zwingenden Befristung ist, dass – sollte der Kreditnehmer später doch in die Insolvenz geraten – der Überbrückungskredit ggf. als sittenwidrig anzusehen ist. Infolge dessen könnte der Kreditgeber von anderen Gläubigern des Kreditnehmers auf Schadensersatz in Anspruch genommen werden.[12]

Der CFO eines restrukturierungsbedürftigen Unternehmens sollte, ggf. mithilfe von Beratern, zunächst eine Plan-Kapitalflussrechnung für die nächsten 24 Monate erstellen und somit den Finanzierungsbedarf mit Blick auf den Überbrückungskredit bestimmen. Die Bereitstellung von Fresh Money werden Banken in aller Regel von einem eigenen finanziellen Beitrag der Gesellschafter abhängig machen; hierzu gehören zuvorderst ein Verzicht auf Entnahmen bzw. auf Ausschüttungen oder Dividenden sowie ggf. Rangrücktrittserklärungen, neue Gesellschafterkredite oder Kapitalerhöhungen. Bei Vorliegen dieser Voraussetzungen halten die beteiligten Banken ihre Kreditlinien aufrecht. Eine zusätzliche Bestellung von Sicherheiten für den neu gewährten Überbrückungskredit ist im Übrigen – soweit angemessen – grundsätzlich nicht sittenwidrig, auch wenn das Unternehmen später doch in Insolvenz geraten sollte.

8.2.3.2 Sanierungskredit

Im Zeitraum des Überbrückungskredits untersucht der Wirtschaftsprüfer die Sanierungsfähigkeit und die Sanierungswürdigkeit des kriselnden Kreditnehmers. Gegenstand der Untersuchung sind insbesondere der letzte testierte Jahresabschluss, aktuelle Zwischenberichte sowie die Geschäftsplanung. Im Hinblick auf die Sanierungsfähigkeit geht es um das wirtschaftliche Potenzial des Kreditnehmers und somit um eine positive Fortführungsprognose.[13] Auf Basis eines Sanierungskonzepts des Managements wird geprüft, ob das Unternehmen kapitaldienstfähig ist, es den zu erwartenden Aufwand leisten und das Eintreten eines Insolvenzgrundes vermeiden kann. Des Weiteren ist in punkto Sanierungswürdigkeit zu prüfen, ob das Sanierungsengagement aus der Perspektive eines potenziellen Investors

---

11) Vgl. Theiselmann (2009), S. 92.
12) Vgl. Bales (2005), S. 409.
13) Vgl. Bales (2005), S. 413.

gerechtfertigt ist.[14] Weil dies letztlich eine Frage der Unternehmensbewertung ist, kommt es darauf an, ob der durch die Fortführung erzielbare Ertragswert höher ist als der Liquidationswert. Insoweit spielt der CFO und sein überzeugendes Konzept bzw. eine realistisch erscheinende Planung eine wichtige Rolle. Seine Erkenntnisse fasst der Wirtschaftsprüfer in einem Sanierungsgutachten (»Restructuring Report«) zusammen, wobei die Bestätigung der Sanierungsfähigkeit und Sanierungswürdigkeit oft an den Eintritt bestimmter Bedingungen (z.B. erfolgreicher Verkauf von Beteiligungen, Realisierung von Kapitalerhöhungen) geknüpft wird. CFOs sollten sich bewusst sein, dass die somit nicht immer eindeutigen Ergebnisse eines Sanierungsgutachtens für die finanzierenden Banken problematisch sein können.

Hat der Wirtschaftsprüfer ein positives Sanierungsgutachten vorgelegt, so kann ein Sanierungskredit grundsätzlich gewährt werden. Ziel ist die Bereitstellung von Fresh Money zur Sanierung außerhalb der Insolvenz, wobei es zwei Varianten gibt: Bei einem »echten Sanierungskredit« werden die alten und neuen Finanzverbindlichkeiten zu einem Sanierungskredit zusammengefasst. Bei einem »unechten Sanierungskredit« werden bereits vor Beginn der Krise bestehende Kredite stehen gelassen. Banken können sich zwar neue Sicherheiten bestellen lassen, sollten aber – für den Fall einer späteren Insolvenz des Kreditnehmers – auf eine trennscharfe Unterscheidung der Sicherheitenbestellung für den Alt- und Sanierungskredit achten, um eine Anfechtung nach §§ 129ff. InsO zu vermeiden. Idealerweise werden sog. Bargeschäfte gem. § 142 InsO vorgenommen, d.h. der Kreditnehmer erhält direkt eine gleichwertige Gegenleistung – der Wert der neuen Sicherheit und des Sanierungskredits müssen sich also zwingend betragsmäßig entsprechen.[15] Rechtliche Erleichterung für Banken hat das neue GmbH-Recht gebracht: Seit November 2008 gibt es keinen Eigenkapitalersatz mehr. Folglich können Darlehen grundsätzlich auch in der Krise gewährt und von einem Gesellschafter besichert werden, wobei die genannten Anfechtungsrisiken bestehen bleiben. Kommt es später doch zu einer Insolvenz, so muss die finanzierende Bank wegen § 44a InsO zunächst unverzüglich versuchen, ihre Forderung von dem besichernden Gesellschafter zurückzuverlangen bzw. gestellte Sicherheiten zu verwerten. Bei einem Fehlschlag kann die Bank vom Insolvenzverwalter verlangen, dass ihre Darlehensforderung aus der Masse bevorzugt befriedigt wird.

Praxishinweise zur Restrukturierung des Fremdkapitals:
- Forward Start Agreements sind wegen des zeitweisen Nebeneinanders von zwei Kredit-Fazilitäten nicht uneingeschränkt empfehlenswert – es ist daher stets zu prüfen, ob die jeweilige Markt- und Kreditnehmersituation alternative und günstigere Lösungen (z.B. eine Syndizierung) hergibt.
- Überbrückungskredite dienen dazu, die Sanierungsfähigkeit des Kreditnehmers prüfen lassen zu können – es ist darauf zu achten, dass solche kurzfristigen Finanzspitzen grundsätzlich nicht länger als vier Wochen, ausnahmsweise etwas länger gewährt werden.

---

14) Vgl. Bales (2005), S. 413f.
15) Vgl. Theiselmann (2009), S. 113.

- Bei der Besicherung von Sanierungskrediten ist auf eine trennscharfe Unterscheidung zwischen Alt- und Sanierungskredit zu achten, um eine Insolvenzanfechtung zu vermeiden.

8.3 Restrukturierung des Eigenkapitals

Neben der Neuordnung von Verbindlichkeiten kann alternativ oder ergänzend eine Stärkung des Eigenkapitals angezeigt sein. In der Krise sind insoweit entweder die Umwandlung von Schulden in Geschäftsanteile per Sachkapitalerhöhung oder die Bar-Kapitalerhöhung bedeutsam.

8.3.1 Kapitalerhöhungen in Restrukturierungssituationen

Speziell für börsennotierte AGs bietet sich eine Bar-Kapitalerhöhung durch Altaktionäre oder externe Investoren an. Aus strategischer Sicht stellen sich für den CFO neben dem Aspekt der Sanierungsbedürftigkeit und -fähigkeit insbesondere Fragen hinsichtlich des Liquiditäts- und Eigenkapitalbedarfs (Volumen der Kapitalerhöhung), der vorhandenen Vorratskapitalien (Kapitalerhöhung aus genehmigtem Kapital möglich oder Beschluss der Hauptversammlung), des Zeithorizonts (wann ist frisches Kapital erforderlich) sowie der Bereitschaft von Großaktionären zur Unterstützung.

Je nach Antwort auf diese Fragen sind verschiedene Ausgestaltungen denkbar. Als Variante 1 kommt entweder eine Kapitalerhöhung *ohne* Bezugsrecht (also mit Verwässerungseffekt für Stimmrechte der Altaktionäre) oder *mit* Bezugsrecht in Betracht – und zwar einerseits mittels Hauptversammlungsbeschluss und andererseits aus genehmigtem Kapital. Eine bezugsrechtsfreie Kapitalerhöhung ist zwar zeitlich und praktisch flexibel, führt jedoch aufgrund der Begrenzung (maximal 10 % des Grundkapitals) zu einem nur geringen Mittelzufluss. Demgegenüber lässt sich durch eine Bezugsrechtsemission ein Volumen von bis zu 50 % des Grundkapitals realisieren, wobei der Zeitaufwand mindestens zehn Wochen[16] (inklusive Veröffentlichung der Einladung zur Hauptversammlung, Eintragung des Hauptversammlungsbeschlusses sowie Bezugsfrist) beträgt. Gerade in Krisenzeiten ist die Eigenkapitalmaßnahme stets in das gesamte Refinanzierungskonzept einzubetten und damit insbesondere auch im Zusammenhang mit der Kreditrestrukturierung zu sehen. Ob die Kapitalerhöhung erfolgreich ist, hängt nicht zuletzt von der (stets erforderlichen) Attraktivität der Aktie und damit von einer interessanten Equity Story ab. Emittenten aus aufstrebenden oder zukunftsträchtigen Branchen (z.B. Energie, Versorgung, rohstoffsparende Technologien) haben es vergleichsweise leichter. Erfolgsrelevant und strategisch bedeutsam ist ferner die Bereitschaft von Großaktionären oder befreundeten Investoren, die Kapitalerhöhung ebenfalls zu zeichnen, was frühzeitig zu klären ist.

---

[16] Vgl. Seibt/Voigt (2009), S. 134.

Kapitalerhöhungen können entweder ohne Bezugsrecht oder mit Bezugsrecht realisiert werden, wobei dies jeweils aus genehmigtem Kapital oder mit Direktbeschluss der Hauptversammlung darstellbar ist. In Krisensituationen reicht das genehmigte Kapital oftmals nicht aus, um den gewünschten bzw. erforderlichen Erlös aus der Kapitalerhöhung zu erzielen. Ferner stellt sich die Frage, wie der Ausgabepreis der neuen Aktien bemessen werden muss und ob eine Vorplatzierung an bestimmte Investoren rechtmäßig ist.

8.3.1.1 Erreichung eines Zielvolumens durch Kapitalerhöhung

Vor einer Kapitalerhöhung ist der konkrete Kapitalbedarf aus der Restrukturierung zu definieren. Ist das demnach erforderliche Volumen höher als ein genehmigtes Kapital (soweit vorhanden; falls nicht, muss die Hauptversammlung ohnehin eingeschaltet werden), so ist ein Hauptversammlungsbeschluss erforderlich. Aus Sicht des Emittenten stellt sich nun zusätzlich das Problem, dass einerseits zwischen Einladung und Durchführung der Hauptversammlung mindestens zehn Wochen liegen und ein sinkender Aktienkurs das gewünschte Zielvolumen reduzieren würde. Andererseits müssen der Kapitalerhöhungsbetrag sowie die Zahl der neu zu emittierenden Aktien im Kapitalerhöhungsbeschluss aus aktienrechtlichen Gründen exakt beziffert werden.

In diesem Spannungsfeld kann eine probate Lösung darin liegen, die Kapitalerhöhung mithilfe von Vorplatzierungen bei Investoren zu realisieren und evtl. Kursrisiken aus genehmigtem Kapital abzufedern. Alternativ kann eine sog. »Bis zu«-Kapitalerhöhung[17] vorgenommen werden, d.h. die Hauptversammlung beschließt über ein Maximalvolumen der Kapitalerhöhung. Im Beschluss heißt es dann beispielsweise: »*Das Grundkapital wird um bis zu 100 Millionen Euro erhöht*« oder »*Das Grundkapital wird um bis zu 100 Millionen Euro erhöht, mindestens jedoch um 50 Millionen Euro*«. Rechtlich ist eine Abgrenzung zum genehmigten Kapital zwingend erforderlich, was sich durch eine zeitliche Begrenzung des Zeitraums für die Kapitalerhöhung erreichen lässt. Teilweise werden bis zu sechs Monate als zulässig erachtet, um eine Ausuferung zu vermeiden.[18] Vertretbar dürfte jedoch eine Zeitbegrenzung von sechs bis neun Monaten sein[19], um gerade in einem schwierigen Marktumfeld und in Restrukturierungen adäquaten Spielraum im Sinne des Unternehmensinteresses zu haben. Darüber hinaus darf die Festlegung des genauen Erhöhungsbetrags nicht völlig im Ermessen des Vorstands liegen, um eine Abgrenzung zum genehmigten Kapital zu erreichen. Vielmehr bestehen Ermessensschranken insoweit, als dass der Vorstand einen Mindestbezugspreis je Aktie und den maximalen Umfang der Kapitalerhöhung im Hauptversammlungsbeschluss (Zielerlös-Umfang) angeben muss.

---

17) Vgl. Theiselmann (2009), S. 137.
18) Vgl. Busch (2009), § 42 Rn 11.
19) Vgl. Seibt/Voigt (2009), S. 135.

8.3.1.2 Festsetzung des Bezugspreises

Mit Blick auf die Höhe des Ausgabepreises der neuen Aktien gilt zunächst der Grundsatz, dass der Vorstand den höchsten erzielbaren Bezugspreis festzusetzen hat.

Bei großer Nachfrage kann es problematisch sein, wenn der Vorstand den Bezugspreis *oberhalb* des aktuellen Börsenkurses festsetzen darf. Denn ein erhöhter Bezugspreis würde es den Altaktionären tatsächlich erschweren, an der Kapitalerhöhung teilzunehmen, um eine Verwässerung zu vermeiden – ein zu hoher Ausgabepreis könnte ein »faktischer Bezugsrechtsausschluss« sein. Dies ist jedoch nicht der Fall, wenn der Bezugspreis dem inneren Wert der Aktie entspricht oder der Bezugspreis unter dem inneren Wert der Aktie festgesetzt wird. Insoweit spielen Unternehmensbewertungen auf Basis des DCF-Verfahrens oder IDW S 1 sowie indikative Kaufangebote von Investoren oder Consensus-Kursziele in Research Reports eine wichtige Praxisrolle[20]. CFOs sollten sich diesbezüglich von einer Investmentbank beraten lassen.

Demgegenüber kann es in Restrukturierungsfällen vorkommen, dass für Investoren ein Anreiz zur Ausübung gesetzt werden sollte, indem der Bezugspreis *niedriger* als der aktuelle Aktienkurs angesetzt wird. In diesem Zusammenhang spielen das Verbot der Einlagenrückgewähr (§ 57 AktG), das Sondervorteilsverbot (§ 243 Abs. 2 AktG) und allgemeine aktienrechtliche Sorgfaltspflichten (§§ 93 Abs. 1 Satz 1, 116 AktG) eine Rolle. Insoweit ist festzuhalten, dass die Emission zwar grundsätzlich nur zum höchstmöglichen Aktienkurs erfolgen darf, der Vorstand aber auch ein weites Ermessen hat, welchen Bezugspreis er festsetzt. Wenn es keinen vergleichbar sichereren Weg gibt, das erforderliche Zielvolumen mittels Kapitalerhöhung zu erreichen – und dies ist im Einzelfall zu dokumentieren – so darf der Bezugspreis auch unterhalb des aktuellen Börsenkurses festgelegt werden.

8.3.1.3 Auswahl des Investors seitens des Vorstands

Schließlich stellt sich in praxi die Frage, ob und in welchem Umfang der Vorstand die neuen Aktien an einen bestimmten Investorenkreis emittieren darf. Im Grundsatz gilt, dass eine Auswahl bestimmter Investoren zulässig ist und eine Platzierung der Kapitalerhöhung nicht zwingend breit gestreut erfolgen muss. Allerdings sind solche Platzierungen unzulässig, die zu Veränderungen bei der Einflussnahme auf die AG führen. Folglich darf es nicht zu einer deutlichen Aufstockung oder zum Aufbau von Beteiligungen mit mehr als 10 % kommen. Ferner sollte die Verwässerung von bisherigen Großaktionären begrenzt bleiben.[21] Beteiligungen in Restrukturierungsfällen von 5–10 % sind daher unproblematisch möglich.[22] Weil zudem in Restrukturierungsfällen oft das Engagement eines Großaktionärs bedeutsam ist, kann im Einzelfall das Interesse der AG an dem Mittelzufluss das Interesse der übrigen Altaktionäre überwiegen und damit im Einzelfall auch eine Überschreitung der genannten 10 %-Schwelle zu rechtfertigen sein.

---

20) Vgl. Seibt/Voigt (2009), S. 138.
21) Vgl. Kraft/Krieger (2007), § 56 Rn 91.
22) Vgl. Trapp (1997), S. 116.

8.3.1.4 Ausnahme vom Pflichtangebot durch Sanierungsbefreiung

Führt die Kapitalerhöhung dazu, dass ein Stimmrechtsanteil von 30 % erreicht oder überschritten wird, so hat der Bieter diese Kontrollerlangung zu veröffentlichen bzw. der BaFin anzuzeigen und binnen vier Wochen ab der Veröffentlichung der Kontrollerlangung grundsätzlich ein Pflichtangebot gem. § 35 Abs. 1 Satz 1 WpÜG an übrige Aktionäre abzugeben. Von diesem Grundsatz gibt es für Krisensituationen die Ausnahme der sog. Sanierungsbefreiung gem. § 37 Abs. 1 WpÜG i.V.m. § 9 Satz 1 Nr. 3 WpÜG-Angebotsverordnung.

In formeller Hinsicht hat der Bieter einen schriftlichen Antrag auf Erteilung einer Sanierungsbefreiung an die BaFin zu stellen. Zuständig ist dort das Übernahmereferat, Abteilung WA 16 mit Sitz in Frankfurt/Main. Die Antragstellung ist bereits vor Kontrollerlangung möglich und angesichts des meist erheblichen Zeitdrucks auch zu empfehlen. Jedenfalls zu stellen ist der Antrag binnen sieben Tagen nach Kenntniserlangung seitens des Bieters von dem Kontrollerwerb, wobei es ausreichend ist, wenn einige Mindestangaben zur Sanierungsbefreiung gemacht und die Details nachgereicht werden. Dem Antrag sind beizufügen die Begründung für die Inanspruchnahme der Sanierungsbefreiung sowie die erforderlichen Unterlagen (u.a. Gutachten eines Wirtschaftsprüfers)[23].

Um die Sanierungsbefreiung zu erlangen, ist als erste Voraussetzung eine »Sanierungsbedürftigkeit« der Zielgesellschaft erforderlich. Dieses Kriterium wird vereinzelt bereits bejaht, wenn dringend eine Sanierung und Zuführung neuer Finanzmittel erforderlich sind. Die BaFin hat jedoch ein enges Verständnis von der Sanierungsbedürftigkeit und fordert, dass eine Fortführung der Zielgesellschaft ohne Sanierung unmöglich ist. Dazu muss ein Wirtschaftsprüfer »bestandsgefährdende Risiken« im Sinne von § 322 Abs. 2 Satz 3 HGB konstatieren[24]. Dies setzt wiederum voraus, dass in absehbarer Zeit (d.h. maximal innerhalb eines Jahres) Anlass zur Beantragung eines Insolvenzverfahrens oder zur Liquidation besteht. Auch der drohende Verlust von 50 % des Grund- bzw. Stammkapitals kann zumindest ein Indiz sein.[25] Zur Prüfung der Sanierungsbedürftigkeit muss der Bieter ein Sanierungskonzept vorlegen mit einer Prognose über die künftige wirtschaftliche Entwicklung der Zielgesellschaft, unterlegt durch das Gutachten eines Wirtschaftsprüfers. Beispiele für geeignete Sanierungsmaßnahmen sind die Zusammenlegung von Verwaltungs- und Produktionseinheiten, die Bündelung des Einkaufs oder die Bereitstellung von frischem Kapital.

Zweite Voraussetzung der Sanierungsbefreiung ist die »Sanierungsfähigkeit«. Insoweit kommt es nach herrschender Auffassung zum einen darauf an, dass die Sanierung nicht von vornherein aussichtslos ist. Auch insoweit sind das zwingend zu erstellende Sanierungskonzept des Bieters sowie das Gutachten eines Wirtschaftsprüfers von entscheidender Bedeutung. Zum anderen darf nicht eine reine Zerschlagung seitens des Bieters zu erwarten sein.

Als dritte Voraussetzung der Sanierungsbefreiung prüft die BaFin, ob der Bieter einen »eigenen Sanierungsbeitrag« leistet. Nicht ausreichend ist demnach, dass der

---

23) Vgl. Hasselbach/Hoffmann (2009), S. 327.
24) Vgl. Theiselmann (2009), S. 16.
25) Vgl. Hasselbach/Hoffmann (2009), S. 330.

bloße Gesellschafterwechsel als Argument angeführt wird – es sei denn, dass die finanzierenden Banken dies nachweislich zur Bedingung machen. Vielmehr fordert die BaFin vom Bieter einen eigenen, angemessenen finanziellen Beitrag zur nicht nur kurzfristigen Wiederherstellung der Liquidität der Zielgesellschaft.[26] Dabei muss der Beitrag nicht die Höhe eines hypothetischen Pflichtangebots erreichen. Allerdings ist beispielsweise durch Zeichnung einer Kapitalerhöhung der Zielgesellschaft, durch Stellung von Sicherheiten (Patronatserklärungen, Garantien)[27], durch Übernahme bzw. Umwandlung von Verbindlichkeiten (Debt Equity Swap), durch Stundung von Forderungen oder durch Verzicht auf Rückzahlungsansprüche[28] ein signifikanter Beitrag zur finanziellen Gesundung zu leisten.

Letztlich nimmt die BaFin noch eine Interessenabwägung vor, bei der die Folgen der Befreiung vom Übernahmeangebot verglichen werden mit den Folgen einer Insolvenz. Für eine Befreiung kann beispielsweise ein potenzieller Verfall des Aktienkurses sprechen. In der Praxis wird meist vorab mit der BaFin geklärt, ob die Voraussetzungen für eine Sanierungsbefreiung erfüllt sind.[29]

Praxishinweise zur Restrukturierung des Eigenkapitals:
- Um bei Kapitalerhöhungen zu Sanierungszwecken größtmögliche Flexibilität zu haben und rechtlichen Anforderungen zu genügen, empfiehlt sich eine sog. »Bis zu«-Kapitalerhöhung.
- Soll der Bezugspreis für neu geschaffene Aktien oberhalb des aktuellen Börsenkurses festgesetzt werden, spielt die Unternehmensbewertung eine Rolle. Eine Unterschreitung des Börsenkurses ist unproblematisch, wenn es keinen vergleichbar sichereren Weg zur Beschaffung des Zielvolumens gibt.
- Überschreitet ein Aktionär aufgrund der Kapitalerhöhung die 30 %-Schwelle, so kann er die Abgabe eines Pflichtangebots durch Antrag auf Sanierungsbefreiung vermeiden – wichtig: Die Gesellschaft muss vom Wirtschaftsprüfer als sanierungsfähig und -bedürftig eingestuft werden; zudem hat der Aktionär einen eigenen finanziellen Sanierungsbeitrag zu leisten; insoweit empfiehlt sich eine proaktive Klärung mit der BaFin.

8.3.2 Stärkung des Eigenkapitals per Debt Equity Swap

Eine weitere Lösung zur Restrukturierung kann der sog. Debt Equity Swap sein. Ziel ist es, eine zu hohe Verschuldung und damit verbundene hohe und liquiditätsbelastende Zinszahlungen zu reduzieren, indem bisherige Verbindlichkeiten (»Debt«) in Eigenkapital (»Equity«) umgewandelt (»Swap«) werden. Gläubiger mutieren somit zu neuen Gesellschaftern. Rechtlich erfolgt ein Debt Equity Swap per

---

26) Vgl. Theiselmann (2009), S. 17.
27) Vgl. Holzborn/Israel (2004), S. 316.
28) Vgl. Klepsch/Kiesewetter (2007), S. 1407.
29) Vgl. Theiselmann (2009), S. 17.

Sachkapitalerhöhung, indem statt einer Sache eine Forderung eingebracht wird.[30] Dies wiederum erfordert zunächst, dass die Forderung nicht mehr existent ist – zwei Techniken bieten sich insoweit an: Einerseits kann der bisherige Gläubiger bzw. der Erwerber der Forderung diese an den Kreditnehmer abtreten, sodass sich Schuldner und Gläubiger vereinen und es zur »Konfusion« bzw. zum Erlöschen der Forderung kommt. Andererseits können der bisherige Forderungsinhaber und der Schuldner einen Erlassvertrag schließen. Bei beiden Varianten verpflichtet sich der Schuldner im Gegenzug, eine Sachkapitalerhöhung zugunsten des bisherigen Forderungsinhabers vorzunehmen. Über diesen Vorgang hat eine vom Management des Schuldners einzuberufende Hauptversammlung bzw. Gesellschafterversammlung zu entscheiden, bevor die Sachkapitalerhöhung zur Eintragung ins Handelsregister angemeldet werden kann. Abschließend erfolgt bei börsennotierten Schuldnern eine Zulassung der neuen Aktien. Bei der Umsetzung eines Debt Equity Swap sind unterschiedliche Aspekte zu beachten, um Haftungsrisiken zu reduzieren und sanierungsschädliche Liquiditätsbelastungen zu vermeiden.

8.3.2.1 Forderungsbewertung

Bevor eine Forderung eingebracht werden kann, ist sie zu bewerten, wobei die Bewertungsmethode von der jeweiligen Art der Forderung abhängt. Handelt es sich um eine Darlehensverbindlichkeit und ist diese durch vollständige Verpfändung der Anteile an dem Kreditnehmer (»Share Pledge«) besichert, so empfiehlt sich – es gibt daneben auch andere Vorgehensweisen – in aller Regel zunächst eine Unternehmensbewertung per DCF-Verfahren auf Basis der Unternehmensplanung und eines adäquaten Zinsfußes, der von der jeweiligen Peer Group abhängt. Ergibt sich daraus ein positiver Equity Value, so ist die Forderung zu 100 % werthaltig und kann ohne Abschlag in das Unternehmen eingebracht werden. Liegt ein negativer Equity Value vor, so ist der Wert der Darlehensforderung anhand von Marktusancen zu bestimmen. Insbesondere die sog. »Recovery Rates« auf Basis historischer Verwertungsquoten bei Krediten können herangezogen werden, um den Forderungswert zu ermitteln. Wie hoch die Abschläge ausfallen, variiert je nach Branche und Grad der Besicherung. Handelt es sich bei den finanzierenden Banken beispielsweise um besicherte Senior Lenders, so kommen Abschreibungen i.H.v. 30 % bis 50 % in Betracht. Eine sorgfältige und nachvollziehbare Forderungsbewertung ist bei einem Debt Equity Swap deshalb wichtig, weil der neue Gesellschafter sich ggf. einer Differenzhaftung nach § 19 Abs. 4 GmbHG bzw. § 27 Abs. 3 AktG aussetzen kann[31]. Bisher ist das Erfordernis der Forderungsbewertung in praxi nicht hinterfragt worden – angesichts der Tatsache, dass die genannten Vorschriften ausschließlich die Gesellschaftsgläubiger schützen sollen und für diese der Debt Equity Swap insofern nur vorteilhaft ist, als dass der neue Gesellschafter seine Forderung verliert, lässt sich das Bewertungserfordernis bezweifeln. Gleichwohl empfiehlt sich vorerst aus Vorsichtsgründen ein Bewertungsgutachten, da ein späterer Insolvenzverwalter jedenfalls prüfen wird, wie werthaltig die Forderung ist. Liegt der Forderungswert

---

30) Vgl. Redeker (2007), S. 674.
31) Vgl. Huntemann (2008), S. 1394.

unter dem Wert der neu ausgegebenen Geschäftsanteile bzw. Aktien, so haftet der neue Anteilseigner zehn Jahre für die Differenz.

8.3.2.2 Nachrangigkeit der Forderung

Ein weiteres Praxisproblem kann sich stellen, sofern der bisherige Gläubiger nur einen Teil seiner Forderung in Eigenkapital wandelt. Das restliche Darlehen wäre dann bei einer etwaigen Insolvenz grundsätzlich nachrangig gegenüber anderen Gläubigern, wobei im Einzelfall zu prüfen ist, ob und in welchem Umfang es noch andere Gläubiger gibt. Der Nachrang lässt sich jedoch auf zweierlei Weise vermeiden: Zum einen kann das »Sanierungsprivileg« nach § 39 Abs. 4 Satz 2 InsO nutzbar gemacht werden, sofern der neue Gesellschafter nachweisen kann, dass er die Anteile zum Zweck der Sanierung erworben hat. Dazu muss er im Insolvenzfall das Gutachten eines Wirtschaftsprüfers vorlegen, das eine Sanierungsbedürftigkeit und Sanierungsfähigkeit attestiert. Zum anderen lässt sich ggf. das »Kleinbeteiligungsprivileg« nach § 39 Abs. 5 InsO anwenden, sofern der Neugesellschafter ein nicht geschäftsführender Gesellschafter ist oder vor dem Anteilserwerb weder ein Gesellschafter noch eine gleichgestellte Person war. Liegt der neu erworbene Anteil in diesem Fall bei maximal 10 %, so ist ein Restkredit ebenfalls nicht nachrangig[32]. Erwerben mehrere Gläubiger eines Kredits (z.B. Banken eines Konsortialkredits) jeweils weniger als 10 % der Anteile per Debt Equity Swap, so werden ihre Anteile jedoch wohl zusammengerechnet.

8.3.2.3 Steuerliche Aspekte

Darüber hinaus sind stets steuerliche Gesichtspunkte bei einem Debt Equity Swap zu beachten. Weil der bisherige Schuldner von einer Verbindlichkeit befreit wird, ist dies steuerlich als *Einlage* einzustufen gem. §§ 4 Abs. 1 Satz 7, 6 Abs. 1 Nr. 5 EStG. Hierbei handelt es sich um *tauschähnliche Vorgänge,* die beim einbringenden Investor und der schuldnerischen Kapitalgesellschaft zwingend *zum steuerlichen Zeitwert zu bewerten* sind. Eine Versteuerung dieses Sanierungsgewinns führt zu einem Liquiditätsabfluss beim Schuldner und wirkt sich daher ggf. krisenverschärfend aus. Für dieses Praxisproblem gibt es zwei Lösungen:

Das kriselnde Unternehmen kann zunächst eine Steuerstundung nach § 222 AO und einen Steuererlass nach § 227 AO beantragen und sich insoweit auf den »Sanierungserlass« bzw. »Billigkeitserlass« des Bundesfinanzministeriums vom 27.3.2003 berufen[33]. Erforderlich ist dazu (a) eine Sanierungsfähigkeit, die einen Überschuss der Einnahmen über die Ausgaben voraussetzt, (b) eine Sanierungsbedürftigkeit, die eine Überschuldung erfordert und eine Besserung nicht zu erwarten ist, (c) eine Sanierungseignung des Schuldenerlasses, wozu der Erlass von Steuern geeignet erscheinen muss, um das Unternehmen vor dem Zusammenbruch zu bewahren und die Ertragsfähigkeit auf Dauer wiederherzustellen sowie (d) eine Sanierungsabsicht der Gläubiger, d.h. der bisherige Forderungsinhaber muss den Zusammenbruch des kriselnden Unternehmens verhindern und die finanzielle Genesung

---

[32] Vgl. Theiselmann (2009), S. 19.
[33] Vgl. Drouven/Nobiling (2009), S. 1897.

nachweislich erreichen wollen. Ob ein Erlass von Steuern auf Sanierungsgewinne rechtlich zulässig ist, war aufgrund von zwei gegenläufigen Entscheidungen[34] bis Mitte 2010 unklar. Für erhöhte Rechtssicherheit hat unterdessen der Bundesfinanzhof (BFH) mit seinem Urteil vom 14.7.2010 (X R 34/08, DB 2010, S. 2033) gesorgt, wonach ein Erlass von Steuern auf Sanierungsgewinne durch die Finanzverwaltung grundsätzlich zulässig ist. Der Gesetzgeber habe mit der Aufhebung der früheren Regelung des § 3 Nr. 66 EStG nicht zum Ausdruck gebracht, dass es für Sanierungsgewinne keine Erlassmöglichkeit gebe. Vielmehr könne einzelnen persönlichen oder sachlichen Härtefällen im Stundungs- oder Erlasswege begegnet werden. Mit diesem Urteil dürften grundlegende Unsicherheiten über die Zulässigkeit von Sanierungserlassen beseitigt sein. Dennoch ist es in der Praxis auch künftig dringend anzuraten, vor einem Debt Equity Swap eine verbindliche Auskunft der zuständigen Finanzbehörde einzuholen. Denn eine Unbilligkeit (als Grundlage für einen Steuererlass) könnte – da der BFH besonders hervorhebt, dass die nicht bestehende Möglichkeit einer Verrechnung von Verlustvorträgen mit Sanierungsgewinnen eine Unbilligkeit begründen könnte – abgelehnt werden, sofern nicht mehr ausreichend Verlustvorträge für den Sanierungsgewinn vorhanden sind, weil in den Vorjahren entstandene Verluste bereits durch Saldierung mit anderen positiven Einkünften verwendet wurden. Die verbindliche Auskunft ist somit weiterhin anzuraten, allerdings kann es in praxi mehrere Wochen dauern, ehe die Finanzbehörden über den Antrag entscheiden – was in Krisensituationen oft zu lang ist.

Daher kann es geboten sein, als Alternativlösung einen Debt Mezzanine Swap anzustreben: Ziel ist es, handelsbilanzielles Eigenkapital zu schaffen, das steuerlich als Fremdkapital qualifiziert. Dazu werden letztlich Genussrechte anstatt Eigenkapital geschaffen. Sofern im konkreten Einzelfall auf die (für Eigenkapital typische) Beteiligung am Liquidationserlös verzichtet werden kann, müssen ferner für ein steuerlich attraktives Genussrecht folgende Voraussetzungen erfüllt sein: Das gewährte Kapital muss nachrangig sein, was eine Befriedigung im Insolvenz- oder Liquidationsfall nach allen anderen Gläubigern erfordert. Ferner muss das Genussrechtskapital in vollem Umfang an evtl. Verlusten des Unternehmens teilnehmen. Die vereinbarte Vergütung hat überdies erfolgsabhängig zu sein, wozu Leistungen an den Genussrechtsinhaber nur aus solchen Bestandteilen des Eigenkapitals erfolgen dürfen, die nicht gegen Ausschüttungen besonders geschützt sind. Schließlich muss die Kapitalüberlassung längerfristigen Charakter haben, was eine Mindestlaufzeit von fünf Jahren sowie eine Mindestkündigungsfrist von zwei Jahren voraussetzt[35]. In steuerlicher Hinsicht ist ferner zu beachten, dass aufgrund der sog. Mantelkauf-Regelung gem. § 8c KStG steuerliche Verlustvorträge des Targets bei einer Anteilsübertragung ab 25 % ratierlich und ab 50 % vollständig entfallen.

Allerdings kann hiervon eine Ausnahme gemacht werden, sofern die Voraussetzungen des neuen Sanierungsprivilegs gem. § 8c Abs. 1a KStG erfüllt sind. Danach entfallen die Verlustvorträge bei einem Beteiligungserwerb nicht, wenn dieser im

---

34) Vgl. FG München, 12.12.2007 – 1 K 4487/06, DB 2008, S. 1291 (Steuererlass unzulässig); FG Köln, 24.04.2008 – 6 K 2488/06, BB 2008, S. 2666 (Steuererlass unzulässig).

35) Vgl. BGH, 19.01.1994 – I R 67/92, GmbHR 1994, S. 410.

Rahmen einer Maßnahme erfolgt, die darauf gerichtet ist, die Zahlungsunfähigkeit oder Überschuldung zu verhindern oder zu beseitigen und zugleich die wesentlichen Betriebsstrukturen zu erhalten. Dazu muss zunächst ein Sanierungsfall vorliegen, d.h. der Anteilserwerb muss erfolgen, wenn drohende oder eingetretene Zahlungsunfähigkeit oder eine Überschuldung vorliegen. Zudem muss ein objektiver Dritter (also ein Wirtschaftsprüfer) die Sanierungsfähigkeit und die objektive Eignung der ergriffenen Maßnahmen zur Sanierung bestätigen. Zum Zeitpunkt des Beteiligungserwerbs darf der Geschäftsbetrieb weder eingestellt sein noch darf binnen fünf Jahren ein Branchenwechsel erfolgen. Darüber hinaus müssen für die Nutzung des Sanierungsprivilegs die wesentlichen Betriebsstrukturen erhalten bleiben und hierfür mindestens eine der folgenden Voraussetzungen erfüllt sein:

- Arbeitsplatzregelung: Es wird eine Betriebsvereinbarung geschlossen, wonach die Arbeitsplätze erhalten bleiben, wobei die konkrete Zahl der Arbeitsplätze nicht genannt werden muss.
- Lohnsummenregelung: Die in den letzten zwölf Monaten vor dem – eigentlich zum Wegfall der Verlustvorträge führenden – Beteiligungserwerb gezahlten Lohnsummen werden in den folgenden fünf Jahren durchschnittlich zu 80 % beibehalten.
- Betriebsvermögenszuführungsregelung: Innerhalb eines Jahres nach dem – eigentlich zum Wegfall der Verlustvorträge führenden – Beteiligungserwerb werden mindestens 25 % (Annahme: 100 % Beteiligungserwerb; bei geringerem Anteilserwerb sinkt diese Mindestschwelle ratierlich) des in der Steuerbilanz zum Schluss des vorangehenden Wirtschaftsjahrs enthaltenen Aktivvermögens im Wege der Einlage als neues Betriebsvermögen zugeführt.

Wenn die genannten Voraussetzungen erfüllt sind, spielt es keine Rolle mehr, ob die Sanierung letztlich erfolgreich ist. Zeitlich ist das Sanierungsprivileg anwendbar auf Anteilsübertragungen nach dem 31.12.2007 und vor dem 1.1.2010.

Darüber hinaus spielt bei Debt Equity Swaps in Gesellschaften mit Immobilienvermögen die Grunderwerbssteuer (i.d.R. 3,5 % der Bemessungsgrundlage) eine Rolle, sofern der Erwerber unmittelbar oder mittelbar mindestens 95 % der Anteile an der Gesellschaft in seiner Hand vereinigt. Zur Vermeidung bietet sich ggf. die Nutzung einer Objekt-Kommanditgesellschaft an. Die betreffende Immobilie steht im Eigentum dieser Gesellschaft, wobei ein Dritter (z.B. ein spezialisierter Dienstleister) als Kommanditist etwas mehr als 5 % der Anteile an der Gesellschaft hält, aber zugleich rechtlos gestellt wird. Die übrigen Anteile und sämtliche Stimmrechte werden auf eine Einzweckgesellschaft übertragen.

8.3.2.4 Pflichtangebot und Sanierungsbefreiung

Bei börsennotierten Gesellschaften muss der Erwerber ferner grundsätzlich ein Pflichtangebot abgeben, sofern er mittels Debt Equity Swap einen Stimmrechtsanteil von 30 % erreicht oder überschreitet. In Krisensituationen kann jedoch ggf. die bereits beschriebene Sanierungsbefreiung der BaFin nutzbar gemacht werden.

8.3.2.5 Alternativlösung: Reverse Debt Equity Swap

Die geschilderten Nachteile eines Debt Equity Swap in puncto Nachhaftung, Steuerfolgen und Pflichtangebot lassen sich ggf. (teilweise) vermeiden durch einen sog. »Reverse Debt Equity Swap«. Dazu bringen die Gläubiger im ersten Schritt die umzuwandelnden Forderungen per Sacheinlage gegen Ausgabe neuer Anteile in eine von ihnen neu gegründete Zweckgesellschaft ein. Im zweiten Schritt bringt das schuldnerische Unternehmen seinen gesamten Betrieb oder einen Betriebsteil einschließlich Verbindlichkeiten per Ausgliederung in die Zweckgesellschaft ein[36] und erhält an dieser Geschäftsanteile. Kurzum: Im Gegensatz zum klassischen Debt Equity Swap wird bei dieser Variante das schuldnerische Unternehmen gemeinsam mit den bisherigen Gläubigern zum Mitgesellschafter an einem Gemeinschaftsunternehmen, welches das operative Geschäft des Schuldners aufnimmt.

Auch beim Reverse Debt Equity Swap kommt es zum Erlöschen der Forderung durch Konfusion. Das Risiko einer Differenzhaftung lässt sich indes ausschließen, weil das Stamm- bzw. Grundkapital der Zweckgesellschaft von Anfang an in der gesetzlichen Mindesthöhe festgelegt werden kann. Ein Pflichtangebot ist – sofern es um eine börsennotierte Zielgesellschaft geht – nicht erforderlich, da sich die Beteiligungsverhältnisse an dem Schuldnerunternehmen nicht verändern. Aus dem gleichen Grund bleiben zudem körperschaft- oder gewerbesteuerliche Verlustvorträge bestehen. Der Reverse Debt Equity Swap führt für das schuldnerische Unternehmen auch nicht zu einem steuerpflichtigen Sanierungsgewinn, da es erst auf Ebene der Zweckgesellschaft zur Konfusion kommt (dort allerdings stellt sich dieses steuerliche Problem). Für das Schuldnerunternehmen kann es demgegenüber durch die Übertragung des Betriebs zu einem grundsätzlich steuerpflichtigen Ausgliederungsgewinn kommen, der sich ggf. mit laufenden Verlusten saldieren lässt. Sofern der ausgegliederte Betrieb Immobilien beinhaltet, kann die grundsätzlich auch in dieser Variante anfallende Grunderwerbssteuer vermieden werden, indem der Zweckgesellschaft beispielsweise nur das »wirtschaftliche Eigentum« durch ein langfristig gesichertes Nutzungsrecht eingeräumt wird. Zusammenfassend ist der Reverse Debt Equity Swap sicherlich interessant, um die geschilderten Probleme zu lösen. Gleichwohl stellt sich aus Gläubigersicht vor allem die Frage, ob der bisherige Schuldner bzw. seine bisherigen Anteilseigner als künftige Mitgesellschafter an der Zweckgesellschaft akzeptabel sind und ob bei einem börsennotierten Schuldnerunternehmen die notwendige Dreiviertelmehrheit in der Hauptversammlung erreichbar ist. Umgekehrt sollten sich Anteilseigner des schuldnerischen Unternehmens fragen, ob eine nur mittelbare Beteiligung am operativen Geschäft für sie infrage kommt.

> **Praxishinweise zum Debt Equity Swap:**
> - Soll ein Krisenunternehmern per Debt Equity Swap saniert werden, ist vor allem die Frage des steuerlichen Sanierungsgewinns frühzeitig mit den örtlichen Steuerbehörden zu klären, um einen unerwünschten Liquiditätsnachteil zu vermeiden.

---

[36] Weitere Details bei Drouven/Nobiling (2009), S. 1895.

- In eiligen Fällen kann es empfehlenswert sein, einen Debt Mezzanine Swap oder einen Reverse Debt Equity Swap als Alternativen zu wählen. Dabei sollte aber stets geprüft werden, ob der Investor auf eine Beteiligung am Liquidationserlös verzichten kann bzw. ob sich bei einer AG ein Beschluss mit Dreiviertelmehrheit darstellen lässt und die Migration des operativen Geschäfts auf die Zweckgesellschaft strategisch gewollt bzw. sinnvoll ist.

8.4 Distressed M&A – Unternehmenskäufe in der Krise

Der Wert von Unternehmen entwickelt sich in Krisenzeiten bereits dadurch rückläufig, dass die branchenspezifischen EBITDA-Multiples sinken. Für strategische Investoren oder akquisitionsorientierte Marktteilnehmer kann ein Unternehmenskauf in der Krise somit schon im Sinne von Multiple-Arbitrage attraktiv sein. Hinzu kommt, dass sich die individuelle Situation eines Unternehmens, das zahlungsunfähig bzw. überschuldet zu werden droht oder sich bereits im Insolvenzverfahren befindet, nachhaltig negativ auf den Unternehmenswert auswirkt. Denn in aller Regel gehen wichtige Mitarbeiter verloren, zudem erodieren Kunden- und Lieferantenbeziehungen. Kurzum: Unternehmenskäufe in Krisensituationen können aus Erwerbersicht attraktiv sein, wobei sowohl für den Verkäufer als auch Käufer einige praktische Aspekte zu beachten sind.

Ein Unternehmensverkauf im Eröffnungsverfahren ist selten, da das Insolvenzverfahren noch nicht eröffnet ist und sich der schwache Insolvenzverwalter erhöhten Haftungsrisiken aussetzt. Dennoch sind solche Transaktionen grundsätzlich möglich und realistisch, wenn das Insolvenzgericht zustimmt. Zudem sind die Abläufe im Vergleich mit Transaktionen aus einem bereits eröffneten Insolvenzverfahren weitgehend identisch. Eine übertragende Sanierung soll dazu dienen, die Verbindlichkeiten beim alten Rechtsträger zurückzulassen und mit dem Kaufpreis die Masse anzureichern. Daher erfolgt die Transaktion fast immer per Asset Deal, d.h. sämtliche Vermögensgegenstände und Kundenbeziehungen werden veräußert, nicht hingegen die Anteile des bisherigen Rechtsträgers. Im Kaufvertrag sind sämtliche Kaufobjekte möglichst genau zu identifizieren, wobei eine Bestimmung nach einfachen, äußeren Abgrenzungskriterien (beispielsweise alle Gegenstände in einer konkreten Lagerhalle) ausreichend ist. Zudem wird meist vereinbart, dass der Verkäufer keine Gewährleistungs- oder Schadensersatzverpflichtungen irgendwelcher Art übernimmt.

8.4.1 M&A-Transaktionen im Insolvenzeröffnungsverfahren

Bei einer übertragenden Sanierung können sich – neben einer möglichen späteren Insolvenzanfechtung wegen eines angeblich zu niedrigen Kaufpreises – folgende Problemfelder ergeben:

- Haftung wegen Firmenfortführung: Wenn der Erwerber das erworbene Unternehmen unter der bisherigen Firma (ggf. mit einem Zusatz, z.B. GmbH) fortführt, kann er von Gläubigern für alle geschäftlichen Verbindlichkeiten des früheren Inhabers haftbar gemacht werden gem. § 25 Abs. 1 Satz 1 HGB. Vermeiden lässt sich diese aus Erwerbersicht missliche Folge, indem er mit dem Verkäufer einen Haftungsausschluss vereinbart und dieser ins Handelsregister eingetragen sowie bekannt gemacht wird (§ 25 Abs. 2 HGB)[37].
- Steuerrechtliche Haftung: Der Erwerber haftet (§ 75 AO) grundsätzlich für Steuern, die auf dem Betrieb des Unternehmens beruhen und die seit Beginn des letzten, vor der Übertragung liegenden Kalenderjahrs entstanden sind. Als Lösung kommt eine Haftungsprivilegierung nach § 75 Abs. 2 AO in Betracht, die eigentlich nur für das eröffnete Insolvenzverfahren gedacht ist. Allerdings halten die meisten Juristen diese Regelung auch *im* Eröffnungsverfahren für anwendbar, wenn der Verkauf und die Verfahrenseröffnung zeitlich eng zusammenliegen.[38] In der Praxis empfiehlt sich eine enge Abstimmung zwischen Insolvenzverwalter und Insolvenzgericht vor dem Verkauf.
- Haftung wegen Betriebsübergangs: Der Erwerber tritt – wie bei üblichen Unternehmenskäufen auch – gem. § 613a BGB wegen Betriebsübergangs voll für die vor dem Verkauf bestehenden Arbeitsverhältnisse ein[39]. Ausnahmen sind wegen eines eindeutigen Urteils des Bundesarbeitsgerichts aus dem Jahr 2002 nicht möglich.

8.4.2 Übertragende Sanierung: M&A-Transaktionen in der Insolvenz

Sofern das Insolvenzverfahren bereits eröffnet worden ist, erledigen sich die o.g. Problemfelder, sodass M&A-Transaktionen deutlich leichter und rechtssicherer sind.

- Haftung wegen Firmenfortführung entfällt – die Regelung des § 25 Abs. 1 Satz 1 HGB gilt nach Eröffnung des Insolvenzverfahrens nicht mehr[40].
- Steuerrechtliche Haftung entfällt – der Erwerber kann sich nach Eröffnung des Insolvenzverfahrens uneingeschränkt auf die Haftungsprivilegierung nach § 75 Abs. 2 AO berufen[41].
- Haftung wegen Betriebsübergangs entfällt – der Erwerber profitiert davon, dass die Regelung des § 613a BGB nicht gilt, wenn ein Unternehmen nach Eröffnung des Insolvenzverfahrens verkauft wird. Folge: Der Erwerber haftet nur für rückständige Löhne und Gehälter, die ab Insolvenzeröffnung bis zum Betriebsübergang zu zahlen sind[42], wobei er sich diese Beträge mit dem Insolvenzverwalter teilt[43].

---

37) Vgl. Theiselmann (2009), S. 109.
38) Vgl. Arends/Hofert-von Weiss (2009), S. 1540.
39) Vgl. Theiselmann (2009), S. 109.
40) Vgl. BAG, 20.9.2006 – 6 AZR 215/06, BB 2007, S. 401ff.
41) Vgl. Theiselmann (2009), S. 110.
42) Vgl. BAG, 17.1.1980 – 3 A ZR 160/79, NJW 1980, S. 1124ff.
43) Vgl. Theiselmann (2009), S. 110.

Praxishinweise zu Distressed M&A:
- Aus Sicht des Investors bietet eine übertragende Sanierung aus der Insolvenz erhebliche Vorzüge gegenüber einer Transaktion im Eröffnungsverfahren, da wesentliche Haftungsrisiken entfallen.
- Bei der Vertragsgestaltung spielen eine möglichst genaue Bestimmung sämtlicher Kaufobjekte sowie der Ausschluss bzw. die Einschränkung von Gewährleistungs- oder Schadensersatzverpflichtungen eine Rolle.

8.5 Fazit

Finanzielle Restrukturierungen sind meist komplex und geschehen unter hohem Zeitdruck. Wer in solchen Situationen die Verantwortung trägt, muss einerseits die beschriebenen Lösungen in puncto Liquidität, Verschuldung und Eigenkapital prüfen und maßgeschneidert umsetzen. Andererseits ist ein hohes Maß an Sensibilität mit Blick auf die Interessen verschiedener Stakeholder erforderlich. Dies betrifft Aktionäre bzw. Gesellschafter, die im Einzelfall gegenläufige Ziele haben können, erstreckt sich weiter auf Fremdkapitalgläubiger (wobei Restrukturierungen durch große Bankkonsortien oder Finanzierungsstrukturen mit unterschiedlichen Debt Layern aufgrund divergierender Interessen sehr schwerfällig sein können) und natürlich auch auf Arbeitnehmer und Kunden. Erfolgreiche Restrukturierung erfordert daher neben fachlichem Know-how immer auch interpersonelle Fähigkeiten, taktisches Geschick und eine ausgeprägte Kommunikationsfähigkeit der Entscheider.

Literatur

Arends, V./Hofert-von Weiss, S: BB 2009, S. 1538.
Bales, K.: InsBüro 2006, S. 9.
Bales, K.: InsBüro 2005, S. 408.
Busch, T., in: Marsch-Barner, R., Handbuch börsennotierte AG, Köln 2009.
Drouven, R./Nobiling, J.: DB 2009, S. 1895.
Hasselbach, K./Hoffmann, N.: DB 2009, S. 327.
Holzborn, T./Israel, A.: Wertpapiermitteilungen 2004, S. 309.
Huntemann, E. M., in: Heybrock, H., Praxiskommentar zum GmbH-Gesetz, Münster 2008, S. 1394.
Klepsch, O./Kiesewetter, M.: BB 2007, S. 1403.
Kraft, E.-T./Krieger, G., in: Hoffmann-Becking, M., München 2007.
Redeker, R.: BB 2007, S. 673.
Seibt, C./Voigt, H.-C.: Aktiengesellschaft 2009, S. 133.
Theiselmann, Corporate Finance Recht für Finanzmanager, München 2009.
Thomas, S./Thomson, K.: LMA-News July 2009, S. 14.
Trapp, C.: Aktiengesellschaft 1997, S. 115.

9. Debt to Equity Swaps zur Verbesserung von Liquiditäts- und Kapitalstruktur

Von Hendrik Vater

Übersicht

9.1 Einleitung   *136*
9.2 Betriebswirtschaftliche Einordnung   *136*
9.2.1 Definition und Prozedere   *136*
9.2.2 Vorteile von Debt to Equity Swaps   *137*
9.2.3 Nachteile von Debt to Equity Swaps   *139*
9.3 Bilanzierung   *141*
9.3.1 Anwendungsbereich   *141*
9.3.2 Grundüberlegungen   *141*
9.3.3 Bilanzierungsphilosophie   *142*
9.3.4 Bewertung   *143*
9.3.5 Kritische Würdigung   *144*
9.4 Fazit   *147*
Literatur   *148*

9.1 Einleitung

Die Finanz- und Wirtschaftskrise hat zu einer Renaissance von Debt to Equity Swap-Transaktionen geführt. Hintergrund dessen ist, dass insbesondere Unternehmen, deren Kreditwürdigkeit dem Bereich Non-Investment Grade zuzuordnen ist, sich vermehrt mit Liquiditäts- oder Refinanzierungsschwierigkeiten konfrontiert sehen. Die Ausgangssituation ist häufig durch hohe Verbindlichkeiten bei niedriger Eigenkapitalquote und geringer Bonität, die zu erschwertem und teurem Zugang zu Fremdkapital führt, gekennzeichnet. In manchen Fällen sind die Kreditgeber bereit, Aktien des Unternehmens oder andere Eigenkapitalinstrumente zur vollständigen oder partiellen Tilgung der finanziellen Verbindlichkeit zu akzeptieren. Auf diese Art und Weise wird die Bilanzstruktur der Unternehmen gestärkt, indem Verbindlichkeiten durch die Ausgabe neuer Aktien reduziert werden und gleichzeitig das Eigenkapital entsprechend gestärkt wird.

9.2 Betriebswirtschaftliche Einordnung

9.2.1 Definition und Prozedere

Unter einem Debt to Equity Swap (englisch: to swap = umwandeln) versteht man die Umwandlung von Verbindlichkeiten in Eigenkapital gegen Ausgabe neuer Aktien. Konkret handelt es sich bei einem Debt to Equity Swap um eine Zeichnung einer neuen Beteiligung, bei der als Einlage nicht eine Barzahlung sondern die Einbringung einer Forderung gegen das Unternehmen geleistet wird. Damit vereinigen sich Gläubiger und Schuldner in einer Person und das Unternehmen wird von einer Verbindlichkeit befreit. Als Varianten sind insbesondere die Sanierung der Gesellschaft durch bisherige Aktionäre oder eine Übernahme durch neue Aktionäre, Zulieferer oder Konkurrenten denkbar.

Letztlich sind Debt to Equity Swaps eine Konsequenz der zunehmenden Fungibilität von Kreditforderungen und einer Abkehr vom alten »Hausbankkonzept«. So veräußern vermeintliche »Hausbanken« häufig Kredite, wenn diese Not leidend werden. Da in den vergangenen Jahren ein Weiterverkauf Not leidender Kredite durch die beteiligten Banken via Kreditderivate salonfähig wurde, sitzen in den Verhandlungen häufig viele Gläubiger mit am Tisch. Diese vertreten häufig stark divergierende Interessen – was eine Einigung nicht unerheblich erschweren kann. Dies gilt gerade, wenn kontinental-europäische Banken und angelsächsische Hedge-Fonds aufeinandertreffen. Denn während Hedge-Fonds gern Eigenkapitalanteile als Gegenleistung für einen Forderungsverzicht akzeptieren, präferieren die klassischen Geschäftsbanken lieber, ihren Forderungsverzicht zu minimieren, um damit den Abschreibungsbedarf so niedrig wie möglich zu halten.

Unternehmen können auf dem Wege von Debt to Equity Swaps – ohne Zuführung von Liquidität – ihre Bilanzstruktur und hierbei insbesondere die Eigenkapitalquote verbessern. Ein Debt to Equity Swap bietet die Möglichkeit zur Wandlung von Fremd- in Eigenkapital und mithin zur Beseitigung einer vorhandenen oder drohenden Überschuldungslage. In der Unternehmenspraxis finden Debt to Equity Swaps häufig bei Not leidenden Unternehmen, insbesondere im Private-Equity-Bereich, Anwendung. Hintergrund dessen ist, dass es bislang Usus war, dem akquirierten Portfoliounternehmen selbst die eigene Akquisitionsfinanzierung aufzubürden. Gerade in Krisenzeiten geraten viele dieser Unternehmen in finanzielle Schwierigkeiten und können dem folgend die eigenen Verbindlichkeiten nicht mehr bedienen. Durch einen Debt to Equity Swap kann jedoch die Unternehmensfortführung sichergestellt werden und weitere Sanierungsbemühungen gestärkt werden. Ein Debt to Equity Swap hat nicht nur bilanzschonende Wirkung, er bietet zudem den Vorteil, dass die von der Liquiditätslage unabhängige Zinslast entfällt. Stattdessen hat der Kapitalgeber Anspruch auf Dividenden, sodass in Krisen- oder Investitionsphasen i.d.R. keine die Liquidität belastenden Zahlungen fällig werden. Charakteristisch ist für Debt to Equity Swap-Transaktionen zumeist, dass Banken oder institutionelle Investoren ihre Fremdkapitalinstrumente an speziell auf Not leidende Verbindlichkeiten (sog. distressed debt) fokussierte Investment Fonds[1] veräußern, die dann in Einklang, aber durchaus auch in Dissens mit den Aktionären des betreffenden Unternehmens einen Tausch von Fremd- in Eigenkapital vereinbaren bzw. erzwingen.[2] Hauptakteure solcher Transaktionen sind die in der Vergangenheit vielfach kritisierten internationalen Finanzinvestoren oder Hedge-Fonds. Aus der Perspektive der beteiligten Banken oder Investoren beinhaltet die Chance zur Veräußerung »fauler Kredite« die Gelegenheit zur schnellen Beendigung eines Not leidenden Engagements. Da die späteren Aktionäre die einzutauschenden Fremdkapitalinstrumente zu einem Bruchteil des ursprünglichen Werts erwerben, bieten Debt to Equity Swaps im Falle einer erfolgreichen Sanierung die Aussicht auf hohe Renditen bei einer späteren Veräußerung des Unternehmens.

9.2.2 Vorteile von Debt to Equity Swaps

Aus Sicht des Zielunternehmens ist die Umwandlung von Fremd- in Eigenkapital als viel versprechende Chance zu dessen Rettung anzusehen. In der Unternehmenspraxis können Debt to Equity Swaps einen wichtigen Beitrag zur finanziellen Restrukturierung eines Unternehmens leisten. Hierbei werden existierende Finanzverbindlichkeiten teilweise in Eigenkapital umgewandelt; der Rest der Verbindlichkeiten bleibt (meist) unter angepassten Vertragskonditionen erhalten. Die Höhe der stehen gelassenen Verbindlichkeiten reicht von einer Anpassung an den Marktwert (hohe Abschreibung) bis hin zu Gestaltungen, bei denen ggf. zu einem späteren Zeitpunkt größere Summen seitens der Kreditgeber abgeschrieben werden müssen, wenn sich zeigt, dass sich das operative Geschäft nicht wie erwartet erholen sollte. Häufig werden Debt to Equity Swaps von weiteren finanziellen Restrukturierungsmaßnahmen wie Kapitalerhöhungen flankiert. Zudem werden regelmäßig zeitgleich operative Restrukturierungspläne entworfen, um eine nachhaltige Verbesserung des

---

1) Vgl. hierzu Alsleben (2008), S. 25–33.
2) Vgl. Arends/Hofert von Weiss (2009), S. 1538.

Unternehmensergebnisses zu erreichen. Ferner bieten Debt to Equity Swap-Unternehmen die Möglichkeit zu einer gezielten Gestaltung der Aktionärsstruktur.

Technisch gesehen erfolgt die Umwandlung der Not leidenden Darlehensforderungen in Eigenkapital regelmäßig durch eine vereinfachte Kapitalherabsetzung mit anschließender Kapitalerhöhung. Dabei werden die Not leidenden Forderungen als Sacheinlage gegen die Gewährung von Beteiligungen in das Unternehmen eingebracht. Im Hinblick auf die Einbringung der Forderungen sind die Vorschriften des GmbH- bzw. des Aktienrechts zur Leistung von Sacheinlagen zu beachten. Entsprechen die eingebrachten Forderungen nicht dem Wert der übernommenen Sacheinlage, droht eine Haftung des Neugesellschafters in Höhe des Differenzbetrages.[3] Zur Verminderung des Haftungsrisikos sollte daher vor der Umwandlung eine entsprechende Wertberichtigung der Forderung erfolgen.

Grundsätzlich verfügen Debt to Equity Swap-Transaktionen über folgende Vorteile:

- Unmittelbare Verbesserung der Finanz- und Liquiditätssituation;
- Entlastung des Cashflows;
- Verbesserung Rating-relevanter Größen ;
- Stärkung der Position vis-á-vis Kreditgebern;
- Sicherung der strategischen »Manövrierfähigkeit«;
- Mittelfristige Reduzierung von Altaktionärsbesitz;
- Nachhaltige Neupositionierung am Kapitalmarkt;
- Langfristige Steigerung des Unternehmenswertes.

Darüber hinaus kann bei börsennotierten Unternehmen gleichzeitig auch das Kapitalmarktprofil gestärkt werden:

- Maßnahme bietet finanzstrategische Weichenstellung gerade bei gesicherter operativer Basis;
- Einräumung des Bezugsrechts kann als positives Signal an den Kapitalmarkt dienen;
- Erschließung neuer Investorenkreise durch Bezugsrechtshandel/Platzierung nicht bezogener Aktien;
- Erhöhung von Free-Float und Liquidität;
- Möglichkeit zur Platzierung neuer Anleihen bzw. Restrukturierung der bestehenden Verbindlichkeiten;
- Transaktion kann an sich einen Neuauftritt der Gesellschaft am Kapitalmarkt katalysieren.

Entscheidend ist eine unter steuerlichen Gesichtspunkten vorteilhafte Gestaltung des Debt to Equity Swaps. Der mit einem Debt to Equity Swap einhergehende Wegfall der Darlehensforderung sowie die Begründung der Eigenkapitalstruktur kann indes zu nachteiligen steuerlichen Folgen führen, die jedoch durch steuerliche Strukturierung zum Teil vermieden bzw. abgemildert werden können. Insbesondere

---

3) Vgl. Redker (2007), S. 676; Eidenmüller/Engert
(2009), S. 541f.; Scheunemann/Hoffmann (2009),
S. 983.

können auf Ebene des Unternehmens Probleme der steuerlichen Abzugsfähigkeit der Fremdkapitalzinsen entstehen (§ 8a KStG).[4)]

Beispiele:

Beim überschuldeten Dachhersteller *Monier* (»Braas«) haben die US-Hedge-Fonds Apollo, Towerbrook und York den Finanzinvestor PAI Partners hinausgedrängt. Moniers Schulden werden auf 1 Milliarde Euro halbiert, und die erstrangigen Gläubiger um die drei Hedge-Fonds geben nochmals 150 Millionen Euro Kredit. Angesichts des schweren Geschäftseinbruchs bleiben bei dieser Lösung noch relativ hohe Schulden stehen, sagen Kritiker. Da Monier diese derzeit nicht voll bedienen kann, wird ein Teil der Zinsen weiter gestundet – und erhöht damit mittelfristig die Schuldenlast wieder.

Den Motorblockhersteller *Honsel* haben der Eigner RHJ International und die Gläubiger mit einem Debt to Equity Swap vor der Insolvenz gerettet. RHJI schießt 50 Millionen Euro Eigenkapital ein, um 51 % der Anteile und damit die Kontrolle zu behalten. Die Gläubiger verzichten auf fast drei Viertel ihrer Forderungen und bekommen 49 % der Firmenanteile. Zu diesem weitreichenden Schuldenabbau bei Honsel trug bei, dass Hedge-Fonds um Oaktree und Blue Bay die Gläubiger anführten. Sie kauften die Kredite zu Discountpreisen und tun sich leichter mit Debt to Equity Swaps als Banken.

Auch der insolvenzbedrohte Zulieferer *Neumayer Tekfor* hat mithilfe seines Eigners Barclays Private Equity die Kurve gekriegt. BPE und die Gläubiger einigten sich auf eine Kapitalspritze von 42 Millionen Euro, die beide Parteien je zur Hälfte tragen. Die Gläubiger senken zudem die Schulden von 330 Millionen auf 200 Millionen Euro und erhalten dafür 50 % der Anteile. BPE bleiben noch 45 %, dem Management 5 %.

9.2.3 Nachteile von Debt to Equity Swaps

Das klassische Instrument des Debt to Equity Swaps mittels einer Sachkapitalerhöhung hat aber auch eine Reihe von Nachteilen: Die Kapitalherabsetzung zieht bei Aktiengesellschaften Ausschüttungsbeschränkungen nach sich. Erfolgt aus diesem Grund keine Kapitalherabsetzung, stellt sich das Problem der Differenzhaftung, sofern der Wert der eingebrachten Forderungen nicht dem Erhöhungsbetrag der Kapitalerhöhung entspricht.[5)]

Ein weiteres Problem stellt sich bei börsennotierten Unternehmen: Erlangen die Gläubiger einer börsennotierten Gesellschaft durch den Debt to Equity Swap eine Kontrollmehrheit von 30 % oder mehr der Stimmrechte, so sind sie in Deutschland grundsätzlich zur Abgabe eines Pflichtangebotes verpflichtet. Darüber hinaus besitzen die Altgesellschafter, deren Bezugsrechte zur Durchführung des Debt to Equity Swaps ausgeschlossen werden müssen und die deshalb mit qualifizierter Mehrheit über die Kapitalerhöhung zu beschließen haben, über ein beträchtliches »strategi-

---

[4)] Vgl. hierzu Drouven/Nobiling (2009), S. 1895ff.
[5)] Vgl. hierzu Drouven/Nobiling (2009), S. 1895ff.

sches Blockadepotenzial«.⁶⁾ Sowohl aus verfassungsrechtlichen als auch aus europarechtlichen Gründen ist es dem Gesetzgeber verwehrt, den Zustimmungsbeschluss der Altgesellschafter für entbehrlich zu erklären. Nach h.M. ist dies auch dann anzunehmen, wenn sich das Unternehmen bereits in der Insolvenz befindet.⁷⁾

Eine Alternative, bei der sich diese Probleme nicht stellen, sind sog. Reverse Debt to Equity Swaps. Die Besonderheit dieser neuen Variante liegt vor allem darin, dass die angestrebte gesellschaftsrechtliche Beteiligung der Gläubiger am Schuldnerunternehmen nicht im Wege der Einbringung der Forderungen in das Schuldnerunternehmen, sondern umgekehrt durch Einbringung des Schuldnerunternehmens (bzw. von Teilen hiervon) in die Gesellschaft des Gläubigers, die die betreffende Forderung hält, vollzogen wird.⁸⁾

Erfolgt der Debt to Equity Swap auf dem Wege Kapitalherabsetzung mit anschließender Kapitalerhöhung sind i.d.R. folgende Nachteile zu verzeichnen:

- Zeit- und arbeitsaufwendig, (Einberufungsfristen für Gesellschafter-/Hauptversammlung, Bewertungsgutachten, etc.),
- Mitwirkungspflichten der Gesellschafter,
- Haftungsrisiken bei Nichtbeachtung der Sacheinlagevorschriften (Differenzhaftung),
- 75 % Mehrheit erforderlich,
- Führt i.d.R. zum Wegfall von Verlustvorträgen.

Wird alternativ der Weg über eine Anteilsübertragung mit gleichzeitigem Forderungsverzicht gewählt, sind folgende nachteilige Aspekte zu beachten:

- Veräußerungsbereitschaft der Gesellschafter erforderlich;
- Ggf. Haftung des Erwerbs für nicht erbrachte Einlagen (§ 16 Abs. 2 GmbHG);
- Möglicher Entfall von steuerlichen Verlustvorträgen.

Unter steuerrechtlichen Gesichtspunkten gilt es, möglichst folgende »Fallstricke« im Blick zu halten:

- Verzicht führt in voller Höhe zu außerordentlichem Ertrag (Sanierungsgewinn);
- Verrechnung mit Verlustvortrag möglich, soweit dieser nicht durch Anteilsverkauf bzw. Kapitalerhöhung wegfällt (= 25 % 50 %-Grenze, § 8c KStG);
- Regelungen über Mindestbesteuerung und Beschränkung des Verlustrücktrags (§ 10d Abs. 1 und 2 EStG) sind ebenfalls zu beachten;
- Ausnahme: Sanierungserlass (Schreiben des Bundesfinanzministeriums). Voraussetzung:
  – Sanierungsbedürftigkeit des Unternehmens,
  – Sanierungsfähig (belegt durch Sanierungsplan),
  – Sanierungswille der Gesellschafter.

---

6) Vgl. Drouven/Nobiling (2009), S. 1895ff.
7) Vgl. Drouven/Nobiling (2009), S. 1895ff.
8) Vgl. Drouven/Nobiling (2009), S. 1895ff.

Zu empfehlen ist daher in jedem Fall die Einholung einer verbindlichen Auskunft gem. § 89 Abs. 2 AO vor Beginn der Implementierung.

9.3 Bilanzierung

Die Finanz- und Wirtschaftskrise hat zu einer Renaissance von Debt to Equity Swap-Transaktionen[9)] geführt. Hintergrund dessen ist, dass insbesondere Unternehmen, deren Kreditwürdigkeit dem Bereich Non-Investment-Grade zuzuordnen ist, sich vermehrt mit Liquiditäts- oder Refinanzierungsschwierigkeiten konfrontiert sehen. In dieser Situation kann es sich anbieten, mit den Gläubigern einen Tausch von Verbindlichkeiten in Eigenkapital zu vereinbaren. Auf diese Art und Weise wird die Bilanzstruktur der Unternehmen gestärkt, indem Verbindlichkeiten durch die Ausgabe neuer Aktien reduziert werden und gleichzeitig das Eigenkapital entsprechend gestärkt wird. In der Unternehmenspraxis sind Debt to Equity Swaps bislang unterschiedlich bilanziert worden, sodass sich das IFRIC diesem Sachverhalt angenommen und einen klarstellenden Interpretationsentwurf veröffentlicht hat.[10)]

9.3.1 Anwendungsbereich

Der vorliegende Entwurf des IFRIC bezieht sich indes allein auf die Bilanzierung des Unternehmens, bei dem Verbindlichkeiten in Eigenkapital getauscht werden. Die Bilanzierung beim Inhaber der Verbindlichkeit bzw. bilanzielle Fragen nach Wandlung der Eigenkapitaltitel sind nicht Gegenstand von IFRIC D25.

Der Interpretationsentwurf weist inhaltlich und konzeptionell wesentliche Bezüge zu folgenden weiteren Standards auf:[11)]

- Rahmenkonzept,
- IFRS 2 Anteilsbasierte Vergütungen,
- IFRS 3 Unternehmenszusammenschlüsse,
- IAS 1 Darstellung des Abschlusses,
- IAS 8 Bilanzierungs- und Bewertungsmethoden, Änderungen von Schätzungen und Fehler,
- IAS 32 Finanzinstrumente: Darstellung,
- IAS 39 Finanzinstrumente: Ansatz und Bewertung.

9.3.2 Grundüberlegungen

Grundsätzlich stellen sich bei der Bilanzierung von Debt to Equity Swaps regelmäßig folgende Grundsatzfragen:[12)]

---

9) Das IFRIC verwendet anstelle des üblichen Begriffs »Debt to Equity Swap« dagegen abweichend die Bezeichnung »Debt for Equity Swaps«, vgl. IFRIC D25.1.
10) Vgl. Vater (2009), S. 336.
11) Vgl. Vater (2009), S. 336.
12) Vgl. IFRIC D25.3.

- Sind zur Ablösung der Verbindlichkeiten emittierte Eigenkapitalinstrumente als »Gegenleistung (consideration paid))« i.S.d. IAS 39 zu werten?
- Wie sind die emittierten Eigenkapitalinstrumente zu bewerten?
- Wie ist eine allfällige Differenz zwischen dem Buchwert der getilgten Verbindlichkeit und der Anfangsbewertung der neu emittierten Eigenkapitaltitel bilanziell zu erfassen?

In der Unternehmenspraxis konnten bis zuletzt unterschiedliche Auffassungen zur Bilanzierung beobachtet werden. Dies gilt insbesondere hinsichtlich der Frage, ob eine Tilgung von Verbindlichkeiten durch die Emission eigener Anteile und somit ein Tausch von Schuld- in Eigenkapitaltitel zu Erfolgswirkungen führen kann. Die unterschiedliche Behandlung hängt eng mit der Bewertung zusammen: Soweit ein Unternehmen die neuen Aktien zum Buchwert der angelösten Verbindlichkeit bewertet, ergeben sich keine Erfolgsauswirkungen. Konzeptioneller Hintergrund dieser Argumentation ist, dass ausweislich IAS 32 der Verkauf, Kauf oder die Einziehung eigener Aktien grundsätzlich keine Erfolgswirkungen nach sich zieht. Wird den eigenen Anteilen dagegen der beizulegende Zeitwert zugrunde gelegt, ergibt sich in der Regel ein Differenzbetrag, der zu einem Gewinn oder Verlust führt.

Das IFRIC war daher um Leitlinien gebeten worden, wie ein Unternehmen solche Geschäftsvorfälle im Einklang mit IAS 39 (Finanzinstrumente: Ansatz und Bewertung) und IAS 32 (Finanzinstrumente: Darstellung) zutreffend bilanzieren soll. IFRIC D25 dient hier als Leitlinie, wie ein Unternehmen solche Transaktionen in Übereinstimmung mit IAS 39 und IAS 32 zu bilanzieren hat.

In IFRIC D25 werden hierzu die folgenden Vorschläge unterbreitet:
Die Eigenkapitalinstrumente des Unternehmens sind Teil der zur Tilgung der Verbindlichkeit geleisteten Gegenleistungen.

- Die Eigenkapitalinstrumente werden entweder zu ihrem beizulegenden Zeitwert oder mit dem beizulegenden Zeitwert der getilgten Verbindlichkeit bewertet, je nachdem, was verlässlicher ermittelt werden kann.
- Jegliche Differenz zwischen dem Buchwert der getilgten finanziellen Verbindlichkeit und dem erstmaligen Bewertungsbetrag dieser Eigenkapitalinstrumente wird in der Gewinn- und Verlustrechnung der Periode erfasst.

Das IFRIC diskutierte zudem, ob Regelungsbedarf für Fälle besteht, in denen die Anleihegläubiger gleichzeitig Eigenkapitalinstrumente des betreffenden Unternehmens halten. Hier stellt sich die Frage, ob dies als Transaktion unter Eigentümern zu werten ist. Letztlich entschied das IFRIC jedoch, diese Frage nicht aufzugreifen.

9.3.3 Bilanzierungsphilosophie

IFRIC D25.4 stellt klar, dass sich die Bilanzierung von Debt to Equity Swaps nach den Vorgaben in IAS 39 richtet. Dies gilt vor dem Hintergrund, dass die IFRS keine spezifischen Regelungen zur Bilanzierung von Eigenkapitalinstrumenten enthalten. IAS 39.41 sieht vor, dass bei einem Austausch von Fremdkapitalinstrumenten im

Falle einer Differenz zwischen dessen Buchwert und dem beizulegenden Zeitwert der Gegenleistung ein Gewinn oder Verlust zu erfassen ist. Ausweislich der Definition des Terminus »Gegenleistung« beinhaltet eine Gegenleistung auch »non cash assets« und »liabilities«. Eigenkapitalinstrumente werden in der nicht als abschließend zu wertenden Aufzählung indes nicht eigens separat aufgeführt. In der Bilanzierungspraxis nahmen Unternehmen dies zum Anlass, davon auszugehen, Eigenkapitalinstrumente nicht als Bestandteil der Gegenleistung werten zu müssen und dem folgend einen Tausch zum Buchwert vornehmen zu können.

Das IFRIC hat sich diesen Auffassungen nicht anschließen können. Nach Auffassung des IFRIC sind die Eigenkapitalinstrumente des Unternehmens Teil der zur Tilgung der Verbindlichkeit geleisteten Gegenleistungen. Die Sichtweise des IFRIC wird nach dessen Ansicht auch gestützt durch korrespondierende Auffassungen in IFRS 2 und IFRS 3, bei denen der Gegenleistungscharakter von Eigenkapitalinstrumenten wesentlicher Bestandteil des Rechnungslegungskonzeptes ist.[13]

Analog zur konzeptionellen Begründung von IFRS 2 verweist das IFRIC darauf, einen Debt to Equity Swap gedanklich in zwei separate und aufeinanderfolgende Transaktionen aufspalten zu können. Zum einen in die Ausgabe neuer Eigenkapitalinstrumente an die Gläubiger gegen Barzahlung und zum anderen in eine nachfolgende Ablösung der Verbindlichkeit gegen die für die Emission der eigenen Aktien erhaltenen Zahlungsmittel. Die erste Transaktion repräsentiert konzeptionell die Neuverhandlung der ursprünglichen Verbindlichkeit und deren Ersatz durch eine neue Verbindlichkeit, während der zweite Teil der gedanklichen Aufspaltung den eigentlichen Tausch von Fremd- in Eigenkapital darstellt. Diese bestätigt nach Ansicht des IFRIC die gewählte Vorgehensweise.

Die Emission neuer Aktien ist daher gem. IAS 39 als Gegenleistung für die Ablösung der Verbindlichkeiten zu werten. Die Verbindlichkeit oder der Teil der Verbindlichkeit, der in Eigenkapital umgewandelt wird, ist folglich gem. IAS 39 Par. 39 ab dem Umwandlungszeitpunkt nicht mehr als Verbindlichkeit auszuweisen.

9.3.4 Bewertung

Die zweite Grundsatzfrage bezieht sich auf die Bewertung. Die Bewertung der neu emittierten Aktien richtet sich entweder nach dem Fair Value der neu ausgegebenen Eigenkapitalinstrumente oder aber der eingetauschten Verbindlichkeit, je nachdem, welche Komponente zutreffender bestimmbar ist.[14] Beachtenswert ist, dass das IFRIC hier Neuland betritt und erstmals ein »more reliable« Kriterium einführt: Die Bewertung soll sich nach der Eigenkapitalkomponente oder alternativ der Verbindlichkeit richten, je nachdem welche Komponente zutreffender zu bewerten ist. In der Praxis könnte dies dazu führen, beide Komponenten bewerten zu müssen.

Ein sich u.U. ergebender Differenzbetrag zwischen dem ursprünglichen Buchwert der abgelösten Verbindlichkeit und der Anfangsbewertung der neu emittierten

---

[13] Siehe hierzu auch Vater (2007), S. 2153.
[14] Vgl. IFRIC D25.5.

Eigenkapitalinstrumente ist dann gem. IAS 39 erfolgswirksam in der Gewinn- und Verlustrechnung zu erfassen.[15]

IFRIC D25 nimmt indes nur zu den Grundsätzen der Bewertung Stellung. Keine Angaben finden sich in IFRIC D25 z.B. zum nicht zu vernachläßigenden Aspekt des Bewertungszeitpunkts, der Einfluss auf die Bewertung hat. So könnte es zutreffend sein, hinsichtlich des Bewertungszeitpunkts auf den Zeitpunkt der Transaktionsvereinbarung abzustellen. Alternativ kommt – insbesondere wenn die Bewertung auf den Eigenkapitalinstrumenten fußt – eine Bewertung zum Emissionszeitpunkt in Betracht.

Ebenso wenig wird in IFRIC D25 die bilanzielle Behandlung von Transaktionskosten angesprochen. Während Transaktionskosten in IAS 32 und IAS 39 unterschiedlich behandelt werden, sieht IFRS 3 dagegen eine sofortige Aufwandserfassung für Transaktionskosten vor.[16] Um Gestaltungsspielräume gar nicht erst entstehen zu lassen, sollte sich das IFRIC dieser Frage noch einmal klärend annehmen.[17]

Vor dem Hintergrund der Bewertung sind vor allem die Auswirkungen auf die »heutige« Bilanzierungspraxis interessant. Unterstellt man, dass Debt to Equity Swaps derzeit vor allem zum Buchwert, also erfolgsneutral bilanziert werden, so führt die Neuregelung zu einer sofortigen erfolgswirksamen Erfassung von entsprechenden Transaktionsgewinnen bzw. -verlusten., während Verluste bislang allenfalls Konsequenz eines nachfolgenden Impairment-Tests waren. Die Neuregelung ist daher aus dem Blickwinkel des timings beachtenswert.

Sofern lediglich ein Teil der Verbindlichkeit durch die Eigenkapitalemission abgelöst wird, ist im Rahmen der Bewertung auch der verbleibende Teil der Verbindlichkeiten mit einzubeziehen. Insbesondere ist zu klären, ob die Vertragsbedingungen der verbleibenden Verbindlichkeit wesentlich von den ursprünglichen Vertragsbestimmungen abweichen. Bewertungsdifferenzen, die auf Modifikationen der Vertragsbestimmungen beruhen, sind gem. IAS 39.40 zu bilanzieren. Konsequenz dessen ist, dass in diesem Fall der betreffende Teil der ursprünglichen Verbindlichkeit durch die Erfassung einer neuen Verbindlichkeit ersetzt wird.[18]

Unter Gesichtspunkten des Ausweises ist zu beachten, dass IFRIC 25 vorsieht, einen allfälligen Bewertungsgewinn oder -verlust in einer separaten Zeile des Statement of Comprehensive Income bzw. der Gewinn- und Verlustrechnung auszuweisen.[19]

9.3.5 Kritische Würdigung

Mit Blick auf den Anwendungsbereich von IFRIC D 25 bleibt unklar, ob sich der Interpretationsentwurf nur auf neue Aktien, die im Rahmen des Debt to Equity Swaps auf dem Wege einer Kapitalerhöhung neu geschaffen werden, beziehen oder

---

15) Vgl. IFRIC D25.6.
16) Vgl. Hierzu grundsätzlich Vater (2009), S. 91ff.
17) Vgl. Vater (2009), S. 336.
18) Vgl. Vater (2009), S. 336.
19) Vgl. IFRIC D25.8.

ob auch bislang vom Unternehmen gehaltene eigene Aktien unter die Regelung fallen. Dies ist ein wesentlicher Aspekt, der bei Nichtklärung Gestaltungsspielräume schafft. Dem IFRIC ist daher anzuraten, diesen Aspekt aufzugreifen und die vorgeschlagenen Regelungen klärend zu ergänzen. Transaktionen unter »common control« werden im Interpretationsentwurf zwar erwähnt, aber nicht eigens geregelt. Um Missverständnissen vorzubeugen, sollten Transaktionen unter »common control« daher besser explizit vom Anwendungsbereich ausgeschlossen werden. Eine weitere Unklarheit bezüglich des Anwendungsbereichs betrifft die Bilanzierung von Wandelanleihen.[20] Durchaus fraglich bleibt, ob das IFRIC die sich aus der Interpretation ergebenden Folgen für Wandelanleihen bedacht hat. Obwohl sich die Interpretation auf dies konzentriert, könnten Wandelanleihen unter wirtschaftlichen Gesichtspunkten in den Anwendungsbereich fallen, da diese bis zum Wandlungszeitpunkt eine Verbindlichkeit repräsentieren, die im Zeitpunkt der Ausübung des Wandlungsrechts in Eigenkapital umgewandelt wird. Wandelanleihen verfügen in der Praxis häufig über Vertragsbedingungen, die gewisse Anpassungen erlauben, ohne jedoch den wirtschaftlichen Gehalt der eigentlichen Vereinbarung zu verändern. Aus dem Blickwinkel des vorliegenden IFRIC-Entwurfs kann dies »ungewollte« Implikationen nach sich ziehen. Zudem besteht hier die Gefahr neuer Unklarheit bezüglich der Bilanzierung von Wandelanleihen, die per saldo zu uneinheitlichen Bilanzierungsverhalten führen und den Markt für Wandelanleihen nicht unerheblich beeinträchtigen könnte.

Einige offene Fragen ergeben sich bezüglich der Bewertung. So ist zunächst eine Ungenauigkeit in Relation zum Framework auffallend. Da das Framework in Par. 49 (c) Eigenkapital grundsätzlich als Residualwert des Nettovermögens definiert, spricht dies eher dafür, die Bewertung auf dem beizulegenden Zeitwert der getilgten Verbindlichkeit zu basieren. Die Bewertung der Eigenkapitalkomponente sollte daher nur dann hilfsweise angewandt werden, sofern diese eine zutreffendere Bewertung ermöglicht. Diese Sichtweise wird auch von IAS 32 gestützt. In IAS 32.31 wird bei der Bewertung eines zusammengesetzten Finanzinstruments (»compound financial instrument«) der Bewertung der Verbindlichkeitenkomponente Vorzug gegenüber der Eigenkapitalkomponente gegeben. Ein Blick in IFRS 7.25 zeigt, dass das IASB hier grundsätzlich eine Bewertungsfähigkeit von Verbindlichkeiten annimmt und einen gegenüberstellenden Ausweis der beizulegenden Zeitwerte (»fair values«) von Verbindlichkeiten mit ihren Buchwerten verlangt.[21]

Aus Konsistenzgründen sollte die Bewertung daher auch bei Debt to Equity Swaps zunächst auf der Bewertung der Verbindlichkeitenkomponente beruhen. Bezieht man sich dagegen auf IFRS 2, erscheint eine Bewertung der Eigenkapitalinstrumente durchaus folgerichtig. Indes sollte die Argumentation des IASB in IFRS 2 kritisch in Betracht gezogen werden. Denn dem Buchungssatz »Personalaufwand an Kapitalrücklage« liegt dort die Philosophie zugrunde, dass »einerseits das Unternehmen Eigenkapitalinstrumente emittiert und dafür Arbeitsleistungen erhält, an-

---

[20] Zur Ökonomischen Charakterisierung und bilanziellen Abbildung von Wandelanleihen beim Emittenten nach IFRS siehe Vater (2005), S. 57ff.

[21] Vgl. Vater (2009), S. 337.

dererseits diese Arbeitsleistungen gleichzeitig in den Wertschöpfungsprozess des Unternehmens eingehen. Das IFRIC wählt in D25 eine ähnliche Begründungslogik. Beachtenswert ist jedoch, dass die Bilanzierungslogik in IFRS 2 nur über eine Fiktion hergestellt werden kann. In IFRS 2 begründet der erste Vorgang die Erhöhung der Kapitalrücklage, der zweite Vorgang die Aufwandsbuchung.«[22] Die Erhöhung des Eigenkapitals wird grundsätzlich durch den (beizulegenden Zeit-)Wert der für die Gewährung der Eigenkapitalinstrumente empfangenen Güter oder Dienstleistungen bestimmt. Dies gilt jedoch nicht bei der Gewährung von Stock Options oder Aktien an Mitarbeiter und Führungskräfte zum Zweck der Managementvergütung; ausweislich IFRS 2.11 ist hier entgegen der allgemeinen Verfahrensweise vielmehr auf den Wert der gewährten Eigenkapitalinstrumente abzustellen. Hintergrund dessen ist, dass der IASB in diesen Fällen grundsätzlich unterstellt, dass der Wert der empfangenen Dienst- oder – besser – Arbeitsleistungen nicht bewertet werden kann. Die Bewertung des Personalaufwands erfolgt daher im Zeitpunkt der Gewährung der Eigenkapitalinstrumente (»grant date«) auf Basis des Werts der Eigenkapitalinstrumente. Aus dem Blickwinkel von IFRIC D25 ist der Verweis auf IFRS 2 also unter zweierlei Gesichtspunkten beachtlich: Einerseits ist die Bilanzierungslogik dort nur eine »Krücke« zur Überwindung konzeptioneller Bruchstellen und zum anderen erfolgt die Bewertung in IFRS 2 ebenso anhand der Gegenleistung und nur im Ausnahmefall der Mitarbeitervergütung anhand einer Bewertung der Eigenkapitalinstrumente. Die Entscheidung des IFRIC, bei der Bewertung der Eigenkapitalkomponente den Vorzug einzuräumen, erscheint vor diesem Hintergrund durchaus fragwürdig.[23]

Die vom IFRIC vorgeschlagene Vorgehensweise zur Bewertung könnte zudem in der Unternehmenspraxis als Wahlrecht mit entsprechender Ausnutzung allfälliger Bewertungsspielräume aufgefasst werden. Daher sollte klargestellt werden, dass eine abweichende Bewertung nur für den selten anzunehmenden Fall einer ansonsten nicht zutreffend vornehmbaren Bewertung gilt. Die Bewertung der Eigenkapitalkomponente sollte daher nur dann hilfsweise angewandt werden, sofern diese eine zutreffendere Bewertung ermöglicht.

Unter formalen Gesichtspunkten ist auf zwei Aspekte hinzuweisen: Zum einen findet sich in BC16 die Aussage, dass eine Neuverhandlung der Bedingungen einer Verbindlichkeit, die eine Tilgung mit eigenen Anteilen erlaubt, eine substanzielle Modifizierung der Vertragsbestandteile darstellt. Dieser Hinweis ist als »guidance« einzuschätzen und sollte daher nicht Bestandteil der Basis for Conclusions sein. Hintergrund dessen ist, dass dies für europäische Unternehmen von Bedeutung ist, da die Basis for Conclusions nicht Bestandteil der von der EU endorsten Regelung sind.

Obgleich der Ausweis eines Gewinns bzw. Verlusts konzeptionell richtig und nachvollziehbar erscheint, ist fraglich, welchen Nutzen dessen Ausweis in einer separaten Zeile hat, da hierdurch die Komplexität für die Bilanzadressaten erhöht

---

[22] Vgl. Pellens/Crasselt (2004), S. 114; siehe auch Schildbach (2003), S. 893ff. zu einer kritischen Würdigung der IFRS 2 unterliegenden Philosophie.

[23] Vgl. Vater (2009), S. 338.

wird. Unterstellt man das gedankliche Grundkonzept des IFRIC, so erscheint ein alternativer Ausweis unter »Transaktionen mit Eigentümern« durchaus bedenkenswert. Zudem sind über die Vornahme eines Debt to Equity Swap ohnehin im Anhang nähere Angaben zu machen.

Für die Unternehmenspraxis erweist sich als hinderlich, dass seitens des IFRIC eine retrospektive Anwendung der Neuregelung vorgeschlagen wird. Dieser Aspekt ist vor allem unter Bewertungsgesichtspunkten problematisch, da eine nachträgliche Bestimmung des beizulegenden Zeitwerts mit den damit einhergehenden praktischen Schwierigkeiten erforderlich wird.[24]

9.4 Fazit

Die Finanz- und Wirtschaftskrise hat zu einer Renaissance von Debt to Equity Swap-Transaktionen[25] geführt. Hintergrund dessen ist, dass insbesondere Unternehmen, deren Kreditwürdigkeit dem Bereich Non-Investment-Grade zuzuordnen ist, sich vermehrt mit Liquiditäts- oder Refinanzierungsschwierigkeiten konfrontiert sehen. In dieser Situation kann es sich anbieten, mit den Gläubigern einen Tausch von Verbindlichkeiten in Eigenkapital zu vereinbaren. Auf diese Art und Weise wird die Bilanzstruktur der Unternehmen gestärkt, indem Verbindlichkeiten durch die Ausgabe neuer Aktien reduziert und gleichzeitig das Eigenkapital entsprechend gestärkt wird.

In der Unternehmenspraxis konnten bis zuletzt unterschiedliche Auffassungen zur Bilanzierung von Debt to Equity Swaps beobachtet werden. Dies gilt insbesondere hinsichtlich der Frage, ob eine Tilgung von Verbindlichkeiten durch die Emission eigener Anteile und somit ein Tausch von Schuld- in Eigenkapitaltitel zu Erfolgswirkungen führen kann. Das IFRIC war daher um Leitlinien gebeten worden, wie ein Unternehmen solche Geschäftsvorfälle im Einklang mit IAS 39 Finanzinstrumente: Ansatz und Bewertung und IAS 32 Finanzinstrumente: Darstellung zutreffend bilanzieren soll. Das IFRIC schlägt in D25 vor, dass die Eigenkapitalinstrumente des Unternehmens Teil der zur Tilgung der Verbindlichkeit geleisteten Gegenleistungen sind.

Die Eigenkapitalinstrumente werden entweder zu ihrem beizulegenden Zeitwert oder mit dem beizulegenden Zeitwert der getilgten Verbindlichkeit bewertet, je nachdem, was verlässlicher ermittelt werden kann. Im Falle einer Differenz zwischen dem Buchwert der getilgten finanziellen Verbindlichkeit und dem erstmaligen Bewertungsbetrag dieser Eigenkapitalinstrumente ist der Differenzbetrag in der Gewinn- und Verlustrechnung der Periode zu erfassen.

IFRIC D25 zeigt in seiner derzeitigen Form noch Unklarheiten bei der Bewertung und damit einem seiner wesentlichsten Aspekte. Dem IFRIC ist anzuraten, vor allem die Bewertungslogik in IFRIC D25 noch einmal kritisch zu diskutieren und anzupassen.

---

24) Vgl. Vater (2009), S. 338.
25) Das IFRIC verwendet anstelle des üblichen Begriffs »Debt to Equity Swap« dagegen abweichend die Bezeichnung »Debt for Equity Swaps«, vgl. IFRIC D 25.1.

Literatur

Alsleben, J.: Distressed Debt Investors – Vulture Investing oder Rettung im Abschwung?, in: Die Governance der Unternehmensfinanzierung in der Finanzkrise – Finanzierungsmodelle und -strategien für Familienunternehmen, München 2008, S. 25.

Arends, V./Hofert von Weiss, S.: Distressed M&A – Unternehmenskauf aus der Insolvenz, BB 2009, S. 1538.

Drouven, R./Nobiling, J.: Reverse Debt-Equity-Swaps – Auch steuerlich eine Alternative?, DB 2009, S. 1895.

Eidenmüller, H./Engert, A.: Reformperspektiven einer Umwandlung von Fremd- in Eigenkapital (Debt-Equity Swap) im Insolvenzplanverfahren, ZIP 2009, S. 541.

Pellens, B./Crasselt, N.: Bilanzierung von Aktienoptionsplänen und ähnlichen Entgeltformen nach IFRS 2 »Share-based Payment«, KoR 2004, S. 113.

Redker, K.: Kontrollerwerb an Krisengesellschaften: Chancen und Risiken des Dept-Equity-Swap, BB 2007, S. 673.

Scheunemann, M./Hoffmann, G.: Debt-Equity-Swap, DB 2009, S. 983.

Schildbach, T.: Personalaufwand und Managerentlohnung mittels realer Aktienoptionen – Reform der IAS im Interesse besserer Informationen?, DB 2003, S. 893.

Vater, H: IFRS 2 »Stock-based compensation«, in: Thiele/von Keitz/Brücks, Internationales Bilanzrecht Kommentar, Bonn 2007.

Vater, H.: Bilanzierung von M&A-Beratungs- und Transaktionskosten nach IFRS 3 n.F., PiR 2009, S. 91.

Vater, H: Zur Ökonomischen Charakterisierung und bilanzielle Abbildung von Wandelanleihen beim Emittenten nach IFRS, PiR 2005, S. 57 ff.

Vater, H.: IFRIC D25: Tilgung finanzieller Verbindlichkeiten durch Eigenkapitalinstrumente, PiR 2009, S. 334.

10. Finanz- und Hausbankkommunikation als Maßnahme zur Krisenbewältigung

von Hendrik Vater

Übersicht

- 10.1 Einleitung *150*
- 10.2 Verständnis für die Rolle der Banken bei der Kreditvergabe *151*
- 10.3 Grundverständnis des Kreditvergabeprozesses *155*
- 10.4 Grundlegende Vorbereitung von Finanzierungsgesprächen *157*
- 10.5 Grundsätze einer erfolgreichen Kommunikationspolitik *158*
- 10.6 Anlässe zur Kommunikation *160*
- 10.7 Das Banken-Reporting als Kommunikationsinstrument *164*
- 10.8 Empirische Ergebnisse zur Erfolgswirksamkeit von Finanzkommunikation *167*
- 10.9 Unmittelbare Auswirkungen der Finanz- und Wirtschaftskrise auf die Kreditvergabe und die Finanzierungskonditionen *168*
- 10.10 Verbesserung des Finanzierungsmix *171*
- 10.11 Kommunikation in Zeiten der Finanz- und Wirtschaftskrise *172*
- 10.12 Fazit *176*
- Literatur *178*

10.1 Einleitung

Die Finanz- und Wirtschaftskrise hält die Wirtschaft derzeit in Atem. Der Auftragsbestand sinkt, der Umsatz bricht vielerorts ein – und die Liquiditätsprobleme nehmen zu: Die Krise hat die Wirtschaft fest im Griff, wird jedoch in ihrer Tragweite von den Unternehmen vielfach noch unterschätzt. Sinkende Auftragsbestände und sinkender Umsatz bringen Liquiditätsschwierigkeiten mit sich, die mehr oder minder direkt auf die Finanzierungssituation durchschlagen.[1]

Dementsprechend pessimistisch wird die Bonität vieler Firmen eingeschätzt. Die Rahmenbedingungen für Kreditneuvergaben und -prolongationen werden deutlich schwieriger, die Kosten für die Refinanzierung steigen. Mittelständler beklagen eine Kreditklemme und werfen den Banken eine Einschränkung der Kreditvergabe vor. Während die Finanz- und Wirtschaftskrise zunächst große Industriekonzerne betraf, fürchten nun auch mittelständische Unternehmen, eine Verteuerung der Kreditkonditionen, die Forderung nach zusätzlichen Sicherheiten oder gar eine Nicht-Prolongation ihrer Kreditlinien. Bonität (von lateinisch bonitas, »Vortrefflichkeit«) – als Symbol der Kreditwürdigkeit – hat in Zeiten der Finanz- und Wirtschaftskrise im Kreditvergabeprozess einen noch höheren Stellenwert erlangt. Kreditinstitute, aber auch Lieferanten und Kunden machen mehr denn je ihre Entscheidungen von der Bonität ihrer Geschäftspartner abhängig. In dieser Situation kommt der Finanz-Kommunikation eine Schlüsselrolle zu.

In guter Position ist, wer in den letzten Jahren Vertrauen zu den Finanzpartnern aufgebaut hat. In diesen Fällen bestehen gute Chancen, die Finanzierungssituation des Unternehmens auch in Krisenzeiten stabil halten zu können. Wurde der Aufbau professioneller Beziehungen dagegen verpasst, so ist es höchste Zeit für eine Umkehr. Und eine professionelle Finanzkommunikation ist nicht schwierig: Einstellen auf die Erwartungen der Finanzpartner, aktuelle, umfassende Information auch und gerade in Krisenzeiten, persönliches Engagement der Geschäftsführung, Nachhaltigkeit statt Aktionismus.

Bei der Bankenkommunikation gilt es zunächst, die gegenseitige Beziehung im Blick zu halten: Eine vernünftige Bankenkommunikation verbessert die Beziehungsqualität zu den Betreuern in den Kreditinstituten und bringt eine bessere Finanzierungsauswahl mit sich. Ausweislich einer Studie des Kreditversicherers Euler Hermes erhalten Verfechter einer offenen Kommunikationspolitik gegenüber Kreditinstituten von ihren Kapitalgebern wesentlich öfter positive Rückmeldungen als Skeptiker, sie können ihr Vertrauensverhältnis zu den Kapitalgebern erheblich verbessern und sagen viel öfter »unsere Kapitalgeber verstehen uns besser«.[2] Letztlich gilt es, wechselseitig einen offenen Austausch zu erreichen – Schlüssel zur Sicherung der eigenen Finanzierungsbasis.

---

1) Vgl. Vater (2009), 1103 ff.
2) Vgl. Euler Hermes (2009), S. 12.

10.2 Verständnis für die Rolle der Banken bei der Kreditvergabe

Grundvoraussetzung, um eine partnerschaftliche Beziehung zwischen dem Unternehmen und seinen Finanzierungspartnern zu schaffen, ist zunächst, sich in die Rolle des Gegenübers hineinversetzen zu können. Die Kreditinstitute stehen bei der Entscheidung über Kreditprolongation oder -neuvergabe vor der Herausforderung, von außen in ein ihnen überwiegend fremdes Unternehmen blicken zu müssen und dieses anhand unterschiedlicher Kriterien auf Kreditwürdigkeit einzuschätzen. Bei der persönlichen Kreditwürdigkeit wird die persönliche Zuverlässigkeit und Zahlungswilligkeit bewertet. Hier sind die beruflichen und fachlichen Qualifikationen des Managements von Interesse.

Die wirtschaftliche Kreditwürdigkeit zielt auf die wirtschaftlichen Fähigkeiten aufgrund der vergangenen und prognostizierbaren wirtschaftlichen Verhältnisse des Kreditnehmers, den Kredit zurückzuzahlen (Kapitaldienstfähigkeit), ab. Für die Antrag stellenden Unternehmen birgt die Einschätzung der Kreditwürdigkeit Chancen und Risiken. Kann der Bankberater das Unternehmen z.B. aufgrund mangelnder Informationen nicht richtig einschätzen oder entscheidet er (daher), über das sonst übliche Maß hinaus Sicherungsabschläge bei der Kreditwürdigkeitseinstufung vornehmen zu müssen, kann das im bankinternen Kreditrating schnell zu negativen Ergebnissen mit entsprechender Auswirkung auf die Kreditentscheidung führen. Daher ist ein intensiver Informationsaustausch mit den Kapitalgebern unerlässlich für die Beziehung zwischen Unternehmen und finanzierender Bank. Das Risiko als wichtige Grundlage für die Kreditvergabeentscheidung auf Seiten der Kapitalgeber kann nur verlässlich gemessen werden, wenn alle für die Bonitätseinschätzung wichtigen Informationen dem Finanzierungspartner stets hinlänglich bekannt sind.

Dies ist umso wichtiger, als vielen Unternehmern gerade in mittelständischen Unternehmen nicht direkt bewusst ist, welche fatalen Folgen bereits eine Kürzung der bestehenden Kreditlinien haben kann. Ausweislich einer aktuellen Studie der Wirtschaftsprüfungsgesellschaft Mazars

- hat jedes sechste Unternehmen keine Kenntnis, welche Auswirkungen eine Kreditlinienkürzung der Hausbank bzw. eine Zahlungseinstellung von Kunden in welcher Zeit auf das eigene Unternehmen hat;
- von den »Wissenden« erachten knapp 15 % eine Kreditlinienkürzung als für sie nicht zutreffend;
- bleiben immerhin über 25 % selbst bei einer Kreditlinienkürzung von über 50 % noch länger als ein Jahr zahlungsfähig;
- droht über einem Drittel bei einer Kürzung von 50 % innerhalb von drei Monaten die Insolvenz;
- droht schon 10 % der Unternehmen bei einer Kürzung von 10 % nach drei Monaten die Insolvenz.[3]

So einheitlich die Motivation von Kunde und Bank hinsichtlich des Abschlusses eines Kreditgeschäfts auch sein mögen, so unterschiedlich sind die Ausgangssitua-

---

[3] Vgl. Mazars Hemmelrath (2009), S. 7.

tionen. Denn während der typische Firmenkundenberater vor allem kaufmännisch orientiert ist und im Regelfall Unternehmen mit unterschiedlichstem Hintergrund aus den verschiedensten Branchen betreut, sind ihm der relevante Markt des einzelnen Firmenkunden und vor allem dessen Produkte und Kunden oft unbekannt. Den eher kopf- und zahlenlastigen Firmenkundenberatern, die ihrem Arbeitgeber zu einer risiko- und ertragsadäquaten Kreditvergabe verpflichtet sind, sitzen Unternehmer gegenüber, deren Denken und Handeln eher durch Visionen als durch kaufmännisches Kalkül geprägt sind. Die Aufgabe des kreditsuchenden Unternehmens besteht daher darin, eine auf die Bedürfnisse des Empfängers (Bank) abgestimmte Kommunikationsstrategie zu entwickeln.[4]

Denn wie soll der Mitarbeiter einer Bank z.B. die Eingruppierung eines Produktionsunternehmens richtig vornehmen, wenn ihm die unterschiedlichen Facetten dieser Branche zwar grundsätzlich geläufig sind, ihm aber keine genauen Informationen über das Unternehmen und seine Positionierung in diesem Marktumfeld vorliegen?

Warnzeichen sind, wenn die Hausbank(en) in den letzten Monaten versucht(en),

- Kreditlinien zurückzufahren;
- die Konditionen zu erhöhen;
- mehr Sicherheiten einzufordern;
- ihre Informationswünsche deutlich zu erhöhen.

Um Verbesserung bei den Kreditgesprächen mit den Hausbanken erzielen zu können, ist also ein Verständnis für die »Nöte« der Gegenseite hilfreich:[5]

- Wie entscheidet eine Bank in Zeiten einer Wirtschaftskrise über Kreditvergaben und welche Informationen benötigt sie dazu vom Kreditnehmer?
- Welche Einzelfaktoren fließen dabei im Rahmen des Entscheidungsprozesses in die interne Bonitätseinstufung der Bank ein?
- Wie ermittelt eine Bank die Kreditkonditionen und welche Bedeutung haben u.a. steigende Finanzierungskosten für die Gesamtkostenrechnung mittelständischer Unternehmen?

Kurzum: Was ist also zu tun, um die Finanzierungsbasis auch in schwierigen Zeiten sichern zu können?

Je mehr Informationen der kreditgebenden Banken über das Unternehmen vorliegen, desto realitätsnäher ist das zu erwartende Ergebnis. Generell sollten Unternehmen folgende Kommunikationsgrundsätze bei der Interaktion mit ihrer Hausbank, aber auch weiteren Finanzierungspartnern berücksichtigen:[6]

---

[4] Vgl. Ingerfurth/Eicke (2005), S. 18.
[5] Vgl. Ostdeutscher Bankenverband (2009).
[6] In diesem Zusammenhang sei auf die vom Lehrstuhl für Controlling der Universität Münster in Zusammenarbeit mit der Westdeutschen-Genossenschafts-Zentralbank (WGZ) und weiteren Partnern entwickelte Software »MinD« (Managementinstrumente und Dialog) verwiesen. Mithilfe dieser Software lässt sich zum einen ein umfassender Unternehmenscheck durchführen, um Verbesserungspotenziale in der Unternehmensführung aufzudecken. Zum anderen kann ein standardisierter Bankbericht zur Vorbereitung auf ein Kreditgespräch generiert werden. Siehe hierzu www.min-d.de.

- Aktualität: Informationen und vor allem ungeplante Abweichungen zeitnah kommunizieren;
- Ehrlichkeit: ehrliche und aufrichtige Kommunikation; keine Wunsch- oder Hoffnungsszenarien kommentieren;
- Planungsgenauigkeit: Plandaten sollten so realistisch wie möglich geplant und Abweichungen erklärt werden können;
- Vorabinformationen bei Abweichungen: im Falle sich abzeichnender Differenzen zu den Plandaten den Finanzierungspartner frühzeitig und proaktiv einbinden, um so (negative) Überraschungen vermeiden zu können;
- Szenarioplan: Unternehmen sollten auf verschiedene Szenarien vorbereitet sein;
- Auf Gespräche vorbereiten: Gespräche zuvor ausreichend inhaltlich und taktisch vorbereiten;
- Genügend Zeit einplanen: dem Kreditgespräch hinreichend Zeit einräumen;
- Gespräche anhand von Unterlagen führen: Erstellung von Informationen, anhand derer das Gespräch geführt wird und die im Nachgang in den weiteren Analyseprozess der Bank einfließen können;
- Regelmäßiger Kommunikationsprozess: kontinuierliche Information des Finanzierungspartners.

Ein Verständnis für die Situation der Hausbank erleichtert dem Unternehmen auch zu verstehen, warum

- Kreditinstitute viele und zum Teil sehr vertrauliche Kreditunterlagen fordern,
- Kreditinstitute oftmals auch während der Bearbeitung immer wieder weitere Informationen und Unterlagen nachfordern und Kreditentscheidungen daher oft lange dauern,
- Kreditentscheidungen für den Unternehmer nicht nachvollziehbar sind und Kreditablehnungen nicht oder nur unzureichend begründet werden.

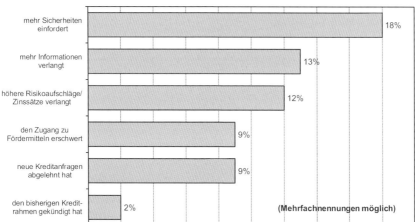

Abb. 10-1: Warnzeichen (Quelle: BDS 2009)

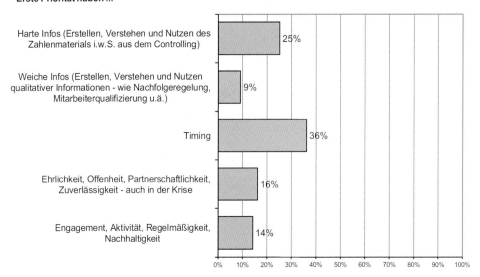

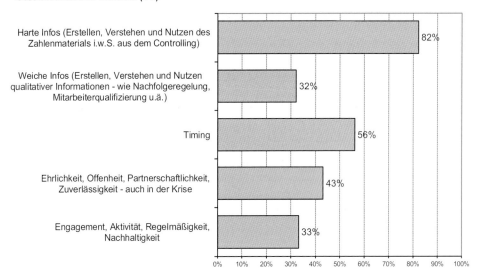

Abb. 10-2: Größter Verbesserungsbedarf

Frage an die Kapitalgeber: »Für wie viel Prozent Ihrer Kunden treffen die folgenden Aussagen voll und ganz bzw. eher zu?«

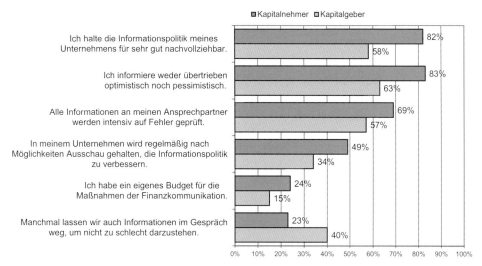

Abb. 10-3: Wahrnehmung der Qualität der Finanzkommunikation auf Kapitalgeberseite

10.3 Grundverständnis des Kreditvergabeprozesses

Die Ursachen für eine Veränderung der Kreditkonditionen sind vielfältig und müssen nicht immer in direkter Abhängigkeit von der Unternehmensentwicklung erfolgen. So sind vor allem auch Branchenentwicklungen oder aber die allgemeine Wirtschaftslage entscheidend. Veränderungen der Kreditkonditionen sind daher für viele Mittelständler nicht immer auf Anhieb verständlich. Aus diesem Grund sollten sich Mittelständer für den bankinternen Kreditentscheidungsprozess interessieren.

Hilfreich ist zunächst, Kenntnis vom allgemeinen Entscheidungsprozess zu haben. Diesbezüglich empfiehlt sich, gedanklich eine Aufsplittung der Gesamtkosten eines Kredits in seine Teilkomponenten vorzunehmen. So setzt sich der vom Unternehmen zu zahlende Zinssatz aus mehreren Bausteinen zusammen:

- den Refinanzierungskosten,
- den Eigenkapitalkosten,
- den Risikokosten und
- den Kreditbearbeitungskosten.

Die Refinanzierungskosten geben an, welche eigenen Kosten der Bank für die eigene Finanzierung der Kreditausleihe entstehen, also wie viel die Bank für die Beschaffung der für den Kredit erforderlichen Mittel zahlen muss. In der Praxis nehmen die Kreditinstitute für die Refinanzierung verschiedene Quellen (Kundeneinlagen, Interbankenmarkt, Kapitalmarkt) in Anspruch. Dabei kann sich die Bank nicht sämtliche Geldmittel für das Kreditgeschäft zum Leitzinssatz von der Notenbank leihen. Schon allein aus diesem Grund können sich Leitzinsveränderungen der Notenbank nicht 1:1 in den Kundenkonditionen widerspiegeln.

Die Eigenkapitalkosten ergeben sich aus der bankaufsichtlich erforderlichen Unterlegung des Kredits mit einer bestimmten Menge an Eigenkapital.

Elemente der Zinskalkulation sind regelmäßig:

- Rating des Kunden,
- Bereitzuhaltendes Eigenkapital,
  - Eigenkapital-Verzinsungskosten (1,2 %),
  - Risikokosten 0,1 % bis 3,5 %,
- Kreditbearbeitungskosten 1,0 %,
- Refinanzierungskosten 2,5 %,
- ergibt Mindestkundenzinssatz: 4,8%.

Grundsätzlich gilt, je größer das Ausfallrisiko des Kreditnehmers eingeschätzt wird, desto höher ist auch der von der Bank selbst vorzuhaltende Eigenkapitalsatz. Die Risikokosten der Bank ergeben sich aus der Bonitätseinstufung des jeweiligen Kreditantragstellers und steigen somit mit höherem Ausfallrisiko an. Unternehmen haben aber vielfältige Möglichkeiten, die Bonitätseinstufung selbst positiv zu beeinflussen. Sei es durch die Stellung von Sicherheiten, eine proaktive und transparente Kommunikationspolitik, eine geregelte Nachfolge oder aber eine »gesunde« Finanzierungsstruktur des eigenen Unternehmens. Zentrale Bedeutung kommt häufig der Bereitstellung von Kreditsicherheiten zu. Stehen eigene Sicherheiten nicht zur Verfügung, kann z.B. eine Bürgschaft der Bürgschaftsbank unterstützen.

Schließlich fallen in der Bank noch Kosten für die eigentliche Bearbeitung des Kreditantrags an, deren Höhe sich selbstverständlich nach der Komplexität und dem Bearbeitungsaufwand im Einzelfall richtet. Beachtenswert ist indes, dass die Kosten für die Kreditbearbeitung nicht nur den eigentlichen Vergabeprozess mit allen dabei anfallenden Arbeitsschritten, sondern auch die anschließende laufende Kreditüberwachung bis zur vollständigen Rückzahlung umfasst.

De facto ergibt sich in Abhängigkeit der unterschiedlichen Kreditnehmerbonitäten eine deutliche Spreizung der Kreditkonditionen. Diese von Basel II gewollte Differenzierung der Kreditnehmerzinsen nach besseren und schlechteren Bonitäten ist ein marktgerechter Ausdruck der unterschiedlichen Kreditrisiken, denn letztlich wird auf diese Art und Weise eine Quersubventionierung der Kreditnehmer mit schlechter Bonität verhindert. Eine Veränderung der Kreditkonditionen beruht also im Regelfall auf der Entwicklung der Bonität des Kreditnehmers und des Marktumfelds.

Unternehmer sollten sich bei einer Verteuerung von Krediten daher stets die einzelnen Preiskomponenten vor Augen halten und versuchen, die Kreditverteuerung vor deren Hintergrund entsprechend einzuordnen.

In Zeiten steigender Kreditzinsen ergeht regelmäßig der Vorwurf an die Banken, dies sei für die Unternehmen existenzgefährdend. Dieser Vorwurf ist jedoch häufig praxisfern. Wie beispielsweise eine Untersuchung des Ostdeutschen Bankverbands zeigt, machen die Finanzierungskosten im Durchschnitt lediglich knapp 2 % der Gesamtkosten eines Unternehmens aus.[7]

---

[7] Vgl. Ostdeutscher Bankenverband (2009).

Vor diesem Hintergrund empfiehlt es sich, bei der Bewertung der Rolle der Kreditkonditionen auch einen Blick auf die Gesamtkostenstruktur des eigenen Unternehmens zu werfen.

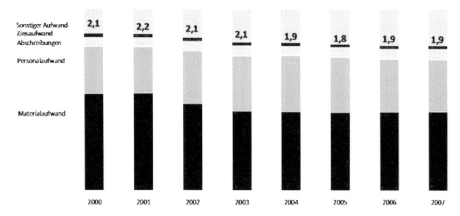

Abb. 10-4: Bedeutung der Gewinn- und Verlustrechnung für die Finanzierungskosten ostdeutscher kleiner und mittlerer Unternehmen

10.4 Grundlegende Vorbereitung von Finanzierungsgesprächen

Nicht nur das Wissen der ratingrelevanten Kriterien entscheidet über die Kreditvergabe, sondern auch die Art und Weise der Aufbereitung und Kommunikation der Informationen. Es stellt sich die Frage, nach welchen Grundsätzen und mit welchen Instrumenten sich eine erfolgreiche Bankenkommunikation bewerkstelligen lässt. Von entscheidender Bedeutung ist, Finanzierungsgespräche vorab entsprechend professionell vorzubereiten. Hierzu gehört zunächst, dass alle an den Finanzierungsgesprächen beteiligten Personen ausreichend inhaltlich vorbereitet sind. Die Vorteile einer grundlegenden Gesprächsvorbereitung liegen auf der Hand:

- Das Unternehmen bzw. seine Vertreter machen einen professionellen Eindruck.
- Der Firmenkundenbetreuer gewinnt schnell einen vollständigen Überblick über das Unternehmen und den Finanzierungswunsch.
- Ein offener Informationsaustausch fördert das Verständnis für die Bedürfnisse des Verhandlungspartners und das gegenseitige Vertrauen.
- Weil alle relevanten Informationen vorliegen, kann ein individuelles Kreditangebot erstellt werden, das speziell auf die Bedürfnisse und die Gegebenheiten des Unternehmens zugeschnitten ist.
- Der Kreditwunsch wird schneller bearbeitet und ausgezahlt, weil Verzögerungen durch (noch) nachzureichende und fehlende Unterlagen entfallen.

Die Vorbereitung auf ein Bankgespräch erfordert nicht zuletzt, sich auch über folgende Aspekte Gedanken zu machen:

- Unaufgeforderte Unterlageneinreichung,
- Limitbemessung,

- Überziehungen,
- Unternehmensphilosophie,
- Positionierung,
- Konkurrenzkampf,
- Planung,
- eigene Ratingstrategie.

10.5 Grundsätze einer erfolgreichen Kommunikationspolitik

Eine intensive Pflege der Bank-Kunden-Beziehung ermöglicht die Etablierung eines Vertrauensverhältnisses zwischen dem Unternehmen und den Kredit gebenden Finanzinstituten. Ein gutes Vertrauensverhältnis ist bedeutend, weil die Bewertung und Einschätzung der qualitativen und quantitativen Evaluierungskriterien häufig durch persönliche und eventuell subjektive Eindrücke geprägt sind. In der Praxis besteht jedoch zwischen den Geschäftspartnern heute vielfach noch eine »Kommunikationsklemme«, die sich in der globalen Finanzkrise zu einer »Kreditklemme« auszuweiten droht.[8] Effiziente Finanzkommunikation erleichtert gerade hier in schwierigen Zeiten den Zugang zu ausreichender Finanzierung.

Die Schaffung eines Vertrauensverhältnisses ist bedeutsam, weil die Einschätzung und Bewertung der qualitativen und quantitativen Kriterien nicht zuletzt durch persönliche und eventuell subjektive Eindrücke geprägt sein kann. Gute Finanzkommunikation bietet viele Vorteile:

- sie schafft Vertrauen,
- sie eröffnet Chancen durch relativ einfache Maßnahmen, das bestehende Rating zu verbessern,
- sie führt zu zeitnahen Entscheidungen und
- zu kostengünstigeren Finanzierungskonditionen,
- Sicherheitsanforderungen können teilweise entfallen und
- damit in der Gesamtschau zu verbesserten Kreditbedingungen führen.

Die Finanzierungsgespräche mit den Banken sollten einige Grundsätze einer erfolgreichen Kommunikationspolitik beachten. Diese können etwa der Kapitalmarktkommunikation entlehnt werden.

Zunächst einmal sollten sich die berichteten Informationen an der Relevanz für die Adressaten orientieren und in puncto Umfang, Tiefe, Frequenz und Vollständigkeit den Erwartungen der Banken entsprechen. Ferner sollten die Daten nach Möglichkeit in identischer Struktur und Form angeben werden, um Vergleichbarkeit zu gewährleisten und Dynamiken aufzeigen zu können. Relevante Fakten müssen zeitnah, fehlerfrei und umfassend berichtet werden. Darüber hinaus sollte sich die Darstellung an den Bedürfnissen der Kreditinstitute orientieren, d. h. kurze und

---

[8] Vgl. Euler Hermes (2009), S. 12.

knappe Form, mehr in Stichworten, denn in Prosa dargeboten werden; Informationen sollten grundsätzlich an einer der Priorität entsprechenden Stelle in den Berichten aufgeführt werden und sich an gängigen Formaten und Standards orientieren, die den Geschäftsmodellen des Unternehmens ausreichend Rechnung tragen. Empfohlen wird, dass sich Unternehmen bei Struktur, Form und Frequenz an den Gepflogenheiten anderer Unternehmen derselben Branche orientieren. Als Orientierungshilfe kann z.B. die Struktur aus Geschäftsberichten eines führenden Unternehmens derselben Branche herangezogen werden. An Unternehmensberichte ist die Forderung zu stellen, grundsätzlich konsistent und nachvollziehbar zu sein. Finanzielle Informationen sollten stets quantifiziert sein und ausreichend begründet werden. Abweichungen gegenüber Planwerten sind zu kommentieren. Die Struktur von Berichten sowie Inhalt und Umfang von Datenkränzen sollten nur in begründeten Fällen geändert werden. Vor allem bei größeren Unternehmen gilt zudem, Veränderungen in der Rechnungslegung und im Ergebnis entsprechend zu erläutern und gegebenenfalls durch Überleitungsrechnungen klarzustellen.[9]

Ein weiterer wesentlicher Grundsatz betrifft die Aktualität der zur Verfügung gestellten Informationen. Dies betrifft zum einen die Regelmäßigkeit, mit der das Unternehmen seine Finanzierungspartner informiert. Neben einer kontinuierlichen Informationspolitik ist aber auch von größter Bedeutung, dass die dann zur Verfügung gestellten Informationen stets aktuell sind. In diesem Sinne sollte ein Unternehmen die Jahresergebnisse des Geschäftsjahres 2009 nicht im Oktober des Folgejahres präsentieren. Vielmehr ist darauf zu achten, dass stets so bald wie möglich kommuniziert wird, sodass die Informationen eine brauchbare Aussage über den aktuellen Stand des Unternehmens geben können. Zudem sollten kommunizierte Bestandteile und Inhalte fortlaufend der Entwicklung angepasst werden. Unternehmensberichte müssen zudem einen lückenlosen Zusammenhang aufweisen können; in diesem Sinne sind abrupte, sprunghafte Veränderungen möglichst zu vermeiden. Um eine klare Botschaft von der Strategie geben zu können, sollten Unternehmen sich quantitative, längerfristige Ziele setzen und die erreichten Ist-Werte entsprechend kommentieren. Bei der Planung ist unbedingt sicherzustellen, dass die kommunizierten Ziele realistisch und erreichbar sind. In diesem Sinne sind überzogene Absatzprognosen, die letztlich auch in einem entsprechenden Finanzierungsbedarf münden, zu vermeiden. Grundsätzlich bietet es sich an, ein Kennzahlensystem zu definieren und dieses fortwährend zu berichten. Die kommunizierten Prognosen für die Geschäftsentwicklung im Jahresverlauf sind dann fortwährend zu berichten. Entscheidend ist, die den Kreditinstituten kommunizierten KPIs möglichst aktiv zu steuern und bei nachteiligen Entwicklungen alsbald gegenzusteuern.

Unabdingbare Basis einer effektiven Finanzkommunikation ist die Glaubwürdigkeit des Managements bzw. die Glaubwürdigkeit der vorgetragenen Kommunikation. Glaubwürdigkeit beruht auf positiven Erfahrungen der Hausbank; in diesem

---

[9] Vgl. hierzu DVFA (2008), vor allem S. 3–15.

Sinne werden insbesondere frühere Aussagen und Prognosen dahingehend bewertet, ob diese vom Unternehmen eingehalten wurden bzw. ob mögliche Abweichungen frühzeitig kommuniziert wurden. Ein Unternehmen gilt als vertrauenswürdig, sofern erkennbar ist, dass dieses in ernsthafter und fairer Weise über Ziele, Strategien und Geschäftsverlauf informiert. Hierzu zählt auch, negative Themen proaktiv zu kommunizieren.

> Für Unternehmer ist besonders von Interesse, wie Kreditinstitute und Kapitalmarkt Prognosen bzw. Bandbreiten von Prognosen aufnehmen und beurteilen. Grundsätzlich gilt folgendes:
> - Eine Einengung der Bandbreite im Jahresverlauf um den Mittelwert signalisiert dem Kapitalmarkt eine steigende Prognosesicherheit des Managements.
> - Eine Ausweitung der Bandbreite im Jahresverlauf signalisiert dagegen eine gestiegene Unsicherheit.
> - Eine Anhebung lediglich der unteren Bandgrenze signalisiert eine weitgehend unveränderte, aber leicht optimistischere Prognose.
> - Eine Absenkung lediglich der oberen Bandgrenze signalisiert eine weitgehend unveränderte, aber leicht pessimistischere Prognose.
> - Eine Anhebung lediglich der Obergrenze signalisiert zunehmenden Optimismus bei gleichzeitig gestiegener Unsicherheit.
> - Eine Absenkung lediglich der Untergrenze signalisiert gestiegenen Pessimismus bei gestiegener Unsicherheit.
> - Eine Parallelverschiebung der Unter- und Obergrenze signalisiert eine deutliche Anpassung der ursprünglichen Prognose.[10]

Die Einhaltung dieser Hygienefaktoren für die Bankenkommunikation erfordert ein funktionsfähiges Controlling. Je nach individueller Situation kann die vorbereitende Einbindung des Steuerberaters oder Wirtschaftsprüfers eine sinnvolle Maßnahme darstellen.

10.6 Anlässe zur Kommunikation

Wie bereits dargestellt, ist eine kontinuierliche partnerschaftliche Information der Finanzierungspartner unabdingbar. Dies gilt gerade auch in schwierigen Zeiten. Das Unternehmen sollte nichts verbergen, was die Finanzierungspartner später erfahren. In diesem Sinne ist eine klare und handlungsorientierte Informationspolitik zu empfehlen. Die Unternehmen können einer negativen Bewertung durch die Kreditinstitute mit proaktiver, zielgerichteter und verständlicher Information entgegenwirken.

---

10) Vgl. DVFA (2008), S. 18.

Eine professionell aufgebaute, qualitativ hochwertige Unternehmenspräsentation macht es dem Bankberater leichter, Einblick in das Unternehmen, sein Umfeld sowie die Chancen und Risiken für die weitere Entwicklung des Unternehmens und der Branche zu bekommen.

Die Häufigkeit der Finanzkommunikation richtet sich nach der Größenordnung des Unternehmens und der jeweiligen Finanzierungssituation. Grundsätzlich können folgende Anlässe unterschieden werden:

- Jährliches Reporting: Das jährliche Reporting zählt zu den kontinuierlichen und generellen Kommunikations- und Informationsanlässen. Im Rahmen des jährlichen Reportings sollten die Finanzierungspartner umfassend über die finanzielle und strategische Lage des Unternehmens informiert werden. Hierzu sollten u.a. folgende Unterlagen unaufgefordert rechtzeitig an die Banken weitergeleitet werden, da diese i.d.R. Grundlage des jeweiligen Jahreskreditgesprächs darstellen:
  - Bilanzen des Unternehmens einschließlich wesentlicher Tochtergesellschaften;
  - Kommentare zu bilanziellen Sondereinflüssen;
  - Entwicklung ratingrelevanter Kennzahlen;
  - Unternehmensplanung (quantitative Ziele);
  - Aussagen über die mittelfristige Unternehmensstrategie;
  - Budgetplanung für das aktuelle Geschäftsjahr mit den wichtigsten Maßnahmen;
  - Update zum unternehmenseigenen Risikomanagementsystem.
- Quartalsweises Reporting: Die Quartalsabschlüsse mit sämtlichen Auswertungen sollten den Banken bis spätestens zum Ende des dem Quartal folgenden Monats vorgelegt werden. Im Einzelnen sind die folgenden Informationen zur Verfügung zu stellen:
  - Gewinn- und Verlustrechnung mit Plan-/Ist-Vergleich und Forecast auf Geschäftsjahresende;
  - konsolidierte Übersicht über die Ergebnisse der wesentlichen Beteiligungen auf der Basis einer Gewinn- und Verlustrechnung mit Plan-/Ist-Vergleich;
  - aktueller Finanzplan mit rollierender Zwölf-Monatsvorschau;
  - aktueller Bankenspiegel;
  - kommentierter Quartalsbericht (Kommentar zum aktuellen Ergebnis und zum Forecast Jahresende, Auftragseingänge, Auftragsbestand, Auftragsreichweite, Planergebnis Folgejahre);
  - Maßnahmenplan zur Sicherstellung der Zielerreichung.
- Kreditgespräche und Rating-Update:
  Das Kredit- bzw. Ratinggespräch erfordert regelmäßig die umfangreichste Vorbereitung.

Information (n=102)	Berücksichtigung bei Banken in %
1 Bilanz	100,0 %
2 Gewinn- und Verlustrechnung	100,0 %
3 Kontendaten bzw. Kreditdaten	74,5 %
4 Zwischen- bzw. Quartalsberichte	70,6 %
5 Einnahmen-Ausgabenrechnung	70,6 %
6 Konzernflussrechnung	69,6 %
7 Anhang	62,7 %
8 Aktuelle Forderungsaufstellung	60,8 %
9 Aktuelle Aufstellung der Verbindlichkeiten	59,8 %
10 Finanzplan	55,9 %
11 Branchenberichte	53,9 %
12 Betriebswirtschaftliche Auswertungen (BWA)	52,9 %
13 Lagebericht	51,0 %
14 Liquiditätsplan	48,0 %
15 Investitionsplan	47,1 %
16 Prüfungsberichte von Wirtschaftsprüfern	47,1 %
17 Businessplan	42,2 %
18 Unternehmensbeschreibung	38,2 %
19 Eigenkapitalveränderungsrechnung	33,3 %

Abb. 10-5: Relevante Daten

Im Rahmen der Vorbereitung sind zunächst Angaben zu den allgemeinen Firmenverhältnissen zusammenzustellen:

- Möglichst exakte Darstellung der Geschäftstätigkeit: Wirkungskreis, Fertigungsprogramm, technische Ausstattung, Schwerpunkt.
- Wie sieht das Wettbewerbsumfeld aus (Marktposition, Preissegment, Hauptkonkurrenten, Branche)?
- Welches ist der Wettbewerbsvorteil (warum ist das Unternehmen besser als andere)?
- Welche Strategien verfolgt das Unternehmen und wie bzw. bis wann ist die Umsetzung vorgesehen?
- Wie sehen die Eigentumsverhältnisse aus? Bestehen Nachfolgeregelungen?

Zudem sollte ein Überblick über das Management und seine Branchenerfahrung gegeben werden:

- Über welche Ausbildung und Managementerfahrung verfügt das Management (kaufmännisch, technisch, branchenspezifisch)?
- Was passiert bei einem plötzlichen Ausfall des Geschäftsführers/Unternehmers?

(n = 75)	Häufigkeit der Nennung	Gewichtung			Berücksichtigung bei Banken in %
		Max (%)	Min. (%)	Mittelwert (%)	
1 Eigenkapitalquote	71	39	8	19,2	94,7
2 Schuldentilgungsdauer in Jahren	65	34	5	16,1	86,7
3 Zinsdeckung	59	23	5	14,4	78,7
4 Gesamtkapitalrentabilität	52	25	2	13,8	69,3
5 Cashflow-Rate	44	25	1	14,9	58,7
6 Cashflow (Brutto-Cashflow)	30	50	5	18,5	40,0
7 Jahresüberschuss	25	50	1	13,1	33,3
8 Eigenkapitalrentabilität	21	20	2	9,2	28,0
9 Fremdkapitalquote bzw. statischer Verschuldungsgrad	20	25	5	12,2	26,7
10 Anlagendeckungsgrad	19	10	2	6,6	25,3
11 Return on Investment (ROI)	18	25	2	8,1	24,0
12 Umsatzrentabilität	17	19	2	10,0	22,7
13 Netto-Cashflow	13	35	5	15,5	17,3
14 Debitorenlaufzeit	11	25	1	6,6	14,7
15 Kreditorenlaufzeit	11	20	1	7,0	14,7
16 Fremdkapitalrückzahlungskraft	9	20	2	9,1	12,0
17 Anlagenintensität	8	10	3	6,1	10,7
18 Liquidität 1. Grades	6	10	5	7,5	8,0
19 Fremdkapitalumschlag	3	5	2	4,0	4,0
20 Liquidität 3. Grades	2	11	2	6,5	2,7
21 Liquidität 2. Grades	1	2	2	2,0	1,3

Abb. 10-6: Relevante Kennzahlen

Wesentlicher Bestandteil sind dann die finanziellen Basisdaten, vor allem zum Jahresabschluss:

- Beurteilung der Ertrags-, Vermögens- und Finanzlage;
- Gewinn- und Verlustrechnung mit Plan-/Ist-Vergleich und Forecast auf Geschäftsjahresende;
- konsolidierte Übersicht über die Ergebnisse der wesentlichen Beteiligungen auf der Basis einer Gewinn- und Verlustrechnung mit Plan-/Ist-Vergleich;
- aktueller Finanzplan mit rollierender Zwölf-Monatsvorschau;
- aktueller Bankenspiegel;
- kommentierter Quartalsbericht (Kommentar zum aktuellen Ergebnis und zum Forecast Jahresende, Auftragseingänge, Auftragsbestand, Auftragsreichweite, Planergebnis Folgejahre);

- Maßnahmenplan zur Sicherstellung der Zielerreichung;
- maschinelle Bilanzanalyse/Kennzahlen;
- Bewertung der zukünftigen Unternehmensentwicklung;
- Liquidität.

Zur Darstellung der aktuellen Entwicklung sind vor allem folgende Informationen von Interesse:

- Sind die Gebäude, Maschinen, Anlagen und Fahrzeuge auf aktuellem Stand der Technik oder sind demnächst Investitionen oder größere Reparaturen vorgesehen?
- Wie hoch sind regelmäßig anfallende Ersatzinvestitionen?
- Wie sind die unfertigen/fertigen Erzeugnisse bewertet?
- Wie funktioniert Ihr Forderungsmanagement? (Wer ist für Mahnwesen verantwortlich? Wann erfolgen Mahnläufe? Anteil Forderungen (ohne öffentliche Hand) älter 90 Tage? Anteil streitiger Forderungen?)
- Wie ist Ihre Kundenstruktur (z.B. Anteil der größten drei Kunden am Gesamtumsatz)?
- Wie ist Ihr derzeitiger Auftragsbestand und wie lang ist Ihr Betrieb damit ausgelastet (im Vergleich zum selben Vorjahreszeitpunkt)?
- Wie hoch ist Ihr Geschäftsführergehalt (bei GmbHs)?
- Wie sieht das Informationsverhalten und die Transparenz aus?
- Wie sieht die Abnehmer- und Lieferantenstruktur aus?
- Wie sieht die Konkurrenzsituation und Marktstellung aus?
- Wie sieht die Produktqualität und -lebensphase aus?
- In welchem Lebenszyklus befindet sich das Unternehmen?

Nicht zu guter Letzt gilt es, sog. Ausschlusskriterien im Blick zu halten und diese möglichst auszuschließen:

- Zugehörigkeit zu sog. Ausschluss-Branchen;
- negative Branchenprognose;
- negative Bonitäts-Auskunft;
- Kreditkündigung durch eine andere Bank;
- lange, unvereinbarte Überziehungen oder Rückgaben;
- keine geregelte Nachfolge;
- zu geringes Eigenkapital;
- sonstige negative Erfahrungen.

10.7 Das Banken-Reporting als Kommunikationsinstrument

Grundsätzlich empfiehlt es sich, die regelmäßig den Hausbanken zur Verfügung zu stellenden Informationen einmal im Sinne eines Master-Dokuments zusammenzustellen und diese Zusammenstellung dann regelmäßig abzudaten. In den Gesprächen mit den Vertretern der Hausbank kann zudem deren Feedback erhalten und in die nachfolgenden Versionen eingearbeitet werden. In diesem Sinne ist das Banken-

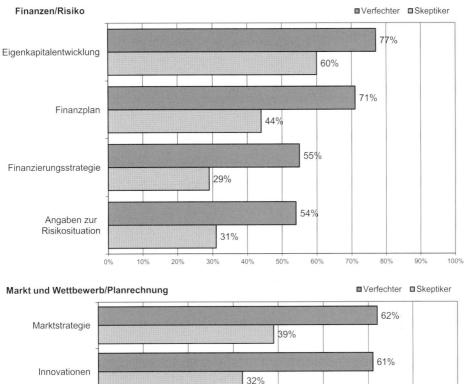

Abb. 10-7: Informationen an Hauptkapitalgeber

Reporting nicht als Einmalübung, sondern vielmehr als »lebendiges« Kommunikationsinstrument des Unternehmens zu betrachten.[11] Diese Vorgehensweise hat vielfältige Vorteile. Zum einen verfügt das Unternehmen über eine »Eigenanleitung«, welche Informationen zusammenzustellen sind, es hat einen schnellen Überblick über die Vergleichswerte aus vorangegangenen Bankinformationen; die Bankenvertreter werden strukturiert informiert und fühlen sich durch die Feedbackmöglichkeit ernst genommen. Als Überarbeitungsintervall bietet sich eine quartalsweise Überarbeitung an.

11) So wird die Einführung eines Credit Book z.B. von der Mittelstandsberatung BW Partner vorgeschlagen, siehe BW Partner (2006).

Um die zeitaufwendige Zusammenstellung von Zahlen und Fakten für den Banktermin zu entzerren, ist eine kontinuierliche Erstellung und Pflege des Banken-Reporting sinnvoll.

Das Banken-Reporting sollte grundsätzlich in aussagekräftige Unterkapitel aufgeteilt sein und Informationen über die derzeitige wirtschaftliche Situation, wie den Jahresabschluss oder die unterjährige betriebswirtschaftliche Auswertung, beinhalten und die zukünftige Entwicklung des Unternehmens abbilden. Hierzu gehören wie bereits vorstehend dargestellt vor allem auch Angaben bezüglich der Plan-Bilanz, der Plan-Gewinn- und Verlustrechnung und die Liquiditätsplanung zur Einschätzung der Kapitaldienstfähigkeit.

Das Banken-Reporting eignet sich jedoch nicht nur für die Bankinformation. Vielmehr ermöglicht es dem Unternehmer selbst den schnellen Zugriff auf alle aktuellen Dokumente, Daten oder Zahlen und hat daher nicht nur eine Informationsfunktion, sondern dient gleichzeitig als Steuerungsinstrument der Unternehmensführung.

Das Banken-Reporting sollte im Wesentlichen die bereits vorstehend genannten Informationen enthalten. Als Mindestumfang sollte es folgende ratingrelevante Unterlagen enthalten:

- Handelsregisterauszug;
- Gesellschaftsvertrag, Satzung und relevante Gesellschafterbeschlüsse;
- Jahresabschlüsse der letzten drei Jahre (Bilanz, Gewinn- und Verlustrechnung, Anhang);
- Lagebericht;
- Bericht über die Prüfung des Risikofrüherkennungssystems;
- Darstellung der strategischen Ausrichtung des Unternehmens;
- Darstellung der Geschäftsfelder nach Segmenten und Produkten;
- Darstellung der Aufbau- und Ablauforganisation;
- Betriebswirtschaftliche Auswertungen (BWA);
- Darstellung der zukünftigen Entwicklung (Plan-Bilanz, Plan-Gewinn- und Verlustrechnung);
- Finanz- und Liquiditätsplanungen;
- Auftragslisten;
- Forderungs- und Warenbestand;
- wesentliche Verbindlichkeiten;
- Investitionsplanung;
- Marktsituation und Marktstellung des Unternehmens.

Weiterhin sind gesellschaftsrechtliche Unterlagen und infrastrukturelle Aspekte (Betriebsabläufe, Inventarlisten) des Unternehmens zu ergänzen.

10.8 Empirische Ergebnisse zur Erfolgswirksamkeit von Finanzkommunikation

Ausweislich einer kürzlich durchgeführten Studie des Kreditversicherers Euler Hermes ist eine gute Finanzkommunikation in der Lage, die Beziehungsqualität zu den Kapitalgebern zu verbessern und sorgt darüber hinaus für größere Finanzierungsauswahl. Unternehmen, die Finanzkommunikation positiv sehen (sog. Verfechter) erhalten von ihren Banken wesentlich öfter positive Rückmeldungen als Skeptiker (+ 34 Prozentpunkte), können ihr Vertrauensverhältnis zu den Kapitalgebern erheblich verbessern (+ 30 Prozentpunkte) und verfügen über eine vergleichsweise bessere Bankenbeziehung (»unsere Kapitalgeber verstehen uns besser«; + 30 Prozentpunkte). Darüber hinaus bejahen Verfechter, dass sie über mehr Finanzmittel verfügen können (+67 Prozentpunkte), während das nur 41 % der Skeptiker von sich behaupten.[12]

Unternehmen, die über eine partnerschaftlich orientierte Finanzkommunikation verfügen, kommen in den Genuss weiterer Vorteile: Sie haben es leichter bei der Selbstfinanzierung aus dem Umsatz, bei der Gewinnung von Risikokapital und als Folge dann auch von Bankkrediten. Dies wird besonders bei der Eigenkapitalausstattung deutlich: Während von den Skeptikern lediglich 27 % der Unternehmen eine Eigenkapitalquote von 30 % und mehr ausweisen, verfügen 39 % der Verfechter der Finanzkommunikation über eine durchschnittliche Eigenkapitalausstattung von 30 % und mehr.[13]

Dies zeigt klar: Unternehmen, die sich intensiv und proaktiv um ihre Finanzkommunikation kümmern, haben entscheidende Vorteile: Sie können mehr Verständnis von ihrem Kapitalgeber erwarten, gerade auch in Krisenzeiten. Sie haben mehr Finanzmittel zur Verfügung. Sie müssen weniger Sicherheiten stellen. Sie kommen unkomplizierter an ihre Finanzierung, sie sparen Zeit ein, die sie in anderen Unternehmensbereichen produktiver nutzen können.[14]

Die Studie belegt ferner, dass Unternehmen sich in der Eigensicht besser dargestellt sehen als in der tatsächlichen Wahrnehmung durch die Kreditinstitute. Informationen werden im persönlichen Kontakt weniger gut dargestellt als angenommen. Zudem wird von der Kapitalgeberseite auch die Nachvollziehbarkeit der Informationspolitik der Unternehmen wie auch die Präzision der Plandaten kritisiert. Selbst bei der Einschätzung der Ehrlichkeit und Offenheit der Gesprächspartner bestehen gewisse Bedenken.[15]

Defizite erhöhen Anforderungen. Wie bereits dargestellt ist gute Finanzkommunikation ähnlich der Investor-Relations-Arbeit letztlich ein Hygienefaktor.[16] Gute Finanzkommunikation allein kann die Kreditwürdigkeit allein nur schwerlich entscheidend verbessern, vielmehr müssen die finanziellen Bilanzdaten mit Blick auf Eigenkapitalausstattung, Cashflow, Gewinn und Liquidität stimmen. Dagegen zieht

---

[12] Vgl. Euler Hermes (2009), S. 12.
[13] Vgl. Euler Hermes (2009), S. 12.
[14] Vgl. Euler Hermes (2009), S. 12.
[15] Vgl. Euler Hermes (2009), S. 12.

[16] Siehe zur Bedeutung qualitativer Erfolgsfaktoren der Kapitalmarktkommunikation und deren Auswirkungen Vater/Meckel/Hoffmann (2008), S. 2605.

fehlende oder schlechte Finanzkommunikation negative Folgen für die Unternehmen nach sich. Die Anforderungen der Kapitalgeber an die Informationen, deren formale Aufbereitung und ihre Auswirkungen auf die Interpretation im Ratingverfahren können sich dann mitunter drastisch verändern.[17]

10.9 Unmittelbare Auswirkungen der Finanz- und Wirtschaftskrise auf die Kreditvergabe und die Finanzierungskonditionen

In Industrie- und Mittelstand wird häufig darauf verwiesen, dass sich die Finanzierungskonditionen im Laufe der Finanz- und Wirtschaftskrise substanziell verschlechtert haben (sollen). Ein Blick in die Statistik der Deutschen Bundesbank vermag dies nicht zu bestätigen. Ende September 2008 belief sich der aktuelle Kreditbestand bei allen Unternehmen und Selbstständigen laut Zahlen der Deutschen Bundesbank auf 1025 Milliarden Euro. Dies sind 88 Milliarden Euro mehr als im Vorjahr und immer noch 20 Milliarden Euro mehr als Ende Juni 2008.

Der Schlüssel zur Beantwortung dieser Frage ist etwas anders gelagert. Wie bereits dargestellt, sind die Kreditvergabe per se und die Kreditkosten heute ratingbasiert. Aus der individuellen Rating-Einschätzung des Kreditnehmers werden die Kreditentscheidung und die -konditionen abgeleitet. Ausschlaggebend sind also die in den letzten Jahren neu vorgeschriebenen Kreditregeln und Ratingsysteme, die jetzt erstmals ihre unangenehmen Folgen im Zusammenspiel mit einer Konjunkturflaute entfalten.

Basel II und die MaK (Mindestanforderungen an das Kreditgeschäft) haben das Kreditgeschäft im Laufe der letzten Jahre dramatisch verändert, was viele dieser Unternehmen verwundbarer macht.[18] Zentrale Rolle spielen hierbei die neuen Vorschriften wie die Eigenkapitalrichtlinien nach Basel II und Mindestanforderungen an das Risikomanagement (MaRisk). Nach den darauf basierenden Ratingsystemen werden heute auf breiter Front auch mittlere und kleinere Unternehmen beurteilt. Diese Ratingsysteme erleben derzeit ihre erste Bewährungsprobe unter Krisenbedingungen.

Im alten System unter Basel I wurde mit Blick auf die Eigenkapitalhinterlegungspflicht nicht zwischen der Bonität der einzelnen Kreditnehmer differenziert. Daher konnten höhere Zinssätze bei Unternehmen mit mittlerer oder schlechter Bonität einen höheren Gewinn auf das von den Kreditinstituten zu unterlegende Kapital nach sich ziehen, weshalb es für Banken eine Motivation gab, an Unternehmen mit schlechterer Bonität Kredite zu vergeben. Mit der Umsetzung von Basel II beinhalten die Mindestkapitalanforderungen nunmehr eine risikoadäquate Eigenkapitalunterlegung für Kredit-, Markt- und operationelle Risiken.

Aufgrund der zwischenzeitlich neu eingeführten gesetzlichen Anforderungen sind Kreditinstitute heute also gezwungen, Konditionen und Kreditlinien anhand der Ra-

17) Vgl. Euler Hermes (2009), S. 12.
18) Mit dem Begriff »Basel II« wird die Rahmenvereinbarung des Baseler Ausschusses für Bankenaufsicht über die Eigenkapitalempfehlung für Kreditinstitute bezeichnet, die gem. zweier EU-Richtlinien seit dem 1.1.2007 in der Europäischen Union von allen Kredit- und Finanzdienstleistungsinstituten verpflichtend anzuwenden ist.

tingeinstufung ihrer Kreditkunden festzulegen. Folglich können in der momentanen Krise die Liquiditäts- und Handlungsspielräume der Unternehmen dramatisch eingeschränkt werden. Auch für mittelständische Unternehmen ist die aktive Steuerung des Kreditratings daher ein wesentliches Instrument der Unternehmensführung.

Viele Unternehmen widmen dem Rating zu wenig Aufmerksamkeit und – schlimmer noch – kennen weder ihr Rating noch die einzelnen Ratingfaktoren. In der Konjunkturkrise entpuppt sich das Kreditrating auch für den Mittelstand als Risikofaktor, den viele Firmen sträflich unterschätzen, denn für die betroffenen Unternehmen können Herabstufungen im Rating weitreichende Folgen haben.

Die Finanz- und Wirtschaftskrise führt zu dem Problem, dass sich vielfach die Ratings (drastisch) verschlechtert haben. Der weltweite Rückgang der Volumina in Schlüsselbranchen zieht häufig heftige Umsatz- und Gewinneinbrüche nach sich. Dies beeinflusst die maßgeblichen Ratingbestandteile. Die quantitativen Kriterien betreffen Kennzahlen zur Vermögens-, Ertrags- und Finanzlage, die für das Unternehmen normalerweise auf Basis von drei Jahresabschlüssen ermittelt und in ihrer Qualität bewertet werden.

Die Auswirkungen der Krise wirken sich über die Einbrüche in Absatz, Umsatz, Ergebnis und Cashflow einerseits und eine reduzierte Liquiditätssituation andererseits auf das Finanzrating aus. Auch die Vermögenslage wird durch die Krise tangiert. Häufig wird es zu Wertverlusten bei einzelnen Vermögenswerten kommen. Darüber hinaus ergeben sich aus der Finanz- und Wirtschaftskrise regelmäßig negative Auswirkungen auf das Working Capital und Bilanzkennzahlen wie z.B. die Eigenkapitalquote.

	1	2	3	4	5
Eigenkapitalquote	>30 %	20–30 %	15–20 %	10–15 %	5–10 %
Working Capital Ratio	>150 %	130–150 %	120–130 %	110–120 %	100–110 %
Gesamtkapitalumschlag	>5-mal	4–5-mal	3–4-mal	2–3-mal	1–2-mal
Gesamtkapitalrentabilität	>15 %	10–15 %	8–10 %	5–8 %	<5 %
Schuldentilgungsdauer	<2 Jahre	2–4 Jahre	4–6 Jahre	6–8 Jahre	8–10 Jahre
Anlagendeckung	>150 %	125–150 %	110–125 %	105–110 %	100–105 %

Abb. 10-8: Standardbewertung beim quantitativen Rating anhand der Kennziffernausprägung

Indes ist nicht nur das reine Finanzrating, sondern auch der qualitative Ratingbereich betroffen. In einem Konjunkturabschwung mit ohnehin steigenden Insolvenzzahlen erhöht sich z.B. für jeden Marktteilnehmer die Gefahr, dass wichtige Geschäftspartner (Schlüssellieferanten oder Forschungspartner), vor allem aber wichtige Kunden, zahlungsunfähig werden. Dies wird i.d.R. erhebliche Auswirkungen auf das eigene Unternehmen haben. Der Ausfall von Schlüssellieferanten kann die eigene Produktion gefährden. Verschiebungen in der Marktposition, z.B. aufgrund veränderten Käuferverhaltens oder »ungewöhnliche« Inanspruchnahme des Kontokorrentkontos tun ihr Übriges.

Alle diese Faktoren haben u.U. erhebliche Änderungen bei den Konditionen, die Kürzung von Kreditlinien, die Neubewertung von Sicherheiten und höhere Bearbeitungsstandards zur Folge. Selbst bei konservativ geführten Unternehmen können die Krisenauswirkungen in ihrer Gesamtheit dazu führen, dass Liquiditäts- und Handlungsspielräume dramatisch eingeschränkt werden. Die Unternehmen laufen Gefahr, in eine Art »Ratingfalle« zu geraten: Dabei wird die Ratingfalle durch die krisenbedingten Verluste auf Kreditnehmerseite sowie die Eigenkapitalknappheit auf Seiten der Banken verschärft; da viele Mittelständler die erhöhten Kreditkosten jedoch nicht in ihre Auftragskalkulation haben einbeziehen können, droht sich auch hieraus eine Verschlechterung der Ertragslage mit der Folge eines schlechteren Kreditratings und wiederum höheren Finanzierungskosten oder gar Kreditkürzungen zu ergeben. Eine Negativspirale wird in Gang gesetzt. Somit führen dann Änderungen bei den Konditionen, die Kürzung von Kreditlinien, eine Neubewertung von Sicherheiten zu weiteren Verschärfungen. Gefährlich kann zudem die Saisonalität werden, wenn in Spitzenzeiten nicht ausreichend Limits bestehen.

Gerade bei einer Konjunkturerholung und dem damit verbundenen Bedarf an zusätzlichen Betriebsmitteln könnte sich das noch als äußerst unangenehm erweisen. Denn viele dieser Unternehmen widmeten dem Faktor Rating bislang offenbar zu wenig Aufmerksamkeit.

Als zentrales Element für Vorsorgemaßnahmen betrachten Fachleute die möglichst vorausschauende Planung für Eigenkapital und Liquidität.

Ein weiterer »Risikofaktor« liegt aus Unternehmenssicht darin, dass die meisten Banken bei der quantitativen Ratingeinschätzung die Bilanzdaten aus den drei unmittelbar zurückliegenden Geschäftsjahren heranziehen. Damit reflektiert das quantitative Rating derzeit erst gut ein Drittel der Auswirkungen der Finanz- und Wirtschaftskrise. Berücksichtigt man dies, so bleibt zu befürchten, dass sich die Krisenauswirkungen auf die Refinanzierung in den nächsten 24 Monaten eher verstärken sollten.

Im Ergebnis sorgen also der ratingbasierte Kreditvergabeprozess und der Konjunkturabschwung vereint für schlechtere Finanzierungsbedingungen im Mittelstand, wobei der ratingbasierte Vergabeprozess die Krisenwirkungen noch verstärkt, was Finanzierungen erschwert.

Die Banken reagieren auf die veränderte Ratingeinschätzung nur regelkonform mit einer Anpassung der Konditionen sowie strikteren Anforderungen an Sicherheitenstellung und Kreditauflagen.

> Die Diskussion um eine Abmilderung oder Aussetzung der Basel II-Eigenkapitalregeln in Vorbeugung einer Kreditklemme setzt sich fort.
> Nach Aussage von Bundeskanzlerin Angela Merkel wird die Regierung zur Ankurbelung der Kreditvergabe der Banken einen »Kreditmediator« einsetzen. Derzeit gebe es »eine Kreditklemme oder sehr, sehr schwierige Kreditbedingungen im Mittelstand«, erklärte Merkel auf dem Deutschen Arbeitgebertag in Berlin. »Wir sehen die Probleme, müssen aber aufpassen, dass wir nicht langfris-

tig die Einführung von Basel II konterkarieren«, warnte die Kanzlerin. Skeptisch zeigte sie sich gegenüber Ideen, die KfW im Zuge des Deutschlandfonds in die Rolle einer Art Hausbank zu drängen.

Die jüngste Ankündigung des baden-württembergischen Ministerpräsidenten Stefan Mappus (CDU), sich in Berlin für eine Aussetzung von Basel II stark zu machen, stößt derweil auf Kritik der SPD, berichtet das »Schwäbische Tagblatt« (vgl. RMRG vom 20.11.). Der Landtagsfraktionschef der Sozialdemokraten, Claus Schmiedel, forderte Mappus auf, den mittelständischen Unternehmen im Land wirksam mit eigenen Mitteln zu helfen und sich nicht auf Illusionen zu verlassen, etwa der Änderung von Basel II-Regeln. Unterstützung kam hingegen vom Vorsitzenden des Landesverbands der baden-württembergischen Industrie, Heinz-Eberhard Koch. Im Interview mit der »Pforzheimer Zeitung« betonte der Verbandschef: »Ich halte die Aussetzung von Basel II für absolut erforderlich für die deutsche Industrie. Die Banken werden große Schwierigkeiten bekommen, wenn Basel II streng angewendet wird.« Möglicherweise warteten die US- und Schweizer Banken nur darauf, dass die deutschen Kreditinstitute weiter unter Druck geraten, weil sie dann eindeutige Wettbewerbsvorteile haben. (Hauptquelle: http://rmrg.de/?p=1364; weitere Quellen: Handelsblatt, Süddeutsche Zeitung, ddp.)

10.10 Verbesserung des Finanzierungsmix

Gerade in Zeiten der Finanz- und Wirtschaftskrise ist es von Vorteil, wenn Unternehmen bereits in der Vergangenheit ihre Finanzierungsbasis diversifizieren konnten. Viele Unternehmen sind traditionell aus den eigenen Umsätzen und den von Hausbanken bereitgestellten Kontokorrentkrediten finanziert. Hilfreich ist, rechtzeitig weitere Finanzierungsvarianten zu prüfen und die Basis der Finanzierungspartner zu verbreitern, sodass das Unternehmen nicht von einem oder wenigen Hausbanken abhängig ist. Auch in Krisenzeiten bestehen viele Möglichkeiten der Finanzierungsdiversifikation, teils mit direkten oder teils mit indirekten Auswirkungen auf die Eigenkapitalquote des Unternehmens. Daher ist es stets sinnvoll, mit Blick auf den konkreten Finanzierungsbedarf des Unternehmens Möglichkeiten der Nutzung weiterer Finanzierungsinstrumente zu prüfen und diese ggf. gezielt zur Optimierung der Finanzierungsstruktur einzusetzen. Für mittelständische Unternehmen kommen dabei vor allem Leasing, Factoring, Mezzaninefinanzierungen infrage. Diese Instrumente bieten selbstverständlich keine Universallösungen für jedes Finanzierungsproblem, sondern sie eignen sich vor allem als Ergänzung zu herkömmlichen Finanzierungsinstrumenten. Allen diesen Instrumenten ist letztlich gemeinsam, dass sie Möglichkeiten zur Verbesserung der Kapitalstruktur eröffnen.

Denn eine solide Ausstattung mit Eigenkapital und freier Liquidität sind in dem jetzigen Finanzmarktumfeld eine wesentliche Grundlage, um gestärkt aus der Krise hervorzugehen.

Folgende Maßnahmen ziehen eine indirekte Erhöhung der Eigenkapital-Quote nach sich:

- aktives Bilanzsummenmanagement;
- Sale-and-Lease-Back für Anlagevermögen;
- Vorratsabbau durch Bestandsmanagement;
- Forderungsabbau durch Debitorenmanagement;
- Off-Balance-Finanzierungen, z.B. für Patente, Markenrechte, Projekte;
- Leasing/Mietkauf;
- Factoring/Forfaitierung;
- Asset-Backed-Securities;
- Verkauf von nicht strategischen Immobilien oder Beteiligungen.

Darüber hinaus können Unternehmen auch Maßnahmen mit direktem Einfluss auf das Eigenkapital in Betracht ziehen. Hierzu zählen beispielsweise:

- Einlagen der Gesellschafter,
- Gesellschafterdarlehen,
- Thesaurierung von Gewinnen,
- Mitarbeiter-Kapitalbeteiligungen,
- Einbindung von Finanzinvestoren (Private Equity, mittelständische Beteiligungsgesellschaften),
- Einbindung strategischer Partner (Allianzen).

10.11 Kommunikation in Zeiten der Finanz- und Wirtschaftskrise

Im Zuge der weltweiten Wirtschafts- und Finanzkrise kommt es bei vielen Unternehmen zu Liquiditätsschwierigkeiten. Aufgrund einbrechender Absätze bewerten Kreditinstitute die Kreditwürdigkeit der Unternehmen zurückhaltender (sprich meist tiefer). Gleichzeitig haben Firmen Schwierigkeiten, die gestiegenen Anforderungen an Sicherheiten zu erfüllen. Werden bestehende Kreditlinien von der Hausbank nicht oder nur zu verschlechterten Konditionen verlängert, geraten einige Firmen in die Gefahr einer Zahlungsunfähigkeit.

In Zeiten der Finanz- und Wirtschaftskrise steht die Kommunikation mit den Hausbanken und potenziellen weiteren Kreditgebern daher vor besonderen Herausforderungen. Gute Finanzkommunikation ist und bleibt letztlich ein Hygienefaktor – nicht mehr und nicht weniger.

In komfortabler Position sind jetzt natürlich Unternehmen, die bereits in der Vergangenheit eine intensive Pflege der Bank-Kunden-Beziehung aufgebaut haben. Leider ist dies nicht immer der Fall. Sofern bislang kein oder wenig Wert auf die Finanzkommunikation gelegt wurde, sollte die Chance ergriffen werden, alsbald wie möglich eine gute Finanzkommunikation zu etablieren.

Aber dies ist wie gesagt nur ein Aspekt. Welche weiteren Aspekte sind in Zeiten der Finanz- und Wirtschaftskrise von Bedeutung?

Interessant ist es, sich rechtzeitig mit den kreditgebenden Banken oder einem Berater auf veränderte Situationen vorzubereiten. In diesem Sinne ist es hilfreich, Schwachstellen aufgezeigt zu bekommen – etwa die Rating-Auswirkungen von Zinserhöhungen und Währungsschwankungen.

Für die kreditgebenden Banken ist von Bedeutung zu erkennen, wie sich das Unternehmen in der Krise am Markt »schlägt«. Dramatische Auftragseingangs- und Umsatzeinbrüche sowie sich verändernde Markt- und Abnehmergewohnheiten müssen abgefedert werden. Das Unternehmen sollte daher nachvollziehbar darstellen, wie es diesen Herausforderungen begegnet.

Von zentraler Bedeutung ist daher darzulegen, dass sich das Unternehmen rechtzeitig mit entsprechenden Krisenbewältigungsmaßnahmen befasst und diese auch zeitnah und vollständig implementiert. Ganz wichtig ist, dass den Finanzierungspartnern klare und sachlogisch aufgebaute Planungsrechnungen vorgelegt werden können sowie das gesamte Unternehmen einer positiven Fortführungsprognose unterzogen wurde. Ferner gilt es, den Hausbanken möglichst die zentralen Handlungsreaktionen glaubwürdig zu vermitteln.

Zudem ist zu empfehlen, die Strukturierung des Fremdkapitals so aufzustellen, dass wesentliche Teile der Finanzierung des Unternehmens unter den gegebenen kritischen Rahmenbedingungen in den nächsten 18 Monaten gesichert sind.

Bei möglichen Verhandlungen mit den Banken sollte nicht allein das Kreditgeschäft diskutiert werden. Vielmehr ist die gesamte Kundenverbindung in Betracht zu ziehen. Denn neben dem Kreditzinssatz ist das Provisionsgeschäft ein wichtiger Bestandteil in der Renditebetrachtung der Banken. »Hier können Mittelständler mit einer hohen Exportquote auf die Zusatzerträge der Bank durch das Management des Devisenexposures als auch die Abwicklung des internationalen Zahlungsverkehrs sowie auch andere abgesicherte Risiken verweisen. Notfalls sind diese Leistungen neu auszuschreiben und evtl. zusammen mit dem Kreditgeschäft neu zu verhandeln.

Unternehmen stehen insbesondere die folgenden Handlungsoptionen zur Verfügung:

1. Eigenkapital stärken aus eigenen Mitteln der Gesellschafter, vereinzelt auch aus Mittelstands- (Private Equity) Fonds oder Family Offices.
2. Liquidität sichern unter allen Umständen und unter Ausnutzung auch vormals nicht denkbarer Maßnahmen (keine »Heiligen Kühe«).
3. Aufstellung einer wirkungsvollen Liquiditätsplanung und -steuerung; Erstellung von konkret umzusetzenden Maßnahmenplänen zur Schließung von auf mittlere Sicht drohenden Liquiditätslücken.
4. Überarbeitung der kurzfristigen und mittelfristigen Unternehmensplanung unter Einbindung von Szenarioanalysen und Stresstests mit regelmäßigen Updates (im Sinne einer integrierten Planungsrechnung, die sowohl die Ergebnis- als auch die Liquiditäts- und Bilanzpostenplanung beinhaltet).
5. Erstellung einer positiven Fortführungsprognose (ggf. nach IDW-Standard) mit aktualisierter Ergebnis-, Liquiditäts- und Bilanzpostenplanung unter konkreter Berücksichtigung von Mengen, Preisen und Fristen in den Planungsrechnungen.

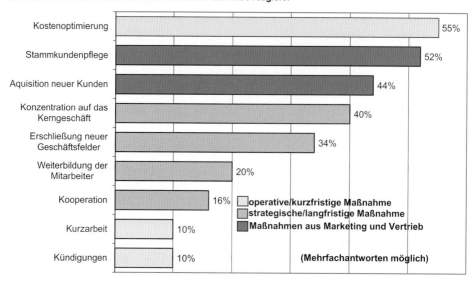

Abb. 10-10: Betriebswirtschaftliche Maßnahmen

6. Erstellung eines Gesamtfinanzierungskonzepts aufgrund der aktuellen Kreditabrufe.
7. Forcierung des Working Capital Managements zur Stärkung der Innenfinanzierung und als Mittel des Risikomanagements.
8. Radikale Optimierung der Innenfinanzierung, einschließlich Abstoßung unternehmerischer Randbereiche oder von Tochtergesellschaften.
9. Ausweitung des Finanzierungsmixes, Prüfung, ob Instrumente wie Factoring, Forfaitierung oder aber Borrowing-Base-Finanzierungen genutzt werden können, um die Gesamtfinanzierung des Unternehmens auf breitere Fundamente zu stellen.
10. Schonungslose, aber sinnvolle Analyse der Kostenstrukturen unter Ausarbeitung eines Kosteneinsparplans mit möglichst direkter Umsetzung (vor allem bezüglich Personal-, Produktions- sowie Overhead-Kosten).
11. Einbindung von Rechtsanwälten und Steuerberatern zur Optimierung der Gruppenfinanzstruktur (ggf. Einrichtung von Cash Pools); Sicherstellung, dass Verluste in nachfolgenden Perioden steuerlich optimal genutzt werden können.
12. Reaktion des Unternehmens auf Einbrüche an der Absatzfront, u. U. Intensivierung des Vertriebs.
13. Intensives Management der Beziehung zu den aktuellen Hausbanken. Abschluss von möglichst mittel- bis langfristigen Finanzierungen, lieber zu vermeintlich »schlechten« Konditionen als gar nicht.
14. Proaktive Optimierung der internen und externen Transparenz von Finanzplanung und Reporting. Erstellung von mittelfristigen Finanz- und Liquiditätsplanungen mit Szenario-Analysen und Stresstests als Teil der Kapitalmarkt- und Bankenkommunikation.

15. Proaktive Einbeziehung der KfW, der regionalen Förderbanken und Landesbanken in Anschluss- und Projektfinanzierungen.
16. Längerfristige Perspektiven nicht außer Acht lassen, da ansonsten die Existenz eines Unternehmens nachhaltig gefährdet werden könnte, weil dann in Aufschwungphasen die notwendigen Ressourcen und Innovationen fehlen, um angemessen vom Aufschwung zu profitieren.
17. Geringere Auslastungen dafür nutzen, interne Prozesse zu optimieren und die Stammbelegschaften zu qualifizieren.
18. Um finanzielle Engpässe zu überbrücken, können öffentliche Liquiditätsprogramme des Bundes und der Landesregierungen in Anspruch genommen werden. Bislang werden diese Finanzierungsmöglichkeiten aber noch zu wenig genutzt (Im Rahmen des Wirtschaftsfonds Deutschland stehen 40 Milliarden Euro für Kredite zur Verfügung, 15 Milliarden davon für kleine und mittelständische Unternehmen mit bis zu 500 Millionen Euro Umsatz).
19. Verpflichtung von Beratern zur Einbindung externen Know-hows und der Forcierung der Implementierung der Krisenbewältigungsmaßnahmen oder der Moderation der Bankengespräche.[19]
20. Definition einer strategischen Antwort auf die Finanz- und Wirtschaftskrise – Nutzen von Chancen, die sich aus der Finanzkrise für das Unternehmen ergeben.

Checkliste: Warum sich ein freiwilliges Rating lohnt – die wichtigsten Argumente:

- »Fitness-Check« für das Unternehmen;
- Erstellung einer Stärken-/Schwächen-Analyse;
- Ermittlung von Risikofeldern und Verbesserungspotenzialen;
- Beurteilung der strategischen Positionierung und Identifikation von Risikofeldern;
- Bewertung des Managements (Führungsstruktur, Handlungsfelder, Nachfolgethemen);
- Bewertung der finanziellen Situation;
- Gewinnung eines anderen Blickwinkels (externe Sichtweise und branchenübergreifender Vergleich);
- Steigerung der Wettbewerbsfähigkeit durch Benchmarking;
- Verbesserung der Argumentation gegenüber dem Kapitalmarkt (etwa internationalen Ratingagenturen) und anderen Stakeholdern, aktive Darstellung der ratingrelevanten Stärken und Chancen;
- deutlich tiefergehende Analyse als das reguläre Kreditrating.

Quelle: Deutsche Bank

---

[19] Siehe zur Einbindung externer Anspruchsgruppen in den Turnaround-Prozess Rosenzweig (2006), S. 161–166.

10.12 Fazit

Trotz der derzeit schwierigen wirtschaftlichen Situation ist eine Kreditklemme im Sinne eines angebotsseitigen Engpasses bei der Kreditversorgung der Wirtschaft nicht zu befürchten. Allerdings ist durch die rasche Ausbreitung der Finanz- und Wirtschaftskrise für Unternehmen und Banken mit Blick auf die Kreditvergabe ein verändertes Umfeld mit hoher Unsicherheit entstanden. Dies gilt vor allem hinsichtlich stark reduzierter Umsätze und Auftragseingänge vieler Konzerne und mittelständischen Unternehmen. Für Unternehmen und Banken gilt es daher, ihre Planungen an die geänderten Rahmenbedingungen anzupassen. Bei den Kreditinstituten führt dies zu einem erhöhten Risikobewusstsein mit entsprechender Auswirkung auf die Kreditvergabe. Gut geführte Unternehmen erhalten auch in der Krise weiter Kreditzusagen von ihren Banken; Unternehmen, die in der Vergangenheit ihre Hausaufgaben bezüglich des Finanzierungsmanagements vernachlässigt haben, verfügen über entsprechend weniger Spielraum bei der Kreditvergabe.

Eine intensive Pflege der Bank-Kunden-Beziehung ermöglicht die Etablierung eines Vertrauensverhältnisses zwischen dem Unternehmen und den Kredit gebenden Finanzinstituten. Die Schaffung eines Vertrauensverhältnisses ist bedeutsam, weil die Einschätzung und Bewertung der qualitativen und quantitativen Kriterien nicht zuletzt durch persönliche und eventuell subjektive Eindrücke geprägt sein kann. Aus diesem Grund ist die Bedeutung einer umfassenden und regelmäßigen Kommunikation zwischen Unternehmen und ihren Banken nochmals gestiegen. Der Finanzkommunikation kommt eine Schlüsselrolle für die erfolgreiche Unternehmensfinanzierung zu. Partnerschaftlich orientierte Finanzkommunikation bedeutet, Informationen über das Unternehmen offen und kontinuierlich bereitzustellen. Dies gilt nicht nur für Finanzdaten – Informationen über das Unternehmen dienen regelmäßig der Bonitätseinschätzung im Rahmen des Ratings. Das Unternehmen sollte den Kreditgebern ermöglichen, den Finanzierungsbedarf richtig einschätzen zu können, um ihrem Kunden eine bedarfsgerechte Gesamtfinanzierung zusammenstellen zu können.

Aus Unternehmenssicht sollte eine Diversifikation der Finanzierungsquellen nicht vernachlässigt werden. Daher ist zu prüfen, ob und wie neben Krediten der Hausbanken auch alternative Finanzierungsformen wie Leasing oder Factoring erfolgreich eingesetzt werden können.

Insgesamt ist entscheidend, einen offenen und ehrlichen Umgang mit Geldgebern jeder Art nicht als lästige Pflicht, sondern als Selbstverständlichkeit einzustufen. Letztlich gilt: Finanzkommunikation (spätestens) jetzt krisenfest machen!

TOP 10 Maßnahmen zur Krisenbewältigung – Verbesserung der Finanz- und Hausbankkommunikation

1. Entwicklung eines Verständnisses für die Rolle der Banken bei der Kreditvergabe!
2. Schaffung eines gegenseitigen Vertrauensverhältnisses; Laden Sie Ihren Firmenkundenbetreuer auch ab und an zu sich ins Unternehmen ein! Das schafft Vertrauen, persönliche Nähe und Gegenseitigkeit!
3. Grundlegende Vorbereitung von Finanzierungsgesprächen einbezüglich der Erstellung eines Gesamtfinanzierungskonzepts aufgrund der aktuellen Kreditabrufe!
4. Etablieren einer von den Grundsätzen Aktualität, Vollständigkeit, Wesentlichkeit und Glaubwürdigkeit geprägten Informationspolitik!
5. Intensive Pflege der Bank-Kunden-Beziehung ermöglicht die Etablierung eines Vertrauensverhältnisses zwischen dem Unternehmen und den Kredit gebenden Finanzinstituten. Ein gutes Vertrauensverhältnis ist bedeutend, weil die Bewertung und Einschätzung der qualitativen und quantitativen Evaluierungskriterien häufig durch persönliche und eventuell subjektive Eindrücke geprägt sind!
6. Kontinuierliche partnerschaftliche Information der Finanzierungspartner gerade auch in schwierigen Zeiten. Das Unternehmen sollte nichts verbergen, was die Finanzierungspartner später erfahren. In diesem Sinne ist eine klare und handlungsorientierte Informationspolitik zu empfehlen (z.B. rechtzeitige Kommunikation über kurzzeitige Liquiditätsprobleme)!
7. Aufstellung einer wirkungsvollen Liquiditätsplanung und -steuerung; Überarbeitung der kurzfristigen und mittelfristigen Unternehmensplanung unter Einbindung von Szenarioanalysen und Stresstests mit regelmäßigen Updates (im Sinne einer integrierten Planungsrechnung, die sowohl die Ergebnis- als auch die Liquiditäts- und Bilanzpostenplanung beinhaltet)!
8. Die Häufigkeit der Finanzkommunikation sollte sich letztlich auch nach der Größenordnung des Unternehmens und der jeweiligen Finanzierungssituation richten. Grundsätzlich können aber folgende Anlässe unterschieden werden: Jährliches Reporting, laufendes (monatliches oder quartalsweises) Reporting, jährliches Kreditgespräch/Rating Update!
9. Finanzierungsbasis diversifizieren. Viele Unternehme sind traditionell aus den eigenen Umsätzen und den von Hausbanken bereitgestellten Kontokorrentkrediten finanziert. Hilfreich ist, rechtzeitig weitere Finanzierungsvarianten zu prüfen und die Basis der Finanzierungspartner zu verbreitern!
10. Rechtzeitig mit entsprechenden Krisenbewältigungsmaßnahmen befassen und diese auch zeitnah und vollständig implementieren und kommunizieren!

Literatur

BW Partner: Das Credit Book als Kommunikationsinstrument, Pressemitteilung vom 31.5.2006, Mainz.

DVFA: DVFA-Grundsätze für Effektive Finanzkommunikation, Version 3.0 vom Mai 2008.

Euler Hermes: Wirtschaft Konkret Nr. 421, Finanzkommunikation, 2009.

Ingerfurth/Eicke, Kommunikation in eigener Sache, in PRINTEXPRESS 7/2005, S. 18.

Mazars Hemmelrath: Newsletter Nr. 1 – Juni 2009, S. 1–7.

Ostdeutscher Bankenverband: INFOPORT, Ausgabe 3/2009 vom 12.6.2009.

Rosenzweig: Einbindung externer Anspruchsgruppen in den Turnaround-Prozess, KSI 2006, S. 161–166.

Vater, H.: Working Capital Management »Cash is King« – die Liquiditätskennzahl Forderungsreichweite (DSO) auch? BBK 2009, S. 1103–1118.

Vater, H./Meckel, M./Hoffmann, C. P.: Zur Bedeutung qualitativer Erfolgsfaktoren der Kapitalmarktkommunikation für die Unternehmensbewertung und deren Auswirkungen, DB 2008, S. 2605.

11. Finanzierung und Treasury in Zeiten der Krise

Von Patrick Pötschke

Übersicht

- 11.1 Einleitung *180*
- 11.2 Veränderte Finanzierungsbedingungen als Resultat der Finanzkrise *180*
- 11.2.1 Quellen der Krise *180*
- 11.2.2 Folgen für die Banken *181*
- 11.2.3 Auswirkungen auf die Unternehmen *182*
- 11.3 Firmenkundengeschäft der Banken in der Krise *183*
- 11.3.1 Firmenkundengeschäft als stabile Ertragsquelle der deutschen Banken *183*
- 11.3.2 Transaktionsgeschäft als Schlüssel zu ausgewogenen Geschäftsbeziehungen *184*
- 11.3.3 Ausblick 2009/2010 *185*
- 11.4 Basel II – Kostentreiber im Kreditgeschäft? *186*
- 11.5 Erfolgsfaktor Bankenpolitik *192*
- 11.5.1 Kriterien und Ansätze *192*
- 11.5.2 Kernbankenkonzept schafft Stabilität *193*
- 11.5.3 Rating und Feedback *195*
- 11.6 Hausaufgaben gemacht? – Cash is King! *196*
- 11.7 Fazit *199*
- Literatur *200*

11.1 Einleitung

Spätestens seit dem Zusammenbruch der US-Investmentbank Lehman Brothers am 15.9.2008 begann die Finanzkrise, auf die »Realwirtschaft« (dieser Begriff wurde wohl geprägt, um die Nicht-Finanzinstitute von den »Verursachern« der Krise positiv abzugrenzen) überzugreifen.

Viele Unternehmen wurden von der Geschwindigkeit und Wucht der Ereignisse überrascht und sahen sich bald nicht nur mit unerwarteten operativen Herausforderungen, sondern zugleich mit einem deutlich veränderten Geschäftsgebaren ihrer Banken und gestörten Finanzmärkten konfrontiert.

Vor diesem Hintergrund stellt sich für die Finanzverantwortlichen in den Unternehmen die Frage nach einer sachgerechten Analyse wie auch nach den Maßnahmen, um finanzielle Stabilität und tragbare Finanzierungskonditionen für das eigene Haus auch in Zukunft gewährleisten zu können.

11.2 Veränderte Finanzierungsbedingungen als Resultat der Finanzkrise

11.2.1 Quellen der Krise

Die Finanzkrise nahm ihren Anfang in den USA. Ein amerikanisches Beratungsunternehmen, The Boston Consulting Group, hat ihre Wurzeln prägnant zusammengefasst:

»The credit crisis is the consequence of aggressive risk taking by highly leveraged financial institutions which funded unsustainable economic growth, particularly in the U.S. Underlying this dynamic were three widely held misconceptions:

- that the creditworthiness of borrowers was strong,
- that investors were sophisticated and
- that credit risk was widely distributed.«[1]

Die geringen Kreditausfälle der vorangegangenen Jahre hatten die Risikoaufschläge für Kredite nach unten getrieben. Hohe Beleihungsquoten (u.a. im »leveraged finance«) basierten auf der Annahme weiter steigender Bewertungen (von Immobilien, Firmen usw.). Investoren standen eine Flut von Daten, hochentwickelte Risikoanalyse-Modelle, Ratings und Kreditversicherungen zur Fundierung ihrer Anlageentscheidungen zur Verfügung. Das Risiko eines einzelnen Kredits wurde in großen Portfolien »untergemischt« und an globale Käufer vermeintlich breit verteilt. Dabei trieben sich die permanent steigende Nachfrage nach gut rentierenden festverzinslichen Anlagen vonseiten der Investoren und der Kredithunger von Verbrauchern und Unternehmen (u.a. auch der Mergers & Acquisitions-Markt) gegenseitig

---

[1] Kronimus et al (2008), S. 1 (Aufzählung durch den Verfasser eingefügt).

an. Schließlich wurden mit Immobilien »besicherte« Darlehen auch Schuldnern zugänglich gemacht, die sich diese objektiv gar nicht leisten konnten (»subprime«).[2]

Alle diese Symptome trafen auch auf Europa zu, wenn auch in abgeschwächter Form.

11.2.2 Folgen für die Banken

Anders als erwartet, waren die Kreditrisiken – insbesondere auch des US-Wohnimmobilienmarktes – eben nicht »breit gestreut«, sondern stark auf Bankbilanzen konzentriert. Sprunghaft ansteigende Kreditausfälle der US-Verbraucher brachten zunächst eine Reihe amerikanischer Institute in Bedrängnis (und später mehr), bevor eine Wertberichtigungswelle auch das Anlageportfolio europäischer, darunter auch namhafter deutscher Banken, heimsuchte. Beispielhaft erwähnt sei hier das sog. »Kreditersatzgeschäft« einiger Landesbanken, das im Zuge der Krise traurige Berühmtheit erlangte.

Die hohen Verluste der Banken standen und stehen einem kontinuierlich steigenden Eigenkapitalbedarf der Branche gegenüber. So haben die Verluste Löcher in die Kapitalausstattung gerissen, die erst wieder gestopft werden wollen. Dazu mussten durch das Austrocknen des Verbriefungsmarktes mehr und mehr Risikopositionen von den arrangierenden Banken auf die eigenen Bücher genommen werden. Schließlich erwartet der Markt mit Blick auf das Geschehene von den Banken höhere Eigenkapitalausstattungen (z.B. Kernkapitalquoten >10 %); Regierungen und Regulierer drängen ebenfalls in diese Richtung. Dies ist umso prekärer, als sich gleichzeitig, in Folge der Wirtschaftskrise, das Kreditportfolio der Institute verschlechtert hat und – der Dynamik von Basel II folgend – nun höhere Eigenkapitalunterlegungen erfordert. Laufende Downgrades von Wertpapieren und Schuldnern (auch Banken) durch die großen Ratingagenturen verschärfen die Situation weiter.

Die Tatsache, dass innerhalb kürzester Zeit mehrere Traditionsbanken von der Bildfläche verschwanden und viele der verbliebenen Institute um ihr Überleben rangen, beschädigte das Vertrauen der Investoren, aber auch der anderen Banken, nachhaltig. Im Ergebnis kam der Interbankenmarkt vorübergehend fast zum Erliegen. Banken konnten sich nicht mehr refinanzieren oder auch nur Devisengeschäfte weiter handeln, Settlement-Risiken hielten die Vorstände und Risikocontroller in Atem.[3] Auch Ende 2009 ist die frühere Normalität noch nicht zurückgekehrt.

Nur durch wiederholte, massive Liquiditätshilfen der Zentralbanken und beispiellose Kapitalmaßnahmen der Regierungen konnte das weltweit vernetzte Bankensystem wieder einigermaßen stabilisiert werden.

---

2) Vgl. Kronimus et al. (2008), S. 2.
3) Vgl. beispielhafte Erwähnung in HSBC Trinkaus & Burkhardt AG (2009), S. 29 (letzter Absatz).

11.2.3 Auswirkungen auf die Unternehmen

Die beschriebenen Entwicklungen haben die Bilanzen vieler Banken in kürzester Zeit angespannt. Selbst wenn Staatshilfen bzw. Staatsbeteiligungen vermieden werden konnten, mussten regelmäßig Aktiva (Risikopositionen) »abgebaut« werden. Nachdem viele (nicht nur) »toxische« Wertpapiere schlichtweg nicht veräußerbar waren, traf es nicht selten die Kreditvergabe an die Wirtschaft. Je nach Institut mag sich das in der Nichtverlängerung oder Kürzung auslaufender Kreditlinien, im Rückzug aus Konsortialkrediten oder einfach in der Reduzierung oder Einstellung des Neugeschäfts äußern – in der volkswirtschaftlichen Gesamtschau läuft es letztlich auf eine Kreditverknappung hinaus.

So ist es nicht verwunderlich, dass in einer Umfrage der Online-Zeitschrift »Der Treasurer« vom Mai 2009 die Hälfte der befragten Unternehmen eine »Kreditklemme« verspürt. Diese äußert sich in »prohibitiv gestiegenen Preisen« (95 % Nennungen), Schwierigkeiten, neue Kredite zu bekommen (81 %), stark eingeschränkten Verhandlungsspielräumen, insbesondere hinsichtlich Covenants (74 %) und der Deckelung oder Reduktion bestehender Kreditlinien (71 %).[4] Zu ähnlichen Ergebnissen kommen das BDI-Mittelstandspanel Herbst 2009[5] und eine Umfrage der European Association of Corporate Treasurers (EACT) – hier wird darauf verwiesen, dass insbesondere große Unternehmen mit mehr als 500 Millionen Euro Umsatz Verschlechterungen ausgesetzt sind.[6]

Klare Hinweise also, dass das billige Geld der Zentralbanken nicht bei den Unternehmen ankommt und diese nun indirekt für die Folgen der Finanzkrise zur Kasse gebeten werden. Diese Situation trifft viele Firmen zur Unzeit, da gerade jetzt – vor dem Hintergrund reduzierter operativer Cashflows und erhöhter Ausfallrisiken durch sinkende Kundenbonitäten – alle Finanzierungsoptionen ausgeschöpft werden müssen.

Die deutliche Anhebung der Kreditkonditionen wird von Banken gemeinhin mit entsprechend gestiegenem »Funding«, d.h. mit Refinanzierungskosten am Geld- und Kapitalmarkt begründet. Hierzu ist Unternehmen guter und sehr guter Bonität zu raten, ihre Jahresabschlüsse bei der Deutschen Bundesbank einzureichen und sich die Notenbankfähigkeit bestätigen zu lassen. Diese wird regelmäßig Unternehmen mit einer Bonität vergleichbar »A-« (oder besser) erteilt, befristet bis zum Ende 2010 auch Unternehmen ab einer Bonität vergleichbar »BBB-«.[7] Das bedeutet, dass die finanzierende Bank die an das Unternehmen vergebenen Kredite bei der Deutschen Bundesbank als Sicherheit hinterlegen und sich dort zu Notenbanksätzen refinanzieren kann. Auf diese Option sollten betroffene Unternehmen ihre Bank zur Vermeidung anderweitiger externer Refinanzierung verweisen.

---

4) Vgl. o. V. (2009), S. 1.
5) Vgl. Bundesverband der Deutschen Industrie e. V. (2009), S. 24 f.
6) Vgl. Lechere (2009).
7) Vgl. Deutsche Bundesbank (2009), S. 3

11.3 Firmenkundengeschäft der Banken in der Krise

11.3.1 Firmenkundengeschäft als stabile Ertragsquelle der deutschen Banken

Die großen deutschen Geschäftsbanken haben – quer durch alle Institutsgruppen – im Jahr 2008 gewaltige und zuvor nicht vorstellbare Verluste eingefahren. In einigen Fällen wäre ohne Kapitalzuführungen der Eigentümer und/oder Bilanzgestaltungen das Bild noch deutlich drastischer ausgefallen. Wie zuvor dargelegt, sind diese Verluste in Bereichen entstanden, die die Banken als »Investment Portfolios«, »Financial Markets« oder schlicht »Sonstiges« bezeichnen. Das Geschäft mit dem Mittelstand und auch großen Firmenkunden war 2008 bei allen relevanten Instituten »kerngesund«. Als Beleg soll beispielhaft Abb. 11-1 dienen:

Millionen €	Bilanzsumme	Bilanzielle Eigenmittel (inkl. Nachrang-, Genusskapital)	Ergebnis vor Steuern	Ergebnis Segment Firmenkunden	Eigenkapital-rendite Segment Firmenkunden (%)
Bank A	458.602	23.024	-595	660	k. A.
Bank B	421.666	23.086	-5.166	251	14,0
Bank C	46.061	3.074	-330	55	22,2
Bank D	625.196	34.898	-403	868	30,3
Bank E	447.932	20.323	-2.569	387	10,7
Bank F	22.206	1.414	138	52	15,8

Abb. 11-1: Firmenkundengeschäft ausgewählter deutscher Banken 2008[8]

Abb. 11-1 listet Kennzahlen von sechs deutschen Instituten – drei Privatbanken, zwei Landesbanken und einer Genossenschaftsbank. Vor dem Hintergrund der sehr emotional geführten öffentlichen Diskussion um »angemessene« Eigenkapitalrenditen werden die einbezogenen Banken hier bewusst nicht namentlich genannt (der interessierte Leser wird jedoch ohne Mühe in der Lage sein, die einzelnen Banken zu identifizieren).

Ausschließliches Ziel der Darstellung ist es, das Firmenkundengeschäft als (einen) stabilen und profitablen Eckpfeiler der deutschen Bankenlandschaft auszuweisen.[9]

---

8) Quelle: Geschäftsberichte 2008 von sechs Banken, eigene Berechnungen.
9) Bank A weist keine Segmentrenditen aus; alles deutet aber darauf hin, dass hier in 2008 im Quervergleich ein Spitzenwert erzielt worden ist – trotz bereits hoher Risikovorsorge. Bank E erreichte die im Vergleich niedrigste Rendite; auch hier wurde aber bereits 2008 erhebliche Risikovorsorge eingestellt, die bei anderen Banken z.T. erst 2009 die Ergebnisse belastete, vgl. 11.3.3.

11.3.2 Transaktionsgeschäft als Schlüssel zu ausgewogenen Geschäftsbeziehungen

Nicht in Tabelle 11-1 enthalten ist die Deutsche Bank, da diese kein vergleichbares Segment »Firmenkunden« berichtet. Interessant bei der Analyse dieses Hauses ist aber das Segment »Global Transaction Banking«, die Transaktions- und Abwicklungseinheit der Corporate and Investment Bank innerhalb der Deutschen Bank. Diese erzielte 2008 bei einer vergleichsweise geringen Kapitalbindung von durchschnittlich 1 081 Millionen Euro ein Segmentergebnis vor Steuern von 1 106 Millionen Euro, mithin eine Eigenkapitalrendite von 102 %![10]

Diese Erwähnung soll wiederum nicht den deutschen Marktführer an den Pranger stellen, der zweifellos konsequent wie keine andere deutsche Bank das Transaktionsgeschäft auf- und ausgebaut hat und sowohl hinsichtlich des Produktportfolios als auch der Technologie in der globalen Spitzengruppe mitspielt.

Sie soll vielmehr verdeutlichen, dass die in Preisverhandlungen häufig anzutreffende Argumentation von Banken, ihr Kreditgeschäft würde nur unzureichende Erträge generieren oder sogar Verluste verursachen, nur eine Seite der Medaille beleuchtet. Auf der anderen Seite verkaufen dieselben Banken denselben Kunden in aller Regel eine Vielzahl von margenstarken Produkten, die keine oder nur eine geringe Eigenkapitalbindung verursachen, was die Profitabilität der Gesamtverbindung entsprechend hebelt.

Insofern ist einerseits die Aussage von Lutz Diederichs, Firmenkundenvorstand der HypoVereinsbank, nachvollziehbar, dass die Bank die Vergabe neuer Firmenkredite von »Gegengeschäften«, d.h. dem »cross selling« anderer, risikoarmer Produkte, abhängig machen wolle.[11] Andererseits bedeutet das auch: Nimmt ein Unternehmen tatsächlich in entsprechendem Umfang solche Produkte in Anspruch, vor allem im Transaktionsbereich, im Asset Management oder im Investment Banking, gibt es für den Kunden keinen Grund, das Kreditgeschäft und dessen Konditionen isoliert zu diskutieren – hier sollte immer der Gesamtertrag und – noch wichtiger – die Eigenkapitalrendite der Kundenbeziehung für die Bank hinterfragt werden.

Manche Bank mag allerdings Schwierigkeiten haben, alle für eine solche konsolidierte Betrachtung nötigen Daten zusammenzutragen. Und vermutlich ist es auch gar nicht im Interesse einiger Manager auf Bankseite, dem eigenen Vertrieb (und erst recht dem Kunden) auf Heller und Pfennig vor Augen zu führen, wie profitabel die Verbindung für die Bank tatsächlich ist.

Allerdings gibt es aus Unternehmenssicht kaum einen anderen Weg, dem immer fordernder vorgetragenen Ansinnen einiger Banken zu begegnen, die »nun endlich marktgerechte Konditionen« im Kreditgeschäft durchsetzen wollen – und damit nicht die Durchleitung günstiger Zentralbankliquidität an die Firmen, sondern die deutliche Ausweitung der eigenen Marge meinen. Womit aber, mag man rhetorisch fragen, wurden im Finanzkrisenjahr 2008 zwischen 10 % und 30 % Eigenkapital-

---

[10] Vgl. Deutsche Bank (2009), S. 154.
[11] Vgl. Financial Times Deutschland (30.3.2009), S. 16.

rendite verdient, wenn die Banken denn keine marktgerechten Konditionen erzielen konnten?

Schlüssel zum Erfolg – für beide Seiten – sind also eine ausgewogene Geschäftszuweisung und eine offene, transparente Würdigung des Gesamtgeschäfts, das man miteinander abwickelt. Dazu mehr im Abschnitt 11.5.

11.3.3 Ausblick 2009/2010

Nicht ganz zu Unrecht wurde von Bankseite im Verlauf des Jahres 2009 darauf hingewiesen, dass dieses auch für das Firmenkundengeschäft kein einfaches Jahr wäre. Eine Vielzahl von Insolvenzen und von den Banken (mit) zu tragenden Firmenrettungen im Zuge der Wirtschaftkrise führte über sprunghaft ansteigende Einzelwertberichtigungen zu erheblichen Ergebnisbelastungen.

Endgültige Zahlen lagen bei Fertigstellung dieses Beitrags noch nicht vor, aber die unterjährigen Zwischenberichte der Banken signalisieren überwiegend Entwarnung. So war 2009 zweifellos das »Jahr des Zinsüberschusses«. Während die Banken mit billigem Geld der Zentralbanken und zum Teil auch verunsicherter Anleger geradezu geflutet wurden, wurden gleichzeitig Kreditkonditionen erhöht bzw. Margen ausgeweitet. Manchen Instituten gelang es zudem, ihre Provisionserträge zu steigern.

Einige Banken, die 2008 nur geringe kriseninduzierte Einzelwertberichtigungen im Firmenkundengeschäft gebildet hatten, holten diese Belastungen in 2009 nach. Dies trifft z.B. für Bank D aus Abb. 11-1 zu, die dadurch per September 2009 (neun Monate) im Firmenkundenbereich nur noch auf eine Eigenkapitalrendite von 12,4 % kam. Die Banken A und E benötigten im ersten Halbjahr 2009 erneut eine erhebliche Risikovorsorge, das Firmenkundengeschäft blieb aber auch hier aufgrund des gestiegenen Zinsüberschusses jeweils positiv. Bei den Banken B, C und F deuten die Zwischenberichte auf ein Firmenkunden-Ergebnis auf dem Niveau des Jahres 2008 hin.[12]

Zusammenfassend kann festgehalten werden, dass sich das Geschäft mit Unternehmenskunden auch im Wirtschaftskrisenjahr 2009 als robust erwiesen hat. Hauptproblem dürfte bei einigen Instituten die knappe Eigenkapitaldecke sein bzw. bei weiteren Wertberichtigungen im Anlageportfolio werden, was sich für den Firmenkunden in aller Regel in Abwehrkonditionen im Kreditgeschäft niederschlägt.

Als Ausweg bieten sich die Sonderprogramme der Kreditanstalt für Wiederaufbau (KfW) für mittelständische (bis 500 Millionen Euro Gruppenumsatz) und für große Unternehmen (ohne Kapitalmarktzugang) an, sowohl für Investitions- als auch für Betriebsmittelkredite. Die KfW bietet den durchleitenden Hausbanken nämlich Haftungsfreistellungen (und damit Eigenkapitalentlastungen) von 50–60 % (bei Betriebsmittelkrediten) oder sogar bis zu 90 % (bei Investitionskrediten an mittelständische Unternehmen) an.

---

[12] Quelle: Zwischenberichte (Halbjahr bzw. drei Quartale) 2009 von sechs Banken.

In allen Fällen sind bedarfsgerechte Laufzeiten und Tilgungsvereinbarungen möglich. Zur Bepreisung der Kredite wendet die KfW ein sog. »Risikogerechtes Zinssystem« an. Dabei werden die von der Hausbank des Unternehmens ermittelte Bonität des Unternehmens und die zur Verfügung stehenden Sicherheiten berücksichtigt. Für die so ermittelte »Preisklasse« des Kredits gelten von der KfW vorgegebene Maximalkonditionen, die von der durchleitenden Bank nicht über-, sehr wohl aber unterschritten werden dürfen. Das risikogerechte Zinssystem führt für schwächere Bonitäten zwar zu relativ hohen Zinsaufschlägen, andererseits sind zu diesen Konditionen dann aber auch Kredite verfügbar. Sanierungsfälle und Unternehmen, die am 1.7.2008 bereits »in Schwierigkeiten« gemäß amtlicher Definition waren, sind jedoch von den Sonderprogrammen ausgeschlossen.[13]

Die ersten Erfahrungen mit diesen Programmen sind positiv, die Bearbeitungszeit von Anträgen im Rahmen bestehender Bankbeziehungen liegt dem Vernehmen nach nur bei einigen Wochen. Dies wohl auch, weil durchleitende Banken zum Teil aktiv bestehende Kreditbeziehungen durch KfW-Sonderprogramm-Fazilitäten ersetzen und so die eigene Bilanz geräuschlos entlasten können.

11.4 Basel II – Kostentreiber im Kreditgeschäft?

Vor dem Hintergrund der aktuellen Wirtschaftskrise ist festzustellen, dass sich Geschäft und Ausblick für viele Unternehmen und ganze Branchen deutlich eingetrübt haben. Dieses Umfeld und die davon geprägten Jahresabschlüsse 2009 finden ihren Niederschlag in der Bonität der Unternehmen und den Eigenkapitalbedarfen ihrer Banken. Das bedeutet unmittelbar (ggf. erneute) Diskussionen um die Kreditkonditionen. Dieser Abschnitt soll dabei helfen, die Mechanik auf Bankenseite zu verstehen, die richtigen Fragen zu stellen und ggf. eine optimierte Banken- und Finanzierungsstruktur zu etablieren, die die Kreditkosten nicht ausufern und im Idealfall sogar reduzieren hilft.

Sowohl in der Presse als auch von Bankenseite liest bzw. hört man immer wieder, dass der verstärkte Druck auf die Kreditkonditionen durch die als Basel II bekannten »neuen« Eigenkapitalregelungen für Banken verursacht sei. Weil die Materie hinreichend kompliziert ist, wird dieser These auch nur selten widersprochen. Das ändert aber nichts daran, dass sie ein falsches Bild vermittelt.

Basel II wurde zum 1.1.2007 über eine Änderung des Kreditwesengesetzes (KWG) und den Erlass der Solvabilitätsverordnung (SolvV) in deutsches Recht umgesetzt.[14] Die Banken konnten für 2007 übergangsweise ihre Eigenkapitalanforderungen noch nach dem bis dahin gültigen »Grundsatz I« ermitteln, was von den meisten Instituten auch genutzt wurde.[15] Seit dem 1.1.2008 wenden alle deutschen Kreditinstitute Basel II verpflichtend an – die in Abschnitt 11.3.1 zitierten Eigenkapitalrenditen wurden also »unter Basel II« erzielt.

13) Vgl. Kreditanstalt für Wiederaufbau (2009).
14) Zu den folgenden Ausführungen vgl. Deutsche Bundesbank (12/2006).
15) Vorliegende Ausführungen beschränken sich auf die Eigenkapitalabdeckung von Kreditrisikopositionen nach SolvV, ohne Berücksichtigung der weiteren Aspekte von Basel II.

Früher mussten die Banken auf der Grundlage des sog. »Basler Akkords« (Basel I) ein einheitliches Standardverfahren zur Ermittlung der angemessenen Eigenkapitalunterlegung von Kreditrisiken einsetzen, das allen gleichartigen Kreditnehmern (z. B. gewerblichen Unternehmen) unabhängig von ihrer individuellen Bonität ein einheitliches Risikogewicht zuordnete und damit letztlich für verschieden hohe Ausfallrisiken die gleichen Eigenkapitalkosten verursachte.

Mit Basel II werden die aufsichtlichen Eigenkapitalanforderungen nunmehr stärker und differenzierter an die Bonität der einzelnen Kreditnehmer gekoppelt.

Den Banken stehen jetzt zwei alternative Ansätze zur Bestimmung der angemessenen Eigenkapitaldeckung zur Verfügung: der *Kreditrisiko-Standardansatz (KSA)*, der wie zuvor mit festgelegten Risikogewichten je Forderungsklasse arbeitet, oder ein risikosensitiverer Ansatz, der auf institutsindividuellen internen Ratingverfahren basiert, der *Internal Ratings Based Approach (IRBA)*.

Nach dem KSA wird Unternehmenskrediten ähnlich wie im alten Grundsatz I typischerweise ein Risikogewicht von 100 % zugeordnet. Ausnahmen bestehen zum einen für das sog. Mengengeschäft (darunter fallen auch Unternehmenskredite bis zu einem Gesamtbetrag von 1 Millionen Euro), das 75 % Risikogewicht hat, und für Firmen, die ein externes Rating einer anerkannten Agentur haben.

Für Letztere erfolgt eine Spreizung des Risikogewichts wie in Abb. 11-2 dargestellt.

Nicht kurzfristige Bonitätsbeurteilungen							
Bonitätsbeurteilungskategorie						Bonitätsstufe	KSA-Risikogewicht
CRAG	DBRS	Fitch	JCRA	Moody's	S&P		
AAA	AAA bis AA (low)	AAA bis AA–	AAA bis AA–	Aaa bis Aa3	AAA bis AA–	1	20 %
AA+ bis A–	A (high) bis A (low)	A+ bis A–	A+ bis A–	A1 bis A3	A+ bis A–	2	50 %
BBB+ bis BBB–	BBB (high) bis BBB (low)	BBB+ bis BBB–	BBB+ bis BBB–	Baa1 bis Baa3	BBB+ bis BBB–	3	100 %
BB+ bis BB–	BB (high) bis BB (low)	BB+ bis BB–	BB+ bis BB–	Ba1 bis Ba3	BB+ bis BB–	4	100 %
B+ bis B–	B (high) bis B (low)	B+ bis B–	B+ bis B–	B1 bis B3	B+ bis B–	5	150 %
CCC und darunter	CCC (high) und darunter	CCC+ und darunter	CCC+ und darunter	Caa1 und darunter	CCC+ und darunter	6	150 %

Abb. 11-2: Zuordnung der Bonitätsbeurteilungskategorien zu aufsichtlichen Bonitätsstufen und den zugehörigen KSA-Risikogewichten (nicht kurzfristige Bonitätsbeurteilungen)[16), 17)]

16) Vgl. Bundesanstalt für Finanzdienstleistungsaufsicht (14.08.2009), Deutsche Bundesbank (2008), S. 384.
17) Verwendete Abkürzungen für die anerkannten Ratingagenturen:
 – CRAG: Creditreform AG (Deutschland)
 – DBRS: DBRS (Kanada)
 – Fitch: Fitch Ratings
 – JCRA: Japan Credit Rating Agency Ltd. (Japan)
 – Moody's: Moody's Investors Service
 – S&P: The McGraw-Hill Companies unter der Marke »Standard & Poor's Ratings Services«
 Vgl. Bundesanstalt für Finanzdienstleistungsaufsicht (14.8.2009).

Kurzfristige Bonitätsbeurteilungen

Bonitätsbeurteilungskategorie					Bonitäts-stufe	KSA-Risiko-gewicht
DBRS	Fitch	JCRA	Moody's	S&P		
R-1 (high) bis R-1 (low)	F1+, F1	J-1+, J-1	P-1	A-1+, A-1	1	20 %
R-2 (high) bis R-2 (low)	F2	J-2	P-2	A-2	2	50 %
R-3	F3	J-3	P-3	A-3	3	100 %
Unter R-3	Unter F3	NJ	NP	Unter A-3	4	150 %

Abb. 11-3: Zuordnung der Bonitätsbeurteilungskategorien zu aufsichtlichen Bonitätsstufen und den zugehörigen KSA-Risikogewichten (kurzfristige Bonitätsbeurteilungen)[18]

Nachdem nur eine Minderheit der deutschen Unternehmen über ein externes Rating verfügt, können nur wenige Firmen potenzielle Erleichterungen durch den KSA in Anspruch nehmen. Es ergeben sich sogar punktuell Verschlechterungen, nachdem nicht ausgenutzte, nicht unmittelbar kündbare kurzfristige Kreditlinien (mit einer Ursprungslaufzeit von höchstens einem Jahr) anders als früher mit 20 % des relevanten Risikogewichts den Risikoaktiva hinzugerechnet werden müssen. Freie unmittelbar kündbare (»b.a.w.«[19]) Linien lösen nach wie vor keine Eigenkapitalbelastung aus. Garantien und Bürgschaften, die eine Bank für ihren Kunden herausgelegt hat, werden über einen Konversionsfaktor von 50 % berücksichtigt.[20]

Beim IRBA ergeben sich für Banken und Kreditnehmer größere Spielräume, gleichzeitig ist dieser Ansatz weitaus anspruchsvoller mit Blick auf die Ratingsysteme und die Kredithistorien der Bank. Innerhalb des IRBA wird nochmals unterschieden nach einem *Basisansatz,* bei dem allein die Ausfallwahrscheinlichkeit des Schuldners durch das Kreditinstitut zu schätzen ist, und einem *fortgeschrittenen Ansatz,* der darüber hinaus auch die Verlustraten bei Ausfall (LGD, »loss given default«), die Konversionsfaktoren von außerbilanziellen Geschäften und die Restlaufzeit differenziert in die Betrachtung einbezieht.[21]

Auch beim IRBA gibt es Erleichterungen für kleine und mittelgroße Unternehmen bis zu einem Jahresumsatz bzw. einer Bilanzsumme von 50 Millionen Euro, entweder durch Zuordnung zum Mengengeschäft oder durch spezielle Abschläge.[22]

Im Basisansatz wird die Verlustrate bei Ausfall für erstrangige Unternehmenskredite mit 45 % angenommen, die Restlaufzeit pauschal mit 2,5 Jahren. Unmittelbar kündbare Kreditlinien werden mit Konversionsfaktoren von 0 %, nicht ausgenutzte Zusagen mit 75 % und Bankgarantien und Bürgschaften zumeist mit 50 % angerechnet. Ist eine Kreditlinie nur durch Avale nutzbar, so ist ihr nicht ausgenutzter Teil ebenfalls nur zu 50 % anzusetzen.[23]

---

18) Vgl. Bundesanstalt für Finanzdienstleistungsaufsicht (14.8.2009), Deutsche Bundesbank (2008), S. 384.
19) »bis auf Weiteres«.
20) Vgl. Deutsche Bundesbank (2008), S. 82f.
21) Vgl. Deutsche Bundesbank (12/2006), S. 79f.
22) Vgl. Deutsche Bundesbank (12/2006), S. 80.
23) Vgl. Deutsche Bundesbank (2008), S. 128f., S. 132, S. 143f.

Im fortgeschrittenen Ansatz können und müssen diese Parameter aufgrund entsprechender Risikomodelle individuell durch das Kreditinstitut ermittelt und festgelegt werden. Eine Ausnahme bildet bei Unternehmen mit einem Umsatz und einer Bilanzsumme von unter 500 Millionen Euro die Restlaufzeit, die in diesen Fällen ebenfalls pauschal mit 2,5 Jahren angenommen wird.[24]

Im Unterschied zum alten Grundsatz I können unter Basel II in allen Ansätzen in deutlich größerem Umfang Sicherheiten risikomindernd und damit eigenkapitalentlastend berücksichtigt werden. Dies betrifft zum einen das Aufrechnen wechselseitiger Geldforderungen und -schulden, ggf. unter Berücksichtigung weiterer Vermögenswerte (z.B. Wertpapiere, Aktien, Investmentfondsanteile), soweit eine berücksichtigungsfähige Aufrechnungsvereinbarung abgeschlossen wurde. Der Verfasser geht davon aus, dass die Nr. 14 der Muster-AGB der privaten Banken[25] (analog Nr. 21 Muster-AGB der Sparkassen und Landesbanken), die in praktisch allen Kreditverträgen herangezogen werden, dieses Kriterium erfüllt. Zum anderen können bei IRBA-Instituten auch Sicherungsabtretungen von Forderungen und Sachsicherheiten risikomindernd anerkannt werden; bei Banken, die den fortgeschrittenen Ansatz wählen, betrifft das sogar beliebige Sicherheiten, soweit deren Werthaltigkeit zuverlässig geschätzt werden kann.[26]

Durch die Berücksichtigung von Aufrechnungen und Sicherheiten, durch deutliche Abschläge bei Unternehmen mit guter und sehr guter Bonität wegen deren geringer Ausfallwahrscheinlichkeiten sowie zusätzliche Parameter im Falle der Anwendung des fortgeschrittenen Ansatzes ergibt sich für viele Unternehmenskredite ein zum Teil deutlich reduzierter Eigenkapitalunterlegungsbedarf verglichen zum früheren Grundsatz I. Entsprechend sollten sich deren Kredite verbilligt haben bzw. verbilligen.

Ansatz	Zahl der Banken	Veränderung der Mindesteigenkapitalanforderungen (Δ MEK)	Wahrscheinlich implementierter Ansatz (Δ MEK)
Gruppe 1			
Standard	12	8,4 %	
Basis-IRB	13	-1,0 %	
Fortgeschrittener IRB	6	-5,2 %	
			-4,2 %
Gruppe 2			
Standard	85	-5,4 %	
Basis-IRB	61	-8,3 %	
Fortgeschrittener IRB	5	-26,9 %	
			-8,4 %
Aggregiertes Gesamtergebnis			-6,7 %

Abb. 11-4: Ergebnisse der QIS 5 nach Bankengruppen und Ansätzen[27]

24) Vgl. Deutsche Bundesbank (2008), S. 135.
25) Vgl. Bundesverband Deutscher Banken (2009), S. 3.
26) Vgl. Deutsche Bundesbank (12/2006), S. 81.
27) Vgl. Deutsche Bundesbank (6/2006), S. 6.

Die Deutsche Bundesbank hat die Auswirkungen von Basel II im Vorfeld der Einführung in einer Reihe von Studien geprüft, zuletzt mit der fünften quantitativen Auswirkungsstudie (»QIS 5«) im Frühjahr 2006, und diese These bestätigt (siehe Abb. 11-4).

Bei der Gruppe 1 der einbezogenen Banken handelte es sich um Institute mit einem Kernkapital von 3 Milliarden Euro und mehr. Alle anderen Institute wurden der Gruppe 2 zugeordnet. Es ist ersichtlich, dass für fast alle Kombinationen von Instituten und Ansätzen eine Reduzierung der Eigenkapitalanforderungen berichtet wurde, besonders stark bei den kleineren Banken und Anwendung des fortgeschrittenen IRBA. Einzig im Standardansatz bei Gruppe 1 würde sich eine Erhöhung ergeben, sicherlich durch die nach Basel II notwendige Unterlegung nicht gezogener, kurzfristiger »Reservelinien«. Dies ist aber zu vernachlässigen, da sich alle großen Institute entweder für den Basisansatz (z.B. die Landesbanken) oder den fortgeschrittenen IRBA (z.B. die wesentlichen großen Privatbanken) entschieden haben.

Die Entlastung in Anspruch genommener Kredite fällt bei Banken der Gruppe 1, die den fortgeschrittenen IRBA anwenden, für Unternehmen am höchsten aus. Auch für kleine und mittelständische Unternehmen ergibt sich eine signifikante Entlastung:

Taistra von der Kreditanstalt für Wiederaufbau weist nach, dass bei Anwendung des IRBA Unternehmen guter und sehr guter Bonität überproportional profitieren und von Basel II Zinsentlastungen von bis zu 100 Basispunkten (einem Prozentpunkt), verglichen zum Grundsatz I, erwarten dürfen. Erst für Unternehmen ab Ratingklasse BB– und schlechter führt die neue Methodik zu einer Erhöhung der Finanzierungskosten, im Retailsegment sogar erst ab B–:

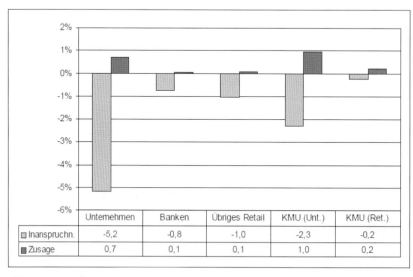

Abb. 11-5: QIS 5/Änderung der Mindesteigenkapitalanforderungen für Gruppe 1-Banken im fortgeschrittenen IRBA nach Kundengruppen[28]

---

28) Vgl. Deutsche Bundesbank (6/2006), S. 26.

Anteil am "typischen" kmU-Portfolio	Rating	Δ EKK Unternehmen	Δ EKK Retail	Δ EKK EQUITY
2,6%	AAA bis AA	-1,0%	-1,1%	1,2%
6,2%	AA- bis A	-1,0%	-1,1%	1,2%
3,1%	A-	-0,9%	-1,1%	1,2%
4,8%	BBB+	-0,8%	-1,0%	1,2%
7,3%	BBB	-0,6%	-0,9%	1,2%
12,9%	BBB-	-0,4%	-0,8%	1,2%
22,2%	BB+	-0,2%	-0,7%	1,5%
21,3%	BB	0,0%	-0,5%	2,0%
11,7%	BB-	0,3%	-0,4%	2,6%
5,5%	B+	0,6%	-0,2%	3,2%
1,8%	B	1,1%	-0,1%	4,2%
0,6%	B-	1,9%	0,3%	5,7%
0,0%	CCC	2,9%	1,0%	7,6%

Δ EKK: Angaben in Prozent-Punkten

Abb. 11-6: Basel II – Auswirkungen des IRBA auf die Finanzierungskosten von Unternehmen nach Bonität[29]

Ebenfalls modelliert *Taistra* exemplarisch Restlaufzeitkorrekturfaktoren, wie sie im fortgeschrittenen IRBA für große Unternehmen Anwendung finden. Dabei fällt die Spreizung bei den bonitätsstarken Unternehmen am größten aus – diese können mit nochmals deutlichen Entlastungen rechnen, wenn sie kurzfristige Kredite in Anspruch nehmen, müssen jedoch eine steilere Konditionenstruktur mit wachsenden Restlaufzeiten hinnehmen:

Ausfallwahr-scheinlichkeit	Anpassungsfaktoren		
	1 Jahr	2,5 Jahre	5 Jahre
0,03 %	0,52	1	1,79
0,10 %	0,64	1	1,60
0,50 %	0,76	1	1,39
1,00 %	0,81	1	1,32
3,30 %	0,88	1	1,20
6,60 %	0,91	1	1,15
15,00 %	0,94	1	1,10

Abb. 11-7: Basel II– Restlaufzeitenkorrekturfaktoren im fortgeschrittenen IRBA in Abhängigkeit von Bonität und Laufzeit[30]

Im Ergebnis lassen sich folgende Feststellungen zu Basel II und seinen Wirkungen treffen:

- Basel II differenziert die Eigenkapitalunterlegung von Kreditrisiken nach Art des Kredits, Bonität des Schuldners, erwarteter Ausfallhöhe, Restlaufzeit und dem vom jeweiligen Institut angewandten Kreditrisiko-Ansatz.
- Grundsätzlich und im Durchschnitt sinken die Eigenkapitalanforderungen – und damit die Eigenkapitalkosten – der Banken im Vergleich zum früheren Grundsatz I.

---

29) Vgl. Taistra (o. J.), S. 9.
30) Vgl. Taistra (o. J.), S. 8f.

- Durch Verrechnungen und vielfältige Sicherheiten kann die notwendige Eigenkapitalunterlegung signifikant reduziert oder ggf. sogar gänzlich eliminiert werden.
- Unternehmen profitieren überproportional, auch kleine und mittelständische Unternehmen werden durch Sonderregelungen gefördert.
- Unternehmen guter und sehr guter Bonität mit einem externen Rating (in allen Ansätzen) bzw. ohne externes Rating (bei Anwendung des IRBA) werden durch deutliche Abschläge begünstigt; nur für Unternehmen sehr schlechter Bonität steigt ggf. die Eigenkapitalanforderung.
- Unternehmen geringer Bonität sind bei Banken, die den KSA anwenden, am besten aufgehoben und sollten ein externes Rating vermeiden; gute Adressen fahren bei Banken mit dem (fortgeschrittenen) IRBA am besten.
- Große Unternehmen (>500 Millionen Euro Umsatz/Bilanzsumme) mit überwiegend oder gänzlich kurzfristigen Kreditverbindlichkeiten können sich bei Banken mit dem fortgeschrittenen IRBA am günstigsten finanzieren.
- Ungenutzte Kreditlinien verteuern sich bzw. lösen erstmals Kosten aus.

11.5 Erfolgsfaktor Bankenpolitik

11.5.1 Kriterien und Ansätze

Unter »Bankenpolitik« sollen hier die grundsätzliche, strategische Ausrichtung der Beschaffung und Nutzung von Bankdienstleistungen durch ein Unternehmen und die damit verbundenen Konsequenzen für die Gestaltung der Beziehungen zu Finanzinstituten verstanden werden.

Wesentliche Kriterien für die Festlegung wie auch regelmäßige Überprüfung der eigenen Bankenpolitik können z.B. sein:

- Wahrung der Unabhängigkeit des Unternehmens von Interessen/Einflussnahmen der Banken;
- Sicherheit, Stabilität und Strategie der zur Auswahl stehenden Institute;
- Geografische und inhaltliche Abdeckung der für das Unternehmen relevanten Zielmärkte;
- Sicherstellung ausreichender und ausreichend befristeter Kreditlinien;
- Verfügbarkeit moderner, bedarfsgerechter und wettbewerbsfähiger (Finanz-) Produkte;
- Optimierung der Finanzierungs- und Transaktionskosten.

Für jedes Unternehmen werden die Schwerpunkte dabei unterschiedlich verteilt sein, je nach Größe, Bilanzstruktur, operativem Geschäft und Bedarf.

Abhängig vom Ergebnis der Analyse ergeben sich zwei grundsätzliche Handlungsalternativen. Zum einen das »Relationship Banking« mit einer begrenzten Zahl von Instituten, die hinsichtlich ihres Produktportfolios eher breit aufgestellt sind. Zum anderen das »Transaction Banking« mit einer potenziell großen Zahl wechselnder Banken, darunter Spezialinstitute für ausgewählte Produkte.

Der Beziehungsansatz ist idealtypisch geprägt von auf Langfristigkeit angelegter Zusammenarbeit mit wenigen Banken, intensiven persönlichen Kontakten der Produktspezialisten und Manager auf beiden Seiten und der Zuweisung von ausgewogenen und auf die Stärken und Schwächen der jeweiligen Bank abgestimmten Geschäftspaketen, die »schwieriges« (Kredit-) Geschäft und »einfaches« (Produkt- und Provisions-) Geschäft miteinander verbinden und der Bank eine Gesamtschau und Mischkalkulation erlauben (»cross selling«, vgl. Abschnitt 11.3.2). Der Einblick der Banken in das Geschäft und die langjährige Kenntnis des Unternehmens erleichtern (und verbilligen) die Kreditgewährung. Hauptproblem bei diesem Ansatz ist die (nachhaltige) Sicherstellung einer wettbewerbsfähigen Preisstellung durch die einbezogenen Banken, die im Kontext der »guten Beziehung« recht leicht neue, zum Teil versteckte Erlösquellen erschließen und ausbeuten können.

Der (reine) Transaktionsansatz sucht für jedes Produkt und jeden Bedarf sowie auch Einzelgeschäfte stets die qualitativ und preislich optimale Lösung, eine Bündelung findet eher nicht statt. Das Unternehmen arbeitet auf diese Weise mit Dutzenden oder in einigen Fällen großer Konzerne sogar mehr als hundert verschiedenen Anbietern zusammen. Die Abwicklung erfolgt über moderne, i.d.R. webbasierte IT-Systeme, der persönliche Kontakt tritt in den Hintergrund. Hauptproblem hier ist die latente Schwierigkeit, Geschäftspartner für kompliziertes und kapitalintensives (Kredit-) Geschäft und kritische Bedarfe außerhalb des Spektrums allerorts erhältlicher »commodities« zu finden.

Es ist leicht nachvollziehbar, dass kleine und mittelständische Unternehmen sowie auch die meisten großen Firmen sich bewusst oder unbewusst im Beziehungsansatz bewegen. Ein (reiner) Transaktionsansatz kommt i.d.R. nur für kapitalmarktorientierte Großkonzerne, die selbst wie Banken agieren, in Betracht.

Allerdings hatten vor der Krise viele Unternehmen ihre gewachsenen Bankenkreise aufgebrochen und insbesondere im Kreditbereich sowie manchen Transaktions-Dienstleistungen Auslandsbanken in ihr Portfolio aufgenommen, deren (teilweiser) Rückzug auf die jeweiligen Heimatmärkte ihnen in den letzten eineinhalb Jahren zum Teil massive Probleme beschert hat, nachdem viele Banken sich (d.h. ihr Eigenkapital) auf die Bestandskunden konzentrieren. »Wechsler« mussten in diesem Umfeld 2009 hohe Prämien bezahlen, um ihre Finanzierung zu sichern.

11.5.2 Kernbankenkonzept schafft Stabilität

Das Industrieunternehmen, für das der Verfasser als Finanzverantwortlicher tätig ist, eine große, gleichwohl mittelständisch geprägte, international agierende Firmengruppe im Familienbesitz, verfolgt seit Langem ein dezidiertes Kernbankenkonzept. Dabei wurden die historisch gewachsenen Bankverbindungen gezielt entwickelt und/oder durch nach kritischen, operativen Bedürfnissen ausgewählte Adressen ergänzt bzw. ersetzt.

Im Zuge dieses Prozesses hat sich die Anzahl der Banken, mit denen Geschäfte getätigt werden, eher reduziert als erhöht, während sich das operative Geschäft des Unternehmens immer weiter internationalisierte und deutlich wuchs. Dies verschaffte den Mitgliedern des Kernbankenkreises die Möglichkeit, ihr Volumen mit dem Unternehmen zu erhöhen und mehr Produkte anzubieten. Das Unternehmen seinerseits konnte über die Jahre das operative Geschäft immer besser und effizienter mit Finanzprodukten unterstützen, seine Konditionen bei den Banken systematisch optimieren und das Geschäft gleichmäßiger auf die verschiedenen Kernbanken verteilen.

Allen Beziehungen liegen gemeinsame Prinzipien und Standards zugrunde:

- bilaterale Kreditverträge und Konditionsmodelle, die einheitlichen Grundmustern folgen;
- ausgewogene und konsistente Geschäftszuweisung;
- offene Informations- und Kommunikationspolitik, die aber auch ihre klaren Grenzen hat;
- Vernetzung der Organisationen für eine effiziente und partnerschaftliche Zusammenarbeit;
- Vertrauen, Fairness und Transparenz, Gleichbehandlung.

Geschäfte im Inland und – nach Verfügbarkeit – im Ausland werden grundsätzlich dem Kernbankenkreis angedient, es sei denn, dass dieser keine adäquaten Angebote machen kann.

Vor diesem Hintergrund ist es besonders wichtig, Wettbewerb unter den Kernbanken zu erzeugen bzw. aufrecht zu erhalten. Dies bedingt zum einen, dass jedes bedeutende, vom Unternehmen benötigte Produkt von einer ausreichenden Zahl von Kernbanken in guter Qualität angeboten wird, sodass eine angemessene Verteilung bzw. Ausschreibungen möglich sind. Wichtige Ausschreibungen können in Zweifelsfällen auch durch Einbeziehung weiterer Adressen vom Markt validiert werden, um sicherzustellen, dass das Unternehmen eine marktgerechte und optimal gepreiste Lösung bekommt. Ergänzend gewährleisten z.B. im Geld- und Devisenhandel webbasierte Transaktionsplattformen und Informationssysteme auf Augenhöhe mit den Banken die Abwicklung zu Marktpreisen.

Dabei kommt es weniger darauf an, stets mit dem billigsten Anbieter zu handeln, als im Rahmen einer Gesamtschau von Qualität, Preis und Geschäftsverteilung eine optimierte Entscheidung zu treffen.

Ein solches Kernbankenkonzept hat sich aufgrund der intensiven und häufig bevorzugten wechselseitigen Beziehungen zwischen Bank(en) und Unternehmen als vergleichsweise krisenfest erwiesen und sichert die kritischen Bedarfe eines Unternehmens in Bezug auf (Bank-) Kredit und Bankdienstleistungen in allen Phasen des wirtschaftlichen Zyklus bestmöglich ab. Wo sinnvoll und qua Geschäftsvolumen angezeigt, können die Kernbanken natürlich auch durch einen Kreis von Nebenbanken mit abgestufter Bedeutung und Geschäftszuweisung ergänzt werden.

11.5.3 Rating und Feedback

Der Erfolg einer langfristigen Geschäftsbeziehung zwischen Unternehmen und Bank wird maßgeblich durch die wechselseitige Information und Kommunikation bestimmt.

Dabei geht es natürlich zunächst um die Bereitstellung von Informationen durch das Unternehmen als Grundlage der Kreditentscheidung der Bank und – nicht zuletzt – der Preis- und Konditionsfindung. Um diese aber aus Sicht des Unternehmens optimal gestalten zu können, muss es wissen, welche Informationen die Bank für welchen Zweck benötigt und wie diese bearbeitet und analysiert werden bzw. welche wesentlichen »Stellschrauben« es gibt.

Entsprechend sollte sich ein Firmenkunde intensiv für das interne Ratingsystem seiner Bank(en) interessieren, zumal diese Systeme gerade wegen Basel II heute sehr unterschiedlich gestaltet sind und funktionieren. Das betrifft sowohl die Kennzahlenaufbereitung als auch das Verhältnis quantitativer und qualitativer Eingangsgrößen. Gerade letztere setzen aber auch ein tiefgehendes Verständnis des Geschäfts des Kunden seitens der Bank voraus. Hier ist also weit mehr zu berichten als nur der Jahresabschluss oder die Zwischenzahlen, es geht um (angemessenen, d. h. nicht unbeschränkten!) Einblick in und Verständnis für Kunden und Märkte, Produkte und Wettbewerb, Forschung und Entwicklung, Management und Personal, Einflüsse und Abhängigkeiten, Strategien und Planungen.

Viele Banken bieten inzwischen offensiv Informationen über ihr Ratingverfahren an und erläutern ihren Kunden, wie und warum eine bestimmte Einstufung zustande gekommen ist und was das für den Kunden bedeutet bzw. wie er diese ggf. auch verbessern kann. Wo immer dies noch nicht der Fall ist, sollte der Firmenkunde darauf bestehen.

All diese Kommunikationen, die mindestens jährlich stattfinden und unterjährig im ständigen Dialog aktualisiert werden, dienen aber erst einmal nur der Befriedigung des Informationsbedarfs der Bank und der Beurteilung bzw. Reduzierung ihres Risikos. Für den Kunden sind andere Dinge aber viel wichtiger: die Leistungsfähigkeit der Bank, die Konditionen, die Aufmerksamkeit, die ihm entgegengebracht wird, die Qualifikation seiner Gegenüber, die Qualität der Produkte, die Abwicklung seines Geschäfts.

Hier ist es am Kunden, Feedback-Mechanismen zu entwickeln, um seinen Banken regelmäßig den Spiegel vorzuhalten, gute Leistungen zu würdigen (und dann auch in der Geschäftsverteilung zu berücksichtigen) und Defizite beim Namen zu nennen.

Im Unternehmen des Verfassers ist eine strukturierte Bankenbewertung fester Bestandteil der Jahresgespräche mit den Instituten. Die Eingangsdaten werden in Workshops mit allen Mitarbeitern, die Bankkontakt haben, erarbeitet. Dabei werden 25 für das Unternehmen bedeutsame Kriterien in fünf Kategorien, nach Relevanz gewichtet, benotet. Alle Abweichungen vom Sollzustand (nach oben wie nach unten) werden qualitativ und mit Beispielen illustriert kommentiert. Ergänzend werden Informationen zum Geschäftsanteil je Segment gegeben und erläutert. Die Bewertungen je Bank werden dem jeweiligen Vorjahreswert sowie dem Durchschnitt aller einbezogenen Banken gegenübergestellt. Im Ergebnis weiß jede Bank, wo sie in welchem Geschäftsfeld mit dem Unternehmen steht und warum. Unterjährig werden aufgezeigte Schwachstellen bzw. die hierzu vereinbarten Maßnahmen gemeinsam verfolgt.

Dieses Vorgehen bietet eine Reihe von Vorteilen:

- Zielgerichtete und balancierte Kommunikation – Anforderungen/Themen der Bank und Anforderungen/Themen des Kunden werden ausgewogen diskutiert und abgearbeitet, das Verhältnis Bank/Kreditnehmer wird wirkungsvoll durch die Dimension Lieferant/Kunde ergänzt.
- Intensive persönliche Interaktion verstärkt die Bindung Bank/Kunde und sichert die Geschäftsbeziehung ab.
- Objektiviertes Kunden-Feedback kann bankintern gut zur Realisierung von Verbesserungen genutzt werden.
- Geschäftszuweisung wird transparent fundiert, Banken kennen die kritischen Parameter für eine Stärkung ihrer Position beim Kunden.

Zusammenfassend ist festzustellen, dass intensive Kommunikation der Eckpfeiler einer beziehungsorientierten Bankenpolitik ist: zum einen zur Optimierung des internen Ratings des Unternehmens (durchaus im gemeinsamen Interesse von Bank und Kunde mit Blick auf Eigenkapitalunterlegung und Konditionen-Mix), zum anderen zur Übermittlung und Verfolgung der Anforderungen und des (strukturierten und umfassenden) Feedbacks des Kunden an die Bank.

11.6 Hausaufgaben gemacht? – Cash is King!

In der Unternehmensfinanzierung sind alte Weisheiten nun endgültig wieder populär, überzogene WACC-»Optimierung« und der »gute alte« Leverage Effect haben viele Unternehmen in Bedrängnis gebracht. Was ist zu tun?

These 1: Jederzeitige Zahlungsfähigkeit ist erste Voraussetzung für das Überleben des Unternehmens, Reserven vergrößern den Handlungsspielraum.

Die Gewährleistung der Zahlungsfähigkeit setzt ein stets (täglich/wöchentlich/monatlich) aktuelles Finanzberichtswesen (Liquiditätsstatus) und eine ausreichend differenzierte und in die Zukunft reichende, rollierende Liquiditätsplanung voraus. Abweichungen von den Planwerten sind ex post zu analysieren und die Ursachen abzustellen bzw. in weiteren Planungen zu reflektieren.

Besondere Bedeutung kommt im derzeitigen Marktumfeld der Steuerung des Working Capitals zu. Kunden stehen unter wirtschaftlichem Druck und können ihre Rechnungen nicht mehr (pünktlich) zahlen oder fallen potenziell aus. Die Bestände steigen, weil Beschaffungen und Fertigung ggf. noch nicht der neuen Absatzsituation angepasst worden sind oder werden konnten. Wichtige Lieferanten fordern kürzere Zahlungsziele, Sicherheiten oder Vorauszahlung. Alle diese Effekte schlagen sich unmittelbar in der Liquidität nieder und müssen, begleitend zu den jeweils angezeigten Gegenmaßnahmen, in der Planung mit gebotener Vorsicht berücksichtigt werden.

Brechen die Erlöse und damit auch die Einzahlungen ein, muss die Auszahlungsseite schnell angepasst werden. Ausgabenkontrolle und -reduktion sind dann das Gebot der Stunde, sowohl bei den Kosten als auch den Investitionen – mindestens bis wieder verlässlich geplant werden kann.

Andererseits erlauben evtl. vorhandene Liquiditätsreserven antizyklische Vorgehensweisen und Reaktionen. So können Kunden mit akzeptabler Bonität bessere Zahlungsbedingungen bei geringeren Rabatten eingeräumt, Lieferanten ohnehin benötigte Mengen vorfristig mit zusätzlichen Abschlägen abgenommen und Lieferantenrechnungen unter Vereinbarung und Ziehung von Skonto schneller bezahlt werden. Die oftmals schädlichen Wirkungen allgemeiner Ausgabenkürzungen für die Wettbewerbs- und Zukunftsfähigkeit des Unternehmens können durch spezifische, gezielte Maßnahmen vermieden werden.

These 2: Ausreichende Liquidität erlaubt notwendige Investitionen, die die Produktivität erhöhen und die Wettbewerbsfähigkeit sichern.

Ein durch Ausgabenkürzungen bedingter Rückgang der Investitionen führt über eine relativ zum Technologiefortschritt sinkende Produktivität kurz- oder mittelfristig zu Wettbewerbsnachteilen. Dies zu vermeiden ist unmittelbar zweite Aufgabe nach Sicherstellung der laufenden Zahlungsfähigkeit.

Hierzu kommt zunächst vor allem die *Innenfinanzierung* in Betracht. Neben den oben bereits erwähnten Stellschrauben des Working Capitals, bei denen eine Verbesserung der verfügbaren Liquidität jedoch i.d.R. mit einer Reduzierung der Profitabilität bezahlt werden muss[31], ist es spätestens in der Krise an der Zeit, die in einer Firmengruppe oftmals ungleichmäßig und nicht bedarfsgerecht auf die verschiedenen Tochtergesellschaften verteilte Liquidität zu konsolidieren und für die strategischen Investitionsvorhaben des Gesamtunternehmens verfügbar zu machen.

Am Anfang steht dabei eine Analyse der insgesamt vorhandenen sowie der jeweils operativ benötigten Liquidität pro Einzelgesellschaft. Strukturelle Überliquidität kann nun entweder per Dividendenausschüttung (im Rahmen der ausschüttungsfähigen Rücklagen), Kapitalherabsetzung (soweit sinnvoll) oder über konzerninterne Darlehen abgezogen werden. Aber auch die operativ eigentlich bei jeder Gesellschaft notwendige Reserveliquidität kann über lokale, regionale oder sogar globale (im US-Dollar und Euro möglich) Cash Pools[32] gebündelt und gemeinsam genutzt werden.

Die so mobilisierte Liquidität verbessert regelmäßig den Zinssaldo des Unternehmens und kann externe Kreditaufnahmen ablösen, vermeiden oder ergänzen und so die Investitionskraft des Unternehmens auch bei vorübergehend vermindertem operativem Cashflow erhalten. Bei allen vorgenannten Alternativen sind aber

---

31) Verkürzte Kundenziele oder Sicherheiten sind häufig nur über zusätzliche Rabatte zu erreichen, »just-in-time«-Belieferungen verursachen Bevorratungskosten beim Lieferanten, die dieser auf seine Preise aufschlagen wird, verlängerte Lieferantenziele bzw. deren Zinskosten ebenso.

32) Cash Pool: Von Banken bereitgestellter Service, bei denen die Salden der einbezogenen Ursprungskonten täglich bzw. periodisch ausgeglichen und auf einem Zielkonto zusammengeführt werden. Dies kann sowohl physisch (echte Überträge) als auch virtuell (reine Zinskompensation zwischen angelegten und aufgenommenen Geldern) erfolgen.

stets die rechtlichen und steuerlichen Rahmenbedingungen der betroffenen Jurisdiktionen zu würdigen und beachten.

Wenn die Möglichkeiten der Innenfinanzierung ausgeschöpft sind oder weitere Mittel oder Reserven zur strategischen Finanzierungssicherung benötigt werden, sind insbesondere die folgenden Instrumente der *Außenfinanzierung* in Erwägung zu ziehen (aufsteigend nach Komplexität sortiert):

- öffentliche Finanzierungen, Förderprogramme (vgl. auch Abschnitt II.3.3);
- bilaterale Bankkredite/Kreditlinien;
- Asset Based Financing (ABS[33], Factoring, Leasing, Besicherung von Finanzierungen durch Sachwerte des Anlage- und Umlaufvermögens oder immaterielle Vermögenswerte wie Marken, Patente, Lizenzen)[34];
- Schuldscheindarlehen (langfristige Finanzierungen, i.d.R. durch große Versicherer bzw. institutionelle Investoren);
- syndizierte Finanzierungen (durch Bankenkonsortien, zur Darstellung größerer Kreditvolumina mittlerer Laufzeiten);
- US Private Placements (ähnlich den deutschen Schuldscheindarlehen);
- Anleihen, Commercial Paper (lang-/kurzfristige Kapitalmarktfinanzierungen);
- Mezzanine-Kapital (häufig individuell ausgestaltete Mischform von Eigen- und Fremdkapital, z.B. Genussrechte);
- Eigenkapital (Börsengang, Private Equity-Beteiligung, strategische Partner/Investoren).

Die Verfügbarkeit praktisch aller genannten Finanzierungsformen hat sich durch die Finanzkrise teils signifikant reduziert. Gleichwohl werden laufend Transaktionen berichtet, die deutlich machen, dass das richtige Instrument in Verbindung mit dem richtigen Unternehmen noch immer seine Nachfrage findet.[35] Es kommt also darauf an, den aufgelisteten »Baukasten« optimal für einen diversifizierten Finanzierungs-Mix des Unternehmens zu nutzen.

These 3: Auskömmliche (Brutto-) Gewinne sichern die Forschung und Entwicklung und damit die Innovation des Unternehmens, d.h. die Marktstellung von morgen.

Gerade in der Krise kommt es darauf an, die Bruttomargen des Unternehmens zu schützen und – wo immer möglich – auszubauen. Zurückgehende Umsätze bei gegebenen Fixkosten erfordern erhöhte Deckungsbeiträge aus dem verbleibenden Geschäft. Dies insbesondere, um Forschung und Entwicklung, die den Lebensnerv vieler mittlerer und großer deutscher Industrieunternehmen darstellen, ohne gravierende Einschnitte fortführen zu können und so die erarbeitete Marktstellung des Unternehmens auch für die Zukunft zu gewährleisten.

Aus Finanzierungssicht ist darauf hinzuweisen, dass eine nachhaltige Profitabilität des Unternehmens wesentliche Voraussetzung für seine Finanzierbarkeit ist.

---

33) Asset Backed Securities.
34) Vgl. Commerzbank (o.J.).
35) Vgl. beispielhaft o.V. (2010), S. 1 und S. 3.

These 4: Genügend Eigenkapital bietet Geschäftspartnern (auch Banken) Sicherheit und sichert die Unabhängigkeit des Unternehmens.

Nur 24,5 % der mittelständischen Unternehmen in Deutschland haben eine Eigenkapitalquote von mehr als 30 %; 33,1 % haben weniger als 10 % Eigenkapital im Verhältnis zur Bilanzsumme.[36]

Natürlich gibt es je nach Branche unterschiedliche Situationen. Grundsätzlich aber sind Eigenkapitalquoten von 30 % und weniger strukturell zu niedrig und stellen eine ernsthafte Hürde sowohl für die Finanzierung eines Unternehmens als auch für seine Beziehungen zu Kunden und Lieferanten dar. Solche aus Zeiten des »leverage« und falsch verstandener Steuermodelle ererbten Unterfinanzierungen müssen strategisch korrigiert werden, durch systematische Gewinnthesaurierungen, frisches Kapital von den Altgesellschaftern oder sogar die Einbeziehung neuer Anteilseigner. Der letzterem Fall sicherlich innewohnende Nachteil ist abzuwägen gegen die Angriffsfläche, die ein unterkapitalisiertes Unternehmen am Markt bietet, und die fehlende Reaktionsfähigkeit auf eine mögliche, nochmalige Verschlechterung des Marktumfeldes.

Auch die Veräußerung von Randaktivitäten oder Verlustbringern kann zur Verbesserung der Eigenkapitalquote und zur Steigerung der Gesamtprofitabilität des Unternehmens beitragen.

11.7 Fazit

Die aktuelle Krise der »Realwirtschaft« wurde ausgelöst und verstärkt durch die vorangegangene und noch andauernde Finanzkrise, welche die globale Kreditwirtschaft nachhaltig schwächte.

Aus diesem Grunde verschlechterten sich auch die Finanzierungsbedingungen für Unternehmen deutlich, obwohl das Firmenkundengeschäft der Banken für sich genommen intakt und profitabel war und überwiegend auch geblieben ist. Vor dem Hintergrund einer insgesamt rückläufigen Kreditvergabebereitschaft der Banken (»Kreditklemme«) bieten sich die Sonderprogramme der KfW für Unternehmen als Ausweg an. Zudem können notenbankfähige Unternehmen ihre Banken zur Vermeidung der am Geldmarkt derzeit verlangten hohen Funding-Kosten auf eine Refinanzierung bei der Deutschen Bundesbank verweisen.

Anders als oft behauptet sollte Basel II den meisten Unternehmen helfen, ihre Kreditkonditionen durch geeignete Gestaltungen zu verteidigen oder sogar zu verbessern.

Langfristig angelegte, ausgewogene Beziehungen zu einer begrenzten Zahl von Banken verbessern die Position des Unternehmens in Krisenzeiten. Eine besondere Rolle spielt dabei das Transaktionsgeschäft, das gezielt zur Absicherung des Kreditbedarfs und Optimierung der Kreditkosten eingesetzt werden kann. Eckpfeiler einer solchen beziehungsorientierten Bankenpolitik ist eine intensive Kommunikation,

---

36) Vgl. Creditreform Wirtschaftsforschung (2009), S. 21.

die sowohl eine Optimierung des seitens der Bank für das Unternehmen erstellten internen Ratings zum Ziel hat, als auch die Anforderungen und das Feedback des Kunden an die Bank transportieren soll.

Das Management eines Unternehmens in Krisenzeiten muss sich – in dieser Reihenfolge – auf die Sicherstellung der Zahlungsfähigkeit und ausreichender Liquidität, die Gewährleistung der Profitabilität und die Erhaltung bzw. Stärkung der Kapitalkraft konzentrieren. Denn: Es könnte alles noch schlimmer kommen. Und: Der nächste Aufschwung kommt – wer wird dann (noch) dabei sein?

> **Handlungsempfehlungen:**
>
> - Entwicklung der Kreditkonditionen seit Ausbruch der Krise analysieren und plausibilisieren;
> - Wirkung von Basel II auf das eigene Unternehmen verstehen und mit den Banken diskutieren;
> - Kostenreduzierung durch Stellung von Sicherheiten für bislang unbesicherte Kredite prüfen;
> - Notenbankfähigkeit durch Deutsche Bundesbank bestätigen lassen (wenn möglich);
> - KfW-Sonderprogramm für neue Finanzierungsbedarfe nutzen;
> - Gesamtes Spektrum externer Finanzierungsoptionen in Betracht ziehen;
> - Bankenpolitik, Bankenkreis und Geschäftsverteilung prüfen und optimieren;
> - Feedback-Mechanismen gegenüber Banken etablieren und Kommunikation intensivieren;
> - Finanzberichtswesen und Liquiditätsplanung an aktuelle Bedürfnisse anpassen;
> - Innenfinanzierung stärken durch Hebung von Liquiditätsreserven in der Firmengruppe (Cash Pool);
> - Profitabilität und Kapitalkraft stärken.

Literatur

Bundesanstalt für Finanzdienstleistungsaufsicht: Liste der für die bankenaufsichtliche Risikogewichtung anerkannten Ratingagenturen samt Mapping, Bonn/Frankfurt am Main 14.8.2009, http://www.bafin.de/cln_042/nn_722552/SharedDocs/Veroeffentlichungen/DE/Service/Auslegungsentscheidungen/Bankenaufsicht/ae__080602__ratingagenturen.html?__nnn=true.

Bundesverband der Deutschen Industrie e. V.: BDI-Mittelstandspanel Herbst 2009, Berlin 2009, http://www.bdi.eu/download_content/MittelstandUndFamilienunternehmen/BDIMittelstandspanelHerbst2009_final.pdf.

Bundesverband Deutscher Banken: Allgemeine Geschäftsbedingungen (Muster), Berlin 2009, http://www.bankenverband.de/pic/artikelpic/112009/mu0911_re_agb.pdf.

Commerzbank: Glossar, Frankfurt am Main o. J., https://www.commerzbank.de/de/metanavigation/glossar/commerzbank/zcb/zcb_a/gly_asset_based_lending.html.

Creditreform Wirtschaftsforschung: Wirtschaftslage und Finanzierung im Mittelstand Herbst 2009, Neuss 2009, http://www.creditreform.de/Deutsch/Creditreform/Presse/Creditreform_Wirtschaftsforschung/Wirtschaftslage_und_Finanzierung_im_Mittelstand/2009-10/2009-10-07_Wirtschaftslage_Mittelstand_DE.pdf.

Deutsche Bank: Finanzbericht 2008, Frankfurt am Main 2009, http://www.deutsche-bank.de/ir/de/download/Jahresbericht_2008_gesamt.pdf.

Deutsche Bundesbank: Ergebnisse der fünften Auswirkungsstudie zu Basel II in Deutschland, Frankfurt am Main 6/2006, http://www.bundesbank.de/download/bankenaufsicht/pdf/qis5/qis5_laenderbericht_deutschland.pdf.

Deutsche Bundesbank: Die Umsetzung der neuen Eigenkapitalregelungen für Banken in deutsches Recht, Monatsbericht Dezember 2006, Frankfurt am Main 12/2006, S. 69–91, http://www.bundesbank.de/download/volkswirtschaft/mba/2006/200612mba_eingenkapitalregelungen.pdf.

Deutsche Bundesbank: Solvabilitäts- und Liquiditätsverordnung, Bankrechtliche Regelungen 2a, Frankfurt am Main 2008, http://www.bundesbank.de/download/bankenaufsicht/pdf/solvv_liqui_regelungen_2a.pdf.

Deutsche Bundesbank: Bonitätsanalyse der Deutschen Bundesbank, Frankfurt am Main 2009, http://www.bundesbank.de/download/gm/gm_bonitaetsanalyse.pdf.

Financial Times Deutschland vom 30.3.2009, S. 16.

HSBC Trinkaus & Burkhardt AG: Geschäftsbericht 2008, Düsseldorf 2009, http://www.trinkaus.de/tubweb/public_relations.nsf/WVIEW_ALL/GB_20090401093525/$FILE/geschaeftsbericht_2008_deu.pdf.

Kreditanstalt für Wiederaufbau: KfW-Sonderprogramm, Frankfurt am Main 2009, http://www.kfw-mittelstandsbank.de/DE_Home/Kredite/KfW-Sonderprogramm.jsp.

Kronimus, A./Rhodes, D./Stelter, D./Saumya, Sh. (The Boston Consulting Group): Collateral Damage Part 1: What the Crisis in the Credit Markets Means for Everyone Else, o.O. 2008, http://www.bcg.com/expertise_impact/publications/PublicationDetails.aspx?id=tcm:12-15358.

Lechere, E.: Vom Anstieg der Aufschläge auf Kreditfazilitäten sind acht von zehn Unternehmen betroffen, bfinance, 17.9.2009, http://www.bfinance.de/content/view/14820/1000245/.

o.V.: Zu neuer Finanzierungsstrategie gezwungen, Der Treasurer 10/2009, S. 1, http://www.dertreasurer.de/file_download/111.

o.V.: Lebenszeichen vom Konsortialkredit, Der Treasurer 1/2010, S. 1, http://www.dertreasurer.de/file_download/137/DerTreasurer-01-2010.pdf.

o.V.: Top-Finanzierung – Conti macht Refinanzierung durch Kapitalerhöhung perfekt, Der Treasurer 1/2010, S. 3, http://www.dertreasurer.de/file_download/137/DerTreasurer-01-2010.pdf.

Taistra, G.: Basel II – aktueller Stand und Auswirkungen auf die Mittelstandsfinanzierung, Frankfurt am Main o. J., http://www.ixpro.de/fachartikel/wirtschaft-finanzen/basel-ii-basel-2-stand-basel-ii-auf-mittelstandsfinanzierung.html.

12. M&A und Private-Equity-Transaktionen – Folgen und Auswirkungen in Zeiten der Krise

von Oliver Wolter

Übersicht

12.1	Einleitung	204
12.2	Private Equity und M&A-Transaktionen in Deutschland vor und nach der Krise	206
12.2.1	Quantitative Entwicklung der Transaktionen	209
12.2.2	Entwicklung der Kaufpreise und Verschuldungsniveaus	210
12.2.3	Die Krise als Chance aus Sicht des Käufers und des Verkäufers	212
12.2.4	Distressed & Firesales, die neuen Chancen	213
12.2.5	Private Equity als wesentlicher Bestandteil der Wirtschaft	214
12.2.6	Entwicklung der Fondsvolumina	215
12.2.7	Multiple Arbitrage vs. Value Creation	215
12.2.8	Strukturierung von M&A-Transaktionen	216
12.2.8.1	Completion Accounts vs. Locked-Box-Mechanismus	216
12.2.8.2	Earn-out (erfolgsabhängige Kaufpreiszahlung)	217
12.2.8.3	Vendor Loan (Verkäuferdarlehen)	218
12.2.8.4	Besserungsschein	219
12.2.8.5	Vendor (Verkäufer) Due Diligence (VDD) und Buyer (Käufer) Due Diligence (BDD)	219
12.2.9	Ausblick	220
12.3	Die Finanzierungsindustrie: Banken-Liquidität vs. institutionelle Liquidität	222
12.3.1	Hintergrund	222
12.3.2	Anforderungen an Bankenfinanzierungen	223
12.4	Die Rolle des CFOs/Veränderte Anforderungen an den CFO	224
12.5	Fazit	225

12.1 Einleitung

Im Zuge der Sub-Prime-Krise und im weiteren Verlauf der Weltwirtschaftkrise ist das globale Geschäft mit Firmenübernahmen (M&A) auf einen historischen Tiefpunkt eingebrochen. Dies gilt sowohl für Übernahmen durch Private Equity Fonds (im Folgenden: »Fonds«), als auch für jene durch Unternehmen (»Corporate Acquisitions«).

Vor der Finanzkrise, die die Welt im Sommer 2007 erschütterte, war Liquidität im Überfluss verfügbar, im Fachjargon auch gerne als »Commodity« – also Massenware – bezeichnet. Das Angebot an Liquidität überstieg deutlich die Nachfrage. Dies betraf Eigen- und Fremdkapital, also Banken- und Fondsliquidität gleichermaßen. Obwohl die Banken durch die Einführung von Basel II zu einer risikoadäquaten Preisstellung gebracht werden sollten, führte das Überangebot an Liquidität zu einem fortlaufenden Rückgang der Kreditzinsen, da diese eine unmittelbare Funktion von Angebot und Nachfrage sind. Dadurch ist der Wettbewerbsdruck erheblich gestiegen und Kunden konnten sehr vorteilhafte Konditionen aushandeln.

Die »Hype Phase«, in der M&A-Berater und Corporate-Finance-Fachleute Hochkonjunktur hatten, begann 2005 und hielt bis Sommer 2007 an. In dieser Zeit drehte sich das Firmenübernahme-Karussell immer schneller und schneller. Keiner wollte der letzte sein, der auf einem deutlich überzahlten Asset sitzen blieb, und auf der anderen Seite wollten sich die wenigsten durch Nichtstun disqualifizieren. In dieser Zeit übernahmen Verbriefungsvehikel wie CDOs und CLOs[1)] syndizierte Kredite zur Finanzierung von Firmenübernahmen teilweise ohne detaillierte Risikoanalyse. Nicht selten wechselten Kredittranchen unmittelbar nach den Unternehmenspräsentationen rein nach einem Branchen- und Portfolio-Ansatz ihren Besitzer. In dieser Zeit wurde die sonst zur Verfügung gestellte Bankenliquidität durch CDO und CLO Liquidität verdrängt. Dies hatte zur Folge, dass Banken z.T. nur noch für die Stellung der Betriebsmittellinie erforderlich waren. Insbesondere Investmentbanken, die Kredite aushandelten, reduzierten den Anteil, den sie letztendlich auf ihren eigenen Büchern halten, möglichst weit, oft sogar auf Null. Dies führte zu einer Verfünffachung der Kreditmärkte für LBOs[2)] in Europa in dieser Zeit.

Der deutsche Aktienindex Dax entwickelte sich in dieser Zeit ähnlich rasant. Ausgehend von einem Zählerstand von 2 203 Punkten im März 2003 erreichte er am 17.7.2007 mit 8 105 Zählerpunkten seinen Höhepunkt.

Während dieser Phase gaben nicht nur die Margen nach, sondern auch die Dokumentationserfordernisse wurden aufgrund des Wettbewerbsdrucks äußerst kundenfreundlich gestaltet. Vor der Boomphase enthielten Kreditverträge nach angel-

---

1) Collateralized Debt Obligation (CDO) und Collateralized Loan Obligation (CLO) sind Überbegriffe für Finanzinstrumente, die zu der Gruppe der forderungsbesicherten Wertpapiere (Asset Backed Securities) und strukturierten Kreditprodukte gehören. Der Sicherungsgegenstand von CDOs/CLOs besteht aus einer Vielzahl von Krediten – in vielen Fällen Übernahmekrediten.

2) LBO = Leveraged Buy-Out (Unternehmenskauf unter Zuhilfenahme von Fremdkapital; das Eigenkapital wird dabei meist durch Private Equity Häuser, sowie – zu einem geringeren Teil – vom Management zur Verfügung gestellt).

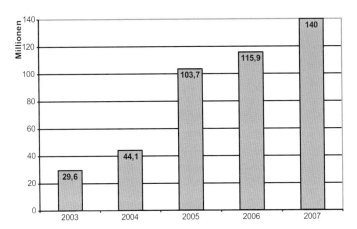

Abb. 12-1: Fremdverschuldung für LBO-Transaktionen in Millionen Euro (ohne Nachrangverbindlichkeiten); Quelle: S&P LCD

sächsischen Muster (im Mid- und Large-Cap-Bereich von Unternehmensübernahmen üblich) diverse Auflagen für den Kreditgeber, um dessen Position im Falle einer Risikoverschlechterung zu wahren. Man unterscheidet hier grundsätzlich in quantitative Auflagen (Finanzkennzahlen) und qualitative Auflagen wie beispielsweise Erstellung eines ausführlichen Monatsreportings, umfangreiche Sondertilgungspflichten, Limitierung von Dividenden und sonstigen Barmittelabflüssen etc. Bei einem Verstoß musste der Kunde mit empfindlichen Sanktionen rechnen, in den meisten Fällen – durch das gestiegene Risiko – mit einer Erhöhung der Margen und einer Bearbeitungsgebühr; im schlimmsten Fall führten die Verstöße zur Kündigung der Kredite – mindestens aber zu intensiven Diskussionen zwischen der Bank und dem Unternehmen, sowie dessen Eignern. Ab 2006 wurden diese Vereinbarungen und Kündigungsrechte schrittweise für Banken empfindlich aufgeweicht. Der Kunde hatte – je nach Verhandlungsposition bei Kreditvertragsschluss – die Möglichkeit, Verstöße zu heilen oder standhafte Banken in gewissen Fällen auszuschließen (»Yank the Bank«, »Snooze & Lose«, »Toggle Features«, »Equity Cures« etc.). Dies führt nun dazu, dass bei den meisten in 2006 und 2007 abgeschlossenen Kreditverträgen im Falle einer Schieflage der Unternehmung den Kreditgebern die Hände gebunden sind und diese nicht eingreifen können. Obwohl die Firmen nicht selten beinahe zahlungsunfähig sind, können die Kreditgeber die Kredite nicht fällig stellen oder das Unternehmen an den Verhandlungstisch zwingen. Oftmals ist dies erst in einer sehr späten Phase möglich, meistens dann zu spät. So entwickeln sich Unternehmen, deren Verschuldung ihren Unternehmenswert übersteigt, im Fachjargon bisweilen »lebende Zombies« genannt, zu stark zum Sterben und zu schwach zum Leben, d. h. ihren Schuldendienst zu bedienen.

In der zweiten Jahreshälfte 2007, im Zuge der Sub-Prime-Krise, gaben die meisten Wirtschaftsindikatoren nach. Die Aktienmärkte kollabierten schlussendlich kurz nach der Insolvenz von Lehman Brothers am 15.9.2008. Die Krise schlug mit voller Härte zu. In dieser Zeit stieg der iTraxx Crossover Index an. Dieser bildet die jährlichen Absicherungskosten für 45 große europäische Sub-Investment-Grade-Kredite ab.[3] Er enthält Unternehmen wie Alliance Boots, Kabel Deutschland, Heidelberg Cement, Cognis, Grohe, Lafarge, Air France, etc. Ausgehend von 200 Basispunkte vor Beginn der Krise stieg der Index in deren Verlauf auf knapp 1 200 Basispunkte an (März 2009), während der DAX sich gegenläufig entwickelte und im gleichen Monat seinen Tiefpunkt mit ca. 3 666 Zählern fand. Danach erholte sich der iTraxx signifikant auf ein Jahresendniveau von ca. 600 Basispunkten und auch der DAX setzte zu einer beeindruckenden Erholungsralley an, auf knapp über 6 000 Zähler zum Jahresende.

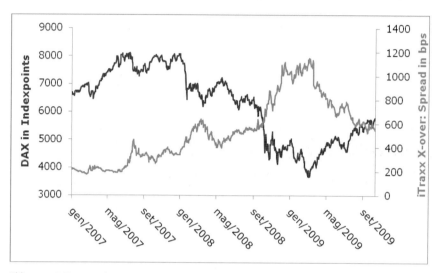

Abb. 12-2: DAX 30 und iTraxx cross-over; Quelle: Bloomberg

Im Verlauf der massiven Finanz- und Weltwirtschaftskrise wurden die M&A- und Private-Equity-Märkte hart getroffen. Die Anzahl der M&A-Transaktionen, sowohl auf der Industrieseite als auch von Private-Equity-Gesellschaften sind global massiv eingebrochen. Auch Europa und Deutschland konnten sich von diesem negativen Trend nicht abkoppeln. Obwohl in dieser Zeit auch die Unternehmensbewertungen gesunken sind, hat sich dies in der Anzahl der ausgeführten M&A-Transaktionen nicht widergespiegelt.

Volkswirtschaftlich gesehen hat die globale Krise bisher mehr als 59 Millionen Arbeitsplätze gekostet und zu einem erheblichen Wohlstandsverlust für die Weltbevölkerung geführt.

12.2 Private Equity und M&A-Transaktionen in Deutschland vor und nach der Krise

Seit 1995 haben sich Private Equity getriebene Firmenübernahmen unter Zuhilfenahme von Fremdkapital (Leveraged Buy-outs) erstaunlich schnell etabliert. 2004 kam es dann zu einem explosionsartigen Anstieg dieser Form von Firmenübernah-

---

[3] Der iTraxx Crossover Index gibt Auskunft über die durchschnittliche Versicherungsprämie (CDS) für Kredite der enthaltenen Unternehmen.

men. Nach leicht rückläufigen Entwicklungen in 2007, verursacht durch den Beginn der Sub-Prime-Krise, die ab Mitte 2007 ihren Lauf nahm, kam es dann seit dem Lehman Kollaps am 15.9.2008 zu einem abrupten Stillstand. Marktteilnehmer hatten auf eine Erholung in 2009 gehofft, aber die Aktivitäten lagen wesentlich unter den schlechten Ergebnissen des Vorjahres.

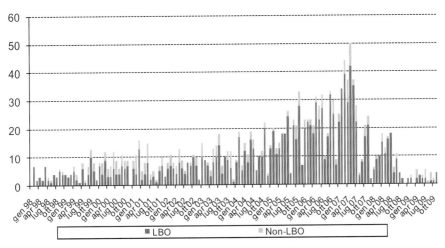

Abb. 12-3: Monatliche Transaktionszahl in Europa (LBO- und Non-LBO-Transaktionen, bei denen Fremdverschuldung eingesetzt wurde. »LBO« enthält Transaktionen unter Beteiligung von Private-Equity-Häusern, einschließlich Refinanzierungen und Rekapitalisierungen); Quelle: S&P LCD

Sowohl in Boom-Zeiten als auch in schlechten Zeiten, während Finanzkrisen und sogar in Zeiten von Rezessionen gab es stets M&A-Transaktionen. Lediglich der Anlass, die Art der Käufer und die Höhe der Kaufpreise schwankten. In Boom-Zeiten lassen sich M&A-Transaktionen wesentlich leichter durchführen. In Krisenzeiten, gerade wenn sich die Wirtschaft in einer tiefen Rezession befindet, verlangsamen sich die Prozesse und die Abschlusswahrscheinlichkeit sinkt deutlich. In den Boomzeiten der letzten Jahre mussten strategische Käufer immer öfter aus den Bietungsprozessen aussteigen, da Private-Equity-Gesellschaften, aufgrund ihrer damaligen Finanzstärke – teilweise liquiditätsgetrieben – höhere Preise boten. Die Finanzkrise Mitte 2007 führte dann zu einer Kehrtwende. Aufgrund der bereits damals schrittweise vorsichtiger werdenden Kreditvergabepraxis wurde es für Private-Equity-Häuser zunehmend schwerer, ihre Transaktionen mit dem entsprechenden Fremdkapitalhebel (Leverage) zu versehen. Dies war nun die Gunst der Stunde für strategische Investoren (= Unternehmen, die als Käufer auftreten), die sich bislang entweder zurückgehalten hatten oder aber sich günstig über Anleihen, Schuldscheine oder aus dem operativen Cashflow finanzieren konnten. In 2009 versiegte sowohl die Bankenliquidität als auch die Liquidität der strukturierten Kreditvehikel (CDOs und CLOs), die pre-Lehman als »Asset Taker« einen signifikanten Teil der am Markt durch Banken vergebenen Kredite in ihre Bücher nahmen. Folglich kam es im vergangenen Jahr nur sehr vereinzelt zu Akquisitionen durch Private Equity Player. Es gab lediglich einen deutschen Mega Deal unter Private-Equity-Regie, die

Übernahme des Fachverlags Springer Science durch den schwedischen Fonds EQT gemeinsam mit einem Staatsfonds im Dezember. Im typischen Mid-Cap-Bereich hingegen gab es 2009 nur eine bedeutende Transaktion mit deutscher Beteiligung, die Akquisition des Wurstpellenherstellers Kalle durch Silverfleet Capital.

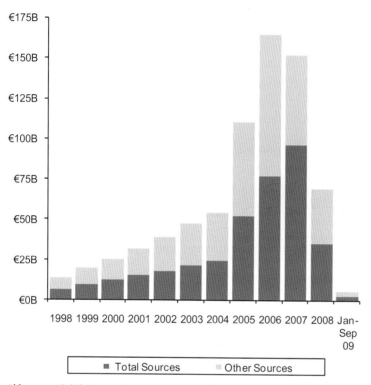

Abb. 12-4: Jährliche Transaktionsvolumina in Milliarden Euro (LBO-Transaktionen unter Beteiligung von Private-Equity-Häusern); Quelle: S&P LCD

Trotz der allgemeinen Finanz- und Wirtschaftskrise gab es einige bedeutende Transaktionen[4] von Strategen wie z. B. die Akquisition von Morton Salt (1,7 Milliarden Euro) durch K+S, die Übernahme von Wyeth (68,1 Milliarden USD) durch Pfizer, Genentech durch Roche, Schering Plough (45,9 Milliarden USD) durch Merck & Co, und Danisco Sugar durch Nordzucker (750 Millionen Euro).

Darüber hinaus gab es auch einige prominente Minderheitsbeteiligungen wie z.B. das 9,1 % Investment von Aabar in die Daimler AG und die 10 % Beteiligung der Qatar Holding an Porsche. Für Private-Equity-Investoren werden Minderheitsbeteiligungen auch in Zukunft eine eher untergeordnete Rolle spielen, denn eine Einigung über die operative Kontrolle kann nur in den seltensten Fällen dauerhaft gesichert werden. Auch ein Corporate Partnering, wie bei dem weltweit zweitgrößten Brillenglashersteller Carl Zeiss Vision oder im Falle von Symrise, wird in der Zu-

---

[4] Transaktionen in der Größenordnung von 1 Milliarden Euro oder mehr.

kunft eher die Ausnahme bleiben, obwohl die Kombination einer strategischen Exzellenz gepaart mit dem Know-how und der Finanzstärke von Private-Equity-Häusern durchaus eine charmante Alternative darstellen kann.

Für 2010 erwarten Optimisten eine Belebung der M&A-Märkte, unterstützt durch die positive Entwicklung an den Kapitalmärkten. Indes dürfte sich die Belebung auf einem eher zurückhaltenden Niveau bewegen. Viele Firmen planen noch bis Mitte des Jahres Kurzarbeit, was sich negativ auf die Unternehmensgewinne und somit negativ auf die Unternehmensbewertungen auswirken wird. Erst wenn sich eine nachhaltige Erholung in den Geschäftszahlen abzeichnet, werden Käufer wieder Vertrauen fassen und über Akquisitionen nachdenken.

12.2.1 Quantitative Entwicklung der Transaktionen

Von 2003 stieg das globale M&A-Volumen von ca. 1400 Milliarden USD auf über 4500 Milliarden USD[5] in 2007 an. Seit dieser Zeit reduzierten sich die Volumina deutlich, vor allem durch den Wegfall der Mega Deals. In 2008 lag das Gesamtvolumen der realisierten Transaktionen bei 3330 Milliarden USD. Im Vergleich zum Rekordjahr 2007 entspricht dies einem Rückgang von 28 %[6]. Die Anzahl der weltweit nicht zustande gekommenen M&A-Transaktionen erreichte in 2008 mit 1362 einen neuen negativen Rekord (das korrespondierende Volumen lag bei ca. 923 Milliarden USD).[7] In den USA verringerte sich speziell die Anzahl Mega Deals (Transaktionen mit einem Wert zwischen einer und zehn Milliarden USD) um 39 %, ein ähnliches Bild ergab sich in Europa. Laut Dealogic zeichnete sich bereits im November eine Erholung ab. Im November 2009 konnten global Transaktionen mit einem Wert von 305 Milliarden USD verzeichnet werden.

Bezüglich der Anzahl der durchgeführten M&A-Transaktionen in Deutschland war die zweite Hälfte von 2009 zweifelsohne sehr schwach. Während S&P's Statistiken noch in 2007 163 Transaktionen in Europa zählen konnten, waren es in den ersten drei Quartalen in 2009 nur elf Transaktionen; einige von diesen wurden ausschließlich mit Eigenkapital realisiert, da teilweise eine Bankenfinanzierung nicht verfügbar, zu teuer oder zu langwierig erschien.

Auf der Private-Equity-Seite gab es in den letzten 18 Monaten nur eine bedeutende Buy-out-Situation in Deutschland: Der Erwerb von Kalle, einem Kunstdarm-Hersteller, durch die in München und London ansässige Private-Equity-Gesellschaft Silverfleet Capital. In 2006 und 2007 hätte diese Akquisition mit einem Unternehmenswert von rund 200 Millionen Euro kaum Erwähnung gefunden, da fast im Wochentakt Akquisitionen mit einem Unternehmenswert von einer halben Milliarde aufwärts an der Tagesordnung waren.

---

5) Angermann M&A International GmbH, Dealogic, M&A Review.
6) Angermann M&A International GmbH, Dealogic, M&A Review.
7) Angermann M&A International GmbH, Dealogic, M&A Review.
8) lcdcomps.com/November 2009 European Private Equity Report.

12.2.2 Entwicklung der Kaufpreise und Verschuldungsniveaus

Seit 2003 sind die durchschnittlichen Kaufpreismultiplikatoren (berechnet als ein Vielfaches des EBITDA) kontinuierlich gestiegen, von 6,8-fach auf 9,7-fach in 2007 und in 2008[8)] wieder leicht gesunken auf 8,9-fach.

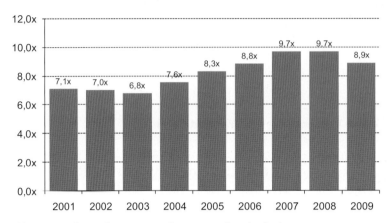

Abb. 12-5: Kaufpreise für LBO-Transaktionen im Jahresdurchschnitt (EBITDA Multiples); Quelle: S&P LCD

Korrespondierend stieg der Fremdkapitalhebel (Leverage), den sich die Käufer beim Unternehmenserwerb zunutze machen, um die Eigenkapitalrendite zu erhöhen (Leverage-Effekt), um damit trotz der gestiegenen Kaufpreise die Renditeerwartungen ihrer Kapitalgeber zu erfüllen oder zu übertreffen. Der durchschnittliche Leverage fand mit 7,0-fach[9)] im September 2007 seinen Höhepunkt (Gesamtjahr 2007: 6,1-fach). Es bleibt zu berücksichtigen, dass selbst dies nur statistische Durchschnittswerte sind und in den Boomzeiten in Einzelfällen zweistellige Verschuldungsniveaus von Banken gewährt wurden. Dies führt die Verschiebungen im Risikoappetit der Fremdfinanziers vor Augen. Das folgende Balkendiagramm zeigt die Gesamtverschuldung im Verhältnis zum EBITDA des Unternehmens. Die Fremdfinanzierungsstruktur der Unternehmen unterteilt sich in erstrangig besicherte Darlehen (First Lien), nachrangig besicherte und Mezzanine Darlehen (Sonstiges Fremdkapital). Die Jahre 2005 bis 2008 zeigen Second Lien Darlehen, ein hybrid zwischen First Lien und Mezzanine. Dieses Instrument wurde in den »Hype-Zeiten« entwickelt und stellt eigentlich vom Risikoprofil und in der absoluten Höhe Mezzanine-Risiken dar, während die Zinsmarge sehr weit unter dem Niveau des Mezzanines lag.

In 2009 lag der maximale Total Leverage bei 3,9-fach EBITDA. Bei einigen Bietungsprozessen Ende 2009 und Anfang 2010 gab es bereits erste Tendenzen auf der Bankenseite, wieder höhere Leverages zu akzeptieren, in Abhängigkeit von der Branche und dem Cashflow-Profil des Unternehmens.

[9)] Angegeben ist der Total Leverage (= gesamtes, zur Akquisition eingesetztes Fremdkapital, also einschließlich subordinierter Kapitalschichten wie Mezzanine-Darlehen).

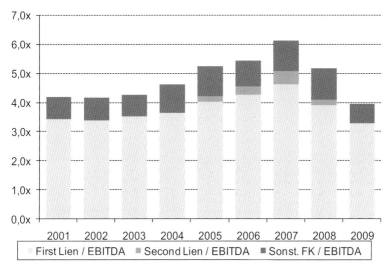

Abb. 12-6: Verschuldungsmultiples für LBO-Transaktionen im Jahresdurchschnitt (Fremdkapital/EBITDA), getrennt nach Kapitalschicht;
Quelle: S&P LCD

Im Rahmen der Risikoeinschätzung aus Bankensicht ist die Eigenkapital-Beteiligung des Finanzinvestors ein entscheidendes Kriterium, da in den meisten Fällen die Kredite auf Standalone-Basis ohne Rückgriff auf den Eigentümer gewährt werden. Vor der Finanz- und Wirtschaftskrise entwickelten sich die Eigenkapitalbeteiligungen diametral zu den Leverages. In 2003 wurde noch ein Eigenanteil von 37.3 % aufgebracht, der dann seinen tiefsten Punkt in 2007 mit 33,6 % fand. Die genannten Eigenkapitalbeteiligungen sind lediglich Durchschnittswerte, in der Praxis waren niedrige Eigenmittel zwischen 20 % und 30 % in den Boomjahren keine Seltenheit insbesondere für größere Transaktionen. Im Zuge der Finanzkrise waren dann die Finanzsponsoren gezwungen, durchschnittlich 55,9 % (2009) an Eigenmitteln aufzubringen, da die Finanzierungsbereitschaft der Banken als äußerst zurückhaltend einzustufen war (einzelne Transaktionen wurden sogar zu 100 % aus Eigenkapital finanziert). Ein Eigenkapitalanteil in dieser Höhe ermöglicht Private-Equity-Investoren auf Dauer nicht, die hohen Renditeanforderungen ihrer Kapitalgeber zu erfüllen. Für die nächsten zwölf Monate wird sich der geforderte Eigenanteil aller Voraussicht nach auf 45–50% einpendeln.

Als Folge der Krise und der damit entstandenen Liquiditätsknappheit auf Bankenseite drängten die Kreditgeber auf eine risikogerechte Bepreisung, sodass die Kreditmargen für die wenigen Buy-outs, die post-Lehman noch stattfanden, signifikant anstiegen. Derzeit müssen Finanzinvestoren mit ca. 4–5 % p.a. Kreditmarge für die Finanzierung von LBO-Transaktionen rechnen, während diese pre-Lehman auf ca. 1,75 %–2,0 % p.a. zurückgegangen war. Aus Unternehmenssicht wird dies freilich dadurch relativiert, dass der Basiszinssatz (i.d.R. EURIBOR für Darlehen in Euro) signifikant absank (von 3,7 % p.a. Anfang 2007 auf 0,7 % p.a. Anfang 2009 für Drei-Monats-EURIBOR).

12.2.3 Die Krise als Chance aus Sicht des Käufers und des Verkäufers

»Nach der Krise ist vor der Krise« und »Leben mit der Krise« sind zz. gern zitierte Sätze; wer momentan über ausreichend liquide Mittel verfügt, kann und muss die derzeitige Krise nutzen, um sich für die Zeit nach der Krise besser aufzustellen. In den kommenden Monaten werden immer mehr Firmen aus einer Notlage heraus verkauft werden. Die ehemaligen Mitbieter, die Finanzinvestoren, die auf schnelle Renditen fokussiert sind, sind zz. damit beschäftigt, ihre Portfoliounternehmen zu steuern und in einigen kritischen Fällen auch damit beschäftigt, eine Übernahme durch Banken zu verhindern. Ebenfalls tun sich die Finanzinvestoren zz. schwer, Firmen mit wenig Eigenkapital und hohen Krediten zu übernehmen und in einem Zeitraum von 12–36 Monaten gewinnbringend wieder zu veräußern, was in den Boomzeiten durchaus Usus war. Auch der Exit-Kanal Börsengang ist trotz der Erholung der Eigenkapitalmärkte kein Selbstläufer. Das bedeutet für Strategen, dass die einstigen Wettbewerber, die beinahe bereit waren, jeden Preis zu zahlen, momentan nicht oder nur sehr vereinzelt als Bieter auftreten.

Sicherlich ist ein Unternehmensverkauf oder der Verkauf von Unternehmensteilen in Zeiten einer Finanz- und Wirtschaftskrise auf den ersten Blick nicht empfehlenswert, da die Unternehmensbewertungen in diesen Zeiten eher am unteren Ende rangieren. Auf der anderen Seite kann es für ein Unternehmen auch oder gerade in einer Krise lohnenswert sein, sich von nicht betriebsnotwendigen Unternehmensteilen zu trennen oder von Bereichen, die als nicht strategisch notwendig erachtet werden. Es werden dadurch wieder liquide Mittel freigesetzt, die für Investitionen im strategischen Kernbereich nutzbringend eingesetzt werden können. Auch Notverkäufe von Unternehmen sind denkbar – diese sind in 12.2.4 (»Firesales«) beschrieben. Ein kompletter Unternehmensverkauf in Krisenzeiten kann zudem sinnvoll sein, wenn damit eine dringend notwendige Unternehmensnachfolge geregelt werden kann.

Zentraler Diskussionspunkt wird bei den meisten potenziellen Transaktionen jedoch die Unternehmensbewertung sein. Der üblichen Bewertung mittels marktüblicher Multiples mangelt es inzwischen an Aussagekraft. Ebenso versagen die DCF-Modelle an dieser Stelle. Die in 2008 und 2009 beobachteten Durchschnitts-Multiples von 9,7-fach und 8,9-fach EBITDA befinden sich noch immer auf historisch gesehen hohem Niveau; sie sind aber nur beschränkt aussagekräftig, da sie auf einer sehr geringen Anzahl einzelner Transaktionen beruhen. Zudem sollten die in dieser Zeit stattgefundenen Buy-outs insgesamt überdurchschnittlich starke Unternehmen beinhalten, da davon auszugehen ist, dass nur solche in einem Krisenumfeld überhaupt mit einem Kredithebel ausgestattet werden. Sollte also nicht eine weitere Liquiditätsschwemme in den Markt kommen, die auf Käuferseite zur Bereitschaft führt, weiterhin die hohen Kaufpreis-Multiples aus der Boomzeit zu bezahlen – was zunächst unwahrscheinlich ist –, so ist es erforderlich, dass die Unternehmensverkäufer ihre Kaufpreisvorstellungen nach unten anpassen, damit eine Belebung im M&A-Markt zustande kommt. Zwischenzeitlich dürften intelligente Lösungen zu einer Feinsteuerung der Kaufpreiseinschätzung (z.B. Completion Accounts statt Locked-Box-Mechanismen) und -zahlung (z.B. Earn-out-Mechanismen, aufgeschobene/erfolgsabhängige Kaufpreiszahlung, Vendor Loans) häufigere Anwendung finden. Die Anforderungen an eine vollständige Due-Diligence-Prüfung des Zielunternehmens werden auf absehbare Zeit hoch bleiben.

12.2.4 Distressed & Firesales, die neuen Chancen

Neben den o.g. geplanten Unternehmensverkäufen kann auch eine Situation eintreten, in der eine Unternehmung in massive Liquiditätsschwierigkeiten gerät und nicht mehr aus eigener Kraft in der Lage ist, die notwendige Liquidität für eine geordnete Unternehmensfortführung bereitzustellen. Die Ursachen dafür können aus dem Operativen herrühren oder aber sind verursacht durch eine zu hohe, dem Unternehmen aufgebürdete Verschuldung, die nun nicht mehr zum Liquiditätsprofil der Unternehmung passt. Wenn die Eigentümer oder das Management rechtzeitig erkennen, dass eine nicht zu schließende Liquiditätslücke auftreten wird und sowohl der Eigentümer aus Eigenmitteln, eine Bank, ein eventueller Minderheitseigentümer oder ein Mezzanine-Kreditgeber nicht willens oder in der Lage sind, die erforderliche Liquidität zur Verfügung zu stellen, dann bleibt nur noch der Notverkauf (Firesale). In der Regel ist dies die Stufe vor einer Insolvenz.

Potenzielle Käufergruppen in solchen Situationen können spezialisierte Fonds, das Management oder aber Wettbewerber sein. Gerade bei mittelständischen, Eigentümer-geführten Unternehmen ist die Hemmschwelle bis zuletzt meist sehr hoch, an einen Wettbewerber zu verkaufen, auch in einer Notsituation. Obwohl eine Übernahme durch das Management nahe liegt, scheitert dies in den meisten Fällen an der notwendigen Liquidität, da auch die Banken nicht mehr bereit sind, Management Buy-outs zu finanzieren. Weniger Berührungsängste hingegen gibt es bei einem Verkauf an einen Investor. In solchen Fällen geht i.d.R. der Alteigentümer oft leer aus, da sich der neue Investor bereiterklärt, ausreichend liquide Mittel für eine Unternehmensfortführung bereitzustellen und faktisch das Unternehmen übernimmt. Unter bestimmten Konstellationen kann ein Besserungsschein für den Alteigentümer verhandelt werden.

Durch einen neuen Investor erhält das Unternehmen die Möglichkeit fortzubestehen. Ziel ist es, die Gesamtsituation und die Marktposition des Unternehmens durch einen Eigentümerwechsel zu verbessern. Wenn es sich bei dem Übernehmer um einen Strategen handelt, kann in solchen Situationen das übernehmende Unternehmen nicht nur seinen Kundenstamm ausweiten, sondern eine Produktionskostendegression, eine Optimierung der Logistik und u.U. der Wertschöpfungskette im Sinne einer vertikalen Integration erreichen.

Weniger populär sind Fälle, in denen eine Unternehmensfortführung nicht ernsthaft geplant ist, sondern ein reines sog. »Asset Stripping« angestrebt wird. Dies kann auf die Gebäude und Grundstücke, das technologische Know-how, den Mitarbeiter- oder Kundenstamm oder auf ganze Unternehmensbereiche abzielen.

In Krisenzeiten kann der Zukauf von Firmen in Schieflage durchaus verlockend sein, jedoch bestehen für den Käufer erhebliche rechtliche Risiken, die zuvor juristisch abgeklärt werden müssen.

Einige der Risiken können im Rahmen eines sog. Asset Deals vermieden werden.

- Haftungsvermeidung durch Zurücklassen der Alt-Verbindlichkeiten;
- selektive Übertragungsmöglichkeit von Vermögensgegenständen (»Cherry Picking«);
- schnelle, einfache Abwicklung mit nur geringen Formvorschriften;
- schnelle Integration und Fortführung des Unternehmens.

Auf der anderen Seite können sich aus dieser Transaktionsform die folgenden rechtlichen Risiken ergeben:

- Erwerb der Assets kann durch den Insolvenzverwalter angefochten werden;
- Haftung für betriebsbezogene Steuerschulden gem. § 75 AO;
- strafrechtliche und zivilrechtliche Haftungsrisiken für Verkäufer und Käufer;
- Gläubigerbenachteiligung (§ 283 Abs. 1 Nr. 1 StGB);
- Zivilrechtliche Haftung und Unwirksamkeit der Vereinbarungen (§ 823 Abs. 2 BGB, § 134 BGB).

Neben einer umfangreichen Analyse der steuerlichen und rechtlichen Situation sollte die Finanzierung im Rahmen einer Buyer Due Diligence analysiert werden. Je nach Industrie, muss auch eine Umwelt Due Diligence durchgeführt werden. Für den Fall, dass eine Bankfinanzierung erforderlich ist, ist zusätzlich die Erstellung einer umfangreichen Marktanalyse unabdingbar.

12.2.5 Private Equity als wesentlicher Bestandteil der Wirtschaft

Über die Jahre hat sich Private Equity als wesentlicher Bestandteil der Wirtschaft etabliert. Grundsätzlich gibt es positive und negative Beispiele. Skeptiker vergleichen Private-Equity-Investoren gerne mit »Heuschrecken« oder »Corporate Raidern«. Argumente wie Zerschlagungsstrategie (Asset Stripping) und reine Finanzakrobatik werden als negative Merkmale genannt. Sicherlich ist es richtig, dass nach einer Firmenübernahme durch Private-Equity-Investoren alle Firmenbereiche auf den Prüfstand gestellt werden, meistens geschieht dies schon lange vor dem Erwerb durch Analysten der Private-Equity-Häuser und im Rahmen einer sog. Buyer Due Diligence. Grundsätzliches Ziel einer Übernahme ist es, den Unternehmenswert in einer möglichst kurzen Zeit zu steigern. Dies kann durch Kostenoptimierungsmaßnahmen, Anpassungen der Strategie, Kundenausrichtung, eine Internationalisierungsstrategie und somit Verbesserung der Marktposition, durch die Entwicklung neuer Produkte oder Dienstleistungen oder durch eine Buy&Build-Strategie erfolgen. Das gesamte Handeln ist von einer Maximierung des Unternehmenswertes und weniger von altruistischen Beweggründen bestimmt. Dieses Handeln stärkt zum einen die Wettbewerbssituation des Unternehmens und steht auch im Einklang mit den Interessen der Mitarbeiter, denn nur ein starkes Unternehmen kann langfristig Arbeitsplätze sichern.

Eine Studie des unabhängigen, gemeinnützigen, WEF Institut (World Economic Forum) konnte ebenfalls den positiven Einfluss von Private-Equity-Investoren auf deren Portfolio-Gesellschaften bestätigen.

Auf welche Unterstützung ein Unternehmen im Besitz von Private Equity bauen kann, zeigt sich in den meisten Fällen erst in der Krise. Das Verhalten des Eigentümers hängt i.d.R. von verschiedenen Faktoren ab: (i) Ist das Geschäftsmodell des Unternehmens noch grundsätzlich in Takt? Hat das Unternehmen uneinholbar, signifikant Marktanteile verloren? (ii) In welchem Zyklus befindet sich der Private Equity Fonds (Investitions- oder Desinvestitionsphase)? Ist der Fonds bereits geschlossen? Sind die Gelder wieder an die Investoren zurückgeflossen? (iii) Wie verhalten sich die Banken? Sind die Banken bereit, einen teilweisen Forderungsverzicht zu akzeptieren? Beteiligen sich die Banken an einer Erhöhung der Betriebsmittellinie?

Um das zukünftige Verhalten der Private-Equity-Investoren besser abzuschätzen startete der Informationsdienstleister Debtwire im Dezember 2008 eine Umfrage, bei der 30 europäische Private-Equity-Investoren zu dem Thema des möglichen Kapitalnachschusses in eigene Portfoliounternehmen befragt wurden. 55 % der Befragten äußerten sich grundsätzlich positiv; weitere 23 % wollten dies grundsätzlich unter Abwägung verschiedener Faktoren in Erwägung ziehen.[10] Vom Grundsatz her ist dies ein sehr positives Ergebnis, welches jedoch auch zeigt, dass die letztendliche Entscheidung stark vom Einzelfall abhängt.

12.2.6 Entwicklung der Fondsvolumina

Durch den massiven Zufluss an liquiden Mitteln, z.B. aus Pensionsfonds, gelangten in den Boomjahren ab 2004 hohe Summen in die Asset-Klasse Private Equity. Infolgedessen verwaltete die globale Private-Equity-Industrie in 2008 Aktiva im Wert von 1,7 Billionen Euro, während es in 2004 nur 0,7 Billionen Euro waren.[11] Im Verlaufe des Jahres 2009 wurden beträchtliche Summen an Kapitalzusagen (Committed Capital) wieder zurückgezogen und anderweitig angelegt. Mit 38 Milliarden Euro an neuen Kapitalzusagen weltweit für Private-Equity-Unternehmen war das dritte Quartal 2009 das schwächste seit dem vierten Quartal 2003 (37 Milliarden Euro). Zum Vergleich wurden in 2007 insgesamt 208 Milliarden Euro an Investorengeldern eingesammelt.[12] Nichtsdestotrotz verfügen renommierte Private Equity Player über massive Liquidität, die in 2010 und den folgenden Jahren angelegt werden muss.

12.2.7 Multiple Arbitrage vs. Value Creation

In den Boom-Zeiten wurden Unternehmen von den Private-Equity-Investoren bereits nach kurzer Zeit (10–18 Monaten) an den nächsten Investor weitergereicht, oft auch drei- bis viermal. Eine tatsächliche Wertsteigerung in so kurzer Zeit zu erreichen war nicht möglich. Das Steigerungspotenzial kam in den meisten Fällen ausschließlich durch eine Multiple Arbitrage zustande. In den vergangenen zwei

---

10) Vgl. Debtwire; Private Equity Survey, January 2009.

11) Vgl. International Financial Services London (IFSL), zitiert in Private Equity News, Oktober 2009.

12) Vgl. Preqin, zitiert in Private Equity News, Oktober 2009.

Jahren war keine Steigerung der Multiplikatoren für Unternehmensbewertungen mehr zu verzeichnen, die Verschuldung ist in vielen Fällen stark gestiegen und die EBITDAs sind im Zuge der Wirtschaftskrise signifikant eingebrochen. Das bedeutet, dass eine Veräußerung der Portfoliounternehmen erst wieder »lukrativ« erscheint, wenn mindestens einer der Einflussfaktoren sich signifikant erholt.

Da die normale Haltedauer der Portfoliounternehmen zwischen fünf und acht Jahren liegt, müssen sich die Private-Equity-Investoren wieder auf ihre alten Tugenden besinnen, die Value Creation. Value Creation kann in den folgenden Bereichen realisiert werden:

- Steigerung der EBITDAs durch Umsatzsteigerung und/oder Kostensenkungsprogramme,
- Working Capital Management,
- Internationalisierung,
- Verbreiterung/Verschlankung der Produkte/Services,
- Steigerung der Innovationskraft,
- Einbringung von branchen- und unternehmensspezifischem Know-how,
- Stellung von Interims Managern/Vernetzung durch Beiräte,
- Liquidität für eine Buy&Build Strategie.

12.2.8 Strukturierung von M&A-Transaktionen

Die richtige Ausgestaltung des Unternehmenskaufvertrages (kurz: SPA – Sale and Purchase Agreement) ist für den Erwerber entscheidend und kann u.U. über den Erfolg oder Misserfolg der Akquisition entscheiden. Gerade in Zeiten wirtschaftlicher Unsicherheit und in Anbetracht der Tatsache, dass Verkäufer und Käufer in aller Regel noch deutlich divergierende Kaufpreisvorstellungen haben, ist bei der Realisierung von Unternehmenskäufen Kreativität gefragt. Standardstrukturen ohne Anpassung an transaktionsspezifische Eigenheiten führen in den wenigsten Fällen zum Erfolg. Im Folgenden werden einige Ausgestaltungsmöglichkeiten aufgezeigt, die helfen können, den Bedürfnissen des Veräußerers und des Käufers gerecht zu werden.

12.2.8.1 Completion Accounts vs. Locked-Box-Mechanismus

Kaufverträge von Unternehmensanteilen (auch Share Deals genannt) können grundsätzlich auf zwei Arten durchgeführt werden, entweder zu einem Festpreis (Locked-Box-Mechanismus) oder aber es wird ein Basiskaufpreis vereinbart, der Kaufpreisanpassungen aufgrund von Veränderungen des wirtschaftlichen Ergebnisses zwischen dem Zeitpunkt der Vertragsunterzeichnung (Signing) und dem Zeitpunkt des Vertragsvollzugs (Closing) zulässt (Completion Accounts).

Bei Kaufpreiszahlung via Locked-Box-Mechanismus vereinbaren Unternehmenskäufer und -verkäufer einen Festpreis, sodass keine Kaufpreisanpassungen für Ereignisse, die zwischen Signing und Closing eintreten, möglich sind. Vorteil dieser Vorgehensweise ist insbesondere, dass Streitigkeiten bei der Berechnung und Anrechnung der Bilanz-, Gewinn- und Verlustrechnungs- und Liquiditätsparameter von Anfang an vermieden werden. Gleichzeitig bieten Festpreise eine größere Vergleichbarkeit verschiedener Kaufpreisangebote für den Verkäufer. Ein Locked-Box-Mechanismus ist somit durchaus zu empfehlen, falls zwischen Signing und Closing ein kurzer Zeitraum liegt, z.B. wenn keine Kartellbehörden mehr angehört werden müssen.

Falls jedoch abzusehen ist, dass zwischen Signing und Closing mehrere Wochen und Monate vergehen können – was in der Praxis nicht selten der Fall ist, sollte jedoch grundsätzlich der Completion-Accounts-Mechanismus erwogen werden. In dieser Zeit besteht nämlich für den Erwerber die Gefahr, dass sich die wirtschaftliche Situation des Unternehmens verschlechtert oder Barabflüsse erfolgen, die die Gesellschaft substanziell schwächen. Auf der anderen Seite kann sich das Unternehmensergebnis zwischen Signing und Closing verbessern, was dann zu einem höheren Kaufpreis führen kann. In der Praxis werden in den meisten Fällen bilanzorientierte Preisanpassungsmechanismen gewählt. In diesem Zusammenhang sind sowohl die Aktivseite als auch die Passivseite als kommunizierende Röhren zu sehen. In der Vergangenheit haben sich die Positionen Netto-Finanzverbindlichkeiten (Net Debt) und das Netto-Umlaufvermögen (Net Working Capital) als Anpassungsparameter bewährt. Bei dem Net-Debt-Konzept wird vereinbart, dass das Unternehmen ohne zinstragende Bankverbindlichkeiten und ohne Kassenbestand übergeben wird. Abweichungen führen zu einer Erhöhung oder Reduzierung des Kaufpreises. Bei der Ermittlung des Netto-Umlaufvermögens ist es praktikabel, auf ein durchschnittlich (i.d.R. die letzten zwölf Monate) notwendiges Mindestmaß abzustellen. Im Rahmen dieser Ermittlung führen Abweichungen zum Referenzwert zu einer Erhöhung oder Verminderung des Kaufpreises.

12.2.8.2 Earn-out (erfolgsabhängige Kaufpreiszahlung)

Ein Earn-out ist eine Kaufpreiskomponente, die zu einem späteren Zeitpunkt (nach Unternehmensübergang/Closing) erfolgsabhängig bezahlt wird. Daher sind Earn-out-Klauseln eine interessante Lösung, falls zwischen Erwerber und Veräußerer unterschiedliche Vorstellungen vorherrschen, wie sich die Ertragskraft des Unternehmens zukünftig entwickeln wird. Gleichzeitig profitiert der Käufer auch von der Finanzierungsfunktion des Earn-outs, da ein Teil des Kaufpreises nicht bereits zum Zeitpunkt der Akquisition bezahlt werden muss. Ein weiterer Beweggrund für Earn-outs existiert in Konstellationen, bei denen sich der Käufer das Know-how, die Mitarbeit, das Fachwissen oder auch einfach nur das Wohlverhalten des Verkäufers sichern möchte. Des Weiteren ist ein Earn-out ein möglicher weiterer Baustein für Konstellationen, in denen sich Käufer und Verkäufer zunächst nicht auf einen Kaufpreis einigen konnten.

Bei dieser Kaufpreisgestaltung wird in einen Basiskaufpreis und einen durch die Earn-out-Klausel zu bemessenden Zusatzkaufpreis unterschieden. I.d.R. fließt der Basiskaufpreis zum Zeitpunkt des Closings, wohingegen der Zusatzkaufpreis zu einem späteren Zeitpunkt in Abhängigkeit vom Erreichen der in der Earn-out-Klausel definierten Erfolgsgrößen bezahlt wird. Zur Quantifizierung des Zusatzkaufpreises liegt es nahe, sich Erfolgsgrößen aus der Gewinn- und Verlustrechnung zu bedienen, die unternehmensspezifisch möglichst relevant sein sollten (sog. Key Performance Drivers). Diese müssen auf Basis vorvereinbarter Rechnungslegungsvorschriften unmissverständlich im Unternehmenskaufvertrag festgelegt werden, um spätere Konflikte zu vermeiden.

Gerade in Krisenzeiten, in denen die Ertragskraft eines Unternehmens temporär negativ beeinflusst ist, kann die Berücksichtigung einer Earn-out-Klausel der entscheidende Faktor für das Zustandekommen der Transaktion sein. Aus der Sicht des Verkäufers reflektiert der anfänglich bezahlte Basiskaufpreis den Unternehmenswert zu diesem Zeitpunkt. Der Verkäufer hingegen ist überzeugt, dass sein Unternehmen nur temporär unterdurchschnittlich performt. Mit der subjektiven Gewissheit einer stattfindenden Erholung in der Zukunft und somit einer später zusätzlich fließenden Kaufpreiszahlung kann ein Unternehmensübertrag auch in diesen Zeiten sowohl für den Veräußerer als auch für den Erwerber sehr lukrativ sein.

12.2.8.3 Vendor Loan (Verkäuferdarlehen)

Ein Verkäuferdarlehen (Vendor Loan) kann in Zeiten restriktiver Kreditvergabe eine interessante Möglichkeit darstellen, eine Transaktion erfolgreich zum Abschluss zu bringen. Bei einem Verkäuferdarlehen wird ein Teil des Kaufpreises in ein Darlehen umgewandelt, und dieses wird zu einem späteren Fälligkeitstermin gezahlt. Der Vorteil für den Erwerber ist, dass er für den Erwerb weniger liquide Mittel aufbringen muss und je nach Höhe des Verkäuferdarlehens und der vereinbarten Barkomponente eine Bankfinanzierung komplett außen vor lassen kann. Falls doch eine Bankfinanzierung erforderlich ist, wird ein Verkäuferdarlehen immer nachrangig und unbesichert strukturiert. Deshalb wird auch eine Laufzeit gewählt, die länger als die der Bankenkredite ist (i.d.R. zwischen vier und acht Jahren). In dieser Zeit besteht für den Verkäufer das Risiko, dass bei Fälligkeit seine Forderung u.U. ins Leere läuft, wenn die Firma bis dahin nicht mehr existiert oder aber die Liquiditätslage des Unternehmens zum Auszahlungszeitpunkt dies nicht zulässt. Deshalb wird vorgesehen, dass Zahlungen vom Käufer an die dahinterstehenden Gesellschafter – beispielsweise Dividenden oder die Rückzahlung von Gesellschafterdarlehen – erst erfolgen, nachdem das Verkäuferdarlehen zurückgezahlt wurde. Daneben kann der Verkäufer sein Risiko dadurch reduzieren, dass die Rückzahlung des Darlehens sofort fällig wird, wenn ein Wechsel in der Kontrolle des Käufers oder der mit ihm verbundenen Unternehmen erfolgt – die sog. Change-of-Control-Klausel. Dies ist besonders dann wichtig, wenn es sich bei dem Käufer um einen Finanzinvestor handelt, der das Unternehmen gerade in der Absicht kauft, es in absehbarer Zeit weiter zu veräußern oder an die Börse zu bringen. Um eine adäquate Vergütung des entsprechenden Risikos abzubilden, werden die Verkäuferdarlehen mit einem Zins über den banküblichen Zinssätzen versehen. Bei der Ausgestaltung kann man an eine bar zu zahlende und eine auflaufende (PIK – »pay in kind«) Zinskomponente denken.

Zusammenfassend kann man festhalten, dass die Gewährung eines Verkäuferdarlehens aus der Sicht des Verkäufers immer mit einer Reihe von Nachteilen verbunden ist. Lange Laufzeiten, eine entsprechende Nachrangigkeit der Forderung und fehlende Sicherheiten stellen ein eigenkapitalähnliches Risikoprofil dar. Deshalb wird der Veräußerer in Verkaufsverhandlungen immer versuchen, die Vendor-Loan-Komponente so gering wie möglich zu halten. Aus Transaktionssicht jedoch kann eine derartige Strukturierung Interessengegensätze mit dem Käufer in Bezug auf den Kaufpreis oder Schwierigkeiten bei der Finanzierung überbrücken, sodass der Verkauf zum Abschluss gebracht werden kann.

Auf der Käuferseite ist das Verkäuferdarlehen grundsätzlich positiv zu werten, denn der Liquiditätsbedarf für den Erwerb reduziert sich. Auch auf der Fremdfinanzierungsseite hat dies eine positive Signalwirkung, da der Veräußerer seinen Glauben und sein Vertrauen in ein erfolgreiches und nachhaltiges Fortbestehen der Unternehmung demonstriert. Dieses Commitment des Veräußerers muss natürlich differenziert gesehen werden. So z.B. in jenen Fällen, bei denen der Gesamtkaufpreis überhöht ist oder im Falle stark personenausgerichteter Unternehmungen, bei denen das Ausscheiden des Altgesellschafters auch zu einem nachhaltigen Rückgang der Ergebnisse führen kann.

12.2.8.4 Besserungsschein

Ein Besserungsschein wird in der Praxis häufig bei Notverkäufen (Firesales/Distressed Sales) angewandt. In der Regel handelt es sich um Unternehmen, die sich in einer momentan schwachen wirtschaftlichen Situation befinden und über keine oder nur sehr geringe Liquidität verfügen. Falls der Gesellschafter oder Fremdfinanzierer nicht mehr bereit sind, liquide Mittel zur Verfügung zu stellen, bleibt nur noch der Notverkauf an einen Gesellschafter, der das Unternehmen mit entsprechender Liquidität versorgt. Da in diesen Fällen ein negativer Unternehmenswert vorliegt, ist der Übernehmer nicht bereit, dem Altgesellschafter einen Kaufpreis zu zahlen. Deshalb einigt man sich, dass im Falle einer wirtschaftlichen Besserung bzw. Stabilisierung der Ertragslage (meistens gemessen am EBITDA) ein sich daraus ergebender Kaufpreis an den Alteigentümer ausgekehrt wird. Die Variante des Besserungsscheins kann auch erst zum Tragen kommen, wenn der Erwerber das Unternehmen an eine dritte Partei weiterveräußert.

12.2.8.5 Vendor (Verkäufer) Due Diligence (VDD) und Buyer (Käufer) Due Diligence (BDD)

Sowohl strategische als auch Finanzinvestoren sollten vor dem Erwerb von Unternehmensteilen oder kompletten Unternehmen ein gutes Gefühl entwickeln können, welche Risiken mit einem potenziellen Erwerb verbunden sind. Darüber hinaus sind die Anforderungen an die Gewährung von Bankenfinanzierungen erheblich gestiegen. Banken möchten mittlerweile wieder sehr detaillierte Informationen über das Unternehmen erhalten. Dieses umfasst nicht nur die Bilanzen, sondern auch deren Auswertung einschließlich zukunftsgerichteter Unternehmensplanungen, die einen Zeitraum von mindestens drei Jahren abbilden. In Abhängigkeit von der Art der Unternehmung und ihren spezifischen Risiken werden die folgenden Unterlagen benötigt:

- Jahresabschlüsse der letzten drei Jahre,
- Steuerbescheide der letzten drei Jahre/Unterlagen von Steuerprüfungen,

- Financial Due Diligence einschließlich Bilanz-, Gewinn- und Verlustrechnungs- und Cashflow-Planung für die kommenden drei Jahre,
- Tax Due Diligence,
- Legal Due Diligence,
- Market Due Diligence,
- Environmental Due Diligence,
- Human Resources Due Diligence,
- Technical Due Diligence,
- Organisation/IT Due Diligence.

In den Boom-Zeiten, als der Wettbewerbsdruck sehr hoch war und Schnelligkeit der einzige Wettbewerbsvorteil war, haben sich Käufer fast ausschließlich auf die vom Verkäufer in Auftrag gegebene Vendor Due Diligence verlassen. Solange diese von reputablen Firmen erstellt wurden, konnte man von einer gewissen Neutralität ausgehen, jedoch nicht von einer Unabhängigkeit. Um sich auch in den Boom-Zeiten nicht vollends auf die vom Verkäufer beauftragen Untersuchungsergebnisse verlassen zu müssen, wurden dann sog. »Confirmatory Due Diligence Reports« erstellt, die in relativ kurzer Form die Ergebnisse der Vendor Due Diligence verifizierten. Diese wurde entweder im Rahmen einer Exklusivität durch den ursprünglichen Ersteller durchgeführt oder im Rahmen von Bietungsprozessen von einem unabhängigen Dritten, der vom Käufer beauftragt wurde.

Grundsätzlich ist eine VDD als Ergänzung zum Informationsmemorandum zu sehen. Sie beinhaltet weitere, detailliertere Analysen der Gebiete Finanzen, Markt, Steuern und Recht. Allerdings sind Detaillierungsgrad und Unabhängigkeit nicht so tief wie bei einer vom Käufer in Auftrag gegebenen Buyer Due Diligence.

12.2.9 Ausblick

Die zukünftige Entwicklung der M&A-Märkte, bzw. die quantitative und qualitative Entwicklung der Transaktionen, hängt von verschiedenen Einflussfaktoren ab. Grundsätzlich ist zu unterscheiden zwischen Small- und Mid-Cap-Transaktionen und Transaktionen im Large-Cap-Bereich, den sog. Mega Deals.

Der Deal Flow von Corporate Acquisitions im Small- und Mid-Cap-Bereich ist im Krisenfall vergleichsweise schwankungsarm. Dies liegt daran, dass diese entweder durch das übernehmende Unternehmen aus dem laufenden Cashflow oder aus der »Kriegskasse« realisiert werden können und somit nicht vom momentan sehr zurückhaltenden Bankenmarkt abhängig sind.

Large-Cap-Transaktionen hingegen, sowohl im Corporate Bereich als auch bei Private-Equity-Übernahmen, sind wesentlich stärker vom konjunkturellen Umfeld abhängig, da für deren Realisierung in den meisten Fällen erhebliches Fremdkapital benötigt wird. Daher haben sowohl deren Anzahl als auch die kumulierten Übernahmewerte ein historisch nie da gewesenes Tief erreicht.

Abgesehen von den bereits erwähnten »Firesales« wird die Erholung der M&A-Märkte wesentlich von den folgenden Faktoren abhängen:

- Verbesserung des gesamtwirtschaftlichen Umfelds;
- Bereitschaft der Banken, vermehrt Liquidität zur Verfügung zu stellen; damit auch Bereitschaft institutioneller Anleger (Pensionskassen, Versicherungen, strukturierte Kreditvehikel wie CLOs und CDOs), die von Banken ausgereichten Kredittranchen teilweise zu übernehmen;
- breite positive Markteinschätzung, denn neben Fakten spielt die Psychologie der Marktteilnehmer eine entscheidende Rolle.

Die Faktoren können sowohl einzeln als auch in einer Kombination auftreten. Ein positiver Impuls für das M&A-Geschäft kann nur erwartet werden, wenn die Marktteilnehmer von einer nachhaltigen Erholung des gesamtwirtschaftlichen Umfeldes ausgehen können. Da die deutsche und europäische Wirtschaft global vernetzter sind, als vor der Krise angenommen, spielt die wirtschaftliche Situation der Außenhandelspartner eine entscheidende Rolle. Eine ausschließliche Erholung der deutschen Wirtschaft – losgelöst von anderen Wirtschaftsnationen – kann es nicht geben.

Für die deutsche Wirtschaft bleibt die Hoffnung, dass in 2010 ein positives BIP-Wachstum zu verzeichnen sein wird, teilweise noch positiv beeinflusst durch die staatlichen Konjunkturprogramme. Wirtschaftsforschungsinstitute schätzen für 2010 ein BIP-Wachstum zwischen 0,7 % und 2,1 %. Die gesamtwirtschaftliche Nachfrage jedoch wird maßgeblich von der Binnennachfrage abhängen, da von der Export- und Investitionsgüternachfrage geringe Impulse zu erwarten sind. Die Binnennachfrage hängt entscheidend von der Entwicklung der Arbeitslosenzahlen ab, deren Höchststand sich erst noch im Verlaufe des Jahres zeigen wird. Weiterhin ist zu erwarten, dass die Reallöhne sinken werden und somit vom allgemeinen Konsum kein positiver Impuls zu erwarten ist.

Eine weitere Rolle spielen die Banken und deren Kreditqualität. Der IWF geht davon aus, dass sowohl im nordamerikanischen Raum als auch in Europa Kreditpositionen im erheblichen Umfang noch nicht wertberichtigt wurden. Dies bedeutet, dass weitere Kreditausfälle, für die nicht Vorsorge getroffen wurde, die Bankbilanzen negativ beeinflussen, was wiederum zu einer weiter bzw. länger anhaltend restriktiven Kreditvergabe führen wird. Ein weiterer, nicht zu unterschätzender Faktor wird auch die Entwicklung des Eurokurses sein. Ein günstiger Euro würde dem Wirtschaftswachstum unerwartet positive Impulse verleihen.

Sicherlich wird es in 2010 zu einer weiteren Belebung des M&A-Marktes kommen, jedoch werden die Anzahl und Volumina der Transaktionen in 2010 weit entfernt von denen der Jahre 2006 und 2007 liegen. In 2010 wird man häufig Notverkäufe (Firesales) sehen oder auch kleinere Transaktionen mit einem Unternehmenswert von unter 150 Millionen Euro. Größere Transaktionen jenseits eines Unternehmenswertes von 400 Millionen Euro wird es seltener geben. Dies liegt daran, dass zum einen Bankenliquidität in einem ausreichenden Umfang zur Verfügung stehen muss und zum anderen ein aus Verkäufer- und Käufersicht angemessener Kaufpreis gefunden werden muss. In einzelnen Fällen kann die Bankenliquidität durch ein sog. »Roll-over« sichergestellt werden. d. h. bestehende Banken oder wesentliche Teile des Bankenkonsortiums erklären sich bereit, existierende Kredite zu verlängern, bzw. zu überschreiben.

Unternehmensbewertungen scheinen sich nach einem freien Fall der letzten 18 Monate nun Anfang 2010 zu stabilisieren. Nichtsdestotrotz besteht zwischen den Kaufpreisvorstellungen von Verkäufer und Käufer immer noch eine erhebliche Diskrepanz, die es zu schließen gilt. Dies muss nicht notwendigerweise in einen reduzierten Kaufpreis münden, sondern kann durch ein verbleibendes Commitment des Verkäufers überbrückt werden. Ein Verkäufer kann grundsätzlich in Erwägung ziehen, einen sog. Vendor Loan zu gewähren (Verkäuferdarlehen – der Verkäufer stundet verzinslich einen Teil des Kaufpreises, meistens nachrangig zu den Akquisitionsdarlehen), einen Earn-out zu vereinbaren (zusätzlicher Kaufpreis ist an das Erreichen von vereinbarten Erfolgsgrößen geknüpft) oder einen Besserungsschein zu gewähren (mündet bei Erreichen oder Überschreiten eines vorher fest definierten Wiederverkaufswertes in eine Kaufpreiserhöhung). Grundsätzlich wird in dem derzeitigen Marktumfeld eine Abkehr vom Locked-Box-Prinzip erwartet, hin zu einer variablen und flexiblen Kaufpreisgestaltung (siehe auch Kapitel 12.2.8).

Der gestiegene Druck bei den Verkäufern wird in Zukunft dazu führen, dass die Gewährleistungen wieder käuferfreundlicher und die Haftungsbeschränkungen wieder aufgeweicht werden oder ganz wegfallen. Das veränderte Marktumfeld wird auch Auswirkungen auf die Closing-Bedingungen haben. Finanzierungsvorbehalte müssen dann wieder akzeptiert werden. Die Zeiten, in denen sich der Käufer mit einer Vendor Due Diligence begnügte, sind ebenfalls vorbei – zumindest vorläufig. Auch Material-Adverse-Change-Klauseln (MAC) gewinnen wieder an Bedeutung.

Grundsätzlich ist davon ausgehen, dass durch weniger Wettbewerb und durch die Nichtverfügbarkeit von Fremdfinanzierungen die Kaufpreise sinken werden. Erst dann wird die M&A-Aktivität wieder spürbar zunehmen.

12.3 Die Finanzierungsindustrie: Banken-Liquidität vs. institutionelle Liquidität

12.3.1 Hintergrund

Seit der Sub-Prime-Krise hat sich die globale Bankenlandschaft massiv verändert. Banken wurden verstaatlicht oder teilverstaatlicht und die Zentralbanken haben die Geld- und Kapitalmärkte mit Liquidität geflutet, um einen totalen Kollaps der globalen Finanzindustrie zu vermeiden. Auf der anderen Seite haben die Banken dieses »billige« Geld nur sehr zögerlich an die Unternehmen weitergereicht, sodass es für die Unternehmen zu keiner spürbaren Verbesserung auf den Kreditmärkten kam. Gleichzeitig stiegen die Kreditausfälle sprunghaft an.

Während die deutsche Bankenlandschaft bereits vor der Sub-Prime-Krise begann, sich zu verändern, überschlugen sich die Ereignisse nach dem Bankrott Lehmans: Im Dezember 2007 wurde die Sachsen LB, die dann durch die LBBW zwangsweise übernommen werden musste, das erste deutsche Opfer der Finanzmarktkrise. In 2008 übernahm Lonestar die IKB und im gleichen Monat wurde die Dresdner Bank durch die Commerzbank übernommen. Die Verstaatlichung der Hypo Real Estate war in Deutschland seit Bestehen der Bundesrepublik Deutschland die bedeutendste Verstaatlichung in der Geschichte. Somit hat die Krise die dringend notwendige Konsolidierung des deutschen Bankensektors beschleunigt, sodass ein Teil des Wettbewerbsdrucks, der vormals eine risikogerechte Preisstellung verhinderte, in Zukunft wegfallen könnte. Dies wird aber noch dauern, da z.B. im Landesbanken-Bereich noch erhebliche politische Hürden genommen werden müssen.

Ein weiteres Problem auf Seiten der Banken ist der Anstieg der Kreditausfälle. Je länger die Krise dauert, desto höher werden diese. In der Vergangenheit lagen diese im Schnitt bei ca. 3,3 %, stiegen jedoch auf ca. 10,1 % per November 2009. Ein Verharren auf diesem hohen Niveau oder gar ein weiterer Anstieg hätte wiederum einen negativen Effekt auf die weitere Kreditvergabe. Obgleich es noch viele Skeptiker gibt, gehen die großen Ratingagenturen momentan von einem schrittweisen Rückgang der Ausfallrate in 2010 aus: S&P rechnet derzeit mit einem Rückgang der Sub-Investment-Grade-Ausfallrate auf 6,9 % per September 2010, Moody's mit 4 % für 2010.[13] Dies wäre eine Grundvoraussetzung für die Lockerung der Kreditvergabe.

12.3.2 Anforderungen an Bankenfinanzierungen

Ob Banken aus den Fehlern in der Vergangenheit gelernt haben, muss erst noch abgewartet werden. Momentan, nach der Sub-Prime-Krise und nach Lehman, sind die Anforderungen an Bankfinanzierungen stark gestiegen. Dies ist weniger auf die Einführung von Basel II zurückzuführen, sondern vielmehr auf die restriktivere Anwendung dieser Vorschriften. Seit der Krise sind Banken vermehrt bemüht, die einzugehenden Risiken adäquat auch unter Berücksichtigung des bankenindividuellen Bankenratings und deren aktueller Refinanzierungskosten zu bepreisen. Je nach Bankenrating kann dies zz. für einen Fünf-Jahres-Kredit 85 Basispunkte ausmachen. Das heißt im Umkehrschluss, dass alle Kreditkonditionen, die unter diesem Preis liegen, ein Zuschussgeschäft für die Bank bedeuten. Diese Lücke gilt es, mit dem sog. Cross Selling, also dem Verkauf von anderen Produkten, zu schließen.

Im Folgenden werden einige Anforderungskriterien aufgeführt, die im Vorhinein vom Kunden in der Kreditanfrage entsprechend reflektiert sein sollten:

- Der Kreditnehmer sollte sich in einer stabilen Branche befinden (obwohl dies jede Bank für sich unterschiedlich einschätzt).
- Es müssen umfangreiche Informationsmaterialien verfügbar sein (sowohl Finanzinformationen als auch Informationen über das Marktumfeld, in dem sich das Unternehmen bewegt).
- Die Werttreiber des Geschäftsmodells sollten offensichtlich und nachvollziehbar sein.
- Nach Möglichkeit sollte der Kreditnehmer ein Rating haben.

---

13) Vgl. S&P LCD, Januar 2010.

12.4 Die Rolle des CFOs/Veränderte Anforderungen an den CFO

In der Vergangenheit waren die Gewinn- und Verlustrechnung, Bilanz, Jahresabschlüsse und Budgetierungsprozesse die Domäne des CFOs und seiner Mitarbeiter. Im Zeitalter der Cross-Border-Transaktionen und in Zeiten von Konzentration und Konsolidierung hat sich das Anspruchsprofil an den CFO erheblich geändert. Der Neue »Typus CFO« entspricht dem einer »eierlegenden Wollmilchsau«, denn nur diese kann dem umfangreichen Spektrum gerecht werden. Das heißt, dass in diesem Bereich eine personelle Verstärkung zur Abdeckung der vielfältigen Belange erforderlich ist.

Sowohl Eigentümer als auch Finanziers benötigen im Unternehmen einen kompetenten Ansprechpartner, der Kostenoptimierungsprojekte aufsetzen kann und diese in einem durchgängigen Prozess überwacht und begleitet. Neben der Gewinnmaximierung stehen Themen wie Liquiditätsmanagement und Optimierung der Bestände, Forderungen und Verbindlichkeiten an oberster Stelle. Das Gleiche gilt auch für den Bereich Risikomanagement, die Früherkennung von Forderungsausfällen sowie die Sicherung der Lieferanten, denn bei einem kurzfristigen Ausfall eines wichtigen Lieferanten kann es nicht nur zu signifikanten Einnahmeausfällen kommen, sondern auch die Kundenbeziehung kann nachhaltig beschädigt werden – bis hin zu Schadensersatzforderungen von Kunden.

Weiterhin, je nach Branche und Unternehmensgröße sind Mitarbeiterincentivierungen unerlässlicher Bestandteil einer modernen, zielgerichteten, Unternehmensführung. Diese Art von Mitarbeitermotivation sollte nicht nur auf die erste Führungsebene, sondern auch weitere Ebenen ausgedehnt werden, um einen langfristigen und nachhaltigen Unternehmenserfolg zu garantieren. Diese Mechanismen gilt es gemeinsam mit den Geschäftseinheiten zu definieren.

Neben der Stärkung und Steuerung der Innenfinanzierungskraft muss ein besonderes Augenmerk auf die von Banken bereitgestellte Liquidität gerichtet werden. Dies umfasst eine regelmäßige Bankenkommunikation. Nur im Rahmen eines regelmäßigen Austausches können eventuell auftretende Liquiditätsengpässe frühzeitig angesprochen werden und geeignete Maßnahmen ergriffen werden. Bei Bankbeziehungen ist darauf zu achten, dass man mit mindestens zwei bis vier Banken Geschäftsbeziehungen unterhält, da Banken ihre Kernstrategien u.U. ändern und somit eine nicht zu schließende Finanzierungslücke entstehen kann. Weiterhin muss überprüft werden, welche Strategie der Bankenpartner in Deutschland in der Zukunft verfolgt. In Zeiten der Krise kann es für ein Unternehmen auch durchaus interessant sein, eigene Kredite unter par zu kaufen, sofern es die Kreditverträge erlauben und sofern diese Kredite gehandelt werden. Alternativ können solche Transaktionen bilateral erfolgen.

Der CFO muss auch vollständig vertraut und betraut sein mit der Durchführung von Akquisitionen und Veräußerungen von nicht notwendigen Betriebsteilen oder Bereichen, die nicht mehr in die Kernstrategie des Unternehmens passen. Die Kaufs- und Verkaufsprozesse können durchaus von unternehmenseigenen Bereichen durchgeführt werden, jedoch eine vollständige, eigene, Abwicklung ist in den wenigsten Fällen möglich.

12.5 Fazit

Zusammenfassend ist festzuhalten, dass es auch in 2010 M&A-Aktivitäten und Private-Equity-Übernahmen geben wird, jedoch werden die ersten drei Quartale sehr zurückhaltend verlaufen, da Unternehmen und Unternehmenslenker erst wieder beweisen müssen, auf welchem Niveau ein nachhaltiger »Nach-Krisen« EBITDA erwirtschaftet werden kann. Nur dann kann man im dritten Quartal anfangen, Unternehmenswerte auf einem Last-Twelve-Month-Niveau zu errechnen. Wenn es keinen weiteren gesamtwirtschaftlichen Einbruch in 2010 geben wird, ist mit einer Erholung der M&A-Aktivitäten im vierten Quartal 2010 und im ersten Quartal 2011 zu rechnen.

Eine aktive M&A-Kultur, sowohl Kaufen als auch Verkaufen von Unternehmensteilen, kann sich positiv auf das Unternehmen und dessen Marktposition auswirken. Im jetzigen Markt kann und muss man gegebene Opportunitäten nutzen, sofern dies die Finanzkraft zulässt und sofern die zur Integration erforderlichen personellen und systemseitigen Ressourcen vorhanden sind. Unternehmen, die bisher das strategische Element M&A nicht genutzt haben, sollten darüber nachdenken, dieses jetzt einzusetzen, denn in absehbarer Zeit werden die Unternehmenswerte eher wieder steigen als weiter fallen.

Gerade von eigentümergeführten Unternehmen wird die Komplexität von M&A-Transaktionen häufig unterschätzt. Das Einschalten von Beratern ist nicht als Schwäche zu sehen, sondern zeugt von einem professionellen Umgang mit der Materie. M&A-Berater können einen entscheidenden Mehrwert bei unterschiedlichen Schritten der Transaktionsabwicklung, wie z.B. bei der Anbahnung, bei der Unternehmensbewertung, bei der zeitlichen Abwicklung und bei der Vorbereitung und Auswertung der Due-Diligence-Ergebnisse bieten.

Oberstes Ziel ist es, das Ergebnis bzw. die Margen zu halten, Kosten zu senken und die Liquidität zu sichern. Die zentralen Fragestellungen sind im nachfolgenden Maßnahmenkatalog ersichtlich.

Mögliche Maßnahmen in der Krise

- Analyse der Ursachen (intern od. extern verursacht)
- Maßnahmen zur Erhaltung der Zahlungsfähigkeit
  - Optimierung der Kapitalstruktur (Debt to Equity Swap)
  - Working Capital Management (Verlängerung der Zahlungsziele bei Lieferanten; strengeres Forderungsmanagement, Neuverhandlung der Einkaufskonditionen, Abbau von Beständen, Factoring etc.)
- Reduzierung von variablen und fixen Kosten (Kurzarbeit, Veränderung der Produktionsprozesse, Arbeitsprozesse)
- Strategische Partnerschaften/Joint Ventures
- Outsourcing
- Capex Optimierungen
- Freisetzung von bestehenden Liquiditätsreserven
  - Verkauf von nicht betriebsnotwendigem Vermögen
  - Sale & Lease Back

Gleichzeitig darf jedoch die Sicherung und/oder Verbesserung der Marktposition nicht aus den Augen verloren werden. Die aufgelisteten Maßnahmen sollten je nach Unternehmensausrichtung, Branche und Art der Krisensituation in unterschiedlicher Gewichtung in Erwägung gezogen werden.

13. Auswirkungen der Finanzmarktkrise auf die Unternehmensbewertung

von Christian Zwirner und Ago Reinholdt

Übersicht

13.1	Einleitung	228
13.2	Die Unternehmensbewertung in der Krise	228
13.2.1	Ziel und Anlass der Unternehmensbewertung	228
13.2.2	Methoden der Unternehmensbewertung	229
13.2.3	Änderung der Parameter in Folge der Krise	232
13.2.3.1	Vorbemerkungen	232
13.2.3.2	Ermittlung und Verwertung der notwendigen Informationen	232
13.2.3.3	Prognosedaten	233
13.2.3.4	Ermittlung des Kapitalisierungszinssatzes	234
13.2.3.4.1	Ermittlung der Eigenkapitalkosten	234
13.2.3.4.1.1	Risikofreie Rendite	234
13.2.3.4.1.2	Marktrisikoprämie	236
13.2.3.4.1.3	Betafaktor	237
13.2.3.4.1.3.1	Levered Beta	237
13.2.3.4.1.3.2	Relevered Beta	238
13.2.3.5	Fremdkapitalkosten	239
13.2.4	Plausibilitätsbewertungen	240
13.3.	Fazit	241
Literaturverzeichnis		242

13.1 Einleitung

Trotz erster Anzeichen einer Erholung der Weltwirtschaft zeigen immer wieder auftretende Meldungen und die damit verbundene Anfälligkeit der großen Aktienindizes die Unsicherheit der aktuellen Marktsituation. Ferner ist aufgrund der Geldpolitik der Notenbanken das Zinsniveau auf einem historischen Tief angelangt. Unter solchen Vorzeichen ist zu fragen, wie sinnvoll eine Unternehmensbewertung auf Basis typischer Bewertungsmethoden ist und wie die Inputparameter für eine solche Bewertung ggf. modifiziert werden müssen. Inwieweit die »klassische« Unternehmensbewertung demnach durch die Krise beeinflusst wird, legen die nachstehenden Ausführungen dar.

Die Notwendigkeit von Unternehmensbewertungen kann sich gerade aus der aktuellen Situation ergeben. So kann beispielsweise die »günstige« Marktsituation den Boden für strategische Übernahmen ebnen, welche die Frage nach dem Unternehmenswert aufwerfen. Auch die internationalen wie nationalen Rechnungslegungsnormen können eine (Teil-) Unternehmensbewertung in Form eines Werthaltigkeitstests (Impairment Test) für den Goodwill bzw. die Beteiligung erfordern.[1] Der folgende Beitrag beleuchtet die Methodik der Unternehmensbewertung im Zeichen der Krise und deren Einflussfaktoren im Einzelnen.

13.2 Die Unternehmensbewertung in der Krise

13.2.1 Ziel und Anlass der Unternehmensbewertung

Ziel der Unternehmensbewertung ist die Feststellung des Unternehmenswerts. Diese Aussage sei auch deshalb noch einmal vorangestellt, weil Wert und Preis des öfteren fälschlicherweise gleichgesetzt werden. Tatsächlich aber muss das Unternehmen nicht das kosten, was es wert ist. Die Bestimmung des Unternehmenswerts dient nun dazu, dass Käufer und Verkäufer sich auf einen Preis einigen können. Dabei wird typischerweise der Wert des Unternehmens vonseiten des Käufers nicht mit dem Wert übereinstimmen, den der Verkäufer dem Bewertungsobjekt (Unternehmen) beimisst. Der Unternehmenswert ist also stets auch von subjektiven Einflüssen geprägt. Den »wahren« Unternehmenswert gibt es nicht. Gleichwohl dient eine – wie auch immer in der Praxis ausgestaltete – Unternehmensbewertung der Preisfindung.

Um subjektive Einflüsse zu minimieren hat das Institut der Wirtschaftsprüfer e.V. (IDW) im Rahmen des Standards IDW S 1 die Durchführung der Bewertung standardisiert. Dadurch soll der von den Wirtschaftsprüfern ermittelte »objektivierte Unternehmenswert«[2] allgemein nachvollziehbar dargestellt werden.[3]

---

[1] Vgl. IAS 36, § 253 Abs. 3 Satz 3 HGB.
[2] Damit ist der von den Vertragsparteien unabhängig ermittelte Wert gemeint – vgl. IDW (2008), S. 274.
[3] Vgl. zur Kritik Matschke/Brösel (2007), S. 55 f.

Der Unternehmenswert hat vielseitigste Anwendungen.[4] Die wirtschaftliche Krisensituation mindert nicht die Anlassfälle der Bewertung. So werden zum einen strategische Käufe/Verkäufe getätigt[5], zum anderen stellt sich die Frage des Unternehmenswerts auch im Rahmen von Insolvenzprüfungen oder Umwandlungen. Zudem sind Beteiligungen und Geschäfts- oder Firmenwerte auf ihre Werthaltigkeit zu überprüfen. Eine Vielzahl von Bilanzierenden wird dabei vor der Frage stehen, ob der beizulegende Zeitwert ihrer Beteiligung oder ihres Firmenwerts (dauerhaft) unter dem Buchwert liegt und der Buchwert demzufolge abzuschreiben ist.[6] Dies gilt sowohl für die Rechnungslegung nach HGB wie auch nach IFRS.

Diese und weitere Anlässe machen eine Unternehmensbewertung auch – oder gerade insbesondere – in der Krisenzeit unumgänglich. Die Krise erfordert Anpassungen bei der Ermittlung des Unternehmenswerts.

13.2.2 Methoden der Unternehmensbewertung

Dem Unternehmensbewerter stellt sich zuallererst die Frage, auf welches bzw. welche Instrumente (i.d.R. wird zumindest ein Vergleichswert mit einem anderen Verfahren ermittelt) er seine Bewertung fußen lässt. Abb. 13-1 zeigt exemplarisch eine Kategorisierung möglicher Methoden.

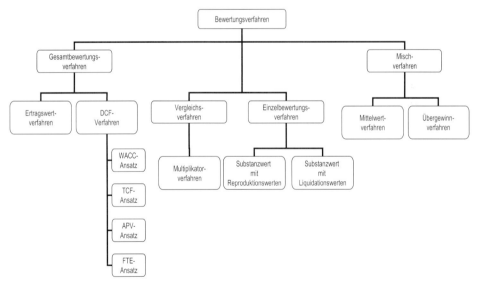

Abb. 13-1: Überblick über mögliche Bewertungsverfahren[7]

---

4) Vgl. umfassend zu Anlässen der Unternehmensbewertung Drukarczyk/Schüler (2009), S. 82 ff.
5) Berühmtes Beispiel ist die Übernahme des Solarherstellers Ersol durch Bosch – vgl. Manager Magazin vom 2.6.2008.
6) Vgl. zum beizulegenden Zeitwert Lüdenbach/Hoffmann (2008), S. 3 f.
7) Modifiziert entnommen aus: Dörschell/Franken/Schulte (2009), S. 4. Die Abbildung zeigt nicht alle Bewertungsmöglichkeiten, wohl aber die gängigsten. Darüber hinaus wären z.B. noch der in der Praxis nicht relevante Realoptionsansatz zu nennen.

Den *Gesamtbewertungsverfahren* ist gleich, dass sie auf dem Kapitalwertkalkül basieren.[8] Hier werden zukünftige Zahlungsmittelüberschüsse (Cashflows) zum Zwecke der Gegenwartsbetrachtung mit einem Kapitalisierungszins abgezinst (diskontiert). In der Praxis haben sich als »gängige Verfahren das Ertragswertverfahren und die Discounted Cashflow Verfahren [DCF-Verfahren] herausgebildet.«[9]

Da diese Verfahren[10] Annahmen über zukünftige Erträge bzw. Einzahlungsüberschüsse erfordern, ist zu fragen, inwiefern Prognosen solche Daten liefern können. In der gegenwärtigen Situation werden nicht einmal Prognosen auf Jahressicht abgegeben.[11] Bei derart schwer einschätzbaren Konjunkturaussichten wie derzeit, können auch kaum mehr Wachstumsannahmen bis in die Unendlichkeit getroffen werden, die die genannten Methoden aber wiederum verlangen. Die grundsätzlich gegenüber anderen Verfahren überlegenen Gesamtbewertungsverfahren müssen daher in der Krisenzeit schon allein aufgrund der Prognoseschwierigkeit zukünftiger Einzahlungsüberschüsse mit Vorsicht »genossen« werden. An die Ausgangsdaten, die diesen Verfahren zugrunde gelegt werden, sind dabei besonders hohe Anforderungen und Plausibilitätserfordernisse zu stellen.

Als *Vergleichsverfahren* hat sich in der Praxis das Multiplikatorverfahren etabliert. Hierbei wird das zu bewertende Unternehmen mittels Kennzahlen mit einem möglichst ähnlichen Unternehmen (z.B. aus der gleichen Branche) verglichen, dessen Marktwert bekannt ist. Ein typisches Beispiel ist der Vergleich mittels EBIT-Multiplikatoren. Hierbei wird der Multiplikator derart ermittelt, dass der Marktwert des Unternehmens mit dem EBIT des Unternehmens in Relation gesetzt wird. Abgeleitet wird ein solcher Wert in der Praxis auf Grundlage getätigter Unternehmenskäufe; demnach stellt ein Multiplikator regelmäßig eine ex post betrachtete Größe dar.

$$\text{EBIT-Multiplikator} = \frac{\text{Marktwert des Gesamtkapitals des Vergleichsunternehmens}}{\text{EBIT des Vergleichsunternehmens}}$$

Der so gewonnene Multiplikator wird dann mit der Vergleichskennzahl des zu bewertenden Unternehmens multipliziert. Um den Unternehmenswert (= Wert des Eigenkapitals) zu erhalten, wird der Marktwert des Fremdkapitals subtrahiert.

$$\text{Unternehmenswert} = (\text{EBIT} \times \text{EBIT-Multiplikator}) - \text{Marktwert des Fremdkapitals}$$

Es existieren eine Vielzahl von Multiplikatoren, die sowohl auf den Wert des Gesamtkapitals als auch direkt auf den Wert des Eigenkapitals abzielen.[12]

Es ist allerdings ein Trugschluss, bei unmöglichen oder sehr unsicheren Prognosen ohne Weiteres auf Multiplikatormethoden zurückgreifen zu können. Sie geben nur die Vergangenheit wieder und bilden somit nur den Trend ab. In Zeiten eines »Booms« mit steigenden EBIT beispielsweise werden steigende Multiplikatoren auf einen höheren Unternehmenswert des zu bewertenden Unternehmens umgemünzt

---

8) Vgl. auch weiterführend Ballwieser (2007), S. 8.
9) IDW (2008), S. 273.
10) Siehe zur ausführlicheren Erklärung der Methoden Matschke/Brösel (2007), S. 638ff.;
11) Vgl. Hackhausen (2009).
12) Vgl. zum Beispiel Berner/Rojahn (2003), S. 155ff.

Ballwieser (2007), S. 12ff.; Schultze (2002), S. 183ff.

und »... [nähren] so spekulative Blasen ...«[13]. Multiple-Verfahren eignen sich allerdings regelmäßig dazu, auf andere Weise gewonnene Unternehmenswerte zu plausibilisieren. In Krisenzeiten muss allerdings die Aussagekraft von solchen Wertermittlungen nicht zuletzt aufgrund ihres retrospektiven Ansatzes verstärkt hinterfragt werden.

Einzelbewertungsverfahren sind ebenfalls statische, d.h. auf den einzelnen Zeitpunkt abzielende Verfahren und bewerten die »Substanz« des Unternehmens. Hierbei wird typischerweise vom Szenario der Liquidation des Unternehmens (Liquidationswert) oder einem Nachbau des Unternehmens auf der »grünen Wiese«[14] (Substanzwert) ausgegangen. Im ersten Fall werden die einzelnen Vermögensgegenstände des Unternehmens zu Veräußerungspreisen bewertet und die Schulden mit ihren Ablösebeträgen sowie etwaige Kosten der Liquidation subtrahiert. Geht man davon aus, dass diese Werte objektiv ermittelbar sind, bildet dieser Wert die Untergrenze für die Veräußerung des Unternehmens.[15] Hingegen sind bei einem fiktiven »Nachbau« des Unternehmens auf der »grünen Wiese« das betriebsnotwendige Vermögen zu Wiederbeschaffungskosten und das nicht betriebsnotwendige Vermögen mit Veräußerungspreisen zu bewerten. Die Schulden werden wiederum zum Ablösebetrag abgezogen. Auch dieses Vorgehen ist abzulehnen, da hier der Geschäftswert des Unternehmens vernachlässigt wird.[16] In der Krisenzeit aber kann die Bewertung des Reinvermögens durch Bestimmung der Zeitwerte für Vermögensgegenstände und Schulden eine geeignete Basis für Unternehmensbewertungen darstellen, denn nicht zuletzt die jüngste Vergangenheit hat gezeigt, dass das bilanzielle Reinvermögen entscheidend für den Fortbestand des Unternehmens zu sein vermag.[17]

Mischverfahren basieren auf der Kombination von Gesamtbewertungs- und Einzelbewertungsverfahren. Das Mittelwertverfahren als ein Mischverfahren bildet ein gewichtetes Mittel aus Ertrags- und Substanzwert. Als alternatives Mischverfahren kann das Übergewinnverfahren zur Anwendung kommen. Hierbei wird der Unternehmenswert durch Addition des Substanzwerts (als Teilreproduktionswert) mit dem Barwert der Übergewinne ermittelt. Die Übergewinne sind dabei die über die angenommenen Zinsen auf den Substanzwert hinausgehenden Erträge.[18] Die Mischverfahren sind aus wissenschaftlicher Sicht ungeeignet[19], da u.a. der Wahl der Gewichtungsfaktoren keine wissenschaftliche Fundierung zugrunde liegt.

Das IDW hat darüber hinaus in seinem Standard *IDW S1 i.d.F. 2008* die Ermittlung des »objektivierten« Unternehmenswerts, den Wirtschaftsprüfer im Rahmen gutachterlicher Stellungnahmen bestimmen, festgelegt.[20] Demnach bestimmt sich der Wert eines Unternehmens »unter der Vorraussetzung ausschließlich finanzieller Ziele durch den Barwert der mit dem Eigentum an dem Unternehmen verbun-

---

[13] Jonas (2009), S. 541.
[14] Ballwieser (2007), S. 190.
[15] Vgl. die Kritik zur Aussage des Liquidationswerts als Wertuntergrenze: Matschke/Brösel (2007), S. 316.
[16] Vgl. Schultze (2003), S. 150 ff.
[17] An dieser Stelle sei auf die zahlreichen Nachrichten der Tagespresse verwiesen, die immer wieder die Eigenkapitalquote thematisieren.
[18] Vgl. Mandl/Rabel (2009), S. 87.
[19] Vgl. z. B. Ballwieser (2007), S. 192 ff., Mandl/Rabel (2009), S. 88.
[20] Siehe IDW (2008), S. 271.

denen Nettozuflüsse an die Unternehmenseigner.«[21] Das Verfahren basiert auf einer Zukunftsbetrachtung, ebenso wie die weiteren Gesamtbewertungsverfahren.

Es bleibt festzuhalten, dass besonders in Krisenzeiten Substanzwerte wichtige Informationen und Argumentationshilfen zur Bestimmung des Kaufpreises bieten können. Aufgrund der methodischen Schwächen dieser Verfahren stellen sie allerdings keine echte Alternative zu Gesamtbewertungsverfahren dar. In der Folge sollen nun die durch die Krise beeinflussten Parameter[22] einer Gesamtwertbetrachtung näher beleuchtet werden. Neben den Gesamtbewertungsverfahren können und sollten weitere vereinfachende Bewertungsverfahren dazu dienen, gewonnene Unternehmenswerte zu plausibilisieren.

13.2.3 Änderung der Parameter in Folge der Krise

13.2.3.1 Vorbemerkungen

Wie der IDW S1 zutreffend beschreibt, ist das »Kernproblem einer jeden Unternehmensbewertung [...] die Prognose der finanziellen Überschüsse aus dem betriebsnotwendigen Vermögen.«[23] Die Prognose finanzieller Überschüsse aus dem nicht betriebsnotwendigen Vermögen wird meist auf kürzere Perioden bezogen und ist von daher einfacher.[24] Dies wirft die Frage auf, wie die notwendigen Informationen beschafft und verwertet werden. Dies gilt über den IDW S1 hinaus natürlich auch für alle anderen zukunftsorientierten Verfahren.

13.2.3.2 Ermittlung und Verwertung der notwendigen Informationen

Da die Gesamtbewertungsverfahren auf die Abzinsung *zukünftiger* Größen abzielen, versteht es sich von selbst, dass vergangenheitsorientierte Zahlen nur Hilfsmittel zur Prognose bieten können, ohne die Fähigkeit zu besitzen, die Zukunft vorauszusagen. Nichtsdestotrotz sind bei Unternehmensbewertungen im Rahmen einer *Vergangenheitsanalyse* Daten über die aktuellen Gegebenheiten und die Entwicklung des Unternehmens in der Vergangenheit einzuholen. Hierunter sind insbesondere die Daten aus den Rechenwerken der Bilanz, Gewinn- und Verlustrechnung oder Kapitalflussrechnung zu verstehen. Dabei sind aber auch Markt- und Umweltentwicklungen zu beachten.[25] Diese Daten dienen der Plausibilisierung und Analyse der später zu treffenden Prognosen.

Schon bei der Vergangenheitsanalyse sind die Kriseneffekte einschlägig. Die Krise kann aber durchaus als außerordentlicher Effekt angesehen werden, in dessen »Strudel« auch zukunftsträchtige Unternehmen geraten. Demzufolge sind die Vergangenheitsdaten aus Zeiten der Krise eine unzureichende Grundlage für zukünftige Prognosen. Würde allein das Krisenjahr 2008 Basis für zukünftige Zahlungsüberschüsse darstellen, würde der Unternehmenswert um den außerordentlichen Effekt der Krise gemindert. Als Beispiel sei hier nur an die gestiegenen Fremdkapi-

---

21) Vgl. IDW (2008), S. 273.
22) Betrachtungen der Steuereffekte werden also ausgeklammert.
23) Vgl. IDW (2008), S. 280.
24) Vgl. IDW (2008a), S. 47.
25) Vgl. IDW (2008), S. 280.

talkosten (Zinsaufwendungen) zu denken, die die Liquidität und somit die finanziellen Überschüsse in außergewöhnlichem Maße belasteten.

13.2.3.3 Prognosedaten

Da die Prognose zukünftiger Daten mit steigendem Betrachtungshorizont immer schwieriger wird, ist es im Rahmen der Gesamtbewertungsverfahren üblich, die Bestimmung des Unternehmenswerts in *zwei Phasen* zu unterteilen. In der ersten Phase (auch Detailplanungsphase genannt) werden für jede Periode einzeln die finanziellen Überschüsse ermittelt und abgezinst. Für die zweite Phase, dessen Ergebnis Fortführungswert (oder auch Terminal Value) genannt wird, wird ein konstanter Wachstumsfaktor festgelegt, mit dem die finanziellen Überschüsse ausgehend von einem Startwert bis in die Unendlichkeit wachsen.[26] Diese werden gleichsam auf die Gegenwart abgezinst.

Wie bereits an früherer Stelle bemerkt, hat die Krise die mittel- bis langfristigen Planungen vieler Unternehmen hinfällig werden lassen.[27] Davon wird die Datenbasis für die Unternehmensbewertung beeinflusst. Neuere Unternehmensplanungen sind ebenso mit bestimmten subjektiven Einschätzungen verbunden wie die Prognosen für die konjunkturelle Entwicklung. Nichtsdestotrotz sind unternehmensindividuell Prognosen zu treffen, die der Bewertung zugrunde zu legen sind. Hier bietet es sich an, Daten für verschiedene Szenarien zu ermitteln.

Bei Bestimmung der finanziellen Überschüsse im Rahmen der Detailplanungsphase (zumeist drei bis fünf Jahre) ist dabei zum Beispiel auf die durch die Krise geänderten Personalstrukturen und damit Personalkosten, die geänderten Fremdkapitalkosten und die Situation auf Absatz- und Beschaffungsmärkten einzugehen. Eine fundierte Planung, die die einzelnen Rechenwerke (Gewinn- und Verlustrechnung, Bilanz und Kapitalflussrechnung) miteinander verzahnt, wird immer wichtiger. Dies gilt in wirtschaftlich schwierigen Zeiten, in denen nicht selten die Finanzierung des Unternehmens gefährdet sein kann, ungleich stärker.

Im Rahmen der Bestimmung des Fortführungswerts ist ein Wachstumsfaktor für das Unternehmen zu bestimmen. Dabei ist insbesondere festzustellen, wie zukunftsträchtig das zu bewertende Unternehmen ist, welche Entwicklung der Branche des Unternehmens zugetraut wird und mit welchem gesamtwirtschaftlichen Trend zu rechnen ist. Die Bestimmung des Fortführungswerts orientiert sich also mehr an einer globalen Betrachtung als die Bestimmung des Detailplanungswerts.

Hinzuweisen ist an dieser Stelle auf die permanent schwankenden Prognosen für die Gesamtwirtschaft, die von verschiedenen Wirtschaftsinstituten veröffentlicht werden.[28] Da diese Daten aber die Ausgangsbasis für langfristige Wachstumsprognosen bilden, sind auch hier vorhandene Unsicherheiten mithilfe verschiedener Szenarien zu berücksichtigen.

---

[26] Vgl. Zwirner/Reinholdt (2009), S. 392.

[27] Andere Ansicht, dass die Krise keine Auswirkung auf die langfristige Planung habe: Jonas (2009), S. 541.

[28] Als aktuelle Prognose sei die des Instituts für Wirtschaftsforschung (ifo) mit Stand vom 15.12.2009 genannt, in dem für 2010 mit einem Wachstum der deutschen Gesamtwirtschaft von 1,7 % und 1,2 % für 2011 gerechnet wird.

13.2.3.4 Ermittlung des Kapitalisierungszinssatzes

13.2.3.4.1 Ermittlung der Eigenkapitalkosten

Im Rahmen von Ertragswertverfahren[29] (wie auch dem standardisierten Vorgehen im IDW S 1) erfolgt die Abzinsung der den Eignern künftig zufließenden finanziellen Überschüsse mittels der Eigenkapitalkosten, wobei diese die Renditeerwartung der Eigner an das Unternehmen widerspiegeln. Auch in den DCF-Verfahren wie dem Flow-to-Equity-Ansatz, kurz FTE-Ansatz, dem WACC- oder dem APV-Verfahren werden zur Berechnung der Abzinsungssätze die Eigenkapitalkosten benötigt.

	Ertragswertverfahren	WACC	FTE	APV
Diskontierungssatz	Renditeforderung der Eigner, ggf. um Risikozuschläge korrigiert	Gewogenes Mittel aus Renditeforderung für das verschuldete Unternehmen und Fremdkapitalkosten	Renditeforderung der Eigenkapitalgeber für das verschuldete Unternehmen	Renditeforderung der Eigenkapitalgeber für das unverschuldete Unternehmen, Diskontierung der Tax Shields mit dem Fremdkapitalkostensatz

Abb. 13-2: Diskontierungssätze in den verschiedenen Ansätzen[30]

Für gewöhnlich werden die Eigenkapitalkosten mithilfe des sog. Capital Asset Pricing Models (kurz: CAPM) abgeleitet.[31] Die Renditeforderung ergibt sich demnach folgendermaßen:

$$r = i_{rf} + (r_M - i_{rf}) \cdot \beta$$

wobei i_{rf} die risikofreie Rendite (Basiszins), r_M die Rendite des Martportfolios und β den sog. Betafaktor repräsentieren.[32] Die Differenz wischen r_M und i_{rf} wird als Marktrisikoprämie bezeichnet. Zusätzlich werden für die Bewertung noch Annahmen über die Fremdkapitalkosten benötigt.

Im Folgenden soll auf die einzelnen Bestandteile der oben genannten Gleichung eingegangen werden.

13.2.3.4.1.1 Risikofreie Rendite

Der Basiszinssatz stellt die risikofreie Rendite dar und sollte demnach auf Grundlage einer risikolosen Kapitalmarktanlage abgeleitet werden. In der Praxis werden hierfür Wertpapiere von Emittenten »unzweifelhafter Bonität«[33] herangezogen. Ein solcher Emittent ist der deutsche Staat, weswegen in Deutschland deutsche Staatsan-

---

29) Vgl. Schultze (2003), S. 449.
30) In Anlehnung an Mandl/Rabel (2009), S. 73.
31) Vgl. Döschell/Franken/Schulte (2009), S. 27; Matschke/Brösel (2007), S. 663ff.
32) Die einzelnen Bestandteile werden später noch näher erläutert.
33) Matschke/Brösel (2007), S. 665.

leihen als Maßstab für eine risikolose Rendite zugrunde gelegt werden.[34] Um aus den Zinszahlungen solcher Staatsanleihen die für die Bewertung benötigten laufzeitadäquaten Zinsen (Spot Rates) zu ermitteln, wird üblicherweise auf die Svensson Methode zurückgegriffen.[35] Die Abbildung der Spot Rates in Abhängigkeit von der Laufzeit wird als Zinsstrukturkurve bezeichnet.

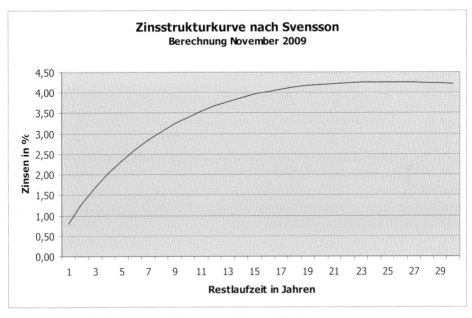

Abb. 13-3: Zinsstrukturkurve auf Basis der Parameter der Bundesbank zum November 2009 (Monatsendwerte)

Grundsätzlich sollte zur Abzinsung der laufzeitadäquate Zins verwendet werden.[36] Unter Hinweis auf eine zeitkonstante Ermittlung der Marktrisikoprämie und zur Glättung kurzfristiger Marktschwankungen verwendet das IDW bei einer Bewertung nach dem IDW S1 daher einen einheitlichen Zinssatz.[37] Dabei werden bei Anwendung des Svensson Verfahrens die Spot Rates (für eine Laufzeit bis 29 Jahren) aus den Parametern der letzten drei Monate vor dem Bewertungsstichtag abgeleitet, gemittelt und auf 0,25 % gerundet.[38] Auf dieser Grundlage ergab sich für Bewertungsstichtage im Juni 2009 ein einheitlicher Basiszins von 4,25 %.[39] Zum 31.12.2009 belief sich der Zinssatz ebenfalls auf 4,25 %.

In Folge der Weltwirtschaftskrise haben die Notenbanken die kurzfristigen Zinsen verringert (EZB Leitzins derzeit bei 1 %). Die langfristigen Renditen von Staatsanleihen verblieben jedoch weitgehend unverändert.[40] Da Unternehmensbewertungen regelmäßig unter der Annahme der Fortführung des Unternehmens bis in die

---

34) Vgl. Ballwieser (2007), S. 83.
35) Vgl. zur Berechnung der Zinsstrukturkurve Dörschell/Franken/Schulte (2009), S. 54ff.
36) Vgl. Jonas/Wieland-Blöse/Schiffarth (2005), S. 647.
37) Vgl. Dörschell/Franken/Schulte (2009), S. 69.
38) Vgl. Fachausschuss für Unternehmensbewertung und Betriebswirtschaft (2008), S. 491.
39) Vgl. Dörschell/Franken/Schulte (2009), S. 77.
40) Vgl. Jonas (2009), S. 542.

Unendlichkeit durchgeführt werden, bleibt der Einfluss gesunkener kurzfristiger Zinsen gering. Mit Blick auf die Zinsstrukturkurve (vgl. Abb. 13-3) erscheint nach wie vor ein Zinssatz von 4,25 % als Basiszins (weil regelmäßig langfristige Betrachtung) angemessen.[41]

13.2.3.4.1.2 Marktrisikoprämie

Unter der Marktrisikoprämie ist jener Betrag zu verstehen, den ein Investor bei Investition in das Marktportfolio als Überrendite über die risikolose Anlage für das zu tragende systematische Risiko[42] erwartet. In Theorie und Praxis gibt es verschiedene Ansätze zur Berechnung dieser Prämie.

In der Praxis[43] werden diese Daten typischerweise als historische Durchschnittswerte gebildet. Hierbei werden die Aktienrenditen (C-DAX oder DAX) mit den Renditen von risikolosen Anlagen (REXP) verglichen. Diese Differenzen werden dann als arithmetisches oder geometrisches Mittel beziehungsweise einer Mischung aus beiden Verfahren verwendet. Die Diskussion, welcher Ansatz nun der bessere sei, kann nicht als abgeschlossen betrachtet werden.[44] In Deutschland üblicherweise verwendet[45] und vom IDW als geeignete Ausgangsbasis angesehen[46], werden die empirischen Daten von Stehle[47], der die Marktrisikoprämie als arithmetisches Mittel errechnet.

C-DAX Portfoliorendite	12,40 %
REXP-Portfoliorendite	6,94 %
Marktrisikoprämie C-DAX	**5,46 %**
DAX-Portfoliorendite	12,96 %
REXP-Portfoliorendite	6,94 %
Marktrisikoprämie DAX	**6,02 %**

Abb. 13-4: Empirische Marktrisikoprämie vor Steuern nach Stehle[48]

Im Zuge der Finanzmarktkrise und den damit verbundenen negativen Aktienrenditen ist auch die Marktrisikoprämie gesunken.[49] Die Bedeutung kurzfristiger Veränderungen ist mit Blick auf langfristige Veränderungen respektive historische Durchschnittswerte gleichwohl als gering anzusehen.[50] Fragwürdig bleibt inwiefern die historischen Daten die Erwartungswerte der Investoren in der Zukunft wider-

---

41) Vgl. Zwirner (2009), S. 140; Ebenso Jonas (2009), S. 542.
42) Hierunter wird das Risiko verstanden, das sich nicht durch Diversifikation des Portfolios beheben lässt – vgl. Matschke/Brösel (2007), S. 34.
43) Im IDW S 1 ist ebenfalls von einer Ableitung der Marktrisikoprämie aus »empirisch ermittelten Aktienrenditen« die Rede – IDW (2008), S. 285.
44) Vgl. Ballwieser (2007), S. 98.
45) Vgl. Kruschwitz/Löffler (2008), S. 807.
46) Vgl. Dörschell/Franken/Schulte (2009), S. 113 mit weiterem Hinweis.
47) Vgl. Stehle (2004), S. 920ff.
48) Modiziert entnommen aus IDW (2008a), S. 109.
49) Vgl. Jonas (2009), S. 544.
50) Vgl. Jonas (2009), S. 544.

spiegeln.[51] Die Aussagefähigkeit historischer Daten ist also insbesondere in der Krisenzeit nicht eindeutig bzw. ist besonders zu würdigen.

Im Gegensatz hierzu gibt es in der Literatur Versuche, die Marktrisikoprämie auf Basis sog. Ex-ante-Modelle zu schätzen. Hier werden u.a. das Verhältnis der Ertragserwartungen zum Börsenkurs, Gewinnprognosen von Finanzanalysten und erwartete Ausschüttungsquoten berücksichtigt.[52] Sie beruhen jedoch nicht auf Einschätzungen des Marktes, sondern auf subjektiven Einschätzungen bestimmter Marktteilnehmer. Auf Basis solcher Modelle ergibt sich für die USA bereits wieder ein Bild steigender Risikoprämien.[53]

Es erscheint plausibel, dass bei Betrachtung der Marktrisikoprämie als Vergütung für das übernommene Risiko gegenüber der risikolosen Anlage, diese einen positiven Wert hat. Die Erwartungshaltung des Marktes dürfte jedoch durch die Wirtschaftskrise gesunken sein. So ist also zu fragen, ob ein Abschlag auf die Marktrisikoprämie vorzunehmen ist.[54] Mit Blick auf die Langfristigkeit der Bewertung liegt es im Ermessen des Betrachters oder eben Bewerters, die Markterwartung in der Zukunft zu schätzen. Wird der Krise eine längere Wirkung vorausgesagt, ist durchaus ein Abschlag auf die historischen Marktrisikoprämien denkbar. Im bewertungsindividuellen Einzelfall ist zu überlegen, ob nicht eine Verwendung spezifischer, unterschiedlicher Marktrisikoprämien für die Detailplanungsphase sowie bei der Berechnung des Terminal Value sinnvoll ist. Wird jedoch von einer baldigen Erholung der Wirtschaftslage ausgegangen, kann auf eine Anpassung verzichtet werden. Ausweislich der Schätzungen der Marktrisikoprämien durch das IDW[55] werden Marktrisikoprämien nach CAPM (vor persönlichen Einkommensteuern) von 4,0 % bis 5,0 % genannt. Nach dem Tax-CAPM wird derzeit eine Marktrisikoprämie zwischen 5,0 % und 6,0 % als üblich in der Bewertungspraxis erachtet. Aufgrund der Auswirkungen der Abgeltungssteuer wird in der Bewertungspraxis zum 31.12.2009 regelmäßig eine Marktrisikoprämie von 5,0 % verwendet.

13.2.3.4.1.3 Betafaktor

13.2.3.4.1.3.1 Levered Beta

Der Betafaktor ist ein Maß für das systematische Risiko einer Aktie.[56] Es gibt das unternehmensindividuelle Risiko gegenüber dem Marktportfolio wieder. Mathematisch dargestellt, kann es wie folgt beschrieben werden:[57]

$$\beta_i = \frac{Cov(r_i, r_m)}{\sigma(r_m)}$$

Der Betafaktor ergibt sich also als Quotient der Kovarianz der Rendite des Wertpapiers des Unternehmens zur Rendite des Marktportfolios und der Standardabwei-

---

51) Vgl. Ballwieser (2007), S. 98.
52) Vgl. Ballwieser (2007), S. 101.
53) Vgl. m. w. N. Jonas (2009), S. 544.
54) Vgl. Zwirner/Reinholdt (2009a), S. 391.
55) Vgl. IDW (2008a), S. 109.
56) Vgl. Kruschwitz/Löffler, S. 807.
57) Formel aus Dörschell/Fanken/Schulte (2009), S. 20.

chung des Marktportfolios. Für das »diversifizierte Aktienportfolio« wird in der Praxis üblicherweise der DAX gewählt.[58]

Häufig werden branchenspezifische Betafaktoren ermittelt, die wiederum Grundlage für die Bewertung von Unternehmen sind, deren Aktien nicht an der Börse gehandelt werden. Praktiker kaufen die Betafaktoren meist bei Finanzdienstleistern wie Bloomberg oder Reuters ein.[59] Der benötigte Betafaktor wird dabei auf Basis einer hinreichend großen Stichprobe geschätzt.[60]

Wie die Krise sich auf die Betafaktoren ausgewirkt hat, kann nicht allgemeingültig beschrieben werden. Wohl aber können branchenabhängige Aussagen getroffen werden. So sind Aktien von Banken- und Versicherungsunternehmen im Zuge der Finanzmarktkrise, die zuerst eine Bankenkrise war, stärker als der DAX im Gesamten gesunken, weswegen die Betafaktoren dieser Branchen gestiegen sind. Andere Branchen hingegen konnten ihre Kurse gegenüber dem DAX stabil halten, mit der Folge, dass deren Betafaktoren gesunken sind.[61]

Es empfiehlt sich also, das branchenspezifische Risiko mit dem Betafaktor abzubilden.[62] Dafür sind bei Ermittlung der Kapitalisierungssätze für die Unternehmen des Banken- und Versicherungsgewerbes höhere Betafaktoren anzusetzen.

13.2.3.4.1.3.2 Relevered Beta

Die ermittelten (bzw. am Markt beobachteten) Betafaktoren berücksichtigen das unternehmens- bzw. branchenspezifische Kapitalstrukturrisiko. In den seltensten Fällen wird aber die Kapitalstruktur des zu bewertenden Unternehmens mit der der Branche oder des Vergleichsunternehmens übereinstimmen. Aus diesem Anlass muss der ermittelte Betafaktor der Kapitalstruktur des zu bewertenden Unternehmens angepasst werden. Dazu wird aus den bekannten Daten des Vergleichsunternehmens/der Vergleichsbranche der Betafaktor für das hypothetisch unverschuldete Vergleichsunternehmen abgeleitet, der nur noch das operative Risiko wiedergibt (Unlevering), und anschließend unter Zugrundelegung einer Finanzierungsprämisse (autonome oder atmende Finanzierung[63]) der Kapitalstruktur des zu bewertenden Unternehmens angepasst (Relevering). Bei Annahme einer autonomen Finanzierung ergibt sich das benötigte Beta (des verschuldeten Unternehmens – Relevered Beta), das sowohl das operative als auch das finanzielle Risiko abdeckt, wie folgt[64]:

Unlevering:

$$\beta_0 = \frac{\beta_v}{1+(1-s)*V_V}$$

---

[58] Gleichwohl stellt auch der DAX kein perfekt diversifiziertes Portfolio dar, wie auch der IDW erkennt: IDW (2008a), S. 68.
[59] Vgl. Kruschwitz/Löffler, S. 808.
[60] Vgl. Kruschwitz/Löffler, S. 808.
[61] Siehe auch Jonas (2009), S. 544.
[62] Vgl. Zwirner (2009), S. 355.
[63] Bei der autonomen Finanzierung wird der Fremdkapitalbestand für jede Periode als fix angenommen, während bei der atmenden Finanzierung der Fremdkapitalbestand als fester Prozentsatz vom Unternehmenswert angenommen wird – vgl. IDW (2008a), S. 111f.
[64] Siehe auch zur Ermittlung des Betas des hypothetisch unverschuldeten, zu bewertenden Unternehmens – Dörschell/Franken/Schulte (2009), S. 43.

Relevering:

$$\beta_U = \beta_0 * (1 + (1-s) * V_U)$$

β_0 ist dabei die Variable für den Betafaktor des unverschuldeten Vergleichsunternehmens (Unlevered Beta), s für den Unternehmenssteuersatz und V symbolisiert den Verschuldungsgrad, der durch Division des Fremdkapitals zum Marktwert durch das Eigenkapital zum Marktwert berechnet wird.

Die Krise hat zu einem gesunkenen Marktwert des Eigenkapitals geführt. Hierzu reicht der Blick auf die Aktienkurse börsennotierter Unternehmen. Folglich sind die Verschuldungsgrade gestiegen, was wiederum zu gesunkenen Unlevered Betas geführt hat. So ist modellbedingt der Preis der Investoren für das zu tragende operative Risiko gesunken.[65] Betrachtet man aber die Relevered Betas, so wird dieser Effekt wieder durch den regelmäßig gestiegenen Verschuldungsgrad beim Bewertungsobjekt kompensiert. Allerdings berücksichtigen oben genannte Modelle nicht die durch die Krise gestiegenen Fremdkapitalkosten.[66]

13.2.3.5 Fremdkapitalkosten

Das CAPM geht davon aus, dass das Fremdkapital keinem Ausfallrisiko unterliegt.[67] Die Fremdkapitalgeber lassen sich aber tatsächlich das Ausfallrisiko als Risikoprämie (Credit Spread) abgelten. Die durch die Krise gestiegenen Ausfallrisiken der Schuldner und somit gestiegenen Fremdkapitalkosten lassen sich an den erhöhten Renditen von Unternehmensanleihen ablesen. Zudem bieten Credit Default Swap Rates[68] Hinweise auf das Ausfallrisiko der Unternehmen, da die Prämien, die der Sicherungskäufer zu leisten hat, sich grundsätzlich an seiner Bonität orientieren.[69] Hier hat die Krise deutliche Spuren hinterlassen. Die Prämien für die Absicherung gegen Kreditausfall sind deutlich gestiegen.

Für Zwecke der Unternehmensbewertung erfolgt in der Praxis die Ermittlung der Fremdkapitalkosten, sofern keine Daten über Unternehmensanleihen des Bewertungsobjekts vorliegen, mittels der Durchschnittszins- oder Rating-Methode.

Die *Durchschnittszinsmethode* bestimmt die Fremdkapitalkosten durch Gegenüberstellung des Zinsaufwands gegen den Bestand an Verbindlichkeiten. Hierbei wird ein Mittelwert über mehrere Berichtsperioden gebildet, um die durchschnittlichen Fremdkapitalkosten zu bestimmen.[70] Die Ermittlung der Fremdkapitalkosten auf diese Art ist aber ungeeignet, da die gestiegenen Credit Spreads nicht auf Basis vergangener Kreditkonditionen bestimmt werden können. So müsste eine Anpassung des gewonnenen Wertes mit einem Risikoaufschlag versehen werden, wobei zu klären wäre, wie dieser ermittelt werden kann.

Bei der *Rating-Methode* werden die Ratings vergleichbarer Unternehmen oder Unternehmensgruppen (Peer Groups) herangezogen, um die Credit Spreads für das

---

65) Vgl. auch Jonas (2009), S. 545.
66) Vgl. hierzu auch Jonas (2009), S. 546.
67) Dörschell/Franken/Schulte (2009), S. 228.
68) Unter Credit Default Swaps sind Kreditderivate zu verstehen, bei denen ein Sicherungskäufer einem Sicherungsverkäufer eine Prämie dafür zahlt, dass er im Fall eines Credit Events (z.B. Zahlungsausfall) beispielsweise zu einer Ausgleichszahlung verpflichtet ist – vgl. Steiner/Bruns (2007), S. 576.
69) Vgl. Bundesbank (2008), S. 35.
70) Vgl. Dörschell/Franken/Schulte (2009), S. 228.

zu bewertende Unternehmen zu ermitteln. Hierbei muss jedoch die Kapitalstruktur des Bewertungsobjekts in Relation zum Vergleichsunternehmen oder der Peer Group beachtet werden, da der Verschuldungsgrad bzw. die Eigenkapitalquote für die Höhe der Fremdkapitalkosten mitentscheidend ist.

Die Risikoprämien (Spreads) für die Kreditderivate der Credit Default Swaps sind enorm gestiegen. Dies zeigt, dass der Markt das Ausfallrisiko der Unternehmen als erhöht ansieht. Dementsprechend haben auch die Banken ihre Kreditvergabe angepasst und die Risikoaufschläge auf die Fremdkapitalzinsen erhöht.

Im Rahmen der Bewertung des Unternehmens sind deswegen auf die bestimmten aktuellen Fremdkapitalkosten Risikozuschläge vorzunehmen. Diese sollten aber unternehmensindividuell angepasst werden. Hier würde es sich anbieten, die Renditen von Unternehmensanleihen möglichst vergleichbarer (hinsichtlich Größe, Branche, Kapitalstruktur) Unternehmen zu analysieren, um einen geeigneten Wert zu ermitteln.

13.2.4 Plausibilitätsbewertungen

Die Unternehmensbewertung, die auf die Grundlagen des IDW S1 zurückgreift, führt schließlich zu einem Unternehmenswert. Das Ergebnis der Bewertung stellt sich dabei als Funktion der einzelnen Inputparameter dar. Die Prognosedaten sind hierbei ebenso zu beachten wie die der Bewertung zugrunde gelegten Zinsannahmen. Es bietet sich an, die so gewonnenen Unternehmenswerte durch entsprechende Plausibilitätsüberlegungen zu stützen. Neben einer Ableitung aus bekannten, in der bezogen auf den Bewertungsstichtag jüngeren Vergangenheit erfolgten Transaktionen, können auch simplifizierende Bewertungen mittels Multiplikatoren zur Anwendung gelangen.

Mit der Reformierung der Erbschaftsteuer hat der deutsche Gesetzgeber zudem ein vereinfachtes Ertragswertverfahren kodifiziert. Dieses blickt hinsichtlich der Datenermittlung in die Vergangenheit und benötigt keine Prognosedaten. Dies schränkt die grundsätzliche Anwendbarkeit des Verfahrens bei stark von der Vergangenheit abweichenden Zukunftsaussichten ein. Allerdings kann es im Einzelfall dennoch einen möglichen Vergleichswert liefern. Das vereinfachte Ertragswertverfahren[71] ermittelt den Unternehmenswert auf Grundlage eines auf Basis der letzten drei Jahre ermittelten künftig als nachhaltig angesehenen Jahresertrags. Die Wertermittlung gilt grundsätzlich für nicht notierte Anteile an Kapitalgesellschaften, vielfach damit dem typischen Anwendungsfall von Unternehmensbewertungen. Hinsichtlich des Zinssatzes ergibt sich dieser aus der Addition eines einheitlichen (dem gewichteten Risikozuschlag vergleichbaren) Zuschlags von 4,5 % auf den Basiszinssatz. Der Basiszinssatz, der sich wie im Kontext von IDW S1 an der langfristig erzielbaren Rendite öffentlicher Anleihen orientiert, wird jeweils zum Jahresanfang vom BMF bekannt gegeben. Zum 4.1.2010 betrug dieser 3,98 %. Entgegen einer unternehmensspezifischen Bestimmung des Beta-Faktors erachtet der steuerliche Gesetzgeber mit einem Beta-Faktor von 1,0 alle weiteren branchenspezifischen Risi-

---

[71] Vgl. §§ 199ff. BewG.

ken als abgegolten. Die Division von 1/Kapitalisierungszinssatz ergibt den relevanten Kapitalisierungsfaktor. Zum 4.1.2010 ergibt dies einen Vervielfältiger von 25,13. Bereits ein solcher Multiplikator bezogen auf das durchschnittlich erwartete Ergebnis nach Steuern für das Bewertungsobjekt kann erste Hinweise auf den Unternehmenswert liefern.

Schließlich muss auch ein Vergleich mit den zum Bewertungsstichtag vorhandenen Substanzwerten erfolgen. Liegt das Netto-Reinvermögen (also das Eigenkapital des zu bewertenden Unternehmens) bei nicht nennenswert vorhandenen stillen Reserven und stillen Lasten in der Bandbreite der im Rahmen der Unternehmensbewertung ermittelten Werte (bspw. Worst-, Mid- und Best-Case-Szenario) und ist von vergleichsweise ausgeglichenen Ergebnissen in der Zukunft auszugehen, plausibilisiert dies den gefundenen Unternehmenswert.

13.3. Fazit

Es bleibt festzuhalten, dass auch die Unternehmensbewertung sich den neuen Gegebenheiten anpassen muss. Die Ungewissheit über zukünftige Konjunkturentwicklungen ist stark gestiegen. Dadurch bedingt sich auf Seite der Unternehmen die erhöhte Schwierigkeit, Prognosen bezüglich zukünftiger Erträge bzw. Einzahlungsüberschüsse zu treffen. Dementsprechend müssen die Modelle sowie die entsprechenden Parameter angepasst werden. Grundsätzlich sind die Parameter hierbei unternehmensindividuell, bzw. in Ermangelung einer ausreichenden Datenlage, branchenbezogen, zu ermitteln. Die Anforderungen an die Planungsrechnungen und Plausibilitätsbeurteilungen steigen. Zudem bedarf die Abwägung der Übertragbarkeit ex post festgestellter Größen auf die Zukunft einer gesonderten Würdigung. In wirtschaftlich schwierigen Zeiten nimmt die Bedeutung der Unternehmensbewertung stetig zu. Die Herausforderungen im Umgang mit den einzelnen Verfahren der Unternehmensbewertung wachsen ebenso. Die Bedeutung von Plausibilitätswerten ist in unsicheren Zeiten steigend, damit sich Käufer und Verkäufer ebenso wie der Unternehmensbewerter absichern können. Zugleich muss auf allen Seiten das Bewusstsein dafür geschärft werden, dass es den einzigen und richtigen Unternehmenswert nicht gibt.

Handlungsempfehlungen:

1. Es empfiehlt sich, neben den dynamischen Verfahren, die in der aktuellen Situation mit großen Unsicherheiten behaftet sind, auch Substanzwerte zur Orientierung zu verwenden.
2. Aufgrund der langfristigen Orientierung von Unternehmensbewertungen muss sich der Unternehmensbewerter darüber klar werden, welche Bedeutung er der Krise auf lange Sicht beimisst, denn dadurch bestimmt sich der Einfluss auf die Parameter der Unternehmensbewertung. Hier können Zukunftserwartungen den Unternehmen (z.B. der ifo-Geschäftsklimaindex) eine Hilfestellung bieten.

3. Die größte Herausforderung stellt die Prognose der zukünftigen Geschäftsentwicklung dar. Hier sollten mögliche Zukunftsszenarien (bester Fall, wahrscheinlicher Fall, schlechtester Fall) mit berücksichtigt werden und somit eine Bandbreite für den Unternehmenswert geschaffen werden.
4. Planungsrechnungen müssen detailliert und unter Einbeziehung aller Rechenwerke erstellt werden. Hierbei sind an die zugrunde gelegten Entwicklungsannahmen hohe Anforderungen hinsichtlich der Belegbarkeit und Plausibilität zu stellen.
5. Bei der Bewertung nicht börsennotierter Unternehmen sollte das Beta der zugehörigen Branche gewählt werden. Zudem sind im Nenner Risikozuschläge bzw. im Zähler Risikoabschläge für die mangelnde Fungibilität des Unternehmens zu berücksichtigen.
6. Der langfristige Basiszins bleibt grundsätzlich unberührt von – aus langer Sicht – vergleichsweise kurzfristigen Friktionen des Zinsniveaus. Allerdings wird der Basiszins dann mittelfristig nachgeben, wenn das Zinsniveau längerfristig absackt.
7. Für bestimmte Branchen führt ein gestiegener Betafaktor zu höheren Abzinsungen und damit geringeren Unternehmenswerten.
8. Die gestiegenen Fremdkapitalkosten erhöhen im WACC-Ansatz den Abzinsungsfaktor und führen zu höheren Zinsaufwendungen im Rahmen der Prognoserechnung.
9. In der Krise nimmt die Bedeutung von Plausbilitätsbeurteilungen zu. Vereinfachende Bewertungsmodelle können hierbei helfen, den mit Anwendung eines Gesamtbewertungsverfahrens ermittelten Unternehmenswert zu stützen.

Literaturverzeichnis

Ballwieser, Unternehmensbewertung, Stuttgart, 2. Auflage 2007.

Berner, C./Rojahn, J.: Anwendungseignung von marktorientierten Multiplikatoren, Finanz Betrieb 2003, S. 155.

Bundesbank, Monatsbericht November 2008, bundesbank.de, abrufbar unter: http://www.bundesbank.de/download/volkswirtschaft/mba/2008/200811mba_finanzmaerkte.pdf.

Dörschell/Franken/Schulte, Der Kapitalisierungszinssatz in der Unternehmensbewertung, Düsseldorf 2009.

Drukarczyk/Schüler, Unternehmensbewertung, München, 6. Auflage 2009.

Hackhausen, J., Warum Ausblicke zur Zeit niemanden nutzen, handelsblatt.com, 9.12.2009, abrufbar unter: http://www.handelsblatt.com/finanzen/bulle-baer/bulle-baer-warum-ausblicke-zurzeit-niemandem-nutzen;2496352.

IDW (2008): Grundsätze zur Durchführung von Unternehmensbewertungen (IDW S 1 i.d.F. 2008), IDW Fachnachrichten 2008, S. 271.

IDW (Hrsg.) (2008a), WP Handbuch 2008, Band II, Düsseldorf 2007.

Fachausschuss für Unternehmensbewertung und Betriebswirtschaft des IDW: Ergänzende Hinweise des FAUB zur Bestimmung des Basiszinssatzes im Rahmen objektivierter Unternehmensbewertungen, IDW Fachnachrichten 2008, 490.

IFO, ifo Konjunkturprognose 2010: Deutsche Wirtschaft ohne Dynamik, cesifo-group.de, abrufbar unter: http://www.cesifo-group.de/portal/page/portal/ifoHome/e-pr/e1pz/_generic_press_item_detail?p_itemid=11511981.

Jonas, M.: Unternehmensbewertung in der Krise, Finanz Betrieb 2009, S. 541.

Jonas, M./Wieland-Blöse, H./Schiffarth, S.: Basiszinssatz in der Unternehmensbewertung, Finanz Betrieb 2005, 647.

Kruschwitz, L./Löffler, A.: Kapitalkosten aus theoretischer und praktischer Perspektive, WPg 2008, S. 803.

Lüdenbach, N./Hoffmann, W. D.: Finanzmarktkrise und HGB-Abschluss 2008, StuB 2009, S. 3.

Manager Magazin, Solardeal, manager-magazin.de, 2.6.2008, abrufbar unter: http://www.manager-magazin.de/geld/artikel/0,2828,557041,00.html.

Mandl, G./ Rabel, K., in: Peemöller, V. H., Praxishandbuch der Unternehmensbewertung, Herne 2009, S. 49.

Matschke/Brösel, Unternehmensbewertung, Wiesbaden, 3. Auflage 2007.

Schultze, Methoden der Unternehmensbewertung, 2. Auflage 2003.

Stehle, R.: Die Festlegung der Risikoprämie von Aktien im Rahmen der Schätzung des Wertes von börsennotierten Kapitalgesellschaften, WPg 2004, S. 906.

Steiner/Bruns, Wertpapiermanagement, 9. Auflage 2007.

Zwirner, C.: Finanzmarktkrise – Auswirkungen auf die Rechnungslegung – Sechs Anmerkungen aus Theorie und Praxis, DB 2009, S. 353.

Zwirner, C./Reinholdt (2009), A.: Auswirkungen der Finanz(markt)krise auf die Unternehmensbewertung, Zeitschrift für internationale Rechnungslegung 2009, S. 139.

Zwirner, C./Reinholdt, A. (2009a): Unternehmensbewertung im Zeichen der Finanzmarktkrise vor dem Hintergrund der neuen erbschaftsteuerlichen Regelungen – Anmerkungen zu einer angemessenen Zinssatzermittlung, Finanz Betrieb 2009, S. 389.

II. Kostensenkung und Strategie

1. Kostenoptimierung über die Implementierung überlegener Geschäftsmodelle als Maßnahme zur Krisenbewältigung

von Günther Jauck und Hartwig Rüll

Übersicht

1.1 Überlegene Geschäftsmodelle und Implementierungsansatz *248*
1.2 Kosten- und Leistungsoptimierungsansätze *254*
1.2.1 Ausgabenoptimierung *255*
1.2.2 Working-Capital-Optimierung *256*
1.2.3 Prozess- und Organisationsoptimierung *259*
1.2.4 Shared Service Centers/Outsourcing *261*
1.3 Fazit *264*
Literatur *267*

1.1 Überlegene Geschäftsmodelle und Implementierungsansatz

Ausgehend von den Analysen zu »Überlegenen Geschäftsmodellen«[1] soll nachfolgend dargestellt werden, wie der Weg zu Spitzenleistungen beschritten werden kann. Im Fokus stehen dabei Aktivitäten, die Hauptkostenblöcke in Umsatz zu wandeln.

Unternehmen, die dies perfekt beherrschen, haben »überlegene Geschäftsmodelle« implementiert. Diese sind durch höhere(s) Schockresistenz, Profitabilität, Wachstum und Liquidität gekennzeichnet.

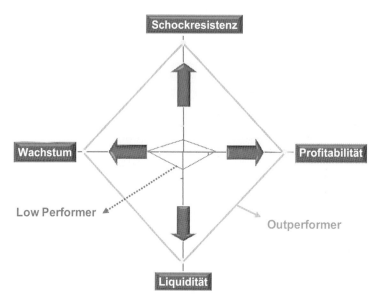

Abb. 1-1: Charakteristika »Überlegener Geschäftsmodelle«

Der Ansatz zur Analyse von überlegenen Geschäftsmodellen basiert auf folgenden zwei Schlüsselparametern:

- Cash Velocity
- Value Chain Velocity

Cash Velocity ist ein Indikator für die Geschwindigkeit folgender Prozesse

- Lager-Prozesse/Work in Progress
- Verkaufsprozesse
- Zahlungsprozesse

Value Chain Velocity ist eine Maßgröße für die wesentlichen Treiber von Profitabilität und Liquidität. Entscheidend dabei ist, wie schnell ein Unternehmen in der Lage ist, die Hauptkostenblöcke in Umsatz zu wandeln und Wertschöpfung für das Unternehmen zu realisieren. Wertschöpfung ist das entscheidende Maß für unternehmerischen Erfolg. Das macht eine korrekte Analyse erzielter Leistungen und Verbesserungsmöglichkeiten zur zentralen Aufgabe.

---

1) Vgl. Rüll/Jauck (2009).

Wertschöpfung, also Umsatzerlöse abzüglich fremdbezogener Güter und Dienstleistungen, misst den Wert, der innerhalb einer Periode in einem Unternehmen geschaffen wird.

Sie drückt die Fähigkeit eines Unternehmens aus, Kundenwünschen zu entsprechen und dafür finanzielle Honorierung zu erhalten. Im Vergleich zum Betriebsergebnis (EBIT) liefert Wertschöpfung eine umfassendere und bessere Sichtweise der wirtschaftlichen Leistungsfähigkeit eines Unternehmens.[2]

Eine Einordnung von Unternehmen in nachfolgende Matrix bringt zum Ausdruck, wo Handlungsbedarf hinsichtlich Erhöhung der Cash & Value Chain Velocity gegeben ist.

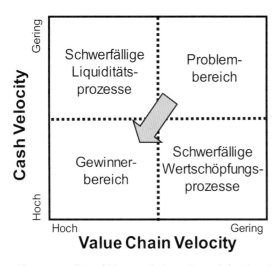

Abb. 1-2: Handlungsfelder zur Erhöhung der Cash & Value Chain Velocity

Die entscheidenden Faktoren sind die Cash Velocity, also die Zahlungsein- und -ausgangsdauer nach erfolgter Leistungserbringung bzw. -beziehung sowie die Value Chain Velocity, d.h. der Zeitraum, der verstreicht, bis Wertschöpfung generiert wird. Die Capital Velocity, die Freisetzungsdauer des investierten bzw. gebundenen Kapitals gilt es ebenso zu beachten. Proaktives Liquiditätsmanagement ist ein wichtiges Instrument hierfür.

Daneben ist auch die Forschungseffektivität (Beziehung zwischen Forschungsaufwand und resultierender Umsatzgenerierung) von Bedeutung. Das gilt ebenso für den Umfang und die Dynamik der Lagerwirtschaft. Ein weiterer Erfolgsfaktor ist der Vertriebsaufwand. Dabei kann mehr durchaus besser sein, allerdings zielgerichtet und nicht nach dem Gießkannenprinzip. Beim Verwaltungsaufwand hingegen zählt das Prinzip weniger ist mehr.

Auf Basis voranstehend dargestellter Faktoren sind der zielgerichtete und adäquate Ressourceneinsatz zur Wertschöpfung sowie die Beschleunigung der Liquiditätsschaffung ein zentrales Erfolgskriterium, insbesondere in wirtschaftlich schwierigen Zeiten.

---

[2] Vgl. Jauck (2009), S. 24–34.

Nachstehender, generell praxisbewährter Ansatz sowie die zugehörige Vorgehensweise werden zur Implementierung überlegener Geschäftsmodelle vorgeschlagen. Dabei wird auf die angeführten Haupttreiber der Porter'schen Wertschöpfungskette[3] besonders Bedacht genommen und auf die Zeitspanne zur Umsatzgenerierung bzw. Wertschöpfung abgestellt:

DSO (Days Sales Outstanding)
DIO (Days Inventory Outstanding)
DPO (Days Payables Outstanding)
DoCapex (Days Sales in Capital Expenditure)
DoCOGS (Days Sales in Cost of Goods Sold)
DoSG&A (Days Sales in Selling, General & Administrative Expense)
DoR&D (Days Sales in Research and Development)

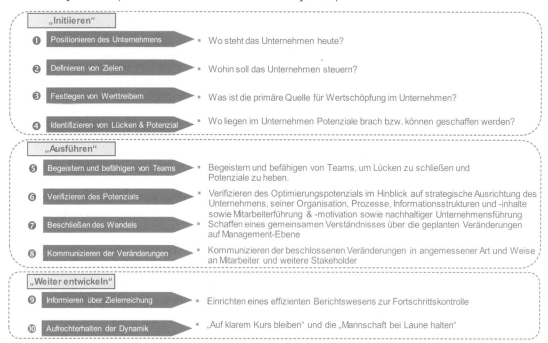

Abb. 1-3: Ansatz zur Erhöhung der Cash & Value Chain Velocity in 10 Schritten

Im vorliegenden Rahmen kann naturgemäß nicht auf alle Aktivitäten zur Implementierung »überlegener Geschäftsmodelle« eingegangen werden. Es werden aber spezifische hervorgehoben, insbesondere jene zur Kostenreduktion und Liquiditätssteigerung.

Zunächst gilt es, in der Konzeptionsphase neben dem bereits extern durchgeführten Benchmarking zur Cash & Value Chain Velocity in der Analysephase eine interne Sensibilisierung und ein gemeinsames Verständnis bei den Führungskräften zu erreichen. Dabei hat sich insbesondere die Abhaltung eines eigens dafür entwickelten Workshops zur Beurteilung der unternehmerischen Leistungs- und Wettbewerbsfähigkeit entlang der gesamten Wertschöpfungskette bewährt.[4]

---

3) Vgl. Porter (1985). 4) Vgl. Risak et al. (2008), S. 2–12.

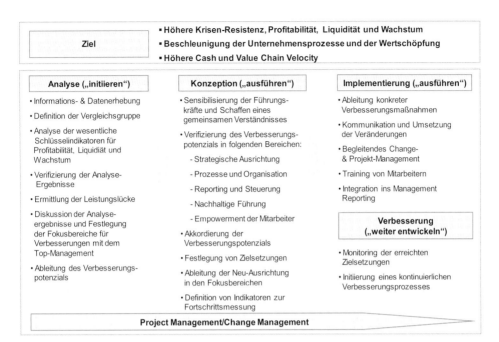

Abb. 1-4: Generelle Vorgehensweise zur Implementierung »Überlegener Geschäftsmodelle«

Diese wird in einem zweistündigen Workshop von Führungskräften des zu untersuchenden Unternehmens evaluiert. Zehn Fragestellungen werden vorgestellt, erläutert und durch die Führungskräfte beurteilt. Anschließend werden die Ergebnisse ausgewertet und im Unternehmen präsentiert und diskutiert. Die Teilnehmer des Workshops erfahren, wo Verbesserungspotenzial und -bedarf entlang der Wertschöpfungskette des Unternehmens besteht. Erste Maßnahmen zur Steigerung der Wertschöpfung können dadurch rasch erkannt und notwendige Weichenstellungen für die Zukunft vorgenommen werden.

Ziel des Workshops ist es, bewusst zu machen, wie durch effektive Gestaltung der Prozesse, Organisation und Ressourcen sowie der Beziehungen zu Kunden, Lieferanten und dem unternehmerischen Umfeld die Leistungs- und Wettbewerbsfähigkeit des jeweiligen Unternehmens nachhaltig zu steigern ist. Dabei wird auch veranschaulicht, wie weit das Denken in nachhaltiger Wertschöpfung im untersuchten Unternehmen bereits verankert ist.

Folgende Fragestellungen werden im Rahmen des Workshops vorgestellt und evaluiert:

- wirtschaftliche Situation des Unternehmens vor drei Jahren (gestern), heute und in drei Jahren (morgen);
- vorhandene und nötige Energie (Intensität und Qualität) zur Gestaltung der Wertschöpfungsstrukturen (gestern, heute und morgen);
- Kunden- und prozessorientierte Gestaltung der Wertschöpfungskette und deren Verknüpfungen;
- Effektivität und Effizienz der Wertschöpfungsbeziehungen;

- erkannte und genutzte Optimierungspotenziale entlang der Wertschöpfungskette;
- Verankerung und Weiterentwicklung des Denkens in Wertschöpfungsbeziehungen;
- Wettbewerbsfähigkeit (gestern, heute und morgen).

Die eingehende Beurteilung der Ergebnisse erfordert die Workshopteilnahme von Führungskräften aus der gesamten Wertschöpfungskette, also etwa aus Vertrieb & Verkauf, Produktion, Logistik, Finanzwesen, Beschaffung, Administration, Forschung & Entwicklung.

Eines der zentralen Ergebnisse des Workshops ist die Darstellung des Entwicklungspfades eines Unternehmens. Das Modell[5] beschreibt den »Karriereweg« des Unternehmens. Dieser kann über den »Kämpfer«, der ums Überleben ringt, über den »Optimierer« bis an die Spitze zum »Erneuerer« führen. Der Weg nach oben kann steinig sein, Rückschläge in der Unternehmensentwicklung sind möglich.

Betrachtet man ein Unternehmen im Zeitverlauf, lässt sich der bisherige Karriereweg und die Zukunft erkennen. In dem in Abb. 1-5 exemplarisch dargestellten Modell befindet sich das Unternehmen an einem »Karrierepunkt« zwischen Absteiger/Kämpfer und Optimierer, was die Sichtweise von 35 % bzw. 40 % der teilnehmenden Führungskräfte an dem Workshop zum Ausdruck bringt.

Entwicklungspfad-Modell

40 % Optimierer	15 % Erneuerer
• Zufriedenheit mit offener Kommunikation, Innovationskraft und Entwicklung von Kernkompetenzen • Durchsetzungs- und Zielsetzungsfähigkeit reduziert vorhanden	• Außenorientierung • Wissenssicherung • Fokussierung auf Kernaufgaben (Outsourcing) • Umfassendes Personalwesen
10 % Abstürzer/Geretteter	35 % Absteiger/Kämpfer
• Schwindende Ertragskraft • Bindungsprobleme bei Kunden, Personal und Lieferanten • Versagen des Risikomanagements	• Schwindende Attraktivität für Eigenkapitalgeber • Mangelnde Mitarbeitermotivation • Stark vergangenheitsorientiert

Abb. 1-5: Entwicklungspfadmodell

Wie bei einem motivierten Mitarbeiter, der hohe Leistungsbereitschaft hat und die Leidenschaft besitzt, zu optimieren, führt der Weg zum Erfolg auch bei Unter-

---

5) Vgl. Kern (2007), S. 85–97.

nehmen über ein motivierendes Unternehmensklima. Das Energiezonen-Modell[6] soll vorhandene und erforderliche Energie in Intensität und Qualität zur Gestaltung der Wertschöpfungsstrukturen in der Vergangenheit, heute und in der Zukunft aufzeigen. Top-Performer pendeln zwischen der Aggressions- und der Leidenschaftszone. Dieses Pendeln dient der Entschlackung von Strukturen. Top-Performer bleiben für eine bestimmte Zeit in der Leidenschaftszone. Diese ist durch hohe Zukunfts- und Außenorientierung, positive Stimmungslage und hohe Bereitschaft, sich von Altlasten und Schwächen zu trennen, geprägt. Um nicht zu erstarren und in die Komfortzone zu fallen, die durch »sich zurücklehnen« gekennzeichnet ist, und um sich nicht auf seinen Lorbeeren auszuruhen und die Country-Club-Atmosphäre zu genießen, müssen Unternehmen von Zeit zu Zeit in die Aggressionszone. Ein zu langes Verweilen in dieser Zone würde jedoch zu einer Überforderung, einem Burn-out führen. In dem unten dargestellten Beispiel befindet sich das Unternehmen zwischen der Komfort- (30 %) und der Aggressionszone (45 %). Abb. 1-6 soll Vorausstehendes veranschaulichen.

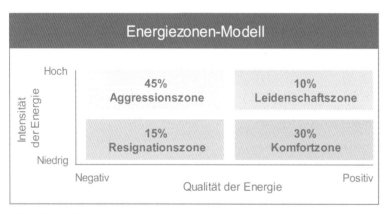

Abb. 1-6: Energiezonenmodell

Kern des Workshops ist, die »kompetitive Stärke« des Unternehmens bzw. das Wahrnehmen der künftigen Wettbewerbsposition sowie deren Einklang mit den gesetzten Aktivitäten zu erkennen. Berücksichtigt werden die verfügbare Energie in deren Intensität und Qualität und die Entwicklung auf dem unternehmerischen »Karriereweg«. Vielfach sieht man, dass sich die kompetitive Stärke eines Unternehmens über längere Zeit hinweg kaum verändert hat. Für die Zukunft wird jedoch – häufig wenig plausibel – eine starke Zunahme der Wettbewerbsfähigkeit erwartet.

Zudem ist es problematisch, wenn Führungskräfte die Wettbewerbsstärke unterschiedlich wahrnehmen, was eine klare strategische Ausrichtung hemmt. In solchen Fällen ist die gewünschte Steigerung der künftigen Wettbewerbsfähigkeit kritisch zu hinterfragen, da sich dieser Trend nicht aus der Entwicklung der Vergangenheit logisch ableiten lässt und sich oft auch nicht in den gesetzten oder geplanten Aktivi-

---

6) Vgl. Bruch/Ghoshal (2003), S. 45–51; Hermann (2007), S. 84.

täten widerspiegelt. Ein externer Berater wirkt in dieser Phase vor allem als Katalysator und kritischer »Hinterfrager«.

1.2 Kosten- und Leistungsoptimierungsansätze

Im vorliegenden Rahmen liegt der Fokus auf den in Abb. 1-7 dargestellten Ansätzen zur Kosten- & Leistungsoptimierung. Die Basis hierfür bilden die Wertschöpfungskette von Porter[7] sowie die nachstehend dargestellten Quellen der Wertschöpfung mit der primären Orientierung an Kostenreduzierung und Produktivitätsverbesserung.

Kosten- & Leistungs-optimierungs-Ansätze	Cash Velocity			Value Chain Velocity			
	DSO	DIO	DPO	DoCOGS	DoSG&A	DoR&D	DoCapex
Ausgabenoptimierung				X			
Working-Capital-Optimierung	X	X	X				
Prozess- & Organisationsoptimierung				X	X	X	
Shared Service Center/Outsourcing							X

Quellen der Wertschöpfung
Einführung neuer, innovativer Produkte und Services
Höherer Absatz bereits bestehender Produkte und Services
Kostenreduzierung zugekaufter Güter und Dienstleistungen (inklusive finanzielle)
Verbesserung der Produktivität (Prozesse, Personal & Organisation)
Unternehmenskauf (Synergienutzung) und -verkauf (Divestments)
Bildung strategischer Allianzen
Nachhaltige Unternehmensführung

Abb. 1-7: Kosten- & Leistungs-Optimierungs-Ansätze und Quellen der Wertschöpfung

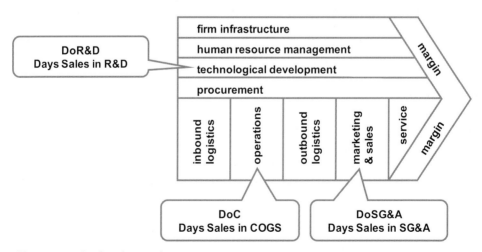

Abb. 1-8: Wertschöpfungskette nach Porter

---

[7] Vgl. Porter (1985).

1.2.1 Ausgabenoptimierung

Durch Kostenführerschaft können Mitbewerber in Schach gehalten werden, unabhängig davon, ob die Wirtschaft floriert, oder sich – wie im Moment – nur träge entwickelt. Die hohe Geschwindigkeit der wirtschaftlichen Veränderungen bereitet zahlreichen Organisationen Anpassungsprobleme. Vor allem Beschaffungsprozesse werden häufig nicht zeitgerecht hinsichtlich Qualität und Leistungsfähigkeit verbessert. Hinzu kommt, dass es an Transparenz bei den Ausgaben mangelt. Besonders in der gegenwärtigen Phase schwacher Konjunktur ist den Ausgaben somit besonderes Augenmerk zu schenken.

Stagnierenden bzw. rückläufigen Umsätzen und sinkenden bzw. fehlenden Gewinnen kann oftmals nur mit der Übernahme der Kostenführerschaft begegnet werden. Neben den Lohnkosten machen die Beschaffungskosten einen beachtlichen Anteil der Aufwände aus. Pro erwirtschaftetem Euro können diese je nach Unternehmen und Branche zwischen etwa 10 % (Finanzdienstleister) und 70 % (Industrie) betragen. Eine Konzentration auf die Kernprozesse verbunden mit Outsourcing bedeutet einen Anstieg des externen Beschaffungsvolumens (in Prozent zum Umsatz).

Die Leistungsfähigkeit der Beschaffung hat daher einen immer größeren Einfluss auf das finanzielle Ergebnis des Unternehmens. Genau an diesem Punkt setzt das Konzept der unternehmensweiten Ausgabenoptimierung an. Dabei gilt es, über alle Unternehmensbereiche hinweg systematisch nach Möglichkeiten für Kosteneinsparungen, vor allem bei der strategischen Auswahl von Lieferanten, zu suchen. Das Potenzial ist jedenfalls gewaltig. So können Kosteneinsparungen im Einkauf von beispielsweise 5 % zur gleichen Gewinnverbesserung führen wie eine Umsatzsteigerung von 30 %. Dies beruht auf einer beispielhaften Annahme gleichbleibender Fixkosten, proportional angepasster Einkaufs- und Lohnkosten sowie einem Beschaffungsvolumen von 60 % des Umsatzes.

Mehr als die Hälfte der in der European Spend Agenda Studie befragten Einkaufsleiter der größten europäischen Unternehmen verfügt über keine ausreichende Kontrolle der Ausgaben.[8] Die Folge dieser fehlenden Kontrolle ist eine mangelnde Visibilität bei den Unternehmensausgaben und das Entstehen sog. »schwarzer Löcher« vor allem im Bereich der indirekten Güter und Services.

Dabei sind bei ausgewählten Waren bzw. Service-Kategorien zahlreiche Einsparungen zu nutzen. Die Bandbreite der Einsparpotenziale in Prozent vom Beschaffungsvolumen und dem damit verbundenen Erfolg reicht auf Erfahrungen aus verschiedensten Projekten von minimal 5 % bei Instandhaltung oder Dienstleistungen bis zu maximal einem Viertel der Ausgaben bei PC-Hardware oder Büroausstattung.

Eine einheitliche und vollständige Kostenanalyse, -erfassung und -kontrolle ist daher eine wichtige strategische Daueraufgabe, um die Potenziale auch tatsächlich heben zu können.

Bei der Kostenanalyse werden häufig folgende Ursachen für das Fehlen einer vollständigen Kostenkontrolle erkennbar:

---

[8] Vgl. London Business School et al. (2005 & 2006).

- Strategische Beschaffung wird nur teilweise involviert, was zu einer Vielzahl von Lieferanten führt;
- Verschiedene Datenquellen (ERP, e-procurment, Pcards etc.) und IT-Systeme verursachen eine mangelhafte Datenqualität;
- Ausgaben sind oft nur zum Teil im Beschaffungssystem erfasst;
- Geringe Aufmerksamkeit des Managements für die Beschaffung;
- Traditionelle Beschaffungsmethoden und -prozesse;
- Ungenügende Managementinformationen für die strategische Beschaffung und suboptimale Kostensituationen (»schwarze Löcher«).

Hinzu kommt, dass die Beschaffungsprozesse häufig isoliert betrachtet werden. So werden etwa Prozessverbesserungen im Beschaffungsbereich durchgeführt, ohne die Verbesserungspotenziale der nachgelagerten Prozesse, wie etwa bei Abrechnungsprozessen, zu nutzen. Es besteht daher vielfach ein erheblicher Optimierungsbedarf.

Die Einsparpotenziale bewegen sich auf Basis von Erfahrungswerten bei Ausgabenoptimierungen in Abhängigkeit von den untersuchten Waren-/Servicekategorien und der strategischen Ausrichtung der Beschaffung in den in Abb. 1-9 dargestellten Bandbreiten, wobei sie im Einzelfall naturgemäß davon abweichen können.

Einsparpotenzial	in % des Working Capital		
Working-Capital-Optimierung	20 %	–	30 %

Abb. 1-9: Einsparpotenziale durch Ausgabenoptimierung

Daneben ist meist im Abrechnungsmanagement der Aufwand durch Effizienzsteigerungen ebenfalls reduzierbar. Die Kosten für die Durchführung einer Ausgabenoptimierung amortisieren sich i.d.R. in kurzer Zeit.

1.2.2 Working-Capital-Optimierung

In wirtschaftlich rauen Zeiten ist es zunehmend schwierig, Liquiditätsengpässe über eine Ausdehnung von Kreditlinien zu decken bzw. finanzielle Mittel für Investitionen von Dritten zu erhalten. Die Verschärfung der internen Kreditvergaberichtlinien der Banken und höhere Risikoaufschläge für Kreditnehmer – insbesondere mit mittlerer bis schlechter Bonität – bringen die traditionelle Liquiditätsquelle vieler Unternehmen, die Hausbank, zum versiegen. Bei Umsatzrückgängen und sinkender Profitabilität ist es daher wichtig, einen schwächeren Geschäftsgang und vorübergehende Verluste verkraften zu können.

Voraussetzung hierfür ist, dass Unternehmen über die notwendigen liquiden Mittel verfügen. Das macht Liquiditätsmanagement zur zentralen Herausforderung bei steigendem Wettbewerb und einem immer größer werdenden Kostendruck an allen Fronten. Daher gewinnt das Thema Working-Capital-Optimierung zunehmend an Bedeutung.

Gemessen am Wertbeitrag, den CFOs im Working Capital Management sehen, ist dies in vielen Unternehmen unzureichend verhaftet. Aufgrund einer internationalen Studie[9] genießt Working Capital Management in vielen Unternehmen eine sehr hohe Bedeutung zur Leistungssteigerung, wird in der Praxis jedoch vielfach wenig zufriedenstellend ausgeführt. Dies hat zum Teil auch seine Ursache in mangelnder Ausbildung und Sensibilisierung für die Bedeutung des Working Capital Managements an verschiedensten Lehranstalten. Da das Working Capital zudem einen guten Indikator für die operative Effektivität und Effizienz eines Unternehmens darstellt, lohnt sich eine nähere Betrachtung dieser Kennzahl nicht nur aus finanzieller Sicht.

Die Bestandteile des Working Capitals sowie die zugehörigen Leistungs- und Zahlungszeitpunkte werden in Abb. 1-10 veranschaulicht.

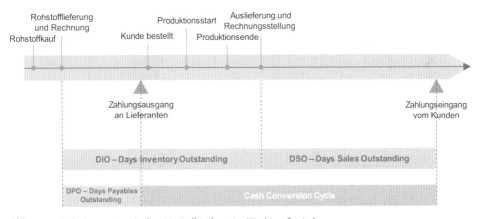

Abb. 1-10: Cash Conversion Cycle – Kapitalbindung im Working Capital
(DIO + DSO – DPO)

Die Hauptansatzpunkte zur Optimierung des Working Capitals sind die Bestandteile des betrieblichen Netto-Umlaufvermögens: die Forderungen gegenüber Kunden, die Lagerbestände sowie die Verbindlichkeiten gegenüber Lieferanten. Die Höhe der Working Capital Ratio (Working Capital in % vom Umsatz) sowie die entsprechend gewichteten Kapitalkostensätze weisen natürlich branchenspezifische Unterschiede auf.

Aktives Working Capital Management reduziert das gebundene Kapital, verringert den Zinsaufwand, erhöht den Free Cashflow, steigert die Profitabilität und verbessert die Liquidität. Ziel ist es, ein Gleichgewicht zwischen Kapitalbindung, Prozesskosten und -qualität sowie Liquidität herzustellen und zu überwachen. Dies soll durch eine Optimierung der Vorräte, Forderungen und Verbindlichkeiten aus Lieferungen und Leistungen erreicht werden.

Die Einsparpotenziale bewegen sich auf Basis von Erfahrungswerten bei Working-Capital-Optimierungen in Abhängigkeit von den gewählten Fokusbereichen (Vorräte, Forderungen, Verbindlichkeiten) und den untersuchten Regionen in den in

---

9) Vgl. Servaes/Tufano (2006).

Abb. 1-11 dargestellten Bandbreiten, wobei sie im Einzelfall naturgemäß davon abweichen können.

Einsparpotenzial Ausgabenoptimierung	in % des Beschaffungsvolumens		
	5 %	–	15 %

Abb. 1-11: Einsparpotenziale durch Working Capital Optimierung

Die Kosten für die Durchführung einer Working-Capital-Optimierung amortisieren sich dabei i.d.R. in kurzer Zeit.

Der Weg zur Realisierung von Einsparungspotenzialen ist in vielen Fällen kein einfacher, da verschiedenste Unternehmensbereiche – angefangen vom Rechnungswesen über Produktion, Lagerhaltung sowie Kunden und Lieferanten – mit einzubeziehen sind. Ein gutes Projektmanagement und erfahrene Mitarbeiter in einzelnen Bereichen sind erfolgsentscheidend. Ein neutraler externer Berater kann zudem als fordernder »Counterpart« eingesetzt werden, wobei dessen Fokus nicht auf der operativen Optimierungen wie Senkung der Forderungen und Lagerbestände sowie Erhöhung der Verbindlichkeiten liegt.

Die mit diesen Maßnahmen erreichten Quick-Wins werden durch ein Konzept angereichert, das den Unternehmen eine Integration des Working Capital Managements in ihre Strategie erlaubt. Hierfür ist es erforderlich, gemeinsam mit dem Unternehmen Maßnahmenpläne zu erarbeiten, die sich in der Umsetzungsphase neben den finanziellen Aspekten auch positiv auf die Geschäftsprozesse auswirken. So können beispielsweise Buchhaltungs- und Lagerprozesse automatisiert werden, um nachhaltig und langfristig die Rentabilität des Unternehmens zu steigern. Die Projekte zur Optimierung des Working Capitals sollen weiters auch dazu genutzt werden, Schlüsselindikatoren (z.B. Soll/Ist-Außenstandsdauern von Forderungen) in den betroffenen Unternehmensbereichen zu identifizieren und Anreizsysteme (z.B. Working Capital Ratio als Bestandteil der jährlichen Zielvereinbarung) danach auszurichten.

Zusätzlich zum Working Capital Management kann Liquidität durch den Verkauf nicht betriebsnotwendiger Vermögenswerte, wie Grundstücke und nicht strategischer Beteiligungen oder dem Sale-and-Lease-back von Gebäuden und Maschinen generiert werden. Dies führt zum Abbau von Verbindlichkeiten und zur Erhöhung der liquiden Mittel. Beim Verkauf von nicht betriebsnotwendigem Vermögen ist in wirtschaftlich angespannten Zeiten eher mit einem längeren Abwicklungszeitraum bzw. mit einem moderaten Verkaufserlös zu rechnen. Leasing kann im Gegensatz dazu auch kurzfristiger eingesetzt werden. Allerdings kann ein Unternehmen sowohl beim Verkauf von betriebsnotwendigem Vermögen als auch beim Leasing nicht autonom agieren, da erst Käufer oder Leasinggeber gefunden werden müssen. Working-Capital-Maßnahmen hingegen sind leichter und schneller intern umzusetzen.

Auf der Passivseite der Bilanz besteht die Möglichkeit, durch die Aufnahme von Eigenkapital, die Hereinnahme von nachrangigem Fremdkapital, durch Mezzaninfinanzierungen oder über Refinanzierungen eine Eigen- bzw. Fremdkapitalerhöhung zu erreichen. Zudem können Mittelabflüsse durch eine Verlängerung von

Zahlungsfristen, Teilzahlungen, Zahlungen mittels Wechsel oder Scheck über einen längeren Zeitraum gestreckt bzw. reduziert werden.

Abgesehen von den dargestellten bilanziell wirkenden Optimierungen können weitere Maßnahmen zur Optimierung der Gewinn- und Verlustrechnung (Umsatzerhöhung bzw. Kostensenkung) gesetzt werden. Gerade in Krisenzeiten können lange überlegte, aber nie Realität gewordene Maßnahmen leichter umgesetzt werden. Allerdings sollte darauf geachtet werden, dass mühsam aufgebaute Schlüsselkompetenzen und ein positives Image eines Unternehmens nicht leichtfertig über Bord geworfen werden.

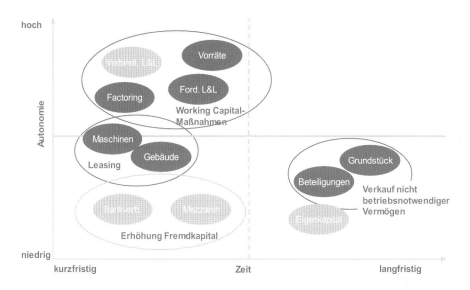

Abb. 1-12: Überblick über Aktivitäten zur Erhöhung der Liquidität

1.2.3 Prozess- und Organisationsoptimierung

Die Finanzkrise hat die Wirtschaft im Würgegriff. Ein probates Mittel zur Gegensteuerung liegt in der Flexibilisierung der Kosten. Hierzu sind insbesondere Prozess- und Organisationsoptimierungen geeignet. Vielfach sind jedoch die in der Praxis vorgenommenen Maßnahmen unstrukturiert und werden ohne entsprechendes Gesamtkonzept durchgeführt.

Investitions- und Einstellungsstopps, restriktive Reisekostenregelungen, reduzierter Sachmittelaufwand, gekürzte Werbebudgets oder die Verschiebung von Projekten sind sicher dienlich, Liquiditätsengpässe zu durchtauchen. Sie greifen aber häufig zu kurz, weil sie zu wenig vernetzt aufeinander abgestimmt sind. Zudem dienen kurzfristig angelegte Sparmaßnahmen häufig nur dazu, Optimismus bei Analysten und Aktionären zu wecken. In wenigen Jahren wandeln sich die Einsparungen wieder oft in Kosten um. Das Verschieben von Projekten spart zwar sofort Kosten, lässt aber auch Probleme ungelöst. Die nachhaltigen Auswirkungen auf den Unternehmenserfolg sind zudem zweifelhaft. Zum Teil können sie sogar die künftige Wettbewerbsfähigkeit gefährden.

Aufgrund der vielgestaltigen Ansatzpunkte im Kostenmanagement gibt es kein für alle Fälle gültiges Allheilmittel. Daher ist eine strukturierte Vorgehensweise mit einer zielorientierten Kostenanalyse, Benchmarking und Best-Practice-Vergleichen, kreativem Hinterfragen von Kostenblöcken unterstützt durch ein professionelles Projektmanagement sowie dem unbedingten Willen, dauerhafte Einsparungspotenziale zu realisieren, unabdingbar vonnöten.

Die Schaffung von Transparenz in den Prozessen und der Organisation ist der Ausgangspunkt für nachhaltige Verbesserungen. Das Aufzeigen und Hinterfragen von Aktivitäten nach deren Wertschöpfung führt oft singulär bereits zu ersten Verbesserungen. Manchmal sind es unscheinbare, teils versteckte Kostenblöcke, die im Laufe der Zeit entstanden sind und nun im Blickfeld der Optimierungen liegen.

Entscheidend für die weitere Analyse ist die Klassifizierung der Aktivitäten und den damit verbundenen Kosten nach deren Relevanz für die Wertschöpfung bzw. Werterhaltung im Unternehmen.

Es gilt dabei zwischen zwei Arten von Aktivitäten und zugehörigen Kosten zu unterscheiden:

- AVA's (Added Value Activities)/AVAC's (Added Value Activity Costs): Aktivitäten/Kosten, die Zusatznutzen generieren und die Wertschöpfung des Unternehmens erhöhen. Daneben gibt es auch noch Aktivitäten/Kosten, die den Bestand des Unternehmens aufgrund spezifischer Anforderungen (z.B. regulatorische Anforderungen an die Buchführung) gewährleisten und nicht eliminiert werden können.
- NAVA's (Non Added Value Activities)/NAVAC's (Non Added Value Activity Costs): Aktivitäten/Kosten, die keinen Zusatznutzen und keine Wertschöpfung für das Unternehmen generieren. Es handelt sich dabei um nicht wertschöpfende Aktivitäten wie etwa redundante Prozesse, Nacharbeitsprozesse aufgrund mangelnder Qualität, ineffiziente Administration, ineffektive Beschaffungs-, Vertriebs- & Logistik/Lager-Prozesse.

Die Etablierung eines Systems zur permanenten Kostenoptimierung ist der Schlüssel zum Erfolg. Die laufende Überprüfung von Prozessen und Organisationen nach deren Werthaltigkeit unter Berücksichtigung des AVA's/NAVA's-Prinzips ist stets im Fokus zu halten. Neue, sinnvolle Handlungs- und Denkmuster sind daraus abzuleiten und nachhaltig umzusetzen. Dieser Prozess muss unternehmensübergreifend sein und vom Topmanagement als wichtiger Führungsprozess vorgelebt werden. Dies trägt zur Verankerung im Unternehmen bei und macht Organisation und Prozesse zunehmend transparenter gestaltbar.

Die permanente Überprüfung des Mehrwerts von Aktivitäten hilft, überflüssigen Ballast über Bord zu werfen. Dies bildet eine geeignete Basis für die kreative Entwicklung von Maßnahmen zur Flexibilisierung und Eliminierung von Kosten sowie von Aktivitäten zur Leistungssteigerung. Der Aufbau eines geeigneten Monitoring-Systems muss damit einhergehen.

Dabei kann man zeitlich betrachtet auch unterschiedliche Maßnahmen setzen. Kurzfristig lassen sich Einsparungen über Kostenstruktur-Analysen, Benchmarking und Best-Practice-Vergleiche identifizieren und in weiterer Folge über Prozessoptimierungen weiter ausreizen.

Ein konsequentes Kostenmanagement sollte nicht nur Geschäftsprozesse optimieren, sondern auch erwägen, Organisationsstrukturen zu ändern. Darüber hinaus lassen sich Ansatzpunkte für strategische Allianzen und Kooperationen mit Wettbewerbern suchen und analysieren. Daher ist das permanente Hinterfragen von Aktivitäten und Kosten gerade in wirtschaftlich schwierigen Zeiten absolut notwendig und im Sinne eines verantwortlichen Steuermanns (CFOs) auch »Chefsache«.

1.2.4 Shared Service Centers/Outsourcing

International orientierte Unternehmen stehen aufgrund des harten Wettbewerbs und den aktuellen wirtschaftlich turbulenten Zeiten zusehends unter Druck. Konsequente Expansion beziehungsweise diversifizierte Geschäftsbereiche ermöglichen Unternehmen zwar höhere Umsätze und einen größeren Marktanteil, schaffen jedoch oftmals eine ineffiziente Unternehmensstruktur, hohe Verwaltungskosten und unklare Informationswege.

Generelle Kostensenkung und eine trotzdem stetig wachsende Qualität des Angebots ist das Gebot der Stunde, um seine Stellung am Markt zu behaupten. Viele Firmen setzen auf eine Neustrukturierung ihrer Geschäftsbereiche, um Synergien zu erzeugen und ihre Performance zu steigern.

Durch die Nutzung neuer Informationstechnologien wird auch das Bedürfnis nach immer schneller gelieferter und exakterer Information größer. Dies soll zudem noch bei höherer Qualität zu geringeren Kosten erreicht werden. Das Nutzen der richtigen Daten und Informationen zum schnellstmöglichen Zeitpunkt ist der kritische Wettbewerbsvorteil. Weiters ist die konstante Entwicklung und das Wachstum des Unternehmens ein fortwährend aktuelles Thema für jeden Manager.

Grundlegende Entscheidungen, wie etwa Unternehmensexpansion, müssen rasch gefällt werden, um potenzielle Chancen zu nutzen. Nur zu oft gebieten es die marktwirtschaftlichen Umstände, dass man ein Projekt zu Gunsten einer schnellen Verwirklichung auf Kosten des nachhaltigen/optimalen Wirtschaftens implementiert. Starre Unternehmensstrukturen, eine nicht optimale Verzahnung der Geschäftsbereiche und somit hohe wiederkehrende Kosten sind die Folge. In diesem Kontext kommt das Shared Service Center ins Spiel.

Das Shared Service Center schlägt als interner Dienstleister eine ideale Brücke zwischen konsolidierter Verwaltung und dezentraler Zuständigkeit, um die Herausforderungen der modernen Unternehmensführung zu meistern.

Die Vorteile von Shared Service Centers (SSC) liegen in der Steigerung der Effizienz, Qualität und Transparenz. Dies lässt sich damit begründen, dass SSC Kernkompetenzen bündeln und standardisierte Serviceleistungen kostengünstiger und in einer höheren Qualität erbringen können. Die Existenz von Doppelgleisigkeiten in einzelnen Bereichen bietet die Grundlage für Einsparungspotenziale von Ressourcen und eröffnet damit Möglichkeiten zur Kostenreduktion. Um jedoch das maximale Potenzial von SSC langfristig sicherzustellen, müssen Unternehmen ihre dezentralen Serviceleistungen kontinuierlich weiterentwickeln und optimieren. Andernfalls besteht das Risiko, dass sowohl Kosten- als auch Qualitätsziele mittel- und langfristig nicht erreicht werden.

SSC müssen geänderte Anforderungen antizipieren können und auch die Fähigkeit haben, den eigenen Leistungsumfang und -inhalt effizient und effektiv anzupassen, um langfristig einen positiven Wertbeitrag für das Unternehmen bringen zu können.

Die Implementierung eines SSC führt häufig auch zur Standardisierung und Konsolidierung von IT-Systemen. Dies führt in weiterer Folge auch zur Maximierung des Automatisierungsgrades, Erweiterung und Optimierung der bestehenden Systeme und Prozesse und KPIs. Um auf sich ständig ändernde Anforderungen rasch und effizient reagieren zu können, müssen SSC über die erforderliche Flexibilität verfügen. Weiterentwickelte SSC sind daher in der Lage, ihr Serviceportfolio bei Bedarf modular und weitgehend autonom anzupassen und somit einen Mehrwert für das gesamte Unternehmen zu schaffen.

Wachsende Transaktionsvolumina und neue Serviceleistungen können zu steigenden Kosten oder Qualitätseinbußen führen, sollten die Organisationsstrukturen und Prozesse nicht über die erforderliche Flexibilität verfügen. Ob ein SSC über die geforderte Flexibilität verfügt oder nicht, lässt sich recht einfach durch eine High-Level-Analyse der Prozessdurchlaufzeiten, Anzahl der Systemausfälle, Fehlerquoten oder der Kostenentwicklung beantworten.

Idealerweise sollte mit der erstmaligen Implementierung eines SSC ein kontinuierlicher Verbesserungsprozess in Gang kommen. Dies schließt die laufende Überprüfung der SSC-Performance ein, ebenso die laufende Identifizierung von Verbesserungspotenzialen. Um Services möglichst kosteneffizient und in bestmöglicher Qualität anbieten zu können, muss darüber hinaus ein geeignetes Rahmenwerk geschaffen werden, das eine solche Entwicklung begünstigt. Dazu zählt etwa die systematische HR-Entwicklung, die Implementierung einer Service-Kultur sowie auch die Schaffung von Anreizsystemen, um die Mitarbeiter motiviert zu halten.

Für die Wahl des SSC-Standortes sind qualifizierte Mitarbeiter und ein niedriges Lohn- und Gehaltsniveau die wichtigsten Kriterien. Der Nähe zu den Leistungsbeziehern wird dagegen nur eine geringe Bedeutung beigemessen. Bei der Einführung der SSC sind die Erhöhung der Transparenz bezüglich der Daten, Prozesse und Leistungen sowie der Prozessqualität und -sicherheit die wichtigsten Ziele. Alle SSC führen standardisierbare Massentransaktionen durch. Komplexe und schwer standardisierbare Leistungen hingegen werden nur von einem Teil der SSC erbracht.

SSC bedeutet nicht eine Zentralisierung der Aufbauorganisation, sondern führt zu einer Neustrukturierung von Aufgaben und Verantwortlichkeiten mit definierten Schnittstellen und Service Levels. Daher lässt sich ein Shared Service Center zwischen zentraler und dezentraler Organisationsstruktur einordnen. Durch eine Kombination der jeweiligen Organisationsform können die Vorteile als Synergieeffekte genutzt und bestehende Unzulänglichkeiten eliminiert werden. Dafür eignen sich dezentrale Elemente wie eine flache Organisationsstruktur, unternehmerische Unabhängigkeit, Kundenorientierung und mehr Eigenverantwortlichkeit der Mitarbeiter.

Natürlich können Leistungen, die von einem firmeneigenen Shared Service Center erbracht werden auch von externen Dritten bereitgestellt werden. Der Markt hierfür befindet sich in einem ständigen Wachstum. Viele Unternehmen haben bereits Schritte in diese Richtung unternommen. In beiden Fällen spricht man von Offshoring, d.h. dass Leistungen im Ausland für Unternehmen – firmenintern oder -extern – erbracht werden.

Das große Potenzial des Offshorings (firmeninterne Shared Service Center oder Outsourcing) hat vor allem folgende Ursachen:

- steigende Zahl an Ländern mit relativ stabilen politischen Systemen und tieferen Lohnstrukturen;
- signifikant verbesserte Ausbildungssysteme in diesen Ländern (z.B. China, Indien etc.);
- verbesserte Voraussetzungen der Telekommunikation und anderer Technologien.

Grundsätzlich ist Unternehmen anzuraten, zunächst die eigenen Hausaufgaben zu erledigen, d.h. Prozesse und Organisationen zu optimieren, bevor man diese an externe Dienstleister outsourced. Ansonsten würde ein Externer bestehende Prozesse und Strukturen übernehmen und könnte daraus wenig Effizienzsteigerungspotenziale für seinen Auftraggeber lukrieren. Die Einsparpotenziale bewegen sich auf Basis von Erfahrungswerten bei Shared Service Centern in Abhängigkeit von den Prozessen/Funktionen sowie den gewählten Standorten in den in Abb. 1-12 dargestellten Bandbreiten, wobei sie im Einzelfall naturgemäß davon abweichen können.

Einsparpotenzial Shared Service Center	in % der Gesamtkosten je Prozess/Funktion		
Finance	25%	-	50%
Human Resources	25%	-	50%
Beschaffung	25%	-	40%
IT	25%	-	40%

Abb. 1-13: Einsparpotenziale durch die Einführung von Shared Service Centern

Die Kosten für die Einführung eines Shared Service Centers amortisieren sich zumeist kurz- bis mittelfristig, in Abhängigkeit vom Ausmaß der möglichen Lohnarbitrage am neuen Standort, den Effizienzvorteilen in den neu strukturierten Prozessen, der damit einhergehenden neuen Organisation (Führungsspannenreduktion), klareren Strukturen und leistungsfähigeren IT-Systemen.

1.3 Fazit

Aus zahlreichen Projekten wurden zehn Schlüsselprioritäten in unterschiedlichen Unternehmen und Branchen herausgefiltert.[10] Deren Kern sind zum einen Maßnahmen zur Kosten- & Leistungsoptimierung und zum anderen die Implementierung überlegener Geschäftsmodelle unter entsprechenden Rahmenbedingungen. Unternehmen, die sich daran orientieren, sollte es gelingen, der Zukunft schlank, fit und erfolgreich zu begegnen.

> **Handlungsempfehlungen**
> 1. Aus der Nähe betrachten – Ihre Chancen in der Rezession
> 2. Entschieden handeln – Der Start in die Zukunft ist heute
> 3. »Cash is king« – Liquidität als Treibstoff zum Durchstarten
> 4. Fokus auf das Wesentliche – Kunden helfen, Investitionen überdenken
> 5. Steuern Sie Ihre Kostenbasis – Ihre Leistung auf dem Prüfstand
> 6. Verlässliche Informationen – Mit sicheren Kennzahlen durch die Turbulenz
> 7. Verschiedene Szenarien – Der Unsicherheit mit mehr Flexibilität begegnen
> 8. Der Wert Ihrer Mitarbeiter – Talente für den Aufschwung schmieden
> 9. Denken Sie an Ihre Stakeholder – Positiver Dialog bei Problemen
> 10. Nutzen Sie Ihre Chancen – Veränderung liegt in der Luft

1. Aus der Nähe betrachten – Ihre Chancen in der Rezession

Die Spielregeln ändern sich. Stellen Sie sich der Situation und analysieren Sie, was Sie am besten machen und warum dies so ist. Verstehen Sie die Auswirkungen der Rezession auf Ihr Unternehmen. Bei der Absicherung von Unternehmensgewinnen in einer Rezession besteht die große Gefahr, überhastete Schlussfolgerungen zu ziehen. Zahlreiche Unternehmen werden versucht sein, Infrastrukturinvestitionen einzufrieren, neue Wachstumsprojekte zu stoppen und die Integration ihrer jüngsten Akquisition zu verschieben. Es ist einfach, Werbeausgaben und Personaleinstellungen genauso wie Loyalty-Programme für Kunden und Personal zu kürzen. Es gibt jedoch auch Unternehmen, die einen anderen Weg einschlagen und dort investieren, wo andere reduzieren. Genau diese werden von der derzeitigen Situation profitieren.

2. Entschieden handeln – Der Start in die Zukunft ist heute

Wachsende Unsicherheit und zunehmende Volatilität machen vorzeitige, zielgerichtete Entscheidungen unumgänglich. Konzentrieren Sie sich auf die wichtigsten Werte und Risiken Ihres Unternehmens und gehen Sie in Position für den nächsten Aufschwung. Nicht zurücklehnen, sondern anpacken. Von früheren Konjunkturabschwüngen haben jene Unternehmen profitiert, die proaktiv und entschieden han-

---

[10] Vgl. Jauck (2009), S. 4f.

delten. Viele davon waren in der Lage, Rezessionen zu nutzen, um ihre Konkurrenten zu überholen.

3. »Cash is king« – Liquidität als Treibstoff zum Durchstarten

Sind Ihre Finanzen und Ihr Betriebskapital, das Working Capital, in einwandfreiem Zustand? Schützen Sie Ihre Liquidität und prüfen Sie Ihr Treasury, Ihre Finanzierung und sonstigen Obligationen. Stellen Sie Ihre Leistungen den Verpflichtungen gegenüber und sorgen Sie für solides Cash Management. Jetzt gilt »cash is king«. Es hat sich gezeigt, dass Unternehmen, die aus der letzten Rezession als Marktführer in ihrem Segment hervorgingen, vor dem Einsetzen der Rezession im Vergleich zu ihren Konkurrenten nur etwa den halben Nettoverschuldungsgrad aufwiesen. Gleichzeitig zeigten sie in ihren Bilanzen erheblich höhere Barbestände als ihre weniger erfolgreichen Mitbewerber. In der Vergangenheit wurden eine Reihe von Projekten zur Reduzierung des Working Capitals durchgeführt. Dies konnte im Durchschnitt um rund 20 % bis 30 % gesenkt werden.

4. Fokus auf das Wesentliche – Kunden helfen, Investitionen überdenken

Untersuchen Sie, welche Produkte, Kunden und Absatzkanäle Werte schaffen oder zerstören. Überprüfen Sie bestehende Investitionsprogramme. Welche Initiativen können Sie einstellen oder verzögern? Unternehmen müssen besonders in einer Rezession ihren Kunden oberste Priorität einräumen. Alle, die Kunden in schwierigen Zeiten unterstützen, werden nicht nur respektiert, sondern werden von gemeinsamen Vorteilen profitieren. Jetzt sollten sich Unternehmen überlegen, welche ihrer Kunden, Produkte und Absatzkanäle tatsächlich den größten Beitrag zum Ergebnis liefern. Dies kann zur treibenden Kraft in wirtschaftlichen Turbulenzen werden und das Geschäft zukunftsfähig machen.

5. Steuern Sie Ihre Kostenbasis – Ihre Leistung auf dem Prüfstand

Konzentrieren Sie sich auf die Steigerung der betrieblichen Leistung und nehmen Sie spezifische statt allgemeine Kürzungen vor. Steigern Sie die Wertschöpfung und reduzieren Sie unnötige Komplexität und analysieren Sie, ob Ihr Geschäftsmodell angepasst werden muss. Der wirtschaftliche Abschwung zwingt Unternehmen dazu, das Verhältnis von Kosten und Ertrag neu zu bewerten. Einige arbeiten schon seit geraumer Zeit daran, andere reagierten darauf erst relativ spät. Aber nur wenigen ist es tatsächlich gelungen, ihre Kostenbasis langfristig und zukunftsfähig zu reduzieren und gleichzeitig den Gewinn zu maximieren. In den vergangenen Jahren wurde eine Reihe von Projekten zur Reduzierung des Ausgabenvolumens durchgeführt. So konnten etwa beim Kauf von indirekten Gütern und Services, das sind jene, die sich nicht im Endprodukt niederschlagen, Einsparungen von 5 % bis 15 % vom untersuchten Beschaffungsvolumen erreicht werden.

6. Verlässliche Informationen – Mit sicheren Kennzahlen durch die Turbulenz

Richtige Managementinformationen haben heute mehr Bedeutung denn je, klar definierte Kennzahlen sind lebenswichtig. Jede Entscheidungsfindung muss auf korrekten Fakten aufbauen, denn jetzt müssen Entscheidungen schnell und fundiert sein. Die nachteiligen Auswirkungen der Turbulenzen auf Unternehmen machen die Verfügbarkeit verlässlicher Managementinformationen für die Entscheidungsfindung besonders wichtig. Trotz der in ihrem Umfeld stattfindenden Veränderungen, die sich auf ihre Geschäftsmodelle auswirken, passen zu viele Unternehmen ihre Berichtsvorlagen und Kennzahlen nicht entsprechend an. Das sog. »Wir haben es immer schon so gemacht«-Syndrom schlägt durch.

7. Verschiedene Szenarien – Der Unsicherheit mit mehr Flexibilität begegnen

Sieger zeichnen sich durch Agilität und Flexibilität aus. Investieren Sie in unterschiedliche Modelle von Finanz-, Betriebs- und Personaloptionen unter möglichen Rezessions-Szenarien wie etwa »best case« und »worst case«. So gelingen kurzfristig Anpassungen.

In ökonomisch turbulenten Zeiten nimmt die Unsicherheit über die Zukunft von Unternehmen erheblich zu. Konventionelle Geschäftsmodelle sind möglicherweise nicht länger angebracht.

Denken Sie auch über neue Organisationsmodelle wie Offshoring in firmeninternen Shared Service Centern oder über Outsourcing nach. Die damit verbundenen Einsparungspotenziale bewegen sich in einer Bandbreite von 25 % bis 50 % von der ursprünglichen Kostenbasis. Zahlreiche Managementteams werden ihr operatives Geschäft grundlegend überdenken und dabei eine Reihe unterschiedlicher Szenarien in Erwägung ziehen müssen.

8. Der Wert Ihrer Mitarbeiter – Talente für den Aufschwung schmieden

Regelmäßige und klare Kommunikation mit Ihrem Personal sind Grundvoraussetzung für dessen Engagement. Identifizieren Sie die Schlüsseltalente und entwickeln Sie angemessene Anreizsysteme. Der Erhalt und die Motivation der besten Mitarbeiter ist für Ihre Zukunft entscheidend. Zahlreiche Unternehmen finden es schwierig, ihr Personal unter den herrschenden wirtschaftlichen Voraussetzungen zu motivieren und die Erhaltung des Produktivitätsniveaus sicherzustellen. Es ist jedoch wichtig, dass Sie Ihren Mitarbeitern hohe Wertschätzung entgegenbringen, Entwicklungschancen eröffnen und über ihre Zukunft innerhalb der Organisation sprechen.

9. Denken Sie an Ihre Stakeholder – Positiver Dialog bei Problemen

Bewerten Sie die wahrscheinlichen Auswirkungen der Rezession auf Ihre Stakeholder und stellen Sie sicher, dass Sie deren Vorstellungen verstehen. In schwierigen Zeiten ist gutes Stakeholder Management für die Umsetzung erfolgreicher Strategien unumgänglich. In dem sehr komplexen Geschäftsumfeld ist gute Kommunikation die einzige Möglichkeit, diese oft breit gefächerten Beziehungen effizient zu managen. Stakeholder und Kreditgeber müssen laufend informiert und bei bestimmten Problemen in einen positiven Dialog eingebunden werden.

10. Nutzen Sie Ihre Chancen – Veränderung liegt in der Luft

Stellen Sie keinesfalls Innovationen und Investitionen in Ihren Wachstumsbereichen ein und vergessen Sie die Bedeutung Ihrer Marke nicht. Blicken Sie bei Ihren Überlegungen über das nächste Quartal hinaus in die Zukunft. Starke Unternehmen nutzen ihre Position, um trotz widriger Voraussetzungen noch stärker zu werden. Wer für eine Rezession gut positioniert ist, behandelt Investitionen flexibel und baut seine Position aus.

Ein zukunftsorientiertes Performance Management liefert Informationen, um sich genaue Vorstellungen über Investitionsmöglichkeiten, Rentabilität und Risikoniveaus machen zu können. Die Kosten für Investitionen werden in einer Rezession wegen niedrigerer Preise und reduzierter Konkurrenz sehr wahrscheinlich geringer sein als in einer Hochkonjunktur.

Literatur

Bruch, H./Ghoshal, S.: Unleashing Organizational Energy, MIT Sloan Management Review, Fall 2003, S. 45–51.

Hermann, C.: Bewältigung von Krisenprozessen in Unternehmen – Weiterentwicklung des Krisenmodells von Krystek, Wien 2007.

Jauck, G.: Potential Areas of Conflict in Mergers & Acquisitions – An Investigation into Corporate Social Responsibility and Shareholder Value Issues – with Case Study Analysis, Saarbrücken 2009.

Jauck, G.: Liquidität und Profitabilität für Ihr Unternehmen, tipps&trends 2/2009, S. 4–5.

Kern, A.: Entwicklungspfade 2007 – Eine empirische Untersuchung der Fortschrittsfähigkeit von großen Unternehmen in Österreich, Wien 2007.

London Business School, European School of Management and Technology (esmt): Germany Spend Agenda Report 2005 – Opportunities and Challenges, 2005.

London Business School, Vanson Bourne: The European Spend Agenda 2005 – Spend Management Pressure Mounts, 2005.

London Business School, Loudhouse Research: Spend Agenda 2006, 2006.

McInerney, F.: Panasonic: The Largest Corporate Restructuring in History, St. Martins 2007.

Porter, M., E.: Competitive Advantage, New York 1985.

Risak, J.: Der Impact Manager, Wien 2003.

Risak, J./Jauck G./Haagen, M./Bauer, C.: Wertschöpfungsorientierte Gestaltung und Performance, Wien 2008.

Rüll, H./Jauck, G.: Überlegene Geschäftsmodelle in wirtschaftlich turbulenten Zeiten, Fürstenfeldbruck/Wien 2009.

Servaes, H. (London Business School)/Tufano, P. (Harvard Business School): CFO Views on the Importance and Execution of the Finance Function, 2006.

2. Reduktion von Operational Expenses (OPEX) als Krisenbewältigungsmaßnahme

von Berislav Gaso

Übersicht

2.1 Einleitung   270
2.2 Reduktion von OPEX als Krisenbewältigungsmaßnahme   271
2.2.1 Einkaufskosten senken   272
2.2.2 Personalkosten senken   274
2.3 Umsetzungscontrolling oder der Kompass im Sturm   277
2.4 Fazit   278
Literatur   280

2.1 Einleitung

Die eingangs durch den Finanzsektor verursachte Krise[1] schlug schnell in eine Kreditkrise im weiteren Sinne um und traf viele Unternehmen auf drei Arten:

- *Liquiditätsengpässe* erfordern sofortige Maßnahmen zur Liquiditätsverbesserung, insbesondere durch striktes Cash und Treasury Management. Kurzfristige Kapitalerhöhungen sind in diesem Umfeld nur sehr schwer durchführbar und teuer; der Management Fokus liegt klar auf der Stabilisierung operativer Cashflows.
- *Kurz- und mittelfristige Finanzierungsengpässe*, verursacht durch teurere Kapitalkosten als in Vorkrisenzeiten, setzen Unternehmen unter Druck, ihren Schulden-Leverage sowie Kapitalinvestitionen zu überdenken. Kostensenkungsmaßnahmen sind unumgänglich.
- *Langfristige Strukturänderungen* getrieben durch eine Veränderung des Wettbewerbs- und Marktumfelds zwingen Unternehmen radikal umzudenken.

Unterschiede in der finanziellen Ausgangssituation definieren die Intensität und den Fokus der Antwortstrategie (vgl. Abb. 2-1).

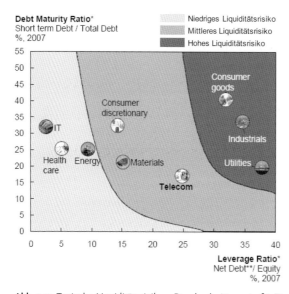

Abb. 2-1: Typische Liquiditätsrisiken, Durchschnittswerte für Top-50-Unternehmen basierend auf Marktkapitalisierungsdaten

---

[1] Für eine weitergehende Diskussion zu den Ursachen vgl. z.B. Lechner et al. (2009).

Unternehmen können den oben beschriebenen Herausforderungen mit drei verschiedenen Antwortstrategien entgegentreten:

- *Überlebe den Hurrikan und fokussiere auf Liquidität:*
  Dies ist insbesondere für Unternehmen wichtig, die stark von der Kreditkrise betroffen sind und Liquiditätsengpässe haben (z.B. durch einen großen Anteil an kurzfristigen Verbindlichkeiten, die in 2010 erneuert werden müssen). Typische sofortige Handlungsmaßnahmen sind:
  - Striktes Cash und Treasury Management inklusive transparenter Cashflows, Zentralisierung von Cash Reserven und einer Reduktion von Cash Outflows
  - Minimierung des Umlaufvermögens so weit möglich
  - Aufschiebung und/oder Stornierung von Kapitalinvestitionen
- *Navigiere durch den Sturm und verteidige die momentane Position:*
  Unternehmen, die mittelfristig ihre Immunität verbessern und sich gegen weitere Abschwünge schützen müssen, sollten vor allem Kostensenkungsmaßnahmen einleiten:
  - Durchführung von OPEX-Reduktionsmaßnahmen (Einkaufs-, Personal-, Marketing- und Vertriebskosten, etc.) zur Krisenbewältigung und Profitabilitätssteigerung
  - Verbesserung der Vertriebsstrategie
  - Überprüfung der optimalen Finanzierungs- und Schuldenstruktur
- *Segle aufs offene Meer und nutze die Krise:*
  Neben Liquiditäts- und Kostensenkungsmaßnahmen können »smarte« Unternehmen die Krise auf folgende Weise nutzen:
  - Durchführung von wesentlichen Kapitalinvestitionen, die den nächsten Wachstumszyklus unterstützen
  - Implementierung einer aggressiveren Absatzstrategie, um die derzeitige Marktposition zu schützen und weitere Marktanteile zu erobern
  - Rekrutierung von Top-Talenten in Krisenzeiten
  - Akquirierung potenzieller Unternehmen und Distressed Assets

Der Hauptteil dieses Artikels fokussiert im Weiteren auf OPEX-Kostensenkungsmaßnahmen in den Bereichen Einkauf und Personal. Es werden konkrete Handlungsmaßnahmen anhand von Praxisbeispielen diskutiert und ein Geschäfts-Optimierungs-Prozess vorgestellt. Die hier diskutierten Empfehlungen sind nicht als allumfassendes und vollständiges Instrumentarium zu verstehen, vielmehr soll dem Leser eine erste Einführung in gängige Krisenmaßnahmen gegeben werden.

2.2 Reduktion von OPEX als Krisenbewältigungsmaßnahme

Jede gut geplante Kostensenkungsmaßnahme beginnt mit der Erstellung eines jährlichen Überblicks der kontrollierbaren[2] Referenz-Gesamtkosten (»annualized

---

[2] Nicht kontrollierbare Kosten wie z.B. Abschreibungen, Steuern, etc. werden nicht in den kontrollierbaren Referenz-Gesamtkosten aufgezeigt.

controllable OPEX cost baseline«). Abb. 2-2 zeigt den auf 100 % indizierten OPEX-Breakdown einer Bank an. Zudem sind auf dem Schaubild auch die zwei im Folgenden diskutierten Kostensenkungshebel inklusive ihrer Auswirkung auf die jeweilige Kostenzeile aufgezeigt (z.B. 5–15 % Einsparungspotenzial im Bereich Einkauf für Telekommunikationskosten).

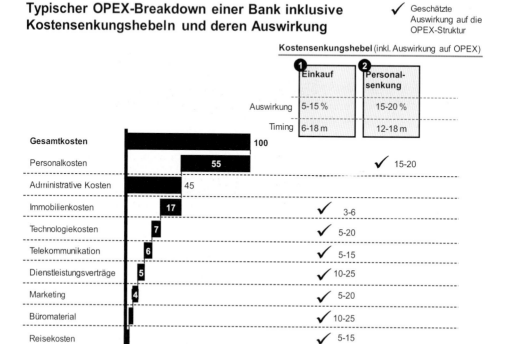

Abb. 2-2: OPEX-Breakdown und zwei Kostensenkungshebel inklusive Einsparungspotenzial für eine Bank

Das Unternehmenscontrolling ist der Dreh- und Angelpunkt für die Erstellung eines (kontrollierbaren) Referenz-Gesamtkostenüberblicks. Es sollte später auch für die Implementierungskontrolle und eventuelle Eskalation im Falle der Nicht-Erfüllung von Kostensenkungszielen zuständig sein.

2.2.1 Einkaufskosten senken

Kostensenkungsmaßnahmen im Bereich des Einkaufs müssen für jede Einkaufskategorie gesondert erarbeitet werden und sollten Hebel aus den Bereichen Zuliefermanagement, Nachfragemanagement sowie Compliance und Prozessverbesserungen umfassen (siehe Abb. 2-3). Bevor konkrete Maßnahmen erarbeitet werden können, muss eine vollständige Datentransparenz für jede Kategorie erzielt werden.

Die Analyse des Einsparpotenzials pro Kategorie basiert auf der Analyse historischer Trendzahlen, dem internen und externen Benchmarking, der Bewertung von Einkaufsgeschick und Know-how sowie dem tiefgehenden Verständnis von kontrollierbaren Kosten. Abb. 2-3 zeigt typische durch Einkaufshebel erzielbare Einsparpotenziale für eine Bank auf.

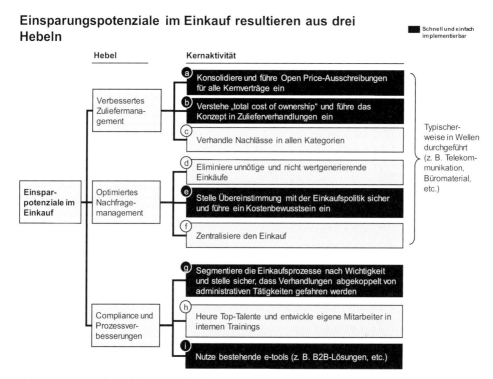

Abb. 2-3: Kostensenkungshebel im Einkauf

Im Folgenden werden lediglich zwei gängige Methoden zur Kostensenkung im Einkauf vorgestellt.

Mit einfachen Open-Price-Ausschreibungen können sehr gute Ergebnisse erzielt werden. Volumenbündelung (z.B. Bündelung der Bedarfe aller Tochterfirmen in eine Ausschreibung) und Komplexitätsreduktion (z.B. Reduktion von 2 000 möglichen Büroartikeln auf 300) sind hier die wichtigsten Hebel. Im Falle einer europäischen Bank konnte so innerhalb kurzer Zeit die Anzahl von ursprünglich 13 Reisebüros auf ein Reisebüro reduziert werden, bei gleichzeitig durchschnittlich 5 % Kosteneinsparung pro Reise. Vergleichbare Ergebnisse konnten für die Reinigung der Geschäftsfilialen erzielt werden (15 % Einsparung durch intelligente Nachfragebündelung und Verhandlung mit zwei Lieferanten, die am Ende über ein Joint Venture den Vertrag bekamen).

»Total cost of ownership« ist ein gängiges Konzept, bei dem neben den vom Lieferanten kontrollierten Kosten (= Kaufpreis) die gemeinsamen Käufer/Lieferanten-Kosten (Verpackung und Transport) und die internen Kosten (Lagerhaltung, Einkaufskosten und evtl. indirekte Kosten) in die Einkaufskalkulation und somit den

Entscheidungsprozess mit einbezogen werden. Abb. 2-4 zeigt, wie im Büromaterial-Bereich Einsparungen von über 35 % erreicht werden konnten. Wesentlich hier ist ein Paradigmenwechsel weg von Verhandlungen über Artikelkosten zu Gesamtkosten über die Laufzeit.

Beispiel Büromaterial – Standardisierung von Produkten und Anwendung des „Total cost of ownership"-Prinzips

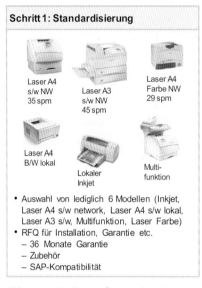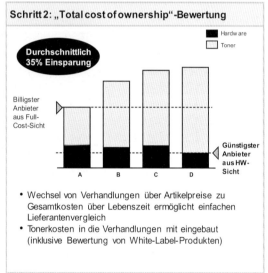

Abb. 2-4: »Total cost of ownership«-Prinzip

Neben der Applizierung von Kostensenkungshebeln und einer Nachfragereduktion ist ein klares Compliance Management notwendig. Hier sollte besonders auf die folgenden Aktivitäten Wert gelegt werden: (a) Messbarkeit und Kontrolle der End-Benutzer sollte durch regelmäßige Audits sichergestellt werden. (b) Aktualisierte Einkaufskataloge reduzieren die Flexibilität von Mitarbeitern und erzwingen Standardisierungen. (c) Lieferantenmanagement und strikte Kontrolle von Lieferantenverbindlichkeiten (z.B. keine Bezahlung im Falle der Bestellung von eingeschränkten Artikeln) sowie (d) eine klare Kommunikation der Ziele und Policies.

2.2.2 Personalkosten senken

Personalkostensenkungen sind Maßnahmen, die normalerweise den Einsatz einer gesonderten Task Force erfordern. Jede Personalkostensenkung beginnt mit der Einschätzung der Mitarbeitersituation durch

- HR-Datenbanken (z.B. Betriebszugehörigkeit in Jahren, Pensionszahlungen, Familienstatus, etc.) und
- Geschäfts-Prozess-Optimierungen.

Die Zielsetzung einer Geschäfts-Prozess-Optimierung (GPO) ist eine Verbesserung von Prozessen in Overheadbereichen hinsichtlich Effektivität und Effizienz. Dabei steht die Verbesserung der Effektivität in den Dimensionen Zeit (Erhöhung der Prozessgeschwindigkeit) und Qualität (Verbesserung des Arbeitsergebnisses) im Vordergrund und bildet die Grundlage für Kosteneinsparungen.

Eine Verbesserung der Effektivität ist die wesentliche Voraussetzung, um marktseitigen Herausforderungen wie z.B. der Verkürzung von Produktlebenszyklen durch erhöhte Innovationsgeschwindigkeit, steigenden Kundenansprüchen, Preisverfall und Globalisierung begegnen zu können. Daneben führt die GPO auch zu einer Verbesserung der Effizienz, d.h. einer signifikanten Reduzierung der beeinflussbaren Personalkosten.

Der im Folgenden vorgestellte Ansatz der GPO stellt eine signifikante Weiterentwicklung dar, da dieser systematisch eine prozessorientierte und eine funktionale Optimierung in einem zweistufigen Vorgehen kombiniert.

Traditionell wurden GPO in sog. »Untersuchungs-Einheiten« (UE) durchgeführt, die jeweils aus Teilen einer bestehenden Linienorganisation gebildet werden. Geschäftsprozesse machen i.d.R. jedoch nicht an Abteilungsgrenzen halt. Die Schwierigkeit bei dieser Vorgehensweise ist daher, dass bestehende Geschäftsprozesse i.d.R. nicht grundlegend infrage gestellt werden und dass lediglich eine Optimierung bereits bestehender Prozesse im Rahmen der existierenden Organisationsstruktur erfolgt. Insbesondere bei historisch gewachsenen Strukturen und einer Dopplung von Funktionen und Aufgaben bzw. zahlreich vorhandenen Schnittstellen mit verschiedenen Organisationseinheiten führt dies zu einem suboptimalen Ergebnis, da die Aufbauorganisation im Wesentlichen unangetastet bleibt. Der Vorteil dieser Herangehensweise besteht darin, dass die Verantwortung für die Umsetzung klar dem Leiter der Untersuchungseinheit (LUE), der zugleich der Linienverantwortliche ist, zugewiesen werden kann.

In einer nächsten Evolutionsstufe der GPO wurden die Organisationseinheiten des Unternehmens und die dazugehörigen Mitarbeiter daher zunächst Kernprozessen (z.B. Marketing & Vertrieb, Innovation, Investition, etc.) zugeordnet. Die Aufgaben und Mitarbeiterjahre jeder Organisationseinheit werden dabei i.d.R. auf mehrere Kernprozesse verteilt. Die Optimierung der Geschäftsprozesse erfolgte dann entlang der so definierten Kernprozesse. Somit war es möglich, Prozesse grundlegend neu zu definieren und Schnittstellen zwischen Abteilungen zu reduzieren und zu optimieren. Dieser Ansatz hat einen gravierenden Nachteil: In der prozessorientierten GPO kann es keine Kongruenz zwischen LUE und dem Linienverantwortlichen geben, da die Kernprozesse regelmäßig Abteilungsgrenzen überschreiten.

Die Umsetzung von im Projekt definierten Maßnahmen erfolgt jedoch immer in der Linienorganisation durch deren Vorgesetzte. Oft folgt keine explizite Phase der aufbauorganisatorischen Neuausrichtung. Nach Beendigung der Projektarbeit müssen daher alle entlang des Kernprozesses definierten Maßnahmen den Organisationseinheiten zugeordnet werden, die für die Umsetzung verantwortlich sind. Dabei tritt häufig das Problem auf, dass Maßnahmen – obwohl vorher abgestimmt – grundsätzlich infrage gestellt werden (»Not invented here«-Phänomen). Es tritt daher häufig ein Implementierungsproblem auf. Außerdem ist die Zuordnung von Mitarbeiterjahren auf Kernprozesse aufwendig und wird häufig infrage gestellt.

Der in Abb. 2-5 vorgestellte Ansatz kombiniert die Vorteile einer funktionsorientierten mit denen einer prozessorientierten GPO in einem mehrstufigen Vorgehen mit einer Grob- und einer Feindesignphase und eliminiert dadurch die jeweiligen Nachteile. Häufig ist der Grobdesignphase noch eine ca. zweiwöchige Bestandsaufnahme vorgeschaltet, um in der spezifischen Klientensituation das Verständnis über den Handlungsbedarf zu vertiefen und Transparenz hinsichtlich der Kernprozesse zu gewinnen.

In einer ca. sechs- bis achtwöchigen Grobdesignphase werden sämtliche Kernprozesse des Unternehmens von Teams, die aus den Führungskräften der an den Kernprozessen beteiligten funktionalen Einheiten bestehen, untersucht und »top-down« neu definiert. Die Endprodukte dieser Projektphase sind eine grobe Beschreibung der zukünftigen Zielprozesse (Optimierung bestehender Prozesse und Neudefinition von Prozessen) und deren Schnittstellen sowie eine grobe Beschreibung und grobe Quantifizierung der Maßnahmen. Diese Endprodukte des Grobdesigns bilden die verbindlichen Vorgaben für den Entwurf der neuen Aufbauorganisation und der Optimierung der Prozesse im Feindesign.

Anknüpfend an das Grobdesign wird in den folgenden zwei Wochen auf Basis der neuen Ablauforganisation der Blueprint für die neue Aufbauorganisation abgeleitet. Auf Grundlage der neuen Organisationsstruktur werden in dieser Phase des Projekts die Untersuchungseinheiten für das Feindesign abschließend festgelegt.

GPO (Geschäfts-Prozess-Optimierung) als Tool zur Senkung von Personalkosten

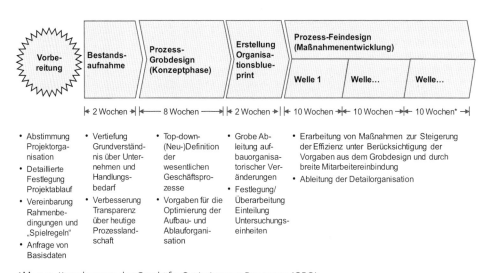

Abb. 2-5: Kernelemente des Geschäfts-Optimierungs-Prozesses (GPO)

In der sich anschließenden acht- bis zehnwöchigen Feindesignphase werden die Vorgaben aus dem Grobdesign innerhalb der neu definierten funktionalen Einheiten implementierungsreif unter Einbeziehung der Linienmitarbeiter (typisch: Einbindung von ca. 90 % der Mitarbeiter) detailliert. Verantwortlich für diese Detaillierung und die spätere Umsetzung der Maßnahmen ist der jeweilige zukünftige Leiter der Organisationseinheit.

Nach der Festlegung der Detailorganisation und der neuen Prozesse werden Kostensenkungsinitiativen durch gezielte

- Reduzierungen der Mitarbeiterzahl mittels
  - Einstellungstops,
  - Terminierung oder Nicht-Verlängerung von Zeitarbeitsverträgen,
  - Durchsetzung der Pensionierung von Mitarbeitern,
  - Frühpensionierung von Mitarbeitern,
  - Individueller Entlassungen,
  - Reduzierung von Top-Management-Ebenen,
  - Regionaler Konsolidierungen sowie
- Reduzierungen der durchschnittlichen Personalkosten mittels
  - Rationalisierungen und
  - Flexiblen Arbeitsmodellen (z.B. Teilzeitlösungen, job-sharing, etc.) realisiert.

2.3 Umsetzungscontrolling oder der Kompass im Sturm

Ein Kostensenkungsprogramm ohne Umsetzungscontrolling ist wie ein Segelschiff ohne Kompass. Ein adäquates Controlling ermöglicht nicht nur eine Implementierungskontrolle auf mehreren Ebenen, sondern trägt vielmehr wesentlich zur Steigerung der Effektivität des Unternehmens durch die vollständige und zeitgerechte Umsetzung der Verbesserungsinitiativen und der optimierten Prozesse bzw. der neuen Organisation bei. Das Umsetzungscontrolling schafft zudem ein Forum für kontinuierliche Diskussion um Verbesserungen und zeigt frühzeitig zusätzlich benötigte Ressourcen für Zusatzprojekte auf.

Best-in-class-Umsetzungscontrolling für administrative und Personalkostensenkungsprogramme basiert auf fünf Fundamenten:

(a) Maßnahmencontrolling

Hier erfolgt die Überprüfung der termingerechten Umsetzung aller Maßnahmen entlang definierter Meilensteine sowie die Identifikation nicht umgesetzter Maßnahmen, die mit neuen Maßnahmen hinterlegt werden müssen. Der Fokus liegt hier auf Inhalten und Meilensteinen, nicht auf Zahlen.

(b) Kostencontrolling

Hier erfolgt die Überprüfung der geplanten Kostenreduzierung mit den kontrollierbaren Referenz-Gesamtkosten. Neben dem Gewinn- und Verlustrechnungs-

Abgleich werden hier auch operative KPIs gemessen, um nicht eineindeutig in der Gewinn- und Verlustrechnung ablesbare Maßnahmen messbar zu machen.

(c1) Personalcontrolling

Hier erfolgt der Abgleich des Ist- mit dem Ziel-Personalstand.

(c2) Qualitäts- und Zeitcontrolling

Hier erfolgt die Überprüfung der Erreichung der in der GPO geplanten Effektivitätsziele.

(c3) Zielprozesscontrolling

Letztlich findet auch eine Überprüfung der Einhaltung der Zielprozesse in den Bereichen und an den Schnittstellen statt.

Abb. 2-6 summiert zudem die wesentlichen Do's and Dont's beim Umsetzungscontrolling.

	Do's	Dont's
Maßnahmen-controlling	• Inhaltliche Diskussion über den Status der Umsetzung einzelner Maßnahmen • Maßnahmen als verabschiedet behandeln	• Reines „Abhaken" von Maßnahmen ohne inhaltliche Diskussion • Erneute Grundsatzdiskussion um Sinnhaftigkeit der Maßnahmen
Kosten-controlling	• Genehmigung von Ressourcen für neue Aufgaben restriktiv behandeln	• Aufweichen der Kostenreduzierung durch Genehmigung von zusätzlichen Kapazitäten für neue Aufgaben
Personal-controlling	• Konsequentes Monitoring der Strukturkostenstelle* durch die Bereichsverantwortlichen und Personal • Temporäre Beschäftigung der Mitarbeiter, die auf die Strukturkostenstelle* verschoben wurden, mit neuen Aufgaben, um Umsetzung der neuen Prozesse zu erleichtern	• Einstellen der Umsetzungskontrolle nach dem Verschieben der Mitarbeiter auf die Strukturkostenstelle* • Verharren bereits auf die Strukturkostenstelle* verschobener Personen im gleichen Bereich mit den gleichen Aufgaben
Qualitäts- und Zeitziel-controlling	• Check der Erzielung der geplanten Zielsetzungen auch unterjährig	• Reines „Abhaken" ohne inhaltliche Diskusssion
Zielprozess-controlling	• Funktionsübergreifende Sitzungen mit den Bereichsverantwortlichen, um die Umsetzung der neuen Schnittstellenprozesse sicherzustellen	• Konzentration der Bereichsverantwortlichen auf die Umsetzungsfortschritte im eigenen Bereich
Sonstiges	• Aufzeigen von Konsequenzen bei verfehlter Zielerreichung • Regelmäßige Information aller Mitarbeiter und des Vorstands während der gesamten Umsetzungsphase	• Keine sichtbaren Konsequenzen bei verfehlter Zielerreichung • Einstellen der MA-Kommunikation und der Berichterstattung im Vorstand nach Abschluss der Feindesignphase

* Kostenstelle, auf der Mitarbeiter gebündelt werden, wenn der Bedarf bereits reduziert wurde, aber die Mitarbeiter noch im Bereich sind (z. B. solange Verhandlung um Aufhebungsvertrag läuft)

Abb. 2-6: Do's and Dont's beim Umsetzungscontrolling

2.4 Fazit

Die durch die Finanzkrise ausgelöste Kreditkrise trifft Unternehmen unterschiedlich hart. Während einige Unternehmen mit ernsthaften Liquiditätsengpässen kämpfen, haben andere kurz- und mittelfristige Finanzierungsengpässe zu meistern, weil eine dritte Gruppe von langfristigen Strukturänderungen betroffen ist. In einigen Fällen treffen zwei oder sogar alle drei genannten Effekte auf ein Unternehmen zu.

Top-Manager antworten mit einer der folgenden drei Strategien auf diese Herausforderungen: (a) Fokus auf Liquidität, um den Hurrikan zu überleben, (b) Verteidigung der momentanen Position, um durch den Sturm zu navigieren oder (c) Nutzung der Krise, um aufs offene Meer zu segeln.

Allen Antwortstrategien gemeinsam ist der enorme Druck, effiziente Kostensenkungsprogramme zu definieren und schnell umzusetzen. Zwei typische Kostensenkungsprogramme, die kurzfristig Resultate bringen können, werden vorgestellt: Einkaufsoptimierungen und Personalsenkungsmaßnahmen.

Gezeigt wurde kurz die Notwendigkeit der Erstellung eines jährlichen Überblicks der kontrollierbaren Referenz-Gesamtkosten, um einen klaren Mess- und Bezugspunkt für alle Aktivitäten zu haben. Danach werden Einkaufsoptimierungstechniken wie z.B. offene Preisausschreibungen und »total cost of ownership« vorgestellt sowie Compliance-Management-Themen für den Einkauf diskutiert.

Die Thematik der Personalkostenreduzierung dreht sich im Wesentlichen um Geschäft-Prozess-Optimierungen als Tool zur effizienten Reduktion von Personalkosten.

Abschließend erfolgte eine Diskussion der Wichtigkeit eines gut organisierten Umsetzungscontrollings. Dieses sollte auf fünf Kernelementen basieren und neben finanziellen Kennzahlen auch die Umsetzung von Aktivitäten messen. Das Umsetzungscontrolling bleibt und ist der wichtigste Baustein in jedem Kostensenkungsprogramm.

Handlungsempfehlungen
- *Liquiditätsengpässe* erfordern sofortige Maßnahmen zur Liquiditätsverbesserung, insbesondere durch striktes Cash und Treasury Management.
- Kurzfristige Kapitalerhöhungen sind in diesem Umfeld nur sehr schwer durchführbar und teuer.
- Der Management-Fokus sollte in Krisenzeiten klar auf der Stabilisierung operativer Cashflows liegen.
- *Kurz- und mittelfristige Finanzierungsengpässe*, verursacht durch teurere Kapitalkosten als in Vorkrisenzeiten, setzen Unternehmen unter Druck, ihren Schulden-Leverage sowie Kapitalinvestitionen zu überdenken.
- Kostensenkungsmaßnahmen sind unumgänglich.
- *Langfristige Strukturänderungen* getrieben durch eine Veränderung des Wettbewerbs- und Marktumfelds zwingen Unternehmen radikal umzudenken.

Die Zielsetzung einer Geschäfts-Prozess-Optimierung (GPO) ist eine Verbesserung von Prozessen in Overheadbereichen hinsichtlich Effektivität und Effizienz.

Das Unternehmenscontrolling ist der Dreh- und Angelpunkt für die Erstellung eines (kontrollierbaren) Referenz-Gesamtkostenüberblicks. Es sollte später auch für die Implementierungskontrolle und eventuelle Eskalation im Falle der Nicht-Erfüllung von Kostensenkungszielen zuständig sein.

Kostensenkungsmaßnahmen im Bereich des Einkaufs müssen für jede Einkaufskategorie gesondert erarbeitet werden und sollten Hebel aus den Bereichen Zuliefermanagement, Nachfragemanagement sowie Compliance und Prozessverbesserungen umfassen.

Ein Umsetzungscontrolling schafft zudem ein Forum für kontinuierliche Diskussion um Verbesserungen und zeigt frühzeitig zusätzlich benötigte Ressourcen für Zusatzprojekte auf.

Literatur

Lechner, et al.: Konsequenzen aus der Finanzmarktkrise – Perspektiven der HSG, St. Gallen 2009.

3. Reduzierung der Personalkosten

3.1 Personalkostenreduzierung ohne Kündigung

von Burkard Göpfert

Übersicht

3.1.1	Einleitung	282
3.1.2	Kostenreduktion durch Eingriffe in die Vergütung	282
3.1.2.1	Inanspruchnahme von Freiwilligkeits- oder Widerrufsvorbehalten zur Gehaltskostensendung	283
3.1.2.2	Kündigung belastender Betriebsvereinbarungen	284
3.1.2.3	Anrechnung übertariflicher Leistungen	285
3.1.2.4	Beschäftigungssicherungsvereinbarungen	286
3.1.2.5	Änderungskündigung zur Absenkung des Arbeitsentgelts	289
3.1.3	Kostenreduktion durch Verringerung der Arbeitszeit	289
3.1.3.1	Abbau von Arbeitszeitkonten und Überstunden	289
3.1.3.2	Betriebsferien und Anordnung von Urlaub	291
3.1.3.3	Kurzarbeit	291
3.1.3.4	Änderungskündigung zur Absenkung des Arbeitszeitvolumens	293
3.1.4	Fazit	294
Literatur		295

3.1.1 Einleitung

Krisenzeit ist Kündigungszeit – so scheint die Gleichung in vielen Köpfen zu lauten. Schließlich bilden oft die Personalkosten den größten Kostenblock im Unternehmen.

Doch dass eine wirtschaftlich schwierige Zeit nicht zu einem solchen Automatismus führen muss, zeigen die jüngsten Meldungen der Bundesagentur für Arbeit. Insbesondere die Inanspruchnahme von Kurzarbeit stabilisiere danach den deutschen Arbeitsmarkt.[1]

Ob nun durch Kurzarbeit oder andere arbeitsrechtliche Instrumente: Auch ohne Entlassungen lassen sich Personalkosten senken. Für einen Blick »über den Tellerrand« des Personalabbaus sprechen eine Reihe von Gründen. Insbesondere führt häufig ein ausschließlich aus Personalabbau bestehendes Krisenmanagement den gewünschten Erfolg gerade nicht herbei. Bis sich nämlich die Beendigung von Arbeitsverhältnissen, sei es durch Kündigungen oder Aufhebungsverträge, in der Liquidität eines Unternehmens niederschlägt, vergeht Zeit. Zudem muss es gerade in Zeiten ungewisser wirtschaftlicher Entwicklungen ein Anliegen für jedes Unternehmen sein, das notwendige Know-how für die Zukunft zu sichern.

Nicht immer ist hierfür die Einführung von Kurzarbeit das Mittel der Wahl. Es gilt vielmehr, auf Basis der individuellen Situation des Unternehmens zu ermitteln, welche wirtschaftlichen Ziele erreicht werden sollen, welche arbeitsrechtlichen Maßnahmen dafür zur Verfügung stehen und inwieweit diese mit den gegebenen Verhandlungspartnern umzusetzen sind.

Wirtschaftliche Ziele können beispielsweise eine möglichst schnelle Liquiditätssicherung, mittelfristig wirkende Sparmaßnahmen oder aber die Überbrückung von »Leerlaufphasen« sein. Die hierfür erforderlichen Flexibilisierungsmaßnahmen sollen also entweder direkt das zu zahlende Entgeltvolumen reduzieren oder zeitweilig die Arbeitszeit der Arbeitnehmer verringern. Diese Maßnahmen können zum Teil vom Arbeitgeber alleine, meist aber in Zusammenarbeit mit dem bestehenden Betriebsrat oder der zuständigen Gewerkschaft durchgeführt werden.

3.1.2 Kostenreduktion durch Eingriffe in die Vergütung

Die Verringerung der Vergütung bewirkt unmittelbar eine Reduzierung der Personalkosten, führt auf Arbeitnehmerseite aber zu finanziellen Einbußen. Die arbeitsvertraglich vereinbarte »reguläre« Vergütung lässt sich daher meist nicht beeinflussen. Dennoch gibt es Einsparpotenzial bei freiwilligen Arbeitgeberleistungen.

---

[1] Vgl. Bundesagentur für Arbeit (2009), S. 6.

3.1.2.1 Inanspruchnahme von Freiwilligkeits- oder Widerrufsvorbehalten zur Gehaltskostensendung

Die Inanspruchnahme von Freiwilligkeits- oder Widerrufsvorbehalten dient in Krisenzeiten unmittelbar der Kostensenkung und damit der akuten Liquiditätssicherung.

Freiwillige Arbeitgeberleistungen, wie Gratifikationen, Weihnachtsgelder, ein 13. Monatsgehalt oder ähnliche Jahressonderleistungen können allerdings nur dann einseitig durch den Arbeitgeber gestrichen werden, wenn sie unter einem Freiwilligkeits- oder Widerrufsvorbehalt stehen, die Leistungen also tatsächlich »freiwillig« gezahlt werden.

Mit einem *Freiwilligkeitsvorbehalt* erklärt der Arbeitgeber, dass die in Aussicht gestellte Leistung ohne Rechtsanspruch des Leistungsempfängers, also des Mitarbeiters, erfolgt und aus der Zahlung kein Vertrauen auf zukünftige Leistung erwachsen soll.[2]

Beispiel:
»*Zuwendungen nach Ziff. ... des Arbeitsvertrags sind freiwillige Leistungen. Auch die wiederholte vorbehaltlose Zahlung begründet keinen Rechtsanspruch auf Leistungsgewährung für die Zukunft.*«

Derartige Vorbehalte können – je nach Art der freiwilligen Leistung – bereits im Arbeitsvertrag festgehalten sein oder im Zusammenhang mit einer nachträglichen Leistungszusage (schriftlich!) erklärt werden. Sie unterliegen der Inhaltskontrolle nach den §§ 307ff. BGB und müssen deshalb klar, verständlich und nicht an versteckter Stelle formuliert sein. Zudem dürfen sie inhaltlich nicht unangemessen sein. Als unangemessen gelten nach der Rechtsprechung beispielsweise Freiwilligkeitsvorbehalte in Bezug auf Leistungen, die mehr als 25–30 % der Gesamtvergütung des Arbeitnehmers ausmachen. Auch laufendes Arbeitsentgelt darf keinem Freiwilligkeitsvorbehalt unterliegen, wobei als laufendes Arbeitsentgelt nicht nur das in relativ kurzen Zeitabständen (meist monatlich) zu zahlende Entgelt zu verstehen ist, sondern diejenige Leistung, die Teil der Gegenleistung für die Tätigkeit des Arbeitnehmers ist. Das vertragliche Austauschverhältnis von Vergütung und Arbeitsleistung kann nicht der Freiwilligkeit unterliegen.

Ein *Widerrufsvorbehalt*, also die Möglichkeit, einen an sich bestehenden Anspruch nachträglich zu widerrufen, unterliegt ebenfalls der Inhaltskontrolle nach den §§ 307ff. BGB. Wie auch beim Freiwilligkeitsvorbehalt darf der Anteil der widerruflichen Vergütung maximal 25–30 % des Gesamteinkommens betragen. Zudem bedarf es für den Widerruf eines sachlichen Grundes, der in ab dem 1.1.2002 abgeschlossenen Arbeitsverträgen/Ergänzungsverträgen bereits im Vertragswortlaut zum Ausdruck kommen muss. Insoweit kann es ausreichen, wenn die Vertragsklausel von »wirtschaftlichen Gründen« spricht.

---

[2] Vgl. BAG vom 30.7.2008 – 10 AZR 606/07, NZA 2008, 1173.

Praxishinweis:

Ist ein Freiwilligkeitsvorbehalt wirksam vereinbart, kann der Arbeitgeber hiervon jederzeit, einseitig und ohne Mitwirkung des Betriebsrates Gebrauch machen, die entsprechende Leistung also schlicht verweigern.

Der Arbeitgeber kann die Leistung vollständig einstellen. Will er die Leistungen nur teilweise einstellen, sollten die bisherigen Verteilungsgrundsätze beibehalten werden, das reduzierte Leistungsvolumen also nach den gleichen Kriterien verteilt werden wie beim ursprünglichen Leistungsvolumen.

Vorsicht: Widerruft der Arbeitgeber eine Leistung und verteilt diese anschließend unter Veränderung der Verteilungsgrundsätze neu, muss der Betriebsrat beteiligt werden.

Handlungsempfehlung:

Lassen Sie ihre (Muster-)Arbeitsverträge prüfen! Die Anforderungen an die neue Rechtslage seit 2002 sowie die seither ergangene Rechtsprechung zu Freiwilligkeits- und Widerrufsvorbehalten werden nicht selten dazu führen, dass diese unwirksam sind und gegenwärtig nicht ausgeübt werden können. Ersetzen Sie – für die Zukunft – Altverträge durch neue, an die Rechtsprechung angepasste Verträge!

3.1.2.2 Kündigung belastender Betriebsvereinbarungen

Eine akute Liquiditätssicherung lässt sich auch durch die Kündigung belastender Betriebsvereinbarungen erreichen.

Dabei ist einerseits an *freiwillige Betriebsvereinbarungen* nach § 88 BetrVG zu denken, die den Arbeitgeber zur Erbringung von Sozialleistungen verpflichten, wie etwa Gratifikationen, Urlaubsgelder, Jubiläumszuwendungen, zusätzliche Leistungen für Gesundheitsschutz oder Unfallverhütung oder die Dotierung von Sozialeinrichtungen (»Kantine«). Ebenfalls in diese Gruppe gehören grundsätzlich auch Betriebsvereinbarungen über eine betriebliche Altersvorsorge. Dort gelten allerdings die im Betriebsrentengesetz geregelten Besonderheiten zur Unverfallbarkeit, sodass die Kündigung von Betriebsvereinbarungen über Betriebsrenten im Folgenden außer Acht bleiben soll.

Betriebsvereinbarungen können mit Ablauf der vereinbarten bzw. – bei Fehlen einer Vereinbarung – mit einer Frist von drei Monaten gekündigt werden, gemäß § 77 Abs. 5 BetrVG. Ausnahmsweise besteht dann keine Kündigungsmöglichkeit, wenn in der Betriebsvereinbarung etwas anderes vereinbart worden ist, sie etwa eine feste Laufzeit hat. Zur Kündigung bedarf es weder eines sachlichen Grundes noch der Mitwirkung des Betriebsrats.

Die Wirkung von freiwilligen Betriebsvereinbarungen endet mit Ablauf der Kündigungsfrist.

Demgegenüber wirken *erzwingbare Betriebsvereinbarungen* auch nach ihrer (soweit einseitig möglichen) Kündigung so lange nach, bis sie durch eine andere Abmachung ersetzt werden gemäß § 77 Abs. 6 BetrVG. Erzwingbar sind solche Betriebsvereinbarungen, die Angelegenheiten eines Mitbestimmungsrechts des Betriebsrats zum Gegenstand haben, vor allem also Mitbestimmungsrechte in sozialen Angelegenheiten nach § 87 Abs. 1 BetrVG. Will der Arbeitgeber hier kostenoptimierte Neuregelungen schaffen, bedarf es der Mitwirkung des Betriebsrats.

Praxishinweis:
Kündigungsfristen beachten! Häufig unterliegen Betriebsvereinbarungen keiner festen Laufzeit, sodass nach Ablauf der Kündigungsfrist eine Einstellung der Leistung möglich ist.
Die vollständige Einstellung der Leistung kann vom Arbeitgeber auf diese Weise wiederum grundsätzlich einseitig und ohne Mitwirkung des Betriebsrats vorgenommen werden.

3.1.2.3 Anrechnung übertariflicher Leistungen

Erbringt der Arbeitgeber übertarifliche Leistungen und erhöht sich später das tariflich geschuldete Arbeitsentgelt, so besteht die Möglichkeit, die Lohnerhöhung auf die übertarifliche Zulage anrechnen, die übertariflich geschuldete Leistung dadurch »abzuschmelzen« und sich so jedenfalls längerfristig Liquiditätsvorteile zu verschaffen. Zwar bleibt der zu zahlende Effektivlohn gleich, eine Erhöhung des Effektivlohns durch Erhöhung des Tariflohns bleibt jedoch aus.

Individualrechtlich ist dies grundsätzlich möglich, sofern der Arbeitsvertrag einen Anrechnungsvorbehalt enthält. Ist die übertarifliche Leistung demgegenüber als »tariffest« oder »nicht anrechenbar« bezeichnet, stellt dies ein Anrechnungsverbot dar. Sofern es – wie häufig – an einer ausdrücklichen Regelung fehlt, ist (außer bei Leistungs- oder Erschwerniszulagen) von einer Anrechenbarkeit auszugehen.

Eine Anrechnung erfolgt i.d.R. automatisch und bedarf regelmäßig nicht der Zustimmung des Betriebsrats, soweit das Zulagenvolumen völlig aufgezehrt wird oder die Tariferhöhung vollständig und gleichmäßig auf die über- oder außertariflichen Zulagen angerechnet wird. Ändern sich durch die Anrechnung – gleich ob sie sich durch gestaltende Erklärung oder automatisch vollzieht – jedoch die Verteilungsgrundsätze und bleibt darüber hinaus für eine anderweitige Anrechnung oder Kürzung ein Regelungsspielraum, ist der Betriebsrat nach § 87 Abs. 1 Nr. 10 BetrVG zu beteiligen.

Praxishinweis:
Der Arbeitgeber kann daher einseitig vollständig anrechnen. Bei nur teilweiser Anrechnung muss er auf die Beibehaltung des bisherigen Verteilungsgrundsatzes achten; er darf also nur die Zulagen um den gleichen Prozentsatz anrechnen. Will er anders anrechnen, muss er die Einigung mit dem Betriebsrat suchen.

Bisweilen finden sich in Tarifverträgen sog. Effektivklauseln, die eine Anrechnung des (neuen) Tariflohns auf übertarifliche Leistungen verhindern und somit zu einem erhöhten Effektivlohn führen sollen.

Beispiel:

»Übertarifliche Zulagen sind dem Grundlohn hinzuzurechnen und gelten als Bestandteile des Tariflohns.« oder *»Die Tariflohnerhöhung muss voll wirksam werden.«*

Derartige Klauseln sind durchweg unwirksam und stehen einer Anrechnung nicht entgegen.[3]

> **Praxishinweis:**
> Die Streichung »freiwilliger« Leistungen folgt stets dem gleichen Schema: Das Volumen der freiwilligen Leistung (also auch dessen Reduzierung auf »Null«) kann der Arbeitgeber frei bestimmen; die Verteilung des so festgelegten Volumens hingegen bedarf der Mitbestimmung des Betriebsrats.
>
> Dies eröffnet eine gute Verhandlungsposition gegenüber dem Betriebsrat: Mit dem »Faustpfand« einer mitbestimmungsfreien, kompletten Streichung sollte die Kompromissbereitschaft des Betriebsrats steigen.

3.1.2.4 Beschäftigungssicherungsvereinbarungen

Beschäftigungssicherungsvereinbarungen sind Vereinbarungen, vermittels derer im Gegenzug für eine Arbeitsplatzgarantie (Vergütungs-)ansprüche von Arbeitnehmern gegen den Arbeitgeber reduziert werden.

Der Arbeitgeber kann Beschäftigungssicherungsvereinbarungen in unterschiedlichen rechtlichen Gestaltungen und mit verschiedenen Partnern eingehen. Zumeist enthalten sie Regelungen, die auf unterschiedliche Bereiche der Arbeitsverträge einwirken, etwa Arbeitszeit, Vergütung und Kündigungsschutz. Insbesondere die bisher dargestellten Instrumente zur Kostenreduzierung können durch das Gesamtpaket »Beschäftigungssicherungsvereinbarungen« rechtssicher gestaltet werden.

Im Regelfall ist nicht zu erwarten, dass Maßnahmen wie z.B. einer Gehaltsreduzierung ohne Weiteres zugestimmt wird. Der Arbeitgeber muss daher Anreize schaffen, etwa in Form einer Arbeitsplatzgarantie oder einer sog. Besserungsklausel, wonach den Arbeitnehmern das Gehalt, auf das sie verzichten, später nachgezahlt wird.

Ziel des Arbeitgebers ist es also, durch die Abgabe von *Arbeitsplatz- oder Standortgarantien* einen *Lohnverzicht* der Arbeitnehmer zu erreichen oder einem *vorübergehenden Beschäftigungsmangel* entgegenzuwirken. Ob einzelne Maßnahmen zur Liquiditätssicherung oder der Überbrückung von »Leerlaufzeiten« ausreichen oder aber eine »Paketlösung« erforderlich ist, wird stets im Einzelfall zu entscheiden sein.

Die rechtlichen Gestaltungsmöglichkeiten hängen davon ab, wen der Arbeitgeber »mit ins Boot holen« kann. Erster Ansprechpartner wird in aller Regel der *Betriebsrat* sein. Betriebsräte sind – anders als Gewerkschaften – vor Ort und spüren häufig selbst, dass Handlungsbedarf besteht. Ein so mit dem Betriebsrat zu erzielendes

---

[3] Vgl. BAG vom 21.7.1993 – 4 AZR 468/92, AP Nr. 144 zu § 1 TVG.

betriebliches Bündnis für Arbeit in Form einer Betriebsvereinbarung ist rechtlich jedoch problematisch:

Betriebsvereinbarungen können – je nach Regelungsgegenstand – an der Regelungssperre des § 77 Abs. 3 Satz 1 BetrVG scheitern. Hiernach kann eine Betriebsvereinbarung keine Arbeitsbedingungen zum Gegenstand haben, die durch einen Tarifvertrag geregelt sind oder üblicherweise geregelt werden. Die Regelungssperre gilt auch für Betriebe, die keiner Tarifbindung unterliegen. Die Regelungssperre greift lediglich dann nicht ein, wenn ein anwendbarer Flächentarifvertrag eine *Öffnungsklausel* zugunsten betrieblicher oder individualvertraglicher Regelungen enthält oder es sich um Angelegenheiten handelt, die der nach § 87 Abs. 1 BetrVG erzwingbaren Mitbestimmung des Betriebsrates unterliegen. So können etwa durch Betriebsvereinbarung die Ausweitung bestehender flexibler Arbeitszeitmodelle oder die vorübergehende Einführung von Kurzarbeit geregelt werden. Wirkt die Gewerkschaft am betrieblichen Bündnis für Arbeit mit und gestattet nach § 77 Abs. 3 Satz 1 BetrVG den Tarifvertrag ergänzende oder abweichende Betriebsvereinbarungen, können diese zudem Grundlage etwa für Lohnabweichungen vom Tarifniveau sein.

Verweigert die Gewerkschaft hingegen die Anerkennung eines betrieblichen Bündnisses für Arbeit, erkennt der Betriebsrat aber dessen wirtschaftliche Notwendigkeit, können Arbeitgeber und Betriebsrat eine sog. *Regelungsabrede* treffen, die anders als eine Betriebsvereinbarung nicht der Sperrwirkung des § 77 Abs. 3 Satz 1 unterliegt und nicht unmittelbar auf die Arbeitsverhältnisse einwirkt, die aber zur Grundlage *vertraglicher Einheitsregelungen* mit den betroffenen Arbeitnehmern wird.

> **Praxishinweis:**
> Ungeachtet der Möglichkeit vertraglicher Einheitsregelungen besteht ein großer praktischer Nachteil: Verhandlungen sind nicht nur mit dem Betriebsrat zu führen, sondern auch die Arbeitnehmer müssen der Einheitsregelung zustimmen.

Vertragliche Einheitsregelungen auf Basis einer Regelungsabrede sind nach der Rechtsprechung des Bundesarbeitsgerichts jedoch nicht ohne Weiteres zulässig: § 4 Abs. 3 TVG bestimmt, dass Abweichungen von tarifvertraglichen Regelungen (ohne entsprechende Öffnungsklausel im Tarifvertrag) nur dann Geltung beanspruchen, wenn sie für Arbeitnehmer *günstiger* sind. Nach Auffassung des Bundesarbeitsgerichts wiegt eine Beschäftigungsgarantie eine untertarifliche Entlohnung nicht auf und ist somit nicht in den Günstigkeitsvergleich einzubeziehen. Im Zuge dessen soll der Gewerkschaft ein Unterlassungsanspruch gegen tarifwidrige Regelungsabreden und vertragliche Einheitsregelungen gegen den Arbeitgeber zustehen.

Für die Gewerkschaften ist ein solcher *Unterlassungsanspruch* aber nur mit Schwierigkeiten durchzusetzen: der Anspruch erfasst zum einen keine Tarifaußenseiter, zum anderen muss die Gewerkschaft die Gewerkschaftsmitglieder, hinsichtlich derer der Arbeitgeber die Anwendung untertariflicher Bedingungen unterlassen soll, namentlich benennen. Schließlich kommen gewerkschaftliche Unterlassungsansprüche bei fehlender Tarifbindung des Arbeitgebers nicht in Betracht.

Ein *effektives betriebliches Bündnis für Arbeit* gelingt jedoch leichter, wenn sowohl Betriebsrat als auch Gewerkschaft einbezogen werden. Auch kann die Akzeptanz der Arbeitnehmer von Einschnitten höher sein, wenn sämtliche Interessenvertreter an den Entscheidungen beteiligt sind.

Neben der bereits genannten Erlaubnis durch die Gewerkschaft, entgegen § 77 Abs. 1 Satz 1 BetrVG ergänzende oder abweichende Betriebsvereinbarungen zuzulassen, besteht die Möglichkeit, eine *tarifvertragliche Regelung* abzuschließen. So können die Tarifparteien in einem sog. firmenbezogenen Verbandstarifvertrag von Vorgaben des Flächentarifvertrags abweichen und auf die Situation des betroffenen Unternehmens abgestimmte Regelungen schaffen. Zudem kann der Arbeitgeber selbst mit der Gewerkschaft einen Haustarifvertrag abschließen.

Praxishinweis:
Wird ein betriebliches Bündnis für Arbeit eingegangen, ist darauf zu achten, dass die einzelnen Arbeitsverträge der Arbeitnehmer, insbesondere die Bezugnahmeklauseln, im Hinblick auf die veränderte Tarifregelung aktualisiert werden. Beispielsweise wird ein Verweis im Arbeitsvertrag auf den geltenden Verbandstarifvertrag in eine Bezugnahme auf den neuen Haustarifvertrag abzuändern sein. Nur so ist sichergestellt, dass auch alle Arbeitnehmer in das Bündnis einbezogen werden.

Tarifliche Regelungen haben den Vorteil, dass sich durch sie Beschäftigungssicherungsvereinbarungen *rechtssicher* gestalten lassen. In der Praxis sind Gewerkschaften jedoch weit weniger bereit, derartige Regelungen abzuschließen als der örtliche Betriebsrat.

Praxishinweis:
Soweit möglich ist eine gemeinsame Lösung mit Betriebsrat und Gewerkschaft anzustreben. Aber auch rein betriebliche Bündnisse zwischen Arbeitgeber und Betriebsrat können in erheblichem Umfang Personalkosten reduzieren. Rechtlich sind diese Vereinbarungen jedoch vielfach unwirksam und bergen für den Arbeitgeber ein finanzielles Risiko:
Aufgrund der Unwirksamkeit der Lohnreduzierung können die betroffenen Gewerkschaftsmitglieder die Gehaltsdifferenz – trotz gegenteiliger Regelung – nachfordern. Ein betriebliches Bündnis für Arbeit ohne Mitwirkung der Gewerkschaft kommt in diesem Fall nur mit nicht gewerkschaftlich organisierten Arbeitnehmern in Betracht. Dies wird aber nur in Betrieben mit geringem gewerkschaftlichen Organisationsgrad sinnvoll sein.
Rein betriebliche Bündnisse lassen sich rechtssicher daher vor allem dann gestalten, wenn der Arbeitgeber keiner Tarifbindung unterliegt.

3.1.2.5 Änderungskündigung zur Absenkung des Arbeitsentgelts

Als – in der Praxis nur sehr bedingt taugliches und damit – letztes Mittel zur Absenkung des Arbeitsentgelts kommt der Ausspruch von Änderungskündigungen in Betracht. Eine Änderungskündigung ist eine Beendigungskündigung, die mit dem Angebot der Fortsetzung des Arbeitsverhältnisses unter geänderten Bedingungen, in der Krise insbesondere einer geringeren Vergütung, verbunden ist.

Der betroffene Arbeitnehmer kann das Angebot unter dem Vorbehalt annehmen, dass die Änderung der Arbeitsbedingungen nicht sozial ungerechtfertigt ist (§ 2 KSchG).

Ausgangspunkt der Arbeitsgerichte bei der Beurteilung der sozialen Rechtfertigung ist hierbei, dass geschlossene Verträge grundsätzlich einzuhalten sind und Geldmangel dem nicht entgegenstehen darf. Nur unter sehr engen Voraussetzungen soll eine derartige Änderungskündigung überhaupt Erfolg haben können:

Der Arbeitgeber muss darlegen, dass bei Aufrechterhaltung der Personalkostenstruktur weitere, betrieblich nicht mehr auffangbare Verluste entstehen, die absehbar zur Reduzierung der Belegschaft oder Betriebsschließung führen. Zudem muss er einen Sanierungsplan vorlegen, der alle möglichen milderen Mittel wie die Absenkung von freiwilligen Zulagen, Rationalisierungsmaßnahmen und sonstige Einsparungen umfasst. Hierbei sind auch die Sanierungsfähigkeit und Sanierungsbeiträge von Arbeitgeber und Banken zu berücksichtigen.

Danach kommen Änderungskündigungen nur in der Unternehmenskrise überhaupt in Betracht und sind selbst dann rechtlich kaum durchsetzbar.

3.1.3 Kostenreduktion durch Verringerung der Arbeitszeit

Die Verringerung der Arbeitszeit kann über Zeiten eines Beschäftigungsmangels hinweghelfen. Kosten lassen sich insoweit reduzieren, als dass Freistellungsansprüche der Arbeitnehmer in solchen »Leerlaufzeiten« gewährt werden und nicht in Zeiten voller Auftragsbücher. Kosteneinsparungen können aber auch unmittelbar mit einer verringerten Arbeitszeit einhergehen: Wird weniger gearbeitet, wird auch weniger Gehalt gezahlt.

3.1.3.1 Abbau von Arbeitszeitkonten und Überstunden

Der Abbau angesammelter Zeitguthaben oder Überstunden dient in erster Linie der Überbrückung eines Beschäftigungsmangels. Da für diese Rückstellungen zu bilden sind, kann der Abbau von Zeitguthaben und Überstunden zudem für eine bessere Aufstellung in der Bilanz sorgen. Ein Freizeitausgleich statt der Vergütung geleisteter Überstunden spart Geld.

Ein Freizeitausgleich für *Überstunden* wird regelmäßig einseitig angeordnet werden können, sofern – wie häufig – der Arbeitsvertrag oder Tarifvertrag eine sog. Ersetzungsbefugnis enthält, die Überstundenvergütung durch Freistellung von der Arbeit zu gewähren. Der Arbeitgeber kann in diesem Fall den Zeitpunkt des Freizeitausgleichs festlegen. Er muss den Termin aber so rechtzeitig ankündigen, dass der Arbeitnehmer sich in seiner Planung darauf einstellen kann.

Der Abbau von *Zeitguthaben* richtet sich nach der Art des zugrundeliegenden Arbeitszeitkontos. Hier sind vielfältige Modelle denkbar, von schlichten Gleitzeitmodellen bis hin zu komplexen Lebensarbeitszeitkonten.

Kurzzeitkonten verfolgen dabei den Zweck, betriebliche Arbeitszeitschwankungen zu kompensieren sowie die persönliche Arbeitszeitgestaltung zu flexibilisieren. Positive Zeitguthaben auf derartigen Konten können daher ohne Weiteres und – je nach Regelung – einseitig zur Überbrückung eines Beschäftigungsmangels herangezogen werden.

Langzeitkonten hingegen sollen es den Arbeitnehmern ermöglichen, Zeitguthaben langfristig anzusparen, um ausgedehnte Freistellungsphasen während des Berufslebens zu verwirklichen. Häufig ist die Verwendung der Guthaben auf derartige Zwecke beschränkt, sodass ein Abbau aus konjunkturellen Gründen regelmäßig nicht in Betracht kommt. Gleiches gilt auch für Lebensarbeitszeitkonten, deren ausschließliche Zwecksetzung eine Freistellung am Ende des Erwerbslebens ist.

Praxishinweis:
Überstunden können – je nach arbeits-/tarifvertraglicher Regelung – häufig durch Freizeitgewährung ausgeglichen werden. Dies kann ein einfacher Weg sein, um Zeiten eines Beschäftigungsmangels zu überbrücken.

Gleiches gilt für Zeitguthaben, etwa auf Gleitzeitkonten. Bisweilen werden Art und Umfang des Abbaus von Zeitguthaben durch Betriebsvereinbarungen geregelt. Nur wenn die diesbezüglichen Regelungen nicht zur Überbrückung eines Beschäftigungsmangels ausreichen, muss mit dem Betriebsrat eine Einigung erzielt werden, etwa über die Führung von Arbeitszeitkonten ins »Minus«. Da den Arbeitnehmern durch den Abbau von Zeitguthaben finanziell keine Verluste entstehen und hierdurch womöglich Kündigungen vermieden werden, sollte grundsätzlich Verhandlungsbereitschaft bestehen.

Flexible Arbeitszeitmodelle sind daher gut geeignet, einen vorübergehenden Minderbedarf an Arbeitskräften aufzufangen und so betriebsbedingte Kündigungen zu vermeiden.

Handlungsempfehlung:
Über die Nutzung bereits vorhandener flexibler Arbeitszeitmodelle hinaus sollte geprüft werden, ob sich diese ausweiten lassen. Bisweilen empfiehlt es sich in Krisenzeiten, zusätzliche negative Zeitsalden (»Minusstunden«) zuzulassen, um die Arbeit zu einem späteren Zeitpunkt leisten zu lassen und so »Leerlaufzeiten« zu kompensieren. Dies bedarf regelmäßig der Abstimmung mit dem Betriebsrat.

Es sollte jedoch eine angemessene Begrenzung der maximalen Minusstundenzahl vorgenommen werden. Zudem sollte der maximal mögliche Plusbereich des Arbeitszeitkontos stets größer sein als der maximal mögliche Minusbereich (bspw. Zeitkonto von – 100 Stunden bis + 150 Stunden), da negative Zeitsalden für den Arbeitgeber auch ein Risiko darstellen: im Falle einer Entlassung können diese verloren gehen.

3.1.3.2 Betriebsferien und Anordnung von Urlaub

Eine ähnliche Wirkung hat die Anordnung von Betriebsferien. Auch hierdurch können, neben etwaigen bilanziellen Vorteilen, vor allem »Leerlaufzeiten« eines Beschäftigungsmangels überbrückt werden.

Betriebsferien bedeutet, dass der Betrieb ganz oder teilweise geschlossen wird und der Arbeitgeber den Arbeitnehmern einheitlich Erholungsurlaub gewährt.

Der Arbeitgeber ist jedoch nicht völlig frei, Betriebsferien anzuordnen. Er hat nach den gesetzlichen Vorgaben des BUrlG bei der Gewährung von Erholungsurlaub die Urlaubswünsche der Arbeitnehmer zu berücksichtigen, solange nicht dringende betriebliche Belange oder vorgehende Urlaubswünsche anderer Arbeitnehmer entgegenstehen. Betriebsferien können als dringender betrieblicher Belang angesehen werden, wenn deren Anordnung für die Arbeitnehmer *zumutbar* ist. Diesbezüglich darf beispielsweise nicht angeordnet werden, dass die Arbeitnehmer ihren kompletten Jahresurlaub innerhalb des festgesetzten Zeitraums nehmen müssen. Nach der Rechtsprechung des Bundesarbeitsgerichts dürfen maximal 50–60 % des Jahresurlaubsanspruchs für Betriebsferien verplant werden. Bereits geplanter Urlaub einzelner Arbeitnehmer muss nicht in die Zeit der Betriebsferien umgelegt werden. Zudem spricht viel für eine Zumutbarkeit, wenn die Betriebsferien in die übliche Ferienzeit gelegt werden.

Darüber hinaus unterliegt die Einführung, Dauer und zeitliche Lage der Betriebsferien der Mitbestimmung des Betriebsrats nach § 87 Abs. 1 Nr. 5 BetrVG.

Praxishinweis:
Vorher ist zu überprüfen, ob alle betroffenen Arbeitnehmer im laufenden Jahr noch Urlaubsansprüche haben, die von den Betriebsferien nicht überschritten werden. Hat etwa ein Arbeitnehmer seinen Jahresurlaub bereits genommen, wird die Anordnung von Betriebsferien für ihn zu einem zusätzlichen bezahlten (!) Urlaub.

3.1.3.3 Kurzarbeit

Eine prominente, wenngleich auch verwaltungstechnisch aufwendige Möglichkeit zur Senkung von Personalkosten ist die Einführung von Kurzarbeit.

Sinn und Zweck der Kurzarbeit ist die vorübergehende wirtschaftliche Entlastung des Betriebs durch Senkung der Personalkosten unter gleichzeitiger Erhaltung der Arbeitsplätze. Sie dient somit einer akuten Liquiditätssicherung.

Durch Kurzarbeit wird die betriebsübliche normale Arbeitszeit vorübergehend verkürzt. Hat die Kurzarbeit eine vorübergehende Einstellung der Arbeit zur Folge, wird von sog. »Kurzarbeit Null« gesprochen. Die Kurzarbeit muss sich nicht auf den gesamten Betrieb erstrecken, sondern kann auch nur bestimmte organisatorisch abgrenzbare Teile eines Betriebs betreffen. Mit der Kurzarbeit geht ein entsprechender anteiliger Lohnausfall der betroffenen Arbeitnehmer einher. Dieser wird unter den im SGB III genannten Voraussetzungen zu 60 % bzw. 67 % durch staatliche Leistungen – das sog. konjunkturelle Kurzarbeitergeld (Kug) – kompensiert. Beide Elemente, also die Verkürzung der Arbeitszeit unter Lohnausfall und die teilweise staatliche Kompensation des Lohnausfalls, bilden die »Kurzarbeit« und folgen unterschiedlichen rechtlichen Voraussetzungen.

Zunächst bedarf es zur *Reduzierung der betriebsüblichen Arbeitszeit* unter entsprechendem Lohnfortfall einer Rechtsgrundlage. Der Arbeitgeber ist nicht berechtigt, einseitig Kurzarbeit anzuordnen.

Bisweilen finden sich Regelungen in Tarifverträgen, die die Einführung von Kurzarbeit zulassen. Als (abschließende) Rechtsgrundlagen sind diese jedoch regelmäßig nicht anzusehen. Sie eröffnen vielmehr die Möglichkeit, entsprechende Betriebsvereinbarungen mit dem Betriebsrat abzuschließen und regeln lediglich die Modalitäten der Einführung, wie etwa notwendigerweise einzuhaltende Ankündigungsfristen. Unabhängig von derartigen flankierenden tariflichen Regelungen hat der Betriebsrat bei der Einführung von Kurzarbeit ein erzwingbares Mitbestimmungsrecht nach § 87 Abs. 1 Nr. 3 BetrVG. In der Praxis ist daher die Betriebsvereinbarung die häufigste Rechtsgrundlage für die Kurzarbeit. Sie bietet zudem den Vorteil, sich mit lediglich *einem* Verhandlungspartner auseinandersetzen zu müssen, der nach der Rechtsprechung des Bundesarbeitsgerichts für die gesamte Belegschaft eine »Änderung der Arbeitsverträge hinsichtlich der Arbeitszeit und der Lohnzahlungspflicht für die Dauer der Kurzarbeitsperiode ohne Rücksicht auf den Willen der Arbeitnehmer« herbeiführen kann.[4]

Darüber hinaus kommen, insbesondere in betriebsratslosen Betrieben, auch einzelvertragliche Regelungen mit den Arbeitnehmern in Betracht, die den Arbeitgeber zur Einführung der Kurzarbeit berechtigen. Wurde eine solche Regelung – wie häufig – nicht bereits bei Abschluss des Arbeitsvertrages getroffen, kann sie auch später aus aktuellem Anlass vereinbart werden. Die Problematik einzelvertraglicher Regelungen liegt auf der Hand: Stimmen einzelne Arbeitnehmer der Verkürzung der Arbeitszeit nicht zu, stellt dies die Einführung der Kurzarbeit ernsthaft infrage. Vermag der Arbeitgeber keine Einigung mit den betroffenen Arbeitnehmern herbeiführen, bleibt ihm als letztes Mittel nur die Änderungskündigung nach § 2 KSchG, die jedoch den allgemeinen, engen Wirksamkeitsvoraussetzungen unterliegt (s. dazu schon oben).

Rechtsfolge einer wirksam umgesetzten Einführung von Kurzarbeit ist die Suspendierung der arbeitsvertraglichen Hauptleistungspflichten in entsprechendem Umfang. Der Arbeitnehmer wird von seiner Arbeitspflicht, der Arbeitgeber von seiner Lohnzahlungspflicht befreit.

Als Ausgleich für den hierdurch entstehenden Lohnausfall erhält der Arbeitnehmer einen *Anspruch auf Kug*, das gemäß den §§ 169 ff. SGB III von der Agentur für Arbeit i.d.R. dann gewährt wird, wenn im Betrieb ein wirtschaftlich bedingter, erheblicher Arbeitsausfall mit Entgeltausfall vorliegt, der nicht vermeidbar und nur vorübergehender Natur ist. Insbesondere die Unvermeidbarkeit kann Schwierigkeiten bereiten. So gehört es hierzu grundsätzlich, dass vorrangig flexible Arbeitszeitregelungen ausgenutzt werden, Erholungsurlaub nach den Vorschriften des BUrlG gewährt wird sowie dass der Arbeitgeber alle wirtschaftlich zumutbaren Maßnah-

---

[4] BAG vom 14.2.1991 – 2 AZR 415/90, AP Nr. 4 zu § 615 BGB.

men ergreift (etwa Produktion auf Vorrat, Vorziehen von Aufräum- oder Instandsetzungsarbeiten etc.), um Kurzarbeit zu vermeiden.

Praxishinweis:
Anspruchsinhaber des Kug ist der einzelne Arbeitnehmer, obschon die Realisierung der Kurzarbeit dem Arbeitgeber obliegt. Dieser hat der Agentur für Arbeit zunächst die beabsichtigte Einführung der Kurzarbeit anzuzeigen, eine Stellungnahme des Betriebsrats beizufügen und die Voraussetzungen für die Gewährung des Kug glaubhaft zu machen. Insbesondere Letzteres führt durch die häufig notwendige Vorlage von Angaben über die Auftragslage oder die Ausnutzung von Arbeitszeitguthaben zu einem nicht zu unterschätzenden bürokratischen Aufwand. Entscheidet die Agentur für Arbeit schließlich, dass die Voraussetzungen vorliegen, muss der Arbeitgeber für jeden Arbeitnehmer Kug beantragen.

Durch die – bis zum 31.12.2010 befristet – mit dem sog. »Konjunkturpaket II« eingeführten Neuerungen gewinnt die Kurzarbeit finanziell zusätzlichen Reiz:
Die Agentur für Arbeit erstattet nunmehr auf Antrag grundsätzlich 50 % der vom Arbeitgeber zu tragenden Sozialversicherungsbeiträge (vorher: keine Erstattung), bei Qualifizierungsmaßnahmen während der Kurzarbeit werden sogar 100 % erstattet; Gleiches gilt für ab dem 1.1.2009 durchgeführte Kurzarbeit ab dem siebten Monat.

Praxishinweis:
Die Einführung der Kurzarbeit bringt einen erheblichen bürokratischen Aufwand mit sich. Die Agentur für Arbeit bietet auf ihrer Internetpräsenz jedoch die zur Beantragung notwendigen Vordrucke sowie umfangreiche Informationen an, die eine Antragstellung erleichtern.
Die Vorteile der Kurzarbeit liegen auf der Hand: Personalkosten lassen sich deutlich reduzieren, betriebsbedingte Kündigungen können vermieden und qualifiziertes Personal gehalten werden. Durch die staatliche Förderung besteht zudem häufig Akzeptanz in der Belegschaft.

3.1.3.4 Änderungskündigung zur Absenkung des Arbeitszeitvolumens
Scheitern einvernehmliche Lösungen oder kann der Arbeitgeber nicht einseitig eine Absenkung oder Flexibilisierung der Arbeitszeit vornehmen, kommt – wiederum als letztes Mittel – der Ausspruch einer betriebsbedingten Änderungskündigung in Betracht.

Wiederum muss die beabsichtigte Änderung den Voraussetzungen der *sozialen Rechtfertigung* nach § 1 Abs. 2 KSchG genügen.

In einem ersten Schritt wird hierbei festgestellt, ob *dringende betriebliche Erfordernisse* gemäß § 1 Abs. 2 KSchG das Änderungsangebot bedingen. Betriebliche Erfordernisse sind diejenigen Unternehmerentscheidungen, bei deren Umsetzung das Bedürfnis für eine Weiterbeschäftigung der betroffenen Arbeitnehmer zu den derzeitigen Vertragsbedingungen entfällt. Gerichtlich überprüft wird eine solche Unternehmerentscheidung lediglich auf Willkür.

Dringend ist die beabsichtigte Änderung der Arbeitsbedingungen, wenn sie angesichts der betrieblichen Situation unvermeidlich ist, der Arbeitgeber also nicht durch andere Maßnahmen der betrieblichen Lage Rechnung tragen kann.

Liegen diese Voraussetzungen vor, ist in einem zweiten Schritt zu prüfen, ob der Arbeitgeber sich bei einem an sich anerkennenswerten Anlass zur Änderungskündigung darauf beschränkt hat, nur solche Änderungen vorzuschlagen, die der Arbeitnehmer *billigerweise hinnehmen muss.*

In der Praxis haben sich bezüglich der für eine Änderungskündigung in Betracht kommenden *Unternehmerentscheidungen* Fallgruppen herausgebildet. Weitgehend unproblematisch sind danach etwa Änderungen, die die Arbeitszeit betreffen, da die Entscheidung, wann und in welchem Umfang gearbeitet wird, im Rahmen der gesetzlichen Vorgaben allein der Entscheidungshoheit des Arbeitgebers obliegt. So hat die Rechtsprechung z.B. die Herab- oder Heraufsetzung der Arbeitszeit, die Umwandlung von zwei Halbtagsstellen in eine Ganztagsstelle, die Einführung von Samstags- oder Sonntagsarbeit oder die Umstellung von einem Einschicht- auf einen Mehrschichtbetrieb als vernünftige unternehmerische Entscheidungen eingestuft. Sobald mit der Veränderung der Arbeitszeit Entgelteinbußen verbunden sind, ist aber eine zusätzliche Prüfung der Verhältnismäßigkeit erforderlich.

Änderungen in zeitlicher Hinsicht sind dann *unverhältnismäßig*, wenn bei einer Verkürzung der Arbeitszeit die verbleibende Arbeitszeit und damit der verbleibende Lohn zu gering sind oder wenn die künftige Arbeitszeit vom Bedarf des Arbeitgebers abhängig gemacht wird. Hier wird die Grenze der Zumutbarkeit überschritten, wenn die danach verbleibende Lohnhöhe im Hinblick auf die von den Arbeitnehmern zu erbringende Leistung nicht mehr adäquat erscheint. Maßstab dafür ist § 612 BGB. Im Übrigen lassen sich bezüglich des Umfangs von Entgeltabsenkungen keine festen Grenzen benennen.

Praxishinweis:
Änderungskündigungen zur Absenkung/Flexibilisierung der Arbeitszeit kommen umso eher in Betracht, als mit ihnen keine Absenkung des Entgeltniveaus einhergeht. Arbeitszeitkürzungen in Verbindung mit entsprechenden Gehaltskürzungen werden demgegenüber nur in Ausnahmefällen möglich sein. Denkbar ist hier etwa die einseitige Einführung von Kurzarbeit.

3.1.4 Fazit

Die Finanz- und Wirtschaftskrise zwingt viele Unternehmen zu Sparmaßnahmen. Dabei geraten schnell die Personalkosten in den Blick – insbesondere wenn Aufträge ausbleiben. Arbeitgeber sollten aber nicht vorschnell auf eine Kündigung von Mitarbeitern zurückgreifen, sondern Alternativen überdenken. Das gilt nicht nur, weil im Arbeitsrecht die Kündigung als letztes Mittel vorgesehen ist, sondern weil alternative Maßnahmen häufig schneller die notwendige Entlastung bewirken und weit weniger risikobehaftet sind.

In vielen Fällen wird dabei die Überzeugungsarbeit des Arbeitgebers gefragt sein. Auch wenn einige der Maßnahmen mit Einkommenseinbußen einhergehen, stellen sie aus Arbeitnehmersicht doch ein Instrument zur Erhöhung der Arbeitsplatzsicherheit dar und sollten daher grundsätzlich vermittelbar sein. Gelingt es also, Betriebsrat, Belegschaft und gegebenenfalls die zuständige Gewerkschaft »mit ins Boot zu holen«, lassen sich häufig – für alle Beteiligten – zufriedenstellende Lösungen finden.

Literatur

Bauer, J.-H./Göpfert, B./Haußmann, K./Krieger, S.: Umstrukturierung. Handbuch für die arbeitsrechtliche Praxis, Köln, 2. Auflage 2009.

Bauer, J.-H./Lingemann, S./Diller, M./Haußmann, K.: Anwaltsformularbuch Arbeitsrecht, Köln, 3. Auflage 2008.

Bundesagentur für Arbeit: »Der Arbeits- und Ausbildungsmarkt in Deutschland« (Monatsbericht für Dezember und das Jahr 2009).

Hansche, R./Daub, M.: Finanzielle Folgen der Kurzarbeit aus Arbeitnehmer- und Arbeitgebersicht – Unter besonderer Berücksichtigung des 3. SGB-IV-Änderungsgesetzes vom 15.7.2009, DStR 2009, S. 1926ff.

Löwisch, M.: Der Entwurf eines Arbeitnehmer-Entsendegesetzes in ökonomischer und rechtlicher Sicht, BB 1993, S. 2371f.

3.2 Personalkostenreduzierung durch Personalabbau

von Nina Springer und Marco Ferme

Übersicht

3.2.1	Einleitung	297
3.2.2	Personalabbau durch betriebsbedingte Kündigung in Unternehmen mit Betriebsrat	297
3.2.2.1	Vorliegen einer Betriebsänderung?	297
3.2.2.2	Folgen des Vorliegens einer Betriebsänderung	299
3.2.2.2.1	Interessenausgleich	299
3.2.2.2.2	Sozialplan	300
3.2.2.2.3	Exkurs: Transfersozialplan	303
3.2.2.2.4	Massenentlassungsanzeige	303
3.2.2.2.5	Betriebsratsanhörung	307
3.2.2.2.6	Betriebsbedingte Kündigung	308
3.2.2.2.6.1	Dringende betriebliche Erfordernisse	308
3.2.2.2.6.2	Keine Weiterbeschäftigungsmöglichkeit	309
3.2.2.2.6.3	Die Sozialauswahl	309
3.2.2.2.6.4	Der Grundsatz der Erforderlichkeit – Ultima-Ratio-Prinzip	311
3.2.3	Personalabbau in Unternehmen ohne Betriebsrat	312
3.2.4	Besonderheiten in der Insolvenz	312
3.2.4.1	Interessenausgleich in der Insolvenz	312
3.2.4.2	Sozialplan im Insolvenzverfahren	312
3.2.5	Handlungsempfehlungen/Checkliste	313
Literatur		314

3.2.1 Einleitung

In Zeiten der Finanz- und Wirtschaftskrise sind die Märkte im Umbruch. Unternehmen müssen davon ausgehen, dass sich ihre Auftragslagen in absehbarer Zeit nicht verbessern. Ein Personalabbau ist in Krisenzeiten nur solange vermeidbar, wie die Arbeitgeber mit der Kurzarbeit den im Betrieb bestehenden Überkapazitäten begegnen können. Indem dem Unternehmen jedoch bereits bewusst ist, dass der Personalüberhang infolge der wirtschaftlichen Schieflage auch längerfristig besteht, ist der Personalabbau oftmals die einzige Möglichkeit, um Personalkosten zu reduzieren. Gelingt es dem Arbeitgeber hierbei nicht von Beginn an, die richtigen Weichen zu stellen, wird die Navigation durch die Krise äußerst stürmisch. Um dies zu vermeiden, sollten zu Beginn eines jeden Personalabbaus, der aufgrund einer wirtschaftlichen Notlage unausweichlich wird, folgende Fragen geprüft werden, die Gegenstand arbeitsrechtlicher Beratung sind:

- Wie viele Arbeitnehmer sind von dem Personalabbau betroffen (Stichwort: Schwellenwerte für Massenentlassungsanzeige und Betriebsänderung)?
- Bis zu welchem Zeitpunkt müssen die Maßnahmen umgesetzt sein (Kündigungsfristen, Kündigungsverbote/Beschäftigungssicherungen, operative Umsetzbarkeit)?
- Welche Arbeitnehmer sind von den Maßnahmen betroffen, welche Arbeitnehmer sind unverzichtbar (Leistungsträger)?
- Ist das Unternehmen durch Streiks »erpressbar«?
- Wer ist der Verhandlungspartner (Betriebsrat, Gewerkschaft)?

Aus der Beantwortung der Fragen in der vorgegebenen Reihenfolge ergibt sich der individuelle Zeitplan für die operative Umsetzung des Personalabbaus.

3.2.2 Personalabbau durch betriebsbedingte Kündigung in Unternehmen mit Betriebsrat

Die operative Umsetzung eines Personalabbaus erfordert sowohl die Beantwortung der Frage, welcher Verhandlungspartner zu beteiligen ist (Betriebsrat/Gesamtbetriebsrat/Konzernbetriebsrat/Gewerkschaft), als auch die Frage, welche Schritte in Bezug auf die Kündigungen selbst einzuleiten sind (Darstellung des Wegfalls der Beschäftigungsmöglichkeit, Sozialauswahl, Massenentlassungsanzeige, Betriebsratsanhörungen). Zu Beginn eines jeden Personalabbaus ist zu prüfen, ob eine Betriebsänderung vorliegt. Ist dies zu bejahen (vgl. 3.2.1.1), ist das Unternehmen verpflichtet, einen Interessenausgleich und Sozialplan zu verhandeln (vgl. 3.2.1.2).

3.2.2.1 Vorliegen einer Betriebsänderung?
Nach § 111 Satz 3 BetrVG liegen bei nachstehend aufgeführten Maßnahmen Betriebsänderungen vor:

- Einschränkung (Personalabbau) und Stilllegung des ganzen Betriebs oder wesentlicher Betriebsteile;

- Verlegung des ganzen Betriebs oder wesentlicher Betriebsteile;
- Zusammenschluss mit anderen Betrieben oder die Spaltung von Betrieben[1)];
- grundlegende Änderungen der Betriebsorganisation, des Betriebszwecks oder der Betriebsanlagen (z.B. Umstellung der Produktpalette oder der Umstellung von Produktion auf Vertriebstätigkeit; Einführung von Bildschirmarbeitsplätzen, eines EDV-Systems oder neuartiger Maschinen; Ausgliederung von wesentlichen Betriebsteilen);
- Einführung grundlegend neuer Arbeitsmethoden und Fertigungsverfahren (§ 111 Satz 3 Nr. 5 BetrVG), d.h. grundlegende Rationalisierungsmaßnahmen, so etwa die Umstellung von händischer auf automatische Produktion.

Der alleinige Übergang eines Betriebs durch Rechtsgeschäft auf einen anderen Inhaber (*Betriebsübergang i.S.d. § 613a BGB*) stellt keine Betriebsänderung im Sinne von § 111 BetrVG dar.[2)] Etwas anderes gilt für die Fälle, in denen weitere Umstände zum Betriebsübergang hinzutreten, so etwa eine Spaltung des bisherigen Betriebes in zwei Betriebe.

Eine Betriebsänderung gem. § 111 BetrVG setzt zudem voraus, dass Maßnahmen bei Unternehmen mit i.d.R. mehr als 20 wahlberechtigten Arbeitnehmern mit wesentlichen Nachteilen für die Belegschaft verbunden sind. Bei der Beurteilung der Frage, ob die Maßnahme mit derartigen Nachteilen für die Belegschaft verbunden ist, orientiert sich die Rechtsprechung an den Schwellenwerten, welche auch die Erstattungspflicht einer Massenentlassungsanzeige begründen (§ 17 KSchG). Ein wesentlicher Nachteil wird in Betrieben mit i.d.R.

- mehr als 20 und weniger als 60 Arbeitnehmern bei einer Betroffenheit von mehr als fünf Arbeitnehmern;
- mindestens 60 und weniger als 500 Arbeitnehmern bei einer Betroffenheit von 10 % der im Betrieb regelmäßig beschäftigten Arbeitnehmer oder aber mehr als 25 Arbeitnehmern;
- mindestens 500, bei einer Betroffenheit von mindestens 30 Arbeitnehmern

angenommen.

Zusätzlich verlangt das Bundesarbeitsgericht (im Folgenden: BAG), dass bei Großbetrieben über 500 Arbeitnehmer mindestens 5 % der Belegschaft des Betriebes betroffen sind.[3)] Eine Betroffenheit liegt bei jeder Art von Auswirkung auf die Arbeitsverhältnisse, d.h. bei Versetzungen, Entlassungen und bei inhaltlichen Veränderungen der Arbeitsplätze vor. Wichtig ist, dass der Abbau von Leiharbeitnehmern oder die Nichtverlängerung von befristeten Arbeitsverhältnissen bei der Feststellung der Betroffenheit nicht zu berücksichtigen sind.

---

1) Bei Spaltungen nach dem UmwG sind die Besonderheiten des Umwandlungsrechts zu beachten, insbesondere der §§ 123ff. und 322ff. UmwG.

2) Vgl. BAG vom 25.1.2000, AP Nr. 137 zu § 112 BetrVG 1972; Annuß in Richardi (2009), § 111 BetrVG, Rn. 124.

3) BAG vom 22.1.2004, AP Nr. 1 zu § 112 BetrVG 1972.

Beachte:

Die Zahlenwerte gelten auch, wenn es sich um eine *einheitliche Maßnahme* handelt, die *in mehreren Etappen* durchgeführt werden soll. In diesem Fall ist die Anzahl der jeweils betroffenen Mitarbeiter für die Ermittlung der Schwellenwerte zusammenzurechnen. Trifft der Arbeitgeber hingegen verschiedene, voneinander zeitlich und inhaltlich getrennte, unternehmerische Entscheidungen, kann die Addition der jeweils betroffenen Mitarbeiter vermieden werden.

3.2.2.2 Folgen des Vorliegens einer Betriebsänderung

Liegt eine Betriebsänderung vor, ist ein Interessenausgleich- und Sozialplan zu verhandeln.[4] Ausgenommen hiervon ist ein reiner Personalabbau ohne weitere Änderungen (vgl. § 112a BetrVG). Mit der Umsetzung der Betriebsänderung kann bereits vor Abschluss des Sozialplanes begonnen werden, allenfalls ist das Scheitern der Interessenausgleichsverhandlungen in der Einigungsstelle abzuwarten.[5]

3.2.2.2.1 Interessenausgleich

Die Beteiligungsrechte des Betriebsrats bei geplanten Betriebsänderungen verpflichten den Unternehmer, ernsthaft zu versuchen, einen Interessenausgleich herbeizuführen. Die Interessenausgleichsverhandlungen bestehen aus einer Informations-, Beratungs- und Verhandlungsphase. Der Arbeitgeber hat in den Verhandlungen darauf zu achten, dass der Betriebsrat von Beginn an umfassend über den Umfang der beabsichtigten unternehmerischen Entscheidung informiert wird. Der Arbeitgeber sollte aus Nachweisgründen sowohl den Inhalt der Unterrichtung als auch die mit dem Betriebsrat geführten Gespräche ausreichend dokumentieren.

Im Interessenausgleich wird die unternehmerische Maßnahme, der Kreis und/oder die Zahl der betroffenen Arbeitnehmer und/oder die Art und Weise, in der sie betroffen sind, dargestellt. Es werden hingegen keine Regelungen getroffen, die einen Ausgleich von mit der Betriebsänderung für den Mitarbeiter verbundenen Nachteilen vorsehen. Der Betriebsrat kann weder eine Einigung über einen Interessenausgleich erzwingen noch die Umsetzung von unternehmerischen Entscheidungen verhindern oder die Art und Weise ihrer Durchführung beeinflussen. Der Be-

---

[4] In Tendenzunternehmen, wie z. B. Kirchen und Verlagen, gibt es keine Interessenausgleichspflicht.

[5] Die Meinungen der Instanzgerichte und der Literatur hierzu sind geteilt (dafür LAG SH vom 20.7.2007, NZA-RR 2008, S. 244; LAG NI vom 4.5.2007, AiB 2008, S. 348; LAG HM vom 26.2.2007, NZA-RR 2007, S. 469; LAG HM vom 28.8.2003, NZA-RR 2004, S. 80; LAG TH vom 26.9.2000 – LAG E BetrVG 1972 § 111 Nr. 17; LAG HH vom 26.6.1997, NZA-RR 1997, S. 196; LAG BE vom 7.9.1995, AuR 1996, S. 251; LAG HH vom 13.11.1981, DB 1982, S. 1522; LAG HE vom 21.9.1982, DB 1983, S. 613; LAG HE vom 30.8.1984, DB 1985, S. 178; LAG HM vom 23.3.1983, AuR 1984, S. 54; ArbG Karlsruhe vom 22.7.2003, NZA-RR 2004, S. 482; ArbG Kaiserslautern vom 19.12.1996, AiB 1997, S. 178; ArbG M vom 6.12.2002 – 27 BVGa 68/02 nv.; *Fauser/Nacken* (2006); dagegen LAG M vom 24.9.2003, NZA-RR 2004, S. 586; LAG D vom 19.11.1996, NZA-RR 1997, S. 297; LAG D vom 14.11.1983, DB 1984, S. 511; LAG BW vom 28.8.1985, DB 1986, S. 805; LAG SH vom 13.1.1992, DB 1992, S. 1788; ArbG Kiel vom 13.12.1996, NZA-RR 1997, S. 298; ArbG M vom 29.7.2003 – 20 BVGa 40/03 nv.; Annuß in Richardi (2009) Rn. 168; Oetker in Wiese u.a. (2010) Rn. 192.

triebsrat kann jedoch – je nach Bundesland (vgl. 3.2.1.2)[6] – bei einer Nichteinigung über den Interessenausgleich die Umsetzung der Betriebsänderung im Wege einer einstweiligen Verfügung auf Unterlassung der Betriebsänderung verhindern.

Führen die Interessenausgleichsverhandlungen nicht zum Erfolg, können Arbeitgeber und/oder Betriebsrat eine Einigungsstelle anrufen (§ 76 BetrVG), die aus einer gleichen Anzahl von Beisitzern, die vom Arbeitgeber und Betriebsrat bestellt werden, und einem unparteiischen Vorsitzenden besteht, um ein Verhandlungsergebnis oder das Scheitern in der Einigungsstelle herbeizuführen.[7]

3.2.2.2.2 Sozialplan

Ein Sozialplan ist eine Einigung über den Ausgleich oder die Milderung der wirtschaftlichen Nachteile, die den Arbeitnehmern infolge der geplanten Betriebsänderung entstehen (§ 112 Abs. 1 Satz 1 BetrVG). Er soll die sozialen Auswirkungen der unternehmerischen Maßnahmen abfedern und ist unabhängig vom Interessenausgleich zu verhandeln. Jedoch werden in der betrieblichen Praxis häufig beide gemeinsam herbeigeführt. Der Sozialplan soll keine immateriellen Nachteile ausgleichen, sondern für den Verlust des erreichten Besitzstandes entschädigen und zugleich eine Überbrückungshilfe für die ungewisse Zukunft darstellen.

Besteht die unternehmerische Entscheidung ausschließlich aus einem Personalabbau (§ 112a Abs. 1 BetrVG), besteht eine Sozialplanpflicht nur bei einer Überschreitung der im Gesetz festgelegten Schwellenwerte. Diese sind höher als die Werte, die sich an § 17 KSchG orientieren. Zu beachten ist in diesem Zusammenhang, dass ein Abbau von Personal auch in den Fällen anzunehmen ist, in denen mit den Mitarbeitern vom Arbeitgeber veranlasste Aufhebungsverträge geschlossen werden.[8]

Den Betriebsparteien wird bei Aufstellung eines Sozialplans grundsätzlich ein weiterer Spielraum für die Beurteilung eingeräumt, welche Leistungen für die von einer Betriebsänderung betroffenen Arbeitnehmer zum Ausgleich oder zur Milderung wirtschaftlicher Nachteile angemessen sind. Sie sind – innerhalb der Grenzen von Recht und Billigkeit – frei, darüber zu befinden, ob und in welcher Weise sie die wirtschaftlichen Nachteile der Arbeitnehmer ausgleichen oder mildern. Sie haben allerdings bei Sozialplänen – wie auch sonst bei Betriebsvereinbarungen – den *betriebsverfassungsrechtlichen Gleichbehandlungsgrundsatz des § 75 Abs. 1 Satz 1 BetrVG* zu beachten.[9]

Werden im Rahmen einer Einigungsstelle Verhandlungen über einen Sozialplan geführt, regelt das BetrVG Besonderheiten (vgl. § 112 Abs. 5 BetrVG): Sowohl die sozialen Belange der betroffenen Arbeitnehmer als auch die wirtschaftliche Vertretbarkeit für das Unternehmen müssen bei den Verhandlungen berücksichtigt werden. Die Verhandlungspartner in der Einigungsstelle überschreiten etwa ihr Ermessen, wenn sie für alle betroffenen Arbeitnehmer gleiche Pauschalabfindungen vereinbaren, ohne den in § 112 Abs. 5 BetrVG aufgeführten Gesichtspunkten (z.B.

---

6) Vgl. Fußnote 6.
7) Vgl. Oetker in Wiese u.a. (2010), § 112, Rn. 277.
8) Vgl. Kania in Dieterich u.a. (2010), § 112a BetrVG, Rn. 16.

9) Vgl. BAG vom 13.2.2007, AP Nr. 185 zu § 112 BetrVG 1972; Fitting/Engels (2008), §§ 112, 112a, Rn. 174.

Gegebenheiten des Einzelfalls) Rechnung zu tragen. Folgende Regelungen können wirksam vereinbart werden:

- Ausschluss von Arbeitnehmern von den Leistungen des Sozialplans, die vorgezogenes Altersruhegeld in Anspruch nehmen können;
- Festsetzung von Höchstgrenzen für Abfindungen;
- Festlegung von Kriterien, nach denen ein Arbeitsplatz als zumutbar anzusehen ist, und Festlegung, unter welchen Voraussetzungen Leistungen nach dem Sozialplan gemindert werden können, wenn die Arbeitnehmer ein zumutbares Arbeitsplatzangebot ablehnen;
- Berücksichtigung des Alters als Faktor bei Sozialplanformeln (allerdings nur unter der Voraussetzung, dass das Merkmal Alter dazu dient, die Chancen des Gekündigten auf dem Arbeitsmarkt besser zu berücksichtigen (§ 10 Nr. 6 AGG)[10];
- mindernde Berücksichtigung der wirtschaftlichen Absicherung durch eine Rentenberechtigung bei der Abfindungshöhe;
- Berechnung der Abfindung entsprechend der persönlichen Arbeitszeit des Arbeitnehmers zum Zeitpunkt der Beendigung des Arbeitsverhältnisses im Verhältnis zur tarifvertraglichen Arbeitszeit;
- Erhöhung der Abfindung für die Arbeitnehmer, die keine Kündigungsschutzklage erheben (allerdings nur unter der Voraussetzung, dass dies außerhalb des Sozialplans in einer freiwilligen Betriebsvereinbarung geregelt wird).

Unzulässig ist hingegen der Ausschluss von Arbeitnehmern von Abfindungsleistungen, die ihren Arbeitsplatz auf Veranlassung des Arbeitgebers durch einen Aufhebungsvertrag oder eine vom Arbeitgeber veranlasste Eigenkündigung verloren haben.

Wirtschaftliche Nachteile für die betroffenen Arbeitnehmer sind bis zur Grenze der wirtschaftlichen Vertretbarkeit für den Arbeitgeber auszugleichen. Nach dem Rechtsgedanken aus § 112 Abs. 5 Satz 2 Nr. 3 BetrVG sind die Sozialplanleistungen so zu bemessen, dass der Fortbestand des Unternehmens oder der verbleibenden Arbeitsplätze nicht gefährdet wird.[11] Die wirtschaftliche Vertretbarkeit bemisst sich am erwarteten Gewinn in den Folgejahren, dem liquiden Vermögen, dem Grundvermögen und am Kreditrahmen. Besonderes Augenmerk legt das BAG auf die mit der Betriebsänderung erzielten Einsparungen. Kosten eines Sozialplanes in Höhe einer Ersparnis von einem Jahr und auch bis zu zwei Jahren hat das BAG für wirtschaftlich vertretbar gehalten.[12] Von dieser Obergrenze abzuziehen sind Verbindlichkeiten des Arbeitgebers, gegenwärtige und künftige Verluste, eine Aufzehrung

---

[10] Seit des Inkrafttreten des AGG ist zunehmend umstritten, ob bei der Sozialplanabtretungsformel das Alter berücksichtigt werden darf. Eine Formel, die konform mit dem AGG wäre, könnte lauten: Abfindung = Betriebszugehörigkeit × Bruttomonatsgehalt × Faktor. Der Faktor wird nach Altersgruppen der Höhe nach gestaffelt werden können, wenn ein sachlicher Differenzierungsgrund für die Differenzierung vorliegt.

[11] Vgl. BAG, Beschluss vom 6.5.2003, BAGE 106, 95.

[12] BAG vom 27.10.1987, AP Nr. 41 zu § 112 BetrVG 1972.

des Eigenkapitals, eine etwaige Überschuldung, das Fehlen liquider Mittel, die allgemeine Marktsituation für die Produkte (oder Dienstleistungen) des Arbeitgebers, Personalkosten, gegenläufige durch die Betriebsänderung verbundene Kosten (z.B. Einkaufskosten beim »Outsourcing« (Fremdvergabe) und der bereits absehbare Investitionsbedarf zur Sicherung des Fortbestandes des Unternehmens und der verbleibenden Arbeitsplätze.[13]

Nach unten wird der Dotierungsrahmen eines Sozialplans dadurch begrenzt, dass er zumindest eine substanzielle Milderung der wirtschaftlichen Nachteile der von der Betriebsänderung betroffenen Arbeitnehmer vorsehen muss. Bei wirtschaftlicher Unvertretbarkeit kann die Grenze der substanziellen Milderung aber auch unterschritten werden.

Bei *Konzernen* stellt sich die Frage, ob der Betriebsrat die Möglichkeit hat, ein höheres Sozialplanvolumen mithilfe der Einigungsstelle in den Fällen durchzusetzen, in denen eine Muttergesellschaft über höhere finanzielle Mittel als das betroffene Unternehmen verfügt, der sog. »*Berechnungsdurchgriff*«. Die Voraussetzungen hierfür können etwa bei Vorliegen eines Beherrschungs- und Gewinnabführungsvertrages zwischen Konzerngesellschaften erfüllt sein.

Nach dem BAG ist die Frage, ob ein »Berechnungsdurchgriff« zulässig ist, in zwei Schritten zu prüfen:

1. Zunächst ist zu prüfen, ob die wirtschaftlichen Verhältnisse des betroffenen Unternehmens ein Sozialplanvolumen gestatten, welches eine substanzielle Milderung der Nachteile der Arbeitnehmer ermöglicht.[14] In seiner Entscheidung vom 24.8.2004 hat das BAG die Multiplikatoren von 0,15 bis 0,32 als ausreichend substanziell angesehen.
2. Nur in den Fällen, in denen eine substanzielle Milderung durch das zur Verfügung stehende Sozialplanvolumen in Betracht kommt, ist ein »Berechnungsdurchgriff« zulässig. Erfolgt dieser, gelten hinsichtlich der wirtschaftlichen Vertretbarkeit die oben dargelegten Ausführungen hinsichtlich der Ober- und Untergrenzen eines Sozialplanvolumens.

Ein »Berechnungsdurchgriff« kann vermieden werden, wenn dem betroffenen Unternehmen ausreichende finanzielle Mittel zur Verfügung gestellt werden, die eine »substantielle Milderung der Nachteile« herbeiführen können.

Zuständiger Betriebsrat für den Abschluss des Sozialplans ist *regelmäßig der örtliche Betriebsrat*. Dies gilt selbst in den Fällen, in denen für die Verhandlungen über den Interessenausgleich der Gesamtbetriebsrat nach § 50 Abs. 1 BetrVG zuständig war.

Der Betriebsrat hat zur Herbeiführung der Einigung über den Sozialplan einen *Beschluss* zu fassen. Der Sozialplan ist *schriftlich* niederzulegen und *vom Arbeitgeber und vom Betriebsratsvorsitzenden zu unterschreiben*. Werden diese Formvorschriften nicht beachtet, ist der Sozialplan unwirksam.

---

[13] Vgl. Oetker in Wiese u.a. (2010), §§ 112, 112a, Rn. 409.   [14] Vgl. BAG, NZA 2005, 302ff.

3.2.2.2.3 Exkurs: Transfersozialplan

Transfersozialpläne zielen darauf ab, Leistungen der Bundesagentur für Arbeit nach § 216a und § 216b SGB III für Arbeitnehmer in Anspruch zu nehmen, die aufgrund einer Betriebsänderung von Arbeitslosigkeit bedroht sind. Das Leistungssystem besteht aus der Förderung von Maßnahmen zur Eingliederung in den Arbeitsmarkt (sog. »Transfermaßnahmen«) und des Transferkurzarbeitergeldes. Diese Transferleistungen sollen Arbeitgebern, Betriebsräten und Arbeitnehmern Anreize geben, Mittel, die ansonsten für Abfindungen verwendet würden, in beschäftigungswirksame Maßnahmen zu investieren. Der Arbeitgeber ist an deren Durchführung finanziell angemessen zu beteiligen. Die Bundesagentur für Arbeit übernimmt 50 % der aufzuwendenden Maßnahmekosten, höchstens 2 500 Euro je zu fördernden Arbeitnehmer. Die angemessene Beteiligung des Arbeitgebers beträgt damit mindestens 50 % des erforderlichen Aufwands.

Der Arbeitgeber muss die betroffenen Arbeitnehmer in einer betriebsorganisatorisch eigenständigen Einheit regelmäßig in einer *Beschäftigungs- und Qualifizierungsgesellschaft* zusammenfassen. Meist wechseln die Arbeitnehmer durch einen dreiseitigen Vertrag aus dem Arbeitsverhältnis in ein befristetes Arbeitsverhältnis in die Beschäftigungs- und Qualifizierungsgesellschaft. Für den Arbeitnehmer ist damit der Vorteil verbunden, dass der Zeitpunkt einer drohenden Arbeitslosigkeit zunächst hinausgeschoben wird und er seine, wenn auch reduzierte Vergütung weiter erhält. Er kann sich aus einem noch bestehenden Arbeitsverhältnis bewerben. Zudem kann er Qualifizierungsmaßnahmen zur Erhöhung seiner Vermittlungschancen absolvieren. Für den Arbeitgeber besteht der Vorteil in einer sicheren Beendigung des Arbeitsverhältnisses durch den dreiseitigen Vertrag, meist schon zu einem Zeitpunkt vor Ablauf der Kündigungsfrist. Allerdings ist der Arbeitgeber ebenso regelmäßig verpflichtet, seinerseits einen erheblichen Betrag zur Finanzierung der Beschäftigungs- und Qualifizierungsgesellschaft aufzubringen.[15]

3.2.2.2.4 Massenentlassungsanzeige

Bei der Entlassung einer größeren Anzahl von Mitarbeitern ist stets zu prüfen, ob der Arbeitgeber verpflichtet ist, eine Massenentlassungsanzeige bei der Agentur für Arbeit zu erstatten. In der Praxis hat sich gezeigt, dass die Wirksamkeitsvoraussetzungen einer Massenentlassungsanzeige von Arbeitnehmeranwälten zunehmend als Einfallstor und Argument für die Unwirksamkeit von Kündigungen benutzt werden.[16]

Eine Massenentlassungsanzeige ist bei Überschreitung der Schwellenwerte nach § 17 KSchG (siehe bereits oben unter 3.2.1.2.) zu erstatten.

Die Massenentlassungsanzeige *muss* folgende Angaben enthalten:

- die Gründe für die geplanten Entlassungen;
- die Zahl und die Berufsgruppen der zu entlassenden Arbeitnehmer;

---

[15] Vgl. Kania in Dieterich u.a. (2010), § 112a BetrVG, Rn. 37c.
[16] Auch in Betrieben ohne Betriebsrat kann die Erstattung einer Massenentlassungsanzeige von Vorteil sein: In diesen Betrieben dient die Massenentlassungsanzeige einer Dokumentation der Gründe für die Entlassungen, die, zumindest im Falle von Kündigungen gleich welcher Art, im Rahmen eines späteren Kündigungsschutzprozesses nützlich und notwendig sind.

- die Zahl und die Berufsgruppen der i.d.R. beschäftigten Arbeitnehmer;
- den Zeitraum, in dem die Entlassungen vorgenommen werden sollen;
- die vorgesehenen Kriterien für die Auswahl der zu entlassenden Arbeitnehmer und
- Angaben über den Namen des Arbeitgebers, den Sitz und die Art des Betriebes.

Eine Massenentlassungsanzeige *soll*

- Angaben über Geschlecht,
- Alter,
- Beruf und
- Staatsangehörigkeit

der zu entlassenden Arbeitnehmer enthalten.

Fehler bei den Muss-Angaben führen zu einer Unwirksamkeit der Entlassungen.[17] Etwas anderes gilt nur, wenn der Mangel geheilt werden kann. Dies ist nur bis zur Vornahme der Entlassungen, d.h. bis zum Ausspruch der Kündigungen oder dem Abschluss von Aufhebungsverträgen, möglich. Die Heilung erfolgt i.d.R. durch Neuerstattung oder Nachreichung der fehlenden Angaben bei der Agentur für Arbeit.

Fehler bei den sog. Soll-Angaben haben i.d.R. nicht die Unwirksamkeit der Massenentlassungsanzeige zur Folge. Jedoch können auch wissentlich falsche Angaben bei den Soll-Voraussetzungen zur Unwirksamkeit der Entlassungen führen. Dies ist etwa der Fall, wenn die tatsächlichen Verhältnisse mit den Angaben der zu entlassenden Mitarbeiter nicht übereinstimmen. Umstritten ist in diesem Zusammenhang, ob den Soll-Angaben eine Bindungswirkung beizumessen ist, d.h., ob der Arbeitgeber von den Soll-Angaben nicht mehr abweichen kann. Wichtig ist daher, dass in der Anzeige kenntlich zu machen ist, dass die Angaben unter dem Vorbehalt etwaiger Änderungen erfolgen.[18]

Häufig wird übersehen, dass nach § 17 KSchG »der Arbeitgeber« verpflichtet ist, die Massenentlassungsanzeige zu erstatten. Bei gemeinsamen Betrieben ist daher zu beachten, dass die Anzeige von jedem Betrieb, der diesem angehört, zu erstatten ist.

Begriff der in der Regel beschäftigten Arbeitnehmer

Für die Ermittlung der Schwellenwerte nach § 17 KSchG sind die »in der Regel beschäftigten Arbeitnehmer« maßgeblich. Hierbei werden sowohl die Vergangenheit als auch die Erwartungen des Unternehmens in der Zukunft berücksichtigt. Außergewöhnliche Geschäftstätigkeiten (z.B. Weihnachtsgeschäft und Jahresabschlussarbeiten) bleiben außer Betracht. Es kommt darauf an, welche Beschäftigtenanzahl (Arbeiter, Angestellte, Auszubildende, Praktikanten, Volontäre und Leih-

---

[17] BAG vom 18.9.2003, AP KSchG 1969 § 17 Nr. 4; vgl. v. Hoyningen-Huene/Linck (2007), § 18, Rn. 28.

[18] Vgl. Weigand in Etzel u.a. (2007), § 17, Rn. 86ff.

arbeitnehmer) für das Unternehmen im Entlassungszeitpunkt prägend ist.[19] Nicht zu berücksichtigen sind freie Mitarbeiter. Entscheidend ist die Kopfzahl.

Anzahl der Entlassungen

Maßgeblich sind gem. § 17 Abs. 1 Satz 1 KSchG die Entlassungen, die innerhalb von 30 Kalendertagen vorgenommen werden. Das Gesetz ermöglicht dem Arbeitgeber eine hohe Flexibilität, da der 30-Tages-Zeitraum beliebig festgesetzt werden kann. Im Gegensatz zu den Schwellenwerten beim Interessenausgleich und Sozialplan, bei denen verschiedene »Etappen« addiert werden, ist die Frage einer Massenentlassungsanzeigepflicht grundsätzlich stichtagsbezogen unter Berücksichtigung des 30-Tages-Zeitraums vorzunehmen.[20] Bei Entlassungen muss der Arbeitgeber die letzten 30 Tage ab dem Zeitpunkt der beabsichtigten Entlassungen betrachten. Hierbei ist Vorsicht geboten, da man auch etwaige einvernehmliche Aufhebungsverträge vorsorglich zu den »Entlassungen« hinzuzählen sollte. Der Arbeitgeber sollte daher bei der Anzahl der zu entlassenden Mitarbeiter immer einen »Puffer« einplanen.

Der Arbeitgeber kann damit steuern, ob die Schwellenwerte des § 17 KSchG erreicht sind oder nicht. Er hat die Möglichkeit, Entlassungen über einen längeren Zeitraum hinweg durchzuführen oder so zu legen, dass jeweils die Schwellenwerte des § 17 KSchG nicht überschritten werden.

Beachte:
Der 30-Tages-Zeitraum berechnet sich nach § 187 Abs. 2 BGB i.V.m. § 188 Abs. 1 BGB. Läuft die 30-Tages-Frist an Feiertagen, Sams- oder Sonntagen ab, findet eine Verschiebung auf den nächstmöglichen Werktag nicht statt. Mit Ausnahme des Monats Februar kann ein Arbeitgeber jeweils an aufeinanderfolgenden Monatsletzten (sofern dies Werktage sind) Entlassungen vornehmen, die unterhalb der Schwellenwerte liegen.

Unter dem Begriff der Entlassung sind sämtliche

- ordentlichen betriebsbedingten, verhaltensbedingten und personenbedingten Kündigungen;
- Eigenkündigungen, die vom Arbeitgeber veranlasst wurden;
- Änderungskündigungen und
- Aufhebungsverträge, die auf Veranlassung des Arbeitgebers abgeschlossen werden

zu verstehen.

---

[19] BAG vom 3.10.1963, AP-Nr. 9 zu § 15 KSchG; BAG vom 31.7.1986, AP-Nr. 5 zu § 17 KSchG 1969; BAG vom 8.6.1989, AP-Nr. 6 zu § 17 KSchG 1969; BAG vom 13.4.2000, AP-Nr. 13 zu § 17 KSchG 1969; BAG vom 24.2.2005, AP-Nr. 20 zu § 17 KSchG 1969.

[20] BAG vom 13.3.1969, AP-Nr. 10 zu § 15 KSchG.

Keine anzeigepflichtigen Entlassungen sind hingegen

- die Beendigung des Arbeitsverhältnisses infolge Befristung, Zweckerreichung, Eintritt einer auflösenden Bedingung;
- die Anfechtung eines Arbeitsverhältnisses;
- die Beendigung eines faktischen Arbeitsverhältnisses oder
- Aufhebungsverträge und Eigenkündigungen, die allein ihre Ursache in der Sphäre des Arbeitnehmers haben.

Fraglich ist, ob außerordentliche Kündigungen vom Begriff der »Entlassungen« erfasst sind. In § 17 Abs. 4 KSchG ist insoweit geregelt, dass »das Recht zur fristlosen Entlassung unberührt bleibt«. Es spricht daher viel dafür, dass außerordentliche Kündigungen nicht zu den Entlassungen gem. § 17 KSchG zählen und daher bei der Ermittlung der Schwellenwerte nicht zu berücksichtigen sind.[21]

Formfehler
Gemäß § 17 Abs. 3 Satz 2 KSchG ist die Massenentlassungsanzeige »schriftlich« zu erstatten.

Erforderlich ist, dass sämtliche Bestandteile der Massenentlassungsanzeige eigenhändig von der zur Vertretung berechtigten Person unterschrieben werden (vgl. § 126 BGB).[22] Eine Anzeige per Telefax ist ausreichend.[23]

Sperrfristverkürzung
Nach neuerer Rechtsprechung des BAG können die Entlassungen unmittelbar nach Erstattung der Massenentlassungsanzeige bei der Agentur für Arbeit wirksam vorgenommen werden.[24] Sollte jedoch die Beendigung des Arbeitsverhältnisses vor Ablauf der Sperrfrist von einem Monat (nach Verlängerung der Sperrfirst vor Ablauf von zwei Monaten) erfolgen, enden die Arbeitsverhältnisse erst mit Ablauf der Sperrfrist. In diesen Fällen ist unbedingt ein Antrag auf Verkürzung der Sperrfrist zu stellen.

Beispiel:
Am 27.11.2009 wird eine Massenentlassungsanzeige erstattet. Am 30.11.2009 werden Kündigungen ausgesprochen. Zwei Mitarbeiter scheiden innerhalb der Probezeit zum 15.12.2009 und weitere Mitarbeiter ebenfalls zum 15.12.2009 aus, da diese einvernehmlich in eine Transfergesellschaft wechseln. Bei den Mitarbeitern mit Probezeit wäre eine Beendigung des Arbeitsverhältnisses erst zum 27.12.2009 möglich. Dies gilt auch für die Mitarbeiter, die in die Transfergesellschaft gewechselt sind, jedoch mit dem Unterschied, dass die Beendigung zum 15.12. wirksam ist, diese jedoch erst ab dem 27.12. als arbeitslos gelten und

---

21) Vgl. Löwisch/Spinner (2004), § 17, Rn. 34.
22) Das gilt für das Formular zur Massenentlassungsanzeige, die Anlage zu den Berufsgruppen, die Entlassungsgründe, das Anschreiben an die Agentur für Arbeit, die dem Betriebsrat übergebenen Unterlagen zur Einleitung des Konsultationsverfahrens und im betriebsratslosen Betrieb für die eidesstattliche Versicherung, nach der ein Betriebsrat in dem Betrieb nicht besteht.
23) Vgl. BAG vom 24.9.1986, EZA Nr. 4 zu § 594 ZPO.
24) Vgl. BAG vom 23.3.2006, AP Nr. 21 zu § 17 KSchG 1969; Bauer/Krieger/Powietzka (2006), S. 2023, 2026.

erst ab dem 27.12. Transferkurzarbeitergeld bezogen werden kann. Im Falle einer Sperrfristverkürzung auf z.B. den 15.12. wären diese Verschiebungen oder etwaige finanziellen Schäden für das Unternehmen nicht eingetreten.

3.2.2.2.5 Betriebsratsanhörung

Nach § 102 BetrVG ist der Betriebsrat vor jeder Kündigung anzuhören. Eine ohne ordnungsgemäße Anhörung des Betriebsrats ausgesprochene Kündigung ist unwirksam. Mit der Anhörungserfordernis soll sichergestellt werden, dass der Betriebsrat bereits auf die Willensbildung des Arbeitgebers vor einer Kündigung Einfluss erhält.

Der Arbeitgeber hat dem Betriebsrat die Kündigungsgründe mitzuteilen. Bei einer betriebsbedingten Kündigung genügt es nicht, dass der Arbeitgeber lediglich pauschal als Kündigungsgrund einen »Auftragsmangel« oder eine »Rationalisierung« angibt. Vielmehr muss der Arbeitgeber die Tatsachen darlegen, die den Wegfall des Arbeitsbedarfs bedingen. Bei einem *Auftragsmangel* muss er etwa dem Betriebsrat die Auftragsentwicklung und die unmittelbare Auswirkung auf den Arbeitsplatz des zu kündigenden Arbeitnehmers darlegen.[25] Bei einer Rationalisierungskündigung müssen die *Rationalisierungsmaßnahmen* im Einzelnen beschrieben und die mit der Rationalisierung verfolgten organisatorischen Zwecke und ihre tatsächlichen Auswirkungen auf den Arbeitsplatz des zu Kündigenden erläutert werden. Dabei muss der Arbeitgeber auch mitteilen, ob eine Weiterbeschäftigung des Arbeitnehmers auf einem anderen Arbeitsplatz möglich ist. Ist eine *etappenweise Betriebsstilllegung* beabsichtigt, so genügt die Mitteilung, in welchem Ausmaß die Produktion eingeschränkt werden soll und welche Arbeitnehmer entlassen oder weiterbeschäftigt werden.[26]

Soll einem oder mehreren Arbeitnehmern aus betriebsbedingten Gründen gekündigt werden und ist unter der Belegschaft eine Auswahl zu treffen, so hat der Arbeitgeber die *Umstände* mitzuteilen, *die nach seiner Ansicht für die soziale Auswahl subjektiv maßgebend sind.*

Die Unterrichtungspflicht erschöpft sich nicht darin, die abstrakten Auswahlkriterien (Beispiel: »Dauer der Betriebszugehörigkeit und Zahl der Unterhaltsverpflichtungen«) mitzuteilen. Dem Betriebsrat muss durch die Information über die berücksichtigten konkreten Sozialdaten aller Arbeitnehmer, die von ihm in seine subjektive Auswahl einbezogen worden sind, die Möglichkeit der Nachprüfung verschafft werden, ob der Arbeitgeber zumindest seine eigenen Kriterien eingehalten hat oder willkürlich vorgegangen ist. Denn die Vorgabe abstrakter Kriterien und deren Anwendung können auseinanderfallen.

---

[25] Vgl. Etzel in Etzel u.a. (2007), § 102 Rn. 62d.

[26] Vgl. BAG vom 14.8.1986 – 2 AZR 685/85 – nv; LAG Hamm vom 17.2.1995, LAGE Nr. 54 zu § 102 BetrVG 1972.

3.2.2.2.6 Betriebsbedingte Kündigung

Vor der Prüfung, ob betriebsbedingte Gründe vorliegen, die geeignet sind, eine ordentliche Kündigung sozial zu rechtfertigen, muss stets geprüft werden, ob der Arbeitnehmer Kündigungsschutz genießt. Ist dies nicht der Fall, kann der Arbeitgeber – unter Einhaltung der jeweils geltenden Kündigungsfrist – auch in den Fällen ordentlich kündigen, in denen keine betriebsbedingten (und keine personen- oder verhaltensbedingten) Gründe vorliegen.

Das KSchG findet Anwendung,

- wenn das Arbeitsverhältnis in demselben Betrieb oder Unternehmen ohne Unterbrechung länger als sechs Monate bestanden hat (*persönlicher Geltungsbereich*);[27]
- wenn i.d.R. mehr als zehn Arbeitnehmer, ausschließlich der zu ihrer Berufsbildung Beschäftigten, beschäftigt werden (§ 23 Abs. 1 Satz 2 KSchG) (*betrieblicher Geltungsbereich*).[28]

Da noch am letzten Tag der sechsmonatigen Wartezeit gekündigt werden kann, ohne dass der allgemeine Kündigungsschutz des KSchG eingreift, muss bei beabsichtigtem Personalabbau somit zunächst geprüft werden, welche Arbeitnehmer sich noch innerhalb des sechsmonatigen Wartezeitraumes befinden.[29]

3.2.2.2.6.1 Dringende betriebliche Erfordernisse

Der Personalbedarf eines Unternehmens ist von zahlreichen – externen und internen – Faktoren abhängig. Als kündigungsschutzrechtlich relevante *außerbetriebliche* Umstände kommen nur solche in Betracht, die einen konkreten Bezug zum Betrieb des Arbeitgebers haben. Nur wenn sich die außerbetrieblichen Umstände (z.B. *Auftragsmangel, Absatzschwierigkeiten, Umsatzrückgang, Veränderung der Marktstruktur*) unmittelbar auf den Betrieb des Arbeitgebers auswirken, handelt es sich um betriebsbedingte Gründe i.S.d. KSchG. Auf allgemeine arbeitsmarkt-, beschäftigungs- oder sozialpolitische Erwägungen kann eine ordentliche Kündigung nicht mit Erfolg gestützt werden.

Als dringende betriebliche Erfordernisse für arbeitgeberseitige Kündigungen kommen auch *innerbetriebliche Gründe* in Betracht, so etwa die *Änderung oder Einfüh-*

---

[27] Tatsächliche Unterbrechungen (z.B. durch Krankheit oder Urlaub) sind ohne Einfluss auf die Erfüllung der sechsmonatigen Wartezeit.

[28] (Alt-)Arbeitnehmer, deren Arbeitsverhältnis am 31.12.2003 zu einem Betrieb mit mehr als fünf Arbeitnehmern bestand, haben einen besonderen Bestandsschutz: Der Schutz des KSchG gilt für sie bereits bei einer Belegschaftsgröße von mehr als fünf Mitarbeitern, solange sie in dem betreffenden Unternehmen beschäftigt sind. Dies gilt allerdings nur, solange die Zahl dieser Altarbeitnehmer, die ihren Kündigungsschutz behalten haben, nicht auf fünf Arbeitnehmer oder weniger sinkt.

[29] Um einen sicheren Zugang zu gewährleisten, sollte die Kündigung immer persönlich oder mittels Boten übergeben werden; Einschreiben sind nicht empfehlenswert. Falls zeitlich ein Zugang am selben Tag außerhalb der Posteinwurfszeiten erfolgen muss, kann dies durch einen Gerichtsvollzieher erfolgen.

rung neuer Arbeits- oder Produktionsmethoden, Organisationsänderungen (z.B. Abbau einer Hierarchieebene), *Betriebseinschränkungen* und *Rationalisierungsmaßnahmen*.[30]

Ein betriebsbedingter Grund liegt auch in den Fällen vor, in denen sich der Arbeitgeber entschließt, bisher von Arbeitnehmern ausgeübte Tätigkeiten in Zukunft nicht mehr durch Arbeitnehmer, sondern durch selbstständige Unternehmer ausführen zu lassen (sog. »*Fremdvergabe*«).[31]

Beachte:
Die außer- und/oder innerbetrieblichen Gründe müssen so beschaffen sein, dass durch sie ein Überhang an Arbeitskräften herbeigeführt wird, durch den unmittelbar oder mittelbar das Bedürfnis zur Weiterbeschäftigung eines oder mehrerer Arbeitnehmer entfällt. Diese Voraussetzungen sind vom Arbeitgeber darzulegen und zu beweisen.

3.2.2.2.6.2 Keine Weiterbeschäftigungsmöglichkeit
Der Arbeitgeber muss vor Ausspruch einer betriebsbedingten Kündigung weiter prüfen, ob

- der zu kündigende Arbeitnehmer *auf einem anderen freien Arbeitsplatz in demselben Betrieb oder in einem anderen Betrieb des Unternehmens*[32] weiterbeschäftigt werden kann;
- die Weiterbeschäftigung des Arbeitnehmers *nach zumutbaren Umschulungs- oder Fortbildungsmaßnahmen* möglich ist oder
- die Weiterbeschäftigung des Arbeitnehmers unter *geänderten Vertragsbedingungen* möglich ist.

Frei ist ein Arbeitsplatz, wenn er zum Zeitpunkt des Zugangs der Kündigung unbesetzt ist bzw. wenn der Arbeitgeber mit hinreichender Sicherheit vorhersehen kann, dass ein Arbeitsplatz bis zum Ablauf der Kündigungsfrist frei wird.[33]

3.2.2.2.6.3 Die Sozialauswahl
Fällt ein Arbeitsplatz weg, heißt das noch nicht, dass dem Arbeitnehmer zu kündigen ist, der diesen Arbeitsplatz besetzt. Vielmehr muss der Arbeitgeber der Person kündigen, die sozial am wenigsten schutzwürdig ist. Dies gilt für jede Kündigung, sei es bei einer Einzelkündigung oder bei Massenkündigungen. Die Grundsätze gelten auch bei betriebsbedingten Änderungskündigungen.

---

30) Vgl. BAG vom 18.10.2006, NZA 2007, 553; BAG vom 18.12.1998, AP Nr. 46 zu § 2 KSchG 1969.
31) Vgl. BAG vom 13.3.2008, NZA 2008, 878.
32) In Ausnahmefällen ist sogar eine konzernweite Weiterbeschäftigungspflicht denkbar. Voraussetzung hierfür ist, dass sich ein anderes Konzernunternehmen ausdrücklich zur Übernahme des Arbeitnehmers bereit erklärt hat oder sich seine Übernahmeverpflichtung unmittelbar aus dem Arbeitsvertrag oder anderen vertraglichen Absprachen ergibt und das vertragsschließende Unternehmen einen bestimmenden Einfluss auf die Versetzung hat, sei es aufgrund eines Beherrschungsvertrags oder faktischer Gründe.
33) Vgl. BAG vom 15.12.1994, BAGE 79, 66–80; BAG vom 29.3.1990, BAGE 65, 61.

Nach der Rechtsprechung des BAG ist die Sozialauswahl in *drei Prüfschritten* vorzunehmen:

1. Stufe: Die Ermittlung des Kreises der in Betracht kommenden Arbeitnehmer

Die Sozialauswahl ist *betriebsbezogen* vorzunehmen; d.h. Arbeitnehmer anderer Betriebe können und müssen nicht einbezogen werden. Der Arbeitgeber ist daher auch nicht dazu verpflichtet, in einem Betrieb seines Unternehmens Arbeitsplätze für einen sozial schwachen Arbeitnehmer eines anderen Betriebs »freizukündigen«.

Einzubeziehen sind alle vergleichbaren Arbeitnehmer des Betriebes, *nicht nur der betroffenen Betriebsabteilung.*[34] Unterhalten mehrere Unternehmen einen *Gemeinschaftsbetrieb*, findet die Sozialauswahl jedoch in diesem Betrieb »unternehmensübergreifend« ohne Rücksicht auf die Zugehörigkeit der Arbeitnehmer zu dem einen oder anderen Unternehmen statt.

Zu dem auswahlrelevanten Personenkreis zählen alle von einer betrieblichen Maßnahme betroffenen *vergleichbaren Arbeitnehmer*. Die *Vergleichbarkeit* der in die soziale Auswahl einzubeziehenden Arbeitnehmer richtet sich in erster Linie *nach arbeitsplatzbezogenen Merkmalen*, d.h. nach der ausgeübten oder der vertraglich vereinbarten Tätigkeit.

Vergleichbar sind Arbeitnehmer, die *austauschbar* sind.[35] Zur Austauschbarkeit gehört, dass der betroffene Arbeitnehmer auf den Arbeitsplatz des sozial Stärkeren *ohne Änderung des Arbeitsvertrages durch eine Weisung des Arbeitgebers* versetzt werden kann.

Nicht in die soziale Auswahl einzubeziehen, sind *Arbeitnehmer, deren ordentliche Kündbarkeit ausgeschlossen ist*. Dies kann

- durch Gesetz (vgl. z.B. § 15 KSchG, § 9 MuSchG, § 18 BEEG),
- durch Tarifvertrag (i.d.R. Ausschluss einer ordentlichen Kündigung wegen Altersschutz)
- oder durch arbeitsvertraglichen Ausschluss einer ordentlichen Kündigung erfolgt sein.

Derartige Regelungen gehen als Spezialvorschriften dem § 1 Abs. 3 KSchG vor, es sei denn, die erforderliche behördliche Zustimmung zur Kündigung ist erteilt. Dabei liegt es im Ermessen des Arbeitgebers, die behördliche Zustimmung zu beantragen oder den Sonderkündigungsschutz zu akzeptieren.

Schließlich sind *Arbeitnehmer ohne Kündigungsschutz* von der sozialen Auswahl ausgenommen. Sie müssen zuerst gekündigt werden.

2. Stufe: Herausnahme Einzelner aus dem Kreis der Vergleichbaren (Leistungsträger)

Nach § 1 Abs. 3 Satz 2 KSchG sind sog. Leistungsträger nicht in die soziale Auswahl einzubeziehen, weil deren Weiterbeschäftigung, insbesondere wegen ihrer

---

34) Vgl. Backmeister/Trittin/Mayer (2009), § 1, Rn. 377a.

35) Vgl. Ulrich in Richardi/Wlotzke (2009), § 40, Rn. 151.

Kenntnisse, Fähigkeiten und Leistungen, oder zur Sicherung einer ausgewogenen Personalstruktur des Betriebes im berechtigten betrieblichen Interesse liegt.

3. Stufe: Bestimmung der Schutzbedürftigkeit nach sozialen Gesichtspunkten

Unter denjenigen, die im Kreis der sozialen Auswahl übrig bleiben, ist der zu entlassen, den die Kündigung am »wenigsten hart« trifft.

Die vier gesetzlichen Sozialkriterien, die gleichrangig nebeneinander stehen, sind:

- die Dauer der Betriebszugehörigkeit,
- das Lebensalter,
- bestehende Unterhaltsverpflichtungen,
- eine anerkannte Schwerbehinderteneigenschaft.

Die Sozialauswahl ist (erst) dann fehlerhaft, wenn der Arbeitgeber die Sozialdaten *nicht oder nicht ausreichend* berücksichtigt hat. Damit ist ihm bei der Gewichtung der einzelnen Kriterien im Verhältnis zueinander ein Beurteilungsspielraum eingeräumt.[36]

Der Arbeitgeber kann – auch im betriebsratslosen Betrieb – für die vier Sozialauswahlkriterien ein Punkteschema entwickeln und anwenden – auch dieses unterliegt aber im gerichtlichen Verfahren der uneingeschränkten Überprüfung durch die Gerichte.

3.2.2.2.6.4 Der Grundsatz der Erforderlichkeit – Ultima-Ratio-Prinzip

Nach dem Grundsatz der Erforderlichkeit (»Ultima-Ratio-Prinzip«) ist eine betriebsbedingte Kündigung nur dann zulässig, wenn keine milderen Mittel zur Erreichung des verfolgten Zwecks zur Verfügung stehen.[37]

Die bereits eingeführte oder noch einzuführende Kurzarbeit steht einer betriebsbedingten Kündigung nicht entgegen. Zwar spricht die Einführung von Kurzarbeit zunächst dafür, dass der Arbeitgeber nur von einem vorübergehenden Arbeitsmangel ausgegangen ist, der eine betriebsbedingte Kündigung nicht rechtfertigen kann. Dieses Indiz kann jedoch der wegen § 1 Abs 2 Satz 4 KSchG beweisbelastete Arbeitgeber durch konkreten Sachvortrag entkräften, wonach eine Beschäftigungsmöglichkeit für einzelne von der Kurzarbeit betroffene Arbeitnehmer auf Dauer entfallen ist. Eine betriebsbedingte Kündigung ist darüber hinaus gerechtfertigt, wenn über die Gründe, die zur Einführung von Kurzarbeit geführt haben, weitergehende inner- oder außerbetriebliche Gründe vorliegen, die ergeben, dass nicht nur vorübergehend, sondern auf Dauer für den gekündigten Arbeitnehmer das Bedürfnis der Weiterbeschäftigung entfallen ist.

---

[36] Vgl. Berkowsky in Moll (2009), § 113, Rn. 140ff.

[37] Kontrovers wird in Rechtsprechung und Literatur diskutiert, ob die mit Leiharbeitnehmern besetzten Arbeitsplätze als »freie« oder primär abzubauende Arbeitsplätze anzusehen sind (vgl. LAG Hamm vom 5.3.2007, 11 Sa 1338/06). Um rechtlich Risiken zu minimieren, müssten bei Betriebsänderungen die Leiharbeitnehmer sämtlich vor Ausspruch der Kündigungen abgebaut werden.

3.2.3 Personalabbau in Unternehmen ohne Betriebsrat

In Unternehmen ohne Betriebsrat gelten hinsichtlich der Kündigung von Mitarbeitern keine Besonderheiten. Das Unternehmen ohne Betriebsrat muss nur darauf achten, dass der Grund der einzelnen Kündigung und die Gründe für die Sozialauswahl ausreichend und nachvollziehbar dokumentiert sind. In späteren gerichtlichen Verfahren wird anderenfalls ein Nachweis der umgesetzten unternehmerischen Entscheidung und eine Darlegung der Wirksamkeit der Kündigung erschwert.

Wichtig ist, dass in Unternehmen ohne Betriebsrat die Geschäftsführung gleich zu Beginn des Abbaus die unternehmerische Entscheidung in einem Geschäftsführungsbeschluss festhält. Sollte sich im Nachgang ein Betriebsrat bilden, würde dieser frühzeitige gefasste Geschäftsführungsbeschluss dann eine Interessenausgleichs- und Sozialplanpflicht verhindern.

3.2.4 Besonderheiten in der Insolvenz

3.2.4.1 Interessenausgleich in der Insolvenz

Die Interessenausgleichspflicht bei einer Betriebsänderung besteht auch in der Insolvenz. Ohne einen entsprechenden Versuch haben die von der Betriebsänderung betroffenen Arbeitnehmer Nachteilsausgleichsansprüche gem. § 113 Abs. 3 BetrVG. Die §§ 121, 122 InsO bewirken allerdings eine erhebliche Beschleunigung des Verfahrens.

3.2.4.2 Sozialplan im Insolvenzverfahren

Gemäß § 124 Abs. 1 InsO kann ein Sozialplan, der innerhalb von drei Monaten vor Eröffnung des Insolvenzverfahrens aufgestellt wurde, vom Insolvenzverwalter und vom Betriebsrat widerrufen werden. Wenn aufgrund des Sozialplans schon Leistungen erbracht wurden, können diese im Falle des Widerrufs gem. § 124 Abs. 3 InsO nicht zurückverlangt werden. Solche Leistungen können dann nur in einem nach Eröffnung abzuschließenden Sozialplan bis zur Höhe von zweieinhalb Monatsverdiensten berücksichtigt werden. Nicht ausgeschlossen ist die Möglichkeit, Zahlungen aufgrund eines Sozialplans vor Eröffnung des Verfahrens anzufechten (§§ 129ff. InsO).[38]

§ 123 InsO regelt den *Verwaltersozialplan*. Plant der Insolvenzverwalter eine Betriebsänderung, so hat der Betriebsrat gem. § 112 Abs. 4 BetrVG in Unternehmen mit i.d.R. mehr als 20 Wahlberechtigten ein erzwingbares Mitbestimmungsrecht zur Aufstellung eines Sozialplans, wenn den Arbeitnehmern aus der Betriebsänderung Nachteile entstehen können.

Der Sozialplan kann unmittelbar zwischen dem Insolvenzverwalter und dem Betriebsrat geschlossen werden. Er kann durch Vermittlung der Agentur für Arbeit

---

[38] Vgl. Mathes in Moll (2009), § 272, Rn. 9ff.

zustande kommen, vor der Einigungsstelle abgeschlossen werden oder auf einem Spruch der Einigungsstelle beruhen.

Zu beachten sind in diesem Zusammenhang die absolute und die relative Grenze von Ausgleichsansprüchen. Die *absolute Grenze* ist die *Summe von zweieinhalb Monatsverdiensten aller von einer Entlassung betroffenen Arbeitnehmer*. Die im Sozialplan vorgesehenen Ausgleichsansprüche dürfen diese absolute Grenze nicht übersteigen, da andernfalls der Sozialplan unwirksam ist.[39] Die Verteilung des Betrags auf die einzelnen Arbeitnehmer ist in der InsO nicht geregelt. Hier muss im Einzelfall nach sozialen Kriterien entschieden werden.

Die *relative Grenze* ist insoweit zu beachten, als für den Ausgleich der Sozialplanforderungen *nicht mehr als ein Drittel der Insolvenzmasse* verwendet werden darf. Ist dies doch der Fall, sind die Forderungen anteilig zu kürzen. Bei Massenunzulänglichkeit kann dies dazu führen, dass auf den Sozialplan keine Zahlungen erfolgen. Werden nacheinander mehrere Sozialpläne aufgestellt, so darf die relative Grenze insgesamt nicht überschritten werden.

3.2.5 Handlungsempfehlungen/Checkliste

1. Erarbeitung und Festlegung des Umfangs der beabsichtigten Maßnahme:
   - Wie viele Arbeitnehmer sind von der Maßnahme betroffen, sei es durch Kündigungen, Versetzungen oder andere Veränderungen?
   - Welche unternehmerischen Entscheidungen liegen der Maßnahme zugrunde?
   - Aufgrund welcher unternehmerischen Entscheidung sind die einzelnen Arbeitsplätze der Mitarbeiter betroffen?
   - Bis zu welchem Zeitpunkt müssen die Maßnahmen umgesetzt sein (Kündigungsfristen, operative Umsetzbarkeit)?
   - Welche Arbeitnehmer sind für das Unternehmen unverzichtbar (Stichwort Leistungsträger)?
2. Bestehen kollektivrechtliche Hindernisse für die Umsetzung der Maßnahmen, wie etwa Kündigungsverbote in Tarifverträgen oder Betriebsvereinbarungen?
3. Bestehen tarifvertragliche Regelungen zu (Mindest-)Abfindungen bei Rationalisierungen/Betriebsänderungen/Personalabbaumaßnahmen?
4. Stellt die Maßnahme eine Betriebsänderung i.S.d. §§ 111ff. BetrVG dar?
   - Handelt es sich um einen reinen Personalabbau oder erfolgen mit der Umsetzung der Maßnahme noch weitere Veränderungen auf betrieblicher Ebene?
   - Handelt es sich beim betroffenen Arbeitgeber um ein sog. »Tendenzunternehmen«?

---

[39] Vgl. Löwisch/Caspers in Kirchhof u.a. (2002), § 123, Rn. 54, 68.

5. Welche finanziellen Mittel stehen dem Arbeitgeber für den Personalabbau/die Umsetzung der Maßnahmen zur Verfügung?
   - Im Konzern: Gibt es Gewinn- und Verlustabführungs- oder Beherrschungsverträge?
     - Falls ja, werden dem Unternehmen von der Muttergesellschaft finanzielle Mittel zur Umsetzung der Maßnahme zur Verfügung gestellt? Wenn ja, in welcher Höhe?
     - Falls nein, kann die Beherrschung vor Umsetzung der Maßnahme beendet werden?
   - Wie ist die finanzielle Situation des Unternehmens? (Eigenkapital, geplante Investitionen, gegenläufige Belastungen durch die Maßnahme, Kostenersparnis durch Umsetzung der Maßnahme?)
6. Werden alle Entlassungen zeitgleich vorgenommen oder in »Etappen«? Sind von den Entlassungen mehrere Betriebe betroffen (Stichwort Massenentlassungsanzeige)?
7. Liegen dem Arbeitgeber alle erforderlichen Personaldaten auf aktuellem Stand vor? Eintrittsdatum (Anerkennung von Konzernzugehörigkeiten?), Familienstand, Unterhaltspflichten, Schwerbehinderung, Gleichstellung, sonstiger Sonderkündigungsschutz (tariflicher Sonderkündigungsschutz, Elternzeit, Pflegezeit usw.), sozialversicherungsrechtlicher Tätigkeitsschlüssel auf Basis der aktuell zuletzt ausgeübten Tätigkeit, Staatsangehörigkeit, Lebensalter, Gehalt, Arbeitszeitumfang (Vollzeit, Teilzeit).
8. Im Rahmen der Sozialauswahl muss der Arbeitgeber prüfen, welche Mitarbeiter in demselben Betrieb miteinander vergleichbar sind (Stichwort: horizontale Vergleichbarkeit, Einarbeitungszeit von weniger als drei Monaten).

Literatur

Backmeister, T./Trittin, W./Mayer, U. R.: Kündigungsschutzgesetz mit Nebengesetzen, München, 4. Auflage 2009.

Bauer, J.-H./Krieger, S./Powietzka, A.: BB 2006, S. 2023ff.

Dieterich, T. u.a. (Hrsg.): Erfurter Kommentar zum Arbeitsrecht, München, 10. Auflage 2010.

Etzel, G. u.a.: Gemeinschaftskommentar zum Kündigungsschutzgesetz und sonstigen kündigungsrechtlichen Vorschriften, Neuwied, 8. Auflage 2007.

Fauser/Nacken: NZA 2006, S. 1136.

Fitting, K./ Engels, G.: Betriebsverfassungsgesetz, München, 24. Auflage 2008.

Kirchhof, H.-P./Lwowski, H.-J./Stürner, R: Münchener Kommentar Insolvenzordnung, München 2002.

Löwisch, M./Spinner, G.: Kommentar zum Kündigungsschutzgesetz, Heidelberg, 9. Auflage 2004.

Moll, W.: Münchener Anwaltshandbuch Arbeitsrecht, München, 2. Auflage 2009.

Richardi, R.: Betriebsverfassungsgesetz, München, 12. Auflage 2009.

Richardi, R./Wlotzke, O.: Münchener Handbuch Arbeitsrecht, München, 3. Auflage 2009.

v. Hoyningen-Huene, G./Linck, R.: Kündigungsschutzgesetz Kommentar, München, 14. Auflage 2007.

Wiese, G. u.a.: GK-BetrVG, Betriebsverfassungsgesetz, Köln, 9. Auflage 2010.

3.3 Trennung von Führungskräften

von Falko Daub

Übersicht

3.3.1	Einleitung	316
3.3.2	Trennung von Arbeitnehmer-Führungskräften	316
3.3.2.1	Trennung durch arbeitgeberseitige Kündigung	317
3.3.2.1.1	Die ordentliche arbeitgeberseitige Kündigung	317
3.3.2.1.1.1	Die betriebsbedingte Kündigung	318
3.3.2.1.1.2	Die verhaltensbedingte Kündigung	320
3.3.2.1.1.3	Die personenbedingte Kündigung	320
3.3.2.1.2	Die außerordentliche arbeitgeberseitige Kündigung	321
3.3.2.1.3	Die ordnungsgemäße Beteiligung von Betriebsrat und Sprecherausschuss	322
3.3.2.2	Trennung durch gerichtliche Auflösung des Arbeitsverhältnisses	323
3.3.2.3	Trennung durch Aufhebungsvertrag	324
3.3.2.4	Trennung durch Befristung	326
3.3.3	Trennung von Organ-Führungskräften	327
3.3.3.1	Der GmbH-Geschäftsführer	327
3.3.3.1.1	Beendigung der Organstellung	327
3.3.3.1.2	Beendigung des Dienstvertrages	328
3.3.3.2	Das Vorstandsmitglied einer Aktiengesellschaft	330
3.3.3.2.1	Beendigung der Organstellung	330
3.3.3.2.1	Beendigung des Dienstvertrages	331
3.3.4	Fazit	332
Literatur	333	

3.3.1 Einleitung

Für den Begriff »Führungskraft« existiert keine gesetzliche oder allgemeingültige Definition. Jeder Mitarbeiter, der Führungsaufgaben in einem Unternehmen wahrnimmt, kann als Führungskraft bezeichnet werden. Aus rechtlicher Sicht können dabei allerdings grundsätzlich zwei Gruppen von Führungskräften unterschieden werden. Zum einen werden Führungsaufgaben von den gesellschaftsrechtlichen Leitungs- und Vertretungsorganen des Unternehmens wahrgenommen, den sog. »Organ-Führungskräften«[1]. Hierzu zählen u.a. Geschäftsführer einer GmbH oder Mitglieder des Vorstandes einer Aktiengesellschaft. Führungsaufgaben werden aber regelmäßig auch unterhalb dieser Ebene von Mitarbeitern wahrgenommen, die auf Grundlage eines Arbeitsvertrages beschäftigt werden. Hierzu gehört z.B. der kaufmännische und der technische Leiter eines Unternehmens. Bei diesen Mitarbeitern handelt es sich aus rechtlicher Sicht um Arbeitnehmer, daher werden diese Mitarbeiter in der juristischen Literatur auch als »Arbeitnehmer-Führungskräfte« bezeichnet[2]. Gerade in größeren Konzernen finden sich auch Mischformen von Arbeitnehmer- und Organ-Führungskräften. So kann z.B. der technische Leiter eines Konzernunternehmens gleichzeitig auch der Geschäftsführer eines anderen Konzernunternehmens sein.

Hiervon zu unterscheiden ist der häufig für Verwirrung sorgende Begriff des leitenden Angestellten. Das Merkmal »leitender Angestellter« wird in verschiedenen Gesetzen verwendet (so z.B.: § 5 III BetrVG, § 14 II KSchG oder § 1 SprAuG), ohne dass diese allerdings von einer einheitlichen Definition ausgehen. Das macht es für den juristischen Laien nicht gerade einfacher. Daher ist immer im Einzelfall zu prüfen, ob es sich bei einem Mitarbeiter um einen leitenden Angestellten im Sinne der konkreten Vorschrift handelt (siehe hierzu unter 3.3.2.1.3 und 3.3.2.2).

Nachfolgend sollen die rechtlichen Besonderheiten bei der Trennung sowohl von Arbeitnehmer- als auch Organ-Führungskräften dargestellt und mögliche Fallstricke behandelt werden, die in der Praxis besonders häufig anzutreffen sind.

3.3.2 Trennung von Arbeitnehmer-Führungskräften

Arbeitnehmer-Führungskräfte sind auf Grundlage eines Arbeitsvertrages mit dem jeweiligen Arbeitgeber verbunden. Sofern dieses Arbeitsverhältnis unbefristet geschlossen wurde, bedarf es zur Beendigung eines besonderen Beendigungstatbestandes. In der Praxis sind die am häufigsten anzutreffenden Beendigungsvarianten die Kündigung und der Aufhebungsvertrag. Sofern der Arbeitsvertrag lediglich für eine bestimmte Zeit eingegangen wurde und diese Befristung wirksam vereinbart wurde, endet das Arbeitsverhältnis mit Ablauf dieser Zeit, ohne dass es weiterer Schritte bedarf. Während die vorstehend genannten Beendigungsmöglichkeiten jeweils von den Parteien des Arbeitsverhältnisses ausgehen, besteht unter bestimmten Umständen auch die Möglichkeit, ein Arbeitsverhältnis gerichtlich auflösen zu

---

1) Vgl. Zeißig in Hansen u.a. (2006), S. 2.   2) Vgl. Zeißig in Hansen u.a. (2006), S. 2.

lassen. Im Folgenden sollen diese vier Formen der Trennung von Arbeitnehmer-Führungskräften näher dargestellt werden.

3.3.2.1 Trennung durch arbeitgeberseitige Kündigung

Während sich die Parteien bei einem Aufhebungsvertrag einvernehmlich über die Beendigung des Arbeitsverhältnisses einigen, stellt die Kündigung eine einseitige Beendigung dar, welche – insbesondere sofern diese vonseiten des Arbeitgebers ausgeht – selten auf Zustimmung stößt. Daher verwundert es auch nicht, dass Kündigungen regelmäßig die Arbeitsgerichte beschäftigen und eine kaum überschaubare Fülle an arbeitsgerichtlichen Urteilen besteht. Da solche Prozesse meist zeitintensiv sind und erhebliche finanzielle Belastungen zur Folge haben können, sollte die geplante Kündigung vor Ausspruch sorgfältig geprüft werden. Dabei ist zwischen den rechtlichen Anforderungen der ordentlichen und der außerordentlichen Kündigung zu unterscheiden.

3.3.2.1.1 Die ordentliche arbeitgeberseitige Kündigung

Für die Wirksamkeit der ordentlichen arbeitgeberseitigen Kündigung einer Arbeitnehmer-Führungskraft gelten grundsätzlich die gleichen allgemeinen Grundsätze, die für die Kündigung eines jeden Arbeitnehmers gelten. So ist für die Wirksamkeit der Kündigung die Schriftform erforderlich (§ 623 BGB) und auch für den Zugang der Kündigung und die notwendige Vertretungsbefugnis gelten keine Erleichterungen. Ebenso ist eine Arbeitnehmer-Führungskraft bei Ausspruch der Kündigung auf die Verpflichtung zur Meldung bei der Agentur für Arbeit hinzuweisen (§ 2 Abs. 2 Satz 2 Nr. 3 SGB III).

Für die weitere Prüfung ist von entscheidender Bedeutung, ob das KSchG Anwendung findet. Dies ist im Wesentlichen von zwei Voraussetzungen abhängig, der Anzahl der beschäftigten Arbeitnehmer sowie der Dauer der Betriebszugehörigkeit des jeweiligen Arbeitnehmers. Das KSchG entfaltet nämlich in Betrieben, in denen i.d.R. zehn oder weniger Arbeitnehmer beschäftigt werden, keine Wirkung für Arbeitnehmer, deren Arbeitsverhältnis nach dem 31.12.2003 begonnen hat (§ 23 KSchG). Für Arbeitnehmer, deren Arbeitsverhältnis bis zum 31.12.2003 begründet wurde, gilt hingegen ein geringerer Schwellenwert von fünf Arbeitnehmern.[3] Unabhängig von dem Erreichen dieser Schwellenwerte muss das individuelle Arbeitsverhältnis des Arbeitnehmers, der gekündigt werden soll, mindestens sechs Monate bestanden haben, damit dieser in den Anwendungsbereich des KSchG fällt (§ 1 KSchG).

Sind diese Voraussetzungen gegeben, genießt eine Arbeitnehmer-Führungskraft Kündigungsschutz nach dem KSchG. Das heißt, eine Kündigung bedarf zu ihrer Wirksamkeit einer »sozialen Rechtfertigung« (§ 1 Abs. 2 KSchG). Eine solche liegt

---

[3] Der unterschiedliche Schwellenwert liegt in den Hartz-Reformen begründet. Diese sahen eine Heraufsetzung des ursprünglich geltenden Schwellenwertes von fünf auf zehn Arbeitnehmer vor. Arbeitsverhältnisse, die bis zur Einführung dieser neuen Grenze am 1.1.2004 bereits bestanden, sollten aber nicht plötzlich schlechter gestellt werden als vorher. Für diese Arbeitsverhältnisse gilt daher auch weiterhin die alte Grenze von fünf Arbeitnehmern.

nur vor, wenn für die Kündigung ein Grund gegeben ist, wobei lediglich personenbedingte, verhaltensbedingte oder betriebsbedingte Gründe zulässig sind.

> **Nach § 1 KSchG zulässige Kündigungsgründe:**
> - Personenbedingte Gründe
> - Verhaltensbedingte Gründe
> - Betriebsbedingte Gründe

Zwar gilt dies für alle Arbeitnehmer, für Führungskräfte hat die Rechtsprechung aber Besonderheiten entwickelt, die in erster Linie der gesteigerten Vertrauensposition von Führungskräften geschuldet sind.

3.3.2.1.1.1.1 Die betriebsbedingte Kündigung

In Krisenzeiten ist insbesondere die Kündigung aus betriebsbedingten Gründen von Bedeutung. Allgemein bedarf eine betriebsbedingte Kündigung zu ihrer Wirksamkeit zunächst einer unternehmerischen Entscheidung, deren Umsetzung zum Wegfall des Arbeitsplatzes führt. Eine solche stellt z.B. die Entscheidung zur »Verschlankung« der Führungsebenen dar. Im Zuge von Sanierungskonzepten ist es nicht unüblich, dass komplette Führungsebenen ersatzlos wegfallen und deren bisherige Aufgaben in Zukunft von einer bislang über- oder auch untergeordneten Ebene durchgeführt werden sollen.

Grundsätzlich sind solche Organisationsentscheidungen geeignet, eine betriebsbedingte Kündigung zu begründen. Gerichtlich sind unternehmerische Entscheidungen zwar nur eingeschränkt überprüfbar, da die Gerichte diese nicht auf ihre Zweckmäßigkeit hin überprüfen dürfen.[4] Das heißt allerdings nicht, dass es keine Grenzen für die Umverteilung der bisherigen Aufgaben gibt. In einem anschließenden Kündigungsschutzprozess ist nämlich der Arbeitgeber für die tatsächliche Umsetzbarkeit darlegungs- und beweispflichtig. Dies stellt in der Praxis insbesondere in Bezug auf die Neuverteilung der Führungsaufgaben häufig eine Herausforderung dar. Der Arbeitgeber muss im Einzelnen darlegen, welche Aufgaben die Führungskraft bisher wahrgenommen hat, welche Aufgaben weiterhin anfallen werden und wer diese Aufgaben in Zukunft übernehmen wird. Empfehlenswert ist es daher, bereits im Vorfeld einer geplanten Umstrukturierung von den betroffenen Führungskräften detaillierte eigene Stellenbeschreibungen anzufordern. Da sich die Positionen von Führungskräften typischerweise durch ein hohes Maß an Eigenständigkeit auszeichnen, ist der Arbeitgeber regelmäßig nicht in der Lage, eine solche Stellenbeschreibung in der notwendigen Tiefe ohne die Hilfe der Führungskraft selbst anzufertigen.

Die Darlegung der Umsetzbarkeit des unternehmerischen Konzeptes beinhaltet auch, dass die anfallenden Arbeiten durch die verbleibenden Arbeitnehmer innerhalb der zulässigen Arbeitszeit durchgeführt werden können.[5] Daher ist eine exakte Planung der Aufgabenverteilung nach Zeiteinheiten ratsam. Sollen die Aufgaben

---

4) Vgl. Linck in Schaub (2009), § 134 Rn. 27f.   5) Vgl. Linck in Schaub (2009), § 134 Rn. 31.

hingegen in Zukunft von dem Geschäftsführer oder einem anderen Leitungsorgan der Gesellschaft übernommen werden,[6] bestehen diese Probleme nicht. Da es sich bei diesen nicht um Arbeitnehmer handelt, bestehen hier regelmäßig keine gerichtlich überprüfbaren Arbeitszeitvorgaben. Eine Grenze ist aber auch hier bei willkürlichen Entscheidungen zu ziehen. Daher kann der Geschäftsführer einer GmbH nicht einfach mit der Behauptung, er werde in Zukunft alle Aufgaben selber übernehmen, ganze Abteilungen stilllegen.

Der Wegfall des Arbeitsplatzes ist unabhängig davon zu betrachten, welchem Arbeitnehmer zu kündigen ist. Erst mithilfe einer Sozialauswahl ist zu entscheiden, welcher Arbeitnehmer von der Kündigung betroffen ist. Im Falle einer Arbeitnehmer-Führungskraft besteht allerdings die Besonderheit, dass eine Sozialauswahl häufig entfällt. Die Sozialauswahl ist nämlich auf den Kreis der vergleichbaren Arbeitnehmer zu beschränken.[7] Das heißt, nur solche Arbeitnehmer sind in die Sozialauswahl einzubeziehen, die hierarchisch auf einer Stufe stehen und arbeitsvertraglich und tatsächlich austauschbar sind. Letzteres bedeutet insbesondere, dass nur Arbeitnehmer, die auf Grundlage ihrer tatsächlichen Qualifikation und bisherigen Aufgabe im Betrieb in der Lage wären, den Arbeitsplatz zu besetzen, in die Sozialauswahl einzubeziehen sind.[8] Wegen des spezifischen Anforderungsprofils einer Führungskraft wird sich regelmäßig kein vergleichbarer Arbeitnehmer finden. So kann z.B. nicht ohne Weiteres davon ausgegangen werden, dass der Leiter der Rechtsabteilung den technische Leiter ersetzen könnte oder umgekehrt. Eine lediglich kurze Einarbeitungszeit ist hierbei allerdings unbeachtlich, sodass es insbesondere bei ähnlich gelagerten Führungspositionen zu einer Sozialauswahl kommen kann. Bei der Durchführung der Sozialauswahl ergeben sich dann keine Besonderheiten. Auch bei Führungskräften sind daher die Dauer der Betriebszugehörigkeit, das Lebensalter, Unterhaltpflichten und eine eventuelle Schwerbehinderung zwingend zu berücksichtigen (§ 1 Abs. 3 KSchG).[9]

Da eine Kündigung nur als »ultima ratio«, also als letztes Mittel zulässig ist, muss vor Ausspruch einer Kündigung geprüft werden, ob ggf. andere freie Arbeitsplätze im Unternehmen bestehen, auf denen eine Weiterbeschäftigung der Arbeitnehmer-Führungskraft möglich wäre. Anders als bei der Sozialauswahl beschränkt sich diese Prüfung allerdings auf freie Arbeitsplätze. Ein weiterer Unterschied zur Sozialauswahl besteht darin, dass hier nicht nur die gleiche Hierarchieebene zu berücksichtigen ist, sondern auch unterwertige Arbeitsplätze anzubieten sind.[10] Das heißt, grundsätzlich wäre dem Leiter der Rechtsabteilung auch eine geringer dotierte Stelle in einer anderen Abteilung anzubieten. Erst wenn er diese ablehnt, kann eine Been-

---

6) Zum Beispiel besteht in kleineren GmbHs häufig der Wunsch des Geschäftsführers, zwecks Kostenreduzierung die Aufgaben eines Abteilungsleiters selber zu übernehmen.

7) Ständige Rechtsprechung, vgl. BAG vom 15.6.1989, AP Nr. 18 zu § 1 KSchG 1969 – Soziale Auswahl; BAG vom 5.5.1994, AP Nr. 23 zu § 1 KSchG 1969 – Soziale Auswahl.

8) Vgl. Linck in Schaub (2009), § 135 Rn. 3ff.

9) Inwiefern weitere Kriterien berücksichtigt werden dürfen, ist streitig; vgl. Oetker in Müller-Glöge u.a. (2010), § 1 KSchG, Rn. 335.

10) Vgl. Hromodka/Maschmann (2008), § 10 Rn. 205.

digungskündigung wirksam ausgesprochen werden.[11] Nur in Extremfällen kann ein entsprechendes Angebot unterbleiben, wenn eine offene Stelle objektiv ungeeignet ist und der Arbeitgeber bei vernünftiger Betrachtungsweise nicht mit einer Annahme der Stelle rechnen konnte. Dem Personalchef muss also nicht auch eine Stelle als Pförtner angeboten werden.[12]

3.3.2.1.1.2 Die verhaltensbedingte Kündigung

Sollte eine Kündigung mit dem Verhalten der Arbeitnehmer-Führungskraft begründet werden, muss eine arbeitsvertragliche Pflichtverletzung durch diese vorliegen. Selbstverständlich gehören hierzu offensichtliche Pflichtverstöße wie z.B. die Nichteinhaltung von Arbeitsanweisungen. Von besonderem Interesse dürfte in Krisenzeiten jedoch die Frage sein, ob auch der Misserfolg eines Unternehmens als verhaltensbedingter Kündigungsgrund ausreicht.

Für Arbeitnehmer gilt der Grundsatz, dass diese nicht den Erfolg ihrer Arbeit schulden, sondern nur die Arbeit an sich. Liefert ein Arbeitnehmer eine mangelhafte Leistung ab, weil er schlecht gearbeitet hat, so stellt dies eine Verletzung seiner arbeitsvertraglichen Pflichten dar, die (ggf. nach einer Abmahnung[13]) zu einer Kündigung führen kann. Arbeitet der Arbeitnehmer allerdings fehlerfrei und liegt der Mangel seines Arbeitsproduktes an fehlerhaftem Material, schlechten Konstruktionsplänen oder anderen äußeren Einflüssen, die mit der Leistung des Arbeitnehmers nichts zu tun haben, so kann ihm dies auch nicht vorgeworfen werden.

Dieser Grundsatz muss im Bereich der Arbeitnehmer-Führungskräfte mit Vorsicht angewendet werden. Die Position einer Führungskraft ist meist durch einen deutlich höheren Gestaltungsspielraum bezüglich der eigenen Arbeit geprägt. Der Arbeitgeber gibt regelmäßig keine detaillierten Arbeitsanweisungen, sondern überlässt der Führungskraft die Organisation eines Verantwortungsbereiches weitgehend selbst. Somit liegt nicht nur die Ausführung, sondern auch die Art und Weise der Tätigkeit, die zu einem bestimmten Erfolg führen soll, im Verantwortungsbereich der Führungskraft. Bleibt der erwünschte Erfolg aus, so kann dies durchaus ein Verschulden der Führungskraft darstellen. Sollten die Gründe hierfür allerdings nicht von der Arbeitnehmer-Führungskraft zu verantworten sein – wie z.B. eine allgemein schlechte Wirtschaftslage – so kann ihm dies selbstverständlich auch nicht zum Vorwurf gemacht werden. Es ist daher stets im Einzelfall zu prüfen, ob tatsächlich ein arbeitsvertraglicher Pflichtverstoß vorliegt.

3.3.2.1.1.3 Die personenbedingte Kündigung

Personenbedingte Kündigungsgründe sind solche, die in der Person der Arbeitnehmer-Führungskraft liegen, denen also im Gegensatz zu den verhaltensbedingten Kündigungsgründen kein steuerbares Verhalten zugrunde liegt, z.B. eine Krankheit. Obwohl diese in Zeiten der Finanzkrise sicherlich nicht im Fokus der Darstellungen

---

11) Das Angebot für einen anderweitigen Arbeitsplatz kann auch mit dem Ausspruch der Kündigung verbunden werden. In diesem Fall spricht man von einer sog. Änderungskündigung.

12) Vgl. BAG vom 21.9.2006, NZA 2007, S. 431ff.

13) Zur Frage der Erforderlichkeit einer Abmahnung bei verhaltensbedingter Kündigung einer Arbeitnehmer-Führungskraft vgl. LAG Köln vom 23.5.2002, NZA-RR 2003, S. 305ff.; Vogel (2002), S. 313ff.

zur Kostenreduzierung steht, sollen die entsprechenden Grundzüge – nicht zuletzt aus Gründen der Vollständigkeit – in der gebotenen Kürze dargestellt werden.

Zur Prüfung der sozialen Rechtfertigung einer personenbedingten Kündigung hat die Rechtsprechung ein dreistufiges Schema entwickelt.[14] Zunächst ist anhand einer Zukunftsprognose festzustellen, ob nicht mit der baldigen Wiederherstellung der Fähigkeiten und Eignung des Arbeitnehmers zu rechnen ist. Kennzeichnend für einen personenbedingten Kündigungsgrund ist es nämlich, dass der Arbeitnehmer von seinen persönlichen Voraussetzungen her die Fähigkeit und Eignung verloren hat, die arbeitsvertraglich geschuldete Leistung zu erbringen.[15] Diese Schwelle ist daher tendenziell umso schneller überschritten, je anspruchsvoller die Aufgaben des Betroffenen sind.

In einem zweiten Schritt ist zu prüfen, ob die Auswirkungen der verminderten Leistungsfähigkeit zu einer erheblichen Beeinträchtigung der betrieblichen Interessen führt. Da es für Führungskräfte nicht unüblich ist, dass die vertraglich vereinbarten Lohnfortzahlungspflichten den gesetzlichen Sechs-Wochen-Zeitraum deutlich überschreiten, kann bereits hierin eine finanzielle Belastung liegen. Nach der jüngeren Rechtsprechung des BAG ist weiterhin zu beachten, dass Urlaubsansprüche arbeitsunfähiger Arbeitnehmer nicht verfallen dürfen.[16] Das heißt, ein Arbeitnehmer, der über zwei Jahre dauerhaft erkrankt war, kann im Jahr seiner Genesung Urlaub für insgesamt drei Jahre geltend machen. Auch dies stellt sicherlich eine gewisse Belastung dar. Ob dieser Umstand für sich genommen bereits ausreicht, darf allerdings bezweifelt werden.

Zuletzt ist eine Interessenabwägung vorzunehmen, anhand derer zu klären ist, ob die Beeinträchtigung der betrieblichen Interessen im Einzelfall so erheblich sind, dass sie vom Arbeitgeber billigerweise nicht mehr hingenommen werden müssen. Hier wird dem Umstand, dass Arbeitnehmer in Schlüsselpositionen regelmäßig schwerer zu ersetzen sind, kündigungsrechtlich eine nicht unerhebliche Bedeutung beigemessen. Der Einsatz von Leiharbeitnehmern, Vertretern oder anderen Übergangslösungen ist bei Führungskräften oft nicht möglich, da qualitativ gleichwertiger Ersatz regelmäßig nicht für Vertretungszwecke zur Verfügung steht. Zwar handelt es sich bei der Interessenabwägung stets um eine Frage des Einzelfalls, grundsätzlich kann aber davon ausgegangen werden, dass mit zunehmender Verantwortung einer Arbeitnehmer-Führungskraft der durch das Kündigungsschutzgesetz gewährte Bestandsschutz graduell abnimmt.

3.3.2.1.2 Die außerordentliche arbeitgeberseitige Kündigung

Für die außerordentliche Kündigung eines Arbeitsverhältnisses ist immer ein wichtiger Grund erforderlich (§ 626 Abs. 1 BGB).[17] Ein solcher liegt vor, wenn eine

---

14) Vgl. BAG vom 12.4.2002, NZA 2002, S. 1081ff.
15) Vgl. Linck in Schaub (2009), § 131 Rn. 2.
16) Vgl. BAG vom 24.3.2009, AP Nr. 39 zu § 7 BUrlG.
17) Das Bedürfnis nach einer außerordentlichen Kündigung kann sich ergeben, sofern das Arbeitsverhältnis fristlos beendet werden soll oder auch, wenn die Möglichkeit einer ordentlichen Kündigung ausgeschlossen ist, z.B. einzelvertraglich, in Tarifverträgen oder bei befristeten Arbeitsverhältnissen gem. § 15 Abs. 3 TzBfG.

ganz erhebliche arbeitsvertragliche Pflichtverletzung gegeben ist, die dem Kündigenden die Fortsetzung des Arbeitsverhältnisses bis zum Ablauf der Kündigungsfrist unter Abwägung und Berücksichtigung der Interessen der Gegenseite unzumutbar macht. Wann eine solche Vertragsverletzung vorliegt, lässt sich nicht allgemein beantworten. Vielmehr kommt es stets auf die Umstände des Einzelfalls und einer individuell vorzunehmenden Interessenabwägung an. Bei der außerordentlichen Kündigung einer Arbeitnehmer-Führungskraft wird diese Prüfung von der besonderen Vertrauensstellung der jeweiligen Führungskraft geprägt, wonach diese in besonderem Maße für das Wohl des beschäftigenden Unternehmens Sorge zu tragen hat.

Zu den in der Praxis am häufigsten vorkommenden Fällen gehören z.B. die Verletzung eines vertraglich vereinbarten Wettbewerbsverbotes, sexuelle Belästigung am Arbeitsplatz, Erfüllung von Straftatbeständen (insbesondere Vermögensdelikten zu Lasten des Arbeitgebers) sowie Beleidigungen gegenüber Mitarbeitern.

Zu beachten ist dabei die Kündigungserklärungsfrist des § 626 Abs. 2 BGB. Danach kann eine außerordentliche Kündigung nur innerhalb von zwei Wochen ausgesprochen werden, nachdem der Kündigungsberechtigte Kenntnis von den maßgeblichen Tatsachen des kündigungsrelevanten Sachverhaltes erlangt hat. Eine erst nach Ablauf dieser Frist ausgesprochene Kündigung wäre unwirksam. Besondere Vorsicht ist geboten, sofern vor Ausspruch der Kündigung der Betriebsrat oder Sprecherausschuss angehört werden muss (vgl. zur ordnungsgemäßen Anhörung 3.3.2.1.3). Dies hat nämlich während der zweiwöchigen Frist zu erfolgen, welche sich nicht um die Zeit des Anhörungsverfahrens verlängert. Da der Betriebsrat (§ 102 Abs. 2 Satz 3 BetrVG) bzw. der Sprecherausschuss (§ 31 Abs. 2 Satz 3 SprAuG) drei Tage Zeit hat, seine Bedenken gegen die Kündigung zu äußern, sollte ihm das Anhörungsschreiben spätestens am zehnten Tag nach Kenntniserlangung zugehen.

> **Wichtiger Grund:**
> Ein wichtiger Grund für eine außerordentliche Kündigung liegt vor, wenn eine ganz erhebliche arbeitsvertragliche Pflichtverletzung vorliegt, die dem Kündigenden die Fortsetzung des Arbeitsverhältnisses bis zum Ablauf der Kündigungsfrist unter Abwägung und Berücksichtigung der Interessen der Gegenseite unzumutbar macht.

3.3.2.1.3 Die ordnungsgemäße Beteiligung von Betriebsrat und Sprecherausschuss

Auf die ordnungsgemäße Anhörung des Betriebsrates bzw. Sprecherausschusses ist bei einer Kündigung äußerste Sorgfalt zu verwenden. Eine ohne entsprechende Anhörung ausgesprochene Kündigung ist unwirksam. Zwar besteht für das Anhörungsverfahren keine Formerfordernis, aus Beweisgründen empfiehlt es sich jedoch unbedingt, das Anhörungsverfahren schriftlich durchzuführen.

Hierzu ist zunächst der richtige Adressat des Anhörungsschreibens zu ermitteln. In der Praxis ist manchmal unklar, ob als Interessenvertretung der Betriebsrat oder der Sprecherausschuss zu der Kündigung einer »führenden Kraft« anzuhören ist. Insbesondere bei langjährigen Mitarbeitern, die sich über Jahre im Unternehmen nach oben gearbeitet haben oder nach größeren personellen Umstrukturierungen ist Vorsicht geboten. Mit der Übertragung neuer Aufgaben und Verantwortungen, kann sich auch die Zuständigkeit der Interessenvertretung ändern.

Im Grundsatz ist die Frage nach der richtigen Interessenvertretung leicht beantwortet. Bei der Kündigung eines »leitenden Angestellten« ist der Sprecherausschuss (§ 31 Abs. 2 SprAuG), bei der Kündigung eines sonstigen Arbeitnehmers der Betriebsrat (§ 102 BetrVG) anzuhören. Entscheidend ist daher, ob der Mitarbeiter »leitender Angestellter« im Sinne des BetrVG ist. Das ist, wer entweder (1.) zur selbstständigen Einstellung *und* Entlassung von Arbeitnehmern berechtigt ist, (2.) Generalvollmacht oder Prokura hat oder (3.) regelmäßig sonstige Aufgaben wahrnimmt, die für den Bestand und die Entwicklung des Unternehmens von Bedeutung sind, wenn er dabei entweder die Entscheidungen im Wesentlichen frei von Weisungen trifft oder sie maßgeblich beeinflusst (§ 5 Abs. 3 Satz 2 BetrVG). Daher ist immer im Einzelfall zu prüfen, ob einer dieser drei Fälle gegeben ist.

Die richtige Interessenvertretung:
Leitender Angestellter i.S.d. BetrVG → Sprecherausschuss
Sonstige Arbeitnehmer → Betriebsrat

3.3.2.2 Trennung durch gerichtliche Auflösung des Arbeitsverhältnisses

Neben der rechtsgeschäftlichen Beendigung eines Arbeitsverhältnisses – z.B. durch Kündigung, Aufhebungsvertrag, etc. – kann ein Arbeitsverhältnis gem. § 9 KSchG im Zuge einer Kündigungsschutzklage auch durch das Gericht aufgelöst werden. In der Praxis zwar eher ein Exot, stellt dies eine nicht zu vernachlässigende Möglichkeit dar, die Beendigung eines Arbeitsverhältnisses zu »erzwingen«. Dem liegt folgende Idee zugrunde: Sofern das Gericht feststellt, dass eine Kündigung unwirksam ist, besteht das Arbeitsverhältnis unverändert fort. Dennoch kann es vorkommen, dass Arbeitgeber oder Arbeitnehmer kein Interesse mehr an der Fortführung des Arbeitsverhältnisses haben. Erfahrungsgemäß ist dies insbesondere der Fall, sofern nach dem Urteil nicht geklärte Vorwürfe das Arbeitsverhältnis belasten oder es im Zuge der gerichtlichen Auseinandersetzung zu weiteren Streitigkeiten gekommen ist. Sofern dem Arbeitnehmer die Fortsetzung des Arbeitsverhältnisses nicht zuzumuten ist, kann das Gericht auf Antrag des Arbeitnehmers das Arbeitsverhältnis auflösen und den Arbeitgeber zur Zahlung einer angemessenen Abfindung verurteilen. Gleiches gilt auf Antrag des Arbeitgebers, wenn Gründe vorliegen, die eine den Betriebszwecken dienliche weitere Zusammenarbeit zwischen Arbeitgeber und Arbeitnehmer nicht erwarten lassen. Nach einer außerordentlichen Kündigung kann der Auflösungsantrag hingegen nur vom Arbeitnehmer gestellt werden (§ 13 Abs. 1 Satz 3 KSchG).[18]

Für leitende Angestellte besteht gem. § 14 Abs. 1 KSchG die Besonderheit, dass der Antrag des Arbeitgebers auf Auflösung des Arbeitsverhältnisses keiner Begrün-

---

[18] Hat der Arbeitgeber neben der außerordentlichen Kündigung auch vorsorglich eine ordentliche Kündigung ausgesprochen, so kann aber in Bezug auf letztere ein Auflösungsantrag gestellt werden.

dung bedarf, wenn der leitende Angestellte zur selbstständigen Einstellung *oder* Entlassung von Arbeitnehmern berechtigt ist.[19] Das Gericht wird einem Auflösungsantrag daher auch ohne Begründung stattgeben und das Arbeitsverhältnis auflösen. Dies gilt aber nur, sofern die Kündigung unwirksam ist, weil sie sozial ungerechtfertigt ist (vgl. zur sozialen Rechtfertigung der ordentlichen Kündigung einer Arbeitnehmer-Führungskraft 3.3.2.1.1). Sollte die Kündigung aus anderen Gründen unwirksam sein – z.B. wegen fehlender Anhörung des Sprecherausschusses – bliebe ein Auflösungsantrag erfolglos.

Das Gericht muss den Arbeitgeber allerdings gleichzeitig mit der Auflösung des Arbeitsverhältnisses zur Zahlung einer »angemessenen« Abfindung verurteilen. Eine allgemeingültige Formel für die Berechnung der Abfindung existiert nicht. Als Anhaltspunkt dient regelmäßig die in § 1a KSchG enthaltene Formel: 0,5 Bruttomonatsverdienste für jedes Jahr des Bestehens des Arbeitsverhältnisses. Das Gericht muss allerdings gewisse Höchstgrenzen beachten. Regelmäßig ist lediglich eine maximale Abfindung von zwölf Monatsverdiensten zulässig, wobei für ältere Arbeitnehmer in Abhängigkeit der Länge ihrer Betriebszugehörigkeit auch ein Maximalbetrag von bis zu 18 Monatsverdiensten möglich ist (§ 10 KSchG).[20] Da die Angemessenheit der Abfindungssumme vom Gericht im Einzelfall festgelegt wird, finden neben dem Alter und der Betriebszugehörigkeit des Arbeitnehmers z.B. auch die Sozialdaten, der Grad der Sozialwidrigkeit der Kündigung und die wirtschaftliche Lage des Arbeitgebers Berücksichtigung.

3.3.2.3 Trennung durch Aufhebungsvertrag

Der Beendigung des Beschäftigungsverhältnisses einer Führungskraft durch einen Aufhebungsvertrag kommt in der Praxis eine erhebliche Bedeutung zu. Dies liegt insbesondere daran, dass beide Seiten in der einvernehmlichen Auflösung Vorteile sehen. Ein Arbeitgeber kann so einen möglicherweise kostspieligen und lange andauernden Kündigungsschutzprozess vermeiden. Auf Seiten der Arbeitnehmer-Führungskräfte wird eine Kündigung häufig als Makel wahrgenommen, daher bevorzugen auch diese regelmäßig den Abschluss eines Aufhebungsvertrages. Grundsätzlich kann jeder Arbeitsvertrag einvernehmlich beendet werden. Kündigungsschutzrechtliche Einschränkungen finden mangels Kündigung keine Anwendung, sodass ein Aufhebungsvertrag problemlos auch mit Betriebsratsmitgliedern, Schwangeren oder Schwerbehinderten abgeschlossen werden kann. Der Abschluss eines Aufhebungsvertrages ist – anders als eine Kündigung – grundsätzlich auch mitbestimmungsfrei. Weder ist der Betriebsrat anzuhören noch muss dieser zustimmen. Im Falle eines leitenden Angestellten ist allerdings dem Sprecheraus-

---

[19] Die Rechtsprechung legt den Anwendungsbereich dieser Vorschrift sehr eng aus und wendet diese nur auf Führungskräfte mit Personalkompetenz an. Dies stößt auf erhebliche Kritik. In größeren Unternehmen steht die Personalkompetenz häufig nur dem Personalleiter zu, der dadurch im Vergleich zu anderen Führungskräften eine kündigungsschutzrechtliche Sonderbehandlung erfährt.

[20] Vgl. § 10 Abs. 2 KSchG: »Hat der Arbeitnehmer das fünfzigste Lebensjahr vollendet und hat das Arbeitsverhältnis mindestens fünfzehn Jahre bestanden, so ist ein Betrag bis zu fünfzehn Monatsverdiensten, hat der Arbeitnehmer das fünfundfünfzigste Lebensjahr vollendet und hat das Arbeitsverhältnis mindestens zwanzig Jahre bestanden, so ist ein Betrag bis zu achtzehn Monatsverdiensten festzusetzen.«

schuss (§ 31 Abs. 1 SprAuG) sowie dem Betriebsrat (§ 105 BetrVG) jede personelle Änderung rechtzeitig anzuzeigen. Auswirkungen auf die Wirksamkeit hätte eine unterbliebene Anzeige jedoch nicht.

Zu beachten ist, dass zur Beendigung eines Arbeitsvertrages die Schriftform erforderlich ist (§ 623 BGB). Diese Schriftformerfordernis gilt nicht nur für eine Kündigung, sondern auch für einen Aufhebungsvertrag. Ein nur mündlich geschlossener Aufhebungsvertrag ist hingegen nichtig (§ 125 BGB). Daher sollten beide Parteien auf demselben Exemplar des Vertrages unterzeichnen.

Bezüglich des Inhaltes eines Aufhebungsvertrages besteht grundsätzlich Vertragsfreiheit, daher werden Aufhebungsverträge oftmals genutzt, um gleichzeitig auch eine optimale Abwicklung des Arbeitsverhältnisses zu organisieren.

Regelungsgegenstände in Aufhebungsverträgen von Arbeitnehmern:
- Beendigungszeitpunkt und Art der Beendigung;
- Abfindung;
- Vergütung bis zur Beendigung des Arbeitsverhältnisses (insbesondere bezüglich variabler Vergütungsbestandteile);
- Freistellung oder Fortsetzung der Tätigkeit bis zur Beendigung des Arbeitsverhältnisses;
- bei einer Freistellung: evtl. Verrechnung anderweitiger Verdienste während der Freistellung mit der Vergütung/Anrechnung von Urlaub;
- Dienstwagen;
- Herausgabe von Arbeitsmitteln und Geschäftsunterlagen (Notebook, etc.);
- Verschwiegenheitspflichten;
- nachvertragliches Wettbewerbsverbot;
- betriebliche Altersversorgung;
- Erledigungsklausel.

Bei dem Zeitpunkt der Beendigung des Arbeitsverhältnisses sollte im gegenseitigen Interesse ein Zeitpunkt gewählt werden, der sich an der fiktiven Kündigungsfrist orientiert. Bei einem Unterschreiten der gesetzlichen Kündigungsfrist muss der Arbeitnehmer nämlich Nachteile bei der Gewährung von Arbeitslosengeld befürchten. Überschreitet der Zeitraum bis zur Beendigung des Arbeitsverhältnisses hingegen die fiktive Kündigungsfrist um ein Vielfaches, könnte dies zur Unwirksamkeit des Aufhebungsvertrages führen. Von der Rechtsprechung wird dies nämlich als Indiz dafür herangezogen, dass nicht die Aufhebung, sondern eine nachträgliche Befristung des Arbeitsvertrages vereinbart werden sollte.[21] Dies ist aber nur unter den Voraussetzungen des TzBfG zulässig (vgl. zur Befristung von Arbeitsverhältnissen 3.3.2.4). Der Beendigungszeitpunkt ist daher im Sinne aller Beteiligten mit Bedacht zu wählen.

---

21) Vgl. BAG vom 15.2.2007, NZA 2007, S. 614ff.

Insbesondere im Fall variabler Vergütungsbestandteile, wie Gratifikationen und Tantiemen, die i.d.R. im Beendigungszeitpunkt nicht fällig oder nicht einmal berechenbar sind, empfiehlt es sich, zur Vermeidung späterer Streitigkeiten eine eindeutige Regelung in den Aufhebungsvertrag aufzunehmen. Ob und in welchem Umfang eine Abfindung gezahlt wird, liegt allein im Ermessen und im Verhandlungsgeschick der Arbeitsvertragsparteien. Ein gesetzlicher Anspruch auf eine Abfindung besteht nicht.

Nicht unüblich ist auch die Aufnahme einer sog. Erledigungs- oder Ausgleichsklausel, einer Klausel wonach die Parteien vereinbaren, dass zwischen ihnen keine weiteren Ansprüche bestehen. Dies ist zumindest dann sinnvoll, wenn die Arbeitsvertragsparteien mit dem Aufhebungsvertrag die abschließende Klärung sämtlicher im Zusammenhang mit dem Arbeitsvertrag und dessen Aufhebung stehender Fragen bezwecken. Zwar sind solche Erledigungserklärungen von ihrem Sinn und Zweck her weit auszulegen und erfassen daher grundsätzlich alle Ansprüche, unabhängig davon, ob die Parteien an diese gedacht haben oder nicht.[22] Urlaubsansprüche werden allerdings nicht erfasst, da auf diese nach dem Willen des Gesetzgebers nicht verzichtet werden kann.[23]

3.3.2.4 Trennung durch Befristung

In der Praxis ist die Befristung von Arbeitsverträgen im Bereich der Führungskräfte sehr verbreitet, sofern bereits von vornherein klar ist, dass das Arbeitsverhältnis nur für eine bestimmte Zeit eingegangen werden soll. Die Arbeitsvertragsparteien sind in ihrer Gestaltungsfreiheit allerdings stark eingeschränkt. Bereits sehr früh haben Rechtsprechung und Gesetzgeber erkannt, dass durch die fortwährende Befristung von Arbeitsverhältnissen Kündigungsschutzbestimmungen umgangen werden können. Aus diesem Grund enthalten die §§ 14ff. TzBfG umfangreiche Bestimmungen zur Zulässigkeit von befristeten Arbeitsverträgen.

Das Gesetz unterscheidet zwei Typen von Befristungen: Die kalendermäßige Befristung, d. h., eine Befristung des Arbeitsverhältnisses bis zu einem bestimmten Datum, und die Zweckbefristung, bei der das Arbeitsverhältnis nicht an einem bestimmten Datum enden soll, sondern bei Erreichen eines vertraglich festgelegten Zwecks (z.B.: Beendigung eines bestimmten Projekts). Die Befristung muss bei beiden Typen schriftlich erfolgen.

Des Weiteren unterscheidet das Gesetz zwischen der Sachgrundbefristung und der sachgrundlosen Befristung. Grundsätzlich bedarf eine Befristung zu ihrer Wirksamkeit eines Sachgrundes, wobei die zulässigen Sachgründe gesetzlich geregelt sind (vgl. § 14 TzBfG).

> **Ein sachlicher Grund für eine Befristung liegt insbesondere vor, wenn:**
> 1. der betriebliche Bedarf an der Arbeitsleistung nur vorübergehend besteht;
> 2. die Befristung im Anschluss an eine Ausbildung oder ein Studium erfolgt, um den Übergang des Arbeitnehmers in eine Anschlussbeschäftigung zu erleichtern;

---

[22] Vgl. Linck in Schaub (2009), § 122 Rn. 39.   [23] Vgl. Linck in Schaub (2009), § 122 Rn. 40.

3. der Arbeitnehmer zur Vertretung eines anderen Arbeitnehmers beschäftigt wird;
4. die Eigenart der Arbeitsleistung die Befristung rechtfertigt;
5. die Befristung zur Erprobung erfolgt;
6. in der Person des Arbeitnehmers liegende Gründe die Befristung rechtfertigen;
7. der Arbeitnehmer aus Haushaltsmitteln vergütet wird, die haushaltsrechtlich für eine befristete Beschäftigung bestimmt sind und er entsprechend beschäftigt wird oder
8. die Befristung auf einem gerichtlichen Vergleich beruht.

Ausnahmsweise ist eine Befristung aber auch ohne Sachgrund bei Neueinstellungen bis zu einer Dauer von maximal zwei (im Ausnahmefall vier) Jahren zulässig. Innerhalb dieser Befristungsdauer ist auch eine bis zu dreimalige Verlängerung möglich, sodass ein ursprünglich auf zwölf Monate befristeter Arbeitsvertrag im Anschluss erneut für weitere zwölf Monate befristet werden kann, ohne dass es dann für die zweite Befristung eines Sachgrundes bedarf.

3.3.3 Trennung von Organ-Führungskräften

Unter dem Begriff »Organ-Führungskraft« versteht man die gesellschaftsrechtlichen Leitungs- und Vertretungsorgane eines Unternehmens. Zu diesen zählen u.a. der Geschäftsführer einer GmbH, der Vorstand einer AG oder der Vorstand einer Genossenschaft. Im Folgenden sollen die Grundzüge zur Trennung von einem GmbH-Geschäftsführer sowie einem Vorstandsmitglied einer AG – jeweils in der gebotenen Kürze – behandelt werden.

3.3.3.1 Der GmbH-Geschäftsführer

Der Geschäftsführer einer GmbH ist sowohl körperschaftlich bestelltes Organ der GmbH als auch regelmäßig aufgrund eines Dienstvertrages mit dieser verbunden. Diese doppelte rechtliche Stellung ist bei der Trennung zu beachten. Es ist daher notwendig, beide Rechtsverhältnisse zu beenden.

3.3.3.1.1 Beendigung der Organstellung
Die Organstellung des Geschäftsführers kann aufgrund einer Abberufung (Widerruf der Bestellung durch die GmbH), einer Amtsniederlegung seitens des Geschäftsführers oder auch einvernehmlich beendet werden. Im Falle des Todes des Geschäftsführers, des Zeitablaufs einer befristeten Bestellung, des Wegfalls gesetzlicher Bestellungsvoraussetzungen sowie des Erlöschens bzw. Umwandelns der GmbH endet die Organstellung automatisch, ohne dass es hierzu einer weiteren Erklärung bedarf.
Sofern die Trennung von einem Geschäftsführer vonseiten des Unternehmens betrieben wird, stellt die Abberufung sicherlich den wichtigsten Fall der Beendigung der Organstellung dar. Die Abberufung des Geschäftsführers von seiner Organstel-

lung ist grundsätzlich jederzeit möglich (§ 38 Abs. 1 GmbHG).[24] Dieser Grundsatz kann allerdings in der Satzung der Gesellschaft darauf beschränkt sein, dass ein wichtiger Grund für die Abberufung vorliegen muss (§ 38 Abs. 2 GmbHG).[25] Ein solcher wichtiger Grund würde dann z.B. bei groben Verstößen gegen die im GmbHG geregelten gesetzlichen Pflichten eines Geschäftsführers (z.B. bei einem Verstoß gegen die Verpflichtung zur ordnungsgemäßen Buchführung und Bilanzierung) oder im Falle strafbarer Handlungen (z.B. Veruntreuung von Geldern) vorliegen. Der wichtige Grund muss nicht zwingend in der Person des Geschäftsführers liegen. Daher kann bereits ein Verlust des Vertrauens Dritter (z.B. Kunden oder Kreditgeber) ausreichen, selbst wenn der Geschäftsführer hierfür keinen Anlass gegeben hat.[26]

Die Abberufung setzt zwingend einen wirksamen Abberufungsbeschluss der Gesellschafterversammlung voraus.[27] Fehlt ein solcher, wäre die Abberufung unwirksam. Die Abberufung ist zwar auch ins Handelsregister einzutragen (§ 39 GmbHG). Die Eintragung ist jedoch keine Wirksamkeitsvoraussetzung, sondern hat lediglich deklaratorischen Charakter. Die Abberufung wird daher bereits mit ihrer Bekanntgabe an den Geschäftsführer wirksam.

3.3.3.1.2 Beendigung des Dienstvertrages

Zwar ist eine Koppelung des Dienstverhältnisses an die Organstellung des Geschäftsführers vertraglich möglich, häufig fehlt eine solche allerdings. In diesem Fall endet der zwischen der GmbH und dem Geschäftsführer bestehende Dienstvertrag nicht automatisch mit der Beendigung der Organstellung und sollte gesondert beendet werden.[28] In der Praxis enden die meisten Geschäftsführer-Dienstverhältnisse durch Befristungsablauf, Kündigung oder einvernehmlichen Aufhebungsvertrag.

Die zeitliche Befristung von Geschäftsführer-Dienstverträgen ist weit verbreitete Praxis. In GmbHs, die i.d.R. mehr als 2 000 Arbeitnehmer beschäftigen und der Mitbestimmung durch einen Aufsichtsrat nach dem MitbestG, dem Montan-MitbestG oder dem Montan-MitbestErgG unterliegen, ist eine Befristung des Geschäftsführer-Dienstvertrages sogar gesetzlich vorgeschrieben.[29] Aber auch in mitbestimmungsfreien GmbHs besteht regelmäßig ein erhebliches Interesse des Geschäftsführers daran, seinen Vertrag für eine bestimmte Dauer (z.B. für vier oder fünf Jahre) zu befristen. Da der Geschäftsführer kein Arbeitnehmer ist, genießt dieser auch keinen Kündigungsschutz nach dem KSchG.[30] Sein Dienstverhältnis

---

24) Der Grundsatz der freien Abberufbarkeit findet keine Anwendung auf GmbHs mit mehr als 2 000 Mitarbeitern, die der paritätischen Mitbestimmung unterliegen, d.h., einen zu gleichen Teilen mit Arbeitnehmer- und Arbeitgebervertretern besetzten Aufsichtsrat haben. Bei diesen ist eine Abberufung gem. § 84 AktG nur aus wichtigem Grund zulässig (vgl. §§ 31 MitbestG, 12 Montan-MitbestG, 13 Montan-MitbestErgG).

25) Einschränkungen können ferner für Gesellschafter-Geschäftsführer bestehen.

26) Vgl. Schneider in Scholz (2007), § 38 Rn. 50.

27) Zuständig für die Abberufung wäre bei der paritätisch mitbestimmten GmbH hingegen nicht die Gesellschafterversammlung, sondern der Aufsichtsrat der GmbH.

28) Vgl. Bauer/Krieger (2004), S. 1251ff.

29) § 31 MitbestG, § 12 Montan-MitbestG und § 13 Montan-MitbestErgG verweisen jeweils auf § 84 AktG.

30) Vgl. Reiserer (2006), S. 1787ff.

kann zu jeder Zeit – unter Einhaltung der Kündigungsfrist – vonseiten der Gesellschaft gekündigt werden. Eines besonderen Grundes bedarf es zur Wirksamkeit der Kündigung nicht. Bei einem befristeten Dienstverhältnis ist hingegen das Recht zur ordentlichen Kündigung für die Zeit der Befristung ausgeschlossen.[31]

Die außerordentliche Beendigung des Dienstverhältnisses aus wichtigem Grund ist hingegen jederzeit möglich, unabhängig davon, ob der Dienstvertrag befristet oder für einen unbefristeten Zeitraum abgeschlossen wurde. Bezüglich der Grundsätze der außerordentlichen Kündigung sowie der zweiwöchigen Kündigungserklärungsfrist sei auf die Ausführungen unter 3.3.2.1.2 verwiesen, welche grundsätzlich auch auf Dienstverträge anwendbar sind. In der Praxis sind die Gründe für eine außerordentliche Kündigung von Geschäftsführer-Dienstverträgen äußerst vielgestaltig und reichen von Handgreiflichkeiten und Bedrohungen von Gesellschaftern sowie Kompetenzüberschreitungen bis hin zu sorgfaltswidrigen Abschlüssen von Risikogeschäften, dem Unterlassen des Einschreitens bei Pflichtverletzungen von Mitgeschäftsführern und Spesenbetrug.[32] Auch personenbedingte Gründe können eine außerordentliche Kündigung rechtfertigen, z.B. ein Wegfall von Qualifikationen, die nach der Satzung der GmbH für die Position des Geschäftsführers erforderlich sind. Die Beendigung der Organstellung eines Geschäftsführers durch eine Abberufung stellt für sich genommen hingegen keinen wichtigen Grund für eine außerordentliche Kündigung des Dienstverhältnisses dar.[33]

Die »geräuschlose« Beendigung über einen Aufhebungsvertrag stellt die wahrscheinlich gängigste Form der Beendigung von Geschäftsführer-Dienstverträgen dar. Der Geschäftsführer kann so den »Makel« einer Kündigung vermeiden. Aus Sicht der Gesellschaft besteht häufig keine andere Möglichkeit, den Geschäftsführer vor Ablauf einer vereinbarten Vertragslaufzeit loszuwerden. Inhaltlich sind den Parteien bei der Gestaltung des Aufhebungsvertrages kaum rechtliche Grenzen gesetzt. Zwingender Bestandteil ist lediglich der Beendigungszeitpunkt. Häufig wird ein Aufhebungsvertrag aber auch genutzt, um die gesamte Abwicklung des Dienstverhältnisses optimal zu gestalten. Insbesondere zu den folgenden Bereichen finden sich daher oftmals Regelungen in Aufhebungsverträgen:

Regelungsgegenstände in Aufhebungsverträgen von Geschäftsführern:
- Beendigungszeitpunkt und Art der Beendigung;
- gegebenenfalls Abberufung oder Amtsniederlegung;
- Abfindung;
- Vergütung bis zur Beendigung des Dienstverhältnisses (insbesondere bezüglich variabler Vergütungsbestandteile);
- Freistellung oder Fortsetzung der Tätigkeit bis zur Beendigung des Dienstverhältnisses;
- bei einer Freistellung: eventuell Verrechnung anderweitiger Verdienste während der Freistellung mit der Vergütung/Anrechnung von Urlaub;

---

31) Vgl. Müller-Glöge in Müller-Glöge (2010), § 620 Rn. 2.
32) Vgl. Diller (2006), S. 333ff.
33) Vgl. Zöllner/Noack in Baumbach/Hueck (2006), § 35 Rn. 220.

- Rückgabe eines Dienstwagens;
- Herausgabe von Arbeitsmitteln und Geschäftsunterlagen;
- Haftungsvorbehalte/Entlastung des Geschäftsführers;
- Niederlegung bestimmter Ämter;
- Verschwiegenheitspflichten;
- Nachvertragliches Wettbewerbsverbot;
- betriebliche Altersversorgung;
- Erledigungsklausel.

Ob und mit welchem Inhalt eine Regelung zu einem der vorstehend genannten Bereiche aufgenommen werden sollte, ist von den bestehenden vertraglichen Regelungen sowie den Interessen der Beteiligten abhängig und sollte daher stets anhand des Einzelfalls geprüft werden.

3.3.3.2 Das Vorstandsmitglied einer Aktiengesellschaft

Wie bereits im Zusammenhang mit dem GmbH-Geschäftsführer dargestellt, ist auch bei dem Vorstandsmitglied einer AG die organschaftliche Ebene von der dienstvertraglichen Ebene zu unterscheiden. In rechtlicher Hinsicht sind diese grundsätzlich voneinander unabhängig, weswegen es regelmäßig einer gesonderten Beendigung der Organstellung und des Dienstvertrages bedarf.

3.3.3.2.1 Beendigung der Organstellung

Die Beendung der Organstellung eines Vorstandsmitglieds erfolgt regelmäßig durch einen Ablauf der Befristung. Das Mitglied des Vorstands einer AG wird nämlich befristet für maximal fünf Jahre bestellt (§ 84 Abs. 1 Satz 1 AktG).[34] Selbst wenn die Bestellung abweichend hiervon für einen längeren Zeitpunkt erfolgt, endet diese automatisch nach Ablauf der Fünfjahresfrist.

Weitere Beendigungsmöglichkeiten stellen der Widerruf der Bestellung und die Amtsniederlegung dar. Während für die Niederlegung des Amtes eine einseitige Erklärung des Vorstandsmitgliedes an die AG genügt, ist für den Widerruf der Bestellung ein wirksamer Beschluss des Aufsichtsrates erforderlich.[35] Vor Ablauf der regulären Amtszeit ist ein wirksamer Widerruf nur möglich, sofern ein wichtiger Grund für den Widerruf gegeben ist (§ 84 Abs. 3 Satz 2 AktG). Ein solcher liegt vor, wenn der AG die Fortsetzung des Organverhältnisses bis zum Ende der regulären Amtszeit nicht zumutbar ist. Exemplarisch führt das Gesetz hierzu drei Fallgruppen auf: (1.) Grobe Pflichtverletzung, (2.) Unfähigkeit zur ordnungsgemäßen Geschäftsführung, (3.) Vertrauensentzug durch die Hauptversammlung. Dabei ist es allerdings nicht erforderlich, dass der Grund in der Person des Vorstandsmitglieds liegt oder von diesem verschuldet ist. Maßgeblich ist allein die Unzumutbarkeit der Fortsetzung des Organverhältnisses.[36]

---

34) Vgl. Hüffner (2008), § 84 Rn. 15.
35) Vgl. Hüffner (2008), § 84 Rn. 25.
36) Vgl. Hüffner (2008), § 84 Rn. 26.

3.3.3.2.1 Beendigung des Dienstvertrages

Regelmäßig endet der Dienstvertrag des Vorstandsmitglieds nicht automatisch mit der Beendigung der Organstellung. Aufgrund der Trennung dieser Rechtsverhältnisse bedarf es vielmehr eines eigenen Beendigungstatbestandes im Hinblick auf das Dienstverhältnis. Würde hingegen die Organstellung enden, das Dienstverhältnis aber unverändert fortbestehen, würde auch der Vergütungsanspruch des (dann ehemaligen) Vorstandsmitglieds nicht entfallen. Grundsätzlich kann zur Beendigung des Dienstvertrages auf die Ausführungen zum GmbH-Geschäftsführer verwiesen werden (siehe 3.3.3.1.2). Befristungsablauf, Kündigung und Aufhebungsvertrag stellen sicherlich auch in Bezug auf Dienstverträge von Vorstandsmitgliedern die am häufigsten genutzten Beendigungsmöglichkeiten dar.

Zuständig für die Kündigung eines Vorstandsmitglieds ist der Aufsichtsrat. Das Vorliegen eines ordnungsgemäßen Aufsichtsratsbeschlusses ist daher Wirksamkeitsvoraussetzung der Kündigung.[37] Eine Kündigung des Dienstvertrages ist vor Ablauf einer vereinbarten Befristung nur möglich, wenn hierfür ein wichtiger Grund gegeben ist (§ 620 Abs. 1 BGB, § 84 Abs. 1 Satz 1 AktG). Wenn der Dienstvertrag auf unbestimmte Zeit geschlossen oder die Möglichkeit der ordentlichen Kündigung vertraglich vereinbart wurde, bedarf es eines solchen wichtigen Grundes hingegen nicht.[38] Das Vorstandsmitglied einer AG genießt auch keinen Kündigungsschutz nach dem KSchG. Daher könnte ein Aufsichtsrat auf die Idee kommen, den Dienstvertrag vorzeitig beenden zu wollen, ohne die Organstellung zu beenden, um dem im Amt bleibenden Vorstandsmitglied lediglich seinen Vergütungsanspruch aus dem Dienstvertrag zu nehmen. Arbeit ohne Geld? Dass dies nicht möglich sein kann, liegt auf der Hand, lässt sich aber auch aus dem Gesetz ableiten. Das Erste was ein Vorstandsmitglied vermutlich tun würde, wenn ihm seine Vergütungsansprüche genommen würden, ist sein Amt als Vorstandsmitglied niederzulegen. Somit wäre es möglich, das Vorstandsmitglied über eine Kündigung des Dienstvertrages zu einer Niederlegung seines Amtes zu bewegen. Das würde dem Widerruf der Bestellung sehr nahe kommen, welcher nach dem Willen des Gesetzgebers aber nur aus einem wichtigen Grund möglich sein soll (§ 84 Abs. 3 Satz 1 AktG). Zur Vermeidung dieses Wertungswiderspruchs ist es erforderlich, bei der ordentlichen Kündigung des Dienstvertrages gleichzeitig auch die Bestellung als Vorstandsmitglied zu widerrufen. Liegt der hierfür erforderliche wichtige Grund (§ 84 Abs. 3 Satz 1 AktG) nicht vor, ist auch die ordentliche Kündigung des Dienstvertrages nicht möglich.[39]

Auch die Zuständigkeit für den Abschluss eines Aufhebungsvertrages liegt beim Aufsichtsrat. In der Praxis werden die konkreten Verhandlungen über den Inhalt des Aufhebungsvertrages allerdings oftmals an einen Personalausschuss übertragen. Um hier Zuständigkeitsprobleme zu vermeiden, sollte der Aufhebungsvertrag immer unter die Bedingung gestellt werden, dass der Aufsichtsrat der einvernehmlichen Beendigung der Organstellung zustimmen wird. Dies ist erforderlich, da der

---

[37] Vgl. Hüffner (2008), § 84 Rn. 25.
[38] Vgl. Thüsing in Fleischer (2006), § 5 Rn. 55.
[39] Vgl. Thüsing in Fleischer (2006), § 5 Rn. 55.

Aufsichtsrat insofern einen Entscheidungsvorrang genießt.[40] Inhaltlich sind den Vertragsparteien kaum Grenzen gesetzt, weswegen Aufhebungsverträge oftmals als Gestaltungsinstrument für die Abwicklung des Dienstverhältnisses genutzt werden.

Regelungsgegenstände in Aufhebungsverträgen von Vorstandsmitgliedern:
- Beendigungszeitpunkt und Art der Beendigung;
- gegebenenfalls Abberufung oder Amtsniederlegung;
- Abfindung;
- Vergütung bis zur Beendigung des Dienstverhältnisses (insbesondere bezüglich variabler Vergütungsbestandteile);
- Freistellung oder Fortsetzung der Tätigkeit bis zur Beendigung des Dienstverhältnisses;
- bei einer Freistellung: eventuell Verrechnung anderweitiger Verdienste während der Freistellung mit der Vergütung/Anrechnung von Urlaub;
- Rückgabe eines Dienstwagens;
- Herausgabe von Arbeitsmitteln und Geschäftsunterlagen;
- Niederlegung bestimmter Ämter;
- Verschwiegenheitspflichten;
- nachvertragliches Wettbewerbsverbot;
- betriebliche Altersversorgung;
- Erledigungsklausel.

Besonderheiten sind bei der Aufnahme von Erledigungsklauseln, also Klauseln, mit denen vereinbart werden soll, dass keine weiteren Ansprüche zwischen den Parteien bestehen, zu beachten. Vor Ablauf von drei Jahren kann die AG nämlich nicht wirksam auf Schadensersatzansprüche gegen Organmitglieder verzichten (§ 93 Abs. 4 Satz 3 AktG). Eine entsprechende Klausel wäre daher unwirksam und kann im schlimmsten Fall sogar die Unwirksamkeit des gesamten Aufhebungsvertrages nach sich ziehen (§ 139 BGB).

3.3.4 Fazit

Ob und wie sich ein Unternehmen von einer Führungskraft trennen kann, ist maßgeblich von dem zugrunde liegenden Rechtsverhältnis abhängig. Dabei ist zunächst entscheidend, ob es sich um eine Arbeitnehmer- oder eine Organ-Führungskraft handelt. Erst danach kann mit der konkreten Analyse der verschiedenen Trennungsmöglichkeiten begonnen werden. Insgesamt ist davon auszugehen, dass der Schutz der einzelnen Führungskraft vor einer durch das Unternehmen erzwungenen Trennung mit steigender Verantwortung graduell abnimmt. Wie allerdings in vorstehendem Beitrag verdeutlicht, finden sich sowohl bei der Trennung von Arbeitnehmer-, als auch bei der Trennung von Organ-Führungskräften eine Vielzahl

---

[40] Vgl. BGH vom 24.11.1980, NJW 1981, S. 757ff.

von Fallstricken, die es zu vermeiden gilt. Eine detaillierte Beratung anhand des konkreten Einzelfalls kann daher in den meisten Fällen nicht ausbleiben, um spätere zeit- und kostenintensive Rechtsstreite zu vermeiden.

Literatur

Bauer, J.-H./Krieger, S.: Formale Fehler bei Abberufung und Kündigung von Organmitgliedern, ZIP 2004, S. 1251.

Baumbach, A./Hueck, A.: GmbH-Gesetz, München, 18. Auflage 2006.

Diller, M.: Kündigung des GmbH-Geschäftsführers wegen Spesenbetrug – Von wichtigen, weniger wichtigen und gesuchten Kündigungsgründen, GmbHR 2006, S. 333.

Fleischer, H. (Hrsg.): Handbuch des Vorstandsrechts, München 2006.

Hansen, J./Kelber, M. F./Zeißig, R./Breezmann, A./Confurius, M.: Rechtsstellung der Führungskräfte im Unternehmen, München 2006.

Hromadka, W./Maschmann, F.: Arbeitsrecht, Band 1 (Individualarbeitsrecht), Passau, 4. Auflage 2008.

Hüffner, U.: Aktiengesetz, München, 8. Auflage 2008.

Müller-Glöge, R./Preis, U./Schmidt, I.: Erfurter Kommentar zum Arbeitsrecht, München, 10. Auflage 2010.

Reiserer, K.: Kündigung des Dienstvertrages des GmbH-Geschäftsführers, DB 2006, S. 1787.

Schaub, G.: Arbeitsrechtshandbuch, München, 13. Auflage 2009.

Scholz, F.: Kommentar zum GmbH-Gesetz, Köln, 10. Auflage 2007.

Vogel, J.: Kündigungsschutz leitender Angestellter«, NZA 2002, S. 313.

3.4 Personalkostenreduzierung unter Einbindung des Sozialpartners

von Marco Ferme und Nina Springer

Übersicht

3.4.1 Einleitung 335
3.4.2 Sanierungstarifvertrag 335
3.4.2.1 Arten des Sanierungstarifvertrags 336
3.4.2.2 Vor- und Nachteile eines Sanierungstarifvertrages 336
3.4.2.3 Rechtliche Folgen bei Abschluss eines Sanierungstarifvertrages 337
3.4.2.3.1 Kollektivrechtliche Ablösung 337
3.4.2.3.2 Individualrechtliche Ablösung 337
3.4.2.4 Laufzeit eines Sanierungstarifvertrages 339
3.4.2.5 Allgemeines Gleichbehandlungsgesetz (AGG) und Sanierungstarifvertrag 339
3.4.3 Betriebliche Bündnisse für Arbeit 340
3.4.3.1 Definition 340
3.4.3.2 Anwendungsbereich/Verhältnis Tarifvertrag – Betriebsvereinbarung »Betriebliches Bündnis für Arbeit« 340
3.4.3.3 Tarifvertrag – Arbeitsvertrag 341
3.4.3.4 Praxisbeispiele 341
3.4.3.5 Rückabwicklungsregelungen 342
3.4.3.6 Mitbestimmungsrechte des Betriebsrates 343
3.4.4 Der Sozialtarifvertrag 343
3.4.4.1 Voraussetzungen für einen Sozialtarifvertrag 344
3.4.4.1.1 Betriebsänderung 344
3.4.4.1.2 Tarifgebundenheit des Unternehmens als Voraussetzung? 344
3.4.4.2 Schutz vor einem Sozialtarifvertrag? 344
3.4.5 Handlungsempfehlungen/Checkliste 346
Literatur 348

3.4.1 Einleitung

Viele Unternehmen haben in den vergangenen Jahren Restrukturierungs- und Reorganisationsmaßnahmen zur Steigerung ihrer Wettbewerbsfähigkeit und Senkung ihrer Kosten ergriffen, insbesondere Personal abgebaut. In Zeiten der Finanz- und Wirtschaftskrise und sich rasch verändernden Märkte müssen die Arbeitgeber jedoch ihre Produktivität/das Mengenwachstum steigern – dieses Ziel kann oftmals nur noch erreicht werden, wenn die vorhandene Personalstärke erhalten bleibt. Dies bedeutet, dass andere Maßnahmen als ein Personalabbau zu ergreifen sind, um Personalkosten zu reduzieren. In Betracht kommt hierfür zunächst der Abschluss eines Sanierungstarifvertrages (vgl. hierzu unter 3.4.2). Scheitern entsprechende Verhandlungen, besteht für das Unternehmen die Möglichkeit, sich seiner Tarifbindung zu entledigen und ein sog. »Betriebliches Bündnis für Arbeit« zu schließen (vgl. hierzu unter 3.4.3). Bei der Umsetzung dieser Maßnahmen ist der jeweilige Sozialpartner (die Gewerkschaft und/oder der Betriebsrat) einzubinden. Scheitern sowohl der Abschluss eines Sanierungstarifvertrages als auch eines »Betrieblichen Bündnisses für Arbeit«, ist ein weiterer Personalabbau oft unausweichlich. Am Ende dieses Beitrags wird in diesem Zusammenhang noch kurz auf den Sozialtarifvertrag eingegangen (vgl. hierzu unter 3.4.4), da dieser, wenn eine Personalkostenreduzierung durch einen Sanierungstarifvertrag oder ein »Betrieblichen Bündnis für Arbeit« nicht möglich ist, im Rahmen eines Personalabbaus heute von zunehmender Bedeutung ist.

3.4.2 Sanierungstarifvertrag

Ist ein Unternehmen Vollmitglied im Arbeitgeberverband oder aufgrund eines Haustarifvertrages an Tarifverträge gebunden, ist eine Personalkostenreduzierung, die nicht durch einen Personalabbau erreicht werden soll, nur unter Einbindung der Gewerkschaft möglich. In Betracht kommt insoweit der Abschluss eines Sanierungstarifvertrages.[1] In diesem werden bei einer akuten wirtschaftlichen Notlage, die den Bestand eines Unternehmens gefährdet, zeitlich befristete Entgeltkürzungen vereinbart, um während der Laufzeit Maßnahmen umsetzen zu können, die die wirtschaftliche Überlebensfähigkeit der Einrichtung und damit den dauerhaften Erhalt der Arbeitsplätze sicherstellen. Im Gegenzug werden i.d.R. betriebsbedingte Kündigungen und Ausgliederungen auf Zeit – absolut oder nur unter bestimmten Voraussetzungen – ausgeschlossen.[2]

---

1) In Unternehmen, in denen Tarifverträge nur aufgrund von Bezugnahmeklauseln in den Arbeitsverträgen anzuwenden sind, d.h. weder eine Vollmitgliedschaft besteht noch ein Haustarifvertrag vereinbart wurde, kann ein Sanierungstarifvertrag nicht abgeschlossen werden. Hier besteht lediglich die Möglichkeit, mit jedem Arbeitnehmer einen Änderungsarbeitsvertrag zu vereinbaren, der einen Sanierungstarifvertrag in Bezug nimmt.

2) Alternativ zum Abschluss eines Sanierungstarifvertrages kann seitens des Unternehmens versucht werden, einen Tarifwechsel herbeizuführen, d.h. die Anwendbarkeit eines neuen Tarifvertrages mit einer anderen Gewerkschaft.

3.4.2.1 Arten des Sanierungstarifvertrags

Ein Sanierungstarifvertrag kann als Verbands-, Flächen- oder Haustarifvertrag vereinbart werden.

Ein Verbands- oder Flächentarifvertrag wird zwischen dem Arbeitgeberverband und der Gewerkschaft vereinbart.[3] Bei einem Haustarifvertrag sind lediglich der Arbeitgeber und die Gewerkschaft Vertragsparteien des Sanierungstarifvertrages.[4]

3.4.2.2 Vor- und Nachteile eines Sanierungstarifvertrages

Der Abschluss eines Sanierungstarifvertrages ist für ein Unternehmen finanziell vorteilhaft: Einmalzahlungen können reduziert oder ausgesetzt, Lohn- und Gehaltsbestandteile herabgesetzt oder längere Arbeitszeiten ohne Lohnausgleich vereinbart werden.

Verschiedene Gewerkschaften, so auch die IG-Metall, haben die Bereitschaft zum Abschluss von Sanierungstarifverträgen zu Protokoll erklärt. Protokollierte Absichtserklärungen, die Vorschläge zur Personalkostenreduzierung enthalten, so etwa im Bereich der Metall- und Elektroindustrie die »Pforzheimer Beschlüsse«, ersetzen in der Praxis jedoch nicht die Verpflichtung des Unternehmens, über Begünstigungen, die aus Sicht des Unternehmens aufgrund der schlechten wirtschaftlichen Lage des Unternehmens notwendig sind, mit der Gewerkschaft zu verhandeln. Erfahrungsgemäß sind insbesondere Erhöhungen der Arbeitszeit ohne Lohnausgleich oder Lohn- und Gehaltsverzichte, selbst wenn diese in den Absichtserklärungen der Arbeitgeberverbände und Gewerkschaften enthalten sind, nur schwer durchsetzbar bzw. werden von einer Gegenleistung, i.d.R. Beschäftigungsgarantien, abhängig gemacht:

- Ausschluss von betriebsbedingten Kündigungen (absoluter Kündigungsschutz);
- Ausschluss von betriebsbedingten Kündigungen, die jedoch aus bestimmten Gründen weiter zulässig sein sollen (relativer Kündigungsschutz)[5];
- Ausschluss von betriebsbedingten Kündigungen ohne Zustimmung des Betriebsrates, wobei dessen Zustimmung durch eine Einigungsstelle ersetzt werden (§ 102 Abs. 4 BetrVG) kann (ebenfalls relativer Kündigungsschutz).

Beispiel:

Das Unternehmen A (Automobilindustrie) muss bei 200 Beschäftigten etwa 1,5 Millionen Euro p. a. einsparen. Dies entspricht in etwa einer notwendigen Personalkostenreduzierung von ca. 20–25 %. Um dies realisieren zu können, benötigt der Arbeitgeber Regelungen, die beispielsweise für mindestens vier Jahre einen vollständigen Verzicht auf Weihnachts- und Urlaubsgeld und eine unentgeltliche Erhöhung der Arbeitszeit um fünf Stunden pro Woche auf 40 Stunden pro Woche beinhalten.

---

[3] Zachert in Kempen/Zachert (2005), § 1, Rn. 28.
[4] Thüsing in Wiedemann (2007), § 1, Rn. 61.
[5] So kann der Ausspruch von betriebsbedingten Kündigungen während der Laufzeit nur unter der Voraussetzung, dass diese aus dringenden betrieblichen Gründen aufgrund einer schlechten wirtschaftlichen Lage notwendig sind, ausgeschlossen werden. Die Unternehmenslage ist schlecht, wenn das Unternehmen im Kalenderjahr keine Rendite von x % oder keinen Umsatz i.H.v. x % erzielt.

Im Gegenzug verlangt die Gewerkschaft eine Beschäftigungssicherung für die Laufzeit des Haustarifvertrages. Der Arbeitgeber kann jedoch das Problem nicht absehen, ob auf den Ausspruch von Kündigungen während der gesamten Laufzeit des Haustarifvertrages verzichtet werden kann, da der wirtschaftliche Verlauf nicht absehbar ist.

3.4.2.3 Rechtliche Folgen bei Abschluss eines Sanierungstarifvertrages

3.4.2.3.1 Kollektivrechtliche Ablösung

Der Abschluss eines Sanierungstarifvertrages führt nicht automatisch dazu, dass der tarifgebundene Arbeitgeber die Begünstigungen, die in dem Tarifvertrag festgelegt werden, beanspruchen kann. Das kommt zum einen nur dann in Betracht, wenn der Sanierungstarifvertrag zwischen den gleichen Tarifvertragsparteien, d.h. mit der gleichen Gewerkschaft vereinbart wurde. Im Tarifrecht gilt insoweit zunächst der Grundsatz, dass ein Tarifvertrag nur durch einen spezielleren Tarifvertrag mit der gleichen Gewerkschaft abgelöst werden kann.[6] Zum anderen kann der Arbeitgeber die Begünstigungen unter der Voraussetzung beanspruchen, dass der Sanierungstarifvertrag im sog. »Nachwirkungszeitraum« mit einer anderen Gewerkschaft vereinbart und dessen Inhalt durch Einzeländerungsarbeitsverträge umgesetzt wurde. Der Nachwirkungszeitraum ist in § 4 Abs. 5 TVG definiert: »*Nach Ablauf des Tarifvertrages gelten seine Rechtsnormen weiter, bis sie durch eine andere Abmachung ersetzt werden.*« Schließt der Arbeitgeber den Sanierungstarifvertrag mit einer anderen Gewerkschaft, mit der i.d.R. für den Arbeitgeber günstigere Regelungen leichter ausgehandelt werden können, ab, führt dies nicht automatisch zur Ablösung der gültigen Regelungen eines Tarifvertrages. Dies liegt daran, dass die Arbeitnehmer entweder nicht der anderen Gewerkschaft angehören, mit der der neue Tarifvertrag ausgehandelt wird oder der neue Tarifvertrag von der Bezugnahmeklausel nicht erfasst wird. Die Ablösung kann in diesen Fällen nur herbeigeführt werden, wenn zusätzlich zum Sanierungstarifvertrag mit sämtlichen Arbeitnehmern Änderungsarbeitsverträge abgeschlossen werden, die inhaltlich die Regelungen des Sanierungstarifvertrages aufgreifen.[7]

Zwei Fragen sind somit stets zu klären:

1. Zwischen welchen Vertragsparteien soll der Sanierungstarifvertrag vereinbart werden?
2. Ist der Arbeitgeber noch unmittelbar und zwingend kraft Verbandszugehörigkeit/Haustarifvertrag oder kraft Nachwirkung an die Regelungen eines Tarifvertrages gebunden?

3.4.2.3.2 Individualrechtliche Ablösung

Ein Sanierungstarifvertrag findet nur in den Fällen auf die nicht tarifgebundenen Arbeitnehmer Anwendung, in denen

---

6) Thüsing in Wiedemann (2007), § 1, Rn. 402.
7) Nach einer – wenn auch umstrittenen – Entscheidung des BAG ist ein Sanierungstarifvertrag, der im Nachwirkungszeitraum vereinbart wird, keine andere Abmachung i.S.d. § 4 Abs. 5 TVG, vgl. BAG vom 28.5.1997, AZR 546/95.

- die Arbeitnehmer kraft Gewerkschaftszugehörigkeit dem Sanierungstarifvertrag unmittelbar unterworfen sind oder in denen
- in den Arbeitsverträgen eine Form einer »Tarifwechselklausel« vereinbart wurde.

Der Arbeitgeber kann sich mit einer Tarifwechselklausel vorbehalten, ein anderes Tarifwerk einzuführen. Eine wirksame Tarifwechselklausel müsste nach den hohen Anforderungen, die das BAG an ihre Formulierung stellt, wie folgt lauten:

> *»(1) Dem Arbeitgeber ist nicht bekannt, ob der Arbeitnehmer Gewerkschaftsmitglied ist. Die Absätze 1 bis 3 haben lediglich den Zweck, den Arbeitnehmer mit den Gewerkschaftsmitgliedern gleich zu stellen.*
> *(2) Der Arbeitgeber ist zurzeit Mitglied des Arbeitgeberverbandes . . . . Für das Arbeitsverhältnis gelten die jeweils betrieblich und fachlich einschlägigen Tarifverträge in der jeweils gültigen Fassung, soweit in diesem Vertrag nichts anderes vereinbart ist, solange sie für Gewerkschaftsmitglieder gelten. Dies sind derzeit der Manteltarifvertrag . . . . . ., der Gehaltstarifvertrag . . . . . . und der . . . . . .*
> *(3) Sind für die Gewerkschaftsmitglieder auf Grund eines Tarifwechsels/Betriebsübergangs etc. günstigere oder schlechtere Tarifverträge als heute anzuwenden, gelten diese auch für den Arbeitnehmer; d.h. diese Tarifverträge und damit auch Haus- und Sanierungstarifverträge gelten anstatt der heute geltenden.«*

Ist im Arbeitsvertrag lediglich eine Bezugnahmeklausel enthalten, bei der der letzte Absatz der vorbenannten Klausel fehlt, geht die BAG-Rechtsprechung im Zweifel davon aus, dass diese Klausel zwar die Anforderungen an eine Gleichstellung der Arbeitnehmer, die Gewerkschaftsmitglieder sind, mit denjenigen, die nicht Mitglieder sind (Gleichstellungsabrede) erfüllt, jedoch nicht dazu führen kann, dass ein Tarifwechsel vorliegt.

Es ist daher dringend zu empfehlen, vor der Verhandlung mit der Gewerkschaft die arbeitsvertragliche Situation zu prüfen. Andernfalls besteht die Gefahr, dass der Sanierungstarifvertrag zu einer »Zwei-Klassen-Gesellschaft« führt: Einerseits gäbe es die tarifgebundenen Mitarbeiter, auf die der Sanierungstarifvertrag kraft Gewerkschaftszugehörigkeit Anwendung findet, andererseits die Mitarbeiter, die sich noch auf den alten geltenden Tarifvertrag berufen können.

Dem Arbeitgeber ist vor diesem Hintergrund weiter zu empfehlen, mit allen Mitarbeitern einen *Änderungsarbeitsvertrag* abzuschließen, um sicherzugehen, dass die Regelungen des Sanierungstarifvertrages auch für die nicht tarifgebundenen Arbeitnehmer Anwendung finden. Hierdurch wird das Risiko von Bezugnahmeklauseln in Arbeitsverträgen, die nicht als Tarifwechselklauseln ausgelegt werden können, ausgeschlossen. Zudem wird durch den Abschluss von Änderungsarbeitsverträgen vermieden, dass einzelne Arbeitnehmer die tarifvertraglichen Regelungen miteinander vergleichen, d.h. einen »Günstigkeitsvergleich« durchführen und sich in der Folge auf die jeweils für sie günstigeren Regelungen berufen, sog. »Rosinenpicken«.

Für den Fall, dass einzelne Arbeitnehmer einen Änderungsarbeitsvertrag nicht unterschreiben, ist es empfehlenswert, eine Regelung im Sanierungstarifvertrag aufzunehmen, durch die ein »Günstigkeitsvergleich« vermieden wird. Diese könnte wie folgt lauten:

> »§ ... *Günstigkeitsvergleich*
>
> *Wenn in Arbeitsverhältnissen aufgrund individualrechtlicher Vereinbarung (konstitutive Bezugnahmeklauseln etc.) das bisherige Tarifrecht oder Teile davon nicht durch diesen Tarifvertrag und die ihn ergänzenden Tarifverträge abgelöst werden und der Mitarbeiter sich hierauf beruft, gelten dieser Tarifvertrag und die ihn ergänzenden Tarifverträge insgesamt nicht. In diesem Fall wird für diesen Mitarbeiter der Rechtszustand zum ... eingefroren, d.h. es verbleibt bei den Regelungen und dem Vergütungsniveau auf dem Niveau vom ...«*

Auch bei Neueinstellungen ist zum einen stets darauf achten, dass mit den Mitarbeitern Arbeitsverträge vereinbart werden, in denen der aktuelle tarifliche Stand wiedergegeben wird, zum anderen, dass diese die Qualität von Tarifwechselklauseln haben.

3.4.2.4 Laufzeit eines Sanierungstarifvertrages

Hat ein Sanierungstarifvertrag, der Einsparungen vorsieht, eine bestimmte Laufzeit und endet dieser ohne Nachwirkung, führt dies für den Arbeitgeber oftmals zu einer erheblichen finanziellen Mehrbelastung. Denn das Flächentarifvertragsniveau hat sich i.d.R. nach oben (fort-) entwickelt. Diese Mehrbelastung und der gleichzeitige Wegfall von Entlastungen müssen kompensiert werden. Für den Arbeitgeber ist die Laufzeit von Sanierungstarifverträgen somit von großer Bedeutung. Folgende Frage muss daher zu Beginn geklärt werden: Soll der Sanierungstarifvertrag so lange »in Kraft bleiben«, bis ein neuer Tarifvertrag vereinbart wird, oder wird nach dem Ende der Laufzeit automatisch das Flächentarifvertragsniveau gelten?

Zumindest sollte mit der Gewerkschaft eine sog. »Verhandlungsklausel« vereinbart werden, nach der die Tarifvertragsparteien sich zur Aufnahme von Vertragsverhandlungen verpflichten, sobald erkennbar wird, dass die vereinbarten Einsparungen auf Basis des Flächentarifvertragsniveaus nicht erreicht werden können.

Unabhängig von den Regelungen zur Laufzeit ist zu empfehlen, dass sich der Arbeitgeber, der Beschäftigungssicherungen abgibt, ein Sonderkündigungsrecht des Sanierungstarifvertrages ausbedingt. Dies hat zur Folge, dass nach Ausübung des Sonderkündigungsrechtes die Flächentarifverträge wieder unmittelbar Geltung beanspruchen und der Arbeitgeber seine Beschäftigungssicherungen nicht mehr zu erfüllen hat.

3.4.2.5 Allgemeines Gleichbehandlungsgesetz (AGG) und Sanierungstarifvertrag

Wird ein Sanierungstarifvertrag verhandelt, ist darauf zu achten, dass dessen Regelungen nicht gegen das AGG verstoßen. So ist etwa eine Regelung, nach der ältere Mitarbeiter allein aufgrund ihres Alters auf weniger Leistungen verzichten müssen, wegen der Diskriminierung der jüngeren Arbeitnehmer unwirksam. Ist eine einzelne Regelung des Sanierungstarifvertrages nicht wirksam, bedeutet dies zwar nicht, dass dieser insgesamt unwirksam ist. Gleichwohl ist eine Gestaltung der Regelung zu empfehlen, die mit dem AGG konform ist.

3.4.3 Betriebliche Bündnisse für Arbeit

3.4.3.1 Definition

Die sog. »Betrieblichen Bündnisse für Arbeit« sind Vereinbarungen zwischen dem Arbeitgeber und dem Betriebsrat unter Einbindung der einzelnen Mitarbeiter: Die Arbeitnehmer sollen auf bestimmte Rechte verzichten und erhalten dafür als Gegenleistung des Arbeitgebers ggf. eine Arbeitsplatzgarantie.[8] Im Zentrum der »Betrieblichen Bündnisse für Arbeit« stehen die Senkung der Arbeitskosten und die Flexibilisierung der Arbeitsbedingungen. Betriebliche Bündnisse werden in Betriebsvereinbarungen geregelt. Bei ihrer Verhandlung werden zudem in Änderungsarbeitsverträgen mit den einzelnen Mitarbeitern »Verzichte« geregelt. Der Vorteil eines »Betrieblichen Bündnisses für Arbeit« ist, dass sowohl der Betriebsrat als auch die Belegschaft die Unternehmenssituation kennen und einschätzen können und sich – im Gegensatz zur Gewerkschaft – keinen tarifpolitischen Erwägungen verpflichtet fühlen.

3.4.3.2 Anwendungsbereich/Verhältnis Tarifvertrag – Betriebsvereinbarung »Betriebliches Bündnis für Arbeit«

Bei tarifgebunden Unternehmen ist zu beachten, dass in einer Betriebsvereinbarung »Betriebliches Bündnis für Arbeit« nichts geregelt werden darf, das in dem für das Unternehmen geltenden Tarifvertrag geregelt ist oder aber üblicherweise geregelt sein würde, sog. »Vorrangtheorie« (§§ 77 Abs. 3, 87 BetrVG). Dies gilt selbst dann, wenn die betriebliche Regelung die Arbeitnehmer besser stellen würde.[9] Der Anwendungsbereich für den Abschluss einer Betriebsvereinbarung »Betriebliches Bündnis für Arbeit« ist somit begrenzt. Tarifgebundenen Unternehmen bleibt nur die Möglichkeit, den Sozialpartner Gewerkschaft einzubinden und einen Sanierungstarifvertrag abzuschließen, um finanziell für das Unternehmen vorteilhaftere Regelungen, die mit einer Verschlechterung für die Arbeitnehmer einhergehen, zu vereinbaren oder aber aus dem bestehenden Tarifsystem auszusteigen, sog. »Tarifflucht«.[10]

Der tarifgebundene Arbeitgeber muss aufgrund der Vorrangtheorie damit rechnen, dass während der (Fort-)Geltung eines Tarifvertrages die Gewerkschaft auf Unterlassung der Durchführung tarifwidriger Betriebsvereinbarungen »Betriebliche Bündnisse für Arbeit« klagt. Da die Gewerkschaften durch die Erhebung einer derartigen Unterlassungsklage jedoch eine Konfrontation mit den Gewerkschaftsmitgliedern des betroffenen Unternehmens und mit dem Betriebsrat riskieren, ist die Wahrscheinlichkeit, dass die Gewerkschaften eine Unterlassungsklage anstrengen, in den Fällen gering, in denen der Arbeitgeber versucht hat, den Abschluss eines

---

8) Bauer u.a. (2009), Teil 4 E, Rn. 41.
9) Arens/Düwell/Wichert (2008), § 4, Rn. 250.
10) Eine »Tarifflucht« ist nur unter zwei kumulativen Voraussetzungen möglich: zum einen Beendigung der Tarifbindung durch den Austritt aus dem Arbeitgeberverband oder aber durch die ordentliche/außerordentliche Kündigung des Tarifvertrages. Zudem besteht die Möglichkeit, in die Mitgliedschaft ohne Tarifbindung (OT-Mitgliedschaft) zu wechseln. Als zweite Voraussetzung muss die Laufzeit des Flächentarifvertrages zu Ende oder eine Kündigungsfrist ungenutzt verstrichen sein.

Sanierungstarifvertrages herbeizuführen, hierbei jedoch gescheitert ist. Der Abschluss eines »Betrieblichen Bündnisses für Arbeit« ist die letzte Möglichkeit, um den Erhalt von Arbeitsplätzen sicherzustellen. Zu beachten ist in diesem Zusammenhang auch, dass die Gewerkschaften keine individualrechtlichen Ansprüche der Arbeitnehmer einklagen können. Sollte die Gewerkschaft mit einer Unterlassungsklage Erfolg haben, besteht – bei bestehender Tarifbindung des Arbeitgebers – die Gefahr, dass die Einstellung des »Betrieblichen Bündnisses für Arbeit« im Wege der Zwangsvollstreckung erzwungen wird.

Ein höheres wirtschaftliches Risiko liegt in der Gefahr, dass die gewerkschaftszugehörigen Arbeitnehmer auf Einhaltung der tarifrechtlichen Regelungen klagen. Je mehr Arbeitnehmer in der Gewerkschaft organisiert sind, desto höher ist das Klagerisiko. Die Erfahrung hat jedoch gezeigt, dass die Arbeitnehmer den Klageweg in den Fällen nicht beschreiten, in denen von vornherein die Sozialpartner eingebunden worden sind und das »Betriebliche Bündnis für Arbeit« die letzte Möglichkeit ist, einen Personalabbau zu vermeiden. In vielen Tarifverträgen sind zudem Ausschlussfristen von – i.d.R. – zwei bis vier Monaten geregelt. Dies bedeutet, dass der Anspruch des Arbeitnehmers auf (beispielsweise) Urlaubsgeld verfällt, wenn er nicht innerhalb des vorgesehenen Zeitraums seinen Anspruch nach Fälligkeit geltend macht.

Wird ein »Betriebliches Bündnis für Arbeit« durchgeführt, muss der Arbeitgeber beachten, dass er bei tarifgebundenen Arbeitnehmern alle Vergütungsbestandteile zahlt und nicht zu niedrige Lohnsteuer und Sozialversicherungsbeiträge abführt – dies würde einen Straftatbestand darstellen (§ 266 StGB, Untreue). Der Arbeitgeber hat kein Recht, die Mitarbeiter danach zu fragen, ob sie gewerkschaftszugehörig sind oder nicht. Es ist daher zu empfehlen, dass der Arbeitgeber die Lohnsteuer/Sozialversicherungsbeiträge auf dem ursprünglichen Niveau weiter abführt. Etwas anderes ist nur dann denkbar, wenn die Mitarbeiter gegenüber dem Arbeitgeber versichern, dass sie nicht Mitglied in einer Gewerkschaft sind oder der Arbeitgeber die unmittelbare und zwingende Geltung eines Tarifvertrages durch einen »Blitzaustritt« oder Begründung einer Mitgliedschaft ohne Tarifbindung (OT-Mitgliedschaft) beendet.

3.4.3.3 Tarifvertrag – Arbeitsvertrag

Etwas anderes gilt im Verhältnis Tarifvertrag – Arbeitsvertrag bei nicht gewerkschaftsangehörigen Arbeitnehmern. Bei diesen kann im Arbeitsvertrag vom Tarifvertrag – unter Beachtung der mit einem Betriebsrat vereinbarten Vergütungsordnung – von den tarifrechtlichen Regelungen Abweichendes vereinbart werden.[11]

3.4.3.4 Praxisbeispiele

In der Praxis werden folgende Arten von »Betrieblichen Bündnissen für Arbeit« vereinbart:

---

11) Bei tarifgebundenen Mitarbeitern sind derartige Abänderungsverträge unwirksam. Die tarifgebundenen Mitarbeiter können nicht ohne Zustimmung der Gewerkschaften wirksam auf ihre Rechte verzichten. Der gewerkschaftsgebundene Arbeitnehmer hat jederzeit die Möglichkeit, beim Arbeitsgericht die Leistungen nach dem Tarifvertrag einzuklagen.

- Gehaltsverzicht ohne Besserungsschein

    Formulierungsbeispiel:

    »*Das Bruttomonatsgehalt des Arbeitnehmers wird mit Wirkung ab dem [Datum] von [Betrag] auf [Betrag] herabgesetzt.*«

    Der Gehaltsverzicht kann auch befristet oder auflösend bedingt vereinbart werden.

- Gehaltsvariabilisierung

    Beispiel: Der Mitarbeiter erhält ein reguläres Fixgehalt in Höhe von 4 000 Euro brutto im Monat. Nach dem Gehaltsverzicht erhält er ein Fixgehalt von 3 200 Euro brutto monatlich. Bei 100 % Zielerreichung erhält er 4 000 Euro brutto im Monat. Bei einer 150 %-igen Zielerreichung erhält er sogar 4 800 Euro brutto monatlich. Bei 0 % Zielerreichung verbleibt es bei dem monatlichen Fixgehalt von 3 200 Euro brutto.

- Gehaltsverzicht mit Besserungsschein

    Beispiel: Der Mitarbeiter erhält ein reguläres Gehalt von 4 000 Euro brutto im Monat. Nach Verzicht erhält er nur noch ein monatliches Fixum von 3 500 Euro brutto. Nachdem sich die wirtschaftliche Situation zum [Stichtag] im Unternehmen entspannt (z.B. in drei aufeinanderfolgenden Jahren mehr als 2 % Gewinn), erhält der Mitarbeiter eine monatliche Entschädigung von 500 Euro brutto für die Zeit seines Gehaltsverzichts.

Der Gehaltsverzicht ohne Besserungsschein ist für den Arbeitnehmer unvorteilhaft: Auch in guten Zeiten erhält der Arbeitnehmer mangels eines Besserungsscheins i.d.R. das Gehalt, auf das er verzichtet, nicht zurück. Der Gehaltsverzicht mit Besserungsschein beinhaltet hingegen, dass der Mitarbeiter in wirtschaftlich besseren Zeiten unter bestimmten Voraussetzungen die Vergütung, auf die er verzichtet, zurückerhält. Auf der »Skala der Attraktivität« liegt die Gehaltsvariabilisierung in der Mitte: Bei diesem Vertrag verzichtet der Mitarbeiter auf einen Teil seiner Vergütung. Bei besonders guten Leistungen kann der Arbeitnehmer dieses Gehalt jedoch zurückerhalten und sogar eine noch höhere Vergütung erzielen, so etwa durch Boni nach einer Zielvereinbarung.

3.4.3.5 Rückabwicklungsregelungen

In der Praxis werden oftmals zusätzlich sog. »Rückabwicklungsregelungen« vereinbart. Dies sind Regelungen, die für den Fall vereinbart werden, dass zu einem späteren Zeitpunkt – entgegen der ursprünglichen Absicht – eine betriebsbedingte Kündigung gegenüber dem Arbeitnehmer ausgesprochen werden muss. Folgende Formulierungen bieten sich hierfür an:

»*Sollte der Arbeitgeber vor dem [Datum] gegenüber dem Arbeitnehmer eine betriebsbedingte Kündigung erklären, erhöht sich die monatliche Vergütung ab dem Kalendermonat, das auf die Kündigungserklärung folgt, um [Betrag].*

> *Der Arbeitgeber zahlt dem Arbeitnehmer in diesem Fall die Bruttovergütungsdifferenz zwischen der bisherigen Vergütung (vgl. Absatz 1 dieser Vereinbarung) und der tatsächlich bezogenen Vergütung mit der letzten Monatsvergütung nach, maximal für den Zeitraum von 52 Wochen vor der Beendigung des Arbeitsverhältnisses.«*

3.4.3.6 Mitbestimmungsrechte des Betriebsrates

Bei der Umsetzung von Gehaltsverzichten durch die Arbeitnehmer hat der Arbeitgeber das Mitbestimmungsrecht des Betriebsrates gem. § 87 Abs. 1 Nr. 10 BetrVG zu wahren. Dies liegt daran, dass ein Gehaltsverzicht oftmals mit einer Änderung der bestehenden Vergütungsordnung verbunden ist. In diesem Fall muss mit dem Betriebsrat eine Betriebsvereinbarung zur Änderung der bestehenden Vergütungsordnung verhandelt werden.

3.4.4 Der Sozialtarifvertrag

Gelingt es dem Arbeitgeber nicht, die Personalkostenreduzierung durch Sanierungstarifvertrag oder durch ein »Betriebliches Bündnis für Arbeit« umzusetzen, ist ein weiterer Personalabbau oft unvermeidbar. Seit der Entscheidung des BAG vom 24.4.2007 hat der Arbeitgeber hierbei nicht nur die Mitbestimmungsrechte des Betriebsrates, sondern auch die Gewerkschaft als möglichen Verhandlungspartner mit einzubinden. In seinem Urteil vom 24.4.2007 hat das BAG den sog. »Sozialtarifvertrag« für zulässig erklärt.[12] Durch den Abschluss eines derartigen Tarifvertrages können Gewerkschaften wirtschaftliche Nachteile für Beschäftigte abmildern. Kommt eine Einigung zwischen Arbeitgeber und Gewerkschaft nicht zustande, kann der Abschluss eines Sozialtarifvertrages auch im Wege eines Streiks erzwungen werden. Dies kommt insbesondere bei Umstrukturierungen oder Stilllegungen sowie vergleichbaren Betriebsänderungen in Betracht.

Infolge dieser Entscheidung des BAG ist der Abschluss eines »gewöhnlichen« Sozialplans nun nicht mehr ausschließlich eine »betriebsinterne Angelegenheit«, d.h. eine Angelegenheit zwischen Arbeitgeber und Betriebsrat. Vielmehr mischt die Gewerkschaft als Außenstehender mit. Ein hohes wirtschaftliches Risiko ist hierbei für das Unternehmen, dass die Gewerkschaft sich des Streiks als Arbeitskampfmittel bedienen kann. Hierbei darf die Gewerkschaft jedoch nur für Art und Umfang der Kompensation von finanziellen Schäden streiken, nicht hingegen das »Ob« der Betriebsänderung verhindern. Selbst wenn der Arbeitgeber mit dem Betriebsrat bereits über einen firmeneigenen Sozialplan beraten und sich über diesen geeinigt hat, kann die Gewerkschaft diese Einigung für unzureichend erachten und auch noch nachträglich einen Arbeitskampf führen, um einen besseren Sozialplan für die Belegschaft zu erreichen. Dies bedeutet für das Unternehmen, dass es streikabwehrende Maßnahmen zu ergreifen hat.

Da Abfindungen, die in einem herkömmlichen Sozialplan und Abfindungen, die in einem Sozialtarifvertrag vereinbart werden, nicht verrechnet werden, ist darauf zu

---

12) BAG vom 24.4.2007; NZA 2007, S. 987.

achten, dass ausdrücklich – sowohl im Sozialplan als auch im Sozialtarifvertrag – vereinbart wird, dass bereits an die Arbeitnehmer ausgezahlte Abfindungen – unabhängig von ihrem Rechtsgrund – auf eine weitere Abfindung angerechnet werden.

3.4.4.1 Voraussetzungen für einen Sozialtarifvertrag

3.4.4.1.1 Betriebsänderung

Sind betriebliche Änderungen, die nachteilige Folgen für die Belegschaft nach sich ziehen könnten, beabsichtigt, können die zuständige Gewerkschaft und der Arbeitgeber einen Sozialtarifvertrag abschließen. Bislang ist noch nicht entschieden, ob die Erstreikbarkeit eines Sozialtarifvertrages nur bei Betriebsänderungen i.S.d. §§ 111ff. BetrVG möglich ist oder ob dies bei allen betrieblichen Änderungen, die den Schweregrad einer Betriebsänderung nach § 111 BetrVG nicht erreichen, möglich sein soll.

Während der Betriebsrat einen »gewöhnlichen« Sozialplan nur unter den Voraussetzungen des § 111 BetrVG (Einschränkungen und Stilllegungen des Betriebs oder von wesentlichen Betriebsteilen, Verlegungen des ganzen Betriebs oder von wesentlichen Betriebsteilen, Zusammenschluss mit anderen Betrieben oder die Spaltung von Betrieben, grundlegende Änderungen der Betriebsorganisation, des Betriebszwecks oder der Betriebsanlagen, Einführung grundlegend neuer Arbeitsmethoden und Fertigungsverfahren im Unternehmen) erzwingen kann, bestünde für die Gewerkschaft also schon bei einem nur geringfügigen Stellenabbau, einem Inhaberwechsel oder bei Versetzungen von Arbeitnehmern die Möglichkeit, auf einen Sozialtarifvertrag zu insistieren. Denn maßgeblich sind nach der Rechtsprechung des BAG nicht der Umfang der geplanten Maßnahme, sondern lediglich die damit verbundenen nachteiligen Folgen. Erfahrungsgemäß wird in der Praxis ein Sozialtarifvertrag jedoch nur bei Betriebsänderungen i.S.d. §§ 111ff. BetrVG gefordert.

3.4.4.1.2 Tarifgebundenheit des Unternehmens als Voraussetzung?

Ein Sozialtarifvertrag kann sowohl in tarifgebundenen als auch nicht tarifgebundenen Unternehmen erzwungen werden.

3.4.4.2 Schutz vor einem Sozialtarifvertrag?

Der Arbeitgeber, der eine Betriebsänderung plant, wird den Abschluss eines Sozialtarifplans sowie damit verbundene Arbeitskampfmaßnahmen vermeiden wollen. Denn diese sind für ihn mit einem hohen Kostenrisiko verbunden. Hierfür stehen ihm verschiedene Maßnahmen zur Verfügung: Zum einen kann der Arbeitgeber durch langfristige präventive Planung dafür Sorge tragen, dass er einen Streik nicht zu fürchten braucht. Zum anderen stehen ihm im Rahmen des Arbeitskampfrechts verschiedene »Abwehrmaßnahmen« im Falle eines Streiks zur Verfügung.

Im Einzelnen:

- **Präventive (langfristige) Maßnahmen**

    Ein Unternehmen ist durch einen Streik nur dann »erpressbar«, wenn das Unternehmen auf die Arbeitskraft seiner Mitarbeiter im bestreikten Betrieb angewiesen ist. Eine »Abhängigkeit« kann der Arbeitgeber vermeiden, indem er – lange bevor für die Belegschaft belastende Betriebsänderungen geplant werden – Maßnahmen ergreift, durch die die Arbeitsleistung der streikenden Mitarbeiter überflüssig wird, so etwa die Errichtung einer Ersatz- und Austauschproduktion.

- **Kurzfristige Maßnahmen**
  In Zeiten der anhaltenden wirtschaftlichen Rezession ist eine effektive längerfristige Prävention nicht immer möglich. Der Arbeitgeber muss sich damit bereits im Vorfeld einer Betriebsänderung mit der Frage auseinandersetzen, welche rechtlichen Möglichkeiten er für den Fall hat, dass die Gewerkschaft einen Sozialtarifvertrag fordert:

- **Einstweiliger Rechtsschutz**
  Auch ein Streik für einen Sozialtarifvertrag muss rechtmäßig sein. Wie bei jedem anderen Arbeitskampf müssen auch hier bestimmte Regeln beachtet werden. Bei deren Nichteinhaltung kann der Arbeitgeber im Wege des einstweiligen Rechtsschutzes eine Verfügung beim Arbeitsgericht erwirken, nach der der Arbeitskampf mit sofortiger Wirkung eingestellt werden muss.[13]

- **Friedenspflicht**
  Sollten in einem für das Unternehmen einschlägigen Tarifvertrag Regelungen enthalten sein, die sich mit der Frage des Ausgleichs von wirtschaftlichen Nachteilen im Falle einer Betriebsänderung befassen, so besteht auch für einen Sozialtarifvertrag ein Verbot des Arbeitskampfes – die sog. Friedenspflicht.

- **Streik als Ultima Ratio**
  Der Arbeitskampf darf nur als letztes Mittel (Ultima Ratio) zur Durchsetzung tariflich regelbarer Ziele angewendet werden.[14] Dies bedeutet, dass eine Gewerkschaft zuvor sämtliche weniger einschneidenden Maßnahmen ausschöpfen muss, bevor sie einen Arbeitskampf beginnt. Andernfalls ist der Streik unzulässig und muss unterlassen werden. Daher muss die Gewerkschaft vor Streikbeginn den Kompromiss mit der Arbeitgeberseite suchen, d.h., ernsthaft mit ihr verhandeln. Scheitern diese Verhandlungen, ist ein Streik zulässig.
  Überträgt man diese Grundsätze auf den Sozialtarifvertrag bedeutet dies, dass der Arbeitgeber und die Gewerkschaft konkrete Lösungsansätze diskutieren müssen, wie die durch die Betriebsänderung entstehenden oder befürchteten wirtschaftlichen Nachteile abgemildert werden können. Fordert die Gewerkschaft hingegen, dass der Unternehmer die Betriebsänderung gänzlich zu unterlassen habe und droht an, dies notfalls im Wege des Streiks durchzusetzen, dürfte darin kein ernsthaftes Verhandeln liegen.

---

[13] Otto in Richardi/Wlotzke (2009), § 293, Rn. 25. [14] Ricken in Richardi/Wlotzke (2009), § 200, Rn. 47.

- **Verhältnismäßigkeit**
  Wie auch bei allen anderen Streikmaßnahmen, muss die Gewerkschaft bei einem Streik für einen Sozialtarifvertrag die allgemeinen Grundsätze des Arbeitskampfrechtes beachten. Dies bedeutet etwa, dass die Gewerkschaft mit dem Streik nicht verhindern darf, dass arbeitswillige Arbeitnehmer ihre Arbeit erbringen.
  Die Erfahrung hat gezeigt, dass die Gewerkschaften – trotz Unzulässigkeit – stets versuchen, das »Ob« der Umsetzung einer Betriebsänderung zu verhindern. Es ist daher zu empfehlen, dass sämtliche Aushänge der Gewerkschaft gesammelt und dokumentiert werden. So wahrt der Arbeitgeber die Chance, im Hinblick auf die ursprünglichen Forderungen der Gewerkschaft, die Maßnahme aufgrund der Rechtswidrigkeit des Streiks insgesamt zu verhindern – auch wenn ggf. zwischenzeitlich durch die Gewerkschaft ein anderes Ziel verfolgt wird, so etwa »nur noch« das Erreichen einer Abfindung.

- **Arbeitskampfmaßnahmen des Arbeitgebers**
  Ist der Streik der Gewerkschaft rechtmäßig, bleiben dem Arbeitgeber nur die »Waffen« des Arbeitskampfes.[15] Hierzu zählen,
  - die Einstellung von Leiharbeitnehmern,
  - die Zahlung von Streikbruchprämien an streikende Mitarbeiter
  - sowie die Stilllegung des bestreikten Betriebs(-teils) für die Dauer des Streiks; darüber hinaus ggf. Aussperrung der arbeitswilligen Arbeitnehmer, sodass der Arbeitgeber von der Lohnfortzahlungspflicht befreit wird.

3.4.5 Handlungsempfehlungen/Checkliste

1. **Sanierungstarifvertrag**
   a) Ist der Arbeitgeber bereits an einen Tarifvertrag gebunden? Falls ja, auf welcher Grundlage – Mitgliedschaft im Arbeitgeberverband/Haustarifvertrag oder durch arbeitsvertragliche Bezugnahme auf einen bestimmten Tarifvertrag?
   b) Wie ist die aktuelle wirtschaftliche Situation des Unternehmens? Welche Einsparungen werden benötigt, bis zu welchem Zeitpunkt und für welchen Zeitraum werden diese benötigt und aus welchem Grund? Kann dies objektiv dargestellt werden (Wirtschaftsprüfer/Gutachten)?
   c) Wurde mit den Arbeitnehmern eine Bezugnahmeklausel, d. h. ein Verweis auf einen Tarifvertrag vereinbart? Hat diese Bezugnahmeklausel die Rechtsnatur einer Tarifwechselklausel?
   d) Wie hoch ist der Organisationsgrad der Arbeitnehmer? Gibt es hier Erfahrungswerte aus der Vergangenheit (etwa von früheren Streiks)?

---

15 Dieterich in Dieterich u.a. (2010), Art. 9 GG, Rn. 213ff.

e) Gibt es eine weitere Alternative, um Personalkosten zu senken, wenn ein Sanierungstarifvertrag nicht vereinbart werden kann (Erarbeitung des sog. »Plan B« oder auch eines »Drohszenarios«, das gegenüber dem Sozialpartner kommuniziert wird)?
f) Erstellung eines klar umrissenen Zeitplans für die Verhandlungen mit der Gewerkschaft (Dauer der Verhandlungen) und der Kommunikation gegenüber dem Betriebsrat und der Belegschaft.

2. Betriebliches Bündnis für Arbeit

a) Bei tarifgebundenen Arbeitgebern: Auf welche Art und Weise wurden die Verhandlungen mit der Gewerkschaft gegenüber dem Betriebsrat und der Belegschaft kommuniziert?
b) Vorbereitung der Änderung von bereits bestehenden Betriebsvereinbarungen, wie etwa zur Lage der Arbeitszeit, der Pausen und der Vergütungsordnung.
c) Vorbereitung einer Regelungsabrede, in der die wesentlichen Inhalte des »Betrieblichen Bündnisses für Arbeit« festgehalten werden.
d) Vorbereitung der Änderungsarbeitsverträge mit den einzelnen Mitarbeitern.

3. Sozialtarifvertrag

a) Der Arbeitgeber hat sich Klarheit über die tarifvertragliche Situation zu verschaffen:
   – Welche Tarifverträge finden für das Unternehmen Anwendung? Sind darin Regelungen enthalten, die sich mit dem Ausgleich von wirtschaftlichen Nachteilen in Folge von Betriebsänderungen befassen?
   – Besteht im Unternehmen ein hoher gewerkschaftlicher Organisationsgrad und daher eine hohe Streikgefahr?
b) Wenn dies der Fall ist, sollten
   – bereits im Vorfeld präventive Ersatz- und/oder Austauschproduktionen geschaffen werden und/oder
   – rechtzeitig vor Durchführung einer Betriebsänderung konkrete Gegenmaßnahmen des Arbeitskampfrechtes vorbereitet werden (Einstellung von Leiharbeitnehmern etc.).
c) Beim Abschluss eines »gewöhnlichen« Sozialplans oder eines Sozialtarifvertrages sollte ausdrücklich vereinbart werden, dass bereits ausgezahlte Abfindungen auf den Sozialtarifvertrag bzw. auf den herkömmlichen Sozialplan angerechnet werden.

Literatur

Arens, W./Düwell, F. J./Wichert, J.: Handbuch Umstrukturierung und Arbeitsrecht, 2008.

Bauer, J.-H./Göpfert, B./Haussmann, K./Krieger, S.: Umstrukturierung, Köln, 2. Auflage 2009.

Dieterich, T. u.a.: Erfurter Kommentar zum Arbeitsrecht, München, 10. Auflage 2010.

Kempen, O. E./Zachert, U.: Tarifvertragsgesetz, Kommentar für die Praxis, 4. Auflage 2005.

Richardi, R./Wlotzke, O.: Münchener Handbuch zum Arbeitsrecht, München, 3. Auflage 2009.

Wiedemann, Tarifvertragsgesetz Kommentar, München, 7. Auflage 2007.

4. Six Sigma und Controlling – ein effektives Tandem besonders in Krisenzeiten

von Joachim Sandt

Übersicht

4.1 Einleitung *350*
4.2 Controlling-Aufgaben in Krisenzeiten *351*
4.2.1 Finanzielle Werttreiberbäume als Ausgangspunkt der Unternehmenssteuerung *351*
4.2.2 Zunehmende Bedeutung der Cashflow-Steuerung durch Kapitalmarktorientierung und Krisen *353*
4.3 Six Sigma als Problemlösungsmethode und kontinuierliches Verbesserungsprogramm *354*
4.3.1 Entstehungshintergrund und Ziele *354*
4.3.2 Kernelemente *355*
4.3.3 Rollen *356*
4.3.4 Einordnung und Würdigung *357*
4.4 Six Sigma und Controlling – Verknüpfung zu einem effektiven Tandem *359*
4.4.1 Die Verknüpfungsmöglichkeiten im Überblick *359*
4.4.2 Auswahl und Priorisierung der Six-Sigma-Projekte durch das Controlling *360*
4.4.3 Spezifizierung der operativen Kennzahlen mithilfe des Controllings *361*
4.4.4 Evaluierung der Six-Sigma-Projekte durch das Controlling *362*
4.5 Fazit *363*
Literatur *364*

4.1 Einleitung

Controlling und Controller rücken insbesondere in Krisenzeiten verstärkt in den Fokus. Bei mitunter erheblichen Umsatzrückgängen müssen die Kosten entsprechend reduziert werden. Zahlreiche Kostensenkungsprogramme sind daher von Unternehmen implementiert (z.B. on track bei Evonik AG). Der Rückgang des Gewinns und auch des Cashflows aus operativer Tätigkeit trifft auf schwierigere Finanzierungskonditionen seitens der Eigen- und Fremdkapitalmärkte. Dementsprechend ist die Cash-Steuerung mit Steigerung des Cashflows aus operativer Tätigkeit bzw. des freien Cashflows in Krisenzeiten entscheidend.

Controller beschäftigen sich traditionell mit Kosten und Kostensenkungspotenzialen. Insbesondere im deutschsprachigen Raum mit der ursprünglichen Trennung von externem und internem Rechnungswesen bzw. Controlling hat sich im Vergleich zu der beispielsweise US-amerikanischen Controllerpraxis eine differenzierte Kostenrechnungspraxis herausgebildet.

Die Cash-Steuerung war traditionell nicht so sehr im Fokus der deutschsprachigen Controllerpraxis. Mit Verbreitung des Shareholder-Value-Gedankens bzw. wertorientierter Unternehmensführung änderte sich dies mit einem verstärkten Fokus auf das investierte Vermögen, bestehend aus Anlagevermögen und dem Working Capital. Der verstärkte Fokus auf das eingesetzte Vermögen und dessen Bepreisung mit gewichteten Kapitalkostensätzen (WACC – *Weighted Average Cost of Capital*) lenkte die Aufmerksamkeit der Manager und Controller verstärkt auf diesen Teil des Wertbeitrags. Senkungen des eingesetzten Vermögens – z.B. durch systematisches Forderungsmanagement – reduzieren nicht nur die Kapitalkosten und führen zu höheren Wertbeiträgen, sondern sie führen unmittelbar zu Geldzuflüssen und erhöhen den operativen Cashflow.

Controller als Dienstleister und Partner der Manager schaffen mit ihrem System Transparenz und zeigen Potenziale für Kostenreduzierungen und Cash-wirksame Maßnahmen auf. Allerdings fühlen sich mitunter Manager von Controllern nicht gut beraten, wenn diese lediglich Ziele für Kostenkürzungen kommunizieren ohne weitere Hinweise für die Umsetzung zu geben. Nicht selten zeigt sich in der Praxis, dass Controller sich trotz der mittlerweile fast zwanzigjährigen Diskussion der Balanced-Scorecard-Idee überwiegend mit finanziellen Größen und Treibern beschäftigen.

Parallel zur Entwicklung des Controllings entstanden, ausgehend von operativen Unternehmensbereichen und akademischen Disziplinen, Verbesserungsinitiativen und -programme. Die bekannteste und am weitesten verbreitete ist das Six-Sigma-Programm. Diese auf Dauer angelegten Programme – daher der oft verwendete Name Kontinuierliches Verbesserungsprogramm/-prozess (KVP) – zielen auf Verbesserung der Qualität, Effizienz und der Effektivität der Leistungserstellung durch eine Vielzahl von Projekten mit i.d.R. vorgegebenen Strukturen. KVP, insbesondere Six Sigma, haben teilweise erheblich zur Gewinnsteigerung beigetragen, überwiegend durch Kostensenkungen, aber auch durch umsatzsteigernde Maßnahmen.

In der Unternehmenspraxis sind aber KVP wie Six Sigma mit dem Controlling oftmals nicht systematisch verknüpft. Dabei gibt es viele Anknüpfungspunkte, die inbesondere in Krisenzeiten schnelle Resultate hinsichtlich Kostenreduzierung und Cash-Generierung bringen.

Der Beitrag zeigt diese Anknüpfungspunkte. Im zweiten Teil wird kurz die Sichtweise des Controllings insbesondere in Krisenzeiten aufgezeigt. Das ist wichtig, um später die Verzahnung des Controllings mit Six Sigma zu zeigen. Im dritten Teil wird Six Sigma vorgestellt, bevor im anschließenden vierten Teil die Möglichkeiten der Verknüpfung gezeigt werden. Der abschließende fünfte Teil fasst den Beitrag zusammen und gibt Handlungsempfehlungen.

4.2 Controlling-Aufgaben in Krisenzeiten

Controller und Controlling – in diesem Beitrag werden die genauen Unterschiede zwischen institutioneller und funktioneller Sicht nicht näher betrachtet – stellen nach akademischer und unternehmenspraktischer Sicht die Rationalität der Unternehmensführung sicher.[1] Sie vermeiden und lindern Rationalitätsdefizite der Manager durch Entlastung und Begrenzung, deren Ursachen mangelndes Können und/oder Wollen der Manager sein können. D.h. der Zweck – Gewährleistung von Führungsqualität – macht das Controlling aus. In Marktwirtschaften ist es ein Unternehmensziel, nachhaltig profitabel zu sein. Nachhaltigkeit schließt dabei – zumindest mittel- und langfristig – die Berücksichtigung der Bedürfnisse aller wesentlichen Anspruchsgruppen des Unternehmens ein, nicht nur der Eigentümer.

4.2.1 Finanzielle Werttreiberbäume als Ausgangspunkt der Unternehmenssteuerung

Profitabilität kann unterschiedlich gemessen werden. Eine umfassende Kennzahl ist der ökonomische Gewinn, auch Wertbeitrag genannt. Er umfasst auch die vom externen Rechnungswesen nicht aufgeführten gesamten Kapitalkosten, d.h. inklusive der Eigenkapitalkosten. Wertorientierte Unternehmenssteuerungskonzepte fanden in den 1980ern stärkere Verbreitung, vor allem in den USA, später auch mit einer zunehmender Kapitalmarktorientierung in Kontinentaleuropa.[2] Grundsätzlich ist der Wertbeitrag – Unterschiede verschiedener Konzepte, z.B. Economic Value Added (EVA) versus Cash Value Added (CVA), werden hier nicht näher beschrieben[3] – die Differenz zwischen operativem Gewinn und Kapitalkosten. Abb. 4-1 stellt die Elemente des Wertbeitrages als finanziellen Treiberbaum dar.

---

1) Vgl. Weber et al. (2006), S. 31.
2) Vgl. Weber et al. (2006), S. 5.
3) Vgl. dazu z. B. Weber et al. (2004).

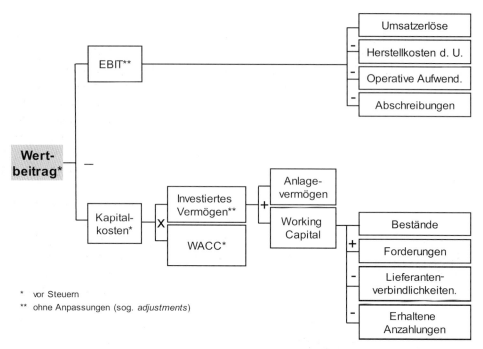

Abb. 4-1: Wertbeitrag und deren Elemente in einem finanziellen Werttreiberbaum

Der finanzielle Werttreiberbaum mit der Spitzenkennzahl Wertbeitrag zeigt alle wesentlichen Elemente der finanziellen Unternehmenssteuerung. Der Wertbeitrag misst allerdings nur den Periodenerfolg, z.B. den Wertbeitrag eines Jahres. Die Kennzahl überwindet nicht das Problem kurzfristiger Optimierung zu Lasten des langfristigen Erfolgs bzw. Erfolgspotenzials, wie beispielsweise das Kürzen von operativen Aufwendungen mit Investitionscharakter in Markenaufbau und -pflege sowie Mitarbeiterentwicklung. Daher muss immer die mittel- und langfristige Wertbeitragsentwicklung von Entscheidungen und Maßnahmen berücksichtigt werden.

Darüber hinaus zeigt der finanzielle Werttreiberbaum die unterschiedlichen Hebelwirkungen von Maßnahmen. Eine Steigerung des EBIT in dieser Vorsteuerbetrachtung, z.B. durch Kostensenkungen um 1 Million Euro, steigert unmittelbar den Wertbeitrag. Dahingegen erhöht eine Reduzierung des durchschnittlichen Working Capitals um 1 Million Euro (bei einem unterstellten WACC vor Steuern von 10 %) den Wertbeitrag lediglich um 100 000 Euro. D.h. die Maßnahme mit Auswirkungen auf das EBIT hat eine zehnmal so große Hebelwirkung im Vergleich zu der Working-Capital-Maßnahme.

Es ist anzumerken, dass Unternehmen nicht notwendigerweise ein wertorientiertes Steuerungskonzept eingeführt haben müssen, um auch wertorientiert zu steuern. Die traditionelle Rendite auf das Vermögen – für die oft der englische Terminus ROCE *(Return on Capital Employed)* benutzt wird – ergänzt um eine Mindestrendite, welche die risikoangepassten Erwartungen der Eigen- und Fremdkapitalgeber berücksichtigt, stellt im Grunde eine wertorientierte Kennzahl dar, ohne dass notwendigerweise ein dezidiertes Konzept mit entsprechender Kennzahl wie EVA oder CVA verwendet wird.

Daher dient der finanzielle Werttreiberbaum mit der Spitzenkennzahl Wertbeitrag als sehr gute Ausgangsbasis für die Unternehmenssteuerung und damit für die Controller. Damit stellen Controller die Rationalität der Unternehmensführung sicher, indem sie die Auswirkungen von Entscheidungen auf den Wertbeitrag und dessen zukünftige Entwicklung transparent machen und hinterfragen.

Um weitere Transparenz zu bieten, obliegt es den Controllern, weitere finanzielle Treiber des Wertbeitrages zu zeigen. Dabei können insbesondere die EBIT-Elemente weiter differenziert werden. Die Kosten, oft in Anlehnung an das in der internationalen Rechnungslegung übliche Umsatzkostenverfahren in Umsatzkosten und operative Aufwendungen untergliedert, können weiter über Kostenrechnungssysteme in Kostenstellen- und Prozesskosten aufgeschlüsselt werden. Insbesondere die kostenstellenübergreifende Prozesskostenbetrachtung birgt ein großes Potenzial. Darauf aufbauende Produkt- und Kundenerfolgsrechnungen geben wertvolle Steuerungsimpulse für die Verbesserung des operativen Gewinns, der – wie oben gezeigt – eine große Hebelwirkung für den Wertbeitrag besitzt.

4.2.2 Zunehmende Bedeutung der Cashflow-Steuerung durch Kapitalmarktorientierung und Krisen

Im Rahmen der Kapitalmarktorientierung ist die Bedeutung des operativen Cashflows bzw. des sog. freien Cashflow (als operativer Cashflow abzüglich betrieblicher Investitionen, im Neudeutschen auch CAPEX – *Capital Exependiture* genannt) gestiegen. Langfristig sind Gewinn- und Cash-Größen grundsätzlich übereinstimmend, bei Periodenbetrachtungen können diese jedoch unterschiedliche Werte und Entwicklungen annehmen. Daher treten operativer oder freier Cashflow zunehmend als Steuerungskennzahl auf neben Gewinngrößen wie dem Wertbeitrag. Das CVA-Konzept geht sogar direkt von Cash-Größen aus, ist aber auch komplexer und stellt dementsprechend höhere Anforderungen an das Verständnis der operativen Manager. Daher ist es auch allgemein und in Deutschland nur in wenigen Konzernen umgesetzt (von den DAX-30-Unternehmen haben lediglich die Bayer AG und die Deutsche Lufthansa AG das CVA-Konzept umgesetzt).

Mit der Ergänzung einer wertorientierten Gewinngröße um Cashflow-Größen sind die Spitzenkennzahlen der Unternehmenssteuerung spezifiziert. Manager und Controller benutzen sie, um Ergebnis- und Cash-Steigerungspotenziale zu identifizieren.

Dabei steigert z.B. eine Working-Capital-Maßnahme nicht nur wie oben gezeigt den Wertbeitrag, sondern führt auch direkt zur Steigerung des operativen Cashflows.

Des Weiteren ist für eine Cash-Steigerung, die in Krisenzeiten enorm an Bedeutung gewinnt, wichtig, die cash-wirksamen operativen Aufwendungen – in Anlehnung an CAPEX auch OPEX (*Operational Expenditures*) genannt – im Steuerungsfokus zu haben. Damit zeigt das Controlling neben der Profitabilitätsgröße Wertbeitrag und dessen Werttreiber auch die Stellgrößen zur Steigerung des operativen Cashflows. OPEX- und CAPEX-Management sind daher zentrale Steuerungshebel in Krisenzeiten. Da das CAPEX-Management die grundsätzliche Investitionspolitik betrifft, soll sie im Zusammenhang mit Unternehmenssteuerung in Krisenzeiten und der Verbindung zwischen Six Sigma und Controlling nicht näher betrachtet werden.

4.3 Six Sigma als Problemlösungsmethode und kontinuierliches Verbesserungsprogramm

4.3.1 Entstehungshintergrund und Ziele

Six Sigma ist ein kontinuierliches Verbesserungsprogramm, dass 1987 von Motorola entwickelt wurde.[4] Der Name geht auf die statistische Standardabweichung Sigma zurück. Ein Niveau von sechs Sigma zeigt an, dass es lediglich 3,4 Fehler pro eine Million Fehlermöglichkeiten (sog. DPMO – *Defects per Million Opportunities*) gibt. Nach Motorola implementierten zahlreiche andere Unternehmen Six Sigma wie z.B. Allied Signal, Johnson Controls, Siemens.[5] Populär wurde Six Sigma durch die konzernweite Einführung bei General Electric, eingeführt von dem damaligen Vorstandsvorsitzenden Jack Welch, beginnend im Jahr 1995.

Das Ziel von Six Sigma ist es, Ursachen für Fehler in Unternehmensprozessen und -produkten zu finden und zu eliminieren durch Fokussierung auf Kundenbedürfnisse in Prozessen und auf Resultate. Die Anwendung von Six Sigma soll daher zur Steigerung der Prozessleistung, Kundenzufriedenheit und schließlich zur Gewinnsteigerung durch Kostensenkung und/oder Umsatzsteigerung führen.[6] Six Sigma ist wie andere kontinuierliche Verbesserungsprogramme projektgetrieben. Verbesserungs- bzw. Six-Sigma-Projekte untersuchen Fehler und -ursachen, identifizieren und implementieren Lösungsmöglichkeiten und halten den Gewinnbeitrag nach.

Unternehmen, die Six Sigma eingeführt haben, berichten von bedeutenden Gewinnsteigerungen durch das Programm. Beispielsweise erzielten sowohl Motorola als auch General Electric durch Six-Sigma-Projekte teilweise jährliche Gewinnsteigerungen von mehr als 500 Millionen US-Dollar.[7]

Obwohl der Ursprung von Six Sigma in Industrieunternehmen liegt, haben mittlerweile auch Unternehmen aus anderen Branchen Six Sigma eingeführt, z.B. in der Konsumgüterbranche (Danone), in der Finanzdienstleistungsbranche (AXA) oder in der Hotellerie (Starwood).

Six Sigma hat Ursprünge und viele Verknüpfungen zum Qualitätsmanagement. Der wesentliche Unterschied von Six Sigma zu anderen Qualitätsmanagement- und Verbesserungsprogrammen liegt darin, dass es die Vielzahl von vorhandenen Kon-

---

4) Vgl. Barney (2002).
5) Vgl. beispielsweise Pande/Neuman/Cavanagh (2000).
6) Vgl. Hahn/Doganaksoy/Hoerl (2000), S. 317.
6) Vgl. z.B. Wiklund/Sandvik Wiklund (2002), S. 235.
7) Vgl. Hahn/Doganaksoy/Hoerl (2000), S. 317.

zepten und Instrumenten zur Prozess- und Qualitätsverbesserung strukturiert und durch entsprechende Rollen ergänzt. Zudem ist die Fokussierung auf messbare Resultate mit entsprechenden Kennzahlen charakteristisch und Ursache dafür, dass Six Sigma oftmals bessere Resultate erzielt als andere Qualitätsmanagement- und Verbesserungsprogramme. Die Kernelemente und deren Strukturierung sowie die Rollen werden in den nächsten Abschnitten erläutert.

4.3.2 Kernelemente

Das wesentliche Kernelement ist der sog. DMAIC-Zyklus. DMAIC ist die Abkürzung für *Define – Measure – Analyze – Improve – Control*. Der DMAIC-Zyklus ist wesentliches Strukturierungselement für die Six-Sigma-Projekte.

In der Define-Phase wird zum einen der Problembereich im Unternehmen bzw. ein problembehafteter Prozess identifiziert, der mit der Six-Sigma-Methode in einem Projekt bearbeitet werden soll. Danach werden im Rahmen der Define-Phase die Kundenanforderungen des zu verbessernden Prozesses identifiziert. In der zweiten Phase werden Messgrößen bzw. Kennzahlen und Daten zum besseren Prozessverständnis erhoben. Hier können auch Sigma-Niveaus von Prozessen berechnet werden. Anzumerken ist aber, dass die statistische Kennzahl Sigma zwar namensgebend für das Programm war, aber nicht immer als Kennzahl erhoben wird. Sie ist nicht so leicht verständlich wie z.B. eine Fehlerquote. Genauso ist auch ein Six-Sigma-Niveau (d.h. nur 3,4 Fehler je eine Million Fehlermöglichkeiten) mehr als Leitidee denn als hartes Ziel zu sehen.

In der Analysephase geht es darum, basierend auf den Kennzahlen und Daten der Phase 2, die Ursachen für die Prozessprobleme zu identifizieren. In der Verbesserungsphase geht es um Lösungsansätze, die aufbauend auf einer vollständigen und systematischen Problemanalyse oft naheliegend sind. In der letzten Phase geht es darum, die Nachhaltigkeit der Umsetzung anhand der identifizierten Kennzahlen sicherzustellen (zu den Phasen siehe auch Abb. 4-2).

Der DMAIC-Zyklus dient nun wiederum als Strukturierungsrahmen für weitere Elemente bzw. Instrumente. Während der DMAIC-Zyklus im Rahmen des Six-Sigma-Programms entwickelt wurde, existierte die Vielzahl der den Phasen des DMAIC-Zyklus zugeordneten Instrumente schon vorher. Allerdings sind sie nunmehr in eine abzuarbeitende Logik eingeordnet. VOC (*Voice of the Customer*) und CTQ (*Critical-to-Quality*) unterstützen die erste Phase, in der Kundenanforderungen eines Prozesses zu identifizieren sind. Ebenso hilft das Strukturierungselement SIPOC (*Supplier – Input – Process – Customer – Output*), ein besseres Prozessverständnis herzustellen. In der Messphase werden finanzielle und nicht finanzielle, Input-, Prozess- und Outputkennzahlen erhoben, ggf. auch Sigma-Niveaus berechnet. Instrumente wie Visualisierungen über Histogramme oder Pareto-Diagramme, Regressionsanalysen und Ishikawa-Diagramme unterstützen die Analysephase. In Abb. 4-2 sind der DMAIC-Zyklus mit seinen Phasen, deren Aufgaben sowie Beispielen für Instrumente dargestellt.

	Define	Measure	Analyze	Improve	Control
Zweck	Definition des zu verbessernden Prozesses und der Kundenanforderungen	Messen und Verstehen der aktuellen Prozessfähigkeit	Bestimmen der Ursachen für Probleme und Festlegen von Verbesserungsmöglichkeiten	Entwicklung, Auswahl-Test und Implementierung von Verbesserungen, Abstellen der Ursachen	Insitutionalisierung der Verbesserung, Überwachung anhand identifizierter Kennzahlen
Beispielhafte Instrumente	- Projekt Definition - Project Charter - VOC - CTQ - SIPOC - Prozessablauf	- Finanzielle und nichtfinanzielle Kennzahlen - Input-, Prozess-, Output-Kennzahlen - Ggf. Sigma-Berechnung	- Visualisierungen (Histogramm, Pareto-Darstellung) - Regressionsanalyse - Ursache-Wirkungs-Diagramme (z. B. Ishikawa-Diagramm) - 5 Warum	- Brainstorming - Experimente - Poka yoke	- Finanzielle und nichtfinanzielle Kennzahlen - Input-, Prozess-, Output-Kennzahlen

Abb. 4-2: DMAIC-Zyklus mit Zweck und beispielhaften Instrumente der einzelnen Phasen

Es gibt mehr als hundert Elemente und Instrumente, die den Phasen zugeordnet werden können. Entscheidender Vorteil ist hierbei, dass Sie durch den DMAIC-Zyklus in eine Grundordnung und Reihenfolge gebracht werden. Die Anwendung der einzelnen Elemente und Instrumente verlangt eine gute Kenntnis und stellt damit hohe Anforderungen an die Mitglieder der Six-Sigma-Projekte. Um eine erfolgreiche Anwendung zu gewährleisten, beinhaltet Six Sigma neben der DMAIC-Struktur mit entsprechenden Instrumenten eine Rollenstruktur. Sie wird im folgenden Abschnitt dargestellt.

4.3.3 Rollen

Six Sigma unterscheidet im Rahmen der Rollenstruktur folgende Rollen:

- Champions bzw. Sponsoren (Teilzeit),
- Master Black Belts (Vollzeit),
- Black Belts (Vollzeit) und
- Green Belts (Teilzeit).

Champions und Sponsoren sind Vertreter des oberen Managements und fungieren als Machtpromotoren, indem sie bei der Auswahl der Projekte beteiligt sind und vor allem helfen, politische Widerstände bei der Implementierung zu überwinden. Sie nehmen diese Aufgabe zusätzlich zu ihren Managementaufgaben wahr. Die anderen Rollen – in Anlehnung an asiatische Kampfsportarten Master Black Belt, Black Belt bzw. Green Belt genannt – werden durch Trainings auf die Durchführung der Six-Sigma-Projekte vorbereitet. Master Black Belts und Black Belts sind Vollzeittätigkeiten. Die Black Belts leiten jährlich mehrere Six-Sigma-Projekte. Sie moderieren die Projekte entlang des DMAIC-Zyklus und gewährleisten die adäquate Anwendung der phasenspezifischen Instrumente. Master Black Belts wiederum fungieren als Mentoren der Black Belts und steuern die Six-Sigma-Implementierung in dem Unternehmen. Dazu gehören beispielsweise auch die Übertragung erfolgreicher Six-Sigma-Projekte auf andere Unternehmensbereiche im Sinne eines Wissensmanagements und des organisationalen Lernens. Master Black Belts sind i.d.R. nicht direkt in Six-Sigma-Projekte involviert. Green Belts sind Mitarbeiter, die Six-Sigma-Trainings durchlaufen haben und neben ihrer operativen Tätigkeit in Teilzeit Mitglieder von Six-Sigma-Projekten sind. Die Six-Sigma-Projektmitglieder sind demnach ein Black Belt als Projektmanager, mindestens ein Green Belt und Mitarbeiter, die in dem Prozess tätig und involviert sind, den es zu verbessern gilt.[8] Abb. 4-3 zeigt die Rollenstruktur im Überblick.

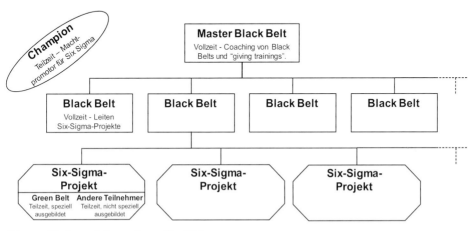

Abb. 4-3: Six Sigma Rollenstruktur – Überblick

Da Six Sigma nicht verbindlich standardisiert ist, gibt es bei der Anwendung der Elemente und Instrumente sowie der Rollenstruktur Unterschiede, wie Unternehmen Six Sigma ausgestalten. Jedoch ist es des Öfteren so, dass es einen Black Belt je hundert Mitarbeitern gibt. Ein Master Black Belt coacht ca. fünf bis zehn Black Belts. Jeder Black Belt wiederum leitet drei bis fünf Six-Sigma-Projekte (wobei die Zahl der Projekte erheblich von dem Projektumfang abhängt). Daran erkennt man, dass Six Sigma auch aufgrund der notwendigen Anfangsinvestitionen und laufenden Kosten für die Six-Sigma-Organisation überwiegend von größeren Unternehmen angewendet wird. Dabei ist die Übernahme von Vollzeit-Rollen zugleich Führungskräfteentwicklung. Black Belts und Master Black Belts eignen sich ein umfassendes Methodenwissen an, das sie in unterschiedlichsten Unternehmensbereichen anwenden.

4.3.4 Einordnung und Würdigung

Six Sigma ist bisher erfolgreich in zahlreichen Unternehmen eingeführt. Dabei hebt es sich durch das hohe Maß an Strukturierung und Orientierung an messbaren Resultaten von anderen Verbesserungsprogrammen ab, insbesondere den Quali-

---

[8] Vgl. für detailliertere Informationen zu den Rollen z.B. Barney (2002).

tätsmanagement-Programmen. Sie haben manchmal nicht die erhofften (finanziellen) Ergebnisse erbracht. Aber auch Ideenmanagement bzw. das betriebliche Vorschlagswesen oder Qualitätszirkel zielen auf Verbesserung der Effzienz und Effektivität der Leistungserstellung, bieten aber im Vergleich zu Six Sigma viel weniger Strukturen an. Durch die Rollenstruktur mit Vollzeitrollen schafft Six Sigma zugleich eine permanente Organisation für kontinuierliche Verbesserung. Abb. 4-4 zeigt ein Einordnungsschema für unterschiedliche Herangehensweisen an kontinuierliche Verbesserungen. Six Sigma ist eines – wenn nicht das – am weitesten strukturierte Verbesserungsprogramm.

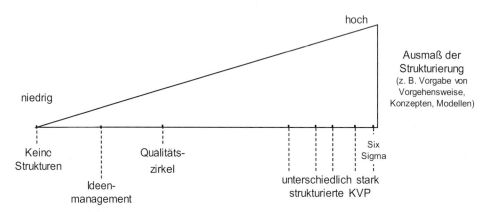

Abb. 4-4: Einordnungsschema für Instrumente und Konzepte der kontinuierlichen Verbesserung

Obwohl es andere KVP gibt, ist Six Sigma bisher das populärste.[9] In den letzten Jahren haben Unternehmen ihre eigenen Verbesserungsprogramme entwickelt. Jedoch dient Six Sigma nicht selten dabei als Vorlage. Die DMAIC- und Rollenstruktur werden übernommen, Bezeichnungen und Fokussierungen ggf. anders gesetzt. Ein Beispiel dafür aus dem deutschsprachigen Raum ist das Programm First Choice der Deutschen Post DHL.[10]

Des Weiteren ist Six Sigma um Elemente aus dem Lean Management erweitert worden. Die Instrumente sind entsprechend in den DMAIC-Zyklus aufgenommen. Daher sprechen einige Unternehmen nunmehr von Lean Six Sigma. Die grundlegende Herangehensweise ist allerdings unverändert.

Kritiker vermerken, dass Six-Sigma-Projekte gezwungenermaßen einen zu engen Fokus hätten und Problemursachen nicht abteilungsübergreifend und aus Geschäftsprozesssicht beheben. Dabei muss man erkennen, das Six Sigma nicht Allheilmittel für alle Unternehmensprobleme ist. Six Sigma ist eine Problemlösungsmethode für operative Probleme. Unternehmensweit eingesetzt, ist es ein kontinuierliches Verbesserungsprogramm, das bei erfolgreicher, dauerhafter Implementierung mittel- und langfristig auch die Unternehmenskultur ändert, im Sinne eines strukturierten, fakten- und ergebnisorientierten Arbeitens.

9) Vgl. z.B. Bhuyian/Baghel (2005), S. 770.
10) Vgl. dazu die Konzern-Homepage www.dpdhl.com.

Anzumerken ist auch, dass einige Unternehmen die gewünschten Ergebnisse der Six-Sigma-Implementierung nicht erreicht haben. Neben Fehlern im Change Management wie z.B. fehlende Top-Management-Unterstützung, mangelhafte Kommunikation, wird auch genannt, dass die Six-Sigma-Projekte auf falsche Problembereiche angewendet, d.h. fehlerhaft priorisiert werden. Zudem fehlen häufig nachhaltige und nachweisbare Verbesserungen der finanziellen Kennzahlen, d.h. die Evaluation der finanziellen Auswirkungen ist problematisch.[11]

4.4 Six Sigma und Controlling – Verknüpfung zu einem effektiven Tandem

4.4.1 Die Verknüpfungsmöglichkeiten im Überblick

In den vorhergehenden zwei Abschnitten sind einerseits die Aufgaben des Controllings, insbesondere in Krisenzeiten, skizziert, andererseits Six Sigma als kontinuierliches Verbesserungsprogramm dargestellt worden. In der Unternehmenspraxis sind allerdings die zwei Systeme und deren Organisation nicht oft systematisch miteinander verknüpft. Bei einem deutschen Automobilzulieferer, der seit Jahren Six Sigma praktiziert, kannten mehrere Black Belts noch nicht einmal den Namen des Leiters des Controllings. Die Ursache dafür sei dahingestellt, es ist jedoch ein sehr drastisches Beispiel für die fehlende Verknüpfung von Six Sigma mit dem Controlling.

In Abschnitt 4.2 wurde gezeigt, dass das Controlling in Unternehmen oft noch überwiegend finanzgetrieben ist. Des Weiteren zeigen Controller zwar auf, wo Verbesserungsbedarf im Unternehmen besteht – ausgehend von den Top-Finanzkennzahlen Wertbeitrag und operativer Cashflow, geben aber neben ehrgeizigen Zielvorgaben beispielsweise zur Reduzierung der OPEX und des Working Capitals keine weiteren Hinweise für die Erreichung der Zielwerte.

Betrachtet man sich die genannten Kritikpunkte des Six-Sigma-Ansatzes bzw. des Controllings, erkennt man, dass sie durch die Verknüpfung behoben bzw. vermindert werden können:

Die Gefahr der falschen Auswahl und Priorisierung von Six-Sigma-Projekten kann durch das Controlling verringert werden. Wertbeitrag und operativer Cashflow und deren finanzielle Treiber mit entsprechenden Hebelwirkungen zeigen Bereiche mit dem größten Wertbeitrags- und Cashgenerierungspotenzial auf. Dies kann nach den Projekten auch zur Evaluierung genutzt werden.

Andererseits steht dem Controlling mit Six Sigma eine strukturierte Vorgehensweise für die Lösung spezifischer Probleme mit entsprechend ausgebildeten Projektmanagern zur Verfügung. Damit können identifizierte Problembereiche systematisch angegangen werden. Abb. 4-5 zeigt die Verknüpfungsmöglichkeiten von Six Sigma und Controlling.

---

11) Vgl. hierzu z.B. Antony/Banduelas (2002), S. 25.

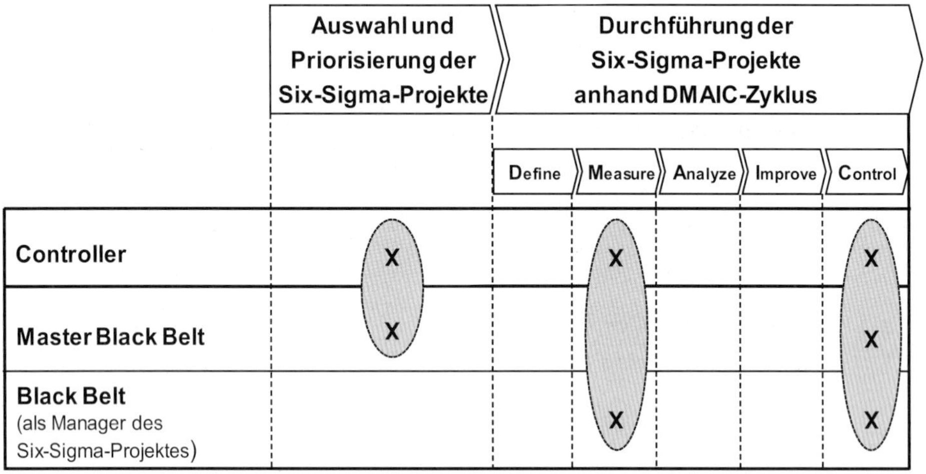

	Auswahl und Priorisierung der Six-Sigma-Projekte	Durchführung der Six-Sigma-Projekte anhand DMAIC-Zyklus				
		Define	Measure	Analyze	Improve	Control
Controller	X		X			X
Master Black Belt	X		X			X
Black Belt (als Manager des Six-Sigma-Projektes)			X			X

Abb. 4-5: erknüpfungsmöglichkeiten zwischen Six Sigma und Controlling

Die angedeuteten drei Verknüpfungmöglichkeiten werden in den nachfolgenden Abschnitten näher erläutert.

4.4.2 Auswahl und Priorisierung der Six-Sigma-Projekte durch das Controlling

Controller stellen sicher, dass Manager ihre Entscheidungen am nachhaltigen finanziellen Unternehmenserfolg orientieren. Wertbeitrag und operativer Cashflow sind dabei – wie gezeigt – wesentliche Finanzkennzahlen. Die dem Controller vertraute Aufteilung der Top-Kennzahlen in ihre finanziellen Bestandteile ist hervorragend geeignet, um wesentliche Stellhebel für die Verbesserung der Gewinn- und Cash-Situation des Unternehmens zu identifizieren. Hierbei können Controller und Master Black Belts zusammenarbeiten.

Controller stellen sicher, dass mit Six-Sigma-Projekten die Problembereiche mit dem höchsten finanziellen Potenzial bearbeitet werden. Ausgehend vom Gewinn- und Cash-Beitrag kommt natürlich auch zum Tragen, welches Verbesserungspotenzial noch besteht. Hierbei können Controller Benchmarks aus anderen Unternehmensbereichen oder Branchendurchschnittswerte heranziehen. In Krisenzeiten ist die Cash-Generierung äußerst bedeutend, um die Innenfinanzierungskraft zu steigern. Der Wertbeitragsbaum zeigt beispielsweise das Forderungsmanagement als einen Treiber zur Reduzierung des Working Capitals, das sowohl den Wertbeitrag erhöht als auch direkt Zahlungsmittel freisetzt. Anhand der Kennzahl DSO – *Days Sales Outstanding* – kann ermittelt werden, welche Unternehmensbereiche unterdurchschnittliche Werte haben und das entsprechende Verbesserungspotenzial.

Da Controller den Überblick über die DSO-Werte verschiedener Unternehmensbereiche haben, erhalten sie über die besten Bereiche Hinweise für mögliche operative Stellhebel. Diese können im zweiten Schritt dazu dienen, den finanziellen Werttreiber Forderungsbestand um mögliche operative Werttreiber zu ergänzen. Damit können Six-Sigma-Projekte stärker fokussiert werden. Abbildung 6 gibt einen Überblick über die Vorgehensweise.[12]

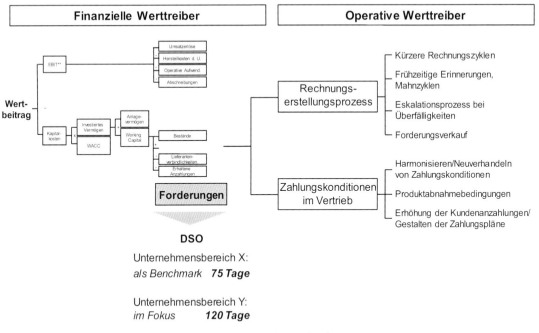

Abb. 4-6: Auswahl und Priorisierung von Six-Sigma-Projekten anhand des Wertbeitrages am Beispiel des Forderungsmanagement

Die Kooperation zwischen Controller und Master Black Belts scheint naheliegend, ist aber in der Unternehmenspraxis nicht konsequent gegeben und neu.[13]

Je weiter Controller die finanziellen Werttreiber differenzieren können, desto besser können sie die Auswahl und Priorisierung unterstützen. Prozesskosten sind hierbei eine sehr wertvolle Differenzierung. Sie helfen, die Stellhebel mit der größten Wirkung zu identifizieren. Das US-amerikanische Produktionsunternehmen Navistar benutzt Six Sigma als KVP. Unabhängig davon bestand eine prozessorientierte Kostenrechnung. Sie trägt mittlerweile maßgeblich dazu bei, Six-Sigma-Projekte auszuwählen. Die Verknüpfung wurde erst nach Einführung beider Systeme hergestellt und hat den Erfolg von Six Sigma erheblich gesteigert.[14]

4.4.3 Spezifizierung der operativen Kennzahlen mithilfe des Controllings

Nach der Auswahl und Priorisierung der Six-Sigma-Projekte obliegt es jetzt den Black Belts, die Projekte durchzuführen. Nach der Definition der konkreten Anforderungen des Kunden des zu verbessernden Bereiches bzw. Prozesses, werden in der zweiten Phase des DMAIC-Zyklus finanzielle und nicht finanzielle Kennzahlen

12) Vgl. operative Werttreiber der Forderungen in Anlehnung an Buchmann (2009), S. 353.
13) Vgl. z.B. Schroeder et al. (2008), S. 548.
14) Vgl. Frigo/Kos (1999), S. 41.

für den Prozess festgelegt. Sie dienen in der abschließenden *Control*-Phase auch dazu, die tatsächliche Verbesserung zu überprüfen und nachzuhalten.

Abbilden von betrieblichen Sachverhalten in Kennzahlen ist elementarer Betandteil der Controllerarbeit. Hier können Controller im Rahmen von Six-Sigma-Projekten wichtige Unterstützung leisten, um den Erfolg zu gewährleisten und zu steigern. Six Sigma zielt i.d.R. auf Prozessverbesserungen z.B. durch Betrachtung der SIPOC-Bestandteile (*Supplier – Input – Process – Output – Customer*). Hier kann der Controller mit aus der Kostenrechung abgeleiteten Prozesskosten wertvolle Informationen beisteuern. Mitarbeiter, die nicht aus dem Controlling kommen, laufen Gefahr, verzerrte Prozesskosten zu ermitteln. Besteht bereits eine laufende Prozesskostenrechnung, ist die Bereitstellung von Prozesskosten für den Controller ohne Weiteres möglich. Prozesskostenwerte liefern beispielsweise eine hervorragende Detaillierung der Kostenarten je Organisationseinheit. Zugleich helfen sie, die Problemursachen besser zu identifizieren und zu spezifizieren.

Zudem hilft es, wenn – wie in Abb. 4-6 skizziert – die finanziellen Wertreiber weiter differenziert sind in operative Werttreiber. Die operativen Werttreiber können nun anhand von nicht finanziellen Kennzahlen in der Phase 2 des DMAIC-Zyklus operationalisiert werden mit Unterstützung der Controller.

4.4.4 Evaluierung der Six-Sigma-Projekte durch das Controlling

Die letzte Phase im DMAIC-Zyklus eines Six-Sigma-Projektes ist die sog. *Control*-Phase. Zweck ist es, einerseits festzustellen, ob die umgesetzten Verbesserungsmaßnahmen greifen und die erwünschten nicht finanziellen und finanziellen Resultate erzielt wurden. Andererseits gilt es, die Nachhaltigkeit der Verbesserung zu sichern. Entscheidend hierfür ist die Verknüpfung zwischen Six Sigma Managern und Controllern in den vorhergehenden Schritten Auswahl und Priorisierung von Projekten sowie ausreichender Spezifikation von nicht finanziellen und finanziellen Kennzahlen in der *Measure*-Phase. Diese Kennzahlen dienen nun zur Evaluation des Six-Sigma-Projektes mit dem Vergleich der Kennzahlen vor und nach Durchführung. Die Wirksamkeit auf Wertbeitrag und operativen Cashflow ist dann ohne Weiteres identifizierbar.

In der Six-Sigma-Praxis kommt es bei fehlender Verknüpfung zwischen Six Sigma und Controlling gerade in der Evaluationsphase einzelner Projekte oder auch des gesamten Six-Sigma-Programmes zu Differenzen. Die Kosten des Six-Sigma-Programmes mit den Personalkosten für die Vollzeit-(Master) Black Belts sowie evtl. externe Unterstützung bei Einführung und Schulung sind einfach zu bestimmen. Zudem sind die Opportunitätskosten der beteiligten Projektmitarbeiter zu berücksichtigen, die zwar nicht auszahlungswirksam sind, aber unter Umständen erhebliche Personalkapazitäten binden können. Früher oder später stellt sich die Frage, ob diese Kosten zu dem gewünschten Nutzen führen. Hier können langwierige Diskussionen über erzielte (auszahlungswirksame) Kostensenkungen oder Umsatzsteigerungen zwischen Controller und Six Sigma Manager entstehen. Gelingt es nicht, nachvollziehbar den Nutzen der Six-Sigma-Projekte zu zeigen, stehen der Sinn der entstandenen Kosten und damit das gesamte Six-Sigma-Programm infrage.

Der Controller als Rationalitätssicherer muss diese Frage stellen. Macht er dies lediglich ex post, ist dies einerseits zwar legitim und auch notwendig, andererseits verstärkt es aber das Image des Controllers, die Projekte lediglich »kaputt zu rechnen«. Ist der Controller – wie gezeigt – bereits bei der Auswahl und Priorisierung sowie der *Measure*-Phase involviert, steigert er damit die Erfolgswahrscheinlichkeit der Six-Sigma-Projekte und leistet einen wertvollen Beitrag.

4.5 Fazit

Controller denken traditionell in finanziellen Unternehmensgrößen ausgehend von Top-Kennzahlen des Gewinns (z.B. Wertbeitrag) und Cash-Größen. In Krisenzeiten sind vor allem Kostenreduzierungen und bei zusätzlich schwierigen Finanzierungsbedingungen Cash-generierende Maßnahmen im Fokus. Controller steuern über Vorgabe ehrgeiziger Ziele für die operativen Unternehmenseinheiten. Weitere Hinweise für die Erreichung der Ziele fehlen ggf.

Six Sigma als KVP bietet eine sehr strukturierte Herangehensweise, um operative Probleme zu analysieren und effektive Lösungen zu finden. Fraglich ist, ob die Projekte die dringendsten Probleme adressieren und im Nachgang die erwünschten Ergebnisse nachvollziehbar und Gewinn- bzw. Cash-wirksam erbringen.

Die Verknüpfung von Six Sigma und Controlling bietet Potenzial, für die Erreichung der Gewinn- und Cash-Ziele konkretere Hinweise über die Six-Sigma-Strukturen zu geben, als auch sicherzustellen, dass Six Sigma an den richtigen Stellhebeln ansetzt. Bisher sind Six Sigma (oder andere KVP) nicht immer konsequent mit dem Controlling verknüpft.

Controller und Six Sigma Manager profitieren von der Verknüpfung: Der nachweisbare Erfolg des Six-Sigma-Programmes auf die Top-Finanzkennzahlen ist deutlich und damit auch der Nutzen des gesamten Programms; Controller gehen einen weiteren Schritt auf ihrem Weg zum internen Berater, indem sie nicht nur die Finger in die Wunde legen, sondern auch bei der Zielerreichung operative Einheiten unterstützen.

Durch die Übernahme zusätzlicher Aufgaben können für Controller bei begrenzten Ressourcen Kapazitätsengpässe entstehen. Zu bedenken ist allerdings, dass die aufgezeigten Aufgaben zur stärkeren Verknüpfung einerseits gut investiert sind, andererseits nicht zu viele Ressourcen binden. Die Zusammenarbeit zwischen Six Sigma und Controlling wird vereinfacht, wenn einige Controller eine Six-Sigma-Basisqualifizierung durchlaufen. Hier bietet sich insbesondere die Rolle des Green Belt an.

Was hier im Bezug auf Six-Sigma-Programme ausgeführt wurde, gilt analog für andere kontinuierliche Verbesserungsprogramme. Six Sigma stellt eine mögliche Ausgestaltung eines KVP dar, das in hohem Maße strukturiert ist.

Six Sigma und Controlling sind ergänzende Systeme und ein effektives Tandem – besonders in Krisenzeiten.

Handlungsempfehlungen:
1. Controller müssen die grundsätzliche Vorgehensweise eines KVP wie z.B. Six Sigma verstehen und als Problemlösungsmethode zur Erreichung der von ihnen gesteuerten Ergebnisziele verstehen.
2. Controller und Master Black Belts arbeiten zusammen bei der Auswahl und Priorisierung von Six-Sigma-Projekten durch Einbettung in den Wertbeitragsbaum sowie die Cash-Kennzahl.
3. Controller unterstützen Black Belts als Six-Sigma-Projektmanager in der *Measure*-Phase bei der Identifikation finanzieller und nicht finanzieller Kennzahlen und deren Verbindung zu den Top-Finanzkennzahlen.
4. Controller evaluieren zusammen mit Master Black Belts und Black Belts den Wert- und Cash-Beitrag der Six-Sigma-Projekte.
5. Controlling- und Six-Sigma-Organisation sollten systematisch und auch personell miteinander verknüpft werden.

Literatur

Antony, J./Banuelas, R.: Key ingredients for the effective implementation of Six Sigma program, in Measuring Business Excellence, Vol. 5, 2002, Nr. 1, S. 20–27.

Barney, M.: Motorola's second generation, in Six Sigma Forum Magazine, Vol. 1, 2002, Nr. 3, S. 13–16.

Bhuiyan, N./Baghel, A.: An overview of continuous improvement: From the past to the present, in Management Decision, Vol. 43, 2005, Nr. 5, S. 761–771.

Buchmann, P.: Return of the King: Working Capital Management zur Vermeidung von Liquiditätsengpässen in der Krise, ZfCM 2009, S. 350–355.

Frigo, M. L./Kos, H. A.: Navistar's Dream Team, in Strategic Finance, Vol. 81, 1999, Nr. 2, S. 38–45.

Hahn, G. J./Doganaksoy, N./Hoerl, R.: The Evolution of Six Sigma, in Quality Engineering, Vol. 12, 2000, Nr. 3, S. 317–326.

Pande, P. S./Neuman, R. P./Cavanagh, R. R.: The Six Sigma Way: How GE, Motorola, and Other Top Companies are honing Their Performance, New York 2000.

Schroeder, R. G./Linderman, K./Liedtke, C./Choo, A. S.: Six Sigma: Definition and underlying theory, Journal of Operations Management, Vol. 26, 2008, Nr. 4, S. 536–554.

Weber, J./Bramsemann, U./Heineke, C./Hirsch, B.: Wertorientierte Unternehmenssteuerung. Konzepte – Implementierung – Praxisstatements, Wiesbaden 2004.

Weber, J./Hirsch, B./Schlüter, H./Sill, F./Spatz, A. C.: Controlling 2006 – Stand und Perspektiven, Vallendar 2006.

Wiklund, H./Sandvik Wiklund, P.: Widening the Six Sigma concept: An approach to improve organizational learning, in Total Quality Management, Vol. 13, 2002, Nr. 2, S. 233–239.

5. Industrialisierung des Controllings – Steigerung von Wertbeitrag und Effizienz

von Jörg Scheffner und Philipp Temmel

Übersicht

5.1 Einleitung 366
5.2 Rollenwandel und Kostendruck im Controlling 366
5.3 Finance Excellence Rahmenwerk der Kostenoptimierung von Finanzen und Controlling 368
5.4 Operative Optimierungen durch Effizienzsteigerungen und Leistungsreduktionen im Controlling 371
5.4.1 Verzicht auf und Reduktion von extern induzierten Leistungen 371
5.4.2 Verzicht auf und Reduktion von intern induzierten Leistungen 372
5.4.3 Harmonisierung von Bedarfen und Leistungen 372
5.4.4 Automatisierung, Standardisierung und Integration 373
5.4.5 Organisatorische Anpassungen und Realisierung von Synergien 373
5.5 Strukturelle Optimierungen durch Reorganisation des Controllings 374
5.5.1 Zentralisierung 375
5.5.2 Shared Service Center 375
5.5.3 Outsourcing 376
5.6 Umsetzung einer Transformation des Controllings 377
5.7 Fazit 378
Literatur 379

5.1 Einleitung

- CFO-Bereiche stehen vor der Herausforderung, mehr Steuerungs- und Beratungsunterstützung bei gleichzeitiger Effizienzsteigerung des gesamten CFO-Bereichs zu erbringen.
- Basis einer Finance Transformation ist die Optimierung des Leistungsportfolios sowie der Leistungserstellungsprozesse im CFO-Bereich.
- Zur effizienten Leistungserstellung des CFO-Leistungsportfolios ist die adäquate Organisationsform (z.B. Zentralisierung, Shared Service Center (SSC), externer Anbieter) zu ermitteln und zu bewerten. Hierbei muss jeder Controlling- und Finanzprozess einen Eignungstest durchlaufen.
- Bei der Entscheidung für eine Transformation des Controllings sind das Chance-Risiko-Profil der Alternativen sowie Erfolgsfaktoren der Realisierung zu beachten.

5.2 Rollenwandel und Kostendruck im Controlling

Alle administrativen Unternehmensbereiche unterliegen mittlerweile einem hohen Wettbewerbs- und Kostendruck. Um die geforderten und notwendigen Effektivitäts- und Effizienzziele zu erreichen, bieten sich prinzipiell die Ansätze Harmonisierung, Standardisierung und/oder Automatisierung zur Gestaltung von Prozessen und Aktivitäten. Die Aufbauorganisation stellt hierbei den strategischen Rahmen dar, innerhalb dessen die Leistungserstellung erfolgt und somit die zuvor definierten Effektivitäts- und Effizienzziele realisiert werden können. Effektivitätsziele zielen auf eine Verbesserung der Serviceleistung ab, während bei Effizienzzielen Kosten und Zeit im Vordergrund stehen. Das gewählte Rollenmodell des CFO-Bereichs beeinflusst maßgeblich die zur Auswahl stehende(n) alternative(n) Organisationsform(en) zur Erbringung des Leistungsportfolios und zur Beeinflussung der Prozess-Performance.

Der CFO-Bereich spielt bei der Rationalisierung von Geschäftsprozessen eine planende, steuernde und kontrollierende Rolle. Doch inzwischen steht auch der CFO-Bereich selbst im Blickpunkt der Rationalisierung. Anforderungen und Zielsetzungen, die sonst das Controlling für andere Unternehmensbereiche formulierte, werden auch an ihn gestellt[1] und die Möglichkeiten der Rationalisierung und Reorganisation von Prozessen geprüft. Das Optimierungspotenzial ist groß: Während deutsche Unternehmen meist mehr als 2 % ihres Umsatzes für ihren CFO-Bereich ausgeben, sind es bei US-Best-Practice-Unternehmen weniger als 0,5 %.[2]

Das Ziel der »Finance Excellence« kann durch eine effektive und effiziente Organisation des CFO-Bereichs erreicht werden (siehe Abb. 5-1).

---

[1] Vgl. Scheffner/Hofmann (2007), S. 21.   [2] Vgl. Dressler/Hensen (2005), S. 72.

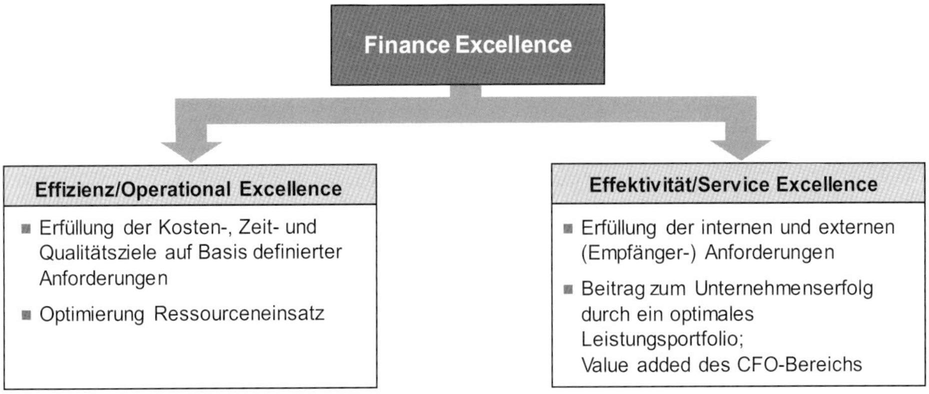

```
                    ┌─────────────────────┐
                    │ Finance Excellence  │
                    └─────────────────────┘
```

Effizienz/Operational Excellence	Effektivität/Service Excellence
■ Erfüllung der Kosten-, Zeit- und Qualitätsziele auf Basis definierter Anforderungen ■ Optimierung Ressourceneinsatz	■ Erfüllung der internen und externen (Empfänger-) Anforderungen ■ Beitrag zum Unternehmenserfolg durch ein optimales Leistungsportfolio; Value added des CFO-Bereichs

Abb. 5-1: Finance Excellence durch Reorganisation des CFO-Bereichs

Der gesamthafte Umbau von Finanzbereichen kann als Finance Transformation bezeichnet werden. In einer engeren Definition können hierzu prozessuale und aufbauorganisatorische Veränderungen gezählt werden. In einer weiten Definition können zusätzlich inhaltliche Veränderungen (z.B. durch die Einführung eines neuen Rechnungslegungsstandards) und/oder umfangreiche IT-technische Veränderungen einbezogen werden (z.B. Einführung einer neuen Konsolidierungs- und Berichtssoftware). Die Forderung nach einer Reorganisation wird zum einen von außen, aber auch vom CFO selbst gestellt, da die veränderte Rolle des »CFO of the Future« weniger Belastung durch transaktionale Routinetätigkeiten und mehr Kapazitäten für Steuerungs- und Beratungstätigkeiten erfordert.[3] So verbringen leitende Mitarbeiter im Finanzbereich deutlich mehr Zeit mit operativen Accounting- und Finanzaufgaben als von ihnen selbst hierfür vorgesehen. Strategieentwicklung, Beratung des Vorstands und Risikomanagement für das Gesamtunternehmen kommen dagegen zu kurz.

Die Rationalisierung kann im CFO-Bereich durch Reorganisation in den Formen Zentralisierung bzw. Bündelung, Einführung von Shared Service Centern sowie Auslagerung von Prozessen an externe Leistungsanbieter sowie Standortverlagerungen ihren Ausdruck finden. Während diese Maßnahmen im Accounting bereits seit Jahrzehnten erfolgreich Anwendung finden, stecken sie im Controlling noch in den Kinderschuhen.[4] Abb. 5-2 verdeutlicht das Potenzial zur Effizienzsteigerung für die unterschiedlichen Ansätze.

---

[3] Vgl. Scheffner (2008), S. 639–641.   [4] Vgl. Scheffner/Hofmann (2007), S. 26.

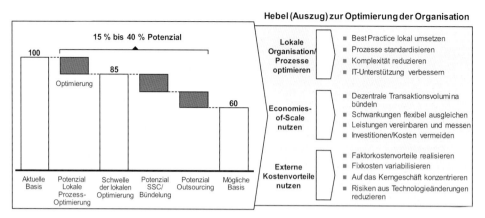

Abb. 5-2: Mögliche Effizienzsteigerungspotenziale durch Reorganisation des CFO-Bereichs

5.3 Finance Excellence Rahmenwerk der Kostenoptimierung von Finanzen und Controlling

Die Beurteilung der Effektivität und Effizienz der Leistungserstellung ist im Controlling im Vergleich zu Einheiten, die an ihrer Rendite gemessen werden können, ungleich komplexer.[5] Der häufig angelegte isolierte Fokus auf die Kosten des Controllerbereichs greift zu kurz, sind doch einerseits das anzubietende Leistungsportfolio als andererseits auch die positiven Einflüsse des Controllings auf die Leistungsempfänger als qualitative Nutzenposition für den Einzelnen und im Endeffekt als finanzielle Nutzenposition für das Unternehmen zu berücksichtigen. Die Controllingfunktion rechtfertigt ihre Existenz abschließend nur dadurch, »[...] *dass sie die Wettbewerbsfähigkeit erkennbar steigert*«.[6]

Der dadurch aufgespannte Bogen beschreibt das häufig beobachtbare »Dilemma«, in dem sich administrative Funktionen generell, und das Controlling im Speziellen, befinden: Kosten senken bei zumindest gleichbleibendem Serviceniveau. Zwischen diesen beiden Komponenten, Kosten und Leistungen, besteht eine klare Abhängigkeit. Das Leistungsniveau ist einer der maßgeblichen Prädiktoren des Kostenvolumens des Controllings, wobei ein Mehr an Leistungen höhere Kosten impliziert. Die skizzierten Veränderungen und der Druck, Kosten zu senken, machen eine Betrachtung auch der Leistungsebene notwendig. Das Streben nach Effizienzsteigerungen bringt i.d.R. auch konkrete Kostenverbesserungen mit sich. Für weitere Kostenbeiträge sind jedoch auch die angebotenen Leistungen des Controllings auf ihre Notwendigkeit und Ausgestaltung zu prüfen. Weitere strukturelle Veränderungen versprechen meist eine weitere Annäherung an eine kostenoptimale Aufstellung des Controllings. Abb. 5-3 gibt eine schematische Übersicht dieses Rahmenwerks der Kostenoptimierung im Controlling.

---

5) Vgl. Gleich (2001), S. 142ff.   6) Gaiser/Michel (2006), S. 109.

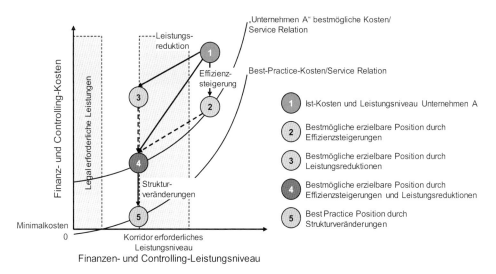

Abb. 5-3: Finance Excellence Rahmenwerk der Kostenoptimierung von Finanzen und Controlling

Zwischen den Controllingkosten (y) und -Leistungen (x) besteht grundsätzlich ein Zusammenhang. Controlling verursacht dabei zumindest Minimalkosten, um ein legal erforderliches Leistungsniveau zu erstellen. Demnach gibt es kein Null an Kosten, da es kein Null an Leistungen gibt. Mit zunehmendem Leistungsniveau steigen auch die minimal dafür notwendigen Controllingkosten (Best-Practice-Kurve). Unternehmen weichen aufgrund ihrer strukturellen Spezifika (z.B. Systemabdeckung, Konzernzugehörigkeit, Gesellschaftsstruktur) jedoch i.d.R. davon ab. Deren Kosten für vergleichbare Leistungen müssen aufgrund struktureller Unterschiede höher ausfallen (»Unternehmen A« Kurve), als das in einem Best-Practice«-Unternehmen möglich ist. In der Regel liegt die reelle Kostenposition in Unternehmen auch höher als die spezifisch geringst mögliche.

Stehen Unternehmen vor der Herausforderung, Kosten im Controlling zu optimieren, hilft die Positionierung im Finance-Excellence-Rahmenwerk. Erst ist zu klären, welche Kosten heute anfallen und welches Leistungsniveau angeboten wird (1). Es wird schnell ersichtlich, dass Effizienzsteigerungen, etwa durch Prozessoptimierungen, kostensenkend wirken, jedoch bei gleichbleibendem Leistungsniveau limitiert sind (2). Sind weitere Kostensenkungen nötig, kann das primär nur über Leistungsreduktionen erfolgen. Dazu sind jedoch eine Analyse des Leistungsniveaus und eine Identifikation des erforderlichen Servicegrads bzw. des Korridors erforderlicher Servicegrade nötig. Durch eine Reduktion oder den Wegfall von dann nicht zwingend notwendigen Leistungen können auch zugehörige Kosten und Kapazitäten zu deren Erstellung entfallen (3). Die Kombination aus Effizienzsteigerungen und Leistungsreduktionen auf ein erforderliches Maß (sowie daraus ggf. zusätzlich möglicher Effizienzpotenziale) repräsentiert die bei gegebenem strukturellen Rahmen geringstmöglichen Controllingkosten (4). Best Practice und damit noch geringere Controllingkosten sind i.d.R. dann nur mehr über Strukturveränderungen, wie Vereinfachung des Geschäftsmodells oder Erhöhung der Datenverfügbarkeit, erreichbar. (5). Dies sind jedoch häufig Faktoren, die nicht im Einflussbereich des Controllings liegen.

Einen maßgeblichen Hebel der Optimierung von Effektivität und Effizienz des Controllings stellt die Organisationsgestaltung dieser Funktion dar.[7] Die positiven Auswirkungen von organisatorischen Anpassungen zeigen sich häufig dergestalt, dass sie »*influence the efficiency of work, the motivation of individuals [...] and can help shape the future of the organization*«[8]. Jüngste Entwicklungen zeigen verstärkte Aktivitäten in den Unternehmen hinsichtlich der Analyse und Veränderung von Prozessen und Organisationsformen des Controllings sowie der kompletten Finanzorganisation.[9] In der Studie »Organisation des Controlling als Managementfunktion«, die von der European Business School und Horváth & Partners Management Consultants in 2009 durchgeführt wurde, zeigte sich, dass eine erfolgreiche Organisation des Controllings auf mehreren Faktoren beruht. Eine Zusammenfassung gibt Abb. 5-4.

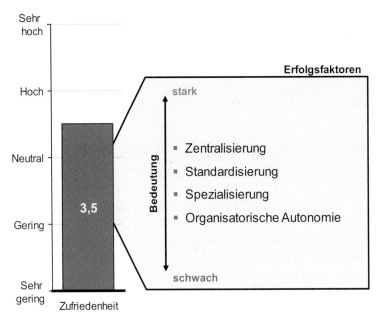

Abb. 5-4: Organisatorische Erfolgsfaktoren aus Sicht des Controllings

Wesentliche Treiber der Zufriedenheit im Controlling sind eine Zentralisierung der Weisungsbefugnisse sowie eine Standardisierung der Controllingprozesse. Zentraler Durchgriff bei klar definierten Abläufen und Verantwortlichkeiten sind demnach die zentralen Kriterien für eine erfolgreiche Organisation des Controllings. Eine Spezialisierung in den Prozessen sowie eine gestalterische Autonomie des Controllings spielen zwar eine nachgelagerte Rolle, führen jedoch auch zu höherer Zufriedenheit mit der Organisation des Controllings. Mit Bezug auf finanzielle Kri-

---

7) Vgl. Dent (1996), S. 258ff.; Scheffner/Hofmann (2007), S. 21f.; Gleich/Temmel (2007), S. 14f.
8) Chenhall (2003), S. 145.
9) Vgl. Michel (2006), S. 439.

terien zeigt sich, dass eine Standardisierung der Controllingprozesse positiv auf den finanziellen Erfolg des Unternehmens einwirkt. Demnach ist insbesondere die Standardisierung der Controllingprozesse ein Hebel zur Kostensenkung.

Im weiteren Verlauf soll nun auf ausgewählte Hebel der Kostenoptimierung im Controlling eingegangen werden. Dies geschieht in zwei Blöcken, die sich den operativen sowie strukturellen Optimierungen widmen.

5.4 Operative Optimierungen durch Effizienzsteigerungen und Leistungsreduktionen im Controlling

An früherer Stelle wurden operative Optimierungen, im Sinne der Effizienzsteigerung und Leistungsreduktion, als ein Feld der Kostensenkung im Controlling skizziert, das sich innerhalb des bestehenden organisatorischen und strukturellen Rahmens des Unternehmens bewegt. Für die Veränderung des Controllings von Ist-Kosten und -Kapazitäten (i.d.R. stellen Personalkosten über 80 % der Controllingkosten dar) hin zu Ziel-Kosten und -Kapazitäten sind aus operativer Sicht fünf wesentliche Stellhebel unterscheidbar, welche Abb. 5-5 wiedergibt.

Ist-Kosten und -Kapazitäten	Effizienzsteigernde und leistungsreduzierende Maßnahmen →	Ziel-Kosten und -Kapazitäten
Verzicht auf und Reduktion von extern induzierten Leistungen		Verzicht/Reduktion von extern nachgefragten Leistungen (z. B. Mutterunternehmen, Aufsichtsbehörden) sowie Reduktion extern zugekaufter Leistungen und Projekte
Verzicht auf und Reduktion von intern induzierten Leistungen		Verzicht/Reduktion von aus Gesamtunternehmenssicht nicht steuerungsrelevanten intern nachgefragten Leistungen, Reduktion notwendiger Backbone-Funktionen sowie Reduktion der Projektintensität
Harmonisierung von Bedarfen und Leistungen		Fokussierung des Service-Portfolios auf relevante Leistungen aus Sicht der Gesamtunternehmenssteuerung sowie Harmonisierung heterogener Leistungen zur Bedienung gleichartiger Bedarfe
Automatisierung, Standardisierung und Integration		Verbesserung der Prozesse und des Systemsupports in der Generierung, Aufbereitung, Konsolidierung von Daten sowie höchstmögliche Standardisierung von Prozessen/Inhalten
Organisatorische Anpassung und Realisierung von Synergien		Funktionale Konsolidierung von Prozessen, Reduktion von Überlappungen zwischen Funktionen, Neugestaltung der Ablauforganisation

Abb. 5-5: Hebel der Effizienzsteigerung und Leistungsreduktion im Controlling

5.4.1 Verzicht auf und Reduktion von extern induzierten Leistungen

Unternehmensexterne Instanzen sind häufig Adressaten von Controllingleistungen. Aus legaler Sicht trifft dies zwar noch stärker für Produkte des Rechnungswesens- und Finanzbereichs zu, zeigt sich jedoch auch im Controlling. Neben den Aufsichtsbehörden sind insbesondere die Eigentümer hier als Gruppe mit eigenen Leistungsanforderungen zu nennen. Auch impliziert die Zugehörigkeit zu Konzernen, Netzwerken, Verbänden etc. zusätzliche Leistungen oder Leistungsvariationen, die im Controlling abgedeckt werden müssen. Erfahrungsgemäß kann der Anteil zu erbringender Leistungen für Externe 20 % der Gesamtleistungen übersteigen. Da diese keinen subjektiven Steuerungsnutzen für das Unternehmen an sich darstellen, sondern Informations- und Steuerungsbedarfe Dritter befriedigen, sind diese primär, sofern legal möglich, auf Verzicht oder Reduktion zu prüfen.

5.4.2 Verzicht auf und Reduktion von intern induzierten Leistungen

Controlling soll im Unternehmen im Grundsatz eine steuerungsunterstützende Funktion wahrnehmen. Unternehmen stehen hierbei vor der Herausforderung, die erfolgskritischen Adressaten von Controllingleistungen zu identifizieren und diesen die richtigen Informationen auf den richtigen Steuerungsobjekten zur Verfügung zu stellen. Dies kann in der Praxis gerne zu größerer Komplexität führen. Aus Kostengesichtspunkten ist eine Fokussierung auf erfolgskritische, steuerungsunterstützende Leistungen zu empfehlen. Nicht zwingend notwendige Leistungen wie z.B. Controlling-Produkte für nicht steuerungsrelevante Umfänge oder klassische Nice-to-have-Informationen sollten konsequent abgestellt oder zumindest in Umfang, Häufigkeit, Intensität etc. reduziert werden.

Steuerungsunterstützende Leistungen bauen auf Basisleistungen und -prozessen, wie beispielsweise der Abschluss- oder der Berichtserstellung auf. Diese eher transaktionalen Backbone-Funktionen des Controllings befriedigen keinen direkten Steuerungsbedarf, sind aber dafür vorgeschaltet unerlässlich. Auch hier ist in Unternehmen häufig eine Form des »over-engineering« zu erkennen, welche dem eigentlichen Anspruch, eine schlanke und verlässliche Analyse- und Entscheidungsbasis zur Verfügung zu stellen, nicht zwingend gerecht wird. Eine Fokussierung auf die eigentlichen Kernaufgaben sowie eine bewusst schlanke, unscharfe Behandlung von Sonderthemen (z.B. einmalig auftretende Ereignisse, geringvolumige Detailverrechnungen), einhergehend mit dem Abbau von Prozess- und Leistungsvarianten, hat sich häufig als sehr zielführend und kostensenkend erwiesen.

Eine Vielzahl an unternehmensinternen Projekten bedarf des Beitrags des Controllings, was bis zu 20 % der Controllingressourcen binden kann. Eine Reduktion der Projektintensität bzw. eine nur punktuelle Unterstützung durch das Controlling können hier Ressourcen einsparen. Das Controlling läuft durch Reduktion dieser Tätigkeiten jedoch auch Gefahr, seiner analytischen und entscheidungsunterstützenden Rolle nicht gerecht zu werden. Daher sei Vorsicht geboten.

5.4.3 Harmonisierung von Bedarfen und Leistungen

Die zu leistende Steuerungsunterstützung erzeugt jedoch häufig auch ein hohes Maß an Kreativität in Managementbedarfen und damit Heterogenität in Controllingleistungen. Insbesondere in gewachsenen Strukturen mit stark fragmentiertem Controlling lässt es sich beobachten, dass vermeintlich differenzierte Bedarfe eigentlich gleich oder sehr ähnlich sind, jedoch heterogen bedient werden. Diese Komplexität bzw. Ineffizienz fußt auf der wahrgenommenen Spezifität des Bedarfs durch das Management sowie der Fragmentierung des Controllings. Durch eine Harmonisierung der Bedarfe des Managements und eine Reduktion der Spezifika wird bedarfsseitig verschlankt, was dem Controlling eine prozessual standardisierte Bedienung der Bedarfe mit homogeneren Inhalten ermöglicht. Ist die Bedarfsseite nicht disponibel, ist immer noch eine Homogenisierung von Controllingleistungen möglich. In der Analyse des aktuellen Leistungsportfolios der gesamten Controllingorganisation identifizierte ähnliche bzw. für den gleichen Bedarf oder Zweck erstellte Leistungen können grundsätzlich prozessual gleich erstellt werden. Eine Reduktion der Varianten sowie ggf. darauf aufbauender konsolidierter Leistungserstellung birgt dabei i.d.R. Kostensenkungspotenzial.

5.4.4 Automatisierung, Standardisierung und Integration

Neben der bisher eher leistungsorientierten Sichtweise, die mittelbar Änderungen der Prozesse impliziert, ist zusätzlich eine Optimierung der Leistungserstellungsprozesse potenzialträchtig. Dabei sind die drei Schlagwörter Automatisierung, Standardisierung und Integration zu nennen. In der Automatisierung ermöglichen insbesondere die Weiterentwicklungen der Informationstechnologie schlankere Prozesse. Einzelne Prozessschritte können dabei vollständig automatisiert vollzogen werden, wie beispielsweise die Konsolidierung oder die Standardberichterstellung. Eine Standardisierung von Prozessabläufen und die damit einhergehende Eindämmung von Heterogenitäten erhöht die Konsistenz im Controlling und dessen Analysebasis und reduziert die benötigten Ressourcen. Eine Integration sowohl der Controllingprozesse als auch der IT-Systeme reduziert die innerorganisatorischen Schnittstellen und damit zeit- und ressourcenintensive Abstimmungsprozesse. Die Controllingprozesse können durch gezielte Maßnahmen homogener, schlanker und schneller organisiert werden, was neben qualitativen Vorteilen insbesondere die Ressourcenintensität reduziert und damit Controllingkosten senkt.

5.4.5 Organisatorische Anpassungen und Realisierung von Synergien

Abschließend soll noch der Hebel organisatorischer Adaptierung zur Sprache kommen. Neben der inhaltlichen Anpassung der Leistungen sowie der Prozessabläufe sind auch organisatorische Verantwortungen zu klären. Insbesondere der Neugestaltung der Aufgabenteilungen zwischen den Akteuren, im Hintergrund der Spezifität der Leistungen und des dafür nötigen Know-hows, kommt dabei eine hohe Bedeutung zu. Aus Kostengesichtspunkten weisen vor allem zwei Stoßrichtungen Potenzial auf: Funktional ähnliche Aktivitäten können konsolidiert werden, Überlappungen zwischen bestehenden Akteuren oder Teams können identifiziert und reduziert werden.

Hier zeigt sich bereits die Schnittstelle aus operativen Maßnahmen zu eher strukturoptimierenden Hebeln, welche nun thematisiert werden.

5.5 Strukturelle Optimierungen durch Reorganisation des Controllings

In der strukturellen Optimierung der Organisation des Controllings werden drei wesentliche Stellhebel, die Zentralisierung, die Bündelung von Shared Services und die Nutzung von Outsourcing, unterschieden (siehe Abb. 5-6).

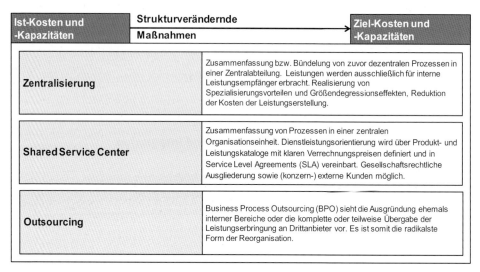

Abb. 5-6: Hebel der Strukturveränderung im Controlling

Die CFO-Studie von Horváth & Partners hat die Verbreitung von Zentralisierung, Shared Service Centern und Outsourcing für Accounting- und Controlling-Prozesse untersucht. Die Studie zeigte folgende Ergebnisse: Obgleich 97 % der befragten Unternehmen eine der Organisationsformen Zentralisierung, SSC oder Outsourcing auf Finanz- und 93 % auf Controlling-Prozesse anwenden, kommen die einzelnen Maßnahmen in beiden Bereichen sehr unterschiedlich zum Tragen.

Finanzprozesse

87 % der befragten Unternehmen wenden eine Zentralisierung an. Über die Hälfte nutzen die Organisationsform Shared Service Center. Eine Auslagerung an externe Leistungsanbieter nehmen 23 % der Unternehmen für ausgewählte Finanzprozesse vor; dabei handelt es sich vornehmlich um transaktionale Tätigkeiten (jeweils Mehrfachnennungen möglich).

Controllingprozesse

Hier wählten zwar 96 % die Zentralisierung; Shared Service Center werden immerhin von 29 % der Unternehmen genutzt. Den Schritt zum Outsourcing wagte nur 1 % der befragten Unternehmen (jeweils Mehrfachnennungen möglich).

Ein näherer Blick auf die Controlling-Aktivitäten gibt Aufschluss darüber, wie die im Rahmen der Studie befragten Unternehmen zwischen den einzelnen Controlling-Prozessen bei der Reorganisationswahl differenziert haben:

- Wertsteigernde Controlling-Prozesse wie strategisches Controlling, Management Reporting, Konzern- und Beteiligungs-Controlling werden vornehmlich zentralisiert. SSCs spielen hier eine untergeordnete Rolle. Diese Prozesse sind durch geringere Standardisierung sowie durch die Nähe zur Konzern-/Unternehmensleitung und den Führungsfunktionen charakterisiert.
- Aufgaben mit standardisierbaren Anteilen wie operative Planung, Kostenrechnung und Funktions- und Spezial-Controlling wurden zu über 50 % in Shared Service Centern zusammengefasst.

In Zukunft möchten die Unternehmen stärker auf die Organisationsformen Shared Service Center und Outsourcing setzen. So geben 41 % der Unternehmen mit SSC-Erfahrung an, weitere Controlling-Prozesse in SSCs zu organisieren. 3 % der Unternehmen, die bereits Shared Service Center eingeführt haben, ziehen auch Outsourcing in Betracht. Unerfahrene Unternehmen, d.h. Unternehmen, in denen diese Organisationsform nicht angewendet wird, sind zurückhaltender. 8 % der Unternehmen ohne SSC-Erfahrung planen die Nutzung eines Shared Service Centers, nur 1 % plant eine Auslagerung.

Im Hinblick auf Standortverlagerungen unterscheiden Unternehmen kaum zwischen Finanz- und Controlling-Prozessen. Grundsätzlich sind Controlling-Prozesse mit hoher Relevanz für die Führungskräfte in der Konzernzentrale in unmittelbarer Nähe zu den Leitungsfunktionen angesiedelt. Für die Zukunft beurteilen Unternehmen andere Standorte jedoch als zunehmend positiv.[10]

5.5.1 Zentralisierung

Die Zentralisierung fasst vorher meist dezentral erbrachte Prozesse in einer Zentralabteilung zusammen. Diese erbringt die Leistungen ausschließlich für interne Leistungsempfänger. In der Regel wird dem Zentralbereich ein Budget zur eigenständigen Verwendung zugewiesen, rechtlich und wirtschaftlich bleibt er von der Unternehmensleitung abhängig. Aufgrund der engen Kooperation und Abstimmung mit der Zentrale ist die Zentralabteilung meist in räumlicher Nähe zu dieser angesiedelt.[11] Durch die Aufgabenbündelung werden Spezialisierungsvorteile und Größendegressionseffekte genutzt und somit die Kosten der Leistungserstellung reduziert.[12]

5.5.2 Shared Service Center

Shared Service Center fassen Prozesse ebenfalls in einer zentralen Organisationseinheit zusammen, unterscheiden sich von der klassischen Zentralabteilung jedoch vor allem durch ihre Dienstleistungsorientierung. Diese äußert sich durch die klar definierte Kundenbeziehung zwischen Shared Service Center und internen Kunden der angebotenen Leistungen. So erstellen SSCs Produkt- und Leistungskataloge mit

---

10) Vgl. Horváth & Partners (2008), S. 9.
11) Vgl. Scheffner (2008), S. 645.
12) Vgl. Bühner (1999), S. 148f.

klaren Verrechnungspreisen und treffen mit ihren internen Kunden über die zu erbringenden Leistungen detaillierte Verträge, sog. Service Level Agreements (SLA). Die Performance der internen Dienstleister kann durch Benchmarking oder mit Key Performance Indicators (KPI) gemessen und beurteilt werden. Besteht für interne Interessenten kein Kontrahierungszwang, so können sie die Leistungen auch von externen Anbietern beziehen und setzen somit das SSC direktem Wettbewerb aus.[13]

Im Allgemeinen werden, je nach zu erbringenden Aufgaben, zwei Typen von SSCs unterschieden:[14]

- Das Center of Scale für überwiegend transaktionale Tätigkeiten, die in hohen Volumina anfallen und deren Erbringung wenig standardisierbares Fachwissen erfordert, erzielt vor allem Skaleneffekte.
- Hingegen fasst das Center of Expertise (auch Center of Excellence) Aufgaben zusammen, die nicht in hohen Volumen anfallen, aber dennoch Wiederholungscharakter aufweisen und für deren Erfüllung spezielles Know-how erforderlich ist. Das Center of Expertise erzielt Spezialisierungsvorteile, z.B. als Closing Factory für Abschlussarbeiten.

5.5.3 Outsourcing

Business Process Outsourcing (BPO) sieht die Ausgründung ehemals interner Bereiche oder die komplette oder teilweise Übergabe der Leistungserbringung an Drittanbieter vor. Es ist somit die radikalste Form der Reorganisation.[15]

Beim BPO kommt dem klaren rechtlichen Rahmen des Verhältnisses zwischen Unternehmen und Outsourcing Provider besondere Bedeutung zu. Service Level Agreements (SLA) definieren Prozess- und Compliance-Anforderungen und müssen die Verantwortlichkeiten (Lines of Accountability) der Vertragsparteien eindeutig definieren. Im Einzelnen regeln SLAs Inhalt und Umfang der auszulagernden Aufgaben, Prioritäten, Maßnahmen zur Qualitätskontrolle, Preise, Haftung und Strafen des externen Anbieters sowie Dienstleistungs- und Vertragslaufzeit und Vorleistungen, die durch das auslagernde Unternehmen zu erbringen sind. Während der laufenden Geschäftsbeziehung sind regelmäßige Berichterstattung des externen Dienstleisters an die Geschäftsführung sowie eine kontinuierliche Weiterentwicklung und Anpassung des rechtlichen Rahmens Grundlagen der Zusammenarbeit.

Zur Sicherstellung der Qualität der extern erbrachten Dienstleistungen dienen zudem Performancemessung, interne Audits, die Governance-Struktur sowie jährliche Zielvereinbarungen und regelmäßige Einsicht in die Bücher des Leistungsanbieters.[16]

Business Process Outsourcing von Finanz- und Controlling-Prozessen ist auch in Hinblick auf Chancen und Risiken die umfassendste Reorganisationsform im CFO-Bereich. Die Neben- und Unterstützungsaktivitäten des Unternehmens bilden die Kernkompetenz des Drittanbieters, welcher die Tätigkeiten durch Spezialisierung und hohe Volumina zu geringeren Kosten und/oder höherer Qualität erbringen

---

13) Vgl. Michel/Kirchberg (2008), S. 450.
14) Vgl. Kagelmann (2001), S. 89.
15) Vgl. Scheffner (2008), S. 650.
16) Vgl. Duganier (2005), S. 41.

kann.[17] Zudem wird der Controller von transaktionalen Tätigkeiten entlastet und hat mehr Kapazitäten für Analysen, die zusätzlichen Mehrwert stiften, Beratungs- und Führungstätigkeiten. Finanzprozesse wie Debitoren- und Kreditorenprozesse, Entgelt- und Reisekostenabrechnung werden bereits vielfach erfolgreich auslagert. Doch auch im Controlling liegt der Anteil transaktionaler Tätigkeiten bei ca. 50 % und bietet entsprechendes Outsourcing-Potenzial.[18]

5.6 Umsetzung einer Transformation des Controllings

Der Entscheidungsprozess in Abb. 5-7 verdeutlicht, welche »Filter« eine Aufgabe durchlaufen muss, um als SSC- oder Outsourcing-geeignet eingestuft zu werden. Aus dem oberen Teil der Abb. 5-7 ist ersichtlich, dass grundsätzlich nur solche Cont-

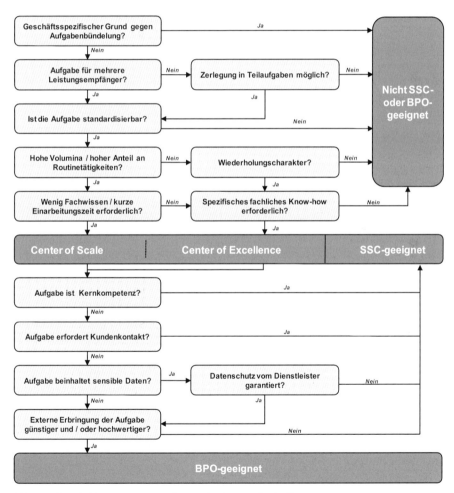

Abb. 5-7: Entscheidungsprozess zur Reorganisation von Controlling-Aufgaben

17) Vgl. Scheffner (2008), S. 651.   18) Vgl. Dressler (2007), S. 310.

rolling-Aufgaben auslagerbar sind, die auch in einem SSC – und somit implizit in einer Zentralabteilung – reorganisiert werden könnten. Darüber hinaus muss ein Controlling-Prozess noch spezielle Kriterien erfüllen, um erfolgreich ausgelagert werden zu können (siehe unteren Teil von Abb. 5-7). So sollte dieser keine Kernkompetenz sein und auch keinen direkten Kundenkontakt erfordern, da dies u.a. zu Reputationsschäden führen könnte. Der Datenschutz muss gewährleistet sein und die Erbringung der Leistung muss durch den externen Dienstleister zu niedrigeren Kosten bei mindestens gleicher Qualität bzw. zu maximal gleichen Kosten bei höherer Qualität durchgeführt werden. Unter Anwendung dieses Entscheidungsprozesses kann man auslagerbare von nicht auslagerbaren Prozessen trennen und dies als Ausgangspunkt für die Reorganisation des Controlling-Bereichs nutzen.

5.7 Fazit

Finance Transformation als Umbau des CFO-Bereichs fokussiert auf die aufbau- und ablauforganisatorische Rationalisierung. Die Reorganisation des CFO-Bereichs und die Entscheidung der Organisationsgestaltung auch für das Controlling sind vor dem Hintergrund des veränderten Rollenverständnisses des CFO und stärkerem Wettbewerbs- und Kostendruck in globalen Märkten unumgänglich. Wenn auch die meisten Unternehmen dem Business Process Outsourcing im Controlling-Bereich aus verschiedenen Gründen noch zurückhaltend gegenüberstehen, kann dies jedoch ein zukünftiger Weiterentwicklungsschritt nach der aktuell zunehmenden Etablierung von Shared Service Centern sein. Allerdings ist für die einzelnen Controlling-Prozesse individuell die Eignung zur Auslagerung zu prüfen und das Chance-Risiko-Profil mit der Risikoneigung des Unternehmens abzugleichen. Bei der Umsetzung sind die erläuterten spezifischen Erfolgsfaktoren zu beachten.

Es ist zu erwarten, dass mit zunehmenden Erfahrungen der Unternehmen mit den für das Controlling »neuen« Organisationsformen und einer steigenden Zahl qualitativ guter externer Anbieter, das Controlling zumindest in einem Teil seiner transaktionalen Aktivitäten dem Trend aus dem Accountingbereich folgt und zunehmend Funktionen auslagert. Allerdings ist eine vollständige Auslagerung des Controllings nicht zu erwarten (und auch nicht erstrebenswert), da strategische Controlling-Funktionen das Management des Unternehmens nachhaltig beeinflussen und somit nicht im Rahmen einer Auslagerung Externen angedient werden können. Eine Neudefinition des Controlling-Bereichs in Form eines beratungs- und steuerungsfokussierten Funktionsbereichs in der aufbauorganisatorischen und räumlichen Nähe zur Konzernleitung ist allerdings eine realistische Vision.

Handelsempfehlungen
1. Strategische Implikationen und Steuerungskonzept klären
   - Anforderungen aus der Unternehmensstrategie
   - Anforderungen des Managements
   - Geschäfts- und Steuerungsmodell

2. Heutiges Service- und Produktportfolio analysieren
   - Erbrachte Leistungen und Produkte des Controllings
   - Kosten, Kapazitäten, Kostentreiber
   - Bedarfe der (internen) Kunden
3. Leistungsbewertung, Benchmarking und Gap-Analyse durchführen
   - Benchmarking und qualitative Bewertung
   - Zufriedenheit der (internen) Kunden
   - Ableitung der Handlungsbedarfe
4. Maßnahmen definieren und konkretisieren
   - Fokussierung/Harmonisierung/Reduzierung von Leistungen
   - Automatisierung, Standardisierung und Integration von Prozessen
   - Ablauforganisatorische Anpassungen
5. Design der Ablauf- und Aufbauorganisation entwickeln
   - Zukünftige Controllingfunktionen und -aktivitäten
   - Kapazitätsdimensionierung
   - Rollen und Verantwortlichkeiten
6. Konzept zur Steuerung des Controllings entwickeln und Kostenmanagement verankern
   - Steuerungskonzept Finanzen und Controlling
   - Alignment der Maßnahmen
   - Integration in die Incentivierung
7. Implementierung initiieren und steuern
   - Top-Management Commitment
   - Umsetzungsfahrplan
   - Personalentwicklung und Training
   - Kommunikation & Change Management

Literatur

Bühner, R.: Betriebswirtschaftliche Organisationslehre, München, 9. Auflage 1999.

Chenhall, R.: Management Control Systems Design within its Organizational Context: Findings from Contingency-based Research and Directions for the Future, in Accounting, Organizations and Society, Vol. 28 2003, No. 2/3, S. 297–319.

Dent, J.: Global Competition: Challenges for Management Accounting and Control, in Management Accounting Research, Vol. 7 1996, No. 7, S. 247–269.

Dressler, S.: Die Controlling-Organisation in globalen Unternehmen vor dem Hintergrund von Offshoring-Möglichkeiten, in Gleich, B./Michel, U. (Hrsg.), Organisation des Controlling – Grundlagen, Praxisbeispiele und Perspektiven, Freiburg 2007, S. 295–319.

Dressler, S./Hensen, S.: Offshoring im Controlling – eine deutsche Lösung am Beispiel von SAP BW SEM, ZfCM 2005, S. 72–77.

Duganier: Finance and Accounting Outsourcing Can Improve Control, in Bank Accounting & Finance, June-July 2005, S. 39–42.

Gaiser, B./Michel, U.: Vom Wachhund zum Kreativen, Harvard Businessmanager 2/2006, S. 108–109.

Gleich, R.: Das System des Performance Measurement, München 2001.

Gleich, R./Temmel, P.: Organisation des Controlling – Impulse aus der Wissenschaft, in Gleich, R./Michel, U. (Hrsg.), Organisation des Controlling – Grundlagen, Praxisbeispiele und Perspektiven, Freiburg 2007, S. 13–32.

Horváth & Partners GmbH (Hrsg.): CFO-Studie 2007 – Reorganisation im Finanzbereich, Stuttgart 2008.

Kagelmann, U.: Shared Services als alternative Organisationsform – Am Beispiel der Finanzfunktion im multinationalen Konzern, Wiesbaden 2001.

Michel, U.: Der Finanzbereich im Umbruch, Controlling 2006, S. 439–445.

Michel, U.: Shared Services als Organisationsform für das Controlling, in Gleich, R./Michel, U. (Hrsg.), Organisation des Controlling – Grundlagen, Praxisbeispiele und Perspektiven, Freiburg 2007, S. 269–294.

Michel, U./Kirchberg, A.: Shared Service Center als Element des Dienstleistungscontrollings, Controlling 2008, S. 449–458.

Scheffner, J.: Industrialisierung des Controllings, Der Controlling-Berater 2008, S. 637–657.

Scheffner, J./Hofmann, N.: Die Controllingorganisation als Baustein zu Finance Excellence: Ansatzpunkte zur Steigerung von Effektivität und Effizienz, Controlling 2007, S. 21–29.

6. Beschaffungsoptimierung mithilfe transparenter Produktkostenstrukturen

von Christian Dechêne, Hugo Eckseler, Michael Nießen und Hartmut Reinhard

Übersicht

6.1   Einleitung   382
6.1.1 Anforderungen an den Einkauf in stürmischen Zeiten   382
6.1.2 Kostentransparenz als Erfolgsfaktor des Einkaufs   383
6.2   Analyse von Produktkostenstrukturen im Einkauf   384
6.2.1 Ziele einer Kostenstrukturanalyse   384
6.2.2 Methodik der Kostenstrukturanalyse   384
6.2.3 Ergebnisse der Kostenstrukturanalyse   388
6.3   Kostenstrukturanalysen im Einkauf von Deutsche Post DHL   389
6.3.1 Der Einkauf von Deutsche Post DHL   389
6.3.2 Fallbeispiele   390
6.3.3 Zukünftiger Einsatz der Kostenstrukturanalyse bei Deutsche Post DHL   393
6.4   Ausblick   394
6.4.1 Lessons learned   394
6.4.2 Handlungsempfehlungen   395
6.4.3 Fazit   396
Literatur   397

6.1 Einleitung

6.1.1 Anforderungen an den Einkauf in stürmischen Zeiten

Der Einkauf sieht sich gegenwärtig mit einer Reihe von Entwicklungen konfrontiert, welche seine traditionellen Einkaufstechniken an den Rand ihrer Möglichkeiten führen. So führen der Preisvergleich oder die Ausschreibung als klassische Einkaufstechniken aus nachfolgenden Gründen nicht immer zum Ziel des kostenminimalen Einstandspreises:

- Das im Zuge der Konzentration auf Kernkompetenzen von vielen Unternehmen praktizierte Modular-Sourcing, bei dem Systeme und Baugruppen von hoher Komplexität zugekauft werden, erfolgt oftmals im Rahmen einer sehr limitierten Lieferantenbasis.[1]
- Versorgungskonzepte wie Just-in-Time oder Lean Management erfordern aufgrund des hohen Koordinationsaufwandes eine Konzentration auf einen oder wenige Anbieter. Mit dieser prinzipiell freiwilligen, jedoch oft langfristigen Bindung an den Lieferanten ist eine erhöhte Machtposition und die Gefahr opportunistischen Verhaltens durch den Anbieter verbunden.[2]
- Auch das Abschöpfen von Bündelungs- oder Erfahrungseffekten oder die frühzeitige Integration von Lieferanten in den Entwicklungsprozess machen ein Single Sourcing oftmals unverzichtbar.
- Gleiches gilt für den Fall der unfreiwilligen Lieferantenbindung: Hier mag der Einkauf zwar bereit sein, zu einem kostengünstigeren Lieferanten zu wechseln, ist aber aufgrund lieferantenspezifischer Investitionen, fehlendem Werkzeugeigentum oder speziellem Know-how auf den bestehenden Lieferanten angewiesen.

Alle genannten Entwicklungen führen zu einem erhöhten Preissetzungsspielraum des Anbieters und beinhalten die Gefahr überhöhter Beschaffungspreise. Zusätzlich verstärkt wird der ohnehin schon hohe Kostendruck im Einkauf gegenwärtig noch durch die massiven Absatzschwierigkeiten vieler Anbieter im Zuge der Wirtschaftskrise. Als Ergebnis dieser Entwicklungen steht der Einkauf mehr denn je in der Pflicht, bestehende Möglichkeiten zur Kostenreduzierung zu antizipieren und umzusetzen. Dies wird noch durch den Umstand erschwert, dass krisenbedingt viele Zulieferer mit dem Rücken zur Wand stehen. Der Einkauf muss daher situativ und selektiv beurteilen können, bei welchen Zulieferern und Produkten überhaupt Kostensenkungen erreichbar sind. Im Folgenden wird dargestellt, warum hierfür Transparenz über die Produktkostenstrukturen unverzichtbar ist.

---

1) Vgl. Andreßen (2006). 2) Vgl. Wannenwetsch (2010), S. 165.

6.1.2 Kostentransparenz als Erfolgsfaktor des Einkaufs

Die genannten Entwicklungen führen dazu, dass der Einkauf in vielen Beschaffungssituationen nicht auf die Vorteile einer wettbewerbsorientierten Kostenkontrolle zählen kann. Steht der Einkauf einem Quasi-Monopolisten gegenüber, kann er ohne Transparenz über die Kosten seiner Beschaffungsobjekte eine Reihe wichtiger Fragen nicht präzise oder gar nicht beantworten:

- Zahle ich meinem Lieferanten einen übermäßig hohen Gewinn?
- Existieren bislang ungenutzte Kostenreduzierungspotenziale? Falls ja, liegen diese eher im Materialbereich, in den Prozessen oder im Overhead des Lieferanten?
- Kann bei gegebenem Einkaufspreis die Funktionalität noch verbessert werden?
- Gibt es Quick-Wins, die einen sofortigen Renditehebel auslösen würden?
- Welche Maßnahmen sind geeignet, um Kostenreduzierungspotenziale (kurzfristig und trotzdem nachhaltig) umzusetzen?

Um derartige Fragen beantworten zu können, benötigt der Einkauf zwei Kernfähigkeiten:

- *Analysefähigkeit*: Der Einkauf muss in der Lage sein, den tatsächlichen Aufwand seines Lieferanten zur Entwicklung, Produktion und Vermarktung des Beschaffungsobjektes unter den aktuellen Wertschöpfungsbedingungen verlässlich, eigenständig und schnell zu bewerten. Nur wenn er den Aufwand seines Zulieferers realistisch beurteilen kann ist er in der Lage, seine eigene Verhandlungsposition richtig einzuschätzen und berechtigte Einsparungen zu finden und einzufordern.
- *Simulationsfähigkeit*: Darüber hinaus muss der Einkauf in der Lage sein, die Auswirkung veränderter Rahmenbedingungen der Wertschöpfung auf die Produktkosten zu bewerten und zu antizipieren. Nur wenn er im Sinne von »Was-wäre-wenn-Analysen« prüfen kann, wie sich z.B. eine wertanalytische Produktoptimierung, eine Veränderung der Abnahmemenge oder eine Produktverlagerung auf die Produktkosten auswirkt, kann er die entscheidenden Hebel zur Kostensenkung finden und nutzen. Eine besondere Herausforderung liegt hierbei nicht zuletzt darin, dass dies auch Kostenreduzierungspotenziale einschließt, die dem Lieferanten des Beschaffungsobjektes selbst oftmals nicht bekannt sind.

Mit der Kostenstrukturanalyse wird im Folgenden eine Methodik vorgestellt, auf deren Grundlage der Einkauf die erforderliche Analyse- und Simulationsfähigkeit erreichen kann.

6.2 Analyse von Produktkostenstrukturen im Einkauf

6.2.1 Ziele einer Kostenstrukturanalyse

Ein wesentliches Ziel von Kostenstrukturanalysen im Einkauf liegt in der Offenlegung der Kosten- und Gewinnbestandteile des Beschaffungspreises. Diese Erkenntnis liefert dem Einkäufer zwar noch keine detaillierten Hinweise auf Kostensenkungspotenziale, offenbart ihm jedoch zwei fundamentale Einsichten für die Preisverhandlung: Erstens kann er beurteilen, ob der Lieferant überhaupt an dem Produkt verdient und damit ein dauerhaftes Geschäftsinteresse hat. Zweitens kann er einschätzen, ob die vom Lieferanten erzielte Gewinnmarge angemessen ist oder ob der Lieferant seine Angebotsmacht ausnutzt, um einen überhöhten Gewinn zu erzielen. Wenngleich die Frage nach einem angemessenen Gewinn keineswegs trivial ist und viele Faktoren widerspiegelt – u.a. die Machtverteilung beider Parteien –[3], lässt sich der Verhandlungsspielraum des Einkaufs hierdurch bereits ausloten.

In Geschäftsbeziehungen, in denen der Austausch detaillierter Kostendaten inzwischen zum Alltag gehört, wie dies insbesondere für die Automobilindustrie der Fall ist, liegt ein weiteres Ziel der Kostenstrukturanalyse in der Überprüfung der Plausibilität der Lieferantenkalkulation. Unter den Schlagworten *Open Book Accounting* bzw. *gläserner Lieferant* wird oftmals die völlige Offenlegung der Kostenkalkulation des Zulieferers gefordert, um angegebene Kostensätze wie beispielsweise Maschinenstundensätze oder Prozesszeiten nachzuvollziehen und deren korrekte Verrechnung zu prüfen.[4]

Ein zentrales Erkenntnisziel von Kostenstrukturanalysen liegt darüber hinaus im Aufdecken von Ansatzpunkten und Maßnahmen zur Kostensenkung. Hierfür ist zunächst Transparenz darüber erforderlich, wie sich die Kosten des Beschaffungsobjektes aus Kostenarten wie Material-, Fertigungs- oder Verwaltungskosten zusammensetzen. Weitergehende Maßnahmen zur Kostenreduzierung können sich dann am Anteil einzelner Kostenarten orientieren. Ein Erkenntnisziel von Kostenstrukturanalysen liegt daher in der Analyse der Kostentreiber im Produkt, um auf dieser Grundlage nach den wirksamsten Maßnahmen zur Kostenreduzierung zu suchen.

6.2.2 Methodik der Kostenstrukturanalyse

Der Ablauf einer Kostenstrukturanalyse sowie einer hierauf basierenden Analyse von Kostenreduzierungspotenzialen lässt sich in folgende Schritte gliedern:

1. Erstellung einer Stückliste und Festlegung des Kalkulationsumfangs
2. Kostenanalyse für alle Einzelteile
3. Ermittlung der Gesamtkosten des Beschaffungsobjektes
4. Simulation von Kostenreduzierungspotenzialen

---

3) Vgl. Janker (2008), S. 106.

4) Vgl. zum Open Book Accounting Hoffjahn/Kruse (2006).

Besteht das zugekaufte Produkt aus mehreren Einzelteilen, so ist dieses je nach Komplexität zunächst in Baugruppen, Komponenten und Einzelteile aufzuschlüsseln. Ziel dieses Schrittes ist es, eine möglichst detaillierte Stückliste des Produktes zu gewinnen. In diesem Zusammenhang ist zu entscheiden, welche Einzelteile detailliert kalkuliert und welche über eine Preisrecherche als Zukaufteil in die Gesamtkalkulation einfließen sollten. Hierbei spielen Wirtschaftlichkeitsüberlegungen, vor allem aber auch der Leistungsumfang des Anbieters eine entscheidende Rolle: Bei Teilen, die nur sehr geringwertig sind bzw. Teilen, auf deren Einkaufspreis der Zulieferer nur wenig Einfluss besitzt, bietet es sich an, hierfür entsprechende Marktpreise anzusetzen.

Im zweiten Schritt sind die Kosten der Einzelteile unter den aktuellen Wertschöpfungsbedingungen (bestehende Spezifikation, aktueller Lieferant, aktuelle Abnahmemenge etc.) zu kalkulieren. Als Kalkulationssystematik hat sich in der Praxis die differenzierte Zuschlagskalkulation bewährt, bei der jedem Kalkulationsobjekt Einzelkosten direkt und Gemeinkosten indirekt über Zuschlagssätze zugeordnet werden.[5] Für den Einsatz einer differenzierten Zuschlagskalkulation spricht nicht nur die Tatsache, dass die Gemeinkosten des Lieferanten verursachungsgerecht auf das Beschaffungsobjekt verteilt werden können, sondern auch, dass die Zuschlagssätze auf der Grundlage vergleichsweise einfach zugänglicher Informationen über den Lieferanten ermittelbar sind. Hierzu ist anzumerken, dass die Durchführung einer Kostenstrukturanalyse im Einkauf keineswegs auf die Zustimmung oder Mitarbeit des Lieferanten angewiesen ist, sondern auch als »Schattenkalkulation« ohne dessen Mitwissen bzw. Kooperation durchgeführt werden kann.

Die Analyse der Ist-Kosten der Einzelteile beginnt mit einer Kalkulation der Einzelkosten, auf die im nächsten Schritt Gemeinkosten anteilig zugeschlagen werden. Im Bereich der Einzelkosten stellen Material und Fertigung die wesentlichen Kostenblöcke dar. Die Materialeinzelkosten können berechnet werden, indem die je Teil verwendeten Materialien mit Materialpreis und Einsatzmenge in die Kalkulation einfließen. Zur Berechnung der Fertigungseinzelkosten ist es zunächst notwendig, die zur Herstellung des Teils notwendigen Fertigungsprozesse zu bestimmen. Diese sind anschließend kostenrechnerisch zu bewerten, wobei u.a. Angaben zu den benötigten Produktionsanlagen, Prozesszeiten und Werkzeugkosten je Prozess zu machen sind.

Zur Berechnung der Gemeinkosten hat es sich in Einkaufsprojekten bewährt, objektive Daten über den Zulieferer zu verwenden, um den Anteil subjektiver Diskussionsspielräume weitestgehend auszuschalten. Beispielsweise lassen sich die Zuschlagssätze auf der Basis von Mitarbeiterzahlen bestimmen, die auf die für die Gemeinkostenermittlung relevanten Kostenstellen wie Verwaltung, Vertrieb, Fertigung und Material verteilt werden. Diese sind dem Einkauf etwa über ein Organigramm des Zulieferers zugänglich. Die für die Kalkulation benötigten Zuschlagssätze (z.B. Materialgemeinkostenfaktor) lassen sich berechnen, indem die Gemeinkosten des Zulieferers (z.B. Materialgemeinkosten) durch geeignete Bezugsgrößen

---

5) Vgl. Steger (2006), S. 301ff.

(z.B. Materialeinzelkosten) dividiert werden.[6] Mithilfe der so ermittelten Zuschlagsätze können die Gemeinkosten jedem Kalkulationsobjekt durch prozentualen Zuschlag auf die Einzelkosten angelastet werden.

Sind einem Einzelteil Einzel- und Gemeinkosten vollständig zugeordnet, ergibt sich ein detaillierter Kostensplit wie in Abb. 6-1 dargestellt.[7] Dieser Kostensplit gibt einerseits Aufschluss über die Höhe der Kosten, andererseits über die Aufteilung der Kosten auf einzelne Kostenarten wie Material, Fertigung, Verwaltung, Logistik etc. Insofern lassen sich hieraus die Kostentreiber des Teils ableiten. In Abb. 6-1 werden Selbstkosten des Lieferanten zudem mit marktüblichen Gewinnaufschlägen beaufschlagt, um einen Hinweis auf einen angemessenen Zielpreis dieses Teils zu erhalten bzw. diesen mit dem Preis des Lieferanten (sofern bekannt) abzugleichen.

Kostengruppe	Position	Betrag
Materialkosten	Material:	85.1 €
	Zukaufteile:	95.7 €
	Material GK:	5.9 €
Fertigungskosten	Anlagensatz:	51.5 €
	Direkter Lohn:	20.5 €
	Sozial GK:	12.5 €
	Fertigung GK:	15.9 €
	Rüstkosten:	5 €
	Schrottkosten:	6.1 €
Gemeinkosten	Verwaltungs-GK:	3.4 €
	Vertriebs-GK:	5.5 €
	Logistik-GK:	3.9 €
	Entwicklungs-GK:	3.9 €
Sondereinzelkosten	Fracht, Verp., Zoll:	14.6 €
	Sondereinzelkosten:	0 €
	Werkzeugkosten:	26.7 €
Gewinne	...auf Material:	6.1 €
	...auf Zukaufteile:	2.5 €
	...auf Fertigung:	7.7 €
		369.0 €

Legende Tortendiagramm: Fertigung, Material GK, Werkzeugkosten, Gewinn-Summe, Schrottkosten, Zukaufteile, Material, Verw., Vertr., Log., Entw., Fracht, Verp., Zoll, Rüstkosten

Anteile: 23,09% | 7,24% | 4,61% | 4,46% | 3,97% | 1,64% | 0,15% | 27,28% | 25,94% | 1,62%

Abb. 6-1: Ergebnis der Kostenkalkulation

Nachdem die Kosten der Einzelteile ermittelt wurden, können im dritten Schritt die Ist-Kosten des (komplexen) Beschaffungsobjektes kalkuliert werden. Dies umfasst einerseits die Aggregation aller Einzelteile zu Komponenten, Baugruppen und schließlich zum Beschaffungsobjekt. Andererseits sind hier Montagevorgänge und Kontrolltätigkeiten wie etwa zur Qualitätssicherung kalkulatorisch zu bewerten. Im Ergebnis wird ein Kostensplit vergleichbar zu Abb. 6-1 ermittelt, der die Gesamtkosten des Beschaffungsobjektes nach Kostenarten differenziert ausweist. Hieraus wird deutlich, welchen Anteil einzelne Kostenarten wie Material, Fertigung oder Verwaltung an den Produktkosten ausmachen, sodass die Kostentreiber des Beschaffungs-

---

6) Vgl. Steger (2006), S. 301.   7) Vgl. Dietrich (2005).

objektes detailliert erkennbar werden. Zudem wird deutlich, welcher Zielpreis sich für den Einkauf ergibt, wenn auf die so ermittelten Selbstkosten des Lieferanten marktübliche Gewinnzuschläge versehen werden.

An die Analyse der Ist-Kosten des Beschaffungsobjektes können sich im vierten Schritt Simulationsrechnungen anschließen, um Hinweise darauf zu gewinnen, ob durch Veränderungen der Wertschöpfungsbedingungen Kostensenkungen erzielt werden könnten. Ferner kann das Ausmaß realisierbarer Kostensenkungen so quantifiziert bzw. die effektivsten Maßnahmen zur Kostensenkung abgeleitet werden. Gegenstand derartiger Simulationsanalysen kann beispielsweise eine Vereinfachung der Produktspezifikation, eine Veränderung der Abnahmemenge oder eine Veränderung in der Gemeinkostenstruktur des Zulieferers bis hin zu einer Verlagerung des Produktes an einen alternativen Produktionsstandort sein. Die betriebliche Praxis hat gezeigt, dass derartige Simulationsanalysen insbesondere in frühen Phasen des Produktlebenszyklus sinnvoll sind, da hier über die Ausprägung der obigen Parameter entschieden wird. Nicht selten werden in diesen frühen Phasen bis zu 80 % der späteren Produktkosten unabänderlich festgelegt.[8]

Welche Maßnahmen sich konkret zur Optimierung der Produktkosten eignen, hängt maßgeblich von den Kostentreibern des Beschaffungsobjektes ab:

- Stellen etwa die *Materialkosten* den Großteil der Produktkosten sollte z.B. simuliert werden, inwieweit durch Materialreduzierungen am Produkt oder durch den Einsatz wirtschaftlicherer Materialien Kostenreduzierungen erreicht werden könnten.
- Stellen die *Fertigungskosten* den Kostentreiber dar, könnten Einsparungen durch Optimierung der kostentreibenden Herstellprozesse simuliert werden. Gleichzeitig könnte die Simulation einer Produktverlagerung Aufschluss darüber liefern, ob das Produkt auf einem Beschaffungsmarkt mit niedrigeren Faktorkosten wesentlich günstiger eingekauft werden könnte.
- Stellen schließlich die *Gemeinkosten* einen zentralen Kostenblock dar, kann im Bereich der Auslastung des Lieferanten durch eine Erhöhung der Abnahmemenge nach Kostensenkungspotenzialen gesucht werden. Hierbei ist insbesondere an mittelständische Lieferanten zu denken, bei denen der Abnehmer einen wesentlichen Abnahmeanteil ausmacht.

Kernproblem einer Kostenstrukturanalyse im Einkauf ist grundsätzlich die Verfügbarkeit belastbarer Daten. Neben Daten zum Beschaffungsobjekt sind lieferantenspezifische Daten wie etwa die Gemeinkostenstruktur des Zulieferers sowie bedarfsspezifische Daten wie Abnahmemenge und -häufigkeiten erforderlich. Besteht ein gemeinsames Interesse an der Analyse, z.B. zu Beginn einer kooperativen Produktentwicklung, können die erforderlichen Daten grundsätzlich im Rahmen einer Lieferantenbefragung oder einer Beobachtung des Herstellprozesses gewonnen werden. Erfolgt die Analyse hingegen ohne Kenntnis des Zulieferers ist hier auf Branchendurchschnitte auszuweichen, die etwa im Rahmen statistischer Erhebungen, Branchenanalysen oder von Verbänden erhoben und publiziert werden. Alter-

---

[8] Vgl. Ehrlenspiel et al. 2007.

nativ dazu bieten spezialisierte Anbieter einschlägige Daten an, die in einschlägigen Kostenanalyseprojekten gewonnen wurden und z.B. als branchenspezifische Best-Practice-Werte angeboten werden.

6.2.3 Ergebnisse der Kostenstrukturanalyse

Als Ergebnis von Kostenstrukturanalysen werden zwei Quellbereiche von Einsparungen deutlich: Einerseits kann der Einkauf durch die Aufschlüsselung des Beschaffungspreises in Kosten und Gewinn des Zulieferers erkennen, wie hoch dessen Gewinnanteil ausfällt. Hier wird erkennbar, ob der Lieferant seine erhöhte Angebotsmacht ausnutzt, um einen im Vergleich zu Marktstandards überhöhten Gewinn zu erwirtschaften. Liegt ein überhöhter Gewinn vor, so kann der Einkauf diesen im Verhandlungsgespräch zu seinen Gunsten zu reduzieren versuchen.

Zum anderen wird deutlich, welche Kostenreduzierungspotenziale existieren und durch welche Maßnahmen diese Kostensenkungen realisiert werden können. Das mithilfe von Simulationsanalysen aufgedeckte Kostenreduzierungspotenzial stellt dabei den Rahmen dar, innerhalb dessen Einkauf und Lieferant gemeinsame Kostensenkungen realisieren können. Trägt der Einkauf etwa durch eine erhöhte Mengenzusage oder ein vereinfachtes Produktdesign zu Kostensenkungen beim Lieferanten bei, so kann er diese Kostensenkung zumindest partiell in Form von Preissenkungen für sich beanspruchen. Dass der Einkauf in der Lage ist, die veränderten Kosten des Zulieferers präzise quantifizieren zu können, stellt dabei eine notwendige Voraussetzung dar, um den eigenen Beitrag zur Kostensenkung nicht unter Wert zu verkaufen.

Beide Quellbereiche von Einsparungen zusammen spiegeln das Verhandlungspotenzial des Einkaufs wider (vgl. Abb. 6-2).

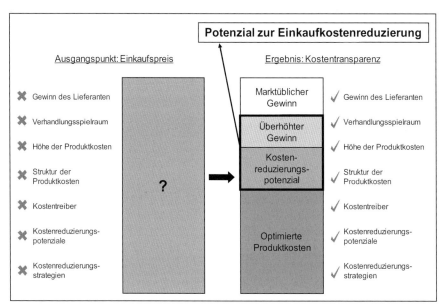

Abb. 6-2: Erkenntniswert einer Kostenstrukturanalyse

Mittels einer Kostenstrukturanalyse kann sich der Einkauf daher von einer reinen Preisdebatte lösen und mit dem Zulieferer konkrete Ansatzpunkte zur Kostensenkung diskutieren. Ihren bei Lieferanten mitunter schlechten Ruf verdankt die Kostenstrukturanalyse nicht zuletzt der Tatsache, dass diese oftmals erst dann zum Einsatz kommt, wenn die entscheidenden Parameter »Spezifikation«, »Lieferant«, »Produktionsstandort« und »Abnahmemenge« bereits festgelegt sind. In einem solchen Fall ist das realisierbare Kostenreduzierungspotenzial meist so gering, dass in der Verhandlung nur noch über die Verteilung des Lieferantenprofits gestritten werden kann. Nicht selten wird die Kostenstrukturanalyse hier als Vorwand genutzt, ein übermäßiges Preisdrücken unter dem Deckmantel der Objektivität zu rechtfertigen.

6.3 Kostenstrukturanalysen im Einkauf von Deutsche Post DHL

6.3.1 Der Einkauf von Deutsche Post DHL

Als Global Player ist Deutsche Post DHL mit etwa 500 000 Mitarbeitern in über 220 Ländern aktiv. Bei einem Einkaufsvolumen von jährlich knapp 9 Milliarden Euro (2008) werden u.a. Flugzeuge, Fuhrpark, Immobilien, IT und Kommunikation, Produktionssysteme, Druckerzeugnisse und Geschäftsbedarf aller Art sowie ein breites Spektrum an Dienstleistungen beschafft und auf der ganzen Welt verfügbar gemacht. Um eine effiziente Beschaffung gewährleisten zu können, baut der Konzern auf ein modernes Global Procurement Network, das auf die regionalen Besonderheiten bei Bedarf und Angebot reagieren kann. Der Einkauf von Deutsche Post DHL wird zentral gesteuert und weist eine Matrix-Struktur auf. Die Leiter des Global Sourcings und ihre 16 Materialgruppenmanager arbeiten eng mit den Einkaufsleitern der Regionen zusammen und berichten an den Chief Procurement Officer. Etwa 600 Einkaufsmitarbeiter sind weltweit in 45 Ländern präsent. Die Materialgruppenmanager entwickeln nicht nur Sourcing-Strategien, sondern sorgen auch für deren Umsetzung auf globaler wie regionaler Ebene. State-of-the-art-IT-Anwendungen und Methoden unterstützen die Mitarbeiter bei ihrer Arbeit in einem weltweiten, komplexen Procurement-Netzwerk.

Einen Kernpfeiler der Einkaufsarbeit von Deutsche Post DHL stellt das Streben nach nachhaltigem und verantwortungsvollem Handeln dar. Dieses Streben drückt sich zunächst im Verfolgen einer konsequenten Total-Cost-of-Ownership-Strategie aus, in deren Fokus nicht ein kurzfristig optimaler Einkaufspreis steht, sondern die Minimierung der durch die Akquisition, Nutzung und Entsorgung eines Beschaffungsobjektes verursachten Kosten im gesamten Lebenszyklus.[9] Darüber hinaus leistet der Einkauf von Deutsche Post DHL einen wichtigen Beitrag zur Erreichung der ambitionierten Umweltschutzziele des Konzerns.

Im Jahr 2008 hat Deutsche Post DHL das Klimaschutzprogramm GoGreen aufgelegt, das in der Umweltstrategie des Konzerns eine zentrale Rolle spielt. Ziel ist es,

---

[9] Vgl. Geißdörfer (2009), S. 14.

die CO_2-Effizienz im gesamten Konzern, einschließlich der von Subunternehmern erbrachten Transportleistungen, bis zum Jahr 2020 im Vergleich zu 2007 um 30 % zu steigern. Zwischenziel für 2012 ist die Steigerung der CO_2-Effizienz um 10 %. Zur Unterstützung dieser Ziele hat der Konzerneinkauf ein »Grünes Team« gegründet, das aus Einkäufern verschiedener Regionen und Materialgruppen besteht und sich um die ökologischen Aspekte des Einkaufs kümmert. U.a. hat das »Grüne Team« ein weltweit standardisiertes Informationsformular für Lieferanten eingeführt, die zu Umweltaspekten Auskunft geben sollen. Es hat ferner grüne Kennzahlen im üblichen strategischen Beschaffungsprozess verankert und die Berücksichtigung der Energie- und CO_2-Effizienz bei Total-Cost-of-Ownership-Berechnungen in Einkaufsprojekten eingeführt. Dies soll helfen, die Reife der Beschaffungsmärkte im Hinblick auf ihre Umweltfreundlichkeit zu verstehen und nachhaltige Alternativen zu identifizieren.

Der Einkauf bei Deutsche Post DHL versteht sich als Berater des internen Business Partners, der zwischen diesen internen Kunden und dem Lieferanten vermittelt. (siehe Abb. 6-3). Zur Senkung von Kosten für eingekaufte Produkte und Services betreibt der Konzerneinkauf bei Deutsche Post DHL u.a. ein verstärktes Management der Bedarfe im Konzern. Außerdem treibt er die Strategie weiter voran, Produkte und Dienstleistungen zu bündeln und sie als »Gesamtpaket« bei leistungsstarken und internationalen Partnern einzukaufen. Nachfolgende Abb. 6-3 verdeutlicht die Rolle und das Selbstverständnis des Einkaufs bei Deutsche Post DHL.

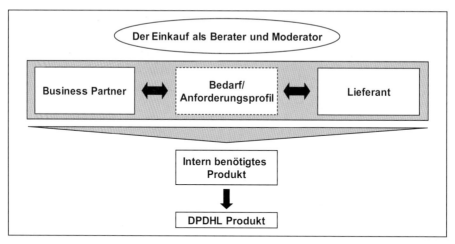

Abb. 6-3: Der Einkauf als Berater und Moderator

6.3.2 Fallbeispiele

Service Box: Kostenoptimierung am Beginn des Produktlebenszyklus

Zur Optimierung interner Waren- und Informationsströme wurde 2008 die Einführung der sog. Service Box erprobt. Ziel war eine optimierte Zustellung und Abholung von großformatigen Sendungen auch bei Abwesenheit des Kunden.

Zu Beginn der Testphase war zum einen nicht klar, ob die Service Box überhaupt flächendeckend zum Einsatz kommen würde. Zum anderen war noch nicht festgelegt, in welcher Gestaltungsvariante, in welcher Anzahl und von welchem Hersteller bzw. von welchem konkreten Produktionsstandort geliefert werden würde.

Mithilfe von Kostenstrukturanalysen hat der Einkauf der Deutschen Post systematisch nach Hebeln gesucht, das innovative Beschaffungsobjekt zu optimieren. Primäres Ziel der Analyse war die Optimierung des Produktdesigns hinsichtlich der Herstellkosten, der Qualität und der Funktionalität. Gleichzeitig sollten die Angebote verschiedener Hersteller vergleichbar gemacht sowie Skaleneffekte bei unterschiedlichen Abnahmemengen quantifiziert werden. Diese Erkenntnisse sollten schließlich in Zielpreise überführt werden.

Zunächst wurden die Ist-Kosten der angebotenen Produktvarianten ermittelt. Hierfür wurden die Varianten verschiedener Anbieter der Service Box in ihre Komponenten wie Rahmen, Boden, Dach und Türen zerlegt. Die Ist-Kosten aller Komponenten wurden mittels differenzierter Zuschlagskalkulation berechnet, während einzelne Teile wie z.B. die Türscharniere als Zukaufteile berücksichtigt wurden. Im Rahmen dieser Kalkulation wurde bereits deutlich, dass die Fertigung der Service Box mit erheblichen Werkzeugkosten verbunden ist, die erst bei Überschreiten einer kritischen Abnahmemenge nicht mehr als dominanter Kostentreiber anzusehen waren. Diese kritische Abnahmemenge war auch notwendig, um mögliche Erfahrungseffekte in anderen Bereichen wie z.B. der Montage und der Qualitätssicherung zu aktivieren.

Im Anschluss an die Ermittlung der Ist-Kosten wurden Simulationsrechnungen durchgeführt, um Hinweise auf die kostenminimale Gestaltungsvariante der Service Box zu gewinnen. Zudem wurden die Zusatzkosten für unterschiedliche vom internen Kunden gewünschte Produktmerkmale simuliert. Beispielsweise wurde ermittelt, welche zusätzlichen Kosten durch ein Schrägdach bzw. zwei Fenster statt einem verursacht werden. Mittels wertanalytischer Optimierung der Spezifikation konnte ermittelt werden, dass die gewünschte Funktionalität des Produktes auch durch ein vereinfachtes Produktdesign und den Einsatz wirtschaftlicherer Materialien und Herstellprozesse realisiert werden kann.[10]

Durch eine Simulation alternativer Abnahmemengen konnten Skaleneffekte quantifiziert werden, die beispielsweise durch erzielbare Mengenrabatte des Zulieferers oder Erfahrungseffekte in der Produktion zu erklären waren. Hierbei wurde deutlich, dass die Zuschlagssätze für die Gemeinkostenverteilung erheblich durch eine Mehr- oder Minderauslastung der durchweg mittelständischen Anbieter beeinflusst wurden. Schließlich konnte durch eine Simulation verschiedener Hersteller bzw. Produktionsstandorte geprüft werden, inwiefern Faktorpreisunterschiede auf alternativen Beschaffungsmärkten zu einer Kostenoptimierung führen.

Zentrale Erkenntnis der Kostenstrukturanalyse war zunächst die Tatsache, dass der ursprüngliche Angebotspreis und das erreichbare Kostenniveau in völligem Missverhältnis standen. Der Schlüssel zur realisierbaren Kostensenkung lag einerseits in der Vereinbarung einer Abnahmemenge, die dem Lieferanten eine hohe

---

10) Vgl. zur Wertanalyse Gabath (2008), S. 30ff.

Auslastung und hohe Skaleneffekte ermöglichte, die dieser wiederum in Form massiver Preissenkungen an die Deutsche Post weitergeben konnte. In enger Abstimmung mit dem gewählten Lieferanten konnte im Anschluss an die wertanalytische Optimierung der Funktionalität eine Kostenreduzierung von etwa 85 % erzielt werden. Dieses Ergebnis belegt das enorme Kostenreduzierungspotenzial, das bei einer frühzeitig im Produktlebenszyklus eingesetzten Kostenstrukturanalyse realisierbar ist. Neben diesem Einspareffekt konnte eine deutlich verbesserte Planungsgrundlage mit dem Lieferanten geschaffen werden, die sich für beide Seiten in einem stark verringerten Versorgungs- und Qualitätsrisiko niederschlägt.

Packstation: Bundesweiter Roll-out

Mit der Packstation hat Deutsche Post DHL 2002 ein innovatives Paketzustell- und -abholsystem eingeführt, das es Kunden ermöglicht, Pakete unabhängig von Öffnungszeiten rund um die Uhr aufzugeben und zu empfangen. Gleichzeitig bietet das System der Post die Möglichkeit, die Zustellkosten der letzten Meile, welche grundsätzlich einen zentralen Kostentreiber der Zustellung darstellen, erheblich zu reduzieren. Nicht zuletzt unterstreicht die Packstation das Bestreben der Post, ihren Kunden auch in klassischen Produktbereichen innovative Lösungen anzubieten.

Im Anschluss an eine Pilotierungsphase, in der ca. 800 Systeme in drei unterschiedlichen Varianten installiert und auf Akzeptanz durch die Kunden getestet wurden, trat einer der beiden Lieferanten von einem erneuten Ausschreibungsprozess zurück, sodass der verbliebene Anbieter die aus einem Angebotsmonopol resultierenden erhöhten Preissetzungsspielräume besaß. Dieser Zulieferer erklärte sich zwar grundsätzlich bereit, die Packstation weiterhin zu liefern – allerdings bei einem im Vergleich zur Pilotierungsphase nahezu verdoppelten Preis.

Das primäre Ziel der Kostenstrukturanalysen, die für alle drei Systemvarianten durchgeführt wurden, lag daher zunächst in der Bestimmung der tatsächlichen Selbstkosten des noch im Ausschreibungsprozess verbliebenen Anbieters. Es sollte eine Diskussionsbasis auf der Grundlage von Zahlen, Daten und Fakten geschaffen werden, um die scheinbar unvereinbaren Preisvorstellungen beider Parteien sachlich diskutieren und annähern zu können. Ein weiteres Analyseziel bestand darin, aus zwei sehr unterschiedlichen technischen Lösungskonzepten die Variante der Packstation mit dem besten Preis-Leistungs-Verhältnis zu ermitteln. Schließlich sollten über eine reine Kostentransparenz hinausgehend Ansatzpunkte gefunden werden, um die (Einkaufs)Kosten der Packstation zukünftig reduzieren zu können. Hierfür sollten die Kostentreiber der Systeme ermittelt werden, um auf dieser Basis Kostenreduzierungsmaßnahmen zu identifizieren und zu bewerten.

Die Analyse erfolgte auf der Grundlage technischer Dokumente über die Packstation wie Installations- und Wartungshandbücher sowie durch eine Zerlegung einzelner Komponenten der drei Systemvarianten. Auf eine Datenerfassung vor Ort beim Lieferanten wurde hingegen verzichtet. Wie bei der Service Box wurden zunächst die Ist-Kosten der Systeme ermittelt. Diese Ist-Kosten wurden in Zielpreise überführt, auf deren Grundlage ein sachlicher Preisdialog mit dem Anbieter möglich erschien. Abschließend wurden die Kostentreiber mit Blick auf vorhandene Kostensenkungshebel und -maßnahmen ermittelt und diskutiert.

Im Verhandlungsgespräch stellte sich heraus, dass der Zulieferer selbst einen nicht unerheblichen Umfang an Drittlieferanten vergeben hatte und selbst keine völlige Transparenz über die Einkaufskosten dieser Module bzw. die Kosten der eigenen Wertschöpfung besaß. Der aus Sicht der Deutschen Post überzogene Angebotspreis konnte u.a. durch erhebliche Risikozuschläge erklärt werden, die auf Grundlage eines gemeinsamen Planungshorizontes reduziert werden konnten. Im Ergebnis konnten sich beide Parteien darauf verständigen, dass ein angemessener Einkaufspreis deutlich näher am alten Preis, anstatt an der etwa doppelt so hohen aktuellen Preisvorstellung des Lieferanten lag. Zusätzlich wurde vereinbart, dass zukünftig nur noch die Variante der Packstation geliefert wird, für die im Rahmen der Kostenstrukturanalyse das vorteilhafteste Kosten-Nutzen-Verhältnis ermittelt wurde.

Als Folge des konstruktiven Dialogs konnte für alle Beteiligten eine Win-win-Situation erzielt werden. Der mittelständische Hersteller der Packstation kann seine Kapazität langfristig und profitabel auslasten. Die Deutsche Post kann ein innovatives und erfolgreiches Konzept weiter betreiben und sich damit optimal im Wettbewerb aufzustellen. Und die zahlreichen Anhänger der Packstation müssen auch in Zukunft nicht auf diese bequeme Form der Paketversendung- und -zustellung verzichten – ganz im Gegenteil: Wenige Tage nach dem Verhandlungsgespräch konnte die Post ihren Kunden mitteilen, dass die Zahl der Packstationen zukünftig erheblich und flächendeckend ausgeweitet wird. Nach 800 Systemen in der Pilotierungsphase liegt die Anzahl der betriebenen Systeme inzwischen bei ca. 2 500 – Tendenz weiter steigend.

6.3.3 Zukünftiger Einsatz der Kostenstrukturanalyse bei Deutsche Post DHL

Das umfangreiche Beschaffungsportfolio von Deutsche Post DHL bietet vielfältige Ansatzpunkte für den Einsatz von Kostenstrukturanalysen. Insbesondere bei komplexen Beschaffungsobjekten, die zumeist im Rahmen langfristig ausgelegter Wertschöpfungspartnerschaften und oftmals von Quasi-Monopolisten beschafft werden, ist ein frühzeitiger Einsatz dieser Analysetechnik sinnvoll.

Beispielsweise im Bereich der Produktionssysteme, in dem speziell auf den Bedarf des Unternehmens zugeschnittene Produkte zum Einsatz kommen, wird diese Methodik bereits in einigen Materialgruppen eingesetzt, um systematisch Optimierungspotenziale auszuschöpfen. Inwieweit Kostenstrukturanalysen auch in anderen Materialgruppen zu einem Erfolg führen bzw. dazu beitragen können, den Dialog mit Lieferanten und internen Kunden zu intensivieren, wird derzeit geprüft. Insbesondere im Bereich der Services wie beispielsweise Zeitarbeit oder Beratungsleistungen wird dabei die Frage zu klären sein, ob Dienstleistungen bzw. die zu deren Erstellung notwendigen Prozesse ausreichend standardisierbar sind, um hierüber in einen partnerschaftlichen Dialog mit dem Lieferanten treten zu können. Pilotprojekte sollen zukünftig Aufschluss darüber liefern, in welchen Materialgruppen ein Einsatz dieser Technik Erfolg versprechend erscheint und der Kostenstrukturanalyse im Erfolgsfall zum Durchbruch verhelfen.

Besonders spannend wird zukünftig der Beitrag von Kostenstrukturanalysen zur Erreichung normativer Zielsetzungen des Einkaufs bei Deutsche Post DHL sein. Hierbei steht nachhaltiges Handeln im Vordergrund, das u.a. auf eine ökologische und ethische Optimierung der Lieferketten ausgerichtet ist. Erst wenn der Einkauf Zielsetzungen wie Umweltverträglichkeit und Nachhaltigkeit auf der Grundlage von Zahlen, Daten und Fakten operationalisieren kann, lassen sich Wertschöpfungsketten hinsichtlich dieser Aspekte auch wirksam optimieren. Gleichzeitig bietet dieser Ansatz vielversprechende Möglichkeiten zur Unterstützung der Total-Cost-of-Ownership-Strategie, da Folgekosten von Investitionsentscheidungen frühzeitig quantifiziert werden und in die Planung einfließen können.

6.4 Ausblick

6.4.1 Lessons learned

Insbesondere am Beispiel der Service Box wurde deutlich, dass der Einsatz von Kostenstrukturanalysen vor allem zu Beginn des Lebenszyklus des Beschaffungsobjektes sinnvoll ist. Solange die Produktspezifikation, die Abnahmemenge und der Lieferant bzw. der Produktionsstandort noch nicht fixiert sind, können die größten Kostenreduzierungspotenziale aktiviert werden.

Damit ein Kostenanalyseprojekt erfolgreich verläuft, sollte der Einkauf sicherstellen, dass auch der Lieferant von dessen Nutzen überzeugt ist. Da insbesondere der Zulieferer viel von sich preisgeben muss, damit eine sehr gute Belastbarkeit der Datenbasis erreicht wird, ist ein hohes Maß an Vertrauen notwendig. Der Lieferant sollte daher davon überzeugt werden, dass nicht die Reduzierung seiner marktüblichen Gewinnmarge, sondern die dauerhafte Reduzierung seiner Kosten im Vordergrund steht. Da der Zulieferer diese Kostensenkungen häufig auch bei anderen Kunden geltend machen kann, können beide Parteien insbesondere bei einem frühzeitigen Einsatz stark profitieren.

Nicht nur mit Blick auf Einsparungen, sondern auch in qualitativer Hinsicht kann der Einkauf durch die Anwendung von Kostenstrukturanalysen eine Bedeutungssteigerung und einen Reputationsgewinn erfahren. Dem internen Kunden kann der Einkauf beispielsweise frühzeitiger und präziser deutlich machen, wie sich die zukünftigen Beschaffungskosten durch eine Veränderung der Funktionalität oder der Abnahmemenge verändern. Chancen und Risiken des externen Beschaffungsumfeldes können somit früher erkannt und verlässlicher bewertet werden. Anstatt auf Veränderungen im Beschaffungsumfeld reagieren zu müssen, kann der Einkauf dem Business Partner proaktiv Kostensenkungspotenziale aufzeigen. Dies bietet dem Einkauf die Chance, frühzeitiger in Fragestellungen der Produktgestaltung und der Volumenplanung eingebunden zu werden und als Experte des Beschaffungsmarktes den internen Kunden schneller und zuverlässiger über die Realisierbarkeit und das Risiko interner Vorgaben beraten zu können.

Auch beim Lieferanten kann durch den konsequenten Einsatz von Kostenstrukturanalysen ein Reputationsgewinn erreicht werden. So geht der Dialog mit dem

Zulieferer über eine »Preisfeilscherei« weit hinaus: Durch die Kenntnis der Kostentreiber im Produkt kann der Einkauf konstruktive Vorschläge zur Kostensenkung beim Produkt bzw. zur Steigerung der Wettbewerbsfähigkeit des Zulieferers unterbreiten. Zudem ist er in der Lage, dem Lieferanten zusätzliche Planungssicherheit zu geben und damit ein belastbares Fundament für eine langfristige Kooperation zu bieten. Dies bietet dem Einkauf die Chance, als kompetenter Wertschöpfungspartner angesehen zu werden und nicht als »Preisdrücker«. Gleichzeitig kann der Einkauf effektiver in die Entwicklung von Lieferanten investieren, da er ein belastbareres Bild der Wettbewerbsfähigkeit und der Entwicklungsmöglichkeiten einzelner Lieferanten zeichnen kann.

6.4.2 Handlungsempfehlungen

Optimieren Sie mithilfe von Kostenstrukturanalysen die Beratung interner Kunden, die Zusammenarbeit mit Lieferanten sowie Ihr Verständnis der Wertschöpfungskette und senken Sie damit nachhaltig Ihre Beschaffungskosten. Um das volle Wirkungsspektrum von Kostenstrukturanalysen zur Entfaltung zu bringen, sollten Sie folgenden Handlungsempfehlungen folgen:

1. Kostenstrukturanalysen sollten in frühen Phasen des Produktlebenszyklus eingesetzt werden, da die Kosten hier maßgeblich beeinflusst werden.
2. Folgekosten der Beschaffungsobjekte sollten frühzeitig in Kostenstrukturanalysen einfließen, um die Total-Cost-of-Ownership zu minimieren.
3. Der Einkauf sollte sein Produktverständnis mithilfe von Kostenstrukturanalysen erhöhen, um den internen Kunden kompetenter beraten zu können.
4. Der Lieferant sollte frühzeitig ins Boot geholt werden, um Vertrauen und die für Kostenstrukturanalysen notwendige Datenbasis aufzubauen.
5. Damit der Lieferant dauerhaft kooperiert, sollte nicht das Abschöpfen von marktüblichen Gewinnen, sondern die Reduzierung der Lieferantenkosten im Fokus stehen.
6. Stellen etwa die Materialkosten den Großteil der Produktkosten dar, sollte z.B. simuliert werden, inwieweit durch Materialreduzierungen am Produkt oder durch den Einsatz wirtschaftlicherer Materialien Kostenreduzierungen erreicht werden könnten.
7. Stellen die Fertigungskosten den Kostentreiber dar, könnten Einsparungen durch Optimierung der kostentreibenden Herstellprozesse simuliert werden, einschließlich einer Simulation der Produktionsverlagerung auf einen Beschaffungsmarkt mit niedrigeren Faktorkosten, um ggf. dort das Produkt wesentlich günstiger produzieren zu lassen oder einzukaufen.
8. Stellen schließlich die Gemeinkosten einen zentralen Kostenblock dar, kann im Bereich der Auslastung des Lieferanten durch eine Erhöhung der Abnahmemenge nach Kostensenkungspotenzialen gesucht werden.
9. Um unnötige Konflikte zu vermeiden, sollten Ziele und Erwartungen an ein Kostensenkungsprojekt zwischen Lieferant und Einkauf schriftlich

fixiert und gemeinsam erarbeitete Kostenreduzierungspotenziale fair aufgeteilt werden.
10. Kostenstrukturanalysen sollten kontinuierlich durchgeführt werden, um Lerneffekte in Bezug auf die Methodik, das Produkt und den Lieferanten auszuschöpfen.
11. In komplexen Lieferketten sollten sich Kostenstrukturanalysen nicht nur auf den Zulieferer, sondern auch auf dessen Vorlieferanten richten.

6.4.3 Fazit

Mit der Kostenstrukturanalyse steht dem Einkauf eine gleichermaßen anspruchsvolle wie wirkungsvolle Technik zur Verfügung, um in Beschaffungssituationen mit beschränktem Angebotswettbewerb aktiv Einfluss auf die Kosten und Preise von Beschaffungsobjekten zu nehmen. Am Beispiel zweier Einkaufsprojekte konnte gezeigt werden, dass der Einkauf mithilfe dieser Technik frühzeitig Möglichkeiten zur Kostensenkung erkennen und in überdurchschnittliche Preissenkungen überführen kann. In Zeiten hochdynamischer Beschaffungsmärkte kann der Einkauf interne Kunden frühzeitiger und präziser über Auswirkungen sich verändernder Beschaffungsmärkte auf Kosten und Preise beraten. Mit Lieferanten kann der Einkauf auf der Grundlage eines verbesserten Produktverständnisses und eines belastbareren Zahlengerüstes nicht nur effizienter verhandeln, sondern vorhandene Ansätze zur Kostensenkung und Wertsteigerung frühzeitig erkennen und kooperativ umsetzen.

Gleichwohl ist zu berücksichtigen, dass die Methodik der Kostenstrukturanalyse an eine Reihe von Erfolgsvoraussetzungen geknüpft ist. Soll das volle Potenzial dieser Technik nutzbar gemacht werden, sind folgende Punkte zu beachten:

- Um Kostenstrukturanalysen erfolgreich anwenden zu können, muss der Einkauf bereit sein, die erforderlichen kostenrechnerischen und prozesstechnischen Grundlagen zu erlernen.
- Aufgrund des hohen Zeit- und Ressourcenaufwands von Kostenstrukturanalysen, insbesondere bei Produkten hoher Komplexität, ist deren Einsatz vorwiegend bei Produkten mit hohem Beschaffungsvolumen wirtschaftlich.
- Um eine Kostenstrukturanalyse als Basis einer Preisverhandlung beim Lieferanten durchsetzen zu können, benötigt der Einkauf eine starke Verhandlungsposition. Tendenziell kann der Einkauf diese Analysetechnik desto stärker zur Grundlage einer Verhandlung machen, je mehr der Zulieferer auf den Abnehmer angewiesen ist.

Beachtet der Einkauf diese Erfolgsvoraussetzungen und folgt den im vorigen Abschnitt formulierten Handlungsempfehlungen, so kann er in stürmischen Zeiten einen entscheidenden Beitrag zur Preisstabilität und -reduktion leisten und zudem wesentlich dazu beitragen, dass sich innovative Produkte schneller ausbreiten.

Literatur

Andreßen, T.: System Sourcing – Erfolgspotenziale der Systembeschaffung: Management und Controlling von Kooperationen, Wiesbaden 2006.

Dietrich, R.: Aktuelle Fragen der Produktkostenkalkulation und des Produktkostencontrollings, Frankfurt 2005.

Ehrlenspiel, K./Kiewert, A./Lindemann, U.: Kostengünstig Entwickeln und Konstruieren: Kostenmanagement bei der integrierten Produktentwicklung, Berlin et al., 6. Auflage 2007.

Gabath, C. W.: Gewinngarant Einkauf – Nachhaltige Kostensenkung ohne Personalabbau, Wiesbaden 2008.

Geißdörfer, K.: Total Cost of Ownership (TCO) und Life Cycle Costing (LCC): Einsatz und Modelle: Ein Vergleich zwischen Deutschland und USA, LIT. 2009.

Hoffjahn, A./Kruse, H.: Open Book Accounting als Instrument im Rahmen von Supply Chains – Begriff und praktische Relevanz, ZfCM 2/2006.

Hoffjahn, A./Linnenbrink, L./Piontkowski, J. O.: Austausch von Kosteninformationen im Rahmen von Supply Chains – Nutzen, Gefahren und die Rolle von Vertrauen, Controlling & Management 2008, S. 304–307.

Janker, C. G.: Multivariate Lieferantenbewertung: Empirisch gestützte Konzeption eines anforderungsgerechten Bewertungssystems, Wiesbaden. 2. Auflage 2008.

Steger, J.: Kosten- und Leistungsrechnung, München, 4. Auflage 2006.

Wannenwetsch, H.: Integrierte Materialwirtschaft und Logistik, Heidelberg et al., 4. Auflage 2010.

7. Risikomanagement im Einkauf als signifikanter Wertbeitrag zur Krisenbewältigung

von Lars Immerthal und Marcus Schüller

Übersicht

7.1	Einleitung 400	
7.2	Risikomanagement beim Lieferantenrating und Kostensenkungsprojekte 400	
7.2.1	Lieferantenkrise und deren Antizipation durch den strategischen Einkauf 400	
7.2.1.1	Ausgangssituation: Die Krise als Chance 400	
7.2.1.2	Krisenverläufe bei Lieferanten 401	
7.2.1.3	Antizipation von Krisen durch systematische Lieferantenbeurteilung 402	
7.2.1.4	Fallstudie: Supplier Risk Rating Deutsche Telekom AG 404	
7.2.2	Die Bedeutung des Risikomanagements für nachhaltige Einsparungen 406	
7.2.2.1	Die Struktur nachhaltiger Kostensenkungsmaßnahmen 406	
7.2.2.2	Die Rolle des Risikomanagements im Kostensenkungsprogramm 407	
7.2.2.3	Compliancemanagement und Kommunikation 409	
7.2.2.4	Fallstudie: Kostensenkung und Risikomanagement bei Pfleiderer 409	
7.3	Fazit 411	
Literatur 412		

7.1 Einleitung

Der Einkauf hat die Möglichkeit – sofern er entsprechend aufgestellt ist – in der Unternehmenskrise einen signifikanten Beitrag für eine Wende zum Besseren zu leisten. Dort wo z.B. 40–60 % des Umsatzes an Einkaufsausgaben (Spend) realisiert werden, ist der Einkauf derjenige Hebel für den größten Beitrag zur Reduktion von Kosten. Dieser Beitrag wird dadurch gesteigert, dass der Einkauf seine Aufgabe als Risikomanager der Versorgungskette wahrnimmt. Da der Einkauf als Risikomanager bisher nicht in den Vordergrund getreten ist, gibt es an der Schnittstelle von Einkauf und Risikomanagement erhebliches Potenzial.

Dieser Aufsatz nimmt nicht in Anspruch, alle möglichen Synergien beschreiben zu wollen. Er fokussiert zwei wesentliche Aspekte im Einkauf, die Kerntätigkeiten darstellen: Das Rating von Lieferanten und die Durchführung von Kostensenkungsprogrammen.

7.2 Risikomanagement beim Lieferantenrating und Kostensenkungsprojekte

7.2.1 Lieferantenkrise und deren Antizipation durch den strategischen Einkauf

7.2.1.1 Ausgangssituation: Die Krise als Chance

Spricht man von einer Unternehmenskrise, dann wird im Alltag darunter die Beeinträchtigung der Geschäftsfähigkeit verstanden. Die griechische Herkunft des Wortes »Krise« meint aber auch immer eine Zuspitzung einer Situation oder den Wendepunkt einer Handlung. Letzteres soll hier eine größere Rolle spielen, wenn detaillierter auf das Risikomanagement im Einkauf eingegangen wird. Denn Risikomanagement sollte im besten Fall die negative Zuspitzung einer Situation antizipieren bzw. zu verhindern wissen oder aber die Situation als Wendepunkt begreifen, aus der es dem Unternehmen den Weg weist.

Der Einkauf trägt in der Krise z.B. durch Kostensenkungsprogramme signifikant dazu bei, eine Wende zum Positiven herbeizuführen. Dabei konzentriert er sich besonders auf die eigene Versorgungskette bzw. die Lieferanten. Dort, wo die Wertschöpfungstiefe eines Unternehmens abgenommen hat, um eine Konzentration auf Kernkompetenzen zu ermöglichen, rückt die Versorgungskette in einen besonderen Fokus. Hier fällt ein Großteil der Kosten für ein Unternehmen an, zudem werden Innovationen als Differenzierungsmerkmal durch externe Zulieferungen sichergestellt.

Geraten Lieferanten eines Unternehmens selbst in die Krise, dann wird ein Teil der Wertschöpfung eines Unternehmens infrage gestellt. Die frühzeitige Antizipation einer solchen Krise in der Versorgungskette sollte der Einkauf leisten. Denn nur die wirtschaftlich stabilen und strategisch gut positionierten Lieferanten sind es letztlich, die dem Unternehmen helfen können, Kosten einzusparen. Ein Lieferantenmanagement, das von einem systematischen Risikomanagement begleitet wird, trägt dazu bei, genau dies zu leisten, indem Lieferanten entsprechend auch in einer Krise geführt werden können. In der Wirtschaftskrise kann ein Risikomanagement im Einkauf etabliert werden, um nötige Kostensenkungsmaßnahmen maßgeblich zu unterstützen und deren Nachhaltigkeit abzusichern.

7.2.1.2 Krisenverläufe bei Lieferanten

Der strategische Einkäufer hat die Aufgabe, Krisenverläufe von Lieferanten zu antizipieren und deren Wirkung auf das eigene Unternehmen qualitativ und quantitativ sichtbar zu machen.

Wenn wir vom alltäglichen Gebrauch des Wortes »Krise« im Sinne einer Beeinträchtigung oder einfacher noch von einer Verschlechterung der Geschäftstätigkeit sprechen, dann sollen hier bei einer Unternehmenskrise drei Stadien unterschieden werden:

1) operative Krise,
2) strategische Krise,
3) Liquiditätskrise.

Zu 1) Die operative Krise meint weniger mögliche finanzielle Schwierigkeiten eines Unternehmens. Vielmehr lassen sich in der operativen Krise eines Unternehmens Leistungsdefizite erkennen. Das kann mit der Verschlechterung der Qualität einer Leistung oder eines Gutes einhergehen, kann aber auch den Produktbegleitenden Service oder die Logistik eines Unternehmens betreffen.

Der strategische Einkauf, der sich permanent mit seinen Lieferanten auseinandersetzt, ist meistens diejenige Fachabteilung, die sehr früh die operative Krise eines Lieferanten wahrnimmt. Eine gute Lieferantenbeurteilung sollte in der Lage sein, mindestens quartalsweise Angaben über Logistik, Service oder Produktqualität eines Lieferanten zu machen und Verfehlungen früher wahrzunehmen.

Zu 2) Die strategische Krise als weitere Verschärfung der Situation ist ein Zeichen dafür, dass ein Lieferant auf seinen Märkten nicht mehr richtig positioniert ist und bestimmte Marktentwicklungen nicht mehr antizipiert oder selbst gestaltet. Letzteres kann sich z.B. in einer abnehmenden Innovationsfähigkeit ausdrücken. Der Einkäufer tritt in dieser Situation als Unternehmensanalyst auf, der nicht nur die operative Leistung beurteilen soll, sondern auch, inwieweit die Strategie seines Lieferanten noch erfolgreich ist und zum eigenen Unternehmen passt. Ausdruck findet dieses Krisenstadium dann in Umsatz- und Gewinneinbrüchen des Lieferanten.

Zu 3) Die Liquiditätskrise kann im schlechtesten Fall in der Zahlungsunfähigkeit enden. Für den Einkauf ist diese Krisenphase häufig die größte Herausforderung, insbesondere, wenn die gegenseitige Abhängigkeit zwischen dem Unternehmen und dem Lieferanten groß ist.

Da in jedem Krisenstadium Handlungsspielraum und -fähigkeit des Lieferanten eingeschränkter werden, ist es schwierig, eine Wende bzw. den »Turnaround« zu schaffen. Im Krisenverlauf nimmt daher die Effektivität des Ratings ab. Das bedeutet, dass im Krisenverlauf notwendige Konsequenzen und wichtige Maßnahmen, die dem eigenen Unternehmen oder dem Lieferanten helfen könnten, nicht mehr im vollen Umfang oder rechtzeitig realisiert werden können. Dagegen nimmt die Abhängigkeit von Dritten (Kreditgeber, Investoren, Lieferantenmanagement des Einkaufs) zu, die dabei helfen sollen oder müssen, das Unternehmen zu retten.

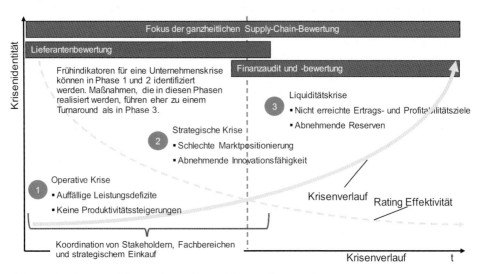

Abb. 7-1: Abnehmende Effektivität des Ratings und des Handlungsspielraums im Krisenverlauf

7.2.1.3 Antizipation von Krisen durch systematische Lieferantenbeurteilung

In der Regel übersehen Unternehmen erste Krisenzeichen ihrer Lieferanten bzw. sie werden innerhalb des Unternehmens nicht als solche wahrgenommen und kommuniziert. In der Regel sind die Gründe dafür strukturell angelegte Defizite bei der Lieferantenbeurteilung: Operative Leistungs-, Strategie- oder Finanzbeurteilung werden häufig unsystematisch sowie fachlich und zeitlich getrennt durchgeführt.

1) *Operative Leistungsbeurteilung:* Die Beurteilung definierter Leistungskriterien findet unter dem Regime der Versorgungssicherheit in erster Linie im Einkauf, der Logistik, der Qualität und der Produktion statt. Sogenannte harte Fakten wie ppm-Raten oder Lieferzuverlässigkeit werden bewertet und durch ein System abrufbar gemacht. Weiche Fakten wie z.B. der Service eines Lieferanten (Flexibilität, Erreichbarkeit etc.) werden oft von vielen Schnittstellen aus bewertet und stellen, wenn regelmäßig bewertet, ein qualitativ hochwertiges Rating der Leistungskraft eines Unternehmens dar. An diesem lassen sich meist schon erste Anzeichen einer Verschlechterung der Leistung ablesen.

2) Die *Beurteilung der Lieferantenstrategie* findet an vielen Schnittstellen im Unternehmen statt und bindet i.d.R. sogar die Geschäftsführung mit ein. Die Bewertung liegt oft aber nicht dokumentiert, sondern nur fragmentiert und informell vor.

Was im Einkauf häufig fehlt, ist nicht nur eine systematische Beurteilung der Lieferantenstrategie und deren Abgleich mit der eigenen Unternehmensstrategie, sondern auch die Beurteilung des Risikomanagements eines Lieferanten. Häufig werden Risiken, die in der Versorgungskette eines Unternehmens bei Third-Tier- oder Second-Tier-Lieferanten zu finden sind, über den First-Tier-Lieferanten an das eigene Unternehmen weitergereicht. Bestes Beispiel dafür sind Preiserhöhungen aufgrund von Volatilitäten auf den Rohstoffmärkten. Sie werden allzu oft 1:1 in der Versorgungskette an das Unternehmen weitergereicht.

In Zukunft wird es unerlässlich sein, nicht nur das Risikomanagement des eigenen Lieferanten zu beurteilen. Inwiefern können Schadenspotenziale für das eigene Unternehmen entstehen, wenn der eigene Lieferant das Risikomanagement seiner Lieferanten unzureichend beurteilt. Beliefert ein Kabelhersteller z.B. einen Energieversorger oder einen Automobilhersteller, ist wichtig zu wissen, wie dieser z.B. sein Kupferpreisrisiko steuert und ob und wie er diese Risiken »ungefiltert« an seinen Kunden weiterreicht.

Liquiditätsprobleme eines Lieferanten können ebenfalls stark mit der Art und Weise zusammenhängen, wie dieser sein Working Capital steuert. Eine gute Lieferantenbeurteilung fragt danach, kann mögliche Risiken antizipieren und somit bei dem Lieferanten einen Optimierungsprozess auslösen.

Leider findet ein solches risikoorientiertes Lieferantenmanagement in der Versorgungskette nahezu nicht statt, sodass manches Unternehmen wahrheitsgetreu, aber dennoch urteilslos behaupten darf, von den Risiken seines Lieferanten nichts gewusst zu haben.[1]

3) Ein *Finanzaudit bei einem Lieferanten* findet i.d.R. unsystematisch und häufig zu einem Zeitpunkt statt, an dem es für den Lieferanten schon zu spät ist. Dabei spielt der Einkauf oft keine herausragende Rolle, da ihm teilweise die Kompetenzen fehlen, eine Finanzanalyse durchzuführen. Der Finanzaudit wird also meist von einer Fachabteilung wie z.B. Mergers and Acquisitions durchgeführt. Hier tauchen die typischen Probleme zwischen den Abteilungen Einkauf und Finanzen auf, da oft nicht die Sprache der jeweils anderen Fachabteilung gesprochen wird. Zukünftig wird es aber unerlässlich sein, in die Lieferantenbeurteilung systematisch und regelmäßig eine Beurteilung von finanziellen Kennzahlen einfließen zu lassen. Dabei besteht die besondere Herausforderung, die Beurteilung von operativer Performance sowie Strategie und Finanzkennzahlen miteinander zu »einem« aussagefähigen und ganzheitlichen Rating zu verknüpfen.[2]

Ein modernes, risikobewusstes Lieferantenmanagement verzahnt systematisch die operative Leistungs-, Strategie- und Finanzbeurteilung. Der Einkauf steuert ein fachübergreifendes Team, das in der Lage ist, viel schneller Krisen in der Versorgungskette zu antizipieren oder Wege aus der Krise zu finden, als dies bisher möglich war. Wichtige Zeit kann an dieser Stelle gewonnen werden, um die richtigen Maßnahmen rechtzeitig zu ergreifen.

Auch die strategischen Einkaufsprozesse werden deutlich aufgewertet. So kann ein Warengruppen- und Lieferantenportfoliomangement, welches ein Risiko- und Chancenmanagement integriert, die Kapitalisierung bzw. Wertschätzung der eigenen Versorgungskette – also die Frage nach dem monetären und strategischen Wertbeitrag der Versorgungskette – klar beantworten.

---

[1] Anmerkung: In der Wissenschaft und in der Praxis wird daher schon lange zu Recht gefordert, ein Risikomanagement innerhalb der Versorgungskette sowohl *up-* als auch *downstream* durchzuführen.

[2] Anmerkung: So ist es beispielhaft sinnvoll, dass ein Einkäufer auf Basis der Rechnungslegung eines Lieferanten wichtige Informationen in Bezug auf die Gesamtkostenbetrachtung der eingekauften Güter beziehen kann.

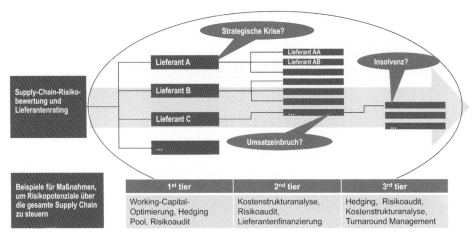

Abb. 7-2: Ganzheitliches Risikomanagement in der Versorgungskette

Auf der Ebene der taktischen Prozesse gewinnen Lieferantenverhandlungen auf Basis einer solchen risiko- und chancenorientierten Beurteilung ein deutlich höheres Niveau, da die Beurteilung nicht nur fairer, sondern insbesondere für alle Beteiligten transparenter ist.

7.2.1.4 Fallstudie: Supplier Risk Rating Deutsche Telekom AG

Spätestens im April 2009 wurde klar, dass die Wirtschaftskrise ebenfalls die Deutsche Telekom AG erreicht hatte. Umsatzeinbußen im Auslandsgeschäft, insbesondere durch Währungsabwertungen in Osteuropa, veranlassten die Telekom zu einer Gewinnwarnung für das Jahr 2009. Die anhaltende Wirtschaftskrise und die daraus folgenden Versorgungsrisiken waren für den Einkauf letztlich dann auch der ausschlaggebende Faktor für die Initiierung des »Supplier Risk Rating«-Projektes, das im Mai 2009 mit BrainNet startete.

Ziel des Projektes war die Etablierung eines Ratings, das Transparenz über strategisch wichtige Lieferanten und kritisch eingestufte Geschäftspartner geben und zukünftig auch als Frühwarnsystem innerhalb der Versorgungskette dienen sollte.

Das Ergebnis des Projektes ist ein mehrperspektivisches Supplier Rating Dashboard, das heute im Einkauf der Deutschen Telekom Verwendung findet. Mehrperspektivisch insofern, als dass das Lieferantenrating über die Finanzdaten hinausgeht und die operative Performance, die mit einer Vendor Scorecard gemessen wird, mit in den Fokus rückt. Zusätzlich wurden weitere Kennzahlen definiert, die z.B. das Innovationspotenzial oder Nachhaltigkeitsaspekte der Lieferantenleistung aufzeigen.

Ein weiterer Aspekt der Mehrperspektivität ist die Durchführung eines Abgleichs zwischen der Wahrnehmung des Lieferanten durch die Fachabteilungen der Telekom (z.B. Einkauf, Technik, Projektmanagement) und dessen Eigenwahrnehmung. Die Dokumentation der Eigenwahrnehmung des Lieferanten wird durch ein Self-Assessment sichergestellt, das der Lieferant dem Einkauf zur Verfügung stellt. Insbesondere in Bezug auf die Wahrnehmung von Risiken zeigen sich dabei große Unterschiede, die es richtig einzuschätzen gilt, da diese auf die Geschäftstätigkeit der Telekom einen hohen Einfluss ausüben können.

Dabei spielt nicht nur die Sicherstellung der Versorgung mit hochwertigen Produkten (Hardware und Software) zur Aufrechterhaltung des gesamten Serviceinfrastrukturbereichs eine herausragende Rolle, sondern auch die Sicherstellung strategischer Projekte (z.B. im Breitbandgeschäft) mit Partnern. Letztere müssen nicht nur Großunternehmen, sondern können auch kleine hochinnovative Unternehmen sein, die kurzfristig nicht zu ersetzen sind und langfristig einen Wettbewerbsvorteil für die Telekom generieren. Sind Finanzdaten auf Knopfdruck über Reuters oder Bloomberg nicht erhältlich, bekommt die qualitative Beurteilung des Lieferanten durch die Fachabteilung einen noch höheren Stellenwert. Hier spielen die Fähigkeiten und der Erfahrungshorizont eine besondere Rolle bei der Lieferantenbeurteilung.

Das Supplier Risk Dashboard der Telekom zeigt auf einen Blick das Risikorating und die Performance- und Finanzdaten im Vergleich mit der jeweiligen Peer Group (z.B. Vergleich aller Lieferantenratings der Warengruppe IT Hardware) an. Als herausragendes Merkmal werden Interpretationen und Maßnahmenpakete, abgeleitet aus einem Risk Cube, systemisch angeboten. Diese können natürlich durch eigene Interpretationen ergänzt oder ersetzt werden. Die Maßnahmenempfehlungen zielen konkret auf die Entwicklung des Lieferanten auf Basis seines Profils, können aber auch das Ausphasen eines Lieferanten bedeuten.

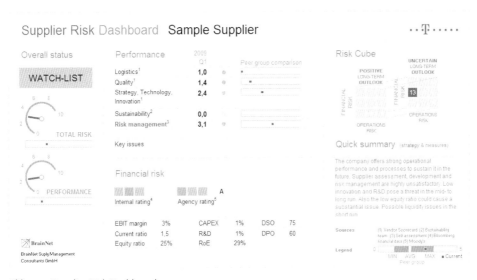

Abb. 7-3: Supplier Risk Dashboard

Auf eine vollautomatische Lieferantenbeurteilung wurde bewusst verzichtet, um qualitativ hochwertige Interpretationen möglich zu machen und dem Einkäufer auch weiterhin Verantwortung zuzurechnen. Der Einkäufer wird also aufgefordert, eine bewusst und selbstständig getroffene Interpretation und darauf basierende Entscheidung für Maßnahmen zu treffen.

Der hier vorgestellte Risikomanagementprozess stellt an die Organisation der Telekom hohe Anforderungen. So wird das Rating, also letztlich die Ein- und Wertschätzung des Lieferanten, über mehrere Fachabteilungen durch den Einkauf gesteuert. Dies erfordert nicht nur Kompetenz im Abstimmungsverhalten, sondern auch weitergehende Fähigkeiten des Einkäufers: So muss dieser z.B. die Terminologie der Finanzabteilung mehr denn je sprechen und verstehen können, um ein solches Rating erfolgreich innerhalb der Telekom zu kommunizieren.

Das Rating stellt die Voraussetzung für die Lieferantenentwicklung, das Onboarding von Lieferanten, aber auch für die Realisierung qualitativ hochwertiger Ausschreibungsprojekte dar.

Kostensenkungsmaßnahmen auf Basis eines hier gezeigten Ratings und Risikomanagements werden auf einem anderen Qualitätsniveau durchgeführt und höhere Einsparungen erzielt. Denn die Kostensenkungen sind deutlich nachhaltiger, da die Versorgungskette und ihre Glieder, die Lieferanten, transparenter für das eigene Unternehmen sind. Das soll im nächsten Schritt gezeigt werden.

7.2.2 Die Bedeutung des Risikomanagements für nachhaltige Einsparungen

7.2.2.1 Die Struktur nachhaltiger Kostensenkungsmaßnahmen

Die Reduktion der Einkaufsausgaben ist im Geschäftsalltag besonders in der Krise ein herausragendes Unternehmensziel, das Einkauf und Supply-Chain-Management zu realisieren haben, sowohl im Hinblick auf die Gewinn- und Verlustrechnung, als auch auf die Liquidität. Je nachdem, in welchem Krisenstadium sich ein Unternehmen befindet, müssen unterschiedliche Gewichtungen bei den Maßnahmen vorgenommen werden. Eine Liquiditätskrise z.B. legt kurzfristig zunächst den Fokus auf Quickwins, um sofort ergebniswirksame Rückvergütungen und Preisreduktionen generieren zu können.[3] Ein Unternehmen, das sich noch in einem leichteren Krisenstadium befindet, hat i.d.R. auch den Handlungsspielraum für mittel- und langfristige Kostensenkungen.

Eine nachhaltige Struktur von Kostensenkungsmaßnahmen wird durch einen Dreiklang repräsentiert, der aus Quickwin-Verhandlungen, darauf folgenden, regelmäßigen Ausschreibungen und der Veränderung von Spezifikationen im Produktdesign besteht. Diese drei Maßnahmenströme werden in einem Zeitraum von ca. 15–18 Monaten realisiert und unterscheiden sich im Hinblick auf die Höhe und Nachhaltigkeit der erzielten Einsparungen stark. Dabei spielt das Risikomanagement im Einkauf eine besondere Rolle, die bisher sträflich vernachlässigt worden ist.

Quickwin-Phase: Diese Phase dauert i.d.R. zwischen sechs und zwölf Wochen. Das Unternehmen generiert sehr schnell Gewinn- und Verlustrechnungs- oder gar cash-wirksame Resultate (im Durchschnitt 3–6 %). Diese sind, falls man an dieser Stelle des Projektes stoppt, allerdings nicht nachhaltig.

Auch wenn jedes Kostenreduktionsprojekt eine Quickwin-Phase beinhaltet, um einen schnellen zusätzlichen Cashflow zu generieren und sich zu refinanzieren,

---

3) Anmerkung: Working-Capital-Maßnahmen sind bei Liquiditätsengpässen sinnvoll, werden hier aber nicht als Quickwins bewertet, da die Umsetzung insbesondere bei der Lagerreduktion von fertigen oder Zwischenprodukten häufig nicht kurzfristig realisiert werden kann.

besteht doch hier die Gefahr, dass Lieferanten spätestens bei einer Konjunkturerholung die verhandelten Preisreduktionen und Rückvergütungen wieder neutralisieren oder sogar überkompensieren.

Die Nachhaltigkeit wird durch zwei folgende Maßnahmenströme, nämlich Ausschreibungen (RFQs) in einem Zeitraum von sechs bis neun Monaten und durch Spezifikationsänderungen im Produktdesign der eingekauften Güter über einen Zeitraum von neun bis zwölf Monaten realisiert. Ausschreibungen folgen unmittelbar der Quickwin-Phase und nutzen den Wettbewerb zwischen »alten« und »neuen« Lieferanten aus. Dabei werden Einsparungen zwischen 6 und 9 % realisiert. Ein solches Vorgehen trägt den einmal gewonnenen Wettbewerbsvorsprung – sofern jetzt Ausschreibungen regelmäßig wiederholt werden – in die Zukunft.

Die Veränderung der Spezifikationen ist für den Einkäufer die Königsdisziplin. Er erzielt hier die höchsten Einsparungen (12–18 %), weil er am engsten mit den Fachabteilungen zusammenarbeiten muss und all sein Können in Bezug auf die Moderation eines Veränderungsprozesses – was der Eingriff in Spezifikationen bedeutet – unter Beweis stellen muss.

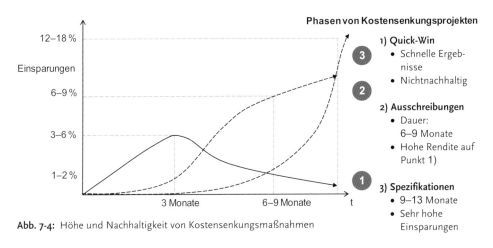

Abb. 7-4: Höhe und Nachhaltigkeit von Kostensenkungsmaßnahmen

7.2.2.2 Die Rolle des Risikomanagements im Kostensenkungsprogramm

In jeder Phase eines solchen Kostensenkungsprojektes, insbesondere aber in der Implementierung nachhaltiger Kostensenkungsmaßnahmen im Einkauf oder Supply Chain Management zeigt sich aber, wie sehr Risikomanagement eine zwingende Voraussetzung für eine erfolgreiche nachhaltige Kostensenkung bzw. für den Dreiklang von Quickwins, Ausschreibungen und Spezifikationsänderungen ist.

In den Verhandlungsvorbereitungen der Quickwin-Phase werden dann die Versäumnisse der Vergangenheit beim Lieferantenmanagement offensichtlich:

1) Die für die Quickwin-Phase ausgewählten Lieferanten offenbaren während der Verhandlungen in Krisenzeiten große Schwächen, von denen ein Unternehmen oft nichts gewusst hat. Insbesondere dann nicht, wenn kein aussagefähiges Rating vorliegt, mit dessen Hilfe eine Vorauswahl für Quickwin-Verhandlungen deutlich qualifizierter durchgeführt wird und somit höhere Verhandlungsergebnisse sichergestellt werden. Ein der Verhandlung vorhergehendes

Rating kann daher eine signifikante Aussage darüber treffen, ob ein Lieferant überhaupt in der Lage ist, einen Beitrag in dieser Phase des Projektes zu liefern, oder ob es nicht eher notwendig ist, den Lieferanten zu stabilisieren.

2) Hohe gegenseitige Abhängigkeitsverhältnisse zwischen Lieferanten und Unternehmen verhindern den Austausch von Risikolieferanten. Ein zweiter oder gar dritter Lieferant, um Versorgung und Wettbewerb sicherzustellen, sind oft gar nicht vorhanden. Das Unternehmen kann häufig nur auf eine moralische – nicht zu unterschätzende – Argumentation zurückgreifen (z.B. Share of Pain), um den Lieferanten zu einer Rückvergütung (Business Support) oder Preisreduktion zu bewegen.

3) In den Verhandlungsvorbereitungen der Quickwin-Phase zeigen sich auch die Versäumnisse der Vergangenheit beim Lieferantenmanagement: Der Lieferant wird nicht strategisch geführt, was einen permanenten Abgleich der eigenen Strategie mit der Strategie des Lieferanten und ein Risikocontrolling beinhalten sollte.

4) Es existiert keine genaue Kostenstruktur des eingekauften Gutes und somit auch keine Transparenz über das operative Geschäft des Lieferanten. Die Verhandlungspotenziale können aufgrund von mangelnder Transparenz nicht voll ausgeschöpft werden.

Fehlen diese Punkte, dann fallen gerade die Ergebnisse bei Lieferanten, für die es kurzfristig keine Alternative gibt, entsprechend enttäuschend aus. Werden diese Punkte beachtet und unterstützt ein Risikomanagement die Lieferantenauswahl, dann können je nach Branche und Warengruppe bis zu 5 % höhere Einsparungen erzielt werden.

Ausschreibungen: In der folgenden Ausschreibungsphase (Phase II) schützt ein Lieferantenrating, das über ein reines Kreditrating hinausgeht, vor unangenehmen Überraschungen. Das Beispiel der Deutschen Telekom zeigt, wie Lieferanten durch ein kluges Assessment, das die Überprüfung der Finanzen und der Performance kombiniert, vorqualifiziert werden. Neben einem guten Preis stimmen auch die Qualität des ausgeschriebenen Gutes und die Leistung des Lieferanten.

Spezifikationen: Die Veränderung von Spezifikationen, die in der Phase III im Mittelpunkt steht, führt nicht zwangsläufig zum Verlust von nicht reproduzierbaren Differenzierungsmerkmalen eines Produktes und bedeutet somit auch nicht sofort eine unerwünschte Standardisierung. Vielmehr ist durch das Aufbrechen von bestimmten Spezifikationen eine Loslösung aus Lieferantenabhängigkeiten möglich. Voraussetzung dafür sind aber die Analyse der Kostenstruktur und des wahrgenommenen Werts von Produkteigenschaften. Die Kostenstrukturanalyse gibt dabei Aufschluss über die Potenzialfelder, die ein Produkt repräsentiert, während bei der Wertanalyse der wahrgenommene Nutzen von Produktkomponenten und deren Eigenschaften betrachtet wird. Dadurch können auch die Fachabteilungen, die sich häufig gegen das Aufbrechen von Spezifikationen sträuben, überzeugt werden. Kosten werden dort eingespart, wo Spezifikationen ohne Verlust an Nutzwert beim Produkt verändert werden.

Ein Kostensenkungsprojekt ist somit auch in der Krise für jede Organisation eine hervorragende Gelegenheit, nicht nur kurzfristig Liquidität zu generieren und Einkaufspreise zu reduzieren, sondern die hier genannten Potenziale aufzuarbeiten.

Jede der hier vorgestellten Phasen eines Kostensenkungsprogramms kann dazu genutzt werden, ein Risikomanagement im Einkauf zu etablieren. Die Quickwin-Phase dient dazu, herausragende Risiken zu identifizieren und zu hinterfragen. Phase II und III werden dazu genutzt, schon erste Maßnahmen zu implementieren. Bei einer Ausschreibung in Phase II können die teilnehmenden Lieferanten ganzheitlich beurteilt werden, so dass die Qualität der Ausschreibung erhöht wird. Ein Preismonitoring kann dort, wo es nötig erscheint (z.B. sensible Rohstoffe, Halbzeuge), eingeführt werden. Eine detaillierte Kostenstruktur- und Wertanalyse sind sehr gute Methoden, die die dritte Phase unterstützen sollen, um überhaupt Spezifikationen infrage zu stellen. Risikomanagement wirkt aber nicht nur auf die hier vorgestellten drei Maßnahmenströme, sondern geht sowohl bei der Kostenreduzierung als auch bei der Kostenvermeidung weit darüber hinaus.

7.2.2.3 Compliancemanagement und Kommunikation

Ein Reporting- und Controllingtool hilft, die definierten Maßnahmen zur Kostensenkung zu verfolgen und deutlich schneller als in üblichen Kostensenkungsprojekten zu realisieren. Ein solches Tool hat mehrere besondere Eigenschaften, die das Risikomanagement bei Kostensenkungsprogrammen unterstützen.

Transparenz: Es schafft zu jeder Zeit Transparenz über den Status quo eines Kostensenkungsprojektes im Hinblick auf Einsparungen pro Maßnahme, Warengruppe oder anderen definierten Kategorien (z.B. Lieferanten). Gleichzeitig zeigt es auch an, welcher Wertbeitrag von wem im Unternehmen geleistet wurde.

Gedächtnis: Maßnahmen zur Kostensenkung können mit vergangenen Maßnahmen aus anderen Projekten verglichen werden. Dazu existiert eine umfangreiche Datenbank mit Benchmarks für definierte Warengruppen.

Kommunikation: Anstatt Maßnahmen in Excel zu dokumentieren oder zu versenden, werden diese über eine webbasierte Oberfläche aufgenommen, dokumentiert und allen Beteiligten kommuniziert. Dadurch kann die Einhaltung abgestimmter Maßnahmen bei denjenigen, die sie umsetzen, erhöht werden.

Im Wesentlichen geht es beim Risikomanagement um den globalen Austausch von Informationen, Wissen und Best Practice, um Risiken und Chancen frühzeitig zu antizipieren und proaktiv steuern zu können. Jedes Kostensenkungsprojekt, das diese einfache Weisheit nicht beachtet, wird deutlich an Leistungsbeiträgen einbüßen, wenn nicht eine herausragende cross-funktionale Kommunikation und Compliance ermöglicht wird.

7.2.2.4 Fallstudie: Kostensenkung und Risikomanagement bei Pfleiderer

Die im MDAX notierte Pfleiderer AG gehört zu den drei weltweit führenden Herstellern von Holzwerkstoffen, Oberflächenveredelungen und Laminatfußböden. Vor dem Hintergrund der ausgebrochenen Wirtschaftskrise und im Hinblick auf ein schwieriges Jahr 2009 beschloss das Unternehmen Ende 2008 als Teil einer großangelegten Kostensenkungsoffensive, seine Kosten im Einkauf um mindestens 5 %

zu senken. Dies sollte insbesondere durch die Bündelung der globalen Einkaufsaktivitäten erreicht werden und umfasste alle für Pfleiderer relevanten Warengruppen (direkte Warengruppen wie z.B. Papier, Holz und Klebstoffe sowie indirekte Warengruppen wie z.B. Energie und Logistikkosten). Eine weitere Anforderung war, Kosten nicht nur kurzfristig, sondern nachhaltig zu senken. Dazu sollten während des Kostensenkungsprojektes eine neue Einkaufsorganisation sowie neue Einkaufsprozesse pilotiert und ausgerollt werden.

Das Kostensenkungsprojekt gliederte sich in drei Phasen. In der ersten sog. »Setup«- Phase wurden innerhalb von zwei Wochen die wesentlichen Einsparungspotenziale identifiziert. Parallel dazu wurde ein Tracking Tool von BrainNet eingeführt, das die Umsetzung und das Controlling aller definierten Kostensenkungsmaßnahmen absicherte.

In der zweiten Phase wurden innerhalb von sechs Wochen 3 % Einsparungen realisiert und vertraglich mit Lieferanten abgesichert. Wichtig war hier eine Vorqualifizierung und Identifizierung der im Fokus der Quickwin-Verhandlung liegenden Lieferanten, um nicht nur die definierten Verhandlungsergebnisse zu erreichen, sondern auch Risikokandidaten, schlecht ausgerichtete Prozesse und Informationsdefizite innerhalb der Versorgungskette zu identifizieren.

Es wurde eine Einkaufs-Toolbox definiert, die dabei half, Prozesse (z.B. Lieferanten-Workshops, frühe Einbindung des Einkaufs), Best-Practice-Maßnahmen (z.B. Bidding, Benchmarking) und hilfreiche Einkaufsinstrumente (z.B. Kostenstrukturanalyse, Best Value Country Sourcing) global auszurollen und anzuwenden.

Eine besondere organisatorische Maßnahme im Hinblick auf Kommunikation und Risiko war die Etablierung von sog. Tandems. Diese global nominierten Projektgruppen bestanden aus Einkäufern und Ingenieuren von Pfleiderer. Sie unterstützten das Projekt durch globalen Austausch von Informationen und Best-Practice-Maßnahmen über alle Warengruppen hinweg, halfen, das Projekt in allen Regionen zu realisieren und eine definierte Einkaufs-Toolbox auszurollen (siehe Abb. 7-5).

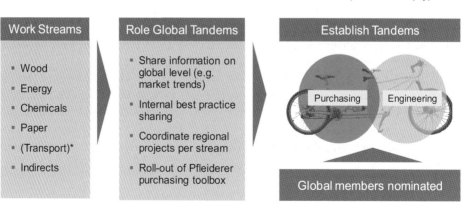

Abb. 7-5: Global etablierte Tandems als Erfolgsfaktor bei Pfleiderer

Die dritte Phase erhöhte dann das Einsparungsergebnis auf über 5 %. Somit konnten nicht nur über den Erwartungen liegende Beiträge erzielt werden, sondern auch Aktivitäten global gebündelt und von der Zentrale in Neumarkt aus in jede

Region der Welt getragen werden. Am Ende der drei Phasen standen knapp 200 definierte Maßnahmen, von denen bereits im Projekt 140 Maßnahmen abgeschlossen wurden. Diese Maßnahmen wurden durch ein global eingesetztes »Tracking Tool« verfolgt, sodass jederzeit Übersicht über den Status quo der Maßnahmen, aber auch deren Risiken und Chancen bestand.

Die wesentlichen Erfolgsfaktoren des Projekts waren offensichtlich: der globale, schnelle und cross-funktionale Austausch von Informationen und Best-Practice-Maßnahmen. Ein entsprechendes Tracking Tool gewährleistete nicht nur das Controlling der Kostensenkungen im Hinblick auf Ergebnisse und Leistungen, sondern insbesondere die sog. Compliance aller Projektmitglieder, Beteiligten und Betroffenen sowie die Steuerung der wesentlichen Risiken. Die daraus entstehenden Prozesse können global ausgerollt werden und garantieren die Nachhaltigkeit eines solchen Projektes. Bei Pfleiderer sind es insbesondere die mittlerweile global etablierten Tandems, die organisatorisch einen wesentlichen Erfolgsfaktor repräsentieren.

7.3 Fazit

Einkauf und Risikomanagement gehen Hand in Hand. Diese einfache Aussage gilt ganz besonders dann, wenn es darum geht, »Turnaround-Management« aus dem Einkauf heraus zu betreiben.

Gleichzeitig hat sich gezeigt, dass der Einkäufer der Zukunft ein deutlich strategischer ausgerichtetes Rollenprofil zugewiesen bekommt. Der Einkäufer ist dort, wo nicht mehr nur eingekauft, sondern die Stabilität und Robustheit von Versorgungsketten gewährleistet sein muss, immer auch Risikomanager. Dementsprechend wird er Instrumente bedienen können und sich Fähigkeiten aneignen müssen, die ihm helfen, Risiken zu steuern. Dazu gehört der Einsatz von Finanzinstrumenten, um z.B. Rohstoffpreise oder Währungen zu sichern oder über Supply-Chain-Finance-Plattformen Working Capital Management zu betreiben. Das Thema Nachhaltigkeit oder auch »Grüner Einkauf« ist mittlerweile von einem Mode- zu einem Top-Thema für Unternehmen geworden. Dem Einkauf wird somit Verantwortung zugerechnet, wo durch die Globalisierung ein Vakuum bei der Sorge um eine nachhaltige Ökonomie entstanden ist. Denn dort, wo Nationalstaaten nur noch begrenzt Rahmenbedingungen für nachhaltige Wertschöpfungsprozesse und -ketten schaffen können, obliegt diese Aufgabe nun global agierenden Unternehmen und Organisationen. Auf der Seite der Versorgung ist es der Einkauf, der seinen Beitrag zu leisten hat. Risikomanagement wird dann zur Sourcing Governance. Damit leistet der Einkauf globales Krisenmanagement.

1. Bewerten Sie nicht nur die Leistung Ihres Lieferanten, sondern Ihrer gesamten Versorgungskette und zwar »up- and downstream«.
2. Verzahnen Sie beim Lieferantenrating operative Leistungsbewertung, Abgleich der Lieferantenstrategie und Bezugnahme auf finanzielle Kennzahlen, um eine frühzeitigere Risikoidentifizierung zu ermöglichen.

3. Integrieren Sie die Beurteilung des Risikomanagements des Lieferanten in die Lieferantenbeurteilung. Ein solches Vorgehen gibt Hinweise auf blinde Flecken in der Versorgungskette, wenn nämlich das Risikomanagement beim Lieferanten gering ausgeprägt ist, oder aber identifiziert bisher unbekannte Risiken in der nachgelagerten Versorgungskette des Lieferanten.
4. Eine Lieferantenbeurteilung sollte die Einschätzung der Lieferantenstrategie im Abgleich mit der Unternehmensstrategie beinhalten.
5. Warengruppenstrategien sollten Risikomanagementstrategien beinhalten. Basis ist, dass überhaupt geeignete Warengruppenstrategien bestehen und innerhalb der Fachabteilungen kommuniziert werden.
6. Nachhaltige Kostensenkungsprogramme sollten aus drei Maßnahmenströmen bestehen: Quickwin-Verhandlungen, um schnell Liquidität zu schaffen. Ausschreibungen, um Wettbewerb bei Lieferanten zu generieren und Preissenkungen nachhaltig zu stabilisieren. Die Änderung der Spezifikationen repräsentiert die dritte Phase.
7. Jede Phase eines Kostensenkungsprogramms wird durch ein Risikomanagement qualifiziert. Den Quickwin-Verhandlungen und Ausschreibungen gehen ein Lieferantenrating und eine Kostenstrukturanalyse voraus. Bei Änderungen von Spezifikationen hinterfragt die Wertanalyse den Nutzen von Produktkomponenten, auf die zugunsten von Einsparungen verzichtet werden kann.
8. Richten Sie ein Compliancemanagement ein, das Maßnahmen und ihre Entwicklungen im Hinblick auf Einsparpotenziale verfolgt und an alle Beteiligten kommuniziert.
9. Die Einrichtung cross-funktionaler und globaler Projektteams (Tandems) stellt eine lückenlose Kommunikation und Compliance bei Kostensenkungsprojekten sicher und gewährleistet den unternehmensweiten Einsatz von Best-Practice-Maßnahmen und neuen Ideen.
10. Der Einkauf muss die neue Rolle als Risiko- und Compliancemanager wahrnehmen. Kommunizieren Sie über die Fachabteilungen hinaus und an Ihrer Versorgungskette entlang mit Lieferanten und weiteren Beteiligten.

Literatur

Henke, M.: Supply Risk Management, Berlin 2009.

Rast, C.: Chefsache Einkauf, Frankfurt/New York 2008.

8. Turnarounds von Lossmakern als Maßnahme zur Krisenbewältigung

von Christian Lützenrath und Dirk Schermutzki

Übersicht

8.1   Einleitung   *414*
8.1.1   Grundsätze im Rahmen der Analyse von Lossmakern   *414*
8.1.2   Segmentierung der Geschäftseinheiten   *414*
8.1.3   Analyse der Ergebnisbeiträge der strategischen Geschäftseinheiten   *416*
8.2   Einzelspezifische Analyse von Lossmakern in Krisenunternehmen   *417*
8.2.1   Sortiment, Vertriebswege und Absatzentwicklung   *417*
8.2.2   Analyse von Produktion und Fertigung   *417*
8.2.3   Analyse der Beschaffungs- und Lagersituation   *418*
8.2.4   Analyse der Standortwahl und Logistik   *419*
8.2.5   Analyse des Rechnungswesens und Controllings   *420*
8.2.6   Analyse der Personalsituation und des Managements   *421*
8.3   Handlungsempfehlungen   *422*
8.3.1   Identifikation und Analyse von Lossmakern in Krisenunternehmen   *423*
8.3.2   Einzelspezifische Analyse von Lossmakern in Krisenunternehmen   *423*
Literatur   *429*

8.1 Einleitung

Grundsätzlich erfordert die Identifikation und Analyse von Lossmakern, egal ob es sich um ein Krisenunternehmen handelt oder ob es lediglich einzelne Verlustsparten im Unternehmen gibt, explizite Detailkenntnisse über die unternehmensindividuellen Krisenursachen, die sich durch die Anwendung schlichter bilanzanalytischer Verfahren i.d.R. nicht generieren lassen. Da die komplexen Ursache-Wirkungs-Zusammenhänge auf dem Aggregationsniveau eines Jahresabschlusses zumeist nicht hinreichend analysiert werden (können)[1], setzt die Erarbeitung geeigneter Bewältigungsmaßnahmen die gezielte Identifikation und aussagekräftige Analyse der unternehmensimmanenten Verlustursachen voraus, die den analytischen Weg von der Ist-Situation zu den die Krise auslösenden Faktoren offen legt.[2]

8.1.1 Grundsätze im Rahmen der Analyse von Lossmakern

Im Zuge der Lossmaker-Analyse sind alle wesentlichen (strategischen) Geschäftseinheiten unter Angabe ihrer Ergebnisbeiträge in den zurückliegenden Perioden abzubilden. Hierbei ist die korrekte Ermittlung der Ergebnisbeiträge für die Festlegung der zukünftigen Sanierungsmaßnahmen entscheidend, da es für eine Erfolg versprechende Sanierung darauf ankommt, die für die nachhaltige Verbesserung der Unternehmensergebnisse verantwortlichen Einflussgrößen zu verändern. Sanierungsansätze, die sich mit Randproblemen beschäftigen – z.B. Optimierung von Telekommunikationskosten, Fuhrparkmanagement o.Ä. – sind i.d.R. zu einem späteren Zeitpunkt abzuarbeiten. Die wesentlichen Sanierungshebel finden sich i.d.R. in den Bereichen Umsatz/Markt (Kunden/Produkte), Materialeinsatz/Fremddienstleistungen, Personalkosten und den zwei bis drei wesentlichen Sachkostenpositionen (unternehmensindividuell verschieden: häufig Raumkosten, Vertriebskosten, Betriebskosten, Kapitalkosten).

Grundsätzlich müssen alle *wichtigen* Geschäftsfelder und Unternehmensbereiche überprüft und zur Disposition gestellt werden. Eine Sanierung bedingt es, über alle Lösungsansätze nachzudenken und notfalls einen Großteil des Unternehmens neu aufzustellen bzw. komplette Geschäftsfelder, Standorte, Kunden oder Produktgruppen aufzugeben.

8.1.2 Segmentierung der Geschäftseinheiten

Sowohl bei Kapitalmarktgesellschaften als auch bei mittelständisch geprägten Unternehmen ist aufgrund der Produktvielfalt, Kundenanzahl und geografischen Märkten eine einheitliche und bereichsübergreifende Unternehmensstrategie i.d.R. nicht sinnvoll. Die Unternehmensausrichtung sollte einen dauerhaften Wettbewerbsvorteil und eine stabile Rentabilität sicherstellen. Dies lässt sich für kleinere

---

1) Vgl. Blöse/Kihm (2006), S. 36f. 2) Vgl. Leupin (1998), S. 19.

Einheiten innerhalb des Unternehmens, z.B. für bestimmte Produkt- oder Kundengruppen, die am Markt vergleichbar und damit steuerbar sind, deutlich besser realisieren als für das gesamte Unternehmen oder den Konzern. Sofern für bestimmte Unternehmensteile am Markt vergleichbare Segmente oder Produktgruppen existieren oder gleichartige Produkte und Dienstleistungen in unterschiedlichen Märkten angeboten werden, lässt sich ein internes oder externes »Benchmarking« durchführen. Die daraus resultierenden Erkenntnisse geben zusätzliche Aufschlüsse über die Positionierung des Unternehmens im Markt.[3] Im Ergebnis geht es um die Entscheidung, für das jeweilige Unternehmen geeignete strategische Geschäftseinheiten zu definieren und auf dieser Basis die Werteerzeuger und Wertevernichter zu identifizieren:

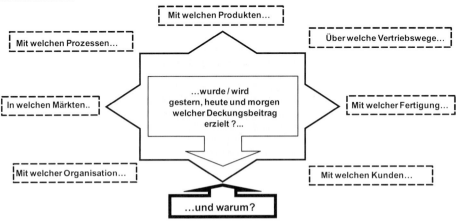

Abb. 8-1: Werteerzeuger und Wertevernichter

Gerade diese Information steht typischerweise dem Management von Krisenunternehmen mangels aussagefähigem Controlling nicht zur Verfügung. Eine Steuerung des Unternehmens auf Basis wesentlicher betriebswirtschaftlicher Kennzahlen (IST vs. SOLL – STRATEGISCH und OPERATIV) findet faktisch nicht statt. Die Analyse der Ergebnisentwicklung der einzelnen – strategisch sinnvoll zu differenzierenden – Geschäftseinheiten bildet den Kern einer jeden Analyse von Lossmakern und somit die Basis des notwendigen Maßnahmenplanes.

Die Segmentierung der Geschäftsbereiche zu strategischen Geschäftseinheiten muss individuell auf die Gegebenheiten des jeweiligen Unternehmens abgestimmt sein.[4] Eine zu starke Aufsplitterung birgt die Gefahr einer unüberschaubaren Fragmentierung. Da die Krisenbewältigung als oberstes Ziel aller Bemühungen zumeist unter hohem Zeitdruck steht, orientiert sich die Tiefe der Segmentierung zwangsläufig an dem Primat der Wesentlichkeit und Umsetzbarkeit.

---

3) Vgl. Weber/Schäffer (2000), S. 238–242. **4)** Vgl. Leupin (1998), S. 187f.

8.1.3 Analyse der Ergebnisbeiträge der strategischen Geschäftseinheiten

Den strategischen Geschäftseinheiten sind die entsprechenden Umsätze und Roherträge zuzuordnen. Die Grundlage hierfür bilden hausinterne Warenwirtschaftssysteme, Vor- und Nachkalkulationen, Deckungsbeitragsrechnungen, Artikel- oder Kundenauswertungen etc. Darüber hinaus werden i.d.R. im Rahmen einer vereinfachten Prozesskostenrechnung die anfallenden internen Kosten (Personal-, Raum-, Fuhrpark-, Zinskosten, Abschreibungen, etc.) zunächst Kostenstellen und im Anschluss daran den jeweiligen strategischen Geschäftseinheiten nach dem Verursacherprinzip zumindest überschlägig zugeordnet. Diese Betrachtungsweise führt zu einem ersten Überblick über die Kostenstrukturen der einzelnen Unternehmensprozesse und die Ergebnisbeiträge der einzelnen Geschäftseinheiten. Das System der (vereinfachten) Prozesskostenrechnung ist hierbei das bevorzugte Analyse-Instrument, da es sich um eine Vollkostenrechnung mit der Zielsetzung handelt, die Kostentransparenz insbesondere bei den sog. »Overhead-Kosten« zu erhöhen. Auf dieser Grundlage werden die Kostentreiber lokalisiert und damit zukünftig steuerbar. Mögliche Kosteneinsparpotenziale bei Aufgabe kompletter Geschäftsfelder lassen sich mithilfe einer überschlägigen Prozesskostenrechnung relativ zeitnah bestimmen.

Gemeinkosten machen in manchen Unternehmen bis zu 50 % der internen Kosten aus. Sie entwickeln sich nicht zufällig und ihre Zuordnung auf Kostenträger sollte keine lästige Pflicht sein. Vielmehr entstehen diese Kosten durch die jeweiligen Prozesse im Unternehmen. Die Bewertung der Prozesse mit Preisen/Kosten im Rahmen einer (überschlägigen) Prozesskostenrechnung gibt dem Management entscheidende Informationen für die Unternehmenssteuerung und -neuausrichtung. Häufig können die in der Praxis angewandten Kostenrechnungssysteme die historisch aufgrund der zunehmend rationalisierten Wertschöpfung/Fertigung tendenziell steigenden Gemeinkostenstrukturen nicht verursachungsgerecht auf Produkte, Dienstleistungen, Kunden, etc. verrechnen. Pauschale Zuschlagsätze auf Material-, Lohn- oder Fertigungskosten erzeugen ggf. ein falsches Bild der Kosten- und Ergebnisstruktur. Die hieraus abgeleiteten Sanierungsmaßnahmen führen u.U. zu einer Verschlechterung statt zu einer Verbesserung der Unternehmensergebnisse.

Im Rahmen der zur Verfügung stehenden Zeit sowie auf Basis des im Unternehmen verfügbaren Datenmaterials ist durch den verantwortlichen Krisenmanager festzulegen, für welche Zeiträume die Ergebnisbeiträge der strategischen Geschäftseinheiten zu ermitteln sind. Im Regelfall sollte sich die Analyse auf das letzte sowie das laufende Geschäftsjahr beziehen.

8.2 Einzelspezifische Analyse von Lossmakern in Krisenunternehmen

8.2.1 Sortiment, Vertriebswege und Absatzentwicklung

Der Erfolg der Krisenbewältigung hängt vor allem davon ab, ob das Unternehmen zukünftig in der Lage ist, profitable Produkte und Dienstleistungen am Markt anzubieten, diese zu wettbewerbsfähigen Kosten herzustellen und auf einem attraktiven Markt kundengerecht vertreiben zu können.

Von entscheidender Bedeutung ist daher die Frage, welches Dienstleistungsprofil und welche Produktpalette das Unternehmen zukünftig gezielt anbietet. Durch die Analyse der Ergebnisbeiträge der einzelnen Geschäftsfelder wird die Profitabilität des gegenwärtigen Sortiments transparent. Grundsätzlich hat darauf aufbauend eine Konzentration auf gewinnbringende oder gewinnbringend zu gestaltende Geschäftsfelder zu erfolgen.

Nachhaltig defizitäre Geschäftsfelder sind nur dann beizubehalten, wenn dies aus Wettbewerbsgründen absolut zwingend notwendig ist bzw. wenn die Aufgabe des Geschäftsfeldes aufgrund von (teilweise) nicht abbaubaren Fixkosten zu keiner Ergebnisverbesserung führen würde.

Stärken, Schwächen, Chancen und Risiken

- im Sortiment,
- in der Preispolitik,
- in den Absatz- und Vertriebswegen,
- im Vertriebs- und Marketingkonzept sowie
- in der Absatzstruktur und -entwicklung

sind zu identifizieren und bei der anschließenden Maßnahmenentwicklung entsprechend zu berücksichtigen.

Unabhängig von der gewählten Unternehmensstrategie (Kostenführerschaft, Differenzierung, Nischenpolitik) müssen die Maßnahmen zur Krisenbewältigung im Absatzbereich grundsätzlich auf die Steigerung des Markt- und Kundennutzens abzielen und diesen gegenüber als Wettbewerbsvorteil erfolgreich vermittelt werden.

8.2.2 Analyse von Produktion und Fertigung

Bei Lossmakern sind die Produktionsabläufe regelmäßig ineffizient gestaltet. Um Produktionskosten zu senken, ist eine Optimierung und Neustrukturierung der Fertigungsprozesse notwendig. Ziel der Maßnahmen muss es sein, eine Fertigung zu etablieren, die Produkte zu wettbewerbsfähigen Kosten und Qualitäten hervorbringt.

Hierfür ist der gesamte Fertigungsprozess des Krisenunternehmens einer kritischen Analyse hinsichtlich aller möglichen Optimierungspotenziale zu unterziehen. Die Modernität, Effektivität, Qualität und Wirtschaftlichkeit der Produktionsverfahren, -abläufe und -anlagen sind isoliert und so weit möglich im Vergleich zum Wettbewerb zu beurteilen.

Das Ziel ist es, möglichst rasch die Abläufe zu verbessern, die Kosten zu senken und die Produktivität zu erhöhen. Auf Basis transparenter Kostenstrukturen und plausiblen Produktkalkulationen sind Rationalisierungsmaßnahmen einzuleiten oder Make-or-Buy-Entscheidungen zu treffen, um somit die Fertigungstiefe und damit die Komplexität zu reduzieren und die Produktionsabläufe zu vereinfachen. Eine überhöhte Variantenvielfalt verhindert Einsparungen bei den Produktionskosten sowie bei den Materialkosten aufgrund fehlender Standardisierungen und Normungen.

Optimierungen in der Fertigung setzen regelmäßig Investitionen voraus. Auch wenn Geld häufig eine knappe Ressource ist, darf man sich diesen Möglichkeiten nicht verschließen, wenn sie dazu dienen, die nachhaltige Profitabilität des Gesamtunternehmens zu gewährleisten. Die Sinnhaftigkeit eventueller Investitionsmaßnahmen ist daher zunächst aus technischer Sicht zu beurteilen. Darüber hinaus sind im Rahmen von Szenario-Rechnungen die Kosteneinsparpotenziale zu quantifizieren, die sich durch die geplanten Investitionsmaßnahmen ergeben können. Diese sind der Investition gegenüberzustellen.

8.2.3 Analyse der Beschaffungs- und Lagersituation

Im Rahmen der Analyse von Lossmakern auf Beschaffungs- und Lagerebene ist folgende strukturierte Vorgehensweise zu empfehlen:

- Analyse der Ausgangssituation,
- Schaffung von Transparenz,
- Identifikation und Realisation von wesentlichen Einsparpotenzialen,
- Projektmanagement und Projektcontrolling.

Der Anteil der Materialkosten an den Gesamtkosten des Unternehmens beträgt in der produzierenden Industrie üblicherweise zwischen 40 % und 60 % und bei Handelsunternehmen zwischen 50 % und 80 %. Die Auswirkungen von möglichen Einsparungen im materialwirtschaftlichen Bereich sind daher ganz erheblich für das Unternehmensergebnis und den Sanierungsprozess der Lossmaker.

Die erste Grundlage für die Beurteilung der eigenen Stärken und Schwächen sowie der Risiken und Chancen im Einkauf bildet eine Produkt-, Artikel- bzw. eine Lieferantenanalyse.

Mithilfe von ABC-, Top-10- oder Top-25-Untersuchungen wird der Fokus des Vorgehens im Rahmen einer Sanierung i.d.R. auf den Bereich mit den höchsten Ergebniswirkungen gelegt.

Die bestehenden Lieferantenbeziehungen sind – mit dem Ziel Kosteneinsparpotenziale zu identifizieren – grundsätzlich infrage zu stellen. Vergleichsangebote von alternativen Lieferanten sind einzubeziehen. Um die Lieferanten untereinander vergleichen zu können, sind die wesentlichen Informationen über diese erst einmal strukturiert gegenüberzustellen.

Die stetige Hinterfragung der Lieferantenauswahl gehört zu den permanenten Aufgaben des Einkaufs. Jedoch können Schwachstellen im Einkauf-/Materialbereich nicht ausschließlich in der Einkaufsabteilung gelöst werden. Auch die erforderlichen Anpassungen in den angrenzenden Unternehmensbereichen sind zu definieren.

Eine effiziente Abwicklung der Aufgaben innerhalb des Einkaufs und der Materialwirtschaft ist selbst in kleineren Unternehmen, ohne den Einsatz einer leistungsfähigen EDV, kaum noch zu organisieren. Nur durch die konsequente Anwendung und Weiterentwicklung von EDV-Programmen ist es möglich, Materialkosten und die Kosten der Lagerhaltung zu optimieren bzw. nachhaltig zu senken, um sich daraus Wettbewerbsvorteile zu verschaffen.

Die Analyse der Aufbau- und Ablauforganisation in den Lägern sowie der Entwicklung der Lagerbestände rundet die Analyse ab und sollte uneffektive Kapitalbindungen aufdecken.

8.2.4 Analyse der Standortwahl und Logistik

Anzahl, Größe und Lage der Standorte eines gewachsenen Unternehmens sind im Verlauf der Unternehmensgeschichte vielfach den bestehenden Bedürfnissen nicht mehr angepasst worden und bergen deshalb nicht selten erhebliches Potenzial bei der Sanierung von Lossmakern. Sobald das Krisenunternehmen durch die historischen Strukturen Standortnachteile erleidet, führt dies auch immer zu Wettbewerbsnachteilen, die es durch geeignete Maßnahmen zu beheben gilt.

Hierbei müssen jedoch auch immer die logistischen Prozessabläufe im Unternehmen beachtet und beleuchtet werden. Dies sollte stets vor dem Hintergrund der zentralen Aufgaben der Logistik erfolgen, den Empfänger

- gemäß seines Bedarfs,
- mit der richtigen Ware,
- in der richtigen Menge,
- zum richtigen Zeitpunkt und
- zu minimalen Kosten zu versorgen.

Die Logistik ist ein komplexes System und wird von nahezu allen Unternehmensbereichen beeinflusst und beeinflusst wiederum selbst auch nahezu alle Unternehmensbereiche. Insofern existieren regelmäßig wechselseitige Abhängigkeiten und Ursache-Wirkungs-Beziehungen. Die Logistik hat folglich ein hohes Einfluss- und Verbesserungspotenzial auf den gesamten betrieblichen Leistungsprozess. Eine nachhaltige Senkung der Logistikkosten lässt sich in der Praxis häufig nur mit einem ganzheitlichen, strukturellen Konzept und standardisierten administrativen Prozessen erreichen.

Standortüberlegungen bieten dabei in Verbindung mit logistischen Optimierungsmaßnahmen einerseits die Möglichkeit zu Kostensenkungen und anderseits zu Effizienzsteigerungen.

8.2.5 Analyse des Rechnungswesens und Controllings

Insbesondere mittelständische Unternehmen verfügen häufig weder über ein leistungsfähiges externes (Finanzbuchhaltung) oder internes (Kosten-Leistungs-Rechnung) Rechnungswesen noch über eine hinreichende Unternehmenssteuerung (Controlling). Viele Unternehmenslenker verbinden die Auseinandersetzung mit vorhandenen Lossmakern immer noch mit dem Eingeständnis der eigenen Fehlbarkeit und vernachlässigen dementsprechend die Beseitigung der Verlustursachen.

Hierbei trifft man bei Unternehmen mit erheblichen Lossmakern häufig auf bestimmte »Bilanzgestaltungen«, die die Situation des Unternehmens positiver darstellen sollen:

- Missachtung des Bilanzierungsverbotes nach § 248 HGB;
- Aktivierung von Ingangsetzungskosten;
- unklare Zuschreibungen auf Sachanlagen;
- Bilanzierung von Entwicklungskosten, Prototypen oder Werkzeugen (z.B. Automobilzulieferer, Soft- und Hardware-Entwickler, etc.), ohne die entsprechende Abschreibung zu berücksichtigen bzw. mit unrealistisch hohen Ansätzen;
- auffällige und ansteigende Diskrepanz zwischen Anzahlungen und halbfertigen Arbeiten (insbesondere Bau, Anlagenbau, etc.);
- Aktivierung von Reparaturaufwand als Anschaffungs-/Herstellungskosten;
- zu hohe bzw. unklare Bewertung von Beteiligungen oder Ausleihungen an verbundene Unternehmen oder Unternehmen, mit denen ein Beteiligungsverhältnis besteht;
- zu geringe Wertberichtigungen im Forderungsbestand;
- unklare Zuschreibungen auf Forderungen;
- konstante, meist retrograde Bewertung der Vorräte ohne Reichweitenanalyse bzw. ausreichende Gängigkeitsabschläge;
- nicht ausreichende Berücksichtigung nachlaufender Kosten (»cost-to-go«) bei halbfertigen Arbeiten (»Prinzip der verlustfreien Bewertung«);
- unzureichende Rückstellungen (insbesondere Rückstellungen für drohende Verluste aus schwebenden Geschäften, unterlassene Instandhaltungen, Pensionen, sonstige Personalkosten, Steuern, nachlaufende Kosten, Garantien, Produkthaftpflicht, Prozessrisiken, Umweltschäden, Erfindervergütungen, Devisen- oder Rohstofftermingeschäften, etc.);
- plötzliche und unklare Auflösung von Rückstellungen.

Um die Aktualität und Aussagefähigkeit der Auswertungen sicherzustellen, ist die Einhaltung bestimmter, buchhalterischer Rahmenbedingungen unverzichtbar und auf nachfolgende Sachverhalte hin zu überprüfen:

- zeitnahe Erfassung der Buchungsbelege und Erstellung der BWA/der unterjährigen Bilanzen;
- zeitnahe Analyse der unterjährigen Ergebnis- und Bilanzrechnung;

- eindeutige Definition des Buchungsschlusses für Ausgangsrechnungen bzw. für die Ermittlung von Rückstellungen für nachlaufende Eingangsrechnungen;
- Berücksichtigung von unterjährigen Bestandsveränderungen (zumindest kalkulatorisch);
- Abgrenzung wesentlicher Kosten (Weihnachts-/Urlaubsgeld, Prämienzahlungen, nachlaufende Erlösschmälerungen, Mieten, Versicherungen, Leasingkosten, Abschreibungen, Zinsen, etc.);
- Berücksichtigung und hinreichende Erläuterung der Bildung/Auflösung von ARAP, PRAP, sonstige Verbindlichkeiten, Rückstellungen, etc.

Neben der Qualität und dem Umfang der vorhandenen Ist-Zahlen des Krisenunternehmens, gilt es, das Controlling als wichtigstes Frühwarnsystem des Unternehmens auf seine Existenz und Aussagekraft hin zu überprüfen und je nach Analyseergebnis zu implementieren bzw. zu optimieren. Ein aussagefähiges Controlling fußt dabei auf einer präzisen und zeitnahen Aufbereitung der Daten des Rechnungswesens. Insbesondere die Analyse der einzelnen Geschäftseinheiten (Segmentierung, z.B. nach Produkten, Waren, Kunden, Märkten, Vertriebswegen) ist für die strategische Positionierung eines Unternehmens unverzichtbar. Dies gilt gerade in einer Krisensituation. Nur auf Basis der jeweiligen Ergebnisse der Geschäftseinheiten nach Teilkosten (Deckungsbeiträge), vor allem aber nach Vollkosten (Ergebnisbeiträge) ist eine strategische Neuausrichtung durch die Eliminierung von Wertevernichtern oder die Forcierung von Werteerzeugern plan- und umsetzbar.

8.2.6 Analyse der Personalsituation und des Managements

Ein Unternehmen ist letztendlich nur so gut wie das Personal, das es beschäftigt. Andererseits bilden die Personalkosten fast immer einen der wesentlichen Kostenblöcke in Unternehmen. In den größten Kostenblöcken liegen naturgemäß auch die größten Turnaround-Hebel. Sanierungskonzepte beinhalten daher die Analyse und oftmals die Bereinigung der Personalstrukturen.

Ziel der Analyse ist es, Krisenursachen und zugleich Sanierungspotenziale zu identifizieren. Die Personalstruktur ist sowohl in qualitativer als auch in quantitativer Hinsicht an die zukünftigen Ziele und Anforderungen des Unternehmens bzw. des Geschäftsfeldes anzupassen und stellt somit eine wesentliche Herausforderung beim »Drehen« von Lossmakern dar.

Folgende Maßnahmen zur Personalkostensenkung sowie zur Realisation der strategischen Neuausrichtung von Lossmakern werden typischerweise vorgesehen:

- Einstellungsstopp;
- Abbau von Überstunden (z.B. durch Einführung von Arbeitszeitkonten);
- Abbau von Leistungszulagen/übertariflichen Lohn- und Gehaltszulagen;
- Erhöhung der Arbeitszeiten ohne Ausgleich;
- Abbau von Leiharbeitern;

- Einführung von Kurzarbeit (Kurzarbeit ist jedoch bei einer hohen Personalkostenquote sehr teuer, da überproportional hohe Sozialversicherungsbeiträge für den Arbeitgeber anfallen. Außerdem sehen Tarifverträge darüber hinaus regelmäßig die Zahlung von Zuschüssen vor.);
- Lohn- und Gehaltsverzichte (z.B. Weihnachts- und Urlaubsgeld);
- Schließung des Versorgungswerkes;
- Vorruhestandsregelungen;
- Personalentlassungen;
- Einführung von Anreizsystemen;
- Qualifikationsmaßnahmen.

Bei der Durchführung der einzelnen Maßnahmen sind die gesetzlichen und tariflichen Regelungen zu beachten.

Im Bereich des Managements muss es Ziel sein, die Führungsverantwortlichen quantitativ und qualitativ an den Sanierungserfordernissen auszurichten und ein arbeitsfähiges Leitungsteam im Unternehmen zu etablieren.

Zur Beurteilung der Qualifikation des Managements gibt das Verhalten im Vorfeld der Krise (des Geschäftsfeldes) und bei den Bemühungen, diese Krise zu bewältigen, deutliche Hinweise. Im Bereich der Unternehmensführung sind häufig folgende Schwachstellen anzutreffen:

- fehlende, unklare oder zu optimistische Unternehmensziele;
- mangelhafte Organisation des Managements;
- ungelöste Generations-/Nachfolgeprobleme im Unternehmen;
- unangemessener – wenig motivierender – Führungsstil;
- mangelnde Einbindung der Know-how-Träger/2. Ebene;
- ungenügende Anpassungen an den technischen Fortschritt;
- Verlust der Übersicht durch unkontrolliertes Wachstum;
- Fehlinvestitionen/Investitionsstau;
- Ressortinteressen überwiegen bei wichtigen Unternehmensentscheidungen;
- dauerhafte »Quersubventionierung« defizitärer Geschäftsbereiche;
- unzureichende betriebwirtschaftliche Transparenz, mangelndes Controlling;
- verspätetes Eingeständnis einer Krisensituation.

Detaillierte Informationen über die Fähigkeiten der Führungsmannschaft lassen sich aus dem Unternehmen selbst ableiten.

Die Beurteilung und Bestimmung des zur Krisenbewältigung einzusetzenden Managements stellt in vielen Fällen eine besondere Herausforderung dar, da der Sanierungserfolg wesentlich von der Befähigung und dem Willen der Führungsverantwortlichen zur Umsetzung der notwendigen Maßnahmen abhängt.

8.3 Handlungsempfehlungen

Ansatzpunkte für Maßnahmen lassen sich mit folgenden Checklisten ermitteln:

8.3.1 Identifikation und Analyse von Lossmakern in Krisenunternehmen

Analysebereich	Bewertung					Sanierungsrelevanz				
	++	+	0	-	--	++	+	0	-	--

Werteerzeuger / Wertevernichter
Profitabilitäten nach Kunden / Kundengruppen
Profitabilitäten nach Produkten / Produktgruppen
Profitabilitäten nach Waren / Warengruppen
Profitabilitäten nach Dienstleistungen / Dienstleistungspaketen
Profitabilität nach Produktionsmitteln / Werken
Profitabilität nach Unternehmens-Standorten
Profitabilität nach Tochtergesellschaften
Profitabilitäten nach Absatzwegen
Profitabilitäten nach Absatz-Verantwortlichen
Profitabilitäten nach Absatz-Branchen
Profitabilitäten nach Absatz-Regionen

Benchmarking der Profitabilitäten je Geschäftsfeld
Intern - zwischen den einzelnen Geschäftsfeldern
Extern - mit Wettbewerbern / Vergleichsdaten

Datenanalyse
Analyse auf Basis von Roherträgen je Geschäftsfeld
Analyse der Kostenartenrechnung (KArtR)
Analyse des Betriebsabrechnungsbogens (BAB)
Analyse der Kostenträgerrechnung (KTrR)
Analyse Nachkalkulationen auf Basis von Deckungsbeiträgen
Analyse Nachkalkulationen auf Basis von Teilkostenrechnungen
Analyse Nachkalkulationen auf Basis von Vollkostenrechnungen
Analyse auf Basis einer überschlägigen Prozesskostenrechnung
Analyse des Warenwirtschaftssystems (WWS)
Analyse des Produktionsplanungs- und Steuerungssystems (PPS)
Analyse des Betriebsdatenerfassungssystems (BDE)

8.3.2 Einzelspezifische Analyse von Lossmakern in Krisenunternehmen

- **Analysebogen Sortiment, Vertriebswege und Absatzentwicklung**

Analysebereich	Bewertung					Sanierungsrelevanz				
	++	+	0	-	--	++	+	0	-	--

Produktpolitik / Angebotspalette
Produkte, Sortimente, Leistungen
Sortimentsvielfalt
Produktbezogene Erfolgspotenziale
Angebotener Zusatznutzen (z.B. Service, Beratung, Lagerfunktion, etc.)
Flexibilität bei Kunden(sonder)wünschen
Alleinstellungsmerkmale der Produkte / Dienstleistungen
Mögliche Substituierbarkeit der Produkte bzw. der Leistung
Lebenszyklusphase der Produkte / Altersstruktur des Sortiments
Produktneuentwicklungen / Investitionsbedarf
Fähigkeit zum Erkennen von Kundenbedürfnissen
Fähigkeit zur Herstellung bedarfsgerechter Marktleistungen
Fähigkeit zur Beherrschung einer bestimmten Technologie
Fähigkeit zur Bearbeitung bestimmter Werkstoffe
Produktschutz (Patente, Lizenzen, Marken- und Namensschutz, etc.)

Preispolitik
Wettbewerbspositionierung (Kostenführer, Profilierung, Nische etc.)
Preisdifferenzierung (Preiseinstieg, Qualität, Premiumsegment etc.)
Konditionsgestaltung
Zahlungskonditionen

Absatz- / Vertriebswege
Zielkundengruppen
Struktur der Abnehmer und Kundenpotenzial
Vertriebs- und Marketingorganisation
Vertriebs- und Absatzkanäle
Regionale Ausrichtung des Vertriebs im Inland
Regionale Ausrichtung des Vertriebs im Ausland
Absatzlogistik

Analysebereich	Bewertung	Sanierungsrelevanz
	++ | + | 0 | - | --	++ | + | 0 | - | --

Vertriebs- und Marketingkonzept
- Operative und strategische Ziele
- Innovationsziele (Produktentwicklung, Zeitraum)
- Image / Positionierung des Unternehmens
- Marketingkonzept
- Verkaufsfördernde Maßnahmen
- Imagewerbung

Absatzstruktur und -entwicklung
- Auftragseingang
- Auftragsbestand, langfristige Lieferverträge
- ABC-Analyse Kunden
- ABC-Analyse Produkte
- Kaufverhalten der Abnehmer / Trends
- Stammkundenentwicklung / Kundenbindung / Kundentreue
- Absatzentwicklung von Altkunden / Bestandskunden
- Absatzentwicklung von Neukunden
- Abhängigkeiten von einzelnen / wenigen Großkunden / Kundengruppen
- Abhängigkeiten von einzelnen / wenigen Produkten / Produktgruppen
- Absatzentwicklung nach Regionen
- Absatzentwicklung nach Verantwortlichkeiten
- Absatzentwicklung nach Vertriebswegen

- **Analysebogen Produktion & Fertigung**

Analysebereich	Bewertung	Sanierungsrelevanz
	++ | + | 0 | - | --	++ | + | 0 | - | --

Aufbauorganisation der Produktion
- Vorgaben aus der Unternehmenspolitik und -strategie
- Technische und personelle Ausstattung
- Stellenwert der Abteilung im Unternehmen
- Organisation, Führung und Zuständigkeiten
- Kommunikation / Abstimmung mit den anderen Fachabteilungen
- Produktivität der Produktions-Leitung
- Produktivität der Produktions-Mitarbeiter
- Personelle Ausstattung (Qualitativ und Quantitativ)
- Personelle Abhängigkeiten
- Engpässe
- Vergütungssystem (fix + variabel)
- Standortfaktoren
- Materialfluss
- Lohnniveau
- Schichtmodell
- Fertigungsart (Einzel-, Serien-, Massenfertigung)
- Fertigungstiefe
- Betriebsdatenerfassung
- Kapazität und Auslastung
- Produktions-Controlling
- Prozesskostenhöhe in der Produktion
- Transparenz über die Prozesskosten und Kostentreiber
- Vor- und Nachkalkulation der Aufträge

Ablauforganisation der Produktion
- Arbeitsvorbereitung, -planug und -steuerung
- Auftrags- und Terminplanung
- Materialdisposition
- Maschineneinsatzplanung
- Mitarbeitereinsatzplanung
- Innerbetriebliche Logistik
- Auslastung & Reichweite des Auftragsbestands
- Auftragsdurchlaufzeiten
- Wartezeiten
- Rüstzeiten
- Nutzungsgrade
- Losgrößen
- Entwicklung von Überstunden
- Einsatz von Leiharbeitern
- Engpässe in der Produktion
- Ausschussquoten
- Flexibilität
- Termintreue
- Reklamationsquote
- Verpackungssysteme

B. Maßnahmen zur Krisenbewältigung

Analysebereich	Bewertung					Sanierungsrelevanz				
	++	+	0	-	--	++	+	0	-	--

Technische Ausstattung
- Produktionskapazität und Kapazitätsauslastung
- Produktionstechnologie und Elastizität der Produktionsanlagen
- Mögliche Fertigungstiefe
- Wirtschaftlichkeit der Produktionsanlagen
- Flexibilität
- Investitionsbedarf - Instandhaltungsbedarf

Fertigungs-Know-how
- Qualifikation der Produktionsleitung
- Qualifikation der Produktionsmitarbeiter
- Alleinstellungsmerkmale
- Abhängigkeiten
- Qualitätssicherung
- Schulungsbedarf

Produktivität
- Nach Mitarbeitern
- Nach Maschinen
- Nach Wertschöpfungsstufen / Produktionseinheiten
- Nach Werken
- Nach Standorten

- **Analysebogen der Beschaffungs- und Lagersituation**

Analysebereich	Bewertung					Sanierungsrelevanz				
	++	+	0	-	--	++	+	0	-	--

Lieferantenanalyse
- Anzahl der Lieferanten / Ersatzlieferanten
- ABC-Analyse der Lieferanten
- Rahmenverträge
- Abhängigkeiten?
- Substitutionsmöglichkeiten
- Globales Sourcing
- Qualität der Lieferanten / Lieferungen
- Zuverlässigkeit der Lieferanten / Lieferungen
- Kapazitäten der Lieferanten
- Entwicklungskompetenz
- Flexibilität
- Bestellgrößen und Bestellrhythmen
- Verfügbarkeit und Lieferfristen
- Zertifizierung der Lieferanten
- Zusammenarbeit und Auftragsabwicklung
- Prozesse und Prozesskosten
- Zahlungskonditionen
- Einkaufspreise
- Währungsrisiken
- Verlagerung in "low cost countries" (LCC)

Rohmaterial und Halbfertiteilelager
- Bestandsführung / -steuerung / Inventurgenauigkeit
- Warenwirtschaftssystem
- Bestandsentwicklung / Lagerumschlag
- Lieferfähigkeit
- Überbestände
- Lagerkapazitäten
- Lagerorganisation und Lagertechnik
- Lagerlogistik

Fertigwaren und Handelswarenlager
- Bestandsführung / -steuerung / Inventurgenauigkeit
- Warenwirtschaftssystem
- Bestandsentwicklung / Lagerumschlag
- Lieferfähigkeit
- Überbestände
- Lagerkapazitäten
- Lagerorganisation und Lagertechnik
- Lagerlogistik

- **Analyse der Standortwahl und Logistik**

Analysebereich	Bewertung					Sanierungsrelevanz				
	++	+	0	-	--	++	+	0	-	--
Logistik-Management										
Produktivität der Logistik-Manager										
Produktivität der Logistik-Mitarbeiter										
Prozessabläufe										
EDV-Unterstützung										
Kostentransparenz										
Transparenz über Prozesskosten und Kostentreiber										
Logistik-Controlling										
Flexibilität										
Lagersysteme										
Verpackungssysteme										
Transportsysteme										
Einlagerungssystem										
innerbetriebliche Logistik										
Tourenplanung										
Effizienz / Auslastung der einzelnen Touren - Frachtzonen										
Just-in-time Beschaffung										
Just-in-time Lieferung										
Eil- und Sondertransporte										
Lieferung										
Prozessabläufe										
Prozesskostenhöhe										
Transparenz über die Prozesskosten und Kostentreiber										
Flexibilität										
Serviceangebot / Servicegrad										
Sendungsverfolgungssysteme										
Organisation und Ablauf der Kommissionierung										
Kommissioniergenauigkeit										
Be- und Entladezeiten										
Wartezeiten / Standzeiten										
Termintreue										
Fehlerquoten / Reklamationen										
Erfüllung der Kundenanforderungen										
Einhaltung von Versandanweisungen										
Auslastung										
Mitarbeiter										
Kundenzufriedenheit										
Eigener Fuhrpark										
Quantität des Fuhrparks										
Qualität des Fuhrparks										
Zustand des Fuhrparks										
Lieferzuverlässigkeit										
Transparenz über die Prozesskosten und Kostentreiber										
Preis- / Leistungsverhätnis										
Spediteure / Paketdienste u. sonstige Subunternehmer										
Lieferzuverlässigkeit										
Flexible Kapazitäten										
Zusammenarbeit und Auftragsabwicklung										
Transparenz über die Prozesskosten und Kostentreiber										
Preis- / Leistungsverhätnis										

- **Analysebogen des Rechnungswesens und Controllings**

Analysebereich	Bewertung					Sanierungsrelevanz				
	++	+	0	-	--	++	+	0	-	--

Rechnungswesen
- Organisation
- Zeitnahe Verbuchung
- Zeitnahe Abschlusserstellung
- Zeitnahe Abschlussprüfung
- Abgrenzungsbuchungen
- Kostenartenrechnung (Kontenrahmen)
- Kostenstellenrechnung (BAB)
- Umfang und Qualität der Betriebswirtschaftlichen Auswertungen
- Umfang und Qualität der Jahresabschlussarbeiten
- Debitorenmanagement
- Kreditorenmanagement

Kalkulation
- Kostenträgerrechnung (Vor- und Nachkalkulation)
- Deckungsbeitragsrechnung (Nachkalkulation)
- Teil- oder Vollkostenrechnung (Nachkalkulation)
- Prozesskostenrechnung (Nachkalkulation)
- Warenwirtschaftssystem (Vor- und Nachkalkulation)
- Produktionsplanung- und Steuerungssystem (Vorkalkulation)
- Betriebsdatenerfassungssystem (Nachkalkulation)

Planung
- Budgetierung
- Ergebnisplanung
- Planung der Geschäftseinheiten
- Bilanzplanung
- Liquiditäts-, Finanz-, Cash-Flow-Planung
- Investitionsplanung
- Planung der Finanzierung
- Integration der Einzelplanungen
- Planverprobung

Controlling
- Definition und Messung strategischer Unternehmensziele
- Definition und Messung operativer Unternehmensziele
- Kommunikation der Unternehmensziele (intern / extern)
- Verhalten / Maßnahmen bei Planabweichungen

Berichtswesen
- Betriebswirtschaftliche Auswertungen
- Management-Informations-Datenblatt
- Darstellung der Bereichsergebnisse (Produkte, Kunden, Standorte, etc.)
- Unterjährige "Bilanzen"
- Unterjährige Liquiditäts-, Finanz-, Cash-Flow-Analyse
- Unterjährige Darstellung von Kennzahlen (Unternehmensziele)
- Soll-Ist-Abweichungsanalyse
- Maßnahmenplanungen bei negativen Abweichungen

- **Analyse der Personalsituation und des Managements**

Analysebereich	Bewertung ++	+	0	-	--	Sanierungsrelevanz ++	+	0	-	--
Personalstruktur und -entwicklung										
Zahlenmäßige Entwicklung aller Mitarbeiter										
Zahlenmäßige Entwicklung der Angestellten										
Zahlenmäßige Entwicklung der Arbeiter / gewerblichen Mitarbeiter										
Zahlenmäßige Entwicklung in einzelnen Unternehmensbereichen										
Entwicklung der Lohnsumme										
Entwicklung der Gehaltssumme										
Entwicklung des Umsatzes je Mitarbeiter										
Betriebszugehörigkeit der Mitarbeiter										
Altersstruktur der Mitarbeiter										
Personalfluktuation										
Entwicklung der Arbeitszeit										
Entwicklung von Überstunden										
Entwicklung des Krankenstandes										
Entwicklung des Einsatzes von Zeitarbeit										
Entwicklung der Auslastungen in den einzelnen Unternehmensbereichen						X				
Arbeitsverträge der Mitarbeiter										
Qualifikation der Mitarbeiter										
Gehaltsstruktur						X				
Leistungsabhängige Anreizsysteme im Gehaltsbereich										
Lohnniveau						X				
Leistungsabhängige Anreizsysteme im Lohnbereich										
Stellenpläne / Vertretungs- und Delegationsregelungen										
Personal(entwicklungs)planung										
Rekruting										
Betriebliche Altersversorgung										
Betriebliche Altersversorgung aktiver Mitarbeiter										
Betriebliche Altersversorgung ausgeschiedener Mitarbeiter										
Liquiditätsauswirkung der Altersversorgung										
Kündbarkeit der Versorgungszusage										
Bestehende Absicherungen der Altersversorgung (Versicherungen o.ä.)										
Beitragspflicht und Situation gegenüber dem PSVaG										
Tarifgebundenheit										
Geltende Tarifverträge, Laufzeit, ggf. Allgemeinverbindlichkeit										
Vertragliche Modifikation der ggf. vorhandenen Tarifbindungen										
Betriebsverfassungsrechtliche Situation										
Betriebsrat, Wirtschaftsausschuss										
Anhängige Verhandlungen über Interessenausgleich und Sozialplan										
Betriebsvereinbarungen										
Struktur und Fähigkeiten des Managements										
Kontinuität im Management / Führungswechsel										
Anzahl und Organisation										
Altersstruktur										
Ausbildungsgrad										
Technische Qualifikation										
Kaufmännische Qualifikation										
Berufliche Erfahrungen										
Ressorterfahrung										
Führungserfahrung										
Branchenerfahrung										
Außerberufliche Erfahrungen und Kontakte										
Vergütungsstruktur										
Auslastung										
Führungskompetenz										
Teamfähigkeit										
Vertriebskompetenz und persönlicher Einfluß										
Einkaufskompetenz und persönlicher Einfluß										
Fertigungskompetenz										
Technologie- und / oder Entwicklungskompetenz										
Organisationskompetenz										
Weisungs- und Entscheidungsfähigkeiten des Managements										
Planungskompetenz										
Ergebnisorientiertheit										
Weiterbildungsbedarf										
Vertrauen der Geschäftspartner										
Sanierungskompetenz										
Managementalternativen (intern / extern)										

Analysebereich	Bewertung					Sanierungsrelevanz				
	++	+	0	-	--	++	+	0	-	--

Unternehmensführung durch das Management
- Faktische Entscheidungsbefugnisse
- Visionäres strategisches Unternehmertum - Innovationsfähigkeit
- Definition der Unternehmensvision /-ziele
- Strategischen Planung (USP, SWOT, etc.)

- Operative Planung
- Organisation von Markt- und Wettbewerbsveränderungen
- Kommunikation der Unternehmensziele
- Strukturierung der Unternehmensnachfolge

Organisatorische Maßnahmen des Managments
- Aufbauorganisation
- Aufgabenverteilung / Vertretungsregeln
- Delegation von Schlüsselaufgaben an die "2. Management-Ebene"
- Abhängigkeiten von Schlüsselpersonen (Vertrieb, EDV, F&E, etc.)
- Strukturierung von Managementprozessen
- Kommunikation zwischen dem Management
- Kommunikation durch das Management
- Unternehmensplanungen
- Steuerungs- und Frühwarnsystems
- "Notfallpläne"

Personalführung durch das Management
- Vorbildfunktion / Arbeitseinsatz
- Bindung an das Unternehmen / Loyalität
- Führungsstil
- Akzeptanz des Managements in der Belegschaft
- Motivation der Führungsmannschaft / der Mitarbeiter
- Führung des Unternehmens über Delegation und Einzelziele

Das Verhalten des Management in der Unternehmenskrise
- Verhalten des Managements vor Ausbruch der akuten Krise
- Zeitpunkt der Krisenwahrnehmung durch das Management
- Verhalten nach Realisation der Krisensituation (Maßnahmen?)
- Kommunikation der Krisensituation

Literatur

Blöse, J./Kihm, A.: Unternehmenskrisen: Ursachen – Sanierungskonzepte – Krisenvorsorge – Steuern, Berlin 2006.

Leupin, U.: Turnaround von Unternehmen, Bern 1998.

Weber, J./Schäffer, U.: Balanced Scorecard & Controlling, Wiesbaden, 3. Auflage 2000.

9. Revenue Management als Maßnahme zur Krisenbewältigung

von Matthias Heintke

Übersicht

9.1	Einleitung 432	
9.2	Das Revenue-Management-Konzept und die Umsetzung in der Praxis 433	
9.2.1	Ursprung und Zielsetzung 433	
9.2.2	Nutzen eines effektiven Revenue Managements 436	
9.2.3	Betrachtungsbereiche und Aktivitäten 437	
9.2.3.1	Service Definition, Preiskalkulation, Vertrieb/Angebotserstellung, Vertragsabschluss/Bestellung 438	
9.2.3.2	Leistungserbringung, Erfassung der Leistungserbringung, Ermittlung der Raten und Abrechnung 439	
9.2.3.3	Forderungsbuchhaltung, Forderungs- und Beschwerdemanagement 441	
9.2.4	Herausforderungen und Erfolgskonzepte während der Umsetzung 443	
9.2.4.1	Der Komplexität Herr werden 443	
9.2.4.2	Die Bestimmung der Ist-Situation 444	
9.2.4.3	Die organisatorische Verankerung 444	
9.2.4.4	Die Bewertung von Umsatzlecks und Nutzen 445	
9.3	Fazit 446	
Literatur 447		

9.1 Einleitung

Die wirtschaftliche Entwicklung in den letzten beiden Jahren hat Unternehmen dazu veranlasst, Ihre Kostenstrukturen tiefgreifend zu optimieren. Traditionell sind Kostensenkungsprogramme ein probates und frühzeitig eingesetztes Mittel, um Rückgänge in Absatz, Profitabilität und Betriebsergebnis abzufedern. Jedoch stoßen solche Optimierungsprogramme nach einer gewissen Zeit an ihre Grenzen. Ansatzpunkte für Einsparungen sind weitestgehend ausgereizt und verlieren an Hebelkraft, um maßgebliche Verbesserungen erzielen zu können. In dieser Situation suchen Unternehmen vermehrt nach Möglichkeiten, die Profitabilität nachhaltig zu erhöhen. Insbesondere unter schwierigen Markt- und Finanzierungsbedingungen gestaltet sich diese Frage jedoch als Herausforderung. Mit stagnierender Nachfrage verpuffen Vertriebsinitiativen und mögliche Expansionspläne scheitern an Investitionsbereitschaft oder Finanzierungsmöglichkeiten. Vielversprechender sind daher Möglichkeiten zur Profitabilitätssteigerung, die von innen kommen und auf Basis des Status quo wirken.[1]

Das Konzept Revenue Management wird diesen Ansprüchen gerecht. Es geht dabei im Wesentlichen um die Verbesserung des Werteflusses vom ersten Kundenkontakt bis zum abschließenden Zahlungseingang nach erbrachter Leistung. Hauptziel eines effektiven Revenue Managements ist es, die vollständige, korrekte und schnelle Fakturierung aller erbrachten Leistungen oder gelieferten Produkte sicherzustellen. Es geht um die Vermeidung von Umsatzlecks, dem sog. Revenue Leakage. Dass Umsatzlecks in vielen Branchen alltäglich sind, verdeutlichen einschlägige Literatur[2] sowie Studien[3]. Aus diesen Studien geht hervor, dass nahezu 60 % der Befragten auf oberer Management-Ebene aus einer Grundgesamtheit von Unternehmen unterschiedlicher Branchen nicht ausschließen können, dass in ihrem Unternehmen abrechenbare Leistungen nicht, unvollständig, fehlerhaft oder zu spät in Rechnung gestellt werden. Als Hauptgründe werden hierfür genannt:

- fehlerhaft konzipierte Abrechnungsprozesse;
- unverständliche oder zu vielfältige Rechnungskonditionen;
- zu viele manuelle Eingriffe im Abrechnungsprozess oder
- zu viele fehlerhafte Schnittstellen zwischen den Abrechnungs- und anderen Unternehmensprozessen.

Diese Schwachstellen resultieren in Abrechnungsfehler von 1–5 % des Umsatzes und begründen somit die Notwendigkeit, sich der Verbesserung des Abrechnungsprozesses anzunehmen. Das Revenue-Management-Konzept sorgt weiterhin für die beschleunigte Einholung der resultierenden Forderungen und erhöht die Effizienz der gesamten Prozesskette.

Revenue Management wirkt demnach auf die drei Leistungssteigerungshebel eines Unternehmens: Umsätze, Kosten und Effizienz des eingesetzten Kapitals.

---

[1] Vgl. Harley et al. (2009).
[2] Vgl. Browning/Kumar (2003), S. 21ff; vgl. auch Basset/Rothman (2007).
[3] Vgl. Bonnard/Heintke/Schreiner (2008); vgl. auch Pfaff/Skiera/Wälde (2007), S. 22f.

Im Rahmen des Ansatzes werden sowohl betriebliche Primär-, wie auch Sekundärprozesse adressiert. In der Praxis wird dieser Betrachtungsbereich oftmals als »Order-to-Cash-Prozess« bezeichnet. Im vorliegenden Fall fassen wir die Definition noch etwas weiter und sprechen nachfolgend vom »Customer-to-Cash-Prozess«. Dies liegt darin begründet, dass im Rahmen der Optimierungsarbeiten auch Prozesse betrachtet werden, die dem eigentlichen Kundenauftragseingang vorausgehen. Beispiele hierfür sind die Definition von Dienstleistungen und Produkten sowie Preisfindung und Vertragsverhandlungen (vgl. Abb. 9-1).

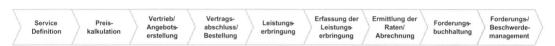

Abb. 9-1: Betrachtungsbereiche des Revenue Managements

Dieser Beitrag gibt einen Überblick über die Historie des Revenue-Management-Konzeptes und die grundlegenden Ansätze. Er stützt sich dabei auf einschlägige Literatur sowie auf mehrjährige Erfahrungen aus weltweiten Umsetzungsprojekten des Autors. Es wird erläutert, wie man durch die Umsetzung in der Praxis schnelle Erfolge erzielen kann und welche Bereiche im Unternehmen dabei relevant sind. Weiterhin werden typische Herausforderungen aufgezeigt und Lösungsansätze aus der Praxis angeboten. Checklisten ermöglichen Ihnen, die Situation in Ihrem eigenen Unternehmen zu reflektieren und Handlungsfelder zu identifizieren.

9.2 Das Revenue-Management-Konzept und die Umsetzung in der Praxis

9.2.1 Ursprung und Zielsetzung

Die Ursprünge des hier vorgestellten Revenue-Management-Konzeptes liegen in der sog. Revenue-Assurance-Disziplin, welche in den 1970er-Jahren in US-amerikanischen Telefongesellschaften an Bedeutung gewann.[4] Das originäre Ziel bestand darin zu verhindern, dass Telefongespräche geführt, jedoch nicht berechnet wurden. Hierbei stand zunächst nicht die Aufdeckung von etwaigen Manipulations- oder Betrugsversuchen im Vordergrund, sondern es ging um die Vermeidung von technischen Verarbeitungsfehlern der einzelnen Gesprächsdaten. Erbrachte Leistungen sollten vollständig und zu den richtigen Gebühren abgerechnet werden, dies war das Hauptziel. Heute fassen wir die Zielsetzung etwas weiter und sprechen von Revenue Management. Es gewinnen zusätzliche Disziplinen wie Preisfindung und Forderungsverfolgung an Bedeutung und entgegen der nachgelagerten und detektiven Betrachtung besteht die Anforderung einer aktiven und präventiven Steuerung des Umsatzstromes.

In der Praxis hat sich gezeigt, dass manche Unternehmen und Branchen anfälliger für Umsatzlecks sind als andere. Dies liegt oftmals in den Charakteristika des

---

[4] Vgl. Mattison (2005), S. 1ff.

Geschäftsmodells und der Kundenstruktur begründet. So sind die größten Umsatzlecks – aber auch die größten Erfolge eines wirksamen Revenue Managements – in den Unternehmen zu finden, die in einem Massentransaktionsgeschäft tätig sind und ihre Dienstleistungen oder Produkte einer sehr großen Anzahl von Kunden anbieten. Dabei erlösen sie vergleichsweise geringe Umsätze mit einer einzelnen Transaktion. Ob das Unternehmen private Endkunden (Business-to-Consumer, B2C) oder Geschäftskunden (Business-to-Business, B2B) bedient, ist dabei nebensächlich. Beispiele für Unternehmen mit einem hohen Potenzial im Bereich Revenue Management sind u.a. Telekommunikationsgesellschaften, Internetdienstleister, Energieversorger, Logistikdienstleister oder Fluggesellschaften.

Doch was macht diese Unternehmen so anfällig für Umsatzlecks? Warum sehen sie sich einem höheren Risiko ausgesetzt als andere Unternehmen? Die Geschäftsmodelle sind ja überwiegend bewährte und traditionsreiche Modelle, die eine entsprechende Reife entlang der Lernkurve aufweisen sollten. Die Antworten auf diese Fragen liegen in den mannigfaltigen Veränderungen der Geschäftsumgebung, der Märkte und Technologien. So hat beispielsweise die Deregulierung auf dem Telekommunikationsmarkt für einen erhöhten Wettbewerb gesorgt. Der Eintritt von Konkurrenzunternehmen in den Markt hat die etablierten Unternehmen dazu genötigt, neue Produkte und Preismodelle zu entwickeln. Weiterhin mussten insbesondere ehemalige staatliche Konzerne intensiv an ihrer internen Aufbau- und Ablaufeffizienz arbeiten. Solche Veränderungsprozesse haben unmittelbare Auswirkungen auf die Bereiche der Leistungserbringung und somit auch der Abrechnung. Bewährte Verfahren werden geändert, Systeme müssen angepasst oder neu eingeführt werden. Organisatorische Strukturen werden verschlankt und Verantwortlichkeiten neu verteilt.

Diese Entwicklungen, verdeutlicht am Beispiel der Telekommunikationsgesellschaften, lassen sich in ähnlicher Form auch in den anderen genannten Branchen bestätigen. Fluggesellschaften, Energieversorger oder Logistik- und Postdienstleister unterlagen in den letzten Jahren vergleichbaren Transformationsprozessen und werden auch in den kommenden Jahren ihre Geschäftsmodelle, Produkte und Strukturen kontinuierlich bewerten und an die Märkte und Kundenwünsche anpassen müssen. Und selbst Branchen und Unternehmen, die hier nicht aufgeführt wurden, können von dem Revenue-Management-Ansatz profitieren. Immer dann, wenn die Abrechnungsprozesse eine gewisse Komplexität aufweisen, lassen sich Umsatzlecks identifizieren und durch zielgerichtete Maßnahmen schließen. Abb. 9-2 stellt einen Überblick verschiedener Branchen und die typische Größenordnung der Umsatzlecks dar. Sie liefert weiterhin Beispiele für die Ursachen der Umsatzverluste und gibt somit erste Hinweise auf Fokusbereiche eines Optimierungsprojektes.

Am Ende dieses Beitrages finden Sie eine Checkliste, mit deren Hilfe Sie prüfen können, ob die konkreten Gegebenheiten in Ihrem Unternehmen Optimierungspotenzial vermuten lassen. Nachfolgend wird der Nutzen des Ansatzes diskutiert, bevor auf die Umsetzungsschritte eingegangen wird.

Branche	Mögliches Umsatzleck in % vom Umsatz	Beispiele für Umsatzlecks
Baugewerbe	3 %–4 %	Unklare Leistungs- und Preisvereinbarungen, unvollständige Leistungserfassung, mangelnde Kontrolle von Subunternehmerleistungen.
Fluggesellschaft, Transport und Logistik	2 %–4 %	Fehlerhafte Abbildung der Raten, Abstimmungs- und Schnittstellenprobleme, unvollständige Erfassung der Dienstleistung, unvollständige Abrechnung von Zuschlägen, mangelnde Reklamationsbearbeitung und Inkasso.
Groß- und Einzelhandel	1 %–3 %	Abbildung Verkaufsaktionen, falsche Preistabellen, inkonsistente Kundenstammdaten, ungerechtfertigter Umtausch und Erstattung.
Immobilienwirtschaft	2 %–3 %	Fehlerhafte Abbildung der Vertragsvereinbarungen im System, falsche Objektstammdaten, ausgelassene Mietanpassungen, fehlerhafte Nebenkostenabrechnungen.
Finanzdienstleister	1 %–2 %	Fehlerhafte Ermittlung von Transaktionsgebühren, Abgrenzung von zeitlich befristeten Sonderkonditionen, unvollständige Weiterreichung von Gebühren Dritter, verspätetes Aufspüren von Bonitätsveränderungen oder Betrug.
Produktionsunternehmen	2 %–4 %	Unvollständige Leistungs- und Zeiterfassung auf Aufträgen, Abweichungen, Materialeinsatz und Abrechnung, Volatilität von Einstandspreisen, langwierige Reklamationsprozesse und Forderungseinholung.
Telekommunikation, Internet Service Provider	1 %–5 %	Komplexität der Informations- und Datenstrukturen, fehlerhafte Systemroutinen zur Ermittlung des Leistungsvolumens, ausbleibende Abarbeitung von Verarbeitungsfehlern, ungerechtfertigte Zuweisung von Werbeaktionstarifen, verspätete Kundenanlage in den Abrechnungssystemen.
Versorger	2 %–5 %	Veraltete oder fehlerhaft konfigurierte Abrechnungssysteme, fehlende Systemabstimmung, ungenügende Verifikation der Verbräuche, mangelnde Bonitäts- und Forderungsüberwachung.

Abb. 9-2: Mögliche Umsatzausfälle ausgewählter Branchen[5]

5) Quelle: Bonnard/Heintke/Schreiner (2008), S. 13, Browning/Kumar (2003), S. 22, eigene Projekterfahrung.

9.2.2 Nutzen eines effektiven Revenue Managements

Erfolgreich umgesetztes Revenue Management birgt sowohl quantitativen wie auch qualitativen Nutzen. Zunächst einmal ist eine unmittelbare Umsatz- und Cashflow-Steigerung zu verzeichnen, sobald Umsatzlecks geschlossen werden. Durch die richtige und vollständige Abrechnung steigen die Umsatzerlöse, ohne dass eine Volumen- oder Preiserhöhung am Markt erzielt werden muss. Diese zusätzlichen Umsätze wirken sich nahezu 1:1 auf die Profitabilität aus. Aufgrund der Tatsache, dass die Kosten der Leistungserbringung unabhängig von der richtigen Rechnungsstellung angefallen sind, hat jeder Euro an zusätzlichem Abrechnungsbetrag einen direkten Ergebniseffekt. Es hat sich in der Praxis erwiesen, dass der interne Aufwand zur Erzielung der Abrechnungsgenauigkeit und der zusätzlichen Umsätze nahezu vernachlässigbar ist. Oftmals können wesentliche Erfolge schon durch kurzfristige Maßnahmen und mit wenigen Ressourcen erzielt werden. Auch die Fokussierung auf überfällige Forderungen, deren Nachverfolgung und Einholung führt zu konkreten Ergebniseffekten in Form von reduzierten Kapitalkosten für ausstehende Forderungen und vermiedenen außerplanmäßigen Abschreibungen und Wertberichtigungen.

Diese Zusatzeinnahmen können ganz konkret bestimmt und nachvollzogen werden. Dies unterscheidet den Revenue-Management-Ansatz von vielen anderen betrieblichen Optimierungsansätzen, bei denen die genaue Berechnung des Nutzens sich oftmals als schwierig erweist oder nur auf Annahmen und Schätzungen basiert. Eine Kosten-Nutzen-Betrachtung auf Basis nachweisbarer Zahlen ist im vorliegenden Fall möglich. Das Management wird diese Transparenz und Gewissheit über den Erfolg des Unterfangens würdigen. Die Investition in Revenue Management ist demnach gekennzeichnet durch einen hohen Return on Investment (ROI) und eine kurze Zeitdauer bis zur Gewinnschwelle (sog. Break-Even-Point).

Ein weiterer Vorteil des Ansatzes liegt in dem andauernden bzw. wiederkehrenden Charakter des finanziellen Nutzens. Wie in den folgenden Kapiteln noch näher erläutert wird, zielen die Optimierungsmaßnahmen nicht nur auf die Erreichung kurzfristiger Ergebnisse ab, sondern sie sollen vielmehr auch fortwährender Natur sein. Dadurch sind die positiven Auswirkungen auf das Betriebsergebnis nicht nur im ersten Jahr der Umsetzung zu verzeichnen, sondern auch in den Folgejahren. Ein einmal geschlossenes Umsatzleck bleibt bei konsequenter Anwendung des Ansatzes geschlossen und trägt somit dauerhaft zum Nutzen in den Folgejahren bei.

Neben den direkten, finanziellen Effekten trägt der Revenue-Management-Ansatz auch indirekt und auf qualitativer Ebene zum Unternehmenserfolg bei. Durch die genaue Analyse der Prozesse und Systeme können Arbeitsabläufe effizienter gestaltet werden. Durchlaufzeiten, Doppel- oder Nacharbeiten, Systempflege und Personaleinsatz werden verringert und reduzieren somit die Prozesskosten für die gesamte abrechnungsrelevante Prozesskette. Ebenfalls lässt sich ein qualitativer Nutzen feststellen. Sowohl für Geschäftskunden wie auch für private Endkunden stellt die Qualität der Rechnungsstellung ein wesentliches Kriterium bei der Bewertung einer Geschäftsbeziehung dar. Fehlerhafte und nicht nachvollziehbare Rechnungen gehören leider mittlerweile sowohl im Privat- wie auch Geschäftsleben zum Alltag. Beispiele von geradezu endlosen Klärungsprozessen und Kommunikationsarien mit Lieferanten und Dienstleistern finden sich zuhauf sowohl in den Medien wie sicherlich auch im persönlichen Umfeld des Lesers. Die negative Auswirkung auf die Kundenloyalität führt zu mangelnder Kundenbindung und Abwanderung. Analysen und Studien US-amerikanischer Telekommunikations- und Kabelanbieter zeigen jährliche Abwanderungsraten (sog. »customer churn«) von bis zu 25 %. Die resultierenden finanziellen Auswirkungen i.H.v. 2–4 Milliarden US-Dollar sprechen für sich.[6] Nun sind sicherlich fehlerhafte Rechnungen nicht allein entscheidend für die Beendigung einer Kundenbeziehung, sie tragen jedoch unbestritten Ihren Anteil zur negativen Bewertung bei. Die Erkenntnisse lassen sich jedoch auch positiv formuliert ausdrücken. Unternehmen sollten die Kundeninteraktion als Chance sehen, langfristige und gewinnbringende Beziehungen zu ihren Kunden aufzubauen. Eine hohe Kundenloyalität und Markenbindung wirkt sich überproportional auf den Unternehmenserfolg aus. Die vorgenannte Studie kommt zu dem Schluss, dass die Reduzierung der Abwanderungsrate um 5 % die Profitabilität je nach Branche um 25 % bis 85 % steigern kann.

Gerade in den letzten Jahren hat die aktive Steuerung des Kundenportfolios, die Bestimmung des Kundenwertes und die Pflege der Kundenbeziehung auf Geschäftsführungsebene berechtigterweise an Aufmerksamkeit gewonnen.[7] Es lässt sich beobachten, dass entsprechende Initiativen unternehmensintern wie -extern aktiv gefördert und kommuniziert werden. Die Wertschätzung der Kundenbeziehung und eine entsprechende Servicequalität (und hierzu zählt auch die Erstellung einer korrekten und transparenten Rechnung) wird als Differenzierungsmerkmal gegenüber Wettbewerbern genutzt. Das Versprechen eines guten Kundenservices hat mittlerweile Einzug in die Werbe- und Medienwelt erhalten. Unternehmen werben mit ihrem Kundenservice im Fernsehen, erst kürzlich haben zwei Unternehmen der Versicherungs- und Internetbranche sich dieses Marketingversprechens bedient.

Effektives Revenue Management wirkt demnach intern wie extern und schlägt sich neben den positiven Auswirkungen auf das Betriebsergebnis auch in gesteigerter Kundenzufriedenheit nieder. Im Folgenden wird nun auf die wichtigsten Optimierungsbereiche eingegangen.

9.2.3 Betrachtungsbereiche und Aktivitäten

Die typische Revenue-Management-Herangehensweise besteht aus drei wesentlichen Aktivitätenblöcken: (1) Prozessverbesserungen, (2) analytische Verfahren und (3) organisatorische Maßnahmen. Sie werden unterstützt durch wichtige Querschnittsthemen wie die Verfügbarkeit von Personalressourcen, deren Fähigkeiten und Kompetenzen, sowie Budget- und Managementunterstützung. In vielen Fällen sind weiterhin IT Fähigkeiten und Kapazitäten nötig. Abb. 9-3 verdeutlicht die Aktivätenblöcke und listet grundlegende Handlungsempfehlungen.

---

[6] Vgl. Kotler/Keller (2009), S. 90ff.

[7] Vgl. Burchfield/Boucher Ferguson/Smith (2009); vgl. auch Günther/Helm (2006).

Prozessverbesserungen	Analytische Verfahren	Organisatorische Maßnahmen
▶ Schaffen Sie vollständige Transparenz aller Customer-to-Cash-Prozessschritte.	▶ Führen Sie Massendatenanalysen durch, um Abrechnungsmengen und -werte anhand der Transaktionsdaten nachzuvollziehen. Berücksichtigen Sie insbesondere Daten und Informationen aus operativen Systemen und deren Vorsystemen.	▶ Setzen Sie einen Revenue Manager, eine Projektgruppe oder Abteilung ein. Benennen Sie Verantwortliche.
▶ Zerlegen Sie Prozessschritte und identifizieren Sie die Stellen mit direktem oder indirektem Kundenkontakt.		▶ Verstehen und kommunizieren Sie Revenue-Management-Prinzipien als tägliche Routine.
▶ Identifizieren und bewerten Sie die Abhängigkeiten zwischen Aktivitäten, Personen und Abteilungen.	▶ Analysieren Sie die Kundenstammdaten auf Redundanz, Inkonsistenz und Informationslücken.	▶ Versuchen Sie den Transfer vom detektiven zum präventiven Ansatz.
▶ Erhöhen Sie sukzessive die Qualität und Effizienz der einzelnen Schritte entlang der Prozesskette.	▶ Führen Sie stichprobenartige Prüfungen von Ausgangsrechnungen durch. Prüfen Sie operative Systeme, Kundenvertrag und Layoutvorgaben	▶ Fördern Sie bereichsübergreifende Abstimmung und Zusammenarbeit (z. B. zwischen Operations, Finanzwesen, Vertrieb, Produktentwicklung, etc.).
▶ Dokumentieren und schulen Sie den Prozessablauf. Wiederholen Sie die Aktivitäten periodisch (beispielsweise alle sechs Monate).	▶ Messen und vergleichen Sie Durchlaufzeiten bis zur Rechnungsstellung und bis zur Forderungseinholung.	▶ Messen Sie den Revenue-Management-Erfolg, kommunizieren Sie ihn fortwährend und knüpfen Sie ihn an die variable Vergütung Ihrer Mitarbeiter.
	▶ Erfassen Sie zu jeder Gutschrift einen Ursachencode. Werten Sie diese aus und identifizieren Sie Prozessschwächen.	

Personal, Fähigkeiten & Kompetenzen, Budget & Managementunterstützung, IT Kapazität

Abb. 9-3: Dimensionen und Tätigkeiten zur nachhaltigen Vermeidung von Umsatzlecks

Im Betrachtungsfeld für diese Aktivitätenblöcke steht der komplette Customer-to-Cash-Prozess, von der Definition der Dienstleistungen und Produkte, über die Leistungserbringung und Abrechnung, hin zur Forderungsverfolgung. Dabei sind zu jedem Prozessabschnitt sowohl Prozessverbesserungen wie auch analytische Verfahren zu berücksichtigen. Organisatorische Maßnahmen wirken zwar vorrangig prozessübergreifend, haben jedoch oftmals konkrete Auswirkungen in den einzelnen Unterprozessen. Wir wollen nun auf die konkreten Unterprozesse und ihre typischen Optimierungsbereiche eingehen. Es werden Ursachen für Umsatzlecks aufgezeigt und es wird dargestellt, mit welchen Aktivitäten diese identifiziert werden können. Weiterhin werden Empfehlungen zur Behebung und zukünftigen Vermeidung gegeben.

9.2.3.1 Service Definition, Preiskalkulation, Vertrieb/Angebotserstellung, Vertragsabschluss/Bestellung

International gesättigte Märkte und Wettbewerbsdruck in Krisenzeiten erhöhen die Anforderungen an den Vertrieb. Unternehmen müssen die Wünsche der Kunden adaptieren und in ihren Dienstleistungen und Produkten umsetzen. Oftmals sprechen Vertriebsmitarbeiter in der Akquisephase Leistungsversprechen gegenüber den Kunden aus, die durch die operativen Einheiten nur schwer zu erbringen sind. Es wird vom üblichen Leistungskatalog abgewichen, um Kundenwünschen zu entsprechen oder Anreize für die Geschäftsanbahnung zu geben. Auch individuelle

Preismodelle lassen sich in Krisenzeiten vermehrt feststellen.[8] Oftmals werden jedoch solche individuellen Vereinbarungen nicht im Vorfeld mit den für die Leistungserbringung zuständigen, operativen Bereichen abgesprochen. Auch die Verantwortlichen für die Abrechnung werden oftmals nicht involviert. Nach Vertragsabschluss und erster Leistungserbringung sieht sich das Unternehmen vor der Herausforderung, die erbrachten Leistungen vollständig und korrekt zu erfassen und abzurechnen. So werden beispielsweise neue Abrechnungseinheiten oder Abrechnungszyklen definiert, die systemseitig nicht oder nur mit hohem Anpassungsaufwand abbildbar sind. Häufig werden auch Zusagen gegenüber dem Kunden getroffen, die auf den ersten Blick unkritisch erscheinen. So wird beispielsweise die Erstellung rechnungsbegleitender Unterlagen oder ein bestimmtes, auf den Kundenwunsch ausgerichtetes Rechnungslayout mit zusätzlichen Informationen zugesichert. Auch hierbei wird durch den Vertrieb zum Zeitpunkt der Absprache oftmals nicht ausreichend Rücksprache gehalten, ob diese Zusagen auch problemlos umsetzbar sind.

In der Praxis resultiert diese unzureichende Kommunikation und Abstimmung in Mehrarbeit, die oftmals rein manueller Art ist. Dies mündet neben gestiegenen Prozesskosten oftmals im Verzug der Rechnungsstellung. Erhöhte Kapitalkosten sind die Folge. Weiterhin lassen sich bei manueller Rechnungsstellung Bearbeitungsfehler meist nicht vermeiden.

Es gilt daher im Rahmen der Vertriebsaktivitäten sicherzustellen, dass alle für die Abrechnung notwendigen Bereiche und Verantwortlichen in die Entscheidungsfindung eingebunden sind. Auch die Systemverantwortlichen sollten neue Produkte und Dienstleistungen bzw. Leistungsversprechen gegenüber potenziellen Kunden mit bewerten. Dies gilt insbesondere auch für zeitlich befristete Marketingmaßnahmen in Form von Beigaben, Bündelungen oder Preisreduktionen. Es hat sich als zielführend erwiesen, einen Standard-Leistungskatalog zu definieren, der dem Vertrieb für die Kundenansprache vorgegeben wird. Sofern von den Standardleistungen abgewichen werden soll, sind – wie vorher beschrieben – alle relevanten Fachabteilungen in die Entscheidung mit einzubeziehen.

Durch solche Vorgaben soll nicht der Eindruck entstehen, man möchte den Vertrieb in seiner Freiheit und Kreativität beschränken und damit den Vertriebserfolg gefährden. Die Praxiserfahrung hat vielmehr gezeigt, dass durch geringe Einflussnahme auf die Wünsche des Kunden eine für beide Parteien akzeptable Lösung gefunden werden kann. Es geht nicht um die Ablehnung von Kundenwünschen, sondern um den Vorschlag von Alternativlösungen, die für den Kunden oftmals genauso überzeugend und für das eigene Unternehmen praktikabler und wirtschaftlicher sind.

9.2.3.2 Leistungserbringung, Erfassung der Leistungserbringung, Ermittlung der Raten und Abrechnung

Neben der vorhergehend erläuterten Problematik, dass Leistungsversprechen systemseitig nicht korrekt abgebildet und somit abgerechnet werden können, be-

---

[8] Vgl. Rigby (2009).

steht in diesen Prozessschritten ein wesentlicher Grund für Umsatzlecks in der Nicht-Erfassung von Leistungen. Dies kann verschiedene Gründe haben. Die eingängigste Erklärung ist sicherlich, dass die Erfassung einer erbrachten Leistung durch Mitarbeiter vergessen wurde. Auch fehlerhafte Systemroutinen zur Leistungsdokumentation werden häufig identifiziert. Es kann jedoch auch der Fall sein, dass den Mitarbeitern der genaue Leistungsumfang nicht bewusst ist. So führt dies dazu, dass ggf. nicht oder nur mit Zusatzberechnung vereinbarte Leistungen erbracht werden und dies nicht angemessen dokumentiert und zur Abrechnungsstellung überführt wird. Insbesondere im Dienstleistungssektor lassen sich nicht abgerechnete Zusatzleistungen identifizieren. Häufig wird dieses Phänomen noch dadurch verstärkt, dass im Laufe der Zeit das Leistungsspektrum immer mehr erweitert wird. Insbesondere wenn ein direkter Kontakt zwischen den Kunden und den operativen Einheiten besteht, werden Gefälligkeiten und einmalige Sonderwünsche des Kunden schnell zur Regel. Im Einzelfall mag dies unkritisch erscheinen, über die Zeitdauer und den gesamten Kundenstamm hinweg kann es dadurch jedoch zu nennenswerten Zusatzaufwänden kommen.

Um die Vollständigkeit der Leistungserfassung zu überprüfen, sind sowohl systemseitige, analytische Verfahren wie auch stichprobenartige Untersuchungen einzelner Geschäftsvorfälle und Beobachtungen von Abläufen denkbar. Systemseitige Verfahren zielen auf den Abgleich der Abrechnungsinformationen mit den operativen Systemen ab. Mit Plausibilitätsprüfungen kann nach Kombinationen an Leistungsarten oder Ausreißern im Zeitverlauf gesucht werden. Auch geben langfristige Trends und Muster in Leistungsdaten oftmals interessante Aufschlüsse über die Erfassungsdisziplin.

Neben der vollständigen Erfassung sollte ein besonderes Augenmerk auch auf der Zuweisung des korrekten Preises oder Tarifes liegen. Gerade mit Großkunden werden häufig komplexe Preismodelle vereinbart, die einerseits für die Mitarbeiter schwer zu durchschauen und anzuwenden sind und andererseits Abrechnungssysteme an die Grenzen der Parametrisierung bringt. Es sollte daher schon bei der Preisfindung und der Vereinbarung mit dem Kunden ein Augenmerk auf einem nachvollziehbaren und leicht anwendbaren Preismodell liegen. Auch sollten die Preisstammdaten in den Systemen einer regelmäßigen Kontrolle unterzogen werden. Bei komplexen Strukturen bietet sich auch hier die Suche nach Ausreißern (beispielsweise Null-Preise, sehr niedrige Preise, glatte Beträge oder Nachkommastellenfehler) an.

In der Praxis haben sich stichprobenartige Überprüfungen von erstellten Rechnungen bewährt. Hierbei wird die Rechnung periodisch hinsichtlich der Mengen gegen operative Systeme und andere Leistungsdokumentation und hinsichtlich der Preise und Konditionen gegenüber Angebot oder Kundenvertrag abgeglichen. Sofern man die Auswahl der Stichprobe nach einem mathematisch statistischen Verfahren vornimmt, kann man bei ausreichendem Umfang der Stichprobe und der Grundgesamtheit anhand der Testergebnisse auf die Abrechnungsqualität in Gänze schließen. Neben der Möglichkeit, diesen Rückschluss zu ziehen, fördert ein zufälliges Verfahren auch die Akzeptanz auf Seiten der Abrechnungsverantwortlichen sowie die Glaubwürdigkeit der Ergebnisse gegenüber Dritten. Es lässt sich somit das oft verwendete Argument, dass es sich bei identifizierten Fehlern um Einzelfälle handle, entkräften.

9.2.3.3 Forderungsbuchhaltung, Forderungs- und Beschwerdemanagement

Der Bereich des Forderungsmanagements als ein Kernbereich des Finanzwesens zeichnet sich häufig durch eine ausgeprägte Kontrollumgebung aus. Nicht zuletzt, da ihm auch die besondere Aufmerksamkeit des Wirtschaftsprüfers gilt. Dennoch können auch hier Optimierungsmöglichkeiten festgestellt werden. Sofern das Geschäftsmodell auf Massentransaktionen mit einer hohen Anzahl an Kunden basiert, stellt die Zuweisung von Eingangszahlungen zu den offenen Posten auf den einzelnen Kundenkonten eine Herausforderung dar. Oftmals werden automatisierte Verfahren verwendet, die Abweichungen des Zahlungsbetrags innerhalb eines Toleranzwerts zulassen und die Differenz abschreiben. Dies kann in Summe betrachtet zu beachtlichen Einnahmeausfällen führen. Hier ist geraten, die Entwicklung des Abschreibungsbetrages genau zu beobachten und ggf. wiederholt auffällige Kunden gezielt zu kontaktieren. Weiterhin ist denkbar, dass zufallsbasiert auch minimale Unterschreitungen des Rechnungsbetrags von den Kunden eingefordert werden. Dies mag sich zwar auf den ersten Blick nicht rechnen, da die Prozesskosten für die Zahlungserinnerung den Differenzbetrag überschreiten, es sollte jedoch nicht der »erzieherische« Aspekt gegenüber den Kunden unterschätzt werden. Das Unternehmen verdeutlicht mit solchen Aktionen, dass man die Kundenbeziehung aufmerksam und korrekt verfolgt und wirkt einer schleichenden Verschlechterung der Zahlungsmoral entgegen.

Ein weiterer wichtiger Betrachtungsbereich sind Rechnungsreklamationen und Gutschriften. Neben einem etwaig existierenden Kundenservice stellt die Debitorenbuchhaltung einen wichtigen Kommunikationskanal zum Kunden dar. Nachfragen und Reklamationen zu Rechnungen gehen hier ein und nicht selten werden Gutschriften ausgestellt. Zwei Aspekte sind in diesem Zusammenhang von besonderer Bedeutung: Erstens die Beurteilung einer Rechnungsreklamation und zweitens die Erfassung von Gutschriftengründen.

Sofern eine Rechnungsreklamation in der Debitorenbuchhaltung eingeht, sollte ein strukturierter Klärungsprozess eingeleitet werden. Hierzu ist es erforderlich, dass die operativen Bereiche eingebunden werden und auf die Informationen über die ursprüngliche Leistungserbringung zurückgreifen können. In der Praxis hat es sich jedoch gezeigt, dass die Transparenz und Dokumentation über die erbrachte Leistung nicht immer im benötigten Umfang vorliegen. Je nach Geschäftsmodell sind eine Vielzahl von Bereichen und Ansprechpartnern in den Klärungsprozess einzubeziehen. Ob eine Rechnungsreklamation gerechtfertigt ist, kann leider oftmals nicht abschließend beurteilt werden. In der Realität kommt es so zu einer Vielzahl von Gutschriften aus Kulanz gegenüber dem Kunden. Um solche ungerechtfertigten Umsatzverluste zu vermeiden, sollten klare Entscheidungswege und Verantwortlichkeiten sowohl in den operativen Bereichen wie auch im Debitorenmanagement definiert werden. Die nachvollziehbare Dokumentation der Leistungserbringung sollte zentrale Aufmerksamkeit genießen und die Mitarbeiter sollten geschult werden, wie sie auf diese Information zurückgreifen können.

Sofern nach eingehender Prüfung dennoch eine Gutschrift für den Kunden ausgestellt wird, so sollte in jedem Fall der Grund für die Gewährung erfasst werden. Es hat sich bewährt, auf ein überschaubares System an Gutschriftencodes zurückzugreifen, das die üblichen Gründe beschreibt. Beispielsweise bieten sich Codes zu falschen Preisen und Tarifen, zu falschen Leistungsangaben, zu Berechnungsfehlern oder zu fehlerhaften Adressangaben an. Sofern die Erfassung systematisch erfolgt, können die Gründe periodisch ausgewertet und in die operativen Bereiche als Qualitätsfeedback zurückgespielt werden. Somit können mögliche Schwachstellen in Prozess- und Systemabläufen identifiziert und durch zielgerichtete Maßnahmen behoben werden.

Abb. 9-4 zeigt die verschiedenen Optimierungsbereiche der gesamten Customer-to-Cash-Prozesskette und gibt Hinweise, mit welcher Art von Aktivitäten und Maßnahmen die Bereiche adressiert werden können. Sie enthält weiterhin eine aus Projekterfahrung abgeleitete Indikation über die relative Höhe des Optimierungspotenzials.

Optimierungsbereich	Art der Maßnahme	Potenzial
Produkt- und Leistungsdefinition	Prozessanpassung	Mittel
Preis-, Liefer- und Zahlungskonditionen	Prozessanpassung/Konditionenfindung	Mittel
Vollständigkeit und Korrektheit der Leistungserfassung	Prozess- und Systemanpassungen	Hoch
Verringerung der Zeitdauer zwischen Leistungserbringung und Abrechnung	Prozess- und Systemanpassungen/Konditionenfindung	Hoch
Abrechnungsintervalle und -zeitpunkte	Prozess- und Systemanpassungen/Konditionenfindung	Mittel
Verfolgung und Eskalation überfälliger Forderungen	Prozessanpassung, Einhaltung interner Verfahren	Hoch

Abb. 9-4: Mögliche Optimierungsbereiche und deren Potenzial (Quelle: eigene Projekterfahrung)

Die beschriebenen Aktivitäten und Maßnahmen werden bei richtigem Einsatz zu kurzfristigen Ergebniseffekten führen. Doch wie erzielt man die nachhaltige Steigerung des Betriebsergebnisses durch Revenue Management? Es besteht die Gefahr, dass durchgeführte Analysen und Maßnahmen nur einmaligen Charakter aufweisen und daher keinen wiederkehrenden Effekt erzielen können. Die Schließung von Umsatzlecks kann so zwar einmalige positive Effekte haben – etwa durch die Nachfakturierung bestimmter Leistungen – aber das Risiko künftiger Umsatzlecks wird dadurch nur wenig gesenkt.

Vielmehr kommt es darauf an, Änderungen von Produkten und Dienstleistungen, aber auch der internen Prozess- und Systemumgebung und nicht zuletzt der Umfeldfaktoren ständig im Auge zu behalten und deren Auswirkungen auf die Verlässlichkeit des Umsatzprozesses zu bewerten. Für diese Funktion empfiehlt es sich, eine zentrale Position einzurichten – die des sog. Revenue Managers. Der Revenue Manager nimmt eine Querschnittsfunktion ein und verfügt über einen genauen Überblick über die aktuelle Situation und kommende Entwicklungen. Bei ihm laufen die Informationen aller Unternehmensbereiche, wie Vertrieb, operative Bereiche, IT, Abrechnung und Buchhaltung zusammen. Der Revenue Manager analysiert kontinuierlich die bestehende Prozess- und Systemlandschaft in Bezug auf die Abrechnungsqualität und entwickelt gezielte Maßnahmen zur weiteren nachhaltigen Verbesserung. Darüber hinaus übernimmt er auch die Rolle eines Kommunikators innerhalb des Unternehmens. Denn eines hat sich in Projekterfahrungen gezeigt: Schon durch die Schaffung eines unternehmensweiten Bewusstseins für Revenue Management auf allen Hierarchieebenen können Umsatzlecks deutlich verringert werden.

Unterstützt wird die Nachhaltigkeit und Transparenz darüber hinaus durch die Einrichtung einer Monitoring-Umgebung. Diese soll es ermöglichen, mittels weniger, unternehmensspezifisch definierter Schlüsselkennzahlen, Schwächen und Fehler im Abrechnungsprozess frühzeitig zu erkennen und zu beheben. Üblicherweise verfügen Unternehmen über eine sehr hohe Transparenz in Finanz- und operativen Kennzahlen. Auf die Belange des Revenue Managements und somit auf die Feststellung von schleichenden Umsatzverlusten wird in einem existierenden Kennzahlensystem allerdings nur selten eingegangen.[9]

Abschließend sollen nun typische Herausforderungen während der Revenue-Management-Umsetzung diskutiert und Erfolgskonzepte aus Projekterfahrungen transportiert werden.

9.2.4 Herausforderungen und Erfolgskonzepte während der Umsetzung

Wie bei vielen innerbetrieblichen Veränderungsprojekten sehen sich die Verantwortlichen und Akteure oftmals internem Widerstand und Hürden ausgesetzt. Auch bei Einführung des Revenue-Management-Konzeptes wird dies der Fall sein und man muss fairerweise konstatieren, dass die Gründe und Angriffspunkte oftmals aus der Sicht des Einzelnen nachvollziehbar sind. Zunächst einmal birgt das Konzept an sich einige Herausforderungen, die – sofern sie nicht richtig und konsequent angegangen werden – zum Scheitern des Ansatzes führen können.

9.2.4.1 Der Komplexität Herr werden

Die Tatsache, dass viele Unternehmen nennenswerte Umsatzverluste erleiden, ist ursächlich in der Komplexität der Leistungserbringungs- und Abrechnungsprozesse und Systeme begründet. Die Herausforderung besteht nun, diese Komplexität für den Revenue-Management-Ansatz zunächst zu verringern. Anderenfalls besteht die Gefahr, dass an zu vielen »Baustellen« Analysen und Optimierungen durchgeführt werden. Dies wird unweigerlich dazu führen, dass interne Skeptiker an einer Viel-

---

[9] Vgl. Bonnard/Heintke/Schreiner (2008), S. 15.

zahl von Flanken Angriffspunkte finden und den Gesamtansatz infrage stellen. Oftmals ist daher im ersten Schritt ein fokussierter, aber effektiverer Ansatz geraten. Insbesondere, sofern die Revenue-Management-Verantwortlichen nur mit überschaubaren Ressourcen in Form von Budget und Personen ausgestattet sind. Es empfiehlt sich, einige wenige – idealerweise die erfolgsversprechendsten – Prozessbereiche und Themengebiete zu identifizieren und anzugehen. Die zielgerichtete Analyse wird somit schneller zu konkreten Ergebnissen und geschlossenen Umsatzlecks führen. Diese ersten Erfolge sollten dann als Argumentationshilfe für die Ausweitung des Ansatzes auf andere Prozessbereiche dienen. Der Weg der kleinen Schritte hat sich in der Praxis als Erfolgsmodell erwiesen.

9.2.4.2 Die Bestimmung der Ist-Situation

Neben der Komplexität sind die abrechnungsrelevanten Prozess- und Arbeitsschritte sowie die Systemverfahren oftmals nicht transparent und dokumentiert. Das Optimierungsteam wird zu Beginn also unweigerlich eine detaillierte Aufnahme der Abläufe und Abrechnungsmodelle durchführen müssen. Das Team muss Prozess- und Systemverantwortliche interviewen und bei ihrer Arbeit begleiten. Der Einfachheit halber und aufgrund der internen Organisationsstruktur werden solche Aufnahmen und Interviews oftmals mit den Gruppen- oder Abteilungsverantwortlichen geführt. Das daraus resultierende Bild der Abläufe und das abgeleitete Risiko von Umsatzlecks muss jedoch nicht zwingend den tatsächlichen Gegebenheiten entsprechen. Vielmehr spiegelt die beschriebene Vorgehensweise aus Sicht des Vorgesetzten oftmals den Idealzustand oder vorher definierte Sollprozesse wider. Die tatsächlichen abrechnungsrelevanten Schritte werden von den Mitarbeitern oftmals im betrieblichen Alltag abweichend durchgeführt. Es sollte daher bei der Prozess- und Systemaufnahme auf das Wissen und die Beschreibung der tatsächlich durchführenden Personen zurückgegriffen werden.

9.2.4.3 Die organisatorische Verankerung

Neben den Herausforderungen, die aus dem Revenue-Management-Konzept an sich resultieren, stellt die Einbettung eines solchen Unterfangens in die Organisationsstruktur und -kultur eine weitere Hürde dar. Im ersten Schritt gilt es zu bestimmen, welchem Fachbereich eine Revenue-Management Funktion disziplinarisch zugeordnet werden soll. Je nach Branche und Unternehmensstruktur sind hierbei verschiedene Möglichkeiten mit jeweiligen Vor- und Nachteilen möglich. So kann man die Revenue-Management-Funktion dem COO unterordnen und argumentieren, dass die betrachteten Prozessbereiche hauptsächlich operativer Natur sind und auch etwaige Optimierungsmaßnahmen auf operative Primärprozesse wirken. Es lässt sich jedoch auch begründen, dass die Funktion dem CFO unterstellt wird. Immerhin stellen die Bestimmung der Kundenforderung und die nachgelagerte Forderungsverfolgung in der Debitorenbuchhaltung einen Kernbereich des Finanzbereiches dar. Die Eigenschaft des Revenue-Management-Konzeptes als Querschnittsfunktion bedingt also, dass verschiedene Unternehmensbereiche und Interessengruppen adressiert werden. Dies führt oftmals zu Kompetenzgerangel und Abstimmungsschwierigkeiten. Insbesondere sofern konkrete Maßnahmen verabschiedet und angegangen werden müssen, stellt die fehlende Weisungsbefugnis der Querschnittsfunktion gegenüber anderen Fachbereichen eine Schwierigkeit dar. Welche organisatorische Verankerung hat sich in der Praxis bewährt?

Zunächst einmal muss festgehalten werden, dass das Revenue-Management-Konzept per se keine disziplinarische organisatorische Einordnung erfordert. Vielmehr haben die ersten Schritte eher Projektcharakter und involvieren Beteiligte aus verschiedenen Disziplinen. Mit einer solchen Projektgruppe lassen sich anfänglich schon beachtliche Erfolge erzielen. Wichtig ist Engagement und Aktion, weniger die Struktur. Sofern aufgrund des Umfangs oder der Komplexität dennoch die Anforderung der organisatorischen Einordnung besteht, so muss man hier zwischen den verschiedenen Branchen unterscheiden. Generell lässt sich jedoch feststellen, dass es kein allgemeingültiges Modell gibt. Letztlich können sich die Ansätze zwischen den Branchen, Größenordnungen und Geschäftsmodellen der Unternehmen unterscheiden.

Branchen, die aufgrund ihres Geschäftsmodells auf einen hohen Automatisierungs- und Technisierungsgrad angewiesen sind, verankern die Revenue-Management-Funktion oftmals im IT-Bereich. Unternehmen der Telekommunikations-, Medien- und Internetbranche sind hier zu nennen. In diesem Fall ist die organisatorische Verankerung in der IT darin begründet, dass die Erfassung der Leistungen und die Abrechnungserstellung oftmals vollständig automatisiert erfolgt. Für diese Verfahren ist sehr spezifisches Fachwissen erforderlich, welches außerhalb des IT-Bereichs oftmals nicht vorliegt. Sollten diese tiefen Fachkenntnisse nicht notwendig sein, so lässt sich in der Praxis häufig die Verankerung der Revenue-Management-Funktion im Ressort des Finanzvorstands beobachten. Dies birgt neben dem vorgenannten Bezug zu Forderungsverfolgung, Debitorenmanagement und Finanzanalysen auch den Vorteil einer gewissen Unabhängigkeit. Es hat sich als zielführend erwiesen, die Beurteilung der korrekten und vollständigen Rechnungsstellung aus dem Zuständigkeitsbereich des Vertriebs zu lösen. Die Kundenorientierung und die Determinanten zur Erfolgsmessung von Vertriebsverantwortlichen und Key Account Managern stehen einer objektiven Beurteilung der Abrechnungsqualität oftmals konträr gegenüber. Sicherlich ist es wichtig, mögliche Umsatzlecks im Einzelfall unter Einbeziehung der Account Manager zu analysieren und zu bewerten. Eine vertriebsunabhängige Revenue-Management-Funktion stellt jedoch sicher, dass vermutete Lecks überhaupt aufgezeigt und verfolgt werden.

9.2.4.4 Die Bewertung von Umsatzlecks und Nutzen

Um identifizierte Abrechnungsfehler zu priorisieren und mit Maßnahmen zu hinterlegen, die einer Kosten-Nutzen-Betrachtung standhalten, ist es notwendig, das Ausmaß des Fehlers wertmäßig zu quantifizieren. Die Schwierigkeit besteht jedoch darin, das Fehlerbild dahingehend zu bestimmen, dass eine komplette Betroffenheitsanalyse aller Transaktionen vorgenommen werden kann. Sofern der Abrechnungsfehler an einem konkreten Beispiel identifiziert wurde, muss geprüft werden, ob es sich nur um einen Einzelfall oder einen systematischen Fehler handelt. Je nach Geschäfts- und Abrechnungsmodell ist dies nicht immer möglich. Um in der Bewertung fortzufahren, müssen demnach Annahmen getroffen werden. Es bietet sich hierbei an, eher konservative Annahmen zu treffen, um die monetäre Auswirkung des Abrechnungsfehlers in diesem frühen Bewertungsstadium nicht überzubewerten. Greift man bei der Abschätzung anfänglich zu hoch, so erzeugt man auf der einen Seite bei den Abrechnungsverantwortlichen eine starke Verteidigungs- und Widerstandshaltung und auf der anderen Seite auf Ebene der Geschäftsführung eine Erwartungshaltung über die zu erwartende Nutzenrealisierung, die sich am Ende der Analyse ggf. nicht halten lässt. Im umgekehrten Fall sind die beteiligten Parteien sicherlich wohl gestimmt, wenn sich ein geschlossenes Umsatzleck am Ende in einem höheren Nutzen und Zahlungseingang niederschlägt, als ursprünglich erwartet.

9.3 Fazit

Der Nutzen eines umfassenden Revenue-Management-Ansatzes wird in der Praxis weithin bestätigt. Aus Studien, Literatur und eigener Projekterfahrung in unterschiedlichen Branchen wird deutlich, dass die üblichen Schwächen in Organisation, Prozessen und Systemen, die zu Umsatzlecks oder Verzögerungen der Abrechnung führen, weit verbreitet sind. Dennoch wird das Konzept in vielen Unternehmen noch nicht konsequent und systematisch umgesetzt. Es wird sich häufig auf einmalige, ad hoc getriebene Analysen gestützt oder auf einzelne zu Tage getretene Schwierigkeiten im Abrechnungsprozess reagiert. Eine fortwährende Beobachtung und Optimierung der Qualität des Customer-to-Cash-Prozessablaufs bleibt meist aus.

Der vorliegende Beitrag mit seinen Empfehlungen zu Optimierungsansätzen und möglichen Aktivitäten zu deren Realisierung soll Ihnen helfen, ein effektives Revenue Management Schritt für Schritt umzusetzen. Die Auswahl der folgenden Fragen soll Ihnen helfen zu bewerten, in welchen Bereichen Ihres Unternehmens Anknüpfungspunkte existieren:

1. »Gefühl« oder »Gewissheit«? Führen Sie regelmäßige Analysen und Kontrollen zur Feststellung von Umsatzlecks durch? Testen Sie beispielhaft historische Abrechnungen?
2. Involvieren Sie alle betroffenen Unternehmensbereiche (z.B. auch IT und Abrechnungsabteilung) bei der Definition von Produkten/Dienstleistungen und beim Abschluss neuer Kundenverträge? Haben Sie Schwierigkeiten, neue Produkte/Dienstleistungen oder Kunden in den ersten Monaten abzurechnen?
3. Ist Ihr Transaktionsvolumen sehr hoch? Können Sie die Leistungen für Ihre Kunden eindeutig und schnell abgrenzen und überblicken? Fassen Sie eine Vielzahl von Einzeltransaktionen auf Sammelrechnungen mit hohem Rechnungsbetrag zusammen?
4. Basiert Ihr Geschäftsmodell auf einer Vielzahl von individuellen Tarifen, Rabatten, Zahlungsbedingungen? Wie erlangen Sie Kontrolle über die richtige Anwendung der Tarife?

5. Ist Zeit Geld? Ist der Zeitraum zwischen Leistungserbringung und Rechnungsstellung angemessen? Sind Sie auf Eingangsrechnungen von Dienstleistern angewiesen?
6. Wie schätzen Sie den Integrationsstand Ihrer Systemumgebung ein? Erlauben die verfügbaren Systeme eine hohe Automation und Effizienz des Abrechnungsprozesses? Weist der Prozess viele manuelle Eingriffe und Schnittstellen auf?
7. Was denken Ihre Kunden über Ihre Abrechnungsqualität? Schreiben Sie viele Gutschriften? Werten Sie Gutschriftengründe systematisch aus, um Schwachstellen im Abrechnungsprozess zu finden?
8. Wie viele Bereiche sind am Prozess von Auftragsannahme bis zur Rechnungsstellung beteiligt? Ist die Weitergabe von Informationen zwischen den Bereichen gewährleistet? Wie schätzen Sie die interne Kommunikationsumgebung ein?
9. »Aktion« oder »Reaktion«? Verfügen Sie über Transparenz des Umsatzprozesses in Form eines Kennzahlensystems mit Frühwarncharakter? Wird die Geschäftsführung mittels aggregierter Kennzahlen informiert?
10. »Organisation« oder »Intuition«? Setzen Sie Mitarbeiter speziell für Revenue-Management-Tätigkeiten ein?

Literatur

Basset/Rothman: A Seat at the Table for CEOs and CSOs: Driving Profits, Corporate Performance & Business Agility, Bloomington 2007, S. 108ff.

Bonnard/Heintke/Schreiner: Revenue Management – leisten Sie nur oder profitieren Sie auch?, Eschborn 2008.

Browning/Kumar: TO THE MAX – Revenue Maximization: Capturing The Opportunities Within, New York 2003.

Burchfield/Boucher Ferguson/Smith: Kennedy Information – Customer Strategy and Interaction Consulting Marketplace 2009–2012, Peterborough 2009, S. 16ff.

Günter/Helm: Kundenwert – Grundlagen – Innovative Konzepte – Praktische Umsetzung, Wiesbaden 2006, S. 3–38.

Harley et al.: Challenges in a new world – How do private equity investors create value? A study of 2008 European exits, New York 2009, S. 5ff.

Kotler/Keller: A Framework for Marketing Management, New Jersey 2009.

Mattison: The Telco Revenue Assurance Handbook, Oakwood Hills 2005.

Pfaff/Skiera/Wälde: Aktueller Stand, Trends und Verbesserungspotenziale bei Finanzprozessen in deutschen Unternehmen 2007, Frankfurt am Main 2007.

Rigby: Winning in Turbulence (Memo to the CEO), Boston 2009, S. 113ff.

10. Nachhaltige Restrukturierung – So gehen Unternehmen gestärkt aus wirtschaftlichen Krisen hervor

von Jürgen Rothenbücher und Dietrich Neumann

Übersicht

10.1   Einleitung   450
10.1.1   »Strategische Schockstarre« in deutschen Unternehmen   450
10.1.2   Nachhaltige Restrukturierung   452
10.2   Die 25 Hebel zur »Nachhaltigen Restrukturierung«   455
10.3   Fazit   464
Literatur   465

10.1 Einleitung

Die weitreichende Weltwirtschaftskrise übertraf im Jahr 2009 in puncto Geschwindigkeit und Schärfe sogar die Weltwirtschaftskrise im Jahr 1930. Durch entschlossene Gegenmaßnahmen – vor allem auch auf politischer Ebene – konnte ein Ausufern der Krise verhindert werden. Der absolute Tiefpunkt der Krise wurde in vielen Industriebereichen zwar schnell überwunden – es wurde jedoch offenbar, dass viele Unternehmen mit – meist kurzfristig eingeleiteten – Maßnahmen zur schnellen Kosten- und Liquiditätsoptimierung auf lange Sicht auch enorme Wachstumspotenziale eingebüßt haben. In Krisensituation sind jene Unternehmen klar im Vorteil, die auch bei kurzfristig notwendigen Entscheidungen stets einer langfristigen Strategie folgen, um profitables Wachstum langfristig zu sichern. Dabei gilt es, vor allem auch neue »Markt-Spielregeln« wie beispielsweise eingeschränkte (Re-)Finanzierungsmöglichkeiten des laufenden Geschäfts oder veränderte Marktdynamik zu beachten und das eigene Unternehmen entsprechend zu transformieren.

In der heutigen Zeit sehen sich Unternehmen mit schärferen wirtschaftlichen Rahmenbedingungen konfrontiert. Traditionelle Erfahrungswerte sind außer Kraft gesetzt: Wirtschaftliche Schieflagen oder Zahlungsunfähigkeit sind meist nicht mehr auf eine Verkettung mehrerer unternehmerischer Fehlentscheidungen zurückzuführen, sondern können auch gut positionierte Unternehmen innerhalb kürzester Zeit treffen. So können Unternehmen mittlerweile auch in eine Profitabilitäts- oder Liquiditätskrise geraten, obwohl sie strategisch gut aufgestellt sind. Für die Führungsetagen bedeutet das, in Krisenzeiten schnell und effektiv handeln zu müssen, ohne jedoch zu wissen, wie sich die Krise weiterentwickelt. Viele Unternehmen verfallen jedoch bei Krisen in eine Art »strategische Schockstarre«, wie eine A. T. Kearney-Studie belegt.

10.1.1 ›Strategische Schockstarre‹ in deutschen Unternehmen

In einer umfassenden Studie hat A. T. Kearney mehr als 1 200 Insolvenzfälle untersucht und dabei die häufigsten Gründe für Unternehmenskrisen und die wichtigsten Gegenmaßnahmen analysiert. Dabei zeigt sich, dass mehr als die Hälfte aller Insolvenzen auf falsche Strategie- und Investitionsentscheidungen zurückzuführen sind. Daneben zählen unausgewogene Kostenstrukturen (39 %), mangelnde Liquidität (38 %), verspätete beziehungsweise eine nicht ausreichend konsequente Reaktion des Managements (34 %) sowie die zu hohe Abhängigkeit von Kunden und Lieferanten (23 %) zu den häufigsten Ursachen für die Zahlungsunfähigkeit von Unternehmen (vgl. Abb. 10-1).

Obwohl die Krisenursache oftmals auf strategischer Ebene zu finden ist, reagieren Unternehmen in wirtschaftlichen Schieflagen vor allem mit kurzfristigen, rein operativen Maßnahmen: Maßnahmen der Liquiditätssicherung sind mit 62 % das am häufigsten eingesetzte Mittel bei drohender Zahlungsunfähigkeit. 46 % der Unternehmen setzen auf kooperative Lösungen mit Kunden und Lieferanten, während 42 % Kostensenkungsprogramme durchführen und 34 % Fremd- und Eigenkapi-

Ursachen für Unternehmenskrisen

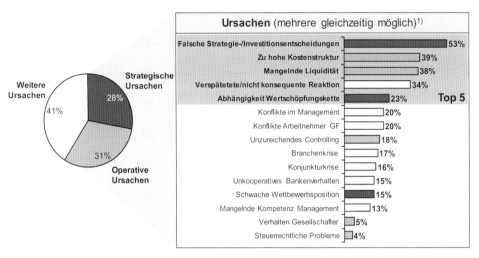

Abb. 10-1: Vielfältige Gründe verursachen Unternehmenskrisen
(Quelle: A. T. Kearney)

talmaßnahmen ergreifen. In Summe gehen jedoch nur 15 % der bei Krisenunternehmen eingeleiteten Maßnahmen mit einer adäquaten, strategischen Neuausrichtung einher (vgl. Abb. 10-2).

Die oft zitierte »Angst des Kaninchens vor der Schlange« zeigt sich also auch in den Führungsetagen von Unternehmen: Anstatt bei drohenden wirtschaftlichen

Top 15 Maßnahmen in der Insolvenz/schweren Krise

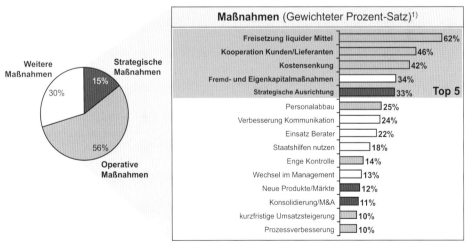

Abb. 10-2: Maßnahmen zur Liquiditätssicherung und Kostensenkung werden von Unternehmen am häufigsten ergriffen (Quelle: A. T. Kearney)

Schieflagen mit strategischer Weitsicht zu reagieren – oder besser noch zu agieren – beschränken sich die meisten Unternehmen auf rein operative Maßnahmen und Kostensenkungsprogramme. Es gilt jedoch, sowohl schnelle Ergebnisse und Liquiditätseffekte zu erzielen als auch das eigene Unternehmen auf Wachstumschancen auszurichten. Der A. T. Kearney-Ansatz zur »Nachhaltigen Restrukturierung« soll ein Leitfaden für all jene Unternehmen sein, die eine Krise als Chance zur Veränderung begreifen und so die Herausforderung annehmen, gestärkt aus wirtschaftlichen Krisen hervorzugehen.

10.1.2 Nachhaltige Restrukturierung

Auch in Krisenzeiten besitzen die meisten Unternehmen noch ausreichend Handlungsspielraum, um sich nicht auf kurzfristige Reaktionen beschränken zu müssen. Um Wettbewerbsvorteile und profitables Wachstum nachhaltig zu sichern und sogar gestärkt aus der Krise hervorzugehen, sollten dabei alle kurzfristig notwendigen Entscheidungen und operativen Maßnahmen zur Sicherung von Profitabilität und Liquidität entlang der gesamten Lieferkette stets einer übergreifenden Strategie folgen (vgl. Abb. 10-3).

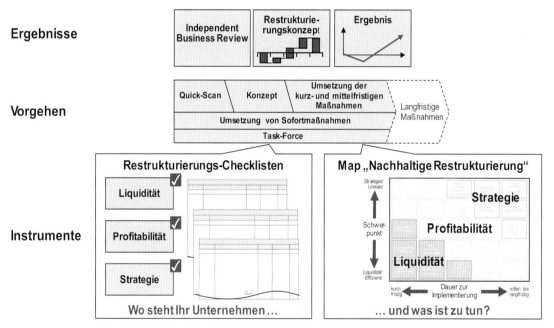

Abb. 10-3: Der Ansatz zur »Nachhaltigen Restrukturierung« verbindet kurzfristige Effekte und langfristigen Erfolg (Quelle: A. T. Kearney)

Die Vorgehensweise im Rahmen einer »Nachhaltigen Restrukturierung« ist meist sehr ähnlich und setzt sich aus den Komponenten Bildung einer Taskforce, Umsetzung von Sofortmaßnahmen, Quickscan des Unternehmens, Konzeption des Restrukturierungskonzeptes sowie der Umsetzung der kurz- und mittelfristigen Maßnahmen zusammen. Je nachdem, wie kritisch die Situation bereits ist, wie groß und komplex das Unternehmen ist und welche Ressourcen noch zur Verfügung stehen, sind die einzelnen Elemente mehr oder weniger stark ausgeprägt bzw. mehr oder weniger schnell zu realisieren.

Bildung einer Taskforce

Die Taskforce steuert und koordiniert das Gesamtprogramm. Sie wird von einem durchsetzungsfähigen Manager geführt, der entweder selbst Mitglied der Geschäftsführung ist oder unmittelbar an die Geschäftsführung berichtet. In jedem Fall muss er das volle Vertrauen der Geschäftsführung genießen und als dessen »verlängerter Arm« agieren. Er initiiert und steuert alle Maßnahmen zur Entwicklung und Umsetzung des Restrukturierungsprogramms und der Einzelmaßnahmen. Dabei verantwortet er auch das Monitoring des Restrukturierungsfortschrittes. Gleichzeitig treibt er auch den Kommunikationsprozess sowohl nach innen als auch nach außen, wie beispielsweise zu Banken und anderen Stakeholdern. Ergänzt wird das Taskforce-Team mit Verantwortlichen für einzelne Aufgaben.

Umsetzung von Sofortmaßnahmen

Die Umsetzung von Sofortmaßnahmen ist zwingend erforderlich, wenn das Unternehmen bereits unmittelbar vor der Insolvenz steht. Wenn eine Restrukturierung jedoch frühzeitig angegangen wird, kann auf diese – meist drastischen Schritte – auch verzichtet werden. Bei Umsetzung von Sofortmaßnahmen muss umgehend mit dem Restrukturierungsprogramm begonnen werden, ohne dass die Sofortmaßnahmen detailliert geprüft werden. Diese Sofortmaßnahmen können beispielsweise der Stopp aller indirekten Ausgaben sein oder der ausschließliche Einsatz von Billigfluglinien, um die Liquidität im Unternehmen zu erhalten. Zudem müssen sämtliche Ausgaben durch die Geschäftsführung überprüft werden, um sicherzugehen, dass die noch zu tätigenden Ausgaben wirklich zwingend erforderlich sind, um das laufende Geschäft aufrechtzuerhalten (vgl. Abb. 10-4).

Quickscan des Unternehmens

Das dritte Element, der Quickscan, erfolgt parallel zur Taskforce-Bildung und zu den Sofortmaßnahmen, um schnell Transparenz über Liquidität, Profitabilität und Strategie zu erreichen. In puncto Liquidität wird analysiert, wie gravierend die Lage ist und wie einerseits durch Zahlungseingänge die Liquidität kurzfristig verbessert werden kann und andererseits Zahlungsausgänge anstehen oder sogar Kreditverträge fällig werden. Umgehend sind Verlustbringer zu stoppen. Die strategische Ausgangslage wird aufgenommen und Optionen für die zukünftige Ausrichtung identifiziert. Vorgehensweise und Ergebnisse müssen vor dem Hintergrund der kritischen Situation mit allen wesentlichen Beteiligten besprochen und abgestimmt werden – sowohl innerhalb des Unternehmens wie der Geschäftsführung, dem Betriebsrat, wichtigen Meinungsbildnern als auch mit den externen Stakeholdern – sei es im politischen Umfeld oder mit den finanzgebenden Instituten.

Vorgehen „Nachhaltige Restrukturierung"

Typischer Ablauf, an Situation anpassen

2 Wochen ▼	2–6 Wochen ▼	3–6 Monate ▼	4–12 Monate
Quickscan • Transparenz hinsichtlich Profitabilität und Cash • Wesentliche Gewinn- und Verlustbringer • Stakeholdermanagement • Teams aufsetzen	**Konzept** • Restrukturierungsplan • Kurz- und Mittelfristmaßnahmen • Geschäfts- & Liquiditätsplan • Zustimmung relevanter Stakeholder	**Umsetzung der kurz- und mittelfristigen Maßnahmen** • Umsetzung Restrukturierungsplan • Führung übernehmen und demonstrieren • Aufbau und Halten des Momentums • Motivieren wichtiger Mitarbeiter	**Langfristige Maßnahmen** • Weniger zeitkritische Maßnahmen • Fortführen eines Performance Managements
Umsetzung von Sofortmaßnahmen	• Sofortmaßnahmen zum Verbessern der Liquidität und der Kosten • Extrem zeitkritische Maßnahmen • Quickwins mit Signalwirkung		
Task Force	• Steuerung des Gesamtprogramms • Kommunikation & Change Management • Einbindung Stakeholder	• Steuerung der Teams • Fortschrittsüberwachung • Evtl. Interim-Management	

▼ Meilensteine, Go-/No-go-Entscheidungen

Abb. 10-4: Schnelle Ergebnisse für das Unternehmen aus den Sofortmaßnahmen (Quelle: A. T. Kearney)

Konzeption

Ein Restrukturierungsplan zeigt auf, wie das Unternehmen von der schwierigen bis möglicherweise existenzbedrohenden Situation wieder in ein positives Fahrwasser gebracht werden kann. Kurz- und mittelfristige Maßnahmen sind zu identifizieren, welche die Unternehmenslage verbessern, wobei die gerade schon dargestellten Kurzfristmaßnahmen natürlich in diesen Katalog mit einfließen. Darauf folgt ein Geschäfts- und Liquiditätsplan, d.h. eine Gewinn- und Verlustrechnung, eine Cashflow-Rechnung sowie eine Bilanzplanung. Dieses gesamte Konzept zur kurz- und mittelfristigen Ausrichtung ist natürlich vor dem Hintergrund einer längerfristigen Strategie zu entwickeln – mit den zentralen Fragen, wie sich Markt- und Wettbewerbsumfeld verändern und welche Stoßrichtung und Maßnahmen das Unternehmen ergreifen kann, um sich hier bestmöglich zu positionieren. Insofern muss der Kurz- und Mittelfristplan immer mit der langfristigen strategischen Ausrichtung in Einklang gebracht werden. Gleichzeitig sind trotz aller kurzfristigen Erfolgsorientierungen die langfristigen Wachstumskräfte zu sichern und ggf. sogar zu stärken, um nach der Krise wieder durchstarten zu können.

Umsetzung

Wesentlich für eine »Nachhaltige Restrukturierung« ist die gezielte und kraftvolle Umsetzung. Die Basis dafür ist das verabschiedete Restrukturierungskonzept und eine entschlossene Umsetzungstaskforce. Das Momentum der notwendigen Restrukturierung ist schnell aufzubauen und zu halten. Das heißt, auch kurzfristig Ergebnisse und Erfolge zu erreichen, die dann die weitere Umsetzung des Programms fördern und stärken. Die wichtigsten Mitarbeiter im Unternehmen und deren Motivation zu erhalten, ist von zentraler Bedeutung. Dementsprechend müssen wichtige Leistungsträger frühzeitig identifiziert und gezielt durch entsprechende Incentivierung, Motivierung und Einbindung in verantwortungsvolle Aufgaben im Unternehmen gehalten werden.

10.2 Die 25 Hebel zur »Nachhaltigen Restrukturierung«

Um Krisen zu begegnen, legen die meisten Unternehmen ihren grundsätzlichen Schwerpunkt auf kurzfristige Maßnahmen, da diese schnelle Einspareffekte und Liquiditätssicherung versprechen. Der besondere Fokus liegt meist auf Kurzarbeit sowie der Optimierung des Nettoumlaufvermögens und der Investitionen. Diese Schritte sind essenziell, um unmittelbare Ergebnisse zu erzielen. Oftmals reicht dies jedoch nicht aus. Oftmals ist auch eine Anpassung der übergeordneten Unternehmensstrategie notwendig, an der alle kurzfristigen Maßnahmen im Sinne einer nachhaltigen Restrukturierung ausgerichtet werden sollten. Wesentlich ist ein Restrukturierungsprozess, der die Elemente Liquidität, Profitabilität und Strategie sinnvoll miteinander in Einklang bringt. Dabei gilt es, alle Maßnahmen situationsspezifisch auszuwählen und anzuwenden (vgl. Abb. 10-5).

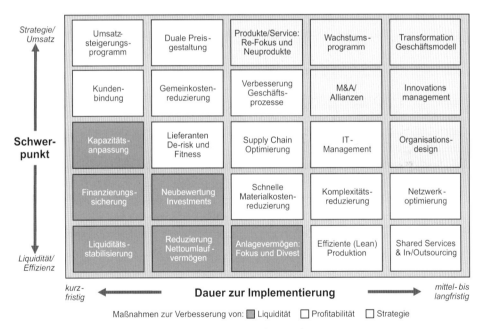

Abb. 10-5: Maßnahmen situationsspezifisch auswählen und anwenden
(Quelle: A. T. Kearney)

1. Liquiditätsstabilisierung

Die Stabilisierung der Liquidität eines Unternehmens und die Vermeidung der Insolvenz ist ein wesentliches und erstes Element einer »Nachhaltigen Restrukturierung«. Um die Liquidität eines Unternehmens unmittelbar zu verbessern, müssen eine Reihe von Sofortmaßnahmen eingeleitet werden. Befindet sich ein Unternehmen bereits in einer akuten Notlage, sollte ein sofortiger Zahlungsstopp veranlasst und weitere Zahlungen nur noch über die Geschäftsführung abgewickelt werden. Sämtliche Investitionsvorhaben werden eingefroren und Beschaffungen im direkten Bereich weitestgehend vermieden. Ein rigoroses Kosteneinsparprogramm macht vor keinem Bereich halt: Das gilt beispielsweise auch für Reisen, Dienstwagen oder Mitarbeitervergünstigungen. Dabei muss allen Beteiligten klar sein, dass es um das Überleben des Unternehmens geht.

2. Finanzierungssicherung

Der finanziellen Transparenz kommt in Krisenzeiten besondere Bedeutung zu. Sie ist die Basis für unternehmerische Entscheidungen, sowohl im Tagesgeschäft als auch für strategische Investitionen. Die zentrale Frage ist zunächst, wie sich die finanzielle Struktur zusammensetzt: Wie entwickelt sich die Liquidität über die Zeit? Wann laufen Kreditverträge aus? Wann zahlen die Kunden wirklich? Welcher Umfang an Bankkrediten kann über alternative Quellen ersetzt werden? Ein effektiver Kapitaleinsatz ist entscheidend für die Cashflow-Optimierung und die Profitabilität, wobei die Kapitalausstattung und -struktur sowohl dem Geschäftsrisiko als auch den Profitabilitätsanforderungen gerecht werden muss. Es ist Weitsicht gefragt, denn die Möglichkeiten zur Refinanzierung und Finanzierung sind mittlerweile durch die Krise der Finanzwirtschaft stark eingeschränkt. So droht bei finanziellen Engpässen sehr viel schneller die Zahlungsunfähigkeit bzw. Insolvenz, als es noch vor der Finanz- und Wirtschaftskrise im Jahr 2008 der Fall war.

3. Reduzierung des Nettoumlaufvermögens

In wirtschaftlich guten Zeiten wird das Nettoumlaufvermögen oft vernachlässigt. In vielen Unternehmen bilden sich so unnötige »Fettpolster«. Durch aktives Managen auf Standardziele lassen sich sehr schnell wesentliche Reduktionen erreichen. Weitergehende Optimierung erfordert strukturelle und prozessuale Anpassungen. Vor allem durch den Abbau von Lagerbeständen sowie ein aktives Forderungs- und Verbindlichkeitsmanagement lässt sich das gebundene Kapital kurzfristig durch die Verbesserung des Nettoumlaufvermögens reduzieren. Basis dafür ist ein Order-Tracking-System sowie eine entsprechende Verknüpfung mit bestehenden CRM-Systemen. So können Zahlungsfristen an unterschiedliche Kundenprofile angepasst, bestehende IT-Billings oder Collection-Systeme implementiert oder erweitert und das Mahnwesen optimiert werden. Auf der anderen Seite sollten die Verbindlichkeiten erweitert und die Bedingungen für die eigenen Zahlungen verbessert werden. Dazu gilt es, bestehende Lieferanten zu konsolidieren und bessere Konditionen auszuhandeln. Gleichzeitig kann durch eine Prognose-Verbesserung und reduzierte Prozesszeiten sowie eine bessere Lieferantenperformance der Lagerbestand – und damit gebundenes Kapital – reduziert werden.

4. Kapazitätsanpassung

Krisenbedingte Absatzrückgänge führen sehr schnell zu kostenintensiven Überkapazitäten, wobei meist vor allem der Produktionsbereich betroffen ist. Hier gilt es, Prozesse zu optimieren und Auslastungsschwankungen durch variable Beschäftigungsmodelle oder Kurzarbeit sinnvoll auszugleichen. Lean Management und Produktionssysteme sind mittlerweile in den meisten Unternehmen etabliert und bringen kontinuierliche Kosteneinsparungen von etwa 1–3 % pro Jahr. Der Fokus liegt dabei häufig auf den direkten Produktionsbereichen. Da jedoch sehr viele Unternehmen diesen Weg gehen, ist es nur sehr bedingt möglich, über diesen Weg einen Wettbewerbsvorteil zu erzielen. Gerade in Krisenzeiten ist es notwendig, schnelle und tiefgreifende Veränderungen vorzunehmen, um nach der Krise einen deutlichen Kostenvorteil gegenüber dem Wettbewerb zu haben. Dafür ist ein ganzheitlicher Ansatz nötig, bei dem sowohl bei direkten und indirekten Bereichen als auch im Verwaltungsbereich eine notwendige Optimierung berücksichtigt wird.

5. Neubewertung Investments

Die bestehenden Investitionspläne für Wartungen sowie Ersatz- und Wachstumsinvestitionen müssen vor dem Hintergrund veränderter Rahmenbedingungen und Zukunftsaussichten auf den Prüfstand gestellt werden. Unterschieden wird dabei nach dem jeweiligen Investitionsstand: geplant, teilweise abgeschlossen oder abgeschlossen. Der Wertbeitrag aller Investitionen ist genau zu quantifizieren und gleichzeitig der Cash-Outflow zu reduzieren. Unter Umständen kann es sogar notwendig sein, alle Investitionen vorübergehend »einzufrieren« und nur unvermeidliche Reparaturen durchzuführen oder Ersatzinvestitionen zu tätigen. Dabei ist Leasing oftmals einem Kauf vorzuziehen. Ähnlich wie im Gemeinkostenbereich bieten sich auch für Investitionsentscheidungen eine Verschlankung des Prozesses sowie eine Zentralisierung an.

6. Anlagevermögen: Fokus und Divest

Bei drohender wirtschaftlicher Schieflage ist die zentrale Frage, wie die finanzielle Lage des Unternehmens schnell verbessert werden kann: Der erste Schritt dazu ist oft das Divestment von nicht zwingend notwendigen Bereichen mit geringer strategischer Bedeutung, wie z.B. Ladengeschäfte, unrentable Produktbereiche, defizitäre Standorte sowie Gebäude und Immobilien. Dabei besteht zudem die Möglichkeit, Maschinen oder Anlagen zu verkaufen und anschließend zu mieten.

7. Lieferanten De-risk und Fitness

Für einen reibungslosen Geschäftsbetrieb ist gerade in Krisenzeiten die rechtzeitige Identifizierung und ggf. die Stabilisierung von gefährdeten Lieferanten unerlässlich. Durch gemeinsame Kostenoptimierung – beispielsweise über ein »Lieferantenfitnessprogramm« – können beide Seiten große Einspar- und Nutzenpotenziale realisieren. Vor ersten Maßnahmen sollte analysiert werden, welche Risiken mit der potenziellen Insolvenz eines jeden einzelnen Lieferanten verbunden sind. Vor allem strategisch wichtige Lieferanten müssen genau analysiert werden. Auf Basis eines entsprechenden Risiko-Clusters lassen sich entsprechende Maßnahmen definieren, die von finanzieller Unterstützung, über die Verkürzung von Zahlungszielen bis hin zur rechtzeitigen Suche nach alternativen Lieferanten reichen.

8. Schnelle Materialkostenreduzierung

Das externe Einkaufsvolumen stellt für viele Unternehmen den mit Abstand größten Kostenblock dar – je nach Branche typischerweise zwischen 30 und 80 % der Gesamtkosten. Oftmals sind durch Effizienzverbesserungen in diesem Bereich noch weitreichende Kosteneinsparungen möglich, denn traditionelle Kostenoptimierungsansätze betrachten siloartig nur einzelne Funktionsbereiche, anstatt auf Basis eines integrativen Blickwinkels zu erfolgen (vgl. dazu auch Hebel »Komplexitätsreduktion«). Die vier zentralen Ansätze für eine schnelle Materialkostenreduzierung sind, den Wettbewerb unter den Lieferanten zu nutzen, die Natur der Nachfrage zu verändern und effektiv zu steuern sowie gemeinsam mit den Lieferanten nach Vorteilen zu suchen. A. T. Kearney hat dazu einen eigenen »Schachbrett-Ansatz« entwickelt, der 64 verschiedene Hebel zur Materialkostenreduktion beinhaltet. Die Erfahrung zeigt, dass oftmals durch die Auswahl neuer, passender Hebel weitere Potenziale erschlossen werden können.

9. Kundenbindung

Krisen gehen oftmals mit weitreichenden Umsatzeinbrüchen einher. Neben Sparmaßnahmen sollte aus diesem Grund so früh wie möglich der verbliebene Umsatz bzw. Kundenstamm gestützt werden. Das Hauptaugenmerk liegt dabei vor allem auf den profitabelsten Kunden. Sind diese Kunden vielleicht auch gefährdet? Könnten oder werden sie bereits gezielt von Wettbewerbern angegangen? Die wichtigsten Hebel, um genau diese Kunden noch enger an das eigene Unternehmen zu binden, reichen von verlängerten Vertragslaufzeiten über eine Verbesserung des Services bis hin zu einem besseren Zugang zu Innovationen sowie neuen Produkten und integrierten Abläufen. Zudem bietet vor allem auch das Internet und Web 2.0-Technologien weitreichende Möglichkeiten, die Kundenbindung zu erhöhen. Der moderne Kunde ist längst nicht mehr nur stillschweigender Konsument, sondern nutzt die neuen Kommunikationswege für eine neue Rolle als Entwickler, Produzent oder Kritiker von Produkten. Unternehmen, die sich dieser »Customer Energy« bewusst werden und es verstehen, diese effektiv zu managen, eröffnen sich damit eine schier endlose Anzahl von Möglichkeiten einer umfassenden Kundenbindung: Beispielsweise können Konsumenten auf Basis einer offenen Plattform in die Forschung und Entwicklung integriert werden und so später Waren kaufen, die sie selbst mitentwickelt haben. Online-Communities und User-Help-User-Funktionalitäten erweitern bzw. entlasten den klassischen Kundenservice und lassen Communities entstehen, die sich voll und ganz mit Unternehmen und Marken identifizieren.

10. Effiziente (Lean) Produktion

Die Optimierung der Produktion folgt einem klassischen Dreischritt mit den Stufen Evaluation, Maßnahmenplanung und -durchführung. Neben einer Wertstromanalyse sind dazu zunächst eine Bewertung von Anlage-Effektivität und Produktivität der Mitarbeiter sowie eine umfassende Bestandsanalyse notwendig. Auf Basis dieser Analysen lassen sich rasch Verbesserungshebel identifizieren, die es zeitnah zu implementieren gilt. Ausgewählte Pilotbereiche sorgen für schnelle Erfolge und geben wertvolle Hinweise darauf, mit welchen Hebeln der komplette Rollout forciert werden sollte.

11. Umsatzsteigerungsprogramm

Insbesondere bei Großunternehmen bleiben Wachstumspotenziale vielfach ungenutzt. Wachstumsbarrieren werden oftmals nicht beseitigt. Unzureichende Markt- und Kundenkenntnisse verhindern ein fokussiertes Vorgehen, Vertriebsmitarbeiter vergeuden Zeit und Ressourcen mit unattraktiven Kunden oder administrativen Aufgaben. Übertriebene Reporting-Verpflichtungen halten Mitarbeiter von produktiver Arbeit ab. Durch das Schaffen von Transparenz, Analyse der zugrunde liegenden Ursachen sowie Erarbeitung von Maßnahmen, die an den einzelnen Ursachen ansetzen, können auch in Krisenzeiten die Zeichen auf Umsatzwachstum gestellt werden. Die Marktbearbeitung wird auf attraktive Kundensegmente fokussiert und diese mit Vertriebs-Push-Aktionen adressiert. Oftmals lohnt es sich, gezielt die Kunden krisengeschüttelter Wettbewerber anzugehen. Zusätzlich bieten besonders geografische Expansion, Partnerschaften und Preisgestaltung weiterreichende Wachstumspotenziale. Dadurch wird profitables Wachstum sogar in schrumpfenden Industrien möglich.

12. Duale Preisgestaltung

Neben der systematischen Eliminierung aller Quellen von Preiserosion gilt es, über innovative Ansätze Preise signifikant z.T. um bis zu 10 % zu erhöhen, was jedoch nicht selten nur in bestimmten Produktsegmenten gelingt. Auf Basis von Best-Practice-Ansätzen aus anderen Industrien, lassen sich eigene Ansätze zur Preiserhöhung entwickeln. Viele Unternehmen reagieren jedoch auf Umsatzrückgänge mit weitreichenden Preisnachlässen – in der Hoffnung, damit die Nachfrage ankurbeln zu können. Ein riskantes Unterfangen, da eine Preissenkung sich sehr viel stärker auf das Unternehmensergebnis auswirkt als Volumenrückgänge oder Kostenänderungen und in aller Regel später nur schwer wieder revidiert werden kann. Die richtige Preisstrategie kann zum entscheidenden Stellhebel in der Krise werden. Eine verbesserte Preisdurchsetzung stoppt die an vielen Stellen auftretende Werterosion, da zusätzliche kostenlose Services, Rabatte oder Boni die eigentlich festgelegten oder vereinbarten Preise häufig verwässern. Eine sog. »Net Pocket Price Waterfall«-Analyse identifiziert und quantifiziert alle Elemente der Werterosion und schafft so Transparenz und Gewissheit darüber, welcher Anteil eines Preises tatsächlich dem Unternehmen zufließt. So werden »Erosionslöcher« gestopft und die Preise systematisch erhöht.

13. Gemeinkostenreduzierung

Bei Unternehmenssanierungen liegt oftmals ein Fokus auf der Reduktion der Gemeinkosten – Selling, General & Administrative Expense (SG&A), da diese nicht zu den eigentlichen Kernprozessen gehören. Dazu zählen vor allem die Bereiche Accounting, Controlling, Human Resources, Facility Management und Informationstechnologie (IT). Anpassungen an den neuen bzw. reduzierten Kapazitätsbedarf müssen vorgenommen und auch die Effizienz gesteigert werden, wie beispielsweise durch eine verbesserte IT. Vor diesem Hintergrund müssen alle Ausgabenbereiche hinterfragt werden. Ein wesentlicher Hebel, um in diesem Bereich Kosten zu reduzieren, ist die Zentralisierung von Funktionen (vgl. dazu auch Hebel »Shared Services«). Zudem muss überprüft werden, inwieweit Elemente, die nicht zu den Schlüsselfunktionen eines Unternehmens gehören, von spezialisierten Dienstleistern übernommen werden können. Oftmals hat sich durch krisenbedingte Veränderungen der wirtschaftlichen Rahmenbedingungen die Entscheidungsmatrix, was selber wahrgenommen und was outgesourct werden sollte, verschoben.

14. Verbesserung der Geschäftsprozesse

Im Rahmen einer »Nachhaltigen Restrukturierung« kommt der Verbesserung der Geschäftsprozesse eine ganz besondere Bedeutung zu. Dabei geht es vor allem darum, die Prozesse gesamthaft in puncto Kosten, Zeit und Qualität zu optimieren und so die eigentliche Gesamtperformance des Unternehmens zu verbessern. Übergeordnetes Ziel ist dabei, den Prozess-Input zu reduzieren und den Prozess-Output zu steigern. Bottlenecks sowie überflüssige Prozessschritte werden durch eine entsprechende Analyse schnell sichtbar. Auf dieser Basis werden Prozesse verschlankt bzw. vereinfacht. Oftmals ist dabei die IT eines Unternehmens ausschlaggebender Faktor, der die nächste Welle der Geschäftsprozess-Optimierung überhaupt erst möglich macht. Über die einfache Automatisierung hinaus kann die strategische Anwendung der IT bei Kerngeschäftsprozessen neue Fähigkeiten entwickeln und Unternehmen zu einem nachhaltigen Wettbewerbsvorteil verhelfen.

15. Netzwerkoptimierung

Oftmals drohen durch Krisen weitreichende Absatzrückgänge, die unweigerlich zu Überkapazitäten führen. Diese können jedoch durch rechtzeitige Maßnahmen minimiert oder im Idealfall sogar verhindert werden. Eine Reduktion von Produktionskapazitäten sollte mit der Optimierung der vorhandenen Produktionsnetzwerke einhergehen: Durch die Segmentierung und Umstrukturierung der Fertigung, die Volumenbündelung gleichartiger Tätigkeit sowie die Nutzung von Faktorkostenvorteilen lassen sich weitreichende Optimierungspotenziale erschließen. Alle Maßnahmen müssen einer vorher definierten Zielstruktur folgen, die je nach Lage des Unternehmens entweder kontinuierlich oder aber durch eine kurzfristige Überführung realisiert werden sollte. Dabei kann es auch notwendig sein, ganze Werke oder Standorte zu schließen. Dieser Schritt hat jedoch stets auch immer eine politische sowie eine psychologische Dimension. Er verursacht hohe Kosten für Abfindungen und gefährdet schlimmstenfalls die gesamte Produktion, Image und zukünftige Marktchancen. Umso bedeutender ist es, genau abzuwägen, welche Option mittel- bis langfristig die beste ist.

16. Outsourcing und Offshoring

Grundsätzlich gilt es zwischen zwei unterschiedlichen Ansätzen zur Fremdvergabe von Unternehmensfunktionen und -prozessen zu unterscheiden, wobei bei Outsourcing- und Offshoring-Projekten häufig nach wie vor in erster Linie Kostengesichtspunkte im Mittelpunkt stehen. Um vor allem schnelle Einsparpotenziale realisieren zu können, werden kostengünstigere Alternativen für die eigenen Geschäftsaktivitäten gesucht. Im Mittelpunkt steht dabei die reine Reduzierung des Kostenapparates. Die dadurch rasch realisierten Wettbewerbsvorteile können sich jedoch auf lange Sicht durchaus in Nachteile umkehren. Um langfristige Wettbewerbsvorteile erzielen zu können und nachhaltig zu wachsen, sollten Unternehmen Outsourcing vielmehr als strategisches Instrument nutzen und sich dabei an zukünftigen Marktanforderungen und Maßnahmen zur Ertragssteigerung orientieren. Vor dem Hintergrund einer Konzentration auf seine Kernkompetenzen kann ein Unternehmen beispielsweise große oder sämtliche Teile des Nicht-Kerngeschäftes outsourcen.

17. Supply-Chain-Optimierung

Die Optimierung der Supply Chain ist eine ganz besondere Herausforderung: Auf der einen Seite gilt es, Supply-Chain-Kosten und Bestände inklusive des gebundenen Kapitals so niedrig wie möglich zu halten. Auf der anderen Seite steigen jedoch die Anforderungen der Kunden hinsichtlich Lieferzeiten, Lieferfähigkeit und Lieferzuverlässigkeit. Diesen Zielkonflikt strategisch sinnvoll aufzulösen, ist gerade in Krisenzeiten wichtiger denn je. Mit optimierten Prozessen und Lagerstrukturen können oftmals drastische Verbesserungspotenziale erreicht werden. Weitere wichtige Wettbewerbsvorteile lassen sich beispielsweise über eine Konsolidierung und Regionalisierung der Produktions- und Lagerstandorte erzielen: Man kann davon ausgehen, dass sich der gesamte Supply-Chain-»Footprint« in den nächsten Jahren unter den Gesichtspunkten »globale Ausrichtung« und »lokale Optimierung« weitreichend verändern wird.

18. IT-Management

Neue Anforderungen der Fachbereiche, dynamische Technologiezyklen und eine unausgeglichene Governance haben viele IT-Organisationen schwerfällig und kostenintensiv gemacht. Starre, funktionale IT-Strukturen verbunden mit einer Misstrauenskultur führen zu Redundanzen, ineffizienten Geschäftsprozessen und Motivationsverlust der Mitarbeiter. So bewegt sich die IT stets in einem Spannungsfeld zwischen Kostenreduktion und Unternehmensnutzen. Wenn die IT aus Wettbewerbsgründen reduziert werden muss, gilt es, gemäß vorher festzulegender Reduktionsziele, die IT-Infrastruktur und das IT-Anwendungsportfolio zu optimieren sowie die IT-Beschaffungskosten zu senken und dabei gleichzeitig das IT-Serviceniveau zu erhalten oder sogar noch zu verbessern. Zudem ist die Informationstechnologie zweifellos einer der wesentlichen Treiber für das Umsatzwachstum. Die IT beschleunigt beispielsweise mit digitalen Produkten, digitalen Funktionalitäten und digitalen Services rasant die Entwicklung neuer Marktsegmente.

19. Komplexitätsreduktion

Die Komplexität in Unternehmen nimmt stetig weiter zu. Die wesentlichen Treiber dafür sind die Konsolidierung und die Globalisierung der Märkte. Diese Entwicklung führt unweigerlich auch zu unüberschaubaren Strukturen mit ständig wachsender Anzahl an Komplexitätsfeldern und gleichzeitig zu undurchsichtigen Produktportfolios und suboptimalen Prozessen. Grundvoraussetzung für ein effektives Komplexitätsmanagement ist, die Komplexitätskosten über die gesamte Wertschöpfungskette hinweg transparent zu machen. Um dabei zwischen »wertschaffender« und »wertvernichtender« Komplexität zu unterscheiden, gilt es, die zentrale Frage zu beantworten: »Sind die Kundenanforderungen wirklich vollständig verstanden und so in ein Produkt übersetzt worden, dass die Kunden für die von ihnen induzierte Komplexität bezahlen?« »Wertschaffende« Komplexität ist oft ein echter Wettbewerbsvorteil und sollte aktiv und effizient gesteuert werden, hingegen muss »wertvernichtende« Komplexität auf ein Minimum reduziert werden – mit häufig direkten Auswirkungen auf die Profitabilität des Unternehmens. Vorsicht ist bei potenziellen Domino-Effekten geboten, denn es können sich durch Kosteneinsparungen in einzelnen Wertschöpfungsstufen bei bestimmten Reduktionsszenarien positive oder negative Effekte über die gesamte Wertschöpfungskette hinweg ergeben.

20. Produkte/Service: Re-Fokus und Neuprodukte

Im Mittelpunkt der Anpassung von Produktportfolios und der Entwicklung von neuen Produkten steht die Verbesserung der Rentabilität: Bei unrentablen Produkten sollte zunächst geprüft werden, ob eine Preiserhöhung am Markt durchgesetzt werden kann. Ist dies nicht möglich, müssen die entsprechenden Produkte aus dem Sortiment genommen werden. Analog dazu gilt es, die Entwicklung von neuen Produkten von Anfang an strikt an der späteren potenziellen Profitabilität auszurichten. Entscheidend für die Profitabilität eines Produktes sind Marktattraktivität und Wettbewerbsfähigkeit. Sollten diese zu gering sein, bleibt nur noch das Einstellen oder die umfassende Umstrukturierung. Durch selektive Investitionen – beispielsweise in die weitere Spezialisierung – kann die Wettbewerbsfähigkeit von Produkten mit mittlerer Rentabilität deutlich erhöht werden. Bei hoher Attraktivität kann durch zusätzliche aggressive Investitionen sogar Marktdominanz erreicht werden.

21. M&A/Allianzen

Auch in Krisenzeiten bieten sich Mergers and Acquisitions (M&A) als strategische Option an. Durch niedrige Unternehmensbewertungen können Akquisitionen besonders lukrativ sein. Durch Krisensituationen geraten vor allem auch junge, innovative Unternehmen, die noch keine Rücklagen bilden konnten, oder Unternehmen, die gerade in die Expansion investiert haben und deshalb zu wenig Eigenkapital aufweisen, in Bedrängnis und werden somit zu attraktiven Übernahmekandidaten. Allianzen sind zudem eine effektive Methode, um beispielsweise hohe Kosten für die Entwicklung eines Produktes zwischen mehreren Partnerunternehmen aufzuteilen.

22. Organisationsdesign

Globalisierung und dynamische Marktumfelder erfordern eine Neupositionierung und eine bewusste Gestaltung des Wandels. Wachstum in sich konzentrierenden Industrien – aber auch in Nischen – sind Themen, denen sich Organisationen stellen sollten. Gleichzeitig müssen Unternehmen aber auch die Kostenseite beachten. Anlass in der Krise sind oftmals die reduzierte Unternehmensgrößen oder ein verändertes Produktprogramm. Vor diesem Hintergrund gilt es, geeignete Organisationsmodelle zu identifizieren, die Transformation in diese Richtung zu bewältigen und in der eigenen Organisation einen stetigen Wandel zu verankern. Bei der organisatorischen Ausrichtung gilt es zu prüfen, ob diese in Hinblick auf Produkte oder Prozesse, funktionaler oder regionaler Organisation bzw. dezentraler oder zentraler Ausrichtung erfolgen sollte. Komplexe Transformationen bergen für Unternehmen neben weitreichenden Chancen jedoch auch viele Risiken. Die gewünschte Nachhaltigkeit kann dementsprechend nur durch sorgfältiges Leadership & Change sichergestellt werden. Dieses enthält als wesentlichen Bestandteil ein dediziertes Transformations- & Change Management, um dem zentralen Element bei der Transformation von Organisationen ausreichend Rechnung zu tragen: den eigenen Mitarbeitern.

23. Wachstumsprogramm

Selbst in Krisenzeiten sollten Unternehmen Fragestellungen zur Realisierung von profitablem Wachstum und zur Steigerung der unternehmerischen Wettbewerbsfähigkeit niemals aus den Augen verlieren. Wachstumschancen lassen sich durch Nutzen von Marktdynamiken, Erschließen neuer Kundengruppen, Ausbau neuer Regionen, neue Angebotskonzepte, Partnerschaften und vieles andere mehr realisieren. Attraktive Wachstumsfelder sollten systematisch identifiziert und priorisiert werden, um so den optimalen Wachstumspfad zu finden. Oftmals ist organisches Wachstum mit geringen Risiken und auch nicht zwingend mit großen Investitionen verbunden. Kleinere Unternehmen können vor allem in Nischen sehr erfolgreich sein – ohne dem Konsolidierungsdruck ausgesetzt zu werden. Um organisches Wachstum zu realisieren, spielen ein exzellentes Sales und Marketing eine Schlüsselrolle.

24. Innovationsmanagement

Innovationen sind unerlässlich, um zurück in die Erfolgsspur zu finden. Es gilt, Kunden-Bedürfnisse zu antizipieren, attraktive Ideen zu erzeugen und in erfolgreiche Geschäftsmodelle, vermarktungsfähige Produkte und Dienstleistungen zu überführen. Dies erfordert ein systematisches Management der Innovationen und die entsprechende Ausrichtung aller Unternehmensprozesse. Ein hoher Innovationsaufwand generiert jedoch nicht automatisch auch hohe Profite. Effektives Innovationsmanagement optimiert das Verhältnis von Aufwand und Nutzen und setzt die richtigen Dinge zum richtigen Zeitpunkt konsequent um – gerade in krisenhaften Zeiten ist dies von höchster Bedeutung.

25. Transformation des Geschäftsmodells

Weitreichende Krisen können auch eine umfassende Transformation bzw. Anpassung des gesamten Geschäftsmodells erforderlich machen, um neue Absatzmärkte zu erschließen, neue Käufergruppen anzusprechen oder die Position gegenüber dem Wettbewerb zu verbessern. Ein entsprechendes Re-design sollte die folgenden Bereiche umfassen: Value Proposition, Zielmarktsegmente, Value Chain, Kostenstrukturen und Ziel-Margen, strategische Partnerschaften sowie Wettbewerbsstrategie. Typische Veränderungen des Geschäftsmodells können beispielsweise in den verstärkten Ausbau des wesentlich krisenresistenteren Servicegeschäfts erfolgen. Zudem kann eine Fokussierung auf Elemente der Wertschöpfung mit hoher Wettbewerbsfähigkeit das Geschäftsmodell erfolgreich transformieren.

10.3 Fazit

Kurzfristige Restrukturierungsmaßnahmen, die Unternehmen »blind verschlanken«, mögen in den meisten Fällen zunächst rasche Wirkung zeigen – doch oftmals zu Lasten der Zukunft. In Krisenzeiten kommt es darauf an, Flexibilität und Wachstumspotenziale beizubehalten, um schon bald wieder auf Wachstumskurs gehen zu können.

Auf Basis einer breiten Analyse zu Unternehmenskrisen und umfassender Projekterfahrungen hat A. T. Kearney das Maßnahmenprogramm »Nachhaltige Restrukturierung« entwickelt. Dabei wird zunächst mittels eines Quickscans das Krisenpotenzial eines Unternehmens bestimmt sowie Liquidität, Profitabilität und Strategie auf den Prüfstand gestellt. Auf dieser Basis kann eine Roadmap erstellt sowie ein strategisches Konzept zur nachhaltigen Restrukturierung entwickelt werden. Dies führt unmittelbar zu kurz- und mittelfristigen Maßnahmen. Im Mittelpunkt steht dabei, das eigene Unternehmen sicher durch die Krise zu steuern und sich gleichzeitig optimal auf die Wiederbelebung der Nachfrage vorzubereiten.

Dabei gilt es, neben der kurzfristigen Liquiditäts- und Ergebnissicherung gleichzeitig die strategische Ausrichtung eines Unternehmens auf den Prüfstand zu stellen und an die veränderten Rahmenbedingungen anzupassen. Dabei sollte vor allem die aktuelle und die zu erwartende Branchenentwicklung berücksichtigt werden. Die Trends bei Kunden, Technologien, Wettbewerbern und Lieferanten können sich auch unabhängig von der Krise fortsetzen oder aufgrund von Strukturbrüchen ganz neue Dynamiken entwickeln. Der Entwurf von Zukunftsszenarien gibt die Rahmenbedingung für die eigene strategische Ausrichtung vor, an der alle Maßnahmen ausgerichtet werden sollten. Dabei kommt es vor allem auch darauf an, die eigene

Geschäftsstrategie zu verbessern und sicherzustellen, dass alle operativen Maßnahmen die strategischen Ziele unterstützen. Bei unklaren langfristigen Zukunftsaussichten avancieren Flexibilität und die Möglichkeit, auf neue Entwicklungen schnell reagieren zu können, zu einer wesentlichen strategischen Fähigkeit eines Unternehmens.

Literatur

Docters, R. G./Dürr, M./Reopel, M. R./Sun, J.-M./Tanny, S. M.: Pricing und Branding – Strategien für mehr Profit, Frankfurt 2005.

Kröger, F./Deans, G. K.: Wachstum wagen – Wie Unternehmen ihre Wachstumsreserven entdecken, Weinheim 2004.

Rothenbücher, J.: A. T. Kearney-Studie »Nachhaltige Restrukturierung des Wirtschaftsstandorts Deutschland«, Düsseldorf 2009.

Rothenbücher, J.: A. T. Kearney-Studie »Sicher durch die Krise durch Nachhaltige Restrukturierung«, Düsseldorf 2009.

Schuh, C./ Kromoser, R./ Strohmer, Michael F./Pérez, R. R./ Triplat, A.: Das Einkaufsschachbrett – Mit 64 Ansätzen Materialkosten senken und Wert schaffen, Wiesbaden 2008.

Sonnenschein, M./Freyberg, A./ Zapp, H.: Customer Energy – Wie Unternehmen lernen, die Macht des Kunden für sich zu nutzen, Wiesbaden 2006.

11. Überlegene Geschäftsmodelle in wirtschaftlich turbulenten Zeiten

von Hartwig Rüll und Günther Jauck

Übersicht

11.1 Einleitung *468*
11.2 Erste Evidenz *469*
11.2.1 Das Internet-Bubble und die Telco-Netzausrüster *469*
11.2.2 Erweiterung: Andere Unternehmen *471*
11.2.3 Erweiterung: Wertschöpfungskette *473*
11.2.4 Erweiterung: Kombination von Cash Velocity und Value Chain Velocity *478*
11.2.5 Erweiterung: Volkswirtschaft und Ausblick *482*
11.3 Fazit *483*
Literatur *483*

11.1 Einleitung

In Zeiten wirtschaftlicher Krisen scheiden sich die Schicksale von Unternehmen: Während sich eine Gruppe von Firmen durch die Stabilität und die Überlegenheit ihrer Finanzmetriken auszeichnet, müssen andere Firmen zum Teil drastische Ergebnis- und Umsatzeinbrüche hinnehmen bis hin zum Verlust der unternehmerischen Führung ihrer Firma.

In den vor uns liegenden Jahren werden sich die Abläufe im Wirtschaftsgeschehen weiter beschleunigen. Kritische Phasen werden häufiger auftreten und die Abschnitte wirtschaftlicher Erholung werden sich verkürzen. Geschäftsmodelle, die auch in Krisenzeiten robuste Ergebnisse gewährleisten, werden wichtiger denn je.

In dem folgenden Beitrag werden anhand von Beispielen und Analysen einige der Haupttreiber für den wirtschaftlichen Erfolg von Firmen aufgezeigt ... auch in Krisenzeiten. Es zeigt sich, dass erfolgreiche Firmen in erster Linie agiler sind als ihre Wettbewerber. Sie verfügen über schnellere Prozesse und sie setzen IT ganz gezielt als strategische Waffe ein.

Überdurchschnittlich erfolgreiche Firmen zeichnen sich vor allem durch zwei Metriken aus, die im Fokus der Unternehmensführung stehen:

- Cash Velocity;
- Value Chain Velocity.

Diese beiden Größen sind leicht messbar. Die Inputparameter hierfür finden sich in den Gewinn- und Verlustrechnungen von Firmen sowie in deren Bilanzen.

Firmen mit überlegenen Cash Velocities und überlegenen Value Chain Velocities erzielen höhere Gewinnmargen, höhere Operating Cashflowmargen, höhere Wachstumsraten und sie sind robuster gegenüber Schwankungen des Sektors (Shock Resistance)

Im Mittelpunkt unserer Untersuchungen steht das Geschäftsmodell. Es ist entscheidend für den wirtschaftlichen Erfolg oder Misserfolg eines Unternehmens. Die Gestaltung des Geschäftsmodells obliegt der Unternehmensführung. Unsere Ergebnisse liefern wichtige Hinweise für die Strukturierung und Ausformung von erfolgreichen Geschäftsmodellen.

Von Firmen mit »überlegenen Geschäftsmodellen« erwarten wir in erster Linie vier Eigenschaften:

Sie sollen robust sein gegenüber Schwankungen ihres Sektors, d.h. ihre jeweilige Profitabilität soll in der Krise nicht drastisch absinken (Shock Resistance).

1. Sie sollen überdurchschnittlich hohe Gewinnmargen erwirtschaften (Profitability).
2. Sie sollen überdurchschnittlich hohe Cashflowmargen gewährleisten (Liquidity).
3. Sie sollen überdurchschnittlich wachsen (Growth).

Diese Forderungen sind nicht leicht zu erfüllen. Frage: Existieren überhaupt Firmen mit solchen Eigenschaften und wenn ja, wodurch zeichnen sie sich aus?

11.2 Erste Evidenz

11.2.1 Das Internet-Bubble und die Telco-Netzausrüster

Als die Internet-Blase in den ersten Jahren des 21. Jahrhunderts platzte, konnte man im Sektor der Telco-Netzausrüster zwei unterschiedliche Gruppen von Firmen beobachten: Die eine Gruppe erlitt während der Krise zwar eine kleine Ergebnisdelle, erholte sich jedoch rasch wieder und setzte ihren Erfolgskurs weiter fort.[1] Die zweite Gruppe hingegen stürzte tief in die Verlustzone (vgl. Abb. 11-1).

- Firmen auf der oberen Kurve kommen besser durch die Krise 2000-2003

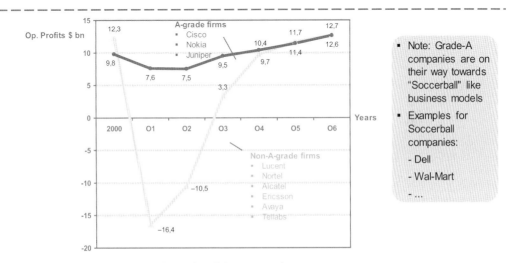

Abb. 11-1: Der Telco-Equipment Sektor während der Internet-Blase

Ein ganz ähnliches Bild ergibt sich, wenn man für beide Gruppen statt des operativen Profits den operativen Cashflow über die Zeit aufträgt. Hier zeigt sich ein weiteres Merkmal der Firmen mit einem überlegenem Geschäftsmodell: Die drei Firmen auf der oberen Kurve erzielen einen vierzigfachen höheren operativen Cashflow als die Firmen auf der unteren Kurve. Im Klartext: Firmen mit überlegenen Geschäftsmodellen extrahieren aus ihren jeweiligen Sektoren den Löwenanteil des operativen Cashflows ..., während die restlichen Firmen in dem betreffenden Sektor mit den Residuen zurechtkommen müssen.

Während sich die Firmen auf der oberen Kurve schon während der Krise voll auf die Zeit nach der Krise konzentrieren und vorbereiten können, sind die Firmen auf der unteren Kurve mit Restrukturierungsarbeiten im Nahfeld voll ausgelastet. Für die Gestaltung von möglichen Wettbewerbsvorteilen für die Zeit nach der Krise bleibt weder Zeit noch Energie.

1) Vgl. Rüll (2009), S. 215ff.; Rüll (2007/2008).

Es überrascht deshalb auch nicht, wenn man das Abschneiden der Firmen im Telco-Equipment-Sektor während der gegenwärtigen Finanzkrise verfolgt: Die erfolgreichen Firmen halten ihre Profitabilität nach wie vor, während die anderen Firmen wieder in die Verlustzone eintauchen.

Wenn in der Zeit seit der Internet-Krise eine Firma ihre Eigenständigkeit in dem Telco-Sektor verloren hat, dann handelt es sich stets um Firmen der unteren Kurve in Abb. 11-1 Beispiele sind: Lucent (Übernahme durch Alcatel); Nortel (Chapter 11); Avaya (Übernahme durch Private-Equity-Firma); Siemens (nicht in Abb. 11-1 inkludiert) gab seine Kommunikationssparte ab.

Diese Beobachtungen zeigen, dass es in der Tat Firmen gibt, die robust sind und die überdurchschnittlich hohe operative Cashflowmargen generieren. Um zu verstehen, was diese Firmen gegenüber ihren Wettbewerbern auszeichnet, vergleichen wir nun Firma A (USA) als Vertreter der oberen Kurve in Abb. 11-1 mit Firma B (Europa) als Vertreter der unteren Kurve in Abb. 11-1. Wir betrachten, wie diese beiden Firmen drei wichtige Parameter managen:

DIO: Days of Inventory
DSO: Days of Sales Outstanding
DPO: Days of Payables Outstanding

Je niedriger diese Werte sind, desto schneller sind die entsprechenden Prozesse, desto schneller werden Lagerbestände umgeschlagen, Außenstände eingezogen und desto rascher werden Lieferanten bezahlt.

Vergleich der Metriken DIO, DSO und DPO

- **Beispiel:** Cisco vs Alcatel-Lucent
  - Cisco erzielt überlegene Cash Velocity Metriken…die stetig verbessert werden
  - Alcatel-Lucents Metriken sind unterlegen und sie entwickeln sich in die falsche Richtung

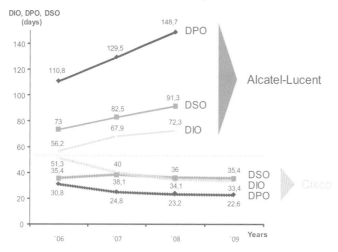

Abb. 11-2: Zeitliche Entwicklung von Firma A und Firma B hinsichtlich DIO, DSO, DPO

Zwei entscheidende Dinge fallen bei diesem Vergleich auf: Die Werte der Firma B für DIO, DSO und DPO sind westlich höher als die entsprechenden Werte für Firma A und sie steigen überdies auch noch an. Firma A hingegen arbeitet stetig an der weiteren Reduzierung ihrer an sich schon erfreulich niedrigen Werte. Entsprechend deutlich unterscheiden sich die beiden Firmen hinsichtlich ihrer Cash Velocities (Mittelwert über drei Jahre):

Cash Velocity ist in diesem Zusammenhang definiert als das arithmetische Mittel aus den Größen DIO, DSO und DPO.

Firma A: 32 Tage
Firma B: 93 Tage

Die deutlichen Unterschiede in den Cash Velocities deuten auf schnellere, schlankere Prozesse bei Firma A hin. Als Konsequenz sollte Firma A deshalb auch über eine deutlich überlegenere Kostenposition verfügen. Dies zeigt sich in der Tat beim Vergleich der relativen Kostenpositionen: COGS und R&D jeweils in % des Umsatzes (Mittelwerte über drei Jahre):

Firma A: COGS % vom Umsatz: 35 %;   R&D % vom Umsatz: 12 %
Firma B: COGS % vom Umsatz: 67 %;   R&D % vom Umsatz: 16 %

Das schlankere Kostengerüst von Firma A sollte nun in Konsequenz zu überlegenen Margen und zu besseren Wirkungsgraden führen, mit denen Firma A seine Hauptkostenblöcke COGS, SG&A und R&D jeweils in Profit (Ebit) umsetzt. Auch das zeigt der Vergleich der beiden Firmen (Mittelwerte über drei Jahre) sehr klar: »Firma A is doing more with less«.

Firma A: Ebit Marge: 23 %   Ebit/COGS: 0,7   Ebit/R&D: 1,9
Firma B: Ebit Marge: –1,7 %   Ebit/COGS: –0,03   Ebit/R&D: –0,1

Firma A: Ebit/SG&A: 0,8
Firma B: Ebit/SG&A: –0,1

Am Beispiel dieser beiden Firmen wird deutlich: Eine hohe Cash Velocity geht einher mit schnellen Prozessen und mit schlanken Kostenstrukturen. Diese wiederum ermöglichen hohe Gewinnmargen und hohe Wirkungsgrade, mit denen die Hauptkostenblöcke in Profit umgesetzt werden.

11.2.2 Erweiterung: Andere Unternehmen

Weitere, erfolgreiche Firmen, die ebenfalls ihre DIOs, DPOs und DSOs und damit ihre Cash Velocity ganz gezielt managen, sind Dell, WalMart, SouthWest Airlines, um nur einige zu nennen.

Michael Dell sagt in dieser Hinsicht ganz explizit: »managing velocity is about managing information ... we are substituting information for inventory ... assets collect risks around them in one form or another ... inventory is one risk ... accounts receivables is another risk«.

Hier wird ein wichtiger Ansatz von erfolgreichen Firmen erkennbar: Durch den gezielten Einsatz von durchgehenden, leistungsstarken IT-Systemen werden Prozesse beschleunigt und eine überlegene Effektivität sichergestellt nach dem Motto: »replacing atoms by bits« ... »doing more with less«.

Die Struktur dieser erfolgreichen Firmen ist schematisch in Abb. 11-3 dargestellt:

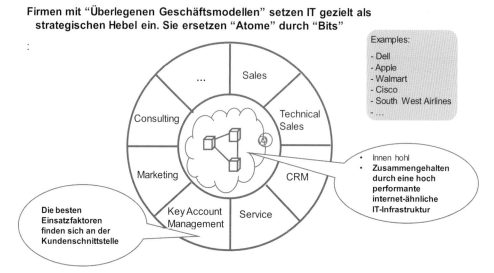

Abb. 11-3: Soccerball Struktur: Überlegene Geschäftsmodelle

Diese Firmen lagern Aktivitäten, die nicht von strategischer Bedeutung für ihr Geschäft sind, konsequent aus. Alle Funktionen hingegen, die mit den Kunden in Wechselwirkung stehen, werden optimal unterstützt durch hervorragende Mitarbeiter, erstklassige Software-Lösungen und IT-Systeme usw. Innen erscheinen diese Firmen gewissermaßen »hohl« und die Wechselwirkung mit den Kunden findet an der Hülle statt wie bei einem Fußball. Daher rührt auch der Name »Soccerball Companies«[2].

Alle Funktionen dieser Soccerball-Firmen sind durch ein leistungsstarkes, homogenes IT-System verbunden. In Summe ermöglicht dies die hohe Reaktionsfähigkeit dieser Firmen, deren ausgezeichnete Kundenbindung, deren überlegene Prozesse, Kostenstrukturen, Wirkungsgrade und Margen.

Die gezeigten Beispiele stellen keine Einzelfälle dar. In den von uns untersuchten Sektoren finden wir diese Zusammenhänge wieder und wieder bestätigt. Als Beispiel sei hier der Halbleiter-Sektor angeführt. Wir haben 22 Firmen auf ihre Cash Velocity hin und auf ihre Kostenstrukturen untersucht. Das Ergebnis ist in Abb. 11-4 grafisch dargestellt:

---

2) McInerney (2007).

Firmen mit schnelleren Prozessen arbeiten mit niedrigeren Kosten und folglich auch mit überlegenen Value Chain Velocities

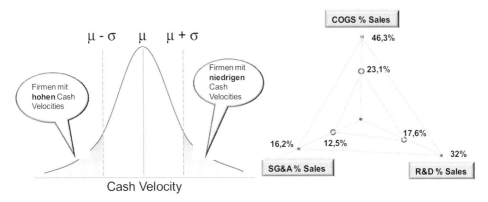

Abb. 11-4: Firmen mit einer höheren Cash Velocity erzielen bessere Finanzmetriken

Die linke Hälfte von Abb. 11-4 zeigt schematisch die Verteilung der Cash Velocities der untersuchten Halbleiterfirmen. Wir unterteilen die Firmen in zwei Gruppen: Firmen, mit einer hohen Cash Velocity, deren gemittelte DIO, DSO und DPO-Werte um mindestens eine Standardabweichung kleiner ist als der Mittelwert, gehören in die Gruppe der »schnellen Firmen«. Unternehmen, deren gemittelte DIO, DSO und DPO-Werte um mindestens eine Standardabweichung größer sind als der Mittelwert, gehören in die Gruppe der »langsamen Firmen«.

Die rechte Hälfte von Abb. 11-4 zeigt die mittlere Kostenstruktur dieser beiden Gruppen: Das äußere Dreieck repräsentiert die »langsamen Firmen«, während das innere Dreieck die »schnellen Firmen« kennzeichnet. Die Botschaft ist klar: die »schnellen Firmen« verfügen über deutlich schlankere Kostenstrukturen als die »langsamen Firmen«: Für die »schnellen Firmen« gilt: »doing more with less«. Es überrascht nun nicht mehr, dass die »schnellen Firmen« auch die besseren Margen und Wirkungsgrade aufweisen (hier nicht dargestellt).

11.2.3 Erweiterung: Wertschöpfungskette

Die bisher verwendeten Parameter DIO, DSO und DPO messen die Geschwindigkeit, mit der Firmen ihr Lager umschlagen, ihre Außenstände einziehen und ihre Lieferanten bezahlen. Die daraus abgeleitete Größe der Cash Velocity, hat sich als eine wirksame Leitgröße für den wirtschaftlichen Erfolg einer Firma herausgestellt.[3]

---

3) Vgl. Rüll (2009/2010).

Wir erweitern nun das Konzept und fragen: Wie lange muss ein Unternehmen arbeiten, um seine wichtigsten Kostenblöcke in Umsatz zu wandeln?

Je rascher dies einer Firma gelingt, desto besser sollten ihre wirtschaftlichen Kennzahlen ausfallen. Hierzu gehen wir von der Wertschöpfungskette nach Michael Porter aus. Abb. 11-5 zeigt ein Prinzipbild des Ansatzes:

- Zusätzliche Metriken um die Wertschöpfungskette abzubilden
- Ziel: Ranking von Firmen nach der Geschwindigkeit ihrer Wertschöpfungsketten
- **Hypothese:** Je schneller die Wertschöpfungskette desto besser die Finanzmetriken

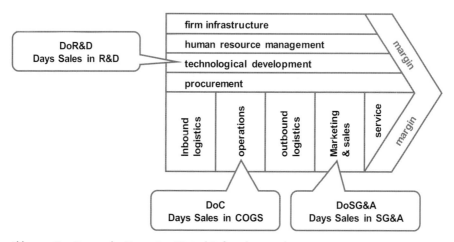

Abb. 11-5: Erweiterung des Konzeptes: Wertschöpfungskette nach Michael Porter

Die Zeit, die eine Firma benötigt, um z.B. ihre COGS in Umsatz zu wandeln, nennen wir DoCOGS: days of COGS. In ähnlicher Weise bezeichnen wir mit DoSG&A die Zeit, die verstreicht, bis die Vertriebs- und Verwaltungskosten in Umsatz gewandelt sind und DoR&D bezeichnet die Zeit, die eine Firma braucht, um ihre Forschungs- und Entwicklungskosten in Umsatz zu wandeln.

Die Werte für die DoCOGS, DoSG&A und DoR&D kennzeichnen letztlich die Geschwindigkeit der Wertschöpfungskette eines Unternehmens. Wir erwarten, dass Firmen mit schnellen Wertschöpfungsketten ihren Wettbewerbern mit langsameren Wertschöpfungsketten deutlich überlegen sind, z.B. bei der Profitabilität.

Um diese Erwartung zu überprüfen, untersuchen wir zunächst, welche der Input-Parameter (DIO, DSO, DPO, DoCOGS, DoSG&A, DoR&D) den größten Einfluss auf die Profitabilität einer Firma in ihrem jeweiligen Sektor haben. Diese Ergebnisse werden naturgemäß von Sektor zu Sektor unterschiedlich ausfallen.

Hierzu führen wir eine lineare Regression mit dem Statistik-Programm SPSS durch und wählen die Profitabilität (Ebit Marge) als abhängige Variable und die Input-Parameter (DIO ... DoR&D) als unabhängige Parameter.

Das System wirft dann für die unabhängigen Variablen jeweils die zugehörigen Beta-Koeffizienten aus sowie deren Significance.

Wir wählen diejenigen Input-Parameter aus, die die höchsten Beta-Werte haben und die niedrigste Significance (kleiner als 5 %).

Mithilfe der so gewählten Parameter berechnen wir anschließend die Geschwindigkeit der Wertschöpfungskette (**V**alue **C**hain **V**elocity, VCV) als einfache Linearkombination:

VCV = Input-Parameter 1 x Beta 1 + Input-Parameter 2 x Beta 2 + ...

In den meisten Fällen genügt es bereits, lediglich die beiden stärksten Input-Parameter mitzunehmen.

Beispiel: Automobil Sektor

Wir analysierten 21 Firmen aus der Automobilbranche und ermittelten jeweils die Profitabilität (Ebit Marge) und die Input-Parameter (DIO, ... , DoR&D) und bestimmten die Value Chain Velocity nach dem oben beschriebenen Verfahren. Die Ergebnisse sind in Abb. 11-6 dargestellt:

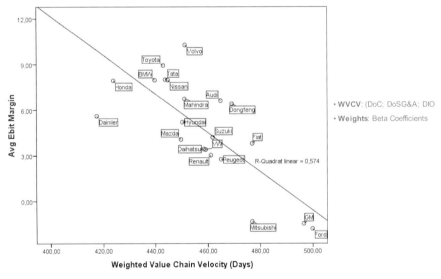

Abb. 11-6: Zusammenhang: Value Chain Velocity und Profitabilität am Beispiel des Automobilsektors

Auf der horizontalen Achse in Abb. 11-6 sind die Werte der Value Chain Velocity in Tagen dargestellt, die vertikale Achse zeigt die Profitabilität (Ebit Marge).

Der Zusammenhang zwischen der Profitabilität und der Value Chain Velocity ist klar erkennbar: Je rascher die Firmen ihre Hauptkostenblöcke in Umsätze wandeln, desto höher ist deren Profitabilität.

Dieser Zusammenhang überrascht nicht. Er gestattet es jedoch, auf relativ einfache Weise das Verbesserungspotenzial von ausgewählten Firmen abzuschätzen und die Hauptstellhebel für die Verbesserung zu identifizieren und damit gleichzeitig den Weg für ein gezieltes Restrukturierungsprogramm aufzuzeigen.

Interessante Einblicke ergeben sich darüber hinaus, wenn man die Bewegungen der Firmen über die Jahre hinweg in der obigen Darstellung untersucht. Man erkennt dann schon sehr frühzeitig, wenn Unternehmen dabei sind, in die falsche Richtung abzudriften. Entsprechende Gegenmaßnahmen können mit den oben beschriebenen Analysen relativ leicht und rasch festgelegt werden, da die Hauptstellhebel für die Verbesserung der Value Chain Velocity aus der Regressionsanalyse bekannt sind.

Unternehmen mit einer schnellen Wertschöpfungskette sind über die Profitabilität hinaus auch in anderen Finanzmetriken deutlich überlegen. Um dies zu zeigen, betrachten wir zunächst die Verteilung der Value Chain Velocity in dem Automobil Sektor (Abb. 11-7):

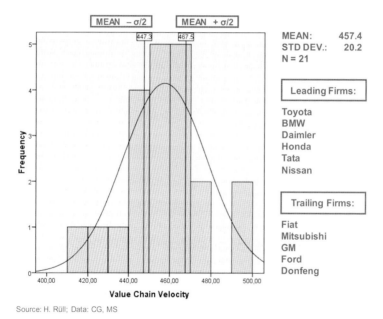

Source: H. Rüll; Data: CG, MS

Abb. 11-7: Verteilung der Value Chain Velocity im Automotive Sektor

Auf der horizontalen Achse dieses Histogrammes ist die Value Chain Velocity aufgetragen, unterteilt in Geschwindigkeitsklassen: Firmen mit hohen Value Chain Velocities liegen am linken Ende der horizontalen Achse, während langsamere Firmen rechts außen liegen. Die vertikale Achse zeigt die Anzahl der Firmen in den einzelnen Geschwindigkeitsklassen.

Firmen, die weiter als eine halbe Standardabweichung links vom Mittelwert der Verteilung liegen, rechnen wir zu den »schnellen Firmen«. Alle Unternehmen, die weiter als eine halbe Standardabweichung rechts vom Mittelwert liegen, zählen wir zu den »langsamen Firmen«.

Diese beiden Gruppen vergleichen wir nun hinsichtlich wichtiger Finanzkennzahlen, gemittelt über drei Jahre. Die Ergebnisse sind in Abb. 11-8 dargestellt:

- Firmen mit schnellen Wertschöpfungsketten generieren überlegene Finanzmetriken

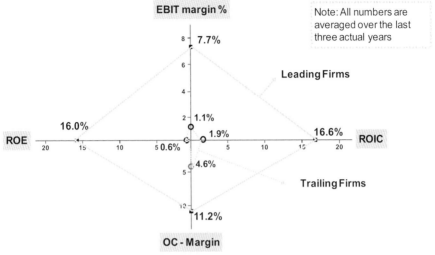

Abb. 11-8: Vergleich der Gruppe der »schnellen Firmen« mit der Gruppe der »langsamen Firmen«

Das äußere Viereck zeigt die »schnellen Firmen«, während das innere Viereck die »langsamen Firmen« darstellt. Die Unterschiede in den Kennzahlen sind eklatant:

Die »schnellen Firmen« haben die siebenfache Profitabilität, einen achtfach höheren Return on Invested Capital (ROIC), ihre Operating Cashflowmarge ist um den Faktor 2,4 höher und ihr Return on Equity (ROE) ist um den Faktor 26,7 höher als bei der Gruppe der »langsamen Firmen«.

Die oben gezeigten Kennzahlen stellen Mittelwerte über jeweils drei Jahre dar, zeigen also ein relativ statisches Bild. Frage: Unterscheiden sich beide Firmengruppen auch hinsichtlich ihrer Wachstumsparameter? Die Antwort ist in Abb. 11-9 grafisch dargestellt:

Überlegene Geschäftsmodelle
Sektor: Automotive

- Firmen mit schnellen Wertschöpfungsketten wachsen rascher

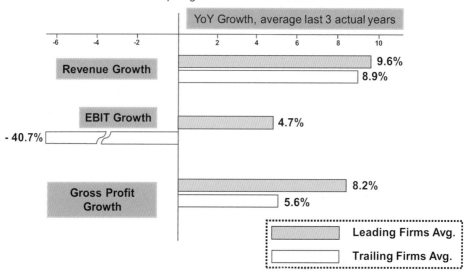

Abb. 11-9: Vergleich der beiden Firmengruppen hinsichtlich ihres jeweiligen Wachstums

Die »schnellen Firmen« sind durch die schraffierten Balken charakterisiert, während die »langsamen Firmen« durch die weißen Balken dargestellt sind. Die Balken stellen das Wachstum (Year over Year) während der letzten drei Jahre dar. Die Unternehmen in der Gruppe der »schnellen Firmen« wachsen in allen Disziplinen rascher als ihre »langsamen« Wettbewerber. Lediglich beim Umsatzwachstum kommen die »langsamen Firmen« in etwa an die »schnellen Firmen« heran.

Zwischenergebnis: Die quantitative Analyse am Beispiel des Automobil-Sektors zeigt die klare Überlegenheit von Firmen mit schnellen Wertschöpfungsketten hinsichtlich wichtiger Finanzkennzahlen. Darüber hinaus zeigt sie auch die höhere Wachstumsdynamik von Firmen mit schnellen Wertschöpfungsketten.

Ähnliche Analysen haben wir auch für andere Sektoren von Hi-Tech-Sektoren wie Software, Halbleiter und IT bis hin zu Industriesektoren wie Stahl und Papier und Dienstleistungssektoren wie Immobilien und Banking durchgeführt mit durchaus vergleichbaren Ergebnissen.

11.2.4 Erweiterung: Kombination von Cash Velocity und Value Chain Velocity

Bisher hatten wir die beiden Metriken Cash Velocity und Value Chain Velocity jeweils getrennt voneinander betrachtet. In der folgenden Untersuchung führen wir nun beide Metriken zusammen unter der folgenden Hypothese: Firmen, die in beiden Metriken führend sind, verfügen bereits über das eingangs definierte »überlegene Geschäftsmodell«, oder sie sind ihm bereits sehr nahe.

Dies wird nun am Beispiel des Papier Sektors erläutert. Analysiert wurden 23 Firmen. Die Metriken Cash Velocity und Value Chain Velocity wurden wie oben beschrieben, berechnet. Die Ergebnisse sind in Abb. 11-10 grafisch dargestellt.

Auf der horizontalen Achse ist die Value Chain Velocity der Firmen in Tagen aufgetragen. Die vertikale Achse zeigt die Cash Velocity gemessen in Tagen. Die eingezeichneten Parallelen zu den Achsen stellen die Sektormittelwerte dar. Im unteren, linken Quadranten finden wir Firmen mit überdurchschnittlich schnellen Wertschöpfungsketten und mit hohen Cash Velocities. Dies ist der »Winner-Quadrant«. Der Quadrant rechts daneben enthält Unternehmen, die zwar hohe Cash Velocities haben, aber überdurchschnittlich langsame Wertschöpfungsketten. Der linke obere Quadrant enthält Firmen mit schnellen Wertschöpfungsketten, aber mit überdurchschnittlich langsamen Cash Velocities. Der rechte, obere Quadrant schließlich stellt die Problemzone dar. In ihm finden wir Firmen, die in beiden Dimensionen unterdurchschnittlich abschneiden. Sie sind in einer besonders gefährdeten Position, da sie an zwei Fronten gleichzeitig angreifen müssen, um ihre Firma in eine nachhaltige Erfolgsposition zu führen.

- Erwartung: Firmen im unteren, linken Quadranten generieren überlegene Finanzmetriken

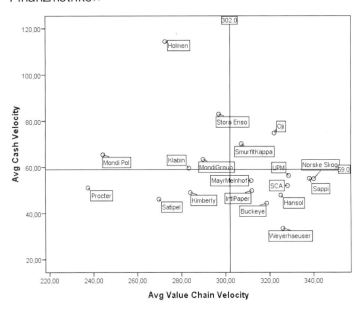

Abb. 11-10: Zusammenführung von Cash Velocity und Value Chain Velocity

Unternehmen des Winner-Quadranten hingegen erzielen überlegene Finanzmetriken. Dies wird deutlich, wenn wir die Firmen dieses Quadranten mit den Firmen der Problemzone vergleichen. Die Ergebnisse sind in dem Abb. 11-11 grafisch dargestellt:

- Firmen mit füreneden Cash- und Value Chain Velocities erzielen überlegene Finanzmetriken

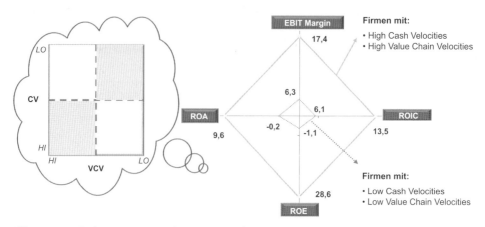

Abb. 11-11: Vergleich von Firmen aus dem Winner-Qudranten mit Firmen aus der Problemzone

Der äußere Diamant zeigt die Mittelwerte der Firmen des Winner-Quadranten. Der innere Diamant stellt die Mittelwerte der Unternehmen aus der Problemzone dar. Die Überlegenheit der Firmen mit schnellen Cash Velocities und mit schnellen Wertschöpfungsketten ist in der Tat eklatant: Die »schnellen Firmen« erzielen die fast dreifache Profitabilität, ihr ROIC ist doppelt so hoch, ihr ROE (Return on Equity) ist fast dreißigfach höher und ihr ROA (Return on Assets) fast zehnmal höher als bei den Vertretern der Problemzone.

Dieses Ergebnis macht nochmals sehr klar, weshalb es für die Firmenführer so wichtig ist, ihre Unternehmen konsequent auf Geschwindigkeit hin auszurichten und sie damit Zug um Zug in den Winner-Quadranten zu führen. Hierfür lassen sich klare Strategien definieren, gleich in welchem Quadranten sich ein Unternehmen derzeit befindet.

Zurück zu unserer Hypothese: Firmen im Winner-Quadranten verfügen entweder bereits über ein »überlegenes Geschäftsmodell« oder sie sind dem bereits sehr nahe. »Überlegene Geschäftsmodelle« hatten wir eingangs definiert als:

- shock resistent
- überdurchschnittlich profitabel,
- überdurchschnittlich hohe Cashflowmargen,
- überdurchschnittlich hohes Wachstum.

Als Beispiel wählen wir drei US-Firmen aus dem Retail Sektor und vergleichen die Firma X, Firma Y und Firma Z. Firma X verfügt trotz ihrer enormen Größe über hervorragende Cash Velocities und gleichzeitig auch über eine hervorragende, schnelle Wertschöpfungskette. Firma Z ist in beiden Dimensionen deutlich schlechter positioniert. Firma Y zeigt einen deutlichen Handlungsbedarf bei ihrer Cash Velocity.

Frage: Wie schneiden diese Firmen hinsichtlich der vier Kriterien für ein »überlegenes Geschäftsmodell« ab? Die Ergebnisse sind in Abb. 11-12 grafisch zusammengefasst:

• Walmarts überlegene Cash- und Value Chain Velocity führt auch zu überlegenen Finanzmetriken

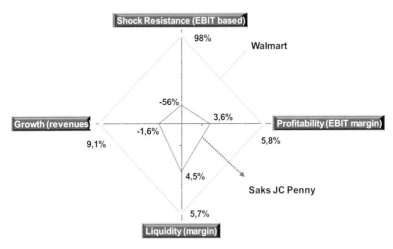

Abb. 11-12: Firma X verfügt trotz ihrer Größe über eine hohe Cash Velocity und über eine hohe Value Chain Velocity und erzielt deutlich überlegene Finanzmetriken im Vergleich zu den Firmen Y und Z.

Der äußere Diamant stellt Firma X dar und der innere Diamant repräsentiert die Firmen Y und Z. Firma X schneidet in allen vier Kriterien hervorragend ab und übertrifft die anderen Firmen sehr deutlich. Besonders bedeutsam ist die Dominanz von Firma X bei dem Kriterium »Shock Resistance«. Dieser Parameter misst den Abfall der Profitabilität während der Krise auf Quartalsebene. Die »Shock Resistance« der Firma X von 98 % bedeutet: Die Profitabilität von Firma X ist in der Krise lediglich um 2 % gesunken. Die beiden anderen Firmen mussten hingegen hohe Verluste hinnehmen. Die Überlegenheit des Geschäftsmodelles von Firma X geht auch aus den höheren Werten für die Ebit-Margen hervor und aus den höheren Cashflowmargen (jeweils im Drei-Jahresmittel).

Hervorhebenswert ist auch die völlig unterschiedliche Wachstumsdynamik bei Firma X auf der einen Seite und bei den Firmen Y und Z auf der anderen Seite. Trotz ihrer Größe gelingt Firma X ein Umsatzwachstum von 9 %, während die beiden anderen Firmen einen Umsatzrückgang um 1,6 % verzeichnen müssen.

Ganz ähnliche Verhältnisse ergeben sich bei dem Vergleich von Firma A und Firma B. Firma A dominiert klar in allen vier Kriterien und unterstreicht damit die deutliche Überlegenheit ihres Geschäftsmodelles.

11.2.5 Erweiterung: Volkswirtschaft und Ausblick

Die vorgestellten Untersuchungen anhand von unterschiedlichen Sektoren zeigen die klare Überlegenheit von Firmen mit überdurchschnittlich hohen Cash Velocities und mit überdurchschnittlich schnellen Wertschöpfungsketten. Sie sind weniger anfällig gegenüber Sektor-Turbulenzen, sie sind profitabler, erzeugen überlegene Cashflows und sie wachsen rascher.

Politiker in allen Ebenen müssten höchstes Interesse daran haben, dass die Firmen in ihren Zuständigkeitsbereichen möglichst rasch ihren Weg in ihren jeweiligen Winner-Quadranten finden. Unternehmen mit »überlegen Geschäftsmodellen« tragen zu einem höheren und vor allem zu einem berechenbareren und stetigen Steueraufkommen bei als Firmen, die bei jeder Krise tief in die Verlustzone eintauchen. Durch entsprechende Anreizsysteme und durch gezielte Programme können Region für Region und Sektor für Sektor in Richtung »überlegene Geschäftsmodelle« transformiert werden, vgl. Abb. 11-13.

Je mehr »überlegene Geschäftsmodelle« in einem Sektor, in einer Volkswirtschaft auf der oberen Kennlinie in Abb. 11-13 aktiv sind, desto besser wird es diesem Sektor und dieser Volkswirtschaft ergehen.

In Japan hat man dies offenbar verstanden, es wird bereits an entsprechenden Vorhaben gearbeitet.

Kernfrage

Auf welcher Kennlinie soll unsere Wirtschaft in Zukunft operieren?

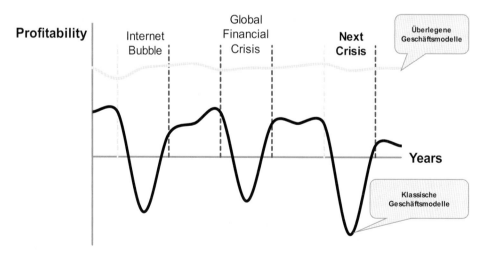

Abb. 11-13: Kernfrage für die Wirtschaftspolitik

11.3 Fazit

Unsere Analysen in zahlreichen Sektoren zeigen:

- Firmen mit »überlegenen Geschäftsmodellen« erreichen überlegene und robuste Finanzmetriken ... in normalen Zeiten wie auch in Krisenzeiten.
- Diese Firmen managen konsequent ihre Cash Velocity und ihre Value Chain Velocity.

Bezüglich des Weges hin zu »überlegenen Geschäftsmodellen« vgl. B. II. 1.

Um den Status »überlegenes Geschäftsmodell« zu erreichen, sollte die Firmenleitung eine einfache Schrittfolge beachten (Sicht des CEO/CFO):

1. Wo steht mein Unternehmen in seinem Sektor hinsichtlich seiner Cash Velocity und seiner Value Chain Velocity?
2. Existieren in meinem Sektor bereits Wettbewerber mit einem »überlegenen Geschäftsmodell«?
3. Wenn ja, habe ich nur zwei Optionen: Ich transformiere mein Geschäftsmodell ganz gezielt in Richtung »überlegenes Geschäftsmodell«
   ... oder ich ziehe mich aus dem Sektor zurück.
4. Wenn Transformation: Ich analysiere die Haupttreiber meiner Cash Velocity und meiner Value Chain Velocity.
5. Für diese Haupttreiber setze ich aggressive Ziele fest.
6. Jedes Mitglied meiner Leitung übernimmt die Verantwortung für die Realisierung eines dieser Ziele, Mitarbeiter werden sorgfältig eingestimmt.
7. Die Realisierungsfortschritte werden regelmäßig in meinen Leitungssitzungen vorgestellt.
8. Die Haupttreiber werden zu Kernelementen meines Berichtswesens.
9. Mein eigener Sektor und benachbarte Sektoren werden regelmäßig auf Aktionen meiner Wettbewerber in Richtung »überlegenes Geschäftsmodell« hin untersucht.
10. Das Thema »überlegenes Geschäftsmodell« ist und bleibt Chefsache.

Literatur

McInerney, F.: Panasonic the largest corporate restructuring in history, New York 2007.

Rüll, H.: Schlüsselqualifikationen für die Arbeit der Zukunft, in Robertson-v. Trotha, C. Y. (Hrsg.), Schlüsselqualifikationen für Studium, Beruf und Gesellschaft, Karlsruhe 2009, S. 215–227.

Rüll, H.: Vorlesung: Strategieentwicklung in I&K Märkten, Wintersemester 2007/2008, Technische Universität München, Lehrstuhl Prof. Dr. R. Reichwald.

Rüll, H.: Vorlesung: Wenn aus Ingenieuren Manager werden, Wintersemester 2009/2010, Karlsruhe Institute of Technology, House of Competence, Prof. Dr. J. Becker.

12. Strategische (Neu-) Ausrichtung als Maßnahme zur Krisenbewältigung

von Walter Schmidt[1]

Übersicht

12.1 Einleitung 486
12.2 Check der Controllinginstrumente 488
12.2.1 Wenn das Frühwarnsystem versagt hat 488
12.2.2 Ein stimmiges Portfolio an Instrumenten zusammenstellen 490
12.3 Check der Ausrichtung des Unternehmens 495
12.3.1 Wenn die innovative »Idee« nicht mehr trägt 495
12.3.2 Entwicklungswellen gestalten 499
12.4 Check der Anerkennungssysteme 501
12.4.1 Wenn das »Falsche« belohnt wird 501
12.4.2 Den Innovationsbeitrag ins Zentrum rücken 503
12.5 Fazit 506
Literatur 506

---

[1] Dieser Beitrag beruht auf den praktischen Erfahrungen des Autors aus der Begleitung von mehr als 250 Unternehmen bei der Entwicklung und Umsetzung von Strategien im Zeitraum der letzten 20 Jahre.

12.1 Einleitung

Diese Krise hatte es in sich. Die deutsche Wirtschaft verzeichnete einen Rückgang beim realen Bruttoinlandsprodukt (BIP) von 5,0 % (sieh Abb. 12-1).

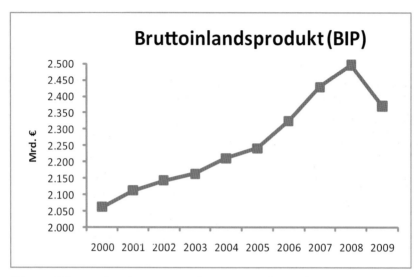

Abb. 12-1: BIP in jeweiligen Preisen, Originalwerte (Statistisches Bundesamt Deutschland; 2009 vorläufig)

Die Ausfuhren brachen um 14,7 % ein, die Unternehmen investierten 20,0 % weniger in ihre Ausrüstungen. Damit verlief die Rezession gegenüber dem bisher stärksten Einbruch von 1975 (– 0,9 % BIP) mehr als fünfmal so stark.[2]

Inzwischen scheint der Tiefpunkt überwunden. Der Trend kehrt sich wieder zum Besseren, auch wenn es noch lange dauern mag, bis die Wirtschaft das Vorkrisenniveau wieder erreicht.

Jetzt ist es an der Zeit zu schauen, inwieweit sich der *Führungsprozess* der betriebswirtschaftlichen Zielfindung, Planung und Steuerung (Controlling) des eigenen Unternehmens in dieser Situation bewährt hat und ob die Controller ihrer Rolle als Partner und Dienstleister der Führungskräfte gerecht wurden. Denn eines ist nach allen Erfahrungen klar: Egal wie stark die jetzige Krise das eigene Unternehmen getroffen hat und wie schnell sie tatsächlich überwunden wird – nach der Krise ist immer vor der Krise. Dieses zyklische Auf und Ab ist ein charakteristisches Kennzeichen der innovativen Entwicklung unternehmerischen Wirtschaftens.[3] Innovationen und Zyklen sind zwei Seiten einer Medaille. Deshalb gilt es, sich zu wappnen und die Lehren zu ziehen aus dem, was passiert ist.

Wer dazu einen Basis-Check durchführen will, kann die 2009 veröffentlichten Qualitätsstandards im Controlling heranziehen.[4] Das ist hilfreich und kann zeigen, inwieweit die eigenen Prozesse grundlegenden Anforderungen genügen. In Studien

---

[2] Vgl. Statistisches Bundesamt Deutschland, Pressemitteilung Nr. 012 vom 13.1.2010.
[3] Vgl. Schumpeter (1993), S. 137f.
[4] Vgl. DIN SPEC 1086 (2009).

konnte gezeigt werden, dass die Qualität des Controllings maßgeblichen Einfluss hat auf den Erfolg eines Unternehmens (siehe Abb. 12-2).

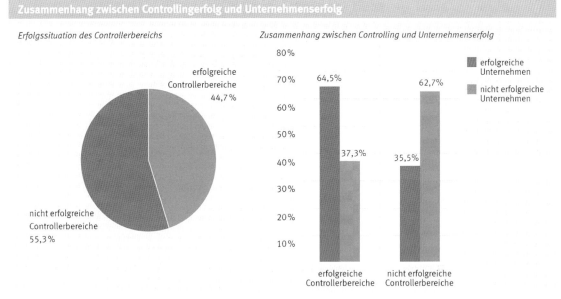

Abb. 12-2: ICV-Studie »Controlling 2006 – Stand und Perspektiven«[5]

Aber das wird nicht reichen. Im Zeichen der vergangenen 18 Monate sollte jedes Unternehmen darüber hinaus seine strategische Ausrichtung auf Krisenresistenz prüfen. Im vorliegenden Beitrag werden deshalb drei speziell auf diese Problematik gerichtete Controllingfragen näher betrachtet:

- Hat das Frühwarnsystem funktioniert?
- War die innovative »Idee«, auf der das Unternehmen gründet, den Anfechtungen gewachsen?
- Wurde das »richtige« Verhalten der Menschen belohnt?

Dabei wird gezeigt, wie Unternehmen auf diese Fragen reagiert und Lösungen gefunden haben, ihr Controlling – den Führungsprozess der betriebswirtschaftlichen Zielfindung, Planung und Steuerung – zu verbessern. Dass dabei auch die Rolle der Controller als Partner, Dienstleister und Moderatoren und ihre Position im Unternehmen gestärkt werden können, ist ein nicht gering zu schätzender Nebeneffekt.

---

5) Weber et al. (2006), S. 68.

12.2 Check der Controllinginstrumente

12.2.1 Wenn das Frühwarnsystem versagt hat

Krisen dieses Ausmaßes kann man nicht vorhersagen. Dennoch hat es genügend Indizien dafür gegeben, dass der lange währende Aufschwung nicht ewig weitergehen wird. Wenn z.B.

- allzu große Umsatzmöglichkeiten dazu verleiten, innovative Projekte zugunsten kurzfristiger Kapazitätsausweitungen zu verschieben (die Anzahl neuer Ideen in der Pipeline geht zurück; der Anteil Mitarbeiter mit regelmäßigem, direkten Kundenkontakt wird geringer);
- der Arbeitsdruck die Vernachlässigung von Qualitätsentwicklung und -sicherung zur Folge hat (die Fehlerkosten steigen; die Alleinstellungsmerkmale gegenüber dem Wettbewerb nehmen ab; der Anteil der Aufwendungen für Marktbeobachtung sinkt);
- zur besseren Schichtauslastung Weiterbildungsmaßnahmen gestrichen werden (der Anteil Weiterbildungsstunden an den Gesamtstunden sinkt; der Erfüllungsgrad der Kompetenz- bzw. Anforderungsprofile geht zurück);
- die Chance auf schnelles Geld dazu (ver)führt, dass durch Fusionen, Zukäufe, Neubauten oder ähnliche Maßnahmen Flexibilität verloren geht (der Anteil der Strukturkosten an den Gesamtkosten nimmt zu; die Zeit für die Überwindung unternehmensinterner Widerstände steigt);
- zur Gegensteuerung eine Variabilisierung von Kosten durch Aufgabe von Kernkompetenzen erfolgt (der Anteil der Stammbelegschaft nimmt ab, der Outsourcing-Grad wesentlicher Entwicklungsleistungen und Zulieferungen nimmt zu);
- Finanzkonstruktionen zusätzliches Renditepotenzial erschließen sollen, das mit schwer kalkulierbaren Risiken verbunden ist (die Rate der nicht betriebsnotwendigen Finanzanlagen steigt; der Anteil derivativer Wertpapiere im Umlaufvermögen nimmt zu).
- die Fremdfinanzierungsrate des Wachstums zunimmt (der Verschuldungsgrad steigt).
- der »virtuelle« Wert des Unternehmens schneller wächst als das Eigenkapital (der Anteil des Goodwills oder anderer »vorgezogener« Gewinne aufgrund von Fair-Value-Buchungen am Eigenkapital steigt);
- Gewinnausschüttungen (teilweise) über Kredite finanziert werden (der Finanzierungsmix verschlechtert sich);

dann mögen vielleicht einzelne dieser Signale keine Gefahr bedeuten. Aber dennoch und vor allem in geballter Form sollten sie als mögliche Anzeichen für eine nahende Krise frühzeitig ernstgenommen werden.

Manchmal finden entsprechende Indikatoren den Weg in die Öffentlichkeit. So gab es beispielsweise lange vor dem Finanz-Crash und seinen Auswirkungen auf die Realwirtschaft Meldungen des VDA, dass bei Fortsetzung des eingeschlagenen Weges der Anteil der auf Zulieferer ausgelagerten Entwicklungsleistungen der deutschen

Automobilindustrie im Jahr 2010 voraussichtlich 50 %, im Fertigungsbereich 80 % erreichen wird.[6] Oder ein anderes Beispiel: Die Bilanzen des Jahres 2007/2008 der 127 größten deutschen Konzerne wiesen einen Goodwill von ca. 175 Milliarden Euro aus – bei 34 der 127 größten Unternehmen betrug er mehr als die Hälfte des Eigenkapitals; bei elf Unternehmen überstieg er sogar das komplette Eigenkapital.[7]

Zumeist aber betreffen Indikatoren, wie die oben beispielhaft angeführten Kenngrößen, interne Daten, die nicht veröffentlicht werden und leider allzu oft auch nicht im Fokus der Berichterstattung stehen. Es geht dabei um die Achtsamkeit für die Erfolgspotenziale der Unternehmen. Das Konzept der Erfolgspotenziale hat Aloys *Gälweiler* Anfang der 70er-Jahre des vorigen Jahrhunderts entwickelt.[8] Dieser Begriff umfasst jene Fähigkeiten eines Unternehmens, aus denen in der Zukunft Erfolge generiert werden können. Erfolgspotenziale nehmen gegenüber Erfolgsmaßstäben wie z. B. Gewinn oder Return on Investment eine Vorsteuerfunktion ein. Gälweilers Konzept kann wie folgt dargestellt werden (siehe Abb. 12-3):

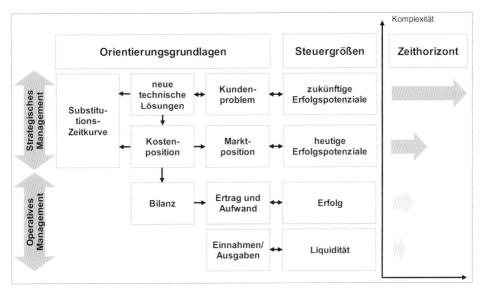

Abb. 12-3: Das Konzept von A. Gälweiler

Den operativen Steuerungsgrößen Liquidität und Erfolg fügt Gälweiler eine neue strategische Steuerungsgröße – das Erfolgspotenzial – hinzu und unterteilt dieses in »bestehende Erfolgspotenziale« und in »zukünftige Erfolgspotenziale«. Zwischen diesen Steuerungsgrößen muss eine Balance gefunden, ein dynamisches Gleichgewicht hergestellt werden.

Jedes Unternehmen kann für sich prüfen, ob die von ihm geführten Indikatoren in ausgewogenem Maße bestehende und zukünftige Erfolgspotenziale einschließen. Sie bilden den Kern jedes Frühwarnsystems. Wenn sie fehlen oder zu wenig beachtet werden, kann man sich schnell an Erfolgsmeldungen berauschen. Dann werden

---

6) Vgl. www.vda.de; Meldungen.
7) Vgl. Handelsblatt vom 8.10.2008.
8) Vgl. Gälweiler (1974).

Aufwendungen für die Entwicklung von Erfolgspotenzialen oft sogar unbemerkt kurzfristigen Gewinnmitnahmen geopfert oder fallen dem Rotstift zum Opfer, um Kosten zu sparen. Unter günstigen Wachstumsbedingungen mag man das später wieder aufholen können – meist allerdings nur zum Preis der Aufgabe von Wettbewerbsvorteilen. Im Moment der Krise hingegen werden mangelnde Erfolgspotenziale oft zur Falle.

12.2.2 Ein stimmiges Portfolio an Instrumenten zusammenstellen

Unternehmen, die der Krise trotzen und zum Teil gestärkt aus ihr hervorgehen, verfügen zumeist über einen ausgewogenen Satz verschiedener Controllinginstrumente. Sie stellen ein ganzes Portfolio zusammen, das beispielsweise durch folgenden strukturellen Rahmen umrissen werden kann (siehe Abb. 12-4):

	Vor dem Planungs-Prozess		mittelfristige Planung		Umsetzung	
	Ideen-Phase	strategische Maßnahmen	Rahmen-Plan	Business-Plan	Budget	Realisierung
	Beobachten	**Testen**	**Gestalten**	**Agieren**	**Reagieren**	**Akzeptieren**
strategisch (Potenziale entwickeln)						
operativ (Potenziale nutzen)						
dispositiv (Kapazitäts-Management / Engpässe)						

Abb. 12-4: Rahmenstruktur für die Zusammenstellung eines ausgewogenen Portfolios an Controlling-Instrumenten

In den Spalten werden verschiedene Phasen definiert:

- Ideenphase:
  Sie hat die Beobachtung von Entwicklungen sowie der Entdeckung und Einschätzung von Entwicklungspotenzialen zum Ziel, um tragende Ideen für das zukünftige Geschäft zu finden bzw. herauszuarbeiten.
- Strategische Maßnahmen:
  Sie dienen dem Testen von Möglichkeiten und Trainieren von Fähigkeiten zur späteren Nutzung erworbener bzw. zu entwickelnder Erfolgspotenziale

und schaffen Kenntnisse für die Entwicklung neuer bzw. bestehender Geschäftsfelder. In der Praxis wird oft unterschätzt, dass der Kern strategischer Maßnahmen im Austesten von Annahmen und Entscheidungen zur Positionierung des Unternehmens im Markt besteht.

- Rahmenpläne:
  Sie sind die erste Phase der konkreten Gestaltung der Geschäftsfelder des Unternehmens. Die Plausibilität und Güte der Rahmenpläne hängt maßgeblich davon ab, mit welcher Intensität und Qualität ein Unternehmen die Phasen Beobachten und Testen betreibt.
- Businesspläne:
  Sie definieren das Agieren in den Geschäftsfeldern. In dieser Phase nehmen die Vorstellungen über die Produkt- und Personalentwicklung, die einzusetzenden Kapazitäten und die wirtschaftlichen Eckdaten die konkrete Form von Jahresscheiben an.
- Budget:
  Die letzte Jahresscheibe der mittelfristigen Planung wird mit den Daten des »voraussichtlichen Ist« des laufenden Jahres verknüpft und den Kostenstellen-Verantwortlichen zugeordnet. Im Rahmen des Budgets kann noch auf kurzfristige Veränderungen reagiert und das konkrete Handeln entsprechend ausgerichtet werden.
- Realisierung:
  In dieser Phase gilt es, die erreichten Ergebnisse aus der Umsetzung des Budgets zu erfassen, zu akzeptieren und zu analysieren, um stets ein klares Bild der Lage zu behalten, Zielerreichungsprognosen zu erstellen und die Verbesserungspotenziale erkennen zu können.

In den Zeilen geht es um drei verschiedene Arten von Entscheidungen, zu deren Vorbereitung und Fundierung die Controllinginstrumente beitragen sollen:

- Strategische Entscheidungen:
  Strategie ist die Kunst, Ziele so zu setzen und durch-zu-setzen, dass für alle Interessengruppen die beste Option darin besteht, mit den Unternehmen zu kooperieren.[9] Dazu braucht es eine tragende Idee (Vision), eine sinnstiftende Zweckbestimmung (Mission), ambitionierte Ziele (Leitziel und daraus abgeleitete thematische Ziele), konkrete Vorstellungen, welche Erfolgspotenziale entwickelt werden müssen, um die Ziele zu erreichen sowie praktische Maßnahmen zur Umsetzung der Entscheidungen.
- Operative Entscheidungen:
  Das operative Handeln nutzt die verfügbaren Potenziale, um Erfolg zu erzielen. Es basiert damit auf den Ergebnissen strategischen Handels, weil nur das genutzt werden kann, was vorher entwickelt oder erworben wurde. Zugleich ist es Orientierungsmaßstab für die strategischen Entscheidungen, weil nur solche Potenziale anzustreben sind, die dann auch einer Nutzung zugeführt werden.

---

[9] Vgl. Porter (1999), S. 30.

- Dispositive Entscheidungen:
  Die Disposition steuert das situative Handeln und damit die unmittelbaren Wirkungen auf die Liquidität. Im Kern geht es darum, die verfügbaren personellen, sachlichen und finanziellen Kapazitäten zu kennen, sie im jeweiligen Moment effizient einsetzen zu können und ein vorausschauendes Engpass-Management zu betreiben.[10]

Abb. 12-5 zeigt ein Beispiel, wie dieser Rahmen mit geeigneten Controllinginstrumenten gefüllt werden kann:

	Vor dem Planungs-Prozess		mittelfristige Planung		Umsetzung	
	Ideen-Phase	strategische Maßnahmen	Rahmen-Plan	Business-Plan	Budget	Realisierung
	Beobachten	**Testen**	**Gestalten**	**Agieren**	**Reagieren**	**Akzeptieren**
strategisch (Potenziale entwickeln)	Trend-Scouts; Nutzen-Innovation	Zweck-Bestimmung; Geschäfts-Modell; Strategisches Haus	Portfolio-Potenziale; Produkt-Potenziale	Personal-/Produkt-Entwicklung	Maßnahmen-Verfolgung	Plan/Ist-Vergleich; Plan/Markt-Vergleich; Zielerreichungs-Prognose
operativ (Potenziale nutzen)	SWOT; Markt-Forschung	Unternehmens-politische Orientierung; Umsatz-Potenzial-Struktur	Zielkosten; Margen-Potenzial	Korridore durch Eckdaten (WEG)	Berichts-Scorecard; Integriertes Planungs- und Risiko-Management-System	
dispositiv (Kapazitäts-Management / Engpässe)	Bevölkerungs-Entwicklung; Klima-Entwicklung	Grenzen der Beeinflussbarkeit	Entwicklungs-Kapazitäten; Finanzierungs-Kapazitäten	Leistungs-Kapazitäten		

Abb. 12-5: Beispiel für die Zusammenstellung eines ausgewogenen Portfolios an Controllinginstrumenten

Die Zusammenstellung der Instrumente ist fiktiv und muss für jedes Unternehmen im Rahmen seines Controlling-Entwicklungsprogramms spezifisch gewählt werden. Es ist hier auch nicht der Platz, alle aufgeführten Positionen zu erläutern.

Nur ein ausgewähltes Beispiel soll im Sinne der Frühindikation und im Zusammenhang mit der oben angeführten Kenngröße »Anzahl neuer Ideen in der Pipeline« in der Folge näher beleuchtet werden: das Instrument der »Nutzen-Innovation«. Es wurde in den neunziger Jahren des vorigen Jahrhunderts von W. Chan *Kim* und Renée *Mauborgne* entwickelt.[11]

Nutzen-Innovationen umfassen mehr als konventionelle Innovationen. Letztere beschränken sich normalerweise auf Teilsysteme eines Unternehmens wie z.B. die Produktion und können die Kostenstruktur oder bestimmte Parameter eines Leistungsangebots verbessern. Sie können dazu beitragen, die Position eines Unter-

---

[10] Vgl. Gutenberg (1983), S. 164f. zum Ausgleichsgesetz der Planung.

[11] Vgl. Kim/Mauborgne (2005).

nehmens im existierenden Markt zu festigen oder zu verbessern. Doch sie zielen auf den Wettbewerb in bestehenden Märkten, in denen die Grenzen der einzelnen Branchen sowie die Regeln für den Wettbewerb genau definiert, allgemein bekannt und akzeptiert sind. Die Unternehmen versuchen, ihre Wettbewerber zu übertreffen, um sich einen höheren Marktanteil zu sichern. Je enger es in diesem Markt wird, desto stärker sinken die Gewinn- und Wachstumschancen. Die Produkte werden zur Massenware (Commodities) und die Auseinandersetzungen im Konkurrenzkampf immer härter und ruinöser.

Nutzen-Innovationen hingegen zielen auf die Unternehmen, das gesamte System ihrer Entwicklung und Leistungserstellung darauf einzustellen, sowohl für die Kunden als auch zugleich für sich selbst einen Nutzengewinn zu erreichen und einen neuen, bisher von niemandem beanspruchten Markt zu erschließen. Durch diese Ausrichtung der Gesamtstrategie des Unternehmens auf die Schaffung und Eroberung neuer Märkte liegt der Fokus nicht mehr darauf, die Konkurrenz zu schlagen, sondern ihr auszuweichen. In neu entstehenden Märkten spielt der Wettbewerb zunächst keine Rolle, da die Spielregeln erst noch festgelegt werden müssen und es anfangs gar keine Wettbewerber gibt. Erst wenn sie sich zu etablierten Märkten wandeln, zieht auch hier der Wettbewerb ein.

Obwohl sich das Basisgeschäft vieler Unternehmen in etablierten Märkten bewegt, bieten Nutzen-Innovationen ein weites Feld für besondere Wachstumspotenziale. Gerade mittelständische Unternehmen haben sich auf diese Weise Positionen geschaffen, für die Hermann *Simon* den Begriff der »Hidden Champion« kreierte.[12]

Nutzen-Innovationen lassen sich anhand von »Strategischen Konturen« visualisieren; eines der bekanntesten Beispiele ist die erfolgreiche Entwicklung des Marktfeldes der Billigflieger durch Southwest Airlines (siehe Abb. 12-6):

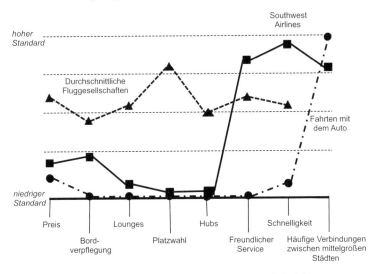

Abb. 12-6: Strategische Kontur einer Nutzen-Innovation am Beispiel von Southwest Airlines

12) Vgl. Simon (2007).

Um gleichzeitig einen Nutzengewinn für die Kunden und das Unternehmen zu erreichen, hat das Unternehmen vier Fragen beantwortet:

- Welche Faktoren, die bisher noch nie geboten wurden, müssen kreiert werden (im Beispiel die häufige Verbindung zwischen mittelgroßen Städten)?
- Welche bisher branchenüblichen Faktoren müssen eliminiert werden (im obigen Beispiel Platzwahl und Einbindung von Drehkreuzen [Hubs])?
- Welche Faktoren müssen weit unter die bisherigen Standards reduziert werden (im Beispiel Bordverpflegung und Lounges)?
- Welche Faktoren müssen weit über die bisherigen Standards gesteigert werden (im Beispiel freundlicher Service und Schnelligkeit)?

Diese strategische Kontur zielt auf den bisher nicht von Airlines erschlossenen Markt der Autofahrten zwischen mittelgroßen Städten und visualisiert den deutlich erkennbaren Unterschied zu den etablierten Fluggesellschaften. Sie zeigt ebenfalls deutlich erkennbar das Nutzenpotenzial für die bisher nicht als Kunden gewonnenen Autofahrer und zugleich das Nutzenpotenzial für Southwest Airlines. Das schafft einen guten Ansatzpunkt für ein tragfähiges Geschäftsmodell.

Danach gilt es, die Gemeinsamkeiten der bisherigen Nichtkunden (im Beispiel: Autofahrer) zu identifizieren, um die Größenordnung und das Modell des neuen Geschäftsfeldes abzustecken (Bestimmung des zu entwickelnden Dreiklangs von Kundentyp und dessen Kernbedürfnis als erster Pol, Kernkompetenz des Unternehmens und dessen Einzigartigkeit als zweiter Pol sowie Umsatz- und Margen-Potenzial als dritter Pol). Dazu gehören begründete Annahmen zum strategischen Preis, den erlaubten Kosten (Target Costing) und den Rahmenbedingungen der Annahme des neuen Angebots durch Kunden, Mitarbeiter, Geschäftspartner und Öffentlichkeit.

Schließlich folgt eine ganze Kette weiterer Maßnahmen, die ebenfalls durch entsprechende Controllinginstrumente begleitet wird:

- Ableitung strategischer Projekte für F&E, Personalentwicklung, Sachinvestitionen und PR z.B. im Rahmen einer Balanced Scorecard (Strategisches Haus oder Strategy Map, Berichts-Scorecard)
- Investitions-, Rahmen- und Businessplanung
- Budget, Begleitung der Umsetzung und Reporting

So kann die Erschließung eines neuen Marktfeldes gelingen. Dazu muss eine ausreichende »Anzahl von Ideen in der Pipeline« sein, weil nicht alle Blütenträume reifen. Beobachten, Testen von Ideen, ambitionierte Zielsetzung und verschiedenfristige Planung – erst dann ist der Boden für eine erfolgreiche Umsetzung bereitet. Analyse und Reporting der realisierten Erfolge schaffen schließlich die Voraussetzung für die Weiterentwicklung der Erfolgspotenziale und zur Wahrung eines ausreichenden Vorsprungs im einsetzenden Wettbewerb auf dem neuen Marktfeld.

12.3 Check der Ausrichtung des Unternehmens

12.3.1 Wenn die innovative »Idee« nicht mehr trägt

Erfolgreiche Unternehmen beruhen zumeist auf einer tragenden Idee. Sei es der Vorsprung durch Technik bei Audi, die modulare Systemlogistik bei Würth, das Duschvergnügen als tägliches Fest der Sinne bei Hansgrohe, die Frische auf Vorrat durch schonende Schockfrostung und lückenlose Tiefkühlkette bei bofrost* oder eben die »Billig-Fliegerei« bei Southwest Airlines – es gibt viele derartiger Ideen. Wenn sie mit ambitionierten Zielen, lebendiger Kundennähe und einer stringenten Führung verbunden werden, können sie die Grundlage bilden für langjährige Ertragsfähigkeit und Entwicklung eines Unternehmens.[13] Manche dieser Ideen waren zu ihrer Entstehungszeit Nutzen-Innovationen und haben neue Märkte begründet. Doch so gut und einzigartig sie auch sein mögen: Jede Idee trägt nur für eine bestimmte Zeit. Veränderungen der Prämissen und des Verhaltens der Kunden, der geschäftsspezifischen Terms of Trade, des Agierens der Wettbewerber, der gesellschaftlichen Wertvorstellungen oder anderer Umfeldbedingungen können Erosionen auslösen. Wenn dann Umsatz und Gewinn zurückgehen, ist das Kind meist schon in den Brunnen gefallen. Die Chance zum selbstbestimmten Wandel ist gering geworden oder gar vertan, die Gefahr des Scheiterns groß. Wenn das Unternehmen über genügend Kraft verfügt, kann es noch einen Veränderungsprozess durchsetzen – aber der ist eher den äußeren Umständen als innerem Antrieb geschuldet und führt die Menschen durch ein »Tal des Leidens« aus Personalabbau, aktionistischem Leistungsdruck und einem vergifteten Arbeitsklima.

Paul *Kordis* und Dudley *Lynch* haben diese Dynamik in einem Wellenmodell dargestellt (siehe Abb. 12-7):

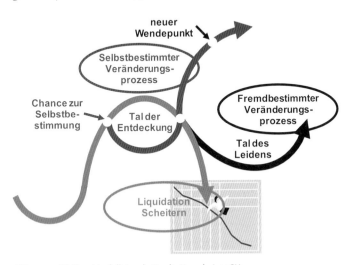

Abb. 12-7: Wellen-Modell (nach Kordis/Lynch (1998))

---

13) Vgl. Simon (2007), S. 406f.

Um dem »Tal des Leidens« vorbeugen und rechtzeitig entgegenwirken zu können, haben eine Reihe von Unternehmen Kenngrößen entwickelt, die entstehende Probleme bereits frühzeitig anzeigen. Einige Beispiele sollen hier genannt werden:

- Kundenanteil
  Wenn Kunden beginnen, ihren Bedarf stärker bei Wettbewerbern zu decken, sinkt der Kundenanteil des eigenen Unternehmens. Dabei ist zu unterscheiden, ob diese Verschiebung der Anteile bei insgesamt wachsendem oder sinkendem Bedarf des Kunden vollzogen wird und ob er eher darauf beruht, dass die Wettbewerber mehr Nutzen oder einen geringeren Preis anbieten. Insbesondere bei A-Kunden und größeren B-Kunden ist diese Kenngröße ein sensibler Indikator. Rückgänge im Kundenanteil werden oft überdeckt von weiter anhaltendem Umsatzwachstum, weil eine steigende Anzahl an Kunden diesen Effekt kompensiert. Wer da nicht hinsieht, verpasst die Chance frühzeitiger Achtsamkeit.
- Kundenverweildauer
  Nicht nur die Anzahl der Kunden und der Kundenanteil des Unternehmens sind interessante Kenngrößen. Für viele Unternehmen ist die Verweildauer der Kunden wichtiger. Dabei kann das auf verschiedene Weise gemessen werden. Für einen Verlag mag es die »Halbwertszeit« von Abonnements sein, für ein Handelsunternehmen die »Einkaufsquote wiederkommender Kunden«. Manche Unternehmen differenzieren dabei auch nach der Kundengüte: Welche Position besteht gegenüber dem Kunden? Ist das Unternehmen ein strategischer Partner, ein bevorzugter Lieferant (Preferred Deliverer)? Wenn die Verweildauer strategischer Partner sinkt, ist Gefahr im Verzug. Auch diese Kenngröße ist ein frühes Krisensignal.
- Relation zwischen den Wachstumsraten von Umsatzpotenzial und Umsatz
  Die parallele Beobachtung der Entwicklung von Umsatzpotenzial und Umsatz schärft den Blick für die Chancen des Unternehmens. Wenn das Umsatzpotenzial deutlich schneller steigt als der Umsatz, werden die Möglichkeiten des Unternehmens unzureichend ausgeschöpft. Es entstehen Räume, die von Wettbewerbern gefüllt werden können. Wenn demgegenüber das Umsatzpotenzial nicht mehr steigt oder deutlich langsamer als der Umsatz, deutet sich der Wendepunkt in der Lebenskurve der tragenden Idee des Unternehmens an. Auch diese Signale lassen sich bereits zu einem Zeitpunkt erkennen, an dem das Umsatzwachstum noch anhält.
- Mitarbeiterfluktuation
  Diese Kenngröße zählt ebenfalls zu den frühen Signalen über Veränderungen in der Qualität des Wachstums. Dabei täuscht oft die Gesamtzahl. Größere Signalwirkung entsteht durch die Differenzierung nach Kompetenzgraden und Altersgruppen. Wenn beispielsweise die Belegschaft »gemeinsam älter wird« (weil jüngere Mitarbeiter nach kurzer Zeit wieder gehen), der Erfüllungsgrad der Kompetenzanforderungs-Profile sinkt (weil vor allem qualifizierte Mitarbeiter gehen) oder die Anzahl der Blindbewerbungen sog. »High Potentials« zurückgeht (weil die Attraktion des Unternehmens für die

Talente auf dem Arbeitsmarkt abnimmt), dann deutet sich zunehmender »Systemstress« an.
- Lieferantenfluktuation
Auch die Verweildauer von Lieferanten ist ein Kennzeichen für die Stabilität des Unternehmens. Dabei gilt es wie bei den Kunden, das strategische Profil im Auge zu behalten. Welchen Status hat das Unternehmen bei seinen Lieferanten? Ist es der bevorzugte Kunde (Preferred Customer), der auch dann noch beliefert wird, wenn es eng wird? Die Beziehungen zu strategischen Lieferanten sind oft entscheidend für die Beziehungen zu den strategischen Kunden. Sie sind Teil der tragenden Idee und der darauf beruhenden Kernkompetenzen des Unternehmens. Deshalb liefert die Beobachtung dieses Netzwerks wichtige Signale für die eigene Positionierung.
- Reputation
Unternehmensreputation bezeichnet die kollektive Wahrnehmung eines Unternehmens durch seine Stakeholder. Sie ist Ergebnis des Austauschs persönlicher und vermittelter Erfahrungen zwischen dem Unternehmen, seinen Kunden, Mitarbeitern und Zulieferern sowie anderen Interessengruppen bzw. Dritten im Zeitverlauf.
Reputation ist wichtiger geworden als Vorbedingung für erfolgreiches unternehmerisches Handeln. Sie gibt den Ausschlag dafür, wie *werthaltig* ein Leistungsangebot ist. Denn zu welcher Preissumme das Portfolio eines Unternehmens verkauft werden kann, hängt nicht in erster Linie von dessen spezifizierter Qualität ab, sondern davon, als wie wertvoll die Produkte und Dienstleistungen von den Menschen im Tauschprozess *wahrgenommen* werden und welche *Erfahrungen* sie nach dem Erwerb bei der Nutzung der Produkte und Leistungen gewinnen.
Die betriebswirtschaftliche Reputation wirkt jedoch nicht nur auf dem Absatzmarkt; sie beeinflusst auch die Wertschätzung der Menschen auf dem Arbeits- und Bildungsmarkt, dem Einkaufsmarkt sowie den Märkten für Finanzdienstleistungen und Fördermittel. Deshalb beeinflusst sie in starkem Maße die Fähigkeit des Unternehmens, sich innerhalb des Kosten-Korridors zu bewegen, der die für nachhaltige Wirtschaftlichkeit erforderliche Rentabilität gewährleistet.
Schließlich muss beachtet werden, dass die Reputation auch davon abhängt, wie das Unternehmen seine gesellschaftliche Verantwortung wahrnimmt. Gerade die letzten 18 Monate haben gezeigt, dass Defizite in dieser Frage gravierende wirtschaftliche Folgen nach sich ziehen kann bis hin zur Infragestellung der gesellschaftlichen Akzeptanz (»licence to operate«). Davon sind nicht nur »die Großen« betroffen. Mittelständisch geprägte Unternehmen wie z.B. die Hipp GmbH & Co. KG achten sehr auf die Wahrnehmung ihrer gesellschaftlichen Verantwortung durch ein offenes Ethik-Management, nachprüfbare Programme zum Umweltschutz und transparente Integration von Nachhaltigkeits-Prinzipien in das eigene Geschäftsmodell.[14]

---

[14] Vgl. www.hipp.de, Register Unternehmen.

Programme und Aufwendungen für zielgerichtete Kommunikation und die Achtsamkeit für Indikatoren der Reputation (z.B. spontane Anfragen, Warteliste von Kunden, Blindbewerbungen, Kooperationsangebote, Medien-Nachfrage und -Resonanz) zählen somit ebenfalls zu den frühen Signalen für die Tragfähigkeit der innovativen Idee.

- Qualitätskosten
  Wie schon angeführt ist die Spezifikation von Qualitäts-Parametern eine zwar wichtige Aufgabe. Sie allein kann allerdings keine wirtschaftlich relevante Qualität gewährleisten. Das Unternehmen muss darüber hinaus dafür sorgen, dass
    - die Qualität ihm zugerechnet und nicht als »No-Name-Merkmal« im allgemeinen Angebot untergeht;
    - das Vertrauen der Kunden in den ihnen versprochenen Nutzen erhalten bleibt;
    - der Nutzen beim Kunden Begehrlichkeiten weckt;
    - die Austauschbarkeit des Nutzenangebots gering ist;
    - der Kunde in den angebotenen Preissegmenten zahlungswillig und zahlungsfähig ist;
    - der erlaubte Kostenkorridor eingehalten wird, damit die Aufwendungen für Entwickeln und Bewahren wirtschaftlich relevanter Qualität bezahlt werden können.

  Jeder dieser Punkte erfordert konkrete Maßnahmen, deren Aufwendungen und Wirkungen verfolgt werden können. Ein Rückgang in den diesbezüglichen Anstrengungen ist ein wesentlich früheres Signal als der Anstieg beispielsweise von Reklamationen oder internen Nachbesserungen.

- Preisabstand zum Durchschnitt des Marktes
  Es gehört zur strategischen Politik eines Unternehmens, sich im Preiskorridor seines Marktes zu positionieren. Um das zu erreichen, ist eine Kombination aus strategischer Preisbildung und Zielkostenplanung erforderlich. Da jedoch der Durchschnitt des Preisniveaus im Markt Schwankungen unterworfen ist, muss die daraus resultierende Änderung der eigenen Positionierung aufmerksam beobachtet werden. Bei deutlichen Verschiebungen, die der Unternehmenspolitik zuwiderlaufen, sollten die Alarmglocken klingeln, auch wenn Wachstum und Gewinn sich noch im planmäßigen Fahrwasser bewegen.

- Marktanteilsabstand zum besten Wettbewerber
  Der Marktanteil ist eine anerkannte strategische Kenngröße. Dazu gehört zunächst einmal die Schärfung des Marktprofils. Wer auf allen Hochzeiten tanzt, ist nirgends zu Hause. Mit Anteilen um 1 % oder noch weniger ist man ein »Niemand«. Wenn ein Unternehmen sich seine Kunden so wählt, dass es auf dem von ihnen umrissenen Markt Anteile von 10 % und mehr erreicht, wandelt es sich zu einem »Jemand«. Marktprofil und Umsatzvolumen sind zwei wichtige Pole einer strategischen Anteilspolitik. Den dritten Pol bildet der Abstand zum besten Wettbewerber auf dem so umrissenen Markt. Der beste Wettbewerber ist meist in der Lage, die Regeln oder zumindest ei-

nen Teil davon zu bestimmen. Andererseits sind die Kunden bei zu starken Ungleichgewichten bestrebt, Alternativen zur Verfügung zu haben, um nicht von nur einem Anbieter abhängig zu sein. Hier gilt es deshalb, die Verschiebungen in den Positionen aufmerksam zu verfolgen. Sie deuten mögliche Spannungen an, weit bevor sie offen zum Ausbruch kommen.

- Relation zwischen Beschäftigungswachstum und Produktivitätswachstum
Produktivitätswachstum ist ein strategisches »Muss«, um im Wettbewerb zu überleben. Allerdings setzen Verbesserungen der Produktivität Kapazitäten frei, die – sofern sie nicht genutzt werden – Tendenzen zur Verschwendung begünstigen. Erfolgreiche Unternehmen steuern ihr Produktivitätswachstum daher nie unabhängig vom Beschäftigungswachstum. Es sollte immer mehr Arbeit als Köpfe geben, wobei ein kluges Redundanz-Management zur Wahrung von Flexibilität in diese Forderung eingeschlossen ist. Ein derartiges Herangehen kann sicherstellen, dass es zu keinem »Personalüberhang« kommt. Mehr Arbeit als Köpfe ist auf diese Weise auch ein Weg zu mehr Mitarbeiterzufriedenheit – nicht nur, weil der Arbeitstag ausgefüllt ist und keine Zeit »vertrieben« werden muss, sondern vor allem, weil so gar nicht erst Ängste vor Entlassungen entstehen mit all ihren negativen Folgen.

Diese zehn Beispiele mögen verdeutlichen, dass es genügend Möglichkeiten gibt, Signale für eine abnehmende Tragfähigkeit innovativer Ideen rechtzeitig aufzunehmen. Dann besteht zumindest die Chance, selbstbestimmt agieren zu können. Wer den Zeitpunkt verpasst, produziert seine eigene Krise. Wenn dann eine äußere Krise hinzukommt, werden die Probleme verstärkt, aber nicht geschaffen – sie waren vorher schon da. Allerdings kann die äußere Krise hilfreich sein für einen Neuanfang. Das setzt dann aber voraus, dass eine tragfähige neue Idee zumindest im Keim schon existiert und die alte Idee noch so viel Kraft besitzt, das Unternehmen durch das Tal der Leiden zu tragen. Anderenfalls wird es sehr eng.

Auch deshalb kann ein angemessenes Portfolio an Controllinginstrumenten den Unterschied zwischen Erfolg und Misserfolg bedeuten, weil es dem Unternehmen hilft, den richtigen Zeitpunkt nicht zu verpassen und den notwendigen Wandel selbstbestimmt gestalten zu können.

12.3.2 Entwicklungswellen gestalten

Wer Entwicklungswellen gestalten will, sollte beachten, dass in den Phasen unterschiedliche Anforderungen an die Führungstätigkeit gestellt werden (siehe Abb. 12-8):

Phase	Inhalt der zu lösenden Aufgabe	wichtigste Anforderung an die Führungstätigkeit
1. <u>Initial-Phase</u>: von der Idee zum Potenzial	Entwickeln einer neuen Idee sowie Erarbeiten adäquater Möglichkeiten und Fähigkeiten, um die Idee realisieren zu können	Begeisterungs-Kompetenz
2. <u>Realisierungs-Phase</u>: vom Potenzial zur ersten Anwendung	Herbeiführen einer auslösenden Situation (Prototyp, Großversuch, Produktionsstarts etc.) sowie Fördern von Bedingungen und Fähigkeiten zur Annahme der Idee (bzgl. Mitarbeiter, Geschäftspartner, Öffentlichkeit etc.)	Umsetzungs-Kompetenz
3. <u>Stabilisierungs-Phase</u>: von der ersten Anwendung zur reproduzierbaren Leistung	Entwickeln von Fähigkeiten zur verlässlichen Reproduktion der Leistungen sowie zum Einhalten der Versprechungen an die Stakeholder	Konsolidierungs-Kompetenz
4. <u>Nachhaltigkeits-Phase</u>: von der Konsolidierung zur Anpassungsfähigkeit	Identifizieren von Änderungserfordernissen und Entwickeln adaptiver Fähigkeiten und Ressourcen	Veränderungs-Kompetenz

Abb. 12-8: Phasen von Veränderungsprozessen

Neben der Erarbeitung phasenspezifischer Anforderungsprofile an die Führungskompetenz wenden Unternehmen zur Unterstützung der Führungstätigkeit auch differenzierte Kenngrößen an:

- Initial-Phase
  In dieser ersten Phase geht es vor allem um Zielsetzung, Planung und Steuerung von Kraft- und Energieeinsatz (gemessen beispielsweise durch die Anzahl gemeinsamer Entwicklungsteams – sofern mehrere Bereiche oder Stakeholder einbezogen werden sollen; oder das Volumen eingesetzter Ressourcen – Zeit, Menschen, Güter, Finanzen) sowie die Ausrichtung der Intentionen (Vorliegen eines Letter of Intend oder eines Lastenheftes, Einbindung in die mittelfristige Planung – oft zunächst als Meilenstein-Planung mit konkret terminierten Zielen).
- Realisierungs-Phase
  Die zweite Phase ist in erster Linie durch Arbeit, Tat und Leistung gekennzeichnet (gemessen z.B. durch das Budget für den Prototyp oder einen Großversuch, den Starttermin für den Produktionsanlauf oder Anzahl und Volumen von Produkten in der ersten Leistungsperiode).
- Stabilisierungs-Phase
  In der dritten Phase stehen Effektivität und Effizienz im Vordergrund. Dafür nutzt faktisch jedes Unternehmen eingespielte Kennzahlen, auf die hier nicht weiter eingegangen werden müssen.
  Es gilt aber bereits in dieser Phase, auf erste Anzeichen von Systemstress zu achten, die auf eine Annäherung an den selbstbestimmten Wendepunkt hinweisen – dafür wurden im vorigen Abschnitt zehn Beispiele für Kenngrößen benannt.

- Nachhaltigkeits-Phase
  In der vierten Phase muss darauf geachtet werden, dass das Wachstum nicht exponentiell ansteigt und rechtzeitig vor einer Überhitzung der Weg einer selbstbestimmten Veränderung eingeschlagen wird. Dabei hilft die Achtsamkeit für
    - angemessene Redundanzen (z.B. Anteil Innovations-Zeit an der bezahlten Arbeitszeit; Auslastungs-Flexibilität der Kapazitäten; zur Deckung der Strukturkosten erforderlicher Anteil des Umsatzpotenzials);
    - die Sicherstellung eines vorwiegend organischen Wachstums (z.B. Anteil des aus eigener Kraft realisierten Wachstums am gesamten Wachstum);
    - den Grad der Kooperation (z.B. Beitrag der Mitarbeiter, Zulieferer, Kunden oder Investoren zur Innovationsfähigkeit des Unternehmens)
    - oder die Adaptionsfähigkeit (z.B. Anteil Kenngrößen, die innerhalb von »Korridoren« gesteuert werden).
  Auf diese Weise wird die Entscheidungsfindung unterstützt, noch im Wachstum – also bei ausreichenden Überschüssen und durch Erfolg gestärktem Selbstvertrauen – die Suche nach einer neuen tragenden Idee zu initiieren und die Entwicklung entsprechender Potenziale voranzutreiben. Das Unternehmen startet dann in einen erneuten Phasenzyklus.

12.4 Check der Anerkennungssysteme

12.4.1 Wenn das ›Falsche‹ belohnt wird

Es gibt immer wieder Unternehmen, die eine Reihe der o.g. Controllinginstrumente und Kenngrößen nutzen und dennoch Zielfindung, Planung und Steuerung einseitig auf kurzfristige finanzielle Ziele ausrichten. Das liegt oft daran, dass die Anerkennungssysteme entsprechende Signale senden und Interessen fördern, die zu einer entsprechenden selektiven Wahrnehmung und Entscheidungsfindung führen.

Im Abschnitt 12.3.1 wurde beispielsweise von der Relation zwischen Beschäftigungswachstum und Produktivitätswachstum gesprochen. Die Leistung vieler Führungskräfte wird allerdings nicht an dieser Relation sondern einseitig am Produktivitätswachstum gemessen. Das führt dann schnell zu sog. »Personalüberhängen«. Ab einer bestimmten Größenordnung ist der Schritt zum Personalabbau nicht mehr weit.

Auch Entscheidungen zum Personalabbau werden oft durch einseitige Berechnungen und daran gebundene Anerkennung auf kurzfristige finanzielle Wirkungen orientiert. Dabei geht es vorwiegend um die Berücksichtigung oder Vernachlässigung der Aufwendungen, die faktisch jedes Unternehmen in das Humanpotenzial seiner Mitarbeiter investiert: Das beginnt mit den personalbezogenen Steuern und Abgaben. Bei einer durchschnittlichen Betriebszugehörigkeit von z.B. zehn Jahren und einer jährliche Lohn- bzw. Gehaltsumme von Netto 30 000 Euro beträgt diese Investition – bezogen auf Lohnsteuer und Sozialabgaben – ca. 60 000 Euro je Mitarbeiter. Dem hinzuzurechnen sind die Einarbeitungskosten; sie können je nach Geschäftsmodell zwischen vielleicht 10 000 und 100 000 Euro je Mitarbeiter liegen. Hinzu kommen die Investitionen in Form von Fortbildung und Training im Job, durch Einbindung in Verbesserungen und Entwicklungen von Produkten und Technologie, durch den Aufbau von Beziehungen innerhalb der Belegschaft bzw. zu Kunden, Lieferanten oder Kooperationspartnern etc. Insgesamt ergibt sich aus diesen Investitionen oftmals ein Humanpotenzial im Wert von 200 000 Euro und mehr je Mitarbeiter.

Wenn man diese Investitionen ignoriert, lassen sich Amortisationszeiten der Kosten für die Entlassung eines Mitarbeiters von weniger als vier (!) Monaten »ausrechnen«.[15] Die Rechnung erweist sich jedoch als falsch und damit fehlorientierend, wenn man von der Fortführung des Unternehmens ausgeht. Dann wird es normalerweise im Aufschwung seine Produktion wieder ausweiten. In der Folge muss es neue Mitarbeiter einstellen und die mit der Entlassung verschleuderten Investitionen in das Humanpotenzial erneut leisten.

Sobald man aber die Total-Abschreibung dieser Investitionen in die Rechnung einbezieht, können sich je nach Betriebs-Spezifik Amortisationszeiten zwischen 30 und 50 Monaten ergeben. Das sind Zeiträume, in denen selbst im gegenwärtigen Abschwung mit einem neuen Aufschwung gerechnet wird. Auslastungsbedingte Entlassungen sind also zumindest für Unternehmen mit einer begründeten Fortführungsprognose eher ein betriebswirtschaftliches Verlustgeschäft. Auch aus dieser Sicht erscheint der Begriff des Personalüberhangs fragwürdig. Zum Glück haben das viele Unternehmen inzwischen verstanden und halten sich trotz derartiger Fehlberechnungen beim Abbau ihrer Belegschaften zurück.

Das führt zu der grundsätzlichen Frage: Sind die betriebswirtschaftlichen Bewertungsmaßstäbe und -methoden noch zweckmäßig, auf deren Grundlage die Anerkennung der Leistung von Führungskräften beruht? Angesichts der gegenwärtigen Umbrüche sind diesbezügliche Zweifel mehr als angebracht.

Es ist z.B. an der Zeit, die *Wertorientierung*, wie sie in den letzten 20 Jahren *praktisch* betrieben wurde, zu hinterfragen (siehe Abb. 12-9).

Es ist üblich geworden, alle Aktivitäten eines Unternehmens auf den finanziellen Firmenwert auszurichten, also den ausschüttbaren Cashflow und den Verkaufswert der Geschäftsanteile. Alle anderen Interessen gelten nur soweit als zielführend, wie sie diese primäre Ausrichtung unterstützen. Bei börsennotierten Unternehmen kommt hinzu, dass die Geschäftsanteile im Durchschnitt weniger als ein Jahr gehalten werden.[16] Daraus ergibt sich eine Tendenz zu kurzfristigen Entscheidungen, die eher spekulative Aktionen mit unmittelbar ausweisbaren Erfolgschancen fördern als nachhaltige Wirtschaftlichkeit. Man mag darauf verweisen, dass in der Theorie Wertorientierung immer auch mit der nachhaltigen Entwicklung von Werttreibern verbunden wird. Leider ist die Praxis in dieser Beziehung der Theorie nicht gefolgt – sie wird vom börsengeprägten Kapitalmarkt dominiert, der den von seinen Protagonisten beherrschten Unternehmen den Charakter spekulativer Finanzanlagen verleiht.

---

15) Vgl. Bleiber (2009), S. 102.

16) Vgl. Porter/Lorsch (2005), S. 118.

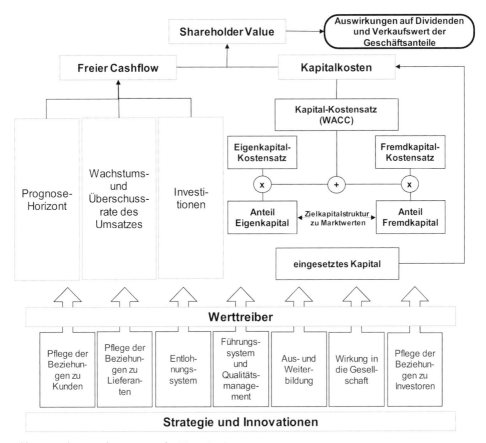

Abb. 12-9: Theoretisches Konzept der Wertorientierung

In einem solchen Kontext hat Wertorientierung einen vorwiegend *kurzfristigen* Charakter und steht dem Ziel nachhaltigen Wirtschaftens kontraproduktiv gegenüber. Das hat maßgeblich zu einer Entwicklung beigetragen, die das internationale Finanz- und Wirtschaftssystem gegenwärtig so schwer erschüttert. Fredmund *Malik* sprach deshalb bereits im Jahre 2005 von der Shareholder-Value-Doktrin als der »schädlichste(n) und gefährlichste(n) Entwicklung der letzten zehn bis fünfzehn Jahre und zwar in jeder Dimension: für das Unternehmen selbst, für seine Gesellschafter und für die Wirtschaft als Ganzes«[17].

12.4.2 Den Innovationsbeitrag ins Zentrum rücken

Als Alternative zur Charakterisierung und Führung eines Unternehmens als spekulative Finanzanlage wurde seit Beginn der Diskussionen um das strategische Management auch die These vertreten, dass Unternehmen soziale Netzwerke darstellen, die eine Funktion für die Gesellschaft erfüllen und für ihre wirksame Leis-

---

[17] Malik (2005).

tung angemessen zu bezahlen sind. Bereits Anfang der 50er-Jahre erkannte der seit seiner Emigration bis zum Tod in den USA lebende österreichische Managementtheoretiker Peter *Drucker* in diesem Kontext die Balance verschiedener Bedürfnisse, der für den Unternehmenserfolg maßgeblichen Interessengruppen als zentrale Aufgabe der Unternehmensführung.[18]

Diese Sicht spiegelt sich im inhaltlichen Verständnis der wirtschaftlichen Kategorien wider. Deshalb vertrat Peter *Drucker* »die Auffassung, dass es so etwas wie Gewinn überhaupt nicht gibt, sondern nur Kosten; Kosten des laufenden Geschäfts und Kosten, um im Geschäft zu bleiben.« Er hat daher logisch konsequent auch betont, dass »the proper question for any management is not ›What is the maximum profit this business can yield?‹ It is ›What is the minimum profitability needed to cover the future risk of this business?‹«[19]. Das ist auch eine Art der Wertorientierung. Gegenüber der bisher vorherrschenden Praxis führt jedoch die Drucker'sche Sicht zu einem faktischen Paradigmenwechsel. Deshalb sollte der Begriff »Wertorientierung« grundsätzlich überdacht werden – nicht weil er falsch ist, sondern weil er falsch praktiziert wurde und dadurch diskreditiert ist.

Die »Kosten des laufenden Geschäfts« lassen sich unterteilen in *Leistungsausgaben* für die Erstellung und Vermarktung von Produkten und Leistungen, *Kapitalausgaben* für die zeitliche Überbrückung der Inkongruenzen zwischen Güter-, Zahlungs- und Finanzprozessen und *Gesellschaftsausgaben* für Steuern und Abgaben für externe materielle, soziale und kulturelle Infrastruktur.

Analog lassen sich die »Kosten, um im Geschäft zu bleiben«, als *Zukunftsausgaben* bezeichnen, die zum einen der Achtsamkeit für Entwicklungschancen und Vorsorge für Risiken geschuldet sind und zum anderen der Entwicklung bzw. dem Erwerb von Potenzialen (materielle und immaterielle Investitionen).

Bei so einer Gliederung wird ein Gedanke wieder interessant, den Eugen *Schmalenbach* schon vor mehr als 60 Jahren entwickelte: »... für unsere Betrachtung (ist) Erfolg ... etwas anderes als Einkommen. Das Einkommen ist etwas auf eine Person oder einen Personenkreis Bezogenes. Der Erfolg dagegen ist Betriebserfolg«.[20] Demnach spiegeln »die Kosten des laufenden Geschäfts« das Einkommen wider, das andere aus dem Betrieb des Unternehmens ziehen (Mitarbeiter und Zulieferer aus den Leistungsausgaben, Kapitalgeber und Investoren aus den Kapitalausgaben, der Staat aus den Gesellschaftsausgaben); während der Gewinn dem Betrieb für Existenzsicherung und innovative Weiterentwicklung – d.h. für Zukunftsausgaben – verbleibt. *Friedag/Schmidt* haben diesen Ansatz als einen wesentlichen Orientierungspunkt für das kooperative Führungskonzept »Management 2.0« charakterisiert, wobei sie den so verstandenen Gewinn als »Innovationsbeitrag« bezeichnen.[21] Denn er umfasst die Summe der Beiträge aller relevanten Stakeholder zur Absicherung und Erneuerung des Unternehmens und damit zu seiner (Über-)Lebensfähigkeit (siehe Abb. 12-10):

---

[18] Vgl. Drucker (1956).
[19] Malik (2004), S. 143.
[20] Schmalenbach (1948), S. 20.
[21] Vgl. Friedag/Schmidt (2009).

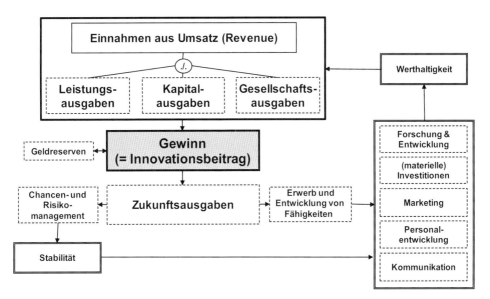

Abb. 12-10: Das Gewinn-Konzept von Management 2.0

Auch der Internationale Controller Verein folgt schon seit Jahren dem Schmalenbach'schen Gewinn-Verständnis.[22]

Wesentlich ist in diesem Zusammenhang die Verpflichtung, alle Zukunftsausgaben – d.h. materielle Investitionen wie immaterielle Engagements sowie das Chancen- und Risikomanagement – einer Wirtschaftlichkeitsprüfung zu unterziehen. Sofern die Grundsätze dieser Prüfung offengelegt werden, entsteht eine durchgängig transparente Bewertung des Wirtschaftskreislaufs für das Unternehmen. Es muss dann begründet werden, inwieweit die Zukunftsausgaben zur Reputation und Stabilität des Unternehmens und damit zur Werthaltigkeit seines Angebots beitragen, die sich wiederum in einer für den nächsten Zyklus ausreichenden Erwirtschaftung neuer Innovationsbeiträge niederschlägt. Solange dieser Kreislauf funktioniert, wird sich das Unternehmen am Markt behaupten.

Ein derartiges, auf die innovative Kraft ausgerichtetes Steuerungskonzept und dementsprechendes Anerkennungssystem hat vielen Unternehmen in der Krise geholfen. Es fokussiert die Aufmerksamkeit auf jene Überschüsse, die einer nachhaltigen Wirtschaftlichkeit des Unternehmens zugutekommen. Das zahlt sich aus in der Not.

Ein Anerkennungssystem, das stattdessen auf kurzfristige Ausschüttungspotenziale und quartalsbezogene Wertsteigerungen der Geschäftsanteile setzt, ist demgegenüber im Nachteil. Dafür hat die gegenwärtige Krise ausreichend Beispiele geliefert.

---

[22] Vgl. Schmidt/Biel (2009), S. 142.

12.5 Fazit

Die Krise kam nicht ganz unerwartet – auch wenn die Dimensionen historische Ausmaße angenommen haben. Mit den Auswirkungen sind die Unternehmen recht unterschiedlich zurechtgekommen. Das hat sicherlich eine Vielzahl von Ursachen. Eine davon ist die unterschiedliche Art und Weise der Zielfindung, Planung und Steuerung – also des Controllings.

> Was lässt sich diesbezüglich von den besten Unternehmen lernen?
> 1. Sie verfügen über ein ausgewogenes und auf ihre Spezifik abgestimmtes Portfolio an Controllinginstrumenten, in dem die Achtsamkeit für die Erfolgspotenziale einen angemessenen Raum einnimmt.
> 2. Sie orientieren sich auf Nutzen-Innovationen in Verbindung mit strategischer Preisbildung und marktbezogener Zielkostenplanung. Das führt zu einer intelligenten Kostenpolitik, die auf nachhaltige Wirtschaftlichkeit setzt.
> 3. Sie gestalten ihre Veränderungsprozesse selbstbestimmt und haben sich ein System von Frühindikatoren geschaffen, das ihnen rechtzeitig Signale zur Verfügung stellt, wann der Wendepunkt in der Tragfähigkeit der innovativen Idee ihres Unternehmens gekommen ist. Dadurch können sie die finanziellen Vorteile der Wachstumsphase und das auf Erfolg beruhende Selbstbewusstsein der beteiligten Menschen für die Suche, Auswahl, Entwicklung und Etablierung einer neuen tragenden Idee nutzen. Das verleiht der Veränderung Akzeptanz sowie den nötigen Schwung und vermeidet das Durchschreiten von »Leidens-Tälern«.
> 4. Sie haben ein differenziertes Herangehen an die verschiedenen Phasen der Entwicklung und Umsetzung von Innovationen. Das zeigt sich insbesondere an der unterschiedlichen Betonung verschiedener Führungskompetenzen und einer phasenspezifischen Auswahl von Kenngrößen zur Zielfindung, Planung und Steuerung der jeweiligen Prozesse.
> 5. Sie richten die Anerkennung der Leistung ihrer Führungskräfte auf den ausgewogenen Dreiklang von Liquidität, Erfolg und Erfolgspotenzialen. Das schließt einseitige Bewertungen aus und lenkt die Aufmerksamkeit auf den Beitrag aller Stakeholder zur Entwicklung und Wahrung der Innovationsfähigkeit des Unternehmens.

Literatur

Bleiber, R.: Kostensenkungsmaßnahmen in Krisenzeiten im Personalbereich, in Klein, A. (Hrsg.): Kostenmanagement in Krisenzeiten, Der Controlling-Berater, Band 2, 2009.

DIN SPEC 1086 (2009), download unter www.beuth.de.

Drucker, P. F.: Die Praxis des Managements, München 1956.

Friedag, H./Schmidt, W.: Management 2.0 – Kooperation – Der entscheidende Wettbewerbsvorteil, Freiburg 2009.

Gälweiler, A.: Unternehmensplanung, Grundlagen und Praxis, Frankfurt/Main 1974.

Gälweiler, A.: Strategische Unternehmensführung, Frankfurt/Main 2005.

Gutenberg, E.: Grundlagen der Betriebswirtschaftslehre, Erster Band, Berlin 1983.

Kim, W. C./Mauborgne, R.: Der Blaue Ozean als Strategie, München 2005.

Kordis, P./ Lynch, D.: Delphin-Strategien: ManagementStrategien in chaotischen Systemen, Fulda 1998.

Malik, F.: Vorwort zu Gälweiler, A.: Strategische Unternehmensführung, Frankfurt/Main, 3. Auflage 2005.

Malik. F.: Systemisches Management, Evolution, Selbstorganisation, Bern 2004.

Porter, M. E.: Wettbewerbsstrategie, Frankfurt/Main 1999.

Porter, M. E./Lorsch, J. W.: Was erwartet Sie hinter der Tür Nummer eins?, Harvard Business Manager, April 2005.

Schmalenbach, E: Dynamische Bilanz, 1948.

Schmidt, W./Biel, A.: Das Modell des Internationalen Controller Vereins (ICV) zur Planung und Steuerung sowie Bewertung und Bilanzierung immaterieller Werte. in Möller, K./Piwinger, M./Zerfaß, A., Immaterielle Vermögenswerte, Stuttgart 2009.

Schumpeter, J. A.: Kapitalismus, Sozialismus und Demokratie, A. Franke Verlag 1993.

Simon, H.: Hidden Champions des 21. Jahrhunderts, Frankfurt/Main 2007.

Weber, J. et. al.: Controlling 2006 – Stand und Perspektiven, ICV und WHU, Vallendar 2006.

III. Planung und Reporting

1. Anforderungen an Planung und Reporting als Maßnahmen zur Krisenbewältigung

von Rainer Gerdemann und Joachim Ritzer

Übersicht

1.1 Einleitung 512
1.2 Krise: Stresstest für Planung und Reporting 513
1.2.1 Planung und Reporting als Kernprodukte des Controllings 513
1.2.2 Planung in der Krise: Fahren auf Sicht? 515
1.2.3 Reporting in der Krise: weg vom Standard? 521
1.3 Die Krise als Schlüssel für mehr Business-Nähe in Planung und Reporting 525
1.4 Fazit 526
Literatur 527

1.1 Einleitung

Die aktuelle Wirtschaftskrise hat die Weltmärkte erschüttert wie keine Krise seit der großen Depression des Jahres 1929. Ausgangspunkt der heutigen Krise war der Bankensektor, dem kurze Zeit später ein Börseneinbruch und ein globaler (realwirtschaftlicher) Nachfragerückgang folgte. Nur durch eine bislang einzigartige konzertierte Aktion vieler nationaler Regierungen in Form von Konjunkturpaketen konnte der weitere Absturz gebremst werden.

Auf viele Unternehmen hat die Krise als externer Schock gewirkt. Das Besondere ist, dass weltweit die wichtigsten Unternehmen mehrheitlich betroffen sind. Aus unternehmensindividueller und damit mikroökonomischer Perspektive ist eine Krise zwar kein herbeigesehnter Zustand, jedoch grundsätzlich nichts Ungewöhnliches. Die makroökonomische Dimension sprengt in diesem Fall den bisher bekannten Rahmen.

Zurück zur Unternehmensebene: Viele Unternehmen erlebten in den letzten 30 Jahren einen Trend stetig steigender Volatilität oder auch Dynamik ihres Unternehmensumfeldes.[1] Wo früher Absatzmärkte noch auf Jahre hinaus kalkulierbar und damit planbar waren, ist dies heute nicht mehr der Fall. Ein wesentlicher Faktor dieser Entwicklung ist das Zusammenwachsen der Weltwirtschaft, welches durch die enormen Fortschritte in der Kommunikationstechnologie erst ermöglicht wurde. Entscheidende Innovationen wurden in den letzten Jahren in Folge der Vernetzung der Informationsbasis häufiger und verbreiteten sich schneller.[2] Diesen Trend bezeichnet man allgemein auch als wachsende Dynamik, in der Unternehmen agieren.[3]

Durch die stetige Veränderung der Unternehmensumgebung sehen die Unternehmen selbst auch einen stetigen internen Veränderungsdruck. Das im Management geteilte Bild, wie Ziele zu erreichen sind, welche Maßnahmen, Prozesse und welche Organisation dafür als richtig erscheinen, muss permanent hinterfragt werden. Darüberhinaus ist koninuierlich zu prüfen, ob die eingesetzten Instrumente und die unterstützenden Systeme wirklich helfen, ob die Mitarbeiter über die benötigten Skills verfügen und die richtigen Anreize im Unternehmen gesetzt sind. Ist dies nicht der Fall, muss das Steuerungsverständnis, das im Management geteilte Bild der Zielerreichung, neu justiert oder sogar gänzlich umgekrempelt werden. Da eine Veränderung des Steuerungsverständnisses und der damit einhergehende Change-Prozess in der Organisation nicht häufig erfolgen kann, sollten sowohl das Steuerungsverständnis als auch die zugehörigen Steuerungsinstrumente wie z.B. Reporting und Planung sich immer auf die mittelfristige Dynamik des Marktes ausrichten.

Das Besondere an globalen Krisen wie der aktuellen, aber auch in lokal begrenzten oder branchenspezifischen Krisen ist die Geschwindigkeit, mit der sich die Dynamik des Marktumfeldes verändert. Es kommt zu einem Volatilitätssprung. Diese

---

[1] Vgl. Weber/Linder (2008), S. 19.
[2] Vgl. Enders/König/Hungenberg (2009), S. 22f.
[3] Vgl. Weber/Linder (2008), S. 48, die als Treiber der Dynamik des Unternehmensumfelds rechtliche Änderungen, die Wettbewerbssituation (Anzahl und Verhalten (potenzieller) Wettbewerber), neue Technologien, Konsumentenverhalten und Produktlebenszyklus nennen.

stark gestiegene Dynamik des Unternehmensumfeldes ist daher nicht nur ein Stresstest für das Steuerungsverständnis im Top-Management, sondern auch für die Planung und das Reporting. Die Belastung ist nachvollziehbar, da beispielsweise in der Automobilindustrie die Überschusskapazitäten weltweit auf mindestens ein Drittel taxiert werden. Viele kleine Zulieferer stehen vor dem Aus, weil ihnen der Umsatz weggebrochen ist.[4] Andere, vor allem größere Zulieferer verbreitern die Basis ihres Geschäfts, um weniger von einer Branche abhängig zu sein.

Nach einer Krise sinkt die allgemeine Marktdynamik i.d.R. wieder auf ein ähnliches Niveau oder den herrschenden Wachstumstrend wie vor der Krise (siehe Abb. 1-1, Szenario I). Gleichwohl ist die derzeitige Krise einzigartig. Je nachdem, wem man in aktuellen Publikationen glaubt, könnte man auch zu dem Schluss kommen, dass die derzeit recht hohe Volatilität auf Dauer anhalten könnte (Szenario II in Abb. 1-1). Zum gegebenen Zeitpunkt ist daher keine definitive Aussage zur mittelfristigen Dynamik möglich, dennoch ist die Frage für Unternehmen entscheidend. Grund dafür ist, dass – wie oben bereits angedeutet – das Steuerungsverständnis und damit auch das Reporting und die Planung sich an der mittelfristigen Dynamik und nicht an der kurzfristigen Krise orientieren sollten. Aus Unternehmenssicht ist es also zentral abzuschätzen, ob es sich bei dieser Krise um eine dauerhafte oder um eine temporäre Dynamikerhöhung handelt. Denn in Abhängigkeit vom künftigen Niveau sind verschiedene Anpassungen vorzunehmen und CFO und Controlling unterschiedlich gefordert.[5]

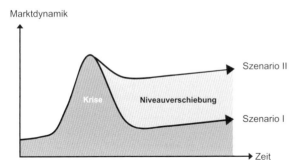

Abb. 1-1: Mittelfristige Dynamik des Marktumfeldes nach der Krise

1.2 Krise: Stresstest für Planung und Reporting

1.2.1 Planung und Reporting als Kernprodukte des Controllings

Wie bereits im Ausblick des Vorgängerbandes beschrieben, datiert die Rolle des Controllers aus den 1950er-Jahren. Es ist fraglich, ob diese Beschreibung insbesondere in Krisenzeiten den heutigen Anforderungen noch gerecht wird. Das Controller

---

[4] Vgl. Müller/Rickens (2009), S. 96ff.
[5] Für den Zusammenhang zwischen Unternehmensumfeld, Strategie und der Ableitung geeigneter Instrumente und Maßnahmen vgl. Bungenstock (2008), S. 34–37.

Institute of America benannte damals sieben Hauptaufgaben des Controllers: Planung, Berichterstattung und Interpretation, Bewertung und Beratung, Steuerangelegenheiten, Berichterstattung an staatliche Stellen, Sicherung des Vermögens sowie volkswirtschaftliche Untersuchungen.[6] Allgemein gelten diese Basisaufgaben auch heute noch, sie verlangen jedoch von Controllern ein wesentlich integrativeres und kooperativeres Vorgehen, als es noch zu Beginn der zweiten Hälfte des letzten Jahrhunderts der Fall war.[7] Intern ist dies zum einen bedingt durch komplexere Unternehmensstrukturen, deren Steuerung häufig durch ebenso komplexe und unterschiedliche Instrumente geschieht, und zum anderen bedingt durch gestiegene Anforderungen des Managements. Deutlich wird die Veränderung in der verstärkten Ergebnisverantwortung des CFOs und in den Forderungen an CFO und Controller, sich zum Partner des Managements zu entwickeln. Die neue Rolle wird beispielsweise in der Beschreibung des CFOs als »Advanced Navigator« und seiner Zusammenarbeit mit dem CEO konkretisiert:[8]

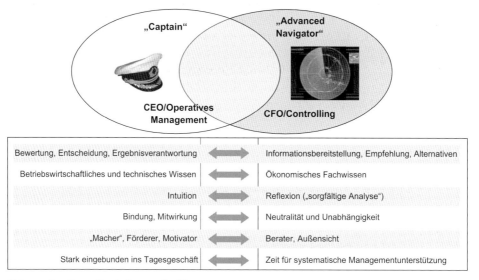

Abb. 1-2: Der Controller als Partner des Managements

An erster und zweiter Stelle der oben genannten sieben Hauptaufgaben stehen die zentralen Kernprodukte des Controllings, Planung und Berichterstattung. Letztere wird heute i.d.R. als Reporting bezeichnet. Auch wenn Planungs- und Berichterstattungstechniken im Laufe der Jahre stets dem aktuellen Stand der Datenverarbeitung angepasst wurden, so hat sich der Charakter dieser beiden Instrumente der Unternehmenssteuerung prinzipiell nicht geändert.[9]

6) Vgl. Weber et al. (2008b), S. 237.
7) Vgl. Weber et al. (2008b), S. 239. Zu verschiedenen Bildern des Controllers und alternativen Aufgabenspektren vgl. Weber/Grothe/Schäffer (1999), S. 17–29.
8) Vgl. zur Rolle des modernen Controllers Weber et al. (2008b), insbesondere zur Rolle des Advanced Navigators vgl. Weber et al. (2008a). Zur Rolle des CFO schreibt Ottel (2007), CFO von voestalpine, S. 4: »[Er muss] ein kompetenter Partner für die operativen Geschäftsführer und Vorstände [...] bleiben.«
9) Vgl. Weber (2004), S. 281; Weber (2007), S. 14 und Weide (2009), S. 6.

Was kann nun der Beitrag dieser beiden Hauptinstrumente zur Bewältigung der Krise und für den Umgang mit der zukünftigen Marktdynamik sein? Hierfür hilft es, sich klarzumachen, dass zentrale Determinanten von Planung und Reporting in der Komplexität des Geschäftsmodells und in der Dynamik des Marktumfeldes liegen. Komplex wird ein Unternehmen neben der Größe und der damit häufig einhergehenden Zentralisierung von Dienstleistungen wie IT, Accounting, HR-Operations, etc. (Verantwortungsmatrix) vor allem dadurch, dass es unterdessen mehrere Geschäftsmodelle betreibt und auf heterogenen Märkten tätig ist. Ein breites Produktspektrum, das differenzierte Kundenbedürfnisse abdeckt, kann ein weiterer Treiber sein für intern oftmals sehr unterschiedliche Strukturen.[10] Auch führt anorganisches Wachstum meist zu einer höheren Komplexität. Hohe Komplexität geht i.d.R. mit einem hohen Koordinationsbedarf und einem damit eher zentralen Steuerungsverständnis einher. Bei vielen Unternehmen hoher Komplexität findet man daher detaillierte Reporting- und Planungsansätze.

Auf Veränderungen der Marktdynamik hat das einzelne Unternehmen kaum einen Einfluss. Hierzu zählen vor allem verändertes Kundenverhalten, das Vorgehen und die Zahl tatsächlicher und potenzieller Konkurrenten sowie die verstärkte Internationalisierung. Ebenfalls fällt hierunter, wie sich der technische Fortschritt in einer Branche auswirkt. Eine Grundvoraussetzung für gute Steuerungsprozesse ist, dass derjenige, der steuert, mehr Informationen hat, als derjenige, der gesteuert wird. Steigt nun die Dynamik, kommt es zu einer Informationsasymmetrie zwischen zentraler Konzernsteuerung und den zu steuernden Einheiten. Der Konzern bleibt nur dann steuerbar, wenn Informationsflüsse beschleunigt, die Komplexität reduziert und i.d.R. die Verantwortung dezentralisiert wird. Dies hat deutliche Auswirkungen auf das Reporting und die Planung, die im gleichen Zuge flexibler, fokussierter und rollierend aufgesetzt werden sollten.

Die Reaktion auf die Krise sollte deshalb mit einer durch das Top-Management getragenen Einschätzung der künftigen Marktdynamik und einer daraus abgeleiteten kritischen Prüfung des Steuerungsverständnisses beginnen. Daraus abgeleitet ergeben sich die notwendigen Änderungen für die Kernprodukte Planung und Reporting des Controllings.

1.2.2 Planung in der Krise: Fahren auf Sicht?

1.2.2.1 Balance zwischen Corporate Control und Business-Nähe

Die Planung ist eines der zentralen Werkzeuge aus Sicht der Unternehmenssteuerung. Sie dient als Basis für die externe Unternehmenskommunikation zum Kapitalmarkt, koordiniert die Aufgaben im Unternehmen, unterstützt das Management in der Entscheidungsfindung, soll motivierend wirken und findet sich nicht selten in

---

10) Vgl. Weber/Linder (2008), S. 47, nennen als Treiber der Komplexität Internationalisierung, anorganisches Wachstum, Differenzierung der Kundenbedürfnisse, Produktvielfalt, gestiegene rechtliche Anforderungen, Unternehmensgröße. Vgl. auch Kühr (2008), der zeigt, wie die Deutsche Telekom AG die Komplexität des Personalbereichs infolge steigender Dynamik reduziert hat.

den internen Anreizsystemen in Form von Zielen wieder. Damit unterliegt die Planung einer permanenten Spannung. Der Konzernzentrale liegt i.d.R. an einer stabilen und verlässlichen Kommunikation zum Kapitalmarkt. Die Erreichung der selbst gesteckten Ziele steht an erster Stelle. Wir wollen diesen Aspekt der Planung im Folgenden Corporate Control nennen. Daneben gibt es die Anforderung des operativen Managements, das sich eine optimale Unterstützung für die Steuerung des Businesses wünscht und daraus eine deutliche Business-Nähe fordert.

Die Erfahrung der letzten Jahrzehnte hat gezeigt, dass die klassische Planung mit zunehmender Dynamik überfordert ist und vielfach die Anforderungen des Managements nicht mehr erfüllt. Die geforderte Business-Nähe ist nicht mehr ausreichend gewährleistet. Daher wurden neue Ansätze entwickelt, die versuchen, die dynamischere Umgebung besser abzubilden. Neben der klassischen Planung werden in der Literatur und Praxis Konzepte des Better Budgeting bzw. des rollierenden Forecasts sowie des Beyond Budgeting diskutiert.[11] Welches dieser Konzepte für ein Unternehmen geeignet ist, hängt maßgeblich von der Dynamik des jeweiligen Marktumfeldes und der eigenen Komplexität ab. Die folgende Grafik veranschaulicht das Spannungsfeld von Dynamik und Komplexität und zeigt, in welchen Bereichen die einzelnen Konzepte sinnvoll einsetzbar sind. Wichtig dabei ist, dass die neu entwickelten Planungsansätze nicht nur auf eine Erhöhung der Dynamik reagieren, sondern auch ein weniger komplexes Geschäftsmodell verlangen.

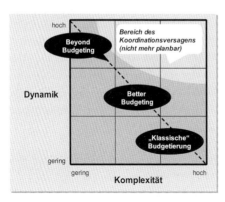

Abb. 1-3: Spannungsfeld von Dynamik und Komplexität und geeignete Planungskonzepte[12]

Die Einordnung der Konzepte ist maßgeblich bestimmt durch ihre Eignung für die drei Hauptfunktionen der Unternehmensplanung: Koordination, Prognose und Motivation.[13] Um den Konflikt zwischen Corporate Control und Business-Nähe besser verstehen zu können, macht es Sinn, die aktuellen Planungskonzepte ein wenig näher zu betrachten.

Bei der klassischen Planung (und Budgetierung) stehen die funktional (Marketing, Vertrieb, Produktion, etc.) übergreifende Koordination und die Koordination der Umsetzung innerhalb einer Funktion im Mittelpunkt. Geboren in der Zeit des

---

11) Vgl. für die Darstellung der drei Methoden Weber/Linder (2008).
12) Vgl. Weber/Linder (2008), S. 57.
13) Vgl. u.a. Weber (2004), Kapitel 5.

Taylorismus unterliegt der klassischen Planung die Annahme, dass funktional organisierte Unternehmen durch eine starke Zentrale gesteuert werden müssen. Ziele und Maßnahmen werden daher so lange konkretisiert, bis sie monatisiert je Kostenstelle vorliegen. Stimmen nun die Planungsannahmen und hält sich jeder an seine Ziele, Maßnahmen und Budgets, erreicht das Unternehmen in Summe seine Ziele. Corporate Control ist bei diesem Ansatz am höchsten. Die klassische Planung ist aufwendig und bietet sich an, wenn geringe Dynamik vorherrscht oder komplexe Geschäftsmodelle umgesetzt werden sollen. Diese Form der Budgetierung durchzuführen, erfordert einen Vierklang aus Strategie, Mittelfristplanung, jährlichen Budgets und Year-End-Forecast. Die regelmäßige Umsetzungskontrolle erfolgt mittels detaillierter Abweichungsanalysen.

Unternehmen, deren Situation durch schlankere, dezentralere Geschäftsmodelle, aber höhere Dynamik gekennzeichnet ist, bekommen mit der klassischen Planung schnell Probleme, da die Plandaten meist bereits nach kurzer Zeit veraltet sind. Hier kommt das Konzept des Better oder Advanced Budgeting bzw. der rollierende Forecast ins Spiel.[14] Im Kern dieser Planungsansätze stehen die Entfeinerung, die rollierende Überprüfung der Ziele und die analytische Neuplanung. Ziel ist nun nicht mehr die Top-down-Überführung jeder Maßnahme auf Kostenstellen (wie bei der klassischen Planung), sondern eine stärker Bottom-up-getriebene Einschätzung der Entwicklung des Businesses. Die Koordination von oben wird reduziert und durch Bottom-up-Mitwirkung ergänzt. Dadurch steigt die Business-Nähe und Corporate Control nimmt ab. Den Planungsfunktionen Prognose und Motivation kommt in diesem Ansatz ein höheres Gewicht zu. Das Better Budgeting setzt zudem stärker auf relative, marktorientierte Benchmarks denn auf rein absolute Ziele. Durch die rollierende Überprüfung wird die wahrscheinliche Zielerreichung in den Folgeperioden ermittelt. Gleichzeitig führt die rollierende Überprüfung im Vergleich zur klassischen Planung zu einem aktuelleren Wissensstand in der Zentrale

Beyond Budgeting (d.h. Verzicht auf eine Budgetierung und Koordination durch andere Steuerungsinstrumente) ist der neuste Planungsansatz. Er eignet sich für Unternehmen mit sehr geringer Komplexität im Geschäftsmodell (sehr dezentrale Ergebnisverantwortung und fast keine Leistungsbeziehungen zwischen den Einheiten), die sich in einem sehr dynamischen Umfeld bewegen. Hier koordinieren sich die Einheiten weitgehend selbst. Corporate Control ist hier faktisch im operativen Geschäft nicht existent. Derartig einfache Geschäftsmodelle sind jedoch sehr selten zu finden, weshalb das Beyond Budgeting in Reinform auch kaum Verbreitung gefunden hat.

Es wird deutlich, dass Unternehmen bei der Ermittlung des geeigneten Planungsansatzes immer vor dem zentralen Trade-off der Unternehmenssteuerung stehen, Corporate Control gegen Business-Nähe abzuwägen. Jede Unternehmensleitung bzw. Konzernzentrale muss die einzelnen Unternehmensbereiche steuern, denn sie trägt letztlich die Verantwortung für das Gesamtergebnis. Außerdem muss das Top-Management der Konzernzentrale gegenüber Share- und Stakeholdern auskunftsfähig sein. Daraus erwächst der Bedarf starker Corporate Control. Aller-

---

14) Alle drei Begriffe werden hier synonym verwendet.

dings ist für den Erfolg der einzelnen Geschäftsbereiche auch die Marktnähe erfolgskritisch. Bei geringer Volatilität des Geschäfts ist der starke und einheitliche Durchgriff des Top-Managements bis hinein in die Geschäftsbereiche sinnvoll. Dies geschieht i.d.R. durch eine detaillierte zentrale Planung. Bei hoher Marktdynamik wird die detaillierte Planung und ausgeprägte Corporate Control der Zentrale jedoch möglicherweise zum Problem. In dieser Situation ist die Expertise des Managements der dezentralen Einheiten wichtiger, da nur die Business-Nähe es ermöglicht, auch kurzfristig zu reagieren. Der Schwerpunkt sollte sich deshalb von der Corporate Control hin zur Business-Nähe verlagern. Das operative Geschäft liegt dann deutlich in der Verantwortlichkeit des lokalen Managements.

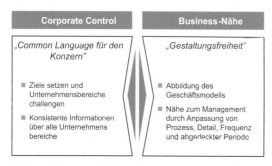

Abb. 1-4: Spannungsfeld zwischen Corporate Control und Business-Nähe. Bei zu wenig Corporate Control fehlt der nötige Durchgriff aus Konzernsicht, bei fehlender Business-Nähe entstehen Schattenprozesse und Abnabelungstendenzen von der Konzernzentrale

Schaut man auf heutige Großkonzerne, so fällt auf, dass sie in der Matrix Komplexität vs. Dynamik sehr heterogen aufgestellt sind. In der Regel ist das Geschäft in Asien und Osteuropa deutlich dynamischer als in Westeuropa und Nordamerika, die Umsätze sind flexibler als die Personalkosten, es gibt Bereiche mit starken Leistungsverpflechtungen und welche ohne, und es gibt Kostenstellen, die sich fortschreiben lassen und andere, die einer rollierenden Neuplanung bedürfen. Theoretisch wäre ein solcher Konzern damit ein Flickenteppich an unterschiedlichen Planungsansätzen, was wiederum die Komplexität treiben würde und damit kontraproduktiv wäre. Daher haben sich viele Großkonzerne in der Vergangenheit für die klassische Planung und damit für ein starkes Corporate Control entschieden. Vielen Konzernen ist dabei gemein, dass sie die Komplexität als sehr hoch einschätzen, die Dynamik aber aus Sicht der Zentrale viel geringer ist, als sie z.B. von einzelnen Gesellschaften wahrgenommen wird. Eine verständliche Einschätzung, denn aus Sicht der Zentrale heben sich z.B. negative Effekte im Land A mit positiven Effekten im Land B auf – die Gesamtdynamik sinkt und die Gesamtplanbarkeit steigt aus Sicht der Zentrale.

Die globale Krise hat nun das Thema Dynamik auch in die Konzernzentrale gebracht. Negative und positive Effekte in verschiedenen Ländern heben sich nicht mehr auf. Die klassische Planung und das damit einhergehende starke Corporate Control zeigen Schwächen. Erstmals ist in der Konzernzentrale das Gefühl entstanden, der Plan eignet sich nicht zur Steuerung. »Fahren auf Sicht« war ein geflügeltes Wort auf Analystenkonferenzen und in der Presse. Konzerne waren nicht mehr bereit, Planergebnisse an den Kapitalmarkt zu kommunizieren. Dabei ist nichts anderes passiert, als dass ein bisher lokales Phänomen global auftrat und damit für den gesamten Konzern Wirkung zeigte.

Das Top-Management der Konzerne sollte daher eine Erkenntnis aus der Krise ziehen: Der Trade-off zwischen Corporate Control und Business-Nähe lässt sich nur unter Berücksichtigung der Dimensionen Dynamik und Komplexität auflösen.[15] »In einem diversifizierten Konzern mit stark unterschiedlichen Unternehmensbereichen kann (und sollte) dies dann sogar dazu führen, dass sich mehrere Planungsansätze ›unter einem Dach‹ wiederfinden.«[16] Die Entscheidung, in welchem Bereich welcher Ansatz zur Anwendung kommt, ergibt sich jedoch zur Sicherung der Konsistenz weiterhin top-down aus der Unternehmensstrategie unter Berücksichtigung von Marktdynamik und Komplexität.[17]

1.2.2.2 Die kurzfristige Volatilität mit Szenarien meistern

Was sollte bei einer Krise wie der aktuellen getan werden, um die Planung anzupassen? Hier muss differenziert werden zwischen kurzfristigen Maßnahmen zur Krisenbewältigung und der Ausrichtung der Unternehmenssteuerung auf die erwartete Marktdynamik nach der Krise. Es hängt also von der Einschätzung des Managements ab, ob sich das Unternehmen nach der Krise wieder auf dem ursprünglichen Dynamik-Wachstumspfad befinden wird oder ob es zu einer deutlichen Niveauverschiebung kommen wird (vgl. Abb. 1-1).

Szenario I: Mittelfristige Dynamik liegt auf dem Niveau vor der Krise

In diesem Fall geht die Konzernspitze davon aus, dass es zu keiner Niveauverschiebung in der Dynamik kommen wird. Die Steuerungsprozesse, die vor der Krise gut funktioniert haben, werden auch nach der Krise wieder gut funktionieren. Es gilt folglich, die Krise zu überwinden, ohne die grundsätzlich richtigen Steuerungsprozesse zu verändern. Konzerne, die bereits vor der Krise auf eine rollierende Steuerung zu Lasten von Corporate Control gesetzt haben, werden ohne Zusatzinstrumente durch die Krise kommen. Anders ist es bei Konzernen mit einer starken Corporate Control und damit mit einer starken klassischen Planung. Hier bietet sich der Einsatz von Zusatzinstrumenten an, die die Organisation kaum belasten, jedoch für wichtige Zusatzinformationen sorgen. Simulationen sind hier ein schlagkräftiges Instrument. Auf Basis von sehr selektiven Informationen aus dem Konzern, wie z.B. der aktuellen Umsatzentwicklung und einer regionalen Umsatzprognose werden verschiedene Szenarien für den Vorstand simuliert. Die Aufgabe von CFO und Controllern ist es, die Simulationen im Zusammenspiel mit dem verantwortlichen Management zu erstellen und den Prozess zu führen. Dabei sollte auf der zugrundeliegenden Planung aufgebaut werden. Ziel der Simulationen ist es, den Vorstand in

---

15) Vgl. Rateike/Linder (2009).
16) Vgl. Weber/Linder (2008), S. 57.
17) Dies bedeutet nicht, dass der Planungsprozess ebenfalls top-down erfolgt. In der Praxis finden alle drei Arten der Planung statt – top-down, bottom-up und Ansätze nach dem Gegenstromverfahren. Vgl. u.a. Weber (2007), S. 27. Allgemein zum Zentralisierungsgrad der Planentstehung vgl. Weber (2004), S. 323.

die Lage zu versetzen, Entscheidungen als Reaktion auf die Krise zu treffen oder präventiv einzugreifen. Auf deren Basis wird die bestehende Planung danach top-down angepasst.[18] An dieser Stelle kommt dem Controller eine weitere wichtige Funktion zu: Er muss die hinter den Szenarien stehenden Annahmen transparent machen, deren Eintrittswahrscheinlichkeiten abschätzen und jeweils einen Maßnahmenkatalog mit dem Management vorbereiten, der dem Vorstand bei der Entscheidungsfindung hilft. Für die Bewertung der Maßnahmen ist ausgeprägtes Geschäftsverständnis auf Seiten von CFO und Controller zwingend erforderlich.

Parallel sollte der Vorstand überlegen, ob die in der Vergangenheit gewählte Balance aus Corporate Control und Business-Nähe zu überdenken ist. Eine offene Diskussion dieser Balance wäre ein wünschenswerter Nebeneffekt der Krise, an dessen Ende eine Bestätigung oder Adjustierung stehen kann.

Szenario II: Mittelfristige Dynamik höher als vor der Krise

Was ist jedoch zu tun, wenn das Top-Management mit einer dauerhaften Erhöhung der Dynamik rechnet? Gerade in einer weltweiten so tiefgreifenden Krise wie der aktuellen ist es möglich, dass sich die Volatilität für das gesamte oder Teile des Unternehmens dauerhaft erhöht. Dies macht mit hoher Wahrscheinlichkeit eine grundlegende Überarbeitung des Steuerungsverständnisses notwendig. Bislang stabile, gut planbare Heimatmärkte, die für einen Großteil des Geschäftsvolumens standen, könnten volatiler werden und die Steuerung müsste, um Flexibilität und Reaktionsgeschwindigkeit zu erhöhen, deutlich dezentraler organisiert werden. Es kann auch die Annahme vorherrschen, dass Krisen wie die jetzige in der Zukunft häufiger, wenn auch nicht mit der gleichen Intensität vorkommen werden. Geht das Top-Management von einer Erhöhung der Dynamik aus, so ist nicht zuerst die Planung (und auch nicht das Reporting) anzupassen, sondern evtl. die Strategie zu hinterfragen und das grundsätzliche Steuerungsverständnis zu überarbeiten. Die oben diskutierte Balance aus Corporate Control und Business-Nähe wird dabei ein wichtiger Punkt der Überarbeitung sein. Erst im Nachgang zur grundsätzlichen Anpassung des Steuerungsverständnisses sollte es zu einer differenzierten Überarbeitung des Planungsprozesses kommen.

Zusammenfassend bedeutet dies, dass es entscheidend auf die Einschätzung des Top-Managements bezüglich der künftigen Dynamik ankommt, um die Auswirkungen der Krise auf die Planunug abschätzen zu können. Kommt das Top-Management zu der Einschätzung einer temporären Dynamikerhöhung, ist die Krise durch Zusatzinstrumente wie Simulationen zu überbrücken. Wünschenswert wäre gleichwohl eine grundsätzliche Prüfung der aktuellen Planung. Ist das Top-Management der Meinung, dass eine dauerhafte Dynamikerhöhung zu erwarten ist, muss hingegen das Steuerungsverständnis des Unternehmens grundsätzlich überprüft werden.

---

18) Diese neuen Plandaten fließen als Zielwerte in das Reporting ein (vgl. Abschnitt 1.2.3.2).

1.2.3 Reporting in der Krise: weg vom Standard?

1.2.3.1 Reporting muss handlungsleitend sein

Wann ist ein Reporting gut? Prinzipiell dient ein Reporting der Herstellung von Transparenz, die eine Grundvoraussetzung für zielgerichtetes Handeln darstellt.[19] Ein Reporting, das diese Eigenschaften erfüllen soll, muss aus der Unternehmensstrategie und dem Steuerungsverständnis top-down abgeleitet werden.[20] Transparenz entsteht jedoch nur dann, wenn alle Mitarbeiter dieselbe Sprache sprechen d.h. einheitliche Standards verwenden. Eine einheitliche Sprache muss aber auch verstanden werden und genau hier gab es in der Vergangenheit immer wieder Probleme. Denkt man z.B. an die Einführung wertorientierter Steuerungskonzepte oder die Implementierung der Balanced Scorecard, so sind diese i.d.R. gut durchdacht und analytisch aufgebaut, werden aber häufig nicht wirklich auf allen wichtigen Managementebenen gleich verstanden. Gerade komplexe Kennzahlen sind häufig in der Praxis gescheitert, da der direkte Bezug zum Tagesgeschäft nicht deutlich wird oder für die Interpretation notwendige Kenntnisse beim Management außerhalb des Finanzbereiches fehlen.[21] Dies erschwert die Ableitung von Maßnahmen und führt dazu, dass die Kennzahlen nicht akzeptiert und damit nicht zur Steuerung des Unternehmens herangezogen werden. Im Ergebnis beobachten wir heute, dass diese Konzepte zu Kennzahlensystemen verkümmern, die nicht der Steuerung dienen. Anfangs nutzen sie noch in der Kommunikation zum Kapitalmarkt, aber auch hier verlangt der Empfänger (Kapitalmarkt) zunehmend alternative Steuerungsinformationen.

In vielen Unternehmen wurde zusätzlich ein weiterer Weg beschritten: Der Aufbau von umfangreichen Datenbanken. Im Ergebnis bindet die Erstellung, Abstimmung und Analyse der Daten und Kennzahlen einen großen Teil der Kapazität. Darüber hinaus liefert das Reporting häufig nur einen Überblick über einen Teil der wichtigsten Geschäftsdimensionen.[22] Der übergreifende Blick auf die erfolgskritischen Dimensionen und gerade die Vorausschau sind vielfach stark unterentwickelt. Die Controller werden zu Number-Crunchern und auch hier fehlt die Zeit, um sich mit dem Business zu beschäftigen und gezielt Maßnahmen vom Management einzufordern. Nebeneffekt: Durch die fehlende Zeit entfernt sich das Controlling auch zunehmend vom Business.

Gleichzeitig verändert sich durch die zunehmende Dynamik des Unternehmensumfeldes die Anforderung an den Controller und den CFO. Beide sollen zu Beratern des Managements werden. Ein guter Berater versteht das Business des Unternehmens und agiert auf Augenhöhe des Managements. Er spricht die gleiche Sprache und kann diese in klare Reports fassen, aus denen sich eindeutig Handlungsbedarfe

---

[19] Hierbei wird unterschieden zwischen Transparenz über den Status quo, Wirkungszusammenhänge, Zukunftstrends sowie das eigene Ziel. Vgl. Weber/Malz/Lührmann (2008), S. 9f.

[20] Vgl. Weber/Malz/Lührmann (2008), S. 22f.

[21] Vgl. Weber/Bramsemann/Heineke/Hirsch (2004), S. 100.

[22] Denk (2007), S. 21, weist auf den technischen Aspekt hin, dass die Systeme der Unternehmenssteuerung häufig 20–30 Jahre alt und den an sie gestellten Komplexitätsanforderungen nicht gewachsen seien.

ableiten lassen. Darüber hinaus sollte er in der Lage sein, Maßnahmen zu bewerten und Alternativen aufzuzeigen. Dies gilt in besonderem Maße in kritischen Phasen wie einer Krise.[23]

Die veränderten Rollenanforderungen an CFO und Controller schlagen sich auch im Reporting nieder. Folgende Aspekte stehen daher im Anforderungskatalog an ein zeitgemäßes Reporting: Die Inhalte sollten aus Daten, Kommentierungen und Maßnahmenoptionen bestehen und der Umfang auf Top-Entscheiderebene bewusst auf das Wesentliche eingeschränkt werden. Gleichwohl ist es wichtig, eine Balance aus zukünftigem Geschäft, aktueller Leistung, letzten Ergebnissen und Sicherung der Nachhaltigkeit zu finden.

Die Begrenzung des Umfangs setzt eine starke Fokussierung auf die kritischen Geschäftsdimensionen und darin auf die wichtigsten Indikatoren voraus.[24] Eine Möglichkeit, dies zu realisieren, ist die Umsetzung in Form eines Business Cockpits, das den gewünschten Überblick verschafft.

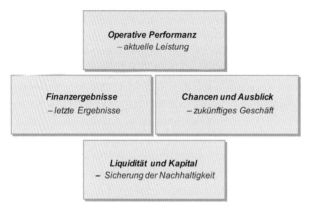

Abb. 1-5: Wichtige inhaltliche Bausteine eines Business Cockpits – Transparenz schaffen über alle erfolgskritischen Dimensionen und Entwicklungen

Da das Reporting neben Information auch Maßnahmen umfassen soll, stellen Kommentierungen einen wesentlichen Teil des Berichtswesens dar. Hierbei ist nicht gemeint, dass Kommentare wie »der Gewinn ist um x % zurückgegangen« den Bericht vervollständigen, sondern dass die aus den Zahlen ersichtlichen Fehlentwicklungen (hier: Rückgang des Gewinns) auf ihre Ursachen zurückgeführt werden (beispielsweise: »Einbruch des Absatzes eines Großkunden, ohne dass Kosten zurückgefahren werden konnten«). Neben der Erläuterung der Hintergründe der Entwicklungen, die gleichzeitig mögliche Ansatzpunkte aufzeigen sollten (Handlungsleitung), gehört zur Kommentierung die Angabe eingeleiteter und geplanter Maßnahmen inklusive Verantwortung im Managementteam. Ein ergänzender Maßnahmenüberblick oder -plan erleichtert die Verfolgung der Umsetzung und Ergebniskontrolle.

---

23) Vgl. Weber et al. (2008a), S. 25–27.
24) Vgl. Weber et al. (2008a), S. 26.

Insbesondere bei der Verwendung von Business Cockpits lassen sich durch Periodenvergleiche, Anzeigen von Trends und Angaben zur erwarteten Zielerreichung die Informationen vervollständigen. Hierbei sind Grafiken häufig von Vorteil, da sie das schnelle Erfassen der relevanten Informationen erleichtern.

In der Regel sind je Geschäftsdimension zusätzlich spezifische Kennzahlen angebracht. So wird eine zentrale Produktionseinheit mit anderen Kennzahlen gesteuert als eine Finanzbeteiligung. Hierbei ist sicherzustellen, dass bezüglich zentral vorgegebener Kennzahlen vertikale Durchgängigkeit innerhalb eines Geschäftsbereichs und horizontale Vergleichbarkeit über die Geschäftsbereiche hinweg gewährleistet sind. Fast noch wichtiger als die Durchgängigkeit ist es, dass die verwendeten Kennzahlen vom verantwortlichen Manager verstanden werden. Dies wiederum ist dann der Fall, wenn der jeweilige Manager sich in der Lage sieht, auf Basis von Abweichungen in den Kennzahlen Maßnahmen zu ergreifen und Verantwortlichen zuzuordnen (Handlungsleitung).

In Anbetracht der Notwendigkeit, oftmals zügig zu Entscheidungen zu kommen, d.h. Informationen möglichst früh verfügbar zu machen, gilt beim Reporting der Grundsatz: Wichtigkeit und Pragmatismus vor Vollständigkeit. Dies soll keineswegs heißen, dass Kennzahlen nach Belieben oder ungenau berichtet werden. Es geht lediglich darum, dass die wichtigsten Informationen zeitnah zur Verfügung stehen, auch wenn sie »die dritte Abstimmungsrunde auf der Fachseite« noch nicht durchlaufen haben. Entsprechende Vorläufigkeiten sind zu markieren und gegebenenfalls zu kommentieren.

Schließlich ist eine Entscheidung über die Granularität der Daten zu treffen. Häufig erhalten Berichtsempfänger monatsweise einen großen Umfang an Daten, da dieser standardisiert allen Entscheidungsträgen gleichermaßen zugeht. In vielen Fällen scheint es sinnvoller, den Umfang des Regelreportings (noch) stärker auf die Adressaten zuzuschneiden. Ergänzende Detailberichte können elektronisch zur Verfügung gestellt werden.[25] In Summe kann gutes Reporting also an der Fokussierung, Business-Nähe, Handlungsleitung und Ausrichtung auf den Adressatenkreis gemessen werden.

Wie erreicht ein CFO ein so aufgestelltes Reporting? Entscheidend sind hier die Rolle und das Selbstverständnis, die in den Prozess eingebracht werden. Sieht der CFO sich in der Verantwortung, nicht nur die Zahlen zusammenzustellen, sondern auch aktiv die aktuelle Geschäftsentwicklung zu bewerten (wo wird Handlungsbedarf gesehen, wer sollte dafür die Verantwortung übernehmen, ...) dann fordert er Kommentierungen und Maßnahmen ein. Diese Forderung wird zu einer Diskussion mit dem Management führen, an dessen Ergebnis die geforderte Maßnahme oder die Einsicht des CFOs steht, das Geschäft noch nicht richtig beurteilt zu haben. In letztem Fall lernt er und kann sein Reporting weiter schärfen. Er tritt damit in einen iterativen Prozess des systematischen Challengen ein. Dieser führt beim CFO zu mehr Business-Nähe und macht ihn letztendlich zu dem geforderten starken Berater für den CEO und das restliche Management. Gerade diese permanente Aus-

---

[25] Vgl. Weber/Malz/Lührmann (2008), S. 43.

einandersetzung lassen ihn zunehmend in die Rolle schlüpfen, die eine dynamischer werdende Unternehmensumwelt von ihm verlangt.

1.2.3.2 Reporting auf dem Prüfstand

Ein auf die Steuerungsphilosophie des Unternehmens abgestimmtes handlungsleitendes Reporting zeigt dem Management, in welchem Geschäftsbereich die Krise das Unternehmen in welchem Ausmaß trifft und wer welche Maßnahmen zu ergreifen hat. Damit ist das Reporting auch in Krisen einer der wichtigsten Indikatoren des Managements, der Stärken und Schwächen des Unternehmens aufzeigt. Ein gutes Reporting zeigt, wo sich die Krise im Unternehmen manifestiert. Die abgebildeten Inhalte und Kennzahlen können zur Steuerung auch in der Krise verwandt werden – es muss nicht angepasst werden, bis auf die im Kapitel Planung besprochenen Anpassungen der Planwerte. Solange das Steuerungsverständnis stabil ist, kann auch das Reporting stabil bleiben, da es sehr nah am Business agiert.

Ein weniger gut ausgerichtetes Reporting zeigt seine Schwächen in der Krise. Woran erkennt man nun, dass ein Reporting für ein bestimmtes Geschäftsmodell nicht geeignet ist oder elementare Schwächen hat? Der deutlichste Indikator dafür ist das Nichtbeachten des Standardreportings und das Wechseln zu – deutlich vereinfachten – Krisenreports durch das Management. Der Grund hierfür kann darin liegen, dass den regelmäßig im Reporting abgebildeten Kennzahlen keine Verantwortlichkeiten zugeordnet sind und Abweichungen von Zielwerten nicht handlungsleitend sind. D.h. die Entscheidungsträger können niemanden heranziehen, der verantwortlich ist. Manchmal fehlt es »nur« an einer aussagekräftigen Kommentierung in den Berichten, sodass Analyse und Maßnahmenplanung entkoppelt erfolgen und unnötig viel Zeit in Anspruch nehmen.[26] Ein weiterer Indikator sind stark vermehrte Nachfragen des Managements beim Controlling nach Analysen, die im Standardreporting nicht enthalten sind.

Hohe Unzufriedenheit mit dem Berichtswesen kann auch aus dem Prozess entstehen. Dies ist beispielsweise der Fall, wenn unkoordiniert aus den verschiedenen Unternehmensbereichen an das Management berichtet wird. In Zeiten »normalen« Geschäftsbetriebs muss dies nicht zwangsläufig ein Problem darstellen. In Krisenzeiten werden Inkonsistenzen dafür umso deutlicher, weil der Analysepfad je Bereich und Berichtsformat sehr unterschiedlich sein kann. Generell sollten Berichte daher einheitlich strukturiert sein und vom Controlling (»one face to the customer«) zum gleichen Termin zur Verfügung gestellt werden.[27] Ein einheitlicher Prozess ist neben den inhaltlichen Standards ein wichtiger Teil der gemeinsamen Sprache.

Insbesondere das Steuern mit Sonderberichten als Indikator für unzureichendes Reporting zeigt, dass die verwendeten Spitzenkennzahlen nicht den Kern des Geschäfts widerspiegeln oder wegen ihrer Komplexität die Ableitung von Maßnahmen erschweren. Hier ist es unabdingbar, dass das Berichtswesen so überarbeitet wird, dass zur Steuerungsphilosophie passende, businessnahe Kennzahlen definiert werden, die breite Akzeptanz finden.

---

26) Vgl. Weber/Schaier/Strangfeld (2005), S. 39.
27) Vgl. Weber/Malz/Lührmann (2008), S. 49f.

Was geschieht nun mit dem Reporting in der Krise? Bei einer temporären Dynamikerhöhung wird erwartet, dass sich die Dynamik nachher auf ein ähnliches Niveau wie vor der Krise einpendelt. Damit fallen bei einem guten Reporting keine konzeptionellen Änderungen an. Lediglich Anpassungen bei den Zielen, die aus der Planung abgeleitet werden, sind abzubilden. Ein handlungsleitendes Reporting kommt bei nur vorübergehender Dynamikerhöhung auch in der Krise weiter zur Anwendung und wird Bestand haben. Allerdings ist eine Krise immer ein Stresstest für das bestehende Reporting – Schwächen werden offensichtlich.

Anders ist es bei einer dauerhaft erwarteten Dynamikerhöhung. In diesem Fall muss das Reporting – ähnlich wie bei der Planung bereits erwähnt – einem gesamthaft geänderten Steuerungsverständnis angepasst werden. Abgeleitet aus diesem kann es notwendig sein, die Aufgabenzuordnung zu ändern, neue Steuerungsgrößen einzufügen und auf andere zu verzichten.

1.3 Die Krise als Schlüssel für mehr Business-Nähe in Planung und Reporting

Welche Lehren lassen sich aus der Krise für Planung und Reporting ziehen? Das zentrale Phänomen der derzeitigen globalen Krise ist, dass ein regional bereits bekanntes Phänomen, nämlich die hohe Dynamik, für viele Branchen erstmals auch in der Konzernzentrale ankommt. Das Top-Management erkennt das Versagen der klassischen Koordinationsinstrumente und fordert Veränderungen an Planung und Reporting, um weiter steuern zu können.

Diese Erkenntnis sollte, unabhängig davon, ob es sich um eine kurzfristige oder eine dauerhafte Dynamikerhöhung handelt, nicht verloren gehen. Sie ist die Triebfeder dazu, sowohl die Planung als auch das Reporting möglichst businessnah aufzustellen. Business-Nähe führt allgemein sowohl im Reporting als auch in der Planung zu höherer Akzeptanz, größerer Relevanz der Aussagen und somit Handlungsleitung und Stabilität bei Veränderungen der Marktdynamik.

In der Planung führt diese Entwicklung hin zu größerer business-Nähe im Zweifel zu mehreren unterschiedlichen Planungsansätzen innerhalb eines Konzerns. Zusammengehalten werden die Ansätze mittels der Corporate Control als übergreifender Klammer. Wichtig ist es in diesen Fällen, die Balance zwischen Business-Nähe und Corporate Control zu finden, die zum Marktumfeld und Unternehmen passt.

Auch das Reporting muss sich verändern, wenn sich die Rollen von CFO und Controlling weiterentwickeln. Der CFO wird zum Berater des CEO auf Augenhöhe. Dies bietet im Ergebnis entscheidende Vorteile für beide Seiten. Der CFO muss sein Geschäftsverständnis schärfen, welches ihn gleichzeitig in die Lage versetzt, ein handlungsleitendes Reporting aufzusetzen. Der CEO profitiert von der Transparenz sowie direkt von der Unterstützung durch den CFO in seiner neuen Rolle.

1.4 Fazit

Die derzeitige Krise ist damit eine Chance für den CFO, altbekannte Prozesse, Instrumente, Methoden, ja sogar Systeme infrage zu stellen. Dabei sollte er sich nicht nur auf die Planung und das Reporting beschränken. Auch andere Instrumente wie z.B. der Target-Setting-Prozess, die Incentive-Programme, der Investitionsprozess, etc. sollten auf den Prüfstand.

Handlungsempfehlungen zu Planung und Reporting in Krisen

Grundsätzlich
1. Aktionismus vermeiden, da Planung und Reporting auf das – zur mittelfristigen Dynamik passende – Steuerungsverständnis ausgerichtet werden sollten

Planung
2. Sofortmaßnahmen → Planung durch Szenarien und Simulationen ergänzen
3. Bewusste Diskussion der Balance aus Corporate Control und Business-Nähe → Unterschiede verstehen und akzeptieren
4. Unterschiedliches evtl. unterschiedlich planen → Balance aus Corporate Control und Business-Nähe neu aufsetzen
   - hohe Komplexität, geringe Dynamik → klassische Planung
   - geringere Komplexität, höhere Dynamik → alternative Planungsansätze

Reporting
5. Sofortmaßnahmen → Common Language sicherstellen; Reporting auf Handlungsleitung hin überprüfen
6. Business-Nähe überprüfen → Steuerungsverständnis und Managementanforderungen abbilden
7. Fokussierung → Inhalte reduzieren auf erfolgskritische Dimensionen und verständliche Kennzahlen
8. Kommentierung schärfen → Kommentare müssen Hintergründe und Ansatzpunkte aufzeigen
9. Handlungsleitung einfordern → Daten und Kommentare müssen zu Maßnahmen führen

Abb. 1-6: 10 Handlungsempfehlungen zu Planung und Reporting in Krisen

Für den Vorstand in Summe stellt sich aus der Krise die zentrale Frage, ob er dauerhaft mit einer höheren Dynamik rechnet oder nicht. Wird zukünftig eine höhere Dynamik erwartet, sollten die Auswirkungen auf Geschäftsmodell und Steuerungsverständnis hinterfragt werden. Kernziel sämtlicher zu ergreifender Maßnahmen sollte es dabei sein, interne Komplexität aus der Steuerung herauszunehmen, um schneller und flexibler in einem Umfeld erhöhter Dynamik reagieren zu können. Wie spannend, aber gleichzeitig entscheidend diese Aufgabe für den künftigen Erfolg ist, zeigen die folgenden Aussagen führender Konzerne, die dies für sich bereits erkannt haben und sich der Herausforderung stellen (s. Abb. 1-7):

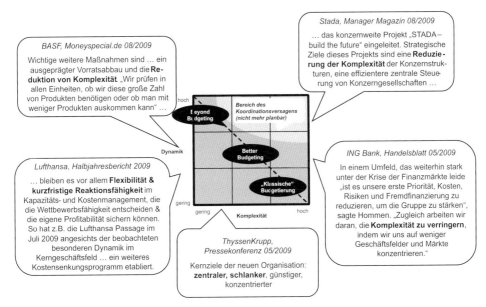

Abb. 1-7: Reaktionen führender Konzerne auf die Krise

Literatur

Bungenstock, C., in: Weber, J./Vater, H./Schmidt, W./Reinhard, H., Die neue Rolle des Controllers: Aufgaben, Anforderungen, Best Practices, S. 33–46.

Denk, R.: CFO aktuell 1/2007, S. 19–22.

Eckstein, S.: Controlling – Zeitschrift für erfolgsorientierte Unternehmenssteuerung 2009, S. 29–34.

Enders, A./König, A./Hungenberg, H.: Wie Unternehmen den radikalen Wechsel meistern, Harvard Business Manager 2009, August, S. 20-32.

Ernst, E./Reinhard, H./Vater, H.: DB 2007, S. 1205–1206.

Kühr, T.: Komplexität reduzieren, Personalmagazin 2008, S. 52–55.

Müller, H./Rickens, C.: Schicksalsjahr 2010, Manager-Magazin 11/2009, S. 96.

Ottel, R.: Der CFO der Zukunft: Weg von den Zahlen?, CFO aktuell 1/2007, S. 4–6.

Rateike, I./Linder, S.: Planungssysteme als Maßanfertigung statt »One-size-fits-all«, ZfCM 2009, S. 231–235.

Weber, J.: Einführung in das Controlling, Stuttgart, 10. Auflage 2004.

Weber, J.: Ergebnisse einer Benchmarkstudie, Weinheim 2007.

Weber, J./Grothe, M./Schäffer, U.: Business Intelligence, Weinheim 1999.

Weber, J./Leopold, M./Reinhard, H./Ritzer, J./Diallo Amadou/Vater, H./Gritz, O., (Weber et al. (2008a)): Der CFO als Advanced Navigator: Praxisleitfaden & Umsetzungsbeispiel, Weinheim 2008.

Weber, J./Linder, S.: Neugestaltung der Budgetierung mit Better und Beyond Budgeting? Eine Bewertung der Konzepte, Weinheim 2008.

Weber, J./Malz, R./Lührmann, T.: Excellence im Management-Reporting: Transparenz für die Unternehmenssteuerung, Weinheim 2008.

Weber, J./Schaier, S./Strangfeld, O.: Berichte für das Top-Management. Ergebnisse einer Benchmarking-Studie, Weinheim 2005.

Weber, J./Vater, H./Schmidt, W./Reinhard, H., (Weber et al. (2008b)): Die neue Rolle des Controllers: Aufgaben, Anforderungen, Best Practices, Stuttgart 2008.

Weide, G.: Management Reporting – Bedeutung, aktuelle Herausforderungen und Optimierungsmöglichkeiten, Controlling – Zeitschrift für erfolgsorientierte Unternehmenssteuerung 2009, S. 5–12.

2. Integration von Risikomanagement in die Unternehmenssteuerung

von Jens Gräf und Rainer Bauer

Übersicht

- 2.1 Einleitung 530
- 2.2 Risikomanagement 531
- 2.3 Berücksichtigung von Risiken im Rahmen der Strategieentwicklung und der strategischen Planung 534
- 2.4 Integration von Risikomanagement in die operative Steuerung 537
- 2.4.1 Herausforderungen 537
- 2.4.2 Ziele 538
- 2.4.3 Vorgehen 539
- 2.4.4 Praxisbeispiel 1: Integration der Risikobewertung in die Umsatzplanung 540
- 2.4.5 Praxisbeispiel 2: Absatz- und Preisplanung 541
- 2.4.6 Praxisbeispiel 3: Absatz- und Produktpolitik unter Ergebnis- und Risikoaspekten 541
- 2.4.7 Auswirkungen auf das Reporting 542
- 2.4.8 Früherkennung von Risiken 543
- 2.4.9 Beispiel 1: Risikoadjustierte Liquiditätssteuerung 543
- 2.4.10 Beispiel 2: Steuerung der Risiken aus Marktpreisveränderungen 544
- 2.5 Fazit 545
- Literatur 546

2.1 Einleitung

Die momentane wirtschaftliche Lage vieler Unternehmen ist angespannt. Manager und Entscheider in Unternehmen haben sich oft der folgenden Situation zu stellen:

- Aufträge werden storniert;
- Umsätze brechen ein;
- Kapazitäten sind nicht ausgelastet;
- Zahlungsziele werden nicht eingehalten und
- Zahlungsausfälle nehmen zu.

Geringer Auftragseingang	30.7.2009: **Siemens von Krise schwer getroffen** *Der Auftragseingang brach zwischen April und Juni im Vergleich zum Vorjahreszeitraum um 28 Prozent auf 17,2 Milliarden Euro ein. Siemens bekam auch deutliche Stornierungen zu spüren* Manager Magazin
Umsatzrückgang	30.7.2009: **BASF dämpft Hoffnung auf rasche Erholung** *In den Monaten April bis Juni war der Umsatz im Vergleich zum Vorjahreszeitraum um 23 Prozent auf 12,5 Milliarden Euro gesunken.* Manager Magazin
Leerkapazitäten	13.7.2009: **Rückgang im Maschinenbau** *Tatsächlich ist die Kapazitätsauslastung im Maschinenbau binnen eines Jahres von knapp 99 Prozent auf derzeit 72 Prozent zurückgegangen.* Morgenpost
Ergebniseinbruch	31.7.2009: **Michelin mit hohem Verlust im 1. Hj.** *Der von der Autokrise schwer gebeutelte französische Reifenhersteller Michelin hat im ersten Halbjahr 2009 einen Verlust von 122 Millionen Euro eingefahren* Manager Magazin
Verlängerte Zahlungsziele, Zahlungsausfälle	19.5.2009: **Deutsche Unternehmen rüsten sich gegen zunehmende Zahlungsausfälle** *Über 50% der deutschen Unternehmen klagen über eine Zunahme ausfallender Zahlungen. Und da sin unpünktliche Zahler ... nicht einmal mitgerechnet.* pressebox

Abb. 2-1: Aktuelle Praxisbeispiele von Herausforderungen in der Krise

Die aktuelle Wirtschafts- und Finanzkrise hat einige wesentliche Erkenntnisse gefördert: Die Folgen von Krisen werden in vielen Unternehmen unterschätzt. Unternehmen müssen sich intensiver mit den eigenen und auch makroökonomischen Risiken des Umfelds befassen, um mögliche gefährliche Planabweichungen und Unternehmenskrisen zu vermeiden. Dabei sind Risiken nicht zwangsläufig etwas Negatives. Wirtschaftliches Handeln hat fast immer mit dem Eingehen von Risiken zu tun. Nur wer Risiken eingeht, hat daher auch die Möglichkeit, Chancen zu nutzen und damit wirtschaftlichen Erfolg zu erreichen. Durch das effektive Management von Risiken, lassen sich für Unternehmen Wettbewerbsvorteile erreichen. Eine robuste Unternehmensstrategie, eine hohe Planungssicherheit und ein stabiles Rating sind zentrale Erfolgspotenziale, die der CFO eines jeden Unternehmens in diesem Zusammenhang zu gestalten hat.

Viele Unternehmen sind auf Krisen nicht bzw. schlecht vorbereitet. Es gibt kaum geeignete Instrumente, um Risiken frühzeitig zu erkennen und bei Eintritt adäquat mit den Folgen umzugehen. Auch Risikomanagementsysteme, die im Rahmen des KonTraG in Unternehmen eingeführt wurden, waren in vielen Fällen nicht geeignet, um den Umgang mit Risiken zu verbessern. Möchte ein CFO die Folgen der Krise für sein Unternehmen frühzeitig erkennen und die Auswirkung steuern, muss er sich umso mehr den folgenden Aufgaben stellen:[1]

- Verbesserung der internen Transparenz;
- Schaffung von Risikobewusstsein bei allen Mitarbeitern und
- konsequente Verfolgung und permanentes Management von Risiken in allen Unternehmensbereichen.

In diesem Kontext hat Risikomanagement aktuell wieder deutlich an Bedeutung gewonnen. Es hat sich in der Vergangenheit gezeigt, dass die Einleitung von Risikomanagementmaßnahmen nach Einsetzen der Auswirkungen einer Krise nicht mehr so effektiv ist. D.h. Risikomanagement muss als permanentes Instrument verstanden werden und möglichst in die bestehenden Managementsysteme integriert werden. Nur so ist ein effektiver Umgang mit Risiken zu gestalten. Separate Risikoberichte ohne Bezug zu den Standard-Steuerungsgrößen wie Umsatz und Ergebnis (z.B. EBIT) sind wenig aussagekräftig. Viele in der Vergangenheit eingesetzten Risikomanagementansätze haben in der Praxis nicht funktioniert. Hauptursache dafür ist, dass die Einführung der Risikomanagementsysteme oft gesetzlich und daher eher formal getrieben wurde. Ein vom Management gefordertes und gestaltetes Risikomanagementsystem ist wesentlich geeigneter, da die Steuerungsanforderungen besser berücksichtigt werden und nicht nur formaljuristische Anforderungen erfüllt werden.

2.2 Risikomanagement

Wie kann Risikomanagement als »Maßnahme« zur Krisenbewältigung gestaltet werden?

- Im ersten Schritt ist die Ausgestaltung des Risikomanagements im Unternehmen zu analysieren. Dabei geht es vor allem um die Analyse, welche Informationen über Risiken vorliegen und welche Methoden bzw. Instrumente des Risikomanagements bereits eingesetzt werden.
- Im zweiten Schritt ist entweder ein Risikomanagement aufzubauen oder entsprechend den aufgestellten Anforderungen auszubauen. Der Aufbau eines Risikomanagements wird in diesem Kapitel beschrieben. Der Ausbau zu einem integrierten Risikomanagement wird in den beiden folgenden Kapiteln aufgezeigt.

Risikomanagement muss einen umfassenden Nutzen haben. Da Risiken immer mögliche Planabweichungen darstellen, wird mit einem geeigneten und funktionierenden Risikomanagement die Zielerreichung positiv beeinflusst. Den negativen Auswirkungen, die durch eine Krise verursacht werden, kann also positiv entgegengewirkt werden. Generell kann folgender zusätzlicher Nutzen geschaffen werden:

- Insolvenz vermeiden;
- Ergebnisvolatilitäten frühzeitig erkennen;

[1] Vgl. Franz (2000), S. 51.

- Gesamtrisiko effizient steuern;
- Kapital- und Risikokosten optimieren.

Empirische Studien belegen[2], dass die Mehrzahl der deutschen Unternehmen ein Risikomanagement einsetzt. Die Gründe, warum ein Risikomanagementsystem eingeführt wurde, sind aber sehr unterschiedlich. Dies hat zur Implementierung sehr unterschiedlicher Risikomanagementsysteme geführt, die verschiedene Evolutionsstufen erreicht haben[3]. Die Palette reicht vom impliziten Risikomanagement, das in Teilaspekten von der bestehenden Unternehmensplanung und weiteren Instrumenten erfüllt wird (Evolutionsstufe 1), bis hin zu einem expliziten Risikomanagement mit quantitativer Risikobewertung sowie Analyse und Simulation der Auswirkungen auf die Unternehmensziele (Evolutionsstufe 4).

Charakteristika	Evolutionsstufe 1	Evolutionsstufe 2	Evolutionsstufe 3	Evolutionsstufe 4
Bezeichnung	Implizites Risikomanagement	Explizites einfaches Risikomanagement	Explizites systematisches Risikomanagement	Explizites in das Führungssystem integriertes Risikomanagement
Verankerung im Unternehmen	intuitiv wird risikobewusst gehandelt	wenigen Mitarbeitern und Führungskräften kommuniziert	Unternehmensweite Information und Integration	Unternehmensweite Information und Integration
Laufende Risikoindikatoren- oder Schadensverfolgung	nein	nein	teilweise	ja
Quantitative Risikobewertung	nein	nein	ja	ja
Maßnahmenplanung und -budgetierung zur Risikosteuerung	nein	nein	ja	ja
Analyse und Simulation der Auswirkung auf den Plan-Erfolg	nein	nein	nein	ja
RM-Organisation	keine	RM-Verantwortliche(r)	RM-Verantwortliche(r)	RM-Verantwortliche(r)
RM-Erfahrung	gering	gering	mäßig	hoch

Abb. 2-2: Evolutionsstufen des Risikomanagements (RM)

Risikoanalyse, -planung und -steuerung sowie -überwachung zählen zu den wesentlichen Prozessschritten beim Aufbau eines integrierten Systems zur operativen Risikosteuerung. Abb. 2-2 illustriert die einzelnen Phasen. Parallel zu den beschriebenen Prozessschritten ist eine Risiko- und Systemdokumentation durchzuführen.

Risikoanalyse

- In der ersten Phase der Risikoanalyse identifiziert zunächst jede betrachtete Steuerungseinheit für zuvor definierte Risikokategorien potenzielle Risiken (z.B. Markt, Leistungsprozesse, rechtliche Risiken, IT-Risiken oder Beschaffungsrisiken). Dabei sollte sich auf die wesentlichen Risiken beschränkt werden. Als Instrumente bieten sich die Szenario-Technik, Ursache-Wirkungsanalysen oder der Einsatz von Monitoring-Teams an. Die Risikokategorien stecken den Rahmen der Risikoidentifikation ab.

---

[2] Vgl. Andersen (2001), S. 24; Meier/Reh (1998), S. 44–48; Glaum (1998), S. 171.

[3] Vgl. Gräf/Kogler (2001), S. 32–34.

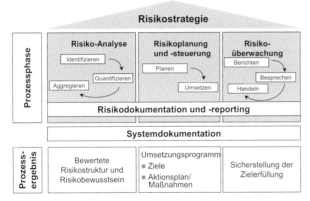

Abb. 2-3: Bausteine eines integrierten Risikomanagements

- In einem nächsten Schritt der Risikoanalyse folgt die Bewertung der identifizierten Risiken hinsichtlich Eintrittswahrscheinlichkeit und Schadensausmaß. Die Ergebnisse lassen sich in einer Matrix darstellen. Für jedes Risiko werden im Anschluss Indikatoren bestimmt. Bei der Auswahl der Indikatoren ist darauf zu achten, dass sog. Vorlaufindikatoren ausgewählt werden. Diese kündigen das Eintreten eines Risikos frühzeitig an und vergrößern somit den Handlungsspielraum eines Unternehmens.

Risikoplanung und -steuerung

- Im Rahmen der Risikoplanung und -steuerung stellt sich die Aufgabe, ausgehend von der Risikostrategie, die Risiken zu priorisieren. Die »Planentwicklung« der Risiken, wie man sie nach Durchführung der definierten Maßnahmen prognostiziert, wird in der »Planrisikomatrix« abgebildet. Die Risikoplanung kann mithilfe von Simulationsmodellen erfolgen, die Alternativ-Szenarien verschiedener Risikosituationen berechnen.
- Analog zu diesem Vorgehen ist es notwendig, die Prämissen, die der Strategie zugrunde liegen, in ihrer aktuellen Entwicklung zu überwachen. Für diesen Zweck empfehlen wir ebenfalls, mit Indikatoren zu arbeiten, die das Eintreten strategierelevanter Ereignisse ankündigen.

Risikoüberwachung

- Eine effektive Risikoüberwachung verlangt, dass für die zu berichtenden Risiken und Prämissen explizit die Verantwortlichen, die Berichtsempfänger, das Berichtsintervall und die für die Ermittlung der Daten verantwortlichen Mitarbeiter definiert werden. Änderungen in der Bewertung hinsichtlich Eintrittswahrscheinlichkeit oder Schadenausmaß sollten ebenso dokumentiert werden, wie erstmals identifizierte Risiken. Ferner muss bestimmt werden, wann auf die Überschreitung eines Frühwarnindikators reagiert wird (Schwellenwerte bzw. Toleranzgrenzen) und welche Steuerungsreaktion erfolgt. Durch die vollständige Integration des Risikoreportings in die Informationsversorgung, beispielsweise mithilfe von Datawarehouse-Modellen, entsteht ein vollwertiges Risikomanagementsystem.

Der Risikomanagementprozess erfolgt keineswegs isoliert, sondern muss vollständig in den bestehenden Managementprozess integriert werden. Die vorgestellte Vorgehensweise zum Aufbau eines Risikomanagementsystems wurde bisher ohne Implikationen oder Abhängigkeiten zu anderen Elementen eines Führungs- und Steuerungssystems dargestellt. Da Risiken immer mögliche Planabweichungen darstellen, ist das Risikomanagement weitgehend im Controllingsystem (Planung und Reporting) abzubilden.[4]

Zur Überwindung einer strategischen oder strukturellen Krise (vgl. Abb. 2-4) sind Risikoinformationen im Rahmen der strategischen bzw. strukturellen (Neu-) Ausrichtung zu berücksichtigen. Etwa die Hälfte der Unternehmen, die im Rahmen einer Studie[5] befragt wurden, sah sich Anfang 2009 selbst nicht in einer Krisensituation. Das zeigt deutlich, dass die Krise unterschätzt wurde, bzw. die Unternehmen die Risiken nicht frühzeitig erkannt und in ihrem Handeln berücksichtigt haben. Ist ein Unternehmen in einer Ergebnis- oder Liquiditätskrise, sind Risikoinformationen in den Rahmen der Planung und in das regelmäßige Reporting einzubinden. Daher soll in den folgenden Kapiteln eine notwendige und sinnvolle Verknüpfung mit der Strategie, der Planung und dem Berichtswesen (Steuerung) genauer vorgestellt werden. Nur auf diese Weise kann eine positive Wirkung auf die Krisenbewältigung erreicht werden.

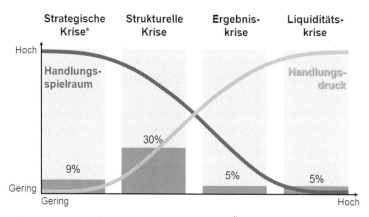

Abb. 2-4: Unterscheidung von vier Krisensituationen[6]

2.3 Berücksichtigung von Risiken im Rahmen der Strategieentwicklung und der strategischen Planung

Die Berücksichtigung von Risikoaspekten ist bei der Strategiefindung theoretisch fest verankert. Hier werden die Chancen und Risiken sowie die Stärken und Schwächen mithilfe einer SWOT-Analyse (Strengths-Weaknesses-Opportunities-Threats) aufbereitet. Aufgrund dieser Information werden häufig Strategieszenarien abgeleitet, mit deren Unterstützung eine risikooptimierte Strategie ausgewählt werden

---

[4] Vgl. Gleißner (2008), S. 204.
[5] Vgl. Horváth & Partners (2009).
[6] Vgl. Horváth & Partners (2009).

kann. Für die Berücksichtigung in der Mehrjahresplanung werden Schwächen und Bedrohungen in der Risikoanalyse dahingehend geprüft,

- in welchem Umfang (Eintrittswahrscheinlichkeit und Schadensausmaß) sie für den Planungszeitraum (oft drei bis fünf Jahre) relevant sind,
- ob daraus Folgerisiken resultieren, die im Planungszeitraum relevant werden.

Sofern einer der beiden Punkte zutrifft, werden die identifizierten Risiken aufgenommen und entsprechend analysiert, geplant und gesteuert. D.h. je nach Risikosituation sind Maßnahmen zur Risikoanpassung (Reduktion bzw. Erhöhung des Risikopotenzials) vorzusehen. Dabei gibt es unterschiedliche Ansätze[7]:

- Risikokennzahlen in die BSC-Perspektiven integrieren;
- eine Risikoperspektive in der BSC ergänzen;
- eine eigene Risiko BSC erstellen;
- Risikoaspekte in die strategischen Zielen der BSC integrieren.

Das einfache Zuordnen von Risikokennzahlen zu den Perspektiven der Balanced Scorecard reicht nicht aus. Dadurch werden die Risiken zwar systematisch gesammelt und transparent gemacht, aber die Wirkungsbeziehungen zwischen den Risiken und die Wirkung auf die strategischen Ziele des Unternehmens bleiben unklar. Eine weitere Möglichkeit besteht in der Erweiterung der Balanced Scorecard um eine eigene Perspektive für das Risikomanagement. Hierbei ist es ein erheblicher Nachteil, dass die zusätzliche Perspektive den intuitiven Beziehungszusammenhang zwischen den vier Perspektiven durchbricht.[8] Eine dritte Variante ist die vollständig getrennte Erstellung von Scorecards für die unternehmerischen Risiken neben den Scorecards für die Chancen (Balanced Chance and Risk Card).[9] Der Bedeutung des Risikomanagements als eigener Erfolgsfaktor wird in diesem Ansatz explizit Rechnung getragen. Dagegen erweisen sich ausschließlich unreflektierte Chancen-Scorecards in der Phase der Strategierealisierung als nicht geeignet. Diese finden eher in der Phase der Strategiefindung in Ergänzung zu einer Szenarienbetrachtung Anwendung.

In der Praxis hat sich erwiesen, dass eine Integration von Risikoaspekten in die bestehende Grundsystematik am effektivsten ist, wenn die Risiken (z.B. in Form von Risikokennzahlen) direkt den strategischen Zielen zugeordnet werden. Man erreicht damit eine direkte Wirkungsbeziehung zwischen dem einzelnen Risiko und dem Erfolgsfaktor, der wiederum in direktem Zusammenhang mit einem strategischen Ziel steht. Bei der Erstellung von Szenarien, wird die Implikation von allen Risiken auf das jeweilige strategische Ziel aufgezeigt. Diese Transparenz ermöglicht eine wesentlich umfassendere und genauere Einschätzung der Zielwerte. Darüber hinaus wird durch die Integration von Risikoaspekten in die BSC die direkte Verbindung von unternehmerischer Verantwortung und Risikomanagementverantwortung betont. Die Ergebnisse der Risikoidentifikation gehen unmittelbar in die strategische und operative Planung ein.

---

[7] Vgl. Wurl/Mayer, S. 199–203.
[8] Vgl. Wurl/Mayer (2001), S. 204.
[9] Vgl. Reichmann/Form (2000), S. 190.

Um die Risikoaspekte erfolgreich in die Planung zu integrieren, ist zuerst die Ausgangssituation im Unternehmen zu analysieren. Hierbei werden vier Fälle unterschieden:

- Fall 1: Es ist weder ein Risikomanagement noch eine BSC implementiert.
- Fall 2: Es existiert nur ein Risikomanagement.
- Fall 3: Es besteht nur eine BSC.
- Fall 4: Ein Risikomanagement und eine BSC sind vorhanden, es fehlt aber eine Integration beider Systeme.

Fall 1:

Für den Fall, dass weder eine BSC mit ausgewogenen strategischen Unternehmenszielen, noch ein Risikomanagement im Unternehmen implementiert sind, schlagen wir folgende Vorgehensweise vor:

- Aufbau eines ausgewogenen Zielsystems[10), 11)];
- Aufbau eines integrierten Risikomanagementsystems;
- Identifikation und Analyse von Risiken;
- Schaffung von Risikobewusstsein;
- *Dokumentation der* Risikopolitik;
- Verankerung des Risikomanagements in der bestehenden Organisation;
- Festlegung der allgemeinen Risikostrategie und des tragbaren Risikopotenzials;
- Einführung von Kontrolle und Reporting von Risiken;
- Revision des Risikomanagementsystems;
- Integration von Risikoaspekten in die BSC;
- Zuordnung der relevanten Risiken zu den strategischen Unternehmenszielen in der BSC;
- Analyse der Wirkung aller Risiken je Unternehmensziel;
- Anpassung der Unternehmensplanung und/oder Einleitung von Maßnahmen zur Risikoanpassung;
- Festlegung eines schlüssigen Gesamtplanungsszenarios unter Berücksichtigung der nun transparenten Risikosituation.

Fall 2:

- Es ist ein ausgewogenes Zielsystem (BSC) zu installieren.
- Das vorhandene Risikomanagementsystem ist dahingehend zu analysieren, ob es die notwendigen Informationen (Risikoindikatoren, usw.) für eine Integration liefert.
- Gegebenenfalls sind Anpassungen im Risikomanagement vorzunehmen.

Fall 3:

- Die BSC muss um Risikoaspekte ergänzt werden.
- Dazu ist ein Risikomanagement zu implementieren und in die BSC zu integrieren, wie in Fall 1 beschrieben.

---

10) Vgl. Horváth & Partners (2001).
11) Vgl. Gräf/Kogler (2001).

Fall 4:

- Es sind zwar ein Risikomanagement und eine BSC im Unternehmen vorhanden, aber es fehlt die Verbindung beider Systeme.
- Die BSC muss ebenfalls wie in Fall 3 um Risikoaspekte ergänzt werden.
- In diesem Fall ist das Risikomanagementsystem zu überprüfen (vgl. Fall 2).
- Alle weiteren Punkte wurden in Fall 1 vorgestellt.

Zu beachten ist, dass eine Abstimmung der BSC mit dem Risikomanagement kontinuierlich erfolgen muss. Wird Risiken mit geeigneten Maßnahmen entgegengetreten, so muss auch eine Anpassung der Risikoeinschätzung in der BSC erfolgen.[12] Im Rahmen der operativen Planungs- und Steuerungsprozesse muss somit die Umsetzung der Maßnahmen zur Risikohandhabung (unterjährig) verfolgt werden.

2.4 Integration von Risikomanagement in die operative Steuerung

2.4.1 Herausforderungen

Ein wichtiges Steuerungsinstrument für Unternehmen – sowohl in wirtschaftlich guten als auch schlechten Zeiten – ist die Planung. Sie soll einerseits ambitionierte und zugleich realistische Ziele stecken, um vorhandene Potenziale voll auszuschöpfen, andererseits Risiken frühzeitig erkennen und das Unternehmen vor diesen bewahren.[13] Eine gute Planung ist daher das »A und O« sowohl für die kurz- als auch langfristige Steuerung und damit für die Existenz des Unternehmens.[14]

Derzeit findet in den meisten Unternehmen keine Verknüpfung von operativer Steuerung (Planung und Reporting) und Risikomanagement statt. Beide Prozesse laufen parallel und oftmals in getrennten Systemen ab. Die vom Controlling unterstützte und koordinierte Planung basiert auf Erwartungs- bzw. Mittelwerten, wobei i.d.R. sichere Ereignisse mit einer Eintrittswahrscheinlichkeit größer 70 % berücksichtigt werden. Die Steuerungsgrößen sind dabei meist Ergebnis-, Liquiditäts- und wertorientierte Kennzahlen. Hierdurch fehlt jedoch eine Kennzeichnung der Unsicherheiten der Planung. Eine Berücksichtigung der Risikodimension in der Planung findet allenfalls implizit oder intuitiv statt.

Parallel, jedoch von der Planung separiert, werden vom Risikomanagement statisch Risiken dokumentiert. Die Erfüllung gesetzlicher Anforderungen steht hierbei im Vordergrund. Dabei wird das Risiko als zufälliges Gefahrenmoment angesehen. Die Steuerung der Risiken erfolgt allenfalls auf der Ebene der Einzelrisiken, jedoch nicht auf Unternehmensebene und nicht im Rahmen der Planung. Es ist keine Aussage über die Gesamtrisikoposition des Unternehmens möglich. Das Risikomanagement erfolgt unabhängig von Planung und Reporting.

---

12) Vgl. Gleich/Höhner (2002), S. 21f.
13) Vgl. Hahn/Krystek 2000, S. 79f.
14) Vgl. Horváth & Partners (2008), S. 141ff.

Viele Unternehmen bewegen sich in zunehmend volatilen und globalisierten Märkten, haben aber keine relevanten Kennzahlen oder Instrumente etabliert, die das Unvorhersehbare kalkulierbar machen. Risikomanagement wird als Pflichtübung bzw. als eine isolierte Aktivität im Managementprozess wahrgenommen.

Zusammengefasst lassen sich folgende Herausforderungen ableiten:

- keine Kenntnis über die Gesamtrisikoposition des Unternehmens bzw. mit welchem Risiko das Ergebnis erzielt wird und wann besondere Liquiditätsengpässe entstehen könnten;
- einseitige Steuerung nach Ergebnisaspekten, keine Steuerung nach Ergebnis- und Risikoaspekten;
- keine Kenntnis über Dringlichkeit und Wirksamkeit von Risikosteuerungsmaßnahmen.

Risikomanagement ist auf allen Ebenen des Managements als integraler Bestandteil des Führungs- und Planungsprozesses wahrzunehmen. Jede Führungskraft hat einen spezifischen und einen individuellen Gestaltungsspielraum von Chancen und Risiken ihres Verantwortungsbereichs. Planung, Steuerung und Kontrolle müssen sich auf beide erstrecken. Durch die enge Korrelation von Ergebnis- und Risikoaspekten kann das Risikomanagement keinesfalls von anderen Managementprozessen isoliert werden.

2.4.2 Ziele

Bei der Integration des Risikomanagements sollten folgende Ziele im Vordergrund stehen:

- Transparenz der Risikoposition des Unternehmens;
- Planung unter Ertrags- und Risikoaspekten;
- Verankerung und Akzeptanz des Risikomanagements im Unternehmen.

Dabei stellt die Transparenz der Risikoposition die Grundvoraussetzung für die Planung und unterjährige Steuerung des Unternehmens dar und bezieht sich sowohl auf die Ebenen der Einzelrisiken als auch auf die Ebene der aggregierten horizontalen und vertikalen Gesamtrisiken. Es ist nicht ausreichend, nur Einzelrisiken zu kennen und zu bewerten. Es gilt vielmehr auch, die Gesamtrisikoposition unter Berücksichtigung der sich gegenseitig beeinflussenden Einzelrisiken mittels Aggregation zu ermitteln. Gleichzeitig sollte Transparenz über die Sensitivitäten der Jahresergebnisse und über die Liquidität der verschiedenen Risiken und Risikobündel geschaffen werden.

Die Planung unter Ertrags- und Risikoaspekten erweitert das bisher häufig angewandte konventionelle Vorgehen, mit einer reinen Ausrichtung auf Umsatz, Ergebnis und Cashflow, um die Risikodimension. In der Planung wird berücksichtigt, mit welchem Risiko das Ergebnis bzw. der Cashflow erzielt wird. Dies kann nur mithilfe des integrierten Ansatzes gelingen, in dem Planungsgrößen und -parameter mit den verbundenen Risiken aufgenommen und verarbeitet werden.

Die Verankerung und Akzeptanz des Risikomanagements ist die Voraussetzung für einen kontinuierlichen und Mehrwert schaffenden Umgang mit Risiken im Unternehmen. Durch die Integration des Risikomanagements in die Planung kann vermieden werden, dass das Risikomanagement als Insellösung verkümmert. Gleichzeitig werden die Voraussetzungen für eine schlanke organisatorische Lösung geschaffen.

2.4.3 Vorgehen

Zur erfolgreichen Integration des Risikomanagements sollten folgende Elemente berücksichtigt werden:

1. Konsistente Datenerhebung: Komplette Risikoerhebung über alle Bereiche nach einheitlichen Kriterien. Die Risiken sind dabei quantitativ auf Basis eines unternehmensweit gültigen Risikokatalogs und nach einheitlich definierten Standards zu bewerten.
2. Datenintegration: Für das Risikomanagement werden die in der Planung genutzten Strukturen, Planungsgrößen, Formate und Tools ebenfalls verwendet. Isolierte Risikodokumentation ohne Bezug zu den Planungsgrößen und unabhängig vom aktuellen Planungsstand ist in jedem Fall zu vermeiden.
3. Prozessintegration: Der Risikomanagementprozess wird vollständig mit dem Planungsprozess synchronisiert. Die Termine sind aufeinander abgestimmt und nach Möglichkeit werden Planungsprämissen in gemeinsamen Meetings diskutiert und Risiken direkt bewertet, beispielsweise Umsatzplanung bei Hauptkunden oder Materialpreisschwankungen bei wichtigen Materialgruppen. Zusätzlich können Ergebnisrisiken durch Eventrisiken wie beispielsweise Rückrufaktionen oder Ausfall von Produktionsanlagen in den Planungsmeetings mit aufgenommen, bewertet und berücksichtigt werden.
4. Verknüpfung mit Gewinn- und Verlustrechnung und Cashflow: Abbildung der Risiken in Bezug auf betriebswirtschaftliche Kennzahlen und Steuerungsgrößen. Hierzu sind drei wesentliche Stufen der Verknüpfung zu unterscheiden:
   - In einer ersten Stufe erfolgt die Risikoadjustierung der Planung. Die Korrektur der Plandaten um den Risikoerwartungswert ergibt das risikoadjustierte Planergebnis. Während in der konventionellen Planung im Normalfall Risiken mit einer Eintrittswahrscheinlichkeit > 70 % in die Planwerte eingerechnet sind, bleiben die Risiken mit Eintrittswahrscheinlichkeit < 70 % unberücksichtigt. Durch die Risikoadjustierung werden auch diese bisher nicht berücksichtigten Risiken aufgenommen und die Planwerte der konventionellen Planung um die Erwartungswerte der Risiken adjustiert. Allerdings ist hiermit noch immer keine Kenntnis über Schwankungsbreiten vorhanden.
   - In einer zweiten Stufe erfolgt die Aggregation der Risiken zur Gesamtrisikoposition. Die Aggregation erfolgt unter Berücksichtigung der Korrelatio-

nen der Risiken mithilfe der Monte-Carlo-Simulation. Somit können Analysen und Aussagen zu den Schwankungsbreiten um die risikoadjustierten Planergebnisse getroffen werden.
- In einer dritten Stufe können dann die Risikokennzahlen (z.B. Sigma, Value at Risk, Risk Adjusted Capital) und Sensitivitäten als Basis für die Steuerung errechnet werden.

2.4.4 Praxisbeispiel 1: Integration der Risikobewertung in die Umsatzplanung

Bei einem Automobilzulieferer wurden in gemeinsamen Meetings (Prozessintegration) zwischen Vertrieb, Controlling und Risikomanagement die Umsätze je Kunde detailliert geplant.

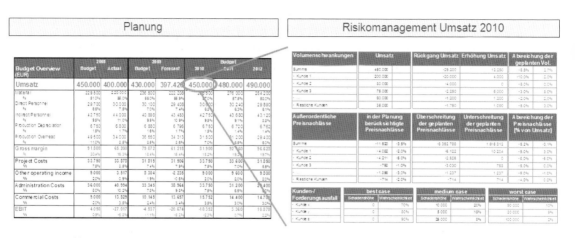

Abb. 2-5: Risikoadjustierte Umsatzplanung

Um die Absatzrisiken bewerten zu können, wurden die vom Controlling verwendeten Planungsunterlagen um die Risikokategorien Volumenschwankung, außerordentliche Preisnachlässe und Kunden-/Forderungsausfälle erweitert (Datenintegration).

Die in der Planung verabschiedeten Planumsätze und Planungsprämissen wurden je Kunde hinsichtlich der Risikokategorien Volumen, Absatzpreise und Forderungsausfall bewertet. Berücksichtigung fanden hierbei die vom Kunden abgegebenen Produktionszahlen, die vom Vertrieb angepassten Planvolumina Erfahrungen mit dem Kunden aus den letzten Jahren sowie der Anspannungsgrad der Planung. Somit konnte je Kunde eine Risikoabschätzung hinsichtlich der Volumina abgeleitet werden. Ebenso wurden je Kunde für die in der Planung festgesetzten Preisanpassungen Schwankungsbreiten festgelegt. Neben diesen Marktrisiken erfolgte die Risikobewertung hinsichtlich von Forderungsausfällen. Wichtig ist in diesem Zusammenhang die Berücksichtigung der Ergebniswirkung der einzelnen Risiken, da beispielsweise Preisnachlässe und Forderungsausfälle sich zu 100 % auf das Ergebnis auswirken, während die Volumenänderungen nur zum Teil auf das Ergebnis wirken.

Durch diese Vorgehensweise konnten die Zielsetzungen Transparenz, Planung unter Ertrags- und Risikoaspekten sowie Akzeptanz sehr gut umgesetzt werden. Auf Basis einer erstmalig vorliegenden Transparenz konnte die Planung unter Berücksichtigung von Ergebnis- und Risikoaspekten angepasst sowie die entsprechenden Maßnahmen eingeleitet werden. Das Vorgehen wurde für die anderen Positionen der Gewinn- und Verlustrechnung analog durchgeführt.

2.4.5 Praxisbeispiel 2: Absatz- und Preisplanung

Generell sollten Produkte mit höherem Risiko auch eine höhere Rendite für das Unternehmen erzielen. Sofern möglich, sollte die Risikoprämie auf den Verkaufspreis aufgeschlagen werden. Gewöhnlich ist dies jedoch nicht möglich, da der Preis durch den Markt bestimmt wird. In diesem Fall sollten Unternehmen in der Planung den Gewinn auf Risikoprämie und risikoadjustierten Gewinn aufteilen können. Nur der risikoadjustierte Gewinn kann als Vergleichsgröße zwischen verschiedenen Produkten dienen. Die Risikoprämien entscheiden, ob Produkte als Cash Burner oder Cash Generator angesehen werden können. Wird die Risikoprämie in einem integrierten Ansatz schon in einer sehr frühen Planungsphase, d.h. schon vor der Angebotserstellung ermittelt, kann der Risikoaufschlag entsprechend gesteuert werden. Die Steuerungsmaßnahmen können vom Projektverzicht über technische Produktanpassungen bis zur Vertragsgestaltung reichen.

2.4.6 Praxisbeispiel 3: Absatz- und Produktpolitik unter Ergebnis- und Risikoaspekten

Ein Automobilzulieferer für Elektronikkomponenten mit einer aktuell frei zur Verfügung stehenden Kapazität von 1 Millionen Einheiten hat zwei Optionen, sich zu positionieren:

Option 1:
Belieferung des Volumenmodells eines Kunden mit einem Volumina von 1 Million Einheiten und einem geplanten Ergebnis i.H.v. 10 Millionen Euro.

Option 2:
Aufteilung des Produktionsvolumens von 1 Million Einheiten und Belieferung von Modellen unterschiedlicher Hersteller in kleineren Volumina mit einem geplanten Gesamtergebnis von 8 Millionen Euro.

Nach dem konventionellen Planungsansatz auf Basis der Return-Kenngröße würde die Entscheidung klar zugunsten des Großauftrages fallen.

Die Risikobewertung für beide Optionen erfolgte durch die Ermittlung des Value at Risk 10 %. Für Option 1 ergab sich ein mit der höheren Marge verbundenes relativ hohes Risiko von 8 Millionen Euro. Dagegen wurde Option 2 mit der niedrigeren Marge auch mit einem relativ niedrigen Risiko von 4 Millionen Euro bewertet. Somit wurde für das Unternehmen eine transparente Planungs- und Entscheidungsgrundlage geschaffen, mit wie viel mehr an Risiko die höhere Marge in Option 1 erkauft werden kann und wie viel Ergebnisverlust die Reduzierung des Risikos durch Diversifizierung kostet.

2.4.7 Auswirkungen auf das Reporting

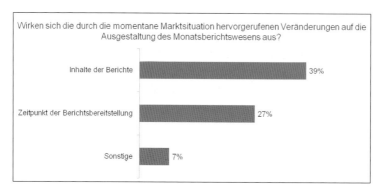

Abb. 2-6: Einfluss der Wirtschaftskrise auf die Gestaltung und Bereitstellung von Berichten[15]

Folgende Maßnahmen werden im Reporting in der aktuellen Krisensituation zunehmend ergriffen:

- Grundsätzlich werden mehr liquiditätsorientierte Informationen bereitgestellt.
- Zudem wird von Berichtsanalysen und -kommentierungen bis hin zum Maßnahmencontrolling mehr Zeit investiert.
- In vielen Unternehmen werden zudem verstärkt Sonderberichte erstellt, die zusätzlich zu den Standardberichten vom Management angefragt werden.
- Diejenigen, die an der Berichtszeit gearbeitet haben, lassen sich in zwei Gruppen einteilen. Der größere Teil der Betroffenen stellt Berichte früher zur Verfügung. Frühere Abgabetermine sind in diesen Fällen noch stärker an Team Meetings des Top-Managements orientiert. Die zweite Gruppe, vornehmlich der produzierenden Industrie angehörig, wiederum gibt an, dass Reports teilweise längere »Durchlaufzeiten« haben und damit auch erst später zur Verfügung stehen.
- Die Ergebnisse zeigen, dass das Controlling zurzeit daran arbeitet, das Reporting stärker an den krisenbedingten Bedürfnissen des Managements auszurichten. Insbesondere werden die Berichtsinhalte und die Qualität der Kommentierungen angepasst. Weiterhin werden verstärkt Maßnahmenvor-

---

15) Vgl. Horváth & Partners (2009).

schläge unterbreitet. Parallel dazu werden die Berichte früher zur Verfügung gestellt und das Ad-hoc-Berichtswesen ausgeweitet.
- Damit werden wichtige Schritte in Richtung Verbesserung des Reportings unternommen. Die beschriebenen Maßnahmen generieren Handlungsempfehlungen, die einerseits den Berichtsersteller zum wichtigen Diskussionspartner des Managements machen und andererseits einen echten Mehrwert für das Unternehmen generieren können.[16]

2.4.8 Früherkennung von Risiken

Um in Krisensituationen schnell und richtig reagieren zu können, muss über das Risikomanagement eine marktorientierte Frühwarnung zur Verfügung gestellt werden. Nur wenn Risiken rechtzeitig erkannt werden, können die Steuerungsmaßnahmen eingeleitet werden. Hierzu bedarf es der Festlegung von Risikolimits durch das Management.

Vorgehen:

- Identifikation der wesentlichen Risiken und Bestimmung der Korrelation zu Ergebnis und Cashflow;
- Verknüpfung der Risiken mit Risikotreibern;
- Festlegung von Limitwerten durch das Management;
- Verknüpfung der Risikodaten mit den Plandaten (Gewinn- und Verlustrechnung und Cashflow);
- kontinuierliches und möglichst automatisiertes Monitoring der Treiber;
- Durchführung von präventiven Risikosteuerungsmaßnahmen;
- Ableitung von Sofort- bzw. Gegenmaßnahmen oder Notfallplänen bei Überschreitung der Limitwerte;
- Aufbau Datenbank/Zeitreihen der Risikotreiber;
- Risiko-Frühwarnung durch Simulation der Risikotreiber in die Zukunft und Berechnung der zukünftigen Wahrscheinlichkeiten und Schadenshöhen.

2.4.9 Beispiel 1: Risikoadjustierte Liquiditätssteuerung

Im Gegensatz zu Ergebnisschwankungen können Liquiditätsengpässe bereits unterjährig existenzbedrohende Auswirkungen haben. Insbesondere unberücksichtigte Marktrisiken führen zu Liquiditätsengpässen, die durch teure Kredite zwischenfinanziert werden müssen oder die zur Gefahr der Insolvenz führen. Eine Integration des Risikomanagements in die Liquiditätssteuerung schafft die notwendigen Voraussetzungen für eine risikoadjustierte Liquiditätssteuerung.

Das konventionelle Liquiditätsmanagement fokussiert auf der Vermeidung von Liquiditätsengpässen und der Schaffung freier Liquidität über Working-Capital-

---

16) Vgl. Horváth & Partners (2008), S. 21f.

Reduzierung und Optimierung des Forderungsmanagements. Unberücksichtigt bleibt hierbei die Berücksichtigung der durch Marktrisiken verursachten Liquiditätsengpässe.

Zusätzlich zu konventionellen Instrumenten der Liquiditätssteuerung (Working-Capital-Reduzierung, Optimierung Forderungsmanagement) sollte die Risikodimension als Basis für eine risikoadjustierte Liquiditätssteuerung integriert werden. Dies beinhaltet zum einen die Implementierung eines marktorientierten Frühwarnsystems und zum anderen die Steuerung der Mindestliquidität unter Berücksichtigung von Risk- und Return-Aspekten.

Voraussetzungen und Erfolgsfaktoren:

- Risikobewertung der ein- und ausgehenden Cashflows (Quantifizierung sowie Korrelationen);
- Verknüpfung der Risiken mit den Cashflow-Plangrößen;
- Aggregation der Gesamtrisikoposition und Berechnung der Sensitivitäten;
- Analyse und Definition der Risikotreiber;
- Festlegung und Implementierung von Limitwerten;
- Aggregation der Gesamtrisikoposition und Berechnung der Sensitivitäten;
- Berechnung von Marktschwankungen und Mindestliquidität unter Risk- und Return-Aspekt.

2.4.10 Beispiel 2: Steuerung der Risiken aus Marktpreisveränderungen

Die zunehmende Volatilität der Märkte stellt Unternehmen vor besondere Herausforderungen. Marktpreisschwankungen haben in den letzten Jahren massiv zugenommen. Die Kursentwicklung von Währungen (US $ zu EUR), Zinsen oder Rohstoffen (z.B. Öl, Kupfer, Stahl, Aluminium) weisen deutlich auf die Schwankungen in den Märkten hin. Als typische Fragestellungen ergeben sich für die Unternehmen:

- Wie wirken die Marktpreisrisiken auf die Gewinn- und Verlustrechnung und den Cashflow?
- Wie hängen die unterschiedlichen Marktrisiken zusammen?
- Welcher Gesamtrisikoposition ist das Unternehmen ausgesetzt?
- Wie können die Marktrisiken gesteuert werden?
- Wie viel Risiko kann das Unternehmen tragen?
- Wie hoch sollen die Marktrisiken abgesichert werden?
- Wie sollen Investitionen finanziert werden?

Die unternehmensspezifische Risikoposition kann mit folgendem Vorgehen aktiv gesteuert werden:
- Analyse der Marktrisiken:
  Risikotreiber werden identifiziert und die zukünftige Entwicklung simuliert.
- Berechnung der unternehmensspezifischen Auswirkungen:
  Die Aggregation der Marktrisiken ergibt die spezifische Gesamtrisikoposition.

- Ableitung von Risikostrategie und Maßnahmen:
  Die Marktrisiken können effizient mit Finanzprodukten gesteuert werden.

Als Nutzen ergeben sich für das Unternehmen eine

- Verbesserung des geplanten Jahresergebnisses durch effiziente Steuerungsmaßnahmen;
- Berücksichtigung aller Marktpreisrisiken und -korrelationen in einer Auswertung;
- Verbesserung der Planungsqualität durch Reduktion der Ergebnisschwankungen;
- Reduktion des Risk Exposure durch den Einsatz von Finanzinstrumenten/-produkten;
- Vorbereitung des Unternehmens auf außerordentliche, ungünstige Preisentwicklungen.

2.5 Fazit

Thesen

- Die Existenz eines Risikomanagements ermöglicht die Schaffung einer transparenten Risikosituation.
- Die Schaffung von Risikobewusstsein bei den Mitarbeitern ist Voraussetzung für ein effektives Risikomanagementsystem.
- Durch ein effektives Management von Risiken hat ein Unternehmen die Möglichkeit, Wettbewerbsvorteile zu erlangen.
- Viele Risikomanagementsysteme wurden aus formalen bzw. gesetzlich getriebenen Anforderungen aufgebaut.
- Trotz früher Signale wurden Maßnahmen zur Krisenbewältigung in vielen Fällen relativ spät eingeleitet.
- Die Einführung eines Risikomanagementsystems nach Eintritt einer Krise ist wenig effektiv, besser ist ein permanenter Einsatz.
- Bei den »Gegenmaßnahmen« setzen die CFOs die richtigen Prioritäten und forcierten zunächst liquiditäts- und ergebnissichernde Maßnahmen.
- Die Integration des Risikomanagements in die Unternehmensplanung zeigt die Auswirkungen von Risiken auf die zukünftige Entwicklung.
- Der persönliche Einsatz und die Sensibilisierung der Mitarbeiter sind ebenso wichtig wie der Einsatz der richtigen Instrumente.
- Ein Risikomanagementsystem muss vollständig in die bestehenden Managementsysteme integriert werden.
- Bei der Verbesserung bzw. Weiterentwicklung der Instrumente im Risikomanagement besteht nach wie vor Handlungsbedarf – die wesentlichen Ansatzpunkte sind bekannt.

Handlungsempfehlungen

- Aufbau eines permanenten Risikomanagementsystems zur Vorbereitung auf Krisen
- Das Risikomanagementsystem muss vom Management gefordert und ausgestaltet werden, um den Steuerungsanforderungen gerecht zu werden
- Festlegung einer Risikostrategie
- Risikobewusstsein bei den Mitarbeitern schaffen
- Konsistente Risikoerhebung und Quantifizierung
- Aggregation der Risiken zur Gesamtrisikoposition des Unternehmens
- Implementierung von Limitwerten
- Konsequentes Management der Risiken aller Geschäftsbereiche
- Integration des Risikomanagements in die Planung
- Integration des Risikomanagements in das Reporting
- Vollständige Integration des Risikomanagements in bestehende Managementsysteme
- Steuerung des Unternehmens nach Ergebnis- und Risikoaspekten

Literatur

Andersen, A.: Frankfurter Allgemeine Zeitung vom 16.7.2001, S. 24.

Franz, K. P.: Corporate Governance, in Dörner, D./Horváth, P./Kagermann, H. (Hrsg.), Praxis des Risikomanagements, Grundlagen, Kategorien, branchenspezifische und strukturelle Aspekte, Stuttgart 2000, S. 41–72.

Glaum, M.: Kapitalmarktorientierung deutscher Unternehmen, in C&L Deutsche Revision (Hrsg.), Frankfurt/Main 1998, S. 17.

Gleich, R./Höhner, M.-A.: Früherkennung mit Chancen und Risiken mit der Balanced Scorecard, in Pastors, P. M. (Hrsg.), Risiken des Unternehmens – vorbeugen und meistern, Mering 2002, S. 135–163.

Gleißner, W.: Grundlagen des Risikomanagements im Unternehmen, München 2008.

Gräf, J./Kogler, S.: Der Controlling-Berater 2001, S. 29–54.

Hahn, D./Krystek, U.: Früherkennungssysteme und KonTraG, in Dörner, D./Horvath, P./Kagermann, H. (Hrsg.), Praxis des Risikomanagements, Stuttgart 2000, S. 73–98.

Horváth & Partners: CFO Panel Ad-hoc-Studie, Die Rolle des Finanzbereichs in turbulenten Zeiten, Online-Umfrage 2009, www.horvath-partners.com. Das CFO Panel ist ein Netzwerk von Führungskräften des Finance-Bereichs. In einer auf Basis eines einheitlichen Prozessmodells und standardisierten Fragebogens durchgeführten jährlichen Benchmarkerhebung bei den derzeit über 200 Mitgliedsunternehmen findet eine Aktualisierung der Benchmark-Datenbank zu allen Prozessen des Finance-Bereichs statt.

Horváth & Partners: Balanced Scorecard umsetzen, Stuttgart 2001.

Meier, G./Reh, G.: Markt und Mittelstand 1998, S. 44–48.

Reichmann, T./Form, S.: Controlling 2000, S. 189–198.

Wurl, H.-J./Mayer J. H.: Balanced Scorecard und industrielles Risikomanagement, in Klingebiel, N. (Hrsg.), Performance Measurement & Balanced Scorecard, München 2001, S. 179–213.

3. Investitionsmanagement als Maßnahme zur Krisenbewältigung

von Philip Schoyerer und Julia Ankudinova

Übersicht

3.1 Einleitung *548*
3.2 Investitionsstrategie *549*
3.3 Methoden *554*
3.3.1 Qualitative Investitionsbewertung *554*
3.3.1.1 Beispiel: Strategischer Nutzen *554*
3.3.1.2 Beispiel: Flexibilität *555*
3.3.1.3 Beispiel: ökologische Nachhaltigkeit *555*
3.3.1.4 Beispiel: Erfahrung *556*
3.3.2 Quantitative Investitionsbewertung *556*
3.3.2.1 Planung zukünftiger Zahlungsströme *556*
3.3.2.2 Praxisrelevante Bewertungskriterien in der Krise *557*
3.3.2.3 Vergleich der Bewertungskriterien mit Schwellenwerten *559*
3.3.3 Szenarioanalysen *560*
3.4 Organisation und Prozesse *561*
3.5 Fazit *565*
Literatur *566*

3.1 Einleitung

Die Finanzkrise und die daraus resultierende eingeschränkte Kapitalverfügbarkeit hat sich nachhaltig auf die Realwirtschaft ausgewirkt. Nicht nur die Verknappung von Liquidität war die Folge, sondern auch ein drastischer Rückgang der Nachfrage an den globalen Märkten. Auch deutsche Unternehmen waren stark betroffen und reagierten vor allem mit Kostensenkungen auf die veränderten Rahmenbedingungen.

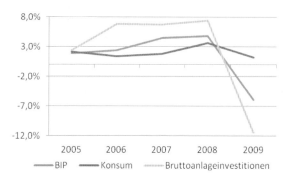

Abb. 3-1: Bruttoanlageinvestitionen in Deutschland 2005–2009 zum 1. Halbjahr

Um Ausgaben zu reduzieren und Liquiditätsengpässe zu vermeiden, wurden Investitionen pausiert, gestoppt oder gar nicht erst durchgeführt. So sind die Bruttoanlageinvestitionen in Deutschland im 1. Halbjahr 2009 im Vergleich zum Vorjahr um 11 % eingebrochen (vgl. Abb. 3-1). In den drei vorangegangenen Jahren wuchsen die Investitionen zum Vergleich jeweils um knapp 7 % im ersten Halbjahr.[1] Ein Grund für den Investitionseinbruch in 2009 ist, dass in Phasen von Kapitalengpässen das Unterlassen von Investitionen ein scheinbar einfaches und wirkungsvolles Mittel ist, um die Liquidität zu schonen. Jedoch gefährdet ein solches Vorgehen die Zukunftsfähigkeit des Unternehmens. Ein Investitionsstau kann beispielsweise zu veralteten Anlagen und geringeren Kapazitäten zur Wertschöpfung führen und damit ein eingeschränktes Umsatz- und Gewinnpotenzial nach sich ziehen. So besteht ein Konflikt zwischen der Sicherung kurzfristiger Liquidität und der Schaffung mittel- und langfristiger Renditemöglichkeiten durch Investitionen. Dieser Zielkonflikt darf auch in der Finanzkrise nicht zu einseitigen Entscheidungen zu Lasten von Investitionen führen. Der Schlüssel, dies zu vermeiden, ist ein methodisch und organisatorisch sauber etabliertes Investitionsmanagement, welches in der Lage ist, strategische Zielvorgaben effektiv umzusetzen. So kann das Unternehmen einen Umschwung von einer niedrigen Ertragslage oder gar Verlustzone in eine langfristige überlebenssichernde Gewinnsituation – einen sog. Turnaround[2] – vollziehen.

---

1) Vgl. Statistisches Bundesamt (2009).
2) Vgl. Meusel (2009), S. 9f.

Im Folgenden werden wir daher zunächst diskutieren, welche Formen von Investitionen existieren und wie sich diese im Kontext der Finanzkrise zu einer konsistenten und nachhaltigen Investitionsstrategie zusammenfügen lassen. Nach dieser qualitativen Betrachtung werden wir im Abschnitt »Methoden« erläutern, wie die Güte von Investitionen quantifiziert wird. Damit wird das Investitionsmanagement in die Lage versetzt, Investitionen vor dem Hintergrund der strategischen Vorgaben korrekt zu bewerten und ein optimales Investitionsportfolio zusammenzustellen. In der Sektion »Organisation und Prozesse« wollen wir schließlich analysieren, in welchem prozessualen Rahmen Investitionsbewertung und Entscheidung effektiv vorgenommen und zügig in das strategische Gesamtkonzept integriert werden können. Abgerundet wird dieses Kapitel durch einen »Ausblick« dahingehend, wie Unternehmen die vorgestellten Konzepte auch nach der Krise erfolgreich anwenden können.

In unserem Beitrag konzentrieren wir uns auf Investitionen im Rahmen des jeweiligen operativen Geschäftsmodells und der Kernkompetenzen eines Unternehmens und nicht auf reine Finanzinvestitionen.

3.2 Investitionsstrategie

Grundsätzlich ist eine Investition die Verwendung von Kapital, die das Ziel zusätzlicher Geldgewinne hat.[3] Damit sind Investitionen der Grundstein für weiteres Wachstum. Allgemein können Investitionen unterschiedliche Sachverhalte bezwecken. Zum einen kann ein Unternehmen in zusätzliche Kapazitäten investieren, die neben Verbrauchsmaterialien und Mitarbeiterkompetenzen zum Wachstum notwendig sind. Zum anderen können Investitionen darauf abzielen, Produktionsprozesse z.B. durch neue Technologien effizienter zu gestalten. Hierdurch können Kosten reduziert und somit Gewinne maximiert werden. Letztendlich fördern Investitionen damit tragfähiges Wachstum und dienen der Nachhaltigkeit des unternehmerischen Handelns. Die Tragfähigkeit und damit verbundene Rentabilität erhält in einer Turnaround-Situation besondere Bedeutung.

Das Kernproblem der Steuerung von Investitionen ist der starke Zukunftsbezug der Entscheidung. Die Mittelverwendung zur Investition findet oft lange vor der Generierung der Zahlungszuflüsse statt. Das Ergebnis der Investition liegt somit zum Zeitpunkt der Entscheidung noch in der Zukunft und ist daher mit Risiken und Unsicherheit behaftet.

Das zeitliche Auseinanderfallen von Kapitalverwendung und Gewinnerzielung ist die Ursache für verminderte Investitionen während eines Turnarounds. Kurzfristige Kredite sind während der Finanzkrise deutlich weniger verfügbar. Dadurch droht ein kurzfristiger Liquiditätsengpass. Dieser limitiert auch die Mittel für Investitionen. Der Kapitalversorgungsschock wirkt umso negativer auf die Durchführung von Investitionen, je geringer die Barmittelreserven, je höher die kurzfristigen Verbind-

---

[3] Vgl. Wöhe (2002), S. 600.

lichkeiten und je abhängiger das Unternehmen von Fremdkapital ist.[4] Da die kurzfristige Liquidität sichergestellt werden muss, können viele Unternehmen nur eingeschränkt Investitionen tätigen. Die Investitionen speisen sich aus den nun stark begrenzten Kapitalreserven des Unternehmens. Dabei konkurrieren sie einerseits mit den operativen Ausgaben. Andererseits benötigt auch der Aufbau von Rücklagen Kapital, um Reserven für weitere Liquiditätsklemmen zu schaffen. Statistische Auswertungen zeigen uns, dass Unternehmen mit geringen Kreditlinien ihre Investitionstätigkeiten besonders stark gekürzt haben. Im Gegenzug dehnen diese Unternehmen die Investitionen wieder überproportional aus, sobald auch die Kreditlinien ausgeweitet werden.[5] Nicht durchgeführte Investitionen werden also als taktische Manövriermasse genutzt, um kurzfristige, operative Zahlungen leisten zu können.

Die Balance zwischen Investitionszahlungen einerseits und operativen Auszahlungen sowie Rücklagen andererseits muss sich auch in der Strategie widerspiegeln. Im Falle eines Turnarounds steht oft die Risikominimierung im Fokus der Unternehmensstrategie. Investitionen tragen in einer Turnaround-Situation einerseits das finanzielle Risiko, keine zufriedenstellenden Renditen zu erzielen. Dies muss durch adäquate Bewertungsmethoden verhindert werden, wie im folgenden Abschnitt »Methoden« beschrieben ist. Im Gegenzug birgt eine unterlassene Investition Wettbewerbsrisiken. Aufgrund nicht getätigter Investitionen positioniert sich ein Unternehmen möglicherweise schwächer im Wettbewerb. Wettbewerbsrisiken sind besonders schwerwiegend, da das Unternehmen seine Position am Markt langfristig nicht mehr behaupten kann. Vor dem Hintergrund des grundsätzlichen Investitionsziels eines rentablen Wachstums, wird bei der Auswahl der Investitionen ein besonderes Augenmerk darauf gerichtet, solche Risiken zu minimieren.

Ein weiteres Wettbewerbsrisiko ist der drohende Investitionsstau. Aktuell geht die Mehrzahl der Ökonomen von einer langfristigen Erholung der Märkte aus.[6] Unternehmen dürfen dies nicht verpassen und müssen rechtzeitig den Investitionsstau auflösen. Dabei stellt die Implementierungsdauer der Investitionen, und damit verbunden der Investitionszyklus, eine Herausforderung an das Investitionsmanagement dar. Abhängig von dem Investitionsgut vergehen oft Jahre bis zur Fertigstellung, in denen sich die Konjunktur und damit die Rentabilität der Investition komplett ändern können. Der Automobilhersteller Volkswagen hat im Juli 2008 die Entscheidung zum Bau eines Werkes in Chattanooga in den USA mit einer jährlichen Kapazität von 150 000 Fahrzeugen getroffen.[7] Der Produktionsbeginn des Werks ist für das Jahr 2011 geplant, jedoch ist der Automobilabsatz in den USA in 2009 teilweise bis zu 25 % im Jahresvergleich eingebrochen.[8] Ein langfristiges Investitionskonzept spiegelt Investitionszyklen sowie Konjunkturzyklen wider. Wird dies nicht sichergestellt, erweisen sich Investitionen im Nachhinein möglicherweise als unrentabel und tragen nicht zum Wachstum bei. Daher nehmen Unternehmen, die langwierige Investitionen tätigen, konjunkturelle Zyklen in ihre Planung auf.

---

4) Vgl. Duchin/Ozbas/Sensoy (2009), S. 28.
5) Vgl. Campello u. a. (2009), S. 24f.
6) Vgl. Die Welt (2009), S. 13.
7) Vgl. Volkswagen Media Services (2008).
8) Vgl. Espey (2009).

Delta Air Lines Inc. berücksichtigen z.B. in ihrem Zehnjahresplan zwei starke Konjunkturrückgänge.[9]

Um mit dem Investitionsportfolio ein nachhaltiges Wachstum zu ermöglichen, beachten Unternehmen zusätzlich zu dem zeitlichen Verlauf auch das jeweilige Ziel einer Investition. Vor dem Hintergrund von ca. 1 Milliarde gesunkenen Umsätzen im Krisenjahr 2009 verschiebt die Deutsche Bahn ihre Investitionsvorhaben.[10] Das Unternehmen hat ursprünglich zur Modernisierung seiner Fernverkehrsflotte das Investitionsprogramm »ICx« zur Anschaffung von 300 Zügen von 2014 bis 2028 aufgesetzt.[11] Die Investitionen in die verschiedenen Zugflotten der DB unterscheiden sich durch die Implementierungsdauer aber auch durch die Zielsetzung der Investition. Gemäß den üblichen Klassifizierungen unterteilen wir die Investitionsziele grundsätzlich in Ersatzinvestitionen, Erweiterungsinvestitionen und Innovationsinvestitionen, wobei letztere nicht explizit Teil des Investitionsprogramms ICx sind (vgl. Abb. 3-2).

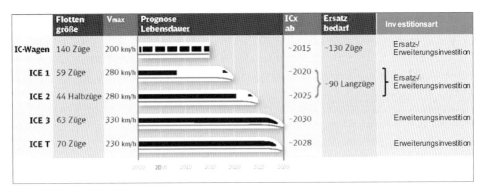

Abb. 3-2: Zusammensetzung des ICx Investitionsprogramms

Ersatzinvestitionen erneuern Güter, die sich im Prozess der Wertschöpfung abgenutzt haben. Die Investition erweitert dabei die originäre Kapazität nicht. Ein Unternehmen kann sich im Zuge der Finanzkrise dagegen entscheiden, eine Ersatzinvestition zu tätigen, um die Liquiditätsreserven zu stärken. Denn aufgrund der geringen Nachfrage kann das Unternehmen die Produktion drosseln. Langfristig wird die Produktionskapazität allerdings wieder aufgrund erhöhter Absatzmöglichkeiten benötigt. Die dazu notwendigen Investitionen werden nun jedoch aufwendiger sein, da Voraussetzungen wie Infrastruktur oder Erfahrungen evtl. neu aufgebaut werden müssen.

Erweiterungsinvestitionen vergrößern die Kapazitäten, ohne das Geschäftsmodell grundsätzlich zu verändern. Aufgrund der Finanzkrise treten die Wachstumserwartungen oft nicht ein und Erweiterungsinvestitionen werden nicht getätigt. Diese Entscheidung ist bei laufenden Investitionen allerdings schwieriger. Oft existieren keine stabilen Prozesse, um bereits bewilligte Investitionen abzubrechen oder zu

---

9) Vgl. Dumaine/Neumeier (1990).
10) Vgl. Krummheuer (2009); o.V., Handelsblatt (2009a).
11) Vgl. Deutsche Bahn AG (2008), S. 12f.

modifizieren. Unternehmen orientieren sich am veralteten Budget und belasten die Unternehmensliquidität. Interessanterweise beobachten wir dieses Verhalten besonders bei kleinteiligen Investitionen.

Innovationsinvestitionen bilden die Grundlage für eine tiefgreifende Veränderung des Geschäftsmodells durch neue Produkte, Märkte oder Herstellungswege. Daher ist die unmittelbar erzielte Rendite oft gering und das damit verbundene Risiko relativ hoch. Jedoch hofft das Unternehmen langfristig auf hohe Renditen. Innovationsinvestitionen sind insofern vergleichbar zu Forschungsprojekten. Vor dem Hintergrund der immensen Herausforderungen eines Turnarounds verzichten Unternehmen in der Krise deshalb oft auf solche Investitionen. Erfolgreiche Unternehmen finden jedoch Wege, nicht komplett auf Innovationsinvestitionen zu verzichten. Beispielsweise hat ein Unternehmen die Möglichkeit, auf kapitalintensive Investitionen zu verzichten und stattdessen kleinere Projekte durchzuführen, um strategische Optionen zu sichern. Der Automobilhersteller Daimler hat trotz einbrechender Nachfrage mit einem zweistelligen Millionenbetrag 10 % am Elektroautohersteller Tesla erworben.[12] »Unsere Industrie vollzieht einen Paradigmenwechsel. ... Wir benötigen Technologiewechsel schnell.«, so kommentierte Daimler-CEO Dieter Zetsche.[13] Unsere Erfahrungen im Rahmen der Finanzkrise zeigen, dass deutsche Unternehmen Erweiterungs- und Innovationsinvestitionen überproportional verringert haben.

Investitionen müssen deshalb nach ihrer Art unterschiedlich bei der Zusammenstellung des Investitionsportfolios betrachtet werden. Dabei gelten die grundlegenden Anforderungen an die Investitionen weiterhin. Einerseits soll eine möglichst hohe Rendite erzielt werden. Andererseits zwingt die Kapitalknappheit Unternehmen bei einem Turnaround, verstärkt auf eine geringe Belastung des Investitionsbudgets zu achten. In der Entwicklung eines fiktiven Investitionsportfolios nutzen wir daher vereinfachend zwei Entscheidungsdimensionen: den Return on Investment (ROI) sowie den jeweiligen Anteil am verfügbaren Kapital für Investitionen. In unserem einfachen Beispiel können wir die möglichen Investitionsobjekte anhand des ROI und der Budgetbelastung zueinander in Vergleich stellen und die Investitionsobjekte gegen diese Dimensionen abtragen.

Die Positionierung der Investitionen in der Matrix kann anhand von vier Feldern charakterisiert werden, vgl. Abb. 3-1. Feld 1 beinhaltet alle Investitionsobjekte, die eine hohe Rendite im Vergleich zum benötigten Investitionskapital bieten. Gleichzeitig ist der Anteil des benötigten Kapitals am Investitionsbudget hoch. Grundsätzlich erscheinen diese Investitionen attraktiv, wobei sie durch die hohe Kapitalanforderung tendenziell andere Investitionsoptionen verdrängen. Feld 2 beinhaltet Investitionsobjekte, die ebenfalls eine hohe Rendite bieten, deren Kapitalanforderungen jedoch einen geringeren Anteil am Investitionsbudget benötigen. Im Feld 3 befinden sich Investitionen, die einen hohen Kapitalbedarf zeigen. Der ROI ist im Vergleich jedoch gering und damit wenig attraktiv. Das Feld 4 beinhaltet Investitionen mit geringeren Renditen und geringem Anteil am Investitionsbudget.

---

12) Vgl. Brückner (2009).
13) Vgl. Palmeri/Carey (2009).

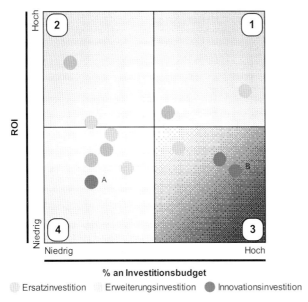

Abb. 3-3: Beispiel von klassifizierten Investitionsobjekten

Zusätzlich muss jede Investition hinsichtlich ihrer Bedeutung im Rahmen der Investitionsstrategie betrachtet werden. So kann man die Investitionsart als Hilfsmittel nutzen. Die Grafik macht deutlich, dass einige unattraktiv erscheinende Investitionen in den Unterfeldern 3 und 4 Innovationsinvestitionen darstellen. Da diese nicht primär das Ziel von direkten Renditen verfolgen, kann das Unternehmen erwägen, sie trotzdem in das Investitionsportfolio aufzunehmen. Investition A könnte z.B. die Beteiligung von Daimler an Tesla darstellen. Investition B kann zum Vergleich das Joint Venture von Daimler mit Evonik Industries zur Entwicklung der Lithium Ionen-Technologie repräsentieren, das mit einem dreistelligen Millionenbetrag beziffert wurde.[14] Diese Investition ist deutlich höher als die Beteiligung an Tesla und wird erst dann ausreichende Renditen erzielen, wenn sich der Markt für Elektroautomobile deutlich entwickelt. Langfristig müssen solche Investitionen, möglicherweise mittels Folgeinvestitionen, den Renditeerwartungen des Unternehmens entsprechen. Oft sehen sich Unternehmen während eines Turnarounds nicht in der Lage, in Innovationen zu investieren. Obwohl dies vielfach der Fall ist, sollte die Entscheidung jedoch nicht voreilig erfolgen.

Unternehmen müssen das Investitionsportfolio während eines Turnarounds ganzheitlich betrachten und dabei die Renditeforderungen und die geringe Verfügbarkeit von Kapital balancieren. Anstatt einer kapitalintensiven Innovationsinvestition kann das Unternehmen durch kleinere Investitionen Erfahrungen sammeln. Es kann versuchen, eine wichtige Position am Markt frühzeitig zu besetzen und so das Wettbewerbsrisiko einer zu späten Positionierung zu minimieren. Notwendige Ersatzinvestitionen und Erweiterungsinvestitionen im Sinne konservativer Marktwartungen bilden die Grundlage für ein ausgeglichenes Investitionsportfolio. Zu-

---

14) Vgl. Buchenau/Gillmann (2009).

sätzliche vorsichtige Innovationsinvestitionen erweitern dieses, um stärkeres Wachstum nach dem Turnaround zu ermöglichen. Dadurch kann das Investitionsmanagement Kapitalgebern beweisen, dass das Unternehmen auf operativer Seite den Turnaround vollbringen kann.

3.3 Methoden

Die Investitionsstrategie muss durch krisenkonforme Bewertungsmethoden sowie eine stabile Organisation und Prozesse unterstützt werden.

Gerade in Krisenzeiten führt der oben beschriebene Zielkonflikt zwischen Investitionen und Kapitalrücklagen in den meisten Unternehmen zu einer restriktiven Investitionspolitik. Je knapper und unsicherer die Zahlungsflüsse im Unternehmen werden, umso kritischer betrachtet das Management die Investitionsmöglichkeiten und stellt sich die Frage, ob, in welchem Umfang und in welchem Bereich die Investition tatsächlich getätigt werden muss. Dabei rücken oft die »harten« Fakten in den Vordergrund. Wert, Rentabilität (ROI) und Amortisation der Investition werden zum entscheidenden Knock-out-Kriterium. »Momentan kommen für uns Investitionen, die sich nicht innerhalb von zwei Jahren amortisiert haben, nicht infrage«, verriet uns ein Controller eines mittelständischen Unternehmens. Jedoch ist diese derzeit rein quantitative Sicht kritisch zu betrachten, da sie die weichen Faktoren, wie z.B. die Nachhaltigkeit der Investition, außer Acht lässt. So können Investitionen mit einer kurzen Amortisationsdauer durch unnötige Verschwendung von Ressourcen dem Geschäft langfristig schaden.

Um eine Investition richtig bewerten zu können, müssen im Hinblick auf einen Turnaround daher zusätzlich zu quantitativen Aspekten auch die qualitativen Faktoren einbezogen werden. Die Berücksichtigung qualitativer Faktoren kann quantitative Modelle stark beeinflussen, sodass Investitionen, die zuvor unattraktiv waren, in einem weitaus positiveren Licht stehen und umgekehrt.

3.3.1 Qualitative Investitionsbewertung

Die qualitativen Faktoren können beispielsweise wirtschaftlicher, technischer, sozialer oder rechtlicher Natur sein. Sie werden durch die krisenbedingte Veränderung der Marktumgebung ebenso wie durch Mega-Trends wie verstärktes Umweltbewusstsein oder Globalisierung geprägt. So gewinnen Aspekte wie z.B. strategischer Nutzen, Flexibilität, ökologische Nachhaltigkeit oder vorhandene Erfahrung zur Durchführung einer Investition an Bedeutung. Um dieser Bedeutung gerecht zu werden, müssen die weichen Faktoren quantifiziert und in die quantitative Bewertung integriert werden.

3.3.1.1 Beispiel: Strategischer Nutzen

Ein Beispiel für einen relevanten qualitativen Faktor ist der strategische Nutzen einer Investition. Umfragen bestätigen, dass Investitionen mit einem hohen strategischen Wert trotz geringer direkter Renditen selbst in der Krise von Unternehmen als wichtig erachtet werden.[15] Ein deutscher Technologiekonzern z.B. bepreiste seine Software unter Wert, um bei einem Ranking unter die besten drei Anbieter zu gelangen. Obwohl die Rendite dadurch vergleichsweise gering war, erzielte der Konzern einen wichtigen Werbeeffekt und verschaffte sich damit einen Wettbewerbsvorteil. Die Kunden sind nun bereit, einen höheren Preis für Folgeentwicklungen zu zahlen. Somit ist es wichtig, Investitionen in einem größeren Kontext zu sehen und Auswirkungen auf andere Projekte bei der Gesamtbewertung zu berücksichtigen. Dies kann beispielsweise erreicht werden, indem die erwarteten Zahlungsflüsse der Investition gemeinsam mit Folgeprojekten betrachtet werden und in Summe quantitativ bewertet werden. Dadurch werden bestimmte Investitionen als Voraussetzung für Folgeinvestitionen gesehen und nicht reduziert.

3.3.1.2 Beispiel: Flexibilität

Ein weiterer krisenrelevanter qualitativer Faktor ist die Flexibilität einer Investition. Insbesondere in der Krise ist die Nachfrage in vielen Bereichen rückläufig bei gleichzeitig steigenden Kapitalkosten. Unternehmen wie Märklin und Quelle haben schmerzhaft festgestellt, dass sie einerseits die geplanten Umsätze nicht mehr realisieren und gleichzeitig die Kapitalkosten nicht tragen konnten.[16] In einer solchen Situation liegt für viele Unternehmen der Gedanke nahe, Investitionen zu verringern. Jedoch können bereits begonnene Investitionen oft nur mit großen Verlusten reduziert oder rückgängig gemacht werden. Der flexible Ressourceneinsatz einer Investition – Humankapital, Material oder Lieferanten – kann daher ein wichtiger Faktor bei der Investitionsentscheidung sein. Investitionen mit einer flexiblen Kostenstruktur, die schnell an die Nachfrage angepasst werden kann, sind klar im Vorteil. Laut einer Studie von Forrester[17] aus dem Jahr 2009 haben bereits viele Unternehmen aus der Rezession 2001/2002 gelernt und können nun flexibel auf die Krise reagieren. Diese Flexibilität basiert in vielen Fällen auf dem Zugang zu spezialisierten externen Ressourcen, die die Unternehmen beliebig ausweiten und reduzieren können. Zu beachten ist, dass diese erhöhte Flexibilität meistens teurer erkauft werden muss. Die Quantifizierung dieses Faktors kann im Rahmen einer Szenarioanalyse erfolgen, indem beispielsweise der Fall eines Nachfragerückgangs simuliert wird und die erwarteten Zahlungsströme je nach Flexibilität der Investition variiert werden. So wird deutlich, welche Investitionen einer veränderten Marktumgebung standhalten können.

3.3.1.3 Beispiel: ökologische Nachhaltigkeit

Ebenso gewinnt die ökologische Nachhaltigkeit einer Investition bei der Bewertung an Bedeutung. Der gesellschaftlich und politisch gewollte Wandel zu umweltschonenden Technologien führt dazu, dass Unternehmen umweltschädigende Investitionen reduzieren. So haben beispielsweise viele Energie- und Automobilkonzerne während der Krise Investitionen in neue Kohlekraftwerke sowie in die

---

15) Vgl. Capgemini (2009); Quack (2009).
16) Vgl. o.V. (2009b).
17) Vgl. Forrester Research (2009).

Entwicklung wenig effizienter Autos gestoppt.[18] Bei der Frage, welche Faktoren bei der Bewertung von Investitionsvorhaben für sie relevant sind, zählte für die von Capgemini befragten Unternehmen der Faktor Umwelt zu den fünf wichtigsten Faktoren. Wie im Falle von Flexibilität kann der Faktor ökologische Nachhaltigkeit beispielsweise in die Investitionsentscheidung fakturiert werden, indem die erwarteten Rückflüsse angepasst werden, um die gesellschaftliche Akzeptanz durch umweltbewusste Investitionen darzustellen.

3.3.1.4 Beispiel: Erfahrung

Die Existenz der Erfahrung zur Durchführung der Investition spielt während der Krise eine besondere Rolle, da eine nachträgliche Erhöhung der Zahlungsausgänge aufgrund unvorhergesehener Ereignisse gerade in der Krise nur schwer durchführbar ist. Denn während durch Globalisierung neue Absatzmärkte geöffnet werden, erfordern globale Investitionen gleichzeitig eine höhere Expertise in ausländischen Märkten und Standorten. »Ein Pionier zu sein, ist schwer.«, so der CFO eines Versicherungskonzerns, der den Standort Süd-Ost-Asien für ein Shared Service Center wegen fehlender Standorterfahrung ausschloss. Nicht nur die eigenen Kompetenzen zur Durchführung der Investition, sondern auch äußere Einflüsse in anders funktionierenden Märkten müssen in turbulenten Zeiten umso besser eingeschätzt werden. Auch mögliche Insolvenzen von Staaten und Institutionen sind heutzutage keine rein hypothetische Annahme. So agieren gut geführte Unternehmen global, berücksichtigen jedoch in der Investitionsplanung ihre eigenen Ressourcen und den Markt durch vorausschauende Anpassungen der Zahlungsströme oder der Kalkulationszinssätze.

Ob strategischer Nutzen, Flexibilität, ökologische Nachhaltigkeit oder Erfahrung – wichtig ist, dass diese weichen Faktoren quantifiziert und in die quantitative Bewertung integriert werden.

3.3.2 Quantitative Investitionsbewertung

Die quantitative Bewertung der Investition muss vor dem Hintergrund der Krise eng mit der risikoangepassten Liquiditätsplanung verzahnt werden. So kann das Controlling bei den drei Schritten

- Planung zukünftiger Zahlungsströme der Investitionen,
- Berechnung der Bewertungskriterien
- und Vergleich der Bewertungskriterien mit Schwellenwerten

nicht tragbare Investitionen frühzeitig erkennen und ggf. Maßnahmen einleiten.

3.3.2.1 Planung zukünftiger Zahlungsströme

Gerade in Zeiten von Liquiditätsengpässen ist eine realistische Hochrechnung der Zahlungsströme besonders wichtig, da die Unternehmen bei der Finanzierung der

---

18) Vgl. Slodczyk (2009).

Investition viel weniger Spielraum haben. Diese Limitierung führt oft zur Notwendigkeit, die Investition durch operative Cashflows zu finanzieren. Bewertet der CFO die Liquiditätsrisiken nicht richtig und kann er die Ausgangszahlungen nicht durch Cashflows decken, kann dies schlimmstenfalls in der Insolvenz seines Unternehmens resultieren.

So geschehen im Falle der Sunline AG, eines Entwicklers und Vermarkters von Solaranlagen und -technologien. Die Sunline AG begann in 2008 den Aufbau von Solar-Großkraftwerken in Spanien. Nachdem in 2009 die Investoren abgesprungen waren und die finanzierenden Institute die fälligen Kreditlinien nicht verlängert hatten, konnte die Sunline AG den Aufbau der Solaranlagen nicht aus operativer Tätigkeit aufrechterhalten und musste Insolvenz anmelden.[19]

Daher ist es insbesondere in der Finanzkrise entscheidend, ein Modell für die Zahlungsströme einer Investition aufzubauen, das einer möglichst realistischen Liquiditätsplanung des gesamten Unternehmens gegenüber steht und Liquiditätsrisiken berücksichtigt. Die Zahlungsströme möglicher Investitionen und die dafür verfügbare Liquidität müssen so aneinander angepasst werden, dass die Differenz zu jedem Zeitpunkt nicht negativ ist. Im Falle von sehr knapper Deckung muss der CFO darauf vorbereitet sein, dass sich die risikobehafteten Zahlungseingänge von Investitionen nach hinten verlagern können und er zusätzliche, für seine Investition benötigte Liquidität aus nicht operativen Quellen – ob Fremdkapital oder Kapitalerhöhung – oder durch Thesaurierung beschaffen muss.

3.3.2.2 Praxisrelevante Bewertungskriterien in der Krise

Die meisten Unternehmen basieren ihre Planung auf den antizipierten Zahlungsströmen und verwenden die Bewertungskriterien Barwert, interne Rendite, Profitabilitätsindex und Amortisation.[20] Außer dem statischen Kriterium Amortisationsdauer berücksichtigen diese dynamischen Bewertungskriterien die zeitlichen Unterschiede zwischen Kapitaleinsätzen und Rückflüssen. Keines der Kriterien berücksichtigt jedoch, ob der Kapitaleinsatz tatsächlich durch die Cashflows gedeckt werden kann. Umso wichtiger ist es vor dem Hintergrund der Finanzkrise, Zahlungsströme und Liquidität während der Bewertung gegenüberzustellen.

Die krisenspezifischen Vor- und Nachteile der praxisrelevanten Bewertungskriterien können anhand von vier Investitionsbeispielen A bis D illustriert werden, vgl. Abb. 3-4.

Unserer Erfahrung nach lehnen viele Unternehmen vor dem Hintergrund der Krise jene Investitionen ab, die nicht innerhalb einer relativ kurzen Zeit den Break-even-Point erreicht haben. So wird die Liquidität der Investoren durch den Schwerpunkt auf das Bewertungskriterium *Amortisationsdauer* verbessert.

Allerdings vernachlässigt diese Vorgehensweise alle Zahlungsströme nach dem Break-even-Point und es mangelt ihr an Weitsicht, da langfristige – oft nachhaltige – Investitionen zurückgestellt werden. In unserem Beispiel würde sich das Projekt A nach nur zwei Jahren amortisiert haben – den größten Wertzuwachs hat aber die Investition B erst nach fünf Jahren.

---

[19] Vgl. o.V. (2009c).
[20] Vgl. Capgemini (2009).

Projekt	Eingesetztes Kapital	Amortisationsdauer	Net Present Value	Benefit-Cost-Ratio	Internal Rate of Return
A	1 000 000 €	2 Jahre	111 000 €	111%	16%
B	1 000 000 €	5 Jahre	182 000 €	118%	14%
C	100 000 €	3 Jahre	34 000 €	134%	21%
D	160 000 €	4 Jahre	67 000 €	137%	19%
Bestes Projekt laut Kriterium		A	B	D	C

Amortisationsdauer	Net Present Value	Benefit-Cost-Ratio	Internal Rate of Return
Amortisationsdauer	Net Present Value	Benefit-Cost-Ratio	Internal Rate of Return
Amortisationsdauer	**Net Present Value**	Benefit-Cost-Ratio	Internal Rate of Return
Amortisationsdauer	Net Present Value	**Benefit-Cost-Ratio**	Internal Rate of Return
Amortisationsdauer	Net Present Value	Benefit-Cost-Ratio	**Internal Rate of Return**

Abb. 3-4: Beispiele für Investitionsmöglichkeiten

Der *Net Present Value* (NPV) oder der Barwert liefert bekanntlich den Zeitwert einer Investition, indem er alle mit dem Kalkulationszinssatz (z.B. Weighted Average Cost of Capital/WACC, in unserem Beispiel 9 %) diskontierten Ein- und Ausgangszahlungsströme addiert. Der Vorteil dieses Bewertungskriteriums ist, dass der sofortige Wertezuwachs durch eine Investition zum Zeitpunkt der Entscheidung auf einen Blick sichtbar wird.

In Zeiten von uneingeschränktem Kapitalzugang ist beim Vergleich mit anderen Investitionen stets die Investition mit dem höheren NPV vorzuziehen. Jedoch geht es vor allem in der Krise darum, mit einem begrenzten Budget das bestmögliche Ergebnis zu erreichen. Aus der NPV-Zahl geht aber nicht hervor, wie hoch der notwendige Kapitaleinsatz ist oder wie zeitintensiv die Investition ist. So besteht in Zeiten von Liquiditätsengpässen ein höheres Risiko, dass eine Investition mit einem relativ hohen Kapitaleinsatz nicht getragen werden kann, obwohl sie – wie das Projekt B – durch den Barwert als die beste Investition identifiziert wird.

Der Profitabilitätsindex oder *Benefit-Cost-Ratio* (BCR) beschreibt das Verhältnis zwischen diskontierten Zahlungseingängen und diskontierten Zahlungsausgängen einer Investition. Er berücksichtigt Investitionen mit unterschiedlichem Kapitalbedarf, liefert den heutigen Wert aller Rückflüsse pro investierten Euro und ordnet somit die profitabelsten (Teil-) Investitionen in Rangfolge.[21] So kann das Budget auf die profitabelsten Investitionen verteilt werden, um den gesamten Barwert der Investitionen zu maximieren. In Krisenzeiten eignet sich der BCR daher insbesondere, da dann der Kapitalzugang verstärkt eingeschränkt ist und ein meist geringeres Budget zur Verfügung steht.

21) Vgl. Higgins (2009), S. 259ff.

Sobald sich Investitionen aber gegenseitig ausschließen oder keine Durchführung von Teil-Investitionen möglich ist – was in der Praxis häufig vorkommt –, ermittelt der BCR nicht mehr die beste Alternative. Steht z.B. nur 1 Million Euro bereit und kann die Investition B nur vollständig erfolgen, so kann der gesamte Barwert nicht mehr maximiert werden, indem die profitabelsten Projekte D, C und ein Teil des Projekts B mit dem höchsten Barwert durchgeführt werden. Hier muss auf die anderen Bewertungskriterien ausgewichen werden.

Die interne Rendite (*Internal Rate of Return*, IRR) ist die Rate, die die Zahlungsströme auf Null diskontiert. Sie indiziert die durchschnittliche Verzinsung des im Investitionsprojekt gebundenen Kapitals. Ist sie größer als der Kalkulationszinssatz, so generiert die Investition eine höhere Rendite als die alternative Rendite und sollte umgesetzt werden. Projekte mit einer kleineren Rendite lohnen sich nicht, da das Kapital anderweitig besser angelegt wäre.

Jedoch ist die IRR mit Vorsicht zu genießen. Abgesehen von der Tatsache, dass sie mehrere Werte liefern kann, basiert die Berechnung von IRR auf einer meist in der Praxis nicht realisierbaren Annahme, dass die Zahlungsströme der Investition wieder zum internen Zinssatz angelegt werden.[22] Gerade bei einer über der Marktrendite liegenden internen Rendite ist diese Wiederanlage der Rückflüsse über mehrere Perioden nicht möglich.

So müssten im Projekt C mit der höchsten internen Rendite die Zahlungsströme zum Zinssatz von 21 % angelegt werden, was insbesondere in der Krise unrealistisch ist, da so hohe Renditen nicht mehr erreicht werden. Das Projekt C ist damit überbewertet und die geplante zukünftige Liquidität gefährdet. Durch eine Kalkulation mit einem alternativen Wiederveranlagungszinssatz kann diese Schwachstelle des IRR bei der Methode des modifizierten internen Zinsfußes behoben werden. Der Methode fehlt jedoch die Einfachheit des IRR.

3.3.2.3 Vergleich der Bewertungskriterien mit Schwellenwerten

In der Praxis werden die Bewertungskriterien integriert betrachtet: Die Investitionen werden meist auf mehrere relevante Kennzahlen wie NPV, IRR, BCR oder Amortisationsdauer hin geprüft. Nach einem ganzheitlichen Vergleich aller Bewertungskriterien mit Schwellenwerten werden die Investitionen priorisiert.

Meist sind in den Unternehmen die Schwellenwerte, ab denen die Investitionen durchgeführt werden, von der Geschäftsführung festgelegt. Sie werden zum einen aus historischen Werten abgeleitet und zum anderen berechnet. Beispielsweise nutzen viele Unternehmen den WACC als Schwellenwert für die IRR und modifizieren diesen um einen Risikoauf- oder -abschlag.

In der Krise neigen viele Unternehmen dazu, bestimmte Investitionen auszuschließen, indem sie die Schwellenwerte, ab denen die Investitionen akzeptiert werden, verändern. Viele fordern eine kürzere Amortisationsdauer; andere heben den Schwellenwert für die interne Verzinsung an, um Investitionen zu reduzieren und ihre Effekte auf die Liquidität zu mildern.

---

[22] Vgl. Brealey/Myers/Allen (2008), S. 122ff.

Es ist jedoch riskant, eine Investition nur aufgrund eines über dem Schwellenwert liegenden Kriteriums zu präferieren. Beispielsweise sind Projekte mit höheren internen Renditen tendenziell stärker risikobehaftet. Durch eine Anhebung des Schwellenwerts für den IRR würden gleichzeitig sicherere Projekte ausgeschlossen werden. Investitionen wie das Projekt A würden bei einem Schwellenwert von 17 % abgelehnt werden, obwohl sich das Projekt schnell amortisiert und einen vergleichsweise hohen Barwert hat. So ist es insbesondere in Krisenzeiten gefährlich, Investitionen mit einer unterhalb des geforderten Schwellenwerts liegenden Rendite nicht in Betracht zu ziehen.

Die Investitionsbewertung muss aus einer Gesamtperspektive erfolgen. Die Entscheidung kann nicht ausschließlich von der Erreichung eines Schwellenwerts abhängen. Stattdessen muss der Controller mehrere Bewertungskriterien untersuchen, die Zahlungsströme und Kalkulationssätze aller Investitionen um qualitative Faktoren und Investitionsrisiken ergänzen und der Liquiditätsplanung entgegenstellen. Schließlich sollten, wie im Abschnitt »Investitionsstrategie« beschrieben, die bewerteten Investitionen in einen strategischen Gesamtkontext eingeordnet werden. Nur so kann eine ganzheitliche Bewertung stattfinden und eine fundierte Entscheidung gefällt werden.

3.3.3 Szenarioanalysen

Viele Unternehmen nutzen bereits Sensitivitätsanalysen, um die Auswirkung unsicherer Einflussgrößen auf die Bewertungskriterien zu simulieren. Vor dem Hintergrund der Krise wird es für den CFO noch wichtiger, in moderaten sowie extremen Szenarien zu denken: Was passiert, wenn die Märkte zusammenbrechen, ein Technologiesprung stattfindet oder die Kostenbasis der Investition zu unflexibel ist? Welchen Einfluss hat die Investition auf die Kunden, Zulieferer oder Konkurrenten und umgekehrt?

Diese Auswirkung der Einflussgrößen kann – wie bereits im Abschnitt zu qualitativen Bewertungsfaktoren erwähnt – beispielsweise in Form von Risikoabschlägen oder als direkte Anpassung von Zahlungsströmen und Kalkulationssätzen modelliert werden. Um eine Scheingenauigkeit zu vermeiden, sollten die weniger relevanten Einflussfaktoren nach einer Priorisierung fixiert werden.

Auf Basis solcher Szenarien kann das Management nun eine fundierte Entscheidung treffen, da es den Einfluss relevanter Faktoren auf die Zahlungsströme der Investitionen erkennt und sich unter den Annahmen von Eintrittswahrscheinlichkeiten der Auswirkungen auf die Bewertungskriterien bewusst wird. Bei einem Abgleich mit der Liquiditätsplanung kann das Management feststellen, ob es mit einer wahrscheinlichen Liquiditätsverknappung zu rechnen hat, und kann dieses Risiko in die Entscheidung einbinden.

Berücksichtigt der CFO krisenrelevante Faktoren, stellt die Liquidität den Zahlungsflüssen gegenüber und bewertet Investitionen ganzheitlich, so können ausgewählte Investitionen den Turnaround unterstützen und das Unternehmen auf den Erfolgskurs lenken.

3.4 Organisation und Prozesse

Notwendige Bedingung für ein erfolgreiches Investitionsmanagement in Krisenzeiten ist eine schlanke und effektive Organisation mit effizienten Prozessen vor allem im Finanz- und Controlling-Bereich. Grund hierfür ist, dass Investitionen in einer Turnaround-Situation besonders eng gesteuert werden müssen. Daher unterscheidet sich die organisatorische und prozessuale Steuerung vor allem durch die stärkere Einbindung des Topmanagements von der Investitionssteuerung in gesunden Geschäftssituationen. Im Folgenden gehen wir auf die Organisation des Investitionsmanagements sowie die Rollen im Prozess ein.

Industrieübergreifend haben sich Unternehmen in den vergangenen Jahren zunehmend dezentral in ihren Entscheidungen und Verantwortlichkeiten organisiert. Die erhöhte Komplexität der Geschäftsmodelle und die geografische Reichweite erfordern eine stärkere Nutzung der lokalen und fachspezifischen Kompetenz. Unsere Projekterfahrungen zeigen, dass das Investitionsmanagement ebenfalls dieses spezifische Know-how nutzen muss, um die richtigen Investitionsentscheidungen zu treffen. Vor allem muss die Unternehmensführung jedoch die Entscheidung über Investitionen und deren Umsetzung eng und zeitnah steuern, jedoch gleichzeitig eine bestmögliche Unterstützung durch die betroffenen Business Units erreichen. Deswegen gibt das Topmanagement die strategischen Leitplanken vor, innerhalb derer attraktive Investitionen identifiziert werden müssen. Je nach Größe des Unternehmens oder nach der strategischen Bedeutung identifiziert das Topmanagement Investitionsoptionen selbst oder delegiert dies an die jeweilige Business Unit.

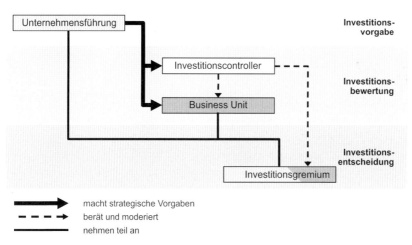

Abb. 3-5: Organisation des Investitionsmanagements

Die Business Unit nutzt ihr produkt- bzw. marktspezifisches Know-how und ihre Erfahrung, um eine Investitionsoption im Rahmen der strategischen Leitplanken zu identifizieren, zu detaillieren und vorzuschlagen. Dabei verfügt die Business Unit aufgrund ihrer Nähe zum operativen Geschäft über hohe spezifische Kenntnisse, handelt jedoch evtl. gerade deswegen auch irrational oder subjektiv. Deswegen agiert das Controlling als Businesspartner mit klarem Handlungsauftrag der Unternehmensführung und stellt generell die Einhaltung der Investitionsstrategie sicher. Durch die Nutzung von adäquaten und konsistenten Methoden, wie im vorherigen Abschnitt »Methoden« beschrieben, führt das Controlling eine ganzheitliche und systematische Bewertung durch. Ebenfalls moderiert das Controlling den Dialog zwischen der Unternehmensführung und den Business Units im Rahmen des Investitionsmanagements. Dieser Dialog kann in Form eines Investitionsgremiums organisiert werden. Das Investitionsgremium fällt die Entscheidung zu jeder durch das Controlling qualitätsgesicherten Investitionsoption. Dabei sollte die Stimmverteilung es der Unternehmensführung ermöglichen, ein klares Übergewicht zu haben, um schnelle Entscheidungen treffen und einen rigorosen Turnaround-Weg einhalten zu können. Gleichzeitig muss durch das Gremium eine offene Kommunikation gepflegt werden und letztendlich die Unterstützung der Turnaround-Maßnahmen durch die Business Unit erreicht werden.

Vor dem Hintergrund dieser Rollenverteilung und Anforderungen können die Aufgaben entlang des Prozesses des Investitionsmanagements entworfen werden.

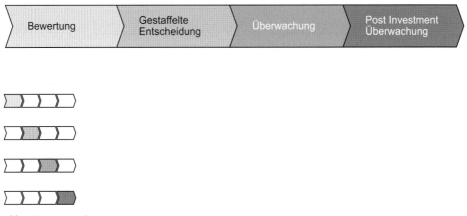

Abb. 3-6: Prozess des Investitionsmanagements

Basierend auf den strategischen Vorgaben der Unternehmensführung sollten die Business Units Investitionsoptionen eigenständig identifizieren. Die *Bewertung* der Investitionsoption wird durch das Investitionscontrolling mit moderater Detailtiefe durchgeführt, um effizient und effektiv vorzugehen und keine Scheingenauigkeit zu generieren. Das Controlling vereint dabei die eigene Bewertungsexpertise mit den spezifischen Kenntnissen der Business Unit. Abschließend zeichnet die Business Unit die Bewertung des Controllings in Form eines Business Case frei, womit ein klares Bekenntnis der operativen Einheit bewirkt wird. Eine ähnlich starke Rolle des Controllings unter Einbindung der operativen Business Units hat die US-amerikanische Brauerei Coors ab 1995 eingeführt.[23] In den darauffolgenden Jahren konnte der ROIC sukzessive verbessert werden und erreichte in den Krisenjahren 2001–2003 branchenüberdurchschnittliche Werte. Während eines Turnarounds

---

23) Vgl. Barr (1998).

müssen die wenigen möglichen Investitionen durch die Kombination von Bewertungsexpertise und fachlichem Wissen korrekt identifiziert werden.

Die *Entscheidung* durch das Investitionsgremium erfolgt in zwei Stufen. In der ersten Stufe wird basierend auf der Bewertung des Controllings eine grundsätzliche Entscheidung für oder gegen eine Investition getroffen. Dabei vertritt die jeweilige Business Unit die Investition und hat Anteil an der Entscheidung. Teilnehmer der Unternehmensführung im Investitionsgremium haben jedoch durch ein erhöhtes Stimmrecht einen direkten Durchgriff auf die Investitionsentscheidung. Nach erfolgter Bestätigung der Investition wird anschließend eine detaillierte Planung des Investitionsobjekts durchgeführt, um operative Risiken vorab zu identifizieren. Diese detaillierte Planung wird dem Investitionsforum zur finalen Freigabe vorgelegt. Ebenso werden Meilensteine festgelegt, die durch die Investition zu erreichen sind. Wie bei Investitionen von Venture-Capital-Gesellschaften bereits längst üblich, wird von den Meilensteinen jeweils die Bewilligung der nächsten Investitionsphase abhängig gemacht. Bei der Übernahme des Pflanzengentechnik-Spezialisten Athenix durch Bayer im November 2009 wurde neben dem Kaufpreis von 250 Millionen Euro eine Meilensteinzahlung von 24 Millionen Euro vereinbart, sofern bestimmte Entwicklungsziele geschafft würden.[24]

Entscheidungsverhalten des Managements

Ein strukturiertes Investitionsmanagement kann die Grundlage für zielführende Investitionsentscheidungen bilden – wenn diese Entscheidungen folglich getroffen werden. In Zeiten großer Unsicherheit kann aber oft beobachtet werden, dass solche Entscheidungen nicht stattfinden oder zumindest nicht im Sinne der Unternehmensstrategie erfolgen.

Im Rahmen eines Projektes konnten wir beispielsweise beobachten, wie eine Tochtergesellschaft eines Konzerns im Fokus von Outsourcing-Planungen stand. Die Investitionen der einzelnen Fachbereiche wurden daraufhin deutlich langsamer durchgeführt und blieben hinter dem geplanten Volumen zurück. Dies widersprach den geplanten Umsatzentwicklungen der folgenden Jahre und war nicht vom Management geplant.

Beschrieben durch theoretische Ansätze wie dem Principal-Agent-Problem oder der Risikokompensation mag es für einzelne Manager vorteilhaft erscheinen, sich gegen Investitionen zu entscheiden. Der Schaden durch Fehlinvestitionen ist leichter messbar als die Opportunitätskosten von nicht durchgeführten Investitionen. Wenn die Mehrzahl der Manager entsprechend entscheidet, läuft der einzelne Manager damit auch nicht Gefahr, negativ aufzufallen. Andererseits könnten Unternehmen zu riskante Investitionen eingehen, wenn z.B. die Möglichkeit der Rettung durch die Regierung besteht (»too big to fail«).

Die Incentivierung des Investitionsmanagements muss derart gestaltet werden, dass dieses Fehlverhalten verhindert wird. So sollten Incentivierungen vom langfristigen Erfolg oder Misserfolg der Investition abhängig gemacht werden. Dadurch wird der Entscheider am vollen unternehmerischen Risiko partizipieren.

---

24) Vgl. Bayer CropScience (2009).

Das Controlling ist in der Phase der Investitionsimplementierung dafür zuständig, die Erreichung der Meilensteine regelmäßig und eng zu *überwachen*. Meilensteine sind Entscheidungspunkte des Investitionsmanagements für das Weiterführen oder Abbrechen der Investition. In dem Fall, dass ein Meilenstein in Hinsicht auf Zeit und Anforderungen nicht erreicht wird, muss das Investitionsgremium reagieren. Während eines Turnarounds dürfen fehlgelaufene Investitionen auf keinen Fall unkontrolliert Liquidität aufsaugen. Mögliche Reaktionen des Investitionsgremiums können sein: Investitionssumme erhöhen, um einen Erfolg zu ermöglichen, Zielsetzung oder Verwendung der Investition verändern oder die Implementierung der Investition abbrechen. Im Falle einer Budgetüberbeanspruchung sollten Kosteneinsparungen nicht an der einfachsten sondern an der sinnvollsten Stelle durchgeführt werden. Oft werden am Projektmanagement oder Investitionsdesign Kosten eingespart, was die gesamte Implementierung weiter gefährdet. Ebenso sollten Modifikationen an der Investition nicht durchgeführt werden, um Zeit zu gewinnen, sondern um die Investition zu retten. Eine Modifikation der Investition sollte mindestens eine Wiedervorlage des Business Case auslösen.

Nach der Implementierung der Investition muss das Controlling die Investitionsentscheidung ex post überprüfen (*Post Investment Überwachung*). Dabei werden die ursprüngliche Investitionsbewertung und der tatsächliche Erfolg verglichen. Aufgrund der gewonnenen Erkenntnisse kann das Controlling seine Vorgehensweisen sowie Bewertungsmethoden und -parameter anpassen. Die Qualität des Investitionsmanagements wird konsequent überprüft und verbessert.

Zusammenfassend sind die Rollen der Beteiligten im gesamten Prozess anhand einer Matrix dargestellt.

		Business Unit	Controlling	Unternehmensführung	Investitionsgremium
Bewertung	Vorgabe der strategischen Stoßrichtung	I	I	R/A	I
	Investitionsvorschlag	R/A	I	R	I
	Datensammlung	C	R/A		
	Bewertung	I	R/A		
	Freizeichnen des Bewertungsberichts	A	R/A	I	I
Gestaffelte Entscheidung	Grundsätzliche Entscheidung (Stufe 1)	I	I	I	R/A
	Detaillierung der Planung	R/A	R		
	Entscheidung zur Implementierung (Stufe 2)	I	I	I	R/A
Überwachung	Überwachung	R	R/A	I	I
	Entscheidung bei auslösendem Event	I	I	I	R/A
	Umsetzung der Entscheidung	R/A	C	I	I
Post-Investition-Überwachung	Ex-post-Bewertung der Investition	C	R/A	I	I
	Ableitung Verbesserungspotenzial		R/A		
	Anpassung Bewertungs- / Entscheidungsmethodik		R/A		

R= Responsible (Durchführend) C= Consulting (Beratend)
A= Accountable (Verantwortlich) I= Informed (Informiert)

Abb. 3-7: Rollen und Verantwortung im Investitionsmanagement

Die personelle Verantwortung des Investitionscontrollings kann einerseits in Bezug auf einzelne Investitionen geordnet werden. D.h. ein Controller ist dann der Investitionspate des Controllings für eine gewisse Anzahl von Investitionen. Vorteilhaft hierbei sind die erhöhte investitionsspezifische Erfahrung und ein fester Ansprechpartner innerhalb des Controllings. Andererseits können die Tätigkeiten gemäß des Prozesses des Investitionsmanagements zugeordnet werden. Dies ermöglicht eine Spezialisierung auf Bewertung, einen ständigen Vertreter des Controllings im Investitionsgremium und einen Reporting-Spezialisten bei der Post-Investition-Überwachung. Die Organisation und der Prozess des Investitionsmanagements müssen das feste Fundament für eine enge und fokussierte Steuerung der Investitionen bilden, um diese effizient und effektiv gemäß der Turnaround-Strategie durchzuführen.

3.5 Fazit

Das Investitionsmanagement ist ein kritischer Bestandteil des Turnarounds. Jedoch kann eine einseitige Limitierung von Investitionen den langfristigen Erfolg des Turnarounds gefährden. Investitionen müssen mit der Expertenunterstützung des Controllings das Unternehmen nach dem Turnaround zum zukünftigen Erfolg führen. Wir haben einen Ansatz des Investitionsmanagements aufgezeigt, der in Krisenzeiten die richtigen Entscheidungen durch die richtigen Stakeholder sicherstellt und gleichzeitig eine langfristige Basis für weitere Entwicklungen bietet. Dabei fußt eine vorsichtige Investitionsstrategie einerseits auf Bewertungsmethoden, die passende Investitionen für einen Turnaround identifizieren. Andererseits ermöglicht eine klare Aufgabenverteilung die enge Steuerung der Investitionen.

Unternehmen werden in Zukunft stärker über Handlungsoptionen entscheiden, die bisher nicht im Fokus des Investitionsmanagements standen, wie z.B. administrative Dienste und Overhead. Ein ganzheitlicher Sourcing-Ansatz inklusive Shared Services und Outsourcing ist für global aktive Unternehmen keine Option mehr, sondern eine Tatsache. Das Investitionsmanagement muss daher in Zukunft verstärkt bei Sourcing-Entscheidungen unterstützen. Denn Unternehmen stellen zunehmend fest, dass die unterstützenden Funktionen ein strategisches Differenzierungsmerkmal darstellen können.

Ebenso wird in Zukunft die Wertschöpfung besonders in den entwickelten Industrienationen sich mehr und mehr auf Dienstleistungen und immaterielle Anlagewerte ausweiten. Die buchhalterische Sichtweise akzeptiert dies derzeit nur eingeschränkt als Investitionen. Zukünftig werden Kapitalverwendungen für Forschung und Entwicklung, Marken, Patente und Lizenzen jedoch Investitionen mit hoher strategischer Bedeutung für Unternehmen darstellen. Und auch wenn der Nutzen dieser Investitionen schwer messbar ist, so ist es bereits während eines Turnarounds wichtig, deren gestiegene zukünftige Bedeutung zu berücksichtigen. Für das Unternehmen und dessen Controller wird die Zukunft nach dem Turnaround vielerlei neue Herausforderungen stellen, die neue Denkmuster und ein flexibles Investitionsmanagement erfordern. Nachhaltigkeitsüberlegungen werden stärker in Unternehmensmissionen eingehen und damit auch in das Investitionsmanagement. Die steigende Komplexität der Geschäftsmodelle aufgrund der Globalisierung muss in einer integrierten Investitionssteuerung koordiniert werden. Dies kann nur durch die intensive Vernetzung der Investitionsaktivitäten und deren Steuerung erreicht werden. Letztendlich können diese Maßnahmen jedoch nur die an der Investition beteiligten Mitarbeiter unterstützen. Auch nach der Finanzkrise werden die Talente in den Unternehmen erfolgsentscheidend für richtige Investitionsentscheidungen sein.[25]

	Do's	Don'ts
Strategie	• Passen Sie Investitionen an Ihre Markterwartungen an • Beachten Sie Finanz- und Wettbewerbsrisiken • Bewahren Sie sich Optionen für strategische Richtungswechsel	• Vermeiden Sie in Ihrer Planung eine vereinfachte Trendextrapolation der Konjunktur • Versäumen Sie nicht, die Investitionen anhand ihrer Ziele zu unterscheiden • Vermeiden Sie ein unausgewogenes Investitionsportfolio
Methoden	• Berücksichtigen Sie krisenrelevante qualitative Faktoren • Stellen Sie die Liquidität den Zahlungsflüssen der Investitionen gegenüber • Fällen Sie Investitionsentscheidungen nach Analysen von Worst- und Best-Case-Szenarien	• Verlassen Sie sich nicht auf ein einziges Bewertungskriterium • Machen Sie die Investitionsentscheidung nicht allein von der Erreichung eines Schwellenwerts abhängig • Lassen Sie überhöhte Bewertungsanforderungen nicht dazu führen, gänzlich von Investitionen abzusehen
Organisation und Prozesse	• Nutzen Sie rigoros die Bewertungsexpertise des Controllings • Steuern Sie Investitionen eng durch das Topmanagement • Erreichen Sie die Unterstützung der Investitionsentscheidungen durch die operativen Einheiten	• Führen Sie keine Investitionen außerhalb Ihrer strategischen Leitplanken durch • Trennen Sie nicht die Investitionsentscheidung von der Verantwortung • Fassen Sie beschlossene Investitionen nicht als in Stein gemeißelt auf

Abb. 3-8. Do's & Don'ts

Literatur

Barr, S.: Coors's New Brew, CFO Magazine, 1.3.1998, http://www.cfo.com/printable/article.cfm/2989987.

Bayer CropScience: News Release, 2.11.2009, http://www.athenixcorp.com/newsPDFs/ATX%20BCS%20Nov%202%2009%20FIN%20E.pdf.

Brealey, R./Myers, S./Allen, F.: Principles of Corporate Finance, New York 2008.

Brückner, F.: Daimler steigt beim Elektropionier Tesla ein, Handelsblatt vom 19.5.2009, http://www.handelsblatt.com/unternehmen/industrie/daimler-steigt-beim-elektro-pionier-tesla-ein;2283480.

Buchenau, M./Gillmann, W.: Daimler und Evonik bauen Batteriewerk, Handelsblatt vom 7.7.2009, http://www.handelsblatt.com/unternehmen/industrie/daimler-und-evonik-bauen-batteriewerk;2427208.

Campello, M./Giambona, E./Graham, J. R./Harvey, C. R.: Liquidity Management and Corporate Investment during a Financial Crisis, 5.8.2009, Working Paper, S. 24f.

Capgemini Consulting: Finance Vision 2020, Utrecht 2008.

Capgemini: Umfrage, 2009.

Deutsche Bahn AG: ICx – die neue Zugfamilie für den Fernverkehr, Bahntech 2/2008, S. 12f.

Die Welt vom 25.8.2009, S. 13.

Duchin, R./Ozbas, O./Sensoy, B. E.: Costly External Finance, Corporate Investment, and the Subprime Mortgage Credit Crisis, 28.8.2009, demnächst in Journal of Financial Economics, S. 28.

Dumaine, B./Neumeier, S.: How to manage in a recession, in Fortune Magazine, 5.11.1990, http://money.cnn.com/magazines/fortune/fortune_archive/1990/11/05/74313/index.htm.

Espey, R.: Wirtschaftstrends USA zum Jahreswechsel 2009/10, in Germany Trade and Invest, 30.11.2009, http://www.gtai.de/DE/Content/__SharedDocs/Links-Einzeldokumente Datenban-

---

25) Vgl. Capgemini Consulting (2008).

ken/fachdokument.html?fIdent=MKT200911278000.

Forrester Research: Enterprise IT Services, 2009.

Higgins, R.: Analysis for Financial Management, New York 2009.

Krummheuer, E.: Neue Milliardenaufträge für die Bahnindustrie, Handelsblatt vom 31.8.2009, http://www.handelsblatt.com/unternehmen/industrie/neue-milliardenauftraege-fuer-die-bahnindustrie;2451347.

Meusel, D.: Turnaround-Management: Die Rolle der Finanzpartner und Investoren, Hamburg 2009.

o.V. (2009a): Bahn-Gewinn bricht drastisch ein, Handelsblatt vom 27.11.2009, http://www.handelsblatt.com/unternehmen/logistik-spezial/milliardenverlust-bahn-gewinn-bricht-drastisch-ein;2490974.

o.V. (2009b): Märklin meldet Insolvenz an, Handelsblatt vom 4.2.2009, http://www.handelsblatt.com/unternehmen/industrie/maerklin-meldet-insolvenz-an;2140752.

o.V. (2009c): Sunline AG geht in die Insolvenz - Neuausrichtung geplant, IT Times, 27.05.2009, http://www.it-times.de/news/nachricht/datum/2009/05/27/sunline-ag-geht-in-die-insolvenz-neuausrichtung-geplant.

Palmeri, C./Carey, J.: Electric Connection: Telsa, Daimler, BusinessWeek vom 19.5.2009, http://www.businessweek.com/bwdaily/dnflash/content/may2009/db20090519_566476.htm.

Quack, K.: Dezentral hat ausgedient, Computerwoche vom 26.11.2009, http://www.computerwoche.de/cio-des-jahres-2009/1911595/index2.html.

Slodczyk, K.: Warum die Umwelt ein Gewinner der Krise ist, Handelsblatt vom 11.11.2009, http://www.handelsblatt.com/politik/international/co2-ausstoss-warum-die-umwelt-ein-gewinner-der-krise-ist;2482077.

Statistisches Bundesamt: Beiheft Investitionen zur volkswirtschaftlichen Gesamtrechnung, 2009.

Volkswagen Media Services: Volkswagen errichtet Werk im US-Bundesstaat Tennessee, Pressemitteilung vom 15.7.2008, https://www.volkswagen-mediaservices.com/medias_publish/ms/content/de/pressemitteilungen/2008/07/15/volkswagen_errichtet.standard.gid-oeffentlichkeit.html.

Wöhe, G.: Einführung in die Allgemeine Betriebswirtschaftslehre, München 2002

4. Investitionsmanagement mit Fokus Desinvestitionen als Maßnahme zur Krisenbewältigung

von Carsten Padberg

Übersicht

4.1 Einleitung 570
4.2 Der Weg von der Investitionsrechnung hin zum Investitionscontrolling 572
4.2.1 Das wertorientierte Zielsystem von Unternehmen aus investitionstheoretischer Sicht 572
4.2.2 Finanzierungseffekte durch Desinvestitionen 576
4.3 Der Investitionscontrollingprozess 581
4.3.1 Investitionsplanung und -budgetierung 582
4.3.2 Investitionskontrolle und -steuerung 583
4.4 Fazit 583
Literatur 584

4.1 Einleitung

2009 ging als das stärkste wirtschaftliche Krisenjahr seit Ende des 2. Weltkrieges in die Geschichte ein. Durch teilweise eklatante Umsatzeinbrüche sahen und sehen sich auch im Jahr 2010 Unternehmen gezwungen, Kapazitäten dauerhaft zu verringern, das Working Capital zu optimieren und insgesamt den Fokus auf das Liquiditätsmanagement zu legen. Verschärft wird diese Notwendigkeit durch die sich in Folge der Wirtschaftskrise in Deutschland ergebende Kreditklemme, die vor allem klein- und mittelständische Unternehmen betrifft.

Daraus resultiert der Fokus auf Desinvestitionen mit folgenden Zielen:

- Überkapazitäten verringern,
- Kapital und somit Liquidität freisetzen und
- gleichzeitig dauerhaft Kosten, vor allem aufgrund der Risikostruktur Fixkosten verringern.

Trotz allem sind Desinvestitionen häufig risikoreich, da man einmal abgegebene Marktanteile, Know-how oder andere Vorteile unwiderruflich verliert. Andererseits gibt es aber auch Unternehmen, die antizyklisch agieren und die durch die Krise hervorgerufenen niedrigen Preise zu einer Expansion nutzen – in der Hoffnung, bei wachsender Konjunktur besser als vor der Krise aufgestellt zu sein. Investitionen und Desinvestitionen gehören somit zu den wichtigsten Entscheidungen in einer Unternehmung.

Hierbei werden zwei Probleme angesprochen, die in der Investitionsrechnung gelöst werden müssen:

Es handelt sich immer um Erwartungen, nicht um Fakten. Erwartungen sind aber nicht sicher, sondern immer mit Unsicherheit verbunden. Diese Unsicherheit – das Risiko – muss in die Investitionsrechnung und nachfolgend das Investitionscontrolling einbezogen werden.

Erwartungen betreffen die Zukunft. Wenn Rückflüsse in der Zukunft mit heutigen Investitionen verglichen werden, muss einkalkuliert werden, dass die Zeit einen Wert hat, der wiederum vom Risiko abhängig ist. Dieser Wert wird über den Zins (inklusive des Risikos) einkalkuliert. Als Investitionsrechenverfahren hat sich seit Jahren die Kapitalwertmethode als Verfahren der Wahl etabliert, welches die Rückflüsse mit einem risikoadäquaten Zins diskontiert. Wie hoch der risikoadäquate Zins ist, hängt letztlich wieder von der Refinanzierung in Zusammenhang mit dem Unternehmensrisiko ab.[1]

Damit wird offensichtlich, dass eine Verknüpfung zwischen bestehender Finanzierungsstruktur bzw. Änderungen dieser einerseits und Investitionsüberlegungen andererseits notwendig ist. Sie wird im angloamerikanischen Bereich schon seit jeher als Corporate Finance zusammengefasst, während zumindest in der deutschsprachigen Literatur eine Trennung in die Finanzierung und die Investitionstheorie vorgenommen wird. Das manifestiert sich häufig auch in aufbauorganisatorischen Aufteilungen. Diese Aufteilung ist aber nicht praxistauglich – man kann keine In-

---

[1] Vgl. Padberg/Padberg (2006), S. 3.

vestitionsentscheidung treffen, ohne die Finanzierung dieser zu beachten. Andererseits kann eine risikoreiche Investition die gesamte Refinanzierung eines Unternehmens erschweren. Dementsprechend werden im vorliegenden Beitrag alle Investitions- und ebenso Desinvestitionsaspekte unter der ganzheitlichen Sicht der Corporate Finance betrachtet.[2]

Die reine instrumentale Behandlung von Investitionen und Desinvestitionen in Bezug auf die Investitionsrechnung unterscheidet sich kaum. Für eine Investition muss, sofern es keine übergeordneten nicht ökonomischen Gründe gibt, immer eine Regel gelten: Die erwarteten und diskontierten Rückflüsse aus der Investition müssen größer sein als die Höhe der Investition selbst. Das Gleiche gilt für Desinvestitionen: Verglichen mit der Opportunität, nichts zu tun, muss die Desinvestition auf heute abgezinst einen höheren Wert ausweisen – im Zweifel einen höheren negativen Wert. Eine wesentliche Aufgabe des Controllings besteht in der Vorbereitung von Entscheidungen über Investitionsprojekte. Investitionen, insbesondere Erweiterungsinvestitionen und (Des-)Investitionen in strategische Neuausrichtungen haben erhebliche Konsequenzen für das Unternehmen und erfordern einen finanziellen Aufwand. Kritisch zu sehen ist allerdings, dass in vielen Unternehmen die Begleitung der Investitionsvorhaben durch das Controlling bei der Investitionsentscheidung endet. Sinnvoll ist eine Begleitung der (Des-)Investitionsvorhaben über die Investitionsplanung und -budgetierung hinaus in die laufende Kontrolle und Steuerung der Investitionsvorhaben. Dazu gehören regelmäßige Nachkalkulationen, Aufbau von Erfahrungsdatenbanken und die Überführung und Integration in das interne Rechnungswesen. Ferner ist ein Fokus auf den eigentlichen Investitionsprozess zu legen, der über den Investitionsantrag bis schlussendlich zur Archivierung der Investitionserkenntnisse nach Abschluss ablauforganisatorisch reglementiert werden kann. Dadurch wird sichergestellt, dass einzelne Investitionsmaßnahmen und auch umfangreiche Investitionsprojekte in die Gesamtzielstruktur der Unternehmen passen und die Strategie unterstützen.

Im Folgenden wird zunächst eine Betrachtung der wertorientierten Unternehmensziele vorgenommen, um anschließend die Finanzierungsseite von (Des-)Investitionen einzubinden. Zur Formulierung, Planung und Steuerung der Ziele bieten sich Performance-Managementsysteme wie die Balanced Scorecard an, über deren Ursache-Wirkungsgefüge man eine Strategy Map erstellen kann. Kapitel 4.3 befasst sich auf Basis der Unternehmensausrichtung mit dem konkreten Investitionscontrollingprozess, wobei hier ein Fokus auf Desinvestitionen und deren Folgen gelegt wird. Zum Investitionscontrollingprozess gehören die Investitionsplanung, -budgetierung und -kontrolle sowie die Investitionssteuerung. Kapitel 4.4 schließt mit einer Zusammenfassung sowie den wichtigsten Handlungsempfehlungen für die Praxis.

---

[2] Vgl. Padberg/Padberg (2006), S. 1.

4.2 Der Weg von der Investitionsrechnung hin zum Investitionscontrolling

4.2.1 Das wertorientierte Zielsystem von Unternehmen aus investitionstheoretischer Sicht

Eng verbunden mit der Corporate Finance sind die wertorientierten Ansätze. Die Kernaussage ist von vielen populären Interpretationen des sog. »Shareholder Kapitalismus«, populistisch der Heuschreckendebatte, zu differenzieren. Es geht im Grunde einfach um eine risikoadäquate Verzinsung des eingesetzten Eigenkapitals, also der Investitionen der Eigentümer. Hierzu ein Beispiel: Man habe die Möglichkeit, 100 000 Euro zu investieren und die Wahl zwischen einer risikolosen Anlage, die zu 3 % verzinst wird (z.B. Bundesanleihe) oder einer hochrisikoreichen Anlagemöglichkeit, bei der die Renditeerwartung, also die Verzinsung mit einem Risikoaufschlag gegenüber der risikolosen Anlage versehen sein müsste. Notiert diese zweite Anlagemöglichkeit nach einem Jahr auch bei 103 000 Euro wie die risikolose Anlage, haben beide den gleichen Gewinn erzielt.[3]

Der Unterschied zwischen diesen beiden Anlagen besteht darin, dass bei der zweiten Anlage das Risiko enthalten war, alles zu verlieren. Somit war die risikolose Anlage in diesem Fall die bessere, obwohl beide nach dem Grundsatz der Gewinnmaximierung gleichwertig wären. Dadurch ergibt sich wertfrei eine neue Sichtweise auf das Oberziel der Unternehmen:

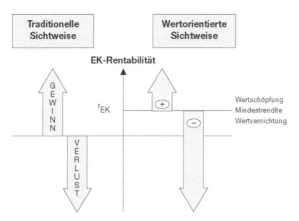

Abb. 4-1: Die Wertorientierte Sichtweise in Abgrenzung zur Gewinnmaximierung[4]

Kapitalkosten in Form einer Mindestverzinsung (Mindestrendite) sind für die Entscheidung über ein Investitionsvorhaben entscheidend! Nur solche Investitionen sind zu tätigen, die eine Rendite oberhalb der Kapitalkosten erwirtschaften!

Die Orientierung der Unternehmensführung am Unternehmenswert (wertorientierte Sichtweise) ist in den letzten Jahren auch im deutschsprachigen Raum zur

3) Vgl. Padberg/Padberg (2006), S. 3.
4) Paul/Horsch/Stein (2005), S. 17.

Selbstverständlichkeit geworden. Ausgehend von großen börsennotierten Konzernen mit breiter internationaler Aktionärsbasis setzt sich die Philosophie zunehmend auch in mittleren Unternehmen durch. Während bei ersteren zum Teil die konsequente Eigentümerorientierung an sich ein Novum darstellte, handelt es sich für die letztgenannten bei der wertorientierten Unternehmensführung um eine neue, präzisere Formulierung eines ohnehin verfolgten Prinzips.

Daneben haben alle Unternehmen das notwendige Nebenziel der Liquiditätserhaltung: Das Unternehmen muss in der Lage sein, seinen Verpflichtungen jederzeit zu jedem Zeitpunkt betragsgenau nachzukommen! Hierzu dient die Finanz- bzw. die Liquiditätsplanung.

Instrumente der wertorientierten Planung, insbesondere der Bewertung einmaliger Akquisitionen und Restrukturierungsprogramme, stehen im Mittelpunkt des Interesses. Planung, Steuerung und Kontrolle mit den Komponenten Zielsetzung und Leistungsmessung sind die Elemente einer voll ausgebildeten wertorientierten Unternehmensführung, die in der Lage ist, die Wertorientierung der unternehmerischen Entscheidungen nachhaltig sicherzustellen.

Welche Rendite mindestens für diesen Vergleich einbezogen werden muss, lässt sich relativ einfach erklären. Zusätzlich zu einer Investition besteht immer mindestens eine Opportunität, tatsächlich sind es sehr viele Opportunitäten. Die einfachste Opportunität ist aus privater Sicht natürlich der Konsum, dieser wird hier aber nicht betrachtet. Stattdessen wird die Opportunität eines Unternehmens betrachtet. Statt eine Maschine oder ein anderes Unternehmen zu kaufen, kann ein Unternehmen das Kapital auch am Kapitalmarkt anlegen. Neben risikoreichen Investitionen wie Aktien stehen hier auch risikofreie Anlagemöglichkeiten zur Verfügung. Auch wenn etwa Einlagen bei Banken relativ risikoarm sind, gibt es nur wenige risikolose bzw. quasi risikolose Anlagemöglichkeiten. Hier können etwa Bundesanleihen genannt werden. Unabhängig von der aktuellen Verschuldungsproblematik des Staates haben aber auch Staatsanleihen immer ein Risiko. Da es keine risikoloseren Anlagen gibt, werden Staatsanleihen von soliden Staaten deshalb als risikolos bezeichnet.

Angenommen, eine Bundesanleihe rentiert zurzeit mit 3 %. Wenn 100 Euro in eine Bundesanleihe investiert werden, sind nach einem Jahr 103 Euro vorhanden. Jede andere Investition muss also mindestens eine Verzinsung von 3 % versprechen, um mit der Investition in die Bundesanleihe mithalten zu können. Damit ist der zweite o.g. Punkt einkalkuliert. Andererseits hat eine Investition aber immer ein höheres Risiko als eine Bundesanleihe, es sei denn, sie basiert auf absolut sicheren Erwartungen. Ansonsten muss eine Anlage eine höhere Rendite erbringen als die risikolose Anlageform, da ein Anleger – bei gleicher Renditeerwartung – immer die risikoärmere Investition wählen würde (sofern sich der Anleger rational verhält).

Tatsächlich muss die Investition also eine Rendite von mehr als 3 % erwirtschaften, angenommen 10 %. Aus einer Investition von heute 100 Euro müssen damit in einem Jahr mindestens 110 Euro werden. Sofern es einen geringeren Betrag geben würde, wäre es sinnvoller, auf die Investition zu verzichten und eine andere Anlagemöglichkeit zu suchen. Wenn die Investition mehr als 110 Euro verspricht, beispielsweise 112 Euro, wäre die Investition dagegen vorteilhaft, da der Anleger für sein Risiko ein höheres Ergebnis erreichen kann, als er eigentlich erwarten konnte.

Das Risiko für den Anleger besteht darin, dass – obwohl er 110 Euro erwartet hat, am Ende nur 90 Euro oder sogar 125 Euro herauskommen. Es handelt sich bei den 110 Euro ebenso wie bei den anderen o.g. Werten nur um Erwartungen. Wären die Werte sicher, wären sie risikolos.

Über die erwartete Rendite in Kombination mit den prognostizierten Überschüssen kann vereinfacht der Unternehmenswert errechnet werden. Abbildung 8-2 zeigt vereinfacht die ewige Rente als Berechnungsmodell.

Überschuss und Risiko bestimmen den Shareholder Value

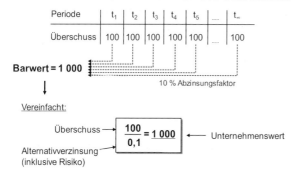

Abb. 4-2: Ewige Rente und Unternehmenswert

Bei allen Rechenverfahren zur Investitionsrechnung sollte beachtet werden, dass es sich immer um eindeutige mathematische Lösungen handelt, aber sich dahinter unterschiedliche mögliche Ergebnisse ergeben können. Generell gilt: Nur wenn ein Unternehmen mehr erwirtschaftet als seine Kapitalkosten, hat es wertsteigernd gearbeitet, womit es auch attraktiv für Investoren wäre. Ein Unternehmen, das nachhaltig weniger als die Kapitalkosten erwirtschaftet, vernichtet damit einen Teil des Eigenkapitals. Praktisch stellt sich aber das Problem, wie Kapitalkosten bestimmt werden, insbesondere, wenn die Eigenkapitalkosten berechnet werden, d.h. der Zinssatz, mit dem das Eigenkapital mindestens verzinst werden muss.

Im europäischen Raum wird der Shareholder-Value-Ansatz unter dem Begriff der wertorientierten Unternehmensführung verwendet, die neben den Interessen der Eigentümer auch die Interessen der Stakeholder berücksichtigt. Stakeholder sind alle Wirtschaftseinheiten, die in Beziehung zu dem Betrieb stehen und damit das Handeln des Betriebes beeinflussen und/oder von den Handlungen des Betriebes betroffen sind. Zu den Stakeholdern zählen neben den Eigentümern auch die Führungskräfte, Mitarbeiter, Lieferanten, Kunden, Fremdkapitalgeber und schließlich der Staat und die Gesellschaft. Es stellt sich hier die Frage, welche Ziele Unternehmen haben können: Beispielhaft sind hohe Umwelt- oder Qualitätsstandards, viele Arbeitsplätze oder einfach eine hohe Reputation in der Öffentlichkeit denkbar. Eigenkapitalgeber beispielsweise fordern eine hohe Verzinsung ihres eingesetzten Kapitals, Führungskräfte und Mitarbeiter verlangen eine angemessene Entlohnung, eine nachhaltige Arbeitsplatzsicherung sowie Gestaltungs- und Mitbestimmungsmöglichkeiten im Unternehmen. Kunden und Lieferanten erwarten, dass ihre Ansprüche zu marktgerechten Preisen erfüllt werden. Der Staat verlangt korrekte Steuerzahlungen des Unternehmens.

Unabhängig von diesen Zielen gilt aber stets, dass bei börsennotierten Gesellschaften bei anderen Zielen als der Maximierung der Rentabilität für die Eigentümer die Gefahr einer feindlichen Übernahme besteht. Auch nicht monetäre Faktoren lassen sich in monetären Werten ausdrücken, so z.B. eine sinkende Reputation in der Öffentlichkeit. Ein Beispiel aus der Praxis zur Erweiterung des Shareholder-Value-Ansatzes durch den Stakeholder Approach ist die Ölbohrinsel Brent Spar der Firma Shell: Nachdem die Brent Spar havariert war, hatte Shell zunächst die Absicht, die Ölbohrinsel kostengünstigst einfach im Meer zu versenken. Hierbei hatten die Entscheider aber die Macht von Lobbygruppen, hier der Umweltschutzorganisation Greenpeace übersehen: Greenpeace machte die beabsichtigte Umweltverschmutzung publik und motivierte die Öffentlichkeit und damit die Kunden, Shell durch einen Boykott abzustrafen. Letztendlich hat sich Shell dem Druck gebeugt und die Brent Spar umweltgerecht an Land entsorgt. Trotzdem haben sich die Umsatzausfälle sowie der Reputationsverlust sehr negativ ausgewirkt, auch aus Sicht der Shareholder.

Die Brent Spar dient somit als sehr gutes Beispiel, um aufzuzeigen, dass die Interessen der verschiedenen Anspruchsgruppen am Unternehmen, nämlich neben den Anteilseignern auch die Kunden, die Mitarbeiter, die Gläubiger, Lieferanten, der Staat oder auch die Öffentlichkeit im Allgemeinen, in gewissem Umfang berücksichtigt werden müssen, damit ein Unternehmen erfolgreich ist. Dies zeigt sich auch empirisch, dass Unternehmen, die besonderen Wert auf Nachhaltigkeit in Form von Umweltfreundlichkeit, sozialem Verhalten oder ähnlichen Zielen legen, auch monetär die erfolgreicheren sind. Ein weiteres Beispiel in Bezug auf Desinvestitionen ist die Deutsche Bank, die schmerzlich erfahren musste, dass Einschränkungen im Privatkundengeschäft negative Synergien für die Gesamtbank, insbesondere die Vermögensverwaltung und das Firmenkundengeschäft, verursachten. Der Stakeholder Approach geht einher mit dem modernen Schlagwort der Nachhaltigkeit. Shell dient mit dem Fall Brent Spar als gutes Beispiel dazu. Empirische Studien haben nachgewiesen, dass Unternehmen, die ökologisch, sozial und ethisch nachhaltig agieren, auch die bessere Performance auf den Kapitalmärkten bieten. Insoweit zeigt die Praxis, dass der Stakeholder Approach sowie die Nachhaltigkeit als Erweiterung des Shareholder-Value-Ansatzes zu sehen sind, keineswegs als Widerlegung.

In der Praxis existiert heute eine Vielzahl von Konzepten, die für eine wertorientierte Unternehmensführung eingesetzt werden können. Am nächsten an der Investitionsrechnung angesiedelt ist die DCF-Methode zur Ermittlung des Unternehmenswerts. Als ganzheitlich angelegte Steuerungskonzepte geben sie Antwort auf die Frage, wie die Steigerung des Unternehmenswertes in das operative Tagesgeschäft eingebunden werden kann. Beispiele für die vielversprechende Umsetzung von Konzepten für die Unternehmensführung und -steuerung in die Praxis liefern erfolgreiche Unternehmen: So z.B. Siemens mit der Ausrichtung an einem »Geschäftswertbeitrag«, ThyssenKrupp mit der Orientierung an dem »ThyssenKrupp Value Added« oder Henkel mit der Ausrichtung am Economic Value Added (EVA).

Für eine erfolgreiche Umsetzung bei nicht börsennotierten Gesellschaften können als Beispiele die Unternehmen Tchibo, Carl Zeiss oder auch die Metro Group, die nach dem EVA steuern, angeführt werden.

Das Grundprinzip aller wertorientierten Steuerungskonzepte besteht darin, dass der Unternehmenswert so lange zunimmt, wie die erwirtschafteten Renditen eines Unternehmens über den Kosten des Kapitals liegen, das zur Erwirtschaftung dieser Renditen eingesetzt wurde. Die Kosten des eingesetzten Kapitals ergeben sich aus den Renditeerwartungen der Eigentümer und Fremdkapitalgeber. Ziel ist daher die Erwirtschaftung von sog. Überrenditen, die eine Unternehmenswertsteigerung darstellen. Wertorientierte Konzepte wie der EVA®-Ansatz[5] sollen das Unternehmen unterstützen, dieses Ziel zu erreichen.

Da ein hoher Shareholder Value grundsätzlich ein erfolgreiches Unternehmen charakterisiert, ist die Zielsetzung der Unternehmenswertsteigerung mit sämtlichen Interessen der genannten Anspruchsgruppen weitestgehend konform. Für die Führungskräfte ist der Unternehmenswert ein Maß für die Unabhängigkeit und Erfolgsstabilität des Unternehmens und kann somit zur Fortsetzung ihrer Verträge und zusätzlicher Vergütung beitragen. Für die Mitarbeiter bedeutet ein hoher Unternehmenswert sichere Arbeitsplätze. Da ein hoher Unternehmenswert das finanzielle Risiko senkt, werden die Interessen der Eigen- und Fremdkapitalgeber berücksichtigt. Auch Kunden und Lieferanten profitieren von einem nachhaltig leistungsstarken Partner, da sich die Stabilität und Nachhaltigkeit der Vertragsbeziehungen verbessern. Auch rechtfertigt die wirtschaftliche Realität, in der die Eigenkapitalgeber einem Unternehmen ihr Kapital nur zur Verfügung stellen, wenn sie sich eine dem Risiko angepasste Rendite versprechen, eine grundsätzliche Ausrichtung an dem Shareholder-Value-Ansatz.

Grundlegend für ein erfolgreiches Controlling ist zunächst einmal zu wissen, wohin das Unternehmen gesteuert werden soll. Die Formulierung einer Unternehmensvision gibt eine Orientierung für die Zukunft. Daneben beschreibt die Unternehmensmission den Zweck und den Gegenstand des gegenwärtigen unternehmerischen Handelns. In Abgrenzung dazu geht es beim Unternehmensleitbild um die Konkretisierung der Vision, der Führungsgrundsätze sowie um das Verhalten gegenüber Internen und Externen. Aus der Vision und der Mission lassen sich strategische Ziele für das gesamte Unternehmen ableiten.

4.2.2 Finanzierungseffekte durch Desinvestitionen

Desinvestitionen stellen eine Art von Investitionen dar. Investitionen können daneben beispielsweise dem Ersatz von Vermögensgegenständen, der Erweiterung des Unternehmens oder der Rationalisierung dienen.

---

[5] Der Economic Value Added (EVA®) ist eine Messgröße aus der Finanzwirtschaft und wird verwendet, um die Vorteilhaftigkeit einer Investition zu berechnen. EVA repräsentiert eine absolute Nettogröße des Gewinns nach Abzug der Kapitalkosten für das eingesetzte Gesamtkapital.

Desinvestitionen werden häufig notwendig, wenn Unternehmen in einen Liquiditätsengpass kommen. Hier ist zu unterscheiden zwischen echten Desinvestionen, was bedeutet, dass Vermögensgegenstände oder ganze Sparten tatsächlich verkauft oder geschlossen werden. Unechte Desinvestitionen stellen eine Art der Finanzierung dar, wenn es sich um ein Sale-and-lease-back-Verfahren handelt. Im Fall einer Rückmietung der verkauften Vermögensgegenstände kann man anhand der Kapitalwertmethode unter Berücksichtigung eventueller Steuervorteile errechnen, inwieweit sich das Vorgehen lohnt oder nur in Kauf genommen wird, um einen kurzfristigen Zugang liquider Mittel zu erlangen.

Ferner lässt sich eine Unterscheidung in die eigentlichen Desinvestitionen im Bereich von Anlagevermögen sowie einer Working-Capital-Optimierung treffen. Im vorliegenden Beitrag wird auf die Entscheidungen bezüglich des Anlagevermögens fokussiert.

Desinvestitionen haben häufig die Schuldenreduktion und somit die Erhöhung der Eigenkapitalquote zur Folge. Zunächst lässt sich feststellen, dass es keinen direkten Zusammenhang zwischen Rating und Eigenkapitalquote gibt. Somit ist die Eigenkapitalquote nicht der entscheidende Grund für ein Rating. Gleichwohl scheint die Eigenkapitalquote notwendige Vorbedingung für ein bestimmtes Rating zu sein. So liegen die Unternehmen mit dem besten Rating alle im oberen Bereich der Eigenkapitalquoten. Es scheint stattdessen negative Gründe zu geben, die das Rating belasten können. Im negativen Bereich müssen ebenfalls Sonderfaktoren berücksichtigt werden. Auch hier finden sich generell die Unternehmen mit den geringsten Eigenkapitalquoten. Fresenius Medical Care wird beispielsweise wohl durch den hohen Geschäfts- oder Firmenwert abgewertet, obwohl die Eigenkapitalquote relativ hoch ist. Dagegen hat RWE eine geringe Eigenkapitalquote, ist aber im Vergleich zu anderen DAX-Unternehmen hochprofitabel. Dadurch relativieren sich auch die geringe Eigenkapitalquote und die negative Eigenkapitalquote nach Abzug des Geschäfts- oder Firmenwertes. Auch bei Henkel oder der Deutschen Telekom ist die Ertragsstärke ausreichend hoch, um den hohen Geschäfts- oder Firmenwert zu rechtfertigen. Dagegen wird bei Tui ein höheres Risiko als etwa bei ThyssenKrupp oder der Deutschen Lufthansa vermutet, sodass sich bei etwa gleich hoher Eigenkapitalquote ein schlechteres Rating ergeben hat. Auch hier könnte der hohe Geschäfts- oder Firmenwert als Grund vermutet werden.

Ausgehend von diesen Vergleichen lässt sich eine Eigenkapitalquote von rund 33 %, d.h. eine Fremdkapitalquote von rund 67 %, als für ein gutes Rating ausreichend ansehen. Über den Leverage-Effekt ergibt sich damit ein Hebel von 2 (2/3 Fremdkapital zu 1/3 Eigenkapital), der als ausreichend für ein Rating gilt, das zu einem nur sehr geringen Risikoaufschlag führt. Welcher Hebel und damit welcher Risikoaufschlag gewählt werden, hängt von der Risikoneigung des Unternehmens ab. So könnten auch Fremdkapitalkosten von 18 % bei einem Hebel von 14 noch durchaus akzeptabel sein, wenn die Gesamtkapitalrendite etwa bei 20 % liegt (so bei der Übernahme von RJR Nabisco 1988/89 durch KKR). In einem solchen Fall liegt die Eigenkapitalrendite bei rund 48 %. Grundsätzlich lässt sich aber festhalten, dass vor der Wirtschafts- und Finanzkrise Unternehmen angehalten wurden, den Leverage-Effekt durch eine hohe Verschuldung auszunutzen. In der Krise werden wiederum die Unternehmen mit einer hohen Eigenkapitalquote gelobt, da sie aufgrund der konjunkturell bedingten Einschnitte bei der Gesamtkapitalrendite nicht so schnell in die Leverage-Falle geraten.

4.2.2.1 Steuerung der Risikokosten

Generell muss es Ziel eines Unternehmens sein, die mit dem Geschäft verbundenen Risikokosten bewusst zu steuern. Die Folgen von Risikokosten für die Kreditkosten sind schwerwiegend und können das Ergebnis eines Unternehmens stark belasten. In der Diskussion wird dabei allerdings ein deutlich größeres Problem häufig übergangen: Das Risiko ist für einen Eigenkapitalgeber noch deutlich größer als für einen Fremdkapitalgeber. Somit muss ein Eigenkapitalgeber eine deutlich höhere Eigenkapitalrentabilität fordern, als ein Bankkredit kostet. Eine Steuerung der Risikokosten ist somit aus Unternehmens- und insbesondere Unternehmersicht nicht für die Bank notwendig, sondern insbesondere für die Eigenkapitalgeber selbst.

Mit den Ansprüchen der Banken aus der Kreditkalkulation eng verbunden sind die Regelungen des KonTraG an das Risikomanagement. Danach müssen Unternehmen die mit ihrem Geschäft verbundenen Existenzgefährdenden Risiken in einem Risikobericht als Teil des Jahresabschlusses darlegen. Diese Vorschrift gilt zwar nur für einen kleinen Teil der deutschen Unternehmen, allerdings sollte sie auch auf alle anderen abstrahlen, sodass sich auch diese intensiver mit ihren Risiken auseinandersetzen. Die Risikokosten eines Krediles werden über ein Rating abgebildet. Dieses stellt die Zusammenfassung der Unternehmensdaten in einer einzign Kennzahl dar. Am bekanntesten sind hier die Ratings der Agenturen Standard & Poor's und Moody's, die aufgrund der Kosten allerdings nur für größere Unternehmen geeignet sind. Für das Gros des deutschen Mittelstandes werden die Bewertungen der Banken in Form eines internen Ratings entscheidend sein.

Ein Rating ist naturgemäß nur so gut, wie die Daten, mit denen das Rating ermittelt wird. Nur wenn im Rating-Prozess die richtigen Unternehmensdaten eingesetzt werden, kann am Ende ein der tatsächlichen Unternehmenssituation entsprechendes Rating herauskommen und damit die tatsächliche Risikosituation abgebildet werden. Als wesentliche quantitative Kennzahlen, die bei einzelnen Banken naturgemäß stark abweichen können, können folgende Kennzahlen angesehen werden:

- Eigenkapitalquote,
- Gesamtkapital-Rentabilität,
- Umsatz/Betriebsleistungsentwicklung,
- Cashflow,
- Liquidität/Finanzstruktur,
- Entwicklung gegenüber Vorjahr/Zukunftsaussichten.

Mit diesen Kennzahlen soll die Schuldendienstfähigkeit eines Unternehmens abgeschätzt werden. Weitere Kennzahlen, die das Rating bestimmen, sind:

- Qualität und Attraktivität des Produktangebots;
- Vertriebsstärke/Vertriebskanäle;

- Marktstellung/Wettbewerbsdifferenzierung;
- Abhängigkeiten (z.B. von Kunden, Lieferanten);
- mittel- und langfristige Branchenaussichten;
- spezielle Risiken (z.B. technologischer Wandel).

Damit soll u.a. die Entwicklung in der jeweiligen Branche, die Positionierung eines Kunden im Wettbewerb oder Abhängigkeiten von bestimmten Kunden und Lieferanten abgebildet werden. Neben diesen Faktoren spielen auch die Qualität des Managements oder die Unternehmensstrategie eine bedeutende Rolle bei der Rating-Einstufung. Kriterien, die hier berücksichtigt werden, sind

- eine nachvollziehbare Strategie;
- Erfahrung, Führungsqualitäten;
- Nachfolgeregelung, Management;
- Abhängigkeit von einzelnen Mitarbeitern (Forschung);
- Qualität des Rechnungswesens und Controllings;
- Beziehung zur Bank (z.B. Zahlungsverhalten).

Als Informationsinstrumente für das Rating werden Bilanzen, Quartalsberichte, BWAs, der Auftragsbestand, Investitionspläne, eine gesonderte Darstellung der Geschäftsbereiche, Umsatz- und Ertragsprognosen oder auch Planzahlen herangezogen. Diese Instrumente sollten für jedes Unternehmen zum Standard werden, um gezielte Steuerungsmaßnahmen auch ohne vorhandenes Controlling durchführen zu können. Risiken sind elementar für Finanzierung und Investitionsrechnung eines Unternehmens und gehen über die Kapitalkosten in jede Entscheidung mit ein.[6]

4.2.2.2 Die Eigenkapitalfinanzierung als Basis für die Kapitalkosten

Der wichtigste Teil der Finanzierung stellt die Eigenkapitalfinanzierung dar. Da letztendlich die Höhe des Eigenkapitals entscheidend für die Fremdkapitalkosten ist (und auch für die Höhe des maximal aufnehmbaren Fremdkapitals), muss dem Management des Eigenkapitals eine besondere Aufmerksamkeit zugebilligt werden.

Eine »optimale« Eigenkapitalausstattung kann – wie oben bereits dargelegt wurde – allgemein nicht formuliert werden. Sie hängt tatsächlich von verschiedenen Faktoren ab und ist immer auch von der jeweiligen Sichtweise abhängig. Aus Sicht eines Eigentümers, der auf Bestandssicherung seiner Einlage aus ist, ist eine hohe Eigenkapitalquote anzustreben, während ein renditeorientierter Eigenkapitalgeber eher eine geringere Eigenkapitalquote anstreben wird. Aus Sicht der Fremdkapitalgeber ist eine geringe Eigenkapitalquote nicht unbedingt nachteilig. Wenn sie in die Kreditkonditionen eingepreist wurde und der Fremdkapitalgeber eine risikoadäquate Verzinsung erhält, ist die niedrige Eigenkapitalquote in Ordnung. Ein deutliches Abschmelzen der Eigenkapitalquote ohne Möglichkeit einer Anpassung der Konditionen ist aus Sicht der Fremdkapitalgeber hingegen problematisch, da in einem solchen Fall keine risikoadäquate Verzinsung mehr zur Verfügung steht.

---

[6] Vgl. Padberg/Padberg (2006), S. 40ff.

Gleichzeitig spielen natürlich auch Faktoren wie Steuersätze oder Bilanzierungsregeln eine große Rolle für die Eigenkapitalquote. Mittelständler können den deutschen Steuersätzen nicht »entkommen«. Ob die Steuersätze tatsächlich hoch sind oder nicht, soll dabei nicht weiter untersucht werden. Da die Bedienung von Fremdkapital steuerlich abzugsfähig ist, führt allein dieser Umstand dazu, dass die Eigenkapitalquote auf ein Minimum zurückgeführt werden sollte. So ist sicherlich der Unterschied in den Eigenkapitalquoten zwischen Großunternehmen und klein- und mittelständischen Unternehmen mindestens teilweise auf das Steuersystem zurückzuführen. Weiterhin spielen auch die Bilanzierungsvorschriften eine Rolle. Beispielsweise steigt das Eigenkapital bei den Unternehmen, die auf IFRS umstellen, im Regelfall an. Dadurch steigt automatisch natürlich auch die Eigenkapitalquote.

Letztlich haben auch international unterschiedliche Gepflogenheiten zu Unterschieden in den Eigenkapitalquoten geführt. Während sich deutsche Unternehmen traditionell stark über Pensionsrückstellungen finanziert haben, ist dies international unüblich. Die Rating-Agenturen haben deutsche Unternehmen wegen hoher Pensionsrückstellungen herabgestuft, da sie diese Rückstellungen komplett als Fremdkapital gesehen haben und nicht – wie in Deutschland häufig üblich – teilweise als Eigenkapital. Aus diesem Grund haben die meisten Großunternehmen die Pensionsrückstellungen mittlerweile in externe Fonds ausgegliedert, was sich positiv auf die Eigenkapitalquote der Großunternehmen ausgewirkt hat.

Natürlich spielen im internationalen Vergleich auch Faktoren wie der immer noch schlecht ausgeprägte deutsche Kapitalmarkt eine Rolle. Während sich amerikanische Unternehmen über den Kapitalmarkt refinanzieren, müssen deutsche Unternehmen in der Regel auf die Angebote der Kreditinstitute zurückgreifen. Gleichzeitig ist der Finanzbedarf von internationalen Konzernen häufig bei Weitem nicht so groß wie erwartet, wie ein Blick auf die Passivseite von Coca Cola aus dem Geschäftsbericht 2008 zeigt (vgl. Abb. 8-3):

LIABILITIES AND SHAREOWNERS' EQUITY		
CURRENT LIABILITIES		
Accounts payable and accrued expenses	$ 6,205	$ 6,915
Loans and notes payable	6,066	5,919
Current maturities of long-term debt	465	133
Accrued income taxes	252	258
TOTAL CURRENT LIABILITIES	12,988	13,225
LONG-TERM DEBT	2,781	3,277
OTHER LIABILITIES	3,401	3,133
DEFERRED INCOME TAXES	877	1,890
SHAREOWNERS' EQUITY		
Common stock, $0.25 par value; Authorized — 5,600 shares; Issued — 3,519 and 3,519 shares, respectively	880	880
Capital surplus	7,966	7,378
Reinvested earnings	38,513	36,235
Accumulated other comprehensive income (loss)	(2,674)	626
Treasury stock, at cost — 1,207 and 1,201 shares, respectively	(24,213)	(23,375)
TOTAL SHAREOWNERS' EQUITY	20,472	21,744
TOTAL LIABILITIES AND SHAREOWNERS' EQUITY	$ 40,519	$ 43,269

Abb. 4-3: Passivseite Coca-Cola, Geschäftsbericht 2008

Das Eigenkapital übersteigt das Fremdkapital von Coca-Cola deutlich. Dabei besteht das Fremdkapital überwiegend aus Verbindlichkeiten aus Lieferungen und Leistungen und nicht aus Bankverbindlichkeiten. Der Grund ist in der Struktur der Aktivseite zu sehen (vgl. Abb. 8-4):

ASSETS		
CURRENT ASSETS		
Cash and cash equivalents	$ 4,701	$ 4,093
Marketable securities	278	215
Trade accounts receivable, less allowances of $51 and $56, respectively	3,090	3,317
Inventories	2,187	2,220
Prepaid expenses and other assets	1,920	2,260
TOTAL CURRENT ASSETS	12,176	12,105
INVESTMENTS		
Equity method investments:		
Coca-Cola Hellenic Bottling Company S.A.	1,487	1,549
Coca-Cola FEMSA, S.A.B. de C.V.	877	996
Coca-Cola Amatil Limited	638	806
Coca-Cola Enterprises Inc.	—	1,637
Other, principally bottling companies and joint ventures	2,314	2,301
Other investments, principally bottling companies	463	488
TOTAL INVESTMENTS	5,779	7,777
OTHER ASSETS	1,733	2,675
PROPERTY, PLANT AND EQUIPMENT — net	8,326	8,493
TRADEMARKS WITH INDEFINITE LIVES	6,059	5,153
GOODWILL	4,029	4,256
OTHER INTANGIBLE ASSETS	2,417	2,810
TOTAL ASSETS	$ 40,519	$ 43,269

Abb. 4-4: Aktivseite Coca-Cola, Geschäftsbericht 2008

Die Aktivseite von Coca-Cola besteht überwiegend aus Wertpapieren, Vorräten und Forderungen, nicht aber aus »normalem« Anlagevermögen. Hier weist Coca-Cola nur Sachanlagen von 8,3 Milliarden US Dollar aus – für einen Konzern dieser Größe ein sehr geringer Wert.

Eine ähnliche Struktur lässt sich bei vielen internationalen Konzernen finden. Der Grund liegt in der Konzentration auf die »Kernkompetenzen«. Da die Produktion auf eigenen Sachanlagen häufig nicht als Kernkompetenz angesehen wird, befindet sich das zu finanzierende Anlagevermögen bei vielen internationalen Konzernen auf geringem Niveau – hier ging eine klassische Desinvestition voran.

4.3 Der Investitionscontrollingprozess

Der Investitionscontrollingprozess wird durch einen Investitionsbedarf mit anschließendem Investitionsantrag angestoßen. Um die folgenden Teilprozesse effizient bearbeiten zu können, empfiehlt sich eine Standardisierung dieses Investitionsantrags, um die Versorgung mit allen notwendigen vorhandenen Informationen sicherzustellen. Daneben ist durch ein Prozess- und Rollenmodell sicherzustellen, dass auch die Einbeziehung der relevanten Stellen oder Abteilungen ohne Doppelarbeit oder andere Ineffizienzen ablaufen kann.

4.3.1 Investitionsplanung und -budgetierung

Eine erste organisatorische Maßnahme für Unternehmen ist die Unterteilung in Investitionsmaßnahmen und Investitionsprojekte. Während die Investitionsmaßnahmen eine geringere Komplexität, eine kleinere Investitionssumme und größere Wiederholungswahrscheinlichkeit aufweisen, zeichnen sich die Investitionsprojekte durch einen stärkeren Innovations- oder Einmaligkeitsaspekt aus, haben eine große, evtl. überlebenswichtige Wirkung auf die strategische Positionierung des Unternehmens.

Der zweite Schritt für eine effiziente Investitionsplanung ist die Standardisierung der Investitionsanträge mit Pflichtangaben sowie Festlegung des Workflows. Es empfiehlt sich, neben Standardangaben wie der Projekterläuterung und unterstellten Prämissen eine Konkretisierung der strategischen Aspekte einer Investition zu verlangen. Bei vielen Unternehmen haben sich hierzu die vier Perspektiven der Balanced Scorecard nach Norton und Kaplan bewährt.

Im Rahmen einer Strategy Map kann so mit einem Ursache-Wirkungsgefüge von der Lern- und Entwicklungsperspektive ausgehend über die Prozessperspektive und die Kundenperspektive letztendlich zu den finanziellen Oberzielen leiten. Daneben erscheint es sinnvoll, Cashflow-Prognosen schon vom Antragsteller zu verlangen, die von der Controllinginstanz später auf Plausibilität und Sensitivität überprüft werden können. Ebenso gehören die wichtigsten Risiken und ein detaillierter Finanzplan zu den notwendigen Inputdaten.

Als nächster Schritt ist zu klären, mit welchem Kalkulationszinssatz gearbeitet werden muss. Im Allgemeinen bieten sich als Vorgabe unternehmensinterner Kalkulationszinssätze die Weighted Average Cost of Capital (WACC) an, ein unternehmensspezifischer Mischzinssatz, bei dem die Eigenkapitalkosten auf Basis des Capital Asset Pricing Model (CAPM) ermittelt werden. Alternativ kann mit einem Grenzzinssatz oder auf Basis investitionsspezifischer WACC gearbeitet werden, wenn das Unternehmen verschiedene Segmente mit unterschiedlichen Risiken aufweist.

Die Cashflow-Prognosen können nun mit den WACC im Rahmen der Kapitalwertmethode verwendet werden, um den Barwert zu errechnen, zusätzlich kann aufgrund der besseren Kommunizierbarkeit der interne Zinssatz errechnet werden. Hier ist allerdings Vorsicht im Mehrperiodenfall angezeigt, wissenschaftlich ist diese Methode aufgrund der Mehrdeutigkeit der Ergebnisse widerlegt. Eine sinnvolle Ergänzung bezüglich des Risikos bildet die Amortisationszeitberechnung. Ergänzend kann für nicht monetäre Aspekte eine Nutzwertanalyse vorgenommen werden. In den letzten Jahren setzt sich in der Praxis immer häufiger in der Investitionsrechnung das Aufzeigen von gewünschten Wirkungen in finanzieller Richtung (Rückflüsse, Risiko, Finanzstruktur) auf den Unternehmenswert bzw. Residualwertbetrachtungen durch. Insbesondere bei Investionen mit sehr hohen Fixkosten in Form von Abschreibungen oder sonstigen nicht schnell reversiblen Komponenten sind Sensitivitätsanalysen und Szenariobetrachtungen zur Überprüfung der Robustheit der Prognosen notwendig.

Sinnvoll ist neben den reinen Zahlen und Instrumenten auch die Form des Investitionsantrags sowie des Bearbeitungsworkflow. Praxisanforderungen sind hier Akzeptanz, Nachvollziehbarkeit, Effizienz und Strategiebezug.

4.3.2 Investitionskontrolle und -steuerung

Das Investitionscontrolling umfasst neben der Investitionsanregung, der Investitionsvorbereitung, der Investitionsplanung und der Investitionsbudgetierung inklusive -kalkulation auch die Investitionskontrolle und die Investitionssteuerung. In der Praxis sieht man eine zunehmende Sensibilisierung für diese Themen. Für die Steuerung und Kontrolle sind Soll-Ist-Vergleiche und die Abweichungsanalyse heranzuziehen. Parallel ist eine Berechnung im internen Rechnungswesen angezeigt, in dem operativ monatlich Kosten und Leistungen ermittelt und überprüft werden. Aber auch eine Nachkalkulation der Investitionen mithilfe der Investitionsrechnungsmethoden im regelmäßigen Abstand (anfangs ca. alle sechs, später alle zwölf Monate) inklusive einer Abweichungsanalyse sind über einen der Investition angemessenen Zeitraum durchzuführen, bevor das Controlling komplett durch andere Werkzeuge übernommen wird. Bei Abschluss des Investitionsprojekts ergeben sich so wertvolle Erfahrungen und Erkenntnisse, die durch den Aufbau einer Erfahrungsdatenbank mit Begründung der Abweichungen von den Planzahlen Hilfe für zukünftige Projekte geben.

4.4 Fazit

Obwohl durch eine Desinvestition dem Unternehmen zunächst Mittel zufließen, kann sie auch Auszahlungen zur Folge haben. Dies ist insbesondere dann der Fall, wenn aufgrund der Desinvestition z.B. Ersatzinvestitionen vorgenommen werden müssen oder zur Stilllegung einer Anlage Auszahlungen zu tätigen sind.

Besondere Vorsicht ist bei der Aufgabe von Kernkompetenzen angezeigt, die im Falle einer anziehenden Konjunktur einen Nachteil am Markt bedeuten können. Letztendlich bietet das Investitionscontrolling für Desinvestitionen die gleichen Methoden und Lösungen wie für Investitionen an. Rein rechnerisch kann so genau eine Aussage über die Vorteilhaftigkeit von (Des-)Investitionsvorhaben getroffen werden. Schwachpunkt bleibt aber die auf Prognosen beruhenden Cashflow-, Risiko- und Strategieannahmen. Selbst durch die größte Erfahrung und Nachverfolgung der vergangenen Projekte stoßen Unternehmen doch immer wieder auf nicht vorhergesehene Szenarien, wie nicht zuletzt die aktuelle Wirtschaftskrise zeigt. Positiv bleibt daran, dass aber ebenso Abweichungen vom bisherigen Denken Erfolge bringen können. Als eines von vielen Beispielen ist hier die kommerzielle Nutzung des Internets zu nennen. Abschließend lassen sich für die Praxis folgende Aspekte bezüglich eines sinnvollen Investitionscontrollings zusammenfassen:

1. Unterteilung in Investitionsmaßnahmen (geringere Komplexität, Investitionssumme und größere Wiederholungswahrscheinlichkeit) und Investitionsprojekt (Projektcharakter stärker ausgeprägt, stärkere Wirkung auf die strategische Positionierung des Unternehmens)
2. Standardisierung der Investitionsanträge mit Pflichtangaben sowie Festlegung des Workflows

3. Vorgabe unternehmensinterner Kalkulationszinssätze auf Basis investitionsspezifischer WACC
4. Aufstellung eines Businessplans der Investition mit anschließender Überprüfung durch die Controllingabteilung
5. Verbindung der Cashflow-Prognosen mit dem WACC im Rahmen der Kapitalwertmethode, Ergänzung durch Amortisationszeitberechnung und Nutzwertanalyse
6. Aufzeigen von gewünschten Wirkungen in finanzieller Richtung (Rückflüsse, Risiko, Finanzstruktur) sowie im Rahmen der Balanced Scorecard auf den Unternehmenswert bzw. Residualwertbetrachtungen
7. Sensitivitätsanalysen und Szenariobetrachtungen zur Überprüfung der Robustheit der Prognosen
8. Frühe parallele Berechnung durch internes Rechnungswesen
9. Nachkalkulation der Investitionen im regelmäßigen Abstand (anfangs ca. alle sechs, später alle zwölf Monate) inklusive einer Abweichungsanalyse
10. Aufbau einer Erfahrungsdatenbank mit Begründung der Abweichungen von den Planzahlen

Literatur

Adam, D.: Investitionscontrolling, München 2000.

Bieg, H./Kußmaul, H.: Investition, München 2009.

Coenenberg, A./Fischer, T. M./Günther, T.: Kostenrechnung und Kostenanalyse, Stuttgart 2009.

Drukarczyk, J./Schüler, A.: Unternehmensbewertung, München 2009.

Hahn, D./Hungenberg, H.: PuK, Wertorientierte Controllingkonzepte, Wiesbaden 2001.

Horváth, P.: Controlling, München 2003.

Kruschwitz, L.: Investitionsrechnung, München 2000.

Padberg, C./Padberg, T.: Grundlagen der Corporate Finance, Berlin 2006.

Paul, S./Horsch, A./Stein, S.: Wertorientierte Banksteuerung I: Renditemanagement, Frankfurt am Main 2005.

Schulte, G.: Investition – Investitionscontrolling und Investitionsrechnung, München 2007.

Weber, J./Schäffer, U.: Einführung in das Controlling, Stuttgart 2008.

Weber, J./Meyer, M./Birl, H./Knollmann, R./Schlüter, H./Sieber, C.: Investitionscontrolling in deutschen Großunternehmen, Weinheim 2006.

Wiedmann, K.-P./Heckemüller, C. (Hrsg.): Ganzheitliches Corporate Finance Management, Wiesbaden 2003.

5. Marketingcontrolling als Maßnahme zur effizienten Strategieumsetzung

von Carsten Padberg

Übersicht

5.1 Einleitung 586
5.2 Marktforschung als Grundlage des Marketingcontrollings 586
5.2.1 Messbarkeit im Marketing 587
5.2.2 Was verlangt der Markt, was sind die Ziele des Unternehmens – Kennzahlenbeziehungen und EDV-Unterstützung 589
5.3 Erfolgsnachweise des Marketing 591
5.3.1 Ursache-Wirkungsbeziehungen anhand der Balanced Scorecard 591
5.3.2 Die Zielkostenrechnung als Verknüpfungsinstrument von Markt und Unternehmen 592
5.3.3 Der Kapitalwert und Residualgrößen als Zielkennzahlen 592
5.4 Fazit 593

5.1 Einleitung

Unter dem Eindruck zunehmender Wertorientierung entsteht in den Unternehmen nicht nur in konjunkturell schwierigen Zeiten der Zwang, alle Maßnahmen, die einen monetären Abfluss oder Kapitalbindung verursachen, einer Kosten-Nutzen-Analyse zu unterziehen. Höchst komplex erweisen sich Ursache-Wirkungsbeziehungen bei Marketing-Aktivitäten. In den letzten Jahren wird durch Strategy Maps im Rahmen von Performance-Measurement-Systemen wie der Balanced Scorecard versucht, eine kausale Systematik abzubilden, sodass Auswirkungen bis hin zu monetär orientierten Spitzenkennzahlen wie Residualgrößen nachvollziehbar werden.

Dazu kommen in der Wirtschaftskrise häufig Notwendigkeiten, die die Liquidität des Unternehmens betreffen. Ist es nun sinnvoll, den Umsatz auf Kosten der Deckungsbeiträge halten zu wollen? Ist die unterstellte Preiselastizität überhaupt realitätsnah, wenn die Mitbewerber ähnlich agieren müssen? Ist langfristig ein Überleben mit den reduzierten Margen möglich oder zerstört man durch Rabattaktionen die eigene Zukunft?

Durch die Vielschichtigkeit allein schon der Ursachen ist allerdings die kausale Verknüpfung mit zu verändernden Zielgrößen fraglich. Über das Marketingcontrolling wird versucht, die beiden Welten der zahlenorientiert-kausalen Controller und die oftmals kreativ-verhaltensorientierte Seite der Marktforschung respektive Werbeforschung zu verbinden. In der Praxis bemerkt man hier eine Diskrepanz, die sich schon anhand der Messgrößen zeigt. Während Finanzcontroller eher über investitionstheoretische Kapitalwertberechnungen auf Cashflow-Basis oder durch Abweichungsanalysen in der Kosten- und Leistungsrechnung agieren, ist für klassische Marketingspezialisten die Marktforschung mit eher weichen Kennzahlen wie Kundenzufriedenheit oder Markenbekanntheit wichtiger. Die Lücke zwischen Strategieformulierung und der Strategieumsetzung wird außerdem versucht, durch die Auswertung größerer Datenbanken im Sinn von Data Warehouses und angebundenen Online-Analytical-Processing-Werkzeugen zu schließen.

Fokussiert stellt sich im Marketingcontrolling die Frage, wie eine Wirkungsmessung erfolgen kann. Im Folgenden sollen drei Instrumente herausgestellt werden, die nach Meinung des Verfassers ihre Praxistauglichkeit bewiesen haben, die Messbarkeit von Marketingmaßnahmen nicht nur zu verbessern, sondern sie auch in die Gesamtstrategie von Unternehmen einzubinden. Im Einzelnen sind das die Balanced Scorecard mit dem Fokus auf eine Strategy Map, die Zielkostenrechnung und das Investitionscontrolling. Die Marktforschung ist Grundlage für alle drei Instrumente, die sich ferner auch hervorragend komplementär einsetzen lassen.

5.2 Marktforschung als Grundlage des Marketingcontrollings

Unternehmen benötigen als Grundlage für Marketingpolitische Entscheidungen umfangreiche Informationen, die Marketinginformationen. Die systematische Gewinnung von Marketinginformationen ist Gegenstand der Marketingforschung. Diese bezieht sich auf folgende Bereiche:

- Rahmenbedingungen des Marketings, z.B. rechtliche, soziale, ökologische und technische Bedingungen;
- Marktteilnehmer, vor allem Käufer und Mitbewerber;
- Wirkungen der Marketingpolitik.

Die Aufgaben der Marketingforschung bestehen in der Lieferung von Informationen über Absatzchancen, Probleme des Marktes, erforderliche Marketingaktivitäten und deren Wirkungen. Die Informationen sind notwendige Voraussetzungen für das Ziel, Chancen aufzugreifen und Risiken begegnen zu können. Die von der Marketingforschung gesammelten Daten beeinflussen auch die anderen Unternehmensbereiche, so z.B.

- Unternehmensleitung bei der Entscheidungsfindung und Zielformulierung;
- Produktion;
- Beschaffung und Lagerhaltung.

Die von der Marketingforschung gesammelten Daten ermöglichen der Marketingleitung somit, die weitere Entwicklung des Absatzes eines Produktes abzuschätzen (Absatzprognose), das Lebensalter eines Produktes zu beurteilen (Produktlebenszyklus) und den Markt für den differenzierten Einsatz der Marketinginstrumente zu segmentieren (Marktsegmentierung).

5.2.1 Messbarkeit im Marketing

Wichtige Kennzahlen aus dem Marketing sind das Marktpotenzial, das Marktvolumen, das Absatzpotenzial sowie der Marktanteil. Das Marktpotenzial umfasst die Gesamtheit der Erzeugnisse, die insgesamt auf dem Markt abgesetzt werden können, während das Marktvolumen die Gesamtheit der tatsächlich auf dem Markt verkauften Erzeugnisse umfasst. Das Absatzpotenzial umfasst die Gesamtheit der Erzeugnisse, welche ein bestimmtes Unternehmen auf dem Markt absetzen zu können glaubt. In Ergänzung dazu gibt der Marktanteil an, welchen tatsächlichen Anteil am Marktvolumen das Unternehmen hat. Eine weitere beispielhafte Aufzählung von Effektivitäts- und Effizienzkennzahlen gibt die folgende Tabelle:

	Effektivität	Effizienz
Potenzialbezogene Kennzahlen	Kundenzufriedenheit Markenimage Preisimage Bekanntheitsgrad des Leistungsangebots Lieferzuverlässigkeit	Anzahl erzielter Kontakte/Kosten der Werbeaktion Kundenzufriedenheit mit der Verkaufsunterstützung/Kosten der Verkaufsunterstützung Kundenzufriedenheit mit der Lieferbereitschaft/Kosten der Vertriebslogistik

	Effektivität	Effizienz
Markterfolgsbezogene Kennzahlen	Anzahl der Kundenanfragen Anzahl der Gesamtkunden Anzahl der Neukunden Anzahl der verlorenen Kunden Anzahl der gewonnenen Kunden Anzahl der zurückgewonnenen Kunden Marktanteil Produkt Loyalität der Kunden Am Markt erzieltes Preisniveau	Anzahl Kundenanfragen pro Auftrag Anzahl Kundenbesuche pro Auftrag Anzahl Angebote/Angebote (Trefferquote) Anzahl der erfolgreichen Neuprodukteinführungen Anzahl gewonnene Neukunden/Kosten der Aktivitäten durch Direktkommunikation
Wirtschaftliche Kennzahlen	Umsatz Umsatz pro Produkt Umsatz pro Kunde Umsatz aufgrund von Sonderaktionen	Gewinn Umsatzrendite Kundenprofitabilität Umsatz aufgrund von Rabatten/Kosten in Form von entgangenen Erlösen

Insbesondere unter dem gegenwärtigen Druck der Wirtschaftskrise ist mehr Transparenz notwendig. Preisdruck durch Konjunktureinbruch und immer neue Rabattaktionen, E-Commerce und E-Marketing steigern Dynamik und Komplexität. Auch werden Kampagnen durch die höhere Abwicklungseffizienz im Database Marketing zahlreicher durchgeführt. Eine Einzelbetrachtung mit Hilfsgrößen wie Anzahl der Bestellungen oder der Rückläufe kann häufig insbesondere bei automatisierten Direkt-Marketingaktivitäten erfolgen. Die Frage nach der Wirksamkeit von ganzen Programmen wird damit jedoch nicht beantwortet. Auch sind die Wirkungen einzelner Aktivitäten häufig nicht voneinander zu trennen und damit nur übergreifende Analysen aussagekräftig. Hinzu kommt die Frage, inwieweit der Marketingmix ziel- und strategiekonform zu kombinieren ist.

Die Verfügbarkeit und die Aufbereitung der Daten sind bei der Messung des Erfolgsbeitrages wesentliche Erfolgsfaktoren. Eine bessere Fundierung ist durch häufig verankerte Customer-Relationship-Management-Systeme (CRM) und Data Warehouses häufig vorhanden bzw. aufbaubar. Dadurch lassen sich via Aufbereitung per OLAP-Tools viele Marketingentscheidungen wie Kampagnenplanung, Segmentierungen usw. unmittelbar unterstützen.

- Wie kann eine Wirkungsmessung erfolgen?
- Wie kann das Marketing stärker in das Führungssystem eingebunden werden?
- Wie kann fachspezifische Unterstützung geleistet werden?

Es wird insbesondere auf die Möglichkeiten hingewiesen, die sich durch den Einsatz von CRM im Marketing ergeben. Im Fokus der Betrachtungen stehen:

- Umsatz- und DB-Analysen, Deckungsbeitragsrechnung;
- Preisanalysen;
- Erfolgsermittlung von Einzelaktivitäten wie Werbemaßnahmen und Veranstaltungen;

- Simulation von Veränderungen;
- Ermittlung der Werbewirksamkeit;
- integrierter Marketing- und Sales-Prozess.

Per Marktforschung und Kennzahlen wird versucht, komplexe Sachverhalte transparent darzustellen und eine Erfolgsmessung zu ermöglichen. Wichtig ist hierbei der Aufbau von Erfahrungsdatenbanken. Panelmessungen ermöglichen es, Verbesserungen zu erkennen und Entwicklungen im Sinne einer Frühwarnung zu verfolgen.

5.2.2 Was verlangt der Markt, was sind die Ziele des Unternehmens – Kennzahlenbeziehungen und EDV-Unterstützung

Dem Marketing als Führung vom Markt her kommt eine strategische Bedeutung zu. Die Entwicklung der Absatzmärkte und die Zusammensetzung der möglichen Produkt-Markt-Kombinationen entscheiden über die Ertrags- bzw. genauer Umsatzseite den langfristigen Erfolg unternehmerischer Tätigkeit. Marketingcontrolling ist somit auch als eine Konzeption der Unternehmensführung zu verstehen, bei der systematisch gewonnene Informationen eine Grundlage für die Planung, Maßnahmenkoordination und Kontrolle darstellen.

Aber nur durch eine quantitative Basis ist Marketing aussagefähig, daher ist eine Verbindung von Markt- und finanziellen Kennzahlen unbedingt notwendig. Die Kennzahlen haben einerseits die Kunden- und Konkurrenzorientierung zu berücksichtigen, andererseits aber auch eine eindeutige Integration in die finanzielle, wertorientierte Gesamtzielstruktur zu leisten.

Im Marketing-Mix sind nämlich alle marketingrelevanten Instrumente so aufeinander abzustimmen, dass sich daraus eine optimale Kombination im Hinblick auf die Erreichung der Unternehmungs- und Marketingziele ergibt. Dabei ist unternehmensintern die Zielsetzung zu verfolgen, einen Stakeholder-Kompromiss vor dem Hintergrund finanzieller und kundenorientierter Aspekte zu erreichen. Ganz allgemein bleibt der Kritikpunkt bestehen, dass in einem Modell nie die Realität ganz genau abgebildet werden kann. Zudem basieren verschiedene Input-Größen wie beispielsweise das Kunden-Scoring-Modell auf subjektiven Einschätzungen und Erwartungen. Natürlich ist es auch unmöglich, die Wünsche aller Kunden zu erfassen, sondern es können nur die Wünsche eines repräsentativen Auszugs von verschiedenen Kunden berücksichtigt werden. Dennoch ist eine ungenaue Planung besser als keine. Es besteht die Möglichkeit der Anpassung einer Vielzahl von Variablen gemäß persönlicher Präferenzen, sei es eine Veränderung der Gewichtung von Entscheidungskriterien, der Definition von Zielerreichungen oder der Bewertung von Kriterien.

Zur Unterstützung des computerunterstützten Controllings bzw. des Data Warehouses werden weiterhin Business Intelligence Tools eingesetzt, die den Nutzer bei der Analyse der in Datenbanken abgelegten Daten unterstützt. Da nur die wenigsten Nutzer in der Lage sind, Datenbanken gezielt mithilfe der notwendigen Befehle etc.

auszuwerten, stellen Business Intelligence Tools das Hilfsmittel dar, das die Nutzer bei der Auswertung automatisch unterstützt.

Einen Schritt weiter als Business Intelligence Tools gehen DataMining-Konzepte, die auf Data-Warehouse- und OLAP-Lösungen aufbauen. Unter Data Mining versteht man die »Identifikation von Mustern in Datenbanken mithilfe von Softwarewerkzeugen«[1], d.h. Data Mining ermöglicht das weitgehend automatisierte Auffinden bisher unentdeckter Zusammenhänge. Data Mining hat drei Hauptaufgaben:

- die Segmentierung trennt die Daten in Gruppen, wobei die Daten einer Gruppe untereinander homogen und gegenüber der Daten anderer Gruppen heterogen sind;
- die Klassifizierung der Daten trennt die Daten in verschiedene Klassen, beispielsweise im Rahmen der Kreditwürdigkeitsprüfung in die Klassen kreditwürdig und nicht kreditwürdig;
- die Assoziierung der Daten zeigt Abhängigkeiten zwischen Daten auf.

Data Mining und OLAP lassen sich wie folgt unterscheiden:

Data Mining	OLAP
benutzergetrieben	datengetrieben
entdecken bzw. Hypothesen formulieren	Hypothesen verifizieren
multidimensionale Metadaten	multidimensionale Analysen
bottom-up	top-down
statisch	dynamisch

Ehe die Analysen des Data Minings weiter genutzt werden können, sind sie statistisch auf ihre Gültigkeit zu überprüfen. Typische betriebswirtschaftliche Verfahren, die im Data Mining eingesetzt werden, sind Entscheidungsbäume, ABC-Analysen oder Portfolio-Analysen. Weiterhin werden etwa auch neuronale Netze im Data Mining eingesetzt. So verwenden etwa Kreditinstitute im Bereich der Bonitätsprüfung unterschiedliche Analysemethoden, darunter die Diskriminanzanalyse und neuronale Netze. Da die Verfahren in unterschiedlichen Branchen in verschiedener Art angewendet werden, ist eine allgemeingültige Lösung, die für sämtliche Unternehmen gilt, nicht möglich. Typische Anwendungsbeispiele für Data Mining getrennt nach Branchen sind z.B.:

Handel:

- Marktkorbanalyse
- Kundensegmentierung
- Zielgruppenmarketing

Bankwesen:

- Kreditanalyse
- Aktienkursprognose
- Portfolio-Analyse
- Kundensegmentierung

---

1) Vgl. Bange (2003), S. 152.

Versicherungswesen:

- Kundensegmentierung
- Vermeidung von Missbrauch
- Risikoanalysen

Telekommunikation:

- Kundensegmentierung
- Kundenbestandssicherung
- Analyse des Anrufverhaltens

Allgemein:

- Volkswirtschaft
- Demografie

5.3 Erfolgsnachweise des Marketing

5.3.1 Ursache-Wirkungsbeziehungen anhand der Balanced Scorecard

Eine isolierte Betrachtung einzelner Erhebungen in Form von Kennzahlen ist gefährlich. Aufgrund der Mängel einzelner Kennzahlen werden häufig Kennzahlensysteme wie die Balanced Scorecard oder EVA-Treiberbäume für das Marketing vorgeschlagen. Kennzahlensysteme stellen definitionslogische oder kausale Abhängigkeiten zwischen den Kennzahlen dar. In der Regel werden die Kennzahlen zur Auswertung in einem Scorecard-System im Zusammenhang dargestellt. Damit sollen Gesamtsicht und Entwicklungen hoch komprimiert aufgezeigt werden.

Die Balanced Scorecard kann anhand von Strategy Maps, den Ursache-Wirkungs-Diagrammen, Abhängigkeiten grafisch darstellen und eine Analyse ermöglichen. Jedoch ist die Auswahl der richtigen Kennzahlen ein praktisches Problem. Durch die Zeitabhängigkeit sollte strategisch in der Lern- und Entwicklungsperspektive begonnen und dann über Prozess- und Kundenperspektive zu den Kennzahlen der Finanzperspektive geleitet werden. Herausforderung ist, kosten-nutzen-optimierte Kennzahlen zu finden, möglichst nicht mehr als fünf pro Perspektive.

Dazu kommen die speziellen Marketingcontrollingprobleme: Der Erfolg von Werbung ist schwer messbar und so werden häufig Kennzahlen als Indizien verwendet. Dazu gehört der Umsatz, aber auch die Anzahl der Kontakte oder der Bekanntheitsgrad. Veränderungen der Kennzahlen einzelnen Aktionen zuzuordnen, ist sehr schwierig.

Im Bereich des Turnaround Managements sind hier aber häufig folgende Probleme zu bewältigen:

- anhaltende Konjunkturschwächen;
- Angebots-/Nachfrageverschiebungen;
- Preisverfall;
- Preissteigerung bei Rohstoffen oder auch
- Unternehmenskrisen bei bedeutsamen Zulieferern.

5.3.2 Die Zielkostenrechnung als Verknüpfungsinstrument von Markt und Unternehmen

Die Zielkostenrechnung oder das Target Costing wurde als retrogrades Kostenmanagementsystem konzipiert, um vom Markt heraus die Preis- und Kostenkalkulation von Produkten und Dienstleistungen vorzunehmen. Ausgehend von einer Marktforschung, die einen Zielpreis ermittelt, wird damit kombiniert die Gewichtung der wichtigsten Kundenfunktionen erfragt. Auf dieser Basis wird vom Zielpreis eine Zielrendite abgezogen, um zu den erlaubten Kosten zu kommen. Auf Basis der Funktionsvorstellungen der relevanten Zielgruppen wird im nächsten Schritt eine Zielkostenspaltung der erlaubten Kosten auf die notwendigen Komponenten vorgenommen.

Darüber hinaus sollten die risikoadäquaten Renditeforderungen der Eigenkapitalgeber systematisch anhand der Umsatzrendite in das Zielkostenmanagement integriert werden, um möglichst frühzeitig wertschaffende von wertvernichtenden Projektalternativen unterscheiden und damit den Fortbestand des Unternehmens nachhaltig sichern zu können.

5.3.3 Der Kapitalwert und Residualgrößen als Zielkennzahlen

Ziel ist die Erzielung eines möglichst hohen Return on Marketing. Dieser stellt theoretisch, wenn man von bestimmten Bewertungsvorschriften absieht, den ökonomischen Gewinn dar. Der ökonomische Gewinn zeigt die Veränderung des Unternehmenswertes innerhalb einer Periode und stellt die Vermögenszunahme dar, die von den Unternehmenseignern entnommen werden kann, ohne das Ertragspotenzial der Unternehmung zu vermindern. Als Basisfall sollen konstante, zeitlich nicht beschränkte Ertragsaussichten betrachtet werden. Der Gegenwert des Unternehmens entspricht hier dem Barwert der Ertragsaussichten nach Diskontierung mit den Kapitalkosten. Der ökonomische Gewinn eines Jahres wird jeweils ausgeschüttet. Werden konstante Überschüsse von 100 Millionen Euro jährlich erwirtschaftet, so ergibt sich bei der Diskontierung mit Kapitalkosten von 10 % ein Zeitwert von 1 Milliarde Euro für das Unternehmen. Aufgrund der unendlichen Zahlungsreihe bleibt der Unternehmenswert über die gesamte Zeitdauer konstant. Ein Wertkorrekturbedarf besteht nicht.

Werteentwicklung bei unendlicher Nutzungsdauer des Markenwerts (i = 10 %)

Periode	0	1	2	3	4	5	6	7 ... ∞
Überschuss vor Wertkorrektur		100	100	100	100	100	100	100
Wertkorrektur		0	0	0	0	0	0	0
Ökonomischer Gewinn		100	100	100	100	100	100	100
Eigenkapital	1 000	1 000	1 000	1 000	1 000	1 000	1 000	1 000

Anders stellt sich der Fall dar, sofern lediglich während eines begrenzten Zeitraums Überschüsse generiert werden. Anhand des obigen Beispiels soll angenommen werden, dass die erwarteten Überschüsse lediglich in den folgenden vier Jahren erzielt werden können. Nach dem vierten Jahr kann kein zusätzlicher Überschuss generiert werden. Fallen die o.g. 100 Millionen Euro lediglich in den vier Folgejahren an, so ergibt sich bei Kapitalkosten von 10 % in Periode 0 ein Barwert des Unternehmens von 317 Millionen Euro. Im Folgejahr ergibt sich ein Barwert der verbleibenden drei Jahre von 249 Millionen Euro und damit ein Korrekturbedarf von 68 Millionen Euro in der ersten Periode. Der Unternehmenswert wird bis zur vierten Periode vollständig amortisiert. Der ökonomische Gewinn entspricht im ersten Jahr dem Überschuss von 100 Millionen Euro abzüglich des Korrekturbedarfs von 68,3 Millionen Euro. Somit beträgt der ökonomische Gewinn 31,7 Millionen Euro, was einer Verzinsung des Eigenkapitals aus Periode 0 mit dem Kapitalkostensatz von 10 % entspricht. Aus den Überschüssen von 100 Millionen Euro werden 31,7 Millionen Euro entnommen. Der verbleibende Betrag von 68,3 Millionen Euro verbleibt im Unternehmen und wird zu den Kapitalkosten von 10 % angelegt. Der ökonomische Gewinn entspricht in diesem Beispiel immer einem Wert von 31,7 Millionen Euro. Nach dem vierten Jahr wird der ökonomische Gewinn ausschließlich aus der Anlage der aus dem Unternehmenswert generierten Überschüsse erwirtschaftet.

Werteentwicklung bei endlicher Nutzungsdauer des Markenwerts (i = 10%)

Periode	0	1	2	3	4	5	6	7 ... ∞
Überschuss vor Wertkorrektur		100	100	100	100	0	0	0
Wertkorrektur		−68,3	−75,1	−82,7	−90,9	0	0	0
Ertrag aus anderen Aktiva		0	6,8	14,4	22,6	31,7	31,7	31,7
Ökonomischer Gewinn		31,7	31,7	31,7	31,7	31,7	31,7	31,7
Eigenkapital	317	317	317	317	317	317	317	317

5.4 Fazit

In der Krise sind in Unternehmen die Sanierer, die finanz- und liquiditätsorientierten Manager, gefragt. Dadurch erfährt das kundenorientierte Marketing, welches für die strategische Ausrichtung und den nachhaltigen Erfolg sorgen soll, einen Bedeutungsverlust. Marketingbudgets werden nicht mehr gewährt, Marketingführungskräfte müssen den Return on Marketing belegen. Schwierig ist der Nachweis von Wertgenerierung insbesondere für klassische Marketingspezialisten. Sie können nur durch den Einsatz selektierter, verbundener Kennzahlen die Kausalität zwischen Kundenansprache und wertorientierter Nachhaltigkeit herstellen. Das ist die Voraussetzung, dass sich Unternehmen nicht von der einen in die nächste Krise sparen, sondern die Chance nutzen, auch mit geringen Ressourcen die nachhaltige Marktpositionierung vorzubereiten bzw. zu erhalten.

Literatur

Homburg, C./Krohmer, H.: Grundlagen des Marketingmanagements, Wiesbaden 2006.

Preißner, A.: Balanced Scorecard in Vertrieb und Marketing, München 2002.

Reinecke, S./Janz, S.: Marketingcontrolling – Sicherstellen von Marketingeffektivität und -effizienz, Stuttgart 2007.

Reinecke, S./Tomczak, T. (Hrsg.): Handbuch Marketing-Controlling, Wiesbaden 2006.

6. Goodwill Controlling in der Krise

von Ute Vanini und Thomas Krolak

Übersicht

6.1 Einleitung 596
6.2 Einflussfaktoren auf den Umfang von Goodwill Impairments 597
6.2.1 Aufbau des Impairmenttests gem. IAS 36 zur Bestimmung des Goodwill Impairments 597
6.2.2 Höhe des Buchwertes des Goodwills bei der Erstbewertung 598
6.2.3 Werthaltigkeit des bilanzierten Goodwills 599
6.2.4 Ertragskraft der Goodwill-tragenden zahlungsmittelgenerierenden Einheiten 600
6.3 Implikationen für das Goodwill Controlling 604
6.3.1 Die Rolle des Controllings bei der Kaufpreisfindung 604
6.3.2 Zuordnung des Goodwills auf die ZGE bei der Kaufpreisallokation 605
6.3.3 Auslösung und Durchführung des Impairmenttests durch das Controlling 605
6.3.4 Implikationen für das Reporting und für die Performance-Messung 608
6.4 Fazit 608
Literatur 610

6.1 Einleitung

Der Markt für Unternehmenskäufe und -verkäufe hat in den Jahren vor der Finanzkrise stark an Bedeutung gewonnen. So wuchs das M&A-Volumen im Jahr 2007 auf 1 828 Milliarden USD in Europa und 4 191 Milliarden USD weltweit. Bedingt durch die Finanzkrise sank das Volumen im Jahr 2008 in Europa auf 906 Milliarden USD und auf 2 530 Milliarden USD weltweit.[1]

Bei Unternehmensakquisitionen entsteht oftmals ein Geschäfts- oder Firmenwert (Goodwill) von erheblicher materieller Bedeutung. So zeigt die eigene Analyse der Geschäftsberichte der DAX 30-Unternehmen aus 2008, dass der Goodwill im Verhältnis zum bilanziellen Eigenkapital durchschnittlich 37 % betrug. Daneben ergab eine Analyse von 342 Unternehmenszusammenschlüssen zwischen 2003 und 2007 durch KPMG, dass der durchschnittliche Anteil des Goodwills an den Kosten eines Unternehmenszusammenschlusses in fast allen analysierten Branchen mehr als 50 % betrug. Spitzenreiter war hier die Branche »Internet & E-Commerce« mit einem durchschnittlichen Goodwill-Anteil von 70,4 %, den niedrigsten Wert wies die Branche »Energy & Power Generation« mit 36 % auf.[2]

Das Risiko außerplanmäßiger Abschreibungen auf den Goodwill wird in Zeiten wirtschaftlichen Aufschwungs als gering eingeschätzt. Aufgrund der bilanziellen Bedeutung des Goodwills können Fehleinschätzungen bei den erwarteten Synergien und Wachstumsprognosen jedoch zu signifikanten Abschreibungen führen, die in Krisenzeiten die Erfolgssituation des kaufenden Unternehmens zusätzlich belasten. Da die Finanzmarktkrise das Ausgangsniveau für künftige Wachstumsraten der meisten Unternehmen nachhaltig beeinträchtigt hat, gewinnt der Impairmenttest für den Goodwill aktuell stark an Bedeutung.[3]

Nachfolgend werden daher Ansätze und Probleme eines Goodwill Controllings dargestellt, das die Unternehmensleitung bei der Identifikation und Bewertung von Goodwill-Impairment-Risiken unterstützt. Die Notwendigkeit und der Umfang eines Goodwill Controllings hängen dabei von den Eintrittswahrscheinlichkeiten und dem möglichen Schadensausmaß der Abschreibungsrisiken aus dem Goodwill ab. Daher werden zunächst Einflussfaktoren auf die Höhe eines Goodwill Impairments aufgezeigt. Zudem werden geeignete Kennzahlen abgeleitet, um die Gefahr eines Goodwill Impairments abzuschätzen. Abschließend werden Maßnahmen und Probleme eines Goodwill Controllings diskutiert.

---

1) Vgl. Thomson Financial.
2) Vgl. KPMG (2009), S. 11.
3) Vgl. Kümpel/Susnja (2005), S. 78, KPMG (2009), S. 6. So haben in einer Studie der DAX 30-Unternehmen der Jahre 2005 und 2006 39,1 % der Unternehmen, die nach IFRS berichten, einen Wertminderungsbedarf von 3,4 % bzw. 5 % ihres zuvor bilanzierten Goodwills festgestellt. Vgl. Kirsch/Koelen/Tinz (2008), S. 91.

6.2 Einflussfaktoren auf den Umfang von Goodwill Impairments

6.2.1 Aufbau des Impairmenttests gem. IAS 36 zur Bestimmung des Goodwill Impairments

Ein Goodwill ergibt sich nach IFRS 3.51 (b) aus der Differenz zwischen dem Kaufpreis und dem neubewerteten Eigenkapital des erworbenen Unternehmens. Ökonomisch betrachtet ist der Goodwill der Mehrwert, den der Erwerber aufgrund der zukünftigen Einnahmeerwartungen über die identifzierbaren und zum Fair Value bewerteten Vermögenswerte abzüglich der Schulden hinaus zu zahlen bereit ist.[4] In den Folgeperioden ist der Goodwill nach dem »impairment-only-approach« zu behandeln, d.h. eine planmäßige Abschreibung ist nicht vorgesehen. Stattdessen muss der Goodwill gem. IFRS 3.55 i.V.m. IAS 36.10 mindestens einmal jährlich im Rahmen eines Impairmenttests[5] auf seine Werthaltigkeit überprüft werden. Eine außerordentliche Abschreibung (Impairment) des Goodwills erfolgt, wenn gem. IAS 36.6 der Buchwert (»carrying amount«) der Unternehmenseinheit, der der Goodwill zugeordnet wurde, über ihrem erzielbaren Betrag (»recoverable amount«) liegt. Da eine rational handelnde Unternehmensführung unterstellt wird, ist der erzielbare Betrag der höhere Betrag aus dem beizulegenden Zeitwert abzüglich der Verkaufskosten (»fair value less costs to sell«) und dem Nutzungswert (»value in use«) der betrachteten Unternehmenseinheit.

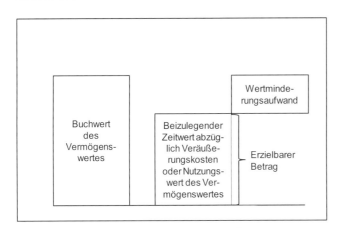

Abb. 6-1: Impairmenttest für einen Vermögenswert[6]

Im Rahmen des Impairmenttests wird jedoch nicht die Werthaltigkeit des Goodwills sondern der Goodwill-tragenden Unternehmenseinheit untersucht, sodass eine negative Wertentwicklung des Goodwills durch positive Wertentwicklungen der zugehörigen Unternehmenseinheit kompensiert werden können.

---

4) Vgl. Kümpel/Susnja (2005), S. 75, Hachmeister (2006), S. 425.

5) Der Impairmenttest wird im Folgenden auch als Wertminderungstest bezeichnet.

6) Quelle: Baetge et al. (2008), S. 9.

Das Risiko eines Goodwill Impairments hängt somit von der Höhe des Buchwerts des bilanzierten Goodwills bei der Erstbewertung, dessen Werthaltigkeit sowie der Wertentwicklung der Unternehmenseinheit, welcher der Goodwill zugeordnet ist, ab.

6.2.2 Höhe des Buchwertes des Goodwills bei der Erstbewertung

Die Höhe des Buchwertes des bilanzierten Goodwills bei der Erstbewertung determiniert das maximal mögliche Schadensausmaß eines Impairments und wird wiederum von zahlreichen Einflussfaktoren bestimmt.

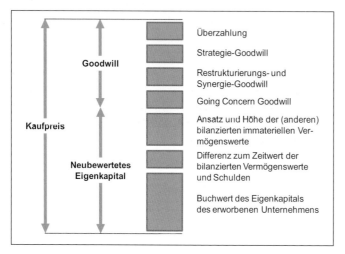

Abb. 6-2: Einflussfaktoren auf die Höhe des Buchwertes eines Goodwills[7]

Der Buchwert des Goodwills ist umso größer, je höher der Kaufpreis über dem neubewerteten Eigenkapital liegt. Das Impairmentrisiko für den Goodwill steigt mit der Höhe des gezahlten Kaufpreises. Insbesondere wenn das erwerbende Unternehmen bereit ist, an seinen Grenzpreis zu gehen, nimmt die Gefahr einer Überzahlung zu und es bestehen keine Puffer für Fehleinschätzungen. In Boomphasen des M&A-Marktes müssen Käuferunternehmen näher an ihre Grenzpreise gehen und dem Verkäufer tendenziell mehr Synergien im Kaufpreis vergüten. Das führt dazu, dass in wirtschaftlich guten Zeiten Kaufpreisaufschläge von bis 40 % auf den Börsenkurs möglich sind.[8]

Hieraus resultiert ein erhebliches Abschreibungsrisiko bei zu optimistischen Erwartungen gegenüber den künftigen Wertbeiträgen aus der Akquisition aufgrund von überschätzten Marktwachstumsraten, nicht realisierbaren Synergieerwartungen, Integrationsineffizienzen sowie überhöhten Bietprämien. Eine Kennzahl zur Indika-

---

[7] Quelle: Eigene Darstellung in Anlehnung an Weißenberger/Fülbier/Mages (2008), S. 38 sowie KPMG (2009), S. 12

[8] Vgl. KPMG (2009), S. 12

tion eines möglichen Impairmentrisikos aufgrund von überhöhten Kaufpreisen ist die Höhe des Kaufpreisaufschlags auf den Börsenwert des erworbenen Unternehmens.

Der Buchwert des Goodwills ist zudem umso größer, je geringer das neubewertete Eigenkapital des gekauften Unternehmens angesetzt wird. Durch einen Unternehmenserwerb kommt es zu einer Neubewertung des Eigenkapitals des erworbenen Unternehmens, wenn durch die Fair-Value-Bewertung seiner Vermögenswerte und Schulden stille Reserven und stille Lasten offengelegt werden. Der Wert des Goodwills als Residualgröße wird somit von der Genauigkeit der definitorischen Abgrenzung der identifizierbaren Vermögenswerte und Schulden des erworbenen Unternehmens und deren Bewertung bestimmt. Hier ergeben sich bilanzpolitische Spielräume, insbesondere beim Ansatz und der Bewertung des immateriellen Vermögens. Werden beispielsweise die immateriellen Vermögenswerte des erworbenen Unternehmens eher großzügig aktiviert, fällt der Goodwill als Residualgröße entsprechend geringer aus. Zudem müssen die bilanzierten immateriellen Vermögenswerte in den Folgeperioden planmäßig abgeschrieben werden. Dadurch sinkt der Wert der Goodwill-tragenden Unternehmenseinheit, und die Gefahr außerplanmäßiger Abschreibungen in den Folgeperioden sinkt. Eine weitere Kennzahl für das Goodwill-Impairmentrisiko ist somit der Anteil der bilanzierten immateriellen Vermögenswerte des erworbenen Unternehmens am Kaufpreis.[9]

6.2.3 Werthaltigkeit des bilanzierten Goodwills

Eine weitere wesentliche Einflussgröße auf das Goodwill-Abschreibungsrisiko ist die Werthaltigkeit des bilanzierten Goodwills, die wiederum von der Art des Goodwills abhängt. Ökonomisch lassen sich vier Bestandteile des Goodwills unterscheiden:[10]

a) Der Going Concern Goodwill bildet die zukünftigen Erträge ab, die das erwerbende Unternehmen durch den Zusammenschluss plant und die aus nicht bilanzierungsfähigen Werten des erworbenen Unternehmens resultieren, z.B. dem Kundenstamm oder dem Wert des Managements.

b) Der Restrukturierungs-Goodwill entsteht, wenn infolge des Unternehmenszusammenschlusses nicht betriebsnotwendige Ressourcen abgebaut bzw. einzelne Ressourcen effizienter genutzt werden oder eine intensivere Konzentration auf das Kerngeschäft erfolgt.

c) Der Synergie-Goodwill ist der Betrag, den der Erwerber für Skalen- und Verbundeffekte, die er sich aus dem Zusammenschluss erhofft, zu zahlen bereit ist.

---

9) Vgl. Hachmeister (2006), S. 425f., Der Anteil der bilanzierten immateriellen Vermögenswerte am gesamten Kaufpreis schwankt branchenspezifisch sehr stark, sodass für die Bewertung, ob ein erhöhtes Impairmentrisiko besteht, entsprechende Branchenvergleichswerte heranzuziehen sind. Vgl. KPMG (2009), S. 14ff.

10) Vgl. Hachmeister (2006), S. 427f., Weißenberger/Fülbier/Mages (2008), S. 37f.

d) Der Strategie-Goodwill ist der Anteil des Kaufpreises, den der Erwerber für neu hinzugewonnene Handlungsalternativen ausgibt.

In der Praxis besteht die Problematik darin, die künftigen Ertragserwartungen des heterogenen Sammelpostens »Goodwill« in seine einzelnen Bestandteile aufzuteilen. Sofern dies möglich ist, sollten die einzelnen Bestandteile des Goodwills in weitestgehend sichere Bestandteile und eher unsichere Potenziale, wie den Strategie- und der Synergie-Goodwill, aufgeteilt werden. Cashflows aus Restrukturierungs-, Strategie- und Synergiepotenzialen dürfen zudem nach IAS 36.33 (a) bzw. IAS 36.44 nicht in eine spätere Werthaltigkeitsprüfung des Goodwills einfließen. Sind also die eher unsicheren Restrukturierungs-, Synergie- und Strategiepotenziale im Vergleich zum Going Concern Goodwill relativ groß, ist die Werthaltigkeit des Goodwills eher unsicher und es besteht ein erhöhtes Abschreibungsrisiko.[11] Eine geeignete Maßgröße zur Abschätzung dieses eher regulatorisch begründeten Abschreibungsbedarfs ist somit der geschätzte Anteil des Restrukturierungs-, Strategie- und Synergie-Goodwills am gesamten Goodwill.

6.2.4 Ertragskraft der Goodwill-tragenden zahlungsmittelgenerierenden Einheiten

Ein Impairmenttest wird nicht für den gesamten Goodwill als solches und auch nicht für einen isoliert betrachteten Goodwill durchgeführt, da der Goodwill keine separat identifizierbaren Cashflows generiert und auch nicht vom Unternehmen getrennt verkauft werden kann. Daher wird der Goodwill-Impairmenttest auf Basis sog. zahlungsmittelgenerierender Einheiten (ZGE) durchgeführt. Eine ZGE ist nach IAS 36.6 das kleinste abgrenzbare Konglomerat von Vermögenswerten, die gemeinschaftlich Cashflows generieren und weitgehend unabhängig von Mittelzuflüssen anderer ZGE sind. Im Rahmen eines Impairmenttests wird somit nicht die Werthaltigkeit des Goodwills sondern der gesamten ZGE bewertet. Liegt der erzielbare Betrag einer ZGE unter ihrem Buchwert, wird zunächst der Goodwill der ZGE abgeschrieben. Ist der gesamte Goodwill einer ZGE abgeschrieben und liegt der erzielbare Betrag immer noch unter dem Buchwert der ZGE, erfolgt eine proportionale außerordentliche Abschreibung der Vermögenswerte der ZGE. Ein einmal abgeschriebener Goodwill darf nach IAS 36.124 in den Folgeperioden nicht wieder zugeschrieben werden.

---

11) Vgl. Weißenberger (2007), S. 315, Weißenberger/
Fülbier/Mages (2008), S. 66.

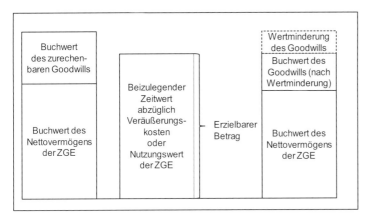

Abb. 6-3: Wertminderungstest für eine zahlungsmittelgenerierende Einheit[12]

Grundsätzlich soll der Goodwill nach IAS 36.80 derjenigen ZGE zugeordnet werden, die auch von den erwarteten Synergien des Zusammenschlusses am stärksten profitiert, unabhängig davon, ob auch andere Vermögenswerte oder Schulden aus dem betreffenden Zusammenschluss dieser ZGE zugeordnet werden. Die Zuordnung des Goodwills zu den ZGE soll nach IAS 38.82 in Anlehnung an vorhandene interne Berichtsstrukturen erfolgen, um eine Quersubventionierung des Goodwills mehrerer ZGE untereinander zu vermeiden.[13]

Allerdings ergeben sich bei der Zuordnung des Goodwills auf die ZGE bilanzpolitische Spielräume:[14]

a) Je umfassender eine ZGE abgegrenzt wird, desto höher ist die Wahrscheinlichkeit, dass negative Wertentwicklungen einzelner Untereinheiten durch positive Wertentwicklungen anderer Einheiten kompensiert werden. Damit sinkt die Wahrscheinlichkeit einer Abschreibung in den Folgeperioden. Zudem sinken bei einer geringen Anzahl von Goodwill-tragenden ZGE die Zahl der notwendigen Impairmenttests und der Anpassungsaufwand der internen Planungs- und Berichtssysteme.

b) Wird der Goodwill besonders ertragsstarken ZGE zugeordnet, sinkt die Wahrscheinlichkeit außerplanmäßiger Abschreibungen, da diese durch einen hohen originären Goodwill gekennzeichnet sind, der zwar nicht bilanziert wird, jedoch Abschreibungen des derivativen Goodwills aufgrund der ganzheitlichen Bewertung der ZGE kompensieren kann.

Die Gefahr eines Goodwill Impairments in den Folgeperioden lässt sich somit durch geschickte Zuordnung des Goodwills auf die ZGE im Rahmen der Erstbilanzierung reduzieren. In der Praxis entsprechen Goodwill-tragende ZGE häufig den

---

12) Quelle: Eigene Darstellung in Anlehnung an Krolak (2000), S. 180.

13) Vgl. Baetge et al. (2008), S. 36, Weißenberger/Fülbier/Mages (2008), S. 19 sowie S. 44f.

14) Vgl. Kümpel/Susnja (2005), S. 76f., Hachmeister (2006), S. 427f., Weißenberger (2007), S. 318.

Geschäftssegmenten, diese stellen gem. IAS 36.80 (b) auch die Obergrenze für die Abgrenzung der ZGE dar.[15]

Die Werthaltigkeit der Goodwill-tragenden ZGE muss mindestens einmal jährlich oder beim Vorliegen von Anhaltspunkten für eine Wertminderung durch einen Impairmenttest überprüft werden.[16] Anhaltspunkte für eine Wertminderung werden auch als Triggering Events bezeichnet. Das Vorliegen von Triggering Events wird an bestimmten Indikatoren festgemacht. IAS 36.12 enthält eine Minimalliste von Indikatoren zur Durchführung von Impairmenttests (vgl. Abb. 6-4).[17]

Art	Externe Indikatoren	Interne Indikatoren
Indikatoren	• Der Marktwert eines Vermögenswerts ist während der Berichtsperiode signifikant stärker gesunken als erwartet. • Das technische, marktbezogene, ökonomische oder gesetzliche Umfeld des Unternehmens hat sich während der Berichtsperiode signifikant nachteilig verändert oder wird sich in nächster Zukunft entsprechend ändern. • Der Marktzinssatz oder andere Marktrenditen, die für die Bestimmung des Nutzungswertes herangezogen werden, haben sich während der Berichtsperiode erhöht, wodurch sich der Nutzungswert wesentlich vermindert. • Der Buchwert des Nettovermögens übersteigt die Börsenkapitalisierung des Unternehmens.	• Es bestehen substanzielle Hinweise für eine Überalterung oder einen physischen Schaden eines Vermögenswertes über den normalen Substanzverlust hinaus. • Der Umfang und die Art der Nutzung bzw. die Nutzungsabsicht eines Vermögenswertes haben sich während der Berichtsperiode signifikant nachteilig entwickelt oder eine derartige Entwicklung wird für die nähere Zukunft erwartet, z.B. Planungen für die Einstellung oder Restrukturierung eines Bereichs, zu dem ein Vermögenswert gehört. • Aus dem internen Berichtswesen liegen substanzielle Hinweise dafür vor, dass die wirtschaftliche Ertragskraft eines Vermögenswertes schlechter ist oder sich verschlechtern wird, z.B. sind die betrieblichen Gewinne aus der Nutzung des Vermögenswertes signifikant schlechter als geplant.

Abb. 6-4: Übersicht über die Indikatoren zum Auslösen von Triggering Events

Die in IAS 36.12 genannten Indikatoren haben nur exemplarischen Charakter. Darüber hinaus kann die Unternehmensleitung nach IAS 36.13 auch andere Anhaltspunkte für eine mögliche Wertminderung des Vermögenswertes identifizieren. Die Indikatoren sind nicht ausschließlich quantitativer Natur, sondern auch von Einschätzungen des Managements abhängig. Sie weisen auf einen Wertänderungsbedarf der ZGE hin und sind zudem Argumentationshilfen, um die Notwendigkeit eines Impairmenttests zu widerlegen. Je stärker jetzt der Wert der Goodwill-tragen

---

[15] Vgl. Deloitte (2005), S. 4ff., Kirsch/Koelen/Tinz (2008), S. 92.
[16] Vgl. PwC (2007), S. 11, Lenz/Tilch (2008), S. 102.
[17] Vgl. Bartelheimer/Kückelhaus/Wohltat (2004), S. 24ff., Baetge et al. (2008), S 101f.

den ZGE auf Änderungen der Indikatoren reagiert (Sensitivität), desto größer ist das Goodwill-Impairment-Risiko.[18]

Mögliche Kennzahlen sind somit die Zahl der Goodwill-tragenden ZGE, die Höhe ihres residualen, d. h. nicht bilanzierten Goodwills sowie ihre Sensitivität hinsichtlich der ausgewählten Indikatoren. Der residuale Goodwill ergibt sich in diesem Zusammenhang aus einer positiven Differenz zwischen dem erzielbaren Betrag einer ZGE und ihrem Buchwert einschließlich des Buchwerts des zugerechneten derivativen Goodwills bei der Folgebewertung.

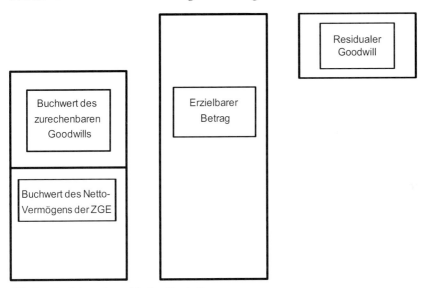

Abb. 6-5: Ermittlung des residualen Goodwills

Der residuale Goodwill wird als originärer Goodwill interpretiert, darf dem Wert der ZGE nicht zugeschrieben werden und stellt somit einen Puffer zur Vermeidung künftiger Wertminderungen dar. Weitere Kennzahlen sind der relative residuale Goodwill und der Goodwill-Sicherheitskoeffizient. Beim relativen residualen Goodwill wird dieser in Beziehung zum Buchwert des bilanzierten Vermögens einer ZGE gesetzt. Je höher das bilanzielle Vermögen in Relation zum residualen Goodwill einer ZGE ist, umso größer ist die Gefahr, dass durch Fehlentwicklungen ein Wertverlust der ZGE entsteht, der den residualen Goodwill übersteigt und damit zu einer außerplanmäßigen Abschreibung des bilanzierten Goodwills führt. Der Goodwill-Sicherheitskoeffizient misst, um wie viel Prozent die Summe aus residualem Goodwill und Buchwert des bilanzierten Goodwills einer ZGE zurückgehen darf, bevor ein Impairment erforderlich wird.[19]

---

18) Vgl. Kümpel/Susnja (2005), S. 77. In der Unternehmenspraxis wird die Unterschreitung des Leistungsvermögens eines Vermögenswerts als wichtigster Indikator genannt, gefolgt von Änderungen der betrieblichen Aktivitäten sowie Änderungen im technologischen, wirtschaftlichen und rechtlichen Umfeld. Änderungen des Zinsniveaus sind dagegen eher unwichtig. Die meisten Unternehmen überwachen die von ihnen ausgewählten Wertänderungsindikatoren quartalsweise oder jährlich. Vgl. Deloitte (2005), S. 6ff.

19) Vgl. Weißenberger/Fülbier/Mages (2008), S. 73ff.

Darüber hinaus werden aussagekräftige Frühwarnindikatoren für die Goodwill-Steuerung benötigt, z.B. in Form eines Mindest-Plan-Cashflow. Hier steht die Frage im Mittelpunkt, welcher freie Plan-Cashflow erwirtschaftet werden muss, ohne dass die ZGE wertgemindert werden muss.[20]

6.3 Implikationen für das Goodwill Controlling

Bei hoher Bedeutung des Goodwills in der Konzernbilanz muss das Controlling Informationen zur Wahrscheinlichkeit und möglichen Höhe eines drohenden Goodwill Impairments bereitstellen, um rechtzeitig Gegensteuerungsmaßnahmen einleiten zu können. Typische Aufgabenbereiche eines Goodwill Controllings sind die Unterstützung bei der Kaufpreisfindung im Akquisitionsprozess, die Zuordnung des Goodwills auf die ZGE im Rahmen der Kaufpreisallokation, die Überwachung der Notwendigkeit und die Durchführung von Impairmenttests, das Reporting der relevanten Goodwill-bezogenen Kennzahlen sowie die Anpassung der Performance-Messung.[21]

6.3.1 Die Rolle des Controllings bei der Kaufpreisfindung

Das Controlling sollte das Management bei der Kaufpreisfindung und -festlegung unterstützen. Dazu sollten die Planzahlen des zu akquirierenden Unternehmens in einem integrierten Planungsmodell (bestehend aus der Plan-Gewinn- und Verlustrechnung, der Plan-Bilanz, der Plan-Investitionsrechnung und der Plan-Kapitalflussrechnung) eingefügt und kritisch hinterfragt werden. Auf der Basis dieses Modells können dann verschiedene Szenarien simuliert und deren Einfluss auf den Unternehmenswert dargestellt werden. Daneben sollten im Rahmen der Due Dilligence alle Risiken für die Planungsrechnungen des Targetunternehmens aufgenommen und in entsprechenden Sensitivitätsanalysen verarbeitet werden, um eine realistische Bandbreite für die Kaufpreisverhandlungen vorzugeben. Eher unsichere Potenziale, z.B. aus dem Strategie- oder Synergie-Goodwill, dürfen nur mit ihrem risikoadjustierten Erwartungswert im Kaufpreis berücksichtigt werden. Insbesondere bei sog. »strategischen Zukäufen« sollte eine kritische Prüfung der Realisierbarkeit der geplanten Cashflows und somit der Gefahr von Impairments durch überhöhte Goodwills erfolgen. Zudem muss eine Aufgliederung der Goodwill-Komponenten und die Ableitung der jeweiligen Plan-Cashflows für die Folgejahre erfolgen, um die Sensitivität der einzelnen Komponenten auf Änderungen der Wertänderungsindikatoren zu ermitteln und die Realisierung der einzelnen Goodwill-Komponenten zu überwachen. Weiterhin sollte das Controlling mit einer einheitlichen Richtlinie für

---

20) Vgl. Weißenberger/Fülbier/Mages (2008), S. 76ff.

21) Vgl. Hachmeister (2006), S. 425ff., Weißenberger (2007), S. 314, Weißenberger/Fülbier/Mages (2008), S. 65ff.

die Identifikation und Bewertung von Vermögen und Schulden, insbesondere der immateriellen Vermögenswerte, arbeiten.[22]

6.3.2 Zuordnung des Goodwills auf die ZGE bei der Kaufpreisallokation

Das Controlling hat die Aufgabe,[23] die Abgrenzung der ZGE sinnvoll zu strukturieren und diesen Prozess im Berichtswesen zu dokumentieren. Im Fall von Reorganisationen und Umstrukturierungen sind die Änderungen zu erläutern. Die Zahl der ZGE ist abhängig vom Grad der Diversifikation und der Heterogenität der Geschäftsfelder eines Unternehmens sowie von der Unternehmensorganisation und den Berichts- und Steuerungsinstrumenten des Controllings. Wenn die Abgrenzung der ZGE in Anlehnung an die Geschäftsfelder des Unternehmens erfolgt, kann das interne Berichtswesen als Grundlage für den Impairmenttest mit herangezogen werden, um Doppelarbeiten zu vermeiden. Soll das Risiko von Goodwill-Impairments reduziert werden, empfiehlt es sich, die ZGE eher auf Segmentebene abzugrenzen und die Goodwills – soweit möglich – eher ertragsstarken ZGE zuzuordnen. Die Abgrenzung muss entsprechend dokumentiert werden.[24]

Zur Entscheidungsunterstützung können für die einzelnen ZGE-Szenarien für die Cashflow-Entwicklung (Best Case, Real Case und Worst Case) festgelegt und risikobedingte Schwankungsintervalle (Volatilitäten) für den Nutzungswert der ZGE bestimmt werden. Je geringer die Volatilitäten sind, desto stabiler ist die Wertentwicklung einer ZGE und umso geringer ist das Impairmentrisiko.[25]

6.3.3 Auslösung und Durchführung des Impairmenttests durch das Controlling

Das Controlling muss sicherstellen, dass alle in IAS 36.12. genannten Anhaltspunkte (s. Kapitel 6.2.4) für eine Wertminderung laufend überwacht werden, um neben dem jährlichen Impairmenttest auch unterjährig die Werthaltigkeit des Goodwills monitoren zu können. Hierfür ist die Definition von Schwellenwerten für die Wertänderungsindikatoren notwendig, die die Durchführung eines Wertminderungstests auslösen. Zudem ist das Geschäftsbereichs-Controlling dahingehend anzupassen, dass die Wertentwicklung der ZGE regelmäßig analysiert und insbesondere deren Cashflows und Kapitalkosten überwacht werden. Insbesondere müssen Sensitivitätsanalysen zur Ermittlung der kritischen Parameter und Festlegung von Schwellenwerten durchgeführt werden, die darauf hinweisen, wie stark bestimmte Einflussfaktoren schwanken dürfen, ohne dass die Zielgröße vorgegebene

---

22) Vgl. Hachmeister (2006), S. 427, Weißenberger (2007), S. 315ff., Weißenberger/Fülbier/Mages (2008), S. 65ff.

23) In der Praxis ist in 49 % der befragten Unternehmen das Konzernrechnungswesen, in 16 % das Konzern-Controlling und in 14 % das Management auf Konzernebene für die Festlegung der ZGE für den Goodwill-Impairmenttest zuständig. Vgl. PwC (2007), S. 12f.

24) Vgl. Hachmeister (2006), S. 427ff., Weißenberger (2007), S. 317ff.

25) Vgl. Lenz/Tilch (2008), S. 104ff.

Grenzwerte über- oder unterschreitet. Außerdem werden Mindestzielgrößen für den Umsatz oder die Renditen sowie »hurdle rates« für die einzelnen ZGE festgelegt.[26]

Die Durchführung der Impairmenttests sollte im Controlling erfolgen, da dort i.d.R. sowohl die notwendigen Basisdaten in Form der Plan-Cashflows wie auch das Methodenwissen für eine modellbasierte Bewertung von Unternehmen oder Unternehmenseinheiten vorhanden ist.[27] Die wichtigste Aufgabe besteht in der Herleitung der Plan-Cashflows für die Bestimmung des Nutzungswertes der ZGE. Hierfür muss – soweit noch nicht vorhanden – ein Planungssystem zur Bestimmung der Plan-Cashflows und Kapitalkosten auf der ZGE-Ebene eingerichtet und in bestehende Planungsprozesse integriert werden, um den Zusatzaufwand zu begrenzen und die Glaubwürdigkeit der Daten zu verbessern.[28]

Es bestehen Ermessensspielräume bei der Schätzung der Plan-Cashflows sowie der Festlegung der Kapitalkosten. Die Cashflow-Planung muss auf der vom Management verabschiedeten Budgetierung bzw. mittelfristigen Finanzplanung aufsetzen. Die Plan-Cashflows basieren somit auf subjektiven Erwartungen bzw. unsicheren Planungen des Managements. Insbesondere die Festlegung eines Cashflows als ewige Rente nach dem Planungszeitraum ist äußerst unsicher und hat erheblichen Einfluss auf den Nutzungswert. So wird bei einer Fünf-Jahresplanung der Wert der ZGE zu einem Großteil durch den Wert der ewigen Rente bestimmt. Die Festlegung des Diskontierungszinssatzes eröffnet ebenfalls Spielräume.[29]

Allerdings gibt es Vorgaben der IFRS zur Objektivierung der Wertermittlung. Zentrale Ausgangsgröße für die Bestimmung der Plan-Cashflows sind nach IAS 36.41 Zahlungsmittelüberschüsse aus der operativen Leistungserstellung der ZGE unter Berücksichtigung notwendiger Erhaltungsinvestitionen und zurechenbarer Gemeinkosten. Darüber hinaus müssen Cashflows aus einem möglichen Verkauf der ZGE (IAS 36.52) berücksichtigt werden, während Cashflows aus Erweiterungsinvestitionen (IAS 36.44) und aus Finanzierungsvorgängen [IAS 36.43 (b), .50 und .70 (b)] nicht einfließen dürfen. Cashflows aus Restrukturierungsmaßnahmen dürfen nur insoweit angesetzt werden, als es sich um bereits beschlossene Restrukturierungen handelt (IAS 36.44), bzw. wenn Zahlungsmittel für zukünftige Restrukturierungen bereits abfließen (IAS 36.48). Der Cashflow darf nicht durch Steuerzahlungen gemindert sein (IAS 36.50). Ebenso sind Steuereffekte im Diskontierungszinssatz zu eliminieren. Der Prognosehorizont der Cashflows ist grundsätzlich auf fünf Jahre beschränkt (IAS 36.33ff.), falls kein längerer Zeitraum gerechtfertigt werden kann. Danach ist von einer konstanten oder leicht rückläufigen Wachstumsrate der

---

[26] Vgl. Hachmeister (2006), S. 430. Lenz/Tilch (2008), S. 104ff.

[27] In der Unternehmenspraxis wird der Impairmenttest für den Goodwill dagegen in 56 % der befragten Unternehmen im Rechnungswesen und nur zu 32 % im Controlling durchgeführt. Vgl. PwC (2007). Zu sehr ähnlichen Ergebnissen kommt auch die Studie von Deloitte (2005), S. 11f. Hier nutzen die Unternehmen nur sehr eingeschränkt die Know-how-Vorteile im Controlling.

[28] Vgl. auch im Folgenden Baetge et al. (2008), S. 29f., Weißenberger (2007), S. 319ff., Weißenberger/Fülbier/Mages (2008), S. 67ff., Bartelheimer/Kückelhaus/Wohltat (2004), S. 26ff.

[29] Vgl. Kümpel/Susnja (2005), S. 77, Ballwieser (2006), S. 274f.

Cashflows in den Folgejahren auszugehen, es sei denn, eine steigende Wachstumsrate kann begründet werden (IAS 36.33 (c)).[30]

Nach IAS 36.A17 können als Diskontierungszinssatz die gewogenen durchschnittlichen Kapitalkosten (WACC), der Zinssatz für Neukredite des Unternehmens und andere marktübliche Fremdkapitalzinssätze als Ausgangspunkt für die Schätzung des Diskontierungszinssatzes dienen. Zudem ist der WACC vor Steuern nach IAS 36.A18 entsprechend der ZGE-spezifischen Risikosituation zu adjustieren.[31]

Das Goodwill Controlling muss sicherstellen, dass die internen Planungssysteme den spezifischen Anforderungen des Impairmenttests gerecht werden. Dabei können die internen Planungssysteme vollständig an die Anforderungen des IAS 36 angepasst werden, um Doppelarbeit zu vermeiden. Alternativ können entsprechende Überleitungsrechnungen zur Bestimmung der Plan-Cashflows eingerichtet werden. Auf jeden Fall muss bei der internen Cashflow-Planung eine Trennung in Impairment-relevante und nicht relevante Sachverhalte erfolgen. Zudem sollten in den Folgejahren ein Abgleich der Plan-Cashflows mit den realisierten Einzahlungsüberschüssen erfolgen, um die Verlässlichkeit der Planungsmodelle – auch gegenüber den Wirtschaftsprüfern – zu belegen.[32]

Bei der Bestimmung des Nutzungswertes einer ZGE werden Verfahren der dynamischen Investitionsrechnung verwendet.[33] IAS 36.60 enthält keine Vorgaben zu einem bestimmten Bewertungsverfahren, aber Forderungen nach der Einhaltung von Äquivalenzprinzipien: Risiko- (IAS 36.32), Kauf- (IAS 36.40) und Währungsäquivalenz (IAS 36.54). Die Unsicherheit kann gem. IAS 36.32 bei den Cashflows (Sicherheitsäquivalenzmethode) oder dem Zins (Risikozuschlagsmethode) berücksichtigt werden (IAS 36.54).

Die IFRS machen keine Vorschriften zum Zeitpunkt der Durchführung des Impairmenttests. Es wird jedoch empfohlen, diese parallel zur oder nach der Finanzplanung durchzuführen, um den Planungsaufwand zu begrenzen. In einer Studie von Deloitte gaben 59 % der Unternehmen an, ihre Impairmenttests am Bilanzstichtag durchzuführen, 20 % taten dies am Planungszeitpunkt, 14 % am Abschlusstermin des ersten Halbjahres und 7 % am Quartalsstichtag. Allerdings stimmen nur ein Fünftel der Unternehmen den Zeitpunkt des Impairmenttests mit

---

30) Vgl. Ballwieser (2006), S. 276f., Hachmeister (2006), S. 430, Weißenberger (2007), S. 319f. In der Praxis bereinigen 70 % der Unternehmen ihre Cashflow-Prognose um Erweiterungsinvestitionen, 75 % um Erhaltungsaufwendungen, 43 % um Restrukturierungsinvestitionen, 74 % um Finanzierung- und 77 % um Steueraspekte. Vgl. PwC (2007), S. 22. Die Mehrzahl der Unternehmen verwendet einen Planungshorizont von drei bis fünf Jahren. Zeiträume von mehr als fünf Jahren sind die absolute Ausnahme. Vgl. hierzu auch Kirsch/Koelen/Tinz (2008), S. 95, PwC (2007), S. 21, Deloitte (2005), S. 9.

31) In der Praxis verwenden allerdings 53 % der Unternehmen einen einheitlichen Konzerndiskontierungszinssatz und nur 42 % einen ZGE-spezifischen Zinssatz. 48 % der Unternehmen leiten den Diskontierungszinssatz aus dem Konzern-WACC ab, 21 % ermitteln ihn direkt und 10 % leiten ihn aus dem Unternehmenszinssatz für Neukredite ab, 20 % verwenden andere Verfahren. Vgl. PwC (2007), S. 2f.

32) Vgl. Bartelheimer/Kückelhaus/Wohltat (2004), S. 27, Kümpel/Susnja (2005), S. 77, Hachmeister (2006), S. 430, Pfaff/Schultze (2006), S. 127ff., Baetge et al. (2008), S. 25ff., Weißenberger (2007), S. 320f.

33) Vgl. Bartelheimer/Kückelhaus/Wohltat (2004), S. 25ff., Lenz/Tilch (2008), S. 103.

dem der Unternehmensplanung ab. Daher kann es zu einem vermeidbaren Anpassungsbedarf der Unternehmensplanung kommen.[34]

6.3.4 Implikationen für das Reporting und für die Performance-Messung

Aus dem Goodwill Impairment ergeben sich für das Controlling Implikationen für das Reporting und die Performance-Messung. So ist das Berichtswesen um ein regelmäßiges Reporting über die Entwicklung der Wertänderungsindikatoren und die Einhaltung der definierten Schwellenwerte zur Auslösung von Impairmenttests zu ergänzen. Darüber hinaus muss das Goodwill Controlling über die Wertentwicklung der ZGE sowie die Entwicklung der zuvor definierten Goodwill-Kennzahlen, z.B. des relativen residualen Goodwills, regelmäßig informieren.[35]

Ex post erhobene Wertdaten sind so in das Anreizsystem zu integrieren, dass das Management ex ante die richtigen Investitions- und Entscheidungsanreize erhält. Für die Performance-Messung von Beteiligungsunternehmen ist insbesondere wichtig, dass die Planung und Kontrolle von Wertsteigerungspotenzialen und die Gewährung von Anreizen für die Mitarbeiter zu wertsteigerndem Verhalten unterstützt wird, d.h. die Kontrollgrößen müssen in sachlogischem Zusammenhang zu den Unternehmenszielen stehen und dürfen nicht manipulationsanfällig sein.[36] Dabei ergeben sich zahlreiche Probleme. Beispielsweise müssten für eine wertorientierte Steuerung der ZGE auch selbstgeschaffene originäre Goodwills in die Performance-Messung einbezogen werden. Zudem führen die Goodwill Impairments zu stärker schwankenden Periodenergebnissen. Dabei wird die Volatilität der Märkte direkt in die periodischen Ergebnisse übertragen und schränkt damit die Anforderung der Anreizverträglichkeit von Ergebnisgrößen ein.[37] Insgesamt wird die Frage, inwieweit die Wertentwicklung einer ZGE deren Performance abbildet und für eine wertorientierte Bereichssteuerung geeignet ist, in der Literatur kontrovers diskutiert.[38]

6.4 Fazit

Der Goodwill ist einer der wichtigsten Vermögenswerte[39] in den Konzernbilanzen der deutschen Unternehmen. Da insbesondere in den letzten Jahren vor der Finanzkrise das Volumen der Unternehmenstransaktionen sehr hoch war, stellt sich die Frage, inwieweit (trotz der sich derzeit abzeichnenden konjunkturellen Erholung) die im Goodwill zugrunde gelegten künftigen Ertragserwartungen korrigiert werden müssen. Diese Fragestellung ist nach IAS 36 von besonderer Bedeutung, da

---

[34] Vgl. Deloitte (2005), S. 6, PwC (2007), S. 30.
[35] Vgl. Weißenberger/Fülbier/Mages (2008), S. 68ff.
[36] Vgl. Pfaff/Schultze (2006), S. 130f.
[37] Vgl. Bartelheimer/Kückelhaus/Wohltat (2004), S. 29f., Kümpel/Susnja (2005), S. 76f.
[38] Als Befürworter dieses Ansatzes gilt u.a. Haaker (2007), S. 86ff. Für eine kritische Bewertung vgl. Pfaff/Schultze (2006), S. 130ff. sowie Klingelhöfer (2006), S. 590ff.
[39] Vgl. zur Diskussion über die bilanzielle Behandlung des Geschäfts- oder Firmenwertes Küting (2009), S. 2053.

dieser Standard nicht nach dauerhaften und vorübergehenden Wertminderungen differenziert, sodass bereits bei vorübergehenden Wertminderungen entsprechende Abschreibungen vorzunehmen sind.[40]

In diesem Beitrag wurde daher die Frage diskutiert, wie die Zuordnung des Goodwills auf die einzelnen ZGE des Unternehmens erfolgen sollte, um eine verursachungsgerechte Zuordnung und ein effizientes Monitoring des entsprechenden Wertminderungsbedarfs sicherzustellen. Da die Bilanzierung des zugeordneten Goodwills grundsätzlich dem Grundsatz der Stetigkeit unterliegt, von dem nur in begründeten Ausnahmefällen (z.B. Restrukturierungen gem. IAS 36.87) abgewichen werden kann, hat diese Entscheidung bereits eine erhebliche Bedeutung für die Bilanzierung des Geschäfts- oder Firmenwertes in den Folgeperioden.[41] Während zur Vermeidung von Impairments der Goodwill eher ertragsstarken ZGE auf aggregierter Ebene zugeordnet werden sollte, sollte zur Performance-Messung von ZGE eine Quersubventionierung von ertragsschwachen durch -starke ZGE vermieden werden. Dann sollte die Zuordnung des Goodwills eher auf einem niedrigen Aggregationsniveau erfolgen. Die Anlehnung der ZGE an die interne Reportingstruktur des Unternehmens ist zudem unter dem Aspekt der effizienten und zeitnahen Überwachung der Werthaltigkeit des Goodwills sinnvoll.

Die besondere Herausforderung in den Planungsrechnungen der Cashflows für die jeweiligen ZGE im Jahr 2010 und die Folgejahre besteht darin, die richtige Bezugsbasis zu finden, da das Jahr 2009 durch eine Vielzahl von Strukturbrüchen mit eher einmaligem Charakter geprägt war, sodass eine einfache Trendextrapolation wie in den Vorjahren nicht angemessen ist. Daneben bietet sich in der Planungsrechnung derzeit vor allem die Szenario-Analyse an, um zumindest Aussagen innerhalb einer denkbaren Bandbreite treffen zu können.

Neben ausgewählten Kennzahlen, die eine erste Indikation der Impairment-Risiken ermöglichen, wie dem relativen residualen Goodwill wurde die Aufgliederung des heterogenen Sammelpostens des Goodwills in seine Bestandteile gefordert. So muss im Einzelfall geprüft werden, wie hoch der Einfluss der Finanzkrise auf die geplanten Restrukturierungs-, Synergie- und Strategiepotenziale tatsächlich ausfällt. Daneben ist zu beachten, dass der Ansatz der Zuordnung des Goodwills auf die einzelnen ZGE sowie die Planung der zugrunde zu legenden Cashflows und des Diskontsatzes nach IAS 36 dem Management einen erheblichen Ermessensspielraum bei der Ermittlung der Wertminderungen auf den Goodwill eröffnet.[42]

Handlungsempfehlungen:

1. Die bilanzielle Bedeutung des Goodwills, das Risiko von Goodwill Impairments sowie Auswirkungen auf die Erfolgssituation des Käuferunternehmens sollten anhand geeigneter Kennzahlen, wie z.B. dem Anteil des Goodwills am Eigenkapital und am Gewinn, abgeschätzt werden.

---

40) Vgl. Mayer-Wegelin (2009), S. 94.
41) Vgl. Mayer-Wegelin (2009), S. 94f.
42) Vgl. Fülbier (2009), S. 54ff.

2. Bei hoher bilanzieller oder erfolgsrelevanter Bedeutung des Goodwill Impairments sollte ein Goodwill Controlling eingerichtet und in das Beteiligungscontrolling integriert werden.
3. Bei der Kaufpreisfindung muss das Controlling auf der Grundlage von Szenario- und Sensitivitätsanalysen eine realistische Bandbreite des Kaufpreises ermitteln, um das Potenzial von Goodwill Impairments zu begrenzen.
4. Zur Entscheidungsunterstützung bei der Zuordnung des Goodwills auf die ZGE sollte das Controlling aufgrund von Szenarioanalysen die Stabilität der Wertentwicklung der ZGE und damit deren Abschreibungspotenzial prüfen.
5. Soll die Gefahr von Goodwill Impairments verringert werden, empfiehlt sich – unter Ausnutzung der vorhandenen Ermessensspielräume – eine Zuordnung des Goodwills auf möglichst ertragsstarke bzw. wertstabile ZGE sowie auf aggregierter Ebene.
6. Darüber hinaus sollten Indikatoren für die Werthaltigkeit des Goodwills, wie z.B. der relative residuale Goodwill, sowie von Kennzahlen zur Bewertung des Goodwill-Abschreibungsrisikos, wie z.B. die Sensitivität des Nutzungswertes einer ZGE auf Änderungen der Wertänderungsindikatoren, verwendet werden.
7. Zur Überwachung der Notwendigkeit von Impairmenttests muss das Controlling Schwellenwerte für die Wertänderungsindikatoren ableiten und überwachen. Hier empfiehlt sich ein Ampelmodell, mit dem auch schon die Gefahr von möglichen Impairments angezeigt werden kann (»gelber Bereich«).
8. Die internen Planungsmodelle müssen den IFRS-Anforderungen zur Cashflow-Ableitung angepasst werden, wobei entweder eine vollständige Anpassung an den IAS 36 oder eine Trennung in impairmentrelevante und nicht relevante Cashflows erfolgen kann. Zudem muss die Verlässlichkeit der Planungsmodelle regelmäßig überprüft und dokumentiert werden.
9. Das Goodwill Controlling muss regelmäßig über die Einhaltung der Schwellenwerte, die Wertentwicklung der ZGE und die Goodwill-Kennzahlen berichten. Jedoch sollte in die interne Performance-Messung auch die Wertentwicklung aus dem originären Goodwill integriert werden.

Literatur

Baetge, J./Krolak, T./Thiele, S./Hain, T.: IAS 36 – Wertminderung von Vermögenswerten (Impairment of Assets), in Baetge, J./Wollmert, P./Kirsch, H.-J./Oser, P./Bischof, S. (Hrsg.), International Accounting Standards (IAS-) – Kommentar auf der Grundlage des deutschen Bilanzrechts, Stuttgart 2008.

Ballwieser, W.: Unternehmensbewertung in der IFRS-Bilanzierung, in Börsig, C./Wagenhofer, A. (Hrsg.), IFRS im Rechnungswesen und Controlling, Stuttgart 2006, S. 265–282.

Bartelheimer, J./Kückelhaus, M./Wohltat, A.: Auswirkungen des Impairment of Assets auf die interne Steuerung, ZfCM 2004, Sonderheft Nr. 2, S. 22–31.

Deloitte: Goodwill bilanzieren und steuern – Anwendung der neuen IFRS-Regeln in der

Praxis, 2005, abrufbar unter http://www.iasplus.de/documents/goodwill.pdf.

Fülbier, R. U.: Abschreibungsbedarf insbesondere von Firmenwerten vor dem Hintergrund der Finanzmarktkrise, DB 2009, S. 54ff.

Haaker, A.: Wertorientierte Kontrolle und Abweichungsanalyse auf Basis des Goodwill-Impairment-Tests nach IFRS, Zeitschrift für Planung & Unternehmenssteuerung 2007, S. 83–108.

Hachmeister, D.: Auswirkungen der Goodwill-Bilanzierung auf das Controlling, Controlling 2006, S. 425–432.

Kirsch, H.-J./Koelen, P./Tinz, O.: Die Berichterstattung der DAX-30-Unternehmen in Bezug auf die Neuregelung des impairment only approach des IASB (Teil 1) und (Teil 2), KoR 2008, S. 88–97 sowie S. 188–193.

Klingelhöfer, H. E.: Wertorientiertes Controlling auf der Grundlage von Werten nach IAS 36, KoR 2006, S. 590–597.

KPMG: Immaterielle Vermögenswerte und Goodwill in Unternehmenszusammenschlüssen – analysiert nach Branchen, 2009.

Krolak, T.: Die bilanzielle Behandlung des aus der Kapitalkonsolidierung resultierenden Geschäfts- oder Firmenwertes nach HGB, US-GAAP und IAS, Düsseldorf 2000.

Kümpel, T./Susnja, M.: Goodwill-Bilanzierung nach IFRS 3 und Vereinheitlichung von internem und externem Rechnungswesen, Controller Magazin 2005, S. 73-79.

Küting, P.: Ein Plädoyer für die Passivierung latenter Steuern auf den Geschäfts- oder Firmenwert nach HGB und IFRS, DB 2009, S. 2053.

Lenz, A./Tilch, T.: Wertorientiertes Risikocontrolling – Verknüpfung mit dem Goodwill Impairment Test nach IAS 36 und die Überwachungsverantwortung des Abschlussprüfers, ZRFG Zeitschrift für Risk, Fraud und Governance 2008, S. 101–110.

Mayer-Wegelin, E.: Impairmenttest nach IAS 36 – Realität und Ermessensspielraum, BB 2009, S. 94.

Pfaff, D./Schultze, W.: Beteiligungscontrolling, in Wagenhofer, A. (Hrsg.), Controlling und IFRS-Rechnungslegung: Konzepte, Schnittstellen, Umsetzung, Berlin 2006, S. 123–142.

PricewaterhouseCoopers (PwC): Werthaltigkeit des Goodwills und anderer Vermögenswerte – Organisatorische Herausforderungen der Bilanzierung nach internationalen Rechnungslegungsstandards, 2007, abrufbar unter: http://www.pwc.de.

Weißenberger, B. E.: IFRS für Controller: Einführung, Anwendung, Fallbeispiele. Freiburg/Berlin/München 2007.

Weißenberger, B. E./Fülbier, R. U./Mages, M.: IFRS – Kaufpreisallokation und Goodwill-Impairment – Herausforderung für das Controlling, Weinheim 2008.

7. Maßnahmencontrolling in Reporting und Planung als Maßnahme zur Krisenbewältigung

von Christian Göseke

Übersicht

7.1 Einleitung 614
7.1.1 Controlling wird in der Krise stärker gefordert 614
7.1.2 Die herkömmlichen Instrumente versagen 614
7.1.3 Erwartungen an Reporting und Controlling 615
7.2 Maßnahmencontrolling als Instrument in der Krise 615
7.2.1 Projektziele realistisch vorgeben 616
7.2.2 Einheitliches Reporting definieren 618
7.2.3 Interdisziplinäre Teams besetzen 621
7.2.4 Zentrales Projektteam bilden 621
7.2.5 Lieferanten einbinden 622
7.2.6 Incentivierungen prüfen 622
7.2.7 Bei Bedarf zentrale Tools bereitstellen 623
7.2.8 Szenarien regelmäßig aktualisieren 623
7.2.9 Große Maßnahmen priorisieren 624
7.2.10 Bei Entscheidungsbedarf Steuerkreis einrichten 624
7.3 Fazit 624
Literatur 626

7.1 Einleitung

Die gegenwärtige Krise nahm ihrem Beginn im Herbst 2008 – und hat damit die meisten Unternehmen während ihrer Planungs- und Budgetierungsphase getroffen. Nun muss sich das Controlling neu definieren: In der Wachstumsphase waren die Aufgaben des Finanzbereiches noch von unternehmerischer Dynamik und Portfolioentscheidungen geprägt. Heute gilt dem Berichtswesen und den Planungsprozessen das Hauptaugenmerk.

7.1.1 Controlling wird in der Krise stärker gefordert

In der Krise muss das Controlling mehr und größere Anforderungen meistern: Das Management erwartet nun Zusatzanalysen und Neuplanungen, fordert aber auch Berichte und Auswertungen deutlich schneller ein. All dies erhöht die qualitative und quantitative Belastung. Die Untersuchungen des WHU-Controllerpanels zeigen dies sehr deutlich:[1] Als aufwendigster Aufgabenbereich wird das Berichtswesen identifiziert. Controller in von der Krise stark betroffenen Unternehmen investieren mehr Zeit in das Berichtswesen als ihre weniger von der Krise betroffenen Kollegen. Dem Berichtswesen als aufwendigster Bereich folgt die Budgetierung. Auch die Arbeitsbelastung ist gestiegen und zwar unabhängig von der Unternehmensgröße: Controller in von der Krise stark betroffenen Unternehmen arbeiten mehr und länger als Controller in gering betroffenen Unternehmen. Dies gilt, obwohl sogar häufig in den von der Krise stark betroffenen Unternehmen das Controllingbudget steigt. Die genannten Aspekte deuten darauf hin, dass das Controlling in der Krise stärker gefordert ist, als hilfreich und notwendig wahrgenommen wird und sich die Aufgaben des Finanzbereichs verändern.

Krystek/Moldenhauer/Everts machen auf die Doppelfunktion des Controllings bei der Bewältigung einer akuten Unternehmenskrise aufmerksam: Einerseits ist es gefordert bei der Aufstellung und Umsetzung von Sanierungs- und Maßnahmenplänen im Rahmen eines Projektcontrollings. Andererseits behält es seine reguläre Informationsversorgungsfunktion bei, die in der Krise noch an Bedeutung gewinnt.[2]

7.1.2 Die herkömmlichen Instrumente versagen

Durch den Anfang der Krise im Herbst 2008 begannen zahlreiche Unternehmen mit einem Budget, das auf Annahmen basierte, die bis Mitte 2008 ihre Richtigkeit hatten. Dies galt für Umsatz- und Absatzschätzungen, Personalstärke, Lohnkostensteigerungen, Investitionsneigung und fast ausnahmslos alle wichtigen Budgetannahmen. Im Frühjahr 2009 aber war das Budget im Grunde unbrauchbar.

---

1) Vgl. Weber et.al. (2009), S. 361–363.
2) Krystek/Moldenhauer/Everts (2009), S. 165.

Viele Unternehmen haben es in der Krise einfach aufgegeben, ihre Planung zu überarbeiten und kurzfristig anzupassen. »Im größten Sturm schaltet die Brücke also das Radar aus. Zum Glück dient dieses Verhalten nicht als Vorbild für die Luft- und Seefahrt«[3], kommentieren Berner und Krause diese Haltung.

Gerade in der Krise – sei es die Wirtschaftskrise oder eine individuelle Unternehmenskrise – ist es überlebenswichtig, die Änderungen mit Blick auf Absatz und Umsatz schnell zu verarbeiten und geeignete Maßnahmen zu treffen. Die Fortschreibung von Planungsgrößen, häufig im traditionellen Budgetierungsvorgehen (nicht ohne Berechtigung) angesetzt, erweist sich in der Krise als ungeeignet. Auch ist der traditionelle Planungszyklus mit seinem hohen Detailgrad und seiner Dauer nicht in der Lage, die notwendige Reaktionsgeschwindigkeit zu gewährleisten. In dieser Situation kommt es auf eine Vereinfachung bzw. Reduzierung der Planungsgrößen und die Nutzung von Top-down-Szenarien an. In den von der Krise stark betroffenen Unternehmen ist dementsprechend der Anteil an kompletten Neuplanungen mit 55 % erwartungsgemäß hoch.[4] Ein wesentliches Element darüber hinaus ist das Controlling von Einzelmaßnahmen, die den Veränderungen entgegenwirken.

7.1.3 Erwartungen an Reporting und Controlling

In Krisenzeiten erwartet das Management noch stärker als sonst einen kritischen Diskussionspartner auf Augenhöhe. Die Diskussion sinnlos erscheinender Budgetabweichungen auf Kostenstellenebene mit veralteten und obsolet gewordenen Planungsannahmen kann diesen Anspruch keineswegs erfüllen.

Darüber hinaus soll das Controlling seine Informationen in kürzeren Zeitabständen liefern, vor allem zu den kritischen und überlebenswichtigen Eckdaten. Regelmäßig geht diese Erwartung einher mit Sonderberichten oder einem Projekt- oder Maßnahmencontrolling, wie es weiter unten beschrieben wird. In diesem Zusammenhang etabliert sich der Finanzbereich bzw. das Controlling häufig als Querschnittsfunktion, die auch das notwendige Projektmanagement abdeckt und die Prozesse koordiniert. Der Koordinationsaufwand steigt in Krisensituationen, weil die Änderungen einer Vielzahl von Eck- und Umweltdaten häufig zu Inkonsistenzen bei dezentralen Plänen führen.

7.2 Maßnahmencontrolling als Instrument in der Krise

Wo die herkömmlichen Instrumente nur noch eingeschränkt greifen, kommen projektartige Strukturen und Instrumentarien wie das Maßnahmencontrolling zum Einsatz. Unter Maßnahmencontrolling wird ein Steuerungs- und Koordinationsansatz verstanden, bei dem Maßnahmen zur Verbesserung der operativen Perfor-

---
[3] Berner/Krause (2009), S. 8.
[4] Weber et.al. (2009), S. 365.

mance in einheitlicher und standardisierter Form generiert, bewertet, entschieden, überwacht und umgesetzt werden. Die folgende Beschreibung des Prozesses bezieht sich dabei weniger auf die finanzwirtschaftlichen Maßnahmen innerhalb eines Sanierungskonzeptes[5] (z.B. Überbrückungskredite, Kapitalmaßnahmen, Forderungsmanagement usw.), sondern auf operative Maßnahmen zur Verbesserung der Ertragssituation.

Das Maßnahmencontrolling bündelt die zahlreichen Ansätze, Reaktionen und Gegenmaßnahmen, die in der Krise eines Unternehmens oder einer Unternehmenseinheit ergriffen werden.

Voraussetzung für eine effektive Maßnahmengenerierung und -umsetzung einerseits, aber auch für die überlebenswichtige Transparenz und Kommunikation gegenüber Banken und Eigentümern andererseits, ist ein effektiver Prozess. Er ist charakterisiert durch die folgenden zehn Eckpunkte.

7.2.1 Projektziele realistisch vorgeben

Krisenzeiten sind Zeiten, in denen Top-down-Szenarien ebenso hoch im Kurs stehen wie Zielkostenansätze. Top-down-Szenarien vereinfachen häufig sehr stark (»20 Prozent weniger Umsatz, 20 Prozent weniger Personal«), beziehen aber gerade daraus ihre Effektivität. Gleiches gilt für eine Zielkostenbildung, die – vom Markt oder vom Wettbewerb her kommend – absolute Stückkosten oder beispielsweise eine jährliche prozentuale Kostensenkung (x Prozent Kostenreduzierung jedes Jahr) vorgibt.

Die Projektziele müssen ambitioniert sein, aber nicht unrealistisch. Vor allem aber müssen Umfang und Bezugspunkt klar sein. Es nützt nichts, über ein 30 Millionen Kostensenkungsprogramm zu sprechen, wenn man sich nicht geeinigt hat, gegenüber welcher Basis und über welchen Zeitraum.

Häufig sind schneller ein griffiger Projektname und die Höhe des erwarteten Ergebnisbeitrages gefunden (»x Millionen müssen kommen«) als eine belastbare Antwort auf die Frage, auf welcher Basis diese Verbesserungen denn bis wann erzielt werden sollen.

Hier sind das Controlling bzw. der CFO gefordert, schnell und pragmatisch in die Zielbildung – oft auch als selbst Betroffener – einzugreifen und die Diskussion zu steuern. Da Maßnahmengenerierung und Erfolgsmessung regelmäßig in Arbeitspaketen bzw. Einheiten erfolgen, kann das Projektziel entweder einheitlich über alle Arbeitspakete oder mit unterschiedlichen Anspannungsgraden definiert werden.

Ein *einheitlicher Ansatz* sollte dann verfolgt werden, wenn keine anderen Informationen (Benchmarking o.Ä.) vorliegen und der Grad der Schwierigkeit, das Ziel zu erreichen, bei allen einheitlich vermutet wird. In einer solchen Situation bietet es sich an, das Ziel prozentual gleich auf alle Einheiten mit der Gerechtigkeit der Gießkanne zu verteilen. Häufig birgt dieses Vorgehen Diskussionsstoff, wenn sich herausstellt, dass dies eben doch nicht zweckmäßig oder gerecht ist, weil z.B. in einer

---

5) Vgl. Schellberg (2008), S. 74–186.

Einheit bereits ein entsprechendes Programm gelaufen ist und vergleichbare Ergebnisse nicht nochmals zu erwarten sind. Es gibt in der Praxis immer eine Vielzahl von berechtigten und nachvollziehbaren Gründen, warum einzelne Einheiten das pauschale Projektziel nicht erreichen können.

Es hat sich daher bewährt, bei der Verteilung des Projektzieles einen leichten Puffer aufzubauen, sodass, wenn alle Arbeitspakete ihre Ziele zu 100 % erreichen, sich insgesamt eine leichte Zielübererfüllung von über 100 % abbildet. Denn so können mit begrenztem Aufwand nach der ersten Kommunikation der Projektziele auf Ebene der Einheiten noch zentrale Zugeständnisse gemacht werden, um die größten Ungerechtigkeiten auszugleichen, ohne das Gesamtziel zu gefährden. Dies ist mehr als nur ein Kniff, denn an der von allen als ambitioniert, aber realistisch empfundenen Zielsetzung hängt sehr viel des Projekterfolges ab. Ein demotivierendes Arbeitspaket kann schnell die Gesamtbewertung des Projektes beeinflussen und es kostet das Management sehr viel Mühe und Kraft, eine an einer Stelle ungerechte oder wenig plausible Zielsetzung wegzudiskutieren.

Die Wahrnehmung des Projektzieles zumindest als fair ist für die Mobilisierung der Organisation nicht zu unterschätzen. Bungenstock weist darauf hin, indem er ausführt: »Der Erfolg der Steuerung hängt nicht allein von der Exzellenz der entwickelten Instrumente ab, sondern maßgeblich auch davon, dass die beteiligten Menschen ›im Boot sind‹.«[6]

Ein Vorgehen mit *unterschiedlichen Anspannungsgraden* bietet sich vor allem in einer Situation an: Es liegt z.B. ein externes, belastbares und nachvollziehbares Benchmarking vor, das im Vergleich zur Ist-Situation Rückschlüsse auf Potenziale zulässt. Dies können Produktivitätskennzahlen sein oder Ist-Kosten eines Wettbewerberproduktes. Auch die Zielbildung unter Berücksichtigung von Benchmarking wird zu Diskussionen führen. Der Umfang hängt allerdings sehr von der Akzeptanz der Benchmarking-Ergebnisse ab. In den seltensten Fällen stehen in einer plötzlichen Krisensituation solche Daten bereit. Für Unternehmensteile oder Produktlinien, z.B. im Investitionsgüterbereich, kann es aber in groß angelegten Projekten lohnen und dann sehr wirkungsvoll sein, ein solches Benchmarking von Wettbewerberprodukten durchzuführen. Ähnliches gilt für hochpreisige und langlebige Konsumgüter. Es lassen sich dann auch Ideen für die Maßnahmengenerierung aus dem Benchmarking der Produktumfänge erschließen – neben der Akzeptanz der Ziele mit Blick auf den Projekterfolg ein weiterer wichtiger Aspekt.

Ob einheitliche oder arbeitspaketspezifische Zielsetzungen: Wichtig ist, die Zielsetzung rasch zu kommunizieren, kurz zu diskutieren, um grobe Plausibilität sicherzustellen und diese dann zu vereinbaren und im weiteren Verlauf nicht mehr zu verändern. Mit den Projektzielen sollten auch weite Teile der Methodik des Maßnahmencontrollings – wie im nächsten Absatz ausgeführt – erläutert und vorgegeben werden. Schließlich macht es einen Unterschied, ob die Ziele brutto oder netto erreicht werden müssen und wie Einmalkosten behandelt werden.

Die Brutto-Netto-Diskussion ist wesentlich. Zunächst einmal ist damit nicht die Frage der Einmalkosten gemeint. Auf diesen Aspekt wird weiter unten eingegangen.

---

[6] Bungenstock (2008), S. 37.

Netto-Zielsetzungen bedeuten, dass z.B. Kostenerhöhungen oder allgemein Ergebnisverschlechterungen vom Arbeitspaket kompensiert werden müssen. Zur Erreichung eines absoluten Ziels (z.B. Erreichen einer Wettbewerberbenchmark) ist dieses Vorgehen ohne Alternative. Es bedeutet aber auch, dass das Controlling in regelmäßigen Abständen die Kostenbasis aktualisieren muss oder aber die Verschlechterungen genauso maßnahmenartig berichtet wie bei Verbesserungen.

7.2.2 Einheitliches Reporting definieren

Zentrale Projektziele machen ein einheitliches Controlling und Reporting der Maßnahmen erforderlich. Auch im Sinne einer Transparenz über den Status bei den Reaktionen und Maßnahmen gegen die Krise ist dies erforderlich. Ob die Forderung nach »belastbaren Daten auf Knopfdruck« in einer solchen Sondersituation realistisch ist, hängt auch mit den eingesetzten Ressourcen zusammen (vergleiche auch den Abschnitt zum zentralen Projektteam). Aber eine monatliche Statusberichterstattung, die auch den Bezug zur P&L im Sinne des bis dahin Erreichten und Messbaren aufnimmt, kann erwartet werden.

Die Einheitlichkeit wird im Regelfall durch Maßnahmenblätter – in Papierform oder elektronisch – erzeugt. Dabei geht es weniger darum, welche Felder auf diesen Blättern enthalten sind. Entscheidend ist es – am besten in einer erläuternden Beschreibung –, sorgfältig zu definieren, mit welchen Inhalten diese Felder – vor allem im quantitativen Teil – zu füllen sind. Beispielhaft sollen im Folgenden häufig diskutierte Aspekte ohne einen Anspruch auf Vollständigkeit beschrieben werden:

Basis, Einmalkosten und Ganzjahreseffekte, Cash-Wirksamkeit, Auslastungsszenario, Art der Maßnahmen, Härtegrade und Auswertungsmöglichkeiten.

Basis: Für die Bewertung von Maßnahmen ist der Aufsatzpunkt oder die Basis kritisch. Manche Arbeitspakete können gegenüber dem Budget ohne jede Mühe Einsparungen aufzeigen, weil sie einen Kostenaufbau geplant hatten, der bei Umsatzeinbrüchen nicht erforderlich ist und im Grunde am Tag eins als umgesetzt gelten kann. Aber diese »Maßnahmen« nützen dem Unternehmen nicht viel, wobei sie natürlich unbestritten sinnvoll und notwendig sind. Empfehlenswert sind grundsätzlich Szenarien als Basis, die einmal erreicht und gemessen wurden, wie z.B. das Vorjahr. Alle anderen bergen das Risiko, dass die Datenqualität zu schlecht ist. Auch muss der Adressat des Berichtswesens immer im Kopf haben, was überhaupt die Annahmen des (virtuellen) Szenarios waren, gegen das gemessen wird.

Ist-Szenarien (Vorjahr) sind aus Sicht des Autors eindeutig den geplanten Kosten (Budget) gegenüber vorzuziehen. Bei einer Produktsicht (»Senkung Herstellkosten«) muss eine detaillierte Ist-Kostenanalyse vorliegen und die Basis bilden. Auch hier gilt: Ist-Kosten – sofern verfügbar – gehen klar vor Kalkulationen oder Ziel- bzw. Standardkosten.

Die Versuchung anderer Szenarien liegt darin, dass die Budgetwerte oder die Zielkosten verbessert werden müssen und damit bei der Zielfindung eine Art Minimum darstellen. Auch will man sich die Mühe sparen, bereits beim Budget vorgestellte Maßnahmen erneut zu beschreiben oder gar zu quantifizieren. So verständlich das alles sein mag: Man tut sich damit im weiteren Verlauf keinen Gefallen. Nur wenn erreichte Ist-Werte und geplante Maßnahmen zusammen betrachtet werden, bleibt das Maßnahmencontrolling beherrschbar.

Einmalkosten und Ganzjahreseffekte: Maßnahmen können mit Voraussetzungen verbunden sein, die Einmalkosten verursachen. Diese sollten separat ausgewiesen werden, um den Entscheidungsprozess zu erleichtern. Die Liquiditätssituation des Unternehmens kann dazu führen, dass selbst mittelfristig sinnvolle Maßnahmen mit einem positiven DCF zurückgestellt werden müssen, weil die Liquiditätsbelastung zu hoch ist. Bei der Quantifizierung sollte – abhängig von der Gesamtprojektzielsetzung – auf den Ganzjahreseffekt abgestellt werden, unabhängig davon, wann eine Maßnahme wirksam wird. Häufig wird das Gesamtprojektziel als eine Verbesserung der »running rate« des Unternehmenserfolges verstanden. Unabhängig davon müssen im Projektverlauf regelmäßig Aussagen möglich sein, in welchen Monaten bzw. Jahren welcher Anteil des Potenzials erreicht wird. Im Gegensatz zu der Empfehlung bei den gegenläufigen Effekten (Nettozielsetzung) ist es bei der Diskussion um die Einmalkosten eher zielführend, in die Maßnahme nicht die Einmalkosten hineinzurechnen. Besser ist es, von dem Effekt der Maßnahme im eingeschwungenen Zustand auszugehen. Zu sehr verwischen die Annahmen über Zeitraum und Stückzahl, in denen diese Einmalkosten wirken, die Transparenz. Sinnvoller ist es, das Gesamtziel mit einer Top-down-Zielsetzung für die Gesamthöhe der Einmalkosten z.B. im ersten Jahr festzulegen und dies ähnlich einem Budget zu verwalten. Diese Zielsetzung kann auf die Arbeitspakete aufgeteilt werden.

Cash-Wirksamkeit: Unternehmens- und Wirtschaftskrisen verursachen regelmäßig Finanzierungs- und Liquiditätsschwierigkeiten. Insofern ist eine Cash-Orientierung des Maßnahmencontrollings hilfreich und notwendig. Schließungs- und Stilllegungsszenarien können mit hohen Abfindungen (cash-wirksam) bzw. hohen Abschreibungen (nicht cash-wirksam) einhergehen. Zur Versachlichung dieser Diskussionen ist bei den Einmalkosten auf eine Trennung dieser Elemente zu achten.

Auslastungsszenario: Für alle Teilprojekte und Arbeitspakete sollte man eine einheitliche Auslastungsannahme vorgeben, also z.B. die Zahl der pro Jahr gebauten und abgesetzten Fahrzeuge, Maschinenauslastungsgrade oder Ähnliches. Über den Absatzerfolg bei jeder Maßnahme im Sinne eines »Was-wäre-wenn« zu diskutieren, ist nicht sinnvoll. Ebenso wenig ist es wünschenswert, dass jedes Arbeitspaket selbst eine Absatzannahme trifft. Die Auslastungsannahme muss aber realistisch sein. Es würde zu nennenswerten Abweichungen führen, wenn Einmalkosten (z.B. Werkzeugänderungskosten) erst auf eine hohe Stückzahl verteilt werden, tatsächlich aber von einer deutlich niedrigeren Zahl getragen werden müssen.

Art der Maßnahmen: Grundsätzlich sollen und müssen sich die erarbeiteten Maßnahmen in der P&L wiederfinden lassen. Zwar gilt es in der Krise, Umsatz- und Kostenmaßnahmen wie auch reine Liquiditätsmaßnahmen (Senkung Vorräte) parallel zu ergreifen. Im Sinne eines sauberen Projekt- und Maßnahmencontrollings empfiehlt sich jedoch eine strikte Trennung der Maßnahmenarten. Das hier beschriebene Vorgehen eignet sich idealerweise für die klassische Kostensenkung. Umsatzsteigernde Maßnahmen sollten separat gehalten werden, wenn sie überhaupt im gleichen Ansatz behandelt werden. Je nach Unternehmensgröße spricht vieles dafür, das hier beschriebene Vorgehen klar zu fokussieren (z.B. Senkung der Herstellkosten um 10 %).

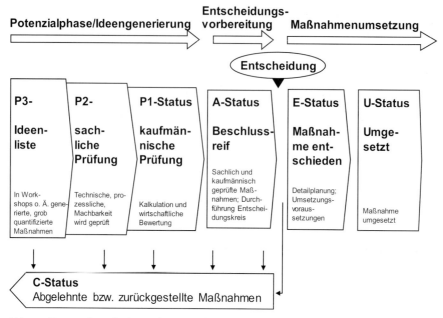

Abb. 7-1: Härtegrade Maßnahmen (beispielhaft)

Härtegrade: Ideen werden generiert, geprüft und z.T. verworfen, z.T. umgesetzt. Die Ideenpipeline muss gefüllt werden, oft sogar über 100 %, damit das Projektziel erreicht wird. Ohne einen offenen Prozess der Ideenfindung lassen sich kaum Potenziale von einer nennenswerten Größenordnung, um die es hier geht, erschließen. Abb. 7-1 veranschaulicht einen Ansatz mit sechs Härtegraden sowie einen Status C für abgelehnte Maßnahmen. Detailgrad und Benennung sind hierbei in gewissem Maße beliebig. Da aber nach Projektbeginn häufig lang erscheinende Zeiträume liegen, in denen wenig bis nichts zu den Entscheidungsgremien dringt, ist es günstig, auch die Ideenfindung sowie die sachliche und kaufmännische Klärung im Auge zu behalten.

Auswertungsmöglichkeiten: Das Maßnahmencontrolling hat ähnliche Anforderungen zu erfüllen wie das herkömmliche Berichtswesen: Der für ein Arbeitspaket verantwortliche Manager bzw. Projektleiter muss über seinen Status Transparenz haben. Die einzelnen Arbeitspakete und Einheiten müssen aggregierbar sein. Bewährt hat sich dabei eine Darstellung (Abb. 7-2), die die Potenziale nach ihrem Status auflistet und in Beziehung zum Ziel setzt. Man spricht auch von »Füllständen«, also dem prozentualen Anteil, mit dem die einzelnen Maßnahmenarten mit Ideen gefüllt sind. Aus den weiter oben genannten Optionen (z.B. Ganzjahreseffekt, Einmalkosten) ergeben sich weitere sinnvolle Auswertungsmöglichkeiten. Eine mehrdimensionale Auswertbarkeit ist erforderlich.

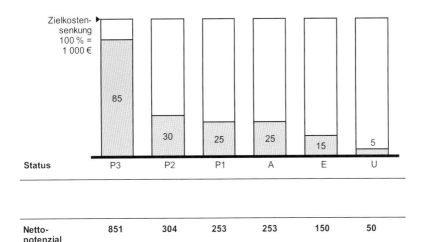

Abb. 7-2: Potenzialstatus (Füllstand) in Euro/Stück

7.2.3 Interdisziplinäre Teams besetzen

Je nach Branche und Projektfokus sollten die Arbeitspakete, die die Maßnahmen bzw. Ideen generieren, mit Vertretern aus unterschiedlichen Funktionen »interdisziplinär« besetzt sein. Infrage kommen Entwickler bzw. Produktverantwortliche (Marketing), Einkäufer, Kostenplaner, Werksverantwortliche und Controller. Die Minimalbesetzung besteht aus einem operativ Verantwortlichen und einem Controller.

Je stärker eine technische Lösung im Vordergrund steht (Neuentwicklung, Design-to-Cost), desto eher ist auch die Besetzung der zuvor genannten Rollen erforderlich.

Üblicherweise wird man den Controller des Teams schulen, um die Qualität der Maßnahmenquantifizierung im oben beschriebenen Sinn zu gewährleisten. Diese Person ist dann für das Prozessmanagement verantwortlich. Wenn die Maßnahmengenerierung durch Workshops (Benchmarking, Kreativitätstechniken) unterstützt wird oder es um die Zielerreichungs- und Umsetzungsverantwortung geht, ist der Leiter des Arbeitspakets, i.d.R. ein Produkt- oder Marktverantwortlicher, zugleich der Ansprechpartner.

7.2.4 Zentrales Projektteam bilden

Überschreitet das Maßnahmenprogramm bzw. das Projekt einen kritischen Umfang (z.B. gemessen an der Zahl der Arbeitspakete), sollte es zentral durch Ressourcen unterstützt werden, sofern Liquidität und Mitarbeiterverfügbarkeit dies zulassen. Die Bildung eines zentralen Projektteams z.B. für mehrere Monate unterstreicht im Unternehmen die Priorität des Projektes. Zu den Aufgaben des zentralen Projektteams gehören das Formulieren der Ziele und das Aufsetzen des Controllings, die Definition von Vorgehensweisen und die Qualitätssicherung, ggf. die inhaltliche Unterstützung der Maßnahmengenerierung (Workshops, Benchmarking, Koordination des Einsatzes von Externen, z.B. für Kreativitätstechniken usw.) sowie regelmäßiges Reporting. Sofern Gremien wie Lenkungs- oder Koordinierungsausschüsse, Entscheidungszirkel oder ein Steuerkreis eingerichtet werden, bereitet das Team zudem deren Sitzungen vor.

Es liegt in der Natur dieser Aufgaben, dass das Controlling hier stark repräsentiert sein muss. Aber auch die anderen Funktionen, die in den Arbeitsgruppen bzw. -paketen vertreten sind, können zentral besetzt sein. Wenn z.B. der Einkauf auf Ebene des zentralen Projektteams besetzt ist, kann von ihm die Bündelung wichtiger Themen aus den einzelnen Arbeitspaketen nach Hauptlieferanten erwartet werden.

7.2.5 Lieferanten einbinden

Haben Änderungen von Prozessen oder Produkten Konsequenzen für die Lieferanten, sollten diese frühzeitig eingebunden werden. Je nach Art der Zusammenarbeit kann dies bei den Hauptlieferanten bis hin zur gemeinsamen Formulierung von Zielen für deren Umfänge gehen. Dabei sind Potenziale, die z.B. durch Konstruktions- oder Materialänderungen, durch abweichende oder vereinfachte Spezifikationen oder Prozesse generiert werden können, zu trennen von reinen Einkaufs- oder Verhandlungspotenzialen. Letztere werden allein durch Nachverhandlungen oder die Androhung eines Lieferantenwechsels erzielt und erfordern keine Anpassung von Produkt oder Prozess.

Sofern die Maßnahmenpakete auch Einkaufsmaßnahmen umfassen sollen, ist der Einkauf in den Arbeitspaketen und auch auf Ebene der zentralen Projektsteuerung einzubinden, damit er als Ansprechpartner für die Lieferanten fungiert und das Projekt nicht losgelöst von der Linien- und Fachfunktion agiert.

Noch einen weiteren Vorteil hat die Einbindung von Lieferanten: Sie können auch als Ideengeber für konstruktive oder prozessuale Veränderungen dienen, wenn sie aus der Zusammenarbeit mit Wettbewerbern günstigere Lösungen und Alternativen kennen.

7.2.6 Incentivierungen prüfen

Wie jedes wichtige Ziel, das sich ein Unternehmen setzt, sollten auch das Maßnahmenpaket und dessen Erreichung mit Anreizen und dem Zielvereinbarungsprozess des HR-Bereiches verknüpft werden.

Dies gilt umso mehr, je stärker sich die Realitäten von den bisherigen Incentivierungen, z.B. dem Budget, lösen und der Schwerpunkt auf das Erreichen des Maßnahmenpaketes gelegt wird. Kein erfolgskritisches Projekt kann auf eine Anbindung der variablen Gehaltsbestandteile bei den Führungskräften verzichten. Dabei sind arbeitsrechtliche Grenzen zu beachten bzw. Individualvereinbarungen zu treffen.

7.2.7 Bei Bedarf zentrale Tools bereitstellen

Das Maßnahmenreporting ist ein Instrument, das Unternehmen in einer Sondersituation nutzen. Folglich ist es in den gängigen Berichtssystemen nicht verankert. Je nach Anzahl der Maßnahmen und Arbeitspakete, aber auch des Zeitraums, über den sich Maßnahmengenerierung und -umsetzung erstrecken, sind IT-gestützte Tools erforderlich.

Zwar dürften Excel-Listen relativ schnell zu erzeugen sein. Diese stoßen aber auch schnell an ihre Grenzen. Es lohnt sich, in ein EDV-Tool zu investieren, das Front-end (Eingabe) und Back-end (Datenspeicherung) sauber trennt. Über die Eingabemasken können auch bestimmte Eingaben erzwungen, Werte und Angaben vereinheitlicht und Fehler reduziert werden. Die oben beschriebenen Auswertungsnotwendigkeiten werden durch das separate Vorhalten der Daten unterstützt. Idealerweise werden durch das Tool auch Prozessschritte unterstützt, die für das Arbeitspaket notwendig sind (Listenausdruck, Abstimmungsschritte/Zustimmung, Vorbereitung von Entscheidungsunterlagen).

Da in den wenigsten Fällen Zeit für umfangreiche Programmierarbeiten vorhanden sein dürfte, liegt ein klarer Trade-off zwischen Qualität einerseits und Geschwindigkeit andererseits vor.

Die Datenbank des Projektcontrollings ist eine Insellösung, für die ein eindeutiger Fahrplan erarbeitet werden muss, wie die Daten nach Abschluss des Projektes in der Umsetzungsverantwortung genutzt und überführt werden.

7.2.8 Szenarien regelmäßig aktualisieren

Das einmal gewählte Basisszenario wird mit Veröffentlichung eines neuen Szenarios im Sinne des Maßnahmencontrollings obsolet. Mit einem neuen Forecast oder mit einer neuen Ist-Kosten-Kalkulation entsteht ein neuer Aufsatzpunkt. Es ist zum einen erforderlich, zumindest je Arbeitspaket überzuleiten und abzustimmen, welcher Erfolg bereits erzielt wurde. Mit diesem Stand empfiehlt sich dann zum anderen eine Neubewertung der Maßnahmen auf dem neuen Stand.

Der hohe Arbeitsaufwand dieses Vorgehens wird zweifellos zu Diskussionen führen. Es kann auch geradezu zur Philosophie werden, den erstmaligen Aufsatzpunkt »festzuhalten« und stets gegen diese Basis zu messen. Dies mag man so sehen. Je weiter aber der Zeitablauf fortschreitet, desto dringlicher wird die Frage einer Neubewertung. Auch ist das Verwalten von bereits implementierten Maßnahmen weder zielführend noch motivierend. Insofern lohnt sich m.E. der einmalige Aufwand, vor allem auch, weil mit dieser Überleitung ein wesentlicher Aspekt in den Mittelpunkt rückt: Die Anbindung des Maßnahmencontrollings an die Gewinn- und Verlustrechnung. Wird die Überleitung sauber vorgenommen, kann sehr transparent nachvollzogen werden, was bis dahin erreicht wurde. Deutlich erkennbar wird aber auch, welche gegenläufigen Effekte möglicherweise eingeflossen sind.

7.2.9 Große Maßnahmen priorisieren

Maßnahmencontrolling ist Detailarbeit. Eine Vielzahl von Einzelmaßnahmen führt zu nennenswerten Ergebnisbeiträgen. Dennoch lohnt es sich für das zentrale Projektteam und das Management, große Einzelmaßnahmen mit entsprechend großen Verbesserungspotenzialen regelmäßig ins Blickfeld zu rücken.

Ansonsten besteht die Gefahr, »den Wald vor lauter Bäumen« nicht mehr zu sehen. Auch kommt das Controlling so den entscheidenden Inhalten der Maßnahmen näher. Nicht zuletzt erfordern große Einzelmaßnahmen oft Ressourcen im Unternehmen, die über das Arbeitspaket oder sogar das Projektteam hinausgehen, z.B. die Rechtsabteilung oder bestimmte Experten.

Nicht zuletzt kann das Topmanagement hier unterstützend eingreifen, z.B. durch Rücknahme von bestimmten Annahmen oder Standards, durch Bereitstellen von Ressourcen oder ein Gespräch mit einem wichtigen Lieferanten.

7.2.10 Bei Entscheidungsbedarf Steuerkreis einrichten

Zumindest bei Veränderungen von Produkten oder Prozessen können Entscheidungen zu Abwägungen zwischen bisherigen und neuen Standards führen. Einige Maßnahmen sind einfach bessere und kostengünstigere Lösungen, in diesem Fall gibt es sicher nicht viel zu entscheiden. Bei allen anderen geht die Kostensenkung zumeist mit irgendeiner Art von Änderung einher, die einige Funktionen als nachteilig bewerten. Materialveränderungen, Lieferantenwechsel, Bündelungen und Personalreduktionen sind mit Risiken und Nachteilen verbunden, die das Arbeitspaket häufig nicht alleine entscheiden will oder kann.

In diesen Fällen sollte ein Vertreter des Arbeitspaketes die Maßnahmen in einem Steuerkreis vorstellen und verabschieden lassen. Der Steuerkreis muss mit den gleichen Funktionen besetzt sein, die auch in der Linie diese Entscheidungen verantworten. Der Unterschied zum normalen Änderungsprozess liegt zumindest darin, dass der Steuerkreis in der Krisensituation regelmäßig zusammenkommt und auch Entscheidungen trifft. Das setzt eine sorgfältige Vorbereitung dieser Runde voraus. Einmal richtig etabliert, wird dieses regelmäßig tagende Entscheidungsgremium schnell zum Maßstab, ob das Projekt gut funktioniert und Erfolge bringt. Denn seine Entscheidungen werden üblicherweise sehr genau wahrgenommen und führen auch in anderen Arbeitspaketen zu neuen Ansätzen.

7.3 Fazit

Durch den Ausbruchszeitpunkt der gegenwärtigen Krise war in vielen Unternehmen das Budget als Steuerungsinstrument kaum brauchbar. Für Berichtswesen und Controlling bedeutet die Krise, andere und höhere Anforderungen erfüllen zu müssen. Wo die herkömmlichen Instrumente versagen, nützt es nichts, »das Radar auszuschalten«. Vielmehr gilt es, mit Sonderberichten und Maßnahmencontrolling das Management mit kritischen und überlebenswichtigen Eckdaten zu versorgen, die eine zeitnahe Reaktion auf veränderte Umweltdaten ermöglichen.

Unter Maßnahmencontrolling wird ein Steuerungs- und Koordinationsansatz verstanden, bei dem Maßnahmen zur Verbesserung der operativen Performance in einheitlicher und standardisierter Form generiert, bewertet, verabschiedet, überwacht und umgesetzt werden. Das Maßnahmencontrolling bündelt die zahlreichen Ansätze, Reaktionen und Gegenmaßnahmen, die in der Krise eines Unternehmens oder einer Unternehmenseinheit ergriffen werden.

Unten stehende Handlungsempfehlungen fassen die beschriebenen Eckpunkte und Voraussetzungen für ein erfolgreiches Maßnahmencontrolling zusammen.

1. Projektziele realistisch vorgeben
2. Einheitliches Reporting definieren
3. Interdisziplinäre Teams besetzen
4. Zentrales Projektteam bilden
5. Lieferanten einbinden
6. Incentivierungen prüfen
7. Ggf. zentrale Tools bereitstellen
8. Szenarien regelmäßig aktualisieren
9. Große Maßnahmen priorisieren
10. Bei Entscheidungsbedarfen Steuerkreis einrichten

Zuverlässiges Maßnahmencontrolling als Reaktion auf eine Krise setzt einen effektiven Prozess voraus. Zu diesen Grundlagen gehören zehn Punkte. Die beiden wichtigsten Voraussetzungen sind sicherlich eine realistische Vorgabe nachvollziehbarer Projektziele sowie die Schaffung eines einheitlichen Reportings, auf die aus diesem Grund besonders ausführlich eingegangen wurde.

Zu den weiteren Voraussetzungen gehört das Zusammenspiel interdisziplinärer, also über unterschiedliche Funktionen im Unternehmen zusammengesetzter, Projektteams einerseits und eines zentralen Projektteams andererseits.

Die frühzeitige Einbindung von Lieferanten kann insbesondere bei Änderungen von Produkt oder Prozess Potenziale erschließen, bietet aber auch Chancen durch die Realisierung von klassischen Einkaufs- oder Verhandlungspotenzialen.

Wie jedes wichtige Ziel, das sich ein Unternehmen setzt, sollte auch die Zielerreichung des Maßnahmenpakets in die Incentivestruktur des Unternehmens, also die variable Vergütung, integriert werden.

Zentrale IT-Tools unterstützen Arbeitspakete und Controlling bei der Schaffung der notwendigen Transparenz und sorgen für Datenintegrität. Das einmal gewählte Basisszenario sollte durch aktuellere ersetzt werden, wenn diese vorliegen, was die Neubewertung von Maßnahmen erfordert.

Große Verbesserungspotenziale sollten priorisiert bearbeitet werden, wobei auch das Topmanagement unterstützend eingreifen kann.

Entscheidungsbedarfe bei Veränderungen von Prozess oder Produkt werden in einem regelmäßig tagenden Steuerkreis kanalisiert. Dieser bewertet Risiken oder andere Nachteile, die aus der Umsetzung der Maßnahmen resultieren könnten.

Ein derart ausgestaltetes Maßnahmencontrolling kann Potenziale erschließen, die das Unternehmen andernfalls nicht und vor allem nicht schnell genug umsetzen könnte – und darauf kommt es in der Krise an.

Literatur

Berner, T./Krause, P.: Die Krise macht's möglich: Der ordentliche Kaufmann kehrt zurück, in Stern Steward Research 43/2009.

Bungenstock, C.: Das Verhältnis von CFO und Controller-Organisation, in Weber, J. et al. (Hrsg.), Die neue Rolle des Controllers, Stuttgart 2008, S. 33–46.

Krystek, U./Moldenhauer, R./Everts, D.: Controlling in aktuellen Krisenerscheinungen: Lösung oder Problem, ZfCM 2009, S. 164–168.

Schellberg, B.: Sanierungsmanagement – Sofortmaßnahmen in der Unternehmenskrise, Berlin 2008.

Weber, J. et.al.: Aktuelle Benchmarking-Ergebnisse – Auswirkungen der Krise auf das Controlling, ZfCM 2009, S. 361–366.

8. Krisensichere Leistungsmessung und Bonuspläne

von Hermann J. Stern

Übersicht

8.1 Einleitung 628
8.2 Wirtschaftszyklen verfälschen die Leistungsmessung: Ein Lösungsansatz 628
8.2.1 Wirtschaftszyklen messen und sichtbar machen 628
8.2.2 Der indexierte Leistungsausweis ist unverfälscht 630
8.2.3 Die Investorenperspektive definiert den Markt angemessen 631
8.2.4 Ein Peer-Universum von ausreichender Größe festlegen 632
8.2.5 Warum jetzt die Zeit der Indexierung operativer Leistung gekommen ist 633
8.3 Indexierte Leistungsmessung ist krisensicher und frei von falschen Signalen 634
8.3.1 Das operative Alpha eliminiert falsche Signale in der Leistungsmessung 634
8.3.2 Der operative Rang ermöglicht es, Äpfel mit Birnen zu vergleichen 636
8.3.3 Das Stern Radar zeigt die Gesamtleistung 638
8.3.4 Der operative Beitrag bildet Wertbeiträge verschiedener Geschäftsbereiche ab 640
8.4 Indexierte Bonuspläne sind fairer und nachhaltiger 642
8.4.1 Indexierte Bonuspläne entkoppeln die Vergütung von der Planung 643
8.4.2 Indexierte Bonuspläne sind fair gegenüber Managern *und* Aktionären 644
8.4.3 Der Obermatt Bonusindex macht die Vorstandsvergütung unabhängig und nachhaltig 644
8.5 Handlungsempfehlungen 646
Literatur 647

8.1 Einleitung

Wirtschaftszyklen verfälschen den Erfolgsausweis der heute praktizierten finanziellen Leistungsmessung und führen zu Fehlinterpretationen des Unternehmenserfolgs. Dies ist nicht nur in der Krise ein Problem für Finanzvorstände und Vorstandsvorsitzende, denn ein verfälschter Erfolgsausweis kann sowohl im Aufschwung wie im Abschwung zu Fehlentscheidungen führen. Konjunktureinflüsse sind ein noch größeres Problem für Aufsichtsräte und Aktionäre, denn je weniger Insiderwissen und Finanzvorkenntnisse vorhanden sind, desto eher wird ein vom Zyklus verfälschter Erfolgsausweis falsch interpretiert.

Dieser Beitrag zeigt Entscheidungsträgern ohne vertiefte Vorkenntnisse in der Finanztheorie, wie Wirtschaftszyklen quantifiziert und der finanzielle Erfolg mittels indexierter operativer Leistungsmessung zyklusneutral ausgewiesen werden kann. Dabei wird die operative Leistung mit einem Peer-Universum aus Vergleichsunternehmen verglichen, die in Konkurrenz zum eigenen Unternehmen stehen oder vergleichbaren Wirtschaftszyklen unterworfen sind (Abschnitt 8.2).

Es wird empfohlen, die Unternehmensperformance mittels indexierter operativer Leistungsmessung auszuweisen (Abschnitt 8.3) und Bonuspläne zu indexieren (Abschnitt 8.4). Erst hierdurch wird die Leistungsmessung krisensicher und die Vergütung fair und nachhaltig. Denn was wäre nachhaltiger, als die Konkurrenz zu schlagen? Ein praktisches Beispiel indexierter Bonuspläne stellt der unabhängige Obermatt Bonusindex dar, der für börsennotierte Unternehmen in Deutschland, der Schweiz und Großbritannien zweimal jährlich veröffentlicht wird (Abschnitt 8.4.3).

8.2 Wirtschaftszyklen verfälschen die Leistungsmessung: Ein Lösungsansatz

8.2.1 Wirtschaftszyklen messen und sichtbar machen

Es ist eine Binsenweisheit und trotzdem wird diese Erkenntnis bei der Leistungsmessung konsequent ignoriert: Der Wirtschaftszyklus hat einen großen Einfluss auf den Unternehmenserfolg. Obwohl dies bekannt ist, verzichten Controller weitgehend auf Methoden der zyklusneutralen Darstellung des Unternehmenserfolgs. Auch in der Lehre wird dieser wichtige Aspekt vernachlässigt. Wie der Konjunktureinfluss in Zahlen auszudrücken ist, geschweige denn grafisch aufzubereiten wäre, bleibt unbeachtet. Diese Aufgabe kann mit vertretbarem Aufwand bewältigt werden, wie wir in der Folge darlegen werden. Sobald die eigene Leistung mit derjenigen von Unternehmen verglichen wird, die denselben konjunkturellen Kräften ausgesetzt sind, wird der Zykluseinfluss in der Leistungsmessung neutralisiert.

Der relative Leistungsvergleich mit der Konkurrenz wird bereits von strategisch arbeitenden Controllern für interne Strategiesitzungen durchgeführt. Allerdings geschieht dies oft auf eine viel zu informationsarme Art und Weise. Meist werden die Kennzahlen der Wettbewerber in Balkendiagrammen den eigenen Kennzahlen gegenübergestellt. Der Aussagewert ist begrenzt, denn es fehlen Informationen über die zeitliche Entwicklung (Trendanalyse) und Informationen zu den übrigen relevanten Kennzahlen (Quervergleich). Noch schlimmer: Solche Vergleiche sind irreführend. Denn die absolute Position des Unternehmens sagt überhaupt nichts über die aktuelle Leistung des Managementteams aus. Die Leistung des Vorstandes in einem Geschäft mit tiefen Margen, wie z.B. des industriellen Schweizer Schokoladenherstellers Barry Callebaut, muss nicht schlechter sein als die Leistung des Vorstandes des Schokoladenherstellers Lindt & Sprüngli, der sein Geschäft mit deutlich höheren Margen betreiben kann. Von Peter Küpfer stammt der Satz: »Eine Strategie ohne indexierte Leistungsmessung ist wie eine Suppe ohne Salz.«[1] Er besteht in Strategieprozessen immer auf dem relativen Leistungsausweis.

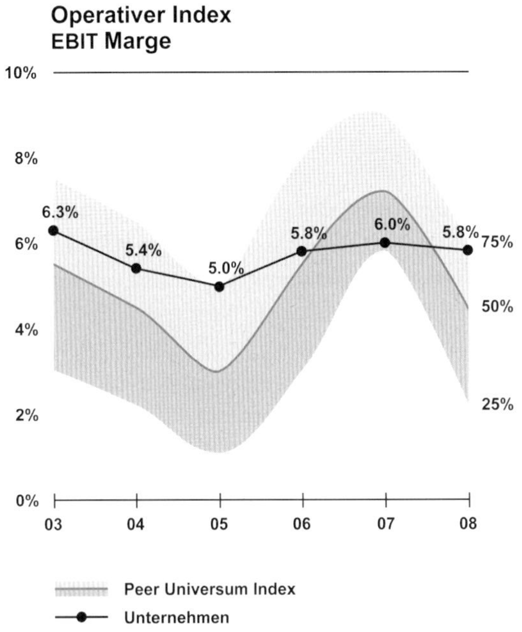

Abb. 8-1: Operativer Index der EBIT-Marge

Legende: Abb. 8-1 stellt die EBIT-Marge eines Beispielunternehmens dar (Punkte mit einer Trendlinie verbunden). Diesem internen Leistungsausweis wird der Median der EBIT-Margen der externen Vergleichsunternehmen gegenübergestellt (durchgezogene Linie). Die hellen und die dunklen grauen Flächen zeigen die Quartilsgrenzen an. Die untere Begrenzung der dunkleren Fläche visualisiert den oberen Rand des ersten Quartils, also das 25. Perzentil der EBIT-Margen der Vergleichsunternehmen. Die obere Begrenzung der helleren Fläche verdeutlicht das 75. Perzentil der EBIT-Margen der Vergleichsunternehmen. In den grau schattierten Flächen befinden sich also 50 % der EBIT-Margen aller Vergleichsunternehmen.

Eine viel höhere Aussagekraft als die weitverbreiteten Balkendiagramme des Konkurrenzvergleichs besitzt die Darstellung mittels eines *operativen Indexes*, der die eigene Finanzkennzahl dem Median des Peer-Universums gegenüberstellt (Abb. 8-1). In der Abbildung erkennt man die EBIT-Marge eines fiktiven Unterneh-

---

[1] Peter Küpfer ist Aufsichtsrat bei Metro und Mitglied des Verwaltungsrats beim globalen Zementunternehmen Holcim, der Schweizer Privatbank Julius Bär und dem Immobilienentwickler Karl Steiner.

mens für die Jahre 2003 bis 2008. Die Grafik erlaubt es, die Unternehmensleistung auf einen Blick relativ zum Konjunkturzyklus zu beurteilen und die eigene Leistung im Wettbewerbsumfeld zu verorten. Das Jahr 2005 mit der tiefsten EBIT-Marge war – so betrachtet – in Wirklichkeit das beste Jahr im Vergleich mit der Wettbewerbsentwicklung. Das Jahr 2007 mit der höchsten EBIT-Marge war hingegen das schlechteste Jahr, wenn man den Index als Maßstab heranzieht. Die indexierte Darstellung kommt somit gegenüber der ausschließlich internen Sichtweise zu einem vollkommen gegensätzlichen Ergebnis.

8.2.2 Der indexierte Leistungsausweis ist unverfälscht

Mit dem operativen Index lassen sich Fehlinterpretationen, bedingt durch die ausschließliche »Innensicht« auf das eigene Unternehmen, vermeiden. Der indexierte EBIT-Zyklus des Beispielunternehmens ist überspitzt dargestellt und zeigt sich in der Praxis selten in dieser Klarheit. Wir haben aber schon eine große Zahl von operativen Indizes für ganz unterschiedliche Unternehmen berechnet und fanden fast immer zwei bis drei Fehlsignale pro zehn Unternehmensjahre, die sich nur mit dem operativen Index aufdecken ließen. Das sind beachtliche 20–30 %! Weil die indexierte Leistungsmessung Fehlsignale bei der Beurteilung eliminiert, ist sie der traditionellen Vergleichsrechnung mit Planzahlen haushoch überlegen. In Zeiten starker makroökonomischer Veränderungen ist die indexierte Leistungsmessung unentbehrlich. So kommen operative Indizes in Aufsichtsräten[2] und auch im Diskurs mit Investoren, z.B. beim Schweizer Industriekonglomerat Dätwyler[3], zum Einsatz.

Der relative Leistungsausweis wird indexierte operative Leistungsmessung genannt. Er ist »indexiert«, weil das Unternehmensergebnis einem Index gegenübergestellt wird und er ist »operativ«, weil der Index aus operativen Kennzahlen – und nicht etwa Aktienpreisen – besteht. *Indexierte operative Leistungsmessung* ist also der Vergleich der internen Leistungsrechnung mit der Leistungsrechnung von Vergleichsunternehmen.[4] Die indexierte Leistungsmessung kann mit einem indexierten Mietvertrag verglichen werden, bei dem die Miete nicht fest vereinbart wird, sondern sich dem Konsumentenpreisindex anpasst. Der Sinn der Indexierung ist, die Wirklichkeit in realen Größen, also unabhängig von externen Effekten, abzubilden.[5]

2) Stern (2007a).
3) Vgl. http://www.daetwyler.ch (Investorenpräsentationen 2008 und 2009).
4) Vgl. Stern (2007b) und http://www.obermatt.com/indexierte-operative-leistungsmessung.
5) Dadurch unterscheidet sich die Indexierung vom Benchmarking. Beim Benchmarking werden Unternehmen gesucht, die es besser machen als man selbst. Man vergleicht sich mit diesen »Benchmarks« und versucht, die internen Prozesse zu verbessern, sodass sie den Benchmark erreichen oder sogar schlagen. Der Indexierung liegt ein anderer Kerngedanke zugrunde. Die indexierte Leistungsmessung will eine Gesamtmarktentwicklung abbilden, um in der Leistungsmessung zwischen internen und externen Faktoren zu unterscheiden. Das ist gerade bei ausgeprägten Wirtschaftszyklen von hoher Bedeutung. Weil die indexierte operative Leistungsmessung ein anderes Ziel verfolgt als das Benchmarking, müssen auch die Vergleichsunternehmen anderen Kriterien genügen, wie unten gezeigt wird.

8.2.3 Die Investorenperspektive definiert den Markt angemessen

Nicht selten hört man bei Vorständen den Einwand, dass ihr Unternehmen nur wenige Konkurrenten habe. Es geht jedoch nicht um die Frage der Zahl der Konkurrenten, sondern des gesamten Marktumfeldes. Der berühmte Managementautor Michael Porter hat schon 1980 darauf hingewiesen, dass der Markt eines Unternehmens nicht nur aus den direkten Konkurrenten besteht, sondern auch von den Lieferanten und Kunden und den Unternehmen mit substituierenden Produkten geprägt ist.[6] Überdies kann der Markt auch durch mögliche Neueintritte Dritter laufend verändert werden. Der relevante Markt ist also größer als nur die kleine Menge der direkten Konkurrenz. Aufgrund dieser Tatsache sind nicht nur die direkten Produktkonkurrenten eines Unternehmens von denselben Wirtschaftszyklen betroffen, sondern meist auch marktverwandte Unternehmen mit nicht konkurrierenden Produkten. Oft gilt dies auch für Unternehmen mit ähnlichen Geschäftsprozessen, ähnlichen Ressourcen und ähnlichen Absatzmärkten.

Für die Indexierung muss man einen Perspektivenwechsel vollziehen: Es geht nicht um die Sichtweise des Kunden, der nach direkten Substituten für die angebotenen Produkte fragt, sondern um die Perspektive der Investoren, die auch alle Unternehmen umfasst, die ähnlichen Zyklusrisiken unterworfen sind. Aus der Sicht des Kunden hat ein Unternehmen vielleicht wenig Konkurrenten, aus der Sicht des Investors hat es aber viele Vergleichsunternehmen, die durch ganz ähnliche Konjunkturzyklen gehen.

Folgendes Beispiel soll dies veranschaulichen. Eine Zimmerin erstellt und verkauft Fenster, eine andere Türen. Die beiden Zimmerinnen sind keine Konkurrentinnen, denn es lassen sich i.d.R. keine Fenster einsetzen, wo eine Türe hingehört, und umgekehrt. Es ist sogar so, dass die beiden Zimmerinnen vermutlich beste Geschäftsfreundinnen sind. Denn meistens brauchen die Kunden sowohl Fenster als auch Türen, und so empfehlen sich beide Geschäftsfrauen gerne gegenseitig. Eine perfekte Symbiose.

Wie aber sieht das ein Investor? Er sieht die gleichen Rohmaterialien (Holz, Aluminium, Glas etc.), die gleichen Geschäftsmodelle (der Beruf der Zimmerin) und die gleichen Absatzmärkte (Neu- und Umbau sowie Renovierungsarbeiten). Aus diesem Grund unterliegen die beiden Zimmerinnen denselben Zyklusrisiken. Der Investor ist mit seiner Vermögensanlage dem gleichen Zykluseinfluss ausgesetzt und investiert sein Geld bei derjenigen Frau, die mehr daraus macht. Durch den Perspektivenwechsel von der Kundenperspektive auf die Investorenperspektive wird das Peer-Universum also größer.

Ist für das Controlling die Kundensicht oder die Investorensicht relevant? Selbstverständlich die Investorensicht, denn beim Controlling geht es um die Messung der Wertentwicklung und nicht um die Messung der Kundenzufriedenheit.

---

[6] Porter (2008).

8.2.4 Ein Peer-Universum von ausreichender Größe festlegen

In der Praxis werden neben den direkten Produktkonkurrenten weitere Vergleichsunternehmen durch manuelle Suche in Geschäftsberichten der Unternehmen selbst, in kommerziellen Datenbanken wie Thomson Reuters, Bureau van Dijk oder Capital-IQ, in Sekundärquellen wie Analystenberichten von Banken, Marktforschungsinstituten und Ratingagenturen sowie teilweise auch in kostenlosen Internetdiensten wie Google oder Yahoo Finance gefunden. Diese Suche ist nicht standardisierbar, aber sie erfolgt nach klar definierten Regeln. Es werden Unternehmen gesucht, die im gleichen, aber in einem um die Investorenperspektive erweiterten Markt tätig sind und mit ähnlichen Geschäftsprozessen operieren, die auf die gleichen Absatzmärkte abzielen. Wie das Zimmerinnenbeispiel illustriert, muss die Produktperspektive erweitert werden. Bei den Bauführern könnten solche Produkte neben Türen und Fenstern auch noch Heizungen, Waschmaschinen, Aufzüge, Küchen und vieles mehr sein.

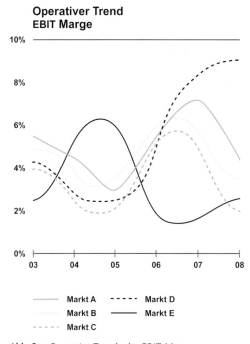

Abb. 8-2: Operative Trends der EBIT-Marge

Legende: In Abb. 8-2 verlaufen die Märkte A, B und C parallel. Wenn die direkten Produktkonkurrenten in Markt A abgebildet sind, dann können auch die Märkte B und C für die indexierte Leistungsmessung verwendet werden, weil sich diese insgesamt parallel entwickeln. Dabei muss es sich bei den Märkten B und C nicht um Produktkonkurrenten handeln. Es muss lediglich konzeptionell nachvollziehbar sein, wieso diese Märkte durch die gleichen Wirtschaftszyklen gehen. Die operativen Trends des Marktes D hingegen waren zwar anfänglich ähnlich, im Jahr 2008 hingegen haben sie sich anders entwickelt. Dies kann bedeuten, dass es sich um einen Markt handelt, der anderen Zyklen folgt als die Märkte A, B und C. Definitiv anderen Zyklen gehorcht der Markt E. Die operativen Trends des Marktes E sind geradezu antizyklisch zu den Märkten A, B und C. Er eignet sich deshalb nicht als Teil des Peer-Universums.

In der Regel finden sich pro Geschäftsbereich mehrere verwandte Produktgruppen, die jeweils als Ganzes geprüft werden. Dafür wird der Median für das Umsatzwachstum und das Gewinnwachstum dieser verwandten Produktgruppen berechnet und mit dem Median der direkten Konkurrentengruppe verglichen. Diese Medianverläufe werden *operative Trends* genannt und sind in Abb. 8-2 dargestellt.

Bei den zahlreichen Peer-Universen, die das Zürcher Finanzresearch-Unternehmen Obermatt in den letzten fünf Jahren für Kunden erstellt hat, stellte sich bei Betrachtung der operativen Trends immer deutlich heraus, welche Vergleichsgruppen für den Index verwendet werden dürfen und welche nicht. Wenn die operativen Trends von Vergleichsgruppen parallel verlaufen, dann können sie – sofern es auch konzeptionell Sinn ergibt – zusammengelegt werden. Wenn die operativen Trends unabhängig oder sogar antizyklisch zueinander verlaufen, dann sind sie offenbar nicht den gleichen Zyklen unterworfen und müssen folglich ausgegrenzt werden.

Idealerweise besteht ein Peer-Universum aus mindestens zwölf Unternehmen mit verfügbaren Quartalsdaten, weil der Status der Wirtschaftsentwicklung immer öfter auch mitten im Jahr gemessen werden muss.[7] Typischerweise werden 30 bis 50 Unternehmen (oder mehr) für die Indexierung verwendet, damit das Ergebnis eine hohe statistische Aussagekraft besitzt. Dr. Helmut Elben, verantwortlich für die strategische Planung beim Schweizer Industriekonzern Georg Fischer, schätzt an der Indexierung besonders, dass sie mit großzahligen Peergruppen arbeitet: »Großzahlige Vergleichsgruppen geben uns die notwendige Stabilität im regelmäßig wiederholten relativen Leistungsvergleich, was gerade für die interne Akzeptanz der Berechnungen von immenser Bedeutung ist.«

8.2.5 Warum jetzt die Zeit der Indexierung operativer Leistung gekommen ist

Oft stellt sich die Frage, warum die indexierte operative Leistungsmessung nicht schon früher durchgeführt wurde. Es ist in der Tat so, dass die Wissenschaft längst erkannt hat, dass die relative Leistungsmessung die einzig richtige Methode der Leistungsbeurteilung ist.[8] Allerdings gab es bis vor Kurzem unüberwindbare Hindernisse, die relative Leistungsmessung kosteneffizient umzusetzen. Diese Hindernisse wurden mittlerweile weitgehend aus dem Weg geräumt.

In den letzten Jahren gab es eine fast globale Akzeptanz von einheitlichen Rechnungslegungsstandards (IFRS und US-GAAP). Davor waren die Buchhaltungsregeln von Land zu Land verschieden. Zudem ist es erst seit dem Aufkommen des Internets möglich, Jahresberichte auf eine einfache Art und Weise anzufordern und auszuwerten. Noch vor zehn Jahren wäre die indexierte Leistungsmessung praktisch unmöglich gewesen, weil von jedem Unternehmen der Peergruppe gedruckte Jah-

---

[7] So z.B. für den Obermatt Bonusindex (Abschnitt 0).
[8] Beispielsweise der Schweizer Marcel-Benoist-Preisträger und Professor an der Universität

Zürich, Prof. Ernst Fehr, in seinem Interview gegenüber der Handelszeitung vom 18.11.2008: »Für Vertrauen braucht es Institutionen«.

resberichte notwendig gewesen wären. Im Jahr 2010 stehen sogar Abschlüsse von privaten Unternehmen in verschiedenen Regionen elektronisch zur Verfügung.

Nicht zuletzt hat die Kreditkrise vielen Wirtschaftsakteuren die Augen dafür geöffnet, den Nutzen der indexierten Leistungsmessung zu erkennen. Wenn die Wirtschaft sich geradlinig nach oben entwickelt, braucht niemand eine Indexierung, denn das Budget genügt in diesem Fall als Benchmark. Die Indexierung wird aber wichtig, wenn es schwierig ist, die Zukunft abzuschätzen, und Pläne immer seltener als Orientierungsgröße für die Leistungsmessung verwendet werden können. Dies ist spätestens seit 2009 der Fall.

8.3 Indexierte Leistungsmessung ist krisensicher und frei von falschen Signalen

8.3.1 Das operative Alpha eliminiert falsche Signale in der Leistungsmessung

Wirtschaftszyklen haben einen bedeutenden Einfluss auf die gemessenen Kennzahlen. Das lässt sich i.d.R. anhand des operativen Indexes auf den ersten Blick erkennen. Der Index alleine liefert aber noch keine quantitative Aussage zur Leistung.

Wie werden also Kennzahlen zyklusneutral gemessen? Es gibt grundsätzlich zwei Methoden des zyklusneutralen Leistungsausweises in der finanziellen Berichterstattung. Die erste Methodik besteht darin, die Differenz der Kennzahl zu den Kennzahlen im Peer-Universum zu messen.[9] Diese Differenz wird, wegen der konzeptionellen Ähnlichkeit zum bereits bekannten Investment-Alpha in der Leistungsmessung von Anlagestrategien bei professionellen Anlegern, als operatives Alpha bezeichnet.

Das *operative Alpha* ist die Differenz zwischen der operativ gemessenen Kennzahl und dem Median oder Durchschnitt derselben Kennzahl bei den Vergleichsunternehmen. Das operative Alpha misst also die Outperformance der operativen Leistung, ähnlich wie das Investment-Alpha die Outperformance einer Anlagestrategie misst. Weil der Median der Peer-Kennzahlen weniger durch Ausreißer beeinflusst wird, verwendet man für die Berechnung des operativen Alphas i.d.R. den Median. Bei hoher Datenqualität ist es aber mathematisch korrekter, den Durchschnitt zu verwenden. Der Vorteil des operativen Alphas einer Kennzahl gegenüber der Kennzahl selbst besteht darin, dass der Einfluss externer Faktoren im operativen Alpha neutralisiert wird. Denn diese Faktoren betreffen nicht nur das zu messende Unternehmen selbst, sondern auch den Durchschnitt bzw. Median der Vergleichsunternehmen.

---

[9] Die zweite Methodik ist die des operativen Ranges, der im nächsten Abschnitt behandelt wird.

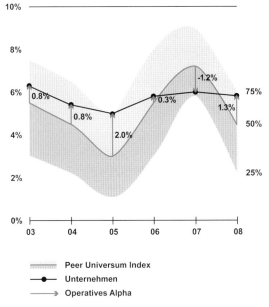

Abb. 8-3: Operatives Alpha der EBIT-Marge

Legende: In Abb. 8-3 wird das operative Alpha grafisch dargestellt. Für 2003 beträgt das operative Alpha der EBIT-Marge + 0,8 %, während die EBIT-Marge selbst einen Wert von 6,3 % aufweist (siehe Abb. 8-1). Diese Darstellung hat den Vorteil, dass das »gute« Jahr 2005 als bestes Jahr ausgewiesen wird (Alpha von 2,0 %), während es in absoluten Zahlen eigentlich das Jahr mit dem schlechtesten Ergebnis ist (EBIT-Marge von 5,0 %). Das falsche Signal der eigentlichen Kennzahl ist durch den Ausweis des operativen Alphas dieser Kennzahl eliminiert worden. Ein weiterer Vorteil dieser Betrachtungsweise besteht darin, dass das operative Alpha eindeutig interpretierbar ist. Je höher das operative Alpha, desto besser die zugrunde liegende Performance.

Das operative Alpha kann grundsätzlich für alle Kennzahlen aus der betrieblichen Leistungsrechnung, Bilanz und Kapitalflussrechnung berechnet werden. Dies ist insbesondere für das strategische Controlling relevant, weil auf diese Weise die Strategieumsetzung zyklusneutral gemessen werden kann. Wenn die Strategie z.B. auf Wachstum steht, dann wurde sie auch dann erfolgreich umgesetzt, wenn der Umsatz sinkt – solange man dabei deutlich über dem Marktmittel liegt. Das Gleiche gilt für die Gewinnmarge. Ein Kostenprogramm wurde auch dann erfolgreich umgesetzt, wenn die Kosten langsamer steigen als der Markt.

Für die indexierte Betrachtung werden ungern Verhältniskennzahlen verwendet, weil diese auch steigen, wenn der Basiswert sinkt. So kann die EBIT-Marge schon dadurch steigen, dass der Umsatz sinkt. Dies führt aber nicht unbedingt zu mehr EBIT für den Investor und damit auch nicht in jedem Fall zu einem Mehrwert. Besser mit dem Mehrwert des Gesamtunternehmens korrelieren sog. Wachstumsraten, die auch eindeutiger interpretierbar sind. Ein (dauerhaft) höheres EBIT-Wachstum ist immer besser als ein kleineres EBIT-Wachstum. Wachstumsraten aufgrund von Größen der Buchhaltung korrelieren mit Wachstumsraten auf Basis des Unternehmenswerts. Dies ist nicht nur in der Praxis der Fall, sondern auch mit der Bewertungstheorie erklärbar.[10] Diese empirische und konzeptionelle Korrelation mit Unternehmenswerten ist bei Verhältniskennzahlen nicht vorhanden, weil diese nicht mit dem Barwert der Investition korrelieren. Daher müssen Verhältniskennzahlen immer mit Vorsicht indexiert werden.

Bei Wachstumszahlen auf Basis von Gewinngrößen kann aber ein Basisproblem auftreten. Der Gewinn der Vorperiode kann – anders als der Umsatz – auch negativ sein. In diesem Fall sind Wachstumsraten nicht mehr sinnvoll interpretierbar. Deshalb verwenden wir in der indexierten operativen Leistungsmessung bevorzugt das Delta der absoluten Zahlen zwischen einer Periode und der Vorperiode. Das Delta des EBIT ist dann der aktuelle EBIT minus des EBIT der Vorperiode. Für den Peer-Vergleich muss dieser Wert noch standardisiert werden, damit größere und kleinere Unternehmen direkt miteinander verglichen werden können. Die theoretisch optimale Standardisierungsgröße wäre der intrinsische Unternehmenswert. Da dieser aber nicht objektiv messbar ist und die Börse als Autorität für die Unternehmensbewertung in letzter Zeit viel an Glaubwürdigkeit verloren hat, werden in der Praxis oft der Umsatz, das investierte Kapital oder – bei Finanzinstituten – das Eigenkapital als Standardisierungsgrößen verwendet. Das standardisierte Delta hat zudem den Vorteil, dass es auch aus Investorensicht langfristig maximierbar ist. Mehr Delta bedeutet langfristig immer: mehr Wert für den Investor.

8.3.2 Der operative Rang ermöglicht es, Äpfel mit Birnen zu vergleichen

Wie gezeigt wurde, weist das operative Alpha das Ergebnis zykluseneutral aus. Verschiedene Kennzahlen aus verschiedenen Geschäftsbereichen sind aber nicht direkt vergleichbar. Das operative Alpha des Verkaufs (auf Basis des Umsatzwachstums) ist nicht mit dem operativen Alpha der Produktion (auf Basis des Bruttomargenwachstums) vergleichbar. Auch ist das operative Alpha eines Wachstumssegments nicht mit dem operativen Alpha eines Segments in einem gesättigten Markt vergleichbar, denn ein bestimmter Alphawert ist wegen der höheren Volatilität in einem Wachstumssegment einfacher zu erreichen als in einem gesättigten Markt.

Diese Schwierigkeiten lassen sich mit der zweiten Methode der indexierten Leistungsmessung beheben: der Berechnung des operativen Rangs.[11] Der *operative Rang* ist der Perzentilrang einer Kennzahl im Vergleich zu derselben Kennzahl aller Unternehmen im Peer-Universum (Abb. 8-4). Der 50. Perzentilrang sagt z.B. aus, dass die gemessene Kennzahl höher ist als 50 % der gleichen Kennzahlen der Vergleichsunternehmen.

---

10) Wie stark das operative Alpha mit dem Investoren-Alpha korreliert, ist bis heute lediglich exemplarisch empirisch untersucht worden. Dabei könnte es u.E. durchaus besser korrelieren als traditionelle »Market Multiples«, denn es neutralisiert sowohl die Zykluseinflüsse als auch Änderungen im »Market Sentiment«.

11) Die erste Methodik der indexierten Leistungsmessung ist das operative Alpha.

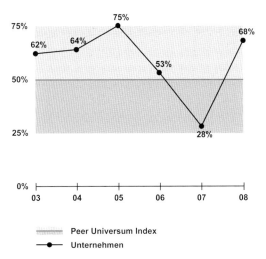

Abb. 8-4: Operativer Rang der EBIT-Marge

Legende: Am operativen Rang der EBIT-Marge wird ersichtlich, dass im Jahr 2005 die beste Performance erreicht wurde, weil in diesem Jahr 75 % aller Vergleichsunternehmen geschlagen wurden. Der operative Rang hat den Vorteil, dass der Konjunkturzyklus aus der Darstellung eliminiert wurde. Die geschwungenen Linien des Zyklus aus dem operativen Index in Abb. 8-1 sind jetzt horizontal dargestellt. Mit dem operativen Rang wird die indexierte Leistung des Unternehmens klar, denn es werden auch die Feinheiten der Leistung ersichtlich. So war das Jahr 2004 in der Tat besser als das Jahr 2003, weil ein höherer operativer Rang erzielt wurde. Diese Information ist im operativen Alpha selbst nicht enthalten.

Der operative Rang misst den Unternehmenserfolg wie im Sport: relativ zu den Wettbewerbern. Im Sport spielen die Zeiten, Punkte und Treffer eine wesentlich geringere Rolle als die am Schluss erzielten Ränge. Es spielt am Ende des Tages keine Rolle, wie schnell die Skifahrerin gefahren ist. Wichtig ist nur, wie viele Konkurrentinnen sie dabei geschlagen hat und ob sie als Sieger, Zweit- oder Drittplatzierte durchs Ziel fuhr. Diese Art der Leistungsmessung hat einige wesentliche Vorteile.

Erstens ist der operative Rang unabhängig von externen Faktoren. Ob es stürmt und schneit oder ob die Sonne scheint, hat zwar auf die erzielte Abfahrtszeit und Geschwindigkeit einen Einfluss, der am Schluss erzielte Rang bleibt aber von diesem externen Einfluss unabhängig, denn es mussten alle Skifahrerinnen unter den gleichen Rahmenbedingungen antreten. Auf das Unternehmen übersetzt, hat die indexierte Leistungsmessung den Vorteil, dass sie unabhängig von der Zeitperiode gültig ist und so ganz unterschiedliche Perioden direkt miteinander verglichen werden können.

Die rangbasierte Leistungsmessung im Sport besitzt aber noch weitere Vorteile. Die erzielten Ränge sind von der gewählten Sportart unabhängig. Olympiagold ist Olympiagold, unabhängig davon, in welcher Sportart es erzielt wurde. Deshalb werden bei den Olympischen Spielen die Medaillen ganz unterschiedlicher Sportarten zusammengezählt, um das beste Land zu ermitteln. Auf die betriebliche Leistungsmessung übertragen, lassen sich ganz unterschiedliche Geschäftsmodelle direkt miteinander vergleichen. Ein Rang im 75. Perzentil ist bei einem Automobilzulieferer genauso gut wie bei einem Personalvermittler, denn es wurden 75 % der Wettbewerber geschlagen.

Last, but not least besitzt die Rangmessung den Vorteil, dass auch Zwischenränge ermittelt werden können. Auf der Tour de Suisse werden die Ränge auf den Einzelabschnitten gemessen und miteinander verglichen. Auf diese Weise lässt sich ermitteln, welcher Radfahrer auf einer Bergstrecke und welcher auf einer Talstrecke seine Stärken hat. Auf Unternehmen übertragen, hat das in der Leistungsmessung den Vorteil, dass die unterschiedlichsten Kennzahlen über den operativen Rang direkt miteinander vergleichbar werden. Ein Rang im 60. Perzentil ist für das Umsatzwachstum genauso gut wie ein Rang im 60. Perzentil des Gewinnwachstums. Rohmaterialpreisschwankungen oder Absatzpreisschwankungen, die typischerweise diesen Vergleich zwischen Kennzahlen verunmöglichen, werden mit dem operativen Rang neutralisiert. Deshalb können auf diese Art erstmals auch unterschiedliche Funktionen wie Verkauf, Produktion und Verwaltung direkt miteinander verglichen werden.

Mit dem operativen Rang lassen sich also unterschiedliche Geschäftseinheiten, unterschiedliche Kennzahlen und unterschiedliche Zeitperioden auf eine faire und korrekte Art und Weise direkt miteinander vergleichen.

Mit dem operativen Rang wird auch eine nicht unbedeutende Interpretationsaussage gewonnen. Es ist nämlich auch für Nicht-Finanzfachleute relativ einfach, eine Ranginformation zu interpretieren. So kann die indexierende Finanzchefin nicht nur objektiv Leistung messen, sondern sie kann diese Leistung auch viel besser kommunizieren. Mit dem Ausweis des operativen Rangs in der finanziellen Leistungsmessung benötigt man keine Erläuterungen mehr im Anhang – das Ergebnis ist gleichzeitig mit der Darstellung auch Interpretation.

8.3.3 Das Stern Radar zeigt die Gesamtleistung

Um den operativen Unternehmenserfolg zyklusneutral in der Leistungsrechnung darzustellen, sind anstelle der Kennzahl selbst jeweils das operative Alpha und der operative Rang der Kennzahlen auszuweisen. Dies ist zwar theoretisch richtig, stößt aber bei Praktikern i.d.R. auf Unverständnis, weil sich noch wenig Vorstände und Aufsichtsräte damit auskennen.

Deshalb bietet es sich an, den indexierten Leistungsausweis grafisch aufzubereiten. Eine bewährte visuelle Auswertung der indexierten operativen Leistungsmessung ist das Stern Radar, so genannt wegen der sternförmigen Darstellung und in Anlehnung an den Namen des Erfinders. Um im Sinne der bisher eingeführten Bezeichnungen der indexierten Leistungsmessung zu bleiben, wird auch die Bezeichnung operatives Radar verwendet.[12]

---

[12] Die englischen Bezeichnungen für die indexierten Auswertungen sind Operating Index, Operating Trend, Operating Alpha, Operating Rank, Operating Radar und Operating Contribution. Eine vollständige Liste der Werkzeuge der indexierten operativen Leistungsmessung finden sich auf http://www.obermatt.com/indexierte-operative-leistungsmessung.

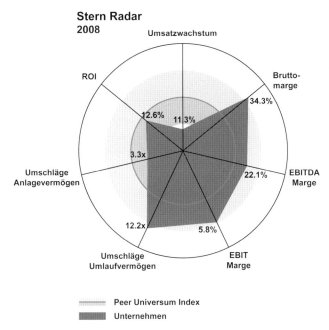

Abb. 8-5: Stern Radar (operatives Radar) der wichtigsten Kennzahlen

Legende: Das Stern Radar zeigt die operativen Ränge des Umsatzwachstums, der Margen und Kapitalumschläge bis zur Rendite des Unternehmens (im Uhrzeigersinn). Im Bereich des Umsatzwachstums hat das Unternehmen trotz eines Wachstums von 11,3 % eine Schwäche, weil dieses Wachstum im untersten Quartil liegt. Die Margen hingegen liegen jeweils über dem Median, sind also überdurchschnittlich. Im Anlagevermögen hingegen positioniert sich das Unternehmen mit 3,3 Umschlägen unterhalb des operativen Index (innerer Kreis). Auf einen Blick wird ersichtlich, dass das Unternehmen kein Problem mit Margen hat, sondern auf Umsatz fokussieren sollte.

Das *Stern Radar* zeigt die Leistung einer betrieblichen Einheit für eine bestimmte Periode anhand von operativen Rängen frei wählbarer Kennzahlen. Als betriebliche Einheit können eine Unternehmensgruppe (oder Holding), ein Geschäftsbereich (oder Division) oder auch eine Region oder ein einfaches Profit Center verwendet werden. Das Stern Radar kann für jede betriebliche Einheit berechnet werden, für die genügend Kennzahlen verfügbar sind. Aussagekraft gewinnt das Stern Radar ab drei Kennzahlen. Als Kennzahlen bieten sich in erster Linie die finanziellen Kennzahlen aus Bilanz, Erfolgs- und Kapitalflussrechnung an. Das Stern Radar schreibt keine Kennzahlen vor. Typischerweise werden aber die Kennzahlen des bewährten DuPont-Kennzahlenschemas verwendet, dem sog. Werttreiberbaum.[13] Man beginnt oben (»am Nordpol«) mit dem Umsatzwachstum und bewegt sich dann im Uhrzeigersinn entlang der Margen, Kapitaleffizienzen und Renditen. Für die Kennzahlen aus der Kapitalflussrechnung bietet sich ein ähnliches Vorgehen an. Am Nordpol beginnend, werden zuerst die Kapitalflüsse aus der betrieblichen Tätigkeit eingetragen, dann die Kapitalflüsse aus der Investitionstätigkeit und schließlich die Kapitalflüsse aus der Finanzierungstätigkeit. Grundsätzlich ist es besser, Wachstumsraten anstelle von Verhältniskennzahlen zu verwenden, da diese die effektive Periodenleis-

---

[13] Vgl. Hostettler/Stern (2004), S. 46.

tung abbilden und weniger von historischen Einflüssen und buchhalterischen Entscheidungen geprägt sind.[14]

8.3.4 Der operative Beitrag bildet Wertbeiträge verschiedener Geschäftsbereiche ab

In größeren Unternehmensgruppen mit mehreren Geschäftsbereichen und in Beteiligungsgesellschaften bietet sich neben dem Stern Radar auch die grafische Auswertung »operativer Beitrag« an (Abb. 8-6). Der operative Beitrag bildet

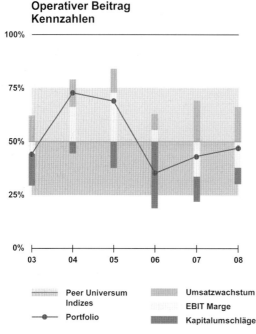

Abb. 8-6: Operativer Beitrag der wichtigsten Kennzahlen im Jahresvergleich

Legende: Das in Abb. 8-6 dargestellte Unternehmen hat über die gesamte Betrachtungsperiode ein überdurchschnittliches Wachstum erzielt. Die operativen Beiträge des Umsatzwachstums sind immer positiv, also oberhalb des Medians. Andererseits besitzt das Unternehmen eine Schwäche in der Kapitalnutzung, denn die operativen Ränge der Kapitalumschläge sind immer negativ, also unterhalb des Medians. Die EBIT-Marge entwickelte sich uneinheitlich. In den Jahren 2004 bis 2006 lag die EBIT-Marge über dem Median des Peer-Universums, während sie in den Jahren 2003 und 2007 bis 2008 unterdurchschnittlich war. Weil sich Ränge addieren und subtrahieren lassen, wie das mit Olympiamedaillen auch gemacht wird, lässt sich ermitteln, in welchen Jahren insgesamt besser gewirtschaftet wurde als der Markt. Dies war nur in den Jahren 2004 und 2005 der Fall. Nur dann lag die, mit einer Linie verbundenen Punkte dargestellte Summe der operativen Ränge über dem Median (»Portfolio«). Diese Auswertung kann auch gleichzeitig für ein ganzes Portfolio von Unternehmen durchgeführt werden. Auf diese Weise kann z.B. eine Industrieholding oder ein Private-Equity-Unternehmen prüfen, in welchen Funktionsbereichen, z.B. Verkauf, Produktion oder Verwaltung, im Gesamtportfolio am besten gearbeitet wurde. Ohne Indexierung ist diese Analyse unmöglich.

---

14) Vgl. hierzu die Diskussion bezüglich Wachstumskennzahlen im Abschnitt 8.3.1.

die operativen Beiträge von Kennzahlen über mehrere Perioden ab. Er erweitert also das Stern Radar auf mehrere Perioden. Zur sinnvollen Darstellung wird der operative Rang ausgehend vom Median dargestellt. Dafür werden jeweils vom operativen Rang fünfzig Perzentilränge abgezogen. Ein Perzentilrang von 75 % wird also zu einem Überschussperzentilrang von 25 %. Ein Perzentilrang von 40 % wird entsprechend zu einem Überschussperzentilrang von –10 %. Der Überschussperzentilrang gibt demzufolge an, wie viele Perzentilränge über dem fünfzigsten Perzentil erzielt worden sind. Dieser Rang wird in der indexierten Leistungsmessung als *operativer Beitrag* bezeichnet. Die operativen Beiträge lassen sich, vom Median ausgehend, nach oben und unten abtragen, wie in Abb. 8-6 dargestellt.

Soll eine einzige Kennzahl in einem Gesamtportfolio von Segmenten oder Beteiligungen genauer ausgewertet werden, bietet sich der Ausweis des operativen Beitrags pro Kennzahl an, wie er in Abb. 8-7 für die EBIT-Marge erfolgt. Mit dem operativen Beitrag pro Kennzahl lässt sich das Portfolio im Hinblick auf eine Kennzahl über eine längere Zeitperiode hinweg beurteilen.

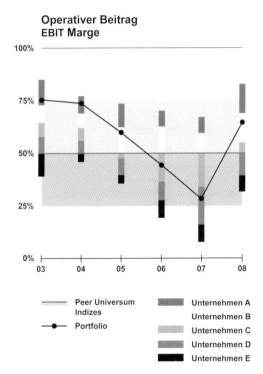

Abb. 8-7: Operativer Beitrag einer Kennzahl von verschiedenen Investitionen

Legende: In Abb. 8-7 werden die operativen Ränge der EBIT-Marge von mehreren Unternehmen (A bis E) dargestellt. Positiv fallen die Unternehmen A und B auf, denn sie weisen in allen untersuchten Jahren überdurchschnittliche Margen auf. Uneinheitlich ist das Ergebnis des Unternehmens C, das in den Jahren 2005 bis 2007 unterdurchschnittliche Ergebnisse erbracht hat. Ganz schlechte EBIT-Margen besitzt das Unternehmen E, das im Betrachtungszeitraum nie eine überdurchschnittliche Marge erzielen konnte.

Aufgrund dieser Darstellung können Vorstände in einer Industrieholding oder Partner einer Private-Equity-Gesellschaft sofort die Stärken und Schwächen im Portfolio erkennen. Dies ist gerade während Wirtschaftszyklen ohne indexierte Leistungsmessung praktisch unmöglich. In einer starken Rezession kann nämlich schon ein fallender Umsatz bedeuten, dass Marktanteile gewonnen wurden. Erst der entsprechend positive operative Beitrag des Umsatzwachstums drückt eine erfolgreiche Wachstumsstrategie aus. Die nackte Kennzahl »Umsatzwachstum« für sich versagt in diesem Fall. Das Gleiche gilt in der umgekehrten Situation auch für Aufschwungphasen. In solchen Phasen kann sogar ein hohes Wachstum bedeuten, dass Marktanteile verloren gehen. Zu oft lehnen sich in solchen Situationen die Vorstände zurück und freuen sich über das gute Ergebnis, anstatt beunruhigt die Wachstumssituation zu analysieren und für härtere Zeiten Vorbereitungen zu treffen. Felix Rohner, Finanzchef der größten Schweizer Private-Equity-Gesellschaft Capvis, erachtet deshalb die operative Indexierung als wertvoll: »Die indexierte Investment-Bewertung zeigt neutral auf, wie gut die Leistung im Portfolio war, ohne dass dafür ein komplexes Finanzmodell notwendig ist oder ein externer Berater mit einer detaillierten Unternehmensbewertung beauftragt werden muss. Das gibt einen guten strategischen Überblick mit vertretbaren Kosten.«

8.4 Indexierte Bonuspläne sind fairer und nachhaltiger

Grundsätzlich kann kein Bonusplan eine Krise der Größenordnung, wie wir sie soeben erlebt haben, verhindern. Bonuspläne sollten aber fair und nachhaltig sein. Zum heutigen Zeitpunkt benötigen wir keine empirische Forschungsarbeit, um festzustellen, dass die aktuellen Bonuspläne weder das eine, noch das andere sind.

Es ist allerdings wenig bekannt, dass das Hauptproblem der heutigen Bonuspläne die im Voraus festgelegten Ziele sind. Die Ziele sind im Aufschwung zu konservativ und führen deshalb zur Lohninflation der variablen Gehaltskomponente. Im Abschwung hingegen sind die Ziele zu aggressiv und führen deshalb zu Korrekturmaßnahmen, um die Leistungsträger im Unternehmen nicht zu verärgern oder gar zu verlieren.[15] Beides kostet viel Geld und beides ist heute in Verruf geraten.

Es hilft wenig, die Ziele über eine längere Periode zu messen oder die Bonuszahlung über mehrere Jahre zu verteilen, worauf einige deutsche Vorstände derzeit hoffen.[16] Denn: Wenn schon ein Jahr nicht richtig geplant werden kann, wird es sicher nicht besser, wenn mehrere Jahre geplant werden müssen.

Nur die Indexierung der Bonusziele löst das Problem der Lohninflation und macht dadurch die Vergütung fairer und nachhaltiger.

---

15) Stern (2009a).

16) Wie z.B. Volkswagen (Die Welt vom 17.12.09, S. 9) und Fraport (Pressemitteilung vom 14.12.2009).

8.4.1 Indexierte Bonuspläne entkoppeln die Vergütung von der Planung

Konjunkturzyklen bereiten der Finanzabteilung bei der Planung ein noch größeres Problem als beim Ausweis des Unternehmenserfolgs. Wird einmal ein Planziel gesetzt, dann ist es bei starken Zyklen bereits nach wenigen Monaten überholt. Uns gegenüber haben im Verlaufe des Jahres 2009 mehrere Finanzvorstände im Vertrauen zugegeben, dass das Budget bereits zum dritten, vierten oder sogar fünften Mal neu überarbeitet werden musste. Das ist bei den sog. »Beyond Budgeting«-Unternehmen kein Problem. Das Prinzip »Beyond Budgeting« empfiehlt ja gerade eine rollende Planung, die monatlich aktualisiert wird. Der deutsche Fachbuchautor Niels Pfläging spricht deshalb auch in seinem preisgekrönten Buch von »flexiblen Zielen«.[17] So etwas ist aber leichter gesagt als getan. Viele Unternehmen tun sich schwer damit, das Steuer so einfach aus der Hand zu geben und zum gesunden Menschenverstand aufzurufen, wie es Pfläging empfiehlt. Die Planung ist ein unverzichtbares Koordinationsinstrument von Ressourcen und muss nicht aufgegeben werden, um in den Genuss flexibler Ziele zu kommen.

Das Hauptproblem bei der Planung ist nicht, dass sie zu unflexibel ist, sondern dass die variable Vergütung der Führungskräfte an sie gekoppelt wird. Das führt dazu, dass die Planung zum Kampfplatz der Interessen wird. Selbst dort, wo weniger politisch verhandelt wird, besteht das Problem, dass die anspruchsvollen Planer wegen hoher, ehrgeiziger Ziele finanziell bestraft werden, während die konservativen Persönlichkeiten immer schön ihre mittelmäßigen Ziele erreichen.

Beim Schweizer Landmaschinenproduzenten Bucher Industries hat der Finanzvorstand Roger Baillod die Problematik der Zielsetzung erkannt: »Wir bestrafen eigentlich die ehrgeizigen Manager und belohnen diejenigen, die konservativ planen. Das ist nicht in unserem Sinne.« Den Ansatz hochgesteckter Ziele setzte auch Jack Welsh bei General Electric um, und dank ihm ist diese Philosophie bei erfolgreichen Unternehmen sehr beliebt. Das funktioniert aber nur, wenn die Vergütung von der Planung entkoppelt wird.

Die indexierte operative Leistungsmessung bietet hier eine elegante Lösung. Statt die Leistungsziele an eine absolute Kennzahl zu binden, werden sie relativ zum Markt gesetzt. Mit anderen Worten: Es wird nicht ein Gewinnwachstum vorgegeben, sondern das indexierte Equivalent, also z.B. das operative Alpha oder der operative Rang des Gewinnwachstums.[18] Dies hat den Vorteil, dass sich der Konjunkturzyklus negativ oder positiv entwickeln kann, ohne dass Manager dafür belohnt oder bestraft werden. Aus diesem Grund hat auch der österreichische Leuchtenhersteller Zumtobel (Börse Wien) auf eine indexierte Vergütung umgestellt, wie der Finanzvorstand Thomas Spitzenpfeil erläutert: »Für uns war es wichtig, die Vergütung von der Planung zu trennen, damit sowohl die Planung stimmt als auch die Vergütung.« So ist die Planung immer auf dem neusten, und vor allem auf dem korrekten, Stand. Die Interessenlage der Manager ändert sich mit der Indexierung der Bonusziele: Jeder Manager möchte jetzt möglichst genau und eher aggressiv planen, damit auch

---

[17] Pfläging (2006).

[18] Ausführlich erläutert sind indexierte Bonuspläne in Stern (2009b).

sichergestellt ist, dass die Konkurrenz deutlich geschlagen wird. Denn nur dann wird ein überdurchschnittlicher Bonus erzielt.

8.4.2 Indexierte Bonuspläne sind fair gegenüber Managern *und* Aktionären

Sowohl im Aufschwung als auch im Abschwung bleibt das indexierte Bonusziel krisensicher und fair.[19] Es bleibt für die Manager fair, denn nur die operative Leistung wird gemessen und nicht der Einfluss von externen Faktoren. Diese Faktoren werden durch die Indexierung »wegindexiert«. Indexierte Bonuspläne sind aber auch deshalb gerecht, weil sie nicht vom irrationalen Verhalten opportunistischer Aktienhändler abhängig sind, wie das bei vielen traditionellen Bonusplänen der Fall ist. Nicht zuletzt bleibt das indexierte Bonusziel auch in der Rezession fair, denn gute Manager, die ihre Konkurrenten überflügeln, erhalten auch in der Rezession einen Bonus: Die Gefahr, dass sie verärgert werden oder gar zur Konkurrenz überlaufen, ist gebannt.

Indexierte Bonuspläne sind aber nicht nur gerecht gegenüber Managern. Sie sind auch im Interesse der Aktionäre. Warum sollten Aktionäre den Wirtschaftszyklus honorieren? Ist es nicht viel wichtiger, dass die Führungskräfte für ihre eigene Leistung honoriert werden? Schließlich messen professionelle Anleger ihre Anlageperformance ebenfalls relativ zu einem Index. Es ist also naheliegend, eine relative Honorierung auch dem Vorstand zu gewähren.

Dies hat zudem den gesellschaftspolitischen Vorteil, dass die Lohnspirale durch den wirtschaftlichen Aufschwung nicht zusätzlich angeheizt wird. Denn es ist im Aufschwung genauso schwer wie im Abschwung, die Konkurrenz zu schlagen. Also gibt es nicht plötzlich mehr Gehalt, nur weil verhandelte Budgetziele das Ausmaß des Aufschwungs nicht antizipiert hatten.

Zu guter Letzt haben indexierte Bonuspläne für Aktionäre den Vorteil, dass sie auf externen, überprüfbaren und öffentlichen Daten aufbauen. Es ist also für den Aktionär direkt selbst nachvollziehbar, ob ein Bonus verdient wurde oder nicht. Er braucht dafür die internen und meist geheimen Pläne und Ziele gar nicht zur Verfügung zu haben, um die Höhe des variablen Gehalts zu beurteilen.[20]

8.4.3 Der Obermatt Bonusindex macht die Vorstandsvergütung unabhängig und nachhaltig

Weil verdiente indexierte Bonushöhen neutral von außen ermittelt werden können, veröffentlicht das Schweizer Finanzresearch-Unternehmen Obermatt zweimal im Jahr den Obermatt Bonusindex für die börsennotierten Unternehmen in Deutschland, der Schweiz und Großbritannien.[21] Für Obermatt-Kunden wird der Bonusindex quartalsweise berechnet, damit jederzeit bekannt ist, wo das Unterneh-

---

[19] Zur Indexierung von Optionsplänen vgl. Rappaport (1999).

[20] Vgl. Gillies (2009), S. 16 und Gillies (2007), S. 26.

[21] Vgl. http://www.obermatt.com/bonusindex.

men steht und die korrekten Rückstellungen für den Bonus gebucht werden können. So ist auch sichergestellt, dass das Bonusindex-Resultat vor Bekanntmachung der eigenen Zahlen verfügbar ist.

Obermatt verwendet für seinen Bonusindex den operativen Rang, um einen *Bonusmultiplikator zu errechnen*. Dieser ist in der Abb. 8-8 dargestellt. Je mehr Wettbewerber geschlagen werden, desto höher fällt der Bonusmultiplikator aus, mit dem der Zielbonus des Bonusempfängers multipliziert wird.

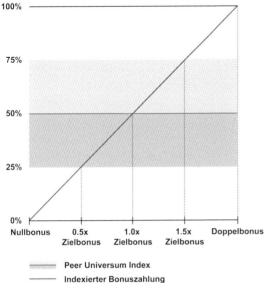

Abb. 8-8: Indexierter Bonus auf Basis des operativen Rangs

Legende: Ist das zu beurteilende Unternehmen gemessen am Median genauso gut wie der Markt, dann zahlt der Bonusindex den Median Bonus (Zielbonus).[22] Die Philosophie dahinter ist: »Median pay for median performance,« oder auf Deutsch: »für durchschnittliche Leistung wird durchschnittlich bezahlt.«

Schneidet das Unternehmen von allen Vergleichsunternehmen am schlechtesten ab, erhält der Vorstand keinen Bonus. Umgekehrt hat sich der Vorstand des besten Unternehmens einen doppelten Bonus verdient. Dazwischen wird linear interpoliert, wie es aus Abb. 8-8 ersichtlich ist.

Typischerweise verwendet Obermatt als Kennzahl für den Bonusindex das Gewinnwachstum (Delta EBITDA oder Delta EBIT, standardisiert mit Umsatz oder Eigenkapital), weil das Gewinnwachstum nach der Bewertungstheorie langfristig direkt mit der Aktionärsrendite auf Basis des Unternehmenswertes korreliert. Je höher der Gewinn, desto höher der Unternehmenswert.[23]

22) Der Zielbonus wird i.d.R. bei Unternehmen bei der Anstellung und in jährlichen Intervallen so festgelegt, dass er dem Medianbonus von Führungskräften entspricht, die in vergleichbaren Funktionen arbeiten.

23) Um Basiseffekte zu vermeiden, wird der Delta EBITDA, Delta EBIT oder Delta Betriebsgewinn verwendet, der mit der Unternehmensgröße (auf Basis von Umsatz oder Eigenkapital) skaliert wird, um große und kleine Unternehmen miteinander vergleichbar zu machen.

Der Bonusindex ist auch im Interesse der Aktionäre, weil eine unabhängige Drittpartei die Bonushöhe mittels der objektiven Methodik der indexierten Leistungsmessung ermittelt. Aus diesem Grund verwendet die englische Proxy Advisory Gesellschaft Manifest, die Abstimmungsempfehlungen für institutionelle Anleger vorbereitet, den Bonusindex als Maßstab für die Beurteilung von Vergütungspaketen für Vorstände. Die Manifest-Geschäftsführerin Sarah Wilson schätzt dabei insbesondere die Unabhängigkeit des Obermatt Bonusindexes: »Wir verwenden den Obermatt Bonusindex, weil er uns erlaubt, die Bonushöhen der Führungskräfte von einer unabhängigen Warte aus zu beurteilen. Dadurch können wir sicherstellen, dass der Leistungsanreiz in den von uns abgedeckten Eurotop 350-Unternehmen stimmt.«

In Deutschland hat der Obermatt Bonusindex auch eine rechtliche Dimension. Das am 5.8.2009 in Kraft getretene Gesetz zur Angemessenheit von Vorstandsvergütungen (VorstAG) sieht vor, dass die Vergütung nachhaltig sein muss. Was ist nachhaltiger, als besser zu sein als der Wettbewerb? Hier versagt jedes nicht indexierte Kriterium, denn weder die heutige Gewinnhöhe noch der aktuelle Aktienpreis sind in der Lage, eine Benchmark für die zukünftige Nachhaltigkeit zu liefern. Weil 2009 die meisten Unternehmen weniger Gewinn gemacht haben und einen tieferen Aktienkurs ausweisen als 2008, heißt das noch lange nicht, dass keiner nachhaltig gearbeitet hat. Die Hälfte dieser Unternehmen hat die andere Hälfte geschlagen und ein positives operatives Alpha erzielt.

Nur die Position relativ zu Vergleichsunternehmen kann eine Auskunft über die Nachhaltigkeit der Leistung geben. Denn solange man besser ist als die anderen, ist dies ein nachhaltiges Ergebnis – auch in der schwärzesten Rezession. Aus diesem Grund empfiehlt Jella Susanne Benner-Heinacher, Geschäftsführerin der deutschen Schutzvereinigung für Wertschriftenpapierbesitz DSW, die sorgfältige Prüfung relativer Kriterien jeder börsennotierten Gesellschaft, wenn es um die Ausgestaltung einer nachhaltigen Vorstandsvergütung geht.

8.5 Handlungsempfehlungen

Werkzeug	Nutzung der indexierten operativen Leistungsmessung im Unternehmen
Operativer Index	• Plausibilitätsprüfung des Peer-Universums: Ist zu beobachten, dass die interne Leistung mit dem operativen Index korreliert? • Plausibilitätsprüfung der Planung: Ist das Budget/die Planung im Hinblick auf die historische Leistung im Vergleich zum Index plausibel? • Investor Relations: Darstellung der internen Leistung im Vergleich zur Marktentwicklung.
Operativer Trend	• Plausibilitätsprüfung des Peer-Universums: Verlaufen die operativen Trends verwandter Peergruppen parallel zu den direkten Konkurrenten? • Strategie: Welche Marktentwicklungen (operative Trends) sind zu beobachten, die strategisch interessant sein könnten?

Werkzeug	Nutzung der indexierten operativen Leistungsmessung im Unternehmen
Operatives Alpha	• Finanzielle Leistungsmessung: Weil das operative Alpha die Leistung zyklusunabhängig ausweist, wird es pro Finanzkennzahl berechnet. • Bonuspläne: Anstelle von Zielen auf der Basis traditioneller Finanzkennzahlen werden die Ziele als operatives Alpha gesetzt, weil das nachhaltiger und fairer ist.
Operativer Rang	• Finanzielle Leistungsmessung: Weil der operative Rang die Leistung universell vergleichbar ausweist, wird er für das Reporting pro Finanzkennzahl berechnet. • Bonuspläne: Anstelle von Zielen auf der Basis traditioneller Finanzkennzahlen werden die Ziele als operative Rangziele gesetzt, weil das nachhaltiger, fairer aber auch einfacher ist.
Stern Radar	• Leistungsbeurteilung: Weil das Stern Radar die Leistung aller gewünschten Finanzkennzahlen gleichzeitig universell vergleichbar ausweist, wird er pro Geschäftseinheit und Zeitperiode für die Leistungsbeurteilung im Reporting berechnet.
Operativer Beitrag	• Strategie- und Leistungsbeurteilung: Weil der operative Beitrag die Leistung gleichzeitig für mehrere Perioden universell vergleichbar ausweist, wird er für periodische Strategieüberprüfungen berechnet.
Indexierte Bonuspläne	• Indexierte Bonuspläne sind fairer für Manager und Aktionäre, weil sie den Einfluss des Zyklus und den Einfluss von »Market Sentiment« an der Börse neutralisieren. • Bonuspläne werden nicht geändert, nur das Ziel wird indexiert gesetzt. Damit werden Planung und Vergütung voneinander getrennt.
Obermatt Bonusindex	• Der Obermatt Bonusindex ist ein indexierter Bonusplan, der zudem die Kriterien der »Unabhängigkeit« und »Nachhaltigkeit« nach dem neuen deutschen Gesetz zur Angemessenheit von Vorstandsvergütungen (VorstAG, 5.8.2009) erfüllt.

Literatur

Gillies, C.: Financial Times Deutschland enable 12/2007, S. 26.
Gillies, C.: VDI Nachrichten, 9.1.2009, S. 16.
Hostettler S./Stern H.: Das Value Cockpit, Weinheim 2004.
Pfläging N.: Führen mit flexiblen Zielen, Frankfurt 2006.
Porter, M.: Harvard Business Review 1-2008, S. 78–93.
Rappaport, A.: New Thinking on How to Link Executive Pay with Performance, Harvard Business Review 3-1999.
Stern, H. (2009a): SSRN Working Paper: On Compensation Policy: Accounting's Contribution to Executive Pay, 26.4.2009; verfügbar auf SSRN: http://ssrn.com/abstract=1395291.
Stern, H. (2009b): Controlling Management, Juli 2009, S. 4–9.
Stern, H. (2007a): Zeitschrift für Corporate Governance, Dezember 2007, S. 246–250.
Stern, H. (2007b): Marktorientiertes Value Management, Weinheim 2007.

9. Projektmanagement zur Krisenbewältigung

von Holger Zimmermann und Bettina Bräuning

Übersicht

9.1 Einleitung 650
9.2 Projektmanagement eines Anti-Krisen-Projekts 651
9.2.1 Projekteinrichtung 651
9.2.2 Anforderungen an das Projektmanagement 652
9.2.3 »Task Force Management« 654
9.2.4 Schnellstart: Projektstart-Workshop 655
9.2.5 Projektsteuerung 656
9.3 Aufbau eines Anti-Krisen-Projekts 658
9.4 Teilprojekt: Die Entwicklung neuen Geschäfts 660
9.4.1 Kurzfristig neues Geschäft entwickeln 660
9.4.2 Am Beispiel der Ansoff-Matrix 662
9.4.3 Erfolge stabilisieren 663
9.4.4 Die Erschließung neuen Geschäfts langfristig sichern 664
9.5 Fazit 665
Literatur 666

9.1 Einleitung

Gleich vorweg: Das zentrale Projekt ist die Krisenbewältigung! Um eine Krisensituation systematisch zu bewältigen und dem Wettbewerb damit ein Schnippchen zu schlagen, sind die Instrumente des Projektmanagements[1] prädestiniert. Denn viele Unternehmen wissen nicht annähernd, was mit gutem Projektmanagement möglich ist. Wer es also schafft, dieses Know-how für sich zu nutzen, kann seine Position im Markt wesentlich verbessern.

Krisenbewältigung muss koordiniert ablaufen, um wertvolle Energie zu richten und zu bündeln. Genau dies kann erreicht werden, indem das Projekt »Raus aus der Krise!« als zentrales Vorhaben gestartet wird. So lenkt man den Fokus und sorgt dafür, dass ein Team abgestimmt und mit dem Ganzen im Blick an die Sache herangehen kann. Gleichzeitig erübrigen sich damit Fragestellungen des Multi-Projekt-Managements, etwa nach Prioritäten und Ressourcenzuordnung.

Ein solches Projekt muss vor allem schnell Vertrauen schaffen und Erfolge zeigen, bevor Banken, Aufsichtsgremien oder Arbeitnehmervertreter allzu nervös werden und unnötig Energie zur Beruhigung dieser Interessensgruppen verwendet werden muss. Gleichzeitig muss ein solches Vorhaben eine langfristige Perspektive einnehmen, um nicht gleich die nächste Unternehmenskrise heraufzubeschwören. Darüber hinaus drängt die Zeit, selbst größere Erfolge müssen so schnell wie möglich – im wahrsten Sinne dieser Worte – erreicht werden. Methoden der Projektoptimierung hinsichtlich der Durchlaufzeit sind dringend gefragt.

Ein Anti-Krisen-Projekt hat damit noch mehr von einer »eierlegenden Wollmilchsau«, als dies schon bei Projekten in ruhigem Fahrwasser der Fall ist. Die üblichen Anforderungen an gute Projektarbeit gelten hierfür zusätzlich in besonderem Maße: Mit Ressourcen muss noch schonender umgegangen werden als bereits gewohnt; jeglicher betriebene Aufwand steht unter besonderer Beobachtung. Zudem muss mit Ängsten in allen Bereichen gerechnet werden.

Angesichts dieser besonderen Situation erfordert das Projektmanagement eines solchen Projekts besondere Aufmerksamkeit auf allen Ebenen. Gerade Geschäftsführung und Aufsichtsgremien sind gefragt, um für einen guten Projektstart und die nötige Rückendeckung zu sorgen. Die Projektleitung ihrerseits muss insbesondere Vertrauen entstehen lassen, um nicht in Zugzwang zu kommen, mehr berichten zu müssen, als das Vorhaben Fortschritte machen kann. Insbesondere die Banken sind an dieser Stelle wesentliche Stakeholder, die gerne durch die Anforderung immer weiterer Papiere das Projektteam und damit die Lösung des eigentlichen Problems dauerhaft blockieren.

Energie steht nur einmal zur Verfügung: Wie wird also Vertrauen geschaffen und gleichzeitig am eigentlichen Auftrag gearbeitet? Indem das Projekt systematisch durchdacht wird und über diese Denkarbeit gezielt Dialoge geführt, Dritte eingebunden und Ergebnisse nach außen getragen werden. Eine klare, verständliche und

---

[1] Nach DIN 69 901-5:2009-01 umfasst der Terminus »die Gesamtheit von Führungsaufgaben, -organisation, -techniken und -mitteln für die Initiierung, Definition, Planung, Steuerung und den Abschluss von Projekten.«

nachvollziehbare Projektstruktur ist hierfür ein wesentlicher Schlüssel. Durch solch ein Vorgehen ist dem Projektziel in der Sache gedient und gleichzeitig wird dem Risiko des Vertrauensverlustes vorgebeugt, ohne dafür extra Aufwand betreiben zu müssen. Gleichzeitig steigt die Projektqualität und das Risiko von Widerständen bei der Umsetzung sinkt. Systematisches Nachdenken unter Zuhilfenahme Dritter wird so zur Projektstrategie, belastbare Methodik und eine integrierende Projektleitung werden zu zwingenden Voraussetzungen. »Dritte« müssen jedoch nicht immer gleich Berater sein. Es sind Personen gefordert, die gute Fragen stellen können.

Das Minimalziel eines Anti-Krisen-Projekts ist es, eine bessere Wettbewerbsposition zu haben als vor der Krise. Lediglich Kostensenkungen sind als Ergebnis zu wenig. Vielmehr gehört die Entwicklung und langfristige Sicherung neuen Geschäfts- bzw. neuer Einnahmequellen zwingend dazu, insbesondere wenn sich die gesamte Wirtschaft in der Krise befindet, was zu neuen Bedarfsituationen bei möglichen Kunden führt. Die Erschließung von Neugeschäft ist zum einen ein probates Mittel, um in Krisenzeiten die Verkaufserlöse wenigstens kurzfristig zu steigern; zum anderen liegt nach unserer Wahrnehmung darin der Schlüssel, um die Zukunft des Unternehmens frei gestalten zu können. Dabei geht es weniger um die Innovation von Produkten – auf diesem Gebiet sind viele Unternehmen gut aufgestellt – sondern um die weitergehende Entwicklung von Geschäftschancen. Diese müssen nicht zwingend direkt mit einem Produkt verbunden sein. Tatsächlich liegen die Chancen gerade abseits des Produkts im herkömmlichen Sinne.

9.2 Projektmanagement eines Anti-Krisen-Projekts

9.2.1 Projekteinrichtung

Kennzeichnend für eine Krisensituation ist, dass die verschiedenen Ebenen einer Unternehmung (Geschäftsführung, Aufsichtsrat, Mitarbeiter, Betriebsrat, Gewerkschaft, etc.) – aus unterschiedlichen, auch persönlichen Motiven heraus – selbstständig Maßnahmen ergreifen, um die Krise zu bewältigen. Die Geschäftsführung hat beispielsweise verstärkt die Kosten im Fokus, die Gewerkschaft ist im Hinblick auf potenzielle Arbeitszeitverkürzungen und Entlassungen in höchstem Maß sensibilisiert, oder Mitarbeiter versuchen ihre Stellung gegenüber Kollegen zu festigen. Typisch ist zudem, dass die verschiedenen Ebenen wechselseitig keine oder nur geringe Kenntnis über die verschiedenen Aktivitäten haben und deren Ziele scheinbar widersprüchlich sind. Genau deshalb ist es so wichtig, die bereits vorhandene Energie so zu lenken, dass für die Gesamtheit des Unternehmens das beste Ergebnis erreicht und die Energie nicht durch interne Zwistigkeiten aufgezehrt wird.

Den Schlüssel für eine gelungene Projekteinrichtung hat die Geschäftsleitung beispielsweise in Form des Projektauftrags in der Hand. Er ist ein wesentliches Fundament für den Erfolg der Anti-Krisen-Maßnahmen. Leider springen in der Praxis viele über diese Aufgabe hinweg, als wäre alles an einem solchen Vorhaben selbstverständlich, insbesondere das Ergebnis. Die Vorgabe »wir müssen halt raus aus dieser Krise!« ist grundsätzlich unzureichend. Es gilt vonseiten der Geschäftsführung vielmehr kurz, klar und präzise festzulegen, was das Ergebnis des Projekts sein soll. Es müssen Schwerpunkte definiert werden und die Bedingungen der Projektarbeit für das Projektteam dargelegt und formuliert sein. Dazu gehören auch die Kompetenzen, mit denen das zukünftige Projektteam ausgestattet sein soll.

Inhaltlich könnte ein solcher Projektauftrag (als Soll-Zustand nach Projektende formuliert) vereinfacht wie folgt lauten:

> »Wir haben die Krise überwunden: Bis zum 31. Dezember 2010 ist ein Geschäftsfeld identifiziert, das ein Wachstum von mindestens 1 % in den kommenden drei Jahren verspricht und in dem wir einen konkreten Bedarf in Höhe von mindestens 10 Millionen Euro decken können. Eine wesentliche Leistung bzw. ein Produkt dafür sind definiert (Produkt, Leistung, Service, Geschäftsmodell, Vertriebsargumentation, Preis) und mit mindestens fünf Kunden haben wir erste Umsätze generiert. Die Vertriebsmannschaft für diese Branche ist ausgewählt, die Integration mit dem bestehenden Vertrieb geklärt und die Mitarbeiter sind im Verkauf des Produkts geschult. Kennzahlen für die Erfolgsmessung im Vertrieb sind vereinbart und werden monatlich überprüft. Eine Roadmap beschreibt, wie in den kommenden fünf Jahren weitere Einnahmequellen erschlossen werden sollen. Die entsprechenden Projekte sind definiert und der Projektstart steht mindestens unmittelbar bevor, sofern die Projekte noch nicht gestartet wurden. Die Finanzierung dieser Maßnahmen ist sichergestellt.
>
> Parallel haben wir es geschafft, Kostensenkungen und Produktivitätssteigerungen zu realisieren, die die Gewinnschwelle des Unternehmens noch im laufenden Geschäftsjahr um x % gegenüber dem vorhergehenden Geschäftsjahr gesenkt haben. Dabei ist es uns gelungen, die Leistungsfähigkeit des Unternehmens gegenüber den Kunden zu erhalten oder gar zu steigern.«

Der Auftrag sollte bewusst als Soll-Zustand formuliert werden. Diese Art, sich mit einem Auftrag und auch einem Ziel auseinanderzusetzen, ist zwar meist anstrengender als der bloße Appell, jedoch in vielen Fällen weitaus präziser, da besser durchdacht.

Der durch die Geschäftsleitung formulierte Projektauftrag ist Ausgangsbasis für die Einrichtung des Anti-Krisen-Projekts. Aufgrund dessen Inhalts lassen sich die Anforderungen an das Projektmanagement präzise ableiten und mittels Task Force Management schnell in die Umsetzung bringen. Ergebnisse, die unbedingt zu erreichen sind, etwa weil das Überleben des Unternehmens davon abhängt, müssen zwingend ehrlich und präzise benannt werden, weil im anderen Fall dem Projektteam die Chance genommen wird, diese auch zu erbringen.

9.2.2 Anforderungen an das Projektmanagement

Jedes Projekt stellt unterschiedliche Anforderungen an ein Projektteam. Die von uns entwickelte Methode des *3D-Projektmanagements* kategorisiert diese Anforderungen in drei Dimensionen: Kreative Leistung, Belastbarkeit der Zusammenarbeit sowie Planung und Organisation. Wobei kreative Leistung nicht als ansprechendes

Design verstanden werden darf, sondern als das Erbringen einer Leistung, die zu etwas Neuem führt, das es so bisher nicht gab.

Jedes Projekt bringt in jeder dieser drei Dimensionen unterschiedliche Anforderungen mit sich. Insgesamt drei Achsen helfen der Projektleitung, sich diesen Anforderungen (grafisch) bewusst zu werden und daraus den Fokus des eigenen Projektmanagements abzuleiten. Aus dem Verhältnis der Anforderungen jeder Dimension zu den anderen ergibt sich der einzigartige Projektcharakter, der Rückschlüsse auf die Gestaltung des Projektmanagements zulässt.

In einem Anti-Krisen-Projekt müssen sich die Teilnehmer in einem hohen Maß aufeinander verlassen können, und die Kommunikation muss über alle Ebenen hinweg gut gelingen. Entsprechend groß sind die Anforderungen an die Zusammenarbeit in einem Projektteam und selbst über die Grenzen des Projektteams hinaus. Ängste erschweren die Zusammenarbeit, vor allem wenn diese mit Absicherungsbemühungen einhergehen, die kontraproduktiv wirken. Ein solches Projektteam muss selbst unter großem Druck gut zusammenarbeiten. Entsprechend muss die Projektleitung Wert darauf legen, dass das Projektteam auch wirklich als Team arbeitet, und entsprechende Maßnahmen der Teamentwicklung vorsehen.

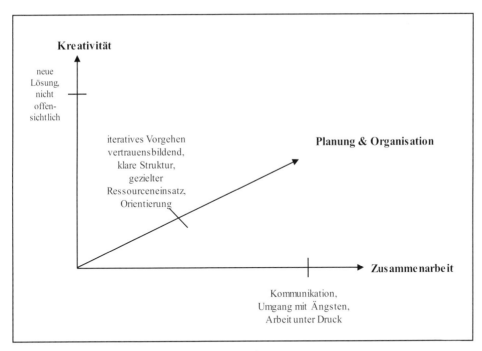

Abb. 9-1: Sich der Höhe der Anforderungen bewusst werden

Bei Betrachtung der Anforderungen an Planung und Organisation, fällt es schwer, sich eine detaillierte zeitliche Projektplanung vorzustellen. Vielmehr muss die Planung dem Projektteam und Außenstehenden Orientierung bieten, flexibel auf äußere Einflüsse und neue Erkenntnisse reagieren können sowie eine präzise Kommunikation ermöglichen, vor allem auch über die Fortschritte des Projekts.

Innerhalb des Projektteams steht die Koordination der Arbeit im Vordergrund: Jeder muss wissen, wo sein Platz ist, welche Aufgaben er verantwortet und auf welchen Stand er aufbauen kann.

Die höchsten Anforderungen an das Projektteam liegen im Bereich »Kreative Leistung«: Sowohl das Projektergebnis wie auch die Vorgehensweise erfordern neuartige Lösungen. Ad-hoc-Problemlösungskompetenz ist ebenso notwendig, wie strategische, konzeptionelle Fähigkeiten. Je mehr die Entwicklung von Neugeschäft im Fokus des Projekts steht, desto höher liegt die Messlatte. Diese Anforderungen sollten sich mindestens in der Zusammensetzung des Projektteams widerspiegeln. Außerdem bietet sich der kreative Anspruch als Grundlage für die Projektstrukturierung an.

Abb. 9-1 zeigt die Anforderungen an das Projektteam mittels eines dreidimensionalen Koordinatensystems.

9.2.3 »Task Force Management«

Ein Anti-Krisen-Projekt ist darauf angelegt, möglichst frühzeitig Erfolge zu zeigen. Dies umfasst zum einen sog. »Quickwins« im Rahmen von Sofortmaßnahmen – quasi zur ersten Beruhigung. Zum anderen sollen alle weiteren angestoßenen Maßnahmen schnell greifen, ohne jedoch langfristig Schaden anzurichten.

Der Ausdruck »Task Force Management« ist ein gängiger Begriff für die Vorgehensweise bei Projekten in Not, wenn das Erreichen der gesteckten Ziele aussichtslos erscheint. Dieser Ansatz leistet aber auch dann wertvolle Hilfe, wenn im Rahmen eines Vorhabens, das selbst nicht in der Krise steckt, sondern der Krisenbewältigung dient, schnell Erfolge erzielt werden sollen. Positiv fällt dabei ins Gewicht, dass dieses Konzept die Erreichung kurzfristiger Ziele unter Berücksichtigung langfristiger Perspektiven möglich macht.

Das Task Force Management ruht im Wesentlichen auf drei Säulen:

1. Bündele die Energie: Vereine die besten Menschen.
2. Richte die Energie: Erteile einen klaren Auftrag.
3. Bring die Energie auf die Straße: Sorge dafür, dass jeder das tut, was er tun soll.

Der Ansatzpunkt »Vereine die besten Menschen« hat nichts damit zu tun, einen Arbeitskreis zu gründen und dann die normale Arbeit weiterlaufen zu lassen. In diesem Fall ist die Rede von der reinen Projektorganisation. Das bedeutet, dass die Menschen, die man auf diese Aufgabe ansetzt, sich nach ihrer Beauftragung ausschließlich darum kümmern. Genau hier beginnt die Herausforderung.

Bei der Zusammensetzung eines solchen Anti-Krisen-Projektteams ist es wichtig, offene Menschen zu finden, die etwas aufbauen wollen und sich leicht tun, im Rahmen einer vorhandenen Strategie eigene Teilstrategien zu entwickeln. Menschen, die gerne an Bekanntem und Bewährtem festhalten sind in solchen Runden eher fehl am Platz, da sonst zu viel Energie auf das Ausräumen innerer Blockaden gelegt werden muss, die dann für kreativ konstruktive Arbeit fehlt. Impulse von außerhalb des angestammten Geschäftsbereichs oder gar der eigenen Firma sind wesentlich. Warum nicht etwa den eigenen Nachbarn fragen, der in einem Unternehmen ganz anderer Machart arbeitet? Diese Personen können entweder über feste externe Mitglieder im Projektteam eingebunden werden oder zum Beispiel über gezielte Impulsvorträge und -Workshops mit externer Beteiligung. So kommt neues Wissen in das Unternehmen, das kreative Leistungen ermöglicht.

Für die Richtung der Energie ist es wichtig, einen klaren Auftrag zu erteilen. Wie bereits erwähnt, wird in der Praxis über diesen Punkt leider oftmals zu schnell hinweggegangen. Allerdings ist es genau dieser Punkt, der zu Reibungsverlusten im weiteren Verlauf eines Projekts führt. Deshalb gilt es hier, klar und eindeutig zu formulieren: Was ist der Auftrag? Was genau soll erreicht werden? Was wird nicht vom Projektteam erwartet?

9.2.4 Schnellstart: Projektstart-Workshop

Soll ein Vorhaben schnell eine solide, belastbare Basis haben und den Beteiligten ein hohes Maß an Orientierung geben, ist ein Projektstart-Workshop Mittel erster Wahl. Mit einem solchen Workshop kann in sehr kurzer Zeit und mit sehr wenig Aufwand ein gemeinsames Verständnis für die Ausgangslage des Projekts sowie dessen Ziele geschaffen werden. Außerdem findet im selben Rahmen der Einstieg in die Projektplanung statt. Das hat den Vorteil, dass das Team die Struktur selbst erarbeiten muss. Und was selbst erarbeitet und verabschiedet wird, ist im Regelfall verstanden und akzeptiert. Die Auftragsübergabe von der Geschäftsleitung an den Projektleiter erfolgt in diesem Fall vor diesem Workshop und der Projektleiter startet mit einem als »vorläufig« definierten Projektteam.

Am Endes eines solchen Projektstart-Workshops liegt ein vom Projektteam freigegebenes Ziel und als Planungsgrundlage mindestens die zukünftige Projektstruktur vor. Außerdem sind die Rollen der einzelnen Projektmitglieder, die endgültige Teambesetzung sowie die Spielregeln der Zusammenarbeit und Projektsteuerung abgestimmt. Es werden dabei nicht inhaltliche Details oder gar Lösungsvorschläge diskutiert, es geht rein um die koordinativen Aspekte des Projekts. Die Fachdiskussion wird erst später auf unterschiedlichen Ebenen auf Basis dieser Ergebnisse geführt. Ein zu schneller Einstieg in Details würde dazu führen, dass die ganzheitliche Sicht verloren geht, wesentliche Aspekte nicht berücksichtigt werden und das Projekt damit weniger erfolgreich abschließen kann. Bereits bei der Besetzung des vorläufigen Projektteams ist wichtig, dass nicht nur Fachexperten hinzugezogen werden, sondern vor allem Mitarbeiter, die über ein großes Organisationstalent verfügen, um den Anforderungen an die kreative Leistung gerecht werden zu können. Die Rolle des Projektleiters sollte an einen Mitarbeiter mit sehr starken analytischen und konzeptionellen Fähigkeiten sowie ausgeprägten Kompetenzen in Moderation, Kommunikation und dem Umgang mit Menschen in Veränderungssituationen vergeben werden, der als Grundlage die Anwendung der Projektmanagement-Methodik in solch einer Projektklasse beherrscht. Als Tagesordnung eines solchen

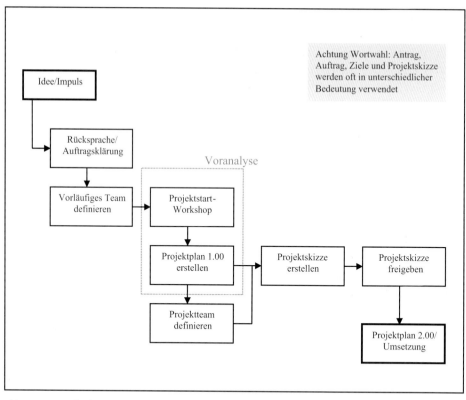

Abb. 9-2: Beispielhaftes Vorgehen bei der Projekteinrichtung

(halb- bis eintägigen) Projektstart-Workshops hat sich folgender Ablauf bereits vielfach bewährt:
1. Ankommen, Erwartungen an den Workshop klären
2. Ausgiebiges Zusammentragen aller bekannten Fakten, Annahmen und offenen Fragen zur aktuellen Situation (Sammlung ohne Bewertung)
3. Erste Analyse und Bewertung der Projektrisiken sowie Entwicklung einer entsprechenden Herangehensweise an das Projekt
4. Definition messbarer Projektziele auf Basis des Auftrags
5. Entwicklung einer ersten Version des Projektstrukturplans
6. Entwicklung einer ersten Version des Phasenplans
7. Rollen und Verantwortlichkeiten klären
8. Spielregeln der Zusammenarbeit sowie Vorgehensweise bei der Projektsteuerung, -kommunikation und -fortschrittsüberwachung abstimmen
9. Nächste Schritte festlegen

9.2.5 Projektsteuerung

Bei der Projektsteuerung steht vor allem der kommunikative Aspekt im Vordergrund, da es sich um ein stark iteratives Projekt handelt. Projektstruktur und die

Zuordnung der Arbeitspakete daraus zu zeitlichen Projektabschnitten genügen, um den Fortschritt sicherstellen zu können. Aus Sicht des internen Projektauftraggebers empfiehlt sich ein hartes Phasenmodell, bei dem das Projektteam erst in die nächste Projektphase eintreten darf, wenn das Team vom Lenkungsgremium dafür grünes Licht erhalten hat. So wird auf einfache Art und Weise sichergestellt, dass die Risiken in einem Rahmen bleiben, der Fortschritt ermöglicht, das Unternehmen aber nicht ruinieren kann. Entsprechend sind die Projektrisiken eine weitere wichtige Säule der Projektsteuerung.

Um die Kommunikation geschickt zu strukturieren, hilft eine Zwiebeldarstellung der Projektbeteiligten. Jeder Schicht der Zwiebel werden entsprechend ihrer Rolle im Projekt Personen zugeordnet (vgl. Abb. 9-3). Im Zentrum der Zwiebel steht die Projektleitung, darum das Kernteam usw. Ganz außen befinden sich die Stakeholder, die unbedingt miteinbezogen werden müssen, da sie wesentlichen Einfluss auf den Projekterfolg haben. Sobald die Personen zugeordnet sind, kann darauf aufbauend die Kommunikationsstruktur entwickelt werden. Es gilt, den Dialog zwischen allen Ebenen durch entsprechende Instrumente sicherzustellen, wobei die Betonung darauf liegt, dass Dialog keine Einbahnstraße ist.

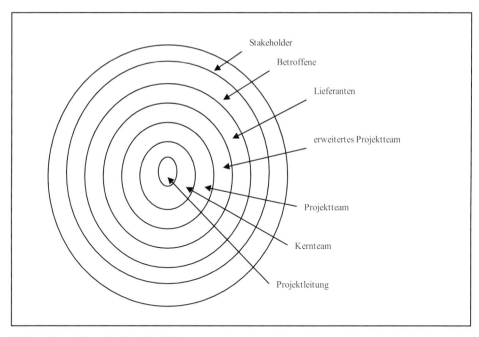

Abb. 9-3: Darstellung der Projektbeteiligten

Als Grundregel gilt dabei, dass die Kommunikation häufiger und immer stärker persönlich erfolgt, je näher ein Personenkreis an der Projektleitung sitzt. Es lohnt sich bei diesen Elementen zwischen Besprechungen zur Projektsteuerung und Problemdiskussionen zu trennen, da sonst der koordinierende Teil der Projektarbeit erfahrungsgemäß zu kurz kommt. Der ist jedoch entscheidend für eine zügige Umsetzung und damit für den Projekterfolg. Empfehlenswert ist ebenfalls, die Intervalle zwischen Besprechungen zu Beginn und gegen Ende des Projekts enger zu planen, um zügig zu starten und den Endspurt sicherzustellen.

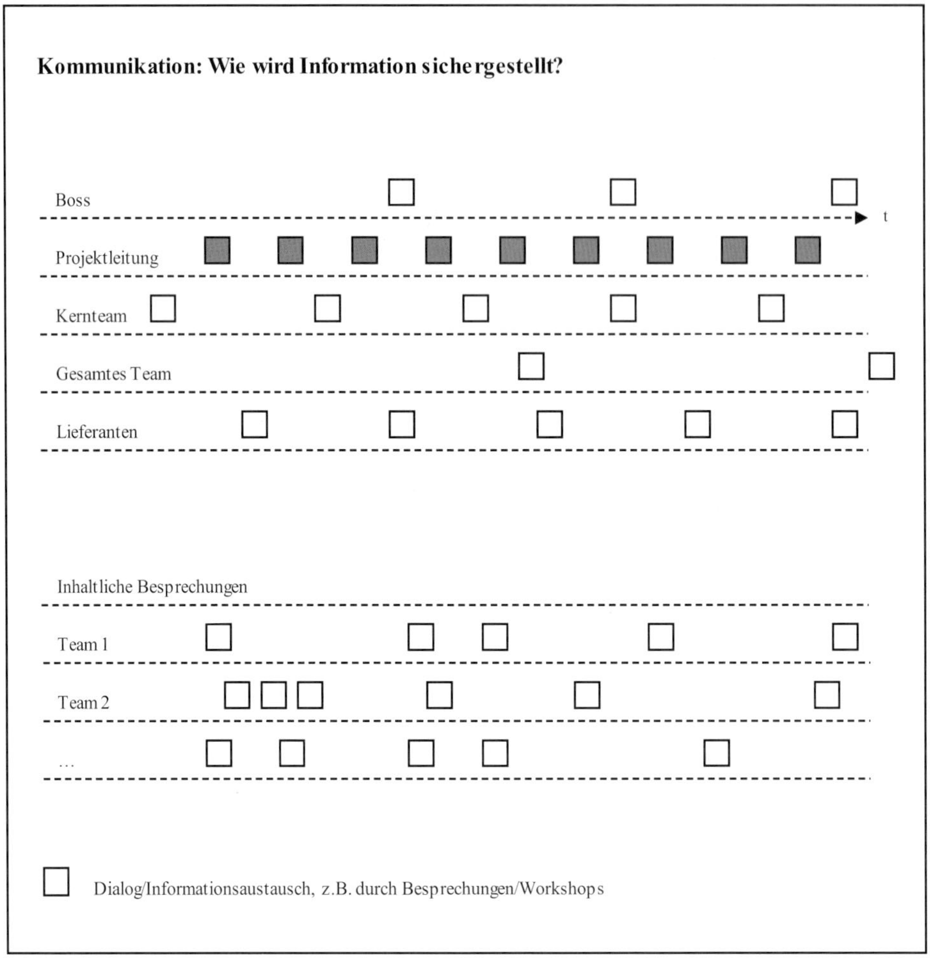

Abb. 9-4: Schematische Darstellung der Informationsstruktur

9.3 Aufbau eines Anti-Krisen-Projekts

Wird die Ausgangslage eines Anti-Krisen-Projekts radikal vereinfacht, resultieren zwei wesentliche (wenn auch banale) Erkenntnisse: Die Gewinnschwelle ist zu hoch und der Umsatz zu niedrig. Folgerichtig bleiben zwei Handlungsoptionen: entweder die Gewinnschwelle senken oder zusätzliche Einnahmen generieren.

Damit liegt die Grundstruktur für ein Anti-Krisen-Projekt vor: »*Gewinnschwelle senken*« und »*Neues Geschäft erschließen*« sind zwei Teilprojekte. Da es schnell gehen muss, kann bei diesen beiden Bereichen darauf verzichtet werden, sie gleich von vornherein ins Stammgeschäft zu integrieren, wenn diese »*Integration*« als weiteres Teilprojekt vorgesehen wird. Das bringt Geschwindigkeit, da man weniger Rücksicht

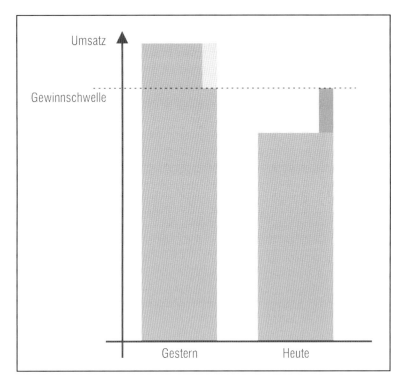

Abb. 9-5: Ausgangslage (vereinfacht) eines Anti-Krisen-Projekts

auf bestehende Prozesse nehmen muss und gegebenenfalls mit einer Zwischenlösung ins Rennen gehen kann, die funktioniert, jedoch nicht dauerhaft belastbar ist. Außerdem sind schnelle Erfolge – auch wegen der Signalwirkung – gefragt. Diese »Sofortmaßnahmen« bilden das vierte Teilprojekt.

Abb. 9-6 zeigt einen Ausschnitt aus einem möglichen »Raus aus der Krise!«-Projektstrukturplan. Die zweite Gliederungsebene unter der höchsten Ebene des Projektstrukturplans markiert dabei die Teilaufgaben, die im Projektstrukturplan noch weiter aufgegliedert werden. Nachstehend wurde dies beispielhaft für die Teilaufgabe »Gewinnschwelle absenken« dargestellt. Die Arbeitspakete wurden jeweils nicht formuliert.

Teilaufgaben, die einen schnellen Erfolg garantieren – sog. Sofortmaßnahmen – werden von der Task Force ohne langwierige Planung unmittelbar umgesetzt. Weitere Teilaufgabe werden als Teilprojekte definiert, wobei jeweils ein eigenes Teilprojektteam von der Task Force zusammenzustellen ist.

Das Teilprojekt »Gewinnschwelle absenken« berücksichtigt in obigem Beispiel neben den üblichen Maßnahmen der Kostensenkung (z.B. Kurzarbeit, Leiharbeiter reduzieren, Entlassungen) auch Weiterbildungsmaßnahmen (z.B. Produktivitätssteigerung durch eine bessere Zusammenarbeit) und Gesundheitsaspekte (z.B. Maßnahmen zur Steigerung der produktiven Lebensarbeitszeit), da ein Absenken der Gewinnschwelle eben auch über eine Steigerung der Produktivität erfolgen kann und große Potenziale in der Zusammenarbeit von Menschen und deren

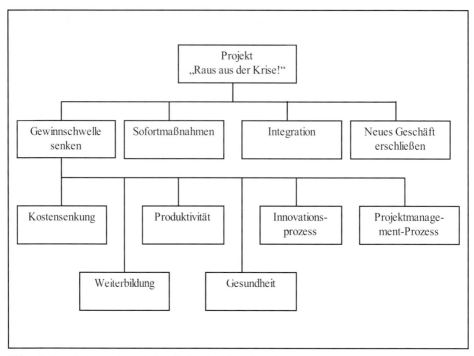

Abb. 9-6: Ausschnitt aus einem beispielhaften Projektstrukturplan

»produktiver Lebensarbeitszeit« liegen.[2] Der Projektstrukturplan zeigt dabei keine zeitliche Abfolge auf. Es müssen im ersten Schritt ganz klar schnell wirksame Maßnahmen im Fokus stehen. Mit den weiteren Teilaufgaben macht sich das Unternehmen gleichsam fit für den Aufschwung.

Während im Bereich Kostensenkung die meisten Unternehmen bestens aufgestellt sind und im Zweifelsfall unzählige Bücher und Beratungsansätze vorliegen, die wirksam Hilfestellung bieten, verlangt das Teilprojekt »Neues Geschäft erschließen« der Task Force das größte Maß an Kreativität ab. Es gilt, Wege jenseits der gängigen Vorgehensweise zu beschreiten. Dies ist erfahrungsgemäß der Teil des Projekts, mit dem sich die meisten Projektteams in höchstem Maße schwer tun. Zugleich liegt darin die größte Chance, sich gegenüber Wettbewerbern abzusetzen und damit aus der Krise als Gewinner hervorzugehen. Aus diesen Gründen wird die Entwicklung neuen Geschäfts im Folgenden anhand ausgewählter Möglichkeiten separat thematisiert.

9.4 Teilprojekt: Die Entwicklung neuen Geschäfts

9.4.1 Kurzfristig neues Geschäft entwickeln

Die Entwicklung von Neugeschäft ist eine schwammige Angelegenheit. Ein neues Produkt zu generieren ist herrlich konkret. Vielleicht entwickeln viele Firmen auch

---

2) Vgl. Händeler (2008).

deshalb lediglich neue Produkte, obwohl sie viel dringender neues Geschäft bräuchten. Neues Geschäft hat zunächst nichts mit einem Produkt oder einer Leistung zu tun, sondern mit dem Bedarf eines potenziellen Kunden. Es reicht weit über das Maß der Produktinnovation hinaus und kann mit einem Produkt zu tun haben, muss es aber nicht. Geschäftschancen können auch Prozessinnovationen sein oder in einer Veränderung des Geschäftsmodells liegen.

Bei der Strukturierung dieses Teilprojekts, etwa im Rahmen des Projektstart-Workshops oder einer nachgelagerten Besprechung, helfen die üblichen Ansätze des Projektmanagements nur bedingt weiter. Gerade wenn ein Projekt so strukturiert werden soll, dass hohe Anforderungen an die kreative Leistung erfüllt werden, sollten (im Unternehmen) vorhandene Strukturen als Gliederungsprinzip vermieden werden. Da die Projektstruktur die Suchkorridore definiert, in denen später Menschen nach neuen Erkenntnissen suchen, ist die clevere Auswahl dieser Bereiche besonders wichtig. Der Blick über den Tellerrand des Projektmanagements hilft weiter: Als Grundstruktur empfehlen sich typische Instrumente der Strategieentwicklung, des Business Development und aus dem Produktmanagement bzw. Marketing.

In Abb. 9-7 ist ein Teilprojektstrukturplan beispielhaft skizziert. Alle Teilaufgaben – mit den Ausnahmen »Sofortmaßnahmen« und »Finanzierung« – orientieren sich an den genannten Disziplinen und sollen dem Projektteam vor allem helfen, auf neue Lösungen zu kommen. Weitere Teilaufgaben derselben Machart sind denkbar, allerdings sollte die Anzahl der Aufgaben den zur Verfügung stehenden Ressourcen gerecht werden, um den Fortschritt nicht durch schädliches Multitasking zu verzögern.[3]

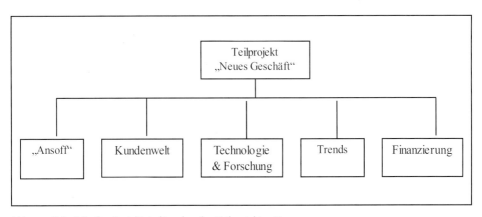

Abb. 9-7: Beispielhafter Projektstrukturplan des Teilprojekts »Neues Geschäft«

»Ansoff«, langfristige Trends, die veränderte Welt der Kunden sowie Technologie & Forschung sind allesamt lohnenswerte Suchkorridore und Quellen für neues Geschäft. Die Finanzierung ist in diesem Projektbeispiel unter »Neues Geschäft« angesiedelt, da hier der Finanzierungsbedarf erfahrungsgemäß andere Dimensio-

---

[3] Vgl. hierzu Goldratt (2002).

nen einnimmt, als bei der Kostensenkung. Selbstverständlich gehört zum gesamten Projektstrukturplan ein weiterer Aufgabenbereich »Projektmanagement«, unter dem die finanzielle Betrachtung des Vorhabens angesiedelt ist. Da dieser selbstverständlich ist, wurde auf dessen Darstellung verzichtet.

9.4.2 Am Beispiel der Ansoff-Matrix

Während Veränderungen in guten Zeiten oft sehr lange dauern, kommt ein Wandel in Krisenzeiten meist sehr schnell. Plötzlich fehlt dem bisher solventen Kunden z.B. die Finanzierung oder es werden dort nicht mehr Premium-Materialien sondern günstigere Materialien verarbeitet. Faktisch hat sich dadurch schlagartig der Bedarf bei vielen Kunden verändert. Das gilt für den Endabnehmer ebenso wie unter Geschäftsleuten. Die Produkte sind aber geblieben, oft sogar in allen Details. Es gilt also, den (geänderten) Bedarf eines Kunden zu klären, um entsprechend agieren zu können.

Bei der Entwicklung neuen Geschäfts stößt man unweigerlich auf die Produkt-Markt-Matrix, die nach ihrem Urheber auch als Ansoff-Matrix bezeichnet wird.[4] Diese Matrix eignet sich sehr gut, um in eine inhaltliche Analyse der Markt- und Bedarfssituation aktueller und potenzieller Kunden einzusteigen. Allerdings bietet sich eine kleine Veränderung an:

	bestehende Kunden	neue Kunden
bestehende Produkte	• Welche bestehenden Kunden haben wir in letzter Zeit vernachlässigt? • Welche bestehenden Produkte haben wir in letzter Zeit stiefmütterlich behandelt? • Welche Kunden haben unerwartete Entwicklungen genommen? • Welche Produkte weichen vom Allgemeinen ab? • Worauf hat die Presse (die Branche, der Wettbewerber) besonders reagiert? • Welche Chancen ergeben sich daraus? • …	• Welche Kunden in unserem Markt kaufen bisher nicht bei uns? • Welche Branche könnte unsere Produkte brauchen? • Welche Branchen laufen derzeit besonders gut? • Welche unserer Produkte decken einen Bedarf in dieser Branche? • Welche Probleme könnten wir in dieser Branche beheben? • Was sind ähnliche Branchen? • In welcher Branche werden Aufgaben erledigt, die den Bearbeitungsschritten unserer Produkte ähnlich sind? • Welche Chancen ergeben sich daraus? • …

[4] Vgl. Ansoff (1966), S. 132.

	bestehende Kunden	neue Kunden
neue Produkte	• Mit welchen Problemen kämpfen unsere Kunden immer wieder? • Welche Probleme sind bei unseren Kunden lange ungelöst? • Worin investieren unsere Kunden derzeit? • Was benötigen unsere Kunden im Falle einer Krise unbedingt? • Womit können wir weiterhelfen? • Welche Chancen ergeben sich daraus? • …	• Welche Leistungen erbringen wir für bestehende Kunden (unentgeltlich)? • Welche Branche wäre dafür bereit (mehr) Geld zu bezahlen? • Wer könnte von solch einer Leistung profitieren? • Was sind Stärken unserer Organisation? • Wie könnten wir damit anderen Unternehmen helfen? • Welche Chancen ergeben sich daraus? • …

Die Fragestellungen fokussieren bewusst auf kurzfristige Chancen. Es kann unterstellt werden, dass die Mannschaft, die sich ernsthaft mit diesen Fragen auseinandersetzt, mindestens eine handvoll Absatzchancen identifizieren sollte. Der Katalog der Fragen ist dabei bewusst nicht vollständig. Ansoff gilt als (Mit-)Begründer des strategischen Managements. Dementsprechend ist seine Produkt-Markt-Matrix auch dann ein sehr wertvolles Instrument, wenn sie im Rahmen von langfristig orientierten »Geschäftserschließungsprojekten« eingesetzt wird.

Auf dieser Matrix aufbauend kann darüber hinaus im Rahmen von kurzen Trainings auch den Mitarbeitern im Vertrieb Hilfestellung geboten werden. Der Horizont, auf den man sich dabei richtet, ist das eigene Verkaufsgebiet. Für dieses Gebiet können die vier Segmente der Produkt-Markt-Matrix durchleuchtet und so auf kurzem Wege aktuelle Verkaufschancen identifiziert werden. Gleichzeitig kann so das Bewusstsein im Vertrieb auf eine aktive Vorgehensweise geschärft werden, die bis zu einem gewissen Grad hilft, selbst einer schlechten Marktlage zu trotzen. Dieselbe Systematik kann schließlich auch für die anderen Teilbereiche des Teilprojektstrukturplans angewendet werden.

9.4.3 Erfolge stabilisieren

Die Erfolge einer Task Force sind meist unweigerlich und eng mit den Menschen in einer Task Force verbunden. Die Integration der Erfolge und Erfolgsmechanismen in die üblichen Geschäftsabläufe ist mit der schwierigste Teil der Aufgabe. Dieser Teil beginnt spätestens an dem Tag, an dem die Task Force ihre Arbeit aufnimmt.

Bei der Formulierung des Ziels muss klar sein, welche Integrationsleistung von der Task Force erwartet wird: Handelt es sich etwa schlicht um kurzfristig wirksames Neugeschäft, das auf lange Sicht wieder vernachlässigt werden soll, oder gilt es nachhaltig den Vertrieb auf dieses Geschäft (mit) zu fokussieren? Ebenfalls Wesentliches über den Erfolg der Integration wird bei der Erstellung des Projektstrukturplans entschieden. Finden sich in diesem keine Aufgaben der Integration, ist die Wahrscheinlichkeit hoch, dass man am Ende des Projekts genau von diesem Punkt überrascht wird und auf die Schnelle keine Lösung in Reichweite ist.

Aus Sicht der Task Force ist es überlegenswert, ob die Personen, die z.B. dem Teilprojekt »Neues Geschäft« zugeordnet werden, später in die Organisation integriert werden, in der das neue Geschäft angesiedelt wird, oder ob diese an ihre alte Position zurückkehren sollen. Für erstere Variante spricht, dass damit vor allem die Kontinuität gegenüber den Kunden gewahrt wird. Allerdings wird so eine Neubesetzung der alten Position nötig, was gegebenenfalls an anderer Stelle Reibungsverluste erzeugt.

Eine gewichtige Rolle in allen Phasen des Vorhabens kommt der Geschäftsleitung zu, die meist gleichzeitig der Auftraggeber der Task Force sein dürfte. Je näher die Geschäftsleitung am Projektteam ist, desto schneller können Entscheidungen getroffen werden. Schnelle Entschlüsse fördern das Vorankommen. Außerdem kann über eine enge Zusammenarbeit sichergestellt werden, dass Störfeuer etwa durch Falschinformationen und Gerüchte erst gar nicht entstehen.

Die Übergabe und Integration des Neugeschäfts in die Linienorganisation ist der eine Teil, der wichtig ist, um das Geschäft zu sichern. Der zweite Teil ist die dauerhafte Implementierung des Erschließungsprozesses. Dieses »Business Development« verursacht im ersten Moment nur Ausgaben, die Rendite kommt – wenn überhaupt – sehr viel später. Deshalb fällt eine solche Stelle meist anderen Überlegungen, etwa der kurzfristigen Optimierung der Umsatzrendite, zum Opfer. Die Quittung dafür erhalten Unternehmen erst später.

9.4.4 Die Erschließung neuen Geschäfts langfristig sichern

Die richtigen Projekte zu machen ist immer noch der beste Weg voranzukommen. Das gilt auch bei der Entwicklung von neuem Geschäft. Doch wie werden Anhaltspunkte für deren Auswahl bzw. Bewertungs- und Abwägungsmöglichkeiten gefunden?

Wer über das Bewältigen einer kurzfristigen Absatzflaute hinaus langfristig neues Geschäft sicherstellen will, hat mit übergeordneten Trends eine Quelle für die Modellierung unterschiedlicher Szenarien. Bei Trends geht es dabei nicht um kurzfristige Moden, sondern um langfristig anhaltende Entwicklungen mit Auswirkungen auf die gesamte Gesellschaft. Diese Entwicklungen beeinflussen unser Verhalten und breit wirkende Trends lösen dabei meist auch eine Gegenbewegung aus. Zukunftsforscher wie John Naisbitt und Matthias Horx arbeiten mit dem Begriff Megatrends, die innerhalb der gesamten westlichen Bevölkerung spürbar sind und mehrere Dekaden andauern.[5]

---

5) Vgl. z.B. Horx/Huber/Steinle/Wenzel (2007).

Aktuelle Trends sind nach wie vor die Globalisierung sowie unter anderem der demografische Wandel verbunden mit der zunehmenden Lebenserwartung, das Cocooning und die Gesundheit, nur um eine Auswahl zu nennen. Auswirkungen des dadurch geänderten Verhaltens betreffen auch und vielleicht gerade unser Geschäftsmodell, den Absatz unserer Produkte, Kaufmotive, den erzielbaren Preis bis hin zur Wahrnehmung unserer Marke – in der Zukunft.

Eine gesicherte Aussage über die Geschäftsentwicklung bieten Trends nicht, aber sie lassen sich gut als Ausgangspunkt für strategische Überlegungen nutzen. Marktorientierte Fragestellungen können z.B. sein: Wie wird Trend XY das Verhalten unserer Kunden und deren Kunden verändern? Wie wird das Verhalten der Endverbraucher verändert? Welchen Gegentrend wird es geben? Welche Auswirkungen hätte diese Entwicklung auf unser Geschäft?, usw. Aber auch interne Überlegungen spielen eine Rolle bei der Strategieformulierung, da vorliegend die langfristige Gewinnung von Neugeschäft im Fokus steht.

Wie bereits bei der Stabilisierung kurzfristiger Maßnahmen angeführt, gelingt auch die dauerhafte, langfristige Erschließung von Geschäftschancen nur, wenn es dafür einen Motor gibt. Dieser Motor kann ein Gremium sein, das sich regelmäßig in einem moderierten Prozess damit befasst, oder eine einzelne Person, die Schritte in diese Richtung initiiert oder vorantreibt. Auch hier geht es nur, wenn die Geschäftsleitung hinter dieser Einrichtung steht, da es gilt, diese gegen Optimierungsbemühungen zu verteidigen. Es ist so leicht, diesen vermeintlichen »Kostenblock« aus der Gewinn- und Verlustrechnung zu streichen, da die Auswirkung solcher Sparbemühungen erst ein paar Jahre später zu sehen sein werden. Wieder sind die Aufsichtsgremien gefragt zu bewerten, inwieweit genügend zur langfristigen Sicherung des Unternehmenserfolgs getan wird.

9.5 Fazit

Der nachstehende Maßnahmenkasten enthält – quasi als Zusammenfassung der wesentlichen Ergebnisse des Beitrags – zwölf konkrete Empfehlungen für die Umsetzung und Gestaltung eines »Raus aus der Krise!«-Projekts.

1. Machen Sie die gesamte Krisenbewältigung zu einem Projekt.
2. Setzen Sie nicht nur auf Kostensenkung, sondern auch oder gerade auf Neugeschäft.
3. Nutzen Sie die Prinzipien des Task Force Managements.
4. Sorgen Sie für einen schnellen und belastbaren Start: Projektauftrag klar formulieren, Projektstart-Workshop durchführen.
5. Investieren Sie Zeit in das Problemverständnis des gesamten Teams.
6. Nutzen Sie kreative Suchkorridore, um das Projekt zu strukturieren.
7. Nutzen Sie Impulse von außen, um sich nicht von den eigenen Scheuklappen ausbremsen zu lassen.
8. Kommunikation, Kommunikation, Kommunikation.

9. Nutzen Sie Projektphasen, um die Risiken in einem für das Unternehmen handhabbaren Maß zu halten.
10. Stellen Sie die Integration ins Tagesgeschäft von vornherein sicher, indem diese Teilaufgabe in der Projektstruktur festgeschrieben wird.
11. Vergessen Sie den Wettbewerber, machen Sie Ihr eigenes Ding gegen alle Regeln.
12. Systematik, Systematik, Systematik – vermeiden Sie anfangs inhaltliche Diskussionen, die große Erfolge durch »Klein-Klein« verhindern.

Literatur

Ansoff, H. I.: Management-Strategie, München 1966.

Doppler, K./Fuhrmann, H./Lebbe-Waschke, B./Voigt, B.: Unternehmenswandel gegen Widerstände. Change Management mit den Menschen, Frankfurt/Main 2002.

Frost, G.: The S.M.A.R.T. Way to Set Goals, http://www.chargedaudio.com/resources/Smart_Way_Set_Goals.html.

Gessler, M./Campana, C./Gemünden, H. G./Lange, D./Mayer, P. E.: Projekte erfolgreich managen – Praxiswissen Projektmanagement, Loseblatts, Köln 2008.

Goldratt, E. M., Die Kritische Kette. Ein Roman über das neue Konzept im Projektmanagement, Frankfurt 2002.

Händeler, E.: Kondratieff und der Crash, Financial Times vom 16.9.2008.

Horx, M./Huber, J./Steinle, A./Wenzel, E.: Zukunft machen. Wie Sie von Trends zur Business-Innovation kommen, Frankfurt 2007.

Johnson, S.: Die Mäuse Strategie für Manager: Veränderungen erfolgreich begegnen, München 2000.

Kotler, P./Keller, K. L./Bliemel, F.: Marketing-Management: Strategien für wertschaffendes Handeln, München, 12. Auflage 2007.

Nefiodow, L. A.: Der sechste Kontratieff: Wege zur Produktivität und Vollbeschäftigung im Zeitalter der Information. Die langen Wellen der Konjunktur und ihre Basisinnovation, St. Augustin, 6. Auflage 2007.

10. Innerbetriebliche Kommunikation in Zeiten der Finanzkrise

von Christian Fieseler und Christian Pieter Hoffmann

Übersicht

10.1 Einleitung: Die Krise als Herausforderung 668
10.2 Die interne Kommunikation von Unternehmen 669
10.2.1 Aufgabe und Funktion der internen Kommunikation 669
10.2.2 Interne Kommunikation und Unternehmenskultur 671
10.2.3 Interne Kommunikation in Umbruchsituationen 672
10.3 Qualitätskriterien guter interner Kommunikation 673
10.4 Mit interner Kommunikation Orientierung in der Krise geben 675
10.5 Fazit: Die Krise als Chance 676
Literatur 678

10.1 Einleitung: Die Krise als Herausforderung

Den wirtschaftlichen Auswirkungen der Immobilien- und Finanzkrise konnte sich kaum eine geografische Region und kaum eine Branche entziehen. Für das innerbetriebliche Klima der betroffenen Unternehmen bedeutet dies vor allem eines: Verunsicherung. Wirtschafts- und Konjunkturexperten fechten erbitterte Interpretationskämpfe aus – volkswirtschaftliche Denkmodelle geraten ins Wanken und damit auch die Glaubwürdigkeit der Expertenzunft. Mehr oder minder orientierungslos stürzen sich derweil Regierungen und Regulierungsbehörden in die Bekämpfung der Wirtschaftskrise. Die dabei mobilisierten Milliarden-, ja Billionensummen wirken jedoch auch auf die Beteiligten respekt- bis furchteinflößend. Die Weltwirtschaft scheint sich auf unbekanntem Territorium zu bewegen, wenn ganze Volkswirtschaften durch die Fehlspekulationen einzelner Finanzinstitutionen in den Abgrund gerissen zu werden drohen.

Verunsicherung herrscht jedoch nicht nur auf der volkswirtschaftlichen und politischen Makro-Ebene. Jede Unternehmensführung sieht sich mit der Herausforderung konfrontiert, den eigenen, richtigen Weg durch chaotische Zeiten zu finden – und die Belegschaft auf diesen mitzunehmen. Wo zuverlässige Prognosen zunehmend verunmöglicht werden, sind Entscheider gezwungen, sich auf weiche Faktoren zu verlassen: Vernunft, Vertrauen und ihre Reputation. Dies ist wohlgemerkt keine geringe Herausforderung, denn die Glaubwürdigkeit eben jener Entscheider – von jener der Kapitalmarktteilnehmer ganz zu schweigen – hat in der jüngsten Krise erheblichen Schaden genommen.

In einer Krise lassen sich Führungsfehler nicht mehr verstecken – während die Aufmerksamkeit steigt, zwingt auch der finanzielle Druck zur schonungslosen Offenlegung der wirtschaftlichen Situation eines Unternehmens. Damit lässt sich festhalten: Während in der Krise die Notwendigkeit von Kommunikation sprunghaft ansteigt, erodieren zugleich dessen Voraussetzungen. Was bleibt, ist eine gewaltige Herausforderung. Damit steigt jedoch auch die Verlockung, schlicht nichts zu tun – den Kopf einzuziehen und zu hoffen, dass der Sturm schnell vorüberzieht. So entsteht ein kommunikatives Vakuum, das zu füllen andere Akteure nur allzu bereit sind. Defensive Kommunikation überlässt das Heft des Handelns jenen, deren Interpretation gerade nicht geteilt wird. Kommunikationsmanagement bedeutet darum vor allem, kommunikative Beziehungen gerade auch dann zu pflegen und zu stärken, wenn das Umfeld ungemütlich wird.

Was für das Unternehmensumfeld, wie Journalisten, Geschäftspartner und öffentliche Instanzen gilt, gilt mindestens ebenso sehr im Innenverhältnis zu den Mitarbeitern. Denn auch in Krisenzeiten stellen diese die Substanz des Unternehmens und dessen Rückgrat – der Betrieb muss weitergehen, und schwierige Anpassungen müssen gemeinsam implementiert werden. Doch die Sorgen der Mitarbeiter in Krisenzeiten sind groß – sie müssen verstehen, was mit dem Unternehmen passiert, ob Fehler gemacht wurden, und wenn ja welche oder durch wen. Bisherige Annahmen werden infrage gestellt – auf scheinbar sicher geglaubtes Wissen können sie sich nicht mehr verlassen. Besonders belastend ist dabei auch der Vertrauensverlust in die Führung. Wenn diese Fehler gemacht und zur Disposition gestellt werden, erscheint die eigene Position umso unsicherer. Wem soll noch geglaubt werden? Auf wen kann man sich verlassen? Und wem soll die eigene Solidarität gelten? Das Risiko, etwas Falsches zu sagen oder zu tun, ist groß – für Mitarbeiter ebenso wie für die Unternehmensführung. Alle Mitglieder der Organisation sind einer Verlockung ausgesetzt, in einen Krisenautismus zu verfallen – sich wegzuducken, auf sich selbst zu konzentrieren, sich einzuigeln. Genau das Gegenteil dessen also, was als Grundlage eines förderlichen Betriebsklimas bezeichnet werden kann.

In Krisenzeiten ist ein Unternehmen strategisch und operativ zur Disposition gestellt, der Kitt, welcher die arbeitsteilige Organisation zusammenhält, bröckelt. Unternehmen dienen der Koordination und Orientierung vielfältiger Akteure auf ein gemeinsames Ziel hin. An den unterschiedlichsten Stellen, mit den verschiedensten Aufgaben und in den verschiedenen Funktionen tragen die Mitarbeiter als Elemente eines größeren Ganzen zum gemeinsamen Erfolg bei. Ohne Koordination und Organisation zerfällt ein Unternehmen, es ist zum Scheitern verurteilt. Gerade in Krisenzeiten erweisen sich darum Führungspersönlichkeiten – sie übernehmen bewusst und gezielt Verantwortung, strecken die Hand aus, öffnen sich, kommunizieren, erklären. So gut es eben geht.

Denn zweifellos, Kollegen wie Mitarbeiter sind verwundbar und schwer zu motivieren. Verunsicherte Mitarbeiter sind jedoch auch leichte Beute für jene Vertreter der Öffentlichkeit, die einem Unternehmen besonders kritisch gegenübergestellt sind. Selten ist die interne Kommunikation daher wichtiger, als in Zeiten der Krise.

10.2 Die interne Kommunikation von Unternehmen

10.2.1 Aufgabe und Funktion der internen Kommunikation

Interne Kommunikation umfasst die zielgeleitete Kommunikation innerhalb eines Unternehmens, insbesondere also zwischen den Mitarbeitern unterschiedlicher Abteilungen und hierarchischer Ebenen. Als solche dient die interne Kommunikation der Pflege der Kommunikationsbeziehungen zu den Anspruchsgruppen innerhalb eines Unternehmens – sie gewährleistet die Zusammenarbeit, den Wissensaustausch und die Koordination innerhalb der Organisation.[1]

Darüber hinaus ist es auch Aufgabe der internen Kommunikation, eine Atmosphäre des Respekts gegenüber allen Mitarbeitenden in einem Unternehmen zu schaffen. Dies beinhaltet auch die persönliche und direkte Kommunikation der Vorgesetzten mit ihren Mitarbeitern.[2] Wichtig ist dabei neben der formellen Kommunikation über alle Stufen hinweg auch der Einbezug der informellen Kommunikation – welche jedoch durchaus auch als zielgeleitet gelten kann.[3] Die interne Kommunikation kennt unterschiedliche Fließrichtungen:[4] Top-down besteht in der Regel ein Informationsfluss, der von der Unternehmensführung an die Mitarbeiter

---

1) Vgl. Jäggi (2007), S. 13
2) Vgl. Argenti/Forman (2002); Kalla (2005), S. 304.
3) Vgl. Kalla (2005), S. 304.
4) Vgl. Niederhaus (2004), S. 52 sowie Einwiller/Klöfer/Nies (2007), S. 220.

Aufgaben, Maßnahmen, Bewertungen und Leistungen sowie Zielvorstellungen kommuniziert. Bottom-up fließt dagegen ein Kommunikationsprozess von den Mitarbeitern zu den Vorgesetzten. Hier werden vor allem betriebliche Vorgänge, Probleme, Vorschläge, aber auch Gefühle und Erwartungen transportiert. Zuletzt besteht auch eine Horizontalkommunikation, also zwischen Personen einer Hierarchiestufe – sie dient vor allem der Koordination und der sozio-emotionalen Unterstützung der Mitarbeitenden.[5]

Interne Kommunikation kann als eine Fortsetzung der externen Kommunikation verstanden werden: Letztere dient einerseits der Koordination mit einer Vielzahl relevanter Anspruchsgruppen, wie etwa der Kapitalgeber, Kunden oder Lieferanten. Zugleich hat sie jedoch die Aufgabe, Informationen über den Zustand und die Entwicklung der Unternehmensumwelt an die Organisation heranzutragen, damit diese sich den sich wandelnden Bedingungen des Umfelds rechtzeitig erfolgreich anpassen kann. An dieser Stelle setzt die interne Kommunikation an – sie trägt wesentlich dazu bei, dass und wie ein Unternehmen auf die Entwicklungen in seiner Umwelt reagiert. Eine gute interne Kommunikation schafft Transparenz in einem Unternehmen, sie fördert das Verständnis und damit die Zielorientierung der Mitarbeiter. Eine mangelhafte interne Kommunikation führt zu Spannungen zwischen dem internen Unternehmensverständnis und dessen tatsächlicher Positionierung im Umfeld. Eine mangelnde kommunikative Durchlässigkeit erzeugt Trägheiten, Irrtümer und Fehlplanungen in der internen Koordination.

Je dynamischer das Unternehmensumfeld, desto wichtiger eine reaktionsschnelle, lebendige interne Kommunikation. Nur ein schneller, die tatsächlichen Gegebenheiten zuverlässig vermittelnder Informationsfluss ermöglicht es Mitarbeitern, effizient und effektiv zu arbeiten. In der heutigen Zeit lässt sich kaum noch eine Branche ausmachen, in der Tempo, Reaktionsfähigkeit und Beweglichkeit nicht von kritischer Bedeutung wären. Die jüngste Finanzkrise zeichnete sich auch durch eine nie zuvor erlebte Dynamik in der Anpassung der unternehmerischen Produktionsstrukturen an ein prekäres Umfeld aus – innerhalb weniger Wochen wurden Kapazitäten in Antizipation der Krise reduziert, um bei einem erneuten Anziehen der Nachfrage ebenso schnell wieder ausgebaut zu werden. Damit zeigt sich: Unternehmen, die sich eines Kommunikationssystems bedienen, welches Flexibilität, Durchlässigkeit und Dynamik gewährleistet, können auch in schwierigen Zeiten zu den Gewinnern gehören.[6]

Die Aufgabenstellung der internen Kommunikation ist jedoch nicht nur dynamisch, sie ist auch ausgesprochen vielfältig und komplex, spiegelt sie doch die Unternehmenskultur mit ihren ebenso dynamischen, vielfältigen und komplexen Normen, Werten und Zielen wider.[7] Die interne Kommunikation wird auch als Kitt oder Klebstoff eines Unternehmens bezeichnet, da sie ein vielteiliges Gefüge zusammenhält, welches zerfällt, sobald seine Mitglieder nicht mehr koordiniert und in Bezug aufeinander agieren. Erst indem Mitarbeiter mit den Zielen, Werten und der Kultur des Unternehmens vertraut gemacht werden, wird es handlungsfähig und

---

5) Vgl. Einwiller/Klöfer/Nies (2007), S. 220.
6) Vgl. Mast (2007), S. 757; Niederhaus (2004), S. 7.
7) Vgl. Buckley/Monks/Sinnot (1998); Smidts/Pruyn/van Riel (2001); Dolphin (2005).

kann auf ein gemeinsames Ziel ausgerichtet werden. Zudem kann die interne Kommunikation Arbeitsabläufe und Entscheidungsprozesse im Unternehmen beschleunigen. Jäggi definiert entsprechend die Ausrichtung des Denkens, Fühlens und Verhaltens der Mitarbeiter an den strategischen Zielen der Organisation als das vordringlichste Ziel der internen Kommunikation.[8]

10.2.2 Interne Kommunikation und Unternehmenskultur

Heute wird das Potenzial einer professionellen internen Kommunikation allzu oft noch nicht zu einem befriedigenden Maß ausgeschöpft. Die Bedeutung einer belastbaren Unternehmensidentität und -kultur wird zwar theoretisch anerkannt, ihre Pflege steht in der Praxis dann jedoch zur Disposition der momentanen Aufmerksamkeit sowie selbstverständlich der verfügbaren Ressourcen.[9] Möglicherweise lässt sich dieser Umstand auch damit erklären, dass die Zielgrößen der internen Kommunikation – die Identität und Kultur – auf der Führungsebene als allzu »weich« oder abstrakt empfunden werden. So kann die enorme Bedeutung der Identifikation der Mitarbeiter mit ihrem Unternehmen allzu schnell unterschätzt werden.[10]

Dabei sind die Wirkungen einer erfolgreichen internen Kommunikation, einer klaren Unternehmensidentität durchaus greifbar – sie reichen von einer Erhöhung der Leistungsbereitschaft und -fähigkeit der Mitarbeiter, über die Senkung von Fluktuation und Abwesenheitszeiten, bis hin zur Verbesserung der Arbeitsqualität oder des Teamverhaltens. Eine klar definierte, geteilte Unternehmensidentität vermag etwa die Innovations- und Kundenorientierung und eine effiziente Anpassung von Organisationsstrukturen zu befördern.[11]

Eine erfolgreiche interne Kommunikation trägt zu einem Wir-Gefühl bei, das Stolz auf die eigene Organisation entstehen lässt. Identifizieren sich die Mitarbeiter mit einem Unternehmen, so nehmen sie dieses als Einheit war, und sich selbst als Teil dieser Einheit. In diesem Fall treten die Mitarbeiter als Botschafter des Unternehmens auf und leisten so einen Beitrag zur Stärkung der Unternehmensmarke, der durch kein Marketingbudget zu bezahlen wäre. Aufgrund ihrer hohen Glaubwürdigkeit als Botschafter eines Unternehmens prägen Mitarbeiter nachhaltig seine Außenwahrnehmung und Reputation.[12] Im Positiven jebenso wie im Negativen.

Eine starke Kultur und Identifikation befördert auch die Loyalität der Mitarbeiter.[13] Mitarbeiterloyalität setzt sich zusammen aus Mitarbeiterzufriedenheit und Mitarbeitermotivation. Natürlich trägt eine Vielzahl individueller Faktoren zur Zufriedenheit und Motivation eines jeden Mitarbeiters bei – die interne Kommunikation kann jedoch einen prägenden Einfluss ausüben.[14] Auch die Mitarbeiterloyalität entfaltet in der Praxis greifbare Auswirkungen auf deren Einsatzbereitschaft und auch auf ihre Wechselbereitschaft. Qualifizierte Mitarbeiter stellen nicht zuletzt

---

8) Vgl. Jäggi (2007) S. 15.
9) Vgl. Argenti/Forman (2002); Tourish/Hargie (2004); Olivier (1997); Kalla (2005), S. 302.
10) Vgl. Dolphin (2005), S. 173; Smidts/Pruyn/van Riel (2001).
11) Vgl. Jäggi (2007), S. 17.
12) Vgl. Jäggi (2007), S. 16.
13) Vgl. Einwiller/Klöfer/Nies (2007), S. 224.
14) Vgl. Jäggi (2007), S. 16.

wertvolles Humankapital dar, dessen Verlust empfindlich schmerzen kann – und immer wieder auch am Kapitalmarkt abgestraft wird.

Nicht zuletzt ist auch die Strategie ein bedeutendes Element einer Unternehmensidentität. Wie die Vision oder Mission beschreibt die Strategie die Ziele und den Weg eines Unternehmens. Die Strategie gibt damit jene Ziele vor, auf die die Organisation ausgerichtet wird – sie wirkt orientierend und koordinierend. Wurde eine Strategie in der Geschäftsleitung erarbeitet, muss diese anschließend von den weiteren Mitgliedern des Unternehmens verstanden und schließlich umgesetzt, also mit Leben gefüllt werden. Mit der Ausrichtung des Denkens, Fühlens und Verhaltens der Mitarbeiter auf diese Strategie, dem sog. Strategic Alignment, trägt die interne Kommunikation wesentlich zum Erfolg, zur Zielerreichung bei. Eine gut kommunizierte Unternehmensstrategie gibt der Organisation Halt, mit ihr spüren die Mitarbeiter die Unternehmensführung. Die Strategie, gelebt und kommuniziert von der Geschäftsleitung und den Vorgesetzten, vermittelt also Orientierung und Sinn und stärkt so die Sicherheit und das Vertrauen der Mitarbeiter in das Unternehmen.

10.2.3 Interne Kommunikation in Umbruchsituationen

Krisenzeiten sind aus Sicht der betroffenen Unternehmen stets auch Zeiten der Anpassung und Veränderung. Der internen Kommunikation kommt daher vor allem in Umbruchsituationen, etwa bei Unternehmensrestrukturierungen, eine besondere Bedeutung zu.[15] »How change gets communicated and talked about is crucial to its success«.[16] Veränderungsprozesse gehen immer auch mit Sorgen, Ängsten und Verunsicherungen einher. Mitarbeiter erarbeiten sich ein Bild ihres Arbeitsumfeldes, an welches sie sich anpassen und unter Bezug auf das sie agieren und Entscheidungen fällen. Wenn sie nun erfahren, dass dieses Bild nicht mehr zutreffend ist und angepasst werden muss, entsteht eine Phase der Verunsicherung, der Suche nach einem neuen, zutreffenden Bild – bis sich die neuen Unternehmensstrukturen etabliert haben und neue, zuverlässige Routinen in der Interaktion mit diesen Strukturen eingeübt werden konnten.

Die unumgängliche Phase des Umbruchs und der Verunsicherung kann schlimmstenfalls zu erheblichen Konflikten und Widerständen gegenüber dem Wandelvorhaben führen. Unternehmensstrukturen sind ebenso wie die Wahrnehmungen der Mitglieder immer einer gewissen Trägheit unterworfen. Um also Widerstände und Ängste abzubauen und eine zügige Anpassung an notwendige Veränderungen zu erreichen, müssen die Bedürfnisse der Mitarbeiter nach Informationen und Kommunikation berücksichtigt werden. Je weniger vorhersagbar und erklärbar das individuelle Umfeld ist, desto eher entstehen Unsicherheiten, Konflikte und Reibungsverluste – desto träger und schmerzhafter gestalten sich Anpassungsprozesse.

---

[15] Meier (2002); Müller (2005).

[16] Palmer/Dunford/Akin (2009), S. 291.

10.3 Qualitätskriterien guter interner Kommunikation

Unternehmen sollten daher in Umbruchsituationen nicht den Fehler machen, die interne Kommunikation als eine Art Anhängsel zu betrachten, ein notwendiges Übel, welches sich an das Fällen und die Umsetzung notwendiger Entscheidungen anschließt – und guten Gewissens an die Spezialisten der internen Kommunikation delegiert werden kann. Je eher die interne Kommunikation in die strategische Planung des Veränderungsprozesses eingebunden wird, desto früher kann das Unternehmen mobilisiert, auf eine Veränderung vorbereitet und durch diese begleitet werden. Kommunikation in Phasen der Veränderung besteht nicht aus einer Reihe disparater Einzelmaßnahmen sondern aus einem konsistent gestalteten, strategisch geleiteten Prozess. Gemäß Meier (2002) ist interne Kommunikation in Umbruchsituationen dann besonders wirksam, wenn Mitarbeiter nicht erst informiert werden, wenn alles entschieden ist, also vor vollendete Tatsachen gestellt werden, sondern wenn Mitarbeiter auch in Entscheidungen einbezogen werden, die noch im Fluss sind.

Werden Mitarbeiter in die Entwicklung neuer Ziele eingebunden, erkennen sie diese eher als die eigenen an – statt sich gegen sie zu versperren, sie verhindern oder umgehen zu wollen. Der Dialog sollte also idealerweise vor, während sowie nach den Unternehmensrestrukturierungen gesucht werden. Eine frühzeitige kommunikative Einbindung vermeidet auch den Eindruck der Manipulation – in seiner Theorie der Reaktanz beschreibt Brehm (1966), dass die Wahrnehmung eines psychischen Drucks und damit einer Einschränkung des subjektiven Freiheitsspielraums (wie etwa im Falle einer überwältigenden oder überrumpelnden Kommunikation) genau das Gegenteil des erwünschten Verhaltens auslösen kann. Müller (2005) geht daher davon aus, dass der Schlüssel zum Erfolg eines Wandelvorhabens im Abbau wahrgenommener Unsicherheiten und in der Führung mittels vertrauensschaffender Kommunikation liegt.[17]

Vertrauen ist die Voraussetzung dafür, dass Mitarbeiter den Mitteilungen der Unternehmensführung Glauben schenken und bereit sind, den neuen Vorgaben zu folgen. Wenn die Unternehmensführung in Umbruchsituationen ein neues Bild des Unternehmensumfelds zeichnet und entsprechende Anpassungen an dieses einfordert, so hängt es von der Glaubwürdigkeit der Führung ab, ob die Mitarbeiter bereit sind, das gezeichnete Bild als das ihre zu akzeptieren und neu in Hinblick auf dieses zu agieren. Erneut zeigt sich, dass die Betroffenen nicht überrumpelt werden sollten, sondern kommunikativ in ihrer aktuellen Realität abgeholt werden müssen. Wenn Mitarbeitern über lange Zeiträume hinweg kommuniziert wurde, dass das Unternehmen in einem ausgezeichnet Zustand sei und seine Herausforderungen vorausschauend und angemessen angehe, so entsteht eine Art kognitive Dissonanz, wenn die Organisation dennoch in eine Krise abrutscht und die Strukturen des Unternehmens plötzlich als unzureichend und anpassungsbedürftig beschrieben werden.[18] Auch dies kann wiederum Ausweich- oder Widerstandsverhalten zur Folge haben.

---

[17] Vgl. Müller (2005), S. 75.   [18] Festinger (1978).

Kommunikation ist daher die Basis der Vertrauensbildung auch im Unternehmen.[19] Meier (2002) beschreibt, dass die Bedeutung einer offenen, ehrlichen und vertrauensbildenden Kommunikation gerade in Veränderungsprozessen sprunghaft ansteigt. Die zentrale Bedeutung einer konsistenten und stetigen Kommunikation haben Miller und Monge (1985) aufgezeigt – sie konnten verdeutlichen, dass unterschiedliche Kommunikationen über ein Wandelvorhaben tatsächlich auch unterschiedliche Wahrnehmungen bei den Zielgruppen hervorrufen können. Selbst negative Informationen werden von Mitarbeitern dabei als hilfreicher empfunden, als gar keine Informationen. Ein stetiger Informationsfluss über die gesamte Dauer des Wandelvorhabens kann Unsicherheiten besser abbauen als eine ausführliche einmalige Information.

> Mitarbeiter müssen kontinuierlich überzeugende Ergebnisse liefern – ebensolche erwarten sie daher von ihren Arbeitgebern. Eine professionelle interne Kommunikation muss sich daher an einer Reihe anspruchsvoller – und bisweilen auch spannungsträchtiger – Gütekriterien messen lassen:
>
> - Zielgruppengerechtigkeit: Fakten müssen für einzelne Mitarbeiter oder Mitarbeitergruppen zielgruppengerecht übersetzt und konkret auf das Arbeitsumfeld heruntergebrochen werden. Je persönlicher die Kommunikation ist, desto mehr fühlt sich der einzelne Mitarbeiter angesprochen.
> - Mehrsprachigkeit/Kulturelle Angemessenheit: In mehrsprachigen Unternehmen, die Mitarbeiter aus verschiedenen Kulturen vereinen, gilt es, sprachliche ebenso wie kulturelle Unterschiede zu beachten und entsprechend differenziert und angemessen zu kommunizieren.
> - Ehrlichkeit und Klarheit: Um Mitarbeitern einen Nutzen zu bieten, muss die Kommunikation ehrlich in der Themengestaltung sowie klar in der Form und Aufbereitung sein. Blumige Worte, welche harte Fakten zu verschleiern suchen, dienen nicht der Überzeugungskraft oder Glaubwürdigkeit einer Mitteilung.
> - Verständlichkeit: Nur Informationen, die verstanden werden, können auch verwendet und weitergegeben werden. Verständnis ist das grundlegendste aller Wirkungsziele.
> - Aktualität: Um von einer Information profitieren zu können, muss diese rechtzeitig vermittelt werden. Dies bedingt auch das Vorhandensein und die Nutzung schneller Kommunikationskanäle.
> - Kontinuität und Zuverlässigkeit: Kontinuierliche und verlässliche Kommunikation ist neben formal professionell gestalteten Medien ein Qualitätsmerkmal der internen Kommunikation. Vertrauen wird nur im Laufe der Zeit aufgebaut, auch die interne Kommunikation muss sich eine Reputation erarbeiten – den Ruf der Glaubwürdigkeit und Zuverlässigkeit. Dies erfordert vor allem inhaltliche wie formelle Kontinuität.

---

[19] Doppler/Lauterburg (2002).

- Strategische Orientierung: Kommunikation ist stets als Gesamtpaket zu betrachten, da Mitarbeiter die verschiedenen Instrumente und Maßnahmen der internen Kommunikation als Ganzes wahrnehmen. Eine widerspruchsfreie Kommunikation auf allen Stufen und die Abstimmung zwischen den einzelnen Akteuren sind daher von großer Bedeutung.

Nicht zuletzt ist auch bei der internen Kommunikation zu beachten, dass Kommunikation nie nur eine einseitige Mitteilung ist, sondern eine Aktivität des Gegenübers erfordert. Vertrauen und Verständnis werden erst in einem Dialog erzeugt, dieser ist damit auch eine Voraussetzung für das aktive Mitwirken der Mitarbeiter. Zuhören, die Offenheit für ein Feedback, gilt als Grundvoraussetzung für gute Kommunikation. Abweichende Meinungen sollten dabei gesucht und respektiert werden.

Zusammenfassend kann festgehalten werden, dass unvermeidliche Turbulenzen, die im Rahmen einer Unternehmensrestrukturierung entstehen, besser überstanden werden können, wenn ein Vertrauensverhältnis zwischen der Belegschaft und der Unternehmensleitung besteht. Ziele der internen Kommunikation in Umbruchsituationen sind daher vor allem:[20] Schaffung von Transparenz, Vermittlung von Zielen, Aufbau eines Relevanzverständnisses, Vermittlung von Nutzenkriterien für einzelne Individuen und Gruppen. Erneut steht dabei die Zielgruppenangemessenheit der Kommunikation im Vordergrund. So wird den Mitarbeitern erleichtert, die persönliche Situation an die neue Lage und Struktur des Unternehmens anzupassen. Durch eine frühzeitige, kontinuierliche und dialogische Kommunikation werden Unsicherheiten und Ängste, und damit Trägheiten, Widerstände und Ausweichversuche abgebaut und in solche Verhaltensweisen transformiert, die eine effiziente und zügige Umsetzung notwendiger Veränderungen ermöglichen.

10.4 Mit interner Kommunikation Orientierung in der Krise geben

Um die Unternehmensstrategie zu verstehen und umzusetzen, brauchen Mitarbeiter einen Sinnzusammenhang – ein Verständnis dafür, inwieweit sie mit ihrer täglichen Arbeit einen positiven oder negativen Beitrag zur Erreichung der globalen Unternehmensziele leisten. Ein ausreichender Sinnzusammenhang kann nicht durch einen einheitlichen, universell gültigen Kanal hergestellt werden, er muss durch das Management auf lokaler Ebene unterstützt werden, indem es auf die spezifischen Stellen, Funktionen, Tätigkeiten und Teams eingeht. Andererseits müssen lokale Linienmanager fähig sein, ihrem Team aufzuzeigen, wie ihre tägliche Arbeit in das übergeordnete Bild der Unternehmenstätigkeit passt, um den geforderten Sinnzusammenhang sowie die Konsistenz zwischen den Tätigkeiten der Mitarbeiter und den zu erreichenden, unternehmensübergreifenden Zielen zu sichern. Diese

---

[20] Vgl. Müller (2005), S. 76.

Aufgabe erfordert offensichtlich vom Management selbst ein umfassendes und klares Verständnis der Unternehmensstrategie.

Der Sinnzusammenhang ist auch bei der Übermittlung von schwierigen Informationen wichtig (z.B. Entlassungen, Betriebsschließungen). In Krisensituationen sorgen sich die Mitarbeiter meist mehr um die Konsequenzen, welche sich aus der aktuellen Lage für sie selbst ergeben. Welche Bedeutung solche Ereignisse aber für das Unternehmen, sowie das Erreichen strategischer Ziele hat, erscheint ihnen weniger relevant. In solchen Situationen werden Vertrauen, Glaubwürdigkeit und Transparenz zu kritischen Faktoren. Die Mitarbeiter tendieren dazu, bei jeder formalen Kommunikation zwischen den Zeilen zu lesen und ein gegebenenfalls auftretendes Informationsvakuum mit Spekulationen und Gerüchten zu füllen. Sie suchen unter solchen Umständen lokal nach Klarheit, Beruhigung und Bereinigung. Studien zeigen, dass Mitarbeiter, auch wenn sie Zugang zu verschiedenen Online- und Printkanälen haben, mehr Vertrauen in die direkte Kommunikation mit ihren Vorgesetzten legen, da sie glauben, dass dieser ihnen die »richtige Version der Geschichte« ohne Eigeninterpretation erzählt.

Dies ist eine Gelegenheit, innerhalb des Unternehmens einen Dialog über die Strategie und Bewältigung der Krise zu führen. Die Fähigkeit, Feedback einzuholen, ist für Unternehmen von unschätzbarem Wert, wenn sie dieses systematisch sammelt und überprüft. Das Unternehmen kann so das Feedback nutzen, um schnell Verständnislücken sowie Stellen, an denen weiter Kommunikation betrieben werden muss, zu identifizieren. Häufig können Mitarbeiter zu den Vorschlägen der Unternehmensführung greifbare Bedenken oder mögliche Schwierigkeiten erkennen und mitteilen, welche von jenen, die weiter von der operativen Front entfernt sind, nicht in Betracht gezogen wurden. Ebenso können sie neue Ideen und Vorschläge einbringen, welche dazu dienen, das Unternehmen weiter zu stärken.

Die Literatur fordert immer wieder, dass leitende Führungskräfte sich im ganzen Unternehmen wahrnehmbar machen sollten (»Management-by-walking-around«). Dabei wird gerne übersehen, dass in vielen Unternehmen das Verhältnis von Top-Management zu Mitarbeitern eines von eins zu einigen Tausend ist. Moderne Unternehmen bieten der internen Kommunikation ein sehr disperses Publikum. Somit stehen die Chancen schlecht, dass es ein CEO schafft, seiner täglichen Arbeit nachzugehen und gleichzeitig jedem Mitarbeiter die Menge an persönlicher Aufmerksamkeit zu widmen, welche der Mitarbeiter zu verdienen glaubt. Daher ist es sinnvoll, auch Kommunikationsaufgaben auf viele Schultern zu verteilen. Dem lokalen Management kann auch Selbstbewusstsein vermittelt werden, ihr Vertrauen kann gestärkt werden, wenn sie sich bewusst sind, dass es ihre Aufgabe ist, jenes Wissen an die Mitarbeiter vor Ort zu vermitteln, welches zuvor mit dem CEO und den leitenden Führungskräften abgestimmt wurde.

10.5 Fazit: Die Krise als Chance

Damit zeigt sich erneut eine alte Weisheit: Jeder Krise liegt auch eine Chance inne. In ökonomischen Rezessionen entstehen immer wieder neue Industrien und

Geschäftsmodelle. Notwendige Bereinigungs- und Anpassungsprozesse verändern das Wettbewerbsumfeld – alte Wettbewerber und Kooperationspartner fallen weg, neue treten hinzu. Eine Krise zwingt dazu, das Selbstverständnis, die eigenen Ziele und das eigene Handeln zu reflektieren und eingefahrene Praktiken zu hinterfragen. Sie gibt Anstoß, das Unternehmensumfeld neu zu erkunden, zu verstehen und zeitgemäße strategische Reaktionen zu entwickeln. Tatsache ist: Gravierende Veränderungen werden innerhalb eines Unternehmens vor allem in Krisenzeiten implementiert. Wir hatten daher bereits festgestellt: In Krisenzeiten erweisen sich Führungspersönlichkeiten.

Durch eine gute kommunikative Krisenbewältigung, welche die Mitarbeiter frühzeitig, ehrlich und verständlich informiert und ihnen kontinuierliche Orientierung bietet, erarbeitet sich die Unternehmensführung intern einen Ruf der Vertrauens- und Glaubwürdigkeit – soziales Kapital, auf das auch in Zukunft gebaut werden kann. Als Botschafter des Unternehmens können Mitarbeiter auch in Krisenzeiten auf weitere, externe Anspruchsgruppen – wie etwa Kunden – beruhigend wirken und Sicherheit vermitteln. Sofern sie dazu kommunikativ in die Lage versetzt wurden. Nicht zuletzt bieten Krisenzeiten die Chance, eine interne Kommunikation zu etablieren, die auf Offenheit und Dialog beruht, und damit das Wissen, Engagement und die Kreativität der Mitarbeiter freisetzt und für das Unternehmen nutzbar macht. Kommunikativ frühzeitig eingebundene und aktivierte Mitarbeiter bauen zügig verständliche Angstreaktionen wie Widerstände, Trotz oder Ausweichverhalten ab. Sie entwickeln ein Verständnis für neue Unternehmensziele und die notwendige Motivation für deren Umsetzung. Basierend auf einer dialogischen Unternehmenskultur entwickelt sich Loyalität und Identifikation mit dem Unternehmen. Wenn Mitarbeiter das Vertrauen haben, kritisches Feedback offen zu kommunizieren, entstehen schließlich flexiblere, anpassungsfähigere und dynamischere Unternehmensstrukturen. Genau solche Strukturen also, die es dem Unternehmen ermöglichen, auch die nächste Krise erfolgreich zu meistern.

- Glaubwürdigkeit ist alles.
  Versprechen Sie nicht zu viel.
- Reden Sie Klartext.
  Wenn es schlecht läuft, wollen die Menschen wissen, woran sie sind.
- Hören Sie zu.
  Zeigen Sie Verständnis und Anteilnahme.
- Verwenden Sie Ihre Werkzeuge.
  Bestimmen Sie die Sicht auf die Dinge und verwenden Sie sämtliche Kanäle, direkte und indirekte: Intranet, Mitarbeiterzeitungen, Gespräche.
- Kommunizieren Sie regelmäßig.
  Die Sachlage verändert sich ständig, auch wenn Sie nicht Stellung dazu nehmen.
  Das Unternehmen möchte spüren, dass Sie Verantwortung übernehmen.

- Identifizieren Sie Ihre Stakeholder.
  Lernen Sie, ihre individuellen Bedürfnisse zu verstehen.
  Seien Sie vorbereitet, um auf ihre Argumente eingehen zu können.
- Halten Sie sich Ihre Optionen offen.
  Vermeiden Sie Aussagen, die Sie später evtl. zurücknehmen müssen.
  Stehen Sie dazu, wenn Sie etwas nicht wissen.
- Machen Sie sich bewusst, was Sie sagen wollen und wie Sie es sagen wollen.

Literatur

Argenti, P.A./Forman, J.: The Power of Corporate Communication: Crafting the Voice and Image of Your Business, New York 2002.

Brehm, J. W.: A Theory of Psychological Reactance, New York 1966.

Buckley/Monks/Sinnott, A.: Communications enhancement: a process dividend for the organization and the HRM department?, Human Resource Management 1998, S. 221–234.

Dolphin, R.: Internal Communications: Today's Strategic Imperative. Journal of Marketing Communications 2005, S. 171–190.

Doppler, K./Lauterburg, C.: Change Management. Den Unternehmenswandel gestalten, Frankfurt am Main 2002.

Egli, V.: Abkehr vom Turm zu Babel: Vom wachsenden Bedürfnis nach einer klaren Sprache, in Jäggi, A./Egli, V. (Hrsg.), Interne Kommunikation in der Praxis, Zürich 2007, S. 97–107.

Einwiller, S./Klöfer, F./Nies, U.: Mitarbeiterkommunikation, in Schmid, B./Lyczek, B., Unternehmenskommunikation: Kommunikationsmanagement aus Sicht der Unternehmensführung, Wiesbaden 2007, S. 217–256.

Festinger, L.: Theorie der kognitiven Dissonanz, Bern 1978.

Jäggi, A.: Was interne Kommunikation bewirkt: Eine Einführung, in Jäggi, A./Egli, V. (Hrsg.), Interne Kommunikation in der Praxis, Zürich 2007, S. 11–26.

Kalla, H.: Integrated internal communications: a multidisciplinary perspective, Corporate Communications 2005, S. 302–314.

Mast, C.: Interne Unternehmenskommunikation: Der Dialog mit Mitarbeitern und Führungskräften, in Piwinger, M./Zerfass, A. (Hrsg.), Handbuch Unternehmenskommunikation, Wiesbaden 2007, S. 757–776.

Meier, P.: Interne Kommunikation von Unternehmen. Von der Hauszeitung bis zum Intranet, Zürich 2002.

Miller, K. I./Monge: Social information and employee anxiety about organizational change, Human Communication Research 1985, S. 365–368.

Müller, C. D.: Vertrauensschaffende Kommunikation im Unternehmenswandel, Dissertation, Universität St. Gallen 2005.

Niederhaus, C.: Interne Kommunikation. Schnell und effektiv: Vertrauen und Zusammenarbeit gezielt aufbauen, Göttingen 2004.

Oliver, S.: Corporate Communication: Principles, Techniques and Strategies, London 1997.

Palmer, I./Dunford, R./Akin, G.: Managing Organizational Change, New York, 2. Auflage 2009.

Schick, S.: Interne Unternehmenskommunikation: Strategien entwickeln, Strukturen schaffen, Prozesse steuern, Stuttgart, 3. Auflage 2007.

Semling, C.: Information und Kommunikation in Organisationen – eine Facette der Organisationskultur: Ein verhaltensorientierter Ansatz zur Analyse der Kultur in Organisationen, in Crijns, R./Janich, N. (Hrsg.), Interne Kommunikation von Unternehmen: Psychologische, kommunikationswissenschaftliche und kulturvergleichende Studien, Wiesbaden, 2. Auflage 2009, S. 7–36.

Smidts, A./Pruyn, A. T. H./Van Riel, C. B. M.: The impact of employee communication and perceived external prestige on organizational identification, Academy of Management Journal 2001, S. 1051–1062.

Tourish, D./Hargie, O.: »The communication consequences of downsizing trust, loyalty, and commitment«, in Tourish, D., Hargie, O. (Hrsg.), Key Issues in Organizational Communication, London 2004, S. 17–36.

11. Grundsätzliche Vorgehensweise bei Restrukturierungsprojekten

von Jürgen Brandt

Übersicht

11.1 Einleitung 680
11.2 Phase der Grobanalyse 681
11.3 Detailanalyse und Erstellung des Restrukturierungskonzeptes 683
11.4 Freigabe des Restrukturierungskonzeptes 684
11.5 Umsetzung des Restrukturierungsprozesses 685
11.6 Fazit 685

11.1 Einleitung

Ich möchte meiner Erläuterung der Vorgehensweise bei Restrukturierungsprojekten ein Zitat von Philipp Rosenthal voranstellen, das lautet:

> *Wer zu früh an die Kosten denkt, ruiniert die Kreativität.*
> *Wer zu spät an die Kosten denkt, ruiniert das Unternehmen.*

Sicherlich wird man auch einen Blick in die Bilanz werfen. Speziell gewisse »Formulierungen« im »Lagebericht« sollten die Alarmglocken läuten lassen:

- »Die langfristigen Aussichten sind positiv« heißt auf Deutsch: »Das Unternehmen macht kurzfristig Verluste.«
- »Die Gesellschaft hat ihre Vorratshaltung vergrößert« heißt: »Der Absatz ist stark zurückgegangen.«
- »Die Liquidität war im abgelaufenen Geschäftsjahr gesichert« bedeutet: »Bis zum Bilanzstichtag konnte die Zahlungsunfähigkeit vermieden werden.«

Die Erfahrung zeigt, dass insbesondere für Kreditinstitute aus den verschiedensten Gründungen das »Restrukturierungsmanagement« von großer Bedeutung ist. Die Gründe können im Folgenden liegen:

- Es bestehen steigende Bestandsrisiken im Firmenkundengeschäft aufgrund der konjunkturellen und wirtschaftlichen Entwicklung.
- Basel II: Die Banken müssen zukünftig ein erhöhtes Augenmerk auf ein frühzeitiges Erkennen von Problemkrediten legen und außerdem über einen geregelten Prozess einer Sanierung verfügen.
- MaK fordern separate Prozesse für die »Intensivbetreuung« und die »Problemkreditbearbeitung«.

In der Praxis werden Krisen häufig zu spät erkannt und/oder die Krisenbewältigung wird zu spät in Angriff genommen. Hierbei werden Krisensymptome verdrängt und oft in ihrer Bedeutung falsch eingeschätzt.

Zudem werden Krisen oft durch Verzögerung und Verschleierungstaktiken der Unternehmen gegenüber den Banken »versteckt«. Kurskorrekturen werden nur halbherzig oder falsch bzw. oft zu spät durchgeführt. Das Management und die Gesellschafter sind bei dieser Problemlage völlig überfordert.

Aus dem bisher Gesagten geht hervor, dass die Banken eine besondere Rolle in dieser Situation spielen. Die Banken haben in Krisenfällen eine hohe Verantwortung: Ohne ihre Mitwirkung kann die Existenz des Krisenunternehmens nicht erhalten werden und andere Gläubiger können mit in den möglichen Insolvenzstrudel gezogen werden. Deshalb müssen die Banken Restrukturierungsmaßnahmen besonders sorgfältig prüfen und fundiert beurteilen, denn es drohen eventuell Vorwürfe seitens der Eigentümer, Arbeitnehmer, Gewerkschaften, Gläubiger, Politik und Medien.

Für die Prüfung von Restrukturierungsmaßnahmen sind externes betriebswirtschaftliches und juristisches Fachwissen sowie praktische Erfahrung in Sanierungs- und Krisenfällen fast immer notwendig.

Zunächst sollte eine Sanierungsprüfung vorgenommen werden, um den Ablauf des Restrukturierungsfalles zu prüfen. Anhand der letzten Bilanz oder der Zwischenzahlen wird man haufig feststellen, dass die Ertragslage Einbrüche aufzeigt und die Substanz meistens zunehmend aufgezehrt ist.

Die freie Liquidität des Unternehmens tendiert hierbei meistens gen Null, die Kreditlinien sind weitgehend ausgenutzt und nicht abgesprochene Überziehungen beginnen.

Das Unternehmen versucht dann, der wirtschaftlichen Krise entgegenzutreten, jedoch fehlt das nötige Know-how zum Turnaround. Hierbei werden die Krisensymptome leider oft falsch eingeschätzt. In der Folge kommt es zu Störungen in den Geschäftsbeziehungen mit der Bank.

11.2 Phase der Grobanalyse

Zu Beginn der Restrukturierungsmaßnahmen erfolgt eine Grobanalyse. Die Grobanalyse hat folgende Inhalte:

- Systematische Lagebeurteilung über das Krisenunternehmen, d.h. Vor-Ort-Prüfung der Auswirkungen der Krise auf die Vermögens-, Liquiditäts- und Ertragslage des Unternehmens.
  Die Ausführung liegt meistens bei der Geschäftsführung des Unternehmens unter Zuhilfenahme eines erfahrenen Interim-Managers unter fallweiser Hinzuziehung von Mitarbeitern des Unternehmens. Die Vorgehensweise ist zunächst eine betriebswirtschaftliche Analyse (Status/Planung) mithilfe von
  - Bilanzen,
  - aktuellen BWAs,
  - ggf. vorliegenden Ertrags- und Liquiditätsplänen,
  - Basisinformationen aus dem Rechnungswesen/Controlling,
  - Auftragsbeständen,
  - Kundenstruktur,
  - Organisations- und Personalstruktur,
  - Kapazitätsplänen/Auslastung,
  - einer groben Wettbewerbsanalyse,
  - Hauptkonkurrenten,
  - Stärken/Schwächen sowie Erarbeitung von Restrukturierungspotenzialen und Kostensenkungspotenzialen.

Diese Phase endet mit der Einschätzung eines erwarteten Ergebnisses innerhalb von sechs bis acht Arbeitstagen, hierbei sollten erste Aussagen und Grundlagen für die weiteren Verhandlungen zwischen den Beteiligten (Banken, Gesellschaftern, Gläubigern und eventuell Betriebsrat) geschaffen werden.

Die Grobanalyse sollte Antworten auf folgende Fragen geben:

- Ist das Unternehmen sanierungs*fähig*?
- Ist das Unternehmen sanierungs*würdig*?

- Welche Erfolgspotenziale können als Fundament einer Restrukturierung dienen?
- Welche Sofortmaßnahmen müssen eingeleitet werden?
- Kann das Management die Restrukturierung alleine bewältigen?
- Woher droht Widerstand?
- Wo kann mit Unterstützung gerechnet werden?

Bei dieser Phase geht es zunächst um Sofortmaßnahmen. Zu den Sofortmaßnahmen zählen insbesondere folgende Punkte:

- führungsorientierte Sofortmaßnahmen,
- finanzwirtschaftliche Sofortmaßnahmen,
- leistungswirtschaftliche Sofortmaßnahmen,
- soziale Sofortmaßnahmen,
- organisatorische Sofortmaßnahmen,
- informative Sofortmaßnahmen.

Die *führungsorientierten* Sofortmaßnahmen enthalten:

- Identifikation der Person oder Personengruppe, die die Führung des Unternehmens für die Dauer der Krisenbewältigung übernehmen kann (Geschäftsführung zusammen mit einem externen Interims-Manager);
- Sicherstellung der systematischen Abläufe/der Planung sowie der Steuerung des Restrukturierungsprozesses.

Die *finanzwirtschaftlichen* Sofortmaßnahmen sorgen dafür, dass die Sicherstellung der Zahlungsfähigkeit/Liquidität während des Sanierungsprozesses und die Verhinderung der Überschuldung erreicht werden. Liquiditätsengpässe sind zu beseitigen. Das finanzielle Gleichgewicht ist hierbei zu stabilisieren.

Mögliche Ansätze sind eigene Anstrengungen, wie Verflüssigung von Aktiva, Gesellschafterdarlehen/Zuschüsse/Kapitalerhöhung und Aufnahme neuer Gesellschafter. Es gibt aber auch Maßnahmen unter Mitwirkung der Banken, Lieferanten (Verzicht auf Forderungen), Mitarbeiter (Verzicht auf Lohn) und Dritter.

Die *leistungswirtschaftlichen* Sofortmaßnahmen beinhalten eine Reduktion der Verlustpotenziale, eine Verringerung der Liquiditätsabflüsse durch aktives Cash Management und die Durchführung von Kosteneinsparungsmaßnahmen in allen Bereichen, z.B. in der Beschaffung, Produktion (Make or buy), im Vertrieb, Personal etc. Wesentlich ist hierbei die Abwägung zwischen kurzfristigem Sanierungserfolg einerseits und Sicherung der mittelfristigen, langfristigen Existenz des Unternehmens (Erhalt von Arbeitsplätzen).

Die sozialen Sofortmaßnahmen beinhalten die Erhaltung der Leistungsbereitschaft der Mitarbeiter im Anfangsstadium des Restrukturierungsprozesses durch umfassende Information und Kommunikation (z.B. Betriebsversammlung) durch gezielte vertrauensbildende Maßnahmen und Vermittlung der Leitlinien der vorgesehenen Restrukturierung.

Die *organisatorischen* Sofortmaßnahmen enthalten die Veränderung der Unternehmensstruktur zur Sicherung der sanierungsgerechten Führung sowie die Regelung der Verantwortung und Kompetenzen mit einer Verkürzung der Berichts- und Entscheidungswege sowie die Zusammenlegung bisher organisatorisch getrennter Bereiche.

Die *informativen* Sofortmaßnahmen beinhalten eine intensive Kommunikation mit Kunden, Lieferanten, Banken mit dem Ziel, vertrauensbildende Maßnahmen zu schaffen und negativem Krisengerede und schlechter Presse entgegenzuwirken.

11.3 Detailanalyse und Erstellung des Restrukturierungskonzeptes

Wir kommen nun zu einer Teilanalyse und der Erstellung eines Restrukturierungskonzeptes. Die Inhalte hierbei sind:

- Schaffung einer verlässlichen Informationsbasis;
- detaillierte Darstellung der Stärken und Schwächen des Unternehmens;
- Prüfung der mittel- und langfristigen Wettbewerbsfähigkeit;
- Festlegung der künftigen Marschrichtung des Unternehmens;
- Benchmarking.

Hierbei ist die Vorgehensweise auf Basis einer detaillierten Analyse der Unternehmenssituation, der Unternehmenskultur und des Unternehmensumfeldes festzulegen. Als erwartetes Ergebnis wird das Restrukturierungskonzept unter Berücksichtigung der Unternehmenssituation und des Unternehmensumfeldes in Verbindung mit der Sicherung der Überlebensfähigkeit des Unternehmens zur Wiederherstellung der Leistungsfähigkeit gesehen. Auf der Basis der im Rahmen der Grobanalyse festgelegten Sofortmaßnahmen und der durch die Detailanalyse gewonnenen Erkenntnisse über die Unternehmenssituation und das Unternehmensumfeld wird ein »Restrukturierungskonzept« entwickelt mit dem Ziel, die Überlebensfähigkeit des Unternehmens zu sichern und dessen Leistungsfähigkeit mittelfristig und langfristig wieder herbeizuführen. Der Analysezeitraum kann hierbei bis zu drei Monate dauern.

Ziel dieses Konzeptes ist die

- Darstellung der wirtschaftlichen Verhältnisse:
  - aktuelle Vermögens- und Finanzlage,
  - aktuelle Ertragssituation,
  - aktuelle Liquidität.
- Darstellung der Aufbau-/Ablauforganisation
- Marktbeurteilung:
  - aktuelle Situation,
  - konjunkturelle Perspektiven,
  - relevante Wettbewerbssituation.
- Stärken-/Schwächenprofil
- Maßnahmenkatalog:
  - Einzelmaßnahmen,
  - Prioritäten,
  - umsetzungsverantwortlicher Zeitplan.

- Darstellung des restrukturierten Unternehmens:
  - Planung: Bilanz,
  - Ertrag und Liquidität für das laufende und zwei weitere Jahre.
- Liquiditätsbedarf – Betriebsmittel und Investitionen:
  - Mittelherkunft,
  - Absicherungsmöglichkeiten.
- Chancen-/Risikoprofil der Restrukturierung

11.4 Freigabe des Restrukturierungskonzeptes

Wir kommen zur vorletzten Phase, nämlich der Freigabe des Restrukturierungskonzeptes:

1. Darstellung des vollständigen Restrukturierungskonzeptes
   - Grobanalyse, Sofortmaßnahmen, geprüfte strategische Neuausrichtung;
   - konsistentes Planungssystem (Detailanalyse, Planung, Maßnahmen und Durchführung);
   - Klärung der Managementfrage;
   - Darstellung der Markt- und Konkurrenzlage.

   Dies geschieht unter Einbeziehung der
   - Darstellung leistungsfähiger Instrumente (Kalkulation, Controlling);
   - Sicherstellung der Liquidität für den gesamten Restrukturierungsprozess;
   - Ermittlung des genauen Kapitalbedarfs und dessen Finanzierung;
   - Berücksichtigung der gesamtwirtschaftlichen Rahmendaten.

2. Darstellung der Vereinbarkeit der Planwerte mit der bisherigen Entwicklung und den Veränderungen in der Unternehmensentwicklung
   - Planwerte sind mit konkreten Maßnahmen zu belegen;
   - müssen am Markt als durchsetzbar belegt sein;
   - bedingen ggf. Investitionen, die in der Planung enthalten sein müssen.

   Daraus folgt:
   - Nur solche Planentwicklungen sind realistisch, die mit entsprechenden Maßnahmen und Entscheidungen belegt werden können.
   - Gefährdungssymptome aus der Vergangenheit sind zu berücksichtigen (z.B. Abmahnung fälliger Forderungen, Mängelrügen, Forderungsausfälle).

3. Darstellung der Vereinbarkeit der Planwerte untereinander
   - Planwerte des Finanzplanes müssen aufeinander aufbauen und untereinander widerspruchsfrei sein.
   - Beispielsweise ist darzustellen, dass
     - der verbleibende Bestand an Produktionsfaktoren (Personal, Anlage- und Umlaufvermögen) für die gesamte Leistung ausreicht;
     - die Ausgaben für Ersatzbeschaffung, Instandhaltung und ggf. Veränderungen des Produktionsapparates berücksichtigt sind;
     - bei Veränderungen der Produkte Absatzwege, ausreichende Vertriebs- und Marketingkosten berücksichtigt sind.

4. Darstellung der Vereinbarkeit der Planwerte mit Branchenerwartungen:
Hierbei ist darzustellen, dass
- den Branchenerwartungen sowohl gesamtwirtschaftliche (Zinsen, Konjunktur) als auch branchenbezogene Prämissen zugrunde liegen;
- die Brancheninformation von Fachverbänden, Forschungsinstituten und ggf. auch individuellen Marktgutachten gestützt werden.

11.5 Umsetzung des Restrukturierungsprozesses

Die letzte Phase ist die Umsetzung des Restrukturierungsprozesses. Ausführender ist ein erfahrener Interim-Manager, ein Manager auf Geschäftsführungsebene oder ein Manager aus den Leistungsebenen. Die stufenweise Umsetzung erfolgt in den Schritten:

- Konsolidierung (Verlustquellen/Liquiditätsentzug stoppen);
- Umsetzung der festgelegten Inhalte und Maßnahmen in operativer Verantwortung und zielführender Reihenfolge;
- laufende, quantitative Berichterstattung mit folgenden Inhalten:
  - Realisierung der verabschiedeten Maßnahmen;
  - Fortschritt der Sanierung anhand der Ergebnisrechnung in Abgleich zum Restrukturierungsplan.

Das erwartete *Ergebnis* ist die *Realisierung* innerhalb des *vereinbarten Zeitrahmens* und der *Fortbestand* des *Unternehmens*.

Das Ziel ist nun zunächst erreicht. Alles Weitere müssen die Zukunft und der Markt zeigen.

11.6 Fazit

Die Finanz- und Wirtschaftskrise fordert ihren Tribut: Immer mehr Unternehmen geraten in Krisensituationen, sodass das Thema Restrukturierung verstärkt in den Fokus von Managern und Stakeholdern rückt. Indes gilt, dass Unternehmenskrisen normalerweise keineswegs von heute auf morgen auftreten, sondern sich i.d.R. über einen längeren Zeitraum »entwickeln« und dabei verschiedene Phasen durchlaufen. Auslöser ist in den meisten Fällen eine Kombination aus externen und internen Unternehmensfaktoren.

Im Rahmen von Restrukturierungsprojekten können vier Teilphasen unterschieden werden, die es unter Zeitdruck und Forderungen von Banken, Gesellschaftern und nicht zuletzt dem Betriebsrat als Vertreter der Arbeitnehmerinteressen zu bewältigen gilt.

Handlungsempfehlungen:
1. Schnelle und möglichst genaue Bestimmung der tatsächlichen Krisenursachen
2. Zügiger Aufbau eines integrierten Restrukturierungskonzepts auf finanzieller, operativer und strategischer Ebene
3. Aufstellen eines verbindlichen, integrierten Businessplans bis zur nachhaltigen Unternehmenssicherung
4. Definition ehrgeiziger operationalisierter Ziele
5. Unmittelbare Umsetzung von Sofortmaßnahmen (Quick wins) als Signal der Veränderung und zum Aufbau erster Erfolge
6. Restrukturierung ist eine nicht delegierbare Aufgabe der Unternehmensführung
7. Einbeziehung aller relevanten Stakeholder (Gesellschafter, Mitarbeiter, Gläubiger etc.), um Vertrauen aufzubauen bzw. wiederherzustellen
8. Aufbau von gemischten Projektteams aus erfahrenen Beratern und Mitarbeitern aus dem Unternehmen
9. Eindeutige Verantwortungsregelungen für die Maßnahmenumsetzung zur Restrukturierung
10. Stringentes Controlling für die Umsetzung der Maßnahmen zur Restrukturierung

12. Anforderungen an Sanierungspläne gemäß IDW Standard S 6

von Hendrik Vater

Übersicht

12.1 Einleitung *688*
12.2 Grundlagen *689*
12.2.1 Kernanforderungen an Sanierungskonzepte *689*
12.2.2 Abhängigkeit des Sanierungskonzepts vom Krisenstadium *691*
12.2.3 Festlegung des Auftragsinhalts und der Verantwortlichkeit *692*
12.3 Darstellung und Analyse des Unternehmens *693*
12.3.1 Anforderungen an die Qualität der Informationen *693*
12.3.2 Basisinformationen über das Unternehmen *695*
12.3.3 Analyse der Unternehmenslage *695*
12.3.4 Feststellung des Krisenstadiums *696*
12.3.5 Analyse der Krisenursachen *700*
12.3.6 Aussagen zur Unternehmensfortführung *700*
12.4 Ausrichtung am Leitbild des sanierten Unternehmens *701*
12.5 Stadiengerechte Bewältigung der Unternehmenskrise *703*
12.5.1 Überwindung und Vermeidung der Insolvenz *704*
12.5.2 Überwindung der Liquiditätskrise *705*
12.5.3 Überwindung der Erfolgskrise *705*
12.5.4 Überwindung der Produkt- und Absatzkrise *707*
12.5.5 Überwindung der Strategiekrise *707*
12.5.6 Überwindung der Stakeholderkrise *709*
12.6 Integrierte Sanierungsplanung *709*
12.6.1 Aufbau des integrierten Sanierungsplans (Ergebnis-, Finanz- und Vermögensplan) *710*
12.6.2 Kennzahlen *712*
12.7 Berichterstattung und zusammenfassende Schlussbemerkung *713*
12.8 Fazit *713*
12.9 Muster *714*
Literatur *717*

12.1 Einleitung

Die Einschnitte der Wirtschaftskrise haben auch im deutschen Mittelstand tiefe Spuren in den Umsatz- und Ertragszahlen hinterlassen. Die Zahl der Zahlungsausfälle und Insolvenzen ist gestiegen. Die Zahl der Firmeninsolvenzen in Deutschland wird in 2009 nach Einschätzung der Wirtschaftsauskunft Creditreform auf bis zu 35 000 steigen – ein Anstieg von immerhin gut 17 % im Vergleich zu 2008.

Um in der Krise dringend benötigte (weitere) finanzielle Mittel durch die Hausbank(en) zu erhalten, wird in der Praxis häufig ein Sanierungskonzept verlangt. Dieses dient als Grundlage für nachfolgende Finanzierungsentscheidungen.[1]

Sanierungskonzepte werden aufgrund der hohen Anforderungen der Kreditgeber und der notwendigen Objektivität meist von externen Beratern und Wirtschaftsprüfern erstellt.[2] Ein Sanierungskonzept ist ein sinnvolles Mittel, um die Gläubiger des Krisenunternehmens durch die Darstellung der Erfolgsaussichten der Sanierungsmaßnahmen von der Möglichkeit der Fortführung des Unternehmens zu überzeugen und somit zu weiteren Investitionen anzuregen. Die Praxis zeigt, dass ein Großteil der fehlenden Kreditbereitschaft auch auf die ungenügende Darstellung der individuellen Zukunftskonzepte, insbesondere auf die mangelhafte zahlenmäßige Aufbereitung der Sanierungsplanung, zurückzuführen ist.

Fortführungsprognosen und Gutachten als Nachweis der Sanierungsfähigkeit für eine positive Kreditentscheidung gewinnen in diesen schwierigen Zeiten zunehmend an Bedeutung. Bis heute gibt es keine rechtsverbindlichen Vorschriften hinsichtlich des Inhalts und des Umfangs eines solchen Sanierungskonzepts. Jedoch liegt mit dem vom IDW veröffentlichten Standard eine allgemeine BestPractice-Anleitung vor.[3] Der IDW Standard S 6 formuliert ein Regelwerk für die Erstellung eines Sanierungsplans, in dem Ergebnis-, Finanz- und Vermögensaspekte integriert erfasst werden.[4] Aufgrund der bei Sanierungen im Fokus stehenden finanz- und leistungswirtschaftlichen Restrukturierungsmaßnahmen ist S 6 vornehmlich betriebswirtschaftlich orientiert.[5] Der Fokus des Konzeptes liegt auf der Darstellung der Zukunft. Die Vergangenheit ist nur insoweit aufzuarbeiten, als es für das Konzept wesentlich und zielführend erscheint. Da es für den Inhalt von Sanierungskonzepten keine rechtsverbindlichen Vorschriften gibt, kommt den auch von Banken allgemein anerkannten IDW-Standards besondere Bedeutung zu. Die bisher in der

---

[1] Vgl. Dinger (2009); zur Unternehmensrestrukturierung in der Krise siehe auch Willems (2009).
[2] Zur Erstellung von Sanierungskonzepten als berufstypische Tätigkeit eines Wirtschaftsprüfers siehe Rockel/Andersch (2009), S. 246.
[3] Neben IDW S 6 existieren zahlreiche weitere Konzepte zur Erstellung von Sanierungskonzepten, so z.B. die Grundsätze ordnungsgemäßer Sanierungskonzepte (GoS) des Instituts für die Standardisierung von Unternehmenssanierungen (ISU) oder deren Mindestanforderungen für Sanierungskonzepte des ISU, siehe hierzu Schuppener (2008), S. 68ff.
[4] Vgl. hierzu IDW, S 6, Anforderungen an die Erstellung von Sanierungskonzepten, WPg Supplement 4/2009, S. 145ff., FN-IDW 2009, S. 578ff. sowie KSI 2009, S. 83–89; zu den wesentlichen Gesichtspunkten der Erarbeitung von IDW ES 6 und den Hintergründen siehe Groß (2009), S. 231.
[5] Hierzu kritisch Smid, Stellungnahme IDW ES 6; Zu rechtlichen Aspekte der Sanierung für die Unternehmensleitung und den Sanierungsberater siehe Kuss (2009).

IDW-Stellungnahme FAR 1/1991 des Fachausschusses Recht festgehaltenen Anforderungen an Sanierungskonzepte dienten als Grundlage des neuen Standards.

Der IDW S 6 differenziert im Gegensatz zur bisherigen Stellungnahme zwischen der Erstellung umfassender Sanierungskonzepte und weniger umfangreichen Konzepten zur Beseitigung von Insolvenzantragsgründen. Des Weiteren werden die unterschiedlichen Krisenstadien sowie die stadiengerechte Bewältigung ausführlich dargestellt. Insgesamt sieht der neue Standard ein umfassendes integriertes und auf die Belange des jeweiligen Unternehmens und seines wirtschaftlichen Umfelds stark angepasstes Konzept vor. Ein Sanierungskonzept soll im Wesentlichen die wirtschaftliche Ausgangslage und das Leitbild des Unternehmens darstellen, Krisenstadium und -ursachen analysieren, sowie in einem integrierten Unternehmensplan Maßnahmen zur Bewältigung der Unternehmenskrise aufzeigen.

12.2 Grundlagen

12.2.1 Kernanforderungen an Sanierungskonzepte

Für die genauen Bestandteile eines Sanierungskonzeptes gibt es keine rechtsverbindlichen Vorschriften. Nichtsdestotrotz existiert mit der Vorlage von S 6 durch das IDW aber ein allgemein anerkannter Standard, der darlegt, welche Anforderungen an Sanierungskonzepte zu stellen sind.[6] Konzepte, die diesen Standard erfüllen, gelten als anerkannte Grundlagen für Sanierungsentscheidungen sowie Entscheidungen über Sanierungskredite und können auch als Basis für Insolvenzpläne dienen. Das IDW definiert in seinem Standard S 6 grundsätzlich sechs Kernbestandteile, die unabdingbarer Bestandteil eines Sanierungskonzepts sein sollten:

- die Beschreibung von Auftragsgegenstand und -umfang;
- die Darstellung der wirtschaftlichen Ausgangslage;
- die Analyse von Krisenstadium und -ursachen;
- die Darstellung des Leitbilds des sanierten Unternehmens;
- die Maßnahmen zur Bewältigung der Unternehmenskrise;
- ein integrierter Unternehmensplan.

Nach Ansicht des IDW kann eine seriöse Beurteilung über die Sanierungsfähigkeit eines Unternehmens nur auf Grundlage dieser Kernbestandteile getroffen werden. Eine Aussage über einzelne Problembereiche und Maßnahmen ist hingegen nicht ausreichend für eine Gesamtbeurteilung.

Voraussetzung für die Sanierungsfähigkeit ist indes, nicht nur geeignete Maßnahmen zu treffen, die einer Fortführung entgegenstehen, also die eigentliche Fortführungsfähigkeit i.S.d. § 252 Abs. 1 Nr. 2 HGB zu erfüllen, sondern vor allem die künftige Wettbewerbsfähigkeit wiederzuerlangen. Dabei wird die künftige Wettbewerbsfähigkeit im Sinne einer nachhaltigen Renditefähigkeit definiert.

---

[6] Siehe zu den Hintergründen und Neuerungen von
IDW S 6 Groß (2009), S. 231.

Für den Zeitraum zwischen Beginn und Fertigstellung des Sanierungskonzepts sind offenkundige Insolvenzantragspflichten wegen eingetretener Zahlungsunfähigkeit bzw. Überschuldung zu prüfen.

Im Falle einer akuten Liquiditäts- oder Überschuldungslage sind unverzüglich, d.h. innerhalb von drei Wochen, Maßnahmen zu deren Beseitigung zu definieren und umzusetzen. Damit setzt das IDW eine unter zeitlichen Aspekten durchaus herausfordernde Frist, da in diesem Zeitrahmen abzuschätzen ist, ob im Hinblick auf die vorhandenen finanzwirtschaftlichen Ressourcen und Potenziale die Vermeidung oder Überwindung der Insolvenz außerhalb oder nur noch im Rahmen eines Insolvenzverfahrens möglich ist.

Die Ausarbeitung des Sanierungskonzepts erfolgt stufenbasiert und berücksichtigt in einem ersten Schritt zunächst den vom Unternehmen zur Abwehr der Gefahren eines Eintritts von Zahlungsunfähigkeit und Überschuldung beabsichtigten Maßnahmenkatalog. Die Beurteilung erfolgt vor dem Hintergrund der Sicherung der Fortführungsfähigkeit im Sinne einer positiven Fortführungsprognose. Der Maßnahmenkatalog soll Maßnahmen beinhalten, um eine positive Fortführungsprognose mindestens für das laufende und das folgende Jahr zu ermöglichen. Die zu erstellende Fortführungsprognose berücksichtigt daher nicht nur die rein liquiditätsorientierte Fortbestehensprognose, sondern ferner auch eine Reinvermögensvorschau, die darauf abzielt, zu beurteilen, ob sowohl die Zahlungsfähigkeit als auch eine die Schulden deckende Vermögensmasse für diesen Prognosezeitraum sichergestellt sind.[7]

In einem zweiten Schritt muss im Sanierungskonzept beschrieben werden, wie die Fortführungsfähigkeit nachhaltig erreicht werden kann. Unabdingbare Voraussetzung für den nachhaltigen Nachweis der Fortführungsfähigkeit ist das Vorliegen

- von Wettbewerbsfähigkeit auf den betreffenden Markt, oder
- zumindest die Möglichkeit diese möglichst kurzfristig erlangen zu können.

»Wettbewerbsfähigkeit« ist dabei derart zu verstehen, das Unternehmen in einem überschaubaren Betrachtungszeitraum so weiterzuentwickeln zu können, dass es zu einer Marktstellung gelangt, die ihm nachhaltig eine branchenübliche Rendite ermöglicht und damit ggf. auch wieder attraktiv für Eigenkapitalgeber macht (Renditefähigkeit).

Die Einschätzung der Erfolgsaussichten einer Sanierung mit den Kriterien der nachhaltigen Fortführungsfähigkeit, Wettbewerbsfähigkeit und Renditefähigkeit ist ein Prognoseurteil und damit eine Wahrscheinlichkeitsaussage, die durch Implementierungsschwierigkeiten, die Marktentwicklung bzw. spätere Erkenntnisse beeinträchtigt werden kann.

Aus diesem Grund fordert das IDW die Erstellung eines Sanierungskonzepts lediglich auf objektiven oder zumindest objektivierbaren Kriterien zu basieren. Da der Begriff der Sanierungswürdigkeit subjektive Wertungselemente aus Sicht eines

---

[7] Vgl. IDW PS 800, liegt zz. als Entwurf einer Neufassung (IDW EPS 800 n.F.) vor und IDW Stellungnahme FAR 1/1996 »Empfehlungen zur Überschuldungsprüfung bei Unternehmen«, WPg 1996, S. 523, FN-IDW 1997, S. 22.

Stakeholders einschließt, kann dieser kein tauglicher Orientierungsmaßstab für die Erstellung eines Sanierungskonzepts darstellen und ist daher nicht mehr Bestandteil von IDW S 6. Hintergrund dessen ist, dass in Sanierungsfällen zumeist sämtliche beteiligten Interessengruppen ein Interesse an der Durchsetzung der eigenen Position haben.

Sanierungswürdigkeit (»subjektive Interessen«):
- Eigentümer: Fortbestand des Lebenswerkes, Haftungsbeschränkung, Erhalt des Lebenswerks, Vermeidung eines Verlierimage;
- Mitarbeiter: Erhalt der Arbeitsplätze;
- Lieferanten: Sicherung der Forderungen, Umsatz, Erhalt des Kunden;
- Kunden: Sicherung der Lieferfähigkeit, Garantieansprüche Qualifizierungkosten und -zeitbedarf;
- Banken: Risiko im Portfolio, Sicherung der Forderungen, Vermeidung von Dominoeffekten;
- Öffentlichkeit: gesamtwirtschaftliche und soziale Aspekte.

12.2.2 Abhängigkeit des Sanierungskonzepts vom Krisenstadium

Grundsätzlich können »Krisen« konzeptionell in Stakeholder-, Strategie-, Produkt- und Absatzkrise sowie die Erfolgs- und die Liquiditätskrise bis hin zu einer Insolvenzlage unterschieden werden. Diese Krisenarten sind indes nicht unabhängig voneinander, sondern entwickeln sich in aller Regel als Krisenstadien aufeinander aufbauend. Von der aktuellen Krise ausgehend, ist daher im Einzelfall zu prüfen, welche vorgelagerten Krisenstadien ebenfalls im Sanierungskonzept zu berücksichtigen sind.

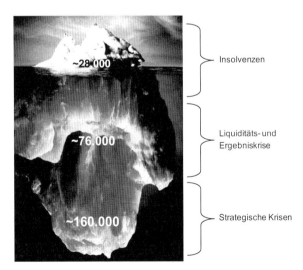

Abb. 12-1: Verhältnis verschiedener Krisenstadien im Überblick
(Quelle: Roland Berger)

Ausgehend vom vorliegenden Einzelfall und der Art der Krise sind die für das Sanierungskonzept erforderlichen Inhalte und der gebotene Detaillierungsgrad abzuleiten.

An Sanierungskonzepte ist zudem die Anforderung zu stellen, die Probleme aller bereits durchlaufenen Krisenstadien aufzuarbeiten, da nur so eine sachgerechte Aussage über die Sanierungsfähigkeit des Unternehmens getroffen werden kann. Werden auftragsgemäß nur einzelne Teile eines Sanierungskonzeptes bearbeitet, verlangt das IDW, auf die nicht behandelten Problembereiche (z.B. fehlendes Strategie- oder Stakeholderkonzept) ausdrücklich hinzuweisen.

12.2.3 Festlegung des Auftragsinhalts und der Verantwortlichkeit

In der Regel werden auf Basis eines Sanierungskonzeptes weitreichende Entscheidungen (z.B. hinsichtlich zusätzlicher Kreditvergabe) getroffen.[8] Aus diesem Grund und auch um mögliche Haftungsrisiken ausschließen zu können, sollte der Ersteller eines Sanierungskonzeptes den genauen Auftrag klar und nachvollziehbar dokumentieren.

IDW S 6 geht ausführlich auf den Auftragsinhalt und die Verantwortlichkeit ein. Das akute Krisenstadium prägt zusammen mit den Problemen der bereits durchlaufenen Krisenstadien maßgeblich die Festlegung des Auftragsinhalts.

Bei Vereinbarung der Auftragsbedingungen sollte der Wirtschaftsprüfer folgende Aspekte beachten:

- unter welchen Voraussetzungen er mit einer Überlassung seines Arbeitsergebnisses an Dritte einverstanden ist;
- welche Haftung dann gegenüber den Dritten gelten soll;
- Vornahme einer ersten Abschätzung der Unternehmenslage und den erforderlichen Aufgaben;
- Einschätzung des Krisenstadiums, um daraus einen ersten Überblick über die notwendigen Maßnahmen zur Krisenüberwindung zu gewinnen;
- vertragliche Zusicherung betreffend des Zugangs zu allen Geschäftsunterlagen und ein umfassendes Auskunftsrecht gegenüber der Gesellschaft;
- den Anspruch auf eine Vollständigkeitserklärung aufnehmen;
- im Falle einer auftragsgemäß zugesagten »zusammenfassenden Schlussbemerkung« ausdrücklich vereinbaren, dass eine derartige zusammenfassende Schlussbemerkung nur zusammen mit dem Erstellungsbericht an Dritte weitergegeben werden darf, um Missverständnisse über Art und Umfang seiner Tätigkeit und die Tragweite seiner Erklärung zu vermeiden.

---

[8] Vgl. Reiner (2009), S. 320 zu Sanierungskonzepten aus der Sicht von Kreditinstituten.

12.3 Darstellung und Analyse des Unternehmens

Der Erarbeitung von Sanierungsmaßnahmen geht zwingend die zutreffende Erfassung der Ausgangslage voraus. In einem ersten Abschnitt des Sanierungskonzepts sind daher die wesentlichen, für die Sanierung relevanten Eckpunkte des Unternehmens darzustellen und zu bewerten.

Ausgangspunkt des Sanierungskonzepts ist zunächst die Darstellung und Analyse des Unternehmens. Die Darstellung des Unternehmens beinhaltet die wesentlichen Eckpunkte der rechtlichen Verhältnisse und wirtschaftlichen Ausgangsdaten unter besonderer Beachtung der sanierungsrelevanten Sachverhalte.

Die Analyse des Unternehmens umfasst neben der Lagebeurteilung die Analyse der Besonderheiten des bereits eingetretenen Krisenstadiums und der Krisenursachen.

Für den Fall, dass sich im Rahmen der Unternehmensanalyse Hinweise auf eine (drohende) Zahlungsunfähigkeit und/oder Überschuldung ergeben sollten, ist dies unverzüglich zu kommunizieren und entsprechend zu dokumentierten, um den gesetzlichen Vertretern Gelegenheit zu geben, die gebotenen rechtlichen Konsequenzen zu ziehen; ggf. kommt auch eine vorzeitige Einstellung der Tätigkeit in Betracht, wenn z.B. erkennbar wird, dass eine außergerichtliche Sanierung noch versucht werden soll, obwohl die Gründe für einen Insolvenzantrag bereits vorliegen (§ 49 WPO zweite Alternative).

Grobeinschätzung der Sanierungsfähigkeit	
Quantitative Analyse - Rechnungslegungsanalyse - Zeitnahe Aussagen zur finanziellen Stärke und Stabilität - Kurz-Rating-Check - Liquiditätsplan	**Qualitative Analyse** - Absatzsicherung - Geschäftsführungsgespräch - Mitarbeiterinterviews - Geschäftslogik - Strategische Bilanz - Markt- und Umfeldanalyse
Szenario-Plan-Rechnung	
Entscheidung über Sanierungsfähigkeit	
Sanierungsfähig	**Nicht sanierungsfähig**
Aus eigener Kraft / Mit Investor	
Operative Sofortmaßnahmen Strategische Neuausrichtung	Liquidation
Dokumentation und Analyseergebnisse	

Abb. 12-2: Analysephasen Sanierungsfähigkeit (Quelle: Gleißner/Sautter (2006), S. 23)

12.3.1 Anforderungen an die Qualität der Informationen

Die Erfassung aller wesentlichen Informationen sowie die Klarheit und Übersichtlichkeit der Darstellung der Ausgangssituation sind Grundvoraussetzungen für ein nachvollziehbares Sanierungskonzept.[9] Gerade in der Krisensituation bedarf die Verwendung von Informationen einer Einschätzung ihrer Vertrauenswürdigkeit und Richtigkeit.

Von entscheidender Bedeutung ist, dass das Sanierungskonzept alle wesentlichen Informationen beinhaltet; dies kann dazu führen, dass im Verlauf der Erstellung des Sanierungskonzepts zuvor nicht erkannte Gesichtspunkte noch einzubeziehen sind und damit u.U. dazu führt, die weitere Vorgehensweise entsprechend anzupassen. Die Frage nach der Plausibilität und Validität von Zahlen, Maßnahmen und der Integration des Unternehmenskonzeptes spielt für die Vorbereitung von Entscheidungen eine wesentliche Rolle.

Bei der Festlegung von Art, zeitlichem Ablauf und Umfang der zur Informationsgewinnung durchzuführenden Maßnahmen hat der Wirtschaftsprüfer nach pflichtgemäßem Ermessen die nachstehenden Aspekte zu berücksichtigen:

- die Kenntnisse über die Geschäftstätigkeit und das wirtschaftliche und rechtliche Umfeld des Unternehmens;
- die Bedeutung von Geschäftsvorfällen und -maßnahmen in ihren Auswirkungen auf Ertrag, Liquidität und Vermögen;
- die Möglichkeit falscher Annahmen und Schlussfolgerungen im Sanierungskonzept wegen fehlerhafter Informationen.

Vergangenheitsbezogene Informationen erlauben nicht direkt einen Rückschluss auf zukünftige Informationen: Zwar bilden finanzielle Informationen des Unternehmens eine Grundlage für die Ableitung der Planungsannahmen und der darauf aufsetzenden Plandaten, dennoch müssen vorwärtsgerichtete Aspekte mitberücksichtigt werden.

Der Wirtschaftsprüfer muss auf der Grundlage eigener Plausibilitätsbeurteilungen entscheiden, ob die sich aus dem Finanz- und Rechnungswesen ergebenden Daten als Ausgangsinformationen für die Ist-Lage der Ableitung von Planzahlen zugrunde gelegt werden können. Dabei ist ebenfalls zu berücksichtigen, ob und zu welchen Zeitpunkten relevante vergangenheitsbezogene Informationen zuvor geprüft oder prüferisch durchgesehen wurden. Die Ableitung der dem Sanierungskonzept zugrunde liegenden Annahmen sollte ferner berücksichtigen, ob diese mit den sonst vorgelegten Unterlagen und den erteilten Auskünften des Managements vereinbar sind. Dabei dürfen die Annahmen nicht im Widerspruch zu sonst gewonnenen Erkenntnissen des Wirtschaftsprüfers stehen.

In diesem Kontext muss sichergestellt werden, die Schlussfolgerungen für die Planung sachlich und rechnerisch richtig aus den Ausgangsdaten und den Annahmen abzuleiten.

Liegen wesentliche Maßnahmen vor, deren Umsetzung noch nicht abgeschlossen ist, sind der jeweilige Grad der Konkretisierung bzw. der erreichte Stand der Umsetzung im Sanierungskonzept zu vermerken. Dies gilt z.B. für die Veräußerung von

---

9) Siehe zur strategischen Stimmigkeit im Sanierungskonzept auch Scholz (2009), S. 305.

Vermögenswerten sowie bei Beiträgen Dritter (z.B. Kapitalerhöhungen, Aufnahme oder Umschuldung von Krediten, Forderungserlasse und -stundungen, Beiträge der Belegschaft).

12.3.2 Basisinformationen über das Unternehmen

Ausgangspunkt für die Erstellung eines Sanierungskonzeptes ist die vollständige Erfassung der für das Unternehmen wesentlichen Daten. Diese Daten sind unter Berücksichtigung ihrer Relevanz für das Sanierungskonzept in einer klaren und übersichtlichen Form samt ihrer Informationsquellen darzustellen. Darzulegen sind hierbei insbesondere die

- rechtlichen und organisatorischen Verhältnisse,
- finanzwirtschaftlichen Verhältnisse,
- leistungswirtschaftlichen Verhältnisse sowie die
- personalwirtschaftlichen Verhältnisse.

12.3.3 Analyse der Unternehmenslage

Der Lagebeurteilung im Sanierungskonzept kommt wesentliche Bedeutung zu. Die Analyse externer Faktoren ist vor allem darauf ausgerichtet, Chancen und Risiken des Unternehmens am Markt zu identifizieren, während bei der Analyse unternehmensinterner Faktoren die Stärken und Schwächen des Unternehmens selbst im Vordergrund stehen. Dabei sind sowohl quantitative als auch qualitative Informationen zu berücksichtigen.

Die Lagebeurteilung beinhaltet eine
- Analyse des Umfeldes einschließlich der gesamtwirtschaftlichen Lage, der rechtlich-politischen Lage, der gesellschaftlichen Lage sowie das wissenschaftlich-technische Umfeld;
- Analyse der Branchenentwicklung einschließlich aller relevanten Faktoren und Entwicklungen der Branche und des Wettbewerbsumfelds. Ziel ist die Identifikation der Marktpositionierung und der für eine erfolgreiche Neustrukturierung notwendigen Einflussfaktoren. Insbesondere sind Feststellungen darüber zu treffen, welche Chancen und Risiken sich für das Unternehmen und seine Wettbewerbsposition ergeben aus:
  - Anzahl und Stärke der Wettbewerber,
  - aktuellen und potenziellen Kunden,
  - aktuellen und potenziellen Lieferanten,
  - Substitutionsprodukten und neuen Technologien,
  - neuen Wettbewerbern,
  - neuen Geschäftsmodellen,
  - Veränderungen in Nachbarbranchen,
  - Verhaltensänderungen der Kapitalmärkte gegenüber der Branche.

Mit Blick auf die Branchenentwicklung ist zwischen dem langfristigen Branchentrend und der Branchenkonjunktur, die diesen Trend überlagert, zu unterscheiden. Hintergrund dessen ist die Erkenntnis, dass in Rezessionen selbst für solche Unternehmen deutlich die Ertragsaussichten schrumpfen, die aufgrund ihrer Stärken über gute Marktpositionen verfügen.

- Analyse der internen Unternehmensverhältnisse, d. h. der Ergebnis-, Finanz- und Vermögenslage des Unternehmens und deren weiteren Entwicklung ohne Umsetzung von Sanierungsmaßnahmen.
  Hierbei sind ferner zu berücksichtigen:
    - die Chancen und Risiken, die sich aus der externen Analyse (Umfeld und Branchenentwicklung ergeben, sowie alle weiteren Einflüsse, die für die Ergebnis-, Finanz- und Vermögensentwicklung von Bedeutung sind;
    - die steuerlichen Verhältnisse (z.B. Steuerrisiken, Bestandskraft der Veranlagungen, Verlustvorträge);
    - die arbeitsrechtlichen Bedingungen (z.B. tarifvertragliche Vereinbarungen insbesondere Sanierungstarifverträge, Betriebsvereinbarungen zur Abgeltung von Urlaubs- und Weihnachtsgeld und ggf. bereits abgeschlossene Sozialpläne);
    - das bestehende Leitbild (Ausgangsleitbild) für die Strategie des Unternehmens;
    - die Interessen und Möglichkeiten weiterer am Unternehmensgeschehen Beteiligter;
    - die wettbewerbsrelevanten Ressourcen und Fähigkeiten mit ihren Stärken und Schwächen. Dabei geht es insbesondere um die Qualität und Nutzbarkeit der vorhandenen Management-, Belegschafts-, Beschaffungs-, Produktions-, Vertriebs-, Technologie-, Innovations- und Finanzierungspotenziale.

Die Analyse der gesamtwirtschaftlichen Lage, der Branchenentwicklung sowie der internen Unternehmensverhältnisse ermöglicht dem Gutachter eine Beurteilung der bisherigen strategischen Ausrichtung und der möglichen Effizienzsteigerungen und Kostensenkungen in einzelnen Funktionsbereichen der Wertschöpfungskette. Gleichzeitig können aus den Schlussfolgerungen Ansatzpunkte für erforderliche Veränderungen in der Organisation der Führungs-, Informations- und Entscheidungsprozesse abgeleitet werden.

12.3.4 Feststellung des Krisenstadiums

Unternehmen in der Krise durchlaufen regelmäßig verschiedene Stadien, wobei sich in der Entwicklung bis hin zur Insolvenz die Stadien der Stakeholder-, Strategie-, Produkt- und Absatzkrise sowie der Erfolgs- und Liquiditätskrise unterscheiden lassen.[10] Dies trägt dem Umstand Rechnung, dass eine Unternehmenskrise regelmäßig nicht durch ein plötzlich (von außen) eintretendes Ereignis – sozusagen

---

10) Vgl. hierzu ausführlich Beck (2009), S. 264.

einen Unglücksfall – hervorgerufen wird, sondern eher Folge eines längeren Prozesses und komplizierter Wirkungszusammenhänge ist.

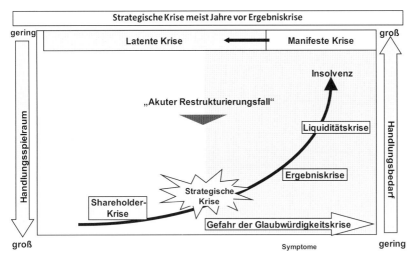

Abb. 12-3: Typischer Verlauf von Unternehmenskrisen (Quelle: Batleon (2006))

Krisen spitzen sich im Zeitablauf i.d.R. zu. Allein zur Behebung der Liquiditäts- oder Überschuldungskrise ausgerichteten Maßnahmen reichen für eine Sanierung nicht aus, solange nicht auch die Ursachen der vorgelagerten Krisenstadien (z.B. die Stakeholder- und Strategiekrise) identifiziert und behoben sind. Nicht identifizierte und behobene Krisenursachen wirken weiter und führen dazu, dass z.B. die Erfolgs- und Liquiditätskrise nur vorübergehend überwunden wird, ohne dass eine nachhaltige Sanierung erreicht ist.

Feststellungen zur Stakeholderkrise zielen u.a. ab:

- auf die Ebene der Stakeholder (dies sind insbesondere Mitglieder der Unternehmensleitung und der Überwachungsorgane, Gesellschafter, Arbeitnehmer und ihre Vertretungen, Banken und andere Gläubiger);
- dauerhafte Konflikte zwischen diesen Gruppen und ihren Mitgliedern mit direkten und/oder indirekten Auswirkungen auf das bisherige Unternehmensleitbild.

Feststellungen zur Strategiekrise zielen u.a. ab:

- auf unklare oder fehlende strategische Ausrichtung im Hinblick auf die angestrebten Wettbewerbspositionen oder -vorteile;
- nachhaltige Fehleinschätzungen der Wettbewerbssituation oder der Marktentwicklung;
- unzureichende Kundenorientierung und unzureichende Beobachtung der Wettbewerbsentwicklungen;

- unzureichende oder ineffektive Innovationen und Investitionen, die zu strategischen Lücken (z.B. unzureichendes Produktprogramm) und strukturellen Defiziten (z.B. unangemessene Fertigungstiefe) führen;
- Verlust von Marktanteilen, der wiederum einen Rückgang der Wettbewerbsfähigkeit indiziert und damit grundlegende strategische Sanierungsmaßnahmen erforderlich macht;
- unzureichende Innovationspolitik hinsichtlich Produktportfolio und Verfahrenstechnik, Fehlinvestitionen, falsch angelegte Diversifikationen und Kooperationen sowie Fehler in der Standortwahl;
- die Wettbewerbsfähigkeit vor dem Hintergrund der jeweiligen Wettbewerbssituation des Unternehmens in seiner Branche.

Frühwarnsymptome der Strategiekrise sind häufig:

- zunehmende Kundenbeschwerden;
- häufig auftretende Störungen im Produktionsprozess;
- Verlangsamung der Lagerumschlagshäufigkeit;
- zunehmende Verzögerungen bei Auslieferungen;
- negative Berichterstattung in Medien.

Hilfreich ist, die Analyse der Wettbewerbsfähigkeit bzw. der Marktpositionierung anhand der sog. Portfolio-Matrix oder anderen Instrumenten wie der SWOT-Analyse vorzunehmen:

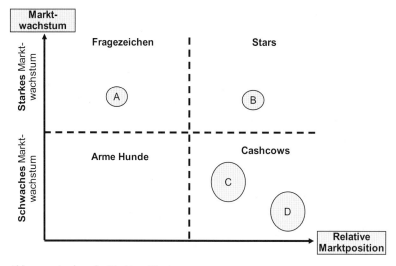

Abb. 12-4: Analyse der Marktpositionierung

Aus der Einordnung in die Portfolio-Matrix können dann weitere Schlussfolgerungen gezogen werden:

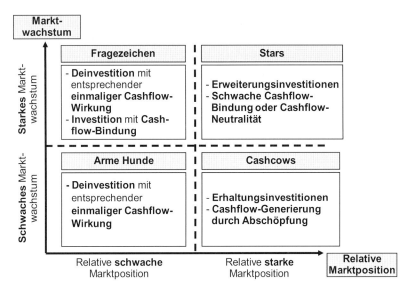

Abb. 12-5: Schlussfolgerungen aus der Portfolio-Matrix

Feststellungen zur Produkt- und Absatzkrise zielen u.a. ab auf:

- qualitativ nicht ausreichendes Marketing- und Vertriebskonzept;
- Sortimentsschwächen;
- falsch eingeschätzte Preisentwicklung und Fehler in der Preispolitik;
- Qualitätsprobleme bei Produkten, Dienstleistungen, Service;
- Schwächen in der Liefertreue;
- Fehler in der Vertriebssteuerung/falsche Anreizsysteme im Vertrieb.

Kennzeichen einer Produkt- und Absatzkrise ist ein Rückgang der Nachfrage nach den Hauptumsatz- und Erfolgsträgern eines Unternehmens teils mit steigender Kapitalbindung aufgrund von steigenden Vorratsbeständen sowie Unterauslastungen der Produktionskapazitäten.

Feststellungen zur Erfolgskrise zielen u.a. ab auf:

- Erfolgskrise bei fehlender Gegensteuerung als zwangsläufige Folge der Stakeholder- und Strategiekrise bzw. der Produkt- und Absatzkrise;
- Renditeverfall mit starken Gewinnrückgängen und schließlich Verluste bis hin zum vollständigen Verzehr von Eigenkapital;
- Nachfragerückgänge, Preisverfall und Kostensteigerungen je verkaufter Einheit;
- zunehmender Verlust der Kreditwürdigkeit.

Feststellungen zur Liquiditätskrise zielen u.a. ab auf:

- eingetretene Liquiditätsschwierigkeiten; sie indizieren ein Insolvenzrisiko, falls keine oder unzureichende Maßnahmen ergriffen werden.
- Häufig wird spätestens mit einer Liquiditätskrise auch eine krisenverschärfende Finanzierungsstruktur offensichtlich. Gründe hierfür können sein:

- fehlende Übereinstimmung zwischen Geschäftsmodell und Eigenkapitalsituation;
- komplexe Finanzierungsstruktur aufgrund einer Vielzahl bilateraler Beziehungen zu Finanzgebern mit heterogener Interessenlage;
- unausgewogene Zusammensetzung der Finanzierung mit Eigenkapital, Fremdkapital und hybriden Finanzierungsformen;
- mangelnde Fristenkongruenz zwischen Kapitalbindung und Kapitalbereitstellung;
- Klumpenrisiken in der Fälligkeitsstruktur von Finanzierungen;
- unzureichendes Working Capital Management.

Feststellungen zur Insolvenzreife zielen u.a. ab:

- Liquiditätskrise kann zur Zahlungsunfähigkeit führen;
- Voraussetzungen einer positiven Fortbestehensprognose;
- Tatbestand der Überschuldung.

12.3.5 Analyse der Krisenursachen

Die Analyse der Krisenursachen ist die Basis für jedes Sanierungskonzept und ermöglicht erst die Ursachenforschung. Denn nur wenn die Ausgangspunkte der Krise identifiziert und behoben werden können, wird eine nachhaltig positive Entwicklung möglich. Das IDW fordert, die Krisenursachen für die jeweiligen Geschäftsbereiche entsprechend den Krisenstadien zu analysieren und zu dokumentieren. Dabei sind Detailinformationen zu berücksichtigen, allgemeine Angaben über Krisenursachen – z.B. Managementfehler – gelten als nicht ausreichend. Im Rahmen der Analyse der Krisenursachen ist üblicherweise zwischen externen Krisenursachen (z.B. Konjunktureinflüsse, steigende Wettbewerbsintensität, Marktveränderungen) und internen Ursachen (z.B. Qualitätsprobleme, operative Defizite im Leistungserstellungsprozess, Managementprobleme) zu unterscheiden.

12.3.6 Aussagen zur Unternehmensfortführung

Eine positive Fortführungsprognose wird in einer Krisensituation regelmäßig von Kreditinstituten für die Bewilligung weiterer Kredite verlangt und ist auch im Rahmen der Jahresabschlusserstellung durch die vertretungsberechtigten Organe der Gesellschaft für die Bewertung der Vermögensgegenstände und Verbindlichkeiten zu Fortführungswerten (Annahme der Fortführung der Unternehmenstätigkeit/ Going Concern) und somit auch für die Jahresabschlusserstellung und -prüfung relevant. Nach IDW S 6 sollten die Aussagen zur Unternehmensfortführung eine Beurteilung des Vorliegens einer Zahlungsunfähigkeit nach § 17 InsO beinhalten. Bei Vorliegen einer Liquiditätskrise ist von der Geschäftsführung bzw. dem Vorstand grundsätzlich ein Liquiditätsstatus zu erstellen und die Zahlungsfähigkeit des Unternehmens zu untersuchen. Die Beurteilung der Zahlungsfähigkeit basiert jedoch nicht auf einer allein stichtagsbezogenen Gegenüberstellung der verfügbaren Finanzmittel mit den fälligen Verbindlichkeiten. Entscheidend für das Eintreten der Zahlungsunfähigkeit ist vielmehr, ob ein Liquiditätsengpass nur eine sog. Zahlungsstockung darstellt und ob die Gesellschaft nach ihrer Planung in der Lage ist, in einem kurzfristigen Zeitraum diese Zahlungsstockung zu beseitigen. Des Weiteren ist eine Überschuldungsprüfung zwecks Beurteilung des Vorliegens einer Überschuldung nach § 19 InsO geboten. Dabei fußen die Wertansätze in dem zu erstellenden Überschuldungsstatus auf dem Ergebnis der Fortbestehensprognose. Für die Fortbestehensprognose ist wiederum allein die voraussichtliche Aufrechterhaltung der Zahlungsfähigkeit während des Prognosezeitraums (Liquiditätsvorschau) maßgeblich.

Von der in der Überschuldungsprüfung zu erstellenden Fortbestehensprognose ist die für Zwecke der handelsrechtlichen Bewertung zu erstellende Fortführungsprognose i.R.d. § 252 Abs. 1 Nr. 2 HGB zu unterscheiden. Die Fortführungsprognose geht über die lediglich liquiditätsorientierte Fortbestehensprognose hinaus und ergänzt diese um den Überschuldungsstatus und dessen Fortschreibung innerhalb des Prognosezeitraums (Reinvermögensvorschau).

Sollte sich bei der Reinvermögensvorschau eine drohende Überschuldung ergeben, so ist dies für sich zwar zunächst kein Insolvenzantragsgrund, steht jedoch der Fortführung des Unternehmens entgegen. Erforderliche Sanierungsmaßnahmen sind deshalb so zu gestalten, dass der spätere Eintritt der Überschuldung vermieden wird.

Eine positive Fortführungsprognose liegt nur dann vor, sofern alle tatsächlichen und rechtlichen Gegebenheiten beseitigt werden, die einer Fortführung der Unternehmenstätigkeit entgegenstehen. Bedeutsam ist ferner, dass somit weder die Insolvenzantragsgründe der Zahlungsunfähigkeit, drohende Zahlungsunfähigkeit oder Überschuldung noch eine drohende Überschuldung vorliegen.

12.4 Ausrichtung am Leitbild des sanierten Unternehmens

Das Leitbild des sanierten Unternehmens ist ein weiterer fester Bestandteil des Sanierungskonzepts. Zu einem Sanierungskonzept gehört daher die Formulierung eines Leitbildes, das aufzeigt, wie das Unternehmen nach abgeschlossener Sanierung wieder erfolgreich arbeiten soll. Das Leitbild beschreibt die zukünftigen Konturen eines Unternehmens.

Nach IDW S 6.4 ist das Leitbild des sanierten Unternehmens Bestandteil eines umfassenden Sanierungskonzepts. Das Leitbild soll einen Eindruck von einem vergleichbaren Unternehmen geben, das in wirtschaftlicher Hinsicht mindestens eine nachhaltige durchschnittliche branchenübliche Umsatzrendite und Eigenkapitalquote aufweist. Die Darstellung bezieht sich nicht auf das in der Krise befindliche Unternehmen, sondern zeigt vielmehr ein Unternehmen in »gesundem Stadium«, das wieder attraktiv für Eigen- und Fremdkapitalgeber geworden ist.

Das Leitbild dient als Zielvorgabe für die Unternehmensentwicklung. Ferner soll das Leitbild bei der Identifizierung geeigneter Sanierungsmaßnahmen helfen. Hintergrund dessen ist die Forderung, dass das in der Sanierung befindliche Unternehmen wieder in die Lage versetzt wird, sich nicht nur am Markt durchzusetzen und Wettbewerbsvorteile zu erzielen, sondern auch wieder eine Rentabilität zu erreichen, bei der das Unternehmen wieder attraktiv für Eigen- und Fremdkapitalgeber wird.

Die Realisierung von Wettbewerbsvorteilen bedingt, dass das Sanierungsobjekt im Vergleich zur Konkurrenz über bestimmte Alleinstellungsmerkmale verfügt. Wettbewerbsvorteile können z.B.

- im Produkt- und Preisbereich,
- im Markenimage,
- im Produktions- und Servicebereich sowie
- in der Kundennähe und der Kundenbindung liegen.

Wettbewerbsvorteile werden allerdings erst dann zu Alleinstellungsmerkmalen, wenn die im Vergleich zu anderen Wettbewerbern relevanten Besonderheiten der Unternehmung

- vom Kunden wahrgenommen werden (nicht jede kundenbezogene Besonderheit eines Unternehmens wird als solche überhaupt registriert);
- vom Kunden besonders geschätzt werden (nicht alle wahrgenommenen Leistungs- und Produktmerkmale betreffen Kernbedürfnisse des Kunden und sind insofern kaufrelevant) und
- dauerhaft sind (ein wirklicher Wettbewerbsvorteil liegt nicht vor, wenn die Besonderheit ohne Weiteres und schnell imitierbar ist).

Sollte sich das Unternehmen beispielsweise in einer Wettbewerbssituation befinden, die durch eine hohe Zahl relativ gleichstarker Wettbewerber, standardisierte Produkte und hohe Fixkosten gekennzeichnet ist, kann das Unternehmen in einen Preiskampf geraten und mit einem Verdrängungswettbewerb konfrontiert sein. In einer derartigen Situation ist entscheidend, ob sich das Unternehmen, alleine oder in Kooperation, insbesondere über Kosten- oder Differenzierungsvorteile seine Wettbewerbsfähigkeit sichern kann.

Nach IDW S 6.82 soll das Leitbild ein realisierbares, zukunftsfähiges Geschäftsmodell beinhalten. Als knapp und klar zu beschreibende Eckdaten eines Geschäftsmodells sind insbesondere zu berücksichtigen:

- die wesentlichen Geschäftsfelder des Unternehmens (Produkt-/Marktkombinationen);
- die angestrebte Wettbewerbsposition bzw. die angestrebten Wettbewerbsvorteile für den Kunden;
- die hierfür erforderlichen besonderen Ressourcen und Fähigkeiten, die es zu entwickeln und zu nutzen gilt;
- die langfristigen Zielvorstellungen und Grundstrategien des Unternehmens;
- die zu beachtenden gemeinsamen Wertvorstellungen, Grundregeln und Verhaltensweisen,

die in ihrer Gesamtheit den Kern der Unternehmenskultur bilden, und das interne Miteinander sowie das Auftreten nach außen maßgeblich prägen.

Sofern sich im Rahmen der Erstellung des Sanierungskonzepts »neue« Erkenntnisse ergeben, ist das Leitbild anhand der gewonnenen Erkenntnisse entsprechend weiterzuentwickeln.

12.5 Stadiengerechte Bewältigung der Unternehmenskrise

Nach IDW S 6.5 bestimmt das jeweilige Krisenstadium Inhalte und Maßnahmen des Sanierungskonzeptes. Dies ist nur folgerichtig, denn verschiedene Krisenstadien mit jeweils unterschiedlichen Krisenursachen erfordern letztlich unterschiedliche Gegenmaßnahmen. In der Unternehmenspraxis ist aber gerade die Identifikation der Strategie-, Stakeholder und Absatzkrise mitunter ein schwieriges Unterfangen, da diese häufig schleichend eintreten und von Unternehmen und Gesellschaftern »gerne« verschleppt werden. Dies verdeutlicht auch ein Blick auf die Bankenpraxis. Ausweislich einer Studie von KPMG werden Banken i.d.R. erst bei Auftreten einer Ergebnis- und Liquiditätskrise tätig.

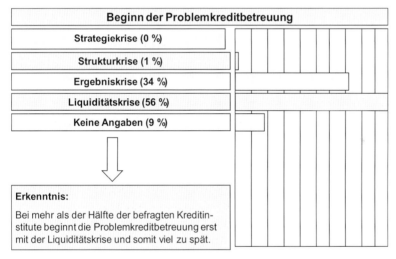

Abb. 12-6: Beginn der Problemkreditbetreuung (Quelle: Bantleon (2006))

Zudem sind Strategie- und Strukturkrisen von extern schwieriger zu beurteilen, als Ergebnis- und Liquiditätskrisen. Die zur Sanierung getroffenen Maßnahmen sind nach ihren zeitlichen Erfordernissen zu gliedern. In diesem Sinne sind zuvorderst Maßnahmen zur Beseitigung von Insolvenzgründen (Zahlungsunfähigkeit und Überschuldung), d. h. ausgerichtet auf die Sicherstellung der Zahlungsfähigkeit des Unternehmens (Liquiditätssicherungsprogramm) und auf die vermögensmäßige Schuldendeckung zu treffen.[11] Dem folgend sind auf das Erreichen der Gewinnzone ausgerichtete Maßnahmen (effiziente Kostensenkungs- und Effizienzsteigerungsprogramme) und schließlich auf die strategische (Neu-)Ausrichtung

---

[11] Zur Sicherung des Unternehmensbestands als erste Stufe der Sanierung siehe Steffan (2009).

gerichtete Maßnahmen darzustellen. Je nach Krisenstadium und Gründen sind ferner Maßnahmen bis hin zur Ebene der Stakeholder erforderlich, um durch eine Stärkung der Wettbewerbsfähigkeit wieder Erfolgspotenziale und dadurch Wachstumspotenziale erschließen zu können.

Bedeutsam ist, die Maßnahmen schnellstmöglich zu implementieren und vor allem langfristig auszurichten. Denn nur wenn die Maßnahmen langfristig Wirkung erzielen, kann eine nachhaltige Stärkung bzw. Wiedergewinnung der Wettbewerbsfähigkeit erreicht werden. Maßnahmen sind mit konkreten Verantwortlichkeiten zu belegen.

Ferner ist ein Restrukturierungscontrolling einzurichten, das den Fortschritt der einzelnen Maßnahmen überwacht und zur Diskussion stellt. Eine Sanierung kann nur dann gelingen, wenn die Einhaltung der zeitlichen und finanziellen Vorgaben gewährleistet ist.

Bei der Ausarbeitung des Aktionsplans ist sicherzustellen, dass vorgelagerte Krisenursachen im Sanierungskonzept berücksichtigt werden, sofern diese als Auslöser der Unternehmenskrise gelten.

12.5.1 Überwindung und Vermeidung der Insolvenz

Die Sanierung des Unternehmens in der Insolvenz kann im Rahmen eines Insolvenzplanverfahrens erfolgen. Dafür gewährt die Insolvenzordnung zahlreiche Erleichterungen zur Entlastung von unwirtschaftlichen Verträgen und Dauerschuldverhältnissen. Die Sanierung des Betriebs ist insbesondere auch durch übertragende Sanierung möglich.

Liegt ein Insolvenzgrund vor, besteht bei Kapitalgesellschaften und ihnen insoweit gleich gestellten Personengesellschaften noch eine Frist von maximal drei Wochen, um durch geeignete Sanierungsmaßnahmen die Einleitung des Insolvenzverfahrens abzuwenden.

Die Sicherung der Zahlungsfähigkeit setzt voraus, dass das Unternehmen innerhalb des Prognosezeitraums seine jeweils fälligen Verbindlichkeiten fristgerecht begleichen kann.

Sofern eine Überschuldung droht, sind zu dessen Abwendung ausreichend neues Eigenkapital durch Kapitalerhöhungen bzw. geeignete Eigenkapital ersetzende Gesellschafterleistungen zur Verfügung zu stellen. Darüber hinaus kommen z.B. mittels eines Debt-to-equity-Swaps auch Beiträge der Gläubiger oder Sanierungsbeiträge durch Gehaltsverzicht der Belegschaft in Betracht.

Im akuten Vorfeld einer Insolvenz beruht die Fortführungsfähigkeit eines Unternehmens letztlich auf den jeweiligen Handlungsspielräumen einschließlich zugesagter sowie ernsthaft in Aussicht gestellter Absicherungen und Beiträge durch die Gesellschafter, Banken und Arbeitnehmer.

12.5.2 Überwindung der Liquiditätskrise

Sieht sich ein Unternehmen mit Liquiditätsschwierigkeiten konfrontiert, sind alsbald Maßnahmen zur Liquiditätssicherung zu treffen. Maßnahmen zur Liquiditätssicherung können darin bestehen, intern noch vorhandene Liquiditätsreserven zu mobilisieren und verbleibende Lücken durch Zuführung neuer liquider Mittel von außen zu schließen.[12] Ferner ist eine Vereinbarung von Zahlungsmoratorien

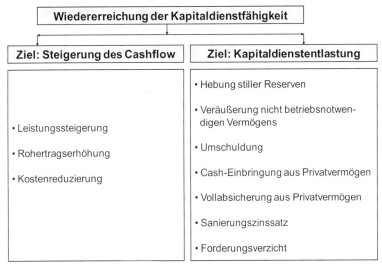

Abb. 12-7: Wiedererreichung der Kapitaldienstfähigkeit (Quelle: Bantleon (2006))

mit Lieferanten und Banken in Erwägung zu ziehen. Liquiditätspotenziale können z.B. durch kurzfristig zu ergreifende Optimierungen in der Lagerhaltung, bei der Reduzierung der Forderungslaufzeiten, durch Factoring von Forderungen, Outsourcing von Randfunktionen/Randgeschäften sowie Sale-and-lease-back von Anlagegütern erzielt werden. Die Wiedergewinnung hinreichender Kreditfähigkeit setzt zudem voraus, dass das Unternehmen oder dessen Eigentümer ausreichende Sicherheiten stellen können. Dabei können neben eigenen Sicherheiten auch Stützungsmaßnahmen der öffentlichen Hand in Betracht kommen.

12.5.3 Überwindung der Erfolgskrise

Im Falle einer Erfolgskrise ist das Unternehmen i.d.R. strategisch neu auszurichten. Hierzu ist eine Portfolioanalyse durchzuführen. Aus dieser Portfolioanalyse sind dann einzelne Maßnahmen abzuleiten. Kernbestandteil eines Sanierungskonzepts ist daher ein Maßnahmenkatalog, der von einem guten Sanierungsberater zur besseren Übersichtlichkeit in die wesentlichen Handlungsfelder gegliedert und mit

---

[12] Vgl. hierzu auch Ley (2009) mit weiteren Ausführungen zu modernen finanzwirtschaftlichen Instrumenten der Liquiditätssicherung.

entsprechenden Prioritäten versehen wird. Einzelmaßnahmen können beispielsweise die Aufgabe einzelner Geschäfte, die Bündelung einzelner Geschäfte oder aber die Schaffung neuer Absatzpotenziale beinhalten. Häufig ist es zudem vorteilhaft, das Leistungssortiment zu straffen und die Fertigungstiefe zu reduzieren. Darüber hinaus können geschäftsübergreifend Möglichkeiten der Bündelung von Funktionen/Prozessen sowie der Verwendung von Gleichteilen in der Fertigung genutzt werden.

Eine Verbesserung der Kostenstruktur kann beispielsweise erreicht werden

- durch Senkung der Bezugspreise;
- Optimierung der Verbrauchsmengen, Verminderung der Ausschussquote;
- Senkung der Lagerkosten und der Kapitalbindungskosten;
- Reduktion und Bereinigung der Artikelvielfalt;
- Veränderungen der Vergütungsstruktur im Personalbereich;
- Personalabbau;
- Senkung/Flexibilisierung der Fixkosten sowie dem
- Abbau von Leerkosten oder aber eine
- Senkung der Stückkosten durch bessere Kapazitätsauslastung.

Indes sollte nicht allein die Kostenseite betrachtet werden, sondern vor allem auch die Absatzseite in die Sanierung miteinbezogen werden. Maßnahmen zur Steigerung der Umsatzerlöse können beispielsweise eine Verbesserung der Wertschöpfungsprozesse und des Liefer- und Leistungsprogramms, eine stärkere Fokussierung auf die Kundenbedürfnisse sowie eine Verbesserung von Marketing und Vertrieb beinhalten. Ziel all dieser Maßnahmen ist, möglichst schnell und nachhaltig Mengen- und/oder Preiserhöhungen zu erreichen.

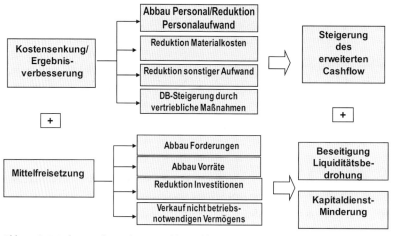

Abb. 12-8: Wiedererreichung der Kapitaldienstfähigkeit (in Anlehnung an Bantleon (2006))

Eine attraktive Maßnahme stellen Aktivitäten des sog. Revenue Managements dar, die auf den gesamten Order-to-Cash-Prozess abzielen. Im Rahmen des Revenue Managements wird u.a. die Genauigkeit der Rechnungsstellung sowie die Abrechnung von Zusatzleistungen überprüft. Bedeutsam ist, dass ein konsequenter Einsatz von Revenue Management direkt zu Verbesserungen auf der Liquiditäts- und Ertragsseite führt. Jeder »gewonnene Euro« repräsentiert einen Euro mehr Liquidität und Ergebnis.

12.5.4 Überwindung der Produkt- und Absatzkrise

Für den Fall, dass eine Produkt- und Absatzkrise lediglich vorübergehender Natur ist, sind Maßnahmen zu identifizieren, um diese Schwächephase durchzustehen. IDW S 6.101 fordert, zunächst zu prüfen, ob die Krisenursachen den Produkt- oder den Absatzbereich betreffen. Schwächen auf der Produktseite können z.B. Sortimentsschwächen, mangelnde Qualität der Produkte, unzureichende Liefertreue oder falsche Preispolitik darstellen. Bei der Definition der Sanierungsmaßnahmen ist daher zu checken, welche Gegenmaßnahmen getroffen werden können und inwiefern vorübergehende Rendite- oder Gewinneinbußen in Kauf genommen werden können.

Falls – etwa infolge von Produktinnovationen oder Nachfrageverschiebungen – der Absatz nachhaltig gestört ist, sind die Möglichkeiten für eine grundsätzliche Neuausrichtung auszuloten.

Ist die Produktseite marktfähig, sind Verbesserung der Absatzmöglichkeiten (z.B. Sonderaktionen, Rabatte, Werbung) und die Beseitigung von Schwächen in Marketing und Vertrieb in Betracht zu ziehen.

12.5.5 Überwindung der Strategiekrise

Nach Ansicht des IDW ist das Leitbild des rendite- und wettbewerbsfähigen Unternehmens Grundlage der strategischen Neuausrichtung.

Das Sanierungskonzept sollte bei einer Strategiekrise nicht nur positive Liquiditäts- und Erfolgsaussichten als Ergebnis einer integrierten Planung, sondern zudem auch Kriterien über das Erlangen einer nachhaltigen Wettbewerbsfähigkeit und von Wettbewerbsvorteilen beinhalten. Hintergrund dessen ist, dass der Wettbewerbsfähigkeit entscheidende Bedeutung bei der Beantwortung der Frage zukommt, ob das Unternehmen seine Marktanteile halten oder gar ausbauen und Umsatzwachstum generieren kann.

Um seine Wettbewerbsfähigkeit auszubauen oder gar Wettbewerbsvorteile zu generieren, muss das Unternehmen unter Berücksichtigung der Kundenanforderungen und der Vorgehensweisen der Konkurrenten seine Marktaktivitäten und Ressourcen optimal aufeinander abstimmen.

Eine Schlüsselrolle kommt der Festlegung der Wettbewerbsstrategie zu; gem. IDW S 6.108 kommen hier in Betracht:

- Kosten-/Preiswettbewerb,
- Qualitäts-/Leistungswettbewerb,
- Wettbewerb um Zeitvorteile (»Responsewettbewerb«),

- Innovations-/Technologiewettbewerb und
- Wettbewerb um die beste Wertschöpfungsarchitektur (sog. Layer Competition).

Um den Wettbewerbsanforderungen nachhaltig Stand halten zu können, ist es erforderlich, die Leistungen im Spannungsfeld von Qualität, Kosten und Zeit zu optimieren. De facto sind Portfoliozusammensetzung, Kerngeschäfte, Kernfähigkeiten sowie die angestrebte Marktposition/Wettbewerbsvorteile strategiekonform zu definieren. Da die Kunden letztlich immer über den Markterfolg entscheiden, ist die Kundenperspektive bei der Beurteilung von Wettbewerbsvorteilen nicht zu vernachlässigen.

Wettbewerbsvorteile und Markterfolg sind unmittelbarer Ausdruck der Ressourcen und Fähigkeiten des Unternehmens, die in den Wertschöpfungsprozessen zum Einsatz kommen bzw. sie prägen. Herausragende Bedeutung kommt dabei der geschickten Kombination verschiedener Ressourcen zu. Die geschickte Kombination verschiedener Ressourcen sollte zu übergreifenden, besonderen Fähigkeiten führen (sog. organisatorische Fähigkeiten), die z.B. an der Beherrschung einzelner Technologien oder wichtiger Prozesse (z.B. Produktentwicklungsprozesse oder Auftragsabwicklungsprozesse), aber auch an besonderen Stärken in einzelnen Funktionen (z.B. Kundenakquisition, Produktion, Montage, Service) oder Systemen (z.B. schlagkräftige und flexible Aufbauorganisation, ausgebautes Controlling) zu erkennen sind.

Aus diesen Gründen sollte ein Unternehmen die nachfolgenden Potenziale unter Effektivitäts- und Stimmigkeitsaspekten ausrichten:

- Produktions- und Absatzprogramm (Breite, Tiefe, Funktionen, Design, Qualität);
- Marketing und Vertrieb (Segmentierung, Positionierung, Branding, Distribution, Service, Werbung, Kontrahierung, Pricing);
- Produktion und Beschaffung (Ausstattung, Kapazitäten/Standorte, Layout, Technologie, Vorleistungen, Abläufe, Bestände, Lieferbeziehungen);
- Forschung und Entwicklung (Fähigkeiten, Innovations- und Ideenmanagement, Vermarktungsprozess, Patente, Lizenzen);
- Finanzen (Kapitalbedarf, Zugang zu Finanzquellen, Rating, Kapitalstruktur, Eigenkapitalrentabilität und Cashflow);
- Belegschaft (Belegschaftsstärke, Qualifikationen, Arbeitszeitmodelle, Vergütung, Lernprogramme, Motivation);
- Führungs- und Fachkräfte (Quantitatives und qualitatives Potenzial, Motivation, Anreizsysteme);
- Organisation (Organigramm, Abläufe, Führungs- und Entscheidungsprozesse, lernende Organisation, Unternehmenskultur);
- Unterstützungssysteme (IT, Rechnungswesen, Controlling, Shared Services).

Wesentlicher Bestandteil der strategischen Neuausrichtung ist nach IDW S 6 die Geschäftsfeldplanung und die Ressourcenneuordnung sowie die Formulierung der Unternehmensstrategie.

12.5.6 Überwindung der Stakeholderkrise

Eine Stakeholderkrise, die sich negativ auf die Entwicklung des Unternehmens auswirkt, kann letztlich nur überwunden werden, wenn es der Unternehmensleitung oder dem Aufsichtsorgan gelingt, mit allen Interessengruppen wieder einen Konsens zur vertrauensvollen Zusammenarbeit und zu einer gemeinsam getragenen Zielstruktur zu finden.

12.6 Integrierte Sanierungsplanung

Das Sanierungskonzept sollte nicht nur die Sanierungsfähigkeit als solche beschreiben und eine Auflistung und Detaillierung der entsprechenden Maßnahmen enthalten, sondern auch in zusammengefasster Form eine zahlenmäßige Planung des Sanierungsablaufs beinhalten. Durch die Planung der finanziellen Auswirkungen der Restrukturierungsmaßnahmen ist die Finanzierbarkeit der beabsichtigten Sanierungsmaßnahmen nachzuweisen sowie deren Auswirkungen auf die Liquidität und Rentabilität aufzuzeigen.[13] Entscheidend ist hier insbesondere die Rolle des Controllings. Grundsätzlich ist ein funktionsfähiges Controlling eine unabdingbare Voraussetzung für eine nachhaltig erfolgreiche Umsetzung des Restrukturierungsplans und damit der Nachhaltigkeit der Kapitaldienstfähigkeit.[14]

Ausgehend von der Ist-Lage und den identifizierten Problem- und Verlustbereichen sind die finanziellen Folgen der Restrukturierungsmaßnahmen zu quantifizieren und in einem integrierten Unternehmensplan zusammenzuführen. Darüber hinaus ist die Tragfähigkeit des Sanierungskonzeptes auch anhand der Entwicklung geeigneter Kennzahlen im Planungszeitraum zu plausibilisieren.[15]

In diesem Zusammenhang sollte das Sanierungskonzept eine Zusammenfassung mit den wesentlichen Aussagen enthalten, d.h.

- einen Überblick über die Problem- und Verlustbereiche des Unternehmens enthalten;
- die Ergebnisse der kritischen Bereiche, z.B. gegliedert nach Geschäftsfeldern, Produktbereichen, Produktionsstandorten, Absatzgebieten umfassen, sowie
- in aggregierter Form die Restrukturierungserfordernisse unter finanziellen Aspekten angeben (z.B. Kapitalbedarf und -zuführung, Maßnahmen zur Ergebnisverbesserung).

Der Schwerpunkt dieser Zusammenfassung liegt weniger in der Beschreibung der gegenwärtigen Lage und der Entwicklung in der (jüngeren) Vergangenheit, als vielmehr in der Abschätzung der zukünftigen Entwicklung ohne Berücksichtigung der Sanierungsmaßnahmen.

---

[13] Siehe hierzu auch Wenzler (2009), S. 291 und Hess (2009), S. 299.

[14] Siehe hierzu auch Wenzler (2009), S. 291 und Hess (2009), S. 299.

[15] Vgl. zu Defiziten in Sanierungskonzepten Goldstein/Hahne (2004), S. 152.

Weitere wesentliche Bedeutung kommt der Darstellung der Auswirkungen der einzelnen Restrukturierungsmaßnahmen zu. In diesem Sinne ist anzugeben, welche Wirkungen die Maßnahmen auf die künftige Ergebnis-, Finanz- und Vermögensentwicklung des Unternehmens voraussichtlich haben. Minimalanforderung ist eine Detaillierung und Quantifizierung der Maßnahmeneffekte für das laufende und das folgende Planjahr; dabei sollten die voraussichtlichen Ergebniswirkungen möglichst monatlich beschrieben und quantifiziert werden, während für die Folgejahre quartalsweise bzw. halbjährige Planangaben ausreichend sind.

Zudem ist darzustellen, welche Maßnahmen des Restrukturierungsplans sich schon in der Implementierungsphase befinden und mit welchem Grad diese bereits realisiert sind. Zu Nachverfolgungszwecken sind namentlich die Personen aufzuführen, die für die Umsetzung verantwortlich sind.

Sofern das Sanierungskonzept Maßnahmen beinhaltet, deren Umsetzung und Erfolg von der Akzeptanz und Mitwirkung Dritter abhängt und bei denen zum Zeitpunkt der Erstellung eine rechtlich bindende Verpflichtung noch aussteht, sind Angaben zum jeweiligen Sachverhalte in das Sanierungskonzept aufzunehmen. Beispiele hierfür sind u.a.:

- Die Zinszahlungen für die von der XY Bank gewährten Darlehen werden nach einer vorläufigen Vereinbarung mit der Bank bis zum 31.12.XXXX ausgesetzt.
- Die Gesellschafter beabsichtigen, eine Zuzahlung in das Eigenkapital der Gesellschaft i.H.v. ... vorzunehmen.
- Der Gläubiger XY hat in Aussicht gestellt, i.H.v. ... mit seinen Forderungen gegen Besserungsabrede im Range hinter alle anderen Gläubiger zurücktreten.
- Die Gesellschaft beabsichtigt den Verkauf einer Teileinheit, wobei erste Gespräche mit Interessenten schon begonnen haben.
- Mit der Arbeitnehmervertretung soll ein Sanierungsbeitrag in Form des Verzichts auf Weihnachtsgeld, Urlaubsgeld, etc. verhandelt werden.

Mit Blick auf die Implementierung des Sanierungskonzepts verweist IDW S 6.121 darauf, dass der Erfolg des Sanierungskonzeptes entscheidend von der konzeptgemäßen Umsetzung der Restrukturierungsmaßnamen sowie der kontinuierlichen Überwachung und Fortschreibung des Konzeptes durch die gesetzlichen Vertreter der Gesellschaft abhängt. Unter Erfolgs- wie Haftungsaspekten ist es aus Sicht der für das Sanierungskonzept verantwortlichen Personen ratsam, eine entsprechende Implementierungsklausel in das Sanierungskonzept aufzunehmen.

12.6.1 Aufbau des integrierten Sanierungsplans (Ergebnis-, Finanz- und Vermögensplan)

Die Unternehmensplanung als »Kern« des Sanierungskonzeptes stellt die finanziellen Effekte der Sanierung dar.[16] Voraussetzung hierfür ist die Quantifizierung

---

16) Zur operationalen Ermittlung der Planungsgrundlagen für ein Sanierungskonzept vgl. Mochty/Wiese (2009), S. 254.

der Maßnahmeneffekte. Dabei sind sowohl die zur Umsetzung der Maßnahmen erforderlichen Kosten und Investitionen zu bestimmen, als auch die positiven Effekte der Umsetzung des Maßnahmenkatalogs. Die ermittelten Größen sind dann in Form einer Planungsrechnung darzustellen. Diese enthält alle relevanten Umsatz- und Kostenpositionen des Unternehmens und trifft Aussagen zur zukünftigen Umsatz-, Ertrags- und Liquiditätsentwicklung.

Der im Sanierungskonzept verankerte Sanierungsplan ist integriert als Ergebnis-, Finanz- und Vermögensplan zu erstellen. Dabei wird, ausgehend von den betrieblichen Teilplänen (Absatzplanung, Investitionsplanung, Personalkostenplanung, usw.), eine Plan-Gewinn- und Verlustrechnung und darauf aufbauend ein Finanzplan und eine Plan-Bilanz entwickelt (monatlich, quartalsweise, halbjährlich, jährlich). In der Planung sind die kritischen Prämissen besonders hervorzuheben, wie z.B.:

- die Entwicklung von Rohstoffpreisen;
- das Wachstum von Auslandsmärkten, insbesondere in [...];
- die Wechselkursstabilität;
- die Preisentwicklung auf der Nachfrageseite;
- die Wettbewerbsentwicklung;
- die Stabilität der Rechtslage (z.B. Steuerrecht);
- die Fortsetzung wichtiger Verträge mit Großkunden.

Ferner empfiehlt das IDW den »real case« (wahrscheinlichster Fall) mit Plausibilisierungsrechnungen zu unterstützen; daher sollen zur Berücksichtigung der Planungsunsicherheiten weitere Alternativrechnungen durchgeführt werden. Idealerweise verfügen diese über eine quantitative Risikoeinschätzung bezüglich der Entwicklung von zentralen Kenngrößen wie der Einhaltung von Liquidität, der Aufrechterhaltung einer vorgegebenen Eigenmittelquote oder weiterer sog. »Covenants« (z.B. die Einhaltung von Kennzahlen, Auflagen und Bedingungen während der Kreditlaufzeit). Das IDW erwähnt in S 6 zusätzlich den Einsatz von Monte-Carlo-Simulationen. Ob der Einsatz derartiger hochkomplexer Analysemodelle in der Unternehmenspraxis tatsächlich zum Einsatz gelangen wird, ist zumindest in einer vor allem mittelständisch geprägten Praxis wohl eher zu bezweifeln.

Bei der Konzeption der geplanten Restrukturierung sind auch die voraussichtlichen Kosten der künftigen Beratung sowie der Kontrolle der Umsetzung der Sanierungsmaßnahmen zu berücksichtigen. Ferner fordert IDW S 6.126 im Finanzplan anzugeben, zu welchem Zeitpunkt und in welcher Höhe Finanzmittel, die für die Sanierung nicht benötigt werden, zur Befriedigung der Gläubiger genutzt werden können.

Die Nachverfolgung der einzelnen Implementierungsschritte des Restrukturierungsplans, d.h. vor allem die Erhebung der Daten und die Analyse der Planabweichungen sowie die Planfortschreibung sind nicht Bestandteil des Sanierungskonzeptes. Auf die Erforderlichkeit dieser Tätigkeiten sowie einer fortgesetzten Beratung während der gesamten Sanierungsphase sollte jedoch im Sanierungskonzept hingewiesen werden.

Bedeutsam ist, dass die Plandaten alle wesentlichen Informationen darlegen, vollständig und klar strukturiert sind, und keine Zahlenfriedhöfe vorliegen.

12.6.2 Kennzahlen

Die Tragfähigkeit eines Sanierungskonzeptes ist zudem anhand der Entwicklung geeigneter Kennzahlen im Planungszeitraum zu plausibilisieren. Die im Sanierungskonzept enthaltene Unternehmensplanung sollte daher Kennzahlen enthalten, die das Urteil zur Sanierungsfähigkeit stützen. In Betracht kommen vor allem

1. Liquiditätskennzahlen, insbesondere:
   a. Liquiditätsgrade I bis III
   b. Cashflow in % vom Umsatz
   c. Schuldentilgungsdauer in Jahren
   d. Kapitaldienstdeckungsfähigkeit – Debt Service Coverage
2. Ertragskennzahlen, insbesondere:
   a. Gesamtkapitalrentabilität
   b. Eigenkapitalrentabilität
   c. Umsatzrentabilität
   d. Material-/Fremdleistungsquote
   e. Personalaufwandsquote
   f. EBITDA in % vom Umsatz
3. Vermögenskennzahlen, insbesondere:
   a. Eigenmittelquote
   b. Verschuldungsgrad
   c. Anlagendeckung
   d. Working Capital
   e. Debitorenlaufzeit in Tagen – DSO (Days Sales Outstanding)
   f. Kreditorenlaufzeit in Tagen – DPO (Days Payables Outstanding)
   g. Vorratsreichweite in Tagen – DIH (Days Inventory on Hand)

Die vorab dargestellten Kennzahlen werden u.U. durch mit den Gläubigern vertraglich vereinbarte Kennzahlen im Rahmen sog. Covenants ergänzt. Die Entwicklung der Kennzahlen und deren Kommentierung verdeutlichen den geplanten Sanierungsverlauf und stellen Kontrollgrößen für den Grad der Zielerreichung des Sanierungskonzeptes dar. Sie ermöglichen zudem eine Beurteilung des Sanierungskonzepts durch Dritte.

Beachtenswert ist ferner, für eine klare Definition der vorstehend genannten Kennzahlen und eine konsistente Berichterstattung in nachfolgenden Zeiten zu sorgen. Hintergrund dessen ist, dass in der Unternehmenspraxis durchaus unterschiedliche Definitionen dieser Kennzahlen existieren.

12.7 Berichterstattung und zusammenfassende Schlussbemerkung

Grundsätzlich hat der Wirtschaftsprüfer über die Durchführung des Auftrags zur Erstellung eines Sanierungskonzeptes schriftlich zu berichten. Gliederung und Inhalt dieser Berichterstattung sind abhängig vom Auftragsumfang und sollten den in IDW S 6 dargelegten Grundsätzen entsprechen. Der Bericht über die Erstellung eines Sanierungskonzepts kann mit einer zusammenfassenden Schlussbemerkung abschließen, die eine Beurteilung darüber enthält, ob das Unternehmen voraussichtlich sanierungsfähig ist. In einer zusammenfassenden Schlussbemerkung ist auch auf die kritischen Faktoren und Annahmen einzugehen, die für die Sanierungsfähigkeit von besonderer Bedeutung sind.

Sollte ein Auftrag zur Erstellung eines Sanierungskonzepts lediglich einzelne Teilbereiche eines umfassenden Sanierungskonzepts beinhalten, folgt daraus eine entsprechende Beschränkung der Berichterstattung und der zusammenfassenden Schlussbemerkung.

Für den Fall, dass eine zusammenfassende Schlussbemerkung erstellt wird, darf diese nur zusammen mit dem Erstellungsbericht an Dritte weitergegeben werden, um Missverständnisse über Art und Umfang der Tätigkeit des Wirtschaftsprüfers und die Tragweite seiner Erklärung zu vermeiden.

Für die zusammenfassenden Schlussbemerkungen der Erstellungsberichte empfiehlt das IDW die unter 12.9 wiedergegebenen und an die Gegebenheiten des einzelnen Falls anzupassenden Formulierungen.

12.8 Fazit

Der vom IDW herausgegebene Standard IDW S 6 unterstützt Wirtschaftsprüfer und Berater, letztlich aber auch Unternehmen und Gesellschafter bei der Ausarbeitung von Sanierungsmaßnahmen. Ein umfassendes Sanierungskonzept sollte folgende Bestandteile beinhalten:

- Darstellung der wirtschaftlichen Ausgangslage;
- Analyse des Krisenstadiums und der Krisenursachen;
- Aussagen zur Unternehmensfortführung;
- Darstellung des Leitbilds des sanierten Unternehmens;
- Maßnahmen zur Bewältigung der Unternehmenskrise sowie eine
- integrierte Sanierungsplanung.

Um in der Krise dringend benötigte finanzielle Mittel durch die Hausbank(en) zu erhalten, wird in der Praxis häufig ein Sanierungskonzept verlangt. Dieses dient als Grundlage für nachfolgende Finanzierungsentscheidungen. Ein Sanierungskonzept nach IDW S 6 repräsentiert indes nicht allein eine Entscheidungsgrundlage für Gläubiger und Gesellschafter des Unternehmens. Aufgrund aktueller Gesetzesänderungen im Steuerrecht können auch sanierungswillige Investoren bzw. Gesellschafter mittels eines Sanierungskonzepts den Nachweis führen, dass ein Beteiligungserwerb dem Zweck der Sanierung des Krisenunternehmens dient und es folglich nicht zum Untergang bestehender Verlustvorträge bei der Übernahme eines solchen Unternehmens kommt.

IDW S 6 ist jedoch nicht nur Grundlage für die Erstellung von Sanierungskonzepten, vielmehr dienen die IDW-Leitlinien auch der erstellungsbegleitenden Beurteilung von Sanierungsaussichten. Auch dabei bietet sich ein zweistufiges Vorgehen entsprechend IDW ES 6 an, indem zunächst die Möglichkeiten zur akuten Krisenbeseitigung und dem folgend die nachhaltige Sanierungsfähigkeit beurteilt werden.

Die in IDW ES 6 vorgesehene Aufspaltung des Sanierungskonzepts in mehrere Teilbereiche hat Vorteile für die praktische Erstellungsarbeit: So kann modular gearbeitet werden und die Analyse- und Bearbeitungskomplexität entsprechend der Dringlichkeit ausgerichtet werden.

Entscheidend ist jedoch: Eine schwarze Null reicht nicht aus – für eine positive Beurteilung der nachhaltigen Sanierungsfähigkeit reicht allein die Sicherung oder Wiederherstellung des finanziellen Gleichgewichts nicht aus. Gemäß IDW S 6 kommt es vielmehr darauf an, dass das Unternehmen nachhaltig wettbewerbsfähig wird und damit nachhaltig eine branchenübliche Umsatzrendite und Eigenkapitalquote erreichen kann.

12.9 Muster

Muster einer zusammenfassenden Schlussbemerkung für ein umfassendes Sanierungskonzept

»Ich war/Wir waren beauftragt, das in voranstehendem Bericht dargestellte Sanierungskonzept für die XY-Gesellschaft zu erstellen.

Ich habe meiner/Wir haben unserer Erstellungstätigkeit den IDW Standard: Anforderung an die Erstellung von Sanierungskonzepten (IDW S 6) zugrunde gelegt. Dieser IDW Standard legt die Grundsätze dar, nach denen Wirtschaftsprüfer Sanierungskonzepte erarbeiten.

Im Rahmen meiner/unserer Erstellungstätigkeit habe ich/haben wir auf Basis meiner/unserer Analysen der Ist-Lage und der Krisenursachen in Abstimmung mit den gesetzlichen Vertretern der Gesellschaft vor dem Hintergrund des Leitbildes des sanierten Unternehmens geeignete Sanierungsmaßnahmen erarbeitet und die Auswirkungen der ergriffenen und geplanten Maßnahmen in die integrierte Liquiditäts-, Vermögens- und Ertragsplanung überführt. Das Sanierungskonzept beschreibt die für eine positive Fortführungsprognose und darüber hinaus die für die Wiedererlangung der Wettbewerbs- und Renditefähigkeit erforderlichen Maßnahmen.

Die Verantwortung für das dem Sanierungskonzept zugrunde liegende Leitbild und die daraus abgeleiteten Annahmen sowie für die Umsetzung, kontinuierliche Überwachung und Fortschreibung des Sanierungskonzeptes liegt bei den gesetzlichen Vertretern der Gesellschaft.

Aufgabe der gesetzlichen Vertreter der Gesellschaft war es, mir/uns die für die Auftragsdurchführung erforderlichen Informationen vollständig und richtig zur

Verfügung zu stellen. Auf die beigefügte Vollständigkeitsklärung wird verwiesen. Auftragsgemäß war es nicht meine/unsere Aufgabe, die dem Sanierungskonzept zugrunde liegenden Daten nach Art und Umfang einer Jahresabschlussprüfung zu prüfen. Ich habe/Wir haben hinsichtlich der in das Sanierungskonzept eingeflossenen wesentlichen Daten lediglich Plausibilitätsbeurteilungen durchgeführt. Die dem Konzept beigefügte integrierte Planung weist ein positives Reinvermögen und künftige Liquiditätsüberschüsse aus.

Nach meiner/unserer Auffassung ist das Unternehmen unter den im Konzept genannten Bedingungen sanierungsfähig.

Das Sanierungskonzept enthält zukunftsorientierte Informationen, die inhärenten Unsicherheiten unterliegen. Die Erstellung von zukunftsorientierten Informationen verlangt zu einem großen Teil Schätzungen und die Berücksichtigung von Erfahrungswerten.

Selbst wenn die der Planungsrechnung zugrunde liegenden Prämissen zu einem großen Teil eintreten, können die tatsächlichen Ergebnisse von der Planungsrechnung abweichen, da andere vorhergesehene Ereignisse häufig nicht wie erwartet eintreten oder andere nicht erwartete Ereignisse die Ergebnisse beeinflussen können.

Das Sanierungskonzept umfasst verschiedene Sanierungsmaßnahmen, die rechtlich von der Mitwirkung Dritter abhängen und bei denen zum Zeitpunkt der Erstellung des Konzepts eine rechtlich bindende Verpflichtung noch aussteht. Hierauf ist im Bericht unter Textziffer [...] im Einzelnen hingewiesen worden. Der Erfolg der Sanierung hängt maßgeblich von der konzeptgemäßen Umsetzung der Sanierungsmaßnahmen, der kontinuierlichen Überwachung und der Fortschreibung des Sanierungskonzeptes durch die gesetzlichen Vertreter der Gesellschaft ab.

Das Sanierungskonzept wurde auf Grundlage des zwischen der Gesellschaft und mir/uns geschlossenen Auftrags, dem die berufsüblichen Allgemeinen Auftragsbedingungen für Wirtschaftsprüfer und Wirtschaftsprüfungsgesellschaften vom 1.1.2002 zugrunde liegen, erstellt und dient allein der Unterrichtung der Organe der Gesellschaft. Es darf ohne meine/unsere vorherige schriftliche Zustimmung nicht an Dritte weitergegeben werden.

(Ort)
(Datum)
(Unterschrift)
Wirtschaftsprüfer   Quelle: IDW

Muster für ein Konzept über die Fortführungsfähigkeit im Sinne einer positiven Fortführungsprognose als Vorstufe für ein umfassendes Sanierungskonzept nach IDW S 6

»Ich war/Wir waren beauftragt, ein Fortführungskonzept für die XY-Gesellschaft zu erstellen, auf dessen Grundlage die Gesellschaft mit überwiegender Wahrscheinlichkeit von der Fortführungsfähigkeit i.S.d. § 252 Abs. 1 Nr. 2 HGB (positive Fortführungsprognose) ausgehen kann. Hierbei handelt es sich nicht um ein umfassendes Sanierungskonzept i.S.d. IDW S 6, sodass allein auf dieser Grundlage keine Aussage zur Sanierungsfähigkeit getroffen werden kann. Die Verantwortung für das bezüglich der Sanierungsfähigkeit noch zu entwickelnde umfassende Sanierungskonzept und das ihm zugrunde liegende Leitbild des sanierten Unternehmens liegt bei den gesetzlichen Vertretern der Gesellschaft. Aufgabe der gesetzlichen Vertreter der Gesellschaft war es, mir/uns die für die Auftragsdurchführung erforderlichen Informationen vollständig und richtig zur Verfügung zu stellen. Auf die beigefügte Vollständigkeitserklärung wird verwiesen. Auftragsgemäß war es nicht meine/unsere Aufgabe, die dem Fortführungskonzept zugrunde liegenden Daten nach Art und Umfang einer Jahresabschlussprüfung zu prüfen. Ich habe/Wir haben hinsichtlich der in das Fortführungskonzept eingeflossenen wesentlichen Daten lediglich Plausibilitätsbeurteilungen durchgeführt.

Meine/Unsere Aufgabe war es, auf Basis meiner/unserer Analysen in Abstimmung mit den gesetzlichen Vertretern der Gesellschaft Maßnahmen zu erarbeiten, auf deren Grundlage von einer positiven Fortführungsprognose ausgegangen werden kann.

Die Auswirkungen der ergriffenen und geplanten Maßnahmen wurden von mir/uns in die integrierte Liquiditäts-, Vermögens- und Ertragsplanung überführt.

Nach meiner/unserer Auffassung kann unter den im Konzept genannten Bedingungen von einer positiven Fortführungsprognose ausgegangen werden.

Das Fortführungskonzept enthält zukunftsorientierte Informationen, die inhärenten Unsicherheiten unterliegen. Die Erstellung von zukunftsorientierten Informationen verlangt zu einem großen Teil Schätzungen und die Berücksichtigung von Erfahrungswerten.

Selbst wenn die der Planungsrechnung zugrunde liegenden Prämissen zu einem großen Teil eintreten, können die tatsächlichen Ergebnisse von der Planungsrechnung abweichen, da andere vorhergesehene Ereignisse häufig nicht wie erwartet eintreten oder andere nicht erwartete Ereignisse die Ergebnisse beeinflussen können.

Das Fortführungskonzept umfasst verschiedene Maßnahmen, die rechtlich von der Mitwirkung Dritter abhängen und bei denen zum Zeitpunkt der Erstellung des Konzeptes eine rechtlich bindende Verpflichtung noch aussteht. Hierauf ist im Bericht unter Textziffer [...] im Einzelnen hingewiesen worden.

Der Erfolg des Fortführungskonzeptes hängt maßgeblich von der konzeptgemäßen Umsetzung der Maßnahmen, der kontinuierlichen Überwachung und der Fortschreibung des Konzeptes durch die gesetzlichen Vertreter der Gesellschaft ab.

Das Fortführungskonzept wurde auf Grundlage des zwischen der Gesellschaft und mir/uns geschlossenen Auftrags, dem die berufsüblichen Allgemeinen Auftragsbedingungen für Wirtschaftsprüfer und Wirtschaftsprüfungsgesellschaften vom 1.1.2002 zu Grunde liegen, erstellt und dient allein der Unterrichtung der Organe der Gesellschaft. Es darf ohne meine/unsere vorherige schriftliche Zustimmung nicht an Dritte weitergegeben werden.

(Ort)
(Datum)
(Unterschrift)
Wirtschaftsprüfer   Quelle: IDW

Literatur

Bantleon, U./Schorr, G.: Kapitaldienstfähigkeit – Grundlagen, Methoden und Strategien, Wiesbaden 2004.

Bantleon, U.: Wiedererlangung der Kapitaldienstfähigkeit, Expertendialog des BDU-Fachverbandes Sanierungs- und Insolvenzberatung Bonn, 10.3.2006.

Beck, M.: Sanierung und Krisenstadium, WPg 2009, S. 264–272.

Dinger, W.: Verschärfte Rahmenbedingungen bei der Kreditvergabe, BBK 4/2009, S. 196.

Gleißner, W./Sautter, D.: Wertorientiertes Krisen- und Sanierungsmanagement, KSI 1/2006, S. 23–27.

Goldstein, A./Hahne, A.: Sanierungsmanagement mit Hilfe der Hausbank – Praxisbeispiel, in Schmeisser, W. et al., Handbuch Krisen- und Insolvenzmanagement, Stuttgart 2004, S. 141–169.

Groß, P.: Erkennen und Bewältigen von Unternehmensschieflagen, WPg Sonderheft vom 19.12.2003, S. 128–141.

Groß, P: Wesentliche Gesichtspunkte der Erarbeitung von IDW ES 6 – Zu den Hintergründen und Neuerungen des IDW Standards: Anforderungen an die Erstellung von Sanierungskonzepten, WPg 2009, S. 231–245.

Hess, H.: Vom Sanierungskonzept zum Insolvenzplan, WPg 2009, S. 299–304.

IDW Prüfungsstandard 800: Empfehlungen zur Prüfung eingetretener oder drohender Zahlungsunfähigkeit bei Unternehmen (IDW PS 800), WPg Supplement 1/2008, FN-IDW 2008, S. 100.

IDW Stellungnahme FAR 1/1996 »Empfehlungen zur Überschuldungsprüfung bei Unternehmen«, WPg 1996, S. 523, FN-IDW 1997, S. 22.

Ley, D.: Moderne finanzwirtschaftliche Instrumente der Liquiditätssicherung, WPg 2009, S. 283–290.

Krüger, W.: Umsetzung eines Sanierungskonzepts, WPg 2009, S. 312–319.

Kuss, E.: Rechtliche Aspekte der Sanierung für die Unternehmensleitung und den Sanierungsberater, WPg 2009, S. 326.

Mochty, L./Wiese, M.: Operationale Ermittlung der Planungsgrundlagen für ein Sanierungskonzept nach IDW ES 6, WPg 2009, S. 254–263.

Reiner, K.: Sanierungskonzepte aus der Sicht der Kreditinstitute, WPg 2009, S. 320–325.

Rockel, K./Andersch, T.: Erstellung von Sanierungskonzepten als berufstypische Tätigkeit eines Wirtschaftsprüfers, WPg 2009, S. 246–253.

Scholz, C.: Strategische Stimmigkeit im Sanierungskonzept, WPg 2009, S. 305–311.

Steffan, B.: Sicherung des Unternehmensbestands als erste Stufe der Sanierung, WPg 2009, S. 273–282.

Smid, S.: Stellungnahme zum IDW ES 6 Entwurf IDW Standard: Anforderungen an die Erstellung von Sanierungskonzepten.

Schuppener, J.: Mindestanforderungen an Sanierungskonzepte – Entwicklung eines Standards für die Erstellung von Sanierungsgutachten, KSI 2008, S. 69–73.

Wentzler, J.: Integrierte Sanierungsplanung, WPg 2009, S. 291–298.

Willems, M. C.: Unternehmensrestrukturierung in der Krise, BBK 17/2009, S. 858.

13. Auswirkungen der Finanzkrise auf den Jahresabschluss

von Kai Peter Künkele und Christian Zwirner

Übersicht

13.1	Einleitung	720
13.2	Krisenbedingte Auswirkungen auf den handelsrechtlichen Jahresabschluss	720
13.2.1	Auswirkungen auf das Anlagevermögen	720
13.2.1.1	Vorbemerkungen	720
13.2.1.2	Dauerhafte Wertminderung im Anlagevermögen	721
13.2.1.3	Niedrigerer beizulegender Wert	724
13.2.1.4	Unsicherheiten und bilanzpolitische Motive	725
13.2.2	Bewertung im Umlaufvermögen	726
13.2.3	Bewertung von Rückstellungen und Angaben zu Risiken	727
13.2.3.1	Pensionsrückstellungen	727
13.2.3.2	Drohverlustrückstellungen	728
13.2.3.3	Haftungsverhältnisse, Patronatserklärungen und Verlustübernahmen	728
13.2.4	Verbindlichkeiten gegenüber Kreditinstituten	728
13.2.5	Lageberichterstattung und Anhangberichterstattung	729
13.2.6	Beurteilung der Fortführungsannahme (Going Concern)	730
13.2.6.1	Going-Concern-Prämisse	730
13.2.6.2	Bilanzielle Auswirkungen des Wegfalls der Going-Concern-Prämisse	731
13.2.7	Schnittstelle zwischen Fortführungsprognose, Bilanzansatz und Unternehmensbewertung	733
13.3	Fazit	734
Literatur		736

13.1 Einleitung

Die Weltwirtschaftskrise hat auch die deutsche Wirtschaft in die Rezession geführt. Aufgrund des Ausmaßes der Krise stellt sich für viele Bilanzierende die Frage, wie diese im Jahresabschluss abzubilden sind. Hierbei sind über ggf. abzuschreibende Geschäfts- oder Firmenwerte oder Unternehmensbeteiligungen hinaus auch andere Bilanzpositionen betroffen.

Das Institut der Wirtschaftsprüfer (IDW) hat in diesem Zusammenhang am 19.12.2008 die Auswirkungen der Finanzmarktkrise auf die Prüfungsanforderungen dargelegt.[1] Im Besonderen adressiert das Schreiben die Prüfung der Wertansätze einzelner Vermögensgegenstände und Schulden, die Frage der Unternehmensfortführung und die Angabepflichten in Anhang und Lagebericht. Das Schreiben stellt allerdings keinen eigenständigen Standard dar, sondern ist als Ergänzung bestehender Standards mit Bezugnahme zur aktuellen Krisensituation zu sehen. Das Schreiben wurde durch eine Anlage mit Stand vom 15.1.2009 ergänzt.[2] Thema dieser Anlage sind neben den Auswirkungen auf die IFRS auch HGB-Rechnungslegungsnormen bezüglich außerplanmäßiger Abschreibungen auf Forderungen und Wertpapiere sowie auf andere Vermögensgegenstände. Darüber hinaus werden u. a. Rückstellungen auf Eventualverbindlichkeiten, Pensionsrückstellungen und die Umwidmung von Finanzinstrumenten vom Umlauf- ins Anlagevermögen thematisiert.

Die intensive Auseinandersetzung des IDW verdeutlicht die Relevanz, die aktuelle Entwicklung im Bereich der Bilanzierung und Berichterstattung einzuordnen. Der vorliegende Text soll einen Beitrag dazu leisten.

13.2 Krisenbedingte Auswirkungen auf den handelsrechtlichen Jahresabschluss

13.2.1 Auswirkungen auf das Anlagevermögen

13.2.1.1 Vorbemerkungen

Für Vermögensgegenstände des Anlagevermögens sind außerplanmäßige Abschreibungen vorzunehmen, wenn der entsprechende Vermögensgegenstand voraussichtlich dauernd in seinem Wert gemindert ist (vgl. § 253 Abs. 3 Satz 3 HGB). Für Finanzanlagen können außerplanmäßige Abschreibungen allerdings bereits bei nicht dauernder Wertminderung vorgenommen werden (vgl. § 253 Abs. 3 Satz 4 HGB). Von diesem Wahlrecht ausgenommen sind Kredit- und Finanzdienstleistungsinstitute, die Finanzinstrumente ihres Handelsbestands stets zum beizulegenden Zeitwert abzüglich eines Risikoabschlags zu bewerten haben (vgl. § 340e Abs. 3 Satz 1 HGB).

---

[1] Vgl. IDW (2008a), S. 1 ff.
[2] Vgl. IDW (2008b), S. 1 ff.

13.2.1.2 Dauerhafte Wertminderung im Anlagevermögen

Die dauerhafte Wertminderung ist gesetzlich nicht definiert. So müssen andere Quellen herangezogen werden, um zu verstehen, was unter diesem Rechtsbegriff verstanden werden kann.[3]

So umschreibt das *BMF mit einem Schreiben vom 25.2.2000*[4] die dauerhafte Wertminderung als nachhaltiges Absinken des Werts eines Wirtschaftsguts unter den maßgeblichen Buchwert. Dabei müssen objektive Anzeichen ernsthaft für eine nachhaltige Wertminderung sprechen. Dabei bleibt ungeklärt, was als nachhaltig und was als objektives Anzeichen angesehen werden kann.

In einem Standard des IDW für Versicherungsunternehmen, dem *IDW RS VFA 2*[5], wird versucht, die Dauerhaftigkeit durch einen Sieben-Punkte-Katalog zu konkretisieren. Auch wenn diese Regelung in erster Linie auf die Rechnungslegung von Versicherungsunternehmen Bezug nimmt, kann für die grundsätzliche Beurteilung einer dauerhaften Wertminderung im Kontext der Rechnungslegung anderer Bilanzierender grundsätzlich nichts Anderes gelten.[6]

Nach IDW RS VFA 2 sprechen folgende Indizien für eine dauerhafte Wertminderung:

- Höhe der Differenz zwischen Zeitwert und Buchwert;
- bisherige Dauer einer bereits gegebenen Wertminderung;
- stark abweichender Kursverlauf des Wertpapiers im Vergleich zur allgemeinen Kursentwicklung;
- Substanzverluste aus betrieblichem Anlass;
- Verschlechterung der Zukunftsaussichten des Unternehmens und/oder der Branche;
- erhebliche finanzielle Schwierigkeiten;
- hohe Insolvenzwahrscheinlichkeit oder Sanierungsbedarf.

Allerdings legt *IDW RS VFA 2* nicht fest, wann die Schwelle zur Dauerhaftigkeit überschritten ist. Auch eine Quantifizierung der Kriterien unterbleibt.

Eine Verlautbarung des IDW[7] zu soeben genanntem Standard greift diese Probleme auf und formuliert eine Vermutung, nach der eine dauerhafte Wertminderung widerlegbar vermutet wird, wenn:

- der Zeitwert des Wertpapiers in den sechs Monaten vor Bilanzstichtag permanent mehr als 20 % unter dem Buchwert lag und
- der Durchschnittswert der täglichen Börsenkurse eines Wertpapiers in den letzten zwölf Monaten mehr als 10 % unter dem Buchwert lag.

Die festgelegten Grenzen täuschen eine Strenge der Verlautbarung vor. Tatsächlich kann sich der Bilanzierende der Pflicht zur außerplanmäßigen Abschreibung entziehen, indem er nachweisen kann, dass der Wert nicht unter dem beizulegen-

---

[3] Vgl. hierzu ausführlich Lüdenbach/Hoffmann (2009), S. 4ff.
[4] Vgl. BMF (2000), S. 372.
[5] Vgl. IDW (2002), S. 475.
[6] Ebenso Lüdenbach/Hoffmann (2009), S. 5ff.
[7] Vgl. IDW (2002), S. 667.

den Zeitwert angesiedelt ist.[8] Dieser Nachweis kann durch externe Bewertungsgutachten, aber auch durch interne Berechnungen wie z.B. nach der DCF-Methode geführt werden.

Nach Auffassung des *BFH vom 26.9.2007*[9] spiegelt der Börsenwert einer Aktie den maßgeblichen Wert des Unternehmens respektive einzelner Unternehmensanteile wider. Der BFH argumentiert, dass der Aktienkurs die Einschätzung der Marktteilnehmer über die künftigen Risiken und Erfolgsaussichten des Unternehmens widerspiegelt. Gemäß Ansicht des BFH liegt eine dauerhafte Wertminderung dann vor, wenn zum Bilanzstichtag der Börsenkurs der Aktie unter den Anschaffungskosten liegt und im Zeitpunkt der Bilanzerstellung keine Anzeichen für eine baldige Werterholung vorliegen. Im entschiedenen Fall zeigte eine Aktie des Finanzanlagevermögens folgende Wertentwicklung:

Anschaffungskosten: 44,50 Euro
Bilanzstichtag: 22,70 Euro
Bilanzaufstellung: 26,00 Euro

Nach Ansicht des BFH liegt der »langfristig« niedrigere Wert bei 26,00 Euro. Der Buchwert der Aktie ist demzufolge auf diesen Betrag abzuschreiben.

Zur *Beurteilung der voraussichtlichen Dauerhaftigkeit* einer Wertminderung im Finanzanlagevermögen hat das *BMF* als Reaktion auf das BFH-Urteil vom 26.9.2007 in einem *Schreiben vom 26.3.2009*[10] Stellung genommen. Demnach ist bei börsennotierten Anteilen an einer Kapitalgesellschaft im Finanzanlagevermögen von einer voraussichtlich dauernden Wertminderung auszugehen, wenn zum Bilanzstichtag der Börsenwert der Anteile unter die Anschaffungskosten gesunken ist und im Zeitpunkt der Bilanzaufstellung noch keine konkreten Anhaltspunkte vorliegen, dass eine baldige Wertaufholung erfolgen wird. Dabei hat sich der BFH nicht dazu geäußert, inwieweit Wertschwankungen innerhalb einer gewissen Bandbreite unter Bewertungsstetigkeitsgesichtspunkten als vorübergehende Wertveränderungen zu qualifizieren sind. Diese »Lücke« in der Anwendung des BFH-Urteils schließt nun das BMF-Schreiben vom 26.03.2009. Demnach ist bei börsennotierten Anteilen im Finanzanlagevermögen nur dann von einer dauernden Wertminderung auszugehen, wenn

- entweder am in Rede stehenden Bilanzstichtag der Kurs um mehr als 40 % unter die Anschaffungskosten des Inhabers gesunken ist
- oder am in Rede stehenden Bilanzstichtag sowie am vorangegangenen Bilanzstichtag der Kurs jeweils um mehr als 25 % unter den Anschaffungskosten liegt.

Beispiel: Die Zeus AG hält als langfristiges Investment Aktien der Alpha-AG mit Anschaffungskosten von 100 Euro sowie der Beta-AG mit Anschaffungskosten von 150 Euro je Aktie. Zum 31.12.2010 beträgt der Kurswert der Alpha-AG 55 Euro und der Beta-AG 110 Euro je Aktie. Der Kurswert der Beta-AG zum 31.12.2009 betrug

---

[8] Vgl. Lüdenbach/Hoffmann (2009), S. 5.
[9] Vgl. BFH (2007).
[10] Vgl. BMF (2009), S. 514.

105 Euro je Aktie. Da der Kurswert der Aktien der Alpha-AG zum Bilanzstichtag um mehr als 40 % unter die Anschaffungskosten gesunken ist, ist die Wertminderung steuerrechtlich von Dauer. Auch die Wertminderung der Aktien der Beta-AG ist von Dauer, da der Kurswert zum Bilanzstichtag und dem vorangegangenen Bilanzstichtag um jeweils mehr als 25 % unter die Anschaffungskosten gesunken ist. In beiden Fällen liegen nach der Auffassung der Finanzverwaltung die Voraussetzungen einer Teilwertabschreibung im Sinne von § 6 Abs. 1 Nr. 2 Satz 2 EStG vor.

Bei der Beurteilung der Dauerhaftigkeit der Wertminderung sind »zusätzliche Erkenntnisse bis zum Zeitpunkt der Aufstellung der Handels- bzw. Steuerbilanz zu berücksichtigen«[11] – d.h. der Beurteilungszeitraum wird über den Bilanzstichtag hinaus auf die Zeitspanne bis zur Bilanzaufstellung ausgedehnt. Verwiesen wird zur Definition dieses Zeitraums auf das BMF-Schreiben vom 25.2.2000, konkret die Sätze 5 und 6 der Textziffer 4.[12] An dieser Stelle fordert das *BMF-Schreiben vom 25.2.2000* die Berücksichtigung von Erkenntnissen »bis zum Zeitpunkt der Aufstellung der Handelsbilanz [...]. Wenn keine Handelsbilanz aufzustellen ist, ist der Zeitpunkt der Aufstellung der Steuerbilanz maßgebend.«[13] Sofern in der Praxis der Zeitpunkt der Aufstellung der Handelsbilanz und der Steuerbilanz auseinanderfallen, ist für das Ende des Beurteilungszeitraums hinsichtlich des Vorliegens einer dauerhaften Wertminderung der Aufstellungszeitpunkt der Handelsbilanz maßgebend. Nur wenn der Bilanzierende keine Handelsbilanz erstellt, ist der Zeitpunkt der Aufstellung seiner Steuerbilanz heranzuziehen.

Für die Frage der Dauerhaftigkeit einer Wertminderung im *Sachanlagevermögen* ist für die Steuerbilanz vor allem das *BFH-Urteil vom 14.3.2006*[14] einschlägig. Danach ist eine Wertminderung dann von Dauer, wenn der Teilwert[15] mindestens für die hälftige Restnutzungsdauer unter dem jeweiligen Buchwert liegt. Der jeweilige Buchwert ist dabei unter Berücksichtigung planmäßiger Abschreibungen zu ermitteln.

Beispiel: Eine Maschine wird zum 31.12.2006 zum Preis von 100 Euro erworben. Die Maschine ist über zehn Jahre planmäßig abzuschreiben. Dementsprechend steht ein Wert von 60 Euro zum Bilanzstichtag (31.12.2010) zu Buche. Zum selben Tag ermittelt der Bilanzierende einen Teilwert für die Maschine in Höhe von 15 Euro. Für die Erklärung, ob von einer dauerhaften Wertminderung auszugehen ist, sind der Teilwert und die (fiktiven Buchwerte) gegenüberzustellen. Dabei muss der Teilwert den beizulegenden Zeitwert für mindestens die Hälfte der Restnutzungsdauer (mehr als drei Jahre ab Bilanzstichtag im Beispiel – also bis nach dem Bilanzstichtag in 2013) unterschreiten.

---

11) Entwurf eines BMF-Schreibens (2009).
12) Vgl. BMF (2000), S. 372.
13) BMF (2000), S. 372.
14) Vgl. BFH (2006).
15) Beim Teilwert handelt es sich um das begriffliche Äquivalent des Steuerrechts zum beizulegenden Zeitwert im Handelsrecht. § 6 Abs. 1 Nr. 1 enthält die Legaldefinition, wonach der Teilwert der »... Betrag [ist], den ein Erwerber des ganzen Betriebs im Rahmen des Gesamtkaufpreises für das einzelne Wirtschaftsgut ansetzen würde; dabei ist davon auszugehen, dass der Erwerber den Betrieb fortführt.«

Bilanzstichtag	2010	2011	2012	2013	2014	2015
Buchwert	60 Euro	50 Euro	40 Euro	30 Euro	20 Euro	10 Euro
Teilwert 31.12.2010	15 Euro	15 Euro	15 Euro	15 Euro	15 Euro	15 Euro

Im vorliegenden Beispiel ist der Buchwert auch noch nach dem 31.12.2013 unterschritten. Am 31.12.2010 ist die Maschine deshalb auf den Wert von 15 Euro abzuschreiben.

Es bleibt festzuhalten, dass die Bewertung, ob eine dauerhafte oder nicht dauerhafte Wertminderung vorliegt, in jedem Einzelfall gesondert zu entscheiden ist.[16] Steuerrechtlich hat der Bilanzierende sich an dem soeben erläuterten Urteil zu orientieren. Für die Handelsbilanz geben die erläuterten Meinungen dem Bilanzierenden lediglich eine Hilfestellung. Zur Beurteilung, ob Abschreibungsbedarf besteht, muss zunächst der niedrigere beizulegende Wert (bzw. Teilwert) bestimmt werden.

13.2.1.3 Niedrigerer beizulegender Wert

Das Gesetz beschreibt den Betrag, auf den außerplanmäßig abzuschreiben ist, als den niedrigeren beizulegenden Wert (vgl. § 253 Abs. 3 Satz 3 HGB). Dabei wird vorausgesetzt, dass dieser niedrigere beizulegende Zeitwert voraussichtlich von Dauer ist. Neben die Ermittlung der Dauerhaftigkeit, also den Ansatz eines niedrigeren Wertes dem Grunde nach, tritt die Ermittlung des niedrigeren Werts der Höhe nach.

Im *Sachanlagevermögen* ist zur Bestimmung des in § 253 HGB genannten niedrigeren beizulegenden Werts auf folgende Ermittlungsgrößen abzustellen[17]:

Bei Ermittlung über den Beschaffungsmarkt: Wiederbeschaffungswert (Wiederbeschaffungskosten inklusive angemessener (Anschaffungs-)nebenkosten; wenn kein Beschaffungsmarkt existiert, ist auf den Reproduktionswert abzustellen).

Bei Ermittlung über den Absatzmarkt: Verkaufswert (voraussichtliche Erlöse abzüglich der bis zum Verkauf noch anfallenden Aufwendungen wie z.B. Frachtkosten).

Dabei sind nicht die Werte neuer Vermögensgegenstände heranzuziehen, sondern vergleichbare Werte. Das heißt, dass die eventuellen Wiederbeschaffungskosten für neue Vermögensgegenstände gemäß der Nutzung des zu bewertenden Vermögensgegenstands (fiktiv) abzuschreiben sind.

Lassen sich auf soeben beschriebene Weise keine Werte für den Vermögensgegenstand ermitteln, ist auf den Kapitalwert abzustellen. Hierbei werden alle zukünftigen Einzahlungsüberschüsse, die der Vermögensgegenstand selbstständig generiert (d.h. nicht in Verbund mit anderen Vermögensgegenständen), auf den Bewertungsstichtag abgezinst.

Zu fragen ist, wie die Krise auf die verschiedenen Vermögensgegenstände des Sachanlagevermögens eingewirkt hat.

---

16) Vgl. Künkele/Zwirner (2009), S. 190.

17) Vgl. weiterführend Ellrott/Roscher (2010), Rn. 308 und 515.

Bei *Maschinen oder Produktionsgebäuden* sind aufgrund der Finanzmarktkrise Abschreibungen auf den niedrigeren beizulegenden Wert wegen geringerer Kapazitätsauslastung oder gar Stilllegung denkbar. Dabei genügt eine außergewöhnliche Abnutzung durch die wirtschaftliche Einwirkung auf das Wirtschaftsgut und dessen Nutzung. Es muss keine technische Abnutzung vorliegen, um eine außerplanmäßige Abschreibung zu rechtfertigen.[18] Auch können gesunkene Wiederbeschaffungs- bzw. Verkaufswerte ursächlich für eine Abschreibung sein.

Bei *aus Renditegründen gehaltenem, dem Anlagevermögen zuzuordnenden Grundvermögen* erfolgt die Ermittlung des beizulegenden Werts unter Berücksichtigung der aus dem Grundvermögen zukünftig zu generierenden Erträge. Mögliche Gründe außerplanmäßiger Abschreibungen im Zuge der Finanzmarktkrise:

- Mietausfälle aufgrund von Zahlungsschwierigkeiten bei Mietern;
- Mietnachlässe zur Gewinnung neuer bzw. Erhaltung bestehender Mietverhältnisse.

Beim *Finanzanlagevermögen* können auch außerplanmäßige Abschreibungen am Bilanzstichtag vorgenommen werden, wenn die Wertminderung voraussichtlich nicht von Dauer sein wird (vgl. § 253 Abs. 3 Satz 4 HGB). Bei voraussichtlich dauernder Wertminderung ist wie bei den übrigen Vermögensgegenständen eine außerplanmäßige Abschreibung vorgeschrieben. Zur Bewertung wird, sofern die Beteiligung börsennotiert ist, der Börsenpreis herangezogen. Hier muss sich allerdings der Preis auf einem liquiden Markt bilden, d.h. ihm müssen tatsächliche und sich regelmäßig ereignende Markttransaktionen zugrunde liegen (im Sinne eines aktiven Marktes). Außerdem können Markt- bzw. Börsenpreise aufgrund starker Volatilitäten keine zuverlässigen Maßstäbe für außerplanmäßige Abschreibungen sein. Die genannten Szenarien werden durch die Finanzmarktkrise wahrscheinlicher. In diesen Fällen ist zur Ermittlung des niedrigeren beizulegenden Werts auf angemessene Bewertungsverfahren wie DCF- oder Ertragswertverfahren als Alternative zu Markt- und Börsenpreisen zurückzugreifen. Auf Grundlage dieser Methoden ist der beizulegende Wert der Beteiligung zu ermitteln.[19]

13.2.1.4 Unsicherheiten und bilanzpolitische Motive

Will der Bilanzierende eine außerplanmäßige Abschreibung aufgrund eines (aus Sicht des Bilanzstichtags dauerhaft) unter den Buchwert gesunkenen niedrigeren beizulegenden Werts verhindern, muss eine detaillierte Analyse des in Rede stehenden Bewertungssachverhalts sowie der möglichen wertbestimmenden Faktoren erfolgen. Mittels einer vermögenswertspezifischen Bewertung kann im Einzelfall, z.B. durch Anwendung einer DCF-basierten Kapitalwertermittlung, ein den Buchwert absichernder Wert ermittelt werden.

Es ist festzuhalten, dass der Bilanzierende bezüglich der Bewertung einzelner Vermögensgegenstände und mit Blick auf eine gewünschte Verhinderung außerplanmäßiger Abschreibungen im Anlagevermögen einen gewissen Bewertungs- und

---

[18] Vgl. Künkele/Zwirner (2009), S. 190.
[19] Vgl. Künkele/Schmidt (2009), S. 9.

Argumentationsspielraum nutzen kann; sowohl bezüglich der Wertermittlung als auch hinsichtlich der Beurteilung der Dauerhaftigkeit einer negativen Wertentwicklung. Dieser Spielraum liegt hierbei im Anlagevermögen regelmäßig höher als bei einer am strengen Niederstwertprinzip orientierten, rein stichtagsbezogenen Bewertung im Umlaufvermögen.

Aufgrund der Änderungen im § 5 Abs. 1 EStG können die Bilanzierenden gerade im Bereich der Teilwertabschreibungen eine von der Handelsbilanz losgelöste Steuerbilanzpolitik betreiben. Während in der Vergangenheit eine außerplanmäßige Abschreibung aufgrund voraussichtlich dauerhafter Wertminderung in der Handelsbilanz über die Maßgeblichkeit eine zwingende Teilwertabschreibung in der Steuerbilanz ausgelöst hat, kann in Zukunft das Wahlrecht zur steuerlichen Teilwertabschreibung unabhängig von den Abschreibungen in der Handelsbilanz ausgeübt werden.[20]

13.2.2 Bewertung im Umlaufvermögen

Im Umlaufvermögen gilt das strenge Niederstwertprinzip; die stichtagsbezogene Betrachtung erlaubt hierbei auf den ersten Blick keine weiten Bewertungsspielräume. Nach § 253 Abs. 3 Satz 1 und 2 HGB sind außerplanmäßige Abschreibungen auf den niedrigeren Börsen- oder Marktpreis – bzw. wenn dieser nicht feststellbar ist, auf den niedrigeren beizulegenden Wert – zwingend vorzunehmen.

Um einer solchen Abwertung bei den *Beteiligungen im Umlaufvermögen* zu entgehen, kann der Bilanzierende eine Umwidmung der Beteiligungen ins Anlagevermögen vornehmen. Gemäß der Unterscheidung zwischen Anlage- und Umlaufvermögen kommt es dabei auf die Zweckbestimmung des Bilanzierenden an.[21] Folglich muss der Bilanzierende eine auf Dauer ausgelegte Anlageabsicht verfolgen. Allerdings sind an die veränderte Halteabsicht und deren Dokumentation strenge Anforderungen zu stellen[22], unterliegen Ausweis und Bewertung einzelner Vermögensgegenstände doch dem Stetigkeitsgebot nach §§ 252 Abs. 1 Nr. 6 und 265 Abs. 1 Satz 1 HGB. Weiterhin muss nachgewiesen werden, dass der beizulegende Wert beziehungsweise Börsenpreis der Beteiligung voraussichtlich nicht dauernd unter dem aktuellen Buchwert liegt. Hierfür sind wieder die besagten DCF-Verfahren anzuwenden und unter begründbaren Annahmen der beizulegende Wert zu ermitteln.

Die Rezession kann sich auf Kunden des bilanzierenden Unternehmens auswirken. Abwertungsbedarf ist damit bei *Forderungen aus Lieferungen und Leistungen* aufgrund verringerter Bonität oder Verschlechterung der Zahlungsmoral der Kunden denkbar.

Abwertungen können auch im *Vorratsvermögen* bei auf Lager befindlichen fertigen und unfertigen Erzeugnissen notwendig werden. Die Verschlechterung des Investitionspotenzials und der Kaufkraft der Kunden bedeuten u.U. Absatzschwierigkeiten

---

[20] Vgl. Entwurf eines BMF-Schreibens (2009).
[21] Vgl. Kozikowski/F. Huber (2010), Rn. 351ff.
[22] Vgl. Lüdenbach/Hoffmann (2009), S. 3.

beim bilanzierenden Unternehmen. Dies kann zu Wertberichtigungen bei den Vermögensgegenständen des Vorratsvermögens führen, wenn diese nicht oder nur schwer abgesetzt werden können. Genauso können Rabattaktionen und Preisnachlässe zur Belebung des Absatzes zu Wertabschlägen im Rahmen der verlustfreien Bewertung führen. Bei der verlustfreien Bewertung wird der niedrigere beizulegende Wert ausgehend vom voraussichtlichen Veräußerungswert abzüglich noch anfallender Kosten, wie z.B. Verpackungskosten oder Ausgangsfrachten, ermittelt.

Weiter sollten *Forderungen gegen Kreditinstitute* auf ihre Absicherung hin untersucht werden.[23] Dies gilt zum einen hinsichtlich der Zugehörigkeit der Kreditinstitute zu unterschiedlichen Sicherungsfonds und zum anderen hinsichtlich der Form der Geldanlage.

13.2.3 Bewertung von Rückstellungen und Angaben zu Risiken

13.2.3.1 Pensionsrückstellungen

Die Diskontierung der handelsrechtlichen Rückstellungen erfolgt seit Inkrafttreten des BilMoG grundsätzlich mit dem ihrer Restlaufzeit entsprechenden durchschnittlichen Marktzins der vergangenen sieben Jahre. Dieser Zins wird regelmäßig von der Bundesbank veröffentlicht. Pensionsrückstellungen hingegen dürfen auch pauschal mit dem für eine Restlaufzeit von 15 Jahren ermittelten durchschnittlichen Marktzins abgezinst werden. In Folge der Krise sind solche langfristigen Zinsen jedoch weitgehend unverändert geblieben (nimmt man z.B. langfristige deutsche Staatsanleihen als Vergleichsmaßstab). Die Bewertung der Rückstellung wird also in diesem Fall durch die Krise nicht tangiert.

Anders ist dies bei einer Bewertung der Pensionsrückstellungen, die sich ausschließlich nach dem beizulegenden Zeitwert von Wertpapieren im Sinn des § 266 Abs. 3 A.III.5 HGB bemessen. Solche Pensionsrückstellungen sind gemäß des beizulegenden Zeitwerts der Wertpapiere zu bewerten. Dieser könnte in Folge der Krise gesunken sein. Anzusetzen ist er aber nur, sofern er einen garantierten Mindestbetrag überschreitet (vgl. § 253 Abs. 3 Satz 4 HGB). Regelmäßig wird also der benannte Mindestbetrag anzusetzen sein.

Bei Saldierung der Pensionsrückstellungen mit Vermögensgegenständen, i.S.d. § 246 Abs. 2 HGB, wird bei entsprechend niedrigerer Bewertung der Vermögensgegenstände der Saldobetrag höher ausfallen und somit die Eigenkapitalquote schmälern.

Unternehmen sichern zudem ihre Pensionszusagen oftmals mit sog. Rückdeckungsversicherungen ab. Die aktuelle Entwicklung an den Finanzmärkten kann Abwertungsbedarf des bilanzierten Aktivpostens auslösen. Damit ergeben sich im Einzelfall eine außerordentliche Zuführungsnotwendigkeit zu den Rückstellungen und/oder weitergehende Angaben zu einer zum Bilanzstichtag bestehenden Unterdeckung der Pensionsverpflichtungen.

---

[23] Vgl. Künkele P./Schmidt (2008), S. 289.

13.2.3.2 Drohverlustrückstellungen

Nach § 249 Abs. 1 Satz 1 HGB sind für drohende Verluste aus schwebenden Geschäften Rückstellungen zu bilden. Schwebende Geschäfte sind zwei- oder mehrseitig verpflichtende Rechtsgeschäfte, die auf einen wirtschaftlichen Leistungsaustausch gerichtet sind und bis zur Erfüllung durch Lieferung oder Leistung schwebend sind. Dabei kann es sich um einmalige Lieferungen oder Leistungen oder aber auch um Dauerschuldverhältnisse, wie Miet-, Pacht-, Leasing- oder Kreditverträge, handeln. Ein drohender Verlust entsteht dann, wenn bei dem schwebenden Geschäft ein Verpflichtungsüberschuss besteht, d.h., wenn der Wert der Leistungsverpflichtung den Wert der Gegenleistung übersteigt.

Zu denken ist hierbei z.B. an Drohverlustrückstellungen für Termingeschäfte. Hier kann sich die Notwendigkeit zur Bildung von Drohverlustrückstellungen z.B. aus den Kursverlusten des Basiswerts ergeben. Aber auch für langfristige, vertragliche Lieferbeziehungen kann die Bildung einer Drohverlustrückstellung geboten sein. Hier ist z.B. an Preisnachlässe und Rabattaktionen zu denken.[24] Auch können vertraglich festgelegte Preisänderungsklauseln, die mit Währungskursentwicklungen oder Finanzierungskosten verknüpft sind, den Ansatz von Drohverlustrückstellungen begründen.[25]

13.2.3.3 Haftungsverhältnisse, Patronatserklärungen und Verlustübernahmen

Risiken, die bisher lediglich als Haftungsverhältnisse nach § 251 HGB dargestellt wurden, können sich durch die Finanzmarktkrise weiter konkretisieren. Als Beispiele sind gewährte Garantien oder Patronatserklärungen zu nennen. Die Angabe als Haftungsverhältnis bildet das Risiko u. U. nicht mehr angemessen ab, da die Wahrscheinlichkeit der Inanspruchnahme gestiegen ist. Möglicherweise wird dadurch eine Darstellung als Rückstellung nötig.

So hat ein Mutterunternehmen, welches eine Verlustübernahmeverpflichtung gegenüber seinem Tochterunternehmen abgegeben hat, das wirtschaftliche Risiko der Schieflage des Tochterunternehmens zu tragen. Die Wahrscheinlichkeit für solche Inanspruchnahmen ist seit Ausbruch der Krise massiv gestiegen. Folglich werden Mutterunternehmen zusehends derartige Sachverhalte als Rückstellungen in ihren Bilanzen berücksichtigen müssen.[26]

13.2.4 Verbindlichkeiten gegenüber Kreditinstituten

Die Finanzmarktkrise hat aufgrund der restriktiven Kreditvergabe viele Unternehmen in Liquiditätsschwierigkeiten gebracht. Banken stufen die Ausfallrisiken der Unternehmen höher ein und agieren vorsichtiger (Kreditklemme!).

Allerdings besteht auch die Gefahr, dass bestehende Kreditverträge gekündigt werden. Diese Gefahr existiert vor allem dann, wenn Nebenabreden in Kreditverträgen, sog. »covenant ratios«, nicht mehr eingehalten werden können. Dabei kann es

---

[24] Vgl. Künkele/Schmidt (2008), S. 290.
[25] Vgl. Künkele/Schmidt (2008), S. 289.
[26] Vgl. Künkele/Zwirner (2009), S. 152.

sich z.B. um Eigenkapitalquoten, Cashflow-Kennzahlen oder Liquiditätsgrade handeln. Die gegenwärtige wirtschaftliche Situation kann diese Gefahr erhöhen. Hieraus ergeben sich Auswirkungen auf die Berichterstattung über einzelne Fälligkeiten und die Beurteilung kurz- respektive langfristiger Zahlungsverpflichtungen in Anhang und Lagebericht. Neben die wirtschaftlichen Schwierigkeiten treten einzelne Effekte, die aus der erstmaligen Anwendung der neuen Regelungen des BilMoG resultieren. Im Besonderen ist auf die Abgrenzung passiver latenter Steuern oder die Neubewertung der Pensionsrückstellungen hinzuweisen. Damit können nicht liquiditätswirksame Bewertungseffekte die bilanzielle Darstellung weiter belasten und ggf. bestehende Finanzierungen gefährden. Den bilanzierenden Unternehmen ist zu empfehlen, ihre bilanzpolitischen Möglichkeiten vor diesem Hintergrund zu überprüfen.

Beispiel: Die Apollo AG hat zur Finanzierung ihres neuen Geschäftsfelds »Raketenforschung« im Jahr 2007 ein Darlehen bei ihrer Hausbank aufgenommen. Zu diesem Zeitpunkt betrug die Eigenkapitalquote der Apollo AG 40 %. Für den langfristigen Kreditvertrag, der die kapitalintensiven Forschungsaktivitäten der Apollo AG sichern soll, wurde eine Mindesteigenkapitalquote von 10 %, basierend auf dem handelsrechtlichen Einzelabschluss, vertraglich vereinbart. Aufgrund wirtschaftlich schwieriger Zeiten in den Jahren 2008 und 2009 wurde durch die Forschungsaktivitäten das Eigenkapital erheblich aufgebraucht. Zudem muss die Gesellschaft zum 1.1.2010 mit der Umstellung der handelsrechtlichen Rechnungslegung passive latente Steuern aus der erstmaligen Anwendung des BilMoG ansetzen, die dazu führen, dass das Eigenkapital unter die 10 %-Grenze sinkt.

13.2.5 Lageberichterstattung und Anhangberichterstattung

Im Lagebericht sind der Geschäftsverlauf einschließlich des Geschäftsergebnisses und die Lage des bilanzierenden Unternehmens darzustellen. Weiter ist die voraussichtliche Entwicklung mit ihren wesentlichen Chancen und Risiken zu beurteilen und zu erläutern. § 289 Abs. 2 Satz 2 HGB fordert Angaben zu Risiken und Risikomanagementzielen und -methoden bezüglich der Finanzinstrumente.

Sofern niedrigere Wertansätze im Finanzanlagevermögen nicht angesetzt wurden, weil sie als nicht dauerhaft eingeschätzt wurden, sind entsprechende Angaben nach § 285 Nr. 18 HGB vorzunehmen. Etwaige Ermessensentscheidungen des Bilanzierenden sollen damit nachvollziehbar gemacht werden.

Unternehmen werden u.U. über Auswirkungen der Finanzmarktkrise berichten müssen. Diese Verpflichtung kann sich z.B. aus starken Absatzrückgängen, Problemen bei der Kapitalbeschaffung oder Unsicherheiten in Bezug auf Forderungen gegen Kreditinstitute ergeben. Auch über Schätzunsicherheiten bei der Bewertung von Vermögensgegenständen und der Einschätzung der künftigen Entwicklung wird zu berichten sein.

Im Ergebnis wird die aktuelle Situation eine ausführliche Diskussion der Vermögens-, Finanz- und Ertragslage erfordern. Zudem sind in Krisenzeiten im Besonderen eine sachgerechte Beurteilung des Risikomanagementsystems sowie eine ausführliche Risikoberichterstattung unerlässlich. Ebenso wird die Prognoseberichterstattung von der aktuellen Unternehmenssituation sowie den relevanten (gesamt-)wirtschaftlichen Rahmenbedingungen gezeichnet sein.

Auch erfordert ein sachgerechter Umgang mit der Bilanzierung und Bewertung in der Krise eine entsprechende Berichterstattung im Anhang. Hierbei sind Bilanzierungs- und Bewertungsannahmen ebenso darzulegen wie vom Vorjahr abweichende Prämissen. Zudem kommt der Anhangberichterstattung mit Blick auf den Bereich von Eventualverpflichtungen eine gestiegene Bedeutung zu.

In den Fokus der Berichterstattung rücken zudem auch Angaben über Financial Covenants. Die Unternehmen müssen sicherstellen, dass eine Fortführung – auch und gerade mit Blick auf die Liquidität gesichert ist – weswegen die Einhaltung bestimmter Kreditvereinbarungen durch sachgerechte Planungen unterlegt werden muss.

13.2.6 Beurteilung der Fortführungsannahme (Going Concern)

13.2.6.1 Going-Concern-Prämisse

Nach § 252 Abs. 1 Nr. 2 HGB ist bei der Bewertung von der Fortführung der Unternehmenstätigkeit auszugehen (Going-Concern-Prämisse), sofern dem nicht tatsächliche oder rechtliche Gegebenheiten entgegenstehen. IDW PS 270[27] nennt in Textziffer 11 folgende Indikatoren für den Wegfall der Going-Concern-Prämisse:

- Schwierigkeiten bei der Sicherstellung der langfristigen Finanzierung;
- dauerhaft negative Ertrags- bzw. Cashflow-Erwartungen;
- Eintritt der Insolvenz.

Rückläufige Absätze können zu negativen Ertrags- bzw. Cashflow-Erwartungen führen. Das bilanzierende Unternehmen hat mithilfe realistischer Planungen die künftige Unternehmensentwicklung darzulegen.

Die gegenwärtige wirtschaftliche Krise kann die Sicherstellung der langfristigen Finanzierung gefährden. Unternehmen sind u.U. nicht mehr in der Lage, Darlehenskonditionen, bestimmte Kennzahlen (»covenant ratios«) oder Eigenkapitalvorschriften zu erfüllen. Dies kann dazu führen, dass Kreditinstitute Darlehensverträge kündigen und Unternehmen in Liquiditätsengpässe geraten. Die langfristige Finanzierung kann allerdings auch dann gefährdet werden, wenn Gesellschafter ihre Darlehen fällig stellen.

Nach der Insolvenzordnung lösen die Überschuldung nach § 19 InsO und die Zahlungsunfähigkeit nach § 17 InsO die Insolvenz aus. Aufgrund der Änderung von § 19 Abs. 2 InsO durch das Finanzmarktstabilisierungsgesetz reicht beim Tatbestand der Überschuldung die rein rechnerische Überschuldung nicht mehr aus. Nach § 19 Abs. 2 InsO in der neuen Fassung kommt es nur dann zur insolvenzrechtlichen Überschuldung, wenn das Vermögen die Verbindlichkeiten nicht mehr deckt und die Fortführung des Unternehmens nach den Umständen nicht mehr

---

[27] Vgl. IDW (2003), S. 775.

überwiegend wahrscheinlich ist. Die rein rechnerische Überschuldung genügt nicht mehr.

Danach muss ein Unternehmen trotz rechnerischer (bilanzieller) Überschuldung keinen Insolvenzantrag stellen, wenn »die Fortführung des Unternehmens [...] überwiegend wahrscheinlich [ist]« (§ 19 Abs. 2 InsO). Damit ist für die Frage der Überschuldung entscheidend, ob die Fortführungsprognose (Going Concern) positiv ausfällt. Im Herbst 2009 hat der Bundesrat der Verlängerung des neuen Überschuldungsbegriffs bis Ende 2013 zugestimmt. Damit wird die ursprünglich bis 31.12.2010 befristete Änderung des Überschuldungsbegriffs um drei Jahre verlängert. In der Praxis bedeutet dies: Ist die Unternehmensfortführungsprognose zu bejahen, ist die Feststellung des Überschuldungsstatus hinfällig.

Die gesetzlichen Vertreter des bilanzierenden Unternehmens können nach *IDW PS 270* Textziffer 9 dann von Going Concern ausgehen, wenn das Unternehmen in der Vergangenheit nachhaltige Gewinne erzielt hat, das Unternehmen leicht auf finanzielle Mittel zurückgreifen kann und keine bilanzielle Überschuldung vorliegt. Die wirtschaftliche Situation kann dazu führen, dass obige Annahme nicht mehr ohne Weiteres vorausgesetzt werden kann. So bedeutet die Tatsache, dass in der Vergangenheit die Kapitalbeschaffung ohne Probleme möglich war, nicht unbedingt eine problemlose Kapitalbeschaffung in der Zukunft.

Aus Sicht des Bilanzierenden und aus Sicht des Abschlussprüfers sind in krisenbedingten Zeiten erhöhte Anforderungen an den Nachweis der Fortführungsprognose zu stellen.

13.2.6.2 Bilanzielle Auswirkungen des Wegfalls der Going-Concern-Prämisse

Nach *IDW RS HFA 17*[28] führt der Wegfall der Going-Concern-Prämisse zu folgenden Konsequenzen:

- Aufwendungen für Ingangsetzung und Erweiterung des Geschäftsbetriebs nach dürfen nicht mehr abgegrenzt werden.[29]
- Die Einschränkung hinsichtlich der Aktivierung selbst erstellter immaterieller Vermögensgegenstände des Anlagevermögens nach § 248 Abs. 2 HGB gilt auch, wenn die Vermögensgegenstände nunmehr veräußert werden sollen.
- Rechnungsabgrenzungsposten, die auf gegenseitigen Verträgen basieren, sind ergebniswirksam aufzulösen, wenn aufgrund der Einstellung des Geschäftsbetriebs die Verträge nicht mehr erfüllt werden.
- Im Jahresabschluss noch enthaltene Sonderposten mit Rücklageanteil[30] sind aufzulösen, wenn die Kapitalgesellschaft liquidiert oder abgewickelt wird.

---

[28] IDW (2006), S. 40.

[29] Der Ansatz solcher Aufwandsrückstellungen ist durch die Aufhebung des § 249 HGB a.F. durch das BilMoG nunmehr untersagt. Art. 57 Abs. 3 EGHGB eröffnet allerdings grundsätzlich ein Beibehaltungswahlrecht für bereits angesetzte Aufwandsrückstellungen.

[30] Die Ansatzmöglichkeit von Sonderposten mit Rücklageanteil entfällt durch die Streichung des § 247 Abs. 3 HGB durch das BilMoG. Gemäß Art. 57 Abs. 3 HGB dürften bereits gebildete Sonderposten beibehalten werden.

- Aufgrund der voraussichtlichen Einstellung der Geschäftstätigkeit können für die folgenden Verpflichtungen Rückstellungen zu passivieren sein:
  - Abfindungen für Mitarbeiter;
  - Vertragsstrafen aufgrund der nicht mehr zur erwartenden Erfüllung von Verträgen;
  - Rückbau- und Abbruchverpflichtungen;
  - Verpflichtungen aus der Beseitigung von Altlasten.
- Bei der Bildung von Rückstellungen für passive latente Steuern sind bisher als quasipermanent eingestufte Differenzen als temporäre Differenzen zu behandeln, da Vermögensgegenstände und Schulden in absehbarer Zeit liquidiert bzw. beglichen werden. Die Abgrenzung passiver latenter Steuern wird damit ausgedehnt.
- Kapitalersetzende Darlehen sind weiterhin unter den Verbindlichkeiten zu passivieren.
- Mit der Neufassung des § 274 HGB durch das BilMoG ist auch die Behandlung latenter Steuern zu überdenken. In der Vergangenheit waren hinsichtlich der Bildung von Rückstellungen für passive latente Steuern als quasipermanent eingestufte Differenzen als temporäre Differenzen zu behandeln, da Vermögensgegenstände und Schulden in absehbarer Zeit liquidiert bzw. beglichen werden. Der Übergang auf die neue Konzeption macht diese Unterscheidung hinfällig, da die Abgrenzung latenter Steuern ohnehin unter Einbezug der quasipermanenten Differenzen erfolgt. Vielmehr muss eine Anpassung der latenten Steuern um die bei Ansatz und Bewertung berücksichtigten aktiven latenten Steuern auf Verlustvorträge erfolgen. Bei Wegfall der Unternehmensfortführungsprämisse ist nicht weiterhin von der voraussichtlichen Nutzung der steuerlichen Verlustvorträge auszugehen. Aktive latente Steuern sind demnach abzuwerten, passive latente Steuern im Einzelfall höher zu bewerten.
- Ein in früheren Jahren aktivierter Geschäfts- und Firmenwert darf nur dann beibehalten werden, wenn bei der Aufgabe des Geschäftsbetriebs entsprechende Verwertungserlöse zu erwarten sind; ansonsten ist der Geschäfts- und Firmenwert außerplanmäßig abzuschreiben.
- Immaterielle Vermögensgegenstände des Anlagevermögens und Sachanlagen sind nur noch dann planmäßig abzuschreiben, wenn sie während eines längeren Zeitraums der Abwicklung genutzt werden können; u.U. ist der Abschreibungsplan zu ändern oder sind außerplanmäßige Abschreibungen vorzunehmen.
- Ansammlungsrückstellungen sind auf den vollen Wert der rechtlichen Verpflichtung aufzustocken.
- Für Pensionsanwartschaften ist der Barwert (nicht mehr der Teilwert) anzusetzen, wenn aufgrund der Einstellung des Geschäftsbetriebs mit einer künftigen Gegenleistung des Pensionsberechtigten nicht mehr zu rechnen ist.
- Rückstellungen für Pensionsansprüche sind aufgrund der Notlage des Unternehmens nur dann zu mindern, wenn die rechtlichen Voraussetzungen entsprechender Vereinbarungen erfüllt sind.

- Entfallen Pensionsansprüche durch die Entlassung von Mitarbeitern, brauchen Pensionsrückstellungen nicht mehr gebildet zu werden.

13.2.7 Schnittstelle zwischen Fortführungsprognose, Bilanzansatz und Unternehmensbewertung

Für die Beurteilung einer **rentierlichen Unternehmensfortführung** ist ebenso wie zur Beurteilung der Werthaltigkeit von Beteiligungen auf das Instrumentarium der Unternehmensbewertung Bezug zu nehmen. Von einer positiven Fortführungsannahme ist nur dann auszugehen, wenn der Barwert der künftigen Einzahlungsüberschüsse positiv ist. Für den handelsrechtlichen Einzelabschluss sehen die Regelungen des IDW (vgl. *IDW RS HFA 10*[31]) genaue Vorgaben zur Bewertung von Beteiligungen vor. Die Stellungnahme des IDW konkretisiert, in welcher Weise die allgemeinen Regelungen des IDW zur Unternehmensbewertung, die im IDW Standard zur Unternehmensbewertung (vgl. *IDW S1 i.d.F. 2008*[32]) festgehalten sind, im Kontext der Bewertung von Beteiligungen anzuwenden sind. Im Zentrum der Regelungen des IDW S1 steht eine auf dem Kapitalwertkalkül basierende Ertragswert- bzw. DCF-Bewertung.

Der *Kapitalwert* stellt den auf den Bewertungsstichtag abgezinsten Barwert der künftigen Erträge oder Ausschüttungen dar. Die Abzinsung erfolgt mit einem sachgerechten, sowohl den Bewertungsanlass als auch den Bewertungszeitpunkt sowie die unternehmensindividuellen Umstände widerspiegelnden Zinssatz. Unabhängig von der Berücksichtigung von Ertragsteuern setzt sich dieser nach dem CAPM-Modell aus dem risikolosen Basiszinssatz, der Marktrisikoprämie und dem das unternehmensindividuelle Risiko abbildenden Beta-Faktor zusammen. Es gilt: Kapitalisierungszins = Basiszinssatz + (Marktrisikoprämie x Beta-Faktor).

Da im Zuge der Unternehmensbewertung regelmäßig zwischen einer Detailplanungsphase und einer sich daran anschließenden zweiten Phase unterschieden wird und die Ermittlung des sich aus der zweiten Phase ergebenden Unternehmenswertteils mittels der ewigen Rente (sog. Terminal Value) zu erfolgen hat, sind für diese zweite Phase prozentuale *Wachstumsannahmen* zu treffen. Dies gilt allerdings nur, wenn von einer grundsätzlich zeitlich unbegrenzten Lebensdauer des zu bewertenden Unternehmens auszugehen ist.

Gegenwärtig findet sich in der Bewertungspraxis ein *Basiszinssatz* von 4,25 %. Die Marktrisikoprämie wird regelmäßig weiterhin mit 5,0 % angenommen. Allerdings kann im Einzelfall – bei entsprechender Begründung – eine Abwertung der Marktrisikoprämie angebracht sein. Zur Bestimmung des unternehmensspezifischen Risikos wird – auf Grundlage der aus den allgemeinen Kapitalmarktverhältnissen abgeleiteten zu erwartenden Marktrisikoprämien für Investitionen in Beteiligungen – in

---

31) Vgl. IDW (2005), S. 1322.
32) Vgl. IDW (2008), S. 271.

der Praxis der sog. Beta-Faktor[33] ermittelt. Der Beta-Faktor wird in unruhigen Kapitalmarktzeiten branchenabhängig stärker schwanken als bislang.[34]

Der *Wachstums- und Inflationsabschlag* wird ebenso durch das aktuelle Rahmengeschehen beeinflusst. Bezüglich der Berücksichtigung einer typisierten Wachstumsrate werden in der Bewertungspraxis weiterhin Werte zwischen 0,5 % und 2,0 % vertreten.

Die vorstehenden Angaben können einer aktuellen Bewertung nicht allgemein gültig zugrunde gelegt werden. Sie stellen aber eine plausible Ausgangsbasis der Zinssatzermittlung dar. Es gilt demnach, dass ein Unternehmen, dessen Risiko sich mit dem Markt bewegt und dessen Beta-Faktor daher mit 1,0 anzunehmen ist, mit einem Zinssatz von 9,25 % in der ersten Phase und 8,25 % (bei einem unterstellten Wachstumsabschlag von 1,0 %) in der ewigen Rente zu bewerten ist. Bei einem dreijährigen Detailplanungszeitraum und einem kontinuierlichen Nachsteuerergebnis in der Größenordnung des letzten Jahresergebnisses respektive einer in der Zukunft konstanten Ausschüttungsgrundlage ist das Unternehmen damit mit rund dem 11,8-fachen dieses Betrags zu bewerten. Für den Bilanzierenden kann diese Relation eine erste Annäherung des Beteiligungswertansatzes darstellen. Gleichwohl bieten sich ihm in der Krise weiterhin umfassende Argumentationsspielräume hinsichtlich der Bestimmung der nachhaltig erzielbaren Erträge oder der einzelnen Zinssatzkomponenten.

13.3 Fazit

Der vorliegende Beitrag greift ausgewählte Aspekte der Bilanzierung, Bewertung und Berichterstattung in Zeiten der Finanzmarkt- und Wirtschaftskrise auf. Hierbei liegt der Fokus der Ausführungen auf dem handelsrechtlichen Einzelabschluss. Denkt man an den Konzernabschluss, finden sich weitere wesentliche Problemfelder. Neben der Beurteilung der Werthaltigkeit der aktivierten Firmenwerte muss die Abgrenzung latenter Steuern in der Krise genau untersucht werden – alleine wegen der Aktivierung latenter Steuern auf Verlustvorträge i.S.d. DRS 10 nach altem Recht respektive hinsichtlich der ab 2010 geltenden Neuregelungen durch das BilMoG. Auch die Konsolidierung von Zweckgesellschaften muss zu Zwecken einer sachgerechten Risikoabbildung im Konzernabschluss ausführlich beleuchtet werden.

Im Ergebnis ändert das BilMoG nichts an den hier grundlegend vorgebrachten Ausführungen. Im Einzelfall ist eine modifizierte Betrachtungsweise einzelner Bilanzposten nunmehr geboten. Es ist davon auszugehen, dass IDW RS HFA 17 an die neuen handelsrechtlichen Regelungen angepasst werden wird. An der im Einzelfall stets differenziert anzustellenden Betrachtung und Beurteilung bestimmter Sachverhalte ändert dies indes nichts.

Das *IDW* hat mit Datum vom *12.2.2009* erste Erkenntnisse aus der Krise zusammengestellt[35]. Hierbei nennt der Berufsstand zehn Bereiche, in denen er Verbesse-

---

33) Vgl. Dörschell/Franken/Schulte (2009), S. 118.   35) Vgl. IDW (2009), S. 1.
34) Vgl. Jonas (2009), 545.

rungspotenzial sieht, um Lehren aus der Krise zu ziehen. Neben aufsichtsrechtlichen Aspekten und Forderungen nach mehr Transparenz und Überwachung wird auch auf einzelne Rechnungslegungsnormen Bezug genommen. Mit seinen Anregungen will das IDW einen Beitrag zur Bewältigung der Krise und zur Stabilisierung der Wirtschaftsverfassung, auch der Rechnungslegung, leisten.

Die derzeitige Finanzmarktkrise wird die Rechnungslegung, die Abschlussprüfung und die Überwachung von Rechnungslegungsdaten nachhaltig prägen. Allerdings muss im Zusammenspiel der einzelnen Koalitionäre verhindert werden, dass die derzeitige Krisenstimmung auch auf die Rechnungslegung in der Weise übergreift, dass durch einen weitgehenden Vertrauensverlust auch die Rechnungslegung in die Krise gerät. Vor dem Hintergrund der mit dem handelsrechtlichen Jahresabschluss verfolgten Zielsetzungen müssen sich alle Abschlussadressaten der Grenzen der Rechnungslegung bewusst sein.

Handlungsempfehlungen:
- Überprüfung der Vermögensgegenstände des Sach- und Finanzanlagevermögens auf dauerhafte Wertminderungen, die die Pflicht zur außerplanmäßigen Abschreibung in der Handelsbilanz auslösen;
- Beurteilung, welche bilanzpolitischen Spielräume im Zusammenhang mit außerplanmäßigen Abschreibungen bestehen (dabei ist insbesondere an die in Zukunft eigenständige Steuerbilanzpolitik zu denken);
- Prüfung von Wertberichtigungsbedarf bei Forderungen aufgrund verschlechterter Zahlungsmoral der Kunden;
- Beachtung möglicher Abwertung von Vorräten aufgrund verschlechterter Kaufkraft der Kunden, Rabattaktionen und Preisnachlässen;
- Überwachung der Einlagen bei Kreditinstituten auf die Sicherheit der Anlage;
- Mögliche Abwertung von zum Zeitwert zu bewertenden Vermögensgegenständen, die mit Altersvorsorgeverpflichtungen zu saldieren sind;
- Überprüfung langfristiger Liefer- und Leistungsbeziehungen (z.B. Miet- und Kreditverträge) auf die Notwendigkeit der Bildung von Drohverlustrückstellungen;
- Beurteilung, ob die Wahrscheinlichkeit der Inanspruchnahme bei Haftungsverhältnissen in einem solchen Umfang gestiegen ist, dass eine Passivierung als Rückstellung verpflichtend wird;
- Überwachung von »covenant ratios« in Kreditverträgen, um der möglichen Kündigung oder Nichtverlängerung von Kreditverträgen zuvorzukommen;
- Beachtung einer der Auswirkungen der Krise angemessenen Berichterstattung in Anhang und Lagebericht;
- Prüfung der Erfüllung der Going-Concern-Prämisse, wobei auch auf die Entschärfung des Überschuldungsbegriffs zu achten ist.

Literatur

BFH vom 26.9.2007, I R 58/06, abrufbar unter: http://lexetius.com/2007,3926.

BFH vom 14.3.2006, I R 22/05, abrufbar unter: http://lexetius.com/2006,1528.

BMF: Bundessteuerblatt I 2000, S. 372.

BMF: Bundessteuerblatt I 2009, S. 514.

BMF: Entwurf eines BMF-Schreibens IV C 6 – S 2133/09/10001, abrufbar unter: http://www.bdi.eu/download_content/12_BMF_Entwurf__Massgeblichkeit_091015.pdf (zuletzt geprüft am 12.1.2010).

Dörschell, A./Franken, L./Schulte,J., Der Kapitalisierungszinssatz in der Unternehmensbewertung, Düsseldorf 2009.

Ellrott, H./Roscher: § 253 HGB, in Ellrott, H./Förschle, G./Kozikowski, M./Winkeljohann, N. (Hrsg.), Beck'scher Bilanzkommentar, München, 7. Auflage 2010.

IDW: IDW RS VFA 2, Auslegung des § 341b HGB (neu), WPg 2002, S. 475.

IDW: IDW PS 270, Die Beurteilung der Fortführung der Unternehmenstätigkeit im Rahmen der Abschlussprüfung, WPg 2003, S. 775.

IDW: IDW RS HFA 10, Anwendung der Grundsätze des IDW S 1 bei der Bewertung von Beteiligungen und sonstigen Unternehmensanteilen für die Zwecke eines handelsrechtlichen Jahresabschlusses, WPg 2005, S. 1322.

IDW: IDW RS HFA 17, Auswirkungen einer Abkehr von der Going-Concern-Prämisse auf den handelsrechtlichen Jahresabschluss, WPg 2006, S. 40.

IDW (2008): Grundsätze zur Durchführung von Unternehmensbewertungen (IDW S 1 i. d. F. 2008), IDW Fachnachrichten 2008, S. 271.

IDW (2008a): Besondere Prüfungsfragen im Kontext der aktuellen Wirtschafts- und Finanzmarktkrise, abrufbar unter: http://www.idw.de/idw/download/Download_Finanzmarktkrise.pdf?id=586860&property=Datei; zuletzt abgerufen am 12.1.2010.

IDW (2008b): Anlage zum Dokument »Besondere Prüfungsfragen im Kontext der aktuellen Wirtschafts- und Finanzmarktkrise«: Ausgewählte Rechnungslegungsaspekte, abrufbar unter: http://www.idw.de/idw/download/Presseinfo_02_2009.pdf?id=587376&property=Datei; zuletzt abgerufen am 12.1.2010.

IDW: Presseinformation 2/2009, abrufbar unter: http://www.idw.de/idw/download/Presseinfo_02_2009.pdf?id=587376&property=Datei; zuletzt abgerufen am 12.1.2010.

Jonas, M.: Unternehmensbewertung in der Krise, DB 2009, S. 541.

Kozikowski, M./Huber, F.: § 247 HGB, in Ellrott, H./Förschle, G./Kozikowski, M./Winkeljohann, N. (Hrsg.), Beck'scher Bilanzkommentar, München, 7. Auflage 2010.

Künkele, K. P./Zwirner, C.: Auswirkungen der Finanzmarktkrise auf den handelsrechtlichen Jahresabschluss: Bilanzpolitik versus Vorsichtsprinzip, StuB 2009, S. 188.

Künkele P./Schmidt, J.: Finanzmarktkrise – erste Verhaltensregeln für die Jahresabschlusserstellung, Bilanzbuchhalter und Controller 2008, S. 288.

Künkele P./Schmidt, J.: Finanzmarktkrise: Praxisempfehlungen zur Bewertung von Finanzanlagen und Devisentermingeschäften (einschließlich Testfragen zur Bewertung von Finanzanlagen und Devisentermingeschäften), Zeitschrift für Bilanzierung und Rechnungswesen 2009, S. 9.

Lüdenbach, N./Hoffmann W. D.: Finanzmarktkrise und HGB-Abschluss 2008, StuB 2009, S. 3.

IV. Steuern

1. Strategisches Steuermanagement in Krisenzeiten

Von Christoph Kromer und Jörg Walker

Übersicht

1.1 Einleitung *740*
1.2 Maßnahmen des Steuermanagements in Krisenzeiten *742*
1.2.1 Operatives Cash Tax Management zur Liquiditätsförderung *742*
1.2.1.1 Problemstellungen und Zielsetzungen *742*
1.2.1.2 Vorgehensweise *742*
1.2.1.3 Cash Tax Management in Krisenzeiten *743*
1.2.2 Bilanzflankierende steuerliche Maßnahmen *745*
1.2.2.1 Problemstellung und Zielsetzungen *745*
1.2.2.2 Vorgehensweise *746*
1.2.2.3 Nutzen optimierter steuerlicher Planungsprozesse in Krisenzeiten *747*
1.2.3 Steuerliches Risikomanagement *748*
1.2.3.1 Problemstellung *748*
1.2.3.2 Vorgehensweise und Umfang *749*
1.2.4 Effizienz der Steuerfunktion *751*
1.2.4.1 Problemstellung und Zielsetzungen *751*
1.2.4.2 Vorgehensweise und Identifzierung von Schwachpunkten *752*
1.2.4.3 Optimierung der Steuerfunktion *754*
1.3 Fazit *755*
Literatur *755*

1.1 Einleitung

Wenn in Krisenzeiten die Margen und Absatzzahlen sinken, sind die betriebswirtschaftlichen Handlungsoptionen des Managements im Regelfall auf vier strategische Kernziele fokussiert:

- Kostensenkungen und Effizienzsteigerungen
- Aufrechterhaltung der Liquidität
- Bilanzstabilisierende Maßnahmen zur Aufrechterhaltung der Kreditfähigkeit
- Früherkennung zusätzlicher Risiken

Der Bereich »Steuern und Abgaben« wird dabei häufig nicht beachtet. Doch gerade dieser Bereich kann wesentliche Beiträge zum Erreichen der strategischen Kernziele liefern.

So darf die Analyse aller Unternehmensfunktionen mit Blick auf deren Effizienz und Kostenstruktur an der Steuerfunktion oder Steuerabteilung nicht vorbeigehen. Dabei ist zu beachten, dass steuerliche Aufgaben oder Einzeltätigkeiten häufig an externe Steuerberater im In- und Ausland vergeben sind. Neben der Überprüfung, ob die internen und externen Ausgaben für die Steuerberatung oder die Erstellung von Steuererklärungen angemessen sind, ist aber gerade auch zu prüfen, ob die eigene Steuerfunktion – soweit vorhanden – effizient organisiert ist und steuerliche Risiken frühzeitig erkannt und erfolgreich begrenzt werden.

Ein weiterer Beitrag zur Kostensenkung und Liquiditätsoptimierung besteht in einer sachgerechten Steuerplanung, die dazu beiträgt und in nachvollziehbarer Weise dokumentiert, dass Steuerzahlungen im In- und Ausland minimiert werden. Hierzu gehört auch eine vorausschauende Planung mit Blick auf die international zunehmenden Bestimmungen zur Besteuerung von Zinsaufwendungen, welche gerade in Zeiten knapper Liquidität von unternehmensstrategischer Bedeutung sein können[1]. Neben der Minimierung von Körperschaft- und Gewerbesteuern, bzw. Bundes- und Kantonalsteuern in der Schweiz, ist aber insbesondere auch an Umsatzsteuern, Lohnsteuern, Sozialversicherungen, Grundsteuern, Zölle, Quellensteuern auf Zinseinkünfte oder Lizenzen, etc. zu denken. In der Summe stellen Steuer- und Abgabenzahlungen bei vielen Unternehmen eine der drei größten Einflussgrößen auf den Cashflow dar. Im Unterschied zu operativen Ein- und Auszahlungen sind diese Zahlungsströme aber meist nicht systematisch in das Cashflow-Management und die Cashflow-Planung sowie entsprechende Treasury-Systeme integriert. Dies führt immer wieder zu unliebsamen Anpassungen mit kurzfristigen Auswirkungen auf das Liquiditäts- und Kreditmanagement. Solche krisenverschärfenden Belastungen sind vermeidbar und sind einem ungenügenden Finanzmanagement bzw. mangelnder Abstimmung zwischen Steuerfunktion und Treasury zuzurechnen.

Leider ergeben sich in Krisenzeiten häufig trotz effizienten Managements Verluste als Jahresergebnis. Soweit sich auch aus ertragsteuerlicher Sicht Verluste ergeben, ist zu prüfen, ob hierauf latente Steuern aktiviert werden können. Nach den

---

[1] Vgl. BDI/KPMG-Studie (2009).

einschlägigen Rechnungslegungsvorschriften (IFRS oder US GAAP) geht dies aber nur, wenn das Unternehmen glaubhaft nachweisen kann, dass künftig ausreichend steuerpflichtige Gewinne erwirtschaftet werden, mit denen gebildete aktive latente Steuern ergebnisneutral verrechnet werden können[2]. Nach den neuen deutschen Bilanzierungsregeln (BilMoG) ist dabei der Verrrechnungshorizont auf fünf Folgejahre beschränkt[3]. Der Dokumentation aktiver latenter Steuern durch eine Steuerplanung, welche im Einklang mit der Unternehmensplanung steht, kommt dabei eine herausragende Bedeutung zu. Ein solcher Nachweis ist zu jedem Bilanzstichtag zu erbringen und umfasst selbstverständlich auch bereits vorgetragene steuerliche Verluste aus früheren Rechnungslegungsperioden. Soweit aktive latente Steuern auf steuerliche Verluste oder Verlustvorträge nicht oder nicht mehr angesetzt werden können, ist dies im Anhang zu erläutern. Damit werden auch an externe Adressaten, z.B. Gesellschafter und Kreditgeber negative Signale bezüglich zukünftiger Gewinnerwartungen im Geschäftsbericht für den Konzern oder einzelne Gesellschaften gesetzt, die zu erheblichen Einschränkungen mit Blick auf Kreditvergabe und Rating führen können. In diesem Zusammenhang ist auch zu beachten, dass keine Widersprüche zwischen dem Lagebericht und den steuerlichen Informationen im Anhang des Jahresabschlusses bestehen.

Für den operativen Absatz und damit verbundene Risiken, z.B. Produkthaftung, werden regelmäßig auf der Grundlage von Erfahrungswerten und gesetzgeberischen Rahmenbedingungen ergebnis- und steuermindernde Rückstellungen gebildet. In den meisten Branchen ist dabei der zeitliche Horizont überschaubar. Anders ist dies häufig für steuerliche Risiken. Steuerliche Risiken können einerseits finanzieller Natur sein und sich auch auf bereits mehrere Jahre zurückliegende Sachverhalte beziehen, die im Rahmen steuerlicher Außenprüfungen der Finanzverwaltung aufgedeckt werden. Dabei sind häufig neben den Steuernachzahlungen regelmäßig auch Nachzahlungszinsen mit einem über der derzeitigen marktüblichen Verzinsung liegenden Zinssatz abzuführen. Neben finanziellen Risiken können aber andererseits oder zusätzlich Reputationsrisiken wie der Ausschluss von öffentlichen Ausschreibungen in manchen Ländern oder persönliche strafrechtliche Risiken von Vorstandsmitgliedern oder Mitgliedern der Geschäftsführung gegeben sein[4]. Ein sachgerechtes steuerliches Risikomanagement im Einklang mit der Corporate Governance des Unternehmens und den gesetzlichen Rahmenbedingungen kann von unternehmenserhaltender Bedeutung sein. In internationalen Konzernen sind dabei länderspezifische Unterschiede besonders zu beachten. Gerade in Krisenzeiten können aus unerwarteten Risiken existenzbedrohende Risiken werden. Dies kann auch für Steuerrisken gelten, die deshalb in das unternehmensweite Risikofrüherkennungssystem und das Risikomanagement zu integrieren sind.

---

[2] IAS 12.24 ff.; SFAS 109 Para 17–25.
[3] Vgl. § 274 Abs. 1 Satz 4 HGB in der Fassung des Gesetzes zur Modernisierung des Bilanzrechts (Bilanzrechtsmodernisierungsgesetz – BilMoG) vom 25.5.2009, BGBl. I 2009, S. 1102ff.
[4] Wenngleich die strafrechtlichen Verfolgungsmöglichkeiten bei Steuervergehen in Russland nicht erst seit dem Fall »Chodorkowski« bekannt sein dürften, gibt es insbesondere auch im deutschen und österreichischen Recht bei Vergehen im Bereich der Umsatz- oder Lohnsteuern strafgesetzliche Regelungen für Organmitglieder oder Unternehmensvertreter.

1.2 Maßnahmen des Steuermanagements in Krisenzeiten

1.2.1 Operatives Cash Tax Management zur Liquiditätsförderung

1.2.1.1 Problemstellungen und Zielsetzungen

Steuern zählen bei allen Unternehmen zu den wichtigsten Cashflow-Positionen und werden zumeist unzureichend ins Zahlungsmanagement integriert. Dabei ist neben den Ertragsteuern insbesondere an die Lohnsteuer, die Umsatzsteuer, die Kapitalertragsteuer, Energie- und Mineralölsteuern, Grundsteuern und parafiskalische Abgaben wie Sozialversicherungen zu denken. Für Finanzdienstleister in Deutschland stellt die Abgeltungssteuer eine dominierende Cashflow-Größe dar. Daneben sind auf globaler Ebene zahlreiche landesspezifische Unterschiede und Zahlungszeitpunkte zu beachten. In Frankreich werden bespielsweise ca. 50 Steuer- und Abgabenarten unterschieden, die Unternehmen betreffen können. Aber auch Investitionszuschüsse oder Forschungszulagen im Ausland können von Bedeutung sein. Des Weiteren ergeben sich in der Praxis immer wieder ungeplante Nachzahlungen aufgrund von Betriebsprüfungen für frühere Jahre zuzüglich darauf lastender Zinsen und Zuschläge. Aufgrund der Materialität sollten Steuer- und Abgabenzahlungen sowohl in das laufende Zahlungsmanagement als auch in die Liquiditätsplanung sach- und zahlungszeitpunktgerecht sowie länderübergreifend integriert werden. Damit werden auch entgangene Zinserträge bzw Zinsersparnisse durch verfrühte Zahlungen bzw. Zins- oder Verspätungszuschläge bei verspäteten Steuerzahlungen vermieden. Ein effizientes Cash Tax Management kann einen wichtigen Beitrag zur Reduzierung von Kapitalkosten und damit auch zur Steigerung des Ergebnisses vor Steuern leisten. Ferner verschafft dies dem Unternehmen eine bessere Verhandlungsposition gegenüber externen Kapitalgebern. Eine Integration des laufenden Zahlungsmanagements und der Planung von Steuerzahlungen in die unternehmensweiten Prozesse des Finanzmanagements erlaubt auch eine verbesserte Nachverfolgung von Differenzen zwischen geplantem und realisiertem Cashflow. Ansonsten können massive Risiken und Ineffizienzen in der Kapitalbeschaffung bestehen.

1.2.1.2 Vorgehensweise

Soweit noch nicht erfolgt, sind in einem ersten Schritt alle laufenden Steuern und Abgaben mit ihren Zahlungszeitpunkten im In- und Ausland aufzunehmen. Im nächsten Schritt sind die Zahlungen entsprechend den Vorgaben der konzernweiten Liquiditätsplanung zu planen und den jeweiligen Zahlungsintervallen (Tag, Woche, Monat, Jahr) zuzuordnen. Dabei sollte auch geprüft werden, ob sog. Quickwins durch die Beantragung der Herabsetzung von Vorauszahlungen aufgrund geänderter Gewinnerwartungen möglich sind. Dies gilt insbesondere im Ausland, wenn dort Steuererklärungen durch externe Steuerberater erstellt werden und die Vorauszahlungen auf Basis von Altjahren festgesetzt werden. Dies kann auch bereits geleistete und noch nicht veranlagte Steuervorauszahlungen auf Vorjahre betreffen. Sollten bereits Steuerzahlungen, z.B. zur Umsatzsteuer geplant worden sein, ist insbesondere in Krisenzeiten bei jeder Aktualisierung der Unternehmensplanung bzw. des

Forecastings kurzfristig zu prüfen, ob Anpassungen der Cash-Tax-Planung vorzunehmen sind, um so eine optimale Cashflow- und Kreditsteuerung zu gewährleisten. Sinken beispielsweise die Absätze und werden vermehrt Vorräte abgebaut, so kann dies dennoch zu einer Erhöhung der Umsatzsteuerzahllast führen, da unter Umständen deutlich weniger Vorsteuern anfallen. Gleiches gilt, wenn die Einkaufspreise für Rohstoffe oder Vorprodukte sinken. Gerade bei Finanzdienstleistern kommt dem Management der Abgeltungssteuer eine elementare Bedeutung zu, die in die Unternehmensplanung und das Forecasting eingeht.

Auch die voraussichtlichen Zahlungszeitpunkte für Steuerabschluss- oder nachzahlungen und ggf. darauf anfallende Zuschläge und Zinsen sind zu ermitteln und entsprechend erwartete Zahlungen diesen zuzuordnen. Eine wichtige Information dafür kann das steuerliche Risikoreporting sein. Für die Planung von Ertragsteuern sind die Umkehrzeitpunkte temporärer Differenzen aus der latenten Steuerberechnung (z.B. Abschreibungs- oder Rückstellungsunterschiede zwischen Steuer- und Handelsrecht) neben den erwarteten steuerfreien Erträgen und nicht abziehbaren Betriebsausgaben heranzuziehen. Bei Personengesellschaften, steuerlichen Organkreisen oder Gruppengesellschaften ist zu beachten, dass die Steuerzahllast entsprechend beim Gesellschafter oder Organ- bzw. Gruppenträger anzusetzen ist und alle hierfür wesentlichen Gesellschaften in die Planung einzubeziehen sind. Von besonderer Bedeutung für die Cashflow-Planung kann zusätzlich die Berechnung erwarteter Zinsschrankenverluste mit steuerausgabenerhöhender Wirkung z.B. in Deutschland und Italien sein.[5]

Ein funktionierendes steuerliches Cashflow-Management einschließlich der Planung und dem Forecasting von Steuerzahlungen kann erfahrungsgemäß dauerhaft nur mit ausreichender technischer Unterstützung erfolgen. So kann in kurzer Zeit durch den Einsatz konzernweit zugänglicher EDV-Anwendungen zum Management von Steuercompliance- und Cash-Tax-Prozessen mit integriertem Steuerrisikomanagement und Steuerplanung für alle Steuerarten ein laufendes Management von Steuerzahlungen in effizienter und transparenter Weise auf allen Konzernebenen hergestellt werden. Im Idealfall lässt sich eine derartige Anwendung mit den Treasury- und Planungsmodulen des unternehmensweiten ERP-Systems für das Zahlungsmanagement verbinden. Auf diese Weise wird eine vollständige und jederzeit nachvollziehbare Integration der Steuer- und Abgabenzahlungen in das konzernweite Cashflow-Management erreicht.

1.2.1.3 Cash Tax Management in Krisenzeiten

Kurzfristige Maßnahmen zur Reduktion bzw. zur Streckung von Steuerzahlungen sind vornehmlich Anpassungen von steuerlichen Vorauszahlungen auf Basis aktueller Forecastrechnungen sowie die Organisation des Rückflusses von bereits geleisteten Vorauszahlungen auf zurückliegende und noch nicht veranlagte Zeiträume. Ferner ist flächendeckend bei materiellen Steuern zu prüfen, inwieweit Zahlungsfristen – ggf. durch Aushandlung mit den Finanzbehörden – ohne Entstehung von Zuschlägen oder überhöhten Zinsen voll ausgeschöpft werden können.

---

5) Vgl. BDI/KPMG-Studie (2009).

Soweit steuerpflichtige Überschüsse realisiert werden, ist – je nach nationaler Steuerrechtssituation – zu prüfen, inwieweit durch die Inanspruchnahme von Wahlrechten, z.B. bei Abschreibungsmethoden, Nichtaktivierung oder Rückstellungsbildung, Steuerzahlungen vermieden oder reduziert werden können. Soweit Sale-and-lease-back-Strategien als liquiditätsverbessernde Maßnahmen in Erwägung gezogen werden, sind die steuerlichen Folgen im Rahmen der Cash-Tax-Planung vorab zu untersuchen. Diese können durchaus gegenläufig sein.[6] Andererseits können bei Nichtvornahme und entsprechendem Finanzierungsbedarf ertragsteuerlich belastete Zinsaufwendungen im Rahmen der Zinsschranke entstehen, die zu zusätzlichem Liquiditätsbedarf für Steuerzahlungen führen können.[7] Von daher ist auf Basis der erwarteten Geschäftsentwicklung aus steuerlicher Sicht eine dezidierte Analyse im Vorfeld erforderlich, um erwartete Liquiditätsvorteile durch steuerliche Liquiditätsnachteile nicht überzukompensieren. Im Rahmen der Repatriierung von Gewinnen ausländischer Tochtergesellschaften ist sicherzustellen, dass Quellensteuern auf Gewinnausschüttungen und dergleichen soweit möglich – ggf. durch Umstrukturierung der Beteiligung oder des konzerninternen Anteilseigners – vermieden werden. Alternativ sind die steuerlichen Auswirkungen im Rahmen von Quellensteuern, Gesellschafterfremdfinanzierung sowie Zinsschrankenregelungen bei konzerninterner Kreditvergabe zu prüfen. Soweit Forderungsverzichte, Garantien oder Kapitalerhöhungen als Sanierungsmaßnahmen für Konzerngesellschaften vorgesehen sind, sind die steuerlichen Auswirkungen und damit verbundene Liquiditätseffekte im Rahmen der Cash-Tax-Planung zu untersuchen. Dabei ist auch an indirekte Abgaben, wie z.B. Stempelsteuern in zahlreichen Ländern, zu denken.

Von besonderer Bedeutung ist in Krisenzeiten, in denen Ertragsteuern häufig materiell weniger liquiditätswirksam sein können, die Steuerung der indirekten Steuern und dabei vordergründig der Umsatzsteuer. So wirkt eine Verkürzung von Zahlungsfristen bei Kunden und eine Verlängerung von Zahlungsfristen bei Lieferanten grundsätzlich positiv auf die zur Verfügung zu haltende Liquidität. Gerade die Abführung der Umsatzsteuer auf in Rechnung gestellte Leistungen oder Verkäufe richtet sich nach dem Rechnungsstellungszeitpunkt und führt so zu einem vorgelagerten Liquiditätsbedarf, wenn der Zahlungseingang auf die Rechnung monatsverzögert erfolgt. Umgekehrt reduzieren in Rechnung gestellte Vorsteuern die Umsatzsteuerzahllast unabhängig von der Zahlung an den Lieferanten. Entsprechende Verhandlungen mit Kunden und Lieferanten über Anpassungen von Zahlungsfristen führen erfahrungsgemäß kurzfristig zu erheblichen Liquiditätsverbesserungen und einer materiellen Senkung des kurzfristigen Kapitalbedarfs. Hierzu ist regelmäßig auch eine entsprechende Anpassung der Debitoren-/Kreditoren-Überwachung in den ERP-Systemen erforderlich.

---

6) Vgl. zur Besteuerung von Miet- und Leasingaufwendungen: § 8 Nr. 1 d, e GewStG.

7) Vgl. § 4h EStG und § 8a KStG.

1.2.2 Bilanzflankierende steuerliche Maßnahmen

1.2.2.1 Problemstellung und Zielsetzungen

Die Angaben zu den Ertragsteuern nach IFRS oder US GAAP sind sehr umfangreich.[8] Häufig sind die in der Bilanz ausgewiesenen Ertragsteuern von besonderer materieller Natur. Hierbei ist zwischen erfolgsneutralen und erfolgswirksamen Steuern zu unterscheiden. So hat die Bilanzierung von tatsächlichen und latenten Steuern mit dem zugrundeliegenden Geschäftsvorfall selbst konsistent zu sein. Erfolgsneutrale Steuern können nur auf Sachverhalte berechnet und ausgewiesen werden, die außerhalb der Gewinn- und Verlustrechnung im sonstigen Ergebnis (OCI – Other Comprehensive Income) oder direkt im Eigenkapital erfasst werden.[9] Der Ausweis erfolgsneutraler Steuern folgt also dem »Schicksal« oder mit anderen Worten der Wertentwicklung des zugrunde liegenden Sachverhalts.

Für passive latente Steuern besteht eine strenge Bilanzierungspflicht nach den IFRS und US GAAP, aber auch nach dem deutschen Handelsrecht.[10] Aktive latente Steuern auf Wertdifferenzen zwischen handelsrechtlichen und steuerlichen Wertansätzen sowie auf steuerliche Verluste sind ebenfalls anzusetzen, soweit deren Werthaltigkeit gegeben ist. Hierfür sind allerdings strenge Maßstäbe anzulegen.[11] Nach dem deutschen HGB darf einschränkend ein Ansatz aktiver latenter Steuern auf Verlustvorträge bei mittelgroßen und großen Kapitalgesellschaften nur und insoweit erfolgen, wie innerhalb der folgenden fünf Jahre eine Verrechnung mit steuerpflichtigen Gewinnen zu erwarten ist.[12] Daneben besteht ein Wahlrecht der Saldierung aktiver und passiver latenter Steuern und ein Wahlrecht des Ausweises aktiver latenter Steuern, soweit diese die passiven latenten Steuern übersteigen. Unabhängig von einem bilanziellen Ausweis latenter Steuern ist im Anhang großer Kapitalgesellschaften zum Jahresabschluss anzugeben, auf welchen Differenzen oder steuerlichen Verlustvorträgen die latenten Steuern beruhen.[13]

In den ertragsteuerlichen Anhangangaben nach IFRS, US GAAP und HGB können wertvolle Informationen zur zukünftigen Entwicklung des Unternehmens oder der Unternehmensgruppe für externe Bilanzleser und Kreditgeber enthalten sein. So sind beispielsweise materielle steuerliche Verlustvorträge sowie vortragsfähige verrechenbare Steuern (z.B. US Tax Credits) und deren Entwicklung anzugeben bzw. ggf. aus Vorjahresberichten herleitbar. Insbesondere ist anzugeben, in welchem Umfang von einer Bildung aktiver latenter Steuern auf vorhandene steuerliche Verlustvorträge oder auf temporäre Differenzen zwischen handelsrechtlichen und steuerlichen Wertansätzen abgesehen wurde[14]. Dabei ist auf Konsistenz mit der

---

8) IAS 12.79 ff. bzw. SFAS 109.41–49.
9) IAS 12.57, IAS 12.61Aff.
10) Nach dem bis 2009 gültigen HGB sind die latenten Steuern nach dem Gewinn- und Verlustrechnung-orientierten Timing-Konzept zu berechnen. Ab 2010 sind nach HGB auch passive latente Steuern auf quasi-permanente Differenzen auszuweisen. Quasi-permanente Differenzen sind z.B. Wertunterschiede zwischen Handels- und Steuerrecht bei Grundstücken. Dies kann zu erheblichen Unterschieden führen.
11) Vgl. SFAS 109.17–26; IAS12.34–37; §§ 274, 306 HGB.
12) § 274 Abs. 1 letzter Satz HGB.
13) Mit Verweis auf die Regierungsbegründung: Wendholt/Wesemann (2009), S. 67 und S. 74 zur Umsetzung der HGB-Modernisierung durch das BilMoG.
14) Vgl. IAS 12.80-82; SFAS 109.45 und 48.

Unternehmensplanung und dem Lagebericht zu achten. So hat die aus dem Enforcement-Verfahren hervorgegangene DPR (Deutsche Prüfstelle für Rechnungslegung) wiederholt in den vergangenen Jahren die Werthaltigkeit aktivierter, aber auch nicht angesetzter latenter Steuern auf steuerliche Verluste überprüft.

In Krisenzeiten und bei vorhandenem Kapitalbedarf sind bilanzstabilisierende Maßnahmen von besonderer Bedeutung. Dies kann auch den Ausweis aktiver latenter Steuern betreffen. Die Überprüfung der Werthaltigkeit aktiver latenter Steuern ist nach den einschlägigen Standards an jedem Bilanzstichtag bzw. bei Zwischenberichterstattung auch unterjährig vorzunehmen. Eine Auflösung bzw. Wertberichtigung von latenten Steuern auf Verlustvorträge kann negative Signale setzen und beeinflusst neben dem Jahresergebnis und der Konzernsteuerquote insbeondere auch die Beurteilung der Zukunftsperspektiven des Unternehmens. Von daher ist die Einrichtung einer belastbaren Steuerplanung zur Dokumentation der Werthaltigkeit aktiver latenter Steuern von besonderer Bedeutung. Im Konzernzusammenhang sind dabei u.a. Organschaftsverhältnisse und ausländische Gesellschaften in besonderem Maße zu berücksichtigen.

1.2.2.2 Vorgehensweise

Die Steuerplanung für Zwecke der Ertragsteuern muss mit der Ertragsplanung des Unternehmens und des Konzerns abgestimmt sein. Dabei ist zu beachten, dass die Steuerplanung sich konkret auf steuerpflichtige Einheiten beziehen muss und damit ggf. vorgelagerte Anpassungen einer bestehenden länder- oder spartenbezogenen Konzernplanung erfordert. Ferner ist für eine ertragsteuerliche Bemessungsgrundlagenplanung neben der Planung nicht abziehbarer Ausgaben und steuerfreier Erträge die Ermittlung von Abweichungen zwischen handelsrechtlichen und steuerrechtlichen Bilanzansätzen erforderlich. Dies geht am besten, wenn eine bilanzpostenbezogene Planungsrechnung existiert. Bei deutschen Gesellschaften sollte diese nach den Vorgaben des neuen HGB einen Planungshorizont von fünf Jahren haben. Ferner sind erfolgsneutrale Geschäftsvorfälle von erfolgswirksamen Geschäftsvorfällen abzugrenzen. Soweit Personengesellschaften oder Organschaften im Konzern gegeben sind, müssen deren Steuerbemessungsgrundlagen auf Ebene der konzernzugehörigen Gesellschafter bzw. Organträger zusammenfassbar, bzw. – technisch ausgedrückt – saldierbar sein. Ausländische Betriebsstätten, die im Ausland besteuert werden, müssen ebenfalls vom Stammhaus abgrenzbar geplant werden.

Die Planungsvorlagen sollten konzernweit einheitlich sein, um so Steueroptimierungen und deren Auswirkungen berechnen zu können. Außerdem sollten Simulationsmöglichkeiten durch parallele Berechnung alternativer Szenarien über einen mehrjährigen Planungshorizont gegeben sein, z.B. zur grenzüberschreitenden Verrechnungspreisoptimierung und zur Identifikation aller Einflussfaktoren auf die steuerlichen Bemessungsgrundlagen auf Einzelgesellschaftsebene und der Steuerquote auf Konzernebene.

Auch für eine den handelsrechtlichen Vorschriften entsprechende Steuerplanung gilt, dass diese sinnvollerweise nur mit ausreichender technischer Unterstützung unter Schnittstellenanbindung an die Systeme der Unternehmensplanung erfolgen kann. Dabei bieten sich datenbankgestützte und konzernweit zugängliche, rechnungslegungskonforme EDV-Anwendungen an, die auch für die Ermittlung laufender und latenter Steuern im Jahres- und ggf. Zwischenabschluss eingesetzt werden. Daraus können Vorschlagswerte für permanente Abweichungen und Vortragswerte für temporäre Abweichungen mit Wirkungen auf künftige Steuerjahre generiert werden. Die Datenbanktechnik erlaubt dabei kurzfristige Aktualisierungen, wenn sich Planungs- oder Forecastdaten im Controlling ändern. Ferner können frühzeitig laufende mehrjährige Steuergestaltungen überwacht, und, falls notwendig, rechtzeitig an geänderte Planungsprämissen angepasst werden. Solche EDV-Lösungen müssen insbesondere auch in der Lage sein, die Entwicklung der steuerlichen Bemessungsgrundlagen für verschiedene Steuer- oder Verlustarten – u.U. auch unterschiedlich gesellschaftsübergreifend – zu berechnen. So gilt dies für Verluste bei der Körperschaftsteuer, der Gewerbesteuer, bei der Zinsschranke, bei Kommanditanteilen und für entsprechend unterschiedliche Verlustarten im Ausland.

1.2.2.3 Nutzen optimierter steuerlicher Planungsprozesse in Krisenzeiten

In der Unternehmenspraxis ist leider immer wieder festzustellen, dass die vorgenannten Anforderungen an eine rechnungslegungskonforme Steuerplanung häufig nicht gegeben sind. In Zeiten von sprudelnden Gewinnen war dies sicherlich auch weniger relevant als in Verlustzeiten. Die Erfahrungen aus den DPR-Prüfungen in Deutschland und den gestiegenen Corporate Governance- bzw Risikomanagementanforderungen für rechnungslegungsrelevante Positionen könnten die Unternehmen verstärkt dazu bewegen, in steuerliche Planungsprozesse zu investieren.[15] Außerdem erlaubt eine rechnungslegungskonforme Steuerplanung eine verbesserte Beurteilung steuerlicher Optimierungsmöglichkeiten und hilft damit letztlich auch im Zeitverlauf nachteilige Steuergestaltungen zu vermeiden bzw. noch rechtzeitig bei geänderten Gewinnerwartungen aufzulösen. Neben der Dokumentation der Werthaltigkeit von aktiven latenten Steuern erlauben optimierte steuerliche Planungsprozesse daneben häufig erst eine sinnvolle Beurteilung krisenentschärfender steuerlicher Gestaltungsmaßnahmen. So können zur Planung des Verkaufs von Unternehmensteilen oder von Anteilen an (Konzern-)Gesellschaften vorgelagerte Restrukturierungsstrategien für einen steuereffizienten Verkauf entwickelt werden, um einen erwarteten Veräußerungsgewinn entweder (ganz oder teilweise) steuerbefreit oder zur Verrechnung mit vorhandenen Verlusten zu realisieren. Da in Krisenzeiten auch Unternehmensteile oder Anteile zum Verkauf anstehen können, deren Verkauf zu einem Veräußerungsverlust führen kann, ist im Rahmen vorgelagerter Restrukturierungen darauf zu achten, dass ein Veräußerungsverlust nach Möglichkeit dort anfällt, wo er mit steuerpflichtigen Erträgen verrechnet werden kann oder zumindest vortragsfähig ist. Weiterhin ist bei der Anpassung der Steuerplanung an geänderte Unternehmensplanungen laufend zu beachten, dass in zahlreichen Staaten Verlustvorträge zeitlich begrenzt sind. So beträgt die Verlustvortragsbegrenzung etwa in der Schweiz sieben Jahre. Des Wei-

---

[15] Zu Informationspflichten im Hinblick auf den Rechnungslegungsprozess: § 289 Abs 5 HGB n.F.

teren ist ein besonderes Augenmerk auf bestehende oder mögliche grenzüberschreitende Finanzierungen unter Beachtung vorhandener Planzahlen der beteiligten Gesellschaften zu richten. Die veränderte Geschäftsentwicklung kann dazu führen, dass konzerninterne Finanzierungen in den Ansässigkeitsstaaten der zinszahlenden Einheiten unter dortige steuerschädliche Regelungen der Gesellschafterfremdfinanzierung (sog. Thin Cap Rules) fallen. Hierzu gehört auch die Festsetzung angemessener Finanzierungskosten, welche im aktuellen Umfeld schwierig zu bestimmen sein können. Daneben sind nicht nur mit Blick auf bereits gebildete oder ansatzfähige latente Steuern auf die Zinsschranke (sog. Dead Equity Rules), die neben Deutschland in anderen Ländern mehr und mehr Nachahmer findet, generell die Entwicklung des Verhältnisses von Zinsaufwendungen und Zinserträgen sowie des EBITDA laufend vorausschauend im Auge zu behalten, um zusätzlichen Steueraufwand zu vermeiden und frühzeitig verfügbares Kapital steuerlich optimiert zu allokieren. Schließlich ist in steuerplanerischer Hinsicht auf der Grundlage der gesellschaftsbezogenen Konzernplanung auch zu untersuchen, inwieweit durch grenzüberschreitende Finanzierungen z.B. in Form von hybriden Finanzierungen oder Allokation von vorhandenen Finanzmitteln in Länder mit niedrigerer Besteuerung, Optimierungen der Konzernliquidität und Verringerungen von Steuerlasten in den Ansässigkeitsstaaten erreicht werden, wo steuerliche Überschüsse erwirtschaftet werden. Sind in einzelnen Ländern mehrere Konzerneinheiten mit unterschiedlichen steuerlichen Ergebnissen vorhanden, ist unter Beachtung der Planzahlen zu prüfen, inwieweit Steueraufwendungen durch Gruppenbesteuerung oder die Bildung von Organschaften bzw. steueroptimierte Reorganisationen (z.B. durch Einbringung oder Verschmelzung) nachhaltig vermieden werden können. Daneben ist zu prüfen, inwieweit durch die Anwendung grenzüberschreitender Gruppenbesteuerungsregeln, z.B. in Österreich, Steueraufwendungen reduziert werden können. Weiterhin ist auf Basis der Planzahlen im Rahmen der grenzüberschreitenden Steueroptimierung zu ermitteln und im Sinne eines qualifizierten Risikomanagements zu dokumentieren, inwieweit durch den Wechsel auf eine andere zulässige Verrechnungspreismethode, Minderungen des Gesamtsteueraufwands erzielbar sind, soweit in einzelnen Ländern steuerpflichtige Gewinne und in anderen Ländern damit nicht verrechenbare Verluste entstehen.[16]

1.2.3 Steuerliches Risikomanagement

1.2.3.1 Problemstellung

Die zunehmende Einführung von Corporate-Governance-Vorschriften mit Blick auf die Rechnungslegung betrifft auch den Ausweis von Steuern. So sind insbesondere Umsatzsteuer, Lohnsteuer und latente Steuern üblicherweise von materieller Bedeutung. Außerdem erfolgt die Steuerfestsetzung regelmäßig nach dem Ablauf des Geschäftsjahrs und ist mit entsprechenden Unwägbarkeiten, z.B. Einspruchsbe-

---

16) Ausführlich zu den steuerlich anerkannten Verrechnungspreismethoden sowie zu Optimierungsmöglichkeiten in Deutschland: Kromer (2004).

handlung oder Ergebnisse von Betriebsprüfungen der Finanzverwaltung, verbunden. Bei näherem Hinsehen stellt man daneben häufig fest, dass das Risiko- und Kontrollmanagement für steuerliche Positionen nicht nach denselben Standards in die konzernweiten Corporate-Governance-Prozesse wie andere Unternehmensbereiche integriert ist. Aufgrund der zunehmenden Bedeutung von Steuern nach dem BilMoG[17] steigen aber auch die Anforderungen an das steuerliche Risikomanagement[18]. Auch der im letzten Jahr veröffentlichte Entwurf für eine modifizierte steuerliche Berichterstattung nach den IFRS sieht eine erhebliche Verschärfung der Berichtspflichten zu steuerlichen Risiken vor.[19] Bisweilen herrscht die Auffassung, dass es zu Steuern kaum beachtenswerte Risiken gibt. Dies ist nicht zutreffend. So können verspätete Zahlungen zu Strafgeldern oder Zinsen führen. Bei der Umsatzsteuer und Lohnsteuer ist der Weg zur persönlichen Haftung und strafrechtlichen Verfolgung von Organen bei fehlerhafter Anmeldung oder Nicht-Anmeldung in vielen Staaten nicht weit. Ferner führt die nicht fristgerechte Abgabe von Steuererklärungen in manchen Ländern, z.B. in Russland oder Indien, zum Ausschluss von öffentlichen Aufträgen. Weiterhin können unerwartete Betriebsprüfungsergebnisse zu Liquiditätsproblemen führen und jede Rendite zunichte machen, z. B. Verrechnungspreisanpassungen ohne Gegenkorrektur. Steuerrisiken können in zahlreichen Fällen die gültigen Wesentlichkeitsgrenzen in materieller Hinsicht überschreiten. Aber auch qualitative Risiken können beachtlich sein, z.B. Reputationsrisiken, persönliche Haftung von Unternehmensvertretern, etc. Daneben lassen sich im Bereich Steuern häufig extreme Abhängigkeiten von wenigen Individuen im Unternehmen sowie von externen Steuerberatern – insbesondere im Ausland – feststellen. Damit verbundene Mängel sind Intransparenz und fehlende globale Lösungen.

1.2.3.2 Vorgehensweise und Umfang[20]

Ein umfassendes steuerliches Risikomanagement umfasst folgende Stufen:

- Festlegung von Sachverhalten mit Rechnungslegungswirkung;
- Zuordnung von quantitativen und qualitativen Risiken zu Sachverhalten;
- Maßnahmen und Tools zur Risikofrüherkennung;
- Maßnahmen und Tools zum Risikomanagement;
- Festlegung interner Kontrollen;
- Festlegung interner Revisionskriterien.

Daneben ist festzulegen, ob ein Bottom-up-Ansatz oder ein Top-down-Ansatz für die Risikoaufnahme und Umsetzung verfolgt wird. Aus Vollständigkeitsgründen empfiehlt sich der Bottom-up-Ansatz, bei dem vom individuellen Sachverhalt ausgegangen wird. Geht man beispielsweise vom rechnungslegungsrelevanten Sachver-

---

17) § 274 HGB und § 5 Abs 1 EStG bedingen die Einführung einer latenten Steuerberechnung nach dem temporären Prinzip, die Einführung einer Steuerverzeichnisrechnung, die Einführung einer rechnungslegungskonformen Steuerplanung und wegen § 289 Abs. 5 HGB auch ein entsprechend zuordenbares internes Risikomanagement- und Kontrollsystem.

18) Beachte auch: § 315 Abs. 2 HGB n. F. und §§ 107 Abs. 3 Satz 2, 171 Abs. 1 Satz 2 AktG n.F.

19) IAS 12.79ff. bzw. SFAS 109.41–49.

20) Vgl. Kromer (2010).

halt »Umsatzsteuer-Voranmeldung« aus, kann man diesem sowohl finanzielle und bilanzielle Risiken (Verspätungszuschläge, unberechtigte Vorsteuerabzüge, fehlende Dokumentation oder Belege, fehlerhafte Ermittlung) als auch Reputationsrisiken und persönliche Organhaftung zuordnen. Maßnahmen der Risikofrüherkennung müssen sich auf rechtzeitige Fristmeldung, ungeregelte Zuständigkeit, Krankheit von Sachbearbeitern und unvollständige Dokumentation beziehen. Als Maßnahmen des Riskomanagements sind die klare Zuordnung der Zuständigkeit und Vertretung, die Einrichtung im Finanzbuchhaltungssystem mit Abnahme und Plausibilisierung sowie die Prüfung der Mitarbeiterqualifikation umzusetzen. Die Festlegung interner Kontrollen bezieht sich auf eine wirksame Fristenkontrolle, die Anwendung des Vier-Augen-Prinzips und technische Plausibilisierung. Schließlich können als interne Revisionsmaßnahmen eine Systemverprobung, eine Ablaufprozesskontrolle und eine Prüfung mit der von den Finanzverwaltungen in Deutschland und Österreich eingesetzten Prüfsoftware IDEA oder ACL vorgeschlagen werden.

Insgesamt muss ein weltweites internes Risikomanagement- und Kontrollsystem für den Bereich Steuern die folgenden Bereiche abdecken:

- Externe Berichterstattung im Jahresabschluss zu laufenden und latenten Ertragsteuern;
- Externe Zwischenberichterstattung und steuerliches Forecasting;
- Laufende weltweite Steuerplanung für Zwecke der Dokumentation zur Verrechnung von Verlustvorträgen bei Ertragsteuern, für Zwecke der Steuerplanung zur Steueroptimierung bei materiellen Steuerarten, für das Liquiditätsmanagement (Cash Tax Planning) zu allen materiellen Steuern und zur Risikobegrenzung z.B. bei Zinsschranke und Änderungen der Unternehmensplanung;
- Erfassung, Gegenstand und Bewertung steuerlicher Risiken für alle Steuerarten;
- Erfassung aller steuerlichen Restriktionen mit Fristigkeit und Auswirkung, z.B. zur Aufdeckung stiller Reserven;
- Stand, Gegenstand und Bewertung aller offenen Rechtsbehelfe, Einwendungen von Finanzverwaltungen und Gerichtsverfahren;
- Stand und Fristüberwachung von Steuererklärungen und -veranlagungen für alle Steuerarten;
- Verrechnungspreismanagement und -dokumentation;
- Cash Tax Management;
- Steuerberatungskosten differenziert nach Steuerveranlagungs- und Steuerberatungstätigkeiten;
- Konsistenz mit anwendbaren Compliance- und Aufbewahrungsvorschriften – auch ggf. rein steuerlicher Natur – in den Ansässigkeitsstaaten der Unternehmensgruppe und den konzernweiten Corporate-Governance-Standards.

Auch zum steuerlichen Risikomanagement gilt, dass technische Lösungen die Umsetzung unterstützen und erheblich beschleunigen können. Als Vorteile global einsetzbarer Web-Lösungen mit dezentralem Benutzerzugang sind die Unabhängigkeit von einzelnen Individuen, zentrale Verfügbarkeit, die Überwachung aller Steuerarten, Transparenz, Dokumentation von Risiken und Kontrollen, Erleichterung interner und externer Prüfungen sowie erfahrungsgemäß auch Kostensenkungen durch Verringerung interner Rückfrage- und Abstimmprozesse zu nennen. Werden solche Lösungen, z.B. im Rahmen von Steuerportallösungen, mit EDV-Anwendungen zur externen Berichterstattung, zur Steuerplanung und zum Cash Tax Management verbunden, haben die Unternehmensleitung und die Steuerabteilung gute Arbeit mit Blick auf das Krisenmanagement geleistet.

1.2.4 Effizienz der Steuerfunktion

1.2.4.1 Problemstellung und Zielsetzungen

Zahlreiche Unternehmensgruppen haben in den letzten Jahren die Kostenstrukturen und die Effizienz von Fachabteilungen untersucht oder von dritter Seite untersuchen lassen. Nur wenige Unternehmen haben dabei die Steuerfunktion bzw. die Steuerabteilung in die Diagnose einbezogen. Dies ist u.E. nicht sachgerecht. Auch für die Steuerfunktion lassen sich Best-Practice-Maßstäbe und Vergleichsgrößen für ein Benchmarking bestimmen, die sowohl eine Beurteilung von Kosten als auch Effizienz erlauben. Dabei geht es insbesondere um die Beantwortung der folgenden Fragen:

- Ist unsere Steuerfunktion effizient organisiert und stellt sie im Vergleich zu anderen Unternehmen eine Best-Practice-Lösung dar?
- Sind unsere Ausgaben für interne Mitarbeiter und externe Beratung im In- und Ausland angemessen?
- Werden auftretende Steuerrisiken frühzeitig erkannt und angemessen behandelt?
- Gibt es einzelne Prozesse des Steuermanagements oder der Steuercompliance in der Unternehmensgruppe im In- oder Ausland, aus denen betriebliche oder finanzielle Risiken entstehen können?
- Ist unser Vorgehen bzgl. aller Arten von Steuern und Abgaben weltweit im Einklang mit den gesetzlichen Vorschriften?
- Welche Alternativen gibt es für die Organisation der Steuerfunktion und welche Vor- und Nachteile sind damit jeweils verbunden?
- Möglichkeiten der Kostenersparnis und Effizienzsteigerung durch Automatisierung, Outsourcing oder Insourcing?

Als Ergebnisse einer Effizienzanalyse der Steuerfunktion sollte neben der Entwicklung von dauerhaft anwendbaren Kriterien für die Messung der Leistung der Steuerfunktion und der Dokumentation kritischer Kernprozesse auch eine Definition von Mindestanforderungen für Prozesse, Systeme und Mitarbeiter erzielt werden. Weiterhin sollten Empfehlungen für Einsparungen, Risikominimierungen und Effizienzsteigerungen auf Grundlage einer Benchmark-Analyse, z.B. durch vermehrten Einsatz intelligenter Technologien oder Outsourcing spezifischer Leistungen abgegeben werden. Bisweilen ergibt sich aber auch, dass zusätzliche Personaleinstellungen zu einer höheren Effizienz beitragen können. Dies gilt umso mehr, als der Druck auf die Steuerabteilungen in den vergangenen Jahren aufgrund ständiger Veränderungen stark zugenommen hat. Insbesondere zunehmende aufsichtsrechtliche Regulierungen, verschärfte Dokumentationspflichten in zahlreichen Staaten und die externe Berichterstattung zu Ertragsteuern sind hierfür verantwortlich.[21] Auch die amerikanische Börsenaufsicht SEC hat im Jahr 2006 festgestellt, dass ein großer Teil der an der SEC gelisteten Unternehmen besondere Schwächen bei der zutreffenden Ermittlung und dem Ausweis von Ertragsteuern aufweist.[22] Die amerikanische Rechnungslegungsaufsicht FASB hat aufgrund dieses Befundes mit umfangreich erweiterten Berichtspflichten zu steuerlichen Risiken durch die Verlautbarung von FIN 48 reagiert[23]. Das IASB hat in einem im vergangenen Jahr veröffentlichten Entwurf zur Überarbeitung der Berichterstattung zu Ertragsteuern ebenfalls erhebliche Erweiterungen der steuerlichen Risikoberichterstattung vorgeschlagen.[24]

1.2.4.2 Vorgehensweise und Identifzierung von Schwachpunkten

Zur Messung der Leistung der Steuerfunktion sollte zweckmäßigerweise dreistufig vorgegangen werden:

(1) Ist-Analyse der steuerlichen Kernprozesse im In- und Ausland für alle Steuerarten mit (Arbeits-)Zeitmessung, Mitarbeiterqualifikationsabgleich und Kostenermittlung;
(2) Benchmarking gegen alternative Organisationsstrukturen und Festlegung von Effizienzkriterien;
(3) Identifikation von Optimierungs- und Kosteneinsparungsmöglichkeiten.

»Steuerliche Kernprozesse« sind alle Aufgaben im Bereich der Tax Compliance (d.h. fristgerechte Erstellung von Steueranmeldungen und Steuererklärungen einschließlich deren Koordination, Steuerbilanzierung/Tax Accounting, Prüfung von Steuerbescheiden, Ermittlung von Vorauszahlungen) für alle Steuerarten und Zölle, der externen Berichterstattung zu laufenden und latenten Ertragsteuern, der steuerlichen Überwachung und Festsetzung von Verrechnungspreisen, der Steuerplanung und -optimierung, der Ermittlung und Bearbeitung von Steuerrisiken, der Bearbeitung von Rechtsbehelfen und steuerlichen Betriebsprüfungen, des Cash Tax Managements, der Information unternehmensinterner Ansprechpartner über steuerliche Änderungen oder Berichtspflichten, die Einrichtung und Überwachung von IT Systemen mit Blick auf steuerliche Berichtspflichten und Zugriffsrechte von Finanzverwaltungen. Neben der vollständigen Erfassung steuerlicher Aufgaben und der Messung damit verbundener Arbeitszeiten auf Detailebene (z.B. Erstellungs-

---

21) Vgl. KPMG International (2007); Der Studie liegt eine Befragung von 753 Führungskräften aus Steuerabteilungen in 19 Ländern zugrunde.
22) SEC filings and company press releases from Nov. 15, 2004 – March 22, 2006 for years ended Nov. 15, 2004 to Nov. 14, 2005.
23) FASB Interpretation No. 48, Accounting for Uncertainty in Income Taxes, Juni 2006, www.fasb.org.
24) Exposure Draft ED/2009/2: Income Taxes, März 2009, www.iasb.org.

und Prüfungszeit einer Umsatzsteuer-Voranmeldung) ist auch die abgelieferte Qualität von Bedeutung. Effizienzkriterien in diesem Zusammenhang sind beispielsweise die Höhe unerwarteter Steuerzahlungen oder Steuernachzahlungen einschließlich Zinsen und anderen Zuschlägen. Hierzu gehört auch die Sicherstellung dokumentierter – nach Möglichkeit automatisierter – Kontrollen und eines Vier-Augen-Prinzips. Die Untersuchung muss dabei neben dem Mutterunternehmen auch dezentrale Einheiten oder Tochtergesellschaften im In- und Ausland umfassen. Ferner ist ein Qualifikationsabgleich für den jeweiligen Sachbearbeiter und dessen Überwacher zu machen. So kann eine fachliche Überforderung zu erheblichen Risiken, aber auch der aufwandswirksamen Nichtausschöpfung von begünstigenden Wahlrechten führen. Dagegen können durch den Einsatz aufgabengerecht qualifizierter Ressourcen auch Einsparungen durch bestmögliche Effizienz erzielt werden. So muss nicht jede Compliance-Tätigkeit durch fachlich hochqualifizierte Mitarbeiter bearbeitet werden. Des Weiteren ist hinsichtlich fachlicher Qualifikationen der vorhandenen Mitarbeiter zu prüfen, ob diese auch voll ausgelastet sind bzw. in welchem Umfang externe Unterstützung eingekauft werden muss. Hierbei kommt der Organisation der Steuerfunktion eine besondere Bedeutung zu. Zahlreiche Konzerne verfügen aufgrund historischer Akquisevorgänge oder einer Spartenorganisation über mehrere Steuerabteilungen. Dabei kann es vorkommen, dass besondere Spezialisten (z.B. für Grunderwerbsteuer, Umsatzsteuer oder Lohnsteuer) in mehreren Abteilungen vorhanden sind und parallel an identischen Aufgabenstellungen arbeiten. Ein bereichsübergreifender Einsatz von Steuerspezialisten kann deshalb zu Kosteneinsparungen und damit auch zu höherer Effizienz führen. So können zusätzliche Abstimmungsprozesse in fachlicher Hinsicht, um eine konzerneinheitliche Rechtsauffassung zu gewährleisten, entfallen.

Häufig entspricht die Organisationsstruktur der Steuerfunktion der operativen Konzernorganisation. Entsprechend finden sich in spartenorganisierten Unternehmensgruppen meist auch den Sparten zugeordnete Steuerabteilungen mit ggf. einer übergeordneten Konzernsteuerabteilung im Mutterunternehmen. Greift das Mutterunternehmen dagegen stärker in das operative Geschäft ein, so findet man eher eine zentrale Steuerabteilung vor, die entweder ausschließlich im Mutterhaus sitzt oder aber zusätzlich auf mehrere Standorte entsprechend den operativen Geschäftsschwerpunkten verteilt ist. Daneben finden sich in der Praxis häufig Fälle, in denen Lohnsteuerspezialisten im Personalbereich und Umsatzsteuerspezialisten im Rechnungswesen angesiedelt sind. In seltenen Fällen kann die Steuerabteilung auch – gemeinsam mit anderen Funktionen, wie z.B. Buchhaltung, Facility Management und EDV – in eine Servicegesellschaft integriert sein, die gegenüber allen Konzerngesellschaften Dienstleistungen erbringt und abrechnet. Jede der in der Praxis anzutreffenden Organsationsformen hat unterschiedliche Vor- und Nachteile im Hinblick auf Kosten, Effizienz und Risiken, welche im Einzelfall sorgfältig abzuwägen sind.

Zu einer Effizienzdiagnose der Steuerabteilung gehört auch die Beurteilung eingesetzter EDV-Anwendungen und deren Automatisierungsgrad. Dies wurde bereits zum Gegenstand von Artikeln in der Tagespresse, wonach deutsche Steuerabteilungen ein »drastisches Effizienzproblem« haben, weil »hochbezahlte Mitarbeiter banale Daten in Handarbeit eintippen«.[25] Zudem ergeben sich daraus erhebliche Risiken aufgrund von Übertragungsfehlern oder fehlerhaft »selbst verformelten« Spreadsheets sowie insbesondere Ineffizienzen durch Mehrfacheingaben derselben Werte in diverse miteinander nicht verknüpfte EDV- oder Berichtsanwendungen.

1.2.4.3 Optimierung der Steuerfunktion

In der Praxis bislang fast nicht anzutreffen, aber als organisatorische Gestaltungsalternative für die Konzernsteuerfunktion in mehrstufigen Konzernen aus Kosten- und Effizienzgesichtspunkten bedenkenswert, ist die Einrichtung einer konzerninternen Steuerberatungsgesellschaft unter der Geschäftsführung des Konzernsteuerabteilungsleiters, der neben dieser zusätzlichen Funktion weiterhin im Mutterhaus verankert bleibt. Soweit Sparten oder Teilkonzerne eigene Steuerabteilungen haben, wechseln die Mitarbeiter in die Servicegesellschaft, um so eine optimale Ressourcenausnutzung zu erreichen und die personelle Zuordnung im Interesse des Mutterhauses, welches häufig auch steuerlicher Organträger ist, zu sichern. Neben dem Leiter der Konzernsteuerabteilung sollten auch die Leiter der Teilkonzern- oder Spartensteuerabteilungen nicht nur der Servicegesellschaft zugeordnet sein, sondern auch in ihren Unternehmen rechtlich verankert bleiben, um so den Informationsfluss mit den operativen Einheiten und der Spartenleitung in optimaler Weise sicherzustellen.

Neben der nationalen Organisation der Steuerfunktion ist aus Kosten- und Risikosicht gerade auch die internationale Organisation der Steuerbearbeitung von besonderer Bedeutung. So verfügen zahlreiche Unternehmen mit Stammsitz in Deutschland, der Schweiz oder Österreich über Steuerabteilungen oder steuerliche Spezialisten im Ausland. Es erstaunt dabei immer wieder, dass man anscheinend bereit ist, Personal- und Beratungskosten im Ausland hinzunehmen, die bei Weitem den Aufwand im Mutterhaus übertreffen. Gerade in Hinsicht auf Steuerberatung oder steuerliche Mitarbeiter im Ausland bieten sich aus Effizienzgründen Kosten- und Qualitätsvergleiche an. So kann einerseits durch Vergleich mit inländischen Vergleichsaufwendungen und andererseits durch die Ausschreibung von Steuerberatungsleistungen überprüft werden, ob man sich im marktüblichen Umfeld bewegt oder in welchem Umfang Einsparungen möglich sind. Dabei ist ferner zu beachten, dass mit zunehmenden Corporate-Governance-Anforderungen und steuerlichen Berichtspflichten auch die Qualität der Kommunikation von Steuerrisiken und die Integration externer Berater in das konzernweite Risikomanagementsystem von zunehmender Bedeutung ist. Die Steuerfunktion des Mutterhauses muss dabei in die Lage versetzt werden, jederzeit unmittelbar mit externen Steuerberatern von Tochtergesellschaften oder Niederlassungen im Ausland in Kontakt treten zu können. Dies wird umso effizienter möglich, wenn die externe Beratung global zentralisiert wird.

Durch den vermehrten Einsatz qualitätsgesicherter EDV-Anwendungen im Steuerbereich – vergleichbar zum Rechnungswesen – sind neben einer verbesserten Berichterstattung und gezielten Risikominderung auch kurzfristig Kosteneinsparun-

---

25) Vgl. Petring (2008), S. 33.

gen realisierbar. Dabei hat es sich in der Praxis zur Vermeidung von Verzettelung und Kostenexplosionen als sinnvoll erwiesen, den Bedarf detailliert zu präzisieren und die Integrationsmöglichkeiten marktüblicher Lösungen in die vorhandene EDV-Landschaft im Rahmen einer Vorstudie mit entsprechend spezialisierter Steuerberatung abzuschätzen. Damit können auch Make-or-Buy-Entscheidungen qualifiziert fundiert werden.

1.3 Fazit

Eine Steuerfunktion muss in Krisenzeiten in der Lage sein, ihren Beitrag zur Überwindung der Krise zu leisten. Im Unterschied zu anderen Abteilungen, die üblicherweise dem Finanzbereich zugerechnet werden, hat die Steuerfunktion dabei nicht nur eine unterstützende Stabsfunktion, sondern ihr kommt auch wesentliche gestaltende Bedeutung zu für das entnehmbare bzw. zur Kreditaufnahme zur Verfügung stehende Ergebnis. In den vorhergehenden Abschnitten wurden Praxishinweise zur Identifikation von steuerlichen Verbesserungspotenzialen im Einklang mit den strategischen Kernzielen eines Krisenmanagements gegeben.

Literatur

Bundesverband der Deutschen Industrie e.V. (BDI)/KPMG AG Wirtschaftsprüfungsgesellschaft: Die Behandlung von Finanzierungsaufwendungen – ein Vergleich der Zinsschranke in Deutschland mit den Regelungen in den USA, Italien, Frankreich, den Niederlanden und Schweden, BDI-Drucksache Nr. 437, Frankfurt am Main 2009.

KPMG International: The Rising Tide. Regulation and stakeholder pressure on tax departments worldwide, 2007.

Kromer, C.: Konzerninterner Liefer- und Leistungsverkehr, in: Kessler, W./Kröner, M./Köhler, S.: Konzernsteuerrecht, München 2004, § 7 Rz. 39–76 und Rz. 92–105.

Kromer, C.: Germany, in: IBFD, Corporate Tax Risk Management, Amsterdam 2010.

Petring, J.: »Echte Handarbeit«, Handelsblatt vom 13.5.2008, S. 33.

Wendholt, W./Wesemann, M.: Zur Umsetzung der HGB-Modernisierung durch das BilMoG: Bilanzierung von latenten Steuern im Einzel- und Konzernabschluss, DB 2009, Beilage 5, S. 67 und 74.

2. Krisenverschärfende Steuernormen und Maßnahmen

von Thomas Arntz und Matthias Geurts

Übersicht

2.1 Einleitung: Das Leistungsfähigkeitsprinzip als Fundamentalprinzip der Besteuerung 758
2.2 Krisenverschärfende Steuernormen im Einzelnen 759
2.2.1 Klassifizierung krisenverschärfender Steuernormen 760
2.2.2 Krisenverschärfende Normen, die die Verlustbehandlung betreffen 760
2.2.2.1 Verlustvortrag und -rücktrag, Mindestbesteuerung (§§ 10d EStG, 8 Abs. 1 KStG, 10a GewStG,) 760
2.2.2.2 Mantelkaufregelungen (§ 8c KStG) 761
2.2.2.3 Verlustuntergang bei Umstrukturierungen nach dem Umwandlungssteuergesetz (§§ 4 Abs. 2, 12 Abs. 3, 15 Abs. 3 UmwStG) 763
2.2.2.4 Maßnahmen zur Optimierung der Verlustnutzung 763
2.2.3 Krisenverschärfende Abzugsverbote von Aufwendungen 768
2.2.3.1 Zinsschranke (§ 4h EStG, § 8a KStG) 768
2.2.3.2 Maßnahmen zur Optimierung des Ansatzes von Zinsaufwand 770
2.2.3.3 Verbot der Drohverlustrückstellung (§ 5 Abs. 4a EStG) 772
2.2.3.4 Gewinnminderung auf Gesellschaftsanteile und Gesellschafterdarlehen (§ 8b Abs. 3 KStG) 772
2.2.3.5 Gewerbesteuerliche Hinzurechnungen (§ 8 Nr. 1 GewStG, § 4 Abs. 5b EStG) 773
2.2.4 Sonstige Normen mit krisenverschärfendem Charakter 773
2.2.4.1 Erbschaft- und Schenkungsteuer beim Übergang von Betriebsvermögen 773
2.2.4.2 Grunderwerbsteuer bei konzerninternen Transaktionen 774
Literatur 775

2.1 Einleitung: Das Leistungsfähigkeitsprinzip als Fundamentalprinzip der Besteuerung

Die Überschrift des Beitrags mag auf den ersten Blick verwundern: Der Gesetzgeber hat in weiten Teilen des Steuerrechts die grundsätzliche Entscheidung getroffen, die Belastung mit Steuern an die wirtschaftliche Leistungsfähigkeit zu knüpfen. Versteht man das Zahlen von Steuern nicht generell als krisenverschärfend, so sollte das Steuerrecht keine krisenverschärfende Wirkung entfalten können, da bei abnehmender wirtschaftlicher Leistungsfähigkeit die Steuerbelastung proportional sinken sollte.

Das Grundgesetz hat, im Gegensatz zur Weimarer Reichsverfassung, das Leistungsfähigkeitsprinzip nicht festgeschrieben. Gleichwohl leitet das Bundesverfassungsgericht aus dem Allgemeinen Gleichheitssatz (Art. 3 Abs. 1 GG) den Grundsatz der Steuergerechtigkeit ab, nach dem die Besteuerung an der wirtschaftlichen Leistungsfähigkeit auszurichten ist.[1] Das Prinzip erlangt dadurch einen verfassungsmäßigen Rang.[2]

Das Prinzip der wirtschaftlichen (finanziellen) Leistungsfähigkeit wird durch den Gesetzgeber soweit Gewinn- und Überschusseinkünfte betroffen sind, durch das objektive Nettoprinzip konkretisiert. Danach sollen der Einkommen-, Körperschaft- und Gewerbesteuer grundsätzlich nur die Rein- oder Nettoeinkünfte unterliegen, also der Saldo aus den Erwerbsbezügen einerseits und den Erwerbsaufwendungen andererseits.[3] Das Bundesverfassungsgericht mag zwar noch keine eindeutige verfassungsrechtliche Einordnung des Nettoprinzips vorgenommen haben, hat jedoch anerkannt, dass das objektive Nettoprinzip als Ausgestaltungsmaßstab der Einkommensteuer vom Gesetzgeber umzusetzen ist.[4] Einschränkungen des objektiven Nettoprinzips sind bei Vorliegen gewichtiger Gründe möglich, bedürfen jedoch einer Rechtfertigung.[5]

Eine idealtypische Ausgestaltung des objektiven Nettoprinzips würde bedeuten, dass die gesamten (Netto-)Einkünfte, die ein Steuersubjekt während seiner Existenz erzielt hat, der Besteuerung unterworfen werden. Dies würde wiederum voraussetzen, dass einerseits von den Erwerbsbezügen uneingeschränkt alle Erwerbsaufwendungen abzusetzen sind und andererseits dieser Saldo erst bei Beendigung der Existenz des Steuersubjekts der Besteuerung zu unterwerfen wäre.

Offensichtlich ist, dass das deutsche Steuerrecht diesem Prinzip in vielen Punkten nicht gerecht wird und zugegebener Maßen auch nicht gerecht werden kann. Deutlich wird dies z.B. daran, dass aus fiskalischen und praktischen Interessen das Nettoeinkommen einer Kapitalgesellschaft nicht erst bei ihrer Liquidation der Besteuerung unterworfen werden kann. Wegen des laufenden Finanzbedarfs des Staates kann die Lebenszeit eines Steuersubjekts nicht abgewartet werden, sondern es ist eine Abschnittsbesteuerung vorzunehmen und die Steuer jährlich zu erheben. Auch

---

[1] BVerfG, BVerfGE 6, S. 55; S. 81, 228; vgl. dazu im Einzelnen Lang (2010), § 4 Rz. 81ff.
[2] Vgl. dazu Arndt/Jenzen (2005), S. 105.
[3] Vgl. dazu im Einzelnen Lang (2010), § 9 Rz. 54ff.
[4] Vgl. Hey (2007), S. 1304 m.w.N.; Arndt/Jenzen (2005), S. 107.
[5] BVerfG, BVerfGE 99, S. 95ff.

diese Abschnittsbesteuerung würde sich noch nicht krisenverschärfend auswirken, wenn ein Jahresverlust uneingeschränkt rücktragsfähig, ein etwa verbleibender negativer Saldo als Verlustvortrag uneingeschränkt vortragsfähig sowie uneingeschränkt mit positiven Einkünften der Folgejahre verrechenbar wäre. Wie im Folgenden noch darzulegen ist, ist der Verlustrücktrag in zeitlicher und betragsmäßiger Hinsicht jedoch stark eingeschränkt und die Nutzung des Verlustvortrags ist durch die Mindestbesteuerung eingeschränkt. Es ist evident, dass diese Regelungen krisenverschärfende Wirkung entfalten können.

Ein weiterer Trend in der deutschen Steuerpolitik und -gesetzgebung seit Beginn der 1990er-Jahre ist, dass die Steuersätze bei Verbreiterung der Bemessungsgrundlage gesenkt werden. Durch die Senkung der Steuersätze soll Deutschland, insbesondere im europäischen Steuerwettbewerb, als Investitionsstandort attraktiver werden. Allerdings erfolgt die Verbreiterung der Bemessungsgrundlage nicht nur durch Streichung von Steuervergünstigungen und Schließung systemwidriger Besteuerungslücken.[6] Vielmehr ist zu beobachten, dass immer häufiger die Aufwandsseite einer steuerlichen Sonderbehandlung unterworfen wird, mit anderen Worten: Aufwandsposten werden nicht, nur eingeschränkt oder zeitlich verzögert zum Abzug zugelassen.[7] Ein gewisser Höhepunkt in dieser Richtung stellt das Unternehmensteuerreformgesetz 2008 dar, bei dem laut Gesetzesbegründung zur Missbrauchsvermeidung und zur Sicherung des Steueraufkommens Vorschriften eingeführt wurden, die die Abzugsfähigkeit von Aufwand einschränken, insbesondere Regelungen zur Zinsschranke, dem Untergang von Verlustvorträgen, der gewerbesteuerlichen Hinzurechnung und der Abgeltungssteuer. Es soll hier nicht weiter darauf eingegangen werden, ob diese Eingriffe in das objektive Nettoprinzip verfassungsrechtlich durch Missbrauchsabwehr und Sicherung des nationalen Steueraufkommens zu rechtfertigen sind.[8] Es bleibt jedoch festzustellen, dass jenseits aller ggf. bestehenden verfassungsrechtlichen Bedenken, diese Eingriffe in das objektive Nettoprinzip krisenverschärfende Wirkung haben können.

Es ist dem Gesetzgeber jedoch zugute zu halten, dass er im Wachstumsbeschleunigungsgesetz gewisse Korrekturen vorgenommen hat und damit versucht, die krisenverschärfende Wirkung einzelner Steuernormen zu mildern.

2.2 Krisenverschärfende Steuernormen im Einzelnen

Aus der Vielzahl der potenziell krisenverschärfenden Normen werden im Folgenden nur die in der Praxis wichtigsten Normen näher behandelt. Bei der Darstellung der Normen wird i.d.R. nur auf die Grundtatbestände eingegangen und auf eine umfassende Darstellung aller Einzelregelungen verzichtet.

---

6) Vgl. dazu Hey (2007), S. 1303.
7) Piltz (2009), S. 74.
8) Vgl. dazu Hey (2007), S. 1303ff.

2.2.1 Klassifizierung krisenverschärfender Steuernormen

Steuernormen mit möglicherweise krisenverschärfender Wirkung lassen sich in drei Kategorien einteilen:

- Normen, die die Behandlung des Verlustes – Saldo zwischen Aufwand und Ertrag – behandeln;
- Normen, die einzelne Aufwandsposten behandeln;
- Normen, die eine Besteuerung unabhängig vom Gewinn auslösen (»substanzbesteuernde« Normen).

Übersicht über krisenverschärfende Steuernormen

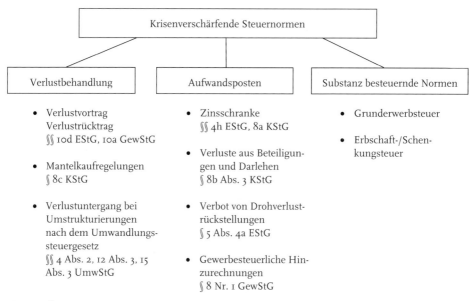

Abb. 2-1: Übersicht über krisenverschärfende Steuernormen

2.2.2 Krisenverschärfende Normen, die die Verlustbehandlung betreffen

2.2.2.1 Verlustvortrag und -rücktrag, Mindestbesteuerung (§§ 10d EStG, 8 Abs. 1 KStG, 10a GewStG,)

§ 10d Abs. 1 EStG regelt (über § 8 Abs. 1 KStG auch für Körperschaften) den Verlustrücktrag. Demnach können negative Einkünfte bis zu einem Betrag von 511 500 Euro vom Gesamtbetrag der Einkünfte des unmittelbar vorangegangenen Veranlagungszeitraumes in Abzug gebracht werden (es wird nicht auf die Regelungen für zusammenveranlagte Ehegatten eingegangen). Die Regelung enthält eine Einschränkung in zweierlei Hinsicht: Zum einen ist der maximal rücktragsfähige Betrag der Höhe nach beschränkt, zum anderen besteht eine Einschränkung in zeitlicher Hinsicht, ein Rücktrag ist nur möglich in den unmittelbar vorangehenden Veranlagungszeitraum.

Nach § 10d Abs. 2 EStG sind nicht durch Verlustrücktrag ausgeglichene negative Einkünfte zeitlich uneingeschränkt vortragsfähig (Verlustvortrag). Die Verrechnung von Einkünften mit Verlustvorträgen in den folgenden Veranlagungszeiträumen ist jedoch durch die sog. Mindestbesteuerung eingeschränkt. Unbeschränkt können Einkünfte bis zu einer Höhe von 1 Million Euro mit dem Verlustvortrag verrechnet werden. Darüber hinaus können nur 60 % der Einkünfte verrechnet werden. Aus diesen Regelungen ergeben sich beispielhaft die in Abb. 2-2 dargestellten Verrechnungsmöglichkeiten:

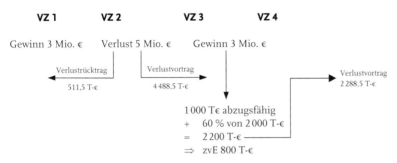

Abb. 2-2: Verrechnungsmöglichkeiten

Analoge Regelungen bestehen nach § 10a GewStG für gewerbesteuerliche Verlustverrechnungen. Hier ist jedoch ein Verlustrücktrag in Höhe von 1 Million Euro möglich. Der Verlustvortrag ist wie bei der Körperschaftsteuer geregelt.

Die krisenverschärfende Wirkung dieser Regelungen ergibt sich zum einen daraus, dass in Verlustjahren eine Liquiditätsschöpfung durch einen uneingeschränkten Verlustrücktrag nicht möglich ist. Zum anderen greift in Folgejahren die Mindestbesteuerung ein, die eine Steuerzahlung auslösen kann, obwohl Verluste noch nicht vollständig verrechnet wurden.

2.2.2.2 Mantelkaufregelungen (§ 8c KStG)

Die sog. Mantelkaufregelungen des § 8c KStG sehen vor, dass bei einer Übertragung von Anteilen an einer Körperschaft nicht ausgeglichene oder abgezogene negative Einkünfte (nicht genutzte Verluste) ganz oder anteilig nicht mehr abziehbar sind. Dies bedeutet, dass bis zur Anteilsübertragung aufgebaute Verlustvorträge und im Jahr der Anteilsübertragung entstandene laufende Verluste ganz oder teilweise untergehen.

Werden innerhalb von fünf Jahren mittelbar oder unmittelbar mehr als 25 %, aber nicht mehr als 50 % der Anteile an einer Körperschaft an einen Erwerber oder diesem nahestehende Personen übertragen, gehen noch nicht genutzte Verluste anteilig unter.

Werden innerhalb von fünf Jahren mehr als 50 % der Anteile an einen Erwerber oder diesem nahestehende Personen übertragen, gehen noch nicht genutzte Verluste vollständig unter.

Einer Anteilsübertragung sind Vorgänge gleichgestellt die zu einer Verschiebung der Anteilsquoten führen, wie etwa bei Kapitalerhöhungen. Dies kann z.B. relevant werden, wenn im Rahmen von Sanierungsmaßnahmen ein Debt-Equity-Swap erfolgt, also Fremdkapital in Eigenkapital umgewandelt wird (vgl. dazu unten 2.2.2.4).

Durch das Bürgerentlastungsgesetz Krankenversicherung wurde ein neuer § 8c Abs. 1a KStG eingeführt. Dort ist geregelt, dass die oben skizzierten Folgen einer Anteilsübertragung nicht eintreten, wenn der Beteiligungserwerb für Zwecke der Sanierung des Geschäftsbetriebs der Körperschaft erfolgt.

Eine Sanierung ist dann gegeben, wenn

- eine Zahlungsunfähigkeit oder Überschuldung verhindert oder beseitigt wird und
- zugleich die wesentlichen Betriebsstrukturen erhalten werden.

Eine Erhaltung der wesentlichen Betriebsstrukturen wiederum setzt voraus, dass

- die Körperschaft eine geschlossene Betriebsvereinbarung mit Arbeitsplatzregelung befolgt oder
- bestimmte Lohnsummen innerhalb von fünf Jahren nicht unterschritten werden oder
- der Körperschaft durch Einlagen wesentliches Betriebsvermögen zugeführt wird.

Eine Sanierung liegt grundsätzlich dann nicht vor, wenn der Geschäftsbetrieb zum Zeitpunkt des Beteiligungserwerbs eingestellt war oder nach dem Beteiligungserwerb ein Branchenwechsel innerhalb von fünf Jahren erfolgt.

Die Anwendung der vorgenannten Sanierungsklausel war zunächst zeitlich begrenzt auf Anteilsübertragungen, die nach dem 31.12.2007 und vor dem 1.1.2010 stattgefunden hatten.

Im Rahmen des Wachstumsbeschleunigungsgesetzes sah der Gesetzgeber die Notwendigkeit, durch weitere Änderungen des § 8c KStG die krisenverschärfenden Wirkungen zu mildern.

Die Sanierungsklausel gilt nunmehr zeitlich unbeschränkt.

Des Weiteren wurde eine sog. Konzernklausel eingeführt (§ 8c Abs. 1 Satz 5 KStG). Ein zum Verlustuntergang führender Beteiligungserwerb liegt dann nicht vor, wenn an dem übertragenden und dem übernehmenden Rechtsträger dieselbe Person zu jeweils 100 % beteiligt ist. Damit sollen Umstrukturierungen innerhalb des Konzerns erleichtert werden. Anzumerken ist jedoch, dass es sich nicht um eine umfassende Konzernklausel handelt, da die Beteiligung von nicht konzernangehörigen Minderheitsgesellschaftern der Anwendung der Konzernklausel entgegensteht. In der Praxis dürfte mit vielfältigen Zweifelsfragen zu rechnen sein.

Eine weitere Entschärfung wurde dadurch erreicht, dass nicht genutzte Verluste in Höhe etwa vorhandener stiller Reserven bei an sich schädlichen Beteiligungserwerben nicht untergehen (§ 8c Abs. 1 Satz 6 KStG). Stille Reserven sind der Unterschiedsbetrag zwischen dem in der steuerlichen Gewinnermittlung ausgewiesenen Eigenkapital und dem auf dieses Eigenkapital jeweils entfallenden gemeinen Wert der Anteile an der Körperschaft. Auch diese Regelung dürfte in der Praxis eine Fülle von Detailfragen aufwerfen und zu einer weiteren Verkomplizierung der Norm führen.

Schon bei Einführung der neuen Mantelkaufregelung hatte der Gesetzgeber für bestimmte Sachverhalte die Notwendigkeit gesehen, § 8c KStG nicht anzuwenden. § 8c KStG gilt demnach unter bestimmten Voraussetzungen nicht für Beteiligungserwerbe an Wagniskapitalbeteiligungsgesellschaften (§ 8c Abs. 2 KStG) und bei Beteiligungserwerben durch den Finanzmarktstabilisierungsfonds (SoFFin) (§ 15 Abs. 3 FMStG).

2.2.2.3 Verlustuntergang bei Umstrukturierungen nach dem Umwandlungssteuergesetz (§§ 4 Abs. 2, 12 Abs. 3, 15 Abs. 3 UmwStG)

Auch das Umwandlungssteuergesetz enthält eine Reihe von Regelungen, die zum Untergang von Verlustvorträgen und noch nicht ausgeglichenen negativen Einkünften beim übertragenden Rechtsträger führen.

Wird eine Körperschaft auf eine Personengesellschaft verschmolzen oder wird eine Körperschaft in eine Personengesellschaft formgewechselt, so führt dies zum Untergang der Verlustvorträge und noch nicht ausgeglichener negativer Einkünfte (§ 4 Abs. 2 UmwStG).

Gleiches gilt für den übertragenden Rechtsträger, wenn eine Körperschaft auf eine andere Körperschaft verschmolzen wird (§ 12 Abs. 3 UmwStG).

Wird eine Körperschaft auf andere Körperschaften aufgespalten, gilt dasselbe wie bei Verschmelzungen von Körperschaften: Noch nicht genutzte Verluste des untergehenden Rechtsträgers gehen unter. Bei einer Abspaltung von einer Körperschaft auf eine andere Körperschaft kommt es zu einem quotalen Untergang der Verlustvorträge und der noch nicht ausgeglichenen negativen Einkünfte (§ 15 Abs. 3 UmwStG).

Für diese Normengruppe sieht das Wachstumsbeschleunigungsgesetz keine Erleichterungen vor, wie sie bei § 8c KStG eingeführt wurden.

2.2.2.4 Maßnahmen zur Optimierung der Verlustnutzung

Bei Überlegungen zur Optimierung der Verlustnutzung ist zunächst zu vergegenwärtigen, dass die vorbeschriebenen Normen zwei unterschiedliche Rechtsfolgen hervorrufen:

- Soweit die Normen betreffend Verlustrücktrag/Verlustvortrag und Mindestbesteuerung infrage stehen, ist damit (nur) eine Einschränkung des Verlustrücktrages und bei Nutzung von Verlustvorträgen eine Einschränkung durch die Mindestbesteuerung verbunden. Die Verlustvorträge als solche sind nach derzeitiger Rechtslage aber zeitlich und der Höhe nach unbeschränkt vortragsfähig, gehen also nicht unter.
- Greifen Normen des Mantelkaufs und Normen nach dem Umwandlungssteuergesetz ein, ist die Rechtsfolge der teilweise oder vollständige Untergang von Verlusten.

Sollte nicht der unmittelbare Untergang von noch nicht genutzten Verlusten drohen, sondern nur die Regelungen über Verlustvortrag/Verlustrücktrag und Mindestbesteuerung eingreifen, so ist die Vorteilhaftigkeit von Verlustnutzungsstrategien differenziert zu beurteilen:

- Befindet sich das Unternehmen in einer vorübergehenden Verlustsituation, ist aber damit zu rechnen, dass die Gewinnsituation nachhaltig in absehbarer Zeit wieder erreicht wird, mag es trotz ggf. eingreifender Mindestbesteuerung nicht angezeigt sein, Maßnahmen zur Optimierung zu ergreifen. Dies deswegen, weil die Maßnahmen i.d.R. zusätzliche Kosten verursachen und ggf. steuerliche Risiken auslösen können und ihnen ein vergleichsweise geringer Barwertvorteil gegenübersteht.
- Sind die Verluste jedoch so hoch, dass in absehbarer Zeit nicht mit einer Verlustnutzung zu rechnen ist, können Optimierungsstrategien angezeigt sein. Der Zeitwert der Verluste ist dann mitunter so gering, dass sie keine wirtschaftliche Bedeutung mehr haben.

Anders stellt sich die Situation dar, wenn ein endgültiger Untergang der Verluste droht. In einem solchen Fall sollte immer versucht werden, durch Optimierungsmaßnahmen eine Nutzung vor Untergang herbeizuführen.

Verlustnutzungsstrategien lassen sich in folgende Kategorien einteilen:

Ziel	Maßnahme
Optimierung Verlustnutzung im Konzern	Bildung/Erweiterung von Organschaften Verschmelzungen
Beschleunigte Verlustnutzung	Akzellerierung von Gewinnen durch Hebung stiller Reserven
Monetarisierung von Verlusten	Erwerb von Gewinngesellschaften mit Verschmelzung auf Verlustgesellschaft
»Rollen« eines laufenden Verlustes ins nächste Wirtschaftsjahr (Loss Refresher)	Generieren eines steuerpflichtigen Gewinns, Umkehreffekt im nächsten Wirtschaftsjahr
Sanierungsmaßnahmen mit steuerlicher Verlustnutzung	Forderungsverzicht, Debt-Equity-Swap

Optimierung der Verlustnutzung im Konzern

Ziel dieser Maßnahmen ist es, die Gewinne von konzernangehörigen Gesellschaften mit Verlusten anderer konzernangehöriger Gesellschaften zu verrechnen.

Erreicht werden kann dies dadurch, dass die konzernangehörigen Gesellschaften Mitglieder einer möglichst umfassenden Organschaft werden. Dabei ist zu beachten, dass entstandene Verlustvorträge einer Gesellschaft bei erstmaliger Begründung einer Organschaft nur dann genutzt werden können, wenn die Gesellschaft mit Verlustvorträgen die Muttergesellschaft (Organträgerin) wird. Wäre diese Gesellschaft dagegen eine Tochtergesellschaft (Organgesellschaft), würden ihre Verluste als vororganschaftliche Verluste »eingefroren« und wären nicht mit Gewinnen anderer Gesellschaften in der Organschaft verrechenbar.

Zu gewährleisten ist dabei, dass durch die Umstrukturierungen keine Verluste nach § 8c KStG untergehen. Diese Problematik dürfte jedoch durch die Einführung der Konzernklausel bei § 8c KStG entschärft worden sein.

Eine weitere Möglichkeit zur Optimierung der Verlustnutzung ist, eine Gewinngesellschaft mit einer Verlustgesellschaft zu verschmelzen, um hiermit eine unmittelbare Verlustnutzung innerhalb einer Gesellschaft zu ermöglichen. Dabei ist zu beachten, dass die Verschmelzung einer Verlustgesellschaft auf eine Gewinngesellschaft ausscheidet, da die noch nicht genutzten Verluste des übertragenden Rechtsträgers bei der Verschmelzung untergehen (§ 12 Abs. 3 UmwStG). Kommt es im Rahmen der Verschmelzung bei dem aufnehmenden Rechtsträger zu einer Kapitalerhöhung, ist auch hier zu gewährleisten, dass es nicht zum Untergang noch nicht genutzter Verluste nach § 8c KStG kommt.

Beschleunigte Verlustnutzung

Ziel dieser Maßnahmen ist es, steuerpflichtige Gewinne zu akzellerieren insbesondere durch Hebung stiller Reserven und so eine zeitnahe Verlustverrechnung zu ermöglichen. Die Vorteilhaftigkeit einer solchen Maßnahme dürfte immer dann zu bejahen sein, wenn ein endgültiger Untergang der Verlustvorträge droht. Sind die Verlustvorträge nicht vom Untergang bedroht, so hängt die Vorteilhaftigkeit der Maßnahme davon ab, welchen wirtschaftlichen Wert die Verlustvorträge haben und ob nach dem Aufdecken der stillen Reserven zeitnahe Umkehreffekte, insbesondere durch Abschreibungen erzielt werden können.

Eine Realisierung kann durch Übertragung bzw. durch Entnahme von einzelnen Wirtschaftsgütern erfolgen. Dabei ist sowohl an eine Übertragung innerhalb eines Konzerns als auch an fremde Dritte zu denken, ggf. kombiniert mit einer Rückmietung (Sale-and-lease-back).

Möglich ist weiterhin die Übertragung ganzer Betriebe oder Teilbetriebe.

Falls der Untergang von Verlustvorträgen bei Umstrukturierungen nach dem Umwandlungssteuergesetz droht, können für steuerliche Zwecke auch die stillen Reserven in der steuerlichen Schlussbilanz des übertragenden Rechtsträgers aufgedeckt werden. Dem steht inzwischen wegen des Wegfalls der Maßgeblichkeit der handelsbilanziellen Schlussbilanz für die steuerliche Schlussbilanz ein etwaiger anderer handelsbilanzieller Wertansatz nicht mehr entgegen (§ 3 Abs. 1 UmwStG).

Bei all diesen Maßnahmen sind ggf. negative Auswirkungen der Mindestbesteuerung zu beachten.

Monetarisierung von Verlusten

Bei diesen Maßnahmen geht es darum, bestehende Verlustvorträge oder Verluste des laufenden Wirtschaftsjahres wirtschaftlich an fremde Dritte zu veräußern.

Wie oben dargestellt (vgl. 2.2.2.2.) ist der einfachste Weg wegen § 8c KStG nur noch in sehr eingeschränktem Maße möglich. Der Verkauf einer Gesellschaft mit noch nicht genutzten Verlusten führt i.d.R. zum Untergang derselben.

Möglich ist jedoch mitunter, dass eine Verlustgesellschaft eine Gesellschaft mit Gewinnen des laufenden Wirtschaftsjahres erwirbt. Idealerweise hat die Gewinngesellschaft keine nennenswerte aktive Geschäftstätigkeit mehr. Nachdem die Verlustgesellschaft die Gewinngesellschaft erworben hat, wird die Gewinngesellschaft auf die Verlustgesellschaft rückwirkend verschmolzen, sodass es zu einer Verrechnung der Gewinne mit Verlustvorträgen und/oder laufenden Verlusten kommt. Auch hierbei sind ggf. die Auswirkungen der Mindestbesteuerung zu beachten.

Loss Refresher

Bei diesen Maßnahmen geht es darum, den Verlust eines noch laufenden Wirtschaftsjahres nicht zu einem Verlustvortrag werden zu lassen. Vielmehr wird versucht, einen (steuerlichen) Gewinn in Höhe des erwarteten Verlustes zu kreieren und zu erreichen, dass sich dieser Gewinn im nachfolgenden Wirtschafsjahr in einen betragsgleichen laufenden Verlust umkehrt. Vorteil ist, dass ein laufender Verlust in das nachfolgende Wirtschaftsjahr »vorgerollt« wird. Würde ein Verlustvortrag entstehen, wäre die Verlustverrechnung durch die Mindestbesteuerung beschränkt, da aber ein laufender Verlust »vorgerollt« wird, bestehen diese Beschränkungen im nachfolgenden Wirtschaftsjahr nicht. Ein weiterer Vorteil kann sein, dass der Ausweis aktiver latenter Steuern vermieden wird, die ggf. diffizile Bewertungsfragen aufwerfen.

Technisch kann das Vorrollen von Verlusten dadurch erreicht werden, dass sich die Gesellschaft an einem thesaurierenden Fonds beteiligt. Das Investment des Fonds muss gewährleisten, dass der Fonds bezogen auf die zeitliche Dauer des Investments einen überproportional hohen Gewinn für steuerliche Zwecke erzielt. Erreicht werden kann dies z.B. dadurch, dass der Fonds Anleihen erwirbt und dann die zukünftig fälligen Kupons abtrennt und veräußert. Der Veräußerungserlös für alle Zinskupons führt zu einem steuerpflichtigen Ertrag. Diese thesaurierten Erträge des Fonds werden der Gesellschaft zum Wirtschaftsjahresende des Fonds für steuerliche Zwecke gewinnerhöhend zugerechnet (ausschüttungsgleiche Erträge). Dieser Gewinn neutralisiert für steuerliche Zwecke andere Verluste, es kommt nicht zum Ausweis eines Verlustvortrags. Um zu verhindern, dass bei einer tatsächlichen Ausschüttung des Fonds oder bei Rückgabe der Fondsanteile die schon versteuerten Erträge noch einmal versteuert werden, wird in der Steuerbilanz der Gesellschaft ein aktiver Ausgleichsposten eingebucht. Schüttet der Fonds im nachfolgenden Wirtschaftsjahr an die Gesellschaft aus, gibt die Gesellschaft die Fondsanteile zurück oder verkauft sie, kommt es zur aufwandswirksamen Auflösung des aktiven Ausgleichspostens. Steuerlich kommt es zur Realisation eines laufenden Verlustes.

Sanierungsmaßnahmen mit Verlustnutzung

Sanierungsmaßnahmen durch Forderungsverzicht führen i.d.R. zu einem (steuerpflichtigen) Sanierungsgewinn, der ggf. zu einem Verbrauch bestehender Verlustvorträge und laufender Verluste führt.

Diese Sanierungsmaßnahmen lassen sich wie folgt unterteilen:

- Forderungsverzicht/Rangrücktritt durch Gesellschafter oder Nicht-Gesellschafter:
    - Forderungsverzicht ohne zusätzliche Abreden;
    - Forderungsverzicht mit Besserungsabrede;
    - Rangrücktritt.
- Debt-Equity-Swap (Umwandlung von Fremd- in Eigenkapital):
    - Sachkapitalerhöhung mit Erlass oder Einlage der Forderung;

- Gläubiger übernimmt Anteil an Schuldner für Minimalbetrag gegen Erlass der Forderung;
- Schuldner gibt vorhandene eigene Anteile an Gläubiger gegen Erlass der Forderung aus.

Verzichtet ein Nicht-Gesellschafter auf eine Darlehensforderung, kommt es beim Schuldner in Höhe der passivierten Verbindlichkeit zu einem Gewinn. Dieser kann mit laufenden Verlusten des Wirtschaftsjahres verrechnet werden, darüber hinaus mit ggf. bestehenden Verlustvorträgen, beschränkt durch die Mindestbesteuerung.

Verzichtet ein Gesellschafter auf eine Darlehensforderung, kommt es beim Schuldner in Höhe des werthaltigen Teils der Forderung zu einer steuerneutralen Einlage und in Höhe des nicht werthaltigen Teils zu einem Gewinn mit ggf. bestehenden Verlustverrechnungsmöglichkeiten. Sanierungshemmend kann sich in diesen Fällen erweisen, dass die Mindestbesteuerung einer sofortigen vollständigen Verlustverrechnung entgegensteht.

Falls es durch den Forderungsverzicht zu einem Gewinn kommt, ist zu prüfen, ob die Voraussetzungen für die Anwendung des Sanierungserlasses[9] vorliegen. Voraussetzungen sind, dass der Schuldner sanierungsbedürftig und sanierungsfähig ist, die Gläubiger in Sanierungsabsicht handeln, der Schuldenerlass sanierungsgeeignet ist und ein Gewinn vorrangig mit laufenden Verlusten sowie Verlustvorträgen verrechnet wird. Die Steuer auf einen danach verbleibenden Gewinn kann unter den vorgenannten Voraussetzungen erlassen oder gestundet werden.

Erfolgt der Forderungsverzicht mit Besserungsschein – also mit der Abrede, dass die Forderung aus zukünftigen Gewinnen zu tilgen ist – treten zunächst die oben beschriebenen steuerlichen Folgen wie bei einem Forderungsverzicht ohne Besserungsschein ein. Tritt der Besserungsfall ein, kommt es zu steuerlichem Aufwand in entsprechender Höhe des durch den Forderungsverzicht entstandenen Gewinns.

Ein bloßer Rangrücktritt führt nicht zu einem Erlöschen der Verbindlichkeit und hat demnach keine Gewinnauswirkungen beim Schuldner.

Vereinbaren Gläubiger und Schuldner einen Debt-Equity-Swap, also die Umwandlung von Fremd- in Eigenkapital, so gelten die oben beschriebenen steuerlichen Folgen wie bei einem Forderungsverzicht. Es kommt demnach in Höhe des nicht werthaltigen Teils der Forderung zu einem steuerlichen Gewinn, unabhängig davon, in welcher technischen Variante der Debt-Equity-Swap erfolgt. Eine Verlustverrechnung ist ggf. durch die Mindestbesteuerung beschränkt. Unter den oben genannten Voraussetzungen kann der Sanierungserlass zur Anwendung kommen.

Da sich beim Debt-Equity-Swap die Beteiligungsquoten verschieben können, kann es ggf. nach § 8c KStG zum Verlust von Verlustvorträgen (vgl. oben unter 2.2.2.2) und etwa bestehender Zinsvorträge kommen (vgl. unten unter 2.2.3.1).

---

[9] BMF vom 27.3.2003, BStBl I 2003, S. 240.

2.2.3 Krisenverschärfende Abzugsverbote von Aufwendungen

2.2.3.1 Zinsschranke (§ 4h EStG, § 8a KStG)

Der Zinsschranke liegt folgende allgemeine Problematik zugrunde: Ausländische Gesellschafter haben durch den bewussten Einsatz von Fremd- anstelle von Eigenkapitalinstrumenten die Besteuerungsbasis reduziert und so die Besteuerung von Gewinnen im Inland unterlaufen. Die gesetzgeberische Reaktion auf eine solche Gestaltung waren zunächst Gesellschafter-Fremdfinanzierungsregeln (zunächst im Verwaltungserlasswege und dann in Form des § 8a KStG a.F.). Diese Regeln stießen jedoch auf europarechtliche Vorbehalte, da inländische Sachverhalte ausgenommen waren (EuGH Lankhorst-Hohorst vom 12.12.2002, IStR 2003, S. 55). Eine erste Reaktion des Gesetzgebers war, dass die Regelung des § 8a KStG a.F. auf Inlandssachverhalte ausgedehnt wurde: Schädlich war nicht mehr nur eine übermäßige Fremdfinanzierung durch Steuerausländer, sondern auch durch Steuerinländer. Im Zuge der Unternehmensteuerreform 2008 wurden dann die §§ 4h EStG und 8a KStG n.F. eingeführt. Damit werden nicht mehr nur Körperschaften einer Abzugsbeschränkung unterworfen, sondern Betriebe gleich welcher Rechtsform. Unerheblich ist weiterhin, wer das Fremdkapital zuführt. Demnach werden Fremdkapitalzuführungen erfasst, gleich ob durch einen Gesellschafter oder Nicht-Gesellschafter. Unerheblich ist weiterhin, ob die Fremdkapitalzuführung durch einen Steuerausländer oder Steuerinländer erfolgt.

Grundsätzlich gilt, dass vom Netto-Zinsaufwand ein Abzug nur bis zur Höhe von 30 % des nach steuerlichen Grundsätzen modifizierten EBITDA zugelassen wird (§ 4h Abs. 1 S. 1 EStG). Für die Ermittlung des steuerlichen EBITDA gilt folgendes Schema:

Steuerpflichtiges Einkommen (d.h. insbesondere ohne steuerfreie Beteiligungserträge)
./. Zinserträge
+ Zinsaufwendungen
+ Regel-Abschreibungen nach §§ 6 Abs. 2 Satz 1, Abs. 2a Satz 1 und 7 EStG
+ Verlustabzug nach § 10d EStG
+ Spendenabzug nach § 9 Abs. 1 Satz 1 KStG

= Steuerliches EBITDA i. S. v. §§ 4h EStG, 8a KStG n. F.

Ein überschießender, nicht abzugsfähiger Zinsaufwand wird allerdings nicht generell versagt, sondern nur temporär, indem er in zukünftige Veranlagungszeiträume vorgetragen wird (§ 4h Abs. 1 Satz 2, Abs. 4 und 5 EStG; sog. Zinsvortrag).

Bereits im Gesetzgebungsverfahren wurde die Vereinbarkeit der Zinsschranke mit dem Leistungsfähigkeitsprinzip infrage gestellt. Der Gesetzgeber reagierte hierauf, indem er in §§ 4h Abs. 2 EStG, 8a Abs. 2 und 3 KStG n. F. drei Ausnahmeregelungen (Escape-Klauseln) geschaffen hat, bei denen die Zinsabzugsbeschränkung nicht eingreift:

- eine Freigrenze, bei deren Überschreiten allerdings die Zinsschranke in vollem Umfang zum Tragen kommt; die Freigrenze betrug zunächst 1 Million Euro, wurde dann mit dem Bürgerentlastungsgesetz Krankenversicherung temporär und mit dem Wachstumsbeschleunigungsgesetz zeitlich unbegrenzt auf 3 Millionen Euro erhöht;
- bei fehlender Konzernzugehörigkeit der abzugsbegehrenden Gesellschaft, wird der Zinsabzug nicht eingeschränkt, da es nach der Auffassung des Gesetzgebers nicht zu der oben beschriebenen inkriminierten Verlagerung von Gewinnen ins Ausland kommt; dies gilt allerdings nicht, wenn eine Gesellschafter-Fremdfinanzierung durch einen wesentlich beteiligten Gesellschafter vorliegt und der Umfang des auf diesen entfallenden Aufwandes 10 % des Gesamt-Nettozinsaufwandes ausmacht (§ 8a Abs. 2 KStG n.F.);
- soweit in einer Konzernstruktur die abzugsbegehrende Gesellschaft eine gleich hohe oder höhere Eigenkapitalquote als die des Konzerns aufweist, wird der Zinsabzug nicht eingeschränkt, es sei denn eine Gesellschafter-Fremdfinanzierung liegt vor, bei der der Zinsaufwand an einen wesentlich beteiligten Gesellschafter mehr als 10 % des Gesamt-Nettozinsaufwandes ausmacht (§ 8a Abs. 3 KStG n.F.).

Im Einzelnen sind die Ausnahmeregelungen insb. mit Blick auf die Bestimmung der Konzerneigenkapitalquoten (§ 4h Abs. 2 Buchst. c Satz 2ff. EStG) kompliziert und auslegungsbedürftig.

Überblicksartig veranschaulicht Abb. 2-3 die einzelnen Regelungen und die Mechanik der Zinsschranke:

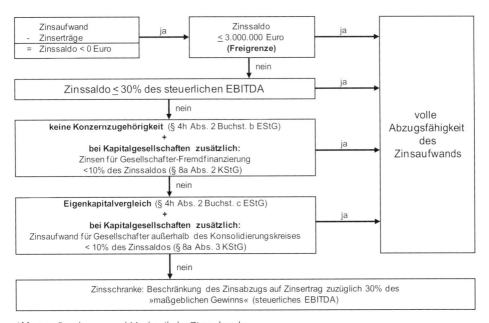

Abb. 2-3: Regelungen und Mechanik der Zinsschranke

Des Weiteren hat der Gesetzgeber mit dem Wachstumsbeschleunigungsgesetz darauf reagiert, dass bislang ein durch den abzugsfähigen Zinsaufwand »nicht verbrauchtes« EBITDA nicht in zukünftigen Perioden genutzt werden konnte. Hier ist nun nach § 4h Abs. 1 Satz 3 EStG für die Wirtschaftsjahre ab 2007 dauerhaft ein Vortrag dieses »nicht verbrauchten« EBITDA für fünf Jahre möglich (sog. EBITDA-Vortrag). Nach § 4h Abs. 5 EStG geht allerdings bei Betriebsaufgabe, Betriebsübergabe und anteilig bei Ausscheiden eines Mitunternehmers sowie in Umwandlungsfällen dieser EBITDA-Vortrag unter.

2.2.3.2 Maßnahmen zur Optimierung des Ansatzes von Zinsaufwand

Maßnahmen zur Optimierung des Ansatzes von Zinsaufwand knüpfen an die einzelnen gesetzlichen Tatbestandsmerkmale an, die den Zinsabzug beschränken bzw. wieder eröffnen: den Zinssaldo, das EBITDA und die Escape-Klauseln.

Ziel	Maßnahme
Reduzierung des negativen Zinssaldos	Einkauf von Zinserträgen Alternative Finanzierungsformen
Erhöhung des EBITDA als Maßgröße zur Bestimmung des abzugsfähigen Zinsaufwandes	Erträge vorziehen und stille Reserven heben
Nutzung der Escape-Klauseln	Bildung von neuen Einheiten oder von Organschaften

Reduzierung des negativen Zinssaldos

Die Zielsetzung der Reduzierung des negativen Zinssaldos kann in zweierlei Weise erreicht werden: Erhöhung des Zinsertrages einerseits und Vermeidung von Zinsaufwand andererseits.

- Die Konzepte zur Erhöhung des Zinsertrages basieren auf einem im Ergebnis steuerneutralen Vorgang, wobei der dem Zinsertrag korrespondierende Aufwand nicht als Zinsaufwand i.S.v. § 4h EStG qualifiziert wird.
  Einfachstes Instrument zur Generierung von zusätzlichen Zinserträgen ist der Abschluss einer Wertpapierleihe über zinstragende Wertpapiere kurz vor Fälligkeit des jeweiligen Zinskupons: die Zahlung auf den Zinskupon wird als Ertrag zugerechnet, während die korrespondierende Kompensationszahlung als sonstiger Aufwand eingestuft wird. Die Finanzverwaltung hat solche Gestaltungen im Prinzip anerkannt, allerdings unter den Vorbehalt des Missbrauchs gestellt.[10] Hingewiesen sei auch auf Literaturstimmen, die die Auffassung vertreten, dass nur der pro rata temporis vereinnahmte Zinsertrag im Rahmen der Zinsschranke zu berücksichtigen sei und nicht der gesamte vereinnahmte Zinskupon. Dies resultiere aus der Überlegung, dass einerseits der Entleiher zwei Wirtschaftsgüter zu aktivieren habe (die entliehene Anleihe und den laufenden Zinskupon), andererseits stelle neben dem

---

10) BMF vom 4.7.2008, BStBl I 2008, S. 718, Tz. 24.

Anleihe-Stammrecht auch der jeweils laufende Zinskupon einen Gegenstand der zu passivierenden Rückübertragungsverpflichtung dar.[11]

Eine weitere Möglichkeit besteht in der Eingehung von Fondsstrukturen, die darauf basieren, dass in kurzer Zeit hohe Zinserträge etwa im Wege des Bondstrippings generiert werden und als ausschüttungsgleiche Erträge nach § 2 Abs. 2a InvStG bei der Ermittlung des Zinssaldos nach § 4 h Abs. 1 EStG zu berücksichtigen sind (vgl. zur Technik auch oben unter 2.2.2.4 »Loss Refresher«). Der Umkehreffekt durch Auflösung des für den ausschüttungsgleichen Ertrag in der Steuerbilanz zu bildenden aktiven Ausgleichspostens bei einer Veräußerung oder Rückgabe der Fondsanteile fließt demgegenüber mangels gesetzlicher Regelung nicht in den Zinssaldo ein.

- Eine Reduzierung des Zinsaufwandes lässt sich durch Abschluss alternativer Finanzierungsformen erreichen, die keinen oder einen reduzierten Zinsaufwand i.S.v. § 4h EStG hervorrufen. Zu denken ist hier an:
  – die Ablösung eines Darlehens durch den Abschluss von Sachdarlehen[12], da das Gesetz bei der Zinsschranke lediglich auf ein Gelddarlehen abstellt;
  – die Abtretung von Forderungen[13] und den Einsatz der erlangten Mittel zur Rückführung einer bestehenden Finanzierung; es ist allerdings zu beachten, dass das dem Faktoring innewohnende Finanzierungselement weiterhin der gewerbesteuerlichen Hinzurechnung nach § 8 Nr. 1a Satz 3 GewStG unterliegt;
  – die Vereinbarung eines niedrig-verzinslichen Fremdwährungsdarlehens verbunden mit dem Abschluss eines Swaps zur Absicherung des Währungsrisikos, da dies im ökonomischen Ergebnis einer bestehenden Euro-Finanzierung entspricht und sie deshalb ersetzen kann. Dieses Konzept beruht auf der Tatsache, dass lediglich der niedrige Zins in den Zinssaldo einfließt, während Zahlungen unter dem Swap dem allgemeinen Aufwand zugeordnet werden. Es ist allerdings auch hier zu beachten, dass der Swapaufwand ggf. der gewerbesteuerlichen Hinzurechnung nach § 8 Nr. 1a GewStG unterliegt.[14]

Erhöhung des EBITDA

Die Maßnahmen zielen darauf ab, den steuerpflichtigen Ertrag innerhalb einer Periode und damit die Basis zur Bestimmung des maximal abzugsfähigen Zinsaufwandes zu erhöhen. Dies kann geschehen, indem konzernintern Wirtschaftsgüter veräußert werden und insoweit stille Reserven aufgedeckt werden. Bei der steuerlichen Vorteilsanalyse ist jedoch davon auszugehen, dass solche Maßnahmen nur in seltenen Ausnahmefällen lohnend sind. Da nur steuerpflichtige Erträge das maßgebliche EBITDA erhöhen und dieses EBITDA nur zu 30 % zur Berechnung des abzugsfähigen Zinsaufwandes genutzt werden kann, ist eine vorzeitige Aufdeckung von stillen Reserven nur dann erwägenswert, wenn die Aufdeckung im folgenden

---

[11] Häuselmann (2009), S. 506.
[12] BMF vom 4.7.2008, BStBl I 2008, S. 718, Tz. 11.
[13] Echtes Faktoring BMF vom 4.7.2008, BStBl I 2008, S. 718, Tz. 14.
[14] Siehe hierzu den gleichlautenden Ländererlass vom 4.7.2008, BStBl I 2008, S. 730, Tz. 15, kritisch Kreft/Schmitt-Homann (2009), S. 2404.

Wirtschaftsjahr bereits geplant war, etwa wegen einer Veräußerung an Dritte, oder das erlangte Wirtschaftsgut kurzfristig voll abgeschrieben werden kann.

Nutzung der Escape-Klauseln
Insbesondere die einzelnen Escape-Klauseln bieten Potenzial für Gestaltungen:

- da die Freigrenze gesondert je Betrieb gilt, kann es sich empfehlen, zu finanzierende Projekte in einzelne Gesellschaften auszugliedern; es kann so zu einer mehrfachen Nutzung der Freigrenze kommen;
- da nach Auffassung der Finanzverwaltung eine Organschaft als ein Betrieb angesehen wird[15], bietet es sich an, zur Vermeidung des Prüfens eines Eingreifens der Zinsschranke auf Tochtergesellschaftsebene eine Organschaft zu begründen bzw. auszudehnen;
- zur Erhöhung der Eigenkapitalquote einer Konzerngesellschaft im Vergleich zu derjenigen des Konzerns und damit einer Erhöhung der Abzugsfähigkeit von Finanzierungsaufwendungen kann es sich empfehlen, die Fremdkapitalfinanzierung auf eine andere Ebene im Konzern, insbesondere ins Ausland, zu verlagern.

2.2.3.3 Verbot der Drohverlustrückstellung (§ 5 Abs. 4a EStG)

Insbesondere die Versorgungswirtschaft hatte ihr steuerpflichtiges Einkommen temporär reduziert durch die Bildung von Drohverlustrückstellungen, die sie mit Blick auf die Risiken aus den Versorgungsanlagen (insbesondere Kernkraftwerken) bilden konnten. Der Gesetzgeber versagte deshalb mit § 5 Abs. 4a EStG generell die steuerliche Wirkung dieser Rückstellung. Das generelle Verbot des Ansatzes von Drohverlustrückstellungen führt zu einer zeitlich verzögerten steuerlichen Berücksichtigung von Verlusten.

2.2.3.4 Gewinnminderung auf Gesellschaftsanteile und Gesellschafterdarlehen (§ 8b Abs. 3 KStG)

Mit der Körperschaftsteuerreform 2000 wurden nach § 8b Abs. 1 und 3 KStG Dividenden und Veräußerungsgewinne aus einer Beteiligung an einer Körperschaft im Wesentlichen steuerfrei gestellt. Kehrseite dieser Freistellung ist die Versagung der Geltendmachung von Verlusten aus der Beteiligung selbst (§ 8b Abs. 3 und 5 KStG).

Basierend auf einer Rechtsprechung des BFH (vom 18.12.2001, BStBl II 2002, S. 733) war die Abschreibung eines (un- oder niedrigverzinslichen) Gesellschafterdarlehens nicht von der für die Anteile geltenden Abzugsbeschränkung erfasst, da es sich um ein anderes, nicht mit der Gesellschafterbeteiligung identisches Wirtschaftsgut handelt. Diese Auffassung machten Gesellschafter sich zunutze, indem sie den Verlust in ihrer Beteiligung in einen Verlust in das Fremdkapitalinstrument transferierten. So konnte etwa eine Muttergesellschaft ein unverzinsliches Darlehen an ihre Tochtergesellschaft vergeben. Alsbald nach der Begebung verkaufte die Mut-

---

[15] BMF vom 4.7.2008, BStBl. I 2008, S. 718, Tz. 65.

tergesellschaft das unverzinsliche Darlehen zum Marktwert unter Verlustrealisierung an eine andere konzernangehörige Gesellschaft.

Solchen Gestaltungen von wesentlich beteiligten Gesellschaftern sowie diesen nahestehende Personen (i.S.v. § 1 Abs. 2 AStG) hat der Gesetzgeber nunmehr mit § 8b Abs. 3, Satz 4 ff. KStG einen Riegel vorgeschoben, indem Gewinnminderungen aus einem solchen Darlehen für steuerliche Zwecke nicht mehr zu berücksichtigen sind. Eine Ausnahme von dieser Rechtsfolge gilt, wenn die Konditionen für die Darlehensgewährung einem Fremdvergleich standhalten (§ 8b Abs. 3, S. 6 KStG).

2.2.3.5 Gewerbesteuerliche Hinzurechnungen (§ 8 Nr. 1 GewStG, § 4 Abs. 5b EStG)

Nach § 7 GewStG ermittelt sich die Bemessungsgrundlage für die Gewerbesteuer nach den Grundsätzen des Einkommensteuergesetzes. Bei bestimmten Aufwendungen sieht § 8 GewStG aber vor, dass sie der gewerbesteuerlichen Bemessungsgrundlage wieder hinzugerechnet werden. Dies betraf in der Vergangenheit vorwiegend die sog. Dauerschuldzinsen (§ 8 Nr. 1 GewStG a.F.). Hinzuzurechnen war bislang 50 % des einkommensteuerlich geltend gemachten Zinsaufwandes. Im Rahmen der Unternehmensteuerreform 2008 wurde die Hinzurechnung zwar auf 25 % gesenkt, aber der Umfang der Hinzurechnungstatbestände wesentlich erweitert, indem nunmehr sämtliche Finanzierungsformen sowie Miet-/Pachtzins und Lizenzzahlungen in gewissem Umfang der Hinzurechnung unterliegen (§ 8 Nr. 1a–f GewStG n.F.). Hingewiesen sei in diesem Zusammenhang auf § 4 Abs. 5b EStG, wonach die Gewerbesteuerzahlung nicht mehr als Aufwand bei der Einkommensteuer abgezogen werden kann.

2.2.4 Sonstige Normen mit krisenverschärfendem Charakter

Die vorgehend dargestellten krisenverschärfenden Steuernormen betreffen Steuern (Einkommen-, Körperschaft-, Gewerbesteuer), die sich auf das Einkommen beziehen.

Neben diesen Steuernormen gibt es eine Reihe von Normen mit potenziell krisenverschärfender Wirkung, deren Anknüpfungspunkt nicht das Einkommen, sondern der Vermögensverkehr ist.[16] Hierunter fallen insbesondere die Erbschaft- und Schenkungsteuer und die Grunderwerbsteuer. Insbesondere die Erbschaft- und Schenkungsteuer entfalten dabei einen Substanzsteuercharakter, Vergleichbares gilt auch für die Grunderwerbsteuer, wenn sie durch Umstrukturierungen innerhalb eines Konzerns ausgelöst wird.

2.2.4.1 Erbschaft- und Schenkungsteuer beim Übergang von Betriebsvermögen

Die hohe Erbschaftsteuerbelastung bei der Vererbung oder Schenkung von Betriebsvermögen stand seit längerer Zeit in der Kritik. Dabei ist auch zu berücksichtigen, dass diese Steuerbelastung nicht nur krisenverschärfende, sondern auch eine

---

16) Vgl. Lang (2010), § 8 Rz. 28.

krisenbegründende Wirkung entfalten kann, etwa dann, wenn der Erbe den Betrieb wegen der Steuerbelastung veräußern muss bzw. nicht fortführen kann.

Mit dem Gesetz zur Reform des Erbschaftsteuer- und Bewertungsrechts modifizierte der Gesetzgeber die Besteuerung beim Übergang von Betriebsvermögen mit Wirkung zum 1.1.2009 (§§ 13a, 13b ErbStG). Demnach hat der Erbe von Betriebsvermögen und Anteilen an Kapitalgesellschaften grundsätzlich zwei Optionen zur Besteuerung:

- Option 1: Erben, die den Betrieb im Kern sieben Jahre fortführen, werden von der Besteuerung von 85 % des übertragenen Betriebsvermögens verschont, vorausgesetzt, die Lohnsumme beträgt innerhalb von sieben Jahren nach dem Erwerb (Lohnsummenfrist) nicht weniger als 650 % der Ausgangslohnsumme (Mindestlohnsumme).
- Option 2: Erben, die den Betrieb im Kern zehn Jahre fortführen, werden von der Besteuerung ganz verschont, vorausgesetzt, die Lohnsumme beträgt innerhalb von zehn Jahren nach dem Erwerb (Lohnsummenfrist) nicht weniger als 1000 % der Ausgangslohnsumme (Mindestlohnsumme).

Im Rahmen des Wachstumsbeschleunigungsgesetzes sah sich der Gesetzgeber veranlasst, bei Option 1 die Lohnsummenfrist von sieben auf fünf Jahre und die Mindestlohnsumme von 650 % auf 400 % zu senken. Bei Option 2 wurde die Lohnsummenfrist von zehn auf sieben Jahre und die Mindestlohnsumme von 1 000 % auf 700 % gesenkt.

2.2.4.2 Grunderwerbsteuer bei konzerninternen Transaktionen

Bei konzerninternen Umstrukturierungen ist eine Belastung mit Grunderwerbsteuer häufig nicht auszuschließen, auch wenn der Grundbesitz wirtschaftlich unverändert im Konzern verbleibt. Diese Tatsache ist schon seit Jahren kritisiert worden und der Gesetzgeber hat durch das Wachstumsbeschleunigungsgesetz gewisse Erleichterungen geschaffen.

Nach § 6a GrEStG wird die Grunderwerbsteuer nicht erhoben, wenn

- ein grunderwerbsteuerbarer Vorgang nach § 1 Abs. 1 Nr. 3, Abs. 2a oder Abs. 3 GrEStG vorliegt (demnach Übertragungen von einem Rechtsträger auf einen anderen Rechtsträger ohne ein Rechtsgeschäft, das auf Übereignung gerichtet ist und ohne Auflassung, z.B. bei Verschmelzung, Übertragung von mindestens 95 % der Anteile einer grundstücksbesitzenden Gesellschaft);
- sich die Steuerbarkeit aufgrund einer Umwandlung i.S.d. § 1 Abs. 1 Nr. 1 bis 3 UmwStG ergibt (demnach insbesondere Verschmelzungen, Aufspaltungen Abspaltungen und Formwechsel; begünstigt sind vergleichbare Rechtsvorgänge mit Rechtsträgern im EU/EWR-Ausland) und
- an dem Umwandlungsvorgang ein herrschendes Unternehmen und ein oder mehrere von diesen abhängige Gesellschaften beteiligt sind (eine Gesellschaft gilt als abhängig, wenn das herrschende Unternehmen fünf Jahre vor

und fünf Jahre nach dem Rechtsvorgang unmittelbar oder mittelbar zu mindestens 95 % ununterbrochen beteiligt ist).

Bei § 6a GrEStG ist zu beachten, dass es sich nicht um eine umfassende Konzernklausel handelt. Begünstigt sind nur Übertragungen nach dem Umwandlungssteuergesetz, nicht begünstigt sind Einzelübertragungen eines Grundstücks, die Übertragung von Anteilen an grundbesitzenden Gesellschaften außerhalb des Umwandlungssteuergesetzes und die Anwachsung.

Nachteilig ist auch, dass eine Gesellschaft nur dann als abhängig gilt, wenn das herrschende Unternehmen an ihr fünf Jahre vor und fünf Jahre nach der Umwandlung unmittelbar und/oder mittelbar zu mindestens 95 % ununterbrochen beteiligt ist.

Literatur

Arndt, H.-W./Jenzen, H.: Grundzüge des Allgemeinen Steuer- und Abgaberechts, München 2005.

Häuselmann, H.: Die Einordnung von Kapitalüberlassungsverhältnissen für Zwecke der Zinsschranke, Finanz-Rundschau 2009, S. 506–515.

Hey, J.: Verletzung fundamentaler Besteuerungsprinzipien durch die Gegenfinanzierungsmaßnahmen des Unternehmensteuerreformgesetzes 2008, BB 2007, S. 1303ff.

Kreft, M./Schmitt-Homann, F.: Die steuerliche Behandlung des Zins-Swaps, BB 2009, S. 2404–2408.

Lang, J., in: Tipke, K./Lang, J.: Steuerrecht, Köln 2010.

Piltz, D. J.: Arbeitsbuch 60. Steuerrechtliche Jahresarbeitstagung Unternehmen 2009.

3. Steuerliche Herausforderungen bei Restrukturierungen und Sanierungen insbesondere in Zeiten der Finanzkrise

von Karsten Heidkamp

Übersicht

3.1	Einleitung	778
3.2	Die steuerlichen Auswirkungen der wesentlichen Sanierungs- und Restrukturierungsmaßnahmen im Überblick	778
3.2.1	Eigenkapitalmaßnahmen zur bilanziellen Restrukturierung	779
3.2.1.1	Kapitalerhöhungen	779
3.2.1.2	Kapitalherabsetzungen	781
3.2.2	Sonstige Liquiditätsbeiträge durch Gesellschafter	782
3.2.3	Forderungsverzichte bzw. Schuldübernahmen	786
3.2.4	Rangrücktrittsvereinbarungen	790
3.2.5	Sanierungsumwandlungen	791
3.3	Anteilsübertragung bei Verlustgesellschaften	792
3.3.1	Die »neue« Mantelkaufregelung des § 8c KStG	792
3.3.2	Die Fortgeltung der »alten« Mantelkaufregelung des § 8 Abs. 4 KStG	796
3.3.3	Forderungsabtretungen im Zusammenhang mit Anteilsübertragungen	797
3.3.4	Grunderwerbsteuer	798
3.3.5	Gestaltungsmöglichkeiten zur Verlustnutzung	799
3.4	Der Sanierungserlass der Finanzverwaltung	800
3.4.1	Rechtsentwicklung der Besteuerung von Sanierungsgewinnen	800
3.4.2	Voraussetzungen für die Anwendung des Sanierungserlasses	801
3.4.3	Steuerstundung und Steuererlass aus sachlichen Billigkeitsgründen	803
3.4.4	Anwendungsregelung	804
3.5	Fazit	805
Literatur		806

3.1 Einleitung

Obwohl die Anzahl der Unternehmenskrisen und -insolvenzen in Deutschland insbesondere aufgrund der gegenwärtigen Finanzkrise sprunghaft angestiegen ist, existieren nur wenige auf Sanierungssituationen angepasste steuerliche Ausnahme- und Sonderregelungen, die zudem nur in sehr engen tatbestandlichen Grenzen Anwendung finden. Grundsätzlich müssen sich auch in Schieflage geratene Unternehmen an den allgemeinen steuerlichen Regelungen messen lassen, die von den Prinzipien der Gleichmäßigkeit der Besteuerung und der Besteuerung nach der Leistungsfähigkeit geprägt sind. Die Einführung eigenständiger umfassender steuerlicher Regelungen für Sanierungssituationen wäre vor diesem Hintergrund zwar wünschenswert, wird aber wohl auch weiterhin Fiktion bleiben.

Aus diesem Grund empfiehlt es sich, die verschiedenen leistungswirtschaftlichen, finanzwirtschaftlichen und strukturellen Sanierungsmaßnahmen zunächst dahingehend zu überprüfen, ob bzw. welche steuergesetzlichen Tatbestände sie erfüllen und welche steuerlichen Konsequenzen sie auslösen könnten. Relevant werden können in diesem Zusammenhang insbesondere die ertragsteuerlichen Regelungen des Einkommensteuergesetzes (EStG), des Körperschaftsteuergesetzes (KStG) und des Gewerbesteuergesetzes (GewStG), aber auch die Vorschriften des Umwandlungssteuergesetzes (UmwStG) und des Grunderwerbsteuergesetzes (GrEStG).

Für die steuerlichen Berater wird in Krisensituationen damit ein generelles Umdenken von der überwiegend vergangenheitsbezogenen Betrachtung und Einordnung steuerlich relevanter Sachverhalte zur aktiven Begleitung des Restrukturierungs- und Sanierungsprozesses und zur zukunftsbezogenen Gestaltung erforderlich. Steuerliche Implikationen können dabei sowohl auf Ebene des Unternehmens als auch auf Gläubiger- und Gesellschafterebene auftreten und einen erfolgreichen Turnaround kurz- oder mittelfristig gefährden, sofern die steuerlichen Auswirkungen von Sanierungs- und Restrukturierungskonzepten bzw. einzelner Sanierungsmaßnahmen vor der Umsetzung nicht ausreichend berücksichtigt wurden.

3.2 Die steuerlichen Auswirkungen der wesentlichen Sanierungs- und Restrukturierungsmaßnahmen im Überblick

Bei der Auswahl der für die jeweilige Situation des Krisenunternehmens passenden Restrukturierungs- und Sanierungsmaßnahmen sollte man sich in steuerlicher Hinsicht zunächst darüber Klarheit verschaffen, ob bzw. welche Auswirkungen diese auf die Steuerbelastung des Krisenunternehmens haben können. Während bei Maßnahmen im leistungswirtschaftlichen Bereich in steuerlicher Hinsicht kaum Besonderheiten zu beachten sind, können vor allem finanzwirtschaftliche und strukturverändernde Maßnahmen auf bilanzieller und gesellschaftsrechtlicher Ebene steuerliche Konsequenzen sowohl beim Krisenunternehmen als auch bei den beteiligten Gesellschaftern auslösen, die nach erfolgter Umsetzung grundsätzlich nicht mehr rückgängig zu machen wären. Nachfolgend soll daher zunächst ein grundlegender

Überblick zu den steuerlichen Auswirkungen in der Praxis üblicher Sanierungs- und Restrukturierungsmaßnahmen gegeben werden:

3.2.1 Eigenkapitalmaßnahmen zur bilanziellen Restrukturierung

Als bilanzielle Restrukturierungsmaßnahmen im Eigenkapitalbereich kommen vor allem Kapitalerhöhungen und -herabsetzungen in Betracht. Sowohl Kapitalerhöhungen als auch Kapitalherabsetzungen können grundsätzlich in ordentlicher Form und in vereinfachter Form beschlossen werden. Während bei ordentlichen Kapitalerhöhungen in der Bilanz regelmäßig Einlageforderungen zu aktivieren und bei ordentlichen Kapitalherabsetzungen umgekehrt Ausschüttungsansprüche der Gesellschafter zu passivieren sind, wirken sich vereinfachte Kapitalerhöhungen und -herabsetzungen in der Bilanz lediglich auf die Gliederung der Eigenkapitalpositionen aus, da Einlageverpflichtungen bzw. Ausschüttungsguthaben dabei nicht begründet werden. Hinsichtlich der steuerlichen Auswirkungen von Kapitalerhöhungen und -herabsetzungen ist zudem zwischen Kapitalgesellschaften und Personengesellschaften zu unterscheiden.

3.2.1.1 Kapitalerhöhungen

Ordentliche Kapitalerhöhungen begründen sowohl bei Kapitalgesellschaften als auch bei Personengesellschaften regelmäßig die Verpflichtung zur Erbringung entsprechender Einlagen, wofür den jeweiligen Gesellschaftern dann im Gegenzug Beteiligungsrechte an der Gesellschaft gewährt werden. Sowohl der ordentliche Kapitalerhöhungsbeschluss als auch die entsprechende Gewährung der vereinbarten Einlage bleiben auf das körperschaft- bzw. einkommensteuerpflichtige Einkommen der Gesellschaft zunächst ohne Auswirkung (vgl. § 8 Abs. 1 Satz 1 KStG, § 4 Abs. 1 Nr. 1 EStG).

Auch bei Personengesellschaften bleiben entsprechende Einlagen in das Vermögen der Gesellschaft für deren steuerliches Einkommen zunächst ohne Auswirkungen (vgl. § 4 Abs. 1 Nr. 1 EStG). Bei einem Forderungsverzicht eines Kommanditisten oder eines Mitgesellschafters, der im Außenverhältnis vergleichbaren Haftungsbeschränkungen unterliegt, können die Einlagen jedoch zur Entstehung von Verlustausgleichspotenzial zur Verrechnung mit Gewinnen in Folgejahren nach § 15a Abs. 1a EStG führen, soweit in der Gesamthandsbilanz der Personengesellschaft hierdurch wieder ein positives Kapitalkonto des verzichtenden Gesellschafters entsteht[1].

Beim Gesellschafter einer Kapitalgesellschaft erhöht die Erbringung der vereinbarten Einlage die Anschaffungskosten seiner Gesellschaftsanteile an der Gesellschaft, die sich erst mittelbar im Fall der Veräußerung, Übertragung oder Teilwertabschreibung im Fall von Wertminderungen der Anteile steuerlich gewinnmindernd auswirken können. Bei natürlichen Personen sowie Personengesellschaften als Gesellschaftern, die mit Ihren Einkünften dem EStG unterliegen, wirken sich

---

1) Vgl. v. Beckerath (2009), Rz. D 35.

diese Gewinnminderungen über die Regelungen des sog. *Halbeinkünfteverfahren* nach §§ 3 Nr. 40, 3c Abs. 2 EStG (ab 2009: *Teileinkünfteverfahren*) jedoch nur eingeschränkt i.H.v. 50 % bzw. ab 2009 i.H.v. 40 % auf die entsprechenden Einkünfte aus. Ist eine Körperschaft an der Kapitalgesellschaft beteiligt, so kommt es zur Anwendung des § 8b Abs. 3 Satz 3 KStG, wonach Gewinnminderungen im Zusammenhang mit einer dividendenvermittelnden Beteiligung überhaupt nicht geltend gemacht werden können. Insofern kann das geltende Unternehmenssteuerrecht wohl als sanierungsfeindlich eingeordnet werden.[2]

Sofern der Kapital- oder Personengesellschaft keine Geldmittel, sondern sonstige Wirtschaftsgüter als Sacheinlage zur Verfügung gestellt werden, wird dieser Vorgang ertragsteuerlich grundsätzlich als Tausch bzw. tauschähnlicher Vorgang eingeordnet.[3] Hält der Anteilseigner das einzulegende Wirtschaftsgut in einem Betriebsvermögen, hat die Sacheinlage grundsätzlich die Aufdeckung der in dem Wirtschaftsgut enthaltenen stillen Reserven zur Folge (vgl. § 6 Abs. 6 EStG). Bei Sacheinlagen in Personengesellschaften kann unter den Voraussetzungen des § 6 Abs. 5 EStG auch eine Buchwertfortführung ohne Aufdeckung der stillen Reserven in Betracht kommen.

Auch Sacheinlagen von Wirtschaftsgütern aus dem steuerlichen Privatvermögen können auf Ebene des Anteilseigners zu steuerlichen Einkünften führen, indem ertragsteuerlich Veräußerungsvorgänge fingiert werden. So werden insbesondere verdeckte Einlagen von Anteilen an einer Kapitalgesellschaft in eine Kapitalgesellschaft (§ 17 Abs. 1 Satz 2 EStG) sowie Einlagen von Grundstücken oder grundstücksgleichen Rechten (§§ 23 Abs. 1 Satz 5, 22 Nr. 2 EStG) unter bestimmten Voraussetzungen entgeltlichen Veräußerungsvorgängen gleichgestellt.

Bei einer *Kapitalerhöhung aus Gesellschaftsmitteln* findet hingegen eine Erhöhung des Nennkapitals der Kapitalgesellschaft durch Umwandlung von Rücklagen der Gesellschaft in statuarisches Eigenkapital statt. Einlagen der Anteilseigner werden in diesem Fall nicht erbracht. Bei der Umwandlung von Rücklagen in Nennkapital mindert der Kapitalerhöhungsbetrag bei Körperschaften nach der in § 28 Abs. 1 Satz 1, 2 KStG vorgeschriebenen Verwendungsreihenfolge vorrangig einen vorhandenen positiven Bestand des steuerlichen Einlagekontos, der sich ohne die Kapitalerhöhung für den Schluss dieses Wirtschaftsjahres ergeben würde. Soweit der Kapitalerhöhungsbetrag den maßgeblichen Bestand des steuerlichen Einlagekontos übersteigt, gelten die sonstigen Rücklagen als umgewandelt und der übersteigende Betrag ist im sog. Sonderausweis zu erfassen und bei dessen Rückzahlung beim Anteilseigner nach §§ 28 Abs. 2 Satz 2 KStG als Einkünfte aus Kapitalvermögen zu erfassen.[4]

Auf der Ebene der Gesellschaft tätigt eine Kapitalerhöhung aus Gesellschaftsmitteln keine Auswirkung auf den steuerlichen Gewinn oder auf den Gesamtbetrag des bilanziellen Eigenkapitals, da der Gesellschaft keine Liquidität oder sonstige Mittel von außen zugeführt werden. Auch auf die Einkünfte der Anteilseigner oder deren

---

2) Vgl. Crezelius (2005), S. 212.
3) Vgl. BFH vom 25.1.1984, I R 183/81, BStBl. II 1984, S. 422; vom 5.6.2002, I R 6/01, BFH/NV 2003, S. 88.
4) Vgl. BMF vom 4.6.2003, IV A 2 – S 2836 – 2/03, BStBl. I 2003, 366, Tz. 35ff.

Anschaffungskosten auf die Anteile hat eine Kapitalerhöhung aus Gesellschaftsmitteln keine unmittelbaren Auswirkungen. Es kommt insoweit lediglich zu einer Erhöhung der Kernkapitalquote der Gesellschaft, mit der eine entsprechende Verringerung vorhandenen Ausschüttungspotenzials einhergeht.

3.2.1.2 Kapitalherabsetzungen

Herabsetzungen des Nennkapitals, die sowohl bei GmbHs als auch bei Aktiengesellschaften als ordentliche Kapitalherabsetzung oder als vereinfachte Kapitalherabsetzung von den Anteilseignern beschlossen werden können, führen auf Ebene der Kapitalgesellschaft ebenfalls zu keinen Auswirkungen auf deren körperschaftsteuerpflichtiges Einkommen.

Auf Ebene der Kapitalgesellschaft verringert sich bei einer Herabsetzung des Nennkapitals vorrangig der auf den Schluss des vorangegangenen Wirtschaftsjahrs festgestellte Bestand des Sonderausweises. Die Verringerung des Sonderausweises ist unabhängig davon vorzunehmen, ob der Kapitalherabsetzungsbetrag an die Anteilseigner ausgekehrt wird oder nicht. Stehen im Zeitpunkt des Kapitalherabsetzungsbeschlusses Einlagen auf das Nennkapital aus, so ist die vorgenannte Kürzung nach § 28 Abs. 2 Satz 1 KStG nur insoweit vorzunehmen, als der Herabsetzungsbetrag auf den eingezahlten Teil des Nennkapitals entfällt. Übersteigt der Betrag der Kapitalherabsetzung den maßgeblichen Bestand des Sonderausweises, erhöht der Differenzbetrag den Bestand des steuerlichen Einlagekontos zum Schluss des Wirtschaftsjahrs, in dem die Kapitalherabsetzung mit deren Eintragung im Handelsregister wirksam wird. Das Einlagekonto ist auch dann zunächst zu erhöhen, wenn der Kapitalherabsetzungsbetrag anschließend an die Anteilseigner ausgekehrt wird.[5]

Soweit bei einer Personengesellschaft mit der Herabsetzung des Haftkapitals eines Kommanditisten oder eines Mitgesellschafters, der im Außenverhältnis vergleichbaren Haftungsbeschränkungen unterliegt, Entnahmen getätigt werden, durch die für den Kommanditisten bzw. Mitgesellschafter ein negatives Kapitalkonto besteht oder entsteht, ist diesem der Betrag der Einlageminderung grundsätzlich nach § 15 Abs. 3 EStG in entsprechender Höhe als Gewinn zuzurechnen.

Als klassisches Sanierungsinstrument kann wohl lediglich die *vereinfachte Kapitalherabsetzung* angesehen werden, die vor allem zur Beseitigung bilanzieller Verlustvorträge und Jahresfehlbeträge eingesetzt wird und bei der es im Gegensatz zur ordentlichen Kapitalherabsetzung zu keiner Rückzahlung des Kapitalherabsetzungsbetrages an die Anteilseigner kommt. Zwar entsteht bei einer vereinfachten Kapitalherabsetzung zunächst ein dem Kapitalherabsetzungsbetrag entsprechender Bilanzgewinn, dieser bleibt bei der ertragsteuerlichen Gewinnermittlung jedoch im Ergebnis unberücksichtigt (§§ 8 Abs. 1 KStG, 7 GewStG i.V.m. 4 Abs. 1 EStG). Da mit der vereinfachten Kapitalherabsetzung zudem keine Auszahlung an die Anteilseigner einhergeht, treten insoweit auch auf Ebene der Gesellschafter keine unmittelbaren steuerlichen Konsequenzen ein. In Sanierungssituationen kann es sich

---

[5] Vgl. BMF vom 4.6.2003, IV A 2 – S 2836 – 2/03, BStBl. I 2003, 366, Tz. 37ff.

zudem anbieten, zunächst eine vereinfachte Kapitalherabsetzung zum Ausgleich bilanzieller Verluste vorzunehmen und die in die Krise geratene Gesellschaft anschließend im Wege einer ordentlichen Kapitalerhöhung mit frischer Liquidität oder zusätzlichem Sachkapital auszustatten.

Hinsichtlich der steuerlichen Auswirkungen der *ordentlichen Kapitalherabsetzung* auf Ebene der Gesellschafter muss zunächst wieder differenziert werden, ob die Beteiligung einem Betriebs- oder Privatvermögen zuzuordnen ist.

Sind die Anteile einem Betriebsvermögen zuzuordnen, ist der Buchwert der Beteiligung zu vermindern, soweit für die Rückzahlung nach der in § 28 Abs. 2 KStG vorgegebenen Verwendungsreihenfolge das steuerliche Einlagekonto als verwendet gilt. Falls in diesem Zusammenhang zunächst ein vorhandener Sonderausweis zu mindern ist, führt die Rückzahlung beim Anteilseigner in entsprechender Höhe zu Bezügen i.S.d. § 20 Abs. 1 Nr. 2 EStG. Soweit ein positiver Bestand des steuerlichen Einlagekontos nicht ausreicht, gilt die Rückzahlung ebenfalls als Gewinnausschüttung, die beim Anteilseigner zu Bezügen i.S.d. § 20 Abs. 1 Nr. 2 EStG führt. Im Betriebsvermögen von Kapitalgesellschaften bleiben diese Bezüge ausgenommen eines Anteils von 5 % bei der Ermittlung des körperschaftsteuerlichen Einkommens außer Ansatz (§ 8b Abs. 1, 5 KStG). Im Betriebsvermögen von natürlichen Personen und Personengesellschaften sind die Bezüge nach dem Halbeinkünfteverfahren bzw. ab 2009 nach dem Teileinkünfteverfahren zu besteuern (§§ 3 Nr. 40 Buchstabe e, 3c Abs. 2 EStG).

Werden die Anteile im Privatvermögen des Anteilseigners gehalten, ist der Rückzahlungsbetrag ebenfalls nach den Halbeinkünfteverfahren bzw. ab 2009 nach dem Teileinkünfteverfahren gem. §§ 3 Nr. 40 Buchstabe e, 3c Abs. 2 EStG zu versteuern, soweit für die Rückzahlung nach der in § 28 Abs. 2 KStG vorgegebenen Verwendungsreihenfolge nicht das steuerliche Einlagekonto als verwendet gilt. Falls der Anteilseigner am Nennkapital der Kapitalgesellschaft innerhalb der letzten fünf Jahre unmittelbar oder mittelbar zu mindestens 1 % beteiligt war, wird für die Kapitalherabsetzung nach § 17 Abs. 4, 1 EStG eine Veräußerung fingiert und es erfolgt grundsätzlich auch eine Besteuerung des aus dem steuerlichen Einlagekonto ausgekehrten Rückzahlungsanteils abzüglich der anteiligen Anschaffungskosten der Anteile. Insoweit findet ebenfalls das Halbeinkünfteverfahren bzw. ab 2009 das Teileinkünfteverfahren Anwendung (§§ 3 Nr. 40 Buchstabe e, 3c Abs. 2 EStG).

3.2.2 Sonstige Liquiditätsbeiträge durch Gesellschafter

Die Gesellschafter können ihren Gesellschaften unabhängig von Kapitalerhöhungen finanzielle Zuschüsse zukommen lassen. Dies kann im steuerlichen Sinne entweder im Wege der Erbringung von Einlagen oder im Wege von Darlehensgewährungen seitens der Gesellschafter geschehen. Um beurteilen zu können, ob in steuerlicher Hinsicht ein Gesellschafterdarlehen gewährt oder eine Erhöhung des Eigenkapitals durch Erbringung von Einlagen vorzugswürdig ist, ist im Einzelfall durch eine Gesamtbetrachtung der steuerlichen Konsequenzen sowohl auf Ebene der Gesellschaft als auch der Gesellschafter zu beurteilen. In diese Beurteilung sind vor allem auch die krisenbedingten Risiken einzubeziehen.

Im Falle von Einlagen ist zunächst zwischen offenen Einlagen und verdeckten Einlagen zu unterscheiden: Während es sich bei *offenen Einlagen* um solche Vermögenszuführungen handelt, die der Gesellschaft auf Grundlage einer gesellschafsrechtlich bestehenden Verpflichtung von ihren Gesellschaftern gewährt werden, handelt es sich bei *verdeckten Einlagen* um solche Vermögensvorteile, die zwar grundsätzlich durch das Gesellschaftsverhältnis veranlasst sind, jedoch nicht auf einer gesellschaftsrechtlich bestehenden Verpflichtung beruhen[6].

Hinsichtlich der steuerlichen Behandlung der offenen und verdeckten Einlagen kann im Wesentlichen auf die vorstehenden Ausführungen im Zusammenhang mit den Einlagen verwiesen werden, die anlässlich einer ordentlichen Kapitalerhöhung geleistet werden. Für Kapitalgesellschaften handelt es sich bei Einlagen, die außerhalb von Kapitalerhöhungen geleistet werden, um steuerfreie Kapitaleinzahlungen, die bilanziell in der Kapitalrücklage i.S.d. § 272 Abs. 2 Nr. 1 HGB zu erfassen sind und das *steuerliche Einlagekonto* i.S.d. § 27 Abs. 1 KStG erhöhen, was wiederum im Falle von Ausschüttungen für die Besteuerung der Gesellschafter relevant wird. Auch soweit im Zusammenhang mit Kapitalerhöhungen sog. Agios als Aufgelder geleistet werden, sind die als Aufgelder gezahlten Beträge in die Kapitalrücklage der Gesellschaft einzustellen und das steuerliche Einlagekonto ist entsprechend zu erhöhen. Zu beachten ist jedoch, dass Gegenstand von offenen oder verdeckten Einlagen nur solche Vorgänge sein können, die das Vermögen der Gesellschaft in bilanzieller Hinsicht durch den Ansatz oder die Erhöhung eines Aktivpostens oder durch den Wegfall oder die Verminderung eines Passivpostens erhöhen, weshalb insbesondere eine unentgeltliche oder verbilligte Nutzungsüberlassung wie z. B. unentgeltliche Erbringung von Dienstleistungen oder verbilligte Vermietung von Wirtschaftsgütern durch Gesellschafter grundsätzlich kein Gegenstand einer offenen oder verdeckten Einlage sein können[7].

Bei Darlehensgewährungen durch Gesellschafter, die in steuerlicher Hinsicht insbesondere im Fall deren Wertminderung oder deren Ausfall erheblich problematischer werden und zu nachteiligen Folgen für die Gesellschafter führen können, ist zunächst wieder zwischen deren Gewährung an Personengesellschaften und an Kapitalgesellschaften zu unterscheiden:

Gewährt ein Gesellschafter seiner Personengesellschaft ein Darlehen, hat die Personengesellschaft das Darlehen in ihrer Gesamthandsbilanz in Höhe des Rückzahlungsbetrages als Verbindlichkeit zu bilanzieren. Beim Gesellschafter ist die Darlehensforderung spiegelbildlich seinem notwendigen Sonderbetriebsvermögen II an der Personengesellschaft zuzuordnen.[8] Darlehensverluste aufgrund später eintretender Wertminderungen oder Ausfälle der Darlehenforderung realisieren sich beim Gesellschafter damit erst im Zeitpunkt der Beendigung der Gesellschaft oder des Gesellschaftsverhältnisses. Entsprechendes muss gelten, wenn der Gesellschafter wegen einer gegen die Personengesellschaft bestehenden Darlehensforde-

---

6) Vgl. R 40 Abs. 1 KStR, H 4.3 Abs. 1 EStH.
7) Vgl. H 40 KStH.
8) Stuhrmann (2009), Rz. 461a.

rung in Anspruch genommen wird und mit seinen Rückgriffsansprüchen gegen die Personengesellschaft teilweise oder vollständig ausfällt.

Erheblich problematischer sind die steuerlichen Auswirkungen, wenn ein Gesellschafter einer Kapitalgesellschaft ein Darlehen gewährt, insbesondere wenn es zu einer Wertminderung oder einem Ausfall des Darlehens kommt. Hier ist zunächst wieder zu unterscheiden, ob die Gesellschaftsanteile steuerlich einem Betriebs- oder Privatvermögen zuzuordnen sind.

Sofern der Gesellschafter seine Beteiligung im Privatvermögen hält, stellt sich im Zusammenhang mit Anteilen an Kapitalgesellschaften, an denen er i. S. d. § 17 EStG innerhalb der letzten fünf Jahre am Kapital der Gesellschaft unmittelbar oder mittelbar zu mindestens 1 % beteiligt war, die Frage, ob der Darlehensverlust zu nachträglichen Anschaffungskosten auf die Beteiligung führt. Zu dieser Frage hatte der VIII. Senat des BFH vor Inkrafttreten des Gesetzes zur Modernisierung des GmbH-Rechts und zur Bekämpfung von Missbräuchen (MoMiG)[9] in mehreren Urteilen ausführlich Stellung genommen[10]. Grundsätzlich sollten danach zu den Anschaffungskosten auf die Beteiligung auch nachträgliche Aufwendungen auf die Beteiligung gehören, sofern sie durch das Gesellschaftsverhältnis veranlasst und weder als Werbungskosten bei den Einkünften aus Kapitalvermögen noch als Veräußerungskosten abzugsfähig sind. Dementsprechend würden zu diesen nachträglichen Aufwendungen grundsätzlich auch Wertminderungen des Rückzahlungsanspruchs aus einem der Gesellschaft zur Verfügung gestellten Darlehen zählen. Ein Darlehen soll dabei durch das Gesellschaftsverhältnis unter anderem dann veranlasst sein, wenn im Zeitpunkt seiner Gewährung oder Weitergewährung die Gesellschaft entweder insolvenzreif ist oder wenn die Insolvenzreife zwar noch nicht eingetreten ist, die Rückzahlung des Darlehens aber in Anbetracht der finanziellen Situation der Gesellschaft in dem Maße gefährdet ist, dass ein ordentlicher Kaufmann das Risiko einer Kreditgewährung zu denselben Bedingungen wie der Gesellschafter nicht mehr eingegangen wäre (sog. *Krise*). Im Anschluss an die Rechtsprechung des BGH zu eigenkapitalersetzenden Gesellschafterdarlehen sollte dies danach zu beurteilen sein, ob die Gesellschaft unter den bestehenden Verhältnissen von einem Dritten noch einen Kredit zu marktüblichen Bedingungen hätte erhalten können. Insoweit wurden vier zu unterscheidende Fallgruppen herausgebildet, deren steuerlicher Einordnung sich auch die Finanzverwaltung angeschlossen hatte:[11]

Im Falle der *Hingabe des Darlehens in der Krise* sollte für die Höhe der Anschaffungskosten der Nennwert des Darlehens maßgeblich sein. Im Falle eines in der Krise *stehen gelassenen Darlehens* sollte grundsätzlich der gemeine Wert in dem Zeitpunkt maßgeblich sein, in dem es der Gesellschafter mit Rücksicht auf das Gesellschaftsverhältnis nicht abzieht. Im Falle eines *krisenbestimmten Darlehens*, bei dem der Gesellschafter bereits bei dessen Hingabe verbindlich festlegt, dass das Darlehen auch im Krisenfall der Gesellschaft nicht abgezogen wird und bei dem das Recht des Gesellschafters zur ordentlichen und zur außerordentlichen Kündigung ausge-

---

[9] BGBl. I vom 28.10.2008, S. 2026ff.
[10] Vgl. BFH vom 24.4.1997, VIII R 16/94, BStBl. II 1999, S. 339; vom 24.4.1997 VIII R 23/93, BStBl. II 1999, S. 342; vom 4.11.1997, VIII R 18/94, BStBl. II 1999, S. 344; vom 10.11.1998 VIII R 6/96, BStBl. II 1999, S. 348.
[11] Vgl. BMF vom 8.6.1999, IV C 2 – S 2244 – 12/99, BStBl. I 1999, S. 545.

schlossen ist, sollte für die Höhe der Anschaffungskosten wiederum der Nennwert des Darlehens maßgeblich sein. Auch bei einem *Finanzplandarlehen* sollte für die Höhe der Anschaffungskosten der Nennwert des Darlehens maßgeblich sein. Unter einem Finanzplandarlehen in diesem Sinne sollte ein Gesellschafterdarlehen zu verstehen sein, das von vornherein in die Finanzplanung der Gesellschaft in der Weise einbezogen ist, dass die zur Aufnahme der Geschäfte erforderliche Kapitalausstattung der Gesellschaft durch eine Kombination von Eigen- und Fremdfinanzierung erreicht werden soll.

Nach Abschaffung der ehemaligen Grundregelungen der §§ 32a, 32b GmbHG zum Kapitalersatzrecht und deren Verlagerung in den Bereich der Insolvenzanfechtung in § 135 InsO mit Inkrafttreten des MoMiG zum 1.11.2008 stellt sich nunmehr die Frage, ob der BFH an seinen Rechtsprechungsgrundsätzen festhalten wird und für Zwecke der steuerlichen Beurteilung der gesellschaftsrechtlichen Veranlassung der Darlehensgewährung auch zukünftig noch auf die bereits entfallenen und überaus komplexen Regelungen des Eigenkapitalersatzrechts zurückgegriffen werden muss. Solange unklar ist, welche Auffassung die Finanzverwaltung vertreten wird, empfiehlt es sich dringend, bereits vor Gewährung eines Gesellschafterdarlehens beim zuständigen Finanzamt eine verbindliche Auskunft nach § 89 Abs. 2 AO einzuholen.

Auf Anteile an Kapitalgesellschaften, die einem Betriebsvermögen zuzuordnen sind, lassen sich die vorstehend dargestellten Rechtsprechungsgrundsätze zu § 17 EStG nach überwiegender Auffassung nicht übertragen.[12] Sofern die Darlehensforderung einem Betriebsvermögen zuzuordnen ist, steht dem darlehensgewährenden Gesellschafter im Fall einer voraussichtlich dauerhaften Wertminderung des Darlehens nach § 6 Abs. 1 Nr. 2 EStG das Wahlrecht zu, die Darlehensforderung mit dem niedrigeren Teilwert anzusetzen.

Bis zur Änderung des § 8b Abs. 3 KStG durch das Jahressteuergesetz 2008[13] waren Teilwertabschreibungen auf sog. eigenkapitalersetzende Darlehen, die dem Betriebsvermögen einer Körperschaft zuzuordnen waren, auch nicht als bei der Gewinnermittlung nicht zu berücksichtigende Gewinnminderungen einzuordnen[14]. Das Jahressteuergesetz 2008 hat insoweit jedoch durch eine Ergänzung des § 8b Abs. 3 KStG zu erheblichen Verschärfungen geführt. Künftig wird danach bei Darlehen, die ein zu mehr als 25 % beteiligter Gesellschafter, eine diesem nahestehende Person i.S.d. § 1 Abs. 2 AStG oder ein rückgriffsberechtigter Dritter an die Kapitalgesellschaft ausreicht, grundsätzlich von einer gesellschaftlichen Veranlassung ausgegangen. Sämtliche mit dem Darlehen in Zusammenhang stehenden Gewinnminderungen unterliegen nach der Neuregelung des § 8b Abs. 3 KStG nunmehr dem körperschaftsteuerlichen Abzugsverbot. Darunter fallen insbesondere auch Gewinnminderungen aus Teilwertabschreibungen auf Gesellschafterdarlehen, dem Ausfall eines Gesellschafterdarlehens oder dem Verzicht auf Forderungen aus einem Gesellschafterdarlehen. Erfasst werden darüber hinaus auch Aufwendungen des Ge-

---

[12] Vgl. Rödder/Wochinger (2001), S. 1253; Beinert/van Lishaut (2001), S. 1137.
[13] BGBl. I vom 28.12.2007, S. 3150ff.
[14] Vgl. BFH vom 14.1.2009, I R 52/08, BStBl. II 2009, S. 674.

sellschafters aus dessen Inanspruchnahme aus Sicherheiten oder Bürgschaften. Dem Darlehensgeber wird allerdings die Möglichkeit eingeräumt, im Wege eines sog. Gegenbeweises nachzuweisen, dass auch ein fremder Dritter das Darlehen unter den gleichen Umständen und zu gleichen Konditionen ausgereicht oder bei Eintritt der Krise noch nicht zurückgefordert hätte. Im Zusammenhang mit dem Gegenbeweis sollen nur die eigenen Sicherungsmittel der Gesellschaft zu berücksichtigen sein. Soweit der Nachweis gelingt, kommt das Abzugsverbot des § 8b Abs. 3 KStG nicht zur Anwendung. In der Praxis wird sich der Gegenbeweis aufgrund der faktisch erforderlichen Besicherung des Gesellschafterdarlehens wohl nur in wenigen Fällen erbringen lassen.

3.2.3 Forderungsverzichte bzw. Schuldübernahmen

Eines der wichtigen Sanierungsinstrumente ist der Forderungsverzicht, insbesondere dann, wenn es eine bilanzielle oder gar insolvenzrechtliche Überschuldung einer in die Krise geratenen Gesellschaft zu beseitigen gilt. Aufgrund des Forderungsverzichts entfällt die Verbindlichkeit der Gesellschaft in entsprechender Höhe und ist aus der Handels- und Steuerbilanz erfolgswirksam auszubuchen. Verzichtet ein Drittgläubiger auf eine in seinem Betriebsvermögen gehaltene Forderung, entstehen für ihn im Umfang des Verzichts grundsätzlich sofort abzugsfähige Betriebsausgaben. Für einen Drittgläubiger, der die Forderung im Privatvermögen hält, ist der verzichtsbedingte Forderungsverlust steuerlich hingegen unbeachtlich.

Sofern für einen Forderungsverzicht jedoch ein Gesellschaftsverhältnis ursächlich ist, können sich die steuerlichen Auswirkungen sowohl beim Verzichtenden als auch bei der vom Verzicht begünstigten Gesellschaft wiederum als problematisch erweisen. Insoweit ist hinsichtlich der steuerlichen Folgen wieder zwischen Forderungsverzichten gegenüber Personengesellschaften und gegenüber Kapitalgesellschaften zu unterscheiden:

Bei Personengesellschaften wirkt sich ein Forderungsverzicht eines Gesellschafters zwar in der Gesamtbetrachtung erfolgsneutral aus, da die Darlehensforderung des Gesellschafters seinem notwendigen Sonderbetriebsvermögen II an der Personengesellschaft zuzuordnen ist[15]. Im Verzichtsfalle ist die Darlehensforderung dementsprechend im Sonderbetriebsvermögen des Gesellschafters aufwandswirksam auszubuchen, während bei der Personengesellschaft in entsprechender Höhe ein außerordentlicher Ertrag durch den Wegfall der korrespondierenden Verbindlichkeit entsteht, und zwar auch dann, wenn die Forderung nicht mehr oder nicht mehr voll werthaltig war. Sofern an der Personengesellschaft eine kapitalmäßige Beteiligung mehrerer Gesellschafter besteht, kann es bei entsprechend disquotalen Forderungsverzichten seitens der Gesellschafter jedoch auf Gesellschafterebene zu Gewinnverlagerungen kommen, sofern auf Ebene der Personengesellschaft keine dahingehende Vereinbarung getroffen wird, den aus dem Forderungsverzicht ent-

---

15) Vgl. Stuhrmann (2009), Rz. 461a.

standenen außerordentlichen Ertrag dem jeweils verzichtenden Gesellschafter zuzuweisen.

Bei einem Forderungsverzicht eines Kommanditisten oder eines Mitgesellschafters, der im Außenverhältnis vergleichbaren Haftungsbeschränkungen unterliegt, kann durch den Verzicht zudem Verlustausgleichspotenzial zur Verrechnung mit Gewinnen in Folgejahren führen, soweit in der Gesamthandsbilanz der Personengesellschaft hierdurch wieder ein positives Kapitalkonto des verzichtenden Gesellschafters entsteht (§ 15a Abs. 1a EStG).

Bei einem Forderungsverzicht eines Gesellschafters einer Kapitalgesellschaft stellt sich wiederum die Frage, ob und in welcher Höhe beim verzichtenden Gesellschafter hierdurch nachträgliche Anschaffungskosten auf seine Beteiligung entstehen bzw. abzugsfähige Betriebsausgaben oder Werbungskosten vorliegen. Hinsichtlich der steuerlichen Auswirkungen muss wiederum unterschieden werden, ob die Forderung, auf die verzichtet wird, einem Betriebsvermögen des Gesellschafters zuzuordnen ist oder ob seine im Privatvermögen gehaltene Beteiligung eine wesentliche i.S.d. § 17 EStG bzw. eine in diesem Zusammenhang nicht wesentliche Beteiligung im Privatvermögen darstellt.

Im Falle der Veranlassung des Forderungsverzichts durch das Gesellschaftsverhältnis, stellt der Aufwand aus dem Verlust der Darlehensforderung durch Verzicht oder unfreiwilligen Ausfall im Insolvenzverfahren keine sofort abzugsfähigen Betriebsausgaben bzw. Werbungskosten dar, vielmehr liegen insoweit regelmäßig nachträgliche Anschaffungskosten auf die Beteiligung im Rahmen einer verdeckten Einlage vor[16]. In diesem Fall stellt sich wiederum die Frage nach der Bewertung der Einlage, also der Werthaltigkeit der Forderung im Zeitpunkt des Verzichts. Bei der Beurteilung der Veranlassung des Verzichts durch das Gesellschaftsverhältnis kommt es wiederum entscheidend auf die Motivation des verzichtenden Gesellschafters anhand des Fremdvergleichs an, ob also ebenfalls ein Nichtgesellschafter unter den gleichen Umständen auf seine Forderung verzichtet hätte.

Der Große Senat des BFH hat zu ertragsteuerlichen Folgen eines Verzichts des Gesellschafters auf seine nicht vollständig werthaltige Forderung Stellung genommen.[17] Mit dem Verzicht kommt es in Höhe des steuerlichen Teilwerts der Forderung zum Verzichtszeitpunkt zu einer (verdeckten) Einlage der Forderung in das Betriebsvermögen der Kapitalgesellschaft, mit der es zu einem entsprechenden Zufluss in Höhe des ggf. noch werthaltigen Teils der Forderung beim Gesellschafter kommt. In diesem Zusammenhang kann auch dann eine verdeckte Einlage anzunehmen sein, wenn der Forderungsverzicht von einer der Gesellschaft nahestehenden Person ausgesprochen wird. Mit dieser Rechtsprechung bestätigt der BFH die bestehende Verwaltungsauffassung.

Sofern bei der Kapitalgesellschaft im insolvenzrechtlichen Sinne bereits eine Überschuldung eingetreten sein sollte, soll der Teilwert der Forderung im Allgemeinen mit 0 Euro anzusetzen sein.[18]

---

[16] Vgl. BFH vom 7.7.1992, VIII R 24/90, BStBl. II 1993, S. 333.

[17] BFH vom 9.6.1997, GrS 1/94, BStBl. II 1998, S. 307.

[18] BFH vom 15.10.1997, I R 103/93, BFH/NV 1998, S. 572.

Für Schuldübernahmen soll nach der zuletzt ergangenen Rechtsprechung des BFH nunmehr Entsprechendes gelten. Soweit ein Gesellschafter einer Kapitalgesellschaft oder eine diesem nahestehende Person sich für Verbindlichkeiten der Kapitalgesellschaft verbürgt und diese ablöst, soll diese Schuldübernahme nur insoweit zu einer (mittelbaren) verdeckten Einlage des Gesellschafters und damit zu nachträglichen Anschaffungskosten des Gesellschafters auf die Beteiligung führen, als der im Zeitpunkt der Ablösung der Bürgschaft bestehende Rückgriffsanspruch gegen den Bürgen noch werthaltig war. Darüber hinaus soll ein sofortiger Abzug als Betriebsausgaben möglich sein, soweit die Bürgschaftsverpflichtung einem Betriebsvermögen des Gesellschafters zuzuordnen ist[19].

Verzichtet ein Gesellschafter-Geschäftsführer z.B. aufgrund der wirtschaftlichen Lage der Kapitalgesellschaft auf seine vereinbarte Tätigkeitsvergütung, ist bei der ertragsteuerlichen Behandlung zunächst zu unterscheiden, ob der Gesellschafter-Geschäftsführer vor oder nach der wirtschaftlichen Entstehung der Vergütungsansprüche auf diese verzichtet[20].

Verzichtet der Gesellschafter-Geschäftsführer nach Entstehung seines Anspruchs auf die Tätigkeitsvergütungen, so wird damit der Zufluss der Einnahmen, verbunden mit der Verpflichtung zur Lohnversteuerung, nicht verhindert. Die Tätigkeitsvergütungen sind als Einnahmen aus nichtselbständiger Tätigkeit zu versteuern. Der Verzicht stellt demgegenüber grundsätzlich eine verdeckte Einlage dar, welche die Anschaffungskosten des Gesellschafters auf seine Anteile an der Gesellschaft erhöht.[21] Wird allerdings wegen bestehender Liquiditätsschwierigkeiten der Kapitalgesellschaft nachträglich auf Tätigkeitsvergütungen verzichtet, ist die Annahme eines Zuflusses beim Gesellschafter-Geschäftsführer nicht gerechtfertigt, weil für ihn keine tatsächliche Verfügungsmöglichkeit bestanden hat.[22] In diesem Fall muss aber bei der Kapitalgesellschaft zwangsläufig die Annahme einer verdeckten Einlage ausscheiden. Denn der Forderungsverzicht des Gesellschafters kann bei systematischer Betrachtung nur dann als Einlage beurteilt werden, wenn man dem Forderungsverzicht auf Seite des Gesellschafters eine Zuflusswirkung für den erlassenen Forderungsbetrag beimessen kann.[23]

Durch den Forderungsverzicht des Gesellschafters bereits vor Entstehung seiner Ansprüche lässt sich die dargestellte Problematik vermeiden, denn insoweit kann bereits aufgrund der fehlenden Bilanzierung einer entsprechenden Verbindlichkeit keine verdeckte Einlage gegeben sein.[24]

Weitere Besonderheiten sind zu beachten, wenn ein Gesellschafter(-Geschäftsführer) einer Kapitalgesellschaft auf Pensionsansprüche verzichtet. Nach Auffassung des BFH soll der Verzicht auf Pensionsansprüche grundsätzlich ebenfalls als (ver-

---

19) BFH vom 31.5.2005, X R 36/02, DStR 2005, S. 1389.
20) Vgl. H 40 KStH »Verzicht auf Tätigkeitsvergütungen«.
21) Vgl. BFH vom 19.7.1994, VIII R 58/92, BStBl. 1995 II, S. 362.
22) Vgl. BFH vom 2.09.1994, VI R 35/94, BFH/NV 1995, S. 208.
23) Vgl. hierzu auch BFH vom 19.5.1993, I R 34/92, BStBl. II 1993, S. 804; vom 9.6.1997, GrS 1/94, BStBl. II 1998, S. 307.
24) Vgl. BFH vom 24.5.1984, I R 166/78, BStBl. II 1984, 747; vom 14.3.1989, I R 8/85, BStBl. II 1989, 633.

deckte) Einlage des Gesellschafters zu behandeln sein und bei diesem zu einem entsprechenden Zufluss in Höhe des Teilwerts der Forderung und nicht in Höhe des Wertes der gem. § 6a EStG ermittelten Pensionsrückstellung im Verzichtszeitpunkt führen.[25] Sollte der Teilwert der Pensionsanwartschaft unter dem Buchwert der Pensionsrückstellung liegen, so ergibt sich in Höhe des Differenzbetrages ein laufender Gewinn der Kapitalgesellschaft, der sachlich steuerpflichtig ist. Sollte der Teilwert der Pensionsanwartschaft über dem Buchwert der Pensionsrückstellung liegen, so ist der Differenzbetrag zum Stichtag des Forderungsverzichtes gleichzeitig als Aufwand der Kapitalgesellschaft und als Einlage zu behandeln.[26]

Einen Sonderfall des Forderungsverzichts stellt der sog. Forderungsverzicht gegen Besserungsschein dar. Mit der Ausgabe von Besserungsscheinen verpflichtet sich die Kapitalgesellschaft gegenüber ihren verzichtenden Gläubigern dazu, die Forderung in Höhe des erlassenen Betrages aus künftigen Gewinnen oder aus einem Liquiditätserlös zurückzuzahlen. Zum Verzichtszeitpunkt ergeben sich beim Forderungsverzicht mit Besserungsschein zunächst die vorstehend dargestellten ertragsteuerlichen Auswirkungen. Im Zeitpunkt des Eintritts des Besserungsfalls ist die Verbindlichkeit jedoch wieder vermögensmindernd einzubuchen. Soweit die ursprüngliche Ausbuchung als verdeckte Einlage zu beurteilen war, gilt diese als zurückgewährt.[27]

Da sich die Bestimmung des steuerlichen Teilwertes einer Forderung im Zeitpunkt des Forderungsverzichtes gerade in Krisensituationen in der Praxis regelmäßig als schwierig gestaltet, kann es sich aus steuerlicher Sicht empfehlen, anstatt eines Forderungsverzichts lediglich einen Rangrücktritt zu erklären. Bilanziell ergibt sich jedoch auch im Falle des Rangrücktritts regelmäßig immer noch ein negatives Bilanzbild (zu Einzelheiten vgl. Abschnitt 3.2.4). Als Gestaltungsalternative könnte es sich für Gesellschafter anbieten, eine Bareinlage in das Vermögen der Kapitalgesellschaft zu leisten oder sich zur Ausgleichung eines Bilanzverlustes zu verpflichten. Die hierdurch bei der Kapitalgesellschaft gewonnene Liquidität könnte anschließend zur Rückzahlung der Forderung des Gesellschafters verwendet werden. Um insoweit den Vorwurf des Missbrauchs von rechtlichen Gestaltungsmöglichkeiten nach § 42 AO zu vermeiden, sollte die Rückzahlung jedoch erst mit einigem zeitlichen Abstand erfolgen. Als weitere Gestaltungsalternative könnte sich der Gesellschafter auch für einen durch einen Dritten zu gewährenden Kredit an die notleidende Kapitalgesellschaft verbürgen und anschließend die Rückzahlungsverpflichtung im Wege der Schuldübernahme übernehmen. Die Kapitalgesellschaft könnte die hierdurch gewonnene Liquidität dann wiederum zur späteren Rückführung der auf den Gesellschafter übergegangenen Ausgleichsforderung verwenden.

---

[25] Vgl. BFH vom 9.6.1997, GrS 1/94, BStBl. II 1998, 307; BFH vom 15.10.1997, I R 58/93, BStBl. II 1998, 305.

[26] Vgl. BFH vom 15.10.1997, I R 58/93, BStBl. II 1998, S. 305.

[27] Zu Einzelheiten vgl. BMF vom 2.12.2003, IV A 2 – S 2743 – 5/03, BStBl. I 2003, S. 648.

3.2.4 Rangrücktrittsvereinbarungen

Aufgrund der vorstehend unter 3.2.3 dargestellten Problematik, dass Forderungsverzichte von Gesellschaftern nur in Höhe des werthaltigen Teiles steuerlich als Einlage angesehen werden, kann es in einschlägigen Konstellationen u. U. vorzugswürdig sein, lediglich einen Rangrücktritt zu vereinbaren.

In Anlehnung an die bis zum Inkrafttreten MoMiG zum 1.11.2008 geltenden Unterschiede zwischen einem einfachen und einem qualifizierten Rangrücktritt im Hinblick auf die Berücksichtigung der subordinierten Forderung im insolvenzrechtlichen Überschuldungsstatus unterschied auch die Finanzverwaltung im Zusammenhang mit der ertragsteuerlichen Behandlung zwischen einem einfachen und einem qualifizierten Rangrücktritt[28]. Im BMF-Schreiben wurde zur Anwendbarkeit des § 5 Abs. 2a EStG auf Rangrücktrittsvereinbarungen Stellung genommen. § 5 Abs. 2a EStG sieht vor, dass für Verpflichtungen, die nur zu erfüllen sein sollen, soweit zukünftig Einnahmen oder Gewinne anfallen, Verbindlichkeiten oder Rückstellungen auch erst mit entsprechendem Anfall der Einnahmen bzw. Gewinne angesetzt werden dürfen.

Im Falle qualifizierter Rangrücktrittsvereinbarungen sollten die Voraussetzungen des § 5 Abs. 2a EStG nach Auffassung der Finanzverwaltung regelmäßig nicht vorliegen, weil die Abhängigkeit zwischen Verbindlichkeit und Einnahmen oder Gewinnen nicht besteht, sondern die Begleichung der Verbindlichkeit zeitlich aufschiebend bedingt – bis zur Abwendung der Krise – verweigert werden konnte.

Soweit nur ein einfacher Rangrücktritt vereinbart wurde, sollte nach Auffassung der Finanzverwaltung die erforderliche Abhängigkeit zwischen Verbindlichkeiten und Einnahmen oder Gewinnen nicht gegeben sein, sodass der Tatbestand des § 5 Abs. 2a EStG grundsätzlich ebenfalls nicht erfüllt sein sollte. Als zusätzliche Voraussetzung sollten einfache Rangrücktrittsvereinbarungen nach Auffassung der Finanzverwaltung jedoch eine Bezugnahme auf die *Möglichkeit einer Tilgung auch aus sonstigem freien Vermögen* enthalten. Fehlte diese Bezugnahme in der Vereinbarung, sollte der Ansatz einer Verbindlichkeit oder Rückstellung nach Auffassung der Finanzverwaltung jedoch nicht in Betracht kommen.

Nach Inkrafttreten der Neuregelungen des MoMiG sollen Gesellschafterdarlehen und diesen gleichgestellte Verbindlichkeiten nunmehr auch ohne eine ausdrückliche Rangrücktrittsvereinbarung gesetzlich subordiniert und nur als nachrangige Verbindlichkeiten gem. § 39 Abs. 1 Nr. 5 InsO zu befriedigen sein. Für eine Nichtpassivierung der subordinierten Forderung im Überschuldungsstatus verlangt allerdings § 19 Abs. 2 InsO, dass der Gesellschafter-Gläubiger zusätzlich erklären muss, mit seiner Forderung hinter sämtliche in § 39 Abs. 1 InsO genannten Forderungen zurückzutreten, also auch hinter alle anderen nicht mit einem ausdrücklichen Rangrücktritt versehenen Gesellschafterdarlehen. Damit entscheidet das Insolvenzrecht nach Inkrafttreten des MoMiG zwar nicht mehr ausdrücklich zwischen »einfachem« und »qualifiziertem« Rangrücktritt. Im Hinblick auf die steuerrechtliche Problema-

---

28) Vgl. BMF vom 8.9.2006, IV B 2 – S 2133 – 10/06, BStBl. I 2006, S. 497.

tik des § 5 Abs. 2a EStG empfiehlt es sich jedoch auch weiterhin einen qualifizierten Rangrücktritt zu erklären und auf die Vereinbarung einer Tilgung aus sonstigem freien Vermögen zu achten.

3.2.5 Sanierungsumwandlungen

Als weitere Sanierungsmaßnahmen können unter bestimmten Voraussetzungen auch gesellschaftsrechtliche Umwandlungsvorgänge von Gesellschaften wie insbesondere die *Verschmelzung*, die *Spaltung* und der *Formwechsel* in Betracht kommen.

Die Verschmelzung einer notleidenden Gesellschaft mit einer gesunden Gesellschaft (sog. Sanierungsfusion) kann sich ggf. dazu eignen, einem Krisenunternehmen neues Vermögen zuzuführen und den Fortbestand des Unternehmens als Ganzes zu sichern. Soweit der übertragende Rechtsträger jedoch noch über verrechenbare Verluste, verbleibende Verlustvorträge, vom übertragenden Rechtsträger nicht ausgeglichene negative Einkünfte oder aufgrund der Zinsschrankenregelung über einen Zinsvortrag nach § 4h Abs. 1 Satz 5 EStG oder einen EBITDA-Vortrag nach § 4h Abs. 1 Satz 3 EStG verfügt, ist zu berücksichtigen, dass diese nicht auf den aufnehmenden Rechtsträger übergehen. Unter der Voraussetzung, dass noch entsprechende stille Reserven beim übertragenden Rechtsträger vorhanden sind, kommt eine letztmalige Nutzung von Verlusten insoweit nur noch durch Ansatz der übergehenden Wirtschaftsgüter mit dem gemeinen Wert oder einem Zwischenwert in seiner steuerlichen Übertragungsbilanz im Wege der Verrechnung mit dem dabei entstehenden Übertragungsgewinn in Betracht. Je nach Höhe der verwendeten Verluste kann es dabei jedoch aufgrund der Regelungen zur Mindestbesteuerung zu einer Kürzung des Verlustabzugs nach § 10d Abs. 2 EStG und damit zu einer Steuerbelastung kommen.

Durch Spaltung eines Rechtsträgers lassen sich gesunde Teilbetriebe von notleidenden Teilbetrieben abtrennen (sog. Sanierungsspaltung). Auch wenn sich bei Spaltungsvorgängen die Vermögensgegenstände des zu spaltenden Rechtsträgers in großen Teilen frei auf die nach Spaltung bestehenden Rechtsträger zuweisen lassen, unterliegen Sanierungsspaltungen ebenso wie Sanierungsfusionen vergleichbaren Beschränkungen hinsichtlich des Übergangs nicht genutzter Verluste und Zinsvorträge. Bei einer Abspaltung mindern sich verrechenbare Verluste, verbleibende Verlustvorträge, nicht ausgeglichene negative Einkünfte, ein Zinsvortrag nach § 4h Abs. 1 Satz 5 EStG und ein EBITDA-Vortrag nach § 4h Abs. 1 Satz 3 EStG der übertragenden Körperschaft in dem Verhältnis, in dem bei Zugrundelegung des gemeinen Werts das Vermögen auf eine andere Körperschaft übergeht (§ 15 Abs. 3 UmwStG), während bei einer Aufspaltung sämtliche nicht genutzten Verluste und Zinsvorträge untergehen. Hinsichtlich der letztmaligen Nutzung von Verlusten kann auf die Hinweise zur Sanierungsfusion verwiesen werden.

Da im Falle eines Formwechsels der formwechselnde Rechtsträger identisch bleibt und ein Vermögensübergang nicht stattfindet, eignet sich ein Formwechsel ausschließlich zur Realisierung von stillen Reserven unter Ausnutzung von Verlustvorträgen im Rahmen der Regelungen der Mindestbesteuerung nach § 10d Abs. 2 EStG und einer damit einhergehenden Verbesserung des Bilanzbildes.

3.3 Anteilsübertragung bei Verlustgesellschaften

Seit der erstmaligen Einführung einer Regelung über den Untergang von körperschaftsteuerlichen Verlustvorträgen durch die sog. »Mantelkaufregelung« im Jahr 1994 hat die steuerliche Nutzung von Verlusten im Falle einer Übertragung von Anteilen an Körperschaften erheblich an Bedeutung gewonnen. Deshalb empfiehlt es sich gerade im Zusammenhang mit der Umsetzung von Sanierungsmaßnahmen, mit denen eine Veränderung der Beteiligungsverhältnisse an einer Körperschaft einhergeht, wie insbesondere Umwandlungsvorgängen, Debt-Equity-Swaps oder ordentlichen Kapitalerhöhungen und -herabsetzungen, sorgfältig zu prüfen, ob die Gesellschaft über körperschaftsteuerlich und gewerbesteuerlich festgestellte Verlustvorträge verfügt und diese sich im Falle einer Umsetzung der konkret beabsichtigten Sanierungs- und Restrukturierungsmaßnahmen möglicherweise erhalten lassen.

3.3.1 Die ›neue‹ Mantelkaufregelung des § 8c KStG

Die Regelung des § 8c KStG, die erstmals für den Veranlagungszeitraum 2008 und auf Anteilsübertragungen ab dem 1.1.2008 anzuwenden ist, knüpft in ihren Voraussetzungen maßgeblich an Anteilsübertragungen und vergleichbare Sachverhalte als schädliche Beteiligungserwerbe innerhalb eines Zeitraums von fünf Jahren an und wirkt in ihrer Verlustbeschränkung abgestuft. Während bei Übertragungen von *mehr als 25 % bis zu 50 %* zunächst ein *quotaler Untergang* der Verlustvorträge droht, kann es bei Übertragungen von *mehr als 50 %* sogar zum *vollständigen Untergang* der nicht genutzten Verluste kommen. Die Regelung gilt u.a. über § 8a Abs. 1 Satz 3 KStG entsprechend für die Zwecke des Zinsvortrags und ist über § 10a Satz 10 GewStG auch auf ggf. vorhandene gewerbesteuerliche Fehlbeträge entsprechend anzuwenden.

Die Regelung erfasst neben dem Erwerb von Kapitalanteilen auch den isolierten *Erwerb von Mitgliedschafts- und Beteiligungsrechten* sowie von *Stimmrechten* an der Körperschaft und auch *vergleichbaren Sachverhalten*. So können insbesondere auch Umwandlungen auf eine Verlustgesellschaft, Einbringungen von (Teil-)Betrieben oder Mitunternehmeranteilen oder auch der Erwerb eigener Anteile sowie Kapitalherabsetzungen erfasst sein, sofern eine Änderung der Beteiligungsquoten damit einhergeht. Ein Erwerb kann in diesem Zusammenhang sowohl entgeltlich als auch unentgeltlich wie z.B. durch Schenkung erfolgen, insoweit ist auf den Übergang des wirtschaftlichen Eigentums i.S.d. § 39 AO abzustellen.[29]

---

[29] BMF vom 4.7.2008, IV C 7 – S 2745-a/08/10001, BStBl. I 2008, S. 736.

Zur Ermittlung des schädlichen Beteiligungserwerbes sind alle Erwerbe durch den Erwerberkreis innerhalb eines Fünf-Jahres-Zeitraums zusammenzufassen. Dieser Fünf-Jahres-Zeitraum beginnt mit dem ersten unmittelbaren oder mittelbaren Beteiligungserwerb an der Verlustgesellschaft durch den Erwerberkreis, wobei nach Auffassung der Finanzverwaltung zu diesem Zeitpunkt noch kein Verlustvortrag vorhanden sein muss. Diese Verwaltungsauffassung kann in einigen Fällen zu nur schwer nachvollziehbaren Ergebnissen führen und wird daher in der Literatur teilweise nicht unkritisch gesehen.[30]

Beispiel: Im Jahr 2008 werden 49 % der Geschäftsanteile an der V-GmbH an den Investor G veräußert. Gleichzeitig wird vereinbart, dass G weitere 2 % der Anteile an der V-GmbH und damit insgesamt eine beherrschende Beteiligung an der V-GmbH erhalten soll, sobald die V-GmbH bestimmte von den Vertragspartnern festgelegte Kennzahlen unterschreitet. Im Jahr 2008 erzielte die V-GmbH noch ein ausgeglichenes Ergebnis, steuerliche Verlustvorträge waren nicht vorhanden und auch die festgelegten Kennzahlen wurden nicht unterschritten. Erst in 2009 unterschreitet die V-GmbH deutlich die vereinbarten Kennzahlen und erzielt aufgrund der schlechten gesamtwirtschaftlichen Situation einen steuerlichen Verlust von 1 Million Euro. Daraufhin werden in 2009 vereinbarungsgemäß weitere 2 % der Anteile an der V-GmbH auf den Investor G übertragen.

Mit der Übertragung der Anteile in 2009 sind innerhalb eines Zeitraumes von fünf Jahren insgesamt 51 % und damit mehr als die Hälfte der Anteile an der V-GmbH auf den Investor G übergegangen. Entsprechend der Auffassung der Finanzverwaltung würde dies einen vollständigen Untergang der in 2009 entstandenen steuerlichen Verluste gem. § 8c KStG nach sich ziehen.

Als Erwerber kommen sämtliche natürlichen oder juristischen Personen wie auch Mitunternehmerschaften in Betracht. Eine *Gruppe von Erwerbern mit gleichgerichteten Interessen* soll nach § 8c KStG als ein einzelner Erwerber anzusehen sein. Der Erwerberkreis soll sich dabei nach den für die verdeckte Gewinnausschüttung geltenden Grundsätzen ergeben[31], wobei sich die gleichgerichteten Interessen nicht auf den Erhalt von Verlustvorträgen richten müssen. Ausreichend sind insoweit bereits jegliche Beziehungen zwischen Erwerbern, die auf eine einheitliche Willensbildung hindeuten und den Rückschluss zulassen, die Übertragung beeinflusst zu haben. Insbesondere können auch familienrechtliche, gesellschaftsrechtliche, schuldrechtliche oder auch rein tatsächliche Beziehungen gleichgerichtete Interessen begründen, die dazu führen, dass mehrere einzelne Erwerber im Rahmen der Voraussetzungen des § 8c KStG als ein Erwerber anzusehen sind.

Bei seiner Einführung war in der neuen Mantelkaufregelung ursprünglich keine Sanierungsklausel enthalten, lediglich für Beteiligungserwerbe einer sog. *Wagniskapitalbeteiligungsgesellschaft* an einer Zielgesellschaft sah § 8c Abs. 2 KStG insoweit einen Erhalt von Verlusten vor, als im Unternehmen stille Reserven vorhanden sind, im Übrigen wurde der Verlustabzug durch diese Ausnahmeregelung modifiziert und sah eine stufenweise Steigerung des Verlustabzugsbetrages über eine Zeitdauer von fünf Jahren vor. Nach der Gesetzbegründung sollte mit der Einführung von § 8c

---

30) Vgl. Altrichter-Herzberg (2008), S. 857.
31) Vgl. insoweit H 36 KStH 2006 »Beherrschende Gesellschafter – gleichgerichtete Interessen«.

Abs. 2 KStG den Belangen junger und forschungsintensiver Unternehmen Rechnung getragen werden. Aufgrund des engen Anwendungsbereichs dieser Ausnahmeregelung gab es jedoch bereits frühzeitig erhebliche Zweifel an einer nennenswerten Entlastung durch die Regelung, insbesondere wurde auch kritisiert, dass die neue Mantelkaufregelung des § 8c KStG für Sanierungen im Gegensatz zur Vorgängerregelung keinerlei Privilegierungen für Sanierungssituationen vorsah.

Auf Initiative des Bundesrates hin wurde unter § 8c Abs. 1a KStG eine zunächst auf zwei Jahre befristete *Sanierungsklausel* in das Gesetz zur Verbesserung der steuerlichen Berücksichtigung von Vorsorgeaufwendungen *(Bürgerentlastungsgesetz Krankenversicherung)*[32)] aufgenommen. Intention des Gesetzgebers war dabei insbesondere das Bestreben, die negativen Auswirkungen der Mantelkaufregelung auf die bei Krisenunternehmen regelmäßig in erheblichem Umfang vorhandenen Verlustvorträge zumindest für konkrete Sanierungsfälle zu vermeiden. In der gegenwärtigen Finanzkrise zeigt sich deutlich, dass § 8c KStG ohne eine Sanierungsklausel erheblich krisenverschärfend wirken kann, da ein anteiliger oder sogar vollständiger Untergang der aufgelaufenen Verlustvorträge im Falle eines Anteilseignerwechsels die Suche nach sanierungswilligen Investoren erheblich erschwert. Bleiben steuerliche Verluste nämlich nur in den Fällen nutzbar, in denen die Anteile bei den ursprünglichen Anteilseignern verbleiben und diese ggf. aus eigener Kraft versuchen müssen, die Krise des Unternehmens zu bewältigen, werden hierdurch rechtzeitige und effektive Sanierungsbemühungen unter neuer Führung erschwert und § 8c KStG würde speziell in Krisenzeiten ein Restrukturierungshindernis darstellen. Die Bundesregierung hatte dieses Hindernis bereits im Zusammenhang mit geplanten Rettungsmaßnahmen des Staates für den Bankensektor erkannt und daher für die Übernahme von Anteilen an Kreditinstituten aus Mitteln des Sonderfonds Finanzmarktstabilisierung insoweit eine Befreiung von § 8c KStG im Gesetz zur Umsetzung eines Maßnahmenpakets zur Stabilisierung des Finanzmarktes *(Finanzmarktstabilisierungsgesetz – FMStG)*[33)] verankert.

Tatbestandlich ist die Sanierungsklausel eng an das Sanierungsprivileg in § 39 Abs. 4 Satz 2 der Insolvenzordnung angelehnt. Der Anteilserwerb muss dementsprechend vor allem darauf gerichtet sein, eine bereits eingetretene Zahlungsunfähigkeit oder Überschuldung zu beseitigen bzw. deren drohenden Eintritt zu vermeiden und dabei gleichzeitig die wesentlichen Betriebsstrukturen des Unternehmens zu erhalten. Um den Nachweis erbringen zu können, dass die Möglichkeit einer Sanierung der Verlustgesellschaft besteht, empfiehlt es sich unbedingt, zum Zeitpunkt des Beteiligungserwerbes einen ordnungsgemäß dokumentierten Sanierungsplan aufzustellen, der entsprechende Aussagen zur Sanierungsbedürftigkeit und zur Sanierungsfähigkeit der Verlustgesellschaft enthält[34)]. Das Merkmal der Erhaltung der Betriebsstrukturen ist nach dem Wortlaut der Regelung jedoch typisierend nur dann erfüllt, wenn entweder die Arbeitsplätze erhalten werden oder eine Betriebsvereinbarung über Arbeitsplätze geschlossen wird oder durch Einlagen wesentliches Betriebsvermögen zugeführt wird, wobei zumindest eines dieser Merk-

---

32) BGBl. I vom 22.7.2009, S. 1959ff.
33) BGBl. I vom 17.10.2008, S. 1982ff.

34) Vgl. Fey/Neyer (2009), S. 1368.

male zwingend erfüllt werden muss. Erhaltung der Arbeitsplätze bedeutet in diesem Zusammenhang, dass die maßgebende jährliche Lohnsumme innerhalb von fünf Jahren nach dem Beteiligungserwerb 400 % der Ausgangslohnsumme nicht unterschreitet. Eine Zuführung wesentlichen Betriebsvermögens soll dann vorliegen, wenn innerhalb von zwölf Monaten nach dem Beteiligungserwerb neues Betriebsvermögen in dem Umfang zugeführt wird, der mind. 25 % des Aktivvermögens der Steuerbilanz entspricht. Wird nur ein Anteil an der Körperschaft erworben, müsste nur der entsprechende Anteil des Aktivvermögens zugeführt werden. Das Sanierungsprivileg findet jedoch keine Anwendung, wenn die Körperschaft ihren Geschäftsbetrieb im Zeitpunkt des Beteiligungserwerbs jedoch bereits im Wesentlichen eingestellt hat, oder innerhalb eines Zeitraumes von fünf Jahren nach dem Beteiligungserwerb ein Branchenwechsel erfolgt.

Die Sanierungsklausel sollte zunächst nur Anwendung für Beteiligungserwerbe finden, die zwischen dem 1.1.2008 und dem 31.12.2009 erfolgten. Das anlässlich der globalen Finanzkrise zur weiteren Stimulierung der gesamtwirtschaftlichen Situation verabschiedete Gesetz zur Beschleunigung des Wirtschaftswachstums *(Wachstumsbeschleunigungsgesetz)*[35], welches nach langen Diskussionen zwischen Bund und Ländern am 18.12.2009 auch den Bundesrat passiert hat, sieht nunmehr eine unbefristete Geltung des Sanierungsprivilegs vor. Vor diesem Hintergrund empfiehlt es sich, bei konkreten Investitionsabsichten in Krisenunternehmen, nunmehr besonders im Zusammenhang mit der optimalen Strukturierung des Erwerbes, gerade die Anwendbarkeit des Sanierungsprivilegs genauestens überprüfen zu lassen.

Auch im Falle eines *unmittelbaren* oder *mittelbaren Anteilsübergangs*, insbesondere innerhalb eines Konzerns, tritt grundsätzlich ein Verlustuntergang ein. Im Falle eines mittelbaren Beteiligungserwerbs ist die auf die Verlustgesellschaft durchgerechnete Beteiligungsquote oder Stimmrechtsquote maßgeblich.

Beispiel: M ist Alleinaktionär der M-AG. Die M-AG hält 30 % der Anteile an der T1-GmbH und 22 % der Anteile an der T2-GmbH, die wiederum jeweils 50 % der Anteile an der V-GmbH halten, die über körperschaftsteuerliche Verlustvorträge verfügt. M verkauft sämtliche Aktien an der M-AG an den E.

Mit der Übertragung sämtlicher Aktien an der M-AG halten die T1-GmbH und die T2-GmbH zwar unmittelbar auch weiterhin jeweils 50 % der Anteile an der V-GmbH. Mit der Übertragung sämtlicher Anteile an der A-AG gehen jedoch mittelbar insgesamt 26 % der Anteile an der V-GmbH von M auf E über (30 % · 50 % + 22 % · 50 %). Mit dem Erwerb der Aktien an der M-AG liegt dementsprechend ein schädlicher Beteiligungserwerb gem. § 8c Abs. 1 Satz 1 KStG vor, der grundsätzlich einen entsprechend quotalen Untergang der Verlustvorträge der V-GmbH auslösen würde.

Die Einbeziehung auch lediglich mittelbarer Beteiligungserwerbe ohne geeignete Ausnahmetatbestände wurde vielfach als zu weitgehend angesehen. Mit dem Wachstumsbeschleunigungsgesetz hat der Gesetzgeber daher nunmehr zumindest zur Abmilderung dieser Verlustnutzungsbeschränkungen für Restrukturierungen innerhalb eines Konzernes in § 8c Abs. 1 Satz 5 KStG eine sog. *Konzernklausel* angefügt, nach der ein für die laufenden Verluste und Verlustvorträge schädlicher Betei-

---

[35] BGBl. I vom 30.12.2009, S. 3950ff.

ligungserwerb dann nicht vorliegen soll, wenn an dem übertragenden und an dem übernehmenden Rechtsträger dieselbe Person zu jeweils 100 % mittelbar oder unmittelbar beteiligt ist. Diese Regelung greift nunmehr die bereits seit Einführung der Regelung des § 8c KStG in der Literatur geäußerte Kritik an der sich aus der Einbeziehung auch mittelbarer Beteiligungserwerbe ergebenden Reichweite der Mantelkaufregelung auf, dass ein Handel mit Verlustvorträgen, dem die Regelung ihrem gesetzgeberischen Zweck nach entgegenwirken soll, innerhalb eines Konzerns ohnehin nicht denkbar sei.

Eine weitere Abmilderung der Verlustnutzungsbeschränkungen des § 8c KStG enthält die ebenfalls mit dem Wachstumsbeschleunigungsgesetz in § 8c Abs. 1 Satz 6, 7 KStG angefügte *Verschonungsregelung*, nach der bei einem schädlichen Beteiligungserwerb nicht genutzte Verluste in Höhe der anteiligen stillen Reserven vom Untergang ausgenommen werden sollen, soweit diese im Inland der Besteuerung unterliegen. Stille Reserven in diesem Sinne sind der Unterschiedsbetrag zwischen in der steuerlichen Gewinnermittlung ausgewiesenem Eigenkapital und dem auf dieses Eigenkapital jeweils entfallenden gemeinen Wert der Anteile an der Körperschaft, soweit diese im Inland steuerpflichtig sind. Anknüpfend an der Grundsystematik des abgestuften Untergangs der Verluste nimmt die Verschonungsregelung bei schädlichen Übertragungen von mehr als 25 % bis zu 50 % auch nur Verluste in entsprechender quotaler Höhe an den im Inland steuerverhafteten stillen Reserven vom Untergang aus.

Sowohl die Konzernklausel als auch die Verschonungsregelung sind erstmalig auf schädliche Beteiligungserwerbe anzuwenden, die nach dem 31.12.2009 stattfinden. Die Entschärfungen der Mantelkaufregelung durch das Wachstumsbeschleunigungsgesetz führen im Ergebnis zwar grundsätzlich zu steuerlichen Erleichterungen in Umstrukturierungssituationen, werfen jedoch auch zahlreiche Anwendungsprobleme auf, insbesondere im Zusammenhang mit der Ermittlung der stillen Reserven oder bei körperschaftsteuerlichen Organschaften.

3.3.2 Die Fortgeltung der ›alten‹ Mantelkaufregelung des § 8 Abs. 4 KStG

Zur Verhinderung von Gestaltungen bleibt neben der Neuregelung des § 8 c KStG auch die Vorgängerregelung des § 8 Abs. 4 KStG für einen Auslaufzeitraum weiter anwendbar, falls *mehr als* 50 % der Anteile innerhalb eines Zeitraums von fünf Jahren übertragen werden, der vor dem 1.1.2008 beginnt. Weitere Voraussetzung ist in diesem Fall, dass auch die wirtschaftliche Identität der Kapitalgesellschaft durch Zuführung überwiegend neuen Betriebsvermögens vor dem 1.1.2013 entfällt. Ob die wirtschaftliche Identität einer Körperschaft entfällt, richtet sich insoweit allein nach § 8 Abs. 4 KStG bzw. den für diese Vorschrift geltenden Auslegungsgrundsätzen. Innerhalb des Zeitraums vom 1.1.2008 bis zum 31.12.2012 kann es dementsprechend sowohl zum vollständigen oder teilweisen Wegfall des Verlustabzuges nach der Neuregelung des § 8c KStG als auch zum Wegfall des Verlustabzuges nach § 8 Abs. 4 KStG kommen.

3.3.3 Forderungsabtretungen im Zusammenhang mit Anteilsübertragungen

Im Zusammenhang mit der Übertragung von Anteilen an Verlustgesellschaften können sich in steuerlicher Hinsicht zudem besondere Probleme ergeben, sofern ein Gesellschafter neben den Gesellschaftsanteilen an einer Verlustgesellschaft eine – bei wirtschaftlicher Betrachtung als wertgemindert oder sogar vollständig wertlos einzuordnende – Forderung auf Rückgewähr eines der Verlustgesellschaft gewährten Darlehens unter deren Nennwert veräußert und diese Forderung als *kapitalersetzend* anzusehen war. Sowohl die gesetzlichen Regelungen als auch das von der Rechtsprechung entwickelte komplexe Regelwerk zum Kapitalersatzrecht waren bis zum Inkrafttreten des MoMiG zum 1.11.2008 bei allen Gesellschaftsformen mit beschränkter Haftungsmasse von Bedeutung. Den Regelungen des Kapitalersatzrechtes kam dabei die Funktion zu, für eine angemessene Verteilung des Unternehmensrisikos in der Krise zu sorgen. Mit Inkrafttreten des MoMiG wurde diese Funktion nunmehr in den Bereich der Insolvenzanfechtung verlagert, indem in § 135 InsO eine umfassende Anfechtungsmöglichkeit für Rückzahlungen auf (kapitalersetzende) Gesellschafterforderungen eingeführt wurde.

Für den Veräußerer stellen Verluste aus der Veräußerung von Darlehensforderungen unter deren Nennwert unzweifelhaft nachträgliche Anschaffungskosten auf die Gesellschaftsanteile dar und wirken sich damit bei der Berechnung des steuerlichen Veräußerungsgewinnes aus dem Beteiligungsverkauf gewinnmindernd für den Veräußerer aus.[36]

Die steuerliche Behandlung der Darlehensforderungen beim Erwerber war jedoch bereits in der Vergangenheit höchst umstritten, insbesondere wenn die Darlehensforderung zum steuerlichen Privatvermögen des Erwerbers gehörte. Der IV. Senat des BFH sah in diesem Vorgang jedenfalls dann einen Missbrauch von rechtlichen Gestaltungsmöglichkeiten i.S.d. § 42 AO, wenn vor dem Inkrafttreten der alten Mantelkaufregelung des § 8 Abs. 4 KStG a.F. zugleich mit dem Verlustmantel einer Kapitalgesellschaft eine gegen diese gerichtete nicht mehr (voll) werthaltige Forderung erworben wurde. Ein derartiger Vorgang sollte wie ein Erwerb von Anteilen an einer Kapitalgesellschaft nach vorherigem Forderungsverzicht des Gläubigers der Kapitalgesellschaft zu behandeln sein.[37] Nach Auffassung des I. Senats des BFH sollten der verbilligte Verkauf wertgeminderter Forderungen und der Verzicht auf solche Forderungen durch den Gläubiger dahingegen wirtschaftlich regelmäßig nicht vergleichbar sein. Bei dem Verkauf der Forderungen gegenüber einer notleidenden GmbH an den Gesellschafter-Geschäftsführer dieser Kapitalgesellschaft handele es sich deshalb auch regelmäßig nicht um eine Geschäftschance der Kapitalgesellschaft auf einen Forderungsverzicht und damit nicht um eine verdeckte Gewinnausschüttung. Der Verkauf der Forderungen statt des Forderungsverzichts stelle grundsätzlich auch keinen Gestaltungsmissbrauch dar.[38] Die Finanzverwaltung hingegen will

---

[36] Vgl. BFH vom 4.8.1999, VIII B 68/99, GmbHR 1999, S. 1211.

[37] Vgl. BFH vom 1.2.2001, IV R 3/00, BStBl. II 2001, S. 520.

[38] Vgl. BFH vom 30.01.2002, IR 13/01, BFH/NV 2002, S. 1172.

auf Grundlage der Entscheidung des IV. Senats des BFH auch nach Inkrafttreten der alten Mantelkaufregelung des § 8 Abs. 4 KStG a.F. in der späteren Tilgung des Darlehens durch die Kapitalgesellschaft eine verdeckte Gewinnausschüttung sehen.[39]

Vor dem Hintergrund der Unternehmenssteuerreform 2008 wird nunmehr teilweise die Auffassung vertreten, dass der Buchgewinn ab 2009 auch im Privatvermögen als steuerpflichtiger Kapitalertrag i.S.d. § 20 Abs. 2 Satz 1 Nr. 7 EStG aus der Veräußerung, Einlösung, Rückzahlung, Abtretung oder Einlage einer Kapitalforderung einzuordnen ist.[40] Vor diesem Hintergrund hätte es sich sicherlich empfohlen, derartige Darlehensforderungen möglichst noch im Jahr 2008 zu begleichen, um dem Risiko einer Besteuerung des Tilgungsertrages zu entgehen. Alternativ hätte die Forderung bei zwischenzeitlich eingetretener Wertsteigerung zum höheren Teilwert bis zum 31.12.2008 auch in ein Betriebsvermögen eingelegt werden können. Es bleibt abzuwarten, welche Auffassung sich in Rechtsprechung und Finanzverwaltung zu derartigen Konstellationen herausbilden wird.

3.3.4 Grunderwerbsteuer

Sofern die Verlustgesellschaft über inländischen Grundbesitz verfügt, ist zusätzlich darauf zu achten, dass durch Übertragung von Anteilen auch Grunderwerbsteuer ausgelöst werden kann. Sowohl direkter Rechtsträgerwechsel von Grundstücken und grundstücksgleichen Rechten nach § 1 Abs. 1 und 2 GrEStG als auch Übertragung von Grundbesitz haltenden Personen- oder Kapitalgesellschaften nach § 1 Abs. 2a und 3 GrEStG können grundsätzlich Erwerbstatbestände darstellen, die Grunderwerbsteuer auslösen können. Hierunter fallen vor allem Übertragungsvorgänge von Anteilen an Kapitalgesellschaften, die zur Folge haben, dass erstmalig 95 % der Gesellschaftsanteile in der Hand des Erwerbers oder in der Hand von herrschenden und/oder abhängigen Unternehmen oder Personen vereinigt werden.

Dies ist grundsätzlich auch dann der Fall, wenn Anteilsübertragungen im Rahmen von Umstrukturierungen ausschließlich innerhalb eines Konzernes stattfinden und es lediglich unmittelbar zu Wechsel des Anteilseigners kommt, bei mittelbarer Betrachtung innerhalb des Konzerns jedoch immer noch die gleichen Beteiligungsverhältnisse an der Grundbesitz haltenden Gesellschaft bestehen. Dies liegt darin begründet, dass der Konzern aus grunderwerbsteuerlicher Sicht nicht als einheitlicher Rechtsträger angesehen wird. Da das GruEStG bislang für Umstrukturierungen nur in wenigen Konstellationen Ausnahmeregelungen bzw. Vergünstigungen vorsah, erwies sich die Grunderwerbsteuer im Zusammenhang mit Umstrukturierungen in aller Regel als weiteres Hindernis.

Durch das Wachstumsbeschleunigungsgesetz wurde nunmehr auch im Bereich der Grunderwerbsteuer mit der Einführung eines neuen Ausnahmetatbestandes in § 6a GrEStG eine »Konzernklausel« eingeführt, die für Erwerbstatbestände im Rah-

---

[39] Vgl. BMF vom 2.12.2003, IV A 2 – S 2743 – 5/03, BStBl. I 2003, S. 648.
[40] Vgl. Neumann (2008), S. 473.

men einiger spezieller Umwandlungsvorgänge Befreiungen von der Grunderwerbsteuer vorsieht. Zur Vermeidung von missbräuchlichen Gestaltungen sieht die Neuregelung in § 6a Abs. 2 GrEStG jedoch sowohl eine Vorbesitzzeit des Grundstücks als auch eine Mindesthaltefrist im Hinblick auf die Anteile der Gesellschaft, zu deren Vermögen das Grundstück gehört, von jeweils fünf Jahren vor.[41]

Im Ergebnis wird die Einführung der grunderwerbsteuerlichen Konzernklausel damit zumindest für konzerninterne Restrukturierungsvorhaben, die nach dem 31.12.2009 durchgeführt werden sollen, zu erheblichen Erleichterungen bei der Gestaltung führen.

3.3.5 Gestaltungsmöglichkeiten zur Verlustnutzung

Sofern sich im Zusammenhang mit einer Anteilsübertragung abzeichnet, dass ohne weitere Gestaltungsmaßnahmen ein Untergang von steuerlichen Verlusten eintreten wird, empfiehlt es sich unbedingt, konkrete Überlegungen und Planungen anzustellen, wie die vom Untergang bedrohten Verluste ggf. zuvor noch nutzbar gemacht werden können.

Neben den bereits dargestellten Möglichkeiten einer letztmaligen Verlustnutzung durch Sanierungsumwandlungen können Verluste kurzfristig vor allem im Wege der *Realisierung stiller Reserven* in der Verlustgesellschaft genutzt werden. Insoweit bestehen aus steuerlicher Sicht verschiedene Gestaltungsmöglichkeiten:

Zunächst lassen sich stille Reserven durch die Veräußerung von Wirtschaftsgütern realisieren. Um der Verlustgesellschaft dabei die faktische Nutzungsmöglichkeit an den veräußerten Wirtschaftsgütern zu erhalten, ist insbesondere an Veräußerungsvorgänge innerhalb der Unternehmensgruppe und an Sale-and-lease-back-Geschäfte zu denken. Hierbei ist jedoch zu bedenken, dass bestimmte Veräußerungsgewinne, z.B. solche aus der Veräußerung von Beteiligungen an anderen Kapitalgesellschaften (vgl. § 8b KStG), in bestimmten Fällen vollständig oder eingeschränkt von der Besteuerung ausgenommen werden und damit in steuerlicher Hinsicht auch bei Bestehen erheblicher stiller Reserven nicht oder nur eingeschränkt zur Realisierung stiller Reserven geeignet sind.

Alternativ zu einer Veräußerung lassen sich stille Reserven kurzfristig ggf. auch durch *Einzelentnahmen von Wirtschaftsgütern* realisieren, die nach § 6 Abs. 1 Nr. 4 EStG grundsätzlich mit dem Teilwert anzusetzen sind. Als Teilwert ist der Betrag anzusetzen, den ein Erwerber des ganzen Betriebs bei objektiver Betrachtung im Verhältnis zum Gesamtkaufpreis für das einzelne Wirtschaftsgut ansetzen würde. Hierfür eignen sich insbesondere solche Wirtschaftsgüter, die über möglichst hohe stille Reserven verfügen. Bei unentgeltlichen Überführungen von Wirtschaftsgütern innerhalb verschiedener Einzelunternehmen, Personengesellschaften und Sonderbetriebsvermögen oder entsprechender Übertragung gegen Gewährung von Gesellschaftsrechten ist jedoch die Sonderregelung des § 6 Abs. 5 EStG zu berücksichti-

---

[41] Vgl. insoweit vertiefend Stadler/Schaflitzl (2009), S. 2621.

gen, die vorbehaltlich darauffolgender Entnahmen, Veräußerungen oder Beteiligungen zunächst die Fortführung der steuerlichen Buchwerte vorsieht.

Innerhalb von Konzernstrukturen können Verluste ggf. auch durch *Verlagerungen von Geschäftschancen auf Verlust-Schwestergesellschaften* nutzbar gemacht werden. Die Verlagerung von Einkünften von einer Schwestergesellschaft auf die andere ist nach Auffassung des BFH nicht bereits deswegen rechtsmissbräuchlich, weil sie ausschließlich oder überwiegend dem Ziel dient, Verlustvorträge zu neutralisieren. Sofern jedoch einer Kapitalgesellschaft von dritter Seite bereits ein konkretes Geschäft angeboten wurde, wird die Geschäftschance aber dennoch ohne entsprechendes Entgelt einer Schwestergesellschaft überlassen, soll dies regelmäßig auch dann zu einer verdeckten Gewinnausschüttung an die Muttergesellschaft führen, wenn die Wahrnehmung des Geschäfts durch die Schwestergesellschaft den größeren wirtschaftlichen Nutzen verspricht.[42] Ein Ertrag der anderen Schwestergesellschaft aus der Wahrnehmung der Geschäftschance müsste dann aufgrund der Fiktion einer korrespondierenden, seitens der Muttergesellschaft erbrachten, verdeckten Einlage nach § 8 Abs. 3 S. 3 KStG steuerlich wieder neutralisiert werden.

3.4 Der Sanierungserlass der Finanzverwaltung

3.4.1 Rechtsentwicklung der Besteuerung von Sanierungsgewinnen

Wie bereits dargestellt können bestimmte Sanierungsmaßnahmen sowohl auf Ebene der zu sanierenden Gesellschaft als auch auf Ebene der Gesellschafter erhebliche Gewinnauswirkungen tätigen. Die Steuerbefreiung von Sanierungsgewinnen war bereits vom VI. Senat des Reichsfinanzhofs noch unter der Geltung des EStG 1925 proklamiert worden, welches jedoch noch keinen Verlustvortrag vorsah. Im Jahr 1977 wurde mit § 3 Nr. 66 EStG a.F. ein gesetzlicher Steuerbefreiungstatbestand eingeführt, der ausdrücklich vorsah, dass Erhöhungen des Betriebsvermögens, die dadurch entstanden waren, dass Schulden zum Zweck der Sanierung ganz oder teilweise erlassen wurden, von der Einkommensteuer befreit waren. Diese Steuerbefreiung galt über § 8 Abs. 1 Satz 1 KStG auch für Kapitalgesellschaften.

Nachdem die Steuerbefreiungsvorschrift des § 3 Nr. 66 EStG a.F. mit Wirkung ab dem Veranlagungszeitraum 1998 auf Vorschlag der Bareis-Kommission aus dem EStG gestrichen wurde, unterliegen nunmehr auch Sanierungsgewinne der Einkommen-, Körperschaft- und Gewerbesteuer. Die Abschaffung der Steuerbefreiung des § 3 Nr. 66 EStG a.F. wurde damit begründet, dass dieses neben der eingeführten Regelung des § 10d EStG zur Nutzbarmachung des den späteren Sanierungsgewinn bedingenden Unternehmensverlustes mittels Verlustrücktrag und zeitlich unbegrenztem Verlustabzug in Folgejahren zu einer Doppelbegünstigung führe.[43] Soweit also aufgrund von Sanierungsmaßnahmen der Gläubiger bei der zu sanierenden Gesellschaft steuerpflichtige Betriebseinnahmen entstehen und diesen keine

---

42) Vgl. BFH vom 7.8.2002, I R 64/01, BFH/NV 2003.
43) Vgl. insoweit vertiefend Groh (1996), S. 1890.

steuerlich nutzbaren Verluste oder Verlustvorträge in entsprechendem Umfang gegenüberstehen, können hieraus grundsätzlich neue Steuerforderungen gegenüber der zu sanierenden Gesellschaft entstehen, was für die Gesellschaft wiederum zu erneuten Schwierigkeiten führen kann.

Die Finanzverwaltung hat mit dem sog. *Sanierungserlass* den Versuch unternommen, für die Praxis eine rechtliche Grundlage zur Abmilderung dieser Nachteile zu schaffen.[44] Als einen Sanierungsgewinn definiert der Sanierungserlass eine Erhöhung des Betriebsvermögens, die dadurch entsteht, dass Schulden zum Zweck der Sanierung ganz oder teilweise erlassen werden. Schulden werden insbesondere erlassen durch eine vertragliche Vereinbarung zwischen dem Schuldner und dem Gläubiger, durch die der Gläubiger auf eine Forderung verzichtet (Erlassvertrag nach § 397 Abs. 1 BGB) oder durch ein Anerkenntnis, dass ein Schuldverhältnis nicht besteht (negatives Schuldanerkenntnis nach § 397 Abs. 2 BGB)[45].

3.4.2 Voraussetzungen für die Anwendung des Sanierungserlasses

In sachlicher Hinsicht legt der Sanierungserlass für die Annahme eines begünstigten Sanierungsgewinnes die Sanierungsbedürftigkeit und Sanierungsfähigkeit des Unternehmens, die Sanierungseignung des Forderungsverzichts und die Sanierungsabsicht als sachliche Voraussetzungen fest. Im Grundsatz lehnt sich der Sanierungserlass damit sowohl hinsichtlich der sachlichen Voraussetzungen als auch des Sanierungsgewinns an die vom BFH zum ehemaligen § 3 Nr. 66 EStG a.F. entwickelten Tatbestandsmerkmale an.

Die Prüfung der *Sanierungsbedürftigkeit* erstreckt sich insbesondere auf die Ertragslage und die Höhe des Betriebsvermögens vor und nach der Sanierung, die Kapitalverzinsung durch die Erträge des Unternehmens, die Möglichkeiten zur Bezahlung von Steuern und sonstigen Schulden, d.h. auf das Verhältnis der flüssigen Mittel zur Höhe der Schuldenlast, die Gesamtleistungsfähigkeit des Unternehmens und die Höhe des Privatvermögens. Es kommt entscheidend darauf an, wie sich das Unternehmen ohne den Schulderlass weiterentwickelt hätte. Gelangt man dabei zu dem Ergebnis, dass ohne den Schulderlass die für eine erfolgreiche Weiterführung des Betriebs und die Abdeckung der bestehenden Verpflichtungen erforderliche Betriebssubstanz nicht erhalten werden könnte, muss das Unternehmen als sanierungsbedürftig angesehen werden. Hat ein Unternehmer mehrere getrennte Betriebe, von denen für sich betrachtet nur einer oder einzelne sanierungsbedürftig sind, so muss von der Gesamtheit der Betriebe ausgegangen werden.[46]

Von der *Sanierungsfähigkeit* des Unternehmens ist auszugehen, wenn anhand objektiver Anhaltspunkte davon ausgegangen werden kann, dass es nach der erfolgten Sanierung dazu in der Lage sein wird, einen Überschuss der Betriebseinnahmen über die Betriebsausgaben zu erwirtschaften.

---

44) Vgl. BMF vom 27.3.2003, IV A 6 – S 2140 – 8/03, BStBl. I 2003, S. 240.

45) Vgl. BFH vom 27.1.1998, VIII R 64/96, BStBl. II 1998, S. 537.

46) Vgl. BFH vom 25.10.1963, I 359/60 S, BStBl. III 1964, S. 122.

Von einer *Sanierungseignung des Schulderlasses* ist grundsätzlich dann auszugehen, sofern der Forderungsverzicht im Zeitpunkt seiner Umsetzung geeignet erscheint, das Unternehmen vor dem finanziellen Zusammenbruch zu bewahren und die Ertragsfähigkeit auf Dauer betrachtet wieder herzustellen. Von einer Sanierungseignung ist in diesem Sinne auch dann auszugehen, wenn eine einzelne Sanierungsmaßnahme nur in Verbindung mit weiteren Maßnahmen einen Sanierungserfolg herbeiführen kann. Dies kann grundsätzlich auch dann der Fall sein, wenn die einzelnen Maßnahmen zeitlich nicht unmittelbar aufeinanderfolgen. Von der Sanierungsabsicht aller auf Forderungen verzichtender Gläubiger ist auch dann auszugehen, wenn unter ihrer Mitwirkung ein Plan zur Wiederherstellung der Zahlungsfähigkeit des Unternehmens aufgestellt wird, der sich über einen längeren (auch über ein Wirtschaftsjahr hinausreichenden) Zeitraum erstreckt, innerhalb dessen die Gläubiger schrittweise auf Forderungen verzichten sollen.[47]

Die *Sanierungsabsicht der Gläubiger* kann dann angenommen werden, wenn sich mehrere Gläubiger in einer untereinander abgestimmten und gleichgerichteten Vorgehensweise an der Sanierung beteiligen.

Soweit für das zu sanierende Unternehmen bereits ein Sanierungsplan vorliegt, kann dabei nach Aussage des Sanierungserlasses grundsätzlich davon ausgegangen werden, dass die sachlichen Voraussetzungen der Sanierungsbedürftigkeit und Sanierungsfähigkeit des Unternehmens, der Sanierungseignung des Forderungsverzichts und der Sanierungsabsicht der Gläubiger allesamt erfüllt sind.

Die Finanzverwaltung bringt in ihrem Sanierungserlass darüber hinaus bereits einleitend zum Ausdruck, dass die zu beurteilende Sanierung *unternehmensbezogen* erfolgen muss. Sofern das Unternehmen nicht fortgeführt oder trotz der Sanierungsmaßnahme eingestellt wird, soll nach dem Sanierungserlass eine Sanierung nur dann vorliegen, wenn die Schulden aus betrieblichen Gründen, z.B. um einen Sozialplan zugunsten der Arbeitnehmer zu ermöglichen, erlassen werden. Nach dem ausdrücklichen Wortlaut des Sanierungserlasses soll hingegen keine begünstigte Sanierung gegeben sein, soweit die Schulden erlassen werden, um dem Steuerpflichtigen oder einem Beteiligten einen schuldenfreien Übergang in sein Privatleben oder den Aufbau einer anderen Existenzgrundlage zu ermöglichen.

Dieser im Sanierungserlass vorgegebenen Auffassung der Finanzverwaltung zur Erforderlichkeit einer unternehmensbezogenen Sanierung ist das FG Münster ausdrücklich entgegengetreten.[48] Dies wird unter Heranziehung der Rechtsprechung des BFH zu § 3 Nr. 66 EStG a. F. damit begründet, dass es für die Sanierungseignung genügen sollte, wenn der Forderungserlass es dem Einzelunternehmer ermöglicht, das von ihm betriebene Unternehmen aufzugeben, ohne von weiter bestehenden Schulden beeinträchtigt zu sein.[49] Bereits nach dem Wortlaut des § 3 Nr. 66 EStG a.F. beziehe sich die Sanierung nämlich nicht auf ein Unternehmen. Dem stehe auch nicht entgegen, dass der Gewinn, der durch den Erlass von Schulden entstehen könne, nur in einem Betrieb anfallen könne. Dies schließe nämlich nicht

---

47) Vgl. BFH vom 10.4.2003, IV R 63/01, BStBl. II 2004, S. 9.
48) Vgl. FG Münster vom 27.5.2004 – 2 K 1307/02 – EFG 2004, S. 1572.
49) Vgl. BFH vom 14.3.1990, I R 64/85, BStBl. II 1990, S. 810.

aus, dass der Schulderlass nicht die Sanierung des Unternehmens, sondern des Unternehmers bezwecke. Diese Auffassung entspreche dem System des EStG. Subjekt der Einkommensteuer sei nicht der Betrieb, sondern die natürliche Person. Auf den Betrieb komme es nur insoweit an, als das Betriebsvermögen Grundlage für die Ermittlung der Einkünfte i.S.d. § 2 Abs. 1 Nr. 2 EStG bilde. Die Finanzverwaltung orientiert sich jedoch auch weiterhin an den Regelungen des Sanierungserlasses und beschränkt dessen Anwendbarkeit ausschließlich auf unternehmensbezogene Sanierungen.

3.4.3 Steuerstundung und Steuererlass aus sachlichen Billigkeitsgründen

Soweit im Sinne des Sanierungserlasses ein Sanierungsgewinn vorliegt und die sachlichen Voraussetzungen gegeben sind, sollen die Besteuerungsgrundlagen in einem ersten Schritt zunächst in der Weise ermittelt werden, dass Verluste bzw. negative Einkünfte bis zur Höhe des Sanierungsgewinns zunächst mit diesem verrechnet werden, und zwar unbeschadet von Ausgleichs- und Verrechnungsbeschränkungen (insbesondere nach §§ 2 Abs. 3, 2a, 2b, 10d, 15 Abs. 4, 15a, 23 Abs. 3 EStG). Die Verluste bzw. negativen Einkünfte werden insoweit zunächst vollständig aufgebraucht und gehen nicht in einen nach § 10d Abs. 4 EStG festzustellenden Verlustvortrag oder den nach § 15a Abs. 4, 5 EStG festzustellenden verrechenbaren Verlust ein. Der BFH ist zudem der Auffassung, dass in diesem Zusammenhang auch über die Anwendung der Mantelkaufregelung des § 8 Abs. 4 KStG a.F. entschieden werden müsse.[50] Vor diesem Hintergrund kann wohl davon ausgegangen werden, dass Entsprechendes auch für die Neuregelung des § 8 c KStG gelten wird.

In der Erhebung der Steuer auf einen nach Ausschöpfung der ertragsteuerlichen Verlustverrechnungsmöglichkeiten verbleibenden Sanierungsgewinn sieht die Finanzverwaltung aus sachlichen Billigkeitsgründen eine erhebliche Härte. Sofern die im Sanierungserlass genannten sachlichen Voraussetzungen vorliegen, soll die insoweit auf einen verbleibenden Sanierungsgewinn entfallende Steuer auf entsprechenden Antrag nach § 163 AO abweichend festzusetzen und nach § 222 AO mit dem Ziel des späteren Erlasses (§ 227 AO) zunächst unter Widerrufsvorbehalt ab Fälligkeit zu stunden sein. Zum Zweck der Überwachung der Verlustverrechnungsmöglichkeiten sowie der Ausnutzung des Verlustrücktrags soll die Stundung bis zur Durchführung der nächsten noch ausstehenden Veranlagung, längstens bis zu einem besonders zu benennenden Zeitpunkt auszusprechen sein. Erforderlichenfalls sollen entsprechende Anschlussstundungen auszusprechen sein. Die Ausschöpfung der Verlustverrechnungsmöglichkeiten mit Blick auf den Sanierungsgewinn soll das zuständige Finanzamt in diesem Zusammenhang in geeigneter Form aktenkundig festhalten und überwachen.

Bei Forderungsverzicht gegen Besserungsschein soll die auf den Sanierungsgewinn entfallende Steuer solange gestundet werden, wie Zahlungen auf den Besse-

---

[50] Vgl. BFH vom 22.10.2003, I R 18/02, BStBl. II 2004, S. 468.

rungsschein geleistet werden können. Während dieser Zeit soll kein Erlass ausgesprochen werden dürfen.

Nach abschließender Prüfung und nach Feststellung der endgültigen auf den verbleibenden zu versteuernden Sanierungsgewinn entfallenden Steuer soll die Steuer nach § 227 AO zu erlassen sein (Ermessensreduzierung auf Null). Der Finanzverwaltung wird insoweit also kein eigener Ermessensspielraum hinsichtlich des endgültigen Erlasses eingeräumt. In der Praxis wird dies jedoch regelmäßig frühestens dann der Fall sein, wenn eine abschließende Prüfung der entsprechenden Veranlagungszeiträume im Wege der Außenprüfung erfolgt ist und die entsprechenden Steuerveranlagungen vorbehaltslos und ohne Vorläufigkeitsvermerke bestandskräftig festgesetzt wurden. Gegebenenfalls erhobene Stundungszinsen sollen nach § 227 AO ebenfalls zu erlassen sein, soweit sie auf die gestundeten Steuerbeträge entfallen, die endgültig erlassen werden sollen.

Hinsichtlich einer entsprechenden Stundung und eines Erlasses der Gewerbesteuer wird ausdrücklich auf die Steuerhoheit der hebeberechtigten Gemeinden verwiesen, die nach Abschnitt 3 Abs. 1 und 7 Abs. 1 GewStR für die Festsetzung und Erhebung der Gewerbesteuer einschließlich Stundung, Niederschlagung und Erlass allein zuständig ist.

3.4.4 Anwendungsregelung

Der Sanierungserlass soll grundsätzlich auf Sanierungsgewinne in allen noch offenen Fällen anzuwenden sein, für die die Regelung über die Steuerfreiheit von Sanierungsgewinnen des § 3 Nr. 66 EStG a.F. nicht mehr gilt. Eine Stundung oder ein Erlass aus persönlichen Billigkeitsgründen soll dabei unberührt bleiben.

Derzeit bestehen jedoch Zweifel an der Rechtmäßigkeit des Sanierungserlasses. Nach Auffassung des FG München sollen Billigkeitsentscheidungen der Finanzverwaltung, sie sich auf den Sanierungserlass als Grundlage stützen, gegen den Grundsatz der Gesetzmäßigkeit des Verwaltungshandelns verstoßen, da durch diese Billigkeitsmaßnahmen im Grundsatz die Rechtsfolgen des aufgehobenen § 3 Nr. 66 EStG a.F. faktisch fortgeführt werden. Nach Auffassung des FG München soll damit wegen ausdrücklich abweichendem Willen des Gesetzgebers im Regelfall auch der von Verwaltung und Rechtsprechung praktizierte Erlass der Einkommensteuer auf Sanierungsgewinne wegen sachlicher Unbilligkeit entfallen.[51] Das FG Köln hat daraufhin im Anschluss an das Urteil des FG München die auf Grundlage des Sanierungserlasses praktizierte Verwaltungspraxis bestätigt und die Auffassung vertreten, dass der Steuererlass bei Sanierungsgewinnen grundsätzlich auch ohne Erfüllung der Voraussetzungen des Sanierungserlasses nach der allgemeinen gesetzli-

---

51) Vgl. FG München vom 12.12.2007, 1 K 4487/06, EFG 2008, S. 615.
52) Vgl. FG Köln vom 24.4.2008, 6 K 2488/06, EFG 2008, S. 1555.
53) Vgl. BFH VIII R 2/08; BFH X R 34/08.

chen Regelung des § 227 AO möglich sei.[52] Gegen beide Urteile ist die Revision beim BFH anhängig.[53]

Wegen der vor diesem Hintergrund bestehenden Unsicherheiten empfiehlt es sich, eine verbindliche Auskunft nach § 89 Abs. 2 AO über die Anwendung von Billigkeitsmaßnahmen auf entstehende Sanierungsgewinne einzuholen. In entsprechenden Fällen sollte auch die Frage nach einer Anwendung der Mantelkaufregelung des § 8 Abs. 4 KStG a.F. bzw. nunmehr des § 8 c KStG in diese verbindliche Auskunft einbezogen werden. Aufgrund der fehlenden Bindungswirkung von ggf. seitens des Finanzamtes zugesagten Billigkeitsmaßnahmen für die Gewerbesteuer, sollte auch bei der hebeberechtigten Gemeinde eine entsprechende verbindliche Auskunft über die Anwendung von Billigkeitsmaßnahmen eingeholt werden.

3.5 Fazit

Im Ergebnis lässt sich festhalten, dass man sich bei konkreten Restrukturierungs- und Sanierungsvorhaben aufgrund der Vielzahl und Komplexität der möglichen steuerlichen Auswirkungen auf Gesellschafts-, Gesellschafter und Gläubigerebene bereits frühzeitig mit der steuerlichen Abstimmung und Gestaltung geeigneter Maßnahmen befassen sollte. In der Regel befindet man sich in solchen Situationen in einem konkreten Spannungsverhältnis zwischen zu vermeidenden Steuerbelastungen auf Ebene des zu sanierenden Unternehmens bzw. dessen Gesellschaftern und der Nutzbarmachung bzw. Erhaltung von vorhandenen Verlustvorträgen.

In einem ersten Schritt sollte man sich daher zunächst über die konkreten steuerlichen Auswirkungen der jeweils umzusetzenden Sanierungs- und Restrukturierungsmaßnahmen Klarheit verschaffen und ggf. bereits in diesem Stadium nach geeigneten Gestaltungsalternativen suchen.

Sofern es sich nicht vermeiden lassen sollte, dass im Rahmen der umzusetzenden Maßnahmen grundsätzlich zu versteuernde Gewinne auf der Ebene des Krisenunternehmens entstehen werden, sollten in einem zweiten Schritt ggf. noch vorhandene Verluste nutzbar gemacht werden. Ziel sollte es insoweit sein, Verluste entweder gar nicht erst entstehen zu lassen, sie zu einem Zeitpunkt entstehen zu lassen, in dem sie noch mit Gewinnen verrechnet werden können oder sie zumindest zur Verrechnung mit später anfallenden Gewinnen zu erhalten. Denn durch eine frühzeitige Nutzung der Verluste können sich wichtige Zins- und Liquiditätsvorteile erreichen lassen.

Falls auch nach der maximal möglichen Verlustausnutzung positive Einkünfte beim Krisenunternehmen verbleiben sollten, sollte vor dem Hintergrund der bestehenden Unsicherheiten über Anwendbarkeit des Sanierungserlasses in einem dritten Schritt unbedingt eine verbindliche Auskunft über die Anwendung von Billigkeitsmaßnahmen auf die entstehenden Sanierungsgewinne eingeholt werden.

Literatur

Altrichter-Herzberg, T.: Untergang der steuerlichen Verlustvorträge nach § 8c KStG, GmbHR 2008, 857.

v. Beckenrath, H.-J.: Kommentierung § 15a EStG, in Kirchhof/Söhn/Mellinghoff, Einkommensteuergesetz Kommentar (Band 12), Heidelberg, Stand Dezember 2009.

Beinert, S./van Lishaut, I.: Steuerfragen bei Anteilskäufen und Sperrfristen, Finanzrundschau 2001, S. 1137.

Crezelius, G.: Aktuelle Steuerrechtsfragen in Krise und Insolvenz – Januar/Februar 2005 –, Neue Zeitschrift für Insolvenz und Sanierung 2005, S. 212.

Fey, A./Neyer, W.: Entschärfung der Mantelkaufregelung für Sanierungsfälle, DB 2009, S. 1368.

Groh, M.: Abschaffung des Sanierungsprivilegs?, DB 1996, S. 1890.

Neumann, R.: Erwerb wertgeminderter Forderungen oder Besserungsscheine nach dem UntStRefG 2008, GmbHR 2008, S. 473.

Rödder, T./Wochinger, P.: Veräußerungen von Kapitalgesellschaftsanteilen durch Kapitalgesellschaften – Gestaltungsüberlegungen im Hinblick auf § 8 b Abs. 2 KStG, Finanzrundschau 2001, S. 1253.

Stadler, R./Schaflitzl, A.: Geplante »Konzernklausel« bei der Grunderwerbsteuer, DB 2009, S. 2621.

Stuhrmann, G.: Kommentierung § 15a EStG, in Blümich, Einkommensteuer Kommentar, München, Stand Mai 2009.

4. Verrechnungspreissysteme in Krisenzeiten – Veränderung als Chance

von Andrea Lahodny-Karner und Gerald Posautz

Übersicht

4.1	Einleitung	808
4.2	Typisches Fallbeispiel als Ausgangspunkt	809
4.3	Mögliche Gestaltungsvarianten des Verrechnungspreissystems	810
4.3.1	Betriebswirtschaftliche Aspekte	810
4.3.2	Analyse des bestehenden Verrechnungspreissystems der ›Europe Group‹	811
4.3.3	Handlungsbedarf in der Krise	813
4.3.4	Analyse des Verrechnungspreissystems in der geplanten Struktur	814
4.3.4.1	Reduzierte Funktionen und Risiken	814
4.3.4.2	Problematik der Besteuerung von »Scheingewinnen« bei Routineunternehmen	815
4.3.4.3	Problemfeld Datenbankstudien	816
4.3.4.4	Veränderungen im Verrechnungspreiskonzept	817
4.4	Unternehmensumstrukturierungen – die Krise als Chance	818
4.4.1	Betriebswirtschaftliche Aspekte	818
4.4.2	Umstrukturierungsvorgänge im Visier der Finanzverwaltungen	818
4.4.3	Chancen und Strategien bei Unternehmensumstrukturierungen	819
4.5	Fazit	820
Literatur		822

4.1 Einleitung

(Konzern-)Verrechnungspreise haben in dem globalen Wirtschaftsumfeld nicht nur an betriebswirtschaftlicher, sondern auch an *steuerlicher Bedeutung* gewonnen. Maßgebliche Beiträge dazu haben die Arbeitsteilung wie auch die höhere Flexibilität von Ressourcen und Kapital geleistet, sodass es nunmehr durchaus betriebswirtschaftlich sinnvoll sein kann, die unterschiedlichen Teile eines Geschäftsprozesses in verschiedenen Ländern zu erbringen.

Aus steuerlicher Sicht ist es erforderlich, dass die Verrechnungspreise dem Fremdvergleich standhalten. Das sog. Prinzip des »*dealing at arm's length*«, wie dies im OECD-Musterabkommen verankert ist und nicht nur in den einzelnen Doppelbesteuerungsabkommen, sondern auch in den innerstaatlichen Steuerrechtsordnungen der einzelnen Länder zumeist normiert wird, gestattet nämlich die Erhöhung der steuerlichen Bemessungsgrundlage, falls die Abgabenbehörde eines Landes zur Feststellung gelangt, dass Verrechnungspreise für Warenlieferungen, Dienstleistungen, Zinsen oder Lizenzen etc. im Konzern in einer Höhe bestimmt werden, wie sie bei einer Geschäftsvereinbarung mit einem fremden Dritten nicht vereinbart worden wären. Dabei müssen natürlich strenge Anforderungen an die Vergleichbarkeit der Geschäfte gestellt werden. Die Finanzverwaltungen, vor allem von Hochsteuerländern, stehen konzernintern vereinbarten Verrechnungspreisen mit einem gewissen Misstrauen gegenüber. Da es keinen einzig richtigen Verrechnungspreis gibt, sondern dem Unternehmen ein gewisser Ermessensspielraum zuzubilligen ist, befürchten die Abgabenbehörden, dass das Konzernverrechnungspreissystem zur Gewinnverlagerung in Niedrigsteuerländer genutzt wird. In *Krisenzeiten* verschiebt sich der Fokus allerdings: Dann versuchen die Finanzverwaltungen eher die *Verluste »zu verlagern«*, d.h. nicht anzuerkennen, bzw. gehen sie nunmehr verstärkt dazu über, Besteuerungsansprüche bei Unternehmensrestrukturierungen herauszuarbeiten.

In allen Fällen steht das steuerpflichtige Unternehmen bzw. der steuerpflichtige Konzern mitten im Widerstreit der entgegengesetzten Interessen der beteiligten Finanzverwaltungen, wobei die *Gefahr einer Doppelbesteuerung* relativ hoch einzuschätzen ist. Es ist in der Praxis festzustellen, dass die Prüfungen durch die Finanzverwaltungen in den einzelnen Ländern immer schärfer werden, in vielen Ländern Strafzuschläge drohen, falls keine ausreichende Verrechnungspreisdokumentation vorgewiesen werden kann und gerade in Krisenzeiten mit rückgängigem Steueraufkommen die Diskussionen an Bedeutung gewinnen. Den Aktivitäten der Finanzverwaltung vorgreifend erscheint es daher für Unternehmen ratsam, das Verrechnungspreissystem gerade in Zeiten wie diesen zu überprüfen und ggf. anzupassen. Darüber hinaus bieten die Krise und die daraus resultierende niedrige Ertragserwartung auch Chancen zu – aus steuerlicher Sicht – *verhältnismäßig »günstigen« Unternehmensumstrukturierungen* bzw. zur Verlagerung von immateriellen Wirtschaftsgütern (nachfolgend auch »IP«).

Der Beitrag beleuchtet, ausgehend von einem häufig anzutreffenden Praxisbeispiel, *ausgewählte Verrechnungspreisaspekte*, welche in Krisenzeiten zu überprüfen sind bzw. auch Chancen für erfolgsversprechende Veränderungen bieten. Das Beispiel zeigt eine klassische Konzernstruktur als Ausgangspunkt und ist Grundlage für betriebswirtschaftliche Überlegungen (z.B. Zentralisation) und damit verbundene Konsequenzen aus Verrechnungspreissicht. Die daran anschließenden Kapitel setzen sich demnach mit den Schwerpunkten Analyse der Ist-Situation, Veränderungsmöglichkeiten und alternative Verrechnungspreissysteme und der Restrukturierung selbst auseinander.

4.2 Typisches Fallbeispiel als Ausgangspunkt

Der Konzern »Europe Group« hat sein *Stammhaus* in einem westeuropäischen Land, z.B. in Österreich oder in Deutschland und ist in fast allen Ländern Europas mit selbstständigen Tochtergesellschaften oder Zweigniederlassungen vertreten. Produktionsgesellschaften sind sowohl in West- als auch in Osteuropa angesiedelt, die relativ eigenständig agieren. Darüber hinaus gibt es eigene Vertriebseinheiten in all jenen Ländern, in denen der Konzern seine Produkte verkauft.

Im Jahr 2008 sieht sich der *Konzern* aufgrund der allgemeinen wirtschaftlichen Entwicklung plötzlich mit einem *Gesamtverlust* konfrontiert. Die Konzernleitung reagiert rasch und identifiziert folgende Handlungsmöglichkeiten: Die Produktionsgesellschaften in den westeuropäischen Ländern sind durch zu hohe Produktionskosten gekennzeichnet, es müsste die Produktion gänzlich in Niedriglohnländer verlagert werden. Um die Risiken im Vertrieb zukünftig effizienter steuern zu können, werden auch die Funktionen und Risiken der Vertriebsgesellschaften redimensioniert. Diese sollen in Zukunft nur noch als *Kommissionär* tätig werden, eine *Prinzipalgesellschaft* soll zukünftig alle wesentlichen Entscheidungen im Vertrieb treffen, die Produktlieferungen sollen direkt erfolgen, sodass die Funktion der Lagerhaltung und auch das Lagerrisiko in der Vertriebsgesellschaft wegfallen. Dabei wird überlegt, den Prinzipal in einem bekannten Niedrigsteuerland anzusiedeln. Weitere Überlegungen gehen in Richtung Zentralisierung der immateriellen Wirtschaftsgüter in einer *IP-Gesellschaft* sowie die Zentralisierung der Finanzströme in einer Finanzierungsgesellschaft.

Bei einer derart tiefgreifenden Umstrukturierung stehen naturgemäß die betriebswirtschaftlichen Anforderungen im Vordergrund. Allerdings ist nicht zu vergessen, dass

- das bestehende Verrechnungspreissystem Auswirkung auf die steuerliche Angemessenheitsprüfung der Konzernverrechnungen hat;
- die Restrukturierung selbst mit oder ohne Exit-Besteuerung gestaltbar ist und
- auch das zukünftige Verrechnungspreissystem wiederum steuerlichen Anforderungen genügen muss.

4.3 Mögliche Gestaltungsvarianten des Verrechnungspreissystems

4.3.1 Betriebswirtschaftliche Aspekte

Da Verrechnungspreise zur (auch steuerlich relevanten) Bepreisung von Transaktionen innerhalb eines Konzerns dienen, ist es verständlich, dass die betriebswirtschaftlichen Aspekte innerhalb des Konzerns die *Grundlage für* die *Verrechnungspreise* sowie für die Gestaltung des Verrechnungspreissystems bilden. Voraussetzung für das Verrechnungspreissystem ist also, sich über die betriebswirtschaftlich bedingten Aufgaben und Funktionen der einzelnen Gesellschaften innerhalb des Konzerns im Klaren zu sein. Werden neben den Funktionen auch die mit der Tätigkeit verbundenen Risiken sowie die Verteilung der (immateriellen) Wirtschaftsgüter berücksichtigt, so ergeben sich alle Transaktionen innerhalb des Konzerns, welche die Grundlage für die Verrechnungspreisbildung und -gestaltung darstellen.

Typische Beispiele innerhalb eines Konzerns, welche den Zusammenhang zwischen Funktionen, Risiken und (immateriellen) Wirtschaftsgütern einerseits und Verrechnungspreisen andererseits, verdeutlichen, sind – bezogen auf das Fallbeispiel der »Europe Group« – etwa die Tätigkeit der *Vertriebsgesellschaft*. Die Haupttätigkeit der Vertriebsgesellschaft besteht in dem Vertrieb der Produkte, welche von den Produktionsgesellschaften hergestellt werden. Abhängig von etwaigen zusätzlichen Tätigkeiten wie z.B. Marketing und von dem übernommenen Risiko steht der Vertriebsgesellschaft eine angemessene Vergütung zu. Die Verbindung zwischen Risikotragung und Verrechnungspreisen wird besonders am Beispiel einer *Finanzierungsgesellschaft* deutlich. Die Aufgaben einer Finanzierungsgesellschaft bestehen typischerweise darin, die anderen Gesellschaften im Konzern von der Finanzierungsfunktion und von dem Finanzierungsrisiko zu entlasten und durch Bündelung von Finanzmitteln sowie durch Spezialisierung betriebswirtschaftlich optimale Ergebnisse zu erzielen. Der Verrechnungspreis zwischen dem Stammhaus und der Finanzierungsgesellschaft hängt demnach maßgeblich von dem mit der Finanzierungsfunktion zusammenhängenden Risiko ab. Die Interdependenz zwischen insbesondere immateriellen Wirtschaftsgütern und Verrechnungspreisen wird z.B. bei einer *Forschungs- und Entwicklungsgesellschaft*, die selbst Eigentümerin der dafür notwendigen immateriellen Wirtschaftsgüter – (z.B. Know-how, Patente etc.) ist, ersichtlich.[1] F & E ist regelmäßig auch durch die zum Einsatz kommenden immateriellen Wirtschaftsgüter stark risikobehaftet, weshalb es verständlich ist, dass der Verrechnungspreis im Zusammenhang mit der konzerninternen Forschungs- und Entwicklungsgesellschaft so ausgestaltet sein muss, dass diese im Erfolgsfall einen entsprechend hohen (über eine Routinevergütung hinausgehenden) Gewinn erhält, andererseits aber auch bei einer negativen Entwicklung Verluste eintreten können.

Wie bereits angesprochen, werden die Verrechnungspreise durch die Anwendung einer *Funktions- und Risikoanalyse* ermittelt. Dabei sind den einzelnen Teilen innerhalb des Konzerns nicht nur Funktionen und Risiken, sondern auch vorhandene

---

[1] Dies ist bei einer Forschungs- und Entwicklungsgesellschaft, die nur als Auftragsforscher fungiert, nicht der Fall.

materielle und immaterielle Wirtschaftsgüter zuzuordnen, da diese sowohl die Voraussetzungen für Funktionen darstellen als auch die Risikotragung beeinflussen. Da die einzelnen Funktionen und Risiken meistens nicht nur ausschließlich eine Gesellschaft im Konzern tangieren, wird bei der Funktions- und Risikoanalyse eine relative Verteilung – beispielsweise durch die Zuordnung von Zahlen in Abhängigkeit von der Intensität der getätigten Funktion bzw. des übernommenen Risikos – vorgenommen. Dadurch wird zum Ausdruck gebracht, dass gerade Risiken, wenn auch unterschiedlich stark, mehrere Gesellschaften in einem Konzern betreffen.

Die betriebswirtschaftliche Aufteilung von Funktionen und Risiken und die darauf aufbauende Funktions- und Risikoanalyse bilden die maßgebende *Grundlage für die Gewinnverteilung* innerhalb des Konzerns. Demnach muss die Höhe der Vergütung von der Art und von dem Umfang der ausgeübten Funktionen abhängen und höher sein, wenn eine besonders wichtige Unternehmensfunktion bzw. mehrere Funktionen zusammen ausgeübt werden. Das übernommene Risiko spielt ebenso eine bedeutende Rolle für die Vergütung. Der beschriebene Zusammenhang kann auch an dem Beispiel der (restrukturierten) »Europe Group« dargestellt werden. In jeder einzelnen Funktions- und Risikoanalyse zwischen dem Prinzipal und dem jeweiligen Routineunternehmen werden die Funktionen verteilt und die Risiken zugeordnet. Entspricht der Aufbau des Konzerns dem klassischen »*Entrepreneur-Routineunternehmen-System*«[2], so verbleiben dem Prinzipal jene Funktionen und der Anteil am Risiko, welcher nicht von den (Routine-)Unternehmen getragen wird. Dies führt dazu, dass die Routineunternehmen mit einer entsprechenden Vergütung abgegolten werden und der Residualgewinn dem Prinzipal zukommt.

4.3.2 Analyse des bestehenden Verrechnungspreissystems der ›Europe Group‹

In dem in Kürze dargestellten Sachverhalt sind naturgemäß zu wenige Angaben enthalten, um eine sorgfältige Funktions- und Risikoanalyse durchführen zu können und so auf ein adäquates Verrechnungspreissystem schließen zu können. Allerdings ist der Hinweis enthalten, dass die *Produktionsgesellschaften relativ eigenständig agieren*. So liegt der Schluss nahe, dass die Produktionsgesellschaften sehr wohl über immaterielle Wirtschaftsgüter, wie etwa Technologien, Produktions-Know-how oder möglicherweise sogar über Patente verfügen. Dies ist ein wesentlicher Anhaltspunkt für die Gestaltung des Verrechnungspreissystems und dessen Beurteilung.

Bei Produktionsgesellschaften unterscheidet man im Allgemeinen folgende Typen: Eigenproduzent mit vollen Funktionen und Risiken und immateriellen Wirtschaftsgütern, Lizenzfertiger (keine eigenen immateriellen Wirtschaftsgüter, Nutzung von immateriellen Wirtschaftsgütern im Zuge der Produktion aufgrund von

---

[2] Dabei werden oftmals Prinzipal und Eigentümer des IP in einer Gesellschaft zusammengefasst.

Lizenzzahlungen), Auftragsfertiger und Lohnveredelung (als jene Form der Produktion mit den geringsten Funktionen und (fast) keinen Risiken).

Im Allgemeinen geht die Finanzverwaltung davon aus, dass eine Produktionsgesellschaft mit eigenen immateriellen Wirtschaftsgütern höhere Gewinne erwirtschaftet als z.B. ein bloßer Auftragsfertiger. Andererseits ist eine derartige Produktionsgesellschaft aber höheren Risiken ausgesetzt, sodass in Zeiten einer schwierigen wirtschaftlichen Entwicklung aus den zugeordneten Risiken auch Verluste resultieren können. In Hinblick auf die im Zuge der Umstrukturierung geplante Produktionseinstellung in Hochsteuerländern ist zu berücksichtigen, dass die Finanzverwaltung ihr Hauptaugenmerk auf die *Übertragung der immateriellen Wirtschaftsgüter* richten wird. Darüber hinaus wird die Gewinnentwicklung in den letzten Jahren ebenfalls von Bedeutung sein.

Auf der *Vertriebsseite* unterscheidet man ebenfalls den Eigenhändler mit vollen Vertriebsfunktionen und Risiken und eigenen Marketing-Intangibles, den Low Risk Distributor (Vertrieb im eigenen Namen, auf eigene Rechnung, aber Risiken weitgehend reduziert), den Kommissionär und den Handelsvertreter. Der Sachverhalt deutet darauf hin, dass auch die Vertriebseinheiten eher dem Typ »*Fully Fledged Distributor*« zuzuordnen sind. Im Zuge der Umstrukturierung sollen aber offenbar die Risiken reduziert werden und darüber hinaus kein Eigentum an der Ware erworben werden (Kommissionärstruktur).

Ein bedeutendes immaterielles Wirtschaftsgut für Vertriebseinheiten stellt der *Kundenstamm* bzw. die Kundenliste dar. Für die Zuordnung des Kundenstamms zu einem Unternehmensteil ist es wichtig, zwischen dem Eigentum am Kundenstamm und der Nutzung desselben zu unterscheiden. So ist es möglich, dass die Vertriebseinheit den Kundenstamm nutzt, ohne aber Eigentümerin zu sein. Das Eigentum am Kundenstamm und die Zuordnung des Kundenstamms ist davon abhängig, welche Unternehmenseinheit zum Wert des Kundenstamms beigetragen hat bzw. den Kundenstamm aufgebaut hat. Die Zuordnung ist verschieden, je nachdem, ob beispielsweise die Kundentreue auf der hohen Qualität des Produkts bzw. der Dienstleistung beruht oder aber durch den hohen Einsatz und die Qualifikation des Vertriebsteams begründet ist.

Hinsichtlich der geplanten Umstrukturierungen innerhalb der »Europe Group« – konkret betrachtet das Down-Stripping vom »Fully Fledged Distributor« zum Kommissionär – stellt sich die Frage, ob dabei der Kundenstamm von der nunmehr eingeschränkten Gesellschaft grenzüberschreitend auf ein anderes Unternehmen im Konzern übertragen wird. Ist dies der Fall, so hat eine Bewertung dieses immateriellen Wirtschaftsgutes zu erfolgen. Bereits vorgreifend auf die Umstrukturierungsthematik in Krisenzeiten sei jedenfalls angemerkt, dass die österreichische Finanzverwaltung derzeit ihr Hauptaugenmerk auf eine *Übertragung des Kundenstamms* legt, um auf dieser Basis eine *österreichische »Exit-Besteuerung«* argumentieren zu können.

4.3.3 Handlungsbedarf in der Krise

In einem Konzern, der in seiner Struktur durch relativ eigenständige Produktionsgesellschaften und Vertriebsgesellschaften mit voller Eigenhändler-Verantwortung gekennzeichnet ist, wird sich eine wirtschaftlich nachteilige Entwicklung vermutlich in allen Konzerngesellschaften bemerkbar machen. Vermutlich werden Verluste auftreten, die in Hinblick auf die spätere Prüfung durch die Finanzverwaltung einen erhöhten Dokumentationsbedarf nach sich ziehen werden. Es empfiehlt sich – ausgehend von der Funktions- und Risikoanalyse – die *bestehenden Verlustursachen zu analysieren* und sie dem jeweiligen Risiko zuzuordnen. Der weitere Handlungsbedarf ist abhängig vom Verrechnungspreiskonzept. Haben sowohl die Produktionsgesellschaften als auch die Vertriebsgesellschaften immaterielle Wirtschaftsgüter, ist es denkbar, dass die Gewinne anhand eines »Profit Split« abgegrenzt wurden. Allerdings ist festzuhalten, dass die *Profit Split-/Gewinnaufteilungsmethode* in der Vergangenheit nicht sehr häufig zur Anwendung gekommen ist. Vorteil der Gewinnaufteilung wäre allerdings, dass in einem Konzern mit einem Gesamtverlust auch die Verluste aufgeteilt werden, sodass in diesen Jahren keines der Unternehmen Ertragsteuern zu zahlen hat. Häufig wird bei Vertriebsgesellschaften der Verrechnungspreis anhand der Wiederverkaufspreismethode oder auch anhand der Nettomargenmethode (TNMM) festgelegt. Das bedeutet, dass die konzerninternen Einkaufspreise der Vertriebseinheiten so festgelegt wurden, dass der Vertriebsgesellschaft entweder eine angemessene Bruttomarge oder eine angemessene Nettomarge verblieben ist, die idealerweise anhand eines Fremdvergleiches dokumentiert ist. In Zeiten rückläufiger wirtschaftlicher Entwicklung ist es sehr naheliegend, dass die aus Fremdvergleichen gewonnenen Brutto- oder Nettomargen zu hoch sind und daher die *in früheren Jahren gültigen Fremdvergleichsmargen zu aktualisieren sind*, um auch in Krisenzeiten zu einem zutreffenden Ergebnis zu kommen. Allerdings ist es bei Vertriebsgesellschaften aufgrund deutscher Judikatur ungleich schwieriger, diese Verluste zuzuordnen.

Finanzverwaltungen sind grundsätzlich skeptisch gegenüber der Anerkennung von Verlusten bei Vertriebsgesellschaften und umso mehr bei längerfristigen Verlusten. Ausnahmen bestehen in besonderen Situationen, wie z.B. bei Anlaufverlusten, Verlusten, welche durch das Aufkommen neuer Technologien bedingt sind oder auch wenn Verluste im Zusammenhang mit der Marktpenetration auftreten. Die Finanzverwaltung akzeptiert in der Regel einen *dreijährigen Anlaufzeitraum*, weil sie davon ausgeht, dass ein unabhängiges Vertriebsunternehmen (fremder Dritter) keinesfalls (längerfristig) Verluste in Kauf nehmen würde bzw. dies ohne Existenzgefährdung gar nicht könnte. Ausnahmen sind auch hier anzunehmen, wenn die vorübergehende Verlusttragung deshalb akzeptiert wird, weil zukünftig höhere Gewinne erwartet werden und dies insgesamt rentabler ist als die Geschäftstätigkeit einzustellen.

Unter der Annahme, dass es sich in dem Beispiel der »Europe Group« um einen Fully-Fledged Distributor handelt, der deutlich mehr Risiko (z.B. Marktrisiko, Währungsrisiko etc.) trägt als beispielsweise ein Low-Risk Distributor, erscheint die Zuordnung von Verlusten durchaus möglich. Die Chancen der Anerkennung steigen überdies, wenn der Nachweis gelingt, dass ein von dem Fully-Fledged Distributor übernommenes Risiko in der Krise besonders stark schlagend wird. Hinweise auf die Funktions- und Risikoanalyse als Beweis, dass das eingetretene *Risiko immer schon dem Fully-Fledged Distributor zugerechnet wurde*, und eine Dokumentation der besonderen Umstände in der Krise und der Auswirkungen auf das entsprechende Risiko stellen notwendige Schritte dar.

Da eine eigene Finanzierungsgesellschaft geplant ist, könnte vermutet werden, dass die konzerninterne Finanzierung schon jetzt eine Rolle spielt. Die *bestehenden Darlehensverträge* wären daher zu analysieren und zu *überprüfen*, ob der aktuellen Zinsentwicklung wie bei fremden Dritten Rechnung getragen wird.

4.3.4 Analyse des Verrechnungspreissystems in der geplanten Struktur

4.3.4.1 Reduzierte Funktionen und Risiken

Den Ausführungen zu dem bestehenden Verrechnungspreissystem vergleichbar, wird nun die Situation der »Europe Group« nach den Umstrukturierungsvorgängen analysiert und auf Konsequenzen in der Verrechnungspreisgestaltung eingegangen. Die *Implementierung einer Prinzipalgesellschaft* sowie die geplanten Redimensionierungen der Produktions- und Vertriebsgesellschaften weisen starke Parallelen zu der weit verbreiteten Verrechnungspreisstruktur des von Routineunternehmen umgebenen Entrepreneurs auf. In einem solchen System erhalten die Routineunternehmen aufgrund des niedrigen Risikos lediglich eine geringe Vergütung, welche häufig durch Anwendung der TNMM (z.B. »net cost plus« für Produktion/Dienstleistungen und Nettomarge für Kommissionär) ermittelt wird. Bei den dazu erforderlichen Datenbankstudien kann es – wie später ausgeführt – in Krisenzeiten zu Problemen der Vergleichbarkeit kommen. Der Entrepreneur hingegen übernimmt die zentrale Steuerungsfunktion und trägt das Unternehmerrisiko, weshalb ihm auch der Anspruch auf den Residualgewinn zukommt.

Die geplante Struktur der »Europe Group« ist damit gut vergleichbar – die Produktionsgesellschaften in den Niedriglohnländern sollen bloß geringes Risiko tragen, weil sie das zur Produktion notwendige Know-how zur Verfügung gestellt bekommen, aber nicht mehr selbst besitzen, da es in einer eigenen IP-Gesellschaft zentralisiert ist. Das Risiko sinkt überdies, wenn die Produktionsmenge von der Prinzipalgesellschaft bestimmt wird bzw. eine Abnahmegarantie für die produzierte Menge besteht. Die Vertriebsgesellschaften sollen künftig nur noch als Kommissionär fungieren, ein geradezu typisches Beispiel für ein Routineunternehmen. Ein Kommissionär trägt i.d.R. kein Lager- und Vorratsrisiko, oftmals kein Ausfallsrisiko, betreibt kein umfangreiches Marketing, verfügt über kein Lager und ist – wie hier – in den Transport der Ware nicht eingebunden. Ein Kommissionär hat daher in den international üblichen Verrechnungspreiskonzepten nur Anspruch auf eine entsprechend gemäßigte Nettomarge.

Der umstrukturierte Konzern an sich und das wirtschaftliche Umfeld in Krisenzeiten haben große Auswirkungen auf das Verrechnungspreissystem. Insbesondere die wahrscheinlich eintretende konzernweite Verlusterzielung, *die Gefahr der Be-*

steuerung von »*Scheingewinnen*« sowie auch die Problematik im Zusammenhang mit Datenbankstudien stehen im Mittelpunkt der weiteren Betrachtung. Allen Bereichen ist gemein, dass es für Veränderungen des Verrechnungspreissystems aufgrund einer Krisensituation notwendig ist, eine entsprechende Dokumentation beizubringen, welche Aufschluss über die besondere Situation, angedachte Maßnahmen sowie erwartete Auswirkungen gibt.

4.3.4.2 Problematik der Besteuerung von »Scheingewinnen« bei Routineunternehmen

Die konsequente Aufrechterhaltung der Annahme der Finanzverwaltung, dass *Routineunternehmen immer* (wenn auch geringe) *Gewinne erzielen* müssen und ihnen auch in Krisensituationen keine Verlustübernahme zukommt, kann in wirtschaftlich schwierigen Zeiten zur Besteuerung von Gewinnen führen, die eigentlich »Scheingewinne« sind. Dies tritt ein, wenn die Routineunternehmen Gewinne versteuern, obwohl der ganze Konzern – krisenbedingt – insgesamt einen Gesamtverlust erzielt. Bildlich gesprochen bedeutet dies, dass ein einzelnes Unternehmen, das alle Funktionen und Risiken des Konzerns trägt, ein steuerlich negatives Ergebnis erwirtschaften würde, während hingegen bei einer Verteilung über mehrere verbundene Unternehmen trotz wirtschaftlich gleicher Situation aufgrund der Verrechnungspreise ein steuerlicher Gewinn eintreten würde.

Eine Verlustzuordnung ist insbesondere dann schwierig, wenn es sich um ein Low-Risk-Routineunternehmen handelt, so wie es auch in dem Beispiel der »Europe Group« geplant ist. Wird nämlich grundsätzlich in wirtschaftlich erfolgreichen Jahren der niedrige zugerechnete Gewinn mit dem Hinweis auf das fehlende Risiko des Routineunternehmens argumentiert, so ist die Ablehnung von Verlusten seitens der Finanzverwaltung durchaus nachvollziehbar. Die Finanzverwaltung geht nämlich bei Low-Risk-Routineunternehmen von einer konstanten (geringen) Gewinnerzielung aus – sowohl in Zeiten der wirtschaftlichen Hochkonjunktur als auch in Krisenzeiten.

Natürlich können Gegenargumente ins Treffen geführt werden. Der konsequenten Annahme, dass Routineunternehmen niemals Verluste erzielen, ist mit dem Umstand zu kontern, dass *»low-risk« nicht »no risk« bedeutet* und Routineunternehmen, selbst wenn sie nur ein geringes Risiko tragen, gerade in Krisenzeiten durchaus Verluste erleiden können. Teilweise herrscht auch die Ansicht, dass Risiken, welche zu einer Krise führen, u.U. in der Funktions- und Risikoanalyse nicht berücksichtigt werden konnten und dadurch eine teilweise Verlustzuordnung zu Routineunternehmen erfolgt:[3] Ausgangspunkt für die Abschätzung des Risikos bei dem jeweilgen Routineunternehmen und für die daraus resultierende Verlustübernahme ist die Funktions- und Risikoanalyse. Da diese im Zusammenhang mit der Strukturierung des Konzerns durchgeführt wird und somit regelmäßig vor Eintritt der Krise passierte, ist es möglich, dass das Risiko, welches letztlich zu der Krisensituation geführt hat, im Rahmen der Funktions- und Risikoanalyse nicht erkannt oder zumindest unterschätzt wurde. Es wäre demnach nur zu verständlich, wenn die

---

[3] Vgl. Andresen/Basteviken (2009), S. 429.

durch dieses Risiko eingetretenen Verluste von mehreren Unternehmen im Konzern getragen werden und somit auch Routineunternehmen – natürlich in Abhängigkeit von der grundsätzlichen Risikotragung – ein Verlustanteil zukommt. Von einer anderen Perspektive betrachtet führt ein unbekanntes bzw. unterschätztes Risiko auch nicht zu einer (expliziten) Vergütung in wirtschaftlich positiven Zeiten – daher wäre es überschießend, den krisenbedingten Verlust zur Gänze dem Prinzipal anzulasten. Ebenso kann ein Verlust damit erklärt werden, dass ein schon bisher dem Routineunternehmen zugeordnetes Risiko in der Krisensituation zugenommen hat und für den Verlust (mit)verantwortlich ist.

Für die Anerkennung von Verlusten bei Routineunternehmen ist eine *ausführliche Dokumentation der krisenbedingten Umstände* unumgänglich. Der Zusammenhang zwischen den Auswirkungen der Krisensituation und dafür verantwortlichen möglichen Risiken sollte dargestellt werden und auch der Hinweis nicht fehlen, dass dieses Risiko in der Funktions- und Risikoanalyse nicht entsprechend berücksichtigt werden konnte. Idealerweise gelingt auch noch eine Begründung dafür, dass das Routineunternehmen nur kurzfristig Verluste übernehmen wird und von einer baldigen positiven Ergebnisentwicklung ausgeht. Ein unverbundenes Routineunternehmen würde daher in einem vergleichbaren Fall ebenso Verluste tragen und nicht etwa die Tätigkeit einstellen.

4.3.4.3 Problemfeld Datenbankstudien

Gerade in Krisenzeiten sind Datenbankstudien jedoch mit Problemen behaftet. Die Schwierigkeit hängt stark damit zusammen, dass die zum Vergleich herangezogenen Unternehmensdaten vergangenheitsbezogen sind und somit nicht den aktuellen wirtschaftlichen Umständen entsprechen können. Im Detail ist von der Tatsache auszugehen, dass die zur Identifikation von vergleichbaren Unternehmen (Comparables) notwendigen *Unternehmensdaten* in den Datenbanken *vergangenheitsbezogen sind* und als Vergleichbarkeitszeitraum z.B. die letzten drei Jahre dienen. Dieser Umstand führt dazu, dass sowohl die Ergebnisse aus früheren Datenbankstudien nicht mehr mit dem aktuellen krisenbedingten Ergebnis der »Tested Party« zusammenpassen, als auch dazu, dass aktuell durchgeführte Datenbankstudien per se keine Übereinstimmung mit dem (krisenbedingten) Ergebnis der Tested Party erzielen, da die Unternehmensdaten der Comparables aus wirtschaftlich besseren Zeiten stammen. Der Timelag als Schwierigkeit insbesondere bei neuen Datenbankstudien ist schwer zu verhindern, da zwischen Jahresende, Veröffentlichung der Unternehmensdaten und deren Einpflegung in die Datenbanken eine natürliche Zeitspanne vergeht.

Das Problem der Vergleichbarkeit aktueller Daten mit vergangenheitsbezogenen Unternehmensdaten bei Datenbankstudien kann dadurch vermindert werden, dass der *Vergleichszeitraum* bei den Comparables *ausgedehnt wird*, beispielsweise auf fünf Jahre anstelle von sonst oftmals drei Jahren. Der längere Zeitraum bietet den Vorteil, dass Konjunkturschwankungen ausgeglichen werden können und eine höhere Vergleichbarkeit zwischen der Tested Party und den Comparables eintritt. Die Länge des Konjunkturzyklus kann freilich vom Markt- bzw. Industrieumfeld abhängen und daher von den fünf Jahren abweichen. Unabhängig von der Dauer des Vergleichszeitraums gilt, dass der Grad der *Vergleichbarkeit* zwischen der Tested Party und fremden Unternehmen *in Krisenzeiten höher sein muss* als in Konjunkturzeiten.[4] Demnach ist eine geringere Übereinstimmung hinsichtlich der Produkte oder der Branche in wirtschaftlich positiven Zeiten weniger störend, da oftmals sowohl die Tested Party als auch die Vergleichsunternehmen Ergebnisse (Gewinne) erzielen, welche den Anforderungen der Betriebsprüfer entsprechen. Hingegen ist es in Zeiten wirtschaftlichen Abschwungs noch wichtiger, auf eine gute Vergleichbarkeit der Comparables zu achten, da die krisenbedingte Beeinträchtigung von Märkten und Industriezweigen stark schwanken kann und somit die ungenaue Auswahl von Vergleichsunternehmen gleichsam zwingend zu mangelnder Vergleichbarkeit führt.

Ein anderer Lösungsansatz liegt darin, die aus den Daten der Comparables ermittelte Bandbreite auszudehnen und somit den *anerkannten Ermessensspielraum der Tested Party zu erweitern*. Konkret bedeutet dies, dass zum Nachweis der Fremdüblichkeit nicht nur jene Ergebnisse innerhalb der interquartilen Bandbreite, sondern der gesamten Bandbreite geeignet sind.[5] Außerdem kann eine Annäherung an typische Ergebnisse in Krisenzeiten bei aktuellen Datenbankstudien erreicht werden, indem *Comparables mit negativen Ergebnissen nicht ausgeschlossen werden*[6] und somit in die Ermittlung der Bandbreite einfließen – selbst wenn dies im Zusammenhang mit Routineunternehmen normalerweise unüblich ist.

4.3.4.4 Veränderungen im Verrechnungspreiskonzept

Die beschriebenen Problembereiche und insbesondere die Schwierigkeit der Anerkennung von Verlusten bei Routineunternehmen können zur Überlegung führen, das neue Verrechnungspreiskonzept gut zu überdenken. Ausgangspunkt ist, dass eine Routinevergütung bei Konzerngesellschaften nicht angebracht ist, wenn das entsprechende Unternehmen innerhalb des Konzerns Hauptaufgaben übernimmt, Risiken trägt und über immaterielle Wirtschaftsgüter verfügt, sodass nicht mehr bloß von einer Routinetätigkeit ausgegangen werden kann. Wird der Gewinn nach der Gewinnaufteilungsmethode (Profit Split) verteilt, so kommt es zu einer gleichmäßigeren Aufteilung als bei dem »Entrepreneur-Routinenunternehmen-System«. Demnach würde es bei Produktionsgesellschaften und Vertriebsgesellschaften in wirtschaftlich guten Zeiten zu vergleichsweise höheren Gewinnen kommen und in Krisenzeiten zu einem anteiligen Verlust – die Problematik der Besteuerung von »Scheingewinnen« wäre gelöst. Zu bedenken ist allerdings, dass die Gewinnaufteilungsmethode bisher nicht so häufig angewandt wurde, da diese nach den OECD-Verrechnungspreisrichtlinien lediglich als – gegenüber den Standardmethoden nachrangige Methode akzeptiert war. Aufgrund der zwischenzeitlichen Erfahrungen in der Praxis und der geplanten Überarbeitung der Verrechnungspreisrichtlinien könnte die Gewinnaufteilungsmethode eine Aufwertung erfahren. Vonseiten der OECD wird nach derzeitigem Entwurfsstand insoweit eine *Gleichrangigkeit der Verrechnungspreismethoden angedacht*, als die am besten geeignete Methode empfohlen wird.

---

4) Vgl. Anderson/Heath (2002), S. 156.
5) Vgl. Anderson/Heath (2002), S. 157.
6) Vgl. Verdoner (2009), S. 406.

4.4 Unternehmensumstrukturierungen – die Krise als Chance

4.4.1 Betriebswirtschaftliche Aspekte

Die Umstrukturierung von Konzernunternehmen während oder nach Wirtschaftskrisen kann eine Notwendigkeit darstellen, um etwa den Fortbestand des Unternehmens zu sichern oder aber auch deshalb angebracht sein, weil die Krisensituation offensichtliche Schwachstellen in der Konzernstruktur aufgedeckt hat und durch Reorganisationsmaßnahmen eine bessere wirtschaftliche Zukunft gesichert werden kann. Erfolgt die Umstrukturierung aus wirtschaftlichen Überlebensgründen, so ist sie häufig mit einer Einschränkung der Konzernstruktur verbunden, um beispielsweise durch eine Zentralisierung von Aufgaben und Funktionen Ressourcen und Kosten zu sparen. Wird hingegen die Konzernstruktur am Ende der Krise zukunftsorientiert verändert, so kann dies oftmals zu einer *Verlagerung von Konzernteilen ins Ausland* führen, beispielsweise weil dort das Lohnniveau niedriger ist oder aber auch ein betriebswirtschaftlicher Vorteil bezüglich vor- und nachgelagerter Unternehmen besteht. Schließlich ist auch denkbar, dass aus falschen Entscheidungen heraus schon länger Schwachstellen im Verrechnungspreissystem existieren und der Hinweis auf die Krisensituation die Umsetzung von Veränderungen erleichtert.

Aus Verrechnungspreissicht haben Unternehmensumstrukturierungen weltweit gesteigertes Interesse seitens der Finanzverwaltungen hervorgerufen. Dennoch bietet vielleicht gerade eine Krisensituation den geeigneten Zeitpunkt für die Durchführung solcher Maßnahmen. Schwierigkeit und Chance – einerseits die genaue Prüfung von Umstrukturierungsvorgängen bzw. sog. Funktionsverlagerungen und andererseits die Möglichkeit einer (aus steuerlicher Sicht) relativ »günstigen« Umstrukturierung – sind stark durch die *schwierige Bewertung von immateriellen Wirtschaftsgütern* bedingt. Ungeachtet des manchmal übertrieben erscheinenden Besteuerungsanspruchs mancher Staaten im Zuge von grenzüberschreitenden Umstrukturierungsvorgängen kann es für Konzernunternehmen in Krisenzeiten steuerlich optimal sein, immaterielle Wirtschaftsgüter zu verlagern.

4.4.2 Umstrukturierungsvorgänge im Visier der Finanzverwaltungen

Wenn ein Unternehmen in einem Staat seine Tätigkeit einstellt, weil es sie aufgibt oder konzernintern in ein anderes Land verlagert, so fällt regelmäßig das laufende Besteuerungsrecht des Staates weg und es erfolgt eine letztmalige Besteuerung im Zusammenhang mit der Aufdeckung von stillen Reserven. Solange eine relativ klar definierte Einheit, wie z.B. ein Betrieb oder ein Teilbetrieb ins Ausland verlagert wird, ist die *Besteuerung der aufgedeckten stillen Reserven* im Allgemeinen steuerlich nicht zu verhindern. Auch bei der Übertragung von immateriellen Wirtschaftsgütern verfügen die Finanzverwaltungen häufig über Rechtsgrundlagen, die den Ansatz eines Fremdpreises und somit die Besteuerung von stillen Reserven erfordern.[7]

Auf Ebene der OECD und vielen anderen Ländern wird derzeit darüber hinaus ein viel weitreichenderer Ansatz zu einer sog. »Exit-Besteuerung« diskutiert. Unter Berufung auf das Verhalten zwischen fremden sorgfältigen Geschäftsführern wird analysiert, ob bzw. unter welchen Voraussetzungen ein *Gewinnpotenzial besteuert werden soll,* welches allerdings schwierig zu antizipieren ist und bei dessen Berechnung bedeutende Fragen (z.B. im Zusammenhang mit der Diskontierung) offen sind. Darüber hinaus tendieren Finanzverwaltungen in manchen Ländern sogar dazu, dass eine nachträgliche Anpassung zugunsten der Finanzverwaltung zu erfolgen hat, sofern sich grobe Abweichungen zwischen dem angesetzten Verrechnungspreis und der dann tatsächlich eingetretenen Ergebnisentwicklung ergeben. Der Besteuerungsfokus der Betriebsprüfer auf Funktionsverlagerungen wird auch mit dem Gedanken begründet, dass der Wert bzw. das Potenzial einer Funktion in dem abgebenden Land aufgebaut wurde und ein fremder Dritter eine Entschädigung für die Aufgabe verlangen würde. Der übermäßige Besteuerungsanspruch mancher Staaten erhöht aber die *Gefahr einer Doppelbesteuerung* für das die Umstrukturierung durchführende Unternehmen, beispielsweise wenn bei der Besteuerung von Gewinnpotenzial in das Besteuerungsrecht des anderen Staates eingegriffen wird.[8]

4.4.3 Chancen und Strategien bei Unternehmensumstrukturierungen

Unternehmen haben bei Umstrukturierungsvorgängen, in deren Rahmen Funktionen und damit zusammenhängende (immaterielle) Wirtschaftsgüter ins Ausland verlagert werden, generell mit dem *Vorurteil* zu kämpfen, dass die *Verlagerung ausschließlich aus steuerlichen Gründen erfolgt*. Insbesondere bei Verlagerungen in ein Niedrigsteuerland ist dieser Aspekt durch sorgfältige Planung und Dokumentation zu berücksichtigen. Insofern können Krisenzeiten dazu beitragen, dass die betriebswirtschaftlichen Hintergründe für eine Veränderung der Konzernstruktur – z.B. die Zentralisierung von Ressourcen, die Kombination von Funktionen oder grundsätzlich die Verkleinerung der Konzernstruktur – stärker in den Vordergrund rücken und es folglich zwischen Steuerpflichtigen und Finanzverwaltungen zu einer angemessenen Besteuerung im Falle der Aufdeckung von stillen Reserven kommt, nicht aber zu einer exzessiven Exit-Besteuerung. Die Unterscheidung zwischen Gefahrenvermeidung bei Unternehmensumstrukturierungen und Chance zur Unternehmensumstrukturierung hängt für ein Unternehmen maßgeblich davon ab, wie stark es von der Krisensituation betroffen ist. Stellt beispielsweise eine Funktionsverlagerung ins Ausland betriebswirtschaftlich den letzten Ausweg dar, so muss das

---

[7] Für Österreich sind hierbei die Bestimmungen des § 6 Z 6 des Einkommensteuergesetzes sowie die Rechtsinstitute der verdeckten Gewinnausschüttung und der verdeckten Einlage zu beachten.

[8] Zur Problematik der Funktionsverlagerungsbesteuerung in Deutschland siehe etwa Kroppen/Rasch/Eigelshoven (2007), S. 301ff.

Ziel darin liegen, die letztmalige Besteuerung von stillen Reserven möglichst gering zu halten.

Strategien gegen eine übermäßige Exit-Besteuerung – dadurch würde ja gerade die krisenbedingte betriebswirtschaftliche Notwendigkeit der Umstrukturierung erschwert – liegen etwa in der geeigneten Zuordnung von Funktionen und Risiken, in einer sorgfältig ausgearbeiteten Bewertung sowie in entsprechender zeitnaher Dokumentation. Eine weitere Möglichkeit, das Risiko einer nachträglichen Besteuerung des Umstrukturierungsvorgangs zu verkleinern, besteht darin, die geplante Veränderung mit der Finanzverwaltung vorab zu diskutieren und die Auswirkungen festzulegen. Es bestehen diesbezüglich mehrere Verfahren, von denen das *APA (Advanced Pricing Agreement)* bzw. das »*Ruling*« weit verbreitet sind. Selbst wenn damit Kosten verbunden sein können, erhöht sich doch die Rechtssicherheit beträchtlich. Dies ist besonders dann empfehlenswert, wenn kein Betrieb oder Teilbetrieb übertragen wird und die Verlagerung eines immateriellen Wirtschaftsguts nicht eindeutig ersichtlich ist. Dann besteht nämlich zusätzlich das Problem, dass die Finanzverwaltungen der beteiligten Staaten unterschiedliche Ansichten in der Reichweite des Besteuerungsrechtes haben, und eine einseitige exzessive »exit«-Besteuerung im Wegzugsland oftmals zur Doppelbesteuerung führt.

Krisenzeiten können den Restrukturierungsprozess nicht nur notwendig machen, sondern auch eine ideale Möglichkeit dazu bieten. Neben der grundsätzlichen Chance, ohnedies geplante Umstrukturierungen mit der Krisensituation zu begründen und evtl. eine weniger durch Misstrauen geprägte Prüfung durch die Finanzverwaltung zu erreichen, erscheint es sinnvoll, *die generell reduzierte Ertragserwartung für Verlagerungen zu nutzen*. Bezogen auf das Ausgangsbeispiel mit der Europe Group würde dies die Zentralisierung von immateriellen Wirtschaftsgütern in einer eigenen IP-Gesellschaft betreffen. Werden immaterielle Wirtschaftsgüter übertragen, so muss deren Fremdpreis ermittelt werden. Die Bewertung knüpft aber in der Regel an die Ertragsprognosen für die nächsten Jahre an, die oftmals angesichts der aktuellen Entwicklung vergangener Perioden geplant wird. Es liegt auf der Hand, dass der Wert des IP in Krisenzeiten tendenziell geringer und damit das Besteuerungspotenzial niedriger ausfällt. Außerdem entstehen in Krisenzeiten oftmals Verluste und Verlustvorträge, mit denen der Gewinn aus der Veräußerung eines IP gegengerechnet werden kann. Da Bewertungen schwierig sind, könnte die Umstrukturierung im Vorhinein mit der Finanzverwaltung abgestimmt werden. Aber selbst wenn es aufgrund von Meinungsverschiedenheiten zu einer Gewinnerhöhung (erst) im Rahmen einer Betriebsprüfung kommt, könnte in Krisenzeiten ohnedies ein *Verlust* vorliegen und somit durch die Ergebniserhöhung keine explizite Steuer(mehr)belastung eintreten.

4.5 Fazit

Da Verrechnungspreise auf den betriebswirtschaftlichen Umständen des Unternehmens aufbauen, ist es naheliegend, dass das *Verrechnungspreiskonzept in Krisenzeiten jedenfalls zu überdenken und ggf. zu ändern ist*. Ausgangspunkt ist die Überlegung, ob das auf der Verteilung von Funktionen, Risiken und immateriellen Wirtschaftsgütern basierende Verrechnungspreissystem noch den durch eine Krise veränderten Rahmenbedingungen entspricht oder etwa manche Vereinbarungen nachteilig sind, weil sie z.B. (Routine-)Gewinne vorsehen, obwohl aus Sicht des Gesamtkonzerns ein Verlust vorliegt. Neben dem Problem der Verlustverteilung in Krisenzeiten müssen auch Schwierigkeiten im Zusammenhang mit durch Datenbankstudien ermittelten Verrechnungspreisen gemeistert werden. Bei allen Maßnahmen ist zu beachten, dass Verrechnungspreise grundsätzlich verstärktes Interesse bei den Finanzverwaltungen hervorrufen und in Krisenzeiten die Anerkennung von Verlusten (bei Routineunternehmen) gerne angezweifelt sowie auch eine Exit-Besteuerung bei Funktionsverlagerungen angenommen wird.

Rahmenbedingungen für Veränderungen des Verrechnungspreiskonzepts sind die Analyse des bestehenden Verrechnungspreissystems (insbesondere Überprüfung der Funktions- und Risikoanalyse inklusive der Verteilung der immateriellen Wirtschaftsgüter) sowie die entsprechende Dokumentation und Begründung von Veränderungen in der Verrechnungspreisgestaltung. Die einzelnen Problembereiche wie z.B. die schwierige Anerkennung von Verlusten bei Routineunternehmen können u.U. zur grundsätzlichen Veränderung des Verrechnungspreiskonzepts führen. In diesem Zusammenhang erscheint der Übergang von dem typischen »Entrepreneur-Routineunternehmer-System« hin zur *Anwendung der Gewinnteilungsmethode (Profit Split) als durchaus überlegenswert*. Hinsichtlich notwendiger oder möglicher Umstrukturierungsvorgänge kann es empfehlenswert sein, die Krise als günstigen Zeitpunkt für die Übertragung von immateriellen Wirtschaftsgütern zu nutzen. Mit ausreichender Dokumentation sowie der Darlegung (nachvollziehbarer) betriebswirtschaftlicher Gründe für die Umstrukturierung sollte überdies einer angedachten exzessiven Exit-Besteuerung entgegengetreten werden können.

Handlungsempfehlungen

- Überprüfung des aktuellen Verrechnungspreiskonzepts – insbesondere hinsichtlich der Verteilung von Funktionen, Risiken und immateriellen Wirtschaftsgütern im Konzern;
- Überprüfung von früheren Datenbankstudien, da die damals ermittelten Fremdvergleichsmargen u.U. nicht mehr mit Unternehmensergebnissen in Krisenzeiten übereinstimmen;
- Ausdehnung des Vergleichszeitraums bei aktuellen Datenbankstudien, um die Vergleichbarkeit zwischen der von der Krise betroffenen Tested Party und den Comparables zu erhöhen;
- Ausweitung der Bandbreite (anstelle der interquartilen Bandbreite) bei aktuellen Datenbankstudien, um die Vergleichbarkeit zwischen der von der Krise betroffenen Tested Party und den Comparables zu erhöhen;
- keine Eliminierung von Verlust erwirtschaftenden Comparables bei aktuellen Datenbankstudien, um die Vergleichbarkeit zwischen der von der Krise betroffenen Tested Party und den Comparables zu erhöhen;

- Prüfung der Anwendbarkeit der Gewinnaufteilungsmethode (Profit Split) anstelle der Zuordnung des Residualgewinns zum Entrepreneur und von Routinegewinnen zu Routineunternehmen;
- Prüfung der Allokation von immateriellen Wirtschaftsgütern, da in Krisenzeiten die Bewertung niedrig ausfallen wird und somit eine geringe Realisierung stiller Reserven eintritt;
- sorgfältige Analyse von Verlustursachen zur Untermauerung von Verlusten bei Routineunternehmen;
- Überprüfung der Zinssätze bei konzerninternen Darlehen;
- Vorbereitung auf die Betriebsprüfung durch zeitnahes Erstellen einer Dokumentation nach internationalen Standards.

Literatur

Anderson, P./Heath, M.: International Transfer Pricing Journal 2002, S. 155.

Andresen, S./Basteviken, M.: International Transfer Pricing Journal 2009, S. 428.

Kroppen, K./Rasch, S./Eigelshoven, A.: Internationale Wirtschaftsbriefe 2007, S. 301.

Verdoner, L.: International Transfer Pricing Journal 2009, S. 406.

C. Auswirkungen der Krise auf die Rolle von CFOs und Controllern

1. Controlling im Zeichen der Krise

von Jürgen Weber, Jochen Rehring und Susanne Zubler

Übersicht

1.1	Einleitung	*826*
1.2	Controlling im Zeichen der Krise	*827*
1.2.1	Die Rolle der Controller in der Krise	*828*
1.2.1.1	Veränderungen der Anforderungen	*828*
1.2.1.2	Veränderungen des Aufgabenmixes	*828*
1.2.2	Der Beitrag der Controller zur Bewältigung der Krise in den Kernbereichen ihrer Tätigkeit	*830*
1.2.2.1	Reaktionen der Controller in der Budgetplanung und -kontrolle	*830*
1.2.2.2	Reaktionen der Controller im Berichtswesen	*835*
1.2.2.3	Reaktionen der Controller in der Investitionsplanung und -kontrolle	*838*
1.3	Fazit	*840*
Literatur		*841*

1.1 Einleitung

Wie wirkt sich die Finanz- und Wirtschaftskrise auf das Controlling und die Controller im deutschsprachigen Raum aus? Steht das Controlling tatsächlich im Zeichen der Krise? Vor dem Hintergrund dieser Fragestellungen wurden seit Ende 2008, kurz nach dem Ausbruch der weltweiten Finanz- und Wirtschaftskrise, die Mitglieder des WHU-Controllerpanels[1] insgesamt drei Mal dazu befragt, inwiefern ihre Unternehmen von der Krise betroffen sind und welche Auswirkungen davon auf den Bereich des Controllings ausgehen.

Dieser Beitrag gibt zunächst einen Überblick über die Auswirkungen der Krise auf Unternehmen im deutschsprachigen Raum und deren Controller. Anschließend wird dargestellt, welche konkreten Maßnahmen in verschiedenen Aufgabenbereichen der Controller ergriffen und als erfolgversprechend taxiert werden. Derartige Benchmarking-Informationen können Controllern dabei helfen, auch im eigenen Unternehmen Stärken und Schwächen zu identifizieren und rechtzeitig Maßnahmen zu ergreifen, um das Management bei der Navigation durch die Krise zu unterstützen.

Um einen ersten Eindruck über die generelle Krisenbetroffenheit der einzelnen Unternehmen zu gewinnen, wurden die Teilnehmer aufgefordert, die Krisenbetroffenheit ihres Unternehmens auf einer Skala von 1 (nicht betroffen) bis 7 (sehr stark betroffen) zu beurteilen. Die Antworten wurden in drei Kategorien, »geringe Betroffenheit«, »mittlere Betroffenheit« und »starke Betroffenheit« zusammengefasst.

Inwieweit ist Ihr Unternehmen von der derzeitigen Wirtschaftskrise betroffen?

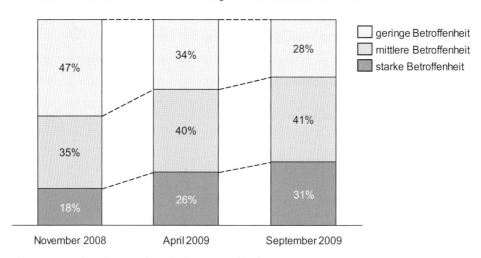

Abb. 1-1: Entwicklung der Krisenbetroffenheit im Zeitablauf

1) Das WHU-Controllerpanel ist eine langfristig angelegte empirische Untersuchung, die vom Institut für Management und Controlling (IMC) an der WHU – Otto Beisheim School of Management in Vallendar betreut wird. Die Befragungen werden in enger Kooperation mit dem Internationalen Controllerverein (ICV) durchgeführt. Weitere Informationen und die Möglichkeit, sich kostenlos für die Teilnahme zu registrieren, finden Sie unter www.whu-controllerpanel.de.

Der Vergleich über die unterschiedlichen Befragungszeitpunkte (vgl. Abb. 1-1) verdeutlicht, dass seit Beginn der Krise zunehmend mehr Unternehmen mittel bis stark von ihr betroffen sind. Waren im November 2008 noch 47 % der Unternehmen nur gering von der Krise erfasst, ist dieser Wert in den darauffolgenden neun Monaten bis zum September 2009 um rund zwei Drittel auf 28 % gefallen. Gleichzeitig ist der Anteil der stark von der Krise betroffenen Unternehmen von 18 % im November 2008 auf fast ein Drittel im September 2009 deutlich angestiegen. Im Bereich der Unternehmen mittlerer Betroffenheit hat sich im Zeitablauf relativ wenig geändert; waren es im November 2008 35 %, sind es im September 2009 41 %. Seit Beginn der Befragung hat also hauptsächlich eine Verschiebung von geringer zu starker Krisenbetroffenheit stattgefunden.

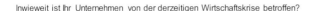

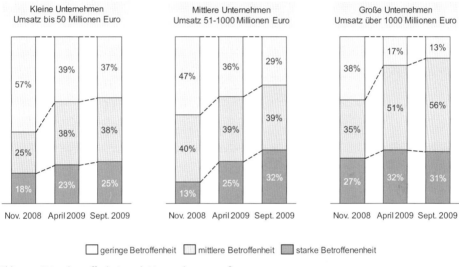

Abb. 1-2: Krisenbetroffenheit nach Unternehmensgröße

Betrachtet man genauer, welche Unternehmen betroffen sind (vgl. Abb. 1-2), wird deutlich, dass die Krise die großen, von internationalen Kapital- und Absatzmärkten abhängigen Unternehmen mit einem Umsatz von mehr als 1 Milliarde Euro am stärksten erfasst hat. Allerdings ist mittlerweile auch ein Viertel der kleinen Unternehmen stark krisenbetroffen.

1.2 Controlling im Zeichen der Krise

Im Folgenden seien die Rolle der Controller in der Krise und die Maßnahmen betrachtet, die sie in den Kernbereichen ihrer Tätigkeit getroffen haben, um das Managementteam bei der Bewältigung der Krise zu unterstützen.

1.2.1 Die Rolle der Controller in der Krise

1.2.1.1 Veränderungen der Anforderungen

Controller benötigen ein breites Set von Fähigkeiten, um die von ihnen wahrgenommenen Aufgaben zu erfüllen. Dies ist auch in Krisenzeiten unverändert der Fall. Allerdings verändern sich – wie Abb. 1-3 zeigt – deren Prioritäten. Die Controller in den stark betroffenen Unternehmen werden noch intensiver in ihrer Rolle als kritische Counterparts der Manager gefordert und das Beherrschen der Controllinginstrumente rückt in den Vordergrund. Gefordert wird in der Krise also eine entscheidungsvorbereitende Rolle; sowohl rechnend als auch kritisch hinterfragend.

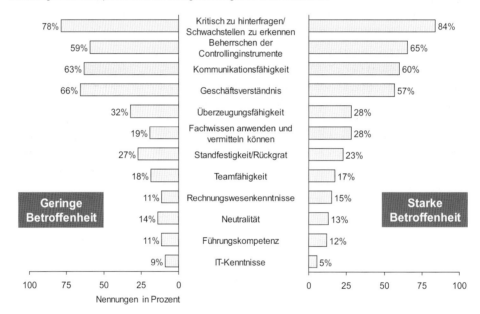

Abb. 1-3: Die wichtigsten Fähigkeiten für einen Controller nach Krisenbetroffenheit

1.2.1.2 Veränderungen des Aufgabenmixes

Genauso breit wie das Spektrum an Fähigkeiten, die Controller beherrschen müssen, sind die Aufgabenfelder, die sie wahrnehmen. Das Nebeneinander von Informations-, Planungs- und Kontrollaufgaben ist charakteristisch für den Controllerberuf. Besteht in der Vielfalt der Aufgaben Übereinstimmung, ist die konkrete Ausgestaltung und die zeitliche Inanspruchnahme durch die Aufgaben sehr individuell. So hängt die konkrete Ausgestaltung des Aufgabenmixes von der Situation ab, in der sich das Unternehmen befindet. In einer Phase wirtschaftlicher Prosperität kann mehr Zeit und Energie in die Gestaltung neuer Controllinginstrumente investiert werden. Gleichzeitig können wirtschaftlich schwierige Zeiten das Unternehmen und die Controller zwingen, andere Prioritäten zu setzen oder bestehende Instrumente zu überarbeiten.

Auch wenn das Controlling nicht mehr nur Informationslieferant ist und andere Aufgaben als wichtiger betrachtet werden, ist das Berichtswesen und somit die regelmäßige Information des Managements nach wie vor das zeitaufwendigste Aufgabenfeld der Controller, unabhängig von der Krisenbetroffenheit (vgl. Abb. 1-4). In stark von der Krise betroffenen Unternehmen allerdings hat das Berichtswesen als Instrument zur Versorgung des Managements mit Informationen einen höheren Stellenwert als bei den schwächer von der Krise erfassten Unternehmen. Gleiches gilt für die Budgetplanung und -kontrolle. Es wird also versucht, die zunehmende Unsicherheit für die Unternehmen durch eine intensivierte Berichterstattung an das Management sowie durch zusätzliche Anstrengungen in der kurzfristigen Planung und Kontrolle zu bewältigen. Dies deutet auf einen gestiegenen Informationsbedarf des Managements nach steuerungsrelevanten Informationen hin, was sich in einer gestiegenen Nachfrage nach entsprechenden Controllerleistungen und einer leichten Verlagerung in der Wahrnehmung der Controlleraufgaben widerspiegelt.

Überraschend ist, dass die Beratung des Managements in stark von der Krise betroffenen Unternehmen einen leicht geringeren Stellenwert hat, obwohl die Controller von einem krisenbedingt gestiegenen Einfluss auf Managemententscheidungen ausgehen. Führt man sich allerdings vor Augen, wodurch die Controller ihrer Meinung nach diesen Einfluss ausüben, erhält man hierfür eine Erklärung. Denn an erster Stelle steht für die Controller dabei die Bereitstellung von Information, gefolgt von der informellen Kommunikation mit dem Management. Dies mag die größere Bedeutung des Berichtswesens im Vergleich zu der Beratung des Managements bei den stark von der Krise betroffenen Unternehmen erklären.[2] Die übrigen »Stan-

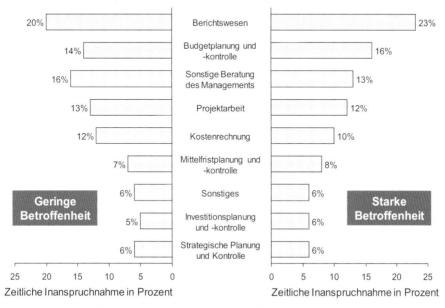

Abb. 1-4: Arbeitsaufwand für die Standardprodukte des Controlling

[2] vgl. Weber/Zubler (2010).

dardprodukte« des Controllings werden in den unterschiedlich von der Krise betroffenen Unternehmen in etwa in der gleichen Intensität wahrgenommen.

Das folgende Kapitel beschäftigt sich nun mit den konkreten Maßnahmen, die die Controller in den unterschiedlichen Bereichen ihrer Tätigkeit ergreifen, um ihre Unternehmen bei der Bewältigung der Krise zu unterstützen.

1.2.2 Der Beitrag der Controller zur Bewältigung der Krise in den Kernbereichen ihrer Tätigkeit

Controller stehen unter erheblichem Druck, die durch die Finanz- und Wirtschaftskrise hervorgerufene Unsicherheit hinsichtlich der gesamtwirtschaftlichen Entwicklung und damit der eigenen Markt- und Wettbewerbssituation zu bewältigen. Nachdem der Fokus zu Beginn der Krise klar auf den Planungsaktivitäten lag, werden gerade von den stark krisenbetroffenen Unternehmen zunehmend Anstrengungen in anderen Bereichen der Controllertätigkeit unternommen. Seit Beginn der Krise haben die Controller neben der Budgetplanung auch das Berichtswesen kontinuierlich intensiviert. Schließlich stellen Management-orientierte Berichte ein wichtiges Instrument dar, die Ergebnisse der Planungsaktivitäten zu kommunizieren. Die Verknappung der finanziellen Ressourcen und die Notwendigkeit einer stärkeren Wertorientierung in Krisenzeiten sorgen insbesondere zu vermehrten Anstrengungen im Bereich der Investitionsplanung und -kontrolle.

Auch wenn sich diese Bemühungen auf alle Tätigkeiten im Unternehmen auswirken, sind die Controller als »Gralshüter« der Wertorientierung besonders gefordert. Dies wird auch durch frühere Studien bestätigt, die darauf hingewiesen haben, dass sich die Krise besonders stark auf die zeitintensiven Bereiche Budgetplanung und -kontrolle, Berichtswesen, aber auch auf die Investitionsplanung und -kontrolle auswirkt.[3] Aus diesem Grund werden diese drei Kernbereiche der Controllertätigkeit in den nächsten Abschnitten dieses Beitrags detaillierter betrachtet.

1.2.2.1 Reaktionen der Controller in der Budgetplanung und -kontrolle

Mit ihrem Eintreten im Herbst 2008 hat die Finanz- und Wirtschaftskrise die Unternehmen mitten in der Planungsphase getroffen. Der periodenbezogenen Planung und Kontrolle kommt dabei eine sehr hohe Bedeutung zu. Sie muss sehr unterschiedliche Funktionen erfüllen, die zum Teil gegenläufig sind. Zwei davon waren historisch betrachtet für das Aufkommen einer systematischen Unternehmensplanung ursächlich: Zum einen erreichten die Unternehmen eine so hohe Komplexität, dass sie nicht mehr durch einen einzelnen Unternehmer zu führen waren und eine formellere Koordination zwischen unterschiedlichen Entscheidungsträgern notwendig wurde. Zum anderen nahm der Veränderungsdruck aus dem Unternehmensumfeld deutlich zu, sodass ein reines Reagieren auf Veränderungen nicht mehr ausreichte. Die Unternehmensplanung hatte also die Aufgabe, unterschiedli-

---

[3] Vgl. Weber/Zubler/Rehring (2009a) und Weber/Zubler/Rehring (2009b).

che Bereiche des Unternehmens zu koordinieren und die Unternehmensentwicklung zu prognostizieren.

Heute wird auch die Bedeutung einer dritten Planungsfunktion immer mehr betont: Die Planung beinhaltet Zielwerte, die für die Planverantwortlichen eine wichtige Motivationsfunktion besitzen. Koordination, Prognose und Motivation »unter einen Hut« zu bekommen, ist eine komplexe Gestaltungsaufgabe, die keine einfach zu ermittelnde Optima zulässt. Wir werden in den nächsten Abschnitten deshalb zum einen eine hohe Unterschiedlichkeit der Planung feststellen, aus der nur schwer »Best Practices« abzuleiten sind. Planung ist in hohem Maße unternehmensindividuell zu gestalten. Zum anderen werden wir auch eine hohe Veränderungsintensität sehen. Planung wird in den Unternehmen laufend angepasst und die gegenwärtige Finanz- und Wirtschaftskrise hat diese Dynamik noch erhöht. Angesichts der häufig konkurrierenden Anforderungen von Prognose, Koordination und Motivation muss das kein Ausdruck von Konzeptlosigkeit sein, sondern kann auch als Zeichen einer dynamischen Anpassung an Veränderungen gesehen werden.

Aufgaben der Controller in der Budgetplanung

Im Rahmen der Budgetplanung haben Controller verschiedene Funktionen, die in vier Aufgabengebiete unterteilt werden können:

- Planungsmanagement: Controller übernehmen hier z.B. die Erstellung von Planungsrichtlinien oder die Aufstellung eines Zeitplans der einzelnen Budgetschritte und sind auch für die diversen Koordinationsaufgaben innerhalb des Budgetierungsprozesses zuständig und verantwortlich. Controller entlasten ihr Management durch die Übernahme dieser eher als »technisch« zu bezeichnenden Funktionen.
- »Technische« Planungsunterstützung: Auch hiermit entlasten die Controller ihre Manager. Angesprochen sind Planungsaufgaben, die keinen inhaltlichen Input benötigen, sondern lediglich »technisch« abzuwickeln sind. Hierzu zählen u.a. die Konsolidierung und Aufbereitung von Plänen.
- Selektive Übernahme der Planungsfunktion: Hier gehen die Controller streng genommen über ihre Rolle der Führungsunterstützung hinaus und erfüllen originäre Führungsfunktionen. Allerdings ist das Spektrum hier breit. Es reicht von der Erstellung der Planungsprämissen bis hin zur eigenständigen Erarbeitung von Planungsalternativen. Je tiefer Controller in diese inhaltliche Arbeit eintauchen, desto größer ist allerdings auch die Gefahr, dass sie ihre Unabhängigkeit verlieren. Die Manager sind dagegen häufig froh, wenn Controller ihnen die ungeliebte Planungsaufgabe abnehmen.
- Rationalitätssicherung der Planung: Controller leisten in dieser Funktion eine Ergänzung, zuweilen auch eine Begrenzung ihres Managements. Hierunter fallen die Rolle eines kritischen Counterparts in der Planentstehung ebenso wie die Hinterfragung eingereichter Plansätze auf Konsistenz und Angemessenheit.

Betrachtet man die Wahrnehmung dieser unterschiedlichen Rollen im Rahmen der Planung in Abhängigkeit von der Krisenbetroffenheit, wie in Abb. 1-5 dargestellt, zeigt sich, dass es bei den Aufgaben mit zunehmender inhaltlicher Verantwortung deutliche Unterschiede zwischen den stark und den schwach von der Finanz- und Wirtschaftskrise betroffenen Controllern gibt. In den stark betroffenen Unternehmen übernehmen die Controller mehr inhaltliche Verantwortung für die Planung, und dies sowohl durch die inhaltliche Mitarbeit an der Planerstellung als auch in der Rolle des kritischen Counterparts. Insgesamt beurteilen die stark von der Krise betroffenen Controller alle Aufgaben der Planung als wichtiger als ihre Kollegen in den schwach betroffenen Unternehmen. Dies reflektiert die insgesamt in Krisensituationen noch bedeutsamer gewordene Funktion der operativen Planung und Kontrolle.

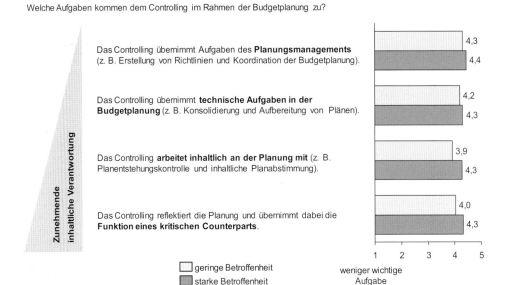

Abb. 1-5: Aufgaben der Controller im Rahmen der Budgetplanung

Ausgestaltung der Budgetplanung

Im vorigen Abschnitt wurde bereits deutlich, dass die Budgetplanung sehr stark von der Finanz- und Wirtschaftskrise betroffen ist. Um diese Aussage auch numerisch greifbar zu machen, wurden die Teilnehmer gefragt, inwieweit sie die operative Planung (Budget) für das nächste Geschäftsjahr an die aktuellen Entwicklungen angepasst haben. Die gruppierten Antwortmöglichkeiten reichten von »Planung unverändert« über »Planung deutlich verändert« bis »Planung völlig neu«. Abb. 1-6 zeigt die Ergebnisse im Vergleich für die unterschiedlichen Befragungszeitpunkte. Der Anteil der Unternehmen, die ihre Planung deutlich verändert haben, ist moderat von 49 % im November 2008 auf 54 % im September 2009 angewachsen. Demgegenüber ist der Anteil der Unternehmen, die ihre Planung komplett neu definiert haben, von 11 % im November 2008 auf 19 % im September 2009 angestiegen. Damit hat nur ein gutes Viertel der Unternehmen bis September 2009 keine deutlichen Veränderungen an ihrer Planung vorgenommen. Betrachtet man die stark von der Krise betroffenen Unternehmen gesondert, wird deutlich, dass dort der Anteil der Unternehmen, die ihre Planung unangetastet gelassen haben, mit unter 10 % noch deutlich geringer ist.

Inwieweit wurde die operative Planung (Budget) für das nächste Geschäftsjahr an die aktuellen Entwicklungen angepasst?

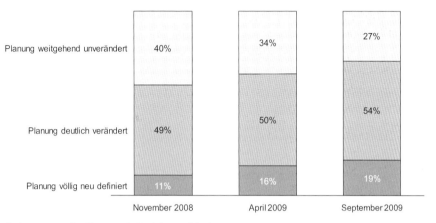

Abb. 1-6: Anpassung der Planung als Reaktion auf die Krise

Nach dieser allgemeinen Feststellung, dass die Planung angepasst wurde, wird im Folgenden die Organisation der Budgetplanung in Gestalt der Planungsrichtung betrachtet. Diese kann sich zwischen den Extremen der Top-down- und der Bottom-up-Planung bewegen. Vergangene Studien im deutschsprachigen Raum haben keine eindeutige Tendenz im Bezug auf die Dominanz einer bestimmten Planungsrichtung festgestellt.[4] Die Mehrheit der Unternehmen befindet sich zwischen den Extremen und verwendet mit dem Gegenstromverfahren sowohl Bottom-up- als auch Top-down-Elemente in der Planung. Sieht man sich die Planungsrichtung stark betroffener Unternehmen an, so ist jedoch eine klare Tendenz erkennbar: Die Top-down-Planung wird bei ihnen etwa doppelt so häufig angewendet wie bei den gering von der Krise betroffenen Unternehmen. Diese Unternehmen legen größeren Wert darauf, schneller und mit weniger Ressourcenaufwand zu planen und infolgedessen ohne Verzug auf Umweltveränderungen reagieren zu können. Andererseits ist damit allerdings zumindest teilweise ein Verzicht auf die Einbindung aller Unternehmensbereiche und deren Wissen sowie eine evtl. niedrigere Akzeptanz der Planungswerte verbunden.

Ein zusätzlicher Aspekt der Anpassung der Planung an veränderte Umweltbedingungen liegt in der vermehrten Nutzung extern orientierter Frühindikatoren im Planungsprozess. Die Wirtschafts- und Finanzkrise hat viele Unternehmen überraschend und unvorbereitet getroffen. Um Veränderungen im Geschäftsumfeld frühzeitig erkennen und die Aktivitäten des Unternehmens schnell an veränderte Bedin-

---

4) Vgl. Nevries/Strauß/Goretzki (2009), Weber/Zubler/Krügerke (2009).

gungen anpassen zu können, ist es möglich, vorhandene Frühindikatoren intensiver zu nutzen oder neue Frühindikatoren zu implementieren. Eine intensivere Nutzung extern-orientierter Frühindikatoren wird besonders von den stark von der Krise betroffenen Unternehmen verfolgt (vgl. Abb. 1-7). Ebenfalls integrieren stark krisenbetroffene Unternehmen neue Frühindikatoren am intensivsten in ihre Forecasts; weniger stark betroffene Unternehmen scheinen den Ressourcenaufwand, der mit der Einführung neuer Indikatoren verbunden ist, hingegen (noch) zu scheuen. Generell besteht aber beim Thema »Frühwarnindikatoren« in vielen Unternehmen noch ein Nachholbedarf. Hier mag die Krise den nötigen Impetus liefern, um eine Änderung im Controlling zu erzeugen.

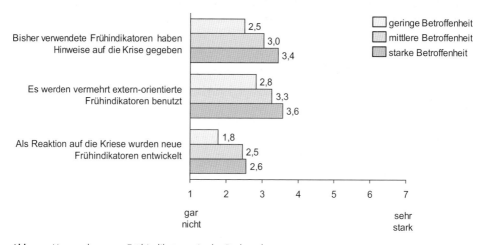

Abb. 1-7: Verwendung von Frühindikatoren in der Budgetplanung

Als weiterer Aspekt der Budgetplanung interessiert die Planungsgüte, die insbesondere in Krisenzeiten durch schwerer planbare Werte beeinträchtigt wird. Diese hat sich allerdings – trotz Krise – überraschenderweise insgesamt kaum verschlechtert. Selbst bei den stark betroffenen Unternehmen beklagt lediglich ein Fünftel eher hohe Abweichungen in der Planung. Die Ursache für diese Beobachtung könnte einerseits daran liegen, dass sich die Krise nicht so stark wie erwartet auf die Erreichbarkeit von Plänen auswirkt. Andererseits kann die relativ optimistische Beurteilung der Planungsgüte auch dadurch begründet werden, dass die Controller die Planungsgüte ihrer – mehr oder weniger krisengeschüttelten Unternehmen – noch als den Umständen entsprechend gut bewerten: Eine mittlere Abweichung in 2009, die man in 2008 noch als gravierend angesehen hätte, mag in Krisenzeiten in dem ein oder anderen stark betroffenen Unternehmen eine eher positive Nachricht sein, zumindest für den Fall, dass Schlimmeres erwartet worden war.

1.2.2.2 Reaktionen der Controller im Berichtswesen

Das Berichtswesen nimmt im Arbeitsalltag der Controller sehr viel Raum ein: Umgerechnet rund ein Tag der Woche wird – wie vorhin aufgezeigt – für Tätigkeiten im und um das Berichtswesen herum aufgewendet. Dabei ist die Bereitstellung von Informationen auch die Voraussetzung für die Wahrnehmung anderer Aufgaben, wie z. B. die Beratung des Managements, die ohne die Basisleistung der Auskunftsfähigkeit nur unter erschwerten Bedingungen möglich wären.

Die Bereitstellung von entscheidungsrelevanten Informationen in Form von Standardberichten (zumeist in Form von Monatsberichten) ist gerade in Krisenzeiten von besonderer Bedeutung. Manager wollen dann möglichst schnell über neue Entwicklungen informiert werden. Entsprechend haben die Controller angegeben, gerade durch Informationen einen höheren Einfluss auf das Management ausüben zu können. Folglich investieren sie auch etwas mehr Zeit in das Berichtswesen als vor der Krise. Dies zeigt sich auch im leicht höheren Arbeitsaufwand, den Controller in stark von der Krise betroffenen Unternehmen für das Berichtswesen aufbringen.

Prozess der Berichterstellung

Die Informationen der Standardberichte dienen dem Management zur Steuerung des Unternehmens. Dabei ist es wichtig, dass der Bericht primär steuerungsrelevante Größen beinhaltet und diese auch zeitnah zur Verfügung stellt. Die in Abb. 1-8 dargestellten, nach Unternehmensgröße und Krisenbetroffenheit gruppierten Ergebnisse zu der Dauer der Berichterstellung zeigen, dass in großen Unternehmen die Berichte geringfügig schneller zur Verfügung gestellt werden als in kleineren. Zieht man die Krisenbetroffenheit in Betracht, wird deutlich, dass in stark von der Krise betroffenen Unternehmen Berichte schneller bereitgestellt werden und dies über alle Unternehmensgrößen hinweg gilt. Dies spiegelt das bereits angesprochene Bedürfnis des Managements wider, gerade in wirtschaftlich schwierigen Phasen zeitnah mit Informationen versorgt zu werden, um schneller auf die sich verändernde Situation reagieren zu können. Gleichzeitig lassen die Ergebnisse aber auch vermuten, dass in »normalen« Zeiten durchaus noch Spielraum bei der Geschwindigkeit der Berichtsbereitstellung besteht. Diese Spielräume sollten von den Controllern hinterfragt und etwaiges Optimierungspotenzial genutzt werden, denn auch in ruhigeren Zeiten können schnelle und fundierte Managemententscheidungen einen Vorteil gegenüber langsameren Konkurrenten darstellen.[5]

Längere Berichte zwingen das Management, den Bericht selektiv zu lesen. Dies zeigen auch die Ergebnisse zur Frage nach dem Anteil der Berichtsseiten, die vom Management intensiv studiert werden. Dieser liegt gerade bei den großen Unternehmen mit tendenziell längeren Berichten unter 50 %! Vor diesem Hintergrund ist es wichtig, die Selektionsleistung des Managements durch die Nutzung von grafischen Elementen, Kommentaren und unterschiedlichen Aggregationsstufen der Informationen zu unterstützen.

Die Ergebnisse in Abb. 1-8 machen ebenfalls deutlich, dass es den stärker von der Krise betroffenen Unternehmen – im Vergleich zu den gering betroffenen Unter-

---

[5] Vgl. Weber/Zubler/Rehring (2009b), S. 363ff.

nehmen der gleichen Größe – gelungen ist, den Umfang ihrer Berichte zu senken. Besonders deutlich sind diese Unterschiede bei den großen Unternehmen mit einem Umsatz von über 1 Milliarde Euro. In dieser Größenkategorie scheint es den Unternehmen auch gelungen zu sein, den Anteil der vom Management intensiv gelesenen Seiten deutlich zu erhöhen. Die Frage, ob die Selektionsleitung in den stark von der Krise betroffenen Unternehmen von den Managern auf die Controller verschoben wurde oder ob im gemeinsamen Einverständnis Prioritäten gesetzt wurden, kann die Studie nicht beantworten. Zumindest jedoch zeigen die Ergebnisse, dass eine Priorisierung der Berichtsinhalte und eine Verringerung des Umfangs möglich sind.

Als letzter Punkt bleibt die Frage nach der Effizienz der Berichterstellung. Wenig erstaunlich zeigen die Ergebnisse (vgl. Abb. 1-8), dass die großen Unternehmen einen deutlich höheren Einsatz an Manntagen aufweisen als kleinere Unternehmen. Trotz moderner ERP-Systeme und den Möglichkeiten der Automatisierung scheinen sie den größeren Datenmengen und der strukturellen Komplexität Tribut zu zollen. Ein Blick auf die Krisenbetroffenheit macht jedoch deutlich, dass insbesondere stark von der Krise betroffene Großunternehmen einen deutlich geringeren Einsatz von Manntagen benötigen als vergleichbare Unternehmen, die gering von der Krise betroffen sind.

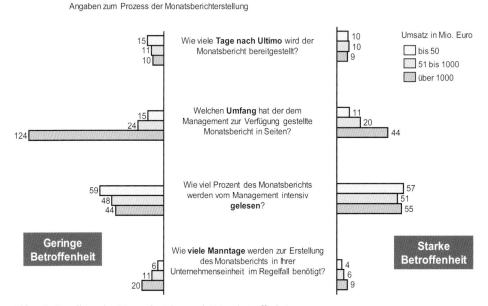

Abb. 1-8: Erstellung des Monatsberichts nach Krisenbetroffenheit

Offen bleibt, ob es den stark von der Krise betroffenen Unternehmen gelungen ist, den Prozess effizienter zu gestalten und die Berichte auf die steuerungsrelevanten Informationen zu reduzieren, oder ob aufgrund des Zeitmangels und knapper werdender Controllerressourcen wichtige Informationen unberücksichtigt bleiben. Zumindest zeigen die Ergebnisse der stark von der Krise betroffenen Unternehmen, dass offensichtlich noch Spielräume in der Ausgestaltung des Prozesses der Monatsberichterstellung vorhanden sind. Dies sollte auch für andere Controller ein Aufruf sein, die eigenen Prozesse kritisch zu hinterfragen und den Fokus der Berichte auf das Wesentliche zu lenken. Gerade hinsichtlich der Fokussierung sollte das Gespräch mit den Managern als Empfänger und Nutzer der Information gesucht werden.

Gestalten nun stark krisenbetroffene Unternehmen ihre Monatsberichte anders als geringer betroffene? Dieser Frage widmet sich der nächste Abschnitt.

Inhalte der Berichte

Der erste Aspekt der Inhalte der Berichte beschäftigt sich mit der Art der berichteten Kennzahlen. Wie Abb. 1-9 zeigt, werden Erfolgskennzahlen insgesamt am intensivsten genutzt, gefolgt von Liquiditäts- und Mitarbeiterkennzahlen. Die Bedeutung der Erfolgskennzahlen ist unbestritten, gleichzeitig können sie aber nur einen Teil der für das Unternehmen wichtigen Entwicklungen abbilden und sollten durch andere Kennzahlen ergänzt werden. Dem wird in den Unternehmen auch nach vielen Jahren der Diskussion über die Mehrdimensionalität von Erfolg noch nicht ausgeprägt Rechnung getragen. Insbesondere Innovations-, Markt- und Prozesskennzahlen werden nur wenig intensiv genutzt. Alarmierend erscheint, dass die gerade in unsicheren Zeiten wichtigen Marktkennzahlen nicht die ihnen gebührende Aufmerksamkeit erfahren. Von einer ausgewogenen Information des Managements kann insgesamt nicht gesprochen werden. Auffällig ist, dass die stark betroffenen Unternehmen die Gesamtheit der Kennzahlen leicht intensiver nutzt. Im direkten Vergleich stechen die Liquiditätskennzahlen hervor; sie werden von den stark Betroffenen deutlich stärker genutzt, was angesichts der sinkenden Zahlungs-

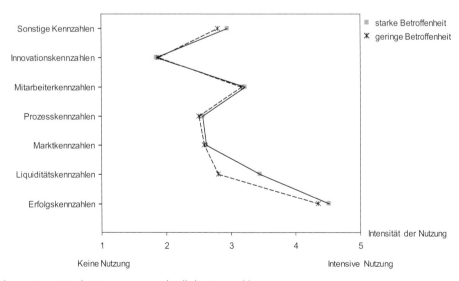

Abb. 1-9: Intensität der Nutzung unterschiedlicher Kennzahlen

moral und der für stark von der Krise betroffene Unternehmen schwieriger gewordenen Finanzierungssituation wenig erstaunlich ist.[6]

1.2.2.3 Reaktionen der Controller in der Investitionsplanung und -kontrolle

Die Investitionsplanung und -kontrolle beschäftigt sich – im Gegensatz zur periodenbezogenen Planung – mit einer *projektbezogenen* Perspektive. Investitionen sind von hoher Bedeutung für Unternehmen, da sie einen häufig nicht unerheblichen Teil der vorhandenen Ressourcen für einen längeren Zeitraum binden. Controller können, wenn sie frühzeitig involviert werden, großen Einfluss auf Investitionsentscheidungen ausüben, da sie in der Lage sind, Investitionsvorhaben kritisch zu prüfen, Inkonsistenzen festzustellen und alternative Handlungsoptionen aufzuzeigen.[7] In Krisenzeiten stellen Investitionen eine besondere Herausforderung dar, da viele Unternehmen mit Finanzierungsengpässen konfrontiert und Zukunftsprognosen in fundierter Weise nur schwer abzugeben sind.

Rolle der Controller in der Investitionsplanung und -kontrolle

Anders als bei der Budgetplanung und -kontrolle befindet sich die Investitionsplanung und -kontrolle nicht gänzlich in den Händen der Controller. Der Anteil der durch das Controlling betreuten Sachinvestitionen liegt bei etwa 80 % (vgl. Weber et al. 2009f).[8] Ein Grund für die nicht vollständige Betreuung von Investitionsvorhaben durch das Controlling mag der Vorwurf sein, dass Controller Entscheidungen sowohl inhaltlich als auch zeitlich bremsen.

Um letzteren Vorwurf näher zu beleuchten, wurde die Zeitdauer von der Involvierung des Controllings bis zur Genehmigung oder Ablehnung des Investitionsantrages in zwei Intervalle unterteilt: Einerseits die reine Bearbeitungszeit innerhalb des Controllings, andererseits der Zeitraum von der Empfehlung des Controllings bis zur Entscheidung durch das Management. Die Analyse zeigt, dass die Bearbeitungszeit der Controller nur einen eher kleinen Anteil an der in Anspruch genommenen Gesamtzeit ausmacht. 90 % der Investitionsanträge werden in weniger als zehn Tagen vom Controlling bearbeitet, bei der Hälfte der Controller sind es sogar weniger als zwei Tage. Unter Einbeziehung der Zeit, die der Investitionsantrag anschließend außerhalb des Einflusses der Controller liegt, werden so gut wie alle Investitionsanträge in insgesamt weniger als 30 Tagen abgewickelt.

Bringt man die Krisenbetroffenheit mit ins Spiel, wird deutlich, dass Controller in stark von der Krise betroffenen Unternehmen im Durchschnitt etwa einen Tag länger für die Bearbeitung von Investitionsanträgen benötigen. Bei der Verweildauer des Investitionsantrages im gesamten Unternehmen gibt es jedoch über alle Unternehmensgrößen hinweg keine nennenswerten Unterschiede zwischen den beiden Vergleichsgruppen. Insgesamt deuten die Ergebnisse also darauf hin, dass Investitionsprojekte in stark von der Krise betroffenen Unternehmen intensiver überprüft werden, bevor es zu einer Entscheidung kommt.

---

6) Vgl. Weber/Zubler (2010).
7) Vgl. Weber u.a. (2006), S. 9ff.
8) Vgl. Weber/Zubler/Rehring (2009c).

Investitionsplanung und -kontrolle in Abhängigkeit von der Krisenbetroffenheit

Als unmittelbare Folge des Einbringens eines Investitionsantrages in den Entscheidungsprozess steht zunächst entweder die Genehmigung oder die Ablehnung des Antrags. Abb. 1-10 (linker Teil) zeigt, dass die Krisenbetroffenheit keine außergewöhnliche Auswirkung auf die Genehmigungsquoten hat. Sowohl bei gering als auch bei stark betroffenen Unternehmen liegt die Genehmigungsquote bei etwa 80 %. Wie zu erwarten, genehmigen stark betroffene Unternehmen allerdings anteilmäßig etwas weniger der eingebrachten Investitionsanträge.

Im rechten Teil der Abb. 1-10 ist die subjektiv wahrgenommene Quote der Investitionen, die im Nachhinein als Fehlinvestitionen klassifiziert werden, dargestellt. Hier sind die Unterschiede zwischen den beiden Vergleichsgruppen schon deutlich größer. Insbesondere die Fehlinvestitionsquote bei den Großunternehmen mit einem Umsatz jenseits von 1 Milliarde Euro ist mit rund einem Viertel fast schon beängstigend hoch. Ob dies eher Ursache oder Konsequenz der Krise ist, lassen die Ergebnisse allerdings offen. Immerhin zeigt sich, dass die vermehrten Anstrengungen, die gerade die großen Unternehmen im Bereich des Investitionscontrollings unternehmen, anscheinend (noch) keine zufriedenstellende Auswirkung auf die Qualität der Investitionen und somit auf die Quote der Fehlinvestitionen haben. Diese Beobachtung bestätigt, dass im Bereich des Investitionscontrolling (nicht nur in Krisenzeiten) ein erheblicher Nachholbedarf seitens des Controllings besteht, der von den Controllern im eigenen Interesse zügig aufgeholt werden sollte.[9]

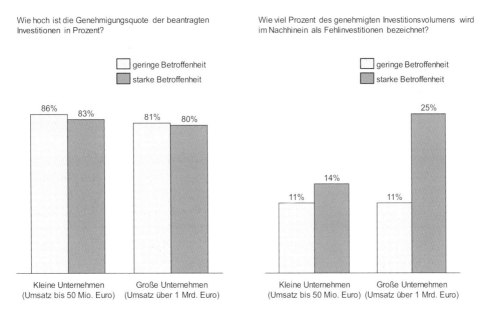

Abb. 1-10: Investitionsplanung und -kontrolle in Abhängigkeit von der Krisenbetroffenheit

---

[9] Vgl. Weber (2009b), S. 24.

1.3 Fazit

Der Beitrag zeigt, dass die Krise die Controller in der gesamten Breite ihres Aufgabenbereichs getroffen hat. Allerdings bestätigt die Situation der Controller in der Krise auch die alte Faustregel »Schlechte Zeiten für das Unternehmen sind gute Zeiten für Controller« (vgl. Weber 2009b).[10] Controller sind in Krisenzeiten besonders gefordert, ihre Fähigkeit, Dinge kritisch zu hinterfragen und Schwachstellen zu erkennen, ganz im Sinne ihrer Rolle als kritischer Counterpart im Unternehmensinteresse einzubringen. Hierdurch erreichen sie einen mit zunehmender Krisenbetroffenheit steigenden Einfluss auf die Entscheidungen des Managements. Operativ können Controller die Krise durch eine Vielzahl von Maßnahmen (vgl. Handlungsempfehlungen) nutzen, um ihre wichtige Rolle im Unternehmen weiter auszubauen und zu festigen. Der Beitrag weist in den untersuchten Kernbereichen der Controllertätigkeit – der Planung, dem Berichtswesen und dem Investitionscontrolling – auf eine Vielzahl von Handlungsalternativen hin, die von Controllern als wirksame Maßnahmen zur Krisenbewältigung beurteilt werden.

Krisenzeiten sind immer vom Wandel geprägt. Auch deshalb wird das WHU-Controllerpanel die Entwicklungen im Kernbereich der Controllertätigkeit weiterhin verfolgen. Künftige Befragungen werden zeigen, welche Strategien und Veränderungen sich im Bereich der Controllertätigkeit durchsetzen werden und ob sich einzelne Maßnahmen der stark von der Krise betroffenen Unternehmen zu neuen Trends entwickeln.

Handlungsempfehlungen

- Verstärkt Einfluss nehmen: Controller in stark von der Krise betroffenen Unternehmen sollten ihr gestiegenes Einflusspotenzial auf die Manager nutzen, die Entscheidungen des Managements kritisch zu hinterfragen und somit ihr Fachwissen einzubringen, ohne dabei ihre Unabhängigkeit zu verlieren.
- Ausbau der Rolle des Controllings in den Unternehmen: Gleichzeitig bietet die Tatsache, dass Controllerleistungen in Krisenzeiten stärker gefragt sind, auch Controllern in weniger stark betroffenen Unternehmen die Chance, ihre Rolle innerhalb des Unternehmens zu entwickeln und so einen Beitrag zu dessen Management zu leisten.
- Stärkere Wertorientierung: Das durch die Notwendigkeit kurzfristiger Kostensenkungen gewonnene Momentum sollte genutzt werden, um auch langfristig die Wertorientierung wieder stärker in den Fokus des Managements zu rücken.
- Mitarbeit an Projekten: Durch den umfassenden Einblick der Controller in andere Unternehmensbereiche kann ein verstärkter Einbezug in interfunktionale Projektteams einen wichtigen Beitrag der Controller zur Krisenbewältigung leisten.

---

10) Vgl. Weber (2009a).

- Verwendung extern-orientierter Frühindikatoren: Durch zusätzliche Anstrengungen in der Planung (z.B. durch die intensivere Nutzung und ggf. Einführung extern orientierter Frühindikatoren) kann die zunehmende Unsicherheit für die Unternehmen besser bewältigt werden.
- Stärkerer Einbezug nicht-finanzieller Kennzahlen: Erfolgskennzahlen können nur einen Teil der für das Unternehmen wichtigen Entwicklungen abbilden. Das Management sollte ebenfalls über den Verlauf anderer Kennzahlen (z.B. Markt-, Prozess-, oder Innovationskennzahlen) informiert werden.
- Bereitstellung entscheidungsrelevanter Informationen: In der Krise muss das Management schnell auf Veränderungen im Unternehmensumfeld reagieren. Für Controller bedeutet dies, dass das Berichtswesen in der Lage sein sollte, das Management zeitnah und flexibel mit entscheidungsrelevanten Informationen zu versorgen.
- Fokussierung der Managementberichte: Längere Berichte können das Management zu selektivem Lesen verleiten. Daher ist es wichtig, grafische Elemente, Kommentare und unterschiedliche Aggregationsstufen zu verwenden, um empfängergerechte Berichte bereitstellen zu können.
- Optimierung des Berichtswesens: Eventuelle Spielräume für ein effizienteres Berichtswesen sollten von Controllern hinterfragt und Optimierungspotenzial genutzt werden. Denn auch in ruhigeren Zeiten können schnelle und fundierte Managemententscheidungen einen Vorteil gegenüber langsameren Konkurrenten darstellen.
- Investitionsentscheidungen kritisch prüfen: Trotz eines positiven Zusammenhangs zwischen der Beteiligung von Controllern und der Qualität von Investitionsentscheidungen besteht in diesem Bereich noch Nachholbedarf. Hier sind die Controller selbst gefordert, ihren Beitrag anzubieten und ihre Fähigkeiten weiterzuentwickeln.

Literatur

Nevries, P./Strauß, E./Goretzki, L.: Zentrale Gestaltungsgrößen der operative Planung, ZfCM 2009, S. 237–241.

Weber, J. (2009a): Controller in der Krise, Controller Magazin März/April 2009, S. 14.

Weber, J (2009b): Erfolg der Controller – Wie Controller zum Unternehmenserfolg beitragen, Advanced Controlling, Band 68, Weinheim 2009.

Weber, J./Meyer, M./Birl, H./Knollmann, R./Schlüter, H./Sieber, C.: Investitionscontrolling in deutschen Großunternehmen, Advanced Controlling, Band 52, Weinheim 2006.

Weber, J./Schäffer, U./Willauer B.: Operative Planung erfolgreich gestalten, Advanced Controlling, Band 17, Weinheim 2000.

Weber, J./Schaier, S./Strangfeld, O.: Berichte für das Top-Management. Ergebnisse einer Benchmarking-Studie, Advanced Controlling, Band 43, Weinheim 2005.

Weber, J./Zubler, S.: Controlling in Zeiten der Krise: Wirkungen und Maßnahmen, Advanced Controlling, Band 73, Weinheim 2010.

Weber, J./Zubler, S./Krügerke, C.: Neueste Benchmarking-Ergebnisse für die Controllership im deutschsprachigen Raum, ZfCM 2009, S. 50–56.

Weber, J./Zubler, S./Rehring, J. (2009a): Die Finanz- und

Wirtschaftskrise – Einschätzungen und Maßnahmen der Controller in deutschen Unternehmen, Controller Magazin Sept./Okt. 2009, S. 66–71.

Weber, J./Zubler, S./Rehring, J. (2009b): Aktuelle Benchmarking-Ergebnisse – Auswirkungen der Krise auf das Controlling, ZfCM 2009, S. 361–366.

Weber, J./Zubler,S./Rehring, J. (2009c): Das WHU-Controllerpanel 2009 – Aktuelle Entwicklungen und Trends im Zeichen der Krise, Ergebnisbericht, Vallendar 2009.

2. The CFO's new environment

A report prepared by CFO Research Services in collaboration with ACCA

Table of Contents

2.1   Executive Summary   844
2.2   Section 1 In demand: Finance in the spotlight   845
2.3   Section 2 When and where? Reviewing investments   851
2.4   Section 3 Decisions, decisions: Strategic planning   853
2.5   Section 4 All talk: Communication   857
2.6   Conclusion   860
2.7   Results   861
2.8   About ACCA   862

2.1 Executive Summary

When CFO Research Services and ACCA embarked on this research in February 2009, countries around the world had been in the grip of the downturn for well over a year, facing what some called a perfect storm of volatile energy and commodity prices, unpredictable credit markets, banking-sector disarray, and job and housing markets in decline. In view of this, companies have inevitably shifted their priorities from maximising profits to managing cash flow, working capital and liquidity, and this shift has put the spotlight on the CFO.

This seems to be a blessing and a curse. On the one hand, the CFO has achieved more internal recognition, is perceived to be more valuable, and receives more support from the boardroom. On the other hand, CFOs have arguably never been so stretched, and they must refocus the priorities of their finance teams, provide extra reassurance about their companies' performance to colleagues and external stakeholders, while becoming more heavily involved in strategy, investment decisions and day-to-day operational matters.

The key findings of our research include:

- **Finance is in the spotlight**
  The economic downturn has put a greater focus on finance within companies. The function is now perceived internally as a valuable guide through the downturn and CFOs are receiving more support from the boardroom. This is, in part, driven by companies' sharpened focus on cash and liquidity. (See section 1)
- **Risk management is now a priority**
  The economic downturn has given CFOs a lot more to contend with, and they are being stretched in all directions. Adopting a more hands-on, managerial role in business operations, they are monitoring more closely than previously staff numbers and workloads, overhead cost reduction initiatives and remuneration and bonus schemes as well as capital expenditure decisions, credit control and cash collection, banking relationships. But above all, they're homing in on risk identification and management. (See section 1)
- **Investment decisions are being delayed**
  Most finance chiefs surveyed are delaying non-essential investments until economic conditions improve and some are even delaying essential investments. Capital spending decisions are being dissected more carefully, given the higher levels of anxiety and uncertainty among stakeholders and the widespread scarcity of capital. (See section 2)
- **The CFO is more involved in strategy**
  Finance is working more closely with various business units in strategic planning. Just over two-thirds of respondents agree that the CFO is more involved in establishing medium- and long-term corporate strategy. However, doing so is more challenging than ever, and many companies are delaying making strategic decisions. Others are adapting the way they develop strategy and preparing for the eventual upturn. (See section 3)

- **Levels of communication have increased, internally and externally**
  In the past 12 months, companies have increased internal and external communication in response to fast-changing business conditions. On the one hand, this is an exercise in reassuring stakeholders about the health of their business. On the other hand, it is a critical way to stay close to external stakeholders – notably suppliers and customers – in order to understand how they are faring. (See section 4)

2.2 Section 1
In demand: Finance in the spotlight

The CFO's star continues to rise. In our survey, 82% of respondents said the finance chief's role is more important today than a year ago, while three-quarters agree that the CFO's contribution to the business is now perceived internally to be more valuable than in the past. That, in turn, leads to more support for the finance team – 71% agree that the function receives more boardroom backing now than a year ago. (See chart 2-1)

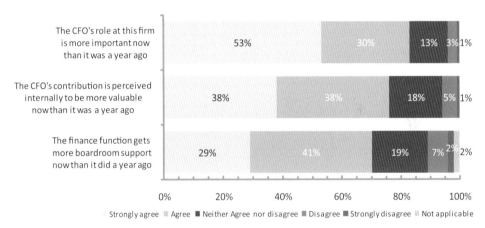

Chart 2-1: The CFO's contribution

Little wonder, given companies' sharpened focus on cash and liquidity. »Funding, cost-saving, liquidity – these are the top three topics for my bank now,« says one respondent. »Where do we find solutions? In the financial division – this is why the CFO and [finance] division's role is changing and gaining more importance.« Another respondent observes that a »focus on cash and liquidity, which has always been the responsibility of the CFO, has [moved] higher on the priority list than market share increase.«

That's a logical knock-on effect of this particular economic slump, add finance chiefs. »This is typically a different downturn than I have ever witnessed in my previous 30 years in business,« says Henk van Dalen, CFO of TNT, a €11 billion (in annual revenue) Dutch logistics group. »In none of the downturns in the last

30 years, has there been a restriction on the availability of funding, cash lines and credit lines.«

Subsequently, van Dalen for one says he is spending more time than before focusing the organisation on cash management. »You have to really make sure that everybody in the organisation understands what managing cash means,« he says. »It goes down to the nitty-gritty of a strong focus on accounts receivable, accounts payable, and making sure that investments are managed with a full view of the pipeline of cash out.« This can be a new focus for divisional management in business units or country units, if they are used to only tracking operating income. »This is not automatically the same as managing cash, because cash is something that you manage on a legal-entity basis,« van Dalen explains.

But it's not just cash management that is taking up more of the CFO's time. The majority of respondents say that in the past year, the CFO has adopted a more hands-on role in areas such as staffing numbers and workloads, overhead cost-reduction initiatives, and remuneration and bonus schemes as well as capital expenditure decisions, credit control, banking relationships, risk identification and management. (See chart 2-2) It is unsurprising, therefore, that the CFO is spending more time on everything from managing cash flow and costs to managing headcount, arranging financing with lenders, contributing to strategic decision-making, communicating financial performance and managing operational and strategic risk. (See chart 2-3)

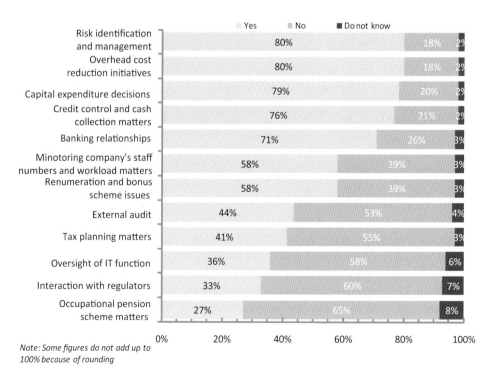

Note: Some figures do not add up to 100% because of rounding

Chart 2-2: Has the CFO taken on a more active, hands-on managerial role?

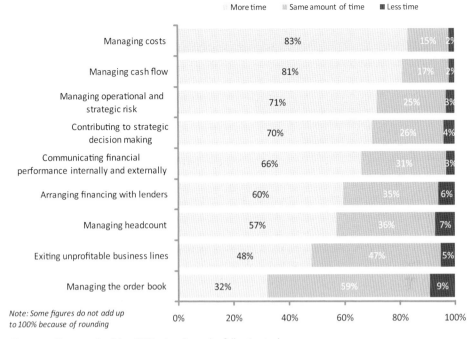

Chart 2-3: How much of the CFO's time have the following tasks demanded?

In rising to the new levels of scrutiny that will be placed on them as their workload increases and with pressure on the CFO to keep control, finance teams can tap various sources of knowledge and training. In the survey, 77 % of respondents who are members of a professional accountancy body say that the training they have received from that body has provided them with sufficient skills and expertise to steer their organisation through current economic conditions. Meanwhile, two-thirds of respondents say they attend conferences and training courses to glean further information and training, while just over half say they turn to external auditors/accountants for advice and additional knowledge and over a third turn to their professional accountancy body. (See chart 2-4)

One of the main skills gaps in which finance can expect more training is risk management – two-thirds of respondents say they plan more education for their teams in this area. In all other areas, however, a greater number of respondents plan no change in training than plan an increase. (See chart 2-5) I think it's also worth mentioning that some areas of training will decrease – in terms of classification, does this apply to one particular sector or size of organisation?

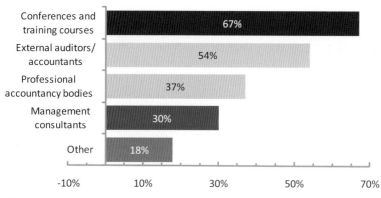

Chart 2-4: Where do you seek information and training in the current climate?

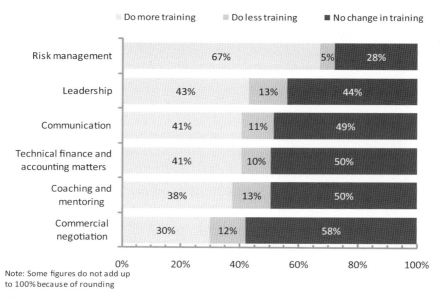

Chart 2-5: How has the economic environment influenced finance's training priorities?

Indeed, managing risk is yet another task now taking up more of the CFO's time. »It's up there with liquidity and solvency,« says David Ahmad, CFO of the UK arm of Fortis Bank. Ahmad has taken the step of moving staff from other parts of finance into risk management roles, in response as the bank has started to monitor risk more frequently during the downturn.

It's an area that has become more difficult to deal with given the rapid pace of change in everything from economic activity to fuel costs and currency rates. Sonic Healthcare, a global Aus $ 2.4 billion medical diagnostics company based in Australia, has been having to manage its way through the hugely volatile exchange rate of the Australian dollar against the US dollar. »I think the ten most significant movements in the previous 25 years all happened in the first two weeks of October

[2008],« says finance director Chris Wilks. »And each movement was something like six standard deviations from the mean. That's only supposed to happen every 200 years, and we had ten of them in two weeks.«

Case study: Numonyx
Avoiding potholes

For many CFOs, the downturn has been a chance to get back to some of the basics of running the finance function. Indeed, the risks that come with the global downturn mean that there's no room for complacency.

As Ken Lever, CFO of Numonyx, a privately held Swiss manufacturer of flash-memory devices formed in March 2008 by Intel and STMicroelectronics, says: »When you go into a significant downturn in the economy, as we have done, inevitably your attention has to turn to dealing with a number of basics. Ultimately companies will want to thrive, but in order to thrive they have to survive.«

That calls for a focus on potential short-term problems as well as the long-term vision: »You can't be looking at the horizon if you're falling in potholes,« Lever adds. »And the problem is that there are an awful lot of potholes around at the moment.«

Subsequently, Lever has spent recent months addressing operational issues, such as headcount, systems and appropriate controls for dealing with customers' liquidity and supply chains. Many of these areas would have warranted little attention in better times, the finance chief concedes: »When the economy's going well, a lot of the basics take care of themselves. So you don't have to worry unduly about the liquidity of your customers or about the continuity of supply.«

No more. Supplier risk is now a big focus for Lever and his colleagues, whether it's reviewing existing contracts or making sure they're not overly reliant on any one supplier. Last year, Lever introduced a new check list to evaluate suppliers – as well as traditional financial ratios, which analyse suppliers' »liquidity ratios, the cash generation of the business in the past, how important you are as a customer to them, whether they have any other very large customers and how the viability of the supplier would be impacted by the loss of that [other] customer. You look at critical raw material patterns in their business and who supplies those raw materials.« Lever expects such scrutiny to work both ways, adding that Numonyx's customers are now more likely to want to assess his company's liquidity as well.

Although focusing on these fundamentals shouldn't take finance professionals too far outside of their comfort zone, Lever admits that talking to suppliers about the company's health, for example, is »not the sort of thing that I've done in the past on a day-to-day basis.« Indeed, the CFO points out that while he believes his finance team has the skills to tackle its new priorities – including risk management – they won't necessarily have the experience. »Some people won't have gone through these difficult periods of the economic environment,« he says. »It's more a dearth of experience rather than a dearth of knowledge.« Now is proving a good time to put that knowledge to the test.

Side-box for Section 1

In the past 12 months, most companies have already taken action to reflect their heightened focus on cash and the need to balance short-term concerns with long-term vision. For example, more than three-quarters of survey respondents have either already introduced new key performance indicators or plan to do so, compared with 23% who don't plan to. (See chart 2-6) Indeed, respondents' comments show that CFOs are changing KPIs to suit the current economic conditions: »[Our] KPI changes are refinements to existing metrics, notably in the area of cash management,« writes one. »Detailed KPIs for cash management are now embedded in our scorecard,« says another. »New KPIs are mainly due to a new focus on long-term value vs. short-term profitability,« adds a third.

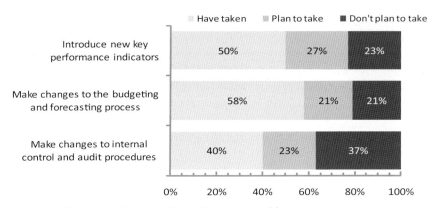

Chart 2-6: Which actions have you taken in the past 12 month?

Typifying this trend, Jonny Mason, CFO at UK cinema chain Odeon & UCI, is monitoring the company's revenue KPIs more frequently than he once did: »The two key things that we're looking at quite carefully are retail revenue and screen advertising revenue,« he says. »Those are the two [areas] that might suffer most in any downturn.« Mason is also scrutinising the underlying causes of shifts in revenue more frequently than he used to. »We always looked at retail revenues weekly, and then we might have a deep dive monthly or quarterly, to understand what was driving that,« he explains. »Now we're looking at the supporting data weekly. And we're not just looking at advertising revenue, but also component parts of it, in order to understand the way that it might be moving in the future.«

Nearly 60% of respondents say their company has made changes to the budgeting and planning process in the past 12 months, while 21% have plans to do so. (See chart 2-6) As one respondent writes, »changes to the budgeting and forecasting process are moving from a static annual budget to a rolling multi-quarter forecast, in order to keep focused on the longer-term versus the current fiscal year.« This is reflective of a general preference for a rolling forecast, which sees 12-month forecasts updated, often on a quarterly basis, each time looking forward by another three months. This contrasts with annual top-down or bottom-up budgeting, which – with its longer-term outlook – is no longer an adequate response to today's fast-changing economic conditions.

As John Feehan, CFO of Virgin Mobile USA, says, »These economic times have definitely placed a larger emphasis on the CFO's role in terms of forecasting.« Feehan explains that he has spent much time with CEO Dan Schulman over the past year talking about the downside risks of a worsening economy and how the company will prepare for that. Feehan's approach is to »plan for the worst, make sure we are covered under worsening scenarios, and make sure that we as an organisation are able to deal with those scenarios,« he says.

2.3 Section 2
When and where? Reviewing investments

With cash ever scarcer, investment decisions have come under closer scrutiny – 83% of respondents say their companies are delaying non-essential investment until economic conditions improve. (See chart 2-7) As one respondent says, »Companies are awaiting better economic times to justify their investments.«

Thirty-four percent of respondents are even delaying investments that are deemed essential for revenue growth. One CFO articulates the dilemma faced in this respect: »The current environment has produced a unique dynamic, as companies have to rethink investments in growth opportunities, even though growth is what will pull them out of this economic crisis.«

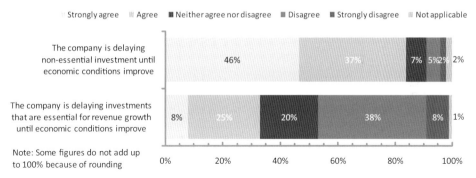

Chart 2-7: Investment decisions

Respondents point to two key challenges in making investment decisions today. The first stems from turbulence in the banking sector and the widespread scarcity of capital. »In the past, you were probably able to take your relationship with your bank a little bit for granted, in that if you needed funding, you'd be able to sort something out fairly readily – it was just a matter of price and negotiation,« recalls Sonic Healthcare's Wilks. »It's true to say that there's more focus on just maintaining your facilities than there has been in the past, and if you want to increase them, it's even more complex, because it probably means even more banks, which means creating new relationships.« That complexity in tapping new funding means every investment decision has to be weighed more cautiously. »Investments need to be more carefully considered in the light of more restricted access to finance,« says one respondent.

The second challenge in making investment decisions is high levels of anxiety and uncertainty among shareholders, banks and other stakeholders needing to be convinced of a plan's worth. As one respondent put it, »psychological reasons rather than economic sense« are driving some decisions. That's not to say that CFOs are shying away from investments that make economic sense. As another respondent says, »The business still needs to take some measured risks in order to emerge from the recession in a position to grow and expand. Hence some investment decisions are still taking place, albeit on a smaller scale than before.«

Case study: Odeon & UCI Cinemas Group
Watch this space

»Cash has suddenly become a scarce resource and [a more stringent] prioritising of projects/investments is needed. In the overall planning, it is the CFO who is asked questions as to how much can be invested,« asserts one of our survey's respondents.

One finance chief who would agree is Jonny Mason, CFO of Odeon & UCI Cinemas Group, which is owned by the UK private equity group Terra Firma and had revenues of £ 563 million in 2008. »I need to be involved in more decisions,« Mason says. »It's not like all of a sudden the CFO's been promoted. It's that more of the organisation's activity [now] needs the CFO's input.«

Mason says that the thrust of his greater involvement is in investment projects. The finance chief has always had a role to play here in validating rates of return, but he adds that today he also has to offer his views on capital constraints as money becomes tighter. »The operational heads are looking more to the CFO to provide reassurance that investment projects can be afforded and to prioritise between different projects,« he says. »Whereas in the past, their view might have been that finance will find a way to get this funded, they are now acutely aware that there are tougher constraints and that they need to operate within more fixed parameters.«

It's a far cry from the days when a private-equity-backed company like Odeon & UCI could expect to tap into new funding lines easily. »We [previously] worked on the assumption that when the existing financial facility ran out, there would be another one,« Mason says. »You can't work on that basis any more.« Re-working this assumption and adapting the company's future plans to the new financial circumstances has been a learning curve, he adds. »We have to educate the operators a bit more. By explaining to them how the capital constraints work, we can work together to choose the optimum project or plan for this environment.«

Although the company's results are rising, it is restricting some of its investments, including the introduction of the latest digital projectors, because of this lack of capital. »In the past, it would have been a no brainer for the bank to support that investment,« Mason says. »But now we must work much harder to raise capital from different sources.« Part of that, of course, boils down to banking relationships. »We used to have a constructive relationship with our banks,« he says. »Now, whether the projects make sense or not – in other words whether they earn a fabulous return or not – they do not want to grant any more lending. If that were to continue for long, inevitably your business would just shrink.«

Expansion plans have also been put on hold. »Because these cinemas can take two or three years to [develop], we know there are retail developments going up that will have a new cinema,« Mason says. »[But] unless we can strike an especially good bargain with the developer, we're having to not bid on certain sites because we haven't got [funding].«

Case study: MindTree
Adapting systems for better decision support

At MindTree, a Re 7.3 billion Indian IT and R&D consulting company focused on offshore software development, product engineering and outsourcing services, CFO Rostow Ravanan recently invested in an upgrade of the company's ERP systems. For some CFOs, that would be the kind of non-essential capital spending that could be put on the back-burner in tough times. But Ravanan believes the upgrade has given MindTree a stronger decision-support system thanks to a real-time view of revenues.

Ravanan's priority was to get a »real-time sense of where we are on revenues, with at least 80 % to 85 % accuracy, [enabling us to] monitor actual versus budget for costs on a granular level.« The CFO explains that it was important to establish a system that could provide an early warning if revenues were at risk. »Faster invoicing and collections help much-needed cash flow and avoid receivables risk,« he adds.

MindTree's refinements to its ERP system allow for complete billing within two days of month-end, the preparation of monthly revenue estimates at the middle of the month based on current projects, and monthly forecasts that are tied to resource allocation. »This means we can have a very good sense of where the quarter will end,« Ravanan says. This in turn minimises forecasting errors, a boon both from the perspective of the public market and the company. It also gives MindTree the flexibility to fine-tune its future plans on a quarterly basis as the year unfolds. As Ravanan says, in today's environment, »a traditional annual operating plan would hamstring us.« In the current climate, some investments are clearly still worth making.

2.4 Section 3
Decisions, decisions: Strategic planning

The finance function is more involved in shaping a company's strategy than it was a year ago. Seventy-two percent of survey respondents agree that finance now works more closely with business units in strategic planning, while two-thirds agree that the CFO is now more involved in the creation of a medium- and long-term corporate strategy. (See chart 2-8) Furthermore, 70 % of respondents say that contributing to strategic decision-making has demanded more of the CFO's time during the past year. (See chart 2-3)

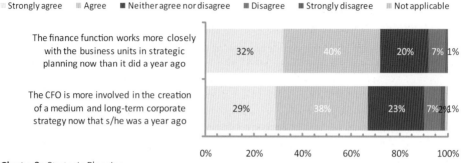

Chart 2-8: Strategic Planning

One respondent suggests that the impetus for this collaboration is coming from the business units as much as from finance, as operations look to finance for guidance during the downturn: »The interaction from other functional areas is now initiated by those departments. Finance becomes involved from step 1 as opposed to step 3.«

In the new economic environment, two main factors underlie the CFO's greater involvement in strategic decision-making. The first is the growing importance of financial performance targets in deciding strategy. As one respondent writes, »The environment in which CFOs function is changing and getting more complex. Risk management in current economic conditions needs more effort and deep thinking. Financial goals have to be included in strategic planning and the results should be measured to evaluate overall success of the strategies established.«

The second factor is the growing difficulty of developing strategy itself without taking into account views from across the company – 77 % of respondents agree that developing a long-term corporate strategy is more challenging now than a year ago. (See chart 2-9) »Visibility into the end-customer market is poor and, as such, the potential medium- to long-term impact on the business is impossible to evaluate,« writes one respondent. »Longer-term planning becomes very difficult.«

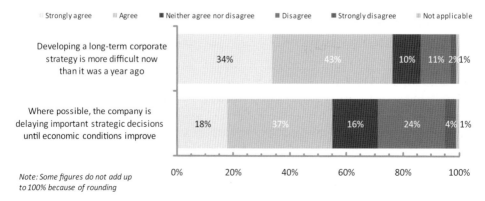

Note: Some figures do not add up to 100% because of rounding

Chart 2-9: Strategy and decision-making

This is causing many companies to hold fire on strategic decisions for now – more than half of the respondents agree that wherever possible, the company is delaying important strategic decisions until economic conditions improve. (See chart 2-9) But senior finance executives have not lost sight of the importance of long-term vision, even if setting strategy is tougher in the current economic climate. As one respondent comments, »Long-term planning is difficult when three months is hard to see, but we mustn't lose sight of the vision and leave ourselves unable to meet an upturn.« For companies with robust finances, current economic conditions may even present fresh opportunities: »Most companies fall in the 'trap' of economic chaos overall,« comments one respondent. »But if we take a minute to reflect, this is an opportunity to invest and get market share.«

TNT's van Dalen, for example, says there are now »opportunities to change your strategic direction by analysing and re-focusing your own business, as well as from time to time doing smart acquisitions. Those opportunities in these times are larger than in the time when everybody only looks for growth and expansion.«

In fact, respondents' comments suggest a trend for adapting the way that they strategise to reflect the economic reality. For some this means developing strategies to capture different market and worst-case scenarios. As van Dalen says, »At the end of last year, it wasn't clear how the financial markets would develop in the first two to three months of 2009. So we decided to enlarge our availability of commercial paper funding to prepare for a short period of sharp decline in demand – maybe even an enormous decline – or non-availability of funding. So you try to protect yourself, although it costs you a few basis points, on the downside.«

For others, this involves re-evaluating their companies' identity and purpose: »We must base our strategies on the knowledge that, inevitably, economic conditions will improve – or else, close our doors,« writes one respondent. »That said, we have to create a strategy that recognizes our strengths as well as our weaknesses – and the weakness of the economy – in order to take full advantage of the recovery when it occurs. That may mean a degree of internal restructuring, but certainly a great degree of ›re-imagining‹. Who are we, as companies? What do we really offer? How are we perceived? In short, what is our value and how do we make the market understand and appreciate our value?«

Case study: Virgin Mobile USA
Benefiting from the downturn

Virgin Mobile USA was »the canary in the coal mine« when the recession hit the US, says John Feehan, CFO of its mobile virtual network operator (MVNO). »We went public in October 2007, and in November and December we started to see our customers' usage start to come down,« Feehan explains. Rather than hunkering down and riding things out, the company used the deteriorating economy to its advantage in identifying possible acquisition targets.

Feehan and the team started by analysing other MVNOs in the US that were struggling. »We looked at how we could potentially grow our subscriber base through acquisitions, and, at the same time, we looked at how we use that acquisition to de-lever our business and reduce our debt load at the same time,« the CFO explains. Subsequently, last year Virgin Mobile USA spent $39m to acquire Helio, a US cellular operator. It's a deal that Feehan says wouldn't have happened if it weren't for the downturn – »[Helio's owners] would have had many more other options to continue to grow their business if they wanted to,« he says. As it was, »We were able to get it at a very, very low price and do an all-stock deal,« Feehan adds. »But at the same time, we were able to attract new investment money, which allowed us to pay down more of our debt to a point where we're very comfortable with our debt level.«

In integrating the acquisition, Virgin Mobile USA downsized its operations, as Feehan explains. »Standalone we had 400 people – we bought a company that had 600 people, and when we had finished integrating the company we were back down to 400 people for the combined company,« Feehan says. The company also outsourced the running of its IT infrastructure, which it says will save it $ 50 million over five years.

The company hasn't banked all of the resulting cost savings to the bottom line. »We've invested some of those cost savings in the customer, in terms of their handsets and usage and texting plans,« Feehan says. Virgin has also introduced a pink slip protection plan: »As long as you're a customer of ours for at least two months, if you lose your job, we'll pay your service for three months,« Feehan explains. In this way, Virgin's reinvestment of its cost savings has become a competitive advantage.

Case study: SIX Group
More than number-crunching

At SFr 1.5 billion SIX Group, which provides infrastructure services to the Swiss financial services industry, CFO Ursula La Roche believes the downturn has taught CFOs to prepare for every eventuality. »The economic situation, and the collapses such as Lehman Brothers, show that you should put more [effort] into strategic planning,« she says.

La Roche explains that the nature of the SIX Group requires intense strategic planning. »Our business is a pretty long term,« she says. »We are an infrastructure provider and, as such, our costs are to a very high degree fixed, which means that they don't change within a quarter or within a month. This requires a much closer focus on strategic planning, because you can only influence the financial situation of our business with a longer-term view.«

In line with many of her peers, the CFO says that she has found herself becoming more involved in quantifying strategic impact. »We have to quantify the financial impact of strategic decisions, and that's the reason why the CFO becomes more important,« she says. Furthermore, SIX Group needs a team of finance professionals capable of more than just number-crunching. »We want to have, at all levels, people who analyse numbers and who are able to draw the right conclusions,« La Roche says. »In order to do this, you need a deep understanding of the business dynamic, of how it evolves over time and what the financial outcomes [for] the different businesses are. And I think that's an area where all of us should get more experience in, and more training.« To address this, the company has hired a business analyst to train the team's controllers in peer analysis, which la Roche sees as »the first thing to consider in strategic planning.«

2.5 Section 4
All talk: Communication

Seventy-nine percent of respondents say they have either increased or plan to increase the amount of internal communication carried out in their company, while two-thirds say they have either increased or plan to increase the amount of external communication. (See chart 10)

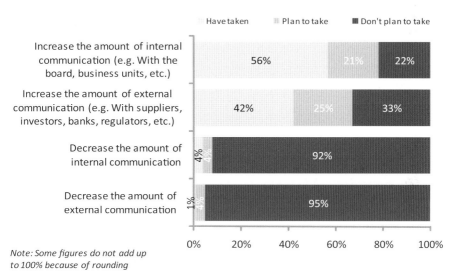

Note: Some figures do not add up to 100% because of rounding

Chart 2-10: Level of communication

One reason for increased communication is the view that it is essential in implementing any new strategy during current economic conditions. As one respondent comments, »Communication is a key to successful business plan implementation, whether it is internal or external. I have seen too many mistakes made due to poor or improper communication procedures. In this economy especially, it is incumbent upon every corporate leader to ensure full and open communications up and down the ladder internally, and to the customer and supplier base externally. Doubt creates fear, and fear is the enemy. We don't want our employees or our clients to have doubt about our path as a company.«

Yet companies' increased communication with customers and suppliers is as much about gaining a clearer picture of their respective businesses as informing them about the organisation's prospects. One respondent's company is »driving more open dialogue with suppliers and customers to better understand the impact that the downturn is having,« while another says: »We are in touch with customers and suppliers to improve processes and to help some valuable customers who are having difficulties paying [their bills].«

External stakeholders are an important focus of companies' increased communication efforts, both in order to guarantee long-term support and to avoid short-term shocks: »Communication to our stakeholders needs to continue to ensure their continued support for the organisation,« says one respondent, while another adds: »Now is the time to be working very closely with all stakeholders on managing the company's way through this difficult period. The more involved key stakeholders are in the process, the more likely it is that they will tow the line in terms of playing their part in securing the company's survival.«

At Sonic Healthcare, Wilks agrees with this view. »It's important to make sure we are managing the expectations of the market as well as we possibly can,« he says. »It's always a focus of any public company to manage expectations, but in such a volatile environment, I think it's probably a matter of a little more communication with the markets, in terms of releases and interaction with analysts.«

One of the most challenging communication tasks for CFOs such as Wilks can be explaining the company's vision to sceptical equity analysts. »We need to make sure that analysts aren't getting out of control in terms of the way they perceive the future,« he says. »There's a bit of a 'glass half empty' attitude out there at the moment. You might have ten issues at an organisation, nine of which are positive, and one of which is negative, and there's a tendency at the moment just to focus on the negative one.«

The CFO is also finding that analysts' estimates of the company's future performance vary depending on what exchange rate they are using, generating inconsistency in their outlooks. He believes this too can be remedied with increased communication: »At the moment, analysts have different assumptions about exchange rates, and they might have some wildly varying estimates about our future profits. We try to discuss some of those issues with analysts to make sure that the market has some consistency in numbers.«

Internally, heightened communication is essential in bringing focus to employees' efforts, say finance executives, enabling staff across the enterprise to head in the same direction. »These troubled times call for increased communication with associates, in order to maintain overall focus,« says one respondent. Survey respondents add that communication is key to boosting morale during uncertain times. »People are worried, so more communication allows everyone to ask questions, let off steam, and feel reassured about the company's choices and direction,« writes one. Ahmad at Fortis Bank, for example, has increased the regularity of group meetings he holds with staff to every month rather than every other month, and has also introduced informal lunches. He follows the discussion points up with emails. This allows him »to feel the pulse of the business,« the CFO says.

Case study: TAQA (Abu Dhabi National Energy Company)
Deep impact

Communicating with banks and investors has required the finance team at AED 16.8 billion energy group TAQA to develop a new skill set, says CFO Doug Fraser.

»My focus is very much on communicating with investors, rating agencies and banks, because everybody needs assurance these days,« says Fraser, who joined the company in early 2008. »I get a lot of questions [like] ›What's your liquidity like?‹, ›What kinds of bank lines do you have?‹, ›What's your nearest refinancing?‹«

To deal with this new level of scrutiny from external parties, Fraser says the finance function needs to boost its communication skills across the team. »In finance you tend to have people who are very technically strong [...] but sometimes lack the ability to communicate effectively and also get buried in the details,« he says. To counteract this tendency, Fraser is training his finance leaders in communicating persuasively.

»Whether my people are speaking to investors or internally, I want them to be able to make their point quickly, articulately and persuasively,« he says. This training started in 2008, when Fraser »noticed a few examples where my people would be in a meeting, and would just talk and talk and talk. And everybody shuts off. And I said afterwards, 'Unfortunately you made no impact.'« The training, which Fraser went through himself six years ago as treasurer at Petro-Canada, has helped take staff »from being specialists, technical experts and given them more of an executive presence,« adds the CFO. »It has been very powerful in terms of enhancing the strengths of the finance organisation.«

Case study: Pitney Bowes
View from the ground

Mike Monahan, executive vice-president and CFO at Pitney Bowes, a $6.3 billion mailstream specialist, has increased the frequency of its communication because »we've seen the pace of change in the environment increase dramatically, whether it's changing currency rates, changing credit markets, or the change in the rate of business that we're doing. The dramatic swings call for more frequent communication.«

To help make that communication clearer, Monahan pushed for a new set of metrics to be used across the global group. Previously, he says, the group analysed metrics that were »very business specific and they were not necessarily as operationally oriented – they tended to be financial metrics that you might get from a P&L.« Monahan wanted the company also to focus on metrics that were »indicative of what's happening in the business and were better predictors or what may happen in the business going forward – for example, looking at the pipeline of written business or potential business.«

> In using and discussing these metrics more regularly, the CFO hopes to get a clearer picture of what general managers on the front line are experiencing rather than making assumptions from the boardroom. »I want to make sure that I'm looking at what the general managers believe is important to be successful in their business, not what I think is important,« he says. »What they're managing is what is going to drive the results in the business, so I must understand it from their perspective.«

2.6 Conclusion

The economic downturn has raised the CFO's internal profile. With cash and liquidity having risen to the top of most companies' agendas, a host of business activities have been placed under greater scrutiny, from capital expenditure decisions to remuneration and bonus packages, and the CFO's input and time are in ever-increasing demand.

It is part of the CFO's role to be primed to react to different economic circumstances as they arise, and it seems from our survey that CFOs are rising to this challenge, with the majority having taken on a more hands-on role in a range of operational issues. CFOs are also being relied upon more heavily to sanction any investment decisions, which are being weighed up much more carefully in the light of more stringent capital constraints. In return, the CFO has been rewarded by a boost in both the way that the role is perceived internally and by increased boardroom support.

The severity of this downturn may well be something that CFOs have not previously experienced in their careers, but despite this, most are confident that they have the requisite skills and expertise to cope. To a certain extent, this is because the downturn is calling the CFO to go ›back to basics‹. One area where the majority of surveyed CFOs say they need more training is risk management, where the waters are clouded by the rapid pace of change in the economic environment.

With one eye on the basics of running a finance function, the CFO has the other on setting medium- and long-term strategic goals, an area in which they are more involved now than previously. The downturn has rendered the development of strategy even more difficult than in the past, but those who are persevering are responding by adapting the way they strategise, for example by using a range of sensitivity scenarios and updating these more frequently.

Part of successful strategy implementation is communication, of which the surveyed companies say they are carrying out much more. Communication is crucial for enabling staff to pull in the same direction and alleviating their concerns. For a publicly listed company too, regular communication is essential for reassuring and managing the expectations of the market, as well as investors, rating agencies and banks in order to guarantee their long-term support. CFOs are also using it as an exercise to find out about the financial health of their suppliers and customers – the latter of which, after all, will be at the heart of their companies' future success.

2.7 Results

This report shows that CFOs are rising to the challenges brought about by global economic conditions and, in the process, carving out a new and highly regarded niche for themselves.

A high-profile, value-adding agenda for senior finance executives is emerging. While CFOs are focusing on optimising cash, treasury and financial management processes, perhaps more importantly, they are also seen as key to designing and implementing a successful longer-term strategy. This reliance on their skills and expertise to help make their organisations sustainable for the future has propelled the CFO to a new level of importance and visibility.

A key driver in this elevation is a heightened focus on risk management. The CFO's analytical training and experience means that there is no-one better placed to understand and evaluate risk. As Ken Lever from Numonyx observed, risk management fits comfortably within the skills set of the finance function, but has not been a main area of focus – until now. Organisations are looking for CFOs to bring their technical knowledge to bear on the wider business, using analytical ability to understand the interconnectedness of risk across complicated entities, and help shape appropriate long-term strategy. It's a tall order but it seems, from these findings, that CFOs are more than equal to the task – provided they hone their skills in this area.

Recognising this, finance chiefs surveyed have prioritised the need for more training in the risk management field. This strongly supports other research ACCA has recently undertaken with senior finance executives across all business sectors, where top of the list of skills expected to be more in demand over the next five years is enterprise risk management[1].

CFOs are appreciating that risk evaluation does not necessarily mean saying no, even in the current unpredictable business environment. While most are delaying non-essential investments, others are seeing opportunities for key acquisitions to help position their organisations to best advantage, once the economic upturn comes (such as John Feehan, CFO of Virgin Mobile USA). This highlights the need for a flexible and opportunistic approach to long-term planning – not, perhaps, an attitude traditionally associated with finance professionals.

Again, ACCA's other research in this area underscores this evolving aspect of the CFO's role. In ACCA's recent *Accountancy: the future outlook* report, senior finance executives highlighted an increasing need for strategic-scenario-planning skills, ranked second only in anticipated demand for greater enterprise-risk-management skills.

Analysing the results in more detail, one striking aspect is how consistent demands and priorities are for CFOs across large and smaller entities. The key difference between senior finance executives in companies with revenues under $ 50m and their counterparts in other organisations is a greater focus on overhead cost reduction – this ranks top as the area which has demanded more of the CFO's personal time over the last 12 months in smaller organisations, with risk management

---

1) *Accountancy: the future outlook* ACCA, March 2009.

as a close second. With likely fewer reserves to call on, this is perhaps unsurprising. In terms of skills gaps, however, risk management is still the top priority for CFOs in these smaller companies.

The new reliance on the CFO has profound implications for the shape of the future finance function. Following on from this survey, ACCA is producing a further global report, reviewing the roles, skills and knowledge now needed across finance departments. This wide-ranging project will identify where finance is adding most value to organisations and how this contribution can be built on for the future, and will be a key component of ACCA's continuing work emphasising the role of accountants for business.

As the global body for professional accountants, ACCA is very encouraged to see an agenda for business emerging which puts the expertise of the finance professional at its heart. All in all, it could be argued that, despite the demands they face, this is a golden age for the CFO.

The challenge will be building on this level of influence and prestige when economic conditions improve and ensuring that the CFO's voice continues to be heard loud and clear across their organisations.

2.8 About ACCA

ACCA is the global body for professional accountants. We aim to offer business-relevant, first-choice qualifications to people of application, ability and ambition around the world who seek a rewarding career in accountancy, finance and management.

We support our 131,500 members and 362,000 students throughout their careers, providing services through a network of 82 offices and centres. Our global infrastructure means that exams and support are delivered – and reputation and influence developed – at a local level, directly benefiting stakeholders wherever they are based, or plan to move to, in pursuit of new career opportunities. Our focus is on professional values, ethics, and governance, and we deliver value-added services through over 50 global accountancy partnerships, working closely with multinational and small entities to promote global standards and support.

3. Der Arbeitsmarkt für Controller in stürmischen Zeiten

Von Alexander Walz

Übersicht

3.1	Einleitung 864	
3.2	Auswirkungen der Finanz- und Wirtschaftskrise 2008/2009 auf den Arbeitsmarkt für Controller 864	
3.2.1	Qualitative Veränderung des Stellenmarktes in der Finanzkrise 864	
3.2.1.1	Auswirkungen an die Anforderungen an das Controlling und die Controller aus Sicht der Unternehmensführung 865	
3.2.1.2	Auswirkungen an die Stellenbeschreibung bzw. Ausschreibungen für Controller aus Sicht der Personalabteilung 865	
3.2.1.3	Auswirkungen auf den Stellenmarkt für Controller 865	
3.2.2	Quantitative Veränderung des Stellenmarktes in der Finanzkrise 867	
3.3	Fazit 869	

3.1 Einleitung

Die Finanzkrise hat in der jüngsten Vergangenheit deutliche Spuren in der Wirtschaft hinterlassen. Kleine, mittlere und Großunternehmen haben fast alle in der einen oder anderen Form unter den Entwicklungen gelitten. Der Controller in seinen unterschiedlichen Funktionen und traditionellen sowie neueren Rollenbildern im Unternehmen war und ist gefragter denn je. In einer solchen besonderen wirtschaftlichen Situation stellt sich die Frage, ob und, wenn ja, wie die Finanz- und Wirtschaftskrise den Stellenmarkt für Controller und verwandte Positionen verändert hat. Dies soll im Folgenden nicht nur quantitativ, sondern auch qualitativ untersucht werden.

3.2 Auswirkungen der Finanz- und Wirtschaftskrise 2008/2009 auf den Arbeitsmarkt für Controller

Um die Frage zu klären, ob sich der Stellenmarkt und die Stellenbeschreibungen für Controller qualitativ verändert hat, wurde im Herbst 2009 eine Umfrage unter 100 deutschen Unternehmen durchgeführt. Zur Beantwortung der Frage nach der quantitativen Veränderung wurde auf eine seit dem Jahr 2002 laufende Stellenmarktbeobachtung der Conciliat GmbH Personalberatung zurückgegriffen.[1]

3.2.1 Qualitative Veränderung des Stellenmarktes in der Finanzkrise

Um herauszufinden, ob und, wenn ja, welche qualitativen Veränderungen die Finanzkrise auf das Controlling in deutschen Unternehmen genommen hat, wurden Manager, Personalleiter und Controller in 100 deutschen Unternehmen mit einem jeweils auf die Berufsgruppe zugeschnittenen Fragenkatalog angeschrieben.

Ziel der Studie war es, ein möglichst differenziertes Bild sowohl aus Sicht der Unternehmensführung als auch aus den Personalabteilungen sowie den Fachbereichen zu erhalten.

Um einen möglichst repräsentativen Querschnitt durch die deutsche Firmenlandschaft zu erhalten, wurden kleine, mittlere und große GmbHs und AGs angeschrieben, die ein eigenes Controlling haben. Geantwortet haben Unternehmen in einer Größe von 25 bis 39 000 Mitarbeitern.

Die Antworten auf die Fragen fielen je nach befragter Personengruppe – Manager, Personaler und Controller – recht unterschiedlich aus.

---

[1] Siehe dazu Walz, CSI Quartalsbericht, BRZ, Stellenmarkt im Finanz- und Rechnungswesen, jeweils in den Ausgaben Februar, Mai, August, November seit 2002.

3.2.1.1 Auswirkungen an die Anforderungen an das Controlling und die Controller aus Sicht der Unternehmensführung

Die erste Frage an die Unternehmensführung lautete: »Haben sich durch die Krise veränderte Anforderungen an die Mitarbeiter im Controlling ergeben?« Dies wurde von 75 % der befragten Manager mit »nein« beantwortet.[2] Diejenigen, deren Anforderungen sich geändert hatten, wünschten sich schwerpunktmäßig eine höhere Risiko- und Kostenorientierung ihrer Controller und forderten eine bessere Übersichtlichkeit des zur Verfügung gestellten Materials.

Die Frage, ob die Finanzkrise zu einem veränderten Controllingverständnis im jeweiligen Unternehmen geführt habe, beantworteten 69 % der befragten Manager mit »nein«. Diejenigen, bei denen die Krise ein verändertes Controllingverständnis ausgelöst hat, gaben im Wesentlichen an, dass die kurzfristige Bedeutung des Controllers noch wichtiger geworden sei und dass eine allgemeine Sensibilisierung für die Daten aus dem Controlling stattgefunden habe. In einem Unternehmen wurde wohl die Controllingabteilung noch in einem veralteten Leitbild gesehen, da das Unternehmen angab, die Rolle des Controllings habe sich vom Numbercrunching zur steuerungsrelevanten Informationseinrichtung gewandelt.

Die sich anschließende Frage, ob die Auswirkungen der Krise durch ein geändertes Controllingverständnis abgemildert werden konnte, wurde mehrheitlich dahingehend beantwortet, dass es durch erhöhte Transparenz möglich sei, früher als bisher (Gegen-)maßnahmen zu ergreifen.

3.2.1.2 Auswirkungen an die Stellenbeschreibung bzw. Ausschreibungen für Controller aus Sicht der Personalabteilung

Die Personalleiter wurden zunächst gefragt, ob sich bei ihnen Veränderungen in den Stellenausschreibungen und speziell ein veränderter Fokus in den Stellenbeschreibungen in der Zeit der Finanzkrise ergeben hätte. Dies verneinten 73 % der Studienteilnehmer.[3] Nur 9 % stimmten zu. Weitere 18 % machten keine Angabe.

Die zustimmenden Personaler wurden des Weiteren nach der Art der Veränderung gefragt. Hier wurde im Wesentlichen genannt, dass man von künftigen Controllingmitarbeitern stärkere Aktivitäten im Bereich Working Capital Management erwarte.

Die Frage, ob während der Krise die Kriterien für die Auswahl der Controller angepasst wurden, wurde von 82 % der Befragten mit »nein« beantwortet. 18 % konnten oder wollten dazu keine Angaben machen.

3.2.1.3 Auswirkungen auf den Stellenmarkt für Controller

Die Frage, ob es ihrer Meinung nach während der Krise leichter geworden sei, sich beruflich zu verändern, verneinten 78 % der befragten Controller. 14 % stimmten zu und 8 % machten keine Angabe.[4]

---

[2] Die Rücklaufquote betrug in dieser Personengruppe der Manager 16 %.

[3] Bei den Personalleitern lag die Rücklaufquote bei 11 %.

[4] Die Rücklaufquote bei den Controllern lag bei 37 %.

Controller, die sich in der Krise beruflich verändern wollen oder müssen gaben an, ihnen sei eine verstärkte Nachfrage nach Restrukturierungserfahrung aufgefallen. Auch sei auffällig, dass Erfahrung im Risikomanagement deutlich häufiger gefragt sei.

Diejenigen, die wahrzunehmen glauben, dass eine berufliche Veränderung während der Krise erleichtert worden sei, gaben mehrheitlich an, mehr Anrufe von Headhuntern zu erhalten und im Kollegenumfeld häufiger kurzfristige Wechsel wahrzunehmen.

78 % der Controller stimmten der Aussage zu, dass die Krise keine Veränderungen auf den Stellenmarkt für Controller habe. 14 % der teilnehmenden Controller sahen dagegen eine Auswirkung. Sie hatten den Eindruck, dass gute Controller in Krisenzeiten verstärkt gesucht seien und dass Inhousekapazitäten der Firmen stärker genutzt würden. Externe Beratungsleistung würde hingegen weniger eingekauft. 8 % der antwortenden Controller nahm keine Veränderung auf den Stellenmarkt für Controller während der Krise wahr.

Umgekehrt stimmten 65 % der Teilnehmer der Aussage zu, dass es während der Krise schwieriger geworden sei, sich beruflich zu verändern. 24 % verneinten dies und 11 % äußerten dazu keine Meinung.

Die Studienteilnehmer, die für sich feststellten, dass es schwieriger geworden sei, sich beruflich zu verändern, begründeten dies mit der deutlich gesunkenen Anzahl an Stellenausschreibungen. Die wenigen Positionen, die ausgeschrieben seien, würden »eher auf dem Land" zu finden sein, so die Wahrnehmung. Controller aller Hierarchiestufen stellten fest, dass die Konkurrenz um eine Stelle härter geworden sei. Auch wurde wahrgenommen, dass bei einem Wechsel häufig Gehaltseinbußen hinzunehmen seien, insbesondere bei dringlichem Wechselwunsch aus einem insolventen Unternehmen heraus.

Über die Stellenmarktbetrachtung hinaus gaben 52 % der Befragten an, dass sich in ihren Augen das Controllingverständnis im Unternehmen durch die Krise gewandelt habe.

Als wichtigste Arbeitsinhalte, die sich seit der Krise verändert haben, nennen die Studienteilnehmer:

- Planung rückt stärker in den Fokus der Unternehmensleitung, die höhere Anforderungen an den Detaillierungsgrad stellt;
- erhöhte Reportingaktivität;
- Risikomanagement wird wichtiger;
- erhöhte Bedeutung der Liquiditätssteuerung;
- Projekte werden stärker einem Projektcontrolling unterzogen;
- Kostenanalysen werden immer wichtiger;
- eine allgemein erhöhte Transparenz ist gefragt.

Über das veränderte Controllingverständnis hinaus gaben 48 % der Studienteilnehmer an, dass sich auch die Schwerpunkte ihrer Arbeitsinhalte durch die Krise verändert haben:

- eine »einfache« Planung reiche nicht mehr, es sind mehr unterschiedliche Szenarien zu planen als früher;

- Vertriebscontrolling wird mehr und intensiver;
- Detailtiefe des (Produkt-)reportings nimmt zu;
- Risikomanagement nimmt mehr Raum ein;
- Kostenkontrollen nehmen zu;
- Nachhaltigkeit von Maßnahmen steht verstärkt im Fokus;
- Cashflow wird intensiver betrachtet, Cashflowanalysen nehmen zu;
- Risikoabdeckung durch Warenkreditversicherer wird sensibler.

3.2.2 Quantitative Veränderung des Stellenmarktes in der Finanzkrise

Das Personalberatungsunternehmen Conciliat wertet seit dem Jahr 2002 wöchentlich bundesweit die Stellenmärkte in 14 Tageszeitungen für die verschiedenen Berufsgruppen in Buchhaltung und Controlling aus.[5]

Auf diesen Daten basiert der ConciliatStellenIndex (CSI). Das erste Quartal 2002 stellt mit 2 524 gezählten Inseraten und somit einem CSI-Wert von genau 100 Punkten die Rechenbasis für alle Folgequartale und Folgemonate dar.

Innerhalb dieser Langzeitbeobachtung werden auch die Positionen für Controller und Leitungsfunktionen im Controlling untersucht.

Die Erfassung der Daten bezieht sich auf die Anzahl der geschalteten Insertionen und darin enthaltene Schlüsselqualifikationen (z.B. Englischkenntnisse oder SAP-Kenntnisse).

Auf die Einbeziehung der Online-Stellenmärkte wird in diesen Erhebungen bewusst verzichtet. Ein Online-Index reicht nicht an die Genauigkeit eines Print-Indexes heran, da Stellenanzeigen mit dem gleichen Inhalt in unterschiedlichen Stellenbörsen und zum Teil mehrfach in ein und derselben Online-Stellenbörse erscheinen.

Der »offizielle Beginn« der Krise ist von der Bundesregierung zur Steuerung der politischen Arbeitsmarktmaßnahmen auf den Juli 2008 festgelegt worden. Um den Zeitraum der Untersuchung sinnvoll einzugrenzen, wird in dieser Betrachtung neben dem Jahr, in dem die Krise registriert wurde (2008), das Jahr vor der Krise (2007) betrachtet sowie das Folgejahr 2009.

Über die Jahre hinweg kann man beobachten, dass der Gesamtstellenmarkt im Finanz- und Rechnungswesen und Controlling generell in einem laufenden Jahr mit einem starken 1. Quartal startet, um dann im Laufe des Jahres entweder im 2. und/oder 3. Quartal etwas zu steigen und im letzten Quartal eines Jahres deutlich abzunehmen.

---

[5] Badische Neueste Nachrichten, Berliner Morgenpost, Bonner Generalanzeiger, Frankfurter Allgemeine Zeitung, Frankfurter Rundschau, Hamburger Abendblatt, Hannoversche Allgemeine, Kölner Stadtanzeiger, Mannheimer Morgen, Nürnberger Zeitung, Rheinische Post, Stuttgarter Zeitung, Süddeutsche Zeitung, Westdeutsche Allgemeine Zeitung.

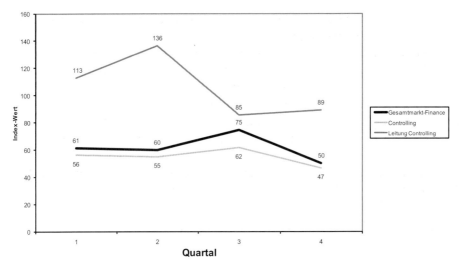

Abb. 3-1: Stellenmark Index 2007

Der Verlauf des Gesamtstellenangebotes für den Finance-Bereich inklusive Controlling (Gesamtmarkt Finance) zeigt üblicherweise den in Abb. 3-1 dargestellten Jahresverlauf.

Die Nachfrage nach Controllern verlief im Jahr 2007 parallel zur Entwicklung des Gesamtmarktes. Leitungspositionen wurden im 2. Quartal verstärkt und im Verhältnis zum Gesamtmarkt vermehrt gesucht.

Der jahreszeitlich bedingte »Knick« im Gesamtmarkt des Finanz- und Rechnungswesens und Controllings, der sich üblicherweise nach dem 3. Quartal zeigt, stellte sich im Jahr der Krise 2008 bereits nach dem 2. Quartal signifikant ein (vgl. Abb. 3-2). Seither befand sich der Gesamt-Stellenmarkt in einer Abwärtsbewegung, die erst nach dem 2. Quartal 2009 wieder nach oben drehte (vgl. Abb. 3-3).

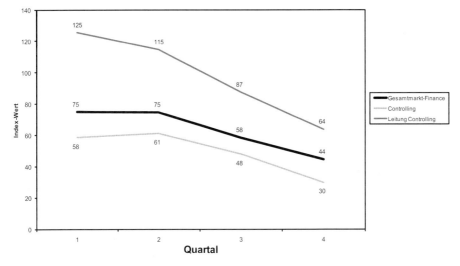

Abb. 3-2: Stellenmarktindex 2008

Die Betrachtung der einzelnen Berufsgruppen – speziell im Controlling – verliefen fast parallel zum Gesamtmarkt.

Im Jahr nach dem Krisenbeginn kam es zu einer Entkoppelung der Entwicklungen: Während der Gesamtmarkt und der Markt für Controller weiter sank – beziehungsweise in eine Seitwärtsbewegung überging – nahm die Nachfrage nach Führungskräften im Controlling, vor allem in 2. Quartal des Jahres 2009, stark zu. Im darauffolgenden 3. Quartal brach dafür die Nachfrage umso stärker ein (siehe Abb. 3-3). Gegen Ende des Jahres »normalisierte« sich das Nachfrageverhältnis zwischen dem Gesamtmarkt und den Controllern bzw. den Controllingleitern wieder. Ungewöhnlich ist das Ansteigen des Marktes am Jahresende. Zur Erinnerung: Der übliche Verlauf des Marktes spiegelt eine Abnahme der Nachfrage zum Jahresende wider.

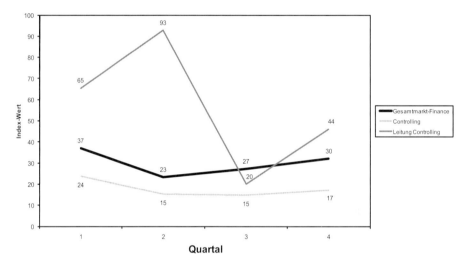

Abb. 3-3: Stellenmarktindex 2009

3.3 Fazit

Die Befragung im Herbst 2009 hat deutlich gezeigt, dass sich die Anforderungen an das Controlling in der Krise nicht wesentlich von den Anforderungen in einem »normalen« wirtschaftlichen Umfeld unterscheiden. Aus Sicht der Unternehmensführung und der Personalabteilungen gibt es keine Unterschiede in den Inhalten, Aufgaben und Stellenbeschreibungen. Überwiegend wird hier auf das »business as usual« verwiesen. Stellensuchende Controller und Führungskräfte bis zum CFO nehmen dagegen eine gewisse Veränderung des Stellenmarktes wahr. Viele empfinden einen erhöhten Konkurrenzdruck und allgemein gestiegene Anforderungen. Auch haben sich die Inhalte auf der Arbeitsebene verstärkt auf Themen wie Kostenkontrolle, intensivere Planung und Risikomanagement verschoben.

Der Stellenmarkt für Controller hat in der Zeit der Krise deutlich gelitten. Die Nachfrage der Unternehmen ist deutlich zurückgegangen. Gegen diesen Trend wurden quartalsweise mehr Führungskräfte im Controlling gesucht.

Empfehlungen für Controller/CFOs, die sich beruflich verändern:

- Je schwieriger das (wirtschaftliche) Umfeld, desto passgenauer suchen die Unternehmen nach neuen Mitarbeitern. Daraus folgt: Bewerben Sie sich auf Ausschreibungen, die weitestgehend auf Ihr Profil passen, nicht auf Ausschreibungen, die sich für Sie interessant lesen und in einem Bereich liegen, für den Sie sich zwar schon immer interessiert haben, aber in dem Sie noch keine praktischen Erfahrungen gesammelt haben.
- Kein Unternehmen will in stürmischen Zeiten eine längere Einarbeitungs- und Eingewöhnungsphase gewähren. Die viel zitierten »100 Tage zur Einarbeitung« stehen nicht mehr zur Verfügung. Meistens müssen sofort Ergebnisse her.
- In stürmischen Zeiten können Unternehmen nicht immer so handeln, wie sie gerne würden oder geplant hatten. Haben Sie ein gewisses Maß an Verständnis für schwierige Situationen.
- Denken Sie daran: Die meisten anderen Unternehmen befinden sich in den gleichen stürmischen Zeiten. Ein Wechsel bringt nicht unbedingt eine erhöhte Sicherheit.

Empfehlungen für Controller/CFOs, die Ihre Mannschaft verstärken:

- Auch in stürmischen Zeiten sind sehr gute Mitarbeiter (vor allem im Bereich Controlling/Accounting) rar.
- Es ist ein Irrglaube, dass man in wirtschaftlich schlechten Zeiten sehr gute Leute »billig« einkaufen kann. Selbst wenn es Ihnen gelingt, einen guten Bewerber im Gehalt zu drücken, wird er beim ersten Anzeichen einer Besserung des Marktes wieder nach einer anderen (besser bezahlten) Alternative suchen.
- Streben Sie an, möglichst viele Bewerber bis zum Ende des Einstellungsprozesses zur Auswahl zu haben. Dass Sie einen Favoriten haben, heißt nicht unbedingt, dass auch Ihr Unternehmen der Favorit des Bewerbers ist.
- Manchmal muss man akzeptieren, dass es nur Einen passenden Bewerber gibt. Überlegen Sie, was mehr kostet: Ein paar Tausend Euro im Jahresgehalt oder die unerledigten Aufgaben bzw. die Kosten für eine neue bzw. längere Bewerbersuche.
- Direkt angesprochene Kandidaten kommen nicht für weniger als ihr Ist-Gehalt, egal wie schlecht die momentane Lage allgemein auch sein oder scheinen mag. Es sei denn, es gibt andere – äußerst seltene – private Wechselgründe, die Ihnen im Zweifel aber nicht bekannt sind. Niemand nimmt ein Wechselrisiko auf sich ohne einen Risikozuschlag.
- Auch in stürmischen Zeiten haben Bewerber Anspruch auf zeitnahe und ehrliche Informationen: Halten Sie sich an Versprechungen und Abmachungen. Bewerber gewinnen so schon vor dem Anstellungsverhältnis einen bleibenden Eindruck (im besten Falle positiv)!

4. Controlling und Unternehmenskrisen: Eine ambivalente Beziehung

von Ulrich Krystek, Ralf Moldenhauer und Derik Evertz

Übersicht

4.1 Einleitung *872*
4.2 Verursachung oder Vermeidung von Krisen durch Controlling *872*
4.2.1 Krisenprozesse und Krisenmanagement als Ausgangspunkt *872*
4.2.2 Controlling als Verursacher von Unternehmenskrisen *873*
4.2.3 Beitrag des Controllings zur Krisenvorsorge und -vermeidung *875*
4.2.3.1 Krisenvorsorge durch Szenarioplanung *875*
4.2.3.2 Krisenvermeidung durch Früherkennungssysteme *876*
4.2.4 Beitrag des Controllings zur Krisenbewältigung *878*
4.2.4.1 Doppelrolle des Controllings bei der Krisenbewältigung *878*
4.2.4.2 Controlling im Prozess der Krisenbewältigung *878*
4.2.5 Rationalitätssicherung der Krisenvermeidung/-bewältigung durch Controlling *880*
4.3 Fazit *881*
Literatur *882*

4.1 Einleitung

Die Beziehung zwischen Controlling und Unternehmenskrisen erscheint höchst ambivalent: Einerseits erweist sich ein funktionsfähiges Controlling als unverzichtbar im Hinblick auf Vorsorge und Vermeidung von überlebenskritischen Prozessen in Unternehmen und die Bewältigung von Krisenerscheinungen wird als Kernaufgabe der Controller gesehen. Andererseits aber kann ein fehlendes oder nicht hinreichend funktionsfähiges Controlling zum Auslöser und/oder Beschleuniger von Krisenprozessen werden. Beide Aspekte sollen nachfolgend beleuchtet und Aufgaben sowie Instrumente skizziert werden, mit denen das Controlling einen entscheidenden Beitrag im Hinblick auf die Vorsorge, Vermeidung und Bewältigung von Unternehmenskrisen im Rahmen eines umfassenden Krisenmanagements leisten kann.[1]

4.2 Verursachung oder Vermeidung von Krisen durch Controlling

4.2.1 Krisenprozesse und Krisenmanagement als Ausgangspunkt

Unternehmenskrisen sind ungeplante und ungewollte Prozesse von begrenzter Dauer und Beeinflussbarkeit, die in der Lage sind, den Fortbestand des gesamten Unternehmens substanziell zu gefährden oder sogar unmöglich zu machen. Ihre Vermeidung und ihre Bewältigung wird damit zu einer dominanten Führungsaufgabe, die in ihrer speziellen Ausrichtung auf solche überlebenskritischen Prozesse als Krisenmanagement bezeichnet wird.[2]

Abb. 4-1 stellt die Phasen von Krisenprozessen sowie die darauf ausgerichteten Formen eines umfassenden Krisenmanagements dar.

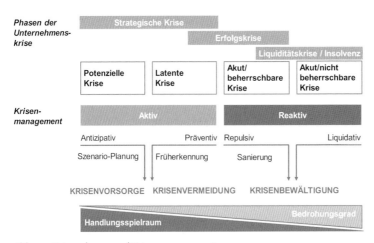

Abb. 4-1: Krisenphasen und Krisenmanagement
(Krystek/Moldenhauer (2007), S. 138)

1) Vgl. Krystek/Moldenhauer/Evertz (2009), S. 164ff.
2) Vgl. Krystek/Moldenhauer (2007), S. 25f.

Der Krisenprozess beginnt bei erweiterter Betrachtung bereits mit der *strategischen Krise*, in der akute Auswirkungen auf das Zahlenwerk des Unternehmens nicht wahrnehmbar sind, allerdings die Gefährdung von Erfolgspotenzialen entweder prognostizierbar wird (potenzielle Krisen) oder verdeckt bereits vorhanden und damit einer Frühwarnung zugänglich ist (latente Krisen). In der *Erfolgskrise* wirken sich die Krisensymptome bereits auf die klassischen Erfolgsgrößen (z. B. Umsatz, Ergebnis) des Unternehmens aus, der Krisenprozess gilt jedoch noch als beherrschbar (akut/beherrschbare Krise). Wird die Liquidität als unmittelbar überlebenswichtiger Faktor zum Problem, ist die Phase der *Liquiditätskrise* erreicht, die ohne erfolgreiche Maßnahmen mit der *Insolvenz* als einer akut nicht mehr beherrschbaren Krise endet.[3]

Entsprechend dieser prozessualen Betrachtung bestehen die Aufgaben eines aktiven Krisenmanagements in einer Vorsorge gegenüber möglichen Krisen und einer Vermeidung durch Früherkennung von verdeckt bereits vorhandenen Krisenerscheinungen. Das reaktive Krisenmanagement hat dagegen die Zurückschlagung akuter Krisen im Sinne einer Sanierung des Unternehmens zum Gegenstand und – im Fall nicht mehr beherrschbarer Krisen – dessen freiwillige oder zwangsweise Liquidation.

In allen Formen des Krisenmanagements kann das Controlling eine wesentliche Unterstützungsfunktion wahrnehmen, in frühen Krisenphasen sogar zum Träger eines aktiven Krisenmanagements werden.

4.2.2 Controlling als Verursacher von Unternehmenskrisen

»Unternehmen geraten oft gerade deshalb in die Krise, weil sich das Controlling in der Krise befindet«.[4] Dieses noch immer gültige Zitat kennzeichnet die entscheidende Rolle, die einem nicht vorhandenen oder dysfunktionalen Controlling bei dem Versuch zukommt, überlebenskritische Prozesse frühzeitig zu erkennen und akute Krisen zu bewältigen. Ein Blick in die betriebswirtschaftliche Krisenursachenforschung untermauert diese Behauptung.

Dort werden mit großer Übereinstimmung interne Faktoren als Krisenursachen genannt und darunter am häufigsten *Führungsfehler* im Sinne von Fehlern in der Planung, Steuerung und Kontrolle auf der operativen und insbesondere auch auf der strategischen Ebene.[5] In seiner typologischen Betrachtung von Krisen und deren Ursachen nennt Leker[6] neben falschen Markteinschätzungen ebenfalls ein unzureichendes Planungs- und Kontrollsystem sowie ein fehlendes Korrektiv in der Unternehmensleitung als Ursachen unausweichlicher Krisen. Dies deutet implizit auf das Controlling hin, das solche Krisenursachen beseitigen könnte, häufig aber (noch) nicht die dazu notwendigen Instrumente hat und/oder keine entsprechende Akzeptanz in der obersten Führung findet.

---

3) Vgl. Krystek/Moldenhauer (2007), S. 35ff.; Klein (2008), S. 52ff.
4) Marré (1985), S. 62.
5) Vgl. Wieselhuber & Partner (2003), S. 7; Hauschildt (2005), S. 1ff.
6) Vgl. Leker (2008), S. 43.

In einer vom Zentrum für Insolvenz und Sanierung an der Universität Mannheim (ZIS) in Zusammenarbeit mit Euler Hermes Kreditversicherungen (EH) durchgeführten Befragung von 125 Insolvenzverwaltern wurde »Fehlendes Controlling« mit rund 80 % sogar als die wichtigste Insolvenzursache genannt: »81 % der befragten Insolvenzverwalter sahen im Verzicht auf jegliche Unternehmensplanung eine häufige Voraussetzung für die spätere Krise. 77 % der Insolvenzverwalter hatten Unternehmen kennengelernt, in denen es überhaupt keine Kostenrechnung und kein Controlling gab.«[7]

Fehlendes Controlling, wie es in erster Linie für klein- und mittelständige Unternehmen und Familienunternehmen typisch ist[8], kann somit im Lichte aktueller Untersuchungen sogar als *dominante Krisenursache* gelten.

Welcher Anteil an der Verursachung von Unternehmenskrisen auf ein zwar vorhandenes, aber dysfunktionales Controlling entfällt, ist dagegen empirisch bisher kaum belegt worden. In einer Literaturauswertung kommt Kall[9] allerdings zu der Aussage, dass von sog. Minimal-Controlling-Systemtypen, die Effizienzkriterien – wie z.B. Planung, Kontrolle, Informationskongruenz oder Entscheidungsqualität – nur unzureichend erfüllen, durchaus ein Gefährdungspotenzial im Hinblick auf die Krisenverursachung ausgeht. Hierzu zählt auch die immer noch beobachtbare Tatsache einer unzureichenden organisatorischen Ausgestaltung sowie einer nicht hinreichenden, quantitativen und/oder qualitativen Besetzung des Controllings (Controllership).

Auch die gegenwärtigen Krisenerscheinungen lassen noch Mängel in Ausgestaltung von Controllingsystemen erkennen, wie beispielsweise dem von PricewaterhouseCoopers (PwC) herausgegebenen »12th Annual Global CEO Survey 2009« zu entnehmen ist.

Darin äußerten sich die insgesamt 1124 befragten CEOs aus 50 Ländern nicht nur sehr besorgt über die Überlebenschancen ihrer Unternehmen, sondern fanden mehrheitlich zugleich keine umfassenden Informationen über die anstehenden Risiken in ihren Firmen vor. Dies kann durchaus auch als eine Schwäche in der Informationsversorgungs- und Frühwarnfunktion des Controllings gedeutet werden. Zugleich wurden von den CEOs mehr zukunftsorientierte Daten angemahnt: »CEOs do not just want more data ... they want forward-looking information, which includes nonfinancial data«.[10] In diesem Zusammenhang würde auch ein stärkerer Einsatz der Szenarioplanung gefordert, die sich in Form von Worst-Case-Scenarios mit der Beantwortung einer für das Contingency Planning typischen Frage: »What would happen to financial projections if ...?«[11] auseinanderzusetzen hat. Schließlich wurde neben der Notwendigkeit eines effektiven Costcuttings auch auf das Erfordernis einer strategischen Ausrichtung der zu treffenden Entscheidungen hingewiesen.[12]

In eine ähnliche Richtung gehen Aussagen einer Studie der Unternehmensberatung Booz & Company, die auf einer weltweiten Befragung von 830 Managern der obersten Führungsebene beruht und u.a. zu dem Ergebnis kommt, dass etwa ein

---

7) EH/ZIS (2006), S. 20.
8) Vgl. Rüsen (2009), S. 139.
9) Vgl. Kall (1999), S. 63ff.
10) PwC (2009), S. 26f.
11) PwC (2009), S. 29.
12) Vgl. PwC (2009), S. 31.

Drittel der befragten Unternehmen kein ausreichendes Krisenbewältigungskonzept hat. Zudem bezweifeln 40 % der nachgelagerten Führungsebenen die Glaubwürdigkeit der Krisenpläne ihrer Unternehmen.[13]

Damit wird klar, dass nicht nur ein fehlendes oder dysfunktionales Controlling als Krisenursache betrachtet werden kann, sondern selbst ein für herkömmliche Normalsituationen konzipiertes Controlling ohne eine spezifische Ausrichtung auf die speziellen Erfordernisse von Unternehmenskrisen keine hinreichende Führungsunterstützung bei der *Navigation in stürmischen Zeiten* gewährleistet.

Mit welchen Aktivitäten eine solche Unterstützung durch ein effektives Controlling im Rahmen des Krisenprozesses erfolgen kann, ist in Abb. 4-2 dargestellt.

Krisenphasen		Controlling-Aktivitäten (Beispiele)	
Strategische Krise	Potenzielle Krise	- Suche/Beschreibung potenzieller Krisen mithilfe von Szenarien (M) - Ableitung von Alternativplänen (M) - Absicherung von Geschäftsprozessen im Rahmen des betrieblichen Kontinuitätsmanagements	Rationalitätssicherung, laufende Frühwarn-/Früherkennungsaktivitäten (E / M) – Informationelle Absicherung des laufenden Geschäfts
	Latente Krise	- Aufbau/Betrieb von strategischen u. operativen Früherkennungs-/Frühwarnsystemen (E/M)	
Erfolgs- krise	Akut/ Beherrschbare Krise	- Erstellung von Restrukturierungsplänen (M), Umsetzung (Projektcontrolling), Kontrolle (E)	
Liquiditätskrise / Insolvenz		- Erstellung von Sanierungsplänen (M), Umsetzung (Projektcontrolling), Kontrolle (E) - Liquiditätsorientierte PuK (M)	
	Akut/ Nicht Beherrschbare Krise	- Erstellung von Insolvenzplänen (M), Umsetzung (Projektcontrolling), Kontrolle (E)	

(M) ... Mitwirkung; (E) ... Eigenverantwortliche Durchführung

Abb. 4-2: Krisenphasen mit zugeordneten Controllingaktivitäten (Krystek/Moldenhauer/Evertz (2009), S. 165)

4.2.3 Beitrag des Controllings zur Krisenvorsorge und -vermeidung

4.2.3.1 Krisenvorsorge durch Szenarioplanung

Bereits in der frühesten Phase des Krisenprozesses (potenzielle Krise) ergeben sich für das Controlling wichtige Führungsunterstützungsaufgaben in Form einer

---

13) Vgl. Banerji et al. (2009), S. 2ff.

Mitwirkung bei der Suche und Beschreibung möglicher Krisen mithilfe von Szenarien. Als besonders geeignet für die Prognose potenzieller Unternehmenskrisen weist sich die Szenariotechnik dabei durch zwei Merkmale aus. Einmal durch die Möglichkeit der Darstellung von Extremszenarien, die im Falle des Worst-Case-Szenariums das Ausmaß potenzieller Bedrohungen beschreibt. Zum anderen durch die Einführung von sog. Störereignissen. Durch sie wird die bis dahin für die Zukunft angenommene Kontinuität (Struktur-Konstanz) eines Entwicklungspfades durchbrochen und in eine andere Richtung gelenkt.[14] Insgesamt werden mit der Anwendung der Szenariotechnik wichtige Impulse für eine Vorsorge gegenüber potenziellen Krisen gegeben:[15]

- Erweiterung des Wahrnehmungshorizontes um Ereignisse mit geringer Eintrittswahrscheinlichkeit und potenziell weit reichenden Wirkungen;
- Sensibilisierung für Diskontinuitäten und Singularitäten;
- Förderung der Vorstellungskraft für externe Entwicklungsmöglichkeiten und Beschränkung von Wunschdenken;
- Erkennen und Akzeptieren von (neuartigen) Alternativen und Entwicklungspfaden;
- Aufdecken potenzieller Schwachstellen und Krisen.

Auf Basis von Szenarien können – ebenfalls unter Mitwirkung des Controllings – für die so identifizierten Ereignisse/Entwicklungen Alternativpläne (Contingency Plans) erstellt werden, wie dies z.B. im Rahmen des betrieblichen Kontinuitätsmanagements (BKM) für die Absicherung aller wichtigen Geschäftsprozesse empfohlen wird. Das aus den USA stammende BKM überprüft die wesentlichen Prozesse und Institutionen des Unternehmens auf ihre Funktionsfähigkeit unter Krisenbedingungen und restrukturiert sie entsprechend.[16]

Bei der Bewältigung der aktuellen Finanz- und Wirtschaftskrise hat denn auch – gemäß einer Umfrage unter Controllern in deutschen Unternehmen – neben einer Intensivierung von Forecasts gerade die Erstellung von Szenarien und eine darauf aufbauende Planung (Szenarioplanung) den höchsten Stellenwert.[17]

4.2.3.2 Krisenvermeidung durch Früherkennungssysteme

Ein besonderer Schwerpunkt der Führungsunterstützungsfunktion des Controllings liegt in der frühzeitigen Wahrnehmung verdeckt bereits vorhandener (latenter) Unternehmenskrisen. Das Fehlen oder Versagen dieser Funktion kann zugleich eine wesentliche Krisenursache darstellen: »Krisenunternehmen sind durch das Versagen der Frühwarn- und Steuerungsfunktion des Controllings gekennzeichnet.«[18]

Aus diesem Grund schreibt das KonTraG (Gesetz zur Kontrolle und Transparenz im Unternehmensbereich) in § 91 Abs. 2 AktG Instrumente zur Früherkennung bestandsgefährdender Risiken für Aktiengesellschaften ausdrücklich vor.

---

14) Vgl. Krystek/Moldenhauer (2007), S. 82ff.
15) Möhrle/Müller (2005), S. 198.
16) Vgl. v. Rössing (2005), S. 45ff.
17) Vgl. Rehring/Weber/Zubler (2009), S. 69.
18) Jünger (2009), S. 295.

Operative und strategische Früherkennungssysteme sind als typische Instrumente des Controllings in der Literatur häufig beschrieben worden.[19] Allerdings bleibt ihr Anwendungsstand in der Praxis noch deutlich hinter ihren Möglichkeiten zurück.

Unter den operativen Früherkennungssystemen mit einer zeitlichen Reichweite von etwa einem Jahr hat neben Kennzahlensystemen die indikatororientierte Früherkennung größte Bedeutung erlangt. Vorgehensweise und Organisation des Betriebs der indikatororientierten Früherkennung können anhand der in Abb. 4-3 skizzierten Schritte dargestellt werden.

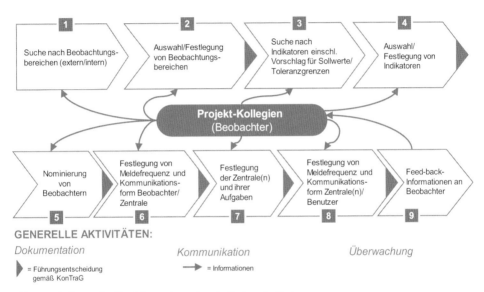

Abb. 4-3: Aufbaustufen/Funktionsweisen eines indikatororientierten Früherkennungssystems (Krystek/Moldenhauer (2007), S. 110)

Die strategische Früherkennung, deren zeitliche Reichweite mehrere Jahre betragen kann, orientiert sich an dem Konzept der »Schwachen Signale« als frühen Vorboten zukünftiger Trends. Im Sinne eines 360°-Radars (Scanning) werden solche Signale aufgespürt und im Falle ihrer Verstärkung im Zeitablauf einer vertiefenden Untersuchung unterzogen (Monitoring). Abb. 4-4 gibt einen Überblick über die typischen Phasen strategischer Früherkennung einschließlich der Verzahnung mit strategischen Planungen.[20]

---

19) Vgl. u.a. Krystek (2007), S. 50ff.
20) Vgl. Krystek/Moldenhauer (2007), S. 119ff.

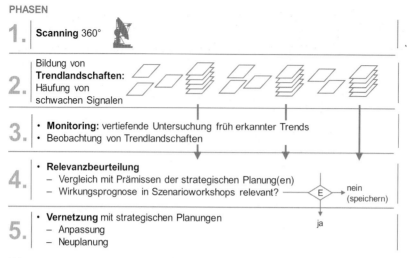

Abb. 4-4: Integrierter Ansatz strategischer Früherkennung (Krystek/Moldenhauer (2007), S. 124)

Eine zentrale Mitwirkung ergibt sich für das (strategische) Controlling speziell in den Phasen 4 und 5.

4.2.4 Beitrag des Controllings zur Krisenbewältigung

4.2.4.1 Doppelrolle des Controllings bei der Krisenbewältigung

In der akut/beherrschbaren Unternehmenskrise wächst dem Controlling besonders hohe Priorität zu, die sich aus seiner spezifischen *Doppelrolle* ergibt.

Einerseits hat es die Aufstellung und Umsetzung von Sanierungsplänen zur Rettung des Unternehmens zu unterstützen. Andererseits hat das Controlling im Rahmen seiner *regulären Informationsversorgungsfunktion* die laufende Geschäftstätigkeit mithilfe des von ihm betreuten Plan-/Berichtsystems abzusichern.

Selbst in der akut/nicht beherrschbaren Unternehmenskrise (Insolvenz) wird die Mitwirkung des Controllings unverzichtbar. Die Insolvenzordnung von 1998 beispielsweise rückt den *Insolvenzplan* als Liquidationsplan, Sanierungsplan oder Übertragungsplan in den Mittelpunkt des Verfahrens[21], der als »hohe Schule« der Planung bezeichnet werden kann. Alle drei Formen dieses Planes beinhalten sehr anspruchsvolle planerische Problemstellungen, die eine Unterstützung durch das Controlling offensichtlich werden lassen.

4.2.4.2 Controlling im Prozess der Krisenbewältigung

Ebenso wie zur Krisenvorsorge und -vermeidung kann auch der Beitrag zur Krisenbewältigung (Sanierung) anhand einer prozessualen Darstellung verdeutlicht werden (vgl. Abb. 4-5).

---

[21] Vgl. Braun/Uhlenbruck (1997), S. 439ff.

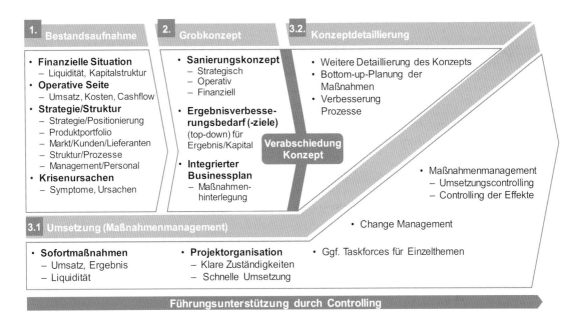

Abb. 4-5: Prozess der Krisenbewältigung (Klein (2008), S. 146)

Bereits für die *Bestandsaufnahme* im Rahmen des Krisenbewältigungsprozesses sind Informationen aus dem Controlling hinsichtlich der finanziellen Situation sowie der Krisenursachen unverzichtbar; ebenso im Hinblick auf Kosten, Erlöse und Cashflows. Sofern ein strategisches Controlling bereits implementiert wurde, erstrecken sich die von ihm beizusteuernden Informationen auch auf die strategische Position des Unternehmens und seine Struktur.

Bei der Erstellung des *Grobkonzeptes* ergeben sich besonders wichtige Unterstützungsfunktionen des Controllings bei der Quantifizierung der relevanten Größen im Rahmen des Businessplans, der das monetäre Abbild des Sanierungskonzeptes darstellt. Ebenso bedeutsam ist die Mitwirkung des Controllings bei dem anschließenden, integrierten Monitoring von Maßnahmen und Ergebnisentwicklung.[22]

Aufgrund der hohen Krisendynamik muss das Management zeitnah über die Wirkung der eingeleiteten Maßnahmen informiert werden. Das Controlling hat dabei neben der Beurteilung der Effekthöhe insbesondere Gründe für mögliche Abweichungen zu ermitteln. Damit verstärken sich die projektbasierten Controllingaufgaben. Darüber hinaus muss das Controlling häufig eine koordinierende Aufgabe übernehmen, indem es der Unternehmensleitung und den jeweiligen Bereichen zeitnah wesentliche Informationen zur Verfügung stellt. So muss z.B. das Treasury permanent über Abweichungen im Working Capital informiert sein, um relevante Informationen für die Liquiditätsplanung in Zeiten »knapper Kassen« verarbeiten zu können.

In einer von Roland Berger Strategy Consultants durchgeführten Umfrage wurde die herausragende Bedeutung eines intensiven Projektcontrollings bei der Umset-

---

[22] Vgl. Evertz (2004), S. 105ff.

zung aller im Rahmen der Krisenbewältigung geplanten Maßnahmen hervorgehoben und Controlling explizit zu einem »Erfolgsfaktor« erklärt.[23] Aktuell geben Moldenhauer/Carlsen[24] ein Beispiel für die Unverzichtbarkeit von Monitoring und Umsetzungscontrolling in Krisenbewältigungsprozessen aus der Pharmabranche.

4.2.5 Rationalitätssicherung der Krisenvermeidung/-bewältigung durch Controlling

Unternehmenskrisen stellen für Führungskräfte und Mitarbeiter Ausnahmesituationen dar, in denen häufig Verhaltensmuster deutlich werden, die einer rationalen Krisenfrüherkennung und -bewältigung im Wege stehen. Speziell bei Führungskräften reichen diese von »Schönreden« und »Verdrängen«, bis hin zu »wildem Aktionismus« oder »Passivität« und »Aussitzen«.[25]

So verständlich solche Verhaltensweisen im Sinne von Rationalitätsdefiziten insbesondere dann erscheinen, wenn Führungskräfte die Ursachen der latenten oder akuten Krise mit ihrem persönlichen Beitrag zur Unternehmensführung in Verbindung bringen, so sehr schaden sie einem an objektiven Kriterien orientierten Umgang mit Unternehmenskrisen.

Rationalitätssicherung der Führung wird als eine der zentralen Aufgaben des Controllings betrachtet.[26] Sie erfolgt im Rahmen der Führungsunterstützung hauptsächlich durch eine

- effiziente Versorgung mit Informationen,
- Bereitstellung geeigneter Methoden/Instrumente,
- Hinterfragung von Handlungsergebnissen/-absichten

in allen Phasen des Managementprozesses (Planung, Steuerung, Kontrolle) und soll somit Rationalitätsdefizite der Führung begrenzen.[27]

Da Rationalitätsdefizite der Führung im Umgang mit Unternehmenskrisen aus den genannten Gründen naheliegen, kommt gerade in solchen Phasen der Unternehmensentwicklung einer Rationalitätssicherungsfunktion durch das Controlling besondere Bedeutung zu. Sie erstreckt sich dabei auf den gesamten Prozess von Unternehmenskrisen, speziell auf die (Früh-)Erkennung der Unternehmenskrise, die Erarbeitung, Bewertung und Umsetzung des Sanierungskonzeptes und seine Steuerung sowie auf die Kontrolle der Unternehmensentwicklung.[28] Rationalitätssicherung stellt zugleich in jeweiligen Krisenphasen besondere Anforderungen an das Controlling selbst und an seine Rationalität.

Zugleich ist allerdings zu beachten, dass Krisenbewältigungskonzepte gänzlich ohne eine Berücksichtigung menschlicher Verhaltensmuster zu offener oder stillschweigender Verweigerung führen können: »Eine erfolgreiche Sanierung wird dann selbst bei Vorliegen eines noch so detaillierten Konzeptes bereits von Anfang

---

23) Vgl. Brunke/Schauwecker (2004), S. 236.
24) Vgl. Moldenhauer/Carlsen (2009), S. 777ff.
25) Kraus/Becker-Kolle (2004), S. 50.
26) Vgl. Weber/Schäffer (2008), S. 41.
27) Vgl. Schäffer (2009), S. 48.
28) Vgl. Burger/Ulbrich (2006), S. 340ff.

an erschwert, da die ausgewählten Methoden und Instrumente nicht zu den Trägern des Prozesses passen«.[29]

4.3 Fazit

Die gegenwärtigen, weltweiten Krisenerscheinungen stellen für das Controlling als Funktion und Institution eine denkbar große Herausforderung dar und machen es zu einem unverzichtbaren Instrument nicht nur bei der Krisenbewältigung, sondern auch im Vorfeld überlebenskritischer Prozesse.

Effektives und effizientes Controlling wird darüber hinaus nicht nur zu einer wichtigen Unterstützung bei der Lösung der gegenwärtigen Krisenbewältigungsaufgaben, sondern gerade auch bei der Begleitung des Wiederaufschwungs.

Dabei gilt allerdings, dass eine erfolgreiche Krisenbewältigung keine Garantie für langfristigen Erfolg in einem Umfeld erhöhter Unsicherheit sein kann, denn: »When the economy recovers, things won't return to normal...«.[30]

Wie gezeigt werden konnte, besitzt das Controlling grundsätzlich das nötige Rüstzeug, um einen wesentlichen Beitrag zur Krisenvorsorge, -vermeidung und -bewältigung im Verbund mit anderen Schwerpunktfunktionen (z.B. Marketing, Finanzierung) zu leisten (vgl. »Maßnahmen«).

Gleichwohl werden neue Akzente gesetzt, die zusätzlich zu dem nach wie vor unverzichtbaren »harten Kern« des operativen Controllings auf einen stärkeren Ausbau des strategischen Controllings hindeuten.

Nicht zuletzt fällt dem Finanzcontrolling in seiner Unterstützungsfunktion für eine liquiditätsorientierte Planungs- und Kontrollrechnung eine neue Aufgabenqualität und Bedeutung zu. Dies speziell angesichts einer verschärften Konkurrenz von krisenbefallenen Unternehmen um finanzielle Mittel und Investoren, die noch bereit sind, in sie zu investieren.[31]

Allerdings gibt es auch deutliche Hinweise darauf, dass Controlling in der Praxis noch zu wenig krisenspezifische Instrumente und Methoden nutzt. Insoweit bieten die gegenwärtigen Krisenerscheinungen einen großen Lernvorrat und die Möglichkeit für das Controlling, sich methodisch und instrumentell besser auf eine zukünftige *Navigation in stürmischen Zeiten* vorzubereiten.

Handlungsempfehlungen:

1. Der Aufbau und die permanente Weiterentwicklung eines effektiven und effizienten Controllings ist unverzichtbar.
2. Eine stärkere Unterstützung bei strategischen Aufgaben der Führung durch ein strategisches Controlling gewinnt gerade angesichts diskontinuierlicher Umweltentwicklungen an Bedeutung.

---

[29] Waschbusch/Sendel-Müller (2009), S. 26.
[30] Heifetz/Grashow/Linsky (2009), S. 62.
[31] Vgl. Evertz/Zumtobel (2008), S. 54.

3. Das gilt auch für eine stärkere Verzahnung der Bereiche Controlling und Finanzierung durch ein Finanzcontrolling.
4. Ein Denken in Alternativen durch den verstärkten Einsatz von Szenarien und darauf aufbauende Szenarioplanungen sollten zum Standard erhoben werden.
5. Der Aufbau und Betrieb von operativen und strategischen Früherkennungssystemen ist in der Praxis weiter voranzutreiben. Dies auch und gerade bei Unternehmen, denen solche Instrumente durch das KonTraG nicht vorgeschrieben sind.
6. Die Krisenbewältigung stellt besonders hohe Anforderungen an das Controlling, da es sich während solcher Phasen in einer häufig verkannten Doppelrolle befindet. Dazu bedarf es einer entsprechenden fachlichen Vorbereitung, Ressourcenausstattung und Akzeptanz des Controllings.
7. Die Rationalitätssicherungsfunktion des Controllings gewinnt gerade im Umgang mit Unternehmenskrisen besondere Bedeutung und stellt neben fachlichen verstärkt verhaltensorientierte Anforderungen auch an das Controlling.
8. Bei der Erstellung von Krisenbewältigungsprogrammen (Sanierungskonzepten) ist eine stärkere Berücksichtigung menschlicher Verhaltensmuster – auch durch das Controlling – zu fordern.
9. Eine besonders wichtige Unterstützungsfunktion des Controllings bei der Bewältigung von akuten Krisen ergibt sich im Umsetzungscontrolling. Hier liegt der Schwerpunkt auf einer schnellen und konsequenten Umsetzung der beschlossenen Strategien/Maßnahmen.
10. Die derzeitigen Krisenerscheinungen bergen einen Lernvorrat – auch und gerade für das Controlling – in sich. Diesen gilt es zu nutzen, indem krisenspezifische Instrumente/Methoden weiterentwickelt und – soweit noch nicht vorhanden – eingeführt werden. Gleiches gilt auch für die Anpassung/Weiterentwicklung von Strategien auf Basis von Szenarien.

Literatur

Banerji, S./McArthur, N./Mainardi, C./Ammann, C.: Recession Response. Why Companies Are Making the Wrong Move, USA 2009.

Braun, E./Uhlenbruck, W.: Unternehmensinsolvenz. Grundlagen, Gestaltungsmöglichkeiten, Sanierung mit der Insolvenzordnung, Düsseldorf 1997.

Brunke, B./Schauwecker, M.: Ergebnisse einer Umfrage zu Erfolgsfaktoren der Restrukturierung, in Kraus, K.-J. (Hrsg.), Kompendium Restrukturierung, Sanierung, Insolvenz, München, 2. Auflage 2004, S. 227–238.

Burger, A./Ulbrich, P.: Sanierungscontrolling, in Hutzschenreuter, T./Griess-Nega, T. (Hrsg.), Krisenmanagement, Wiesbaden 2006, S. 323–352.

Euler Hermes Kreditversicherungen (EH)/Zentrum für Insolvenz und Sanierung an der Universität Mannheim e.V. (ZIS) (Hrsg.): Ursachen von Insolvenzen, Wirtschaft Konkret Nr. 414, Hamburg, November 2006.

Evertz, D.: Umsetzung der Restrukturierung, in Kraus, K.-J et al. (Hrsg.), Kompendium der Restrukturierung (Sonderdruck), München 2004, S. 105–118.

Evertz, D./Zumtobel, C.: Refinanzierungsprozesse im Restrukturierungsumfeld, in Hofelich, M. (Hrsg.), Unternehmeredition »Turnaround 2008«, München 2008, S. 54–55.

Hauschildt, J.: Von der Krisenerkennung zum präventiven Krisenmanagement. Zum Umgang der Betriebswirtschaftslehre mit der Unternehmenskrise, in Krisen-, Sanierungs- und Insolvenzberatung 2005, S. 1–7.

Heifetz, R./Grashow, A./Linsky, M.: Leadership in a (Permanent) Crisis, Harvard Business Review, July–August 2009, S. 62–69.

Jünger, W.: §14, Beiträge zur Restrukturierung/Sanierung – Finanzen und Controlling, in Buth, A. K./Hermanns, M. (Hrsg.), Restrukturierung, Sanierung, Insolvenz, München, 3. Auflage 2009, S. 295–309.

Kall, F.: Controlling im Turnaround-Prozess, Frankfurt/Main 1999.

Klein, J.: Anforderungen an Sanierungskonzepte, Wiesbaden 2008.

Kraus, G./Becker-Kolle, C.: Führen in Krisenzeiten. Managementfehler vermeiden und schnell und entschieden handeln, Wiesbaden 2004.

Krystek, U.: Strategische Früherkennung, ZfCM 2007, Sonderheft 2, S. 50–58.

Krystek, U./Moldenhauer, R.: Handbuch Krisen- und Restrukturierungsmanagement, Stuttgart 2007.

Krystek, U./Moldenhauer, R./Evertz, D.: Controlling in aktuellen Krisenerscheinungen: Lösung oder Problem?, ZfCM 2009, S. 164–168.

Leker, J.: Unternehmen in der Krise, in Hofelich, M. (Hrsg.), Unternehmeredition »Turnaround 2008«, München 2008, S. 42–43.

Marré, G.: Controlling in der Krise, in Schimke, E./Töpfer, A. (Hrsg.), Krisenmanagement und Sanierungsstrategien, Landsberg/Lech 1985, S. 62–76.

Möhrle, M. G./Müller, S.: Frühzeitige Krisenwahrnehmung durch Szenarien und anknüpfende Methoden, in Burmann, C./Freiling, J./Hülsmann, M. (Hrsg.), Management von Ad-hoc-Krisen, Wiesbaden 2005, S. 185–205.

Moldenhauer, R./Carlsen, C.: § 35, Verlauf einer Restrukturierung am Beispiel der Pharma AG, in Buth, A. K./Hermanns, M. (Hrsg.), Restrukturierung, Sanierung, Insolvenz, München, 3. Auflage 2009, S. 765–783.

PwC: 12th Annual Global CEO Survey – Redefining success, 2009.

Rehring, J./Weber, J./Zubler, S.: Die Finanz- und Wirtschaftskrise. Einschätzungen und Maßnahmen der Controller in deutschen Unternehmen, Controller-Magazin September/Oktober 2009, S. 66–71.

v. Rössing, R.: Betriebliches Kontinuitätsmanagement, Bonn 2005.

Rüsen, T. A.: Krisen und Krisenmanagement in Familienunternehmen, Wiesbaden 2009.

Schäffer, U.: Rationalitätssicherung durch strategische Kontrolle, in Reimer, M./Fiege, S. (Hrsg.), Perspektiven des Strategischen Controllings, Wiesbaden 2009, S. 47–62.

Waschbusch, G./Sendel-Müller, M.: Wenn die Technokratie versagt. Zum Umgang der Betriebswirtschaftslehre mit Unternehmenskrisen, Organisationsentwicklung 3/2009, S. 17–26.

Weber, J./Schäffer, U.: Einführung in das Controlling, Stuttgart, 12. Auflage 2008.

Wieselhuber & Partner (Hrsg.): Insolvenzen in Deutschland. Insolvenzursachen und Erfolgsfaktoren einer Sanierung aus der Insolvenz, München 2003.

5. Herausforderungen und Strategien in der Wirtschaftskrise

von Christoph Wamser

Übersicht

5.1 Einleitung: Ökonomische und gesellschaftliche Folgen der Wirtschaftskrise   886
5.2 Herausforderungen in der Wirtschaftskrise   887
5.2.1 Herausforderungen auf den Absatzmärkten   887
5.2.2 Herausforderungen auf den Beschaffungsmärkten   888
5.2.3 Herausforderungen in der Kapitalbeschaffung   888
5.3 Strategien in der Wirtschaftskrise   889
5.3.1 Risikomanagement   891
5.3.2 Kostensenkung   891
5.3.3 Einkaufsoptimierung   891
5.3.4 Steigerung der Produktionseffizienz   892
5.3.5 Personalabbau   892
5.3.6 Reorganisation   893
5.3.7 Qualitätssteigerung   893
5.3.8 Vertriebsintensivierung   893
5.3.9 Innovationsförderung   894
5.3.10 Internationalisierung   894
5.3.11 Kooperation/Allianzen   895
5.4 Fazit   895
Literatur   896

5.1 Einleitung: Ökonomische und gesellschaftliche Folgen der Wirtschaftskrise

Trotz zahlreicher staatlicher und supranationaler politischer Anstrengungen sind die Auswirkungen der derzeitigen Weltwirtschaftskrise immens. Erstmals seit dem zweiten Weltkrieg ist die globale Wirtschaft nach Einschätzungen der Weltbank in 2009 geschrumpft. Die Vermögensverluste wurden nach einer Untersuchung der Asiatischen Entwicklungsbank bereits zu Beginn des gleichen Jahres auf über 50 Billionen US-Dollar beziffert. Und nicht zuletzt ist die Weltwirtschaftskrise auf globaler Ebene – wenngleich Deutschland diesbezüglich noch eine relativ stabile Position aufweist – vor allem auch eine Krise des Arbeitsmarktes. So zeigt eine Studie der internationalen Arbeitsorganisation (ILO), dass der Konjunktureinbruch seit März 2008 bereits über 20 Millionen Arbeitsplätze vernichtet hat.[1] Hiervon sind nahezu alle maßgeblichen Branchen betroffen. Einzelne Unternehmen wurden hierbei besonders hart getroffen. Der japanische Automobilkonzern Nissan und der amerikanische Maschinenbau-Primus Caterpillar mussten jeweils über 20 000 Arbeitsplätze abbauen, der Elektronikkonzern Sony ca. 16 000 und der weltweit größte Aluminiumproduzent Alcoa ebenfalls mehr als 15 000 Arbeitsplätze. Sogar stark wachstumsorientierte Technologieunternehmen, wie Microsoft, Dell oder SAP blieben nicht verschont. Das deutsche Software-Vorzeigeunternehmen musste hierbei sogar das erste Mal in seiner Geschichte Mitarbeiter freisetzen.

Doch die Wirtschaftskrise hat nicht nur ökonomische Folgen. Sie rüttelt zunehmend auch an den Grundfesten der Gesellschaft und birgt die Gefahr einer soziokulturellen Destabilisierung. Nach einer aktuellen Studie der Bertelsmann-Stiftung verlieren nach dem Krisenjahr 2009 immer mehr Deutsche auch ihr Vertrauen in die Institutionen.[2] Sieben von zehn Befragten vertrauen inzwischen weder den Entscheidungsträgern in Politik und Wirtschaft noch dem Bildungssystem oder dem sozialen Netz. Fast jeder Zweite stellt sogar die repräsentative Demokratie infrage. Das Vertrauen in der Bevölkerung hat inzwischen das niedrigste Niveau seit dem zweiten Weltkrieg erreicht.

Diese Ergebnisse verdeutlichen, wie dringend die Wirtschaftskrise gemeistert und neue Wachstumspotenziale erschlossen werden müssen. Zum einen müssen hierfür die notwendigen politisch-rechtlichen Rahmenbedingungen geschaffen werden. Das »Wachstumsbeschleunigungsgesetz« der jetzigen Bundesregierung zielt – ohne dies an dieser Stelle kritisch würdigen zu wollen – hierauf ab. Zum anderen sind aber vor allem die Unternehmen und ihr Management gefordert. Im vorliegenden Beitrag wird auf Basis einer Studie des MBA-Forschungszentrums der Hochschule Bonn-Rhein-Sieg dargestellt, mit welchen Herausforderungen Unternehmen konfrontiert sind, welche Maßnahmen sie bisher durchgeführt haben, um den spezifischen Herausforderungen der Krise zu begegnen und welche Maßnahmen sie für die Zukunft planen.[3]

---

1) Vgl. International Labour Organization (2009).
2) Vgl. Bertelsmann-Stiftung (2009).
3) Die empirische Basis der Studie aus dem Jahr 2009 bildet die Befragung von 206 Unternehmen

5.2 Herausforderungen in der Wirtschaftskrise

Die wesentlichen Probleme und Herausforderungen der befragten Unternehmen sind exogen bestimmt. Als primäre Auslöser wirken nicht interne Defizite in der Wertschöpfung der Unternehmen, sondern Veränderungen in ihrer Umwelt. Gleichwohl ist darauf hinzuweisen, dass die Sensibilität und Anfälligkeit von Unternehmen auf diese exogenen Störgrößen durchaus unterschiedlich ist und das Ausmaß der Krisenwirkung somit zum Teil auch durch endogene Faktoren determiniert wird. Den Ausgangspunkt der Analyse der Krise soll zunächst eine Untersuchung der spezifischen exogen begründeten Herausforderungen bilden. Ganz wesentlich sind hierbei die relevanten Marktsysteme.

5.2.1 Herausforderungen auf den Absatzmärkten

Das primäre Problem zeigt sich derzeit auf Seiten der Absatzmärkte und der häufig zurückgehenden, nicht selten sogar auch ausbleibenden Nachfrage. Über 40 % der befragten Unternehmen geben an, dass sie auf der Absatzseite mit großen oder sogar sehr großen Problemen konfrontiert sind (siehe Abb. 5-1). Und nur ein Drittel der Anbieter bewertet diese Probleme als gering oder sehr gering. Hierbei zeigen sich deutliche Unterschiede zwischen den verschiedenen Größenklassen von Unternehmen. Kleine und damit häufig auch flexiblere Unternehmen sind mit nur 9 % in deutlich geringerem Ausmaß stark oder sehr stark von Absatzproblemen getroffen als Mittelständler (43 %) und Großunternehmen (42 %). Die positiven Absatzef-

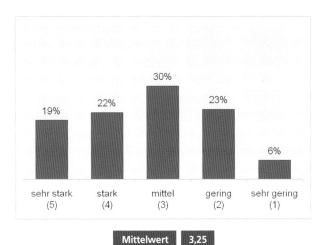

Abb. 5-1: Bedeutung der Probleme auf den Absatzmärkten[4]

aus Nordrhein-Westfalen, die in etwa zur Hälfte aus dem industriellen Sektor und der Dienstleistung stammen. Der Großteil der Unternehmen ist dem Segment der Großunternehmen (16 %) oder dem Mittelstand (77 %) zuzuordnen. Nur 7 % sind als kleine Unternehmen zu klassifizieren. Die Teilnehmer werden im Wesentlichen durch Vertreter des Top-Managements repräsentiert – 87 % sind Mitglieder des Vorstands bzw. der Geschäftsführung, 12 % sind Entscheider auf der Ebene der Bereichs- und Abteilungsleitung.

[4] Wamser/Deimel/Heinrich (2009), S. 17.

fekte der Wiederauffüllung der Lager im letzten Quartal von 2009 konnten die bestehenden Absatzprobleme zunächst nur temporär abschwächen. Und die Prognosen eines substanziellen Nachfragewachstums sind in den meisten Branchen bisher noch mit einer hohen Unsicherheit verbunden.

5.2.2 Herausforderungen auf den Beschaffungsmärkten

Auf der Beschaffungsseite sind Unternehmen bisher in weitaus geringerem Maße mit vergleichbaren Herausforderungen konfrontiert. Nur 15 % der Unternehmen geben in 2009 an, dass sie starke oder sehr starke Probleme in der Zusammenarbeit mit ihren Zulieferern feststellen können, die beispielsweise durch das Ausscheiden von Marktpartnern oder finanzierungsbedingte Lieferengpässe bedingt sein könnten (siehe Abb. 5-2). Über 60 % der Unternehmen sehen auf der Beschaffungsseite hingegen nur geringe oder sehr geringe Probleme. Im Größenvergleich zeigen sich hierbei keine signifikanten Unterschiede. Perspektivisch wird sich die Frage stellen, ob die Absatzprobleme so vieler Unternehmen nicht kurz- oder mittelfristig auch zu Beschaffungsproblemen führen werden, da eine höhere Zahl von Unternehmen den Absatzeinbruch nicht dauerhaft bewältigen kann und somit als Zulieferer ausfällt.

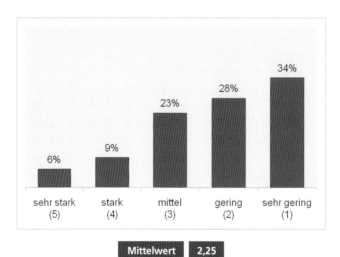

Abb. 5-2: Bedeutung der Probleme auf den Beschaffungsmärkten[5]

5.2.3 Herausforderungen in der Kapitalbeschaffung

Nach Einschätzung der Unternehmen sind auch die Probleme auf dem Kapitalmarkt im Vergleich zum Absatzmarkt noch deutlich geringer. Nur 6 % der Unternehmen geben in 2009 an, mit großen oder sehr großen Problemen im Bereich der

---

5) Wamser/Deimel/Heinrich (2009), S. 19.

Kapitalbeschaffung zu kämpfen (siehe Abb. 5-3). Demgegenüber sehen mehr als 70 % nur kleine oder sehr kleine Schwierigkeiten auf dem Kapitalmarkt. Im Vergleich der Größenklassen fällt auf, dass kleine Unternehmen deutlich geringere Kapitalprobleme sehen. Neun von zehn kleinen Anbietern schätzen entsprechende Probleme nur als gering oder sogar sehr gering ein. Dieser Anteil ist bei Großunternehmen mit 56 % und im Mittelstand mit 61 % deutlich geringer. Auch hier stellt sich jedoch die Frage, ob Absatzschwierigkeiten vor dem Hintergrund der gestiegenen Finanzierungsanforderungen in der Folge nicht auch zu Problemen der Kapitalbeschaffung führen.

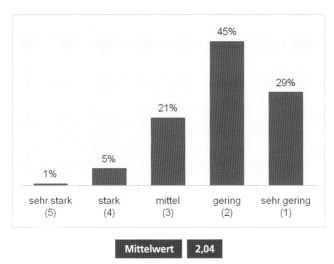

Abb. 5-3: Bedeutung der Probleme der Kapitalbeschaffung[6]

5.3 Strategien in der Wirtschaftskrise

Unternehmen haben bereits zahlreiche Maßnahmen ergriffen, um den Herausforderungen der Krise zu begegnen. Aus den primären Zielsetzungen dieser Maßnahmen lassen sich zwei grobe strategische Stoßrichtungen ableiten. Die in 2009 bereits initiierten Maßnahmen zielen primär auf Kostensenkung, Risikomanagement und Effizienzsteigerung ab (siehe Abb. 5-4).[7] Der Einbruch auf den Absatzmärkten sollte durch entsprechende Programme kompensiert, die Profitabilität gesichert oder zumindest die Defizite begrenzt werden.

---

6) Wamser/Deimel/Heinrich (2009), S. 18.
7) Vgl. Wamser/Deimel/Heinrich (2009), S. 20.

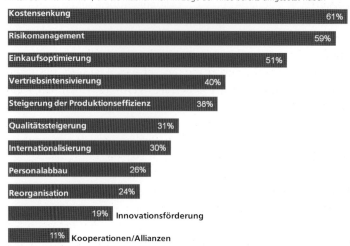

Abb. 5-4: Umgesetzte Maßnahmen im Zuge der Wirtschaftskrise[8]

Die ab 2010 geplanten Maßnahmen fokussieren dahingegen nicht mehr nur auf Effizienzsteigerung und Optimierung des bestehenden Geschäfts, sondern streben vor allem auch eine Intensivierung des Vertriebs und eine Förderung und Stärkung von Innovationen an (siehe Abb. 5-5).[9] Ausgehend von einem – in vielen Fällen durch die Krise – geringeren Absatz- und Preisniveau sollen die Umsätze wieder gesteigert werden. Auf die Konsolidierung soll das Wachstum folgen. Dies korrespondiert auch mit der Zukunftsprognose der befragten Unternehmen. Während für das Jahr 2009 nur 3 % der Befragten von einer Verbesserung der wirtschaftlichen Entwicklung ausgingen, steigt dieser Anteil für 2010 auf 35 % und bis 2011 sogar auf 79 %.

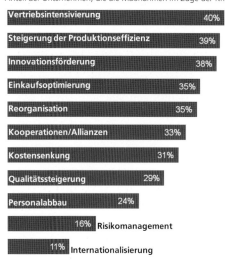

Abb. 5-5: Geplante Maßnahmen im Zuge der Wirtschaftskrise[10]

8) Wamser/Deimel/Heinrich (2009), S. 20.
9) Vgl. Wamser/Deimel/Heinrich (2009), S. 21.
10) Wamser/Deimel/Heinrich (2009) S. 21.

5.3.1 Risikomanagement

Als zentrale betriebswirtschaftliche Ursache der globalen Wirtschaftskrise kann sicherlich das mangelhafte Risikomanagement der Banken angeführt werden. Finanzierungsrisiken wurden nicht ausreichend identifiziert und – wenn dies doch geschehen war – häufig nur inadäquat bewertet. Daher verwundert es nicht, dass bereits 59 % der befragten Unternehmen entsprechend sensibilisiert sind und ein Risikomanagement aufgebaut haben, um die relevanten strategischen oder auch operativen und die daraus ggf. folgenden finanziellen Risiken zu erfassen und zu evaluieren. Weitere 16 % planen darüber hinaus noch eine Umsetzung des Managements von Risiken, die sich organisatorisch immer häufiger in der Einsetzung eines Chief Risk Officers manifestiert. Gleichzeitig muss aber auch darauf hingewiesen werden, dass jedes vierte Unternehmen den Aufbau eines Risikomanagements trotz der Entwicklungen in der jüngeren Vergangenheit weder vollzogen hat noch dies für die Zukunft plant. Im Größenvergleich zeigen sich hinsichtlich der Risikodisziplin keine signifikanten Unterschiede.[11]

5.3.2 Kostensenkung

Vor dem Hintergrund der in vielen Industrien einbrechenden Umsätze erscheint es nicht sehr überraschend, dass die übergreifende Kostensenkung für viele Unternehmen eine zentrale Zielsetzung darstellt. Kann das bestehende Geschäft nicht stabilisiert werden, besteht typischerweise kaum eine Alternative zu einer flexiblen Senkung der Kosten. Dies spiegelt sich auch in der Unternehmensbefragung wider. Mit 61 % ist die Kostensenkung die am weitesten verbreitete Krisenmaßnahme. Da weitere 31 % eine solche Anpassung der Kosten für die Zukunft geplant haben, kann festgehalten werden, dass die befragten Unternehmen in der Summe sehr große Anstrengungen unternehmen, um Ihre Kostenstrukturen der veränderten konjunkturellen Situation anzupassen. Große Unternehmen und Mittelständler haben Kostensenkungsmaßnahmen hierbei mit jeweils über 60 % zu einem etwas höheren Anteil umgesetzt als kleine Unternehmen mit 50 %.[12]

5.3.3 Einkaufsoptimierung

Bereits vor dem Einsetzen der Wirtschaftskrise hat eine wachsende Zahl von Unternehmen den Einkauf als wichtige Wertschöpfungsfunktion erkannt und verstärkte Anstrengungen unternommen, die Beschaffungsaktivitäten zu professionalisieren. Neben den positiven Kosteneffekten einer solchen Optimierung sollen hierdurch häufig auch Differenzierungspotenziale erschlossen werden, in dem beispielsweise Einkaufsprozesse durch eine digitale Unterstützung beschleunigt oder

---

[11] Vgl. Wamser/Deimel/Heinrich (2009), S. 23, 49.

[12] Vgl. Wamser/Deimel/Heinrich (2009), S. 22, 48.

im Rahmen eines Global Sourcings bessere Bezugsquellen identifiziert werden. Mit 51 % hat inzwischen mehr als jedes zweite Unternehmen solche Maßnahmen zur Optimierung des Einkaufs umgesetzt. Noch einmal 35 % der Unternehmen planen eine solche Optimierung für die Zukunft. Während Großunternehmen und Mittelständler bereits zu über 50 % den Einkauf verbessern, sind die kleinen Unternehmen noch nicht so aktiv.[13]

5.3.4 Steigerung der Produktionseffizienz

Gerade in Industrieunternehmen kommt auf globalisierten Märkten der kontinuierlichen Steigerung der Produktionseffizienz eine wesentliche Bedeutung zu. Die Optimierung der Input/Output-Relation muss die Voraussetzungen für wettbewerbsfähige Angebote schaffen. In Deutschland wird die Minimierung des Inputs – die dadurch einen Beitrag zum übergeordneten Ziel der Kostensenkung beiträgt – wegen signifikanter Lohnkostennachteile primär durch einen verstärkten Kapitaleinsatz und eine immer umfassendere Automatisierung erreicht. 38 % der befragten Unternehmen haben bisher Effizienzsteigerungsmaßnahmen umgesetzt und weitere 39 % planen dies. Im Größenvergleich wird deutlich, dass große Unternehmen und Mittelständler deutlich größere Anstrengungen zur Effizienzsteigerung unternehmen als kleine Unternehmen. Während nahezu 90 % der Großunternehmen und 80 % des Mittelstands entsprechende Maßnahmen umgesetzt oder geplant haben, sind dies auf Seiten der kleineren Wettbewerber nur 50 %.[14]

5.3.5 Personalabbau

Dass die teilnehmenden Unternehmen im Rahmen ihrer Anstrengungen zur Kostensenkung nicht nur auf Automatisierung zur Substitution von Arbeitskräften setzen, wird dadurch deutlich, dass Personal zwar abgebaut wird, aber in geringerem Umfang, als dies die Kostensenkungs- und Effizienzsteigerungsmaßnahmen vermuten lassen. Dennoch schlägt jedes zweite Unternehmen auch den Weg der Reduktion der Arbeitskräfte ein. 26 % der befragten Unternehmen haben bereits in 2009 Personal abgebaut und weitere 24 % planen bzw. planten dies. Entsprechend der Maßnahmen zur Kostensenkung und Effizienzsteigerung verfolgen mit 60 % der Großunternehmen und 50 % der Mittelständler mehr Unternehmen eine entsprechende Personalstrategie als dies bei kleinen Unternehmen der Fall ist, die bisher nur zu 21 % den Personalabbau nutzen.[15]

---

13) Vgl. Wamser/Deimel/Heinrich (2009), S. 24, 50.
14) Vgl. Wamser/Deimel/Heinrich (2009), S. 26, 52.
15) Vgl. Wamser/Deimel/Heinrich (2009), S. 29, 53.

5.3.6 Reorganisation

Praktisch alle Maßnahmen zur Krisenbewältigung haben auch organisatorische Implikationen. Sei es – um nur die bisher betrachteten Maßnahmen zu adressieren –, dass ein Risikomanagement eingerichtet werden muss, die Kosten durch veränderte Einkaufsprozesse gesenkt werden sollen, die Produktionsabläufe zur Effizienzsteigerung verändert oder Personal abgebaut werden muss. Und nicht selten wird auch eine umfassendere Reorganisation zur Neuallokation von Ressourcen vorgenommen. Bereits 24 % der Unternehmen hat diese Maßnahme in 2009 umgesetzt, weitere 35 % haben dies geplant. Im Vergleich nach Unternehmensgrößen fällt auf, dass 64 % der kleineren Unternehmen offensichtlich die Auffassung vertreten, auch ohne Reorganisation die Krise bewältigen zu können. Auf Seiten der Großunternehmen und des Mittelstands sind dies nur 43 % und 39 %.[16] Kleinere Einheiten profitieren hierbei auch von ihren häufig weniger formalen Organisationsabläufen, die sich veränderten Gegebenheiten flexibler anpassen können, ohne eine größer angelegte Reorganisation zwingend notwendig zu machen.

5.3.7 Qualitätssteigerung

Qualitätsmanagement, d.h. die gezielte Planung, Steuerung und Kontrolle der Qualität von Prozessen, Produkten und Leistungen, hat sich in vielen Unternehmen schon seit längerer Zeit etabliert. Auch im Zuge der Wirtschaftskrise kommt dieser Disziplin durchaus eine hohe Bedeutung zu. Auf den ersten Blick dient eine Steigerung der Qualität primär der Differenzierung. Sie kann aber zum Beispiel über die Vermeidung von Folgekosten auch einen erheblichen Kostensenkungseffekt bergen. 31 % der in 2009 befragten Unternehmen haben bereits Maßnahmen zur Qualitätssteigerung umgesetzt und weitere 29 % planen entsprechende Aktivitäten, um die Wettbewerbsposition in der Krise zu stärken. Die Befragung macht deutlich, dass mittelständische Unternehmen die Maßnahmen zur Steigerung der Qualität mit 36 % in deutlich höherem Umfang umgesetzt haben als Großunternehmen (13 %) oder auch kleine Unternehmen (15 %).[17]

5.3.8 Vertriebsintensivierung

Die vertriebsbezogenen Reaktionen von Unternehmen auf Absatzeinbrüche sind sehr unterschiedlich. Ein Teil der Unternehmen reagiert mit einer Senkung der Vertriebskosten, um den ausbleibenden Vertriebserfolg zu kompensieren. Ein anderer Teil verfolgt eine entgegengesetzte Strategie und verstärkt die Vertriebsanstrengungen gerade in der Krise, um einen schwierigen Absatzmarkt noch wirkungsvoller bearbeiten zu können. Vier von zehn der befragten Unternehmen verfolgen diese

---

[16] Vgl. Wamser/Deimel/Heinrich (2009), S. 30, 55.
[17] Vgl. Wamser/Deimel/Heinrich (2009), S. 27, 57.

Strategie und haben den Vertrieb in der Krise intensiviert. Noch einmal die gleiche Zahl von Unternehmen hatte entsprechende Maßnahmen bereits in 2009 geplant. Mit jeweils über 80 % haben deutlich mehr befragte Großunternehmen und Mittelständler eine Vertriebsintensivierung vorgenommen oder eingeplant, als dies mit 50 % auf Seiten der kleinen Unternehmen der Fall ist.[18]

5.3.9 Innovationsförderung

Auch in Zeiten der Wirtschaftskrise kann Innovation ein wichtiges Instrument darstellen. Während Produktinnovationen unter krisenhaften Rahmenbedingungen häufig ein geringerer Stellenwert zukommt, können gerade Prozessinnovationen eine erfolgskritische Bedeutung erlangen – beispielsweise zur Vertriebsintensivierung oder auch der Effizienzsteigerung. Nicht zuletzt können auch Geschäftsmodellinnovationen dazu beitragen, ein krisenerschüttertes Unternehmen neu zu positionieren, indem z. B. eine Auslagerung von Randaktivitäten vorgenommen wird. In 2009 geben 19 % der befragten Unternehmen an, Innovationen gezielt zur Krisenbewältigung zu nutzen, weitere 38 % haben dies geplant. Während etwa zwei Drittel der Großunternehmen und Mittelständler eine entsprechende Innovationsstrategie verfolgen, sind dies auf Seiten der kleinen Unternehmen nur ca. ein Drittel.[19]

5.3.10 Internationalisierung

Während die Internationalisierung ein wirkungsvolles Instrument sein kann, um ein Unternehmen durch eine Risikostreuung gegen regionale Krisen abzusichern, muss diese Strategie im Fall einer regional nicht begrenzten Weltwirtschaftskrise differenzierter bewertet werden. Grundsätzlich sind die Risikostreuungseffekte unter dieser Bedingung von dem Ausmaß regional unterschiedlicher Kriseneffekte abhängig. Immerhin drei von zehn Unternehmen wollen sich diese Effekte durch eine Internationalisierung ihrer Aktivitäten zu Nutze machen und weitere 11 % hatten dies bereits in 2009 geplant. Kleinere Unternehmen sind hierbei noch deutlich weniger international organisiert. Während jeweils in etwa ein Drittel der Großunternehmen und Mittelständler die Internationalisierung zur Krisenbewältigung nutzen, sind dies bisher nur 7 % der kleineren Wettbewerber. Auch die im Vergleich etwas höheren Internationalisierungsvorhaben der kleinen Unternehmen können diesen Internationalisierungsrückstand nur geringfügig schmälern.[20]

---

[18] Vgl. Wamser/Deimel/Heinrich (2009), S. 25, 51.   [20] Vgl. Wamser/Deimel/Heinrich (2009), S. 28, 54.
[19] Vgl. Wamser/Deimel/Heinrich (2009), S. 31, 56.

5.3.11 Kooperation/Allianzen

Die sich in weiten Teilen der Wirtschaft vollziehende Fokussierung auf Kernkompetenzen kann ebenso ein wichtiges Instrument zur Krisenbewältigung darstellen. Diese Fokussierung und die damit einhergehende Reduktion der Fertigungs- und Dienstleistungstiefe setzt allerdings voraus, dass Wertschöpfungsaktivitäten an spezialisierte Auftragsfertiger oder Dienstleistungsunternehmen ausgelagert und übergreifende Wertschöpfungsnetzwerke gebildet werden. Kooperationen und Allianzen, die in diesem Sinne zur Wettbewerbsstärkung in der Krise beitragen können, sind bisher von 11 % der Unternehmen eingegangen worden. Darüber hinaus planen dies weitere 33 % der in der Studie befragten Unternehmen. Dies kann nicht zuletzt auch dadurch erklärt werden, dass die Anbahnung und Vereinbarung entsprechender Unternehmensnetzwerke häufig mit einer höheren Komplexität verbunden sind und deshalb nicht so zügig umgesetzt werden können, wie beispielsweise Maßnahmen zur Optimierung des Einkaufs oder der Effizienzsteigerung in der Produktion. Zwischen den verschiedenen Größenklassen von Unternehmen zeigen sich hierbei keine signifikanten Unterschiede.[21]

5.4 Fazit

Die Ergebnisse der vorgestellten Studie verdeutlichen, dass die Herausforderungen der Weltwirtschaftskrise so vielfältig sind, wie die Strategien zu Ihrer Bewältigung. Dementsprechend lassen sich auf betriebswirtschaftlicher Ebene auch weder Pauschalbewertungen vornehmen noch Normstrategien verordnen. Vielmehr müssen die zentralen Lessons Learned aus einer unternehmensspezifischen Perspektive abgeleitet werden. In diesem Sinne müssen Unternehmen in einem ersten Schritt zunächst ihre akuten krisenspezifischen Herausforderungen und Probleme identifizieren und bewerten (z.B. Absatzmarkteinbruch). In einem zweiten Schritt müssen dann die kurz-, mittel- und langfristig zu erwartenden Folgeprobleme der Krise erfasst und ihrerseits bewertet werden (z.B. Kapitalprobleme als Folge von Absatzproblemen). In einem dritten Schritt kann und muss nachfolgend eine strategische Stoßrichtung für die Krisenbewältigung formuliert werden (z.B. Kostensenkung versus Wachstum). Auf dieser Grundlage kann dann eine strategieorientierte Bewertung sowie Auswahl und Kombination der verschiedenen Krisenmaßnahmen erfolgen. Auf der Basis der erhobenen Studiendaten wird nachfolgend ein kurzer abschließender Überblick über ausgewählte Maßnahmen der Krisenbewältigung gegeben, die Unternehmen flexibel miteinander kombinieren können.

---

21) Vgl. Wamser/Deimel/Heinrich (2009), S. 32, 58.

Handlungsempfehlungen

Option 1: Umsetzung eines umfassenden Risikomanagements zur Identifikation und Evaluation relevanter Risiken.
Option 2: Senkung der Wertschöpfungs- und Kapitalkosten zur Anpassung der Kostenstrukturen an die konjunkturelle Situation.
Option 3: Optimierung des Einkaufs zur Erschließung von Kostensenkungs- und Differenzierungspotenzialen.
Option 4: Optimierung der Input/Output-Relation zur Steigerung der Produktionseffizienz.
Option 5: Reduktion von Personal zur Kostensenkung und Effizienzsteigerung.
Option 6: Reorganisation zur struktur- und prozessspezifischen Unterstützung weiterer Krisenmaßnahmen.
Option 7: Steigerung der Qualität von Prozessen, Produkten und Leistungen zur Differenzierung und/oder Kostensenkung.
Option 8: Intensivierung der Vertriebsanstrengungen zur wirkungsvollen Bearbeitung schwieriger Absatzmärkte.
Option 9: Nutzung von Produkt-, Prozess- und Geschäftsmodellinnovationen zur Kostensenkung und Differenzierung.
Option 10: Internationalisierung zur Streuung des Risikos in unterschiedlich betroffenen Regionen.
Option 11: Organisation von Kooperationen/Allianzen und Fokussierung auf Kernkompetenzen zur Stärkung der Wettbewerbsposition.

Literatur

Bertelsmann-Stiftung: Vertrauen in Deutschland – eine qualitative Wertestudie, Gütersloh 2009.

International Labour Organization: World of Work Report 2009, Geneva 2009.

Wamser, C./Deimel, K./Heinrich, K.: NRW in der Wirtschaftskrise?! – Studie zu Herausforderungen und Strategien in der Rezession, Rheinbach bei Bonn 2009.

6. Entwicklung des Rollenprofils und Ausrichtung auf die Performancerolle

von Volker Steinhübel

Übersicht

6.1 Einleitung 898
6.2 Entwicklungen des Controllers 899
6.2.1 Klassische Rollen des Controllers 899
6.2.1.1 Rechnungswesenorientiertes Controlling 900
6.2.1.2 Aktionsorientiertes Controlling 901
6.2.1.3 Systemorientiertes Controlling 901
6.2.2 Veränderungen und Auswirkungen auf den Controller 902
6.2.2.1 Unternehmensumfeld 902
6.2.2.2 Unternehmensorganisation 904
6.2.3 Konzept des Balanced Controllers 905
6.2.3.1 Leitbild der Controller 906
6.2.3.2 Aufgaben und Kompetenzen der Controller 907
6.2.3.3 Controller und Kommunikation 909
6.2.4 Umsetzung des Balanced Controllers 911
6.3 Fazit 913
Literatur 916

6.1 Einleitung

Die Entwicklung des Rollenprofils des Controllers[1] korreliert mit der Entwicklung der Führung eines Unternehmens. Das heute gültige Paradigma eines systemisch-ganzheitlichen Managements bedingt das Vorhandensein einer entsprechenden Ausprägung der steuerungsorientierten Führung. Durch die erforderliche Kunden-, Prozess- und Innovationsorientierung der Unternehmen stieg deren Komplexität permanent an. Demzufolge sind neue Formen der Lenkung, Steuerung und Koordination notwendig, um eine existenzielle Bedrohung der Unternehmung zu verhindern. Zu einer systemisch-ganzheitlichen Steuerung gehören das Developing, Treasuring und Controlling.[2]

Das Developing beruht auf einer neuen inhaltlichen Ausrichtung der Führungshandlungen Qualifizieren, Organisieren und Kommunizieren sowie auf deren integrativer Verknüpfung zur Gestaltung permanenter, evolutionärer Entwicklungsprozesse. Die Generierung von Entwicklungsprozessen gelingt, wenn die Bedeutung der Veränderung neu definiert wird. Eine veränderte Einstellung bezüglich des Umgangs mit Wandlungsprozessen, also eine neue Veränderungskultur ist erforderlich. Je schneller die technologischen und gesellschaftlichen Quantensprünge sich vollziehen, umso häufiger sind Personal- und Organisationsentwicklungsprozesse zu kommunizieren. Solchermaßen begründete Veränderungen sind positiv zu bewerten, soweit sie Entwicklungspotenziale beinhalten.

Das Treasuring beruht auf neuen inhaltlichen Ausrichtungen der Führungshandlungen Ziele bilden, Entscheiden und Kommunizieren sowie auf deren integrativer Verknüpfung zur Gestaltung von Wertschöpfungsprozessen. Die Generierung von wertschöpfenden Prozessen gelingt, wenn die Aktivierungskraft von Zielen neu definiert und die Sicherungskraft von Entscheidungen genutzt wird. Eine veränderte Einstellung bezüglich des Umgangs mit der Leistung, also eine neue Wertschöpfungskultur ist erforderlich. Als Zielgröße einer umfassenden Wertschöpfung gilt die Erreichung eines Stakeholder Value.

Am Weitesten fortgeschritten im Steuerungskonzept der Unternehmung ist die Entwicklung des Controllings in Form einer Lernkultur. Die in einem evolutionären Unternehmen parallel ablaufenden Lernprozesse werden durch das Controlling strategisch und operativ gestaltet. Als Basisidee kann dabei die »Idee einer geplanten Evolution«[3] gelten. Der Gedanke der »geplanten Evolution« beruht auf der Erkenntnis, dass die Entwicklung eines Unternehmens auf Basis einer Sequenz überschaubarer Schritte, in der jeder einzelne Schritt in Anknüpfung an den vorangegangenen Status quo neue Fakten generiert, die den Status quo der nachfolgenden Schritte beeinflussen, erfolgt. Mögliche Auslöser eines Schrittes sind aktuelle Ereignisse endogener und exogener Natur. Damit die einzelnen Schritte nicht zu reinen Anpassungen im Sinne eines »Single-loop« degenerieren, werden sie im Hinblick

---

[1] Dies gilt hier und im Folgenden gleichermaßen für Controllerinnen. Auf genderspezifische Formulierungen wird – aus rein sprachlichen Gründen – verzichtet.

[2] Vgl. Ebert/Steinhübel (1997), S. 55–57.
[3] Kirsch (1997), S. 21ff.

auf die »konzeptionelle Gesamtsicht der Unternehmenspolitik«[4] ganzheitlich gesteuert. Die Erfahrungen aus jedem Schritt führen gleichzeitig zu einer Konkretisierung und Modifikation der Gesamtsicht in Form von »Double-loop«-Prozessen. Die konzeptionelle Gesamtsicht steht unter einem ständigen Einfluss neuer Ideen, die ebenfalls Impulse für eine Überarbeitung und Änderung in Form von Deutero-Learning-Prozessen geben.

Mithilfe der geplanten Evolution sind Unternehmen in der Lage, ihre Entwicklung selbst zu gestalten und das Controlling kann die dazu notwendigen und erforderlichen Lernprozesse verwirklichen. Die Verknüpfung der beiden Grundelemente Planung und Kontrolle in der Funktion Controlling ermöglicht es, die Lernfähigkeit auf individueller und organisatorischer Ebene zu verbessern. Dies ist insbesondere auch durch die inhaltliche Neuorientierung der Grundelemente möglich. Da Planung den Zufall durch den Irrtum ersetzt, können Führungskräfte ihr Unternehmen durch Kontrollen mit anschließenden Lernprozessen auf einem relativ sicheren Wege in die Zukunft führen.[5]

Im nächsten Kapitel wird aufgezeigt, wie Controller das Modell der geplanten Evolution zur Systementwicklung nutzen können sowie die Controller selbst einem Wandel im Sinne der geplanten Evolution unterliegen.

6.2 Entwicklungen des Controllers

Das Aufgabenfeld des Controllers hat sich von dem Klischeebild des »Rechenknechtes« zu einer Rolle als interner Unternehmensberater gewandelt, dessen Anforderungsprofil so umfangreich und differenziert ist, dass es zumeist nicht mehr von einer einzelnen Person bewältigt werden kann. Auch das Repertoire an Controllinginstrumenten ist in der Entwicklung des Controllings derartig angewachsen, dass sich die primäre Problemstellung des Controllers bei der Nutzung der Instrumente von dem »Wie?«, also der *effizienten Nutzung* der Tools, hin zu einem »Was?«, im Sinne der sinnvollen Auswahl der richtigen Instrumente, zum Zwecke der *effektiven Nutzung* verlagert hat. Die Bandbreite der Entwicklungen macht deutlich, dass sich die Evolution des Controllings über verschiedene Felder erstrecken wird, um den differenzierten Anforderungen einer Umwelt im Wandel gerecht zu werden.

6.2.1 Klassische Rollen des Controllers

Das Rollenverständnis des Controllers unterliegt seit den ersten Besetzungen dieser Position in Unternehmen einem stetigen Wandel. Die Auslöser für diese Veränderungen lassen sich sowohl innerhalb als auch außerhalb des Unternehmens finden. So ist es zum einen der Wandel des Unternehmensumfeldes, welches einen Wandel der Rolle des Controllers antreibt, zum anderen sind es die Anforderungen

---

[4] Kirsch/Maaßen (1990), S. 11.
[5] Vgl. Steinhübel (2004), S. 124ff.

der Unternehmensführung an das Controlling sowie natürlich auch das Selbstverständnis des Controllers. Der Wandel ist dabei nicht nur auf die verwendeten Instrumentarien beschränkt, sondern betrifft das gesamte Rollenverständnis des Controllers: seine Positionierung innerhalb des Unternehmens, seine Zielsetzungen, seine Kunden und Adressaten sowie seinen Einfluss auf die Unternehmenssteuerung. Dieser Wandel erfolgt nicht sprunghaft, sondern ist im Sinne der geplanten Evolution über mehrere Schritte verteilt. Zu beachten ist bei dieser Darstellung, dass die einzelnen Schritte theoretische Modellformen der Rolle des Controllers darstellen. In der Praxis sind also durchaus Mischformen anzutreffen – sowohl Zwischenstufen als auch erweiterte Aufgabenbereiche oder Spezialisierungen. Zudem ist die Entwicklung nicht in allen Unternehmen gleich weit fortgeschritten, und auch wenn einige Aufgabenbereiche aus einem zurückgewandten Blickwinkel betrachtet werden, sind sie in der Realität durchaus noch vorzufinden. Dies liegt zum einen an der immer noch fortdauernden Integration des Controllings in kleineren Unternehmen, zum anderen sind auch die primären Entwicklungsstufen der Controllingaufgaben heute nicht redundant oder bedeutungslos geworden, die Aufgabenstellung im Sinne eines effektiven Controllingsystems hat sich lediglich erweitert und differenziert. Abb. 6-1 zeigt die Entwicklungsstufen der Rolle des Controlling und des Controllers, welche im Folgenden detaillierter betrachtet werden.[6]

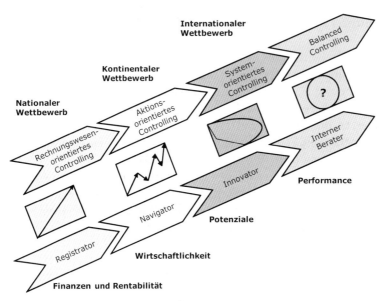

Abb. 6-1: Rollenentwicklung des Controllers

6.2.1.1 Rechnungswesenorientiertes Controlling

Die ersten Controller in Deutschland entstammten traditionell den Bereichen der Buchhaltung oder Kostenrechnung. Die Umwelt der Unternehmen war damals noch relativ berechenbar und vorhersehbar. Internationaler Handel war in den meisten Branchen eher eine Seltenheit, die Konkurrenten stammten zumeist aus dem

---

6) Vgl. Ebert et al. (1996).

Inland. In diesem nationalen Wettbewerb war der Wandel für das Unternehmen stetig und überschaubar. Die Fortschreibung der Vergangenheit wurde als Planung praktiziert, ohne dass dies ernsthafte Folgen für die Wettbewerbsfähigkeit der Unternehmen hatte. Der Controller hatte in dieser Entwicklungsstufe die Rolle des Registrators, der die Analyse der Finanzsituation forcierte. Zielsetzung des Controllings war hierbei die Maximierung der Rentabilität; der Controller sollte Verschwendungen aufdecken und möglichst rationale Lösungen finden. Das Image des »Erbsenzählers«, welches den Controllern bis heute anhängt, resultiert aus diesem streng mathematisch-analytischen, z. T. auf die Revision ausgelegten Rollenverständnis des Controllers.

6.2.1.2 Aktionsorientiertes Controlling

Der durch die politische Entwicklung induzierte Wandel der Konkurrenzsituation hin zu einem kontinentalen Wettbewerb veränderte das Verständnis der Zukunftsaussichten der Unternehmen und der notwendigen Planung. Die Stetigkeit des Unternehmensumfeldes wurde durch die Unruhe ersetzt, klare Entwicklungstendenzen des Wirtschaftsgeschehens durch konjunkturelle Schwankungen. Das lang bewährte »Weitermachen wie bisher« hatte als Maxime einer erfolgreichen Unternehmensführung endgültig ausgedient. Um in diesem unruhigen Fahrwasser nicht die Orientierung zu verlieren, benötigt das Unternehmen einen »Navigator«. Diese Rolle wird dabei dem Controlling zugetragen. Dafür ist ein Wandel im Handeln des Controllers nötig – von der reaktiven Rolle des Registrators zum aktiven Navigator. Der Controller muss selbstständig darüber entscheiden, welche Daten er wählt und analysiert und welche Ergebnisse er publiziert und kommuniziert, um die Entscheidungsfindung im Unternehmen auf eine ökonomisch-rationale Basis zu stellen – die Wirtschaftlichkeit wird zur obersten Zielsetzung des Controllings. Durch seine umfassende Sicht über die wirtschaftliche Situation des Unternehmens und im Idealfall auch über die ökonomische Entwicklung des Unternehmensumfeldes verfügt der Controller über einen Informationsvorsprung gegenüber den übrigen Führungskräften. Da seine Auswahl der handlungsrelevanten Optionen aus diesem Repertoire einen entscheidenden Einfluss auf die Entscheidungen der Unternehmensführung hat, wächst die Macht des Controllers in dieser Rollenauslegung deutlich. Gleichzeitig reduziert sich das Controlling auf die Aufgabe weniger, i.e. die Controllingabteilung und ist noch nicht als Führungskonzept etabliert.

6.2.1.3 Systemorientiertes Controlling

Die Intensivierung des Handels bewirkte eine weitere Verschärfung der Konkurrenzsituation hin zu einem internationalen Wettbewerb. Eine Analyse der zukünftigen Entwicklung wird deutlich komplizierter, die Zahl der möglichen Handlungsoptionen für Unternehmen wandelt sich von differenzierbaren Szenarien zu einer Bandbreite von Parameterausprägungen. Damit geht ein steigender Grad der Unsicherheit einher. Die aktuelle Führungslehre beschreibt daher eine Orientierung der Unternehmenssteuerung an Chancen und Risiken. Es kann nicht global definiert werden, welche Umweltfaktoren eine Chance und welche ein Risiko darstellen – Entwicklungen, welche für das eine Unternehmen eine Chance darstellen, können für ein anderes Unternehmen existenzbedrohend wirken. Die entscheidenden Größen sind die Frage des Erkennens der Veränderung und der erforderlichen Reaktionszeit des Unternehmens. Für die Führung eines jeden Unternehmens gilt es daher, die eigenen Chancen und Risiken zu erkennen und diese Chancen dann auch zu nutzen bzw. die Risiken zu umgehen oder zumindest abzufedern. Dieses Erkennen und Nutzen von Chancen wird zum Einsatzgebiet einer strategischen Auslegung des Controllings. Das weiter entwickelte Controlling positioniert den Controller daher als »Innovator«. Galt das Augenmerk des Controllers bisher primär der optimalen Nutzung vorhandener Potenziale, wird nun sein Aufgabengebiet auf die Schaffung neuer, zukünftiger Potenziale erweitert. Die strategischen Vorrausetzungen in Form von Potenzialen stellen dabei die Fähigkeiten und Fertigkeiten dar, die ein Unternehmen benötigt, um in Zukunft Gewinne zu erwirtschaften. Die Entwicklung entsprechender, strategischer und strategieorientierter Systeme und Instrumente stand insbesondere im Mittelpunkt dieser Phase des Controllings.

6.2.2 Veränderungen und Auswirkungen auf den Controller

Die Globalisierung aller Märkte, i.e. Güter-, Faktor- und Kapitalmarkt sowie die rasante technische Entwicklung führen zu einem weltweiten umfassenden Handel. Dieser wird gestützt durch die unkomplizierte globale Kommunikation, welche eine entsprechende Dynamik des Wissensaufbaus und der Wissensverbreitung nach sich zieht. Damit wird letztendlich ein Stadium beschrieben, bei dem jede Entwicklung in alle Richtungen möglich ist und die Planung zu einer enormen Herausforderung für die Unternehmung wird. Man kann von einer maximalen Ausprägung der Unsicherheit sprechen. Die daraus resultierende Notwendigkeit einer regelmäßigen Überprüfung der Ausrichtung und des Rollenverständnisses des Controllers zeigt sich dabei sowohl im Außen- als auch im Innenverhältnis.

6.2.2.1 Unternehmensumfeld

Die veränderten Anforderungen der Unternehmensumwelt spiegeln sich in verschiedensten Neuorientierungen innerhalb des Unternehmens:[7]

- Die Marktorientierung umfasst die Abgrenzung von Marktstrategien entweder auf Basis der Wettbewerbsvorteile als Kostenführerschafts- und Differenzierungsstrategie oder auf Basis der Economies of Scope als Gesamtmarkt- oder Spezialisierungsstrategie (Nischenstrategie). Dazu sind Informationen aus dem Controlling notwendig.
- Die Steuerungsorientierung mit Strategie- und Wissenssteuerung ist innerhalb eines wettbewerbgeprägten Umfeldes wahrscheinlich eine der wichtigsten strategischen Disziplinen des Controllers. Ihr kann er nur mittels ganzheitlicher Ansätze gerecht werden. Neue Ansätze wie Balanced Scorecard, Strategy Maps und zunehmend auch Wissensbilanzen weisen hier auf Betätigungsfelder des Controllings hin.

---

[7] Vgl. Steinhübel/Exner (2006), S. 12ff.

- Eine weitere wichtige Aufgabe für Controller ist die Steuerung des Unternehmenswertes im Sinne eines gesunden und nachhaltigen Wachstums (Wertorientierung).
- Produkt- und Dienstleistungsmanagement ist nicht mehr möglich, ohne die strategische Komponente der Qualitätsorientierung in die Überlegungen mit einzubeziehen. Je nach Qualitätsverständnis des Unternehmens begleitet der Controller diese Tendenzen mit Instrumenten wie dem TQM-Ansatz, 6 Sigma oder dem EFQM-Modell.
- Durch die Prozessorientierung unterstützt der Controller die Anforderung nach Dienstleistungs- und Produktqualität. Die Kernaufgabe des Prozesscontrollings besteht in der Bewertung und Überwachung betrieblicher Prozesse, im Erkennen von Abweichungen sowie im Bereitstellen der notwendigen Informationen für die Planung von Gegenmaßnahmen.
- Die Entscheidung über Prozesse und Qualität trifft in letzter Konsequenz der Kunde. Unter Kundenorientierung des Controllings werden all die Prozesse verstanden, mit deren Hilfe die Abhängigkeit der Unternehmen vom Kunden in den Mittelpunkt unternehmerischer Entscheidungen gestellt werden. Die Planung, Optimierung und Unterstützung dieser Denkhaltung in Unternehmen ist Aufgabe des Controllers. Mithilfe von CRM-Systemen können aussagekräftige, vertriebsorientierte Kennzahlen definiert, erhoben und verglichen werden.
- Die Risikoorientierung des Controllings fördert das gesteuerte Umgehen mit Risiken. Der Controller nutzt die Instrumente, Kennzahlen und Methoden des Risikomanagements, um Risiken zu erkennen, zu analysieren, zu bewerten und um eventuelle Gegenmaßnahmen vorzuschlagen.

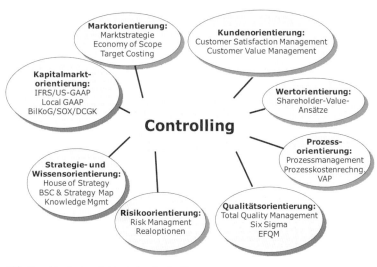

Abb. 6-2: Magisches Achteck des Controllings

- Die Kapitalmarktorientierung des Controllers fordert die Beachtung neuer Rechnungslegungsvorschriften. Internationale Vorgaben wie die IFRS, US-GAAP oder der Sarbanes-Oxley-Act sowie neue nationale Regelungen in Form des BilKoG und des BilMoG schaffen veränderte und gleichsam strengere Anforderungen.

Die Vielfalt der Anforderungen wird in Abb. 6-2 nochmals verdeutlicht.

6.2.2.2 Unternehmensorganisation

Die Änderungen in der internen Organisation mit entsprechend neuen Anforderungen an den Controller können mit dem Porter'schen Fünf-Kräfte-Modell eingehender untersucht werden.[8]

- **Kunden:**
  Die wachsenden unternehmensexternen Anforderungen führen zu Anpassungen innerhalb der internen Geschäftsprozesse. Diese Änderungsbedarfe umfassen sowohl Haupt- als auch Unterstützungsprozesse, beispielsweise hinsichtlich der Differenziertheit, Geschwindigkeit und Aussagefähigkeit der Steuerungsinformationen in den eingesetzten Instrumenten und Berichten. Werden diese gestiegenen Anforderungen aus Empfängersicht nicht zufriedenstellend bedient, besteht ein Risiko, dass Kunden anfangen, eigene (»Controlling«-)Lösungen zu entwickeln. Diese Ansätze können u.U. mit anderen bereits existierenden Lösungen des Controllings in Konflikt stehen, Doppelarbeiten verursachen oder inkonsistente Datenbasen nach sich ziehen.

- **Neue Anbieter:**
  Durch (Weiter-)Entwicklungen der Unternehmensorganisation kann ein Bedarf bestehen, Funktionen weiter zu differenzieren oder zu (re-)integrieren. Derartige Änderungen können letztlich auch dazu führen, dass neue Anbieter an Controllingleistungen im internen Markt auftreten und ein wachsender Wettbewerb der Erstellung von Controllingleistungen entsteht. Solche neuen internen Konkurrenten können beispielsweise das Integrierte Rechnungswesen, die Innenrevision, das Risk Management oder auch Assistenzfunktionen sein. Die Tendenzen nach stärkerer Differenzierung führen beispielsweise zu neuen Positionsbeschreibungen. Business-Analysten, Business Performance Manager, Data Minern, usw. Vergleicht man diese Aufgabenbeschreibungen und Funktionen mit dem Controlling-Leitbild der IGC, finden sich häufig Überlappungen mit angestammten Controllingaufgaben.

- **Lieferanten:**
  Als vielleicht typisches Beispiel für Lieferanten der Controllingabteilungen kann die IT angesehen werden. Durch die gestiegenen Bedarfe nach Prozesseffizienz, Reduzierung von Redundanzen und verschärften zeitlichen Anforderungen werden auch im Controlling zunehmend Lösungen in der Standardisierung oder Integration und Erhöhung des Automatisierungsgra-

---

[8] Vgl. u.a. Weber/David/Prenzler (2001).

des gesucht. Damit geraten auch standardisierte, modularisierte und anpassungsfähige »Baukasten-Controlling-Lösungen« in den Mittelpunkt des Interesses. Letztlich muss jedoch immer betriebsindividuell entschieden werden, welche Rolle und Verantwortung IT und Controlling im Rahmen der Erstellung von Controllingleistungen im engeren Sinne jeweils übernehmen.

- **Ersatzprodukte:**
Während früher Excel-basierte Berichte erstellt, kopiert und per Hauspost verteilt wurden, geht die Entwicklung eindeutig in Richtung einer Optimierung der Controllingprodukte. Controllingprodukte im engeren Sinne sind Information/Berichtswesen, Planung und Kontrolle. Hierbei wird unter Kontrolle eine konstruktive Hilfestellung verstanden, es zukünftig besser machen zu können. Planungsprodukte der Vergangenheit werden zunehmend durch neue (Ersatz-)Produkte substituiert (z. B. in Form eines Beyond Budgeting).
- **Wettbewerb im Controlling:**
Es kann u.U. auch eine wachsende Rivalität zwischen den verschiedenen »Playern« festgestellt werden. Dies können neben unternehmens-externen insbesondere auch interne Wettbewerber sein. Dieser Umstand kann insbesondere auch bei Unternehmensfusionen auftreten, in deren Verlauf etablierte Controllingfunktionen aufeinandertreffen.

6.2.3 Konzept des Balanced Controllers

Die beschriebenen Entwicklungen führen zum Konzept des Balanced Controlling. Es stellt dabei keine Weiterentwicklung der bisherigen Rollen des Controllings dar, sondern beschreibt den Versuch, eine optimale Positionierung des Controllers innerhalb seines Anforderungsspektrums zu erreichen. Der Balanced Controller bedient sich dabei der Maxime des »Denken in Extremen«[9], um eine maximale Bandbreite des Entscheidungshorizontes des Controllers darzustellen. Abb. 6-3 stellt die möglichen Entscheidungsattribute eines Controllers innerhalb ihrer jeweiligen semantischen Extreme dar.

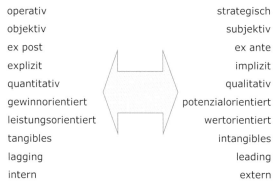

Abb. 6-3: Controller-Kontinuum

[9] Vgl. Ebert (2000).

Entscheidend ist hierbei, dass es keinen fest definierten Königsweg innerhalb dieser Pole gibt, es liegt in der Herausforderung an den Controller, situativ die richtige Position innerhalb des Kontinuums zu wählen und dadurch die optimale Ausrichtung seines Handelns innerhalb des Unternehmens zu erreichen. Dies ist auch dadurch eminent wichtig, da andere Bereiche innerhalb des Unternehmens oftmals Controllingaufgaben ansteuern und so eine interne Konkurrenzsituation für die Controllingabteilung schaffen. Für diese stellt das Spannungsfeld zwischen der Zukunftssicherung des Unternehmens im externen Wettbewerb und der Wirkungsfähigkeit des Controllings im internen Wettbewerb die Herausforderung für ein »ausbalanciertes« Controlling der Zukunft dar. Weiterhin ist in dieser Phase der Zustand erreicht, dass das Controlling endlich von allen Führungskräften gelebt wird und die Controllingabteilung als Denk- und Diskussionspartner zur Verfügung steht. Die Rolle des aktiven Challengers bleibt zusätzlich dem Controller als »Internem Berater« erhalten. Idealerweise werden die Aufgaben des Balanced Controllers in einem Leitbild festgehalten.

6.2.3.1 Leitbild der Controller

In einem Leitbild sind die grundsätzlichen Vorstellungen über Aufgaben und Zielsetzungen sowie die Verhaltens- und Vorgehensweisen einer Controllingabteilung zur Kommunikation nach innen und außen festzuhalten. In Anlehnung an das generelle House of Strategy[10] bedarf es Aussagen zum Zweck, Marketing, Treasuring und zum Developing sowie zur Logistik und Innovation.

- **Zweck**
  Wir stellen Instrumente und Systeme zur betriebswirtschaftlichen Fundierung unternehmerischer Entscheidungen zur Verfügung und sind als Dienstleister in den umfassenden externen und internen Steuerungsprozess integriert. Dabei steht die operative Effizienz und strategische Effektivität des Unternehmens im Mittelpunkt unseres Wirkens.
- **Marketing**
  Wir begreifen die Führungskräfte und Mitarbeiter des Unternehmens als interne Kunden, die wir mit unseren Dienstleistungen immer wieder aufs Neue begeistern. Dazu bieten wir offensiv unterschiedliche Produkte in Form von Beratungen, Instrumenten, Coaching, Berichten, Analysen und Empfehlungen auf unterschiedlichen Serviceleveln an. Hierbei antizipieren wir auch den noch nicht artikulierten Bedarf unserer Kunden.
- **Logistik**
  Wir sind flach, flexibel und dezentral organisiert. Unsere internen Prozesse sind stringent auf den jeweiligen Kunden und seinen Serviceanspruch ausgerichtet. Dazu binden wir uns in den kompletten Zielbildungs-, Planungs-, Kontroll- und Informationsprozess der Führungskräfte ein und unterstützten diesen mit innovativen und integrierten sowie aktuellen IT-gestützten Systemen.

---

10) Vgl. Steinhübel (2008).

- **Innovation**
  Wir suchen ständig nach neuen Produkten und betreiben eine kontinuierliche Optimierung unserer Prozesse, um unser Dienstleistungsangebot an die veränderten Anforderungen der Kunden auszurichten. Dabei werden neue Erkenntnisse der Controlling Community genauso analysiert und aufgenommen wie Best-Practice-Lösungen aus Benchmarkings mit anderen Controllern.
- **Developing**
  Wir bauen auf qualifizierte und motivierte Mitarbeiter, die sich durch Fach-, Methoden- und Sozialkompetenz sowie bereichs- und periodenübergreifendes Denken und Handeln auszeichnen. Deren Teamfähigkeit, Eigeninitiative und Kreativität kann in einer hierarchiearmen und lernenden Organisation erfolgreich ein- und umgesetzt sowie wirksam werden.
- **Treasuring**
  Wir erhöhen den Wert des Unternehmens durch einen unvergleichlichen Service für unsere Stakeholder. Dies zeigt sich insbesondere in vereinbarten Zielen und Servicelevels mit den Führungskräften, deren Erreichen über eine »Controlling Scorecard« gesteuert und mit einem outputorientieren Budget verknüpft wird.

6.2.3.2 Aufgaben und Kompetenzen der Controller

Schwierig – und damit störend für die eigentliche Controllerarbeit wird es dann, wenn die Erwartungen nicht konsistent sowie die unterschiedlichen eigenen und fremden Vorstellungen und Möglichkeiten nicht aufeinander abgestimmt sind. Der nach seinem Selbstverständnis umfassend orientierte »interne Berater«, »Coach«, »Change Agent« u.a., der im Spiegel der Meinungen den eindimensionalen »Zahlenknecht«, »Erbsenzähler« oder »Erfüllungsgehilfen des Managers« vorgehalten bekommt, dessen Stellenbeschreibung so ungenau ist oder gänzlich fehlt, dass er die Grenzen und Freiräume überschreitet oder nicht erfüllt, hat im Grunde zwei Möglichkeiten: Er wird schizophren oder er reduziert seine Ansprüche. Rollenreduktion statt -konflikt. Sein – wie auch immer formuliertes – Controlling-Ideal realisiert er so in jedem Falle nicht. Wie kann ein Controller bestmöglich damit umgehen? Durch Strukturierung und Operationalisierung: Er »controllt« die in den Leitlinien für Controller und modernen Führungskonzeptionen häufig unterschätzten psychologischen (Kehr-)Seiten und (Un-)Tiefen, die er qua persönlicher Fach- und Methodenkompetenz in der Regel nicht (er-)kennt, indem er sie offenlegt, analysiert, definiert, integriert und kommuniziert.

Controller *machen* kein Controlling – »*Controlling* passiert, wenn Manager und Controller zusammenarbeiten.«[11] Die Funktions- und Kommunikationsstruktur ist dabei wie folgt: Der Manager macht und der Controller steuert; der Manager entscheidet und der Controller formuliert die Kriterien; der Manager verantwortet den Erfolg und der Controller offenbart das Ergebnis. Die Qualität der Zusammenarbeit entsteht in der Schnittmenge: Je entscheidungskompetenter der Controller und je

---

[11] IGC (1999), S. 34.

controllingkompetenter der Manager ist, desto qualifizierter werden die Nachfrage des einen und das Angebot des anderen, desto besser ist die Controlling Performance des gesamten Systems.

Soweit, so klar, – sofern diese komplementäre Struktur, d.h. beide wirken in klar definierten Aufgabenstellungen an demselben Ergebnis mit, eindeutig kommuniziert und verstanden ist. D.h. der Controller ist Dienstleister und nicht Ausführer; der Manager ist Leistungsempfänger und kein Autokrat. Tatsächlich funktioniert die unterschiedliche Rollenzuweisung so in der Praxis: Befragt man Manager und Controller nach ihren gegenseitigen Eigenschaftsprofilen, so spielt der Erstere den »weichen«, eher emotionalen, großzügigen, intuitiv entscheidenden Part und wird der Controller als Gegenspieler des Managers von diesem als eher »hart«, nüchtern, kleinlich, analytisch, bremsend u.Ä. charakterisiert.[12]

Das Zweimannunternehmen kann also funktionieren, schwieriger wird es, nimmt man die Mitarbeiter mit ins Boot. Die »Controllten«, d.h. diejenigen, in deren Leistungsbereichen Controllingprozesse stattfinden und Controllinginformationen generiert werden, bestimmen als dritter, gleichberechtigter, aber nicht gleichgerichteter Faktor das komplexe Interaktionsfeld des Controllers. Der basale Kommunikationsprozess im Controlling, i.e. die klassische Sender-Empfänger-Beziehung, ist durch eine »doppelte« Vermittlungsstruktur charakterisiert. Das heißt, der Controller er- und vermittelt seine Informationen gleichzeitig an zwei verschiedene Empfänger in je unterschiedlicher Form, mit je unterschiedlicher Bedeutsamkeit und realer Konsequenz.

Controller fundieren Zielsetzungen, Entscheidungen und Verantwortlichkeiten durch ihren speziellen betriebswirtschaftlichen »Service«: Sie »installieren« und »warten« Informations-, Planungs- und Kontrollprozesse und -systeme, um die Führungskräfte auf allen Ebenen und in allen Bereichen mit nach Relevanzkriterien selektierten und aufbereiteten operativen und strategischen Daten und Wissenskomponenten zu unterstützen. Controller leisten Hilfe zur Selbsthilfe für das Management. Im Leitbild der IGC ist dies so formuliert. Was muss ein Controller können, um dieser Leitvorstellung gerecht zu werden? Die Arbeitsplatzbeschreibungen der Unternehmen und die Anforderungsdimensionen der Stellenanzeigen zeigen ein bunt gemischtes, in jedem Falle sehr komplexes Sammelsurium an Kriterien. Ordnet man die Quersumme nach den klassischen Kategorien, verfügt der »ideale«, alle Vorgaben erfüllende und in jedem Falle handlungsfähige Controller über:

- fachliche Kompetenz, als erworbenes Grundlagen- und Erfahrungswissen über betriebswirtschaftliche, insbesondere Controlling- und ggf. juristische Themen sowie eine sachorientierte Denklogik zum adäquaten Umgang mit Zahlen, Daten und Fakten;
- Methodenkompetenz, in Form von organisatorischem und Führungs-Knowhow, Lern- und Problemlösungstechniken, Analyse-, Konzeptions- oder Kreativitätsverfahren;

---

[12] Untersuchung von Weber/Schäffer/Bauer (2000), S. 23.

- soziale Kompetenz, hinsichtlich der organisatorischen Interaktions-, Kooperations- und Koordinationsstrukturen;
- persönliche Kompetenz, in der kritischen Erkenntnis, dem Umgang und der Darstellung der eigenen Person.

Der Controller ist Spezialist für die Behandlung von Themen und Initiierung von Prozessen in seinem Arbeitsgebiet. Der Controller ist aber auch Generalist in seinem Verantwortungsbereich, in dem er zusätzlich zu seiner grundlegenden fachlichen Qualifikation umfassender Schlüsselqualifikationen bedarf, mittels derer er in der jeweiligen (speziellen) Unternehmenssituation die Analyse, Entwicklung und Implementierung der einzelnen Systeme und Prozesse miteinander, nebeneinander oder ineinander integriert.

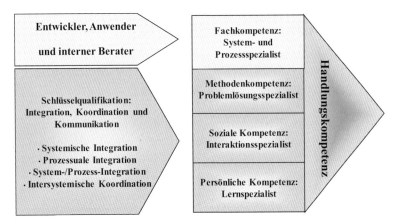

Abb. 6-4: Kompetenzen des Controllers

6.2.3.3 Controller und Kommunikation

Alles, was Controller tun, *ist* bereits *Kommunikation* – Nach dem ersten kommunikativen Axiom von P. Watzlawick[13] kann niemand in einer Situation *nicht* kommunizieren. Kommunikation ist also ein nicht ausblendbares Phänomen. *Gute* Kommunikation funktioniert, wenn man es nicht merkt; Mängel werden erst in kritischen Situationen offenbar: Wenn Informationen nicht »ankommen«, »falsch« interpretiert werden, Anweisungen wiederholt werden, wenn »Datenmüll« entsteht, Ablagestapel sich häufen, wenn Ideen nicht zünden, Präsentationen nicht überzeugen, Reaktionen ausbleiben, keine oder die falschen Konsequenzen gezogen werden, wenn Gruppenprozesse auseinanderlaufen, wenn Konflikte eskalieren und vieles mehr – immer dann hat der stets zugrundeliegende kommunikative Prozess zwischen einem oder mehreren Sendern und einem oder mehreren Empfängern nicht oder unzureichend funktioniert. »Falsche«, unzureichende, unreflektierte Kommunikation ist teuer, wenn auch nur schwierig zu beziffern. Umgekehrt ist »gute«, effektive und effiziente, in jedem Falle reflektierte Kommunikation von hohem Nut-

---

13) Vgl. Watzlawick/Beavin/Jackson (1990), S. 53.

zen für das gesamte System und in jedem Falle hilfreich für die tägliche (Zusammen-)Arbeit.

Gütekriterien für eine Kommunikation sind je nach Situation und Kommunikationspartner unterschiedlich definiert. Eben diese »Definitionsleistung« ist das Metakriterium »guter« Kommunikation, die nicht »einfach geschieht«, sondern bewusst als sozialer Austausch von Informationen, Meinungen, Wissen, Handlungen etc. geplant und gestaltet ist. Die Parameter des Vermittlungsprozesses, d.h. »wer –was – wem gegenüber – wann – wie – warum – mit welchem Ergebnis – kommuniziert«, werden dabei im – Controllern bekannten – Regelkreiskonzept geplant, realisiert und kontrolliert. Gute Kommunikation heißt möglichst viel Controlling an die Kunden verkaufen; es ist die für den Controller bestmögliche, effektivste und effizienteste Umsetzung seines Tuns. Kommunikation ist damit die Vermittlungsseite des Controllings.

Controller machen Kommunikation u.a. in der:

- Gewinnung von Informationen, d.h. zur Analyse, Strukturierung, Verdichtung und Integration von Daten;
- Schaffung von Transparenz, d.h. zur Offenbarung von Fakten, Zahlen, Hintergründen;
- Erzeugung von Handlungsbedarf, d.h. zur Verdeutlichung von gegenwärtigen und zukünftigen Relevanzen (bewertete Informationen) für Personen, Prozesse und Bereiche;
- Koordination, Organisation und Moderation von Planungs-, Zielbildungs- und Kontrollprozessen;
- Formulierung und Visualisierung von Entwicklungen, Innovationen und Strategien;
- Beziehungsgestaltung in Beratungs- und Coachingsituationen;
- Vermittlung von Expertenwissen.

Die besonderen Gütekriterien der controllingspezifischen Information und Kommunikation sind also:

- Konkretheit im Sinne der informativen Sachlichkeit und Verständlichkeit;
- Offenheit im Sinne der allgemeinen Nachvollziehbarkeit und Zugänglichkeit;
- Zukunftsorientiertheit im Sinne der unternehmerischen strategischen Relevanz;
- Empfängerorientierung im Sinne der aufbereiteten und vermittelten handlungsrelevanten Konsequenz.

Die besonderen kommunikativen Kompetenzen der Controller liegen entsprechend auf der Sachebene in Form der analytischen und begrifflichen Kompetenz im Umgang mit Informationen und auf der Beziehungsebene als persönliche und soziale Kompetenz im Umgang mit Menschen.

6.2.4 Umsetzung des Balanced Controllers

Betrachtet man sowohl die Anforderungen an den Controller von außen als auch die Herausforderungen, die innerhalb des Unternehmens entstehen, stellt ihn seine neue Rollendefinition im Balanced Controlling als wahres »Multitalent« dar. Ganz gleich in welcher Rolle sich der Controller in einem Unternehmen sieht, er muss für sich das entsprechende Selbstverständnis entwickeln, gemeinsam mit dem Management die erforderlichen Strukturen implementieren und in diesem Bild von Managern und Mitarbeitern wahrgenommen und akzeptiert werden. Das hier propagierte Controllerverständnis trägt diesen personalen, organisatorischen und kommunikativen Erfordernissen in einem ganzheitlichen, integrierten Vermittlungskonzept Rechnung: Controller stehen im Fokus der Lern- und Entwicklungsprozesse des Gesamtunternehmens und sind zugleich als Promotoren für deren Dynamik mit verantwortlich. Controller sind Garanten des zweckorientierten, entscheidungsrelevanten Informationsaustauschs. Sie konstruieren und kommunizieren eine verständliche betriebswirtschaftliche Realität für ihre internen »Kunden«. Controller geben Hilfe zur Selbsthilfe. Controller schaffen Bewegung: Sie liefern Irritationen, Ansporn, (Stör-)Informationen, Energien etc. zur Initiierung lernender Systeme. Darin nehmen sie im Unternehmen die ureigenste systemische Perspektive ein.

Zusammenfassend ist festzustellen, dass sich der Controller und das Controlling in einem Spannungsfeld aus drei Qualitätsaspekten ihrer Arbeit positionieren müssen und je nach Situation flexibel zwischen den einzelnen Rollen wechseln. Ein konsistentes Konzept der Rolle Controller basiert auf dem Zusammenwirken und der Integration dreier Ebenen:

- dem klaren Verständnis von *seiner Person* und seiner beruflichen Mission als Controller selbst;
- der klaren *organisatorischen Institutionalisierung* und *Positionierung* der Funktion Controlling in der jeweiligen Unternehmenssituation;
- der vermittelten und möglichst eindeutig wahrgenommenen *Akzeptanz* von Person und Funktion bei den unterschiedlichen Bezugsgruppen in seinem Handlungsfeld und innerhalb der Unternehmens*kultur*.[14]

Entsprechend konkretisieren sich folgende Rollen:

Der Controller ist *interner Berater* für Vorstand, Geschäftsführung und Führungskräfte. Die generelle Aufgabenstellung seiner Beratungstätigkeit kann differenziert werden in die Teilaufgaben der Struktur-, System- und Prozessberatung, die in einer integrierten Interdependenz zueinander stehen.

Als *Wächter über das Unternehmensergebnis* sorgt der Controller für die finanzielle Stabilität sowie für eine risikoadäquate Verzinsung des Kapitals im Unternehmen. Die Steigerung der Wirtschaftlichkeit treibt ihn und damit indirekt das ganze Unternehmen permanent an.

---

14) Vgl. Steinhübel/Exner (2006) S. 15; Ebert-Steinhübel/Steinhübel (2003), S. 5 ff.

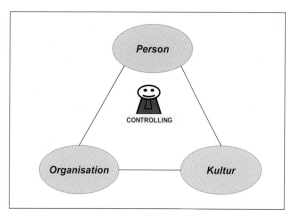

Abb. 6-5: Spannungsfeld des Controllers

Gleichermaßen wirkt er als *Coach und Schnittstellenmanager*, der versucht innovativ, koordinativ und informativ eine bereichsübergreifende Zusammenarbeit im Unternehmen zu ermöglichen. Er fungiert als betriebswirtschaftliches Gewissen innerhalb des Unternehmens. Es leitet ihn der Grundsatz »lieber ungefähr richtig als haargenau falsch«.

Als *Wissensmanager* ist es die Aufgabe des Controllers den Wissenstransfer im Unternehmen sicherzustellen. Hierzu gehören gleichermaßen die Informationsbedarfsanalyse sowie Kommunikationsaufgaben bis hin zu einem ziel- und empfängerorientierten Reporting Design.

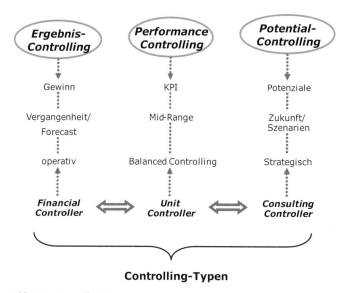

Abb. 6-6: Controller-Typen

Ziel kann und darf es also für ein glaubwürdiges und letztlich auch dadurch erfolgreiches Controlling nicht sein, allen Ansprüchen gleichermaßen und undifferenziert nachzulaufen. Vielmehr gilt es in dem extrem breiten Spannungsfeld zwischen fachlichen Anforderungen und methodisch, kommunikativen Herausforderungen eine an das jeweilige Unternehmen angepasste optimale Lösung geeignet personell zu unterstützen. Dies schlägt sich zwangsläufig im Rollenverständnis des Controllers nieder. Traditionell wird der klassische *Financial Controller* als »Wächter über die Zahlen« erhalten bleiben. Dieser muss durch einen *Unit Controller* ergänzt werden, der als Spezialist über die einzelnen Fachbereiche, Prozesse und Funktionen wacht. Neben diesen Ausprägungen muss sich der Controller zu einem *Consulting Controller* weiterentwickeln, der für Führungskräfte als interner Berater mit vornehmlich strategischer Ausrichtung zur Verfügung steht.

6.3 Fazit

Die aufgezeigten Entwicklungen der Rolle des Controllers hin zu einem ausgewogenen Controllerbild machen deutlich, dass sowohl das Controlling als auch die Controller einem permanenten Veränderungsprozess unterliegen und dadurch die Akzeptanz der Philosophie, der Organisation und der Personen letztendlich von deren Lern- und Entwicklungsfähigkeit abhängig ist. Dies korreliert mit den aktuellen Grundtugenden des Managements, i.e. Adaption und Antizipation.[15] Insofern stehen die Controller vor den gleichen Herausforderungen wie alle Unternehmen und Manager.

Damit sich die Leser als Controller von ihrem Unternehmen sowie ihrer Abteilung und ihrer Person ein Bild machen können, wird nachfolgend ein Katalog von Fragestellungen im Sinne einer Zusammenfassung dieses Artikels aufgebaut. Damit kann einerseits eine aktuelle Positionierung des Controllings vorgenommen und andererseits der Veränderungsbedarf abgeleitet werden. Ausgangspunkt ist dabei die Unterstützung der Performance des Unternehmens.

I. Performance des Unternehmens:
   1. Ist die Steuerung der Leistungsfähigkeit des Unternehmens klar definiert und ausgeprägt?
      a) Normative Ebene
      b) Strategische Ebene
      c) Operative Ebene

      Gibt es Informationen über
      a) Entwicklungsfähigkeit
      b) Lebensfähigkeit
      c) Externe Potenziale
      d) Interne Potenziale
      e) Wirtschaftlichkeit
      f) Rentabilität
      g) Liquidität

---

15) Vgl. Steinhübel (2009), S. 91ff.

2. Werden neue Ideen und Ansätze umgesetzt:
   a) Corporate Social Responsibility
   b) Kernkompetenzen
   c) Kritische Erfolgsfaktoren
   d) Balanced Scorecard
   usw.

3. Gibt es ein
   a) Normatives Controlling
   b) Strategisches Controlling
   c) Operatives Controlling

II. Performance der Controlling-Philosophie:
   1. Ist die Idee des Controllings im Unternehmen klar definiert und ausgeprägt?
      a) Profilierung
      b) Positionierung
      c) Verbreitung
      Wird die Idee des Controllings
      a) vom Management gelebt
      b) akzeptiert
      usw.
   3. Gibt es ein Leitbild für das Controlling?
   4. Sind Produkte und Dienstleistungen des Controllings definiert?
   5. Gibt es Service Levels für die Dienstleistungen?
   6. Wie erfolgt die Budgetierung des Controllingbereichs?

III. Performance der Controllinginstrumente:
   1. Wie breit und tief ist die Controller-Toolbox?
      a) normative Instrumente
      b) strategische Instrumente
      c) operative Instrumente
   2. Werden die Prozesse integriert und koordiniert:
      a) horizontal
      b) vertikal
   3. Trennung oder Harmonisation des Rechnungswesens?
   4. Welches Planungssystem setzen wir ein?
   5. Auf welchem Level steht unser Kostenrechnungs-Mix?
   6. Wie gut funktioniert unser Berichtswesen?
   7. Haben wir eine BI-Lösung?

IV. Performance der Controllingmitarbeiter:
   1. Wie breit und tief ist die fachliche Qualifikation?
      a) Systemwissen
      b) Prozesswissen
   2. Welche Qualität hat die Führungsqualifikation:
      a) methodisch
      b) sozial
   3. Wie ausgeprägt ist das unternehmerische Denken und Handeln?
   4. Wie lernfähig und -bereit sind die Controller?
   5. Auf welchem Level steht unsere Kommunikationsqualität?
   6. Wie häufig sind wir im Unternehmen präsent?
   7. Wie werden wir im Unternehmen gesehen (= Image)?
   8. Wie häufig werden Controller zu Managern von Bereichen oder Töchtern?

V. Performance der Controllingorganisation:
   1. Wie sind wir organisiert?
      a) zentral
      b) dezentral
   2. Welche Differenzierung gibt es:
      a) Finanzen
      b) Funktionen
      c) Prozesse
      d) Beratung
   3. Ist eine Controlling- oder Reporting-Fabrik eingerichtet?
   4. Ist eine »One size fits it all«-Lösung im Controlling im Einsatz?
   5. Passen wir die Controllingorganisation an die Veränderungen im Unternehmen an?

Eine hervorragende Möglichkeit, sein eigenes Controlling instrumentell abzubilden und Entwicklungsbedarf zu erkennen, bietet die Value Curve.[16] Diese kann zum Vergleich von Unternehmensbereichen, Controllern und oder zum Benchmarking mit anderen Unternehmen eingesetzt werden.

Das Ziel stellt dabei die Position »Alles, außer gewöhnlich«[17] zu sein dar, die auch für das Controlling gilt, wenn man »Spuren, statt Staub« hinterlassen will.[18]

---

[16] Vgl. Chan Kim/Mauborgne (2005).
[17] Vgl. Förster/Kreuz (2006).
[18] Vgl. Förster/Kreuz (2008).

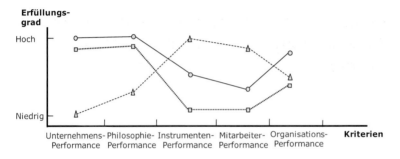

Abb. 6-7: Controller-Value-Curve

Literatur

Chan Kim, W./Mauborgne, R: Der blaue Ozean als Strategie, München 2005.

Ebert, G. (Hrsg.): Handbuch des Controlling – Managementfunktion und Führungskonzeption, Loseblattwerk, Landsberg a. L., 8. Auflage 2000.

Ebert, G. et al.: Intensivkurs Controlling, Landsberg a. L., 6. Auflage 1996.

Ebert, G./Steinhübel, V.: Leadership, Voraussetzung für die moderne Führungskraft, Der Karriereberater 9/1997, S. 45–62.

Ebert-Steinhübel, A./Steinhübel, V.: Profilierung des Controllers im Wettbewerb, Input 2/2003 und www.inputmagazin.de.

Förster, A./Kreuz, P.: Spuren statt Staub – Wie Wirtschaft Sinn macht., Berlin, 2. Auflage 2008.

Förster, A./Kreuz, P.: Alles, außer gewöhnlich: provokative Ideen für Manager, Märkte und Mitarbeiter, Berlin, 6. Auflage 2006.

International Group of Controlling (Hrsg.): Controller-Wörterbuch, Stuttgart 1999.

Kirsch, W.: Strategisches Management: Die geplante Evolution von Unternehmen, München 1997.

Kirsch, W./Maaßen, H. (Hrsg): Managementsysteme – Planung und Kontrolle, München, 2. Auflage 1990.

Steinhübel, V.: Weiterdenken – Was kommt nach dem Controlling?, in Ebert-Steinhübel, A./Mändle, E./Steinhübel, V. (Hrsg.), Weiter denken – Controlling + Wissen = Innovation, Gernsbach 2009.

Steinhübel, V.: House of Strategy – Orientierungsrahmen für das strategische Controlling, in Praxis des Rechnungswesens, Heft 1/2008, S. 1109–1132.

Steinhübel, V.: Strategisches Controlling – Prozess und System, München 2004.

Steinhübel, V./Exner, R.: Die Rolle des Controllers, Der Betriebswirt 4/2006.

Watzlawick, P./Beavin, J. H./Jackson, D. D.: Menschliche Kommunikation. Formen, Störungen, Paradoxien, Bern u. a., 8. Auflage 1990.

Weber, J./David, U./Prenzler, C.: Controller Excellence: Strategische Neuausrichtung der Controller, Schriftenreihe Advanced Controlling, Band 23/24, Vallendar 2001.

Weber, J./Schäffer, U./Bauer, M.: Controller und Manager im Team – Neue empirische Erkenntnisse, Schriftenreihe Advanced Controlling, Band 14, Vallendar 2000.

7. Entwicklung und Umsetzung eines neuen Leitbildes für die Controllingorganisation am Beispiel des ›Advanced Navigators‹

von Hartmut Reinhard und Hendrik Vater

Übersicht

7.1   Einleitung   *918*
7.2   Studie »Next Generation Controlling«: Erst messen, dann entscheiden!   *920*
7.2.1 Das Studiendesign   *920*
7.2.2 Ergebnisse der Umfrage   *920*
7.3   Der Advanced Navigator – die Vision vom besseren Controlling   *922*
7.4   Die Umsetzung der Vision durch das IMPACT-Programm   *923*
7.5   Initiativen ergreifen   *924*
7.5.1 Kernbereich 1: Mission, Rolle und Aufgaben des Controllings   *925*
7.5.2 Kernbereich 2: Governance und Organisation   *926*
7.5.3 Kernbereich 3: Kernprozesse des Controllings   *926*
7.5.4 Kernbereich 4: Methoden   *927*
7.6   Erfolgsfaktoren messbar machen   *929*
7.7   Steigende Zufriedenheit auf allen Ebenen   *930*
7.8   Elf Initiativen und ihre Resultate   *931*
7.9   Das Rollenverständnis der Controller   *934*
7.10   Fazit   *936*
Literatur   *937*

7.1 Einleitung

In schwierigen Zeiten ist das Controlling mehr denn je gefragt, gilt es doch, Standpunkte neu und zutreffend zu bestimmen und die einzuschlagenden Richtungswechsel möglichst aktiv zu unterstützen. Vom Controlling wird nicht mehr nur Standortbestimmung a lá Retrospektive, sondern vielmehr Vorausschau verlangt im Sinne des Mottos des kanadischen Eishockeyidols Wayne Gretzky »Ich laufe nicht dorthin, wo der Puck ist, sondern wo er als Nächstes sein wird.«

Der vorliegende Beitrag beschreibt, wie (indes unabhängig von einem Krisenszenario) das Controlling auf eine Unterstützungsfunktion ausgerichtet werden kann. Gerade in Großkonzernen, komplexen mittelständischen Unternehmensgruppen und Unternehmen ohne ausreichend gelebte Controlling-Philosophie ist die Einführung eines Controllings im Sinne eines Navigators oder Partners für das Management kein einfaches Unterfangen. Dabei gilt gerade in Krisenzeiten das Fazit von John F. Kennedy, der sich gerne auf ein altes chinesisches Sprichwort berief, das besagt: »Das Wort Krise setzt sich im Chinesischen aus zwei Schriftzeichen zusammen – das eine bedeutet Gefahr und das andere Gelegenheit.«

Grundsätzlich sind Controller nie konjunktur-immun: Dies gilt sowohl für Zeiten des Aufschwungs (die Budgets gehen leichter durch) als auch im Abschwung (es gibt Bedarf an rasch realisierbaren Einsparpotenzialen). In wirtschaftlich schwierigen Zeiten sind die Controller besonders gefordert. In solchen Zeiten sind mehr Zahlen, mehr Analysen und mehr Planungsszenarien gefragt. Der Ruf nach fact-based Management wird laut.

Indes kann das Controlling nur dann seinen vollen Wirkungsgrad entfalten, wenn die Pflichtaufgaben erfüllt werden und darüber hinaus vorausschauend auf die kommenden Dinge hingewiesen wird. Dazu muss der Controller jedoch über entsprechende Freiräume verfügen und eine Controlling-Philosophie im Sinne einer Navigationsfunktion etabliert sein, um die schwachen Signale von kommenden Veränderungen erkennen oder auf plötzliche Ereignisse angemessen reagieren zu können.

> **... die Schwierigkeit von Ausblicken**
> »Die weltweite Nachfrage nach Kraftfahrzeugen wird 1 Million nicht übersteigen – allein schon aus Mangel an Chauffeuren.«
> *Gottlieb Daimler, 1901*
>
> »Der Mensch wird es in den nächsten 50 Jahren nicht schaffen, sich mit einem Metallflugzeug in die Luft zu erheben.«
> *Wilbur Wright, 1901 (1903 fand der erste Motorflug statt)*
>
> »Ich glaube, der Weltmarkt hat Raum für fünf Computer – nicht mehr.«
> *Thomas Watson, CEO von IBM, 1943*
>
> »Es wird der japanischen Automobilindustrie nicht gelingen, einen nennenswerten Marktanteil in den USA zu erreichen.«
> *Business Week, 1968 (Toyota erwägt mittlerweile eine Hilfsaktion für GM)*

»Ich sehe keinen Grund, warum einzelne Individuen ihren eigenen Computer haben sollten.«
Ken Olsen, CEO von DEC

»Die Renten sind sicher.«
Norbert Blüm, Bundesminister, 1982–1998
(jährlich)

»Vorhersagen sind schwierig, besonders wenn sie die Zukunft betreffen.«
Mark Twain

Quelle: Fischer (2005)

Akzeptierte Leitbilder sind in Zeiten des Wandels besonders wichtig, damit Organisationen schnell reagieren können und trotzdem die Orientierung behalten. Wandel entsteht indes nicht nur in Krisenzeiten, sondern regelmäßig auch im Zusammenhang mit Globalisierung, neuen Technologien oder Unternehmenszusammenschlüssen, bei denen die unterschiedlichsten Kulturen aufeinandertreffen und plötzlich effizient zusammenarbeiten müssen. In genau so einer Situation befand sich der Konzern Deutsche Post World Net. Der Konzern hat sich in den vergangenen Jahren tiefgreifend gewandelt. Zwischen der annähernden Umsatzvervierfachung von 1993 bis 2009 standen *organisches Wachstum, technologischer Fortschritt* und vor allem *mehr als 100 Akquisitionen*. Allein dieser Wachstumspfad hatte weitreichende Auswirkungen auf die Controllingorganisation, die sich im Konzern in vier Ebenen – Corporate Controlling, Unternehmensbereichscontrolling, Regional- und Geschäftsfeldcontrolling sowie Länder- und Ländergruppencontrolling – gliedert. Ein ebenfalls massiver, diesmal aber qualitativer Veränderungsdruck auf die Controllingorganisation ging von der *Innovationsgeschwindigkeit von Produkten und Dienstleistungen* aus. In den Kerngeschäftsfeldern von Deutsche Post World Net, die sich vereinfachend unter der weltweiten Steuerung von Waren-, Informations- und Finanzströmen zusammenfassen lassen, hat diese Innovationsgeschwindigkeit unter dem Einfluss der Globalisierung extrem zugenommen. Weiterhin verstärken *legislative Entwicklungen* den Anpassungs- und Veränderungsdruck auf das Controlling. Ausdruck dessen sind beispielsweise die Internationalisierung der Rechnungslegung (IFRS), der Sarbanes Oxley Act sowie die erstmalige Etablierung einer Enforcement-Einrichtung zur Bilanzprüfung. Nicht zuletzt stellt die zunehmende *Professionalisierung von Analysten und Investoren* die interne Steuerung wertorientiert geführter Unternehmen vor neue Herausforderungen.

In diesem Umfeld stand das Controlling vor der Aufgabe, sich den qualitativ und quantitativ gestiegenen Anforderungen auf vielfältige und dynamische Art und Weise anzupassen. Damit verbunden war eine *Neudefinition der Rolle des Controllings*, die auch von Kostenüberlegungen geprägt war: Schließlich ist die Controllingorganisation selbst Gegenstand fortwährender Kostenoptimierungen. Die wesentliche Aufgabe lautete daher, eine *Vision für die zukünftigen Aufgaben der Controllingorganisation* zu entwickeln, um diese dichter an das operative Geschäft zu rücken.

7.2 Studie ›Next Generation Controlling‹: Erst messen, dann entscheiden!

Abgesehen von der Prämisse, das Controlling stärker als Hilfsfunktion des Managements zu etablieren und an das operative Business zu führen, wurde die Diskussion um das künftige Rollenbild des Controllings ergebnisoffen geführt. In diese Diskussion wurden nicht nur die Mitarbeiter der Controllingorganisation, sondern auch deren interne Kunden und Partner einbezogen. Schließlich wird das Controlling als Unterstützungsfunktion des Managements verstanden und muss sich folglich von diesem messen lassen. Um Klarheit über die heutige und zukünftige Rolle des Controllings zu erhalten, führte Deutsche Post World Net unter dem Titel »*Next Generation Controlling*« im Jahr 2005 eine empirische Untersuchung durch. Darin wurden die Leistung des Controllings dezidiert analysiert und darauf aufbauend Möglichkeiten zur Verbesserung herausgearbeitet, um daraus letztendlich die Vision eines zukünftigen Controllings abzuleiten.

7.2.1 Das Studiendesign

Im Rahmen von »Next Generation Controlling« erarbeitete ein Projektteam zunächst einen Fragebogen für das Topmanagement und führte auf dieser Basis 38 Interviews mit fünf Mitgliedern des Konzernvorstandes, 15 Controllern und 18 weiteren Topmanagern. Um ein möglichst breites Bild zu erhalten, wurden weiterhin 65 Stakeholder aus allen Unternehmensbereichen quer durch alle Regionen, Funktionen und Bereiche befragt. Zusätzlich entwickelte das Projektteam einen ausführlichen Fragebogen in Form einer Web-Umfrage und holte damit die Meinungen von 436 Teilnehmern ein. An der Web-Umfrage beteiligten sich 268 Controller und 168 interne Kunden und Partner des Controllings. Unter diesen Meinungsbildnern waren alle Unternehmensbereiche, Regionen sowie organisatorische Ebenen vertreten.

7.2.2 Ergebnisse der Umfrage

Die Erhebung zielte in einem ersten Schritt darauf, die allgemeine Zufriedenheit mit der Performance des Controllings zu untersuchen. Anhand der Umfrageergebnisse zeigte sich, dass Controller ihrer eigenen Arbeit oftmals selbstkritisch gegenüberstehen. Gleichwohl fiel das *Eigenbild der Controller* besser aus als das *Fremdbild der internen Kunden und Partner* des Controllings. Ebenfalls stieg – sowohl bei den Controllern als auch bei den internen Kunden und Partnern – die Unzufriedenheit mit den Controllingbereichen, je höher diese Bereiche in der Unternehmenshierarchie angesiedelt waren: Das Controlling auf Länder- und Ländergruppenebene erfuhr deutlich mehr Zufriedenheit als das darüberliegende Regional- und Geschäftsfeldcontrolling. Dieses wiederum rangierte vor dem Unternehmensbereichscontrolling, das seinerseits einen höheren Zustimmungsgrad als das Corporate Controlling an der Spitze der Hierarchie erfuhr. Hauptursache der *geäußerten Unzufriedenheit* war der Eindruck, das Controlling könne die von den operativen Managern gewünschte Unterstützung nicht immer liefern. Daher empfand das Management das Controlling zuweilen *eher als Belastung* denn als Hilfe.

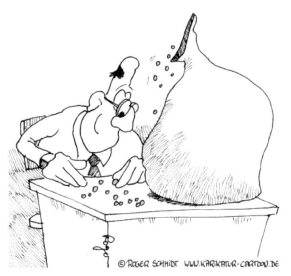

Abb. 7-1: Der Controller als Zahlenschmied

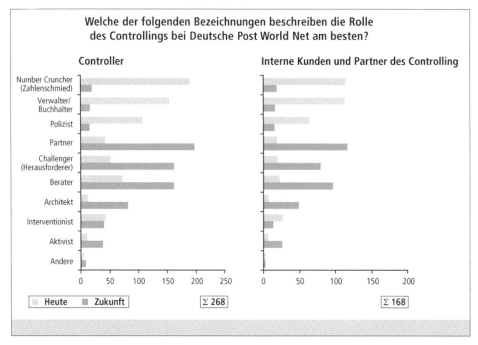

Abb. 7-2: Das Rollenverständnis des Controllers verändert sich – bei Controllern und beim internen Kunden

Im Zusammenhang mit der Unzufriedenheit stand ein Interpretationsansatz im aktuellen und gewünschten Rollenverständnis des Controllings. Zum Zeitpunkt der Projektphase stuften Controller, interne Kunden und Partner das Controlling vorrangig als »Number Cruncher«, verwaltender Buchhalter oder gar Polizist ein (siehe Abb. 7-2). In dieser begrenzten Rollenwahrnehmung lag bereits begründet, dass das Controlling den gewünschten höherwertigen Support nicht vollumfänglich erbringen konnte. Die künftige Rolle des Controllings sahen Controller wie interne Kunden übereinstimmend als die eines Sparringspartners und Beraters.

7.3 Der Advanced Navigator – die Vision vom besseren Controlling

Während also bislang primär die *Zielerreichungskontrolle* die vom Management zugewiesene und vom Controlling übernommene Kernaufgabe war, sahen Management und Controllingorganisation die zukünftige Rolle des Controllings in einer eher *dialogorientierten Funktion*. In der Literatur lassen sich vier herrschende Controllingverständnisse einordnen. Ein früher Versuch, die Controllerrolle zu definieren, stellt die reine Informationsversorgung des Managements in den Mittelpunkt. Die Planungs- und Kontrollsicht hingegen beinhaltet die Planung mit Ausrichtung auf die Unternehmensziele und die Überwachung durch Zielvereinbarungen[1]. Der koordinationsorientierte Ansatz des Controllings interpretiert Controlling als »ergebnisorientierte[n] Koordination von Planung und Kontrolle sowie Informationsversorgung«.[2] Die jüngste in der Literatur diskutierte Sichtweise definiert das Controlling als Rationalitätssicherung der Führung. In diesem Rahmen kompensiert das Controlling Rationalitätsdefizite der Führungskräfte durch Informations- und Entscheidungsunterstützung.[3] Der Controller fungiert als kritischer Counterpart des Managements, um Fehlentscheidungen des Managements zu vermeiden.[4]

Die Deutsche Post World Net hat ein Selbstverständnis definiert, das in die Perspektive der Rationalitätssicherung verortet werden kann. Insbesondere in einem Logistikunternehmen lässt sich diese Sichtweise auf plastische Weise in der Funktion des Schiffsnavigators als die »rechte Hand« des Kapitäns versinnbildlichen: Auf einem Schiff trägt der Kapitän die Verantwortung, seinen Kurs richtig zu wählen und auf direktem Wege auf die sonnigen, ertragsreichen Ziele zuzusteuern. Damit der Kapitän seine Aufgabe optimal erfüllen kann, arbeitet er eng mit seinem Navigator zusammen, der ihn auf mögliche Entscheidungsoptionen wie auch die damit verbundenen Konsequenzen aufmerksam macht.

Übertragen auf die Unternehmenssicht bedeutet dies, dass das Controlling aktiv und möglichst zeitnah Informationen zu laufenden Ergebnissen sowie zur mittel- und langfristigen Strategie und Unternehmensentwicklung bereitstellt und dazu interne Planungs-, Steuerungs- und Kontrolldaten mit extern bereitzustellenden Kennzahlen des Finanz- und Rechnungswesens verknüpft. Im Gegenzug wird das Controlling vom Management in dessen Entscheidungsprozesse einbezogen. *Dieses Rollenverständnis des Controllings geht über eine rein beobachtende, reaktive Navigations-*

---

[1] Vgl. Weber/Schäffer (2006), S. 19.
[2] Horváth (2003), S. 148, 149.
[3] Vgl. Scheytt/Unterrieder/Becker (2005), S. 94f.
[4] Vgl. Weber/Schäffer (2006), S. 41.

funktion hinaus. Daher entwickelte Deutsche Post World Net bei der Definition der Vision des zukünftigen Controllings den Begriff des fortgeschrittenen, also des »*Advanced Navigators*« (siehe Abb. 7-3). Ein solcher Controller hilft »seinem Kapitän« nicht nur, den Standort zu bestimmen und Eisberge oder Untiefen zu umfahren, sondern auch frühzeitig Chancen zu entdecken, um das Unternehmensschiff in eine erfolgversprechende Richtung zu steuern.

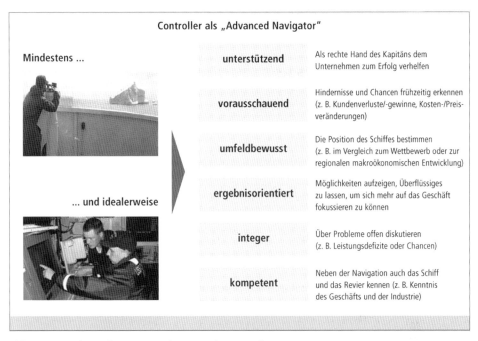

Abb. 7-3: Der Advanced Navigator – die Vision des Controllings

Die Deutsche Post World Net definiert ihr Controllingverständnis damit neu.

Die Vision: Controller sind Partner, Berater sowie Forderer und Förderer des unternehmerischen Geschehens und werden als solche wahrgenommen. Plastisch lässt sich dies mit der Metapher des *Advanced Navigators* beschreiben. Dieser steht dem Management *unterstützend* zur Seite, agiert *vorausschauend* und hat dabei das *externe Umfeld* im Blick. *Ergebnisorientierung* und *Integrität* sowie nicht zuletzt *Verständnis für die Abläufe des operativen Geschäfts* sind weitere Schlüssel zum Erfolg.

7.4 Die Umsetzung der Vision durch das IMPACT-Programm

Zur Umsetzung dieser Vision wurde im Anschluss an die empirische Studie »Next Generation Controlling« Ende des Jahres 2005 das Programm IMPACT aufgesetzt. Beim Design des Programms wurden die wesentlichen Erkenntnisse der empirischen Studie aufgenommen und zur Verbesserung des Controllings *elf Initiativen in vier Kernbereichen* aufgesetzt. IMPACT war darauf zugeschnitten, diese Initiativen innerhalb eines *Zeithorizontes von zwölf Monaten bis Anfang Dezember 2006* weitestgehend zu realisieren. Ein eindeutiger Start- und Endtermin des Programms sind dabei geeignet, die Motivation der Beteiligten hochzuhalten. Ebenfalls motivierend wirkte der globale und übergeordnete Anspruch von IMPACT: Das Programm stand unter der *Gesamtverantwortung des Konzern-CFOs* und wurde durch ein *Steering Committee* geleitet, in dem die obersten CFOs der Unternehmensbereiche sowie die Leiter des Konzernrechnungswesens und des Konzerncontrollings vertreten waren. Die operative Koordination und Steuerung des Programmfortschritts wurde durch ein eigens eingerichtetes *Program Office* sichergestellt.

Koordinierte und *intensive Kommunikation* stellte sicher, dass die Controllinggemeinschaft und andere Interessierte aktuell und umfassend informiert wurden. Hierzu setzte das Program Office ein breites Spektrum an Kommunikationsmitteln ein, etwa eine Video-DVD mit Stimmen des Managements zum Programm und ein IMPACT-Bulletin, das als elektronisches Rundschreiben regelmäßig über 2500 Mitarbeiter von Deutsche Post World Net erreicht und über den Fortschritt des Programms sowie einzelner Initiativen informierte. Für zusätzliche Breitenwirkung im Konzern sorgten Artikel in verschiedenen Mitarbeitermedien sowie Broschüren und Präsentationen auf Konferenzen. Um den gemeinsamen Rahmen zu unterstreichen, fand die Kommunikation unter einem eigens für IMPACT entworfenen Logo statt.

7.5 Initiativen ergreifen

Die elf Initiativen in vier Kernbereichen des IMPACT-Programms (siehe Abb. 7-4) sollten die Dienstleistungsfunktion des Controllings der Deutschen Post World Net signifikant verbessern.

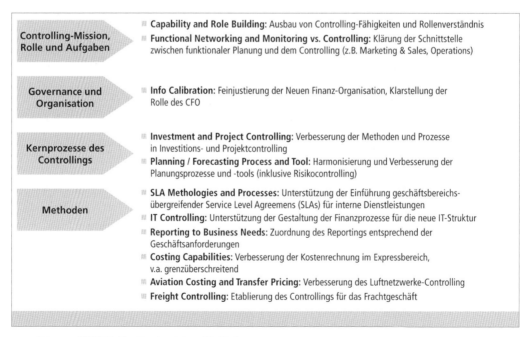

Abb. 7-4: IMPACT: Vier Kernbereiche, elf Initiativen

7.5.1 Kernbereich 1: Mission, Rolle und Aufgaben des Controllings

Der Kernbereich *Mission, Rolle und Aufgaben des Controllings* bezog sich auf das grundlegende Selbstverständnis des Controllings. Langfristiges Ziel ist, über intensive *Kommunikation* die definierte Vision des »Advanced Navigators« in der Controllingorganisation und bei ihren internen Kunden zu verankern und deren Verständnis für den Rollenwandel zu fördern. Die Initiative *Capability and Role Building* diente dem Ausbau von Controllingfähigkeiten durch Aus- und Weiterbildung. Um Controller näher an das operative Geschäft heranzuführen und deren Business-Know-how zu stärken, wurde im Rahmen der Initiative eine *Projektbörse* gegründet. Controller können sich dort für eine temporäre Teil- oder Vollzeitmitarbeit in speziellen Business-Projekten bewerben. Ein verändertes funktionales Aufgabenumfeld sorgt für einen Blick über den Tellerrand und ermöglicht zugleich den Mitarbeitern im operativen Geschäft, das Controlling als Partner kennenzulernen. Darüber hinausgehend wurde ein *Trainings- und Weiterbildungsprogramm* speziell für Controller entwickelt.

Die Initiative *Functional Planning and Monitoring vs. Controlling* widmete sich im Unternehmensbereich BRIEF der Problematik des *Schattencontrollings* – einem ebenso lästigen wie hartnäckigen Phänomen. Zum Hintergrund: Fehlt dem Controlling ein klares Verständnis des Geschäftes, um das Management tatsächlich als »Advanced Navigator« adäquat zu unterstützen, droht die Etablierung eines sog. Schattencontrollings. Um an die benötigten Informationen zu gelangen, die das Finanzcontrolling tatsächlich oder vermeintlich nicht zu liefern imstande ist, installieren Geschäftsbereiche eigene Controllingsysteme. Vorrangig zieht das Management dafür Assistenzstellen heran oder zweckentfremdet Einheiten wie die *Betriebs- und Vertriebssteuerung*. Diese Schattencontroller aggregieren ihre aktuellen Bereichsdaten dann mit mehr oder minder tauglichen Werkzeugen zu mehr oder minder stimmigen Reports. In der Folge wird das reguläre Controlling bei wichtigen Geschäftsentscheidungen immer weniger involviert, verliert hierdurch den nötigen Einblick und zunehmend auch das Geschäftsverständnis. Schlussendlich kann ein solches Controlling noch weniger die Unterstützung bieten, die vom Management erwartet und benötigt wird. Ein klassischer *Teufelskreis* (siehe Abb. 7-5) setzt sich in Gang.

Um diese negativen Rückkopplungseffekte gar nicht erst aufkommen zu lassen und – wo bereits vorhanden – zu durchbrechen, ging es in der Initiative insbesondere darum, die Aufgaben zwischen dem *Controlling* und den prädestinierten Schattencontrollern aus der *Betriebs- und Vertriebssteuerung* strukturiert und lückenlos aufzuteilen. Klare Richtlinien und Abgrenzungen, so das Ziel, lassen für ein Schattencontrolling keinen Raum.

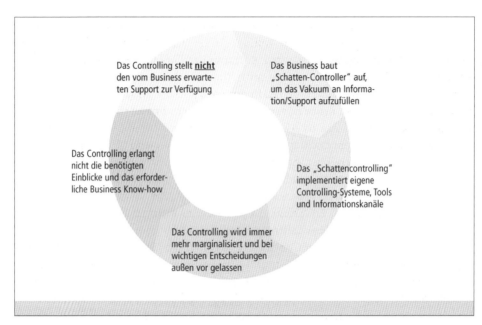

Abb. 7-5: Der Teufelskreis des Schattencontrollings

7.5.2 Kernbereich 2: Governance und Organisation

In der Kategorie *Governance und Organisation* standen Aspekte der »Neuen Finanzorganisation« (NFO) im Fokus. Mit dieser Neuorganisation des Finanzbereichs im Konzern Deutsche Post World Net im Jahr 2004[5] wurden u.a. direkte Berichtslinien der Controller in die Finanzorganisation eingeführt, was die Rolle und Unabhängigkeit der Controller signifikant gestärkt hat. Zugleich wurden die Accounting- und Controllingbereiche klar getrennt. Die Neuorganisation bezweckte, den stärker prozessorientierten und zentralisierbaren Teil des Accountings vom Controlling »im weiteren Sinne« zu separieren und künftig durch Einrichtung von Shared Service Centern Effizienzgewinne im transaktionalen Rechnungswesen zu erzielen. Die Ergebnisse der empirischen Studie »Next Generation Controlling« zeigten, dass die Controller und auch ihre internen Kunden die neuen Berichtslinien klar positiv beurteilen. Die Verantwortlichkeiten waren allerdings nach der Reorganisation zwischen Accounting und Controlling noch nicht in allen Details aufgeteilt. Hier setzte die Initiative *NFO Calibration* an.

7.5.3 Kernbereich 3: Kernprozesse des Controllings

Der Bereich *Kernprozesse des Controllings* befasste sich insbesondere mit den Bereichen Reporting, Planung/Forecasting sowie Investment-, Projekt- und Risiko-

---

[5] Vgl. auch Ernst (2004), S. 340–344.

Controlling. Die Initiative *Investment and Project Controlling* diente dazu, Instrumente und Prozesse für das Controlling großer Investitionen und Projekte zu verbessern. Die Befragung hatte zuvor ergeben, dass die Methodik und Vorgehensweise bis zum Zeitpunkt der Genehmigung von Investments und Projekten als klar definiert gelten. Danach waren die Maßnahmen zur Nachverfolgung jedoch teilweise unklar. Schwerpunkt der Initiative war es folglich, Prozesse und Tools für die laufende Überwachung der im Genehmigungsverfahren definierten Ziele, Kosten und Zeiten zu erarbeiten. Dazu gehören während der Projektlaufzeit ein regelmäßiges Reporting in Entscheidungsgremien (Investitionsausschüsse und dergleichen) sowie eine Abschlussbeurteilung nach Projektende. Einen weiteren Schwerpunkt bildete das Projekt-Monitoring mittels eines einheitlichen *IT-Tools*, mit dem sich Projekte aller Unternehmensbereiche über ihre Gesamtlaufzeit betrachten lassen.

Die Initiative *Planning/Forecasting Process and Tool* verbesserte Prozesse und Instrumente im Rahmen der Budget- und Mittelfristplanung, des Forecastings und der strategischen Planung und verzahnt die Planungsprozesse untereinander. Im Bereich der Budget- und Mittelfristplanung sollte die Abstimmung der vielfältigen Einzelprozesse optimiert werden. Ein weiteres Ziel war, die Anforderungen des Managements an die strategische und die Mittelfrist-Planung auf ihre Notwendigkeit und ihren Nutzen zu überprüfen, um bestimmte Bereiche zu entlasten. Die Forecasting-Intervalle wurden einerseits auf interne Planungsprozesse und andererseits auf die externe Kapitalmarktkommunikation optimal abgestimmt.

7.5.4 Kernbereich 4: Methoden

Der Bereich *Methoden* bezog sich auf Einzelthemen wie Produktergebnisrechnung, Controlling des Frachtgeschäfts, Service Level Agreements (Produkt-, Preis-, Mengen- und Qualitätsvereinbarungen zwischen internen Dienstleistern und ihren Auftraggebern), Kostenrechnung des Luftnetzwerks sowie IT-Controlling.

Die Initiative *SLA Methodologies and Processes* beschäftigte sich mit internen Servicedienstleistern, die zum 1.1.2006 im neu eingerichteten Ressort Global Business Services im neuen Unternehmensbereich SERVICES organisatorisch gebündelt wurden. Hier ging es in erster Linie darum, den Abschluss sog. Service Level Agreements (SLAs) zwischen den Serviceprovidern und ihren internen Kunden zu unterstützen, um somit den Leistungsaustausch sachgerecht abbilden zu können. Ein Ziel dessen war, die Transparenz der Be- und Verrechnung von Kosten interner Dienstleistungen zu erhöhen, beispielsweise anhand vorher vereinbarter Stückpreise und tatsächlich in Anspruch genommener Mengen. Das zweite Ziel bestand darin, die Kosten bei internen Dienstleistungen durch die Einführung marktorientierter Verrechnungssätze zu senken. Marktpreise je Mengeneinheit wurden dabei mittels externer und interner Benchmarks festgelegt. Letztendlich sollte die Steuerung interner Dienstleistungen über Marktmechanismen dazu führen, dass auch der interne Dienstleister seine Ressourcen besser am tatsächlichen Bedarf orientieren kann.

Inhaltlich verwandt mit der Initiative SLA Methods and Processes war die Initiative *IT-Controlling*, die sich vor dem Hintergrund der Neustrukturierung des IT-

Bereichs bei Deutsche Post World Net auf die Entstehung und Zuordnung der IT-Kosten konzentrierte. Die Neustrukturierung des IT-Bereichs sah eine klare Trennung der beiden Bereiche IT-Supply und IT-Demand vor. Diese Aufteilung erstreckt sich bis auf regionale und lokale Ebenen und muss durch das Controlling nachvollzogen werden, was Anpassungen bei Systemen und Prozessen erforderte. Die neue Organisationsstruktur etablierte dabei eine Auftraggeber-Auftragnehmer-Beziehung mit vereinbarten Service Level Agreements. Wie bei Dienstleistungen außerhalb des IT-Bereichs beschreibt heute ein Produktkatalog zu erbringende Leistungen, Preise und Mengen. Die Verrechnung erfolgt wie mit einem externen Geschäftspartner per Rechnung.

Ausgangspunkt der Initiative *Reporting to Business Needs/DSO* war die Erkenntnis, dass das Forderungsmanagement im bisherigen Reporting als unterrepräsentiert galt. Heute fließt es daher stärker in das regelmäßige monatliche Berichtswesen ein. Hierzu entwickelte die Finanzorganisation die Konzernrichtlinie zum Forderungsmanagement weiter. Die Richtlinie beinhaltet die einheitliche Definition und Messmethodik der Außenstandstage (Days Sales Outstanding – DSO) und verankert Zielvorgaben und deren Nachhaltung in der Organisation.

Die Initiative *Freight Controlling* griff die Erkenntnis auf, dass die Geschäftsmodelle und folglich die Controllinginhalte im Netzwerkgeschäft (Express) und im Speditionsgeschäft (Freight) unterschiedlich sind. Eine Reihe von Steuerungsinstrumenten war daher auf diese spezifischen Anforderungen auszurichten.

Unter dem Titel *Costing Capabilities and Capacity Management* befasste sich eine Initiative übergreifend mit dem Kostenrechnungssystem für das weltweite Express-Netzwerk. Angestrebtes Ziel: eine funktional gegliederte Gewinn- und Verlustrechnung. Resultat der funktionalen Gliederung war eine *verbesserte Kosten- und Deckungsbeitragsrechnung*, die dem Management entscheidungsrelevante Daten in geeigneter Struktur zur Verfügung stellt. Informationen über den Deckungsbeitrag sollen jederzeit und im geeigneten Detailgrad für die Elemente Produkt, Kunde, Tradelane (Luft- oder Straßenverbindungen zwischen Knotenpunkten im Netz) und Niederlassung vorliegen. Dieses feingranulare Auskunftssystem ist erforderlich, weil über diese Dimensionen letztlich der Geschäftserfolg beeinflusst wird. Dafür wurde u.a. auch die Erfassung und Verrechnung der Kosten aller Elemente des Netzwerks weiter optimiert. Dies umfasste die logistischen Teilleistungen Abholung und Zustellung ebenso wie die Landtransporte oder die Tätigkeit von Terminals und Hubs (Umschlagpunkten). In diesem Umfeld wird eine vollständige weltweite Vereinheitlichung den lokalen Gegebenheiten nicht gerecht, weshalb ein globaler Rahmen entwickelt wurde, der gleichzeitig die notwendige lokale Flexibilität bietet.

Die Initiative *Aviation Costing and Transfer Pricing* war eng verwandt mit der zuvor beschriebenen Initiative Costing Capabilities and Capacity Management. Der Blickwinkel wurde hier aber auf den komplexen Bereich der Luftnetzwerkkosten verengt. Die enorme Komplexität und die große finanzielle Bedeutung dieses Themas war auch der Grund dafür, weshalb im IMPACT-Programm das Controlling der Luftnetzwerkkosten als eigenständige Initiative aufgesetzt wurde. Diese Initiative entwickelte für das Luftnetzwerk ein weltweit einheitliches Kostenverrechnungsmodell, das gleichzeitig regionalen Besonderheiten Rechnung trägt. Eine weitere Aufgabe war, Verrechnungssätze in regelmäßigen Abständen zu aktualisieren. Durch ein Herunterbrechen der aktuellen Kostensätze auf Produkte, Regionen und/oder Kunden wurde eine optimierte Steuerung des luftfrachtbasierten Express-Geschäfts angestrebt. Regelmäßige Reports mit finanziellen und leistungsbezogenen Kennzahlen sollten dies unterstützen.

7.6 Erfolgsfaktoren messbar machen

Um die Erfolg des Programms messbar zu machen, wurde nach der Definition konkreter Initiativen und der damit verbundenen Einzelmaßnahmen das konkrete Ergebnis durch Umfragen validiert. Hatte zu Beginn des Verbesserungsprogramms die Studie »Next Generation Controlling« erste Impulse und die Informationsbasis geliefert, wurden auch die Ergebnisse zum Abschluss des IMPACT-Programms 2006 mittels einer Online-Umfrage zur Controllingzufriedenheit gemessen. Ziel der zweiten Studie war es, die Effekte des Verbesserungsprogramms zu verifizieren und eine erneute Bestandsaufnahme der Controllingperformance sicherzustellen. Der detaillierte Zuschnitt der Studie erlaubte zudem genaue Einblicke in die Erfolgsfaktoren des IMPACT-Programms und seiner elf Initiativen.

Wie die Umfrage im Projekt »Next Generation Controlling« erfolgte auch die zweite Online-Umfrage anonymisiert. Die Fragen betrafen zum einen die allgemeine Zufriedenheit mit dem Controlling und gingen zum anderen detailliert auf die verschiedenen Initiativen und die neu definierte Rolle des Advanced Navigators ein. Ein Teil dieser Fragen war bereits in der ersten Studie im Jahr 2005 enthalten. Dies ermöglichte es, die Resultate beider Erhebungen vergleichbar zu machen.

Die zweite Online-Umfrage richtete sich an weltweit rund 2 500 Mitarbeiter aus der Controlling-Community sowie deren Kunden und Partner zur Teilnahme an der zweiten Online-Umfrage auf. Mehr als 700 Mitarbeiter kamen der Aufforderung nach. Diese im Vergleich zu anderen unternehmensweiten Studien hohe Antwortquote ist ein erstes Indiz dafür, welche Dynamik das Programm IMPACT entwickelt hatte. Aufschlussreich ist auch der Vergleich mit der Umfrage zum Projekt »Next Generation Controlling«: Die Teilnahmequote der zweiten Befragung liegt um rund 70 % höher, was das gestiegene Interesse der Controller an der aktiven Mitgestaltung der Verbesserungsprozesse dokumentiert.

Wie in der ersten Umfrage wurden wiederum Mitarbeiter aus allen Regionen, Funktionen und Bereichen interviewt, um ein möglichst vollständiges Bild zu erhalten: Zwei Drittel der Teilnehmer arbeiten im Controlling, die meisten auf der Länderebene. Das übrige Drittel umfasst Kunden und Partner der Controlling-Community. Dabei stellten Mitarbeiter auf Konzernebene mit 34 % die größte Gruppe der Kunden/Partner. Je rund 20 % der Befragten waren auf Bereichs-, Region- und Länder-Ebene tätig.

7.7 Steigende Zufriedenheit auf allen Ebenen

Im Mittelpunkt der Studie stand zunächst die Zufriedenheit der Befragten mit dem Controlling. Diese hat sich seit der ersten Umfrage deutlich verbessert. Während 2005 lediglich 41 % der Controller mit der Controllingperformance zufrieden waren, liegt das Zufriedenheitsniveau derzeit auf 58 %. Noch deutlicher ist die Entwicklung in der Gruppe der Kunden und Partner des Controllings: Hier erhöhte sich die Zufriedenheit von 25 % auf 52 %. Dieser Zuwachs ist trotz des subjektiven Kriteriums der Zufriedenheit objektivierbar, da sich beide Umfragen an nahezu identische Personenkreise richteten. Vergleiche mit anderen internen Umfragen belegen, dass eine darauf ausgeprägte Zunahme bei einer Kundenzufriedenheitsuntersuchung vergleichsweise auftritt.

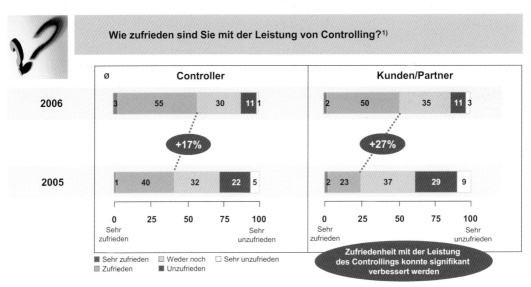

Abb. 7-6: Zufriedenheit mit der Leistung des Controllings 2005 vs. 2006

Die Umfrage zeigte auch, dass die Zufriedenheit mit der Performance auf allen Controllingebenen einen deutlich höheren Zufriedenheitslevel erreichte als im Vorjahr. Bei der Befragung der Kunden und Partner erzielten Konzerncontrolling, Unternehmensbereichscontrolling, Regional- und Länder-Controlling jeweils Steigerungsraten zwischen zwölf und 20 Prozentpunkte. Bei der Einschätzung der Controller ergaben sich ebenfalls zweistellige Steigerungsraten. Damit konnte sowohl das Fremd- als auch das Selbstbild gesteigert werden.

Ein Teil der Umfrage dokumentierte die Zufriedenheit der Teilnehmer mit der Qualität einzelner Prozesse, beispielsweise im Bereich Planung/Forecasting oder im CREST-Reporting. Alle Prozesse wurden im vergangenen Jahr als deutlich verbessert wahrgenommen. Gleichzeitig wurden von den Befragten für die einzelnen Bereiche weitere Optimierungspotenziale vorgeschlagen, die sich in vieler Hinsicht gleichen: Gefordert werden in vielen Fällen eine weitere Verschlankung der Prozesse, eine Reduzierung der Vorgaben auf zentrale Aspekte und eine (noch) stärkere Geschäftsorientierung.

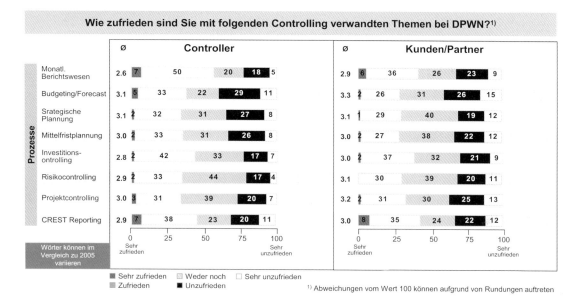

Abb. 7-7: Die Qualität der einzelnen Controllingprozesse

7.8 Elf Initiativen und ihre Resultate

Zentrale Ziele des Verbesserungsprogramms IMPACT lagen in der Neudefinition der Rolle des Controllers als Advanced Navigator sowie in der Lösung dringlicher Fragestellungen im Controllingbereich. Daher wurden die Teilnehmer im Rahmen der Studie auch darüber befragt, in welcher der elf Initiativen die nachhaltigsten Resultate erzielt wurden. Die Bewertung zeigt, dass die Controller ebenso wie deren Kunden und Partner bei der Beurteilung der verschiedenen Initiativen in weiten Teilen übereinstimmen.

Unter beiden Teilnehmergruppen nahm die Initiative *Planning/Forecasting Process & Tool* den ersten Platz ein. Ziel dieser Initiative war es, bessere Prozesse und Werkzeuge für die Bereiche der Budget- und Mittelfristplanung, des Forecastings und der strategischen Planung zu entwickeln und Planungsprozesse stärker zu verzahnen. Hierfür wurde im Rahmen der Budget- und Mittelfristplanung die Abstimmung der Einzelprozesse optimiert. Darüber hinaus zielte die Initiative darauf ab, die Anforderungen, die das Management an die strategische und die Mittelfristplanung stellt, im Hinblick auf Notwendigkeit und Nutzen zu überprüfen. Auf diese Weise sollten bestimmte Bereiche entlastet und Forecasting-Intervalle auf die interne Planung und die externe Kapitalmarktkommunikation abgestimmt werden. Nach dieser Überprüfung konnte die Anzahl der detaillierten Forecasts von vier auf zwei halbiert werden. Als weitere positive Entwicklungen wurden die Konzernplanungsvorgaben

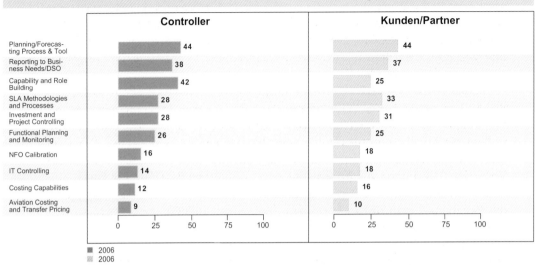

Abb. 7-8: Die Relevanz der einzelnen Initiativen aus dem Blickwinkel der Controller und der Kunden/Partner bereitgestellter Controllinginformationen

für indirekte Funktionen verringert und der Abgabetermin des 8+4-Forecasts den tatsächlichen Anforderungen angepasst.

Im Rating an zweiter Stelle stand die Initiative *Reporting to Business Needs/Days Sales Outstanding*. Hinter der Initiative stand der Wunsch, den operativen Cashflow zu steigern. Um dies zu erreichen, sollte die Initiative die Außenstandstage (Days Sales Outstanding = DSO) senken und das Working Capital verringern. Hierfür wurde im Rahmen der Initiative eine pragmatische Order-to-Cash-Richtlinie entwickelt. Diese löst die bisherige Richtlinie ab und ist seit März 2006 konzernweit gültig. Als Rahmenrichtlinie stellt die neue Order-to-Cash-Richtlinie eine einheitliche Definition und Messmethodik der DSO sicher und wird durch detaillierte lokale Bestimmungen zum Forderungsmanagement ergänzt. Im Rahmen des Projekts übernahm Deutsche Post World Net feste *DSO-Ziele* in die persönlichen Zielvereinbarungen der verantwortlichen Manager und der CFOs aller Divisionen sowie der Länder und Regionen. Ergänzend wurde ein kontinuierlicher Plan-Ist-Vergleich der DSO in das monatliche Management-Reporting bis hin zum Konzernvorstand eingeführt, der eine exakte monatliche Nachverfolgung der DSO-Entwicklung ermöglicht. In der Online-Umfrage bewerteten alle Beteiligten die Neudefinition der DSO-Berechnungsmethodik und die Verknüpfung der DSO mit den persönlichen Zielvereinbarungen sehr positiv.

Das Beispiel der Senkung des Forderungsbestands im Bereich EXPRESS in den Regionen Asien und EMEA zeigt, dass mit IMPACT bereits reale Ergebnisse erreicht werden konnten: In beiden Regionen verringerte sich der DSO deutlich um mehrere Tage, was zu einer Erhöhung des Cashflows um über 100 Millionen Euro führte.

Bei der Beurteilung der Initiative *Capability and Role Building* lobten viele Controller sowie Kunden und Partner die Erweiterung des Schulungsangebots und bestätigten weiteren Bedarf an praxisorientierten Schulungen. Als Themen vorgeschlagen wurden etwa die Analyse konkreter Genehmigungsanträge für Investitionen oder beispielsweise die Vermittlung aktueller Trends im Bereich Controlling. Letztere wurden in das Weiterbildungsprogramm House of Finance eingebettet, das für einen raschen Wissenstransfer im gesamten Finanzbereich von Deutsche Post World Net neu geschaffen wurde.

Ebenfalls neu ins Leben gerufen wurde die Personalentwicklungsmaßnahme BEEF (Business Exchange Experience for Finance), die eine weitere Möglichkeit zur Stärkung des Geschäftsverständnisses der Controller bieten soll. BEEF bietet Controllern die Möglichkeit, für ein bis neun Monate an ausgeschriebenen Projekten verschiedener Fachabteilungen mitzuwirken. Die Teilnahme erfolgt wahlweise auf Voll- oder Teilzeitbasis. Als Job-Rotation bietet BEEF allen Beteiligten attraktive Vorteile: Dem Teilnehmer eröffnen sich vielfältige neue Entwicklungsmöglichkeiten. Da die Praxiseinsätze in unterschiedlichen Funktionen, Ländern und Geschäftsbereichen angeboten werden, können sich Teilnehmer mit vielen neuen Fragestellungen beschäftigen. Die dabei erworbenen Erfahrungen sensibilisieren den Controller später im Umgang mit dem operativen Geschäft und steigern sein Verständnis für die Bedürfnisse des Managements. Die Controllingorganisation profitiert, da der Mitarbeiter sein neu gewonnenes Know-how nach der Rückkehr an seinen angestammten Arbeitsplatz in sein Arbeitsumfeld hineinträgt. Die Projekte sichern sich für einen begrenzten Zeitraum die Unterstützung eines Mitarbeiters aus dem Finanzbereich, der etwa bei der Erstellung von Business Cases hilft. Die konzernweite Jobbörse »Global Job Watch« dient BEEF als elektronischer Stellenmarkt, an dem Stellenangebot und Nachfrage zusammengeführt werden.

Bei der Initiative *SLA Methodologies & Processes* standen die internen Servicedienstleister im Mittelpunkt. Zielsetzung ist hier, Service Level Agreements (SLAs) zwischen den Serviceprovidern und den Nutzern der Dienstleistungen abzuschließen und somit den Leistungsaustausch sachgerecht abzubilden, um fehlende Transparenz zu verbessern.

Sehr positiv bewertet wurde auch die Initiative *Investment & Project Controlling* (Investitions- und Projektcontrolling). Besonders die neue, konzernweit einheitliche Struktur von Business Case Applications (BCA), für die während des Verbesserungsprogramms zusätzlich Best-Practice-Vorlagen erstellt wurden, werten die Befragten als wichtige Unterstützung ihrer täglichen Arbeit. Positiv erwähnt wurde zudem der vereinfachte und beschleunigte BCA-Genehmigungsprozess sowie der Fokus auf projektspezifische Kennzahlen (KPIs).

Im Rahmen der Initiative *NFO Calibration* erhielt vor allem die neue Organisationsstruktur breite Zustimmung. Diese resultiert aus der Einführung einer CFO-Funktion pro Geschäftseinheit sowie der Verantwortlichkeit dieses CFO für alle Finanzthemen.

Die Initiative *IT-Controlling* hatte das Ziel, die Prozesse und Instrumente für die Umsetzung der neuen IT-Organisation zu konzipieren und zu implementieren. Die IT-Organisation wurde reorganisiert, um einen konzerninternen Markt zu schaffen und so die Transparenz der anfallenden IT-Kosten zu erhöhen und diese Kosten langfristig zu senken. Hierfür wurde die IT-Organisation in die zwei Einheiten IT-

Supply und IT-Demand aufgeteilt. Die Seite IT-Demand stellt die Auftraggeberseite dar. Die IT-Supply-Organisation hingegen nimmt die Rolle des »Lieferanten« an, der IT-Lösungen bereitstellt und betreibt. Das neue IT-Abrechnungsmodell mit seiner erhöhten Kostentransparenz ist nach Ansicht der Befragten das wichtigste Ergebnis der Initiative. Allerdings wird im IT-Controlling noch Raum für Verbesserungen gesehen, etwa in Form von Kosteneinsparungen durch eine bessere Abgrenzung der organisatorischen Einheiten.

Mit der Initiative *Functional Planning and Monitoring vs. Controlling* sollten die Aufgaben des Controllings klar von denen der Betriebs- und Vertriebssteuerung abgegrenzt werden. Ziel war es, Doppelarbeiten zu verhindern und widersprüchliche Kennzahlen sowie deren unterschiedliche Interpretationen zu vermeiden. Die Abgrenzung sieht vor, dass dem Controlling dabei künftig die alleinige Aufgabe zufällt, das Management mit monatlich oder länger orientierten verdichteten Informationen zu versorgen. Die Betriebs- und Vertriebssteuerung hingegen konzentriert sich darauf, den Entscheidern kurzfristige, also tages- oder stundengenaue Daten zu liefern. Um diese Aufgabenteilung dauerhaft aufrechtzuerhalten, werden sich Controlling sowie Betriebs- und Vertriebssteuerung künftig enger und in regelmäßigen Abständen abstimmen. Das Thema wird derzeit von der Linienfunktion adressiert.

Als wichtigstes Ergebnis der Initiative *Costing Capabilities* nennen die Befragten eine neue, funktionale Gewinn- und Verlustrechnung (GuV), die auf einem integrierten Kostenrechnungsmodell basiert. Ebenso wurde zusätzlich zur funktionalen eine produktbezogene GuV und ein Tradelanereporting entwickelt. Beide Darstellungen verbessern die Kostentransparenz und liefern dem Management somit eine wesentlich genauere Entscheidungsgrundlage. Kunden und Partner bewerten sowohl die funktionale als auch die produktbezogene GuV und das Tradelanereporting als sehr hilfreich.

Auf den durch die funktionale GuV der Initiative Costing Capabilities herauskristallisierten größten Kostenblock der Luftfrachtkosten bezog sich die Initiative *Aviation Costing & Transfer Pricing*. Ihr Ziel waren deutliche Verbesserungen bei der Kostenermittlung, der Kostentransparenz, der internen Kostenverrechnung sowie der Kosten- und Volumenplanung. Als wichtigste Ergebnisse dieser Initiative werten die Kunden und Partner die verbesserte Datenqualität bezüglich der Kostenbestandteile sowie die Verlagerung der Mengenprognosen vom Netzwerkbetrieb auf die Länderorganisationen. Auch die Tatsache, dass das Budget für das Luftfrachtgeschäft noch vor dem Business Budget verfügbar ist, bewerten die Controller sowie die Kunden und Partner als sehr hilfreich.

7.9 Das Rollenverständnis der Controller

Das Rollenbild des Controllers als Zahlenschieber und Bremser ist langjährig tradiert. Soll die Vision des Advanced Navigator erfolgreich umgesetzt werden, gilt es, dieses verfestigte Rollenmodell aufzubrechen und durch ein neues Fremd- und Selbstverständnis zu ersetzen. Hierfür müssen die Mitarbeiter im Controlling ihre neue Rolle zunächst annehmen und dann nach außen hin repräsentieren – beson-

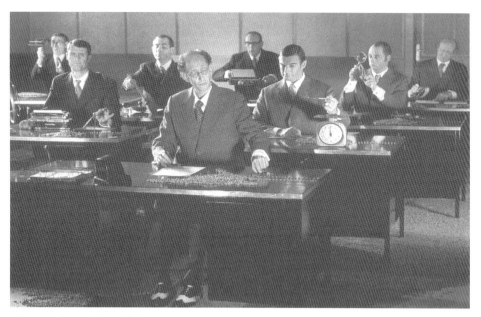

Abb. 7-9: Erbsenzähler... oder?

ders gegenüber Dritten, die immer noch das althergebrachte Rollenverständnis des Controllers vertreten.

Ein wichtiger Faktor bei der gemeinschaftlichen Umsetzung der Vision des Advanced Navigators ist die Mitarbeiterzufriedenheit innerhalb der Controlling-Community. Auch dieser Aspekt kam bei der Umfrage zur Sprache: Alle Teilnehmer machten Angaben dazu, wie zufrieden sie sind und wie sie die Rolle des Controlling heute und in einem idealen Zukunftsszenario umschreiben würden. Die Zufriedenheit der Mitarbeiter im Controlling von Deutsche Post World Net ist sehr hoch. 75 % der Umfrageteilnehmer sind mit ihrer Arbeit zufrieden oder sehr zufrieden. Vier von fünf Befragten gaben an, dass sie stolz sind, für Deutsche Post World Net zu arbeiten. Etwa 70 % sind nach eigener Aussage stolz, in der Controllingabteilung tätig zu sein.

Zu den zentralen Aspekten der Befragung zählt auch das Rollenverständnis. Hier zeigen sich die Controller, Kunden und Partner weitestgehend einig: Gemeinsame Zielvorstellung ist die neu definierte Rolle des Advanced Navigator, in der das Controlling zum Sparringspartner der Geschäftsbereiche werden soll. Doch ist es bis dahin noch weit. Auch heute werden die Controller vielfach noch als »Zahlenschieber« wahrgenommen und sehen sich teilweise sogar selbst in dieser Rolle, obgleich sie einem Rollenwechsel aufgeschlossen gegenüberstehen. Da die Arbeitsbelastung hoch ist – neben umfangreichen Planungs- und Reporting-Anforderungen binden vor allem fortgesetzte Integrationsbemühungen und als verbesserungsfähig angesehene IT-Systeme viele Ressourcen –, können nur wenige Controller ihr Potenzial als Advanced Navigator voll entfalten.

7.10 Fazit

Im Rahmen der Studie »Next Generation Controlling« hat sich die Controllingorganisation von Deutsche Post World Net einer eingehenden Selbst- und Fremdevaluation gestellt. Als Ergebnis wurden mit dem »Advanced Navigator« eine Vision für das Controlling der Zukunft definiert und Optimierungspotenziale ermittelt, die in dem im Dezember 2006 abgeschlossenen Programm IMPACT realisiert wurden.

Im Dezember 2006 präsentierte die Deutsche Post World Net die Umfrageergebnisse im Rahmen der »2. Annual Finance Conference«. Die Resultate der zweiten Umfrage belegen, dass die Initiativen des IMPACT-Programms in ihrer Gesamtheit erfolgreich waren und insbesondere die Rolle des Controllers als Advanced Navigator als maßgeblicher Erfolg zu werten ist. Als Ergebnis wurden eine signifikante Verbesserung der Leistung des Controllings und eine ebenfalls signifikant steigende Akzeptanz der Controllingperformance durch das Management als internem Kunden erzielt. Außerdem wurden durch das Programm zeitnah in erheblichem Umfang Optimierungspotenziale in der Controlling-Community realisiert. Überdies wurden weitere Verbesserungsansätze ersichtlich.

Erfolgreiche Programme haben einen eindeutigen Starttermin und klare Ziele, die bis zu einem definierten Endtermin erreicht sind. Im Anschluss an die Präsentation in der 2. Annual Finance Conference als Schlusspunkt des IMPACT-Programms wurden die Initiativen an die Linienfunktionen übergeben. Während das Programm selbst also zu Ende ging, wirken seine nachhaltigen Ergebnisse in der Praxis fort. Als übergeordnetes, langfristig angelegtes Leitbild stellt der Advanced Navigator sicher, dass sich die Controllingorganisation ihrer neuen Rolle als Berater, Partner und Herausforderer des Managements bewusst bleibt und auch nach Abschluss des Programms an einer kontinuierlichen Verbesserung des Controllings arbeitet, um der aufgestellten Vision des »Advanced Navigators« nachhaltig gerecht zu werden.

Handlungsempfehlungen

1. Das Controlling braucht Leitbilder, die von der Controllingorganisation und dem internen Kunden entwickelt, akzeptiert und gelebt werden.
2. Dieses Leitbild braucht einen Namen. Deutsche Post World Net bezeichnet dieses Leitbild mit dem Begriff des »Advanced Navigators«.
3. In dieser Rolle rückt der Controller dichter an das operative Geschäft.
4. Die Definition des neuen Leitbildes sollte das Ergebnis einer breiten empirischen Studie sein, in der sich die Controllingorganisation einer eingehenden Selbst- und Fremdevaluation durch den internen Kunden gestellt hat.
5. Die Umsetzung der Vision des Controllers weg vom Image als Zahlenschmied hin zum »Advanced Navigator« ist eine langfristige Aufgabe und nur über Etappenziele erreichbar.
6. Konkrete Initiativen werden bei der Neuausrichtung des Controllings als Erfolgsfaktoren benötigt. Aufsetzend auf die Studienergebnisse setzte Deutsche Post World Net ein Elf-Punkte-Programm zur Steigerung der Performance und Effizienz der Controllingorganisation um.

7. Das Veränderungsprogramm muss vom Top-Management aktiv gesponsert werden.
8. Befragung und Beteiligung von Führungskräften und anderen Mitarbeitern sind bei solchen Verbesserungsprogrammen von immenser Bedeutung.
9. Das Programm muss vom ersten Tag an durch eine geplante und empfängergerechte Kommunikation unterstützt werden.

Literatur

Ernst, E: Finanz- und Controllingorganisation am Beispiel der Deutschen Post World Net, ZfCM 2004, S. 340–344.

Ernst, E.: Finanzorganisationen für ein globales Unternehmen. Frankfurter Allgemeine Zeitung vom 19.9.2005.

Ernst, E./Müller, S./Vater, H.: Neuordnung der Finanzorganisation – Ausdruck einer wertorientierten Unternehmensführung in einem global operierenden Konzern, in Ulmer, M./Ernst, E./Juchli, P./Müller, A./Vater, H., Wertorientierte Unternehmensführung – Management im Spannungsfeld vom Kapitalmarkt und Gesellschaft, Bern 2006.

Ernst, E./Reinhard, H./Vater, H.: Best Practise: Die Controllingorganisation von Deutsche Post World Net auf dem Weg zum »Advanced Navigator«, ZfCM 2007, S. 48–53.

Ernst, E./Reinhard, H./Vater, H.: Next Generation Controlling – Die Controlling-Organisation von Deutsche Post World Net auf dem Weg zum Advanced Navigator, Bonn 2006.

Horváth, P.: Controlling, München, 9. Auflage 2003.

Scheytt, T./Unterrieder, A./Becker, A.: Controllingbilder und Controllingpraxis, in Weber, J./Meyer, M., Internationalisierung des Controllings, Wiesbaden 2005.

Weber, J./Schäffer, U.: Einführung in das Controlling, Stuttgart, 11. Auflage 2006.

8. Maßnahmen zur Krisenbewältigung und Auswirkungen auf die Rolle von Controllern bei der Hansgrohe AG

von Udo Kraus

Übersicht

8.1	Hansgrohe – wer wir sind!	940
8.2	Maßnahmen und Erfahrungen zur Krisenbewältigung sowie Auswirkungen auf die Rolle der Controller bei Hansgrohe	940
8.2.1	Intelligentes Kostenmanagement	941
8.2.2	Intelligentes Absatzsteigerungsprogramm	944
8.2.3	»Cash is King«	944
8.2.4	Strategische Planung, Budget und Forecasting	945
8.2.4.1	Hansgrohe Business System – Integrierter Steuerungskreislauf	945
8.2.4.2	Konkrete Auswirkungen der Krise auf das Hansgrohe Business System	947
8.2.4.2.1	Szenarien und Contingency-Pläne:	947
8.2.4.2.2	Forecast:	948
8.2.4.2.3	Budget:	948
8.2.5	Reporting und Anpassung des Zeithorizonts	949
8.2.6	Investitionsplanung	949
8.2.7	Risikomanagement	950
8.2.8	Kommunikation in schwierigen Zeiten	950
8.2.8.1	Extern:	950
8.2.8.2	Interne Kommunikation:	951
8.3	Fazit	952

8.1 Hansgrohe – wer wir sind!

Das Unternehmen Hansgrohe mit Stammsitz in Schiltach/Schwarzwald hat sich in seiner 109-jährigen Firmengeschichte innerhalb der Sanitärbranche den Ruf als einer der Innovationsführer in Technologie und Design erworben. Mit seinen Armaturen, Brausen und Duschsystemen schafft die Hansgrohe AG die Originale, die das Bad funktionaler, komfortabler und schöner machen.

2008 erwirtschaftete das Unternehmen mit seinen Marken Axor, Hansgrohe, Pharo und Pontos einen Umsatz von 668 Millionen Euro.

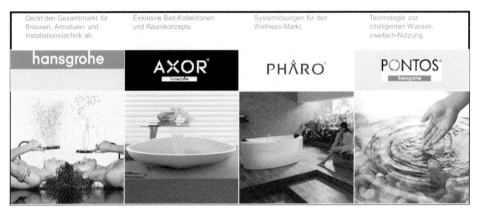

Abb. 8-1: Übersicht der Marken bei Hansgrohe

Weltweit beschäftigt die Hansgrohe Gruppe heute rund 3200 Mitarbeiterinnen und Mitarbeiter, davon etwa zwei Drittel im Inland.

Im aktuellen Ranking des International Forum Design (iF) der besten Unternehmen der Welt in Sachen Design belegt die Hansgrohe AG Rang 20 unter 1499 Firmen. Mit 520 Punkten lässt der Schiltacher Armaturen- und Brausenspezialist sogar Unternehmen wie Adidas, Nokia und Audi hinter sich und führt die Design-Hitliste der Sanitärbranche an.

8.2 Maßnahmen und Erfahrungen zur Krisenbewältigung sowie Auswirkungen auf die Rolle der Controller bei Hansgrohe

Vorab ist zu sagen, dass die Finanz- und Wirtschaftskrise fast alle Branchen erfasst hat. Auch die *Hansgrohe AG* ist davon betroffen, allerdings unterscheiden sich die Auswirkungen *unterschiedlich stark* in den einzelnen Märkten. Deutschland, Schweiz und Österreich entwickelten sich weiterhin gut. Andere Märkte wie Spanien, Großbritannien, der Mittlere Osten oder die USA, in denen die Krise mit einem *drastischen Einbruch der Immobilien- und Bauwirtschaft* zusammenfällt, befinden sich trotz aller Anstrengungen deutlich im Minus.

Das Unternehmen ist *seither vermehrt Risiken* beim Forderungsmanagement sowie *Eskapaden bei Rohstoffpreisschwankungen und Währungen* ausgesetzt, die es zu bewältigen gilt. Dennoch schlagen wir uns beachtlich und halten das Unternehmen auf Kurs. Hansgrohe gehört zu den wenigen Unternehmen, die keine Kurzarbeit anmelden mussten.

In Krisensituationen reagieren viele Firmen momentan nach ähnlichen Mustern:

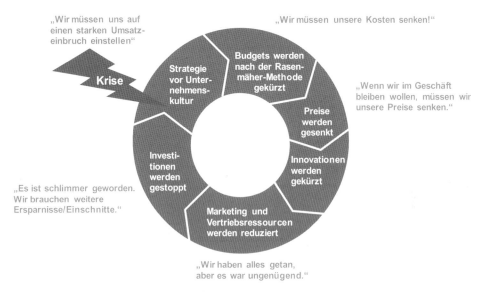

Abb. 8-2: Anders machen – nicht weitermachen

8.2.1 Intelligentes Kostenmanagement

Hansgrohe hat sich bereits *frühzeitig fit* gemacht!

Kosten sparen nutzt zwar *kurzfristig*, die Ergebnissituation in Grenzen zu halten, es ist aber tatsächlich ein wesentlicher Unterschied zwischen *reinem »Cost Cutting«* und einer *nachhaltigen Effizienzsteigerung*. Reine Kostenreduzierungsmaßnahmen alleine tragen keineswegs dazu bei, *gestärkt* aus diesen schwierigen Zeiten hervorzugehen.

Als extrem vorteilhaft, schon vor der Krise, hat sich bei Hansgrohe ein bereits *seit zehn Jahren etabliertes Effizienzsteigerungsprogramm* erwiesen. Durch kontinuierliche Prozessoptimierung *entlang der Wertschöpfungskette und Servicebereiche* werden im Rahmen des international verankerten *Effizienzsteigerungsprogramms »Hansgrohe Plus 21«* jährliche Einsparungen in Millionenhöhe realisiert.

Mit der Erweiterung der *zentralen IT-Plattform* konnte die Prozesseffizienz weiter verbessert werden. Die elektronische Anbindung unserer Kunden an das *Hansgrohe Portal*, wodurch sie direkt auf Auftragsmanagement, Produktdaten und Reporting zugreifen können, generieren Vorteile für unsere Partner. Mittlerweile haben mehr als 150 Kunden weltweit Zugriff.

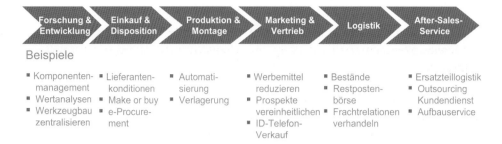

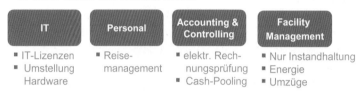

Abb. 8-3: Profit-Improvement-Projekte entlang der Wertschöpfungskette

Zu unterstreichen und unverzichtbar ist bei unserem *Effizienzsteigerungsprogramm »Plus 21«*, dass es durch das *Hansgrohe Top-Management* über einen »Round Table« *gesponsert* wird, in dem die Umsetzung verfolgt wird. Durch die *Unterprojektverantwortungen* von Fachführungskräften und Teams, die jährlich wechseln, bleibt *Ergebnisoptimierung nicht alleine Aufgabe des Controllers*.

Zusätzlich, als Folge der Wirtschaftskrise, hat das *Controlling von Hansgrohe* gleich Anfang 2009 sofort auf die ersten Umsatzrückgänge *reagiert* und sich mit den entsprechenden Bereichs- und Abteilungsverantwortlichen zusammengesetzt. Hierbei wurde größten Wert darauf gelegt, *nicht nach der »Rasenmäher-Methode«* vorzugehen. Es wurde mit jedem Verantwortlichen im Detail besprochen, *welchen Beitrag er innerhalb gewisser Szenarien* erbringen kann. Dabei ging der weitere *Fokus auf die mittel- und langfristige Strategie* nie verloren. D.h. wir halten weiterhin sehr stark an den *Prämissen fest*, nicht bei den *Innovationen*, nicht am *Design*, nicht beim *Marketing* und auch nicht an der *Weiterbildung* unserer Mitarbeiter zu kürzen.

Als strategische Investition versteht Hansgrohe auch den *Ausbau seines weltweiten Vertriebs* und die nachhaltige *Internationalisierung seiner Marktbearbeitung* durch ein koordiniertes Channel Management. Im Rahmen des Programms »Hansgrohe Global Speed« werden kontinuierlich neue Tochtergesellschaften gegründet. In 2008 z. B. in Indien und Argentinien – in 2009 Südafrika, Kroatien, Mexiko und Australien.

Das *Talent Management* mit den Hauptbausteinen *Ausbildung* und *Personalentwicklung* hat einen hohen Stellenwert in der Strategie von Hansgrohe. Trotz der schwierigen konjunkturellen Rahmenbedingungen investiert Hansgrohe weiter in die *Ausbildung* sowie die *Weiterentwicklung* der Mitarbeiter. Insgesamt wurden in 2008 141 junge Frauen und Männer ausgebildet. Damit lag die Ausbildungsquote mit 7,1 % erneut deutlich über dem Durchschnitt der metallverarbeitenden Industrie in Deutschland von 5,4 %. Gleichzeitig hat das Unternehmen die Zahl seiner Ausbildungsberufe auf 24 erhöht.

Parallel zum »*International Talent Program (ITP)*« mit Schwerpunkt in der internationalen Personalentwicklungsarbeit hat das Unternehmen zur Qualifizierung des nationalen Managementnachwuchses ein *Nachwuchsentwicklungsprogramm (NEP)* aufgesetzt.

Gleichzeitig wird großer Wert auf zielgerichtete und kontinuierliche *Fortbildung* der Beschäftigten gelegt. Hier wurde das interne Personalentwicklungsangebot der »*Hansgrohe Business School*« weiter ausgebaut.

Auch ist die *Neuproduktentwicklung* bei Hansgrohe von extrem hoher strategischer Bedeutung, sodass Hansgrohe diesen Bereich eher forciert, als in irgendeiner Weise zu bremsen oder zu reduzieren.

Marketingmaßnahmen bleiben extrem wichtig. Statt diese Kosten pauschal zu kürzen, stellten wir uns eher die Frage: »*Was bringt Wertschöpfung am Markt?*« – und dies können momentan ganz andere Aktionen und Maßnahmen sein, als zuvor! Es war für uns ganz klar, – *keine Kostenreduzierung um jeden Preis*, sondern ein *intelligentes Kostenmanagement*, das ergänzt wird um *strategisch wichtige Investitionen* in Bereiche, die Wachstumspotenziale bereithalten.

Die Frage, die jedem Verantwortlichen *von den Controllern* gestellt wurde war: »*Was schaffst du*, welche Maßnahmen machen unter den Prämissen *bei dir Sinn?*«. Entscheidend war dabei, nicht lange darüber zu debattieren, sondern *früh zu beginnen, schnell zu entscheiden* und *konsequent zu handeln*. Dabei blieb dem Verantwortlichen die Flexibilität, *innerhalb seines Szenarios* zu operieren. Das hat sehr viele zusätzliche Ideen hervorgebracht. Sehr hilfreich war zudem, dass im Allgemeinen die Personen aufgrund der Wirtschaftskrise *ungeheuer sensibilisiert* waren und genau wussten, dass etwas passieren musste. Somit waren die Verantwortlichen und Beteiligten auch recht verständnisvoll und zeigten sich *motiviert, mit anzupacken!*

In den Bereichen, in denen nach den ersten Wochen das Ergebnis *nicht dem Szenario* entsprach, musste natürlich das Controlling *intensive Überzeugungsarbeit* leisten. Hierbei wurde immer wieder nachgefragt, was der Bereich *sonst noch tun kann*. So konnten laufend *Potenziale identifiziert* werden, die vorher noch nicht sichtbar waren.

Das Ergebnis der Einhaltung des Szenarios wurde durch ein *spezielles Reporting unterstützt*, welches monatlich den verantwortlichen Stellen in Übersicht den Erreichungsgrad aufzeigte. Ausgehend von dieser Übersicht wurden dann *monatlich zwischen Controllern und Verantwortlichen* Lage-Gespräche geführt und *gemeinsam* versucht, das Ziel zu erreichen.

Noch eines ist bei uns wichtig im Umgang mit Kostensenkungen: Sie *müssen auch zur Unternehmenskultur passen*. Dies beeinflusst massiv die Motivation der Mitarbeiter, fördert Vertrauen für die Zusammenarbeit und beeinflusst wiederum die *Innovationsstärke*. Dies heißt nicht, dass jede Maßnahme auf 100 % Verständnis basieren muss, aber auf dem *Altar der Kostensenkung* sollte eine über Jahre gereifte und erfolgreiche *Unternehmenskultur nicht geopfert* werden.

8.2.2 Intelligentes Absatzsteigerungsprogramm

Programme zur Ankurblung des Absatzes dürfen sich nicht einzig *auf lineare Preissenkungen und Rabattschlachten* beschränken. Hierbei kann der *Markenwert* mittelfristig *beschädigt werden* und letztendlich werden durch hohe Preisreduzierungen bei den Händlern Vermögenswerte (bestehende Bestände) vernichtet. Ein generell abgesenktes Preisniveau ist extrem *schwer wieder rückzuführen* und macht nur bei nachhaltigen Marktanteilgewinnen Sinn.

Aus diesem Grunde hat Hansgrohe parallel zu den o.g. Kosten-Szenarien und Contingency-Plänen im Januar 2009 sein *Programm »Sales Power«* einberufen. Hierbei wurden für den Vertrieb verschiedene *Maßnahmenpakete* geschnürt, die dieser je nach *Länderbedürfnissen* anwenden konnte. Wie oben bereits erwähnt, lag der *Fokus eher auf absatzfördernden Maßnahmen*, ohne die Einzel-Preise zu gefährden, die – ohne ins Detail zu gehen – sich beispielsweise auf Bündelungen von Produktpaketen oder auch auf übergangsweise Zahlungszielverlängerungen bei bestimmten Produktgruppen beziehen konnten. Auch hier galt wiederum: das *Endergebnis* zählte; die Art der einzelnen Maßnahmen und Tools konnte sich der *Vertrieb auswählen*. *Umsetzungsergebnisse* wurden laufend berichtet und präsentiert. So konnte der *Erfolg der Maßnahmen* auch gemessen, beurteilt und somit auch *gesteuert* werden.

8.2.3 ›Cash is King‹

Working-Capital-Reduzierungen stehen bei fast allen Firmen als Topmaßnahme auf dem Plan, um *zusätzliche Liquidität* freizusetzen. Dieses Thema ist für *Hansgrohe* als Hersteller *von zweifacher Bedeutung* und hat mehrere Auswirkungen. Zum einen betreiben alle *unsere Kunden* selbst Working-Capital-Reduzierungen und sind darauf angewiesen, ihre eigenen Läger zu reduzieren. Dies setzt bei Hansgrohe eine *höhere Flexibilität* bei der Bevorratung von Fertigware und somit auch eine noch *kurzfristigere Lieferverfügbarkeit* voraus. Um dies zu gewährleisten und nicht selbst einen hohen Lagerbestand aufzubauen, muss die *Disposition und Lagerhaltung* angepasst werden sowie vor allen Dingen die *Produktion flexibler und schneller reagieren können. Fazit:* die *Durchlaufzeiten* müssen gekürzt werden!

Zum anderen geraten mehr und mehr *Kunden* vor allem in den von der Bauflaute stark betroffenen Ländern in *Zahlungsschwierigkeiten*, sodass dem Kunden oftmals mit Zahlungsaufschub *geholfen werden muss*. Hier musste die letzten Monate Controlling und Kreditmanagement mehr und mehr Arbeit leisten, um mit dem Kunden *risikoadäquat* aber dennoch mit dem *»richtigen Händchen«* umzugehen.

Trotz der o.g. *Herausforderungen* bezüglich des Working Capitals, welche vom Markt an uns gerichtet werden, ist es uns in den letzten Jahren durch *Verbesserung interner Abläufe und Prozesse* gelungen, unsere Working Capital Days fast *zu halbieren*. Auch dies will vom Controller koordiniert und getrieben sein, da Sie bei einem *nachhaltigen Working Capital Management* einen Großteil der *Betriebsprozesse* anfassen und verbessern müssen.

8.2.4 Strategische Planung, Budget und Forecasting

Die *wachsende Unsicherheit* über die wirtschaftliche Entwicklung und Zukunft der Unternehmen stellt ohne Zweifel neue Herausforderungen an die *Planungsinstrumente*. Die *notwendigen Prämissen* in der Planung zu setzen wird zur Schwierigkeit.

Ein »*Auf Sicht fahren*«, wie es viele Unternehmen momentan bekunden, kann jedoch nicht die Lösung dazu sein. Hansgrohe hat in 2009 schnell erkannt, dass das *Budget selbst* zwar noch als *ursprüngliche Richtlinie* und *Ausgangspunkt* zu sehen war, die Situation, des sich ständig wandelnden Umfelds, aber eine *viel höhere Aktualität und Flexibilität* als zuvor erforderte.

8.2.4.1 Hansgrohe Business System – Integrierter Steuerungskreislauf

Als zentrales Steuerungsinstrument bei Hansgrohe dient das »*Hansgrohe Business System*«. Es enthält als integrierter Ansatz:

- die Unternehmensphilosophie und Strategie (Businessplan),
- die Budgetierung/das Forecasting,
- Reporting und Maßnahmendefinition sowie deren Umsetzung.

4 Umsetzung der Roadmap und strategische Projekte
- Organisationsstrukturen anpassen
- Roadmap in jeder Funktion und jedem Markt implementieren

5 Monitoring & Ertragsverbesserung
- Monatliches Monitoring der Ergebnisse
- Rollierndes Forecasting
- Quartalsweise Verfolgung der Roadmap in Review Meetings mit dem Management
- Quartalsweise Verfolung der strategischen Projekte

3 Jährliche Zielvereinbarung mit Mitarbeitern
- Ziele der Roadmap für die Bereiche ableiten
- Ziele mit Mitarbeitern vereinbaren und nachhalten

1 Business Planung
- SWOT- und Markt-/Wettbewerbsanalyse
- Festlegung strategischer Ziele und Stoßrichtungen
  - Strategische Projekte definieren
  - Roadmap festlegen
  - Strategische Scorecard aufstellen
- Zuteilen von Ressourcen & Investitionen für Wachstumssegmente
- Aktualisierung 5-Jahres-BP
- Kaskadierung des BP in Unternehmensbereiche

2 Budget / Forecasting
- Budget am BP ausrichten
- Jahresziele definieren und Roadmap und Scorecard für Budget festlegen
- Forecasting

Abb. 8-4: Unternehmenssteuerungsprozess – das Hansgrohe Business System

Auch Prognosen und Strategien müssen immer wieder angepasst werden. Die Strategie bei Hansgrohe zielt darauf ab, über *profitables, internationales Wachstum* die Marktposition des Unternehmens weiter zu stärken.

Basis der Strategieentwicklung bei Hansgrohe ist die *Unternehmensphilosophie*, welche die Leitlinien der sowohl unternehmensinternen als auch -externen Zusammenarbeit (mit Mitarbeitern, Kunden, Lieferanten) zusammenfasst. Die Unternehmensphilosophie ist das Spiegelbild der *Unternehmenskultur*.

Im Business-Plan (Fünf-Jahres-Horizont) werden die *Strategien verankert*. Die eigentliche *Umsetzung* der erarbeiteten Strategien erfolgt über Einzelprojekte, die pro Funktionsbereich und Absatzmarkt in einer *Roadmap* fixiert werden.

Der *Business-Plan* stellt die Basis für die operative *Budgetplanung* (Ein-Jahres-Horizont) dar. Die von der Zentrale an die Landesgesellschaften ausgegebenen *Budgetprämissen* basieren auf Marktstudien und Wettbewerbsanalysen der einzelnen Länder. Diese *Planungsleitlinien* enthalten Korridore für Umsatzwachstum, relative Ergebnisse, Investitionsmittel sowie Marketingmittel relativ zum Umsatz. Dabei wird verstärkt auf den Einsatz von *relativen Zielen* wie z.B. Pro-Kopf-Umsatz geachtet. Dies stellt sicher, dass auch in dynamischen Märkten die Budgetplanung nicht bereits im Januar komplett überholt ist. Zusätzlich vermeiden die vorab abgestimmten Planungsleitlinien später *zusätzliche Planungsschleifen*, da diese bereits vorkonsolidiert wurden. Dies bedeutet, dass dann bei Planung *innerhalb der Planungskorridore* keine mühseligen, nachträglichen *Budgetänderungen* mehr getätigt werden müssen.

Aus den Budgets werden konkrete Jahresziele erarbeitet und in den persönlichen *Zielen* der Mitarbeiter verankert *(Management by Objectives)*. Somit ist sichergestellt, dass alle Mitarbeiter an einem Strang ziehen. Die *Zielerreichungssysteme* stellen einen elementaren *Vergütungsbestandteil* und zugleich ein *Führungsinstrument* dar. Auch hier werden primär relative Ziele verwendet wie zum Beispiel Umsatzsteigerung, relative EBIT-Entwicklung, Lieferservice in %, Pro-Kopf-Umsatz, prozentuale Produktivitätssteigerungen. Dies gewährleistet ebenfalls, dass die Ziele auch bei Marktschwankungen weiterhin Gültigkeit haben und nicht an Akzeptanz verlieren.

Datentransparenz über den Geschäftsverlauf und somit auch die Strategieumsetzung liefert das *monatliche Reporting* inklusive rollierendem Forecasting. Der Forecast hat sich zum anerkannten Steuerungsinstrument entwickelt. Gleichzeitig gibt er Indizien für zukünftig benötigte Kapazitäten. Des Weiteren fließen aktuelle Marktinformationen wie z.B. Renovationsdaten, Baugenehmigungen, das Kaufverhalten der Endkunden sowie Wettbewerbsdaten in die Forecastplanung mit ein. In dieser marktorientierten Steuerung wird auch die Kostendeckung der Werke berücksichtigt, um die Produktion weltweit optimal zu steuern. Gleichzeitig werden die Overheadkosten verfolgt, um den Vertrieb und das Marketing effizient zu führen.

Die Umsetzung der *strategischen Aktionspläne (Roadmaps)* wird quartalsweise in Review Meetings zwischen den Vorstand, den Sales Managern sowie den Controllern verfolgt. Aufgrund der Dynamik des Markt- und Wettbewerbsumfelds werden durch diese Meetings frühzeitig wichtige Stellhebel für eine Anpassung oder Neuausrichtung der Strategie bereitgestellt. Die *Strategie ist somit nicht in Stein gemeißelt* – wenn nötig erfolgt auch kurzfristig und unbürokratisch eine Kurskorrektur.

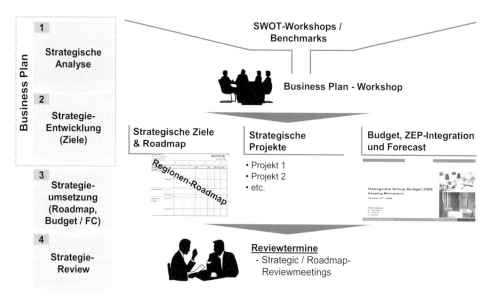

Abb. 8-5: Strategische Unternehmenssteuerung/Controlling bei Hansgrohe

8.2.4.2 Konkrete Auswirkungen der Krise auf das Hansgrohe Business System

Das *Budget* stellt die *generelle Richtung* am Jahresanfang dar. In einem weltweit volatilen Umfeld wie das momentane, wird es wichtig, *kurzfristig* den Status aus dem Reporting zur Verfügung zu haben und dann auch entsprechend mit Mittelverschiebungen *schnell reagieren* zu können. Um dies gesteuert durchführen zu können, sind *Forecasts in kürzeren Abständen* eine Voraussetzung. Das Forecasting hat die letzten Monate somit immer mehr an Bedeutung gewonnen.

8.2.4.2.1 Szenarien und Contingency-Pläne:

Aufgrund der verstärkten Unsicherheit der Marktindikatoren und Prämissen haben wir gleich im Januar 2009 eine *Szenarienplanung* erstellt und für die zusätzlich definierten Szenarien pro Gesellschaft sog. *Contingency-Pläne* erstellt (siehe auch 8.2.1). Auch diese Planungen erfolgten bei Weitem nicht im selben Detail wie die Budgetplanung. Innerhalb dieser *Umsatz-Szenarien* bewegten sich die Gesellschaften und Abteilungen je nach Schwere der Betroffenheit und definierten entsprechende Gegenmaßnahmen.

Um die *Abhängigkeit von Rohstoffpreisen und Fremdwährungskursen* darzustellen haben wir auch hier verschiedene Szenarien gerechnet und entsprechende *Risikoanalysen* erstellt. Ziel hierbei war vor allen Dingen, zu verstehen, welche Bedeutung ein *Worst Case* hätte und sich somit, nach gründlicher Abwägung gewisse Marken zu setzen, ab welchen Kursen oder Preisen reagiert werden muss, um dies zu vermeiden bzw. zu minimieren.

8.2.4.2.2 Forecast:

Um den wachsenden Ansprüchen auf *Aktualität* gerecht zu werden, wurden die *Forecast-Zyklen deutlich gekürzt*. Um dies vom Controlling, neben anderen Zusatzaufgaben, die die Krise mit sich brachte, überhaupt gewährleisten zu können, war eine *Komplexitätsreduzierung* bei der Forecast-Erstellung Bedingung. Um *schneller, einfacher und flexibler* zu werden und den Forecast kurzfristig sogar monatlich anstatt quartalsweise zu erstellen, wurden mehrere Komponenten auf den *Top-down-Ansatz* umgestellt. Ebenso wurden auf noch höher *zusammengefassten Kostenartengruppen* geplant, als es zuvor der Fall war. Anstatt sich mit der allerletzten einzelnen Kostenart zu beschäftigen, fokussierte man sich wieder auf das Wesentliche. Wir fragten uns, warum wir uns mit dem letzten *Detail* herumschlagen sollten, welches auf der einen Seite nur Scheingenauigkeit, auf der anderen Seite jedoch *extrem hohen Aufwand* bedeutet.

Vorteilhaft war ohne Frage, dass wir bereits vor einigen Jahren einen *monatlich rollierenden Umsatzforecast* über 15 Monate etablierten, welcher *weltweit pro Land* schon durch unsere Länderverantwortlichen gepflegt wurde. Dieser beinhaltet jeweils nur *eine Zahl pro Monat und Land*, und kann in nur wenigen Minuten Aufwand von den Verantwortlichen erstellt werden. Diese *Einfachheit* erhöht ungeheuer die *Akzeptanz*, da komplexere Systeme z.B. auf Produkt- oder Markenebene (welche wir in der Vergangenheit auch versucht hatten) kaum akzeptiert und somit auch *nicht gelebt* wurden. Mit aktuellen Umsatzforecasts pro Land im Gepäck, können relativ schnell *Deckungsbeiträge und Overheadkosten* über die entsprechenden *Kostentreiber* simuliert werden, sodass sehr schnell auch ausreichend gesicherte *Ergebnisforecasts* erstellt werden können.

8.2.4.2.3 Budget:

Auch der Prozess der *Budgetierung* für 2010 wurde *von uns geändert*. Da die Controllingaufgaben und -anforderungen in einer wirtschaftlichen unstabilen Situation zunehmen, ist der Controller ständig gefordert seine *Systeme zu verbessern und auch ständig auszumisten*.

Beim Budgetierungs-*Detaillierungsgrad* konnten wir einiges abspecken. Dies betrifft zum einen die *Anzahl der Kostenarten*, den *Umfang der Budget-Packages* und die Konzentration auf weniger, aber wesentliche *Budget-Präsentationsinhalte*. Zum anderen betrifft dies aber auch den Detaillierungsgrad von nachfolgenden Budgeterstellungen in anderen, für uns notwendigen Rechnungslegungen wie US-GAAP.

Hansgrohe erstellt weltweit für jede Einzelgesellschaft ein Budget nach lokaler bzw. deutscher Rechnungslegung, nach der auch das Unternehmen letztlich gesteuert wird. Daraufhin wurde in der Vergangenheit für jede Einzelgesellschaft mühsam eine *Budget-Überleitung nach US-GAAP* erstellt, um den Budget-Anforderungen des US-Mehrheitsanteilseigners gerecht zu werden.

Nach Abstimmung mit der US-Konzernführung genügte in 2009 der etwas *gröbere aber für den Zweck genügende* Ansatz, eine US-GAAP Überleitung nur noch auf Konzernebene durchzuführen, anstatt auf Kontenebenen jeweils für 35 Einzelgesellschaften. Dies schaufelte bei unseren Tochtergesellschaften wieder zusätzliche Zeit frei, um sich anderen gestiegenen Anforderungen widmen zu können.

Einen *generellen Vorteil*, den wir bei unserer letzten Budgetrunde festgestellt haben, ist, dass sich jeder, der an der Planung Beteiligten, über die Zunahme der *Unsicherheit bewusst* ist. Dadurch setzt sich jeder viel stärker als früher mit der Volatilität der Prämissen und den äußeren Einflussfaktoren auseinander und in vielen Bereichen werden somit die Zahlen *nicht einfach extrapoliert* und fortgeschrieben.

8.2.5 Reporting und Anpassung des Zeithorizonts

Kurze Forecast-Zyklen erfordern ein schnelles und effektives Reporting. Auch hier gilt das gleiche Motto wie bei der Planung: Einfachheit und Schnelligkeit ist der »oft vorgetäuschten Scheingenauigkeit« vorzuziehen und es gilt, allen »Schnickschnack« wegzulassen.

Es ist zu beobachten, dass die Bereichs- oder Kostenstellenverantwortlichen inzwischen ein *viel höheres Interesse* an Kennzahlen haben. Somit steigen diese auch eher als vorher in die Tiefe, um die *Beeinflussbarkeit* und *entsprechenden Hebel* zu verstehen. Auf dieses wachsende Interesse hat das Controlling bei Hansgrohe *sofort reagiert* und hat im letzten Jahr entsprechende *Angebote an Kennzahlenschulungen für das Management* angeboten, welches gern angenommen wurden. Somit drückten Bereichsleiter, Meister, Einkäufer, Nachwuchsführungskräfte in 2009 freiwillig die Schulbank, um sich noch *detaillierter und übergreifender mit* unseren unternehmensspezifischen *Key-Figures und deren Key-Drivers* zu beschäftigen.

Wenn früher in einigen Bereichen *monatliche Informationen* noch ausreichend waren, so ist der *Bedarf an wöchentlich oder täglich aktualisierten Informationen* stark gestiegen. Bezüglich bestimmten Frühindikatoren, wie *Auftragseingänge und Auftragsbestände* (Märkte, Produktklassen, -linien etc.), wird seit einem Jahr vom Controlling in viel kürzeren Zyklen berichtet. So werden jeden Montag früh dem Vorstand u.a. die weltweiten Auftragseingänge und Auftragsbestände auf Wochenbasis präsentiert. Um die Information so effektiv wie möglich zu gestalten und *keine Zahlenflut und Grafikschlachten* zu präsentieren, wird die Information »*exception based*« gefiltert und nur die relevanten Ereignisse und Ausnahmen berichtet. Details können bei Bedarf schnell über das *Web-Reporting* noch weiter eingesehen werden. So kann auch bei größeren Projekt-Produkt-Auftragseingängen, schnell von der Personal- und Leiharbeits-Kapazität her auf kurzfristige Schwankungen reagiert werden.

8.2.6 Investitionsplanung

Bei den Investitionen verhält es sich wie bei den Kosteneinsparungen. Viele Unternehmen kürzen *einheitlich nach »Rasenmäher-Prinzip«*.

Jedoch darf auch hier nie *die Strategie* aus dem Auge verloren werden und auch Investitionen in *wichtige Geschäftstreiber* dürfen nicht per se infrage gestellt werden. Wir haben uns deshalb *bei jeder Investition* gefragt:

- Was ist zukunftsträchtig?
- Was erschließt neue Geschäftsfelder?
- Was sind »*Grüne Technologien*«? – Auch wenn der ROI nicht unbedingt den generellen Amortisationsrichtlinien entsprach.
- Was bringt einen Wettbewerbsvorteil?
- Was bringt Technologievorsprung sowie was stellt risikoarme Technologien dar?
- Was sind »Quickwins« und bringen nachhaltig Kosteneinsparung/Ratios?
- *Qualität* senkt Kosten!

Natürlich sind wir die Investitionen alle durchgegangen, haben analysiert und entsprechend priorisiert. Hierbei konnte jedoch das Controlling bereits darauf achten, vorab die *Projekte mit den höchsten Chancen vor Streichung zu sichern*, in dem klare Definitionen und Richtlinien kommuniziert werden.

8.2.7 Risikomanagement

Auch bezüglich des Risikomanagements erhöhten sich die Herausforderungen für das Controlling. Da kommen plötzlich verstärkt Themen hoch wie extreme *Rohstoff- und Währungsschwankungen*, aber auch *Lieferprobleme* von Lieferanten, die sich in Kurzarbeit befinden, und kurzfristige Engpässe dann nicht mit Sonderschichten beheben können oder wollen. Neue Themen wurden präsent, z. B. dass Lieferanten, aus *Liquiditätsgründen*, einen *Ausbau von weiteren Kapazitäten* scheuen, obwohl manche Nachfrage dies erfordern würde.

Auch auf der *Kundenseite* wurde es verstärkt schwieriger. *Forderungsmanagement* ist wieder zur Chefsache geworden, da bisher etablierte *Kreditlimits* versagen, Kunden ein *schlechteres Rating* bekommen, bzw. komplette *Versicherungsdeckungen* verlieren.

Mehr und mehr Kunden, vor allem in den von der Bauflaute stark betroffenen Ländern, geraten in *Zahlungsschwierigkeiten*, sodass dem Kunden oftmals mit Zahlungsaufschub geholfen werden muss. Somit existiert ein Mehrfaches an Kunden, bei denen teilweise jede Einzellieferung gesondert beurteilt werden muss. Dies bedeutet einerseits *mehr Aufwand*, bietet aber auch andererseits die Chance, dem Kunden durch eine entsprechende Unterstützung unter die Arme zu greifen und somit auch das Vertrauen und das Miteinander für die kommenden Zeiten auszubauen.

8.2.8 Kommunikation in schwierigen Zeiten

8.2.8.1 Extern:
Rating wird in diesen herausfordernden Zeiten verstärkt zur *Chefsache*.
Die Folgen der Finanzkrise haben das Eigenkapital der Banken schrumpfen lassen mit der Folge, dass sie nun ihr eigenes Risikomanagement verschärfen. Einer-

seits werden zusätzliche Sicherheiten erfragt und Kreditzusagen verringert, andererseits wirkt sich dies auf die Konditionen aus. Und hier beginnt der *Kampf um die Rating-Einstufung*!

Ein *zeitnahes Reporting zu Banken und Kreditversicherern* ist wichtiger denn je!

Es hat sich für uns als sehr positiv erwiesen, eine Art »Bank Relationship« aufzubauen und somit die Banken und Kreditversicherer *proaktiv* über die Unternehmensentwicklung zu informieren. Hierzu bedienen wir uns vierteljährlicher Reports, die neben Gewinn- und Verlustrechnung, Bilanz mit Soll-/Ist-Vergleichen auch Abweichungsanalysen und Hinweise auf Sondereffekte wie Preisänderungen, Materialeinsatzquote oder Auftragsbestände beinhalten.

Darüber hinaus gilt: Informieren Sie nicht nur zu festen Terminen, sondern ziehen Sie Ihren Betreuer von der Bank bei *allen wesentlichen Veränderungen* frühzeitig ins Vertrauen. Dies gilt auch für strategische Änderungen und Änderungen im Businessplan.

Den Informationsaustausch *mit Kreditversicherern* gehen wir inzwischen proaktiv an und warten nicht das Jahresende ab, bis sich die Kreditversicherer unsere Zahlen z.B. aus dem Bundesanzeiger ziehen, sondern *informieren unterjährig* (natürlich mit entsprechenden Vertraulichkeitserklärungen bis zur finalen Veröffentlichung) über die Ist-Entwicklung und den Forecast.

8.2.8.2 Interne Kommunikation:

Motivierte Zusammenarbeit im gesamten Unternehmen ist notwendiger denn je. Die Krise betrifft jedermann im Unternehmen; vom Vertrieb über Produktion und Marketing bis zur Verwaltung.

Hansgrohe hat nach ersten Einbrüchen über die bisherigen Instrumente hinaus begonnen, die Belegschaft in einer *viel höheren Frequenz* offen über den Status und die Entwicklung der Firma zu informieren. Dies wurde jedoch nicht, wie oft von Firmen falsch gemacht, durch einen Infobrief oder Aushang gehandhabt, sondern es wurde ein *Informationsteam* aus mehreren Unternehmensbereichen zusammengesetzt, welches alle zwei Monate unter dem Motto »KiK – *K*ommunikation *i*n der *K*rise« den Führungskreis über Situation und Aktionen informiert hat. Dies wurde dann durch die Führungskräfte wiederum kaskadenförmig an die Belegschaft weiter getragen, sodass *alle Mitarbeiter auf dem selbem Informationsstand* waren und Maßnahmen und Aktionen richtig verstanden und unterstützt haben.

Es ist von entscheidender Bedeutung, dass Sie alle Mitarbeiter *gleich in der Kommunikation behandeln*. Die Mitarbeiter müssen verstehen, warum die eine Montagelinie brummt und bei der daneben evtl. keine Aufträge vorliegen, ansonsten nimmt jeder nur sein eigenes »Bild« mit und es entstehen aus Mitarbeitersicht zig, teilweise konträre Versionen über die Unternehmenssituation.

Zusätzlich ging der Vorstand *selbst durch alle Werke »on tour«*, um regelmäßig zu informieren und Fragen zu beantworten. Dabei fragt er selbst, wo der Schuh drückt – hier kommen dann schon mal Dinge hoch, die der Vorstand sonst nicht mitkriegt.

8.3 Fazit

Handlungsempfehlungen:

- Führen Sie Cost Cutting nicht per »Rasenmäher-Prinzip«. Behalten Sie Ihre strategischen Ziele sowie die damit zusammenhängenden Investitionen im Auge – ansonsten rächt sich dies später! Intelligentes Kosten- und Investitionsmanagement ist gefragt.
- Aufgabe des Controllers ist ständig nachzuhalten – auch wenn dies unangenehm ist. Das Geheimnis ist, die Dinge jeden Tag besser zu machen. Diese Überzeugung muss der Controller innehaben und auch ausstrahlen.
- Lineare Preisreduzierungen und Rabattschlachten sind schwer wieder zurückzuführen – Intelligente Absatzsteigerungsprogramme gehen weiter.
- Nachhaltiges Working Capital Management setzt intensive Auseinandersetzung mit Betriebsprozessen voraus – Durchlaufzeiten kürzen.
- Szenario- und Contingency-Pläne sind ein sinnvolles Tool, die Planung flexibel und ohne dauernde Anpassungen zu gestalten.
- In volatilem Umsatz-, Kosten-, Währungs- und Regularien-Umfeld ist ein kürzerer Abstand von verlässlichen Forecasts unabdingbar.
- Es hilft, Komplexität und Details zu reduzieren; lieber einen Top-down-Ansatz als detaillierte Scheingenauigkeit.
- Durch ein automatisiertes, schnelleres Reporting- und Management-Information-System sind die Steuerungs-Kennzahlen immer verfügbar. Auch die Reportingzyklen verkürzen sich in volatilen Zeiten.
- Proaktives Bank-Relation-Management hilft.
- Kommunizieren Sie offen und laufend innerhalb des Betriebes über die Situation. Hierzu gehört auch Kommunikation an die Belegschaft – egal ob die Nachrichten guter oder schlechter Natur sind. Offene Kommunikation und frühzeitiger Einbezug wird in jedem Fall von allen Parteien geschätzt und gewürdigt.

9. Controlling in stürmischen Zeiten – Erfahrungen in einer mittelständischen Unternehmensgruppe

von Andreas Brokemper

Übersicht

9.1   Einleitung   954
9.2   Entwicklung der Henkell & Co.-Gruppe   956
9.3   Auswirkungen der Finanzkrise   957
9.4   Krisenreaktionsprogramm   959
9.4.1 Auswirkungen auf Planung und Ergebnissteuerung   959
9.4.2 Management und Planung von Investitionen   959
9.4.3 Management des Working Capitals   960
9.4.4 Liquiditätssicherung und Liquiditätsmanagement   960
9.4.5 Risikomanagement und Risikocontrolling   962
9.5   Fazit   963
9.6   Auswirkungen der Krise auf die Rolle des Controllers   964
Literatur   965

9.1 Einleitung

Turnaround – Navigation in stürmischen Zeiten! Als ich das erste Mal den Titel des Buches gelesen habe, habe ich mich gefragt, ob man im Sturm eine Wende oder Halse wagen sollte. Und ob ein Turnaround erforderlich ist, wenn man vor, während und nach der Krise ein klares, langfristiges Ziel anstrebt. Oder ob wir uns überhaupt noch inmitten einer Krise befinden und nicht bereits den Sturm mit seinen verheerenden Auswirkungen hinter uns haben und nun wieder mit einer leichten, hoffentlich stetig zunehmenden Brise segeln können – ggf. gefolgt von einem neuen Sturmtief.

Nach wie vor streiten sich die Konjunktur-Optimisten und -Pessimisten über den weiteren Verlauf der Konjunktur, wobei die Optimisten wieder die Oberhand gewinnen. Darüber hinaus mangelt es nicht an Schuldzuweisungen, wer wann und warum die Krise verursacht hat – die vermeintlich schuldigen Banker mit ihren Bonustrieben und undurchsichtigen Finanzprodukten werden öffentlich an den Pranger gestellt und mit Sondersteuern auf Boni gegeißelt.

Am Ende müssen wir jedoch eingestehen, dass es nicht einzelne Wirtschaftssubjekte waren, die die Krise verursacht haben, sondern eine Überhitzung der globalen Wirtschaft: d.h. wir alle – die Immobilienkäufer in den USA mit unzureichenden Sicherheiten, die Banken, die Konsumenten, die Unternehmenslenker, der Staat.

Wir alle haben mehr oder minder geglaubt, dass die globale Wachstums-Party mit unvermindertem Tempo weitergeht und damit nahezu jeden Teilmarkt in Hochstimmung versetzt. Wir alle haben von dem wirtschaftlichen Boom profitiert und sind in der Folge immer unkritischer mit wirtschaftlichen Risiken umgegangen. Wir alle haben mit unserer Nachfrage zum Überhitzen und zur Blasenbildung beigetragen. Wie Abb. 9-1 zeigt, folgen wir dabei den immer gleichen Verhaltensmustern, lernen leider nicht aus den Fehlern der Vergangenheit:

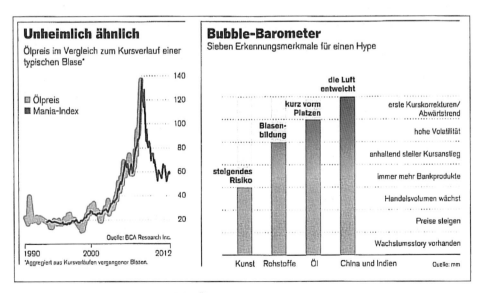

Abb. 9-1: Der Mania-Index am Beispiel des Ölpreises
(vgl. Döhle/Hage (2008), S. 120)

Kaum jemand hat die immer wiederkehrenden Phasen des Konjunkturzyklus so gut beschrieben wie der zu Lebzeiten wenig beachtete Ökonom *Hyman Minsky* (1919–1996). Mit der unpopulären Erkenntnis, dass Volkswirtschaften eben nicht zu Gleichgewichten tendieren, sondern zwischen Unter- und Übertreibung hin und her schwingen und Entscheidungsträger mit ihrer abnehmenden Risikoaversion die Zyklizität anfeuern, schafft Minsky einen guten Erklärungsansatz für die Krise. Eher selten ist jedoch die in dieser Krise aufgetretene Wucht des Minsky-Momentums.[1] Durch die Lehmann-Pleite gleicht die Krise nicht einem klassischen Sturmtief oder Hurrikan, sondern einem Tornado.

Der *Tornado der Weltwirtschaftskrise*, egal ob sie nun vorbei ist (V-Verlauf), nur eine kurze Verschnaufpause eingelegt hat (W-Verlauf) oder sich langsam verzieht (Nike-Verlauf), hat vor allem eines hinterlassen: eine Schneise der Zerstörung, die uns in den kommenden Jahren weiter beschäftigen wird und die im schlimmsten Fall noch unsere Nachkommen auszubaden haben.

Beim Ausbruch der Krise war es zunächst das Vertrauenskapital der Menschen sowie das Eigenkapital der Banken, das schlagartig aufgelöst und in beiden Fällen nur durch das Eingreifen des *Staates* gerettet werden konnte.

Mit dem Übergreifen der Finanzkrise auf die Realwirtschaft waren es dann die Orderbücher der Wirtschaft, aus denen die Aufträge »gesogen« wurden und die dann unmittelbar zu Kurzarbeit, Eigenkapitalverlust und Finanzierungsproblemen der Unternehmen führten. Eingreifen musste erneut der *Staat* mit Kurzarbeitergeld und Staatsgarantien.

Weitgehend verschont blieben bislang die Menschen bzw. Verbraucher: In der Hochphase der Finanzkrise sorgte eine »Carpe-Diem«-Mentalität kurzfristig für einen stabilen Konsum. Es folgten Reallohnzuwächse, das Kurzarbeitergeld sowie staatliche Konsumanreize, allen voran die Abwrackprämie.

Dieses Phänomen dürfte jedoch nur von kurzer Dauer sein. Am Ende werden nach Banken, Unternehmen und dem Staat die Verbraucher und Bürger die Hauptlast der Kapitalvernichtung schultern müssen. Steigende Arbeitslosenzahlen, wie sie rund um den Globus bereits festzustellen sind, steigende Steuern und ein Einkommens- und Vermögensverlust durch steigende Inflation werden den Konsum auf absehbare Zeit belasten. Eine schnelle Erholung oder ein »Turnaround« sind eher unwahrscheinlich. Für Hersteller von Konsumgütern steht der Höhepunkt der Krise somit noch aus, wenn steigende Energiepreise und Arbeitsplatzsorgen den Konsum belasten.

In diesem Beitrag werde ich die Erfahrungen mit der Krise und die Lehren für die Zukunft präsentieren. Um das Verständnis für die Besonderheiten des Unternehmens zu verbessern, werde ich im ersten Kapitel kurz auf die Entwicklung der Henkell & Co.-Gruppe vor und während der Krise eingehen. Anschließend werde ich die Maßnahmen beschreiben, die uns eine sichere Navigation durch die Turbulenzen ermöglichten.

---

[1] Vgl. Minsky (1986).

9.2 Entwicklung der Henkell & Co.-Gruppe

Die Henkell & Co.-Gruppe ist heute eine internationale Sekt-, Wein- und Spirituosengruppe mit einer Vielzahl an marktführenden Marken, 15 aktiven Landesgesellschaften im europäischen Ausland sowie in den USA und Indien und einem wachsenden Exportgeschäft in mehr als 70 Ländern. Henkell & Co. repräsentiert innerhalb der Oetker-Gruppe die Sparte Sekt, Wein, Spirituosen.[2]

Dabei hat sich das Profil des Unternehmens in den letzten beiden Dekaden grundlegend gewandelt. Im Jahr 1986 erwarb das Haus Söhnlein Rheingold die renommierte Sektkellerei Henkell & Co. und übernahm damit die Marktführerschaft auf dem deutschen Markt. Anfang der 1990er-Jahre erfolgten nach dem Fall des Eisernen Vorhangs erste Zukäufe in Ungarn, es folgten Übernahmen in Polen, Tschechien, der Slowakei und Frankreich. Dank weiterer nationaler und internationaler Zukäufe wurde die Präsenz ausgebaut:

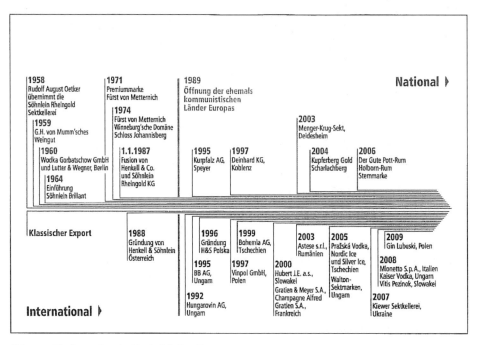

Abb. 9-2: Die Expansion der Henkell & Co.- Gruppe

Mit zahlreichen Spezialitäten verfügt die Henkell & Co.-Gruppe heute über ein breites Portfolio, das nahezu alle Bedarfe des schäumenden Weines vom Champagner bis zum Krimsekt abdeckt und über eine Vielzahl von regionalen und nationalen Spirituosen verfügt. Dabei setzen wir auf Wertschöpfung durch permanente Innovation unserer Produkte und die qualitative und kommunikative Differenzierung. In zahlreichen Ländern sind wir heute Marktführer bei Sekt/Schaumweinen, in drei

---

[2] Vgl. www.oetker-gruppe.de.

Ländern Marktführer für Stillwein und Marktführer in diversen Ländermärkten für Wodka, Gin, Aperitife, Dessertweine.

Die letzten Jahre waren durch ein stetiges externes und internes Wachstum gekennzeichnet. Wie nachstehende Abbildung verdeutlicht, stieg der Umsatz nicht nur während der wirtschaftlichen Boomjahre, sondern auch nach Ausbruch der Krise:

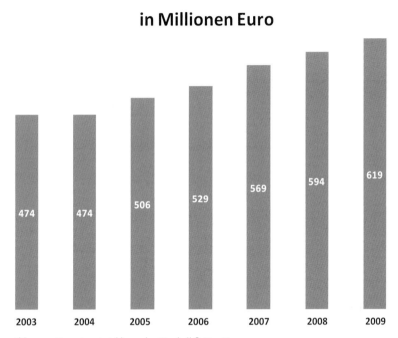

Abb. 9-3: Umsatzentwicklung der Henkell & Co.-Gruppe

Dabei profitierte die Gruppe in preisaggressiven und wettbewerbsintensiven Märkten von der Strategie wertschöpfungserhaltender Preiserhöhungen, der Erschließung neuer Ländermärkte sowie arrondierenden Marken-Akquisitionen.

9.3 Auswirkungen der Finanzkrise

Wie der vorstehenden Umsatzentwicklung zu entnehmen ist, kann von einem Umsatzeinbruch, wie er in vielen Branchen verkraftet werden musste, bislang keine Rede sein. Wir erwarten auch mittelfristig moderates Wachstum, getragen von der seit Jahren unveränderten Strategie externen und internen Wachstums.

Dabei ist es keinesfalls so, dass die Krise spurlos an unserem Unternehmen und seinen Märkten vorbeigegangen ist. Sekt gilt gemeinhin als Konjunktur- und Stimmungsbarometer und ist damit ebenso wie andere Luxusgüter stark konjunkturabhängig.

Vielmehr verzeichnete der Weinmarkt die Krise bereits mit einem zeitlichen Vorlauf: Nachdem eine schwache Ernte in Nordeuropa bereits im Jahr 2006 die Weinpreise in die Höhe schnellen ließ, folgte 2007 eine Angebotslücke in nahezu ganz Europa. Gleichzeitig stiegen die Energiepreise und es kam zu nie gekannten Preissteigerungen auf den Beschaffungsmärkten.

Angesichts der deutlich zweistelligen Preissteigerungen mussten wir die Abgabepreise unserer Produkte 2008 erhöhen, mit starken Mengenkonsequenzen. So ging der Umsatz im Inland 2008 um annähernd 10 % zurück, was nur durch ein überproportionales Wachstum im Ausland von 25 % kompensiert werden konnte.

Die enorme Preissensitivität des (deutschen) Sektmarktes ist dabei eine Besonderheit, die bei Preiserhöhungsentscheidungen berücksichtigt und in Planungen vorweggenommen werden muss. Begründet ist dies im hohen Aktionsanteil: Durch zahlreiche Aktionen bildet sich beim Verbraucher ein Referenzpreis, den er in der Vielzahl der Handelsaktivitäten sucht und auf den er wartet, sollten die Aktionspreise nicht seinem Referenzpreis entsprechen. Absatzzuwächse und -rückgänge erklären sich somit stark über Preiszugeständnisse bzw. -erhöhungen, wie nachstehende Abbildung einer empirischen Preis- Absatzfunktion verdeutlicht: Über 70 % der Mengenänderungen erklären sich in diesem Beispiel über den Preis, eine Erkenntnis, die über die letzten Jahre eine überraschende Stabilität genießt.

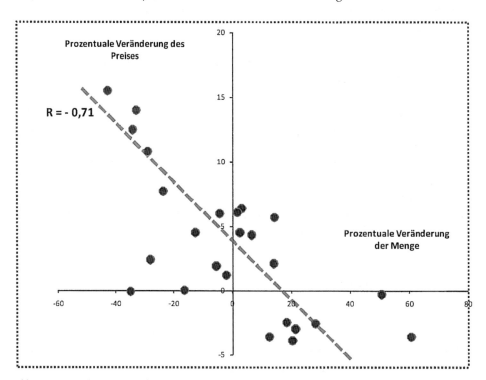

Abb. 9-4: Beispiel einer Preis-Absatz-Funktion im Sektmarkt

Die Preis-Hausse an den Beschaffungsmärkten hat damit in der Branche eine »Krise vor der Krise« ausgelöst, die wir zu wertschöpfungserhaltenden Preiserhöhungen auf der einen Seite und zum Zukauf von Marken und Unternehmen auf der anderen Seite genutzt haben. Darüber hinaus haben wir im Zuge der Preiserhöhungen unsere Prozesse und Strukturen verschlankt und sind dadurch gut vorbereitet in die anschließende Finanz- und Wirtschaftkrise gestartet.

9.4 Krisenreaktionsprogramm

9.4.1 Auswirkungen auf Planung und Ergebnissteuerung

Die Währungsturbulenzen, die erst nach Abschluss der Planung 2009 aufkamen, sorgten für spürbare Ergebnisausfälle und machten ein kurzfristiges Handeln erforderlich. Gleichzeitig wurde zu Beginn des Jahres deutlich, dass sich die Krise gerade in den osteuropäischen Märkten rasend schnell ausbreitete und – anders als in Deutschland – die Arbeitslosigkeit schlagartig zunahm. Zweistellige BIP-Rückgänge in der Ukraine und Estland sowie hohe einstellige Wachstumsausfälle in den anderen Volkswirtschaften machten ein sofortiges Handeln und ein Navigieren auf Sicht erforderlich.

Anders als es unsere normale unterjährige Steuerung vorsieht, haben wir eine Aktualisierung der Planung bereits zu Jahresbeginn in Form einer 0. Hochrechnung vorgenommen, um Wechselkurse und Absatzerwartungen an die geänderten Rahmenbedingungen anzupassen. Gleichzeitig wurde ein Krisenreaktionsprogramm verabschiedet, das eine Vielzahl von Einzelmaßnahmen beinhaltete und auf die Markt- und Kostenbedürfnisse der einzelnen Länderorganisationen zugeschnitten war. Ziel war es, das Planergebnis zu erreichen. Die hierbei zum Einsatz kommenden Instrumente reichen von Investitions- und Instandhaltungskürzungen, Einsparungsprogrammen in den Sach- und Reisekosten über das Aussetzen von Gehaltserhöhungen bis hin zu Restrukturierungsprogrammen. Nicht gespart wurde an Inhalt und Ausstattung unserer Produkte, die zur qualitativen Differenzierung aufgewertet wurden.

Um in der Krise nicht die Ruder an Bord zu holen, haben wir die Marketingetats auf dem Niveau der Vorjahre gehalten. Um die Steuerungsfähigkeit zu bewahren, wurden die Etats jedoch erst sukzessive im Jahresverlauf freigegeben.

9.4.2 Management und Planung von Investitionen

Grundsätzlich verfügt unsere Branche im Quervergleich über recht geringe Investitionsvolumina. Begründet ist dies in der langen Nutzungsdauer moderner Edelstahl-Kellereitechnik und/oder der Tatsache, dass z.B. bei der traditionellen Flaschengärung die Flasche das eigentliche Investitionsmittel darstellt. Da Kapazitäten zudem in den seltensten Fällen ganzjährig dreischichtig ausgelastet sind, kann bei Kapazitätsengpässen durch ein Vorziehen der Saisonproduktion problemlos gegengesteuert werden.

Die Investitionen der Gruppe wurden im Rahmen der »0. Hochrechnung« auf ihren Wertschöpfungsbeitrag hinterfragt. Dabei galt das Prinzip, dass sich Investitionsprioritäten vom Inhalt über die Ausstattung »konzentrisch« priorisieren und

Rationalisierungsinvestitionen Vorrang vor Gebäuden und Ästhetik genießen. In Summe wurde das Investitionsvolumen um ca. 10 % gegenüber den ursprünglichen Plänen gesenkt.

9.4.3 Management des Working Capitals

Während Investitionen eine eher untergeordnete finanzielle Bedeutung haben, spielt das Working Capital Management eine ganz erhebliche Rolle. Am deutlichsten wird dies am Beispiel des Champagners:

Das Champagner-Haus Alfred Gratien differenziert sich von den großen Marken der Champagne durch die ausschließliche Verwendung von Grand-Cru-Trauben, die eigene Vinifizierung im Holzfass sowie die lange »Sur-Latte«-Lagerung des Champagners. Dies führt dazu, dass die Bilanzsumme – fast ausschließlich bestandsgetrieben – ein Vielfaches des Jahresumsatzes ausmacht.

Angesichts des dynamischen Wachstums des Champagners in den Boomjahren waren wir gezwungen, jährlich steigende Mengen zuzukaufen und die Absätze der Zukunft zu antizipieren. Dabei mussten wir immer wieder Aufträge und Projekte mangels Bestand ablehnen.

Die Wirtschaftskrise hat die Champagne besonders hart getroffen. Mit hohen zweistelligen Absatzeinbrüchen erhöht sich die Bestandsreichweite aller Hersteller, Aktionspreise für No-Name-Champagner erreichen in Frankreich historische Tiefstände (8,99 €).

Die besondere Herausforderung des Working Capital Managements besteht darin, nicht die Krise, sondern die Form der Wiedererholung zu antizipieren. Die in diesem Jahr zugekauften Trauben werden erst ab 2013 vermarktet, teilweise (Millesimé) erst 2019.

Wir haben das Krisenjahr genutzt, um unsere Traubenbeschaffung zu verbreitern und nur aus besten Lagen zuzukaufen. Gleichzeitig haben wir durch den Einsatz von SAP unsere Prognosegenauigkeit erhöht. Wir erhoffen uns daraus Wettbewerbsvorteile nach der Krise. Die finanziellen Ressourcen der Gruppe konnten wir so nutzen, um antizyklisch zu handeln.

In allen Landesgesellschaften arbeiten wir zudem an Ideenprogrammen zur Optimierung des Working Capitals. Ziel ist es, das Working Capital um mehr als 10 % in der gesamten Gruppe zu senken.

9.4.4 Liquiditätssicherung und Liquiditätsmanagement

Bei Ausbruch der Finanzkrise war es primär das Steuern der Liquidität und Währungen, das besondere Aufmerksamkeit erforderte. Dabei galt es, die sehr unterschiedlichen Rahmenbedingungen der Gruppenunternehmen zu berücksichtigen. Dennoch zeigt nachstehendes Beispiel, mit welchen besonderen Herausforderungen wir vor einem Jahr konfrontiert waren:

Grundsätzlich ergibt sich in unserer Branche aufgrund der hohen Saisonalität der Absätze und der Weinernte der höchste Finanzierungsbedarf im November: Die Weine sind bezahlt, die Produkte sind noch nicht verkauft. Wenn in der Ukraine zur Saisonfinanzierung ein Euro finanziert werden musste, so erhielt man hierfür im Oktober 2008 ca. 7,5 UAH (Hrywnja). Um einen Euro nach nur drei Monaten im Januar 2009 zu tilgen, waren 11 UAH erforderlich, ein Kursverlust von fast 50 % bzw. ein Zinssatz von über 200 %. Alternativen über die Finanzmärkte oder lokale Banken existierten nicht.

Bis in das zweite Quartal 2009 setzten sich die Währungsturbulenzen fort. Wir haben daher bedarfsgerecht unsere Währungen besichert und damit den einen oder anderen Kursverlust vermieden. Dennoch waren die Nachteile deutlich gravierender als die Vorteile: Alle Unternehmen der Gruppe, die Grundweine, Verpackung und Technik in Euro zukaufen und dann ihre Produkte in ROL (Leu, Rumänien), HUF (Forint, Ungarn) oder UAH verkaufen, waren zu Margen erhaltenden Preiserhöhungen gezwungen, mit spürbaren Folgen für die Absätze.

Da die Geldmittelaufnahme und -anlage schon länger zentral koordiniert wird, konnten wir jederzeit das Risiko der Geldanlage minimieren. Die unvermeidbaren Währungsverluste haben uns dazu veranlasst, Liquidität so schnell wie möglich in Euro oder US-Dollar zu tauschen und dabei nicht immer den (spekulativ) richtigen Zeitpunkt abzuwarten.

Um die Liquidität in der Gruppe besser steuern zu können, haben wir das Berichtswesen verfeinert. Alle zentralen Aufnahmen und Anlagen werden täglich berichtet, zusammen mit den aktuellen Wechselkursen, Geldmarktsätzen und Details der Geldanlagen und -aufnahmen.

Schon immer haben wir mit einer integrierten Kapitalflussrechnung die monatliche Ergebnisrechnung mit der Entwicklung der Liquidität abgestimmt, wie Abb. 9-5 verdeutlicht.

Auch wenn der Abgleich der Liquidität mit der Ergebnisrechnung zu den Selbstverständlichkeiten des Controllings zählen sollte, so findet man eine integrierte Berichterstattung eher selten. Grund sind die unterschiedlichen Informationsquellen und die z.T. nicht einfache Überleitung der Kosten und Leistungen auf Einzahlungen und Auszahlungen.

Schon vor der Krise sind wir dazu übergangen, dass jedes Tochterunternehmen mit der Ergebnisplanung auch eine detaillierte Liquiditätsplanung erstellt. Über einen eigenständigen Liquiditätsbericht lassen wir uns unterjährig monatlich die Soll-Ist-Abweichungen und die Einzelsalden berichten. Aus den Abweichungen lassen sich direkt über die Konten Fehlentwicklungen erkennen und im Bedarfsfall Gegensteuerungsmaßnahmen ergreifen.

	Gesamtergebnis nach Sondereffekten
+	Zinssaldo
+	Gewerbesteuer
=	**Ergebnis vor Zinsen und Steuern (EBIT)**
+/-	Abschreibungen inkl. Marken-AfA / 6B-Rücklage / Zuschreibungen
=	**Brutto-Cash-Flow aus Geschäftstätigkeit (EBITDA)**
./.	Zinssaldo
./.	Gewerbesteuer
=	**Cash-Flow**
./.	EE-Steuer/Körp.-Steuer
=	**Netto-Cash-Flow**
+/-	Veränderung des Working Capitals
+/-	+ Desinvestitionen (Buchwert) / - Investitionen
=	**Cash-Flow nach Investitionstätigkeit (FCF I)**
+/-	Beteiligungsveräußerung/Akquisitionen
=	**Cash-Flow nach Investitions- und Akquisitionstätigkeit (FCF II)**

	Nettofinanzschulden am Anfang der Periode
./.	Nettofinanzschulden am Ende der Periode
+/-	Finanzbrücke (v.a. Abgrenzungs- und Rückstellungspositionen)
=	Veränderung Nettofinanzschulden

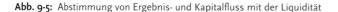
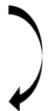

Abb. 9-5: Abstimmung von Ergebnis- und Kapitalfluss mit der Liquidität

9.4.5 Risikomanagement und Risikocontrolling

Dem Risikomanagement bzw. Risikocontrolling wurde in unserem Hause schon immer eine große Bedeutung beigemessen. Das in Abschnitt 9.4.4 beschriebene integrierte Berichtswesen von der Ergebnisrechnung hin zum Liquiditätsabgleich dient seit Jahren u.a. dem Risikomanagement. Ergebniszuwächse auf Pump bzw. gegen Gewährung längerer Zahlungsziele werden so offensichtlich und Gegensteuerungsmaßnahmen können eingeleitet werden.

Ein zentraler Bestandteil des Risikomanagements ist die Kreditrichtlinie. In der Kreditrichtlinie wird im Detail geregelt, welche Neu- oder Bestandskunden unter welchen Voraussetzungen mit welchen Limits beliefert werden dürfen.

Die Kreditrichtlinien waren bislang dezentral auf die Bedürfnisse der einzelnen Gesellschaften zugeschnitten, zumal die Marktgepflogenheiten sehr unterschiedlich waren. So wird in Rumänien traditionell die Belieferung der Distributeure gegen terminierte Schecks vorgenommen, italienische Gastronomen werden erst nach eingehender Kreditwürdigkeitsprüfung beliefert, da Warenkreditversicherungen in diesem Umfeld unwirtschaftlich oder nicht erhältlich sind.

Mit dem Ausbruch der Krise haben die namhaften Warenkreditversicherer die Zeichnung zahlreicher Großhändler, aber auch nationaler wie internationaler Handelsketten reduziert. Einzelne Länder wie das Baltikum oder Russland wurden vollständig aus der Besicherung gestrichen. Damit nahm das Risiko von Forderungsausfällen deutlich zu, was wir nicht den Gruppenunternehmen allein in der Entscheidung überlassen wollten.

Um den gestiegenen Risiken zu begegnen, haben wir auf Basis einer Bestandsaufnahme der vorhandenen Kreditrichtlinien eine gruppenweite Rahmenkreditrichtlinie erarbeitet, die von allen Tochterunternehmen einzuhalten ist. Sie schreibt vor, unter welchen Bedingungen Neukunden im In- und Ausland beliefert werden dürfen, wie die Kompetenzverteilung zwischen Vorstand/Geschäftsführung, Verkauf und Debitorenbuchhaltung verteilt sein soll und welche kumulierten Risiken das Management eingehen darf. Das lokale Management musste anschließend die in der Rahmenrichtlinie enthaltenen Mindestanforderungen in nationale Regelungen umsetzen.

Um darüber hinaus einen besseren Einblick in die Einzelrisiken zu erhalten, haben wir das Berichtswesen um ein Berichtsblatt Forderungsrisiken ergänzt. Hier werden folgende Informationen monatlich an die Holding geliefert:

- Forderungsbestand, aufgeteilt in unbesicherte und besicherte Forderungen,
- Top 10 der unbesicherten Forderungen,
- Top 10 der überfälligen Forderungen,
- Top 10 der Forderungen im Mahnverfahren.

Bei der Einführung des Berichtsteils ging es uns weniger um ein ausgeklügeltes Berichtssystem. Wir wollten vielmehr schnell und transparent über die vorhandenen Risiken informiert werden und beurteilen können, ob in der Krise zum Erreichen der Absatzziele höhere Risiken eingegangen werden. Die seit Jahren praktizierte konservative Risikobereitschaft zahlte sich auch hier aus. Mit einer Ausnahme (Russland) wurden wir bislang von Wertberichtigungen verschont.

9.5 Fazit

Wie den vorstehenden Ausführungen zu entnehmen ist, haben wir die Steuerungsinstrumente während der Krise nicht neu erfunden. Im Gegenteil: Während der Krise haben unsere vorhandenen Instrumente ihre Sinnhaftigkeit unter Beweis gestellt. Mit kleineren Adaptierungen konnten wir mit den bestehenden Instrumenten gut durch die Krise navigieren.

Geholfen hat uns hierbei auch die Krisenerfahrung (z.B. Russlandkrise in Osteuropa), die mittlerweile erreichte Risikodiversifikation über zahlreiche Länder und Sortimente sowie ein gesundes Verhältnis von Risiko und Chance. Seit mehr als zehn Jahren konnte die Henkell & Co.-Gruppe das nationale und internationale Wachstum aus eigenen Mitteln bewerkstelligen. Dabei haben wir vermeintliche Chancen, die für uns mit einem zu großen Risiko verknüpft gewesen wären, bewusst vermieden. Wir sind daher zuversichtlich, dass wir gestärkt aus der Krise hervorgehen und unser nationales und internationales Wachstum nicht vor dem Hintergrund finanzieller Restriktionen zurückstellen müssen.

9.6 Auswirkungen der Krise auf die Rolle des Controllers

In den vergangenen Dekaden wechselten die Schwerpunktthemen des Controllers mit den Phasen des Konjunkturzyklus. In Krisen standen Instrumente des Kostenmanagements im Mittelpunkt, in den anschließenden Boomphasen strategische Werkzeuge. Bestand hatte das Wertmanagement oder Shareholder-Value-Management, dessen eindimensionale Ausrichtung auf den Gewinn bzw. Cashflow nicht selten als eine der Ursachen der Krise gesehen wird.

Wenig thematisiert wurde in den letzten Jahren die Rolle des Controllers bei der Vermeidung existenzbedrohender Risiken. Dabei ist das wichtigste strategische Unternehmensziel der Fortbestand des Unternehmens. Hierzu sei noch einmal auf die Arbeiten von Minsky verwiesen:

Folgt man seiner Theorie, so lassen sich in einem Konjunkturzyklus Phasen identifizieren, die sich durch eine Veränderung des Chancen-Risiken-Verhältnisses von Investitionen kennzeichnen lassen: Wird am Anfang eines Zyklus noch primär in solche Geschäfte investiert, die auch Gewinne und Kredittilgungen versprechen, so steigt die Risikobereitschaft kontinuierlich bis zum »Break Even« und geht später in ein »Schneeballsystem« über, das dann im sog. »Minsky-Momentum« verpufft.

Daraus ergeben sich für die Rolle des Controllers zahlreiche Handlungsempfehlungen:

- Der Controller muss in der Krise und auch in der anschließenden Boomphase rational bleiben und verhindern, dass aus dem »Erfahrungslernen« zu hohe Risiken eingegangen werden und damit der Fortbestand des Unternehmens aufs Spiel gesetzt wird. Gleichzeitig darf er jedoch die Risiken auch nicht übergewichten, denn unternehmerisches Handeln ist zwangsläufig mit Chancen und Risiken verknüpft. Dies bedarf eines hohen Einfühlungsvermögens und sehr guter Kenntnisse der Organisation und der Märkte.
- Die Unternehmensbewertung sollte stets durch eine »Value at Risk«-Bewertung ergänzt werden. Riesige Wachstums- oder Konsolidierungschancen zu suchen und dafür existenzielle (Chancen und) Risiken einzugehen verbietet sich dem gewissenhaften Kaufmann, wenn der Value at Risk dieser Wachstums- oder Akquisitionsstrategie negativ sein sollte.
- Unabhängig von Akquisitionen sollte der Controller der Eigenkapitalausstattung des Unternehmens eine höhere Bedeutung beimessen. In der Boomphase entstand der Eindruck, Eigenkapital sei eine viel zu teure Finanzierungsform, die man möglichst durch ein intelligentes »Leveragen« oder Ausschütten von Liquidität reduzieren musste. Die Rolle des Eigenkapitals als Reserve in Krisenzeiten wurde verkannt. Dies rächt sich nun in deutlich zunehmenden Insolvenzen.
- Gleiches gilt spiegelbildlich für die Liquidität: Von Analysten kritisiert, vom Management als Übernahmerisiko interpretiert und ausgeschüttet, bietet sie in Krisenzeiten einen unschätzbaren Puffer, um erfolgreiche Strategien beibehalten zu können und nicht in operative Hektik zu verfallen.

In Summe bedeutet dies, dass das Controlling auch für die Industrie geeignete Instrumente entwickeln und zur Verfügung stellen muss, die einen Stresstest ermöglichen. Da Zyklen und Ungleichgewichte zum Wirtschaftsleben gehören und nicht die Ausnahme bilden, sollten zudem Umfeldinformationen sensibel beobachtet und entsprechende Frühwarnsysteme aufgebaut werden. Im Ergebnis bedeutet dies eine weitergehende Vernetzung des Controllers und ein noch besseres Verständnis der Wettbewerbskräfte und Wirtschaftszyklen.

Wenn man in der Krise etwas Gutes sehen will, so ist es die Hoffnung auf ein verändertes Wertesystem: Solidität, Bodenhaftung, Nachhaltigkeit und Sicherheit sind Tugenden einer zukunftsgerichteten, existenzsichernden Unternehmensführung. So gesehen heißt Navigation in stürmischen Zeiten: Ruhe bewahren, sich auf die bewährten Instrumente verlassen und Kurs halten.

Literatur

Döhle, P./Hage, S.: Wann platzt die nächste Blase?, Manager Magazin 8/2008, S. 120ff.

Minsky, H.: Stabilizing an unstable economy, Yale 1986.

10. Muss sich das Controlling in der Finanzkrise neu erfinden? – Bewährte und neue Instrumente in der TÜV Rheinland Group

von Marcus Staude und Knuth Martens

Übersicht

10.1	Einleitung	968
10.2	Maßnahmenpaket	968
10.2.1	Controllingverständnis bei TÜV Rheinland	968
10.2.2	Optionen in der strategischen Planung und Szenarioplanung	970
10.2.3	Frühwarncockpit, Ad-hoc-Berichterstattung und Schattenvorschau/Watchlist	972
10.2.4	Ergebnis- und liquiditätssichernde Maßnahmen	976
10.2.4.1	Personal	977
10.2.4.2	Markt/Kunde	978
10.2.4.3	Liquidität	979
10.2.4.4	Cost Cutting	981
10.3	Fazit	982
Literatur		984

10.1 Einleitung

Die TÜV Rheinland Group ist einer der international führenden Dienstleistungskonzerne im Bereich Testing, Inspection und Certification (TIC). Schwerpunktmäßig werden technische Dienstleistungen für Sicherheit, Qualität und Nachhaltigkeit erbracht, welche in sechs Geschäftsbereichen gebündelt sind. Der TÜV Rheinland Slogan »Genau. Richtig.« bringt den hohen Qualitätsanspruch und die konsequente Kundenorientierung des Konzerns zum Ausdruck.

Als »Verein zur Überwachung der Dampfkessel in den Kreisen Elberfeld und Barmen« 1872 gegründet wuchs das Unternehmen dynamisch und erzielte im Jahr 2009 mit knapp 14 000 Mitarbeitern einen Umsatz von rund 1,2 Milliarden Euro. Dabei weist das Ausland eine besondere Dynamik auf; bereits heute sind mehr als die Hälfte der Mitarbeiter außerhalb Deutschlands tätig.

Gemessen an anderen Branchen kann der TIC-Sektor generell als robust in dem Sinne klassifiziert werden, dass sich Kapitalmarktbewegungen nur unterproportional auswirken; so weist das 250 Tage Beta sowohl für die Gesamtbranche als auch für eine Peer Group aus drei börsennotierten Wettbewerbern ein Beta von etwa 0,7 auf. Auch die regionale und geschäftlich diversifizierte Aufstellung der TÜV Rheinland Group bewirkt naturgemäß einen gewissen Risikoausgleich.

Diese Rahmenbedingungen stellen jedoch keinen Freibrief dar. Vielmehr ist ein strukturierter und konsequenter Umgang mit der Krise erforderlich. Dies gilt auch vor dem Hintergrund, dass sich konjunkturelle Veränderungen i.d.R. mit einer gewissen Zeitverzögerung auf den TIC-Sektor auswirken. Es kommt darauf an, negative Effekte frühzeitig zu erkennen und geeignete Maßnahmen zur Gegensteuerung zu definieren, die zeitnah umgesetzt werden. Damit gewinnen die Controllinginstrumente eine herausragende Bedeutung bei der Bewältigung der Krise.

10.2 Maßnahmenpaket

10.2.1 Controllingverständnis bei TÜV Rheinland

Maßgeblich für die Steuerung des Konzerns ist die Matrixstruktur, die sowohl produktseitigen als auch regionalen Kriterien Rechnung trägt. Zum einen wird auf die sechs Geschäftsbereiche Industrie Service, Mobilität, Produkte, Leben & Gesundheit, Bildung & Consulting sowie Systeme abgestellt, in denen jeweils gleichartige Geschäftsfelder und Dienstleistungen weltweit gebündelt sind. Zum anderen erfolgt eine Fokussierung auf die Regionen Deutschland, Westeuropa, Mittel-/Osteuropa, Asia/Pacific, Greater China, Indien/Mittlerer Osten/Afrika, Nordamerika und Südamerika.

Konsequenterweise folgt auch das Controlling bei TÜV Rheinland dieser Struktur mit der Definition entsprechender Planungs-, Steuerungs- und Kontrollprozesse sowie damit in Verbindung stehender Instrumente und Tools. Das Selbstverständ-

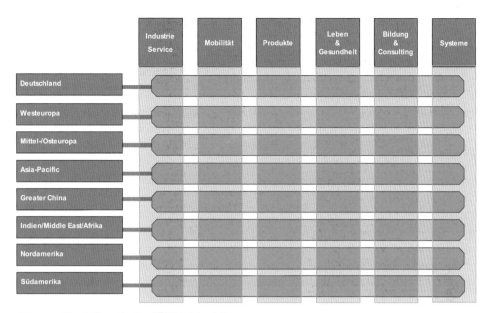

Abb. 10-1: Matrix-Organisation TÜV Rheinland Group

nis des Controllers ist es, als Navigator zur Zielerreichung zu fungieren sowie zukunftsorientiert zu denken und zu handeln.[1]

Die Wirtschaftskrise hat nicht dazu geführt, dass sich das Controllingverständnis beim TÜV Rheinland grundlegend geändert hat. Vielmehr wurden bestehende Prozesse und Instrumente justiert und erweitert, um geänderten, mitunter erhöhten Anforderungen gerecht zu werden.[2] Die durchgeführten Anpassungen werden im Weiteren vorgestellt und hinsichtlich ihrer Wirksamkeit beurteilt. Dabei werden die einzelnen Instrumente anhand des Führungskreislaufes von Planung, Kontrolle und Steuerung systematisiert, wobei die Übergänge naturgemäß fließend sind.[3]

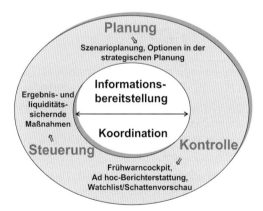

Abb. 10-2: Instrumente im Führungskreislauf

1) Vgl. Weber/Zubler/Rehring (2009), S. 362.
2) Vgl. Krystek/Moldenhauer/Evertz (2009), S. 166f.
3) Vgl. Reichmann (2006) sowie Weber/Schäffer (2008).

10.2.2 Optionen in der strategischen Planung und Szenarioplanung

Der Gesamtplanungsprozess der TÜV Rheinland Group besteht aus einer strategischen Planung und einer darauf aufbauenden operativen Planung. Während sich die strategische Planung vornehmlich auf qualitative Aspekte konzentriert, zielt die operative Planung auf eine Operationalisierung und Quantifizierung der Ziele und Maßnahmen. Die Finanzkrise stellte die Planungsverantwortlichen vor große Herausforderungen: so nahm der Lauf der Ereignisse während der Planung an Dramatik zu, und es zeichnete sich mehr und mehr ab, dass sich die Auswirkungen nicht auf den Finanzsektor beschränken, sondern auf die Realwirtschaft übergreifen würden. Viele Unternehmen sahen sich nicht in der Lage, offizielle Prognosen abzugeben. Der Begriff »Auf Sicht fahren«[4] wurde zunehmend populär. Vor diesem Hintergrund galt es, mögliche Effekte auf die TÜV Rheinland Group in der Planung zu antizipieren und gleichzeitig Handlungsoptionen zu eröffnen. Dies wurde erreicht, indem nicht starr an den bestehenden Prozessen und Inhalten festgehalten wurde, sondern diese flexibel und schnell an die neuen Anforderungen angepasst wurden.

Im Rahmen der *strategischen Planung* wurde dem Rechnung getragen, indem die Wirtschaftskrise explizit thematisiert wurde und die Planenden aufgefordert waren, die Krise und deren Auswirkungen explizit zu behandeln.[5] Folgende Fragestellungen standen dabei im Vordergrund:

- Welche Segmente und Dienstleistungen werden besonders beeinträchtigt?
- Welche Auswirkungen sind zu erwarten?
- Wie wirkt sich die Krise auf die bisherige Strategie aus?
- Welche Maßnahmen sind zu ergreifen?

Da die strategische Planung am Anfang des Jahres stattfindet, zu einem Zeitpunkt, als die Finanzkrise noch relativ begrenzt und deren Auswirkungen bei Weitem noch nicht absehbar waren, konnten die Verantwortlichen frühzeitig für das Thema Wirtschaftskrise sensibilisiert werden. Außerdem lagen somit zu einem frühen Zeitpunkt erste Einschätzungen potenzieller Kriseneffekte und möglicher Gegenmaßnahmen vor.

Als zusätzlich hilfreich erwies sich das sog. *strategische Radar*, das fester Bestandteil der strategischen Planung ist. Das strategische Radar versucht, frühzeitig relevante Ereignisse und Veränderungen zu erkennen, um aktiv sich ergebende Chancen wahrzunehmen bzw. Risiken entgegenzuwirken. Dabei sollen die Planenden sog. schwache Signale (»weak signals«)[6] melden, die, lange bevor sich ein Ereignis oder eine Entwicklung materialisiert, wahrnehmbar sind. Suchfelder sind hierbei insbesondere die Bereiche Markt, Kunden, Wettbewerber, Technologien, Gesetzgebung, Gesellschaft und Wirtschaft. Die Herausforderung hierbei – besonders für den Controller – ist es, sich von dem gewohnt faktenbasierten und systematisierten Vorgehen ein Stück weit zu lösen und stattdessen verstärkt Intuition und Bauchge-

---

4) Vgl. z.B. IHK Köln (2009), S. 6ff.
5) Vgl. Kohlöffel (2000), S. 5ff.
6) Vgl. Krystek/Müller-Stewens (1993), S. 98ff.

fühl walten zu lassen. Das strategische Radar liefert regelmäßig wertvolle Hinweise, die frühzeitiges Handeln ermöglichen. Allerdings konnten die dramatischen Auswirkungen der Finanzkrise nicht in ihrem vollen Ausmaß abgeschätzt werden. Dies mag daran liegen, dass die Planenden den Blick zu sehr auf ihr Geschäftsfeld richteten und tendenziell technologische Aspekte im Fokus hatten. Zukünftig soll dem entgegengewirkt werden, indem bewusst der Blick über das eigene Geschäftsfeld hinaus geweitet wird und unterschiedliche Disziplinen (Ingenieurwesen, Wirtschaftswissenschaften, Rechtswissenschaften, etc.) an dem Prozess beteiligt werden.

Nachdem die Finanzkrise im Laufe des Jahres an Dramatik zunahm, wurde auch in der *operativen Planung*, die im zweiten Halbjahr stattfindet, flexibel darauf reagiert.[7] Obwohl noch niemand konkret abschätzen konnte, wie sich die Krise auf die TÜV Rheinland Group auswirken würde, war doch erkennbar, dass sie nicht spurlos an dem relativ konjunkturunabhängigen TIC-Markt vorübergehen würde. So wurde zunächst – wie in den Vorjahren – eine detaillierte Mittelfristplanung aufgestellt, der die optimistische Annahme zugrunde lag, dass die Krisenauswirkungen marginal wären. Dieser Optimistic Case wurde ergänzt durch ein *Szenario*, das von deutlichen Kriseneffekten ausging. Als besonders effizient erwies sich hierbei, dass kein detaillierter Parallelplan aufgestellt wurde, sondern vielmehr der vorhandene Optimistic Case als Basis genommen und um Chancen und Risiken, die sich aus der Krise ergeben können, angepasst wurde. Das Krisenszenario wurde top-down auf Ebene der operativen inländischen Unternehmensbereiche und Auslandsregionen erstellt und beschränkte sich auf wesentliche Gewinn- und Verlustrechnungs-Positionen, Investitionen und Belegschaft. Damit konnte innerhalb kurzer Zeit und mit wenig Aufwand ein aussagekräftiges Alternativszenario erstellt werden. Der Optimistic und der Pessimistic Case bildeten den Zielkorridor, innerhalb dessen sich nach Einschätzung der operativ Verantwortlichen die TÜV Rheinland Group entwickeln würde. Erweitert wurde dieser Zielkorridor durch zentral durchgeführte Sensitivitätsanalysen, die über den Pessimistic Case hinausgehende Umsatzrückgänge und deren Auswirkungen auf das Konzernergebnis simulierten.[8] Diese Simulationen gaben der Konzernleitung die Sicherheit, dass signifikante Umsatzeinbrüche zwar deutliche Ergebnisauswirkungen nach sich zögen, jedoch keine existenzgefährdende Situation eintreten würde.

Im Rahmen der Szenarioplanung wurden die Verantwortlichen außerdem aufgefordert, nicht nur eine Abschätzung der Kriseneffekte vorzunehmen, sondern gleichzeitig auch konkrete Gegensteuerungsmaßnahmen anzugeben. Ergänzt wurden diese dezentralen Themen um zentrale Gegensteuerungsmaßnahmen, die sich insbesondere auf die Bereiche Investitionen, Sachkosten und reduzierter Belegschaftsaufbau fokussierten. Somit lagen bereits zum Zeitpunkt der Planung erste Maßnahmenpläne vor, die im weiteren Krisenverlauf aktiviert und detailliert werden konnten.

Rückblickend betrachtet erwies sich die gewählte Vorgehensweise als überaus erfolgreich. Das tatsächliche Umsatzvolumen und Ergebnis der TÜV Rheinland

---

[7] Vgl. Weber/Zubler/Rehring (2009), S. 364f.
[8] Vgl. zur Methodik z.B. Eisenführ (2009).

Group liegt nahezu exakt in der Mitte des geplanten Zielkorridors, die vorbereiteten Maßnahmen konnten im Laufe des Jahres kurzfristig aktiviert werden und trugen deutlich zur Ergebnissicherung bei.

> **Wirksamkeit strategischer Radar/Szenarioplanung bei Krisenbewältigung**
> - Identifikation kritischer Faktoren (schafft Sensibilität)
> - Maßnahmendefinition zu einem frühen Zeitpunkt
> - Ableitung Krisenszenario aus Mittelfristplanung unter Effizienzgesichtspunkten sehr praktikabel
> - Strategischer Radar liefert nur weiche Signale und wird nicht monatlich eingesetzt

10.2.3 Frühwarncockpit, Ad-hoc-Berichterstattung und Schattenvorschau/Watchlist

Im Berichtswesen der TÜV Rheinland Group werden monatlich ausgewählte Größen der Ergebnisrechnung und Personalstatistik nach Geschäftsbereichen und Regionen im Plan/Ist-Vergleich erfasst und analysiert (insbesondere Umsatz-/wachstum, Fremdleistungsanteil, EBIT/EBIT-Rendite, Full Time Equivalents, Produktivität, Effizienzkennzahlen).[9] Quartalsweise erfolgt darüber hinaus die Berücksichtigung von Bilanzgrößen, Investitionen und Cashflow (insbesondere DSO, Working-Capital-Umschlag, Investitionsquote/-deckung). Jeden Monat erfolgt eine Überprüfung der Forecasts (V'Ist) zum Jahresende; Anpassungen werden – von Ausnahmen abgesehen – regelmäßig zum Quartal vorgenommen.

Die im Zusammenhang mit der Wirtschaftskrise durchgeführte Szenarioplanung (vgl. 10.2.2) galt es, in das Berichtswesen aufzunehmen. Dies war insbesondere vor dem Hintergrund erforderlich, dass für den Fall sich abzeichnender, signifikanter Soll-Ist-Abweichungen spezifische Maßnahmen zur Gegensteuerung hinterlegt waren, die so früh wie möglich aktiviert werden sollten. Weiterhin verstärkten die mit der Rezession einhergehenden Unwägbarkeiten den Bedarf an vorlaufenden Frühwarngrößen, um frühzeitig auf nachteilige Entwicklungen reagieren zu können.[10]

Hierfür wurde ein sog. Frühwarncockpit installiert, das in seiner Struktur für alle inländischen Unternehmensbereiche und ausländischen Regionen bindend war, angesichts der Heterogenität des TÜV Rheinland-Geschäfts aber individuell angepasst wurde.

Folgende Informationen wurden dabei monatlich im Vorfeld des Standard-Berichtswesens generiert:

---

9) Vgl. z.B. Reichmann (2006).
10) Vgl. Weber/Zubler/Rehring (2009), S. 363f. sowie Krystek/Moldenhauer/Evertz (2009), S. 164ff.

- Abgleich Planung/Szenarioplanung/Ist bzw. V'Ist nach Umsatz und EBT; ferner Aufriss nach Gesellschaften und Geschäftsbereichen;
- spezifische Frühwarnindikatoren, z.B. Auftragseingänge, Angebotserfolgsquote, Auftragsstornierungen/-verschiebungen, Entwicklung Teilnehmerzahlen im Schulungsgeschäft, Kfz-Stückzahlen im Vorjahresvergleich, DSO, Wertberichtigungen Forderungen, Wechselkurseffekte;
- Makroökomischer und Wettbewerber Radar, z.B. BIP-Prognose, Branchenentwicklung, Veränderung Länderratings, Arbeitslosenquote, Insolvenzen (Quote und Key Accounts), externe Wettbewerber-Benchmarks;
- Maßnahmen zur Gegensteuerung, z.B. Einstellungsstopp, Kurzarbeit, Standortreduzierung/-schließung/-zusammenlegung, Abmietung, Vertriebsforcierung, Vorkasse, Investitionsverschiebung;
- Kommentar Corporate Controlling zur Beurteilung von Status quo und Angemessenheit der Maßnahmen; Zusammenfassung über eine Ampellogik.

Quantitative Informationen konnten dabei überwiegend aus SAP bzw. unter Verwendung des Management-Informationssystems auf Basis Applix TM 1 generiert werden. Insbesondere die makroökonomischen Daten mussten über öffentliche Datenbanken (z.B. Weltbank, The Economist) recherchiert werden. Teilweise war auch der manuelle Input aus den dezentralen Einheiten (insbesondere qualitative Informationen, z.B. eingeleitete Maßnahmen) erforderlich.

Rückblickend kann die Wirksamkeit des Frühwarncockpits, das aus Effizienzgründen inzwischen mit wesentlichen Elementen in das Standard-Berichtswesen integriert wurde, wie folgt zusammengefasst werden:

Wirksamkeit Frühwarncockpit bei Krisenbewältigung

- Schnelle Akzeptanz und hohes Maß an Management Attention
- Verstärkte Berücksichtigung von Frühwarnindikatoren sowie Marktnähe
- Verquickung berichteter Informationen mit eingeleiteten (z.T. bereits in der Szenarioplanung definierten) Maßnahmen sowie enges Controlling eben dieser
- Schwierigkeiten bei der Generierung valider Daten zur Verwertung unmittelbar nach Buchungsschluss (heterogene und unterschiedlich leistungsfähige IT-Landschaft)

Zur Gewährleistung eines angemessenen Informationsflusses im Monatsverlauf wurde darüber hinaus den operativen Gesellschaften eine Ad-hoc-Berichtspflicht (»Red Flag«) als Bringschuld auferlegt. Danach ist das Corporate Controlling unverzüglich über bedeutende Sachverhalte zu informieren, die zu signifikanten Unterschreitungen von Plan- und Vorschauergebnissen führen können. Corporate Controlling fungierte hierbei u.a. auch als zentrale Informationsdrehscheibe, die die Informationen an andere betroffene Konzerneinheiten weiterleitete. Da allen Beteiligten ein schneller und offener Informationsfluss wichtig war, wurde kein detailliertes Berichtsformat vorgegeben, was mitunter zu Ablehnung und damit einem

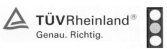

Region XY | September 2009

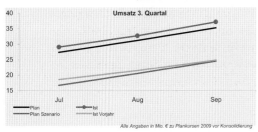
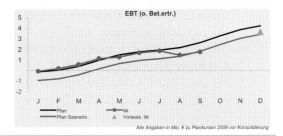

Zusatzinformationen

- Auftragseingänge
- Angebotserfolgsquote
- Auftragsstornierungen / -verschiebungen
- Entwicklung Teilnehmerzahlen Schulungsgeschäft
- Kfz-Stückzahlen im Vorjahresvergleich
- ...

Radar

- BIP-Prognose
- Branchenentwicklung
- Veränderung Länderratings
- Arbeitslosenquote
- Insolvenzen
- Benchmarks
- ...

Maßnahmen

- Vertriebsforcierung
- Flächenreduzierung
- Fremdvermietung
- Einstellungsstopp
- Kurzarbeit
- Vorkasse
- Investitionsverschiebung
- ...

Kommentar

- Kommentar Corporate Controlling

in TEUR zu Plankursen 2009	Plan 09/2009	Ist 09/2009	VJ 09/2008
IE157 Währungskursdifferenzen (Verluste)	77,2	158,0	
IE155 Wertberichtigung Forderungen	233,8	352,4	83,3
Wertberichtigung Forderungen / Umsatz	+0,7%	+0,9%	+0,3%
IKE001 Effizienzkennzahl I	+169%	+168%	+157%
IKE003 Effizienzkennzahl III	+185%	+184%	+177%
IKE090 Days sales outstanding (DSO)		72	
IKE900 Working Capital Umschlag		6,0	
II012 Summe Investitionen (ohne operatives Leasing und Finanzanlagen)	1.583	1.501	

Umsatz	Plan 09/2009	Ist 09/2009	Abweichung	EBIT	Plan 09/2009	Ist 09/2009	Abweichung	Plan/Ist Abw. Umsatz per 08/2009
Gesellschaft 1	25,8	22,9		Gesellschaft 1	-0,4	-1,0		Geschäftsbereiche
Gesellschaft 2	4,4	3,3		Gesellschaft 2	0,6	0,2		GB a -3,1
Gesellschaft 3	3,4	3,0		Gesellschaft 3	2,0	1,8		
Gesellschaft 4	0,5	0,4		Gesellschaft 4	0,1	-0,0		GB b -0,3
Gesellschaft 5	1,1	1,1		Gesellschaft 5	0,1	0,1		GB c
Gesellschaft 6				Gesellschaft 6	0,4	0,6		GB d
Gesellschaft 7		6,5		Gesellschaft 7		0,4		+0,2 GB e
								+4,7 GB f

Alle Angaben in Mio. € zu Plankursen 2009 vor Konsolidierung

Abb. 10-3: Frühwarncockpit

gehemmten Informationsfluss geführt hätte. Stattdessen wurden als Minimalanforderung lediglich eine Kurzbeschreibung des Sachverhalts sowie – wenn möglich – eine Abschätzung des damit einhergehenden Ergebnisrisikos vorgesehen.

Typische anzeigepflichtige Sachverhalte sind: Verlust Schlüsselkunde, Zahlungsschwierigkeiten oder Insolvenz eines wichtigen Kunden, anhaltend deutliche Unterauslastung der eigenen Kapazitäten, negative Entwicklung der Rahmenbedingungen (z.B. Kürzung öffentlicher Budgets für die Inanspruchnahme bestimmter Dienstleistungen), stark rückläufige Auftragseingänge bzw. Stornierung/Verschiebung von Aufträgen im großen Stil, Liquiditätsengpässe.

Wirksamkeit Ad-hoc-Berichtspflicht bei Krisenbewältigung
- Schnelle Verteilung kritischer Informationen
- Erleichtertes Risikomanagement durch Verteilung kritischer Informationen an andere tangierte Konzerneinheiten
- Transparenz im Konzern; Risikoabschätzung kann zentral unter Portfoliogesichtspunkten erfolgen
- Erfordert besondere Sorgfalt der Verantwortlichen neben dem Tagesgeschäft sowie weitgehend friktionslosen Informationsfluss in jeder Organisation
- Anzahl erfolgter Meldungen erscheint zu gering

Als weiteres Instrument wurde eine Watchlist implementiert, die dem CFO monatlich einen komprimierten Überblick über die kritischsten Gesellschaften/Länderengagements liefert. Kriterien für die Aufnahme sind bedeutende Umsatz-/Ergebnisprobleme zum Stichtag und/oder die Erwartung solcher zum Jahresende. Um eine sachgerechte Klassifizierung zu gewährleisten, wurden entsprechende Schwellenwerte definiert. Die Watchlist beschränkt sich auf die »Top 10«.

Basis für die Zuordnung sind – neben den realisierten Ist-Werten – die Umsatz- und Ergebnisprognosen seitens der operativen Einheiten und des Corporate Controllings. Sie basieren vor allem auf Detailanalysen im Vergleich zu Plan und Vorjahr sowie auf regelmäßigen Gesprächen mit den jeweils verantwortlichen kaufmännischen Leitern und Geschäftsführern. Auf dieser Basis werden die aktuellen Vorschauwerte der operativen Einheiten einer sog. Schattenvorschau unter Würdigung bestehender Chancen und Risiken sowie der Eintrittswahrscheinlichkeiten gegenübergestellt. Neben der daraus abgeleiteten Watchlist wird für Konzernumsatz und -ergebnis eine anschauliche Überleitung der dezentralen Vorschau in die zentrale Schattenvorschau vorgenommen. Dabei werden Abweichungen nach inländischen Unternehmensbereichen und ausländischen Regionen angegeben und die zugrundeliegenden Chancen/Risiken genannt. Die eng miteinander zusammenhängenden Instrumente haben sich – auch in Ergänzung des Chancen/Risiken-Berichts gem. KonTraG-Anforderung zur Installation eines Systems zur Früherkennung von Risiken – bewährt und werden unabhängig von der Wirtschaftskrise als eigenständige Elemente der Berichterstattung beibehalten.

Wirksamkeit Watchlist/Schattenvorschau bei Krisenbewältigung

- Laufend aktualisierte Transparenz hinsichtlich im Geschäftsjahr bestehender Chancen und Risiken und Offenlegung des Handlungsbedarfs
- Fundierte Objektivierung dezentraler Forecasts sowie Eliminierung »politischer« Einflüsse
- Verdichtung auf Konzernebene ermöglicht portfolioorientierte Risikosteuerung
- Zusätzliche Kapazitätsbindung im Corporate Controlling

Generell kann festgehalten werden, dass alle im Zusammenhang mit der Wirtschaftskrise entwickelten Controllinginstrumente nur dann ihre volle Wirkung entfalten, wenn sie von einem regelmäßigen Dialog der Beteiligten begleitet werden. Beim TÜV Rheinland wird dieser neben dem regen informellen Informationsaustausch zusätzlich durch regelmäßige Monats- und ggf. Statusgespräche unter Beteiligung operativ und kaufmännisch Verantwortlicher, von Mitarbeitern des Corporate Controlling sowie des Vorstands erreicht. Begleitend erfolgt ein Erfahrungsaustausch im Konzern auf internationalen Manager-, Controller- und Regionalmeetings.

10.2.4 Ergebnis- und liquiditätssichernde Maßnahmen

An Planung und Kontrolle muss sich eine zielgerichtete Steuerung anschließen (die Phasen können sich zeitlich überschneiden) – dies gilt erst recht in der Wirtschaftskrise. Nachdem sich abzeichnete, dass der Optimistic Case nicht erreicht werden würde, leitete die Konzernführung gegensteuernde Maßnahmen ein. Die Basis hierfür bildeten ergebnis- und liquiditätssichernde Maßnahmen, die teilweise bereits der Szenarioplanung entstammten (vgl. 10.2.2) oder im Rahmen der laufenden Berichterstattung und Review-Termine entwickelt wurden (vgl. 10.2.3). In diesem Zusammenhang ist darauf hinzuweisen, dass die Initiierung und Durchführung solcher Maßnahmen nicht auf die Wirtschaftskrise beschränkt sein kann; diese gehören vielmehr zum normalen Rüstzeug des Controllers. Allerdings erhöht sich die Sensibilität hierfür bei sich eintrübender Geschäftsentwicklung deutlich.

Um im Konzern ein einheitliches Vorgehen zu gewährleisten, wurde im Zusammenhang mit den Halbjahresreviews folgendes *Maßnahmenpaket* beschlossen:

1. *Investitionskürzung:* Investitionen sollten in 2009 um mindestens 10 % niedriger liegen als im Jahresplan ursprünglich vorgesehen.
2. *Einstellungsstopp:* Einstellungen durften nur in begründeten Ausnahmefällen mit Genehmigung des Vorstands erfolgen.
3. *Cost Cutting:* Fremdleistungen und sonstige betriebliche Aufwendungen sollten um mindestens 5 % unter dem Planwert für das zweite Halbjahr liegen; als mögliche Ansatzpunkte galten z.B. Preissenkungen im Einkauf und genereller Ausgabenverzicht.

Insgesamt verlief die *Umsetzung des Maßnahmenpaketes sehr zufriedenstellend*. Obwohl die angestrebten Effekte nicht in vollem Maße erreicht wurden, konnten doch in allen o.g. Bereichen deutliche Erfolge erzielt werden. So wurden die Investitionen – trotz zusätzlicher ungeplanter Projekte – reduziert, der Personalaufbau zurückgenommen und im Bereich der Sachkosten signifikante Einsparungen erzielt. Es ist zu berücksichtigen, dass zwischen Maßnahmenkommunikation, Maßnahmeneinleitung und Maßnahmenwirkung wahrnehmbare zeitliche Verzögerungen (»time gaps«) existieren. So liegt i.d.R. eine gewisse Zeit zwischen einer Personaleinstellung und dem tatsächlichen Mitarbeiterzugang. Investitionsprojekte werden häufig mit einem gewissen Vorlauf initiiert und können danach nur schwer gestoppt werden. Aus diesem Grunde sollten Maßnahmen so früh wie möglich eingeleitet werden. Außerdem ist zu berücksichtigen, dass gegenläufige Effekte Maßnahmenerfolge kompensieren. Deshalb ist es sinnvoll, die Ziellatte etwas höher zu hängen.

Unterstützt wurde die Umsetzung des Maßnahmenpaketes durch ein vom Corporate Controlling erstelltes *Manual*; Auszüge daraus wurden z.B. im Rahmen des jährlich stattfindenden International Controller Meetings vorgestellt und diskutiert. Das Manual ist unterteilt in die Handlungsfelder Personal, Markt & Kunde, Liquidität und Cost Cutting. Damit werden sowohl intern als auch extern orientierte Stellhebel angesprochen. Im Weiteren sollen die Maßnahmen zusammengestellt werden, die nach unseren Erfahrungen den größten Nutzen bei der Umsetzung des Maßnahmenpaketes gestiftet haben.

10.2.4.1 Personal

Die größte Bedeutung kommt bei einem Dienstleistungsunternehmen dem Personal zu. Das Personal ist in erster Linie der wichtigste Schlüssel für den Unternehmenserfolg, dementsprechend verantwortungsvoll muss damit auch und insbesondere in Krisenzeiten umgegangen werden.[11] In zweiter Linie stellen die Personalkosten in einem Dienstleistungsunternehmen den bedeutendsten Kostenfaktor dar. Vor diesem Hintergrund wurden im Manual mögliche Anpassungsmaßnahmen entsprechend ihrer Schwere unterschiedlichen Stufen zugeordnet. Bei der Umsetzung der Maßnahmen wurde als wesentliche Leitlinie »Einzelfallbetrachtung statt Gießkannenprinzip« verfolgt, d.h. Maßnahmen sollen und können nur in Abhängigkeit der geschäftlichen und/oder regionalen Besonderheiten festgelegt werden. Um dies abzusichern, galt es, die bereits existierenden Zustimmungserfordernisse einzuhalten.

Mit den in der Abbildung 10-4 beschriebenen möglichen Aktionen steht den Verantwortlichen ein umfangreiches Maßnahmenset zur Verfügung.[12] Glücklicherweise erwies sich das TÜV Rheinland Geschäftsmodell als so robust, dass vor allem Maßnahmen der *1. Stufe* ausreichten; nur punktuell kamen Maßnahmen der *2. und 3. Stufe* zum Einsatz.

---

11) Vgl. Sima/Kreisler (2009), S. 205ff.
12) Vgl. Bleiber (2009c), S. 87ff., sowie grundlegend Bühner (2005).

Krisenstufen / Bereich	1. Stufe	2. Stufe	3. Stufe	4. Stufe
Personal	• Abbau von Arbeitnehmerüberlassungsverträgen • Abbau von Überstunden • Urlaubsgestaltung / Betriebsferien • Zuschüsse reduzieren • Überprüfen der Notwendigkeit von Zuschlagsstunden • Personalwechsel zwischen den Gesellschaften	• Verhängung von Einstellungsstopps • Nichtverlängerung befristeter Arbeitsverträge • Zeitliche Verschiebung von Lohnerhöhung • Umwandlung von Vollzeit- in Teilzeitarbeitsplätze • Widerruflich Gehaltszulage kürzen/einstellen	• Einführung Kurzarbeit • Allg. Verkürzung der Arbeitszeit • Aufhebungsverträge • Frühzeitige Pensionierung • Freiwillige soziale Leistungen kürzen/einstellen	• Betriebsbedingte Kündigung • Massenentlassungen • Altersvorsorge reduzieren

Zunehmende Schwere des Eingriffs

* Die Einordnung der Maßnahmen in die Stufen ist für das Ausland im Einzelfall zu validieren.

Abb. 10-4: Anpassungsmaßnahmen Personal

10.2.4.2 Markt/Kunde

Maßnahmen in der Dimension Markt/Kunde setzen prinzipiell auf noch stärkere Vertriebsorientierung. Durch gezielte Anpassungen im Marketing Mix sollen zusätzliche Nachfrage stimuliert und Kunden gebunden werden.[13]

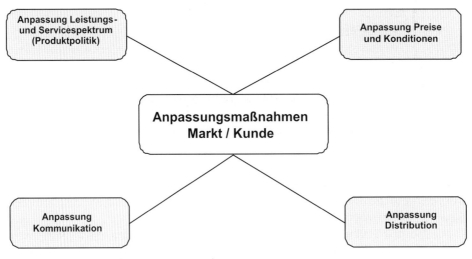

Abb. 10-5: Anpassungsmaßnahmen Markt/Kunde

Anpassungen der Produktpolitik standen hierbei im Vordergrund. Die Wirtschaftskrise wurde dazu genutzt, vorhandene Dienstleistungen infrage zu stellen (Portfoliobereinigung; Zusammenlegung mehrerer Geschäftsfelder) oder in verstärktem Maße zu Geschäftsbereich-übergreifenden Paketen zu schnüren (Cross Selling). In

---

13) Vgl. Meffert (1994) sowie Meffert/Bruhn (2009).

einzelnen Fällen wurden *preispolitische Schritte* eingeleitet; *konditionenseitig* erfolgte insbesondere eine Optimierung der Zahlungsmodalitäten durch verstärktes Einfordern von Vorkasse, Anzahlungen und Verkürzung der Zahlungsziele (vgl. 10.2.4.3). Die *Kommunikation* – sei es durch Mediawerbung, Kampagnen, Events, persönlichen Verkauf, Direct Marketing oder Messen – wurde deutlich restriktiver (vgl. 10.2.4.4), aber noch zielgruppenorientierter und kundennäher ausgerichtet. Die *Distributionswege* blieben im Wesentlichen unverändert.

10.2.4.3 Liquidität

Hohe Bedeutung kam der Liquiditätssteuerung zu, also der Verbesserung der Cash-Position. Neben der bereits angesprochenen Investitionskürzung bzw. -verschiebung galt insbesondere dem Working Capital Management ein besonderes Augenmerk.[14] Als (Net) Working Capital wird dabei die Differenz aus Umlaufvermögen (ohne liquide Mittel) und kurzfristigem, unverzinslichem Fremdkapital verstanden.[15] Dahinter steht die Idee, dass dem Unternehmen liquide Mittel zinsfrei zur Verfügung stehen und ein möglichst kleiner Teil des Umlaufvermögens durch verzinstes Kapital finanziert wird. Im Grundsatz gilt: Je niedriger (inklusive je negativer) das Working Capital, desto besser!

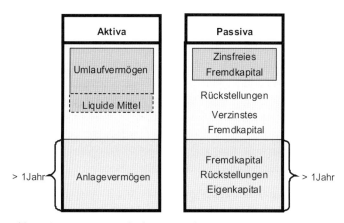

Abb. 10-6: Anpassungsmaßnahmen Liquidität

Bei den Maßnahmen zur Optimierung des Working Capitals ist zwischen Leistungserstellungs- (Order-to-Cash-Cycle) und Beschaffungsprozess (Purchase-to-Pay-Cycle) zu differenzieren.

Die größten Stellhebel im Leistungserstellungsprozess stellten beim TÜV Rheinland *Angebotserstellung und Auftragsbearbeitung* dar. Insbesondere wurden folgende Maßnahmen verfolgt:[16]

- *Bonitätsprüfung* insbesondere neuer Kunden (über zentrale Informationsbeschaffung einer Tochtergesellschaft);

---

14) Vgl. Buchmann (2009), S. 350ff.
15) Vgl. Coenenberg/Haller/Schultze (2009), S. 929.
16) Vgl. Dillerup (2009), S. 71ff.

- systematische *Überprüfung offener Forderungen* bei der Abgabe neuer Angebote;
- verstärkte *Vereinbarung von Vorkasse und Anzahlungen*, insbesondere bei Neukunden und schlechtem Zahlungsverhalten; ferner wurde diese Vereinbarung verstärkt bei langen Laufzeiten und größeren Aufträgen eingesetzt;
- *Reduzierung Zahlungsziele* unter Nutzung interner Benchmarks und Berücksichtigung von Branchengewohnheiten;
- Konsequenter Einsatz der *AGBs*
- *Schriftliche Auftragsbestätigung* mit Fixierung der vereinbarten Konditionen nach Auftragserteilung zur Vermeidung späterer zeitintensiver Rechnungsreklamationen;
- *Beginn eigener Arbeitsschritte* (insbesondere Arbeitsbeginn Fremdleister, Materialbeschaffungen) *erst nach Eingang vereinbarter Zahlungen*;
- Erbringung notwendiger *Zusatzleistungen* erst *nach Rücksprache mit dem Kunden* und schriftlicher Vereinbarung inkl. Konditionen.

Desweiteren wurde vor und nach Fakturierung nach folgenden Grundsätzen verfahren:

- *Fakturierung unmittelbar nach Projektabschluss*; bei Langläufern Teilfaktura (regelmäßige Kontrolle der Bestände);
- Fakturierung *transparent und formal einwandfrei* zur Vermeidung vermeidbarer Rechnungsreklamationen; ggf. schnelle Klärung von Differenzen;
- bei ausländischen Kunden *elektronischer Vorabversand* der Rechnungen;
- *proaktives Forderungsmanagement* (z.B. Anrufe vor Fälligkeit bei großen offenen Posten, zügige und konsequente Mahnung); auch Einbeziehung des Vertriebs zur Nutzung des direkten Kundenkontakts;
- konsequente Berechnung von *Verzugszinsen und Mahngebühren*;
- Anbieten von Zahlungsplänen (z.B. Ratenzahlung) *bei Problemfällen*;
- *automatisiertes Anwalts-/Inkassoverfahren* bei überfälligen Rechnungen.

Maßnahmen im *Beschaffungsprozess* betrafen insbesondere die *Beschaffungsfreigabe*, die *Prüfung von Waren/Dienstleistungen und Rechnungen* sowie *Zahlungen*:

- schriftliche und eindeutige *Fixierung* von *Leistungsspezifikationen, Zahlungsmodalitäten, Abrechnungszyklen* etc. zur Vermeidung späterer Diskussionen;
- *Nachverhandlungen*, z.B. bezüglich Zahlungsziel;
- *Vermeidung von Vorkasse/Anzahlungen* unter Hinweis auf bisher reibungslose Zahlungen und/oder die Größe des Konzerns;
- unverzügliche *Weiterkommunikation von Reklamationen* und *Vermeidung von Zahlungen bis zur Klärung*;
- Prüfung auf formale und inhaltliche *Rechnungsbeanstandungen*;
- *Inanspruchnahme aller verfügbaren Skonti*;
- Ausnutzen eingeräumter Zahlungsziele (*Lieferantenkredite*; relevant Datum Rechnungseingang);
- *Zahlungsläufe Lieferanten* auf Stichtag *konzentrieren*, um Verwaltungsabläufe zu verbessern;

- *Zahlungsläufe nicht am Ende einer Woche*, sonst fallen Zinsgewinne über das Wochenende bei der Bank und nicht im Unternehmen an.

10.2.4.4 Cost Cutting

Das »Schneiden« von Kosten (Cost Cutting) stellt eine typische Ad-hoc-Maßnahme dar, durch die kurzfristig das Ergebnis gehoben werden kann, soweit die Rahmenbedingungen dies erfordern.[17] Es handelt sich dabei im Regelfall *nicht* um strategisch bzw. langfristig orientierte Grundsatzentscheidungen des Kostenmanagements (z.B. Outsourcing, Shared Service Center),[18] die einer besonders sorgfältigen Entscheidungsvorbereitung bedürfen. Cost-Cutting-Maßnahmen sind im Einzelfall hinsichtlich ihrer Auswirkungen genau abzuwägen: Undifferenziertes Cost Cutting birgt das Risiko, dass – ungeachtet der kurzfristigen Ergebnisgenerierung – mittelfristig Schaden entsteht (z.B. Kundenverlust bei Einbußen von Qualität, Image und/oder Bekanntheit). Bei TÜV Rheinland haben interne Benchmarkings (z.B. nach Regionalbereichen in einer Legal Entity) geholfen, eine geeignete Grundlage zur Identifizierung kurzfristiger Einsparpotenziale zu liefern.

Sehr einfach können Einsparungen im »*Travelmanagement*« vorgenommen werden. Hier gilt vor allem, dass die größten Einsparungen erzielt werden, wenn eine Dienstreise nicht stattfindet. So sollten Dienstreisen grundsätzlich auf ihre Notwendigkeit hin geprüft und die Genehmigungshürden erhöht werden. Stattdessen können alternative Kommunikationsinstrumente wie Video-, WebEx- und Telefonkonferenzen zum Einsatz kommen. Auch die Wahl des optimalen Verkehrsmittels spielt eine Rolle. So ergab eine Wirtschaftlichkeitsbetrachtung, dass bei Dienstreisen der Einsatz eines Mietwagens ab ca. 150 km der Fahrt mit dem Privat-Pkw vorzuziehen ist; verstärkt kann auch auf Pool-Fahrzeuge zurückgegriffen werden. Bei Flug- und Bahnreisen ist ein grundsätzliche »Downsizing« auf Economy Class bzw. 2. Klasse möglich.

»Quickwins« können auch im Tagesgeschäft bei *Drucksachen* realisiert werden; hier »macht es die Masse«. Mail statt Print (z.B. interne Publikationen nur elektronisch), beidseitiger Druck, Ausdruck als Notizzettel (eine statt vier Seiten), billiges Arbeitspapier sowie restriktive Verwendung von Farbdrucken (vor allem intern) sind leicht nachvollziehbare Maßnahmen. Ferner sollte auch im Werbebereich auf die Reduzierung von Prospekten, Flyern und sonstigen Werbematerialien Wert gelegt werden.

Zu beiden Themenbereichen wurden entsprechende Richtlinien erstellt und deren Einhaltung konsequent verfolgt.

Auch bei den **Mieten** können Einspareffekte realisiert werden. »Zweitbüros« sollten eliminiert und Wechsel an günstigere Standorte realisiert werden. Generell muss Sparsamkeit bei Mietnebenkosten (Heizung, Wasser, Strom etc.) eingefordert werden. Auch Untervermietungen nicht genutzter Räume kommen in Betracht. Weitere Möglichkeiten bieten die optimierte Nutzung vorhandener Flächen und die Überprüfung bestehender Mietverträge mit dem Ziel, Konditionen nachzuverhan-

---

[17] Vgl. Bleiber (2009a), S. 39ff., und Bleiber (2009b), S. 55ff.
[18] Vgl. Kajüter (2005), S. 79ff.

deln. Bei TÜV Rheinland wurde ein entsprechendes Projekt zur Immobilien-Effizienz aufgelegt, das die o.g. Punkte systematisch prüft und realisiert.

Kurzfristige Einsparpotenziale können auch bei den *IT-Kosten* realisiert werden. Sämtliche IT-Projekte sollten auf ihre unbedingte Notwendigkeit hin überprüft und ggf. verschoben bzw. gestrichen werden. Wartungsverträge sollten geprüft und nachverhandelt, teure über den eigentlichen Bedarf hinausgehende Service-Vereinbarungen angepasst werden. Generell sollte eine Überprüfung der Bereitschaftsregelung der IT-Mitarbeiter erfolgen. Externe Anwenderschulungen können durch Inhouse-Schulungen ersetzt werden. Auch kann eine deutlich restriktivere Ausstattung der Mitarbeiter mit Hardware (z.B. UMTS-Karten) erfolgen.

Dank eines vorgelaufenen Konzernprojektes zur Effizienzsteigerung konnte bei TÜV Rheinland in der Wirtschaftskrise der *Einkauf* gezielt optimiert werden. Generell wurden Einkaufspreise für Fremdleistungen nachverhandelt, bestimmte Services wurden neu ausgeschrieben und vergeben (z.B. Gebäudereinigung). Verstärkt wurde auch auf gebündelte Bestellungen Wert gelegt, um Mengenvorteile zu nutzen. Bei der Inanspruchnahme von Beratungsleistungen wurde regelmäßig geprüft, ob sich diese auch mit Konzernressourcen abdecken lassen.

Darüber hinaus gibt es vielfältige *weitere Einsparpotenziale*. Intern können Betriebsveranstaltungen – soweit möglich – reduziert, Schulungs-/Ausbildungsmaßnahmen temporär eingeschränkt, Abos von Zeitschriften/Loseblattsammlungen etc. überprüft und Bewirtungskosten/Catering reduziert bzw. gestrichen werden. Auch Anzahl und Verträge von Mobiltelefonen, Blackberrys, Drucker, Fax, Kopierer sollten auf den Prüfstand gestellt werden. Auch kann eine Überprüfung von Mitgliedschaften/Beiträgen/Sponsorings, von Werbemaßnahmen (vor allem Werbemittel, Kundenveranstaltungen, Messen) sowie der Notwendigkeit von Akkreditierungs-/Zertifizierungsgebühren erfolgen.

Wirksamkeit ergebnis-/liquiditätssichernde Maßnahmen bei Krisenbewältigung

- Konkrete und vielschichtige Ansatzpunkte mit der Möglichkeit der Realisierung schneller Erfolge
- Generelle Überprüfung eingespielter Gewohnheiten
- Anleitung zu flächendeckendem und konsequentem unternehmerischem Handeln
- Gefahr übertriebener Härten und von zu wenig auf Nachhaltigkeit gerichteten Maßnahmen
- Gefahr von Motivationsverlust bei den Mitarbeitern

10.3 Fazit

Muss sich das Controlling in der Finanzkrise neu erfinden? Die Antwort ist ein klares Nein. Vielmehr sind die Prinzipien und Tugenden eines modernen Controllings – wie Zukunftsorientierung, Geschwindigkeit, Lösungsorientierung und Geschäftsnähe – gefragter denn je. Dabei versteht sich der moderne Controller als Navigator und nicht als Erbsenzähler.

Wir haben die Erfahrung gemacht, dass der optimale Weg eine Anpassung und punktuelle Ergänzung der vorhandenen Controllinginstrumente ist. Die folgenden Handlungsempfehlungen fassen zusammen, was sich bei TÜV Rheinland in Zeiten der Finanzkrise bewährt hat:

Handlungsempfehlungen
Planung

1. Überprüfen Sie Ihre Strategie, ohne sie zwangsläufig zu revidieren.
2. Antizipieren Sie in einem besonders unsicheren Umfeld mögliche Zukunftsbilder durch Szenarien.
3. Erarbeiten Sie bereits in der Planung Gegensteuerungsmaßnahmen, die Sie später kurzfristig aktivieren können.

Kontrolle

4. Integrieren Sie verstärkt interne und externe Früherkennungsinformationen in das Berichtswesen, ohne dabei eine Informationsflut zu erzeugen.
5. Stellen Sie sicher, dass wichtige Informationen schnell und unkompliziert allen Betroffenen zur Verfügung stehen (Kein Controlling im Elfenbeinturm).
6. Lenken Sie den Blick auf die Problembereiche (Watchlist) mit dem höchsten Risiko und Handlungsbedarf.

Steuerung

7. Leiten Sie Maßnahmen frühzeitig ein und berücksichtigen Sie deren Vorlaufzeit.
8. Halten Sie die Maßnahmenumsetzung und deren Erfolg systematisch, konsequent und regelmäßig nach.
9. Stellen Sie eine hohe Management Attention sicher.
10. Setzen Sie sich bei den Maßnahmen ambitionierte Ziele, um gegenläufige Effekte kompensieren zu können.

Bei deren Umsetzung sollten folgende Lessons Learned berücksichtigt werden: In Krisenzeiten ist es wichtig, schnell und flexibel zu (re)agieren, sei es bei der Einführung von Tools oder der Umsetzung von Maßnahmen. Schnelligkeit geht vor Perfektion! Außerdem bedarf es Konsequenz, sowohl bei der Maßnahmenumsetzung als auch bei deren Nachverfolgung und Erfolgskontrolle. Bei allen Aktivitäten ist zu berücksichtigen, dass es zwischen Erkennen, Entscheiden, Umsetzen und Wirkung zu zeitlichen Verzögerungen kommt. Um Handlungsspielräume zu schaffen, müssen deshalb frühzeitig Steuerungsinformationen bereitgestellt werden. Dabei ist es wichtig, nicht nur Informationen aus dem Finanzbereich zu verarbeiten, sondern diese auch um qualitative und externe Informationen zu ergänzen. Auch ist es Aufgabe des Controllers, den Informationsfluss und die Kommunikation sicherzustellen und alle relevanten Parteien einzubeziehen. Eine Krise kann nicht allein durch den Controller bewältigt werden, vielmehr ist es eine herausfordernde Gemeinschaftsaufgabe, bei der alle anpacken müssen und der Controller einen wichtigen Beitrag leisten kann.

Literatur

Bleiber, R.: Einsparpotenziale ausschöpfen und Kosten senken. Kurzfristig auf die Krise reagieren!, in Klein, A. (Hrsg.), Kostenmanagement in Krisenzeiten, 2009, S. 39–54.

Bleiber, R.: Mittelfristige Einsparpotenziale im Unternehmen: Die Krise für die Zukunft nutzen!, in Klein, A. (Hrsg.), Kostenmanagement in Krisenzeiten, 2009, S. 55–70.

Bleiber, R. (2009c): Kostensenkungsmaßnahmen in Krisenzeiten im Personalbereich, in Klein, A. (Hrsg.), Kostenmanagement in Krisenzeiten, 2009, S. 87–106.

Buchmann, P.: Return of the King: Working Capital Management zur Vermeidung von Liquiditätsengpässen in der Krise, ZfCM 2009, S. 350–355.

Bühner, R.: Personalmanagement, 3. Auflage 2005.

Coenenberg, A./Haller, A./Schultze, W: Jahresabschluss und Jahresabschlussanalyse, 21. Auflage 2009.

Dillerup, R.: Liquiditätssteuerung in der Wirtschaftskrise – »Cash is King«, in Klein, A. (Hrsg.), Kostenmanagement in Krisenzeiten, 2009, S. 71–84.

Eisenführ, F: Investitionsrechnung, 14. Auflage 2009.

IHK Köln: Abschwung im Nebel, Konjunkturbericht Jahresbeginn 2009.

Kajüter, P.: Kostenmanagement in der deutschen Unternehmenspraxis. Empirische Befunde einer branchenübergreifenden Feldstudie, ZfbF 2005, S. 79–99.

Kohlöffel, K.: Strategisches Management, 2000.

Krystek, U./Moldenhauer, R./Evertz, D.: Controlling in aktuellen Krisenerscheinungen, ZfCM 2009, S. 164–168.

Krystek, U./Müller-Stewens, G.: Frühaufklärung für Unternehmen, 1993.

Meffert, H.: Erfolgreiches Marketing in der Rezession, 1994.

Meffert, H./Bruhn, M.: Dienstleistungsmarketing. 6. Auflage 2009.

Reichmann, T.: Controlling mit Kennzahlen und Management-Tools: Die systemgestützte Controlling-Konzeption, 7. Aufl. 2006

Sima, T./Kreisler, B.: Potenziale heben statt Personal abbauen: Kostensenkungsprogramme in der Praxis, in Klein, A. (Hrsg.), Kostenmanagement in Krisenzeiten, 2009, S. 205–226.

Weber, J./Schäffer, U.: Einführung in das Controlling, 2008.

Weber, J./Zubler, S./Rehring, J.: Aktuelle Benchmarking-Ergebnisse – Auswirkungen der Krise auf das Controlling, ZfCM 2009, S. 361–366.

D. Zusammenfassung

Von Jürgen Weber, Hendrik Vater, Walter Schmidt und Hartmut Reinhard

Ein sehr umfangreichen Buch wie dieses wird aller Voraussicht nach nicht komplett, von vorne nach hinten, sondern selektiv gelesen. Auch wenn man sich für einzelne Spezialthemen besonders interessiert, wäre es schade, nicht zugleich einen Gesamtüberblick über die vielfältigen Inhalte des Buchs zu erhalten. Deshalb kommt der Zusammenfassung in diesem umfangreichen Werk eine besondere Bedeutung zu. Stichpunktartig seien im Folgenden die wichtigsten Punkte aufgeführt. Sie sind unter Leitüberschriften gestellt, die wesentliche Erkenntnisse markieren. Beginnen wir mit zwei zentralen Einsichten für die Veränderung der Steuerung in den Unternehmen.

1. ›Cash is king‹: Erfolgsgrößen verlieren ihre Ausschließlichkeit als Steuerungsgrößen

In jedem einführenden Lehrbuch der Betriebswirtschaftslehre wird als Ziel eines Unternehmens die Maximierung des Gewinns genannt. Gemessen wird der Gewinn als Jahresüberschuss, Betriebsergebnis oder – seit geraumer Zeit – wertorientiert etwa als EVA oder CVA. Der finanzielle Handlungsspielraum des Unternehmens besitzt dagegen den Charakter einer Nebenbedingung. Zahlungsgrößen spielen damit nur eine ergänzende Rolle. Für sie fühlten sich Controller folglich auch nicht verantwortlich.

Die Krise zeigt nun sehr deutlich die Grenzen einer solchen traditionellen Sichtweise auf. Sie stellt das Funktionieren der Nebenbedingung infrage. Es trifft dabei insbesondere die Unternehmen, die in der Vergangenheit zu sorglos mit der Sicherheit ihrer finanziellen Ressourcen umgegangen sind und etwa zugunsten einer hohen Eigenkapitalrendite sehr viel Fremdkapital aufgenommen haben. Aber auch für solide finanzierte Unternehmen wirkt sich die Krise stark auf die Liquidität aus. Deshalb wurden die Controller – zuweilen unfreiwillig – mit einem neuen Arbeitsfeld konfrontiert: der Beeinflussung und insbesondere der Senkung des Working Capitals.

Das Thema steht grundsätzlich schon seit langer Zeit auf der Agenda; so ist die Logistik vor gut zwanzig Jahren gerade mit dem Argument angetreten, nachhaltig Lagerbestände zu senken. Viel Aufmerksamkeit im Controlling hat sie damit nicht erzielt. Eine wirklich nachhaltige Reduzierung des Working Capitals erfordert eine prozess- und organisationsübergreifende Sicht und unter Umständen auch Eingriffe in das Geschäftssystem, etwa durch eine Reduktion der Variantenvielfalt. Die Maßnahmen müssen – im Sinne eines Working Capital Managements – langfristig und systematisch angelegt sein. Nur damit wird auch die Stabilität geschaffen, dass das Kapital nicht in Aufschwungzeiten zu einem Begrenzungsfaktor wird.

Das Working Capital ist aber nicht das einzige finanzielle Aufgabenfeld, das für Controller neu hinzukommt bzw. deutlich wichtiger wird. Die Erfahrungen in der Krise zeigen, dass Controller in der Kommunikation mit den Kapitalmärkten eine wichtige Rolle spielen sollten und müssen. Eigenkapital- und Fremdkapitalmärkte sind hier gleichermaßen angesprochen. Im Mittelstand bedeutet dies z.B. eine intensive und professionelle Kommunikation mit der Hausbank. Nur so können die Kreditlinien sichergestellt und eine Verbesserung der Kapitalstruktur erreicht werden. Auch hier gilt es, nicht nur die Position in der gegenwärtigen Krise, sondern den folgenden Aufschwung im Blick zu haben.

Alles zusammen mündet schließlich in die Erkenntnis, dass Controller die Unternehmenssteuerung in der Zukunft auch auf das Cash- und Liquiditätsmanagement fokussieren müssen. An die Seite der gewohnten Erfolgsgrößen treten Cash- und Liquiditätsgrößen. Sie können in bestimmten Situationen sogar erstere dominieren, sind aber wohl nie mehr so unwichtig, sie in der Steuerung gänzlich vernachlässigen zu können.

2. Szenario-Planung: Neuer Glanz für ein bekanntes Instrument

Wenn die Finanz- und Wirtschaftkrise eine zentrale Erkenntnis liefert, dann ist es die dauerhaft hoher Volatilität der Märkte, die sehr leicht in Turbulenz umschlagen kann. Ein erster, naheliegender Reflex, dem zu begegnen, ist der Ausbau des Risikomanagements mit dem Ziel, die Volatilität zu erkennen und das daraus resultierende Bedrohungspotenzial abzuschätzen. Die Krise verschafft den Controllern hiermit die Chance, endlich den Compliance-Fokus des Risikomanagements, der in der Vergangenheit in vielen Unternehmen dominierte, abzulegen und sich auch inhaltlich mit dem Risiko zu beschäftigen.

Beschäftigung mit dem Risiko heißt dann konsequenterweise, auch eine grundsätzliche Veränderung des eigenen Vorgehens und Verhaltens in das Kalkül einzubeziehen. Für die Steuerung bedeutet dies, die hohe Unsicherheit ernstzunehmen und materiell zu berücksichtigen.

Im ersten Schritt ist die Unsicherheit dazu in ihrem Ausmaß hinreichend zu erkennen. Die Controller sollten daher prüfen, ob sie ein ausreichend sensibles Frühwarnsystem zur Verfügung haben und entsprechende Indikatoren auch entsprechend prominent im Reporting platzieren, sodass dem Management die wichtigsten Signale präsent sind. Dies war bei vielen Unternehmen in der Vergangenheit nicht der Fall. Jetzt darf die Chance nicht versäumt werden, ein solches Frühwarnsystem aufzubauen und einzusetzen. Dabei geht es vor allem um die Beobachtung der Potenzialentwicklung und ihrer Ausgewogenheit gegenüber der Entwicklung von Erfolg und Liquidität.

Eine Früherkennung alleine reicht aber nicht. Vielmehr sind konkrete Maßnahmen zur Bewältigung der Volatilitäten und der daraus erwachsenden Unsicherheit erforderlich. Das bedeutet in der Planung die Notwendigkeit, den Szenario-Gedanken endlich so umzusetzen, dass er sein gesamtes Potenzial ausspielen kann. Unter Szenario darf in der Zukunft keine reine Fortschreibung von bekannten Zusammenhängen unter Berücksichtigung der möglichen Entwicklung einzelner Größen (wie z.B. Wechselkurse) mehr verstanden werden, sondern das Generieren von unterschiedlichen Geschäftsszenarien, die nicht nur marktseitig, sondern auch vom eigenen Geschäftssystem her wirkliche Alternativen bilden (»Plan A, Plan B«). Controller müssen das Management dazu bringen, viel radikaler als bisher in Alternativen denken. Szenarien werden erst dann wirklich hilfreich, sie stellen sonst eher überflüssige Rechenmechanik dar, die dazu dient, Planungsvorschriften zu erfüllen.

Mit dem intensiveren Eindringen in die Geschäftssysteme, das mit »echten« Szenarien untrennbar verbunden ist, wird die Brücke zu den beiden folgenden Themenfelder geschlagen, die wir als weitere zentrale »Learnings« aus diesem Buch ableiten können. Beide betreffen nicht die laufende Planung und Steuerung des Geschäfts, sondern deren Inhalte. Beide stimmen zuversichtlich und zeigen vielfältige Handlungsmöglichkeiten auf.

3. Die Krise als Chance, unterlassene ›Hausaufgaben‹ zu erledigen

In Boomzeiten bestimmt der Markt das gesamte Handeln des Unternehmens. Die Finanz- und Wirtschaftskrise hat die Aufmerksamkeit wieder stark auch auf die internen Strukturen und Abläufe des Unternehmens gelenkt. Weggebrochene Umsätze und damit verbunden zurückgegangene Produktion schaffen Raum, längst überfällige Veränderungen vorzunehmen. Welche »Hausaufgaben« noch offen sind, lässt sich nicht allgemeingültig sagen. Die vielen Beiträge in diesem Buch haben aber ein ganzes Spektrum solcher Aktivitäten bzw. Handlungsanweisungen aufgedeckt, die wir an dieser Stelle in Form einer kleinen Aufzählung zusammenfassen wollen:

Maßnahmen im Geschäft

- Reparatur- und Renovierungsmaßnahmen durchführen (diese können nun günstiger und mit weniger Behinderungen für das Tagesgeschäft durchgeführt werden);
- begonnene Projekte vollständig abschließen (um so tatsächlich die angestrebten Verbesserungspotenziale voll realisieren zu können. In der Praxis werden Projekte häufig zu früh beendet, weil sich das Projektteam kurz vor Abschluss bereits auf neue Projekte fokussiert. Ein nur 80 %-ig umgesetztes Projekt wird oftmals gerade *nicht* reichen, um die angestrebten Verbesserungspotenziale zu heben)
- Untersuchung kürzlich eingeführter neuer Prozesse auf Optimierungspotenzial (gerade zu Beginn sind solche Potenziale zu erwarten);
- Einsatz von Best-Practice-Teams, um operative Restrukturierungen vorzunehmen;

- Benchmarkings durchführen;
- Transparenz in Richtung Produktkostenstrukturen zur Beschaffungspreissenkung herstellen;
- Revenue Leakage suchen;
- Qualitätsverbesserungsmaßnahmen umsetzen;
- Zertifizierungen vornehmen (Umwelt, Qualität ...);
- IT-Umstellungen vornehmen;
- Audits vorziehen;
- Desinvestitionen durchführen;
- Investitionsmaßnahmen prüfen und ggf. vorziehen (hohe Rabatte);
- Mitarbeiter schulen.

Maßnahmen im Controlling

- strategische (Neu)-Ausrichtung diskutieren und ggf. das Geschäftsmodell optimieren;
- strategische Einsparpotenziale durch Automatisierung, Zentralisierung, Shared Services oder Outsourcing identifizieren und mit der Ressourcen bindenden Umstellung beginnen;
- Prozessoptimierung (Industrialisierung) im Controllingbereich durchführen;
- Überarbeitung der Methoden und Richtlinien im Controlling;
- Planung und Reporting anpassen.

4. Die Krise als Chance

Die Krise ist nicht nur eine Bedrohung, sondern bietet mit ihren speziellen Rahmenbedingungen für gut aufgestellte Unternehmen auch hervorragende Chancen. Aber auch für weniger gut aufgestellte Unternehmen bleiben in der Krise genügend Ansatzpunkte für nachhaltige Verbesserungsmöglichkeiten, sofern sie nicht ums nackte Überleben kämpfen müssen.

Was sind die besonderen Vorzüge der Rahmenbedingungen der Krise? So viel schwieriger, wie der Verkauf wird, so viel einfacher und günstiger wird die Beschaffung. Außerdem hat das Unternehmen als Organisation mehr Zeit und die Konkurrenz schwächelt. Aus dieser Kombination von Kontextfaktoren bieten sich diverse Handlungsmöglichkeiten, die wir wieder in Form einer Aufzählung zusammenfassend darstellen wollen:

- Marktbereinigung: Konkurrenten verschwinden von selbst oder sind durch gezielte Angriffe leichter entscheidend zu schwächen.
- Rechte sind leichter und günstiger zu erwerben, z.B. exklusive Vertriebsrechte für bestimmte Länder, Regionen, Städte. Jetzt ist der Moment, den Grundstein für Expansion zu setzen. Dies gilt besonders für Rechte an knappen Ressourcen wie z.B. Slots an Flughäfen.
- Top-Platzierung für Fernseh-, Radio-, Print- und Plakatwerbung werden verfügbar und erschwinglich.

- Ladenlokale oder Standplätze in Spitzenlagen, die seit Jahrzehnten belegt waren, werden frei und können nun langfristig zu guten Konditionen (Ausstiegsklauseln) gemietet oder erworben werden.
- Qualifizierte Mitarbeiter sind zu relativ günstigen Konditionen zu haben. Allerdings muss man dazu wissen, wie man sich von vorhandenem Personal richtig trennt.
- Mit den Gewerkschaften können bahnbrechende Veränderungen, wie Jahresarbeitszeitmodelle oder Kürzungen von Sonderzahlungen, dauerhaft vereinbart werden.
- Bonussysteme können auf den Prüfstand gestellt werden. Hierbei sollte die langfristige (Über-)Lebensfähigkeit (Sustainability) in das Zentrum der Aufmerksamkeit rücken.
- Beraterpreise sinken. Topberater sind verfügbar und auch der zuständige Partner/Manager fokussiert sich in Ermangelung anderer Aufträge ganz auf die Probleme eines Mandanten. Projekte, die früher aus rein quantitativen Personalaspekten mit starker Beraterunterstützung durchgeführt werden mussten, können jetzt in einem weit besseren Verhältnis von eigenem Personal und Beraterpersonal ausgestattet werden. Dadurch werden Projekte kostengünstiger und der Know-how-Transfer besser.
- Die generelle Bereitschaft der Lieferanten zu Zugeständnissen steigt, insbesondere in Richtung »besserer Service zu gleichen Preisen« (Überkapazitäten).
- Günstigere Rahmenverträge können verhandelt werden, auch solche, die noch gar nicht abgelaufen sind.
- Günstige Finanzierungskonditionen können langfristig gesichert werden (wenn die Bonität es zulässt).

Die Krise ist – wie die vielen Beispiele zeigen – eine erhebliche Chance, die eigene Wettbewerbsposition deutlich zu verbessern. Sie legitimiert das Management, alles auf den Prüfstand zu stellen, auch »heilige Kühe« zu schlachten. Wer aufgrund falscher Aufstellung und/oder schlechter Management-Performance vor der Krise wackelte, wird die Krise nicht schadlos überstehen. Wer gut aufgestellt und professionell geführt war, wird deutlich gestärkt aus der Krise hervorgehen. Sie trennt Spreu vom Weizen.

5. Innovation als Weg in die Zukunft

Zu der Trennung von Spreu und Weizen gehört auch die folgende Erkenntnis: Innovative Unternehmen brauchen die Krise nicht zu fürchten. Innovationen sind immer gefragt. Mangelnde Innovationsfähigkeit der Unternehmen rächt sich gerade in Krisenzeiten – und mangelnde Fähigkeit der Controller, mit Innovationen umzugehen, ebenso! Controller haben um Innovationen in der Vergangenheit häufig einen großen Bogen gemacht, weil sie mit dem Innovationen anhaftenden hohen Risiko nicht richtig umgehen konnten. F&E-Controlling findet sich in vielen Unternehmen nur in Ansätzen. Innovationen sind aber nicht nur auf die F&E-Abteilung begrenzt, sondern betreffen – z.B. in Form von Prozessinnovationen – das gesamte Unternehmen. Wie man in bestehenden Lösungen Einsparpotenziale findet und umsetzt, kennen Controller bestens. Cost-cutting- und Cost-saving-Programme haben gerade in Krisenzeiten Hochkonjunktur. Welches Potenzial innovative Ideen haben, ist Controllern aber weit weniger zugänglich. Gerade in Krisenzeiten besteht deshalb die Gefahr, dass Controller zu stark die Lebenskraft innovativer Ideen beschneiden.

Die Beobachtung der Lebenskurve »tragender Ideen« und der rechtzeitigen Investition in Innovation ist aber eine Voraussetzung, um von einer Krise nicht auf dem absteigenden Ast erwischt zu werden, sondern immer genügend »Ideen in der Pipeline« zu haben. Wer das vernachlässigt, wird erleben, dass die Krise seine hausgemachten Probleme sichtbar werden lässt und entsprechend verstärkt. Allerdings hat er die Probleme dann schon vor der Krise entstehen lassen. Entsprechend frühe Signale zu empfangen, zu deuten und konsequente Entscheidungen auf den Weg zu bringen, ist eine wesentliche Verantwortung der Controller. Das lehrt jede Krise aufs Neue.

6. Besondere Herausforderungen für Controller

Damit sind wir am Ende des Buches bei den Controllern und ihrer Rolle in der Krise angekommen. Wie schnell die Unternehmen die Krise erfolgreich bewältigen und gestärkt aus ihr hervorgehen, hängt auch wesentlich von einem guten Controlling ab. In Krisenzeiten wächst der Bedarf an (Des)Investitions- und (Kostensenkungs-)Maßnahmencontrolling sowie an Schwachstellenanalysen und Risikocontrolling. Gleichzeitig sind die Auswirkungen der Krise auf die Liquidität und den Jahresabschluss im Blick zu halten. Weiterhin kann die Krise zur Bereinigung der Bilanz von Altlasten genutzt werden – schlechte Ergebnisse lassen sich zu keiner anderen Zeit besser verkaufen. Außerdem ist diese Zeit eine hervorragende Prüfung der Krisentauglichkeit der Reportingsysteme. Wenn das Standardreporting in Krisenzeiten über Bord geworfen wird, zeigt sich, dass es auch in guten Zeiten eigentlich nicht das richtige war. Jetzt sind die Zeiten für Controller, sich zu beweisen und ihren gerechtfertigten Anspruch auf die Rolle als rechte Hand des CEO's unter Beweis zu stellen.

Über die Autoren

Julia Ankudinova ist Unternehmensberaterin im Bereich CFO Strategy bei Capgemini Consulting. Während ihres Studiums der Wirtschaftsmathematik in Berlin und Sydney sammelte sie fundierte Kenntnisse in der Finanzmathematik und Unternehmensrechnung. Bei Ihrer Projekttätigkeit in der Automobil- und Versicherungsbranche entwickelte sie Expertise in strategischer Planung sowie in der Analyse und Optimierung von Strategien und Prozessen.

Dr. Thomas Arntz ist Rechtsanwalt und Steuerberater. Seit 2001 ist er bei der Deutsche Bank AG, Frankfurt am Main, als Head of Products & Clients in Group Tax verantwortlich für den Bereich Continental Europe. Vor seiner Tätigkeit bei der Deutsche Bank AG war er Partner bei einer internationalen Kanzlei und Wirtschaftsprüfungsgesellschaft.

Rainer Bauer ist Senior Project Manager im General Consulting bei Horváth & Partners in München. Seine Arbeitsschwerpunkte liegen in der Entwicklung und Umsetzung von Unternehmensstrategien und -steuerungssystemen, der Restrukturierung von Unternehmen sowie der Einführung von Risikomanagementsystemen. Rainer Bauer war vor seiner Tätigkeit bei Horváth & Partners u.a. für das Risikomanagement eines Industrieunternehmens verantwortlich.

Professor Dipl. mult. Dr. Dr. h. c. Jürgen Brandt ist Rechtsbeistand und Mitglied der Rechtsanwaltskammer. Er verfügt über viele Jahre Erfahrung in der Restrukturierung in der internationalen Automobilzulieferindustrie. Er studierte Betriebswirtschaftslehre, Ingenieurwissenschaften, Pädagogik und Recht. Er ist außerdem Auditor DGQ/EOQ für das Qualitätswesen und lehrte an Hochschulen in Ungarn, Bulgarien, den Niederlanden, Rumänien und Deutschland. Heute ist er als Berater tätig.

Dipl.-Kffr. Dr. Bettina Bräuning absolvierte im Anschluss an eine Ausbildung zur Bankkauffrau ihr Studium der Betriebswirtschaftslehre mit den Schwerpunkten Planung & Organisation und Bankwirtschaft an der Eberhard-Karls-Universität in Tübingen. Nach ihrer Tätigkeit als wissenschaftliche Mitarbeiterin am Lehrstuhl für Bankwirtschaft wurde sie im Jahr 2008 von der Eberhard-Karls-Universität Tübingen promoviert. Sie ist seit 2009 bei Holger Zimmermann. Projektmensch. beschäftigt.

Dr. Andreas Brokemper promovierte an der Universität Stuttgart am Lehrstuhl Controlling und wechselte dann in die Betriebswirtschaftliche Abteilung der Dr. August Oetker KG, dessen Leitung er 2000 übernahm. Seit 2002 ist er Mitglied der Geschäftsführung der Henkell & Co. Sektkellerei KG, Wiesbaden. In zahlreichen Vorträgen und Beiträgen beschäftigte er sich mit der kundenorientierten Neuausrichtung des Controllings.

Rechtsanwalt Falko Daub, LL.M. (VUW) hat sich bereits während seines Studiums in Berlin und Wellington (Neuseeland) auf Arbeitsrecht spezialisiert. Seit 2008 arbeitet er als Rechtsanwalt im Berliner Büro der internationalen Wirtschaftskanzlei White & Case LLP und berät sowohl nationale als auch internationale Mandanten zu allen Fragen des individuellen und kollektiven Arbeitsrechts. Einen Schwerpunkt seiner Tätigkeit bildet die Beratung von Unternehmen zu individual- und kollektivarbeitsrechtlichen Fragestellungen im Zusammenhang mit Unternehmensrestrukturierungen und Personalanpassungen.

Prof. Dr. Christian Dechêne ist Professor für Industriemanagement an der Europäischen Fachhochschule Rhein/Erft mit den Forschungsschwerpunkten Einkaufskostenanalyse, Verhandlungsführung und empirische Marketingforschung. Professor Dechêne hat bis 2009 u.a. als Senior Berater der Capgemini Deutschland GmbH weltweit Beratungsprojekte zur Einkaufskostenoptimierung u.a. für die Deutsche Post DHL, Siemens, Infineon und zahlreiche Automobilzulieferer durchgeführt. Zuvor war er Marketingleiter einer auf Einkaufskostenanalysen spezialisierten Einkaufsberatung in Köln.

Dr. rer. nat. Hugo Eckseler ist seit dem 1. Mai 2004 Chief Procurement Officer bei Deutsche Post DHL. Zuvor war er als Executive Vice President bei

WELLA, einem internationalen Kosmetikunternehmen, verantwortlich für Beschaffung, Logistik und die Produktionsstätten in Europa, Amerika, Asien, Australien und Afrika. Davor war Hugo Eckseler 13 Jahre lang für das amerikanische Unternehmen 3M in verschiedenen europäischen Management-Positionen in den Bereichen Beschaffung, Logistik, Produktion, Prozesstechnik und Qualität tätig.

Mag. Christian Engelbrechtsmüller ist Wirtschaftsprüfer, Steuerberater und Partner der KPMG Financial Advisory Services GmbH, Linz.

Dr. Derik Evertz ist seit 2004 Partner und Leiter des Bereichs Business Recovery Services bei PricewaterhouseCoopers in Deutschland. Nach Studium, anschließender Promotion und Einstieg in den Beteiligungsbereich bei der WestLB war er fast zehn Jahre in der Restrukturierungsberatung von Roland Berger tätig, dort zuletzt auch als Partner.

Marco Ferme, Rechtsanwalt und Fachanwalt für Arbeitsrecht, ist Partner der BEITEN BURKHARDT Rechtsanwaltsgesellschaft mbH. Die Kanzlei verfügt mit deutschlandweit ca. 50 auf Arbeitsrecht spezialisierten Anwältinnen und Anwälten über eines der größten Arbeitsrechtsteams in Deutschland. Marco Ferme berät auf allen Gebieten des Individual- und Kollektivarbeitsrechts. Arbeitsschwerpunkte sind neben der Restrukturierung und Sanierung von Unternehmen die Verhandlung von Tarifverträgen und betrieblichen Bündnissen für Arbeit.

Dr. Christian Fieseler promovierte bei Prof. Dr. Miriam Meckel am Institut für Medien- und Kommunikationsmanagement der Universität St. Gallen. Er ist dort als Wissenschaftlicher Mitarbeiter und Projektleiter tätig.

Dr. oec. HSG Berislav Gaso ist seit 2010 Executive Board Member der INA d.d., Kroatiens größtem Unternehmen. Bis 2009 war er Associate Principal bei McKinsey & Company. Dr. Gaso war im Führungsgremium von McKinsey's Ost-Europäischer Öl- und Gas Practice sowie der Operations Practice. Seine Spezialität sind Restrukturierungsfälle. Dr. Gaso studierte Maschinenwesen an der TU München und am MIT sowie Betriebswirtschaftslehre an der Universität St. Gallen und in Harvard.

Dr. Rainer Gerdemann ist Geschäftsführer und Partner der Managementberatung CTcon. Mit den Schwerpunkten Unternehmenssteuerung, Prozessoptimierung sowie Performance und Change Management unterstützt CTcon führende Konzerne und große öffentliche Organisationen bei der Konzeption und Implementierung von Steuerungsansätzen.

Dr. Matthias Geurts, Rechtsanwalt, war zunächst beim Bundesverband deutscher Banken mit Aufgaben bei der EU und OECD, seit 2001 Group Tax Deutsche Bank AG. Dr. Geurts hat zahlreiche Veröffentlichungen zum nationalen und internationalen Steuerrecht; Lehraufträge an der Frankfurt School of Finance and Management sowie Universität Hamburg.

Dr. Burkard Göpfert, LL. M., Fachanwalt für Arbeitsrecht, ist Partner der Sozietät Gleiss Lutz. Nach seinem Studium in Passau, Genf, München und New York (LL. M., Columbia Universität) ist er seit 1997 als Rechtsanwalt bei Gleiss in den Büros Berlin, Stuttgart, Warschau und München tätig. Dr. Burkhard Göpfert ist Fachanwalt für Arbeitsrecht mit Schwerpunkten im kollektiven Arbeitsrecht, Stock Options und betrieblicher Altersversorgung und internationales Arbeitsrecht. Er berät seit Jahren Führungskräfte beim Abschluss und bei der Beendigung von Vorstands- und Geschäftsführerverträgen.

Dr. Christian Göseke hat Betriebswirtschaftslehre an der WHU – Otto Beisheim School of Management studiert und dort anschließend promoviert. Er begann seine berufliche Laufbahn bei McKinsey & Company im Berliner Büro und war in der Konsumgüter- und Automobilindustrie sowie im öffentlichen Sektor als Berater tätig. Nach einer kaufmännischen Vorstandstätigkeit im Bereich Software übernahm er 2003 die Leitung des Konzerncontrollings der DELTON AG. Als CFO deren Geschäftsfeldes Haushaltsprodukte (CeDo) wirkte er am erfolgreichen Turnaround der Gruppe mit. 2007 übernahm er die Verantwortung als CFO des Geschäftsfeldes Road + Rail der Logwin AG.

Jens Gräf ist Principal im Competence Center Controlling & Finanzen bei Horváth & Partners in Frankfurt am Main. Seine Arbeitsschwerpunkte liegen in der Einführung und Optimierung von Unternehmenssteuerungs- und Risikomanagementlösungen. So ist er verantwortlich für die Entwicklung von innovativen Unternehmenssteuerungskonzepten. Jens Gräf ist Autor zahlreicher Fachveröffentlichungen und wissenschaftlicher Lehrbeauftragter zum Thema Unternehmenssteuerung an der Fachhochschule Würzburg-Schweinfurt.

Dr. Stefan Gros ist Finanzvorstand eines börsennotierten pharmazeutischen Logistikkonzerns und u. a. Mitglied des Beirats der Deutsche Bank AG, Frankfurt am Main. Er war als Interim CFO/CRO für Mittelstand, TEC und M-DAX Unternehmen tätig.

Karsten Heidkamp ist als Steuerberater und Rechtsanwalt in der Sozietät bb Buchalik Brömmekamp in Düsseldorf tätig. Zu seinen Schwerpunkten zählen Steuerrecht (steuerrechtliche Transaktionsplanung, Grunderwerbsteuergestaltungen, Nachfolgeplanung, Tax Due Diligence, Umwandlungssteuerrecht), Gesellschaftsrecht (Gesellschaftsgründungen und -liquidationen, CTA-Modelle, Unternehmensnachfolge, Umwandlungsrecht) und Allgemeines Zivilrecht (Transaktionsberatung, Nachfolgeregelungen, Prozessführung).

Matthias Heintke ist Senior Manager im Bereich Advisory Services der Prüfungs- und Beratungsgesellschaft Ernst & Young. Er trat 1999 in das Unternehmen ein, sein Beratungsschwerpunkt liegt auf vertriebs- und kundenorientierten Prozessen und Strategien. In den letzten fünf Jahren hat er insbesondere im Bereich Revenue Management weltweite Projekte bei namhaften Großkonzernen geleitet. Herr Heintke ist Diplom-Informatiker und absolviert derzeit ein Executive MBA Programm an der Goethe Business School und der Duke Fuqua School of Business.

Dr. Christian Pieter Hoffmann promovierte bei Prof. Dr. Miriam Meckel am Institut für Medien- und Kommunikationsmanagement der Universität St. Gallen. Er ist dort als Wissenschaftlicher Mitarbeiter und Projektleiter tätig.

Dr. Lars Immerthal ist Project Manager und Leiter der Practice Financial Supply Chain Management bei der BrainNet Supply Management Consultants GmbH in Bonn. Er verfügt über besondere Expertise bei der Definition von Risikomanagementstrategien für das Supply Chain Management und den Einkauf und hat sich umfassend mit Corporate Governance, Supply Chain Finance, Asset- und Lieferantenmanagement, Prozessen, Controlling und Global Sourcing im Rahmen des Risikomanagements auseinandergesetzt. Er ist Experte für Risikoanalysen der Preisänderungen für Rohstoffe sowie für die Implementierung von Hedgingstrategien bei mittelständischen Unternehmen und Blue Chips in weitgehend den meisten Branchen.

Dr. Günther Jauck studierte Sozial- & Wirtschaftswissenschaften in Wien, Krems, Buenos Aires und Vancouver. Im Laufe seiner rund 20 jährigen beruflichen Tätigkeit konnte er wertvolle Erfahrungen, Wissen und Kenntnisse als Managementberater (KPMG, PricewaterhouseCoopers, IBM) und als interner Berater für eine führende internationale Bank erwerben. Er leitete nationale und internationale unternehmensweite Reorganisationsprogramme sowie Kostenreduktions- und Umsatzsteigerungsprojekte. Dr. Jauck ist Mitbegründer und geschäftsführender Gesellschafter der Unternehmensberatungsgruppe TJP Advisory & Management Services GmbH.

Udo Kraus ist Diplom Betriebswirt (BA). Nach einer Tätigkeit bei der Rolf Benz GmbH arbeitet er seit 1992 bei der Hansgrohe AG zunächst in den Bereichen Produktionscontrolling, Group Controlling und Konsolidierung. 1998 begann er einen Auslandseinsatz als Controller bei der Hansgrohe Inc., Atlanta, USA. Seit 2002 ist er Leiter Corporate Controlling und Accounting im Deutschen Headquarter. Außerdem engagiert er sich ehrenamtlich als Arbeitskreisleiter Südwest und stellvertretender Fachkreisleiter »Moderne Budgetierung« im Internationalen Controller Verein e.V.

Prof. Dr. Thomas Krolak ist Professor für Allgemeine Betriebswirtschaftslehre und Strategisches Controlling am Institut für Controlling an der Fachhochschule Kiel. Seine Forschungsschwerpunkte sind wertorientierte Unternehmensführung, Beteiligungscontrolling, Corporate Governance und Internationale Rechnungslegung nach IFRS und US-GAAP.

Christoph Kromer, Steuerberater in Frankfurt am Main, leitet bei KPMG die in mehreren europäischen Ländern tätige Service Line »Tax Management Services«. Seine Beratungsschwerpunkte liegen in der Prüfung und Entwicklung von Konzernsteuerreporting- und -planungssystemen, von steuerlichen Risikomanagement- und Kontrollsystemen, der Prozessberatung von Steuerabteilungen sowie der steuerlichen Begleitung von Börsengängen. Ferner verfügt Christoph Kromer aus seinen früheren Tätigkeiten als Steuerabteilungsleiter über fundierte Erfahrungen aus der Konzernpraxis.

Prof. Dr. Ulrich Krystek vertritt das Lehrgebiet Strategisches Controlling an der Technischen Universität Berlin, Fakultät VII, Wirtschaft und Management. Er war lange Zeit in leitenden Funktionen eines internationalen Konzerns tätig und ist Autor zahlreicher Veröffentlichungen speziell zu den Themenbereichen Krisenfrüherkennung und -bewältigung.

Dipl.-Kfm. WP StB Kai Peter Künkele ist Prokurist der Dr. Kleeberg & Partner GmbH, München. Er unterstützt Unternehmen bei der Erstellung von Jahresabschlüssen und führt gesetzliche und freiwillige Jahresabschluss- und Konzernabschlussprüfungen von Personen- und Kapitalgesellschaften durch. Kai Peter Künkele berät Unternehmen bei Projekten im Zusammenhang mit der Rechnungslegung. Als Autor veröffentlicht er neben Beiträgen in Fachzeitschriften Kommentierungen zum BilMoG sowie zum deutschen Bilanzrecht.

MMag. Dr. Andrea Lahodny-Karner, WP, StB, ist Partnerin und langjährige Leiterin des Verrechnungspreisteams bei Deloitte Tax Wirtschaftsprüfungs GmbH in Wien. Regelmäßig ausgezeichnet (»one of the world's leading transfer pricing advisors«) umfassen ihre Tätigkeitsschwerpunkte Aufsetzen von Verrechnungspreiskonzepten, Verrechnungspreisdokumentation, Verteidigung in Betriebsprüfungen, Unterstützung in Schiedsverfahren etc. Sie ist Autorin von mehr als 40 Fachzeitschriften- und Buchbeiträgen mit dem Schwerpunkt Verrechnungspreise.

Christian Lattwein ist als Senior Consultant bei Ernst & Young im Bereich Advisory Services/Performance Improvement in Frankfurt am Main tätig. Seit vier Jahren betreut er vorwiegend Auslandsprojekte für Großunternehmen in den Industrien Logistik und Telekommunikation mit den Schwerpunktthemen Working Capital, Cashflow und Liquiditätssteuerung. Zuvor war er für die Daimler AG in Deutschland und China mit Themenschwerpunkt Wertorientierte Unternehmensführung tätig.

Prof. (FH) Dr. Heimo Losbichler ist Leiter des Studiengangs Controlling, Rechnungswesen und Finanzmanagement (CRF) an der FH OÖ, Fakultät für Management, Steyr. Er ist zudem stellvertretender Vorstandsvorsitzender des Internationalen Controller Vereins (ICV).

Dipl.-Volksw. Christian Lützenrath, LL.M. ist geschäftsführender Gesellschafter der TMC Turnaround Management Consult in Dortmund. Er managet Turnarounds von Krisenunternehmen sowohl im vorinsolvenzlichen Bereich als auch in Insolvenzverfahren.

Dr. rer. pol. Knuth Martens ist als Abteilungsleiter Controlling der TÜV Rheinland Holding AG verantwortlich für die Ressorts Beteiligungscontrolling, Central Functions und Risikomanagement. Zuvor war er Assistent der Geschäftsleitung im Oetker-Konzern in den Bereichen Strategie, Projektcontrolling und Öffentlichkeitsarbeit sowie wissenschaftlicher Mitarbeiter am Seminar für Finanzierungslehre von Prof. Hax an der Universität zu Köln.

Dr. Ralf Moldenhauer studierte Wirtschaftsingenieurwesen (technische Fachrichtung Maschinenbau) an der Technischen Hochschule Darmstadt. Nach dem Studium begann er 1994 seine Beraterlaufbahn bei Roland Berger Strategy Consultants im Competence Center Restrukturierung. Berufsbegleitend erarbeitete er eine Doktorarbeit zum Thema »Krisenbewältigung in der New Economy« und promovierte 2003 an der Technischen Universität Berlin.

Dietrich Neumann ist Partner und Vice President bei A.T. Kearney. Er verfügt über langjährige Erfahrung in der Unternehmensberatung und war vorher zehn Jahre als Energie- und Verfahrenstechniker in verschiedenen Ingenieur-, Stabs- und Linienfunktionen bei internationalen Großunternehmen des Maschinen- und Anlagenbaus tätig. Das Studium der Energie- und Verfahrenstechnik an der Technischen Universität Berlin beendete er als Diplom-Ingenieur.

Dr. jur. Michael Nießen zeichnete bei der Postbank sechs Jahre im Bereich Bankenorganisation und Marketing u. a. für die Einführung neuer Kartenprodukte verantwortlich und ist seit mehr als 14 Jahren im Einkauf tätig. Als CPO der Postbank wechselte er im Jahre 2000 zur Deutschen Post AG, wo er zunächst den Einkauf für Production Systems, Equipment und Logistics leitete. Als Head of Procurement Germany und CPO Americas führte er den deutschen und amerikanischen Einkauf und übernahm 2007 als Head of Global Sourcing die Steuerung des weltweiten Einkaufs in den Bereichen Transportation, Fleet, Facilities Management, Production Equipment. Seit Januar 2010 steuert er zudem das International Procurement Office in Shanghai.

Prof. Dr. Carsten Padberg, Meschede, ist Dozent an der Fachhochschule der Wirtschaft (FHDW) Ostwestfalen in Paderborn und Bielefeld sowie Geschäftsführer der Akademie für Rechnungswesen GmbH und der Dr. Padberg Beratungsgesellschaft mbH. Neben Lehraufträgen für Rechnungswesen und Controlling an der Universität Paderborn, der Fachhochschule Südwestfalen in Hagen sowie der Frankfurt School of Finance & Management ist er Dozent und Berater zu den Themen Internationale Rechnungslegung, Corporate Finance und Controlling. Er ist Verfasser zahlreicher Veröffentlichungen zu o.g. Themengebieten.

Mag. Dr. Gerald Posautz ist seit 2009 Mitarbeiter im Verrechnungspreisteam bei Deloitte Tax Wirtschaftsprüfungs GmbH in Wien. Zuvor langjährige Forschungs- und Lehrtätigkeit sowie Promotion an der Abteilung für Betriebswirtschaftliche Steuerlehre an der WU Wien. Autor einiger Fachzeitschriften- und Buchbeiträge mit den Schwerpunkten Verrechnungspreise bzw. österreichisches Steuerrecht.

Patrick Pötschke ist Leiter Finanzen und Rechnungswesen der Rohde & Schwarz GmbH & Co. KG in München. In dieser Funktion verantwortet er seit Anfang 2005 neben Corporate Treasury und Financial Services, für die er bereits seit seinem Eintritt in das Unternehmen im Jahre 2000 zuständig war, u.a. auch das externe Rechnungswesen. Von 1992–2000 war er in verschiedenen Finanzfunktionen im In- und Ausland für die ASTA Medica-Gruppe, Frankfurt am Main, tätig, zuletzt als Corporate Treasurer.

Jochen Rehring ist Master of Management Studies University of Waikato und wissenschaftlicher Mitarbeiter am Institut für Management und Controlling (IMC) an der WHU – Otto Beisheim School of Management.

Prof. Dr. Hartmut Reinhard ist Professor für Management und Controlling an der Fachhochschule Köln. Zuvor leitete er als Professor für Logistik- und Innovationsmanagement den Standort Neuss der Europäischen Fachhochschule Rhein/Erft. Nach fünfjähriger Tätigkeit bei Beratungsunternehmen war er von 1991 bis 2008 bei der Deutschen Post/DHL in verschiedenen Managementpositionen tätig, davon in den letzten Jahren auf der dritten Konzernführungsebene. In dieser Zeit führte er als Abteilungsleiter und Director bzw. Senior Vice President die Bereiche Strategie und Controlling der Unternehmenssegmente Brief und Logistik auf globaler Ebene.

Dipl.-Kfm. WP StB Ago Reinholdt ist Prokurist der Dr. Kleeberg & Partner GmbH, München. Seine Beratungsschwerpunkte sind Jahresabschlussprüfungen, Konzernrechnungslegung nach HGB und IFRS sowie die Klärung von Einzelfragen nach IFRS. Hinzu kommen Unternehmensbewertungen und die betriebswirtschaftliche Beratung. Als Autor veröffentlicht er neben Beiträgen in Fachzeitschriften Kommentierungen zu den IFRS sowie zum deutschen Bilanzrecht.

Dr. Wolfgang Rempe ist Branchenverantwortlicher Banken, Versicherungen und Finanzdienstleister, TÜV Rheinland Cert GmbH, TÜV Rheinland Group.

Joachim Ritzer ist Senior Project Manager der Managementberatung CTcon. Mit den Schwerpunkten Unternehmenssteuerung, Prozessoptimierung sowie Performance und Change Management unterstützt CTcon führende Konzerne und große öffentliche Organisationen bei der Konzeption und Implementierung von Steuerungsansätzen.

Dr. Jürgen Rothenbücher ist Partner bei A.T. Kearney und Leiter des Strategy Competence Teams. Er berät seine Klienten vor allem in Wachstums- und großen Veränderungsprogrammen. Dies umfasst Strategie, Corporate Development, Nachhaltige Restrukturierung, organisches Wachstum, Sales- und Marketing-Excellence, Produktivitätssteigerungsprogramme, Akquisitionsstrategien und deren Umsetzung einschließlich Merger Integration. Er studierte Maschinenbau und Wirtschaftswissenschaften in Darmstadt, Lyon und Aachen, wo er auch im Maschinenbau promovierte. Neben seiner 20-jährigen Beratungspraxis war er einige Jahre als Geschäftsführer in der Industrie tätig.

Dr. rer. nat. Hartwig Rüll arbeitete in den Siemens Forschungslabors an Themen der künstlichen Intelligenz, der Mustererkennung und des Optical Computing. Anschließend wirkte er als Stratege in der Firmenzentrale und leitete die Strategie in der Halbleiterei und in der Kommunikationstechnik. Seit 2005 ist er als Unternehmensberater tätig und lehrt Strategieentwicklung an der TU München, der Carl von Linde Akademie, der PWC Academy und am Karlsruhe Institute of Technology. Zu seinen Forschungsschwerpunkten gehört u. a. die Frage, was erfolgreiche Firmen auszeichnet und weshalb diese sich insbesondere in Krisenzeiten bewähren.

Prof. Dr. Joachim Sandt ist Professor für Unternehmensführung und Controlling an der Internationalen Fachhochschule Bad Honnef • Bonn. Zudem ist er als Unternehmensberater und Trainer tätig. Forschungs- und Beratungsschwerpunkte sind Entwicklung und Implementierung von Kennzahlen- und Steuerungssystemen zur Unterstützung von Strategieimplementierung und Prozessverbesserungen. Vor seiner Professorentätigkeit war er in der Unternehmensberatung tätig. Nach seinem Studium an der Universität Paderborn und The Amercian University, Washington, D.C., promovierte er an der WHU – Otto Beisheim School of Management. Im Frühjahrsemester 2009 war er *visiting scholar* am University College Dublin.

Dr. Jörg Scheffner ist Senior Project Manager im Competence Center Controlling und Finanzen bei Horváth & Partners. In den letzten zwölf Jahren beschäftigte sich Dr. Scheffner als Berater mit der Finance Transformation, Performance Improvement sowie der Gestaltung von Finanzorganisationen. Er leitet das Competence Team Finance Excellence und ist Autor zahlreicher Veröffentlichungen zum Themengebiet Finance Excellence und Performancesteigerungen im CFO-Bereich sowie Referent bei Kongressen und Seminaren. Seinem Studium der Betriebswirtschaftslehre an der Technischen Universität Berlin folgte eine Promotion zur Kosten- und Erfolgsrechnung.

Dirk Schermutzki ist B.A. in Business Economics und Consultant bei der TMC Turnaround Management Consult in Dortmund. Sein Tätigkeitsschwerpunkt ist die Erarbeitung von Restrukturierungskonzepten.

Dr. Walter Schmidt ist Inhaber der Unternehmensberatung ask – Dr. Walter Schmidt in Berlin. Er ist Mitglied im Vorstand des Internationalen Controller Verein e.V. (ICV), Fachbeirat des »Controlling Berater« und Lehrbeauftragter an der Humboldt Universität zu Berlin. Er ist Autor der Bestseller »Balanced Scorecard – Mehr als ein Kennzahlensystem«, »My Balanced Scorecard« und »Taschenguide Balanced Scorecard«. Als Spezialist für die Entwicklung und Umsetzung von Strategien begleitete er mehr als 250 Unternehmen im Zeitraum der letzten 20 Jahre.

Michael R. Schnetzer ist selbstständiger Unternehmens- und Steuerberater. Seine Expertise hat er in über 20 Jahren bei Prüfungs- und Beratungsorganisationen aufgebaut. Darüber hinaus verfügt er u.a. über relevantes Industrie Know-how in der High Tech Industrie, der Medizintechnik und Handel.

Philip Schoyerer ist Unternehmensberater im CFO Strategy Team von Capgemini Consulting. Nach dem Studium der Betriebswirtschaft in Passau und Buenos Aires hat er langjährige Erfahrung in Finanzbereichen in Unternehmen verschiedener Branchen gesammelt. Sein Fokus liegt auf grundlegenden Transformationen und Reorganisationen sowie Transaktionen von Unternehmen.

Dr. Marcus Schüller war nach seiner kaufmännischen Ausbildung und Promotion an der Universität Köln zunächst bei einem internationalen Maschinen- und Anlagenbauer im technischen Vertrieb tätig. Seit 1998 ist er bei der BrainNet Supply Management Group AG und wurde 2004 geschäftsführender Partner. Die Schwerpunkte seiner Tätigkeit liegen in der strategischen Beratung des Einkaufs sowie weiterer Supply Chain-Funktionen in internationalen Konzernunternehmen sowie mittelständischen Unternehmen.

Michael Seitz ist Consultant bei der BrainNet Supply Management Consultants GmbH in Bonn und Mitglied der Practice Financial Supply Chain Management. In diesem Bereich ist er verantwortlich für die Themen Working Capital Management und Supply Chain Financing. Der Diplom-Wirtschaftsingenieur hat Master-Abschlüsse in International Finance und Supply Chain Management.

Dr. Nina Springer, LL.M. ist Rechtsanwältin bei der BEITEN BURKHARDT Rechtsanwalts-GmbH.

Marcus Staude ist als Director Corporate Controlling und Prokurist der TÜV Rheinland Holding AG verantwortlich für das Konzerncontrolling, das Business Intelligence, Management Informationssysteme, SAP FI/CO, Beteiligungscontrolling, Central Functions und Risikomanagement umfasst. Zuvor war er international tätig bei der Siemens AG im Controlling, M&A, Internal Audit, Vertrieb und Business Development.

Prof. Dr. Volker Steinhübel ist Geschäftsführer der IFC EBERT. Bereits in seiner Dissertation erforschte Professor Steinhübel die Wirkungen und Werte der strategischen Unternehmenssteuerung.

Heute berät und coacht er Unternehmen und Führungskräfte vor allem in der Ausrichtung und Optimierung des Managements.

Dr. Hermann J. Stern ist Geschäftsführer des Zürcher Finanzresearch-Unternehmens Obermatt, das den regelmäßigen Obermatt Bonusindex für börsennotierte Unternehmen veröffentlicht. Er promovierte in Wirtschaftsethik an der Universität St. Gallen (Schweiz) und ist Autor der beiden Bücher »Das Value Cockpit«, 2004 und »Marktorientiertes Value Management«, 2007.

Philipp Temmel ist Managing Consultant im Competence Center Controlling und Finanzen bei Horváth & Partners. Schwerpunktmäßig beschäftigt er sich mit der Performancesteigerung von Finanz- und Controllingorganisationen. Zu Beginn seiner Tätigkeit arbeitete er zusätzlich als wissenschaftlicher Mitarbeiter an der European Business School (EBS). Dort promoviert er auch zur Thematik der »Organisation des Controllings als Managementfunktion«.

Dr. Rüdiger Theiselmann, LL.M.oec. ist im Investment Banking der Commerzbank AG in Frankfurt am Main tätig. Er berät Großunternehmen bei internationalen Kapitalmarkttransaktionen und Restrukturierungen. Zugleich doziert er als Lehrbeauftragter für Corporate Finance Recht an der Universität zu Köln.

Prof. Dr. Ute Vanini ist Professorin für Allgemeine Betriebswirtschaftslehre und Controlling am Institut für Controlling an der Fachhochschule Kiel. Ihre Forschungsschwerpunkte sind Umsetzungsaspekte von Risikomanagementsystemen und Kennzahlensystemen in Unternehmen sowie mögliche Auswirkungen der Umstellung der Rechnungslegung auf IAS/IFRS auf das Controlling.

Dr. Hendrik Vater studierte Betriebswirtschaftslehre mit Schwerpunkt Internationale Rechnungslegung und betriebswirtschaftliche Steuerlehre sowie Wirtschaftsspanisch an den Universitäten Passau und Complutense de Madrid (Spanien) und promovierte bei Prof. Dr. Giorgio Behr am Institut für Accounting, Controlling und Auditing (ACA) der Universität St. Gallen (HSG). Von 2004 bis 2008 war er als Vorstandsassistent bzw. Leiter des Vorstandsbüros des Finanzvorstands eines führenden DAX-30 Konzern tätig. Im Anschluss wurde er als Chief Financial Officer in den Vorstand der italienischen Landesgesellschaft berufen. Darüber hinaus ist Dr. Vater Leiter des Facharbeitskreises »Working Capital Management« des Internationalen Controller Vereins (ICV) und seit Juni 2010 auch Mitglied des Vorstands der Deutsch-Italienischen Handelskammer.

Jörg Walker, lic. iur. HSG, eidg. dipl. Steuerexperte, war vier Jahre am Institut für Finanzwirtschaft und Finanzrecht (IFF) an der Universität St. Gallen tätig und ist 1994 zu KPMG gestoßen. Im Oktober 2004 wurde Jörg Walker in die Geschäftsleitung berufen. Er leitet den Geschäftsbereich Tax von KPMG Schweiz.

Alexander Walz studierte in Konstanz Verwaltungswissenschaft. Nach Stationen in Verbänden und bei Mittelständlern sowie einem DAX-Konzern begann er seine Tätigkeit als Personalberater im dynamischen und anspruchsvollen Schweizer Markt. Seit Ende 1999 ist er Geschäftsführer der Conciliat GmbH Personalberatung und unterstützt Firmen, die passenden Führungs- und Fachkräfte für die jeweilige Konstellation im Unternehmen zu finden. Er veröffentlicht regelmäßig Stellenmarktindices in den Zeitschriften für (Internationale) Bilanzierung und Rechnungslegung (IRZ) und (BRZ).

Christoph Wamser ist Professor für Betriebswirtschaftslehre an der Hochschule Bonn-Rhein-Sieg und nimmt Lehraufträge an der Universität Bonn und der TiasNimbas Business School in den Niederlanden wahr. Er ist zudem Direktor an der Deutschen Gesellschaft für Managementforschung und fungiert als Gutachter für das BMWi sowie das BMBF. Seine Forschungs- und Beratungsschwerpunkte liegen im Bereich moderner Managementkonzepte, der Unternehmensnetzwerke sowie der Wachstumsstrategien.

Prof. Dr. Dr. h.c. Jürgen Weber ist Direktor des Instituts für Management und Controlling (IMC) an der WHU – Otto Beisheim School of Management, Vallendar. Er ist zudem Vorsitzender des Kuratoriums des ICV, Mitherausgeber der Zeitschrift für Controlling und Management (ZfCM) und Gründungspartner der Managementberatung CTcon.

Oliver Wolter studierte in Berlin Wirtschaftswissenschaften mit dem Schwerpunkt Finanzierung und Investition sowie Umweltökonomie und Ökologie. Er arbeitete vier Jahre für KPMG im Bereich Wirtschaftsprüfung und Unternehmensberatung. In diesem Rahmen fokussierte sich Herr Wolter auf die besonderen Belange von Kunden in der Gesundheitsindustrie (Krankenhäuser, Altenheime, Pharma- und Medizintechnik Unternehmen). Seit 1997 ist Herr Wolter bei der Rabobank International als Head Corporate Finance, verantwortlich für Deutschland, Schweiz und Österreich, tätig. Neben Corporate Acquisitions begleiten Herr Wolter und sein Team Private Equity Player im Rahmen von Senior Debt und Mezzanine Finanzierungen. Darüber hinaus hat Oliver Wolter globale Industrie- und Kundenbetreuungsfunktionen inne.

Holger Zimmermann, Dipl.-Wirtschaftsing. (FH), Projektmensch, ist Unternehmer seit 1997. Er begleitet Projektteams bei deren Arbeit, optimiert Projektlaufzeiten und führt Projektmanagement in Unternehmen ein. Seine Lehrjahre hat er u.a. im Internationalen Produktmarketing der IT-Branche verbracht. Seine Spezialität sind Querdenker-Projekte: Vorhaben mit hohem Neuigkeitsgrad und von besonderer Bedeutung, wie etwa die Entwicklung von Neugeschäft. Holger Zimmermann ist außerdem Dozent für Projektmanagement an verschiedenen Hochschulen.

Susanne Zubler ist Master of Arts University of Zurich und wissenschaftliche Mitarbeiterin am Institut für Management und Controlling (IMC) an der WHU – Otto Beisheim School of Management.

Dipl.-Kfm. StB Dr. Christian Zwirner ist Prokurist der Dr. Kleeberg & Partner GmbH, München. Er beschäftigt sich schwerpunktmäßig mit Grundsatzfragen der nationalen sowie internationalen Rechnungslegung, der Konzernrechnungslegung nach HGB und IFRS sowie Umstellungen auf IFRS. Er hat mehr als 250 Fachveröffentlichungen zur nationalen und internationalen Rechnungslegung publiziert. Zudem hat er bereits zahlreiche Seminare und Vorträge zu verschiedenen Themen aus dem Bereich der Rechnungslegung gehalten.